U0922574

中国中医药年鉴

（行政卷）

周谷城题

国家中医药管理局　主办

中国中医药出版社　承办

《中国中医药年鉴》（行政卷）编委会　编

中国中医药出版社

二〇一二年·北京

图书在版编目（CIP）数据

中国中医药年鉴. 2012卷. 行政卷/中国中医药年鉴编委会编. —北京：中国中医药出版社，2012.12
ISBN 978-7-5132-1165-9

Ⅰ.①中… Ⅱ.①中… Ⅲ.①中国医药学-2012-年鉴 Ⅳ.①R2-54

中国版本图书馆CIP数据核字（2012）第226169号

责任编辑：芮立新　高　欣

中国中医药出版社出版
北京市朝阳区北三环东路28号易亨大厦16层
邮政编码　100013
传真　010 64405750
北京缤索印刷有限公司印刷
各地新华书店经销
*
开本　880×1230　1/16　印张51.25　彩页11.25　字数2443千字
2012年12月第1版　2012年12月第1次印刷
书　号 ISBN 978-7-5132-1165-9
*
定价298.00元
网址　www.cptcm.com

社长热线　010 64405720
购书热线　010 64065415　010 64065413
书店网址　csln.net/qksd/
官方微博　http：//e.weibo.com/cptcm

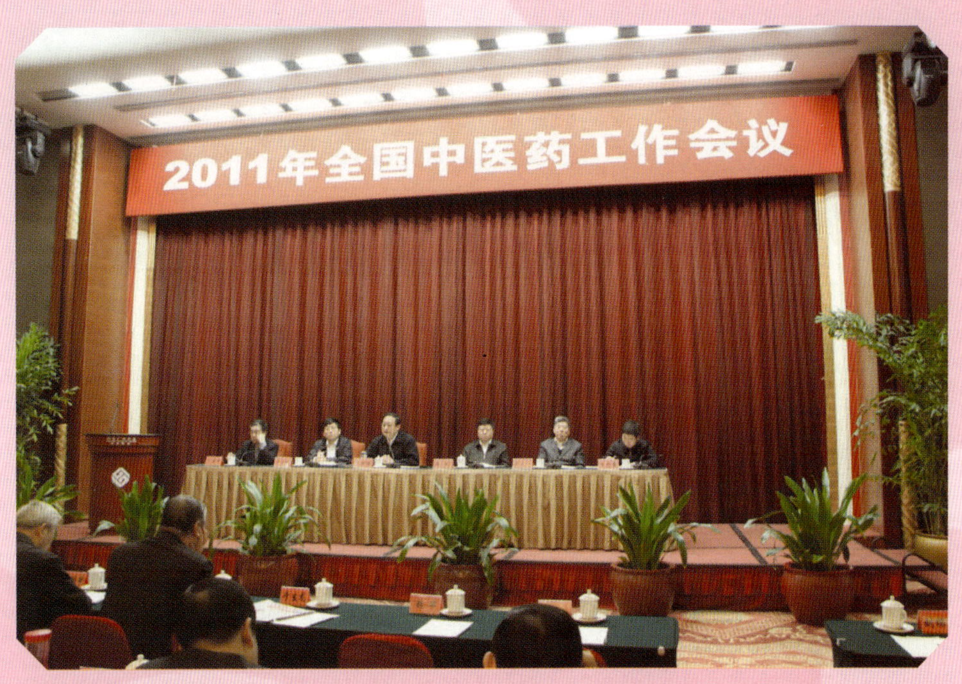

2011年1月13~14日，2011年全国中医药工作会议在北京召开

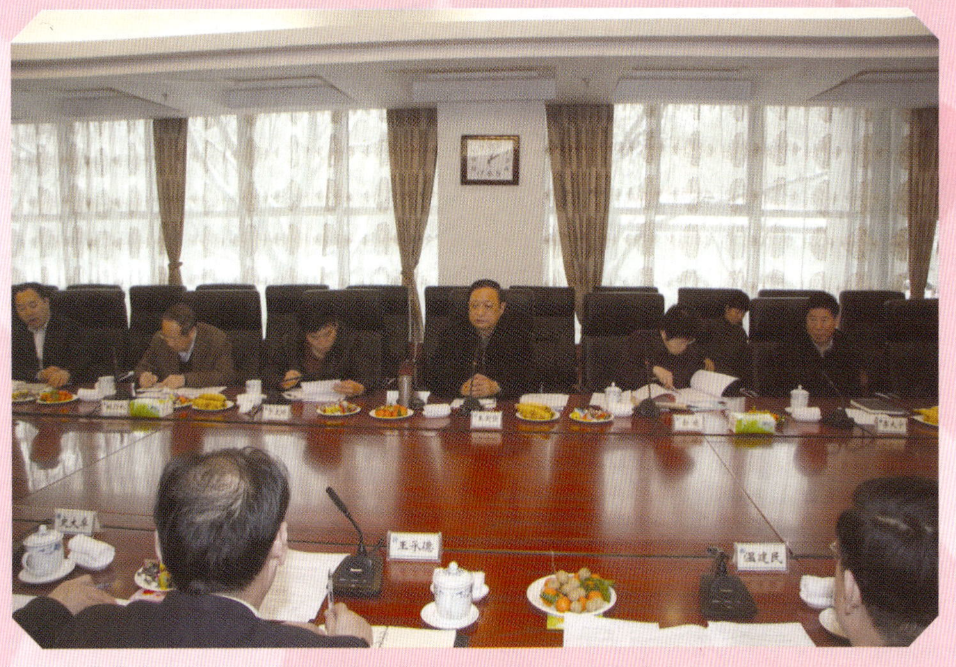

2011年2月，国家中医药管理局系统人大代表政协委员座谈会在北京召开

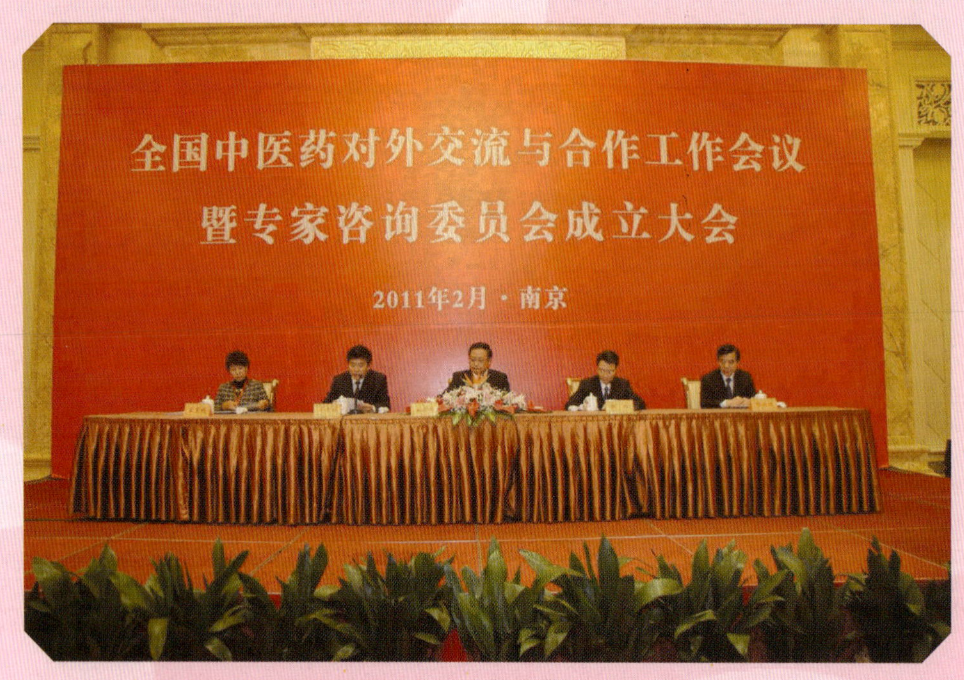

2011年2月22日，全国中医药对外交流与合作工作会议暨专家咨询委员会成立大会在江苏南京召开

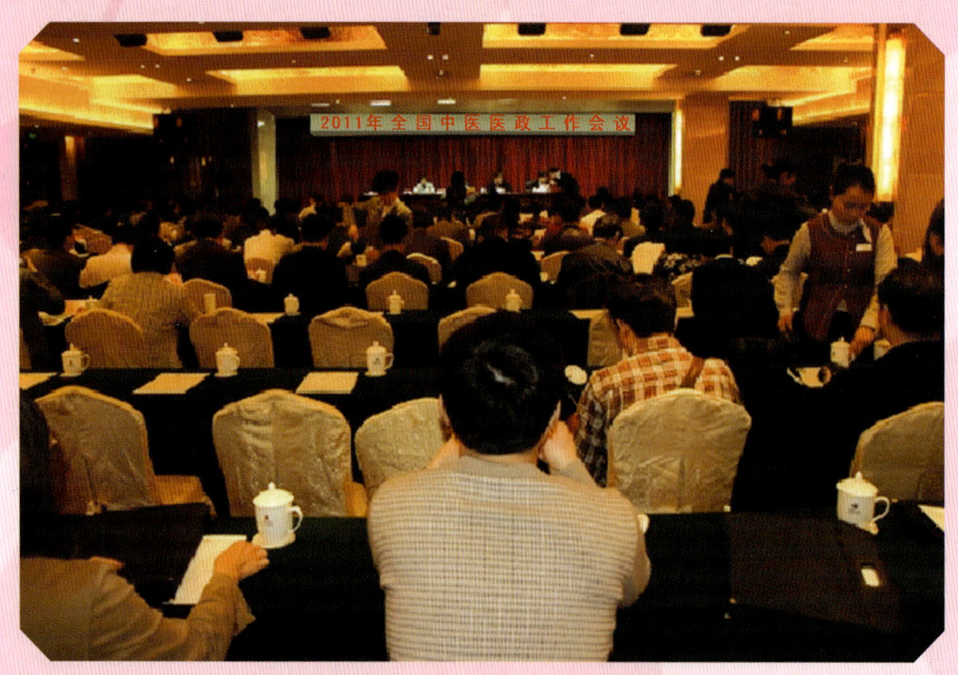

2011年2月24～25日，2011年全国中医医政工作会议在湖南长沙召开

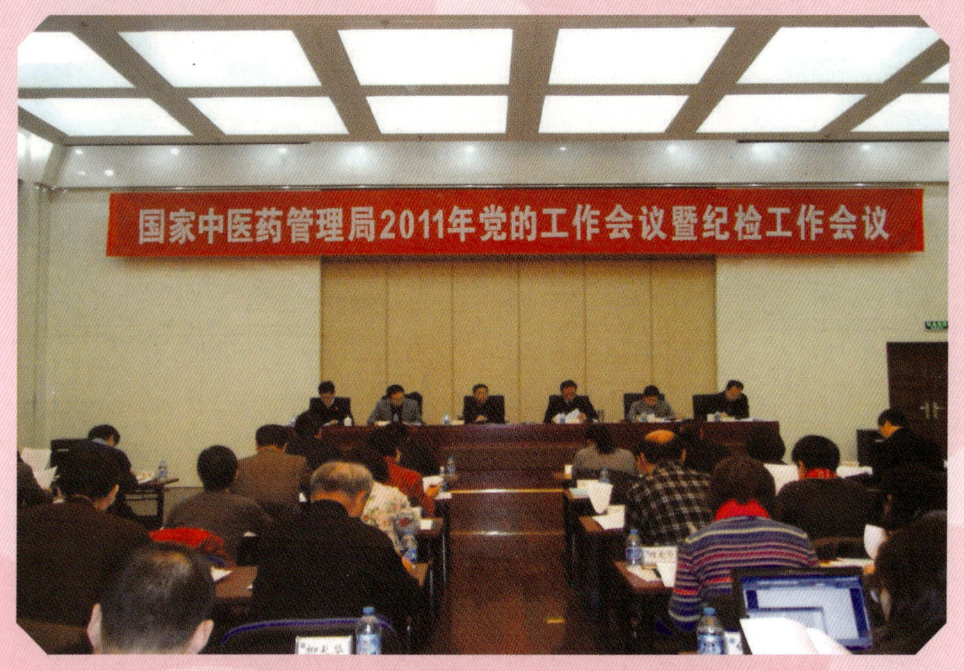

2011年3月，国家中医药管理局召开2011年党的工作会议暨纪检工作会议

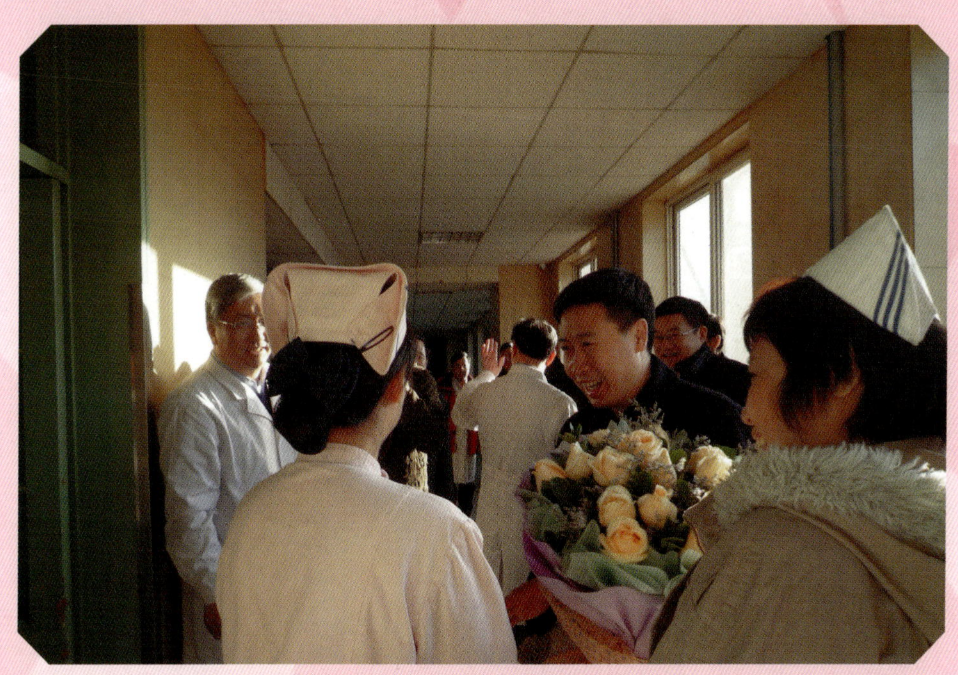

2011年2月，国家中医药管理局党组成员、中国中医科学院党委书记王志勇春节前慰问一线工作人员

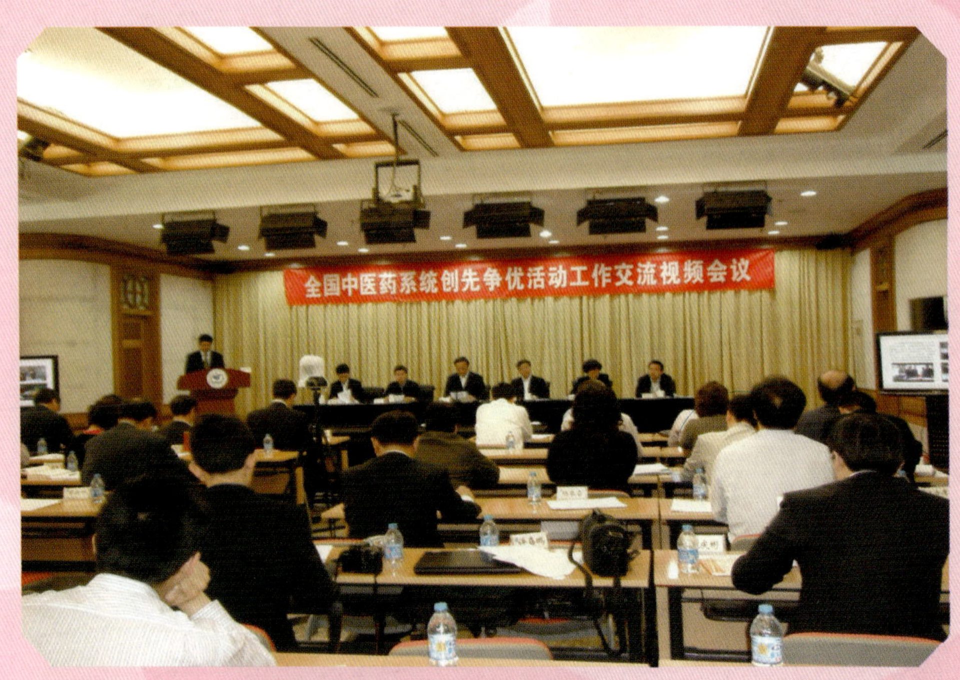

2011年5月13日，国家中医药管理局召开全国中医药系统创先争优活动工作交流视频会议

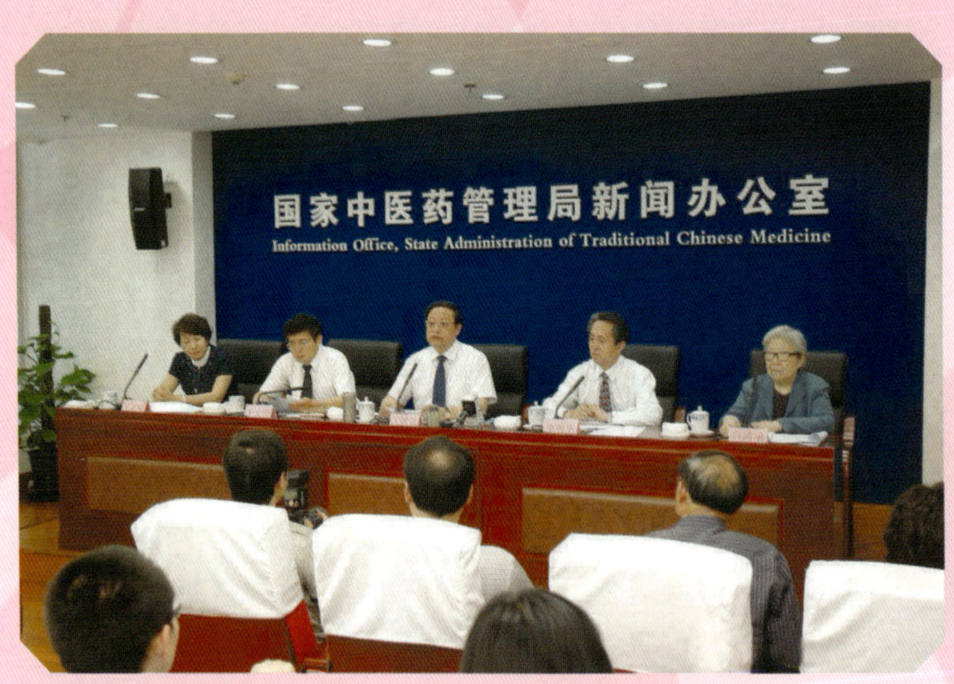

2011年6月1日，国家中医药管理局与国家档案局联合召开《本草纲目》、《黄帝内经》入选《世界记忆名录》新闻通气会

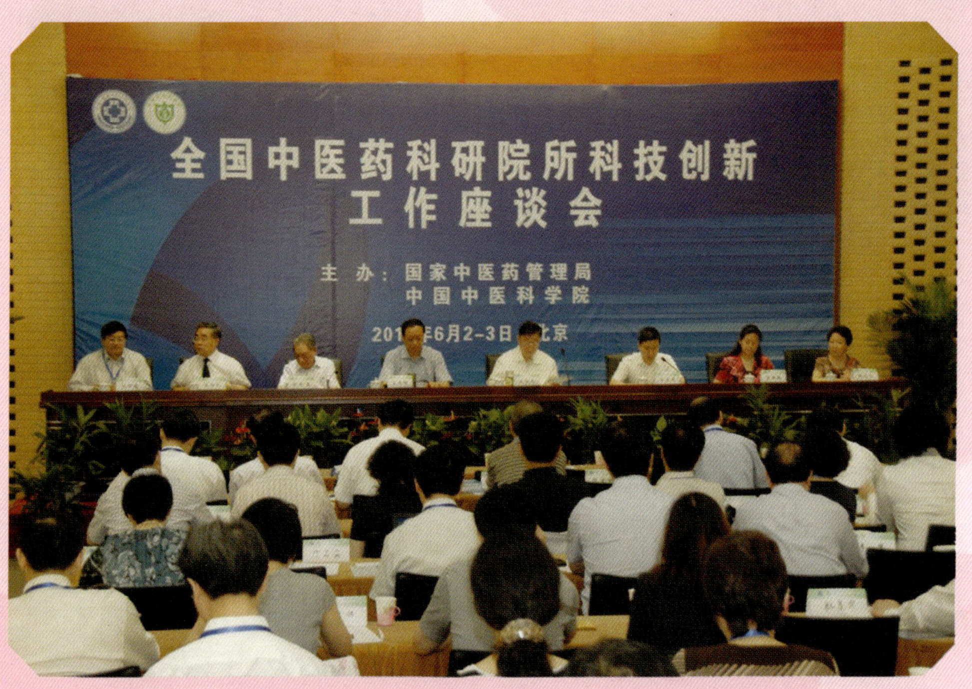

2011年6月2日，全国中医药科研院所科技创新工作座谈会在北京召开

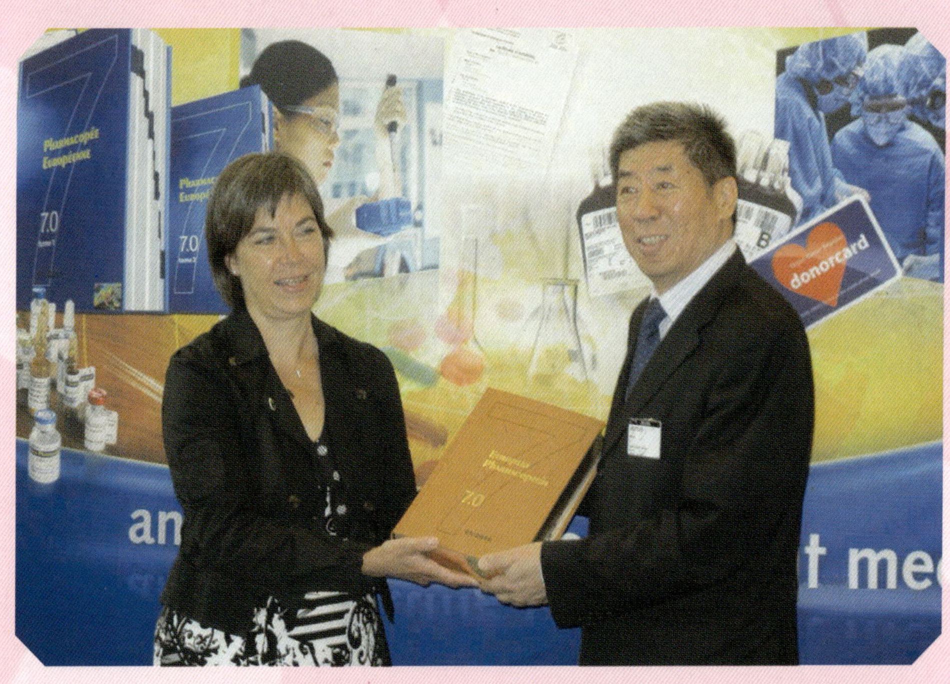

2011年6月24日，国家中医药管理局与欧洲理事会药品和医疗保健质量管理局签署合作协议

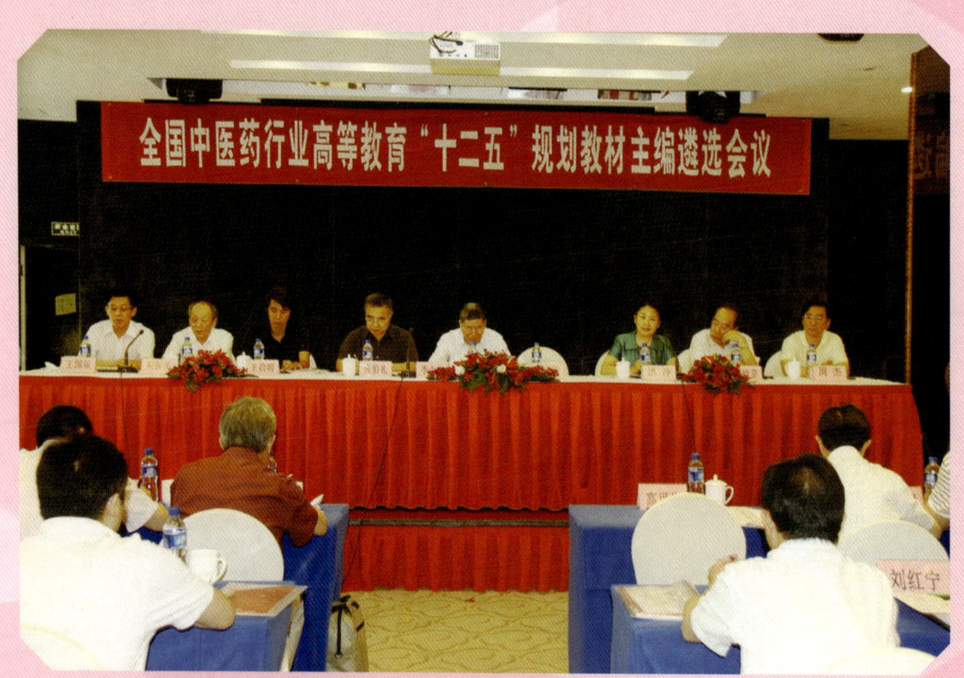

2011年7月7日，全国中医药行业高等教育“十二五”规划教材主编遴选会议在北京召开

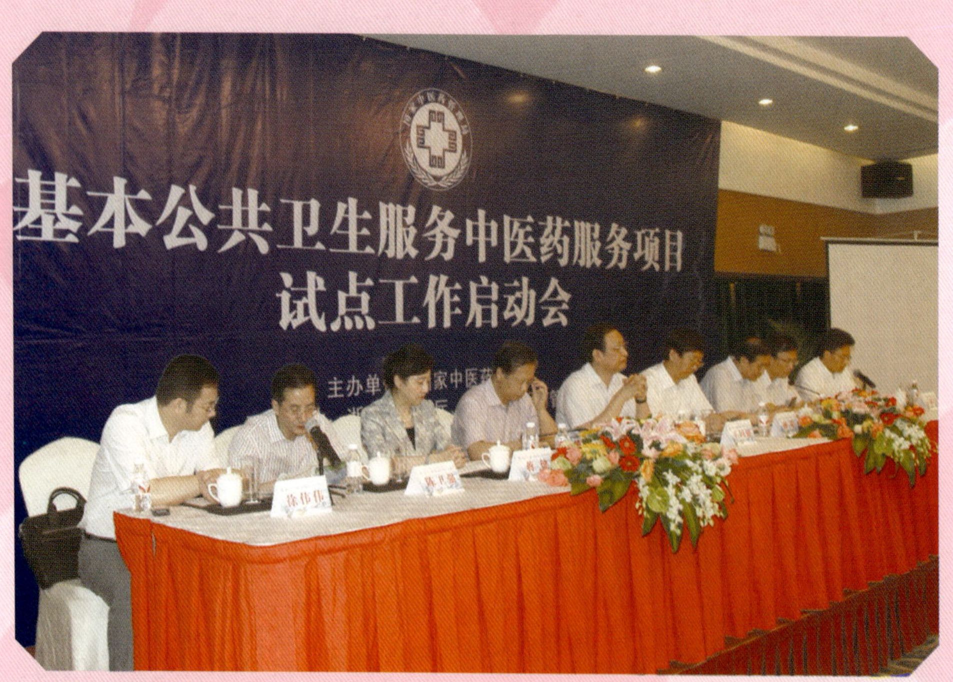

2011年7月12日，国家中医药管理局在浙江杭州召开基本公共卫生服务中医药服务项目试点工作启动会，确定了73个试点地区

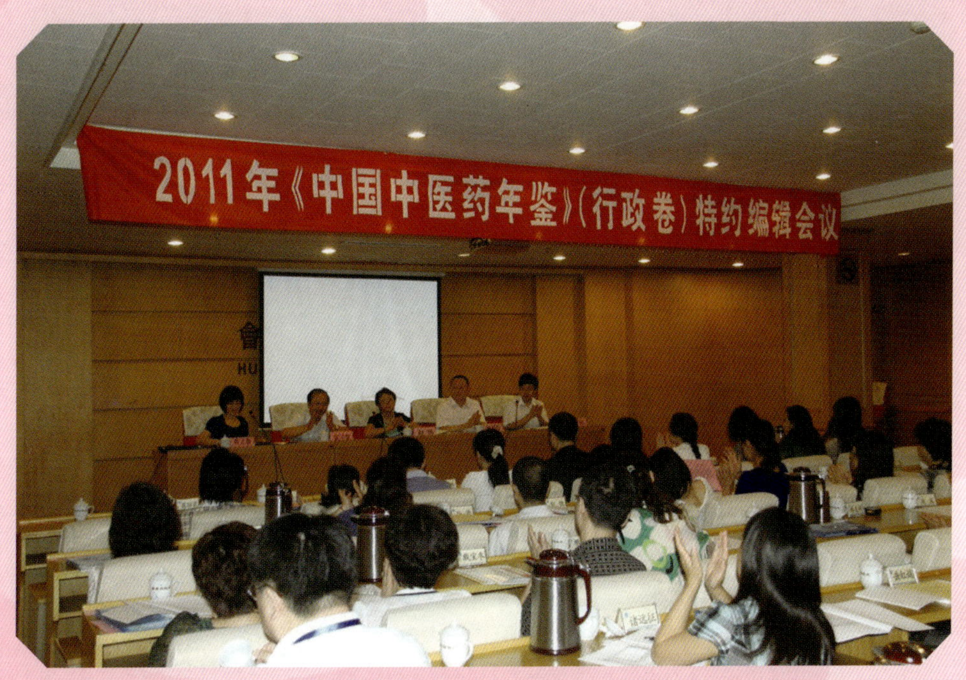

2011年7月14日，《中国中医药年鉴》（行政卷）特约编辑会议在天津召开

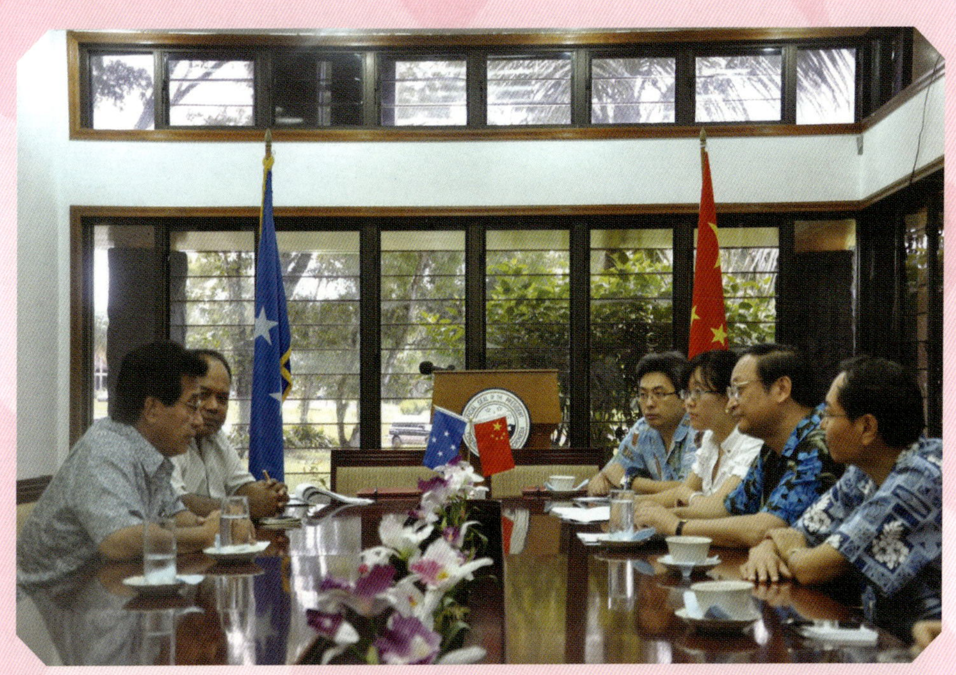

2011年7月28日，卫生部副部长、国家中医药管理局局长王国强作为中国政府特使出席密克罗尼西亚联邦领导人联合就职庆典期间，会见了密克罗尼亚总统莫里

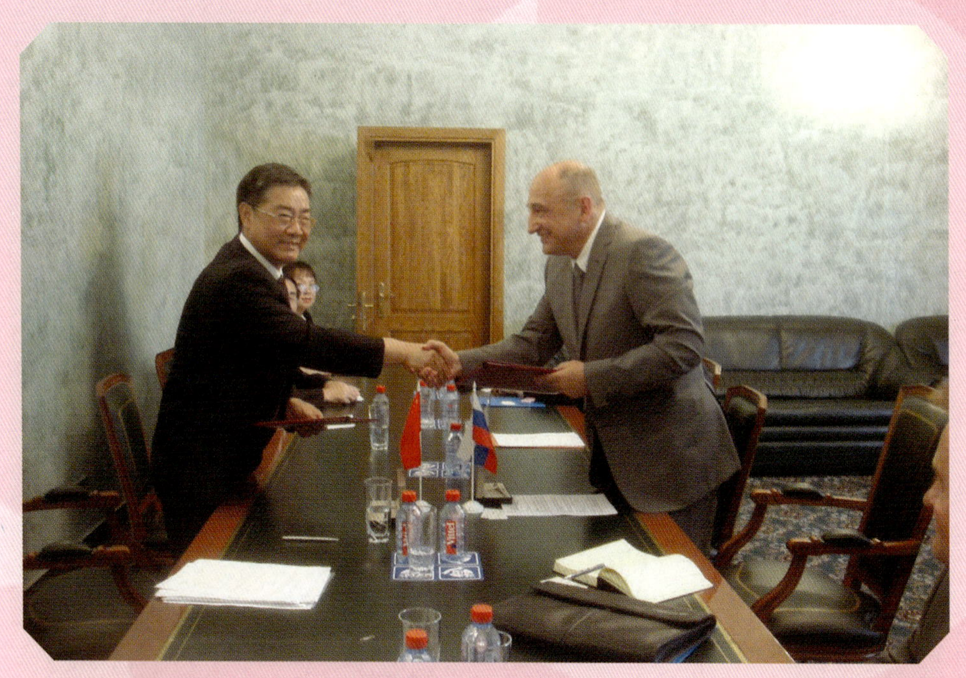

2011年7月，国家中医药管理局副局长马建中访问俄罗斯，并与俄罗斯紧急救灾部副部长亚历山大·伊可诺维奇先生共同签署了合作谅解备忘录

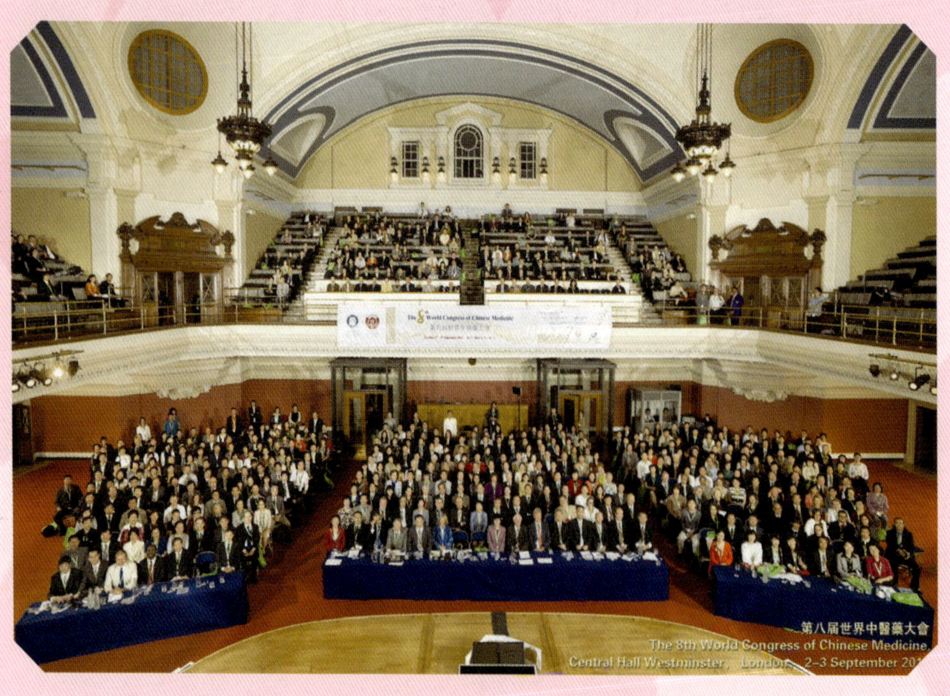

2011年9月2日，第八届世界中医药大会在英国伦敦开幕

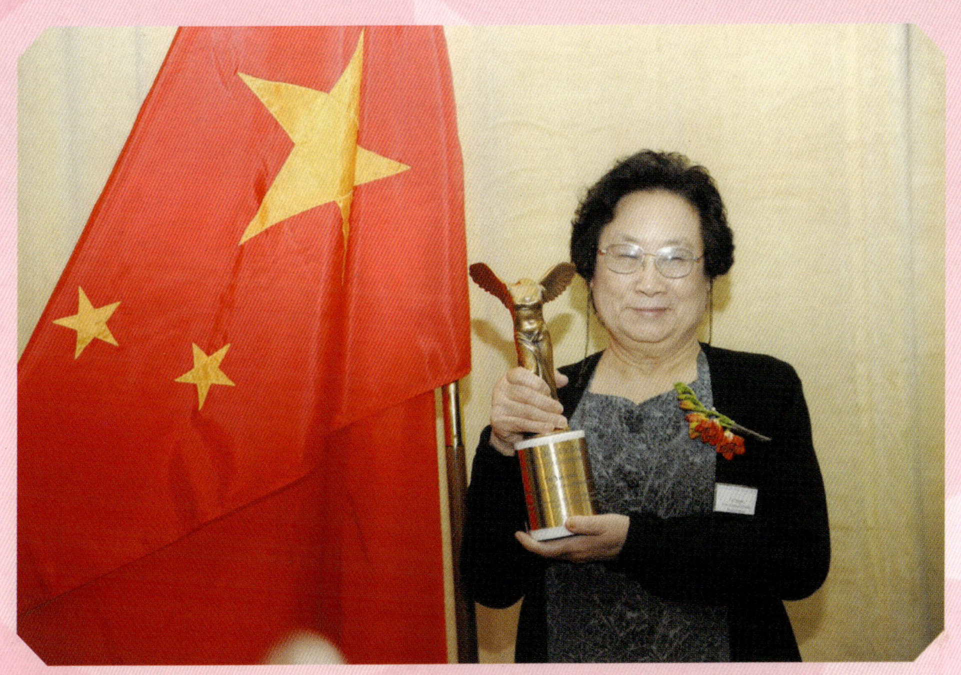

2011年9月12日，中国中医科学院屠呦呦教授获2011年度拉斯克临床医学研究奖

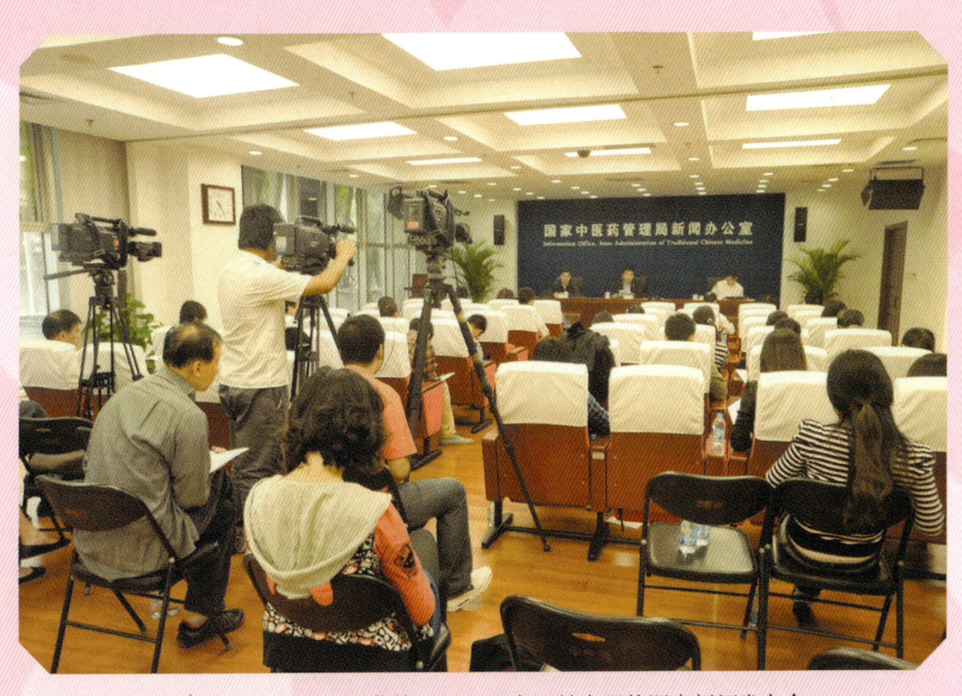

2011年9月14日，国家中医药管理局召开中医基本现状调查新闻发布会

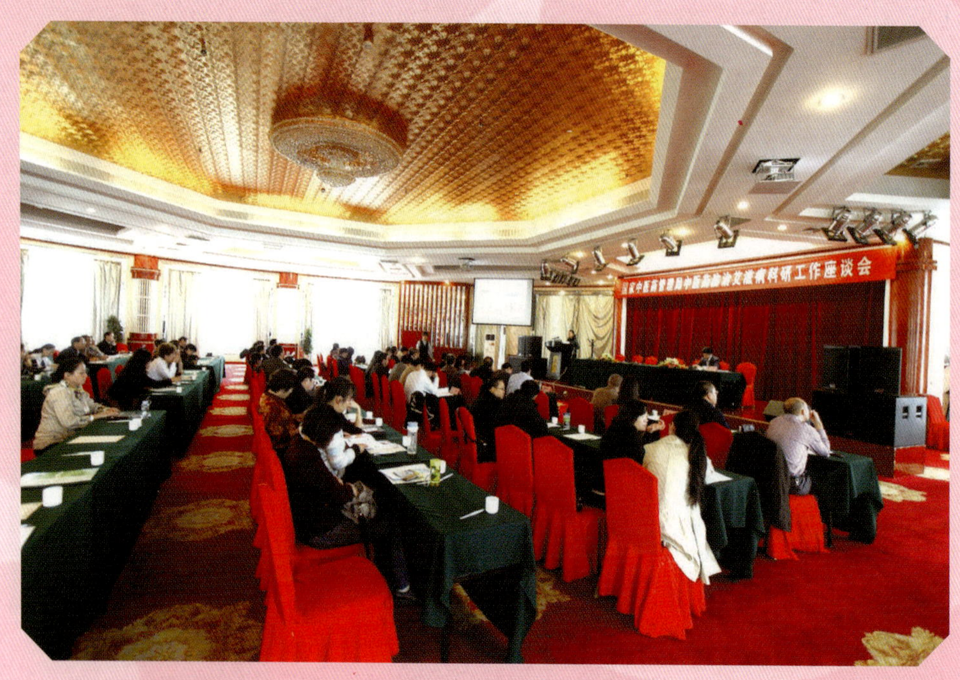

2011年9月21~23日，由国家中医药管理局主办、中国中医科学院中医药防治艾滋病研究中心和新疆维吾尔自治区中医民族医药管理局承办的中医药防治艾滋病科研工作座谈会在新疆伊宁召开

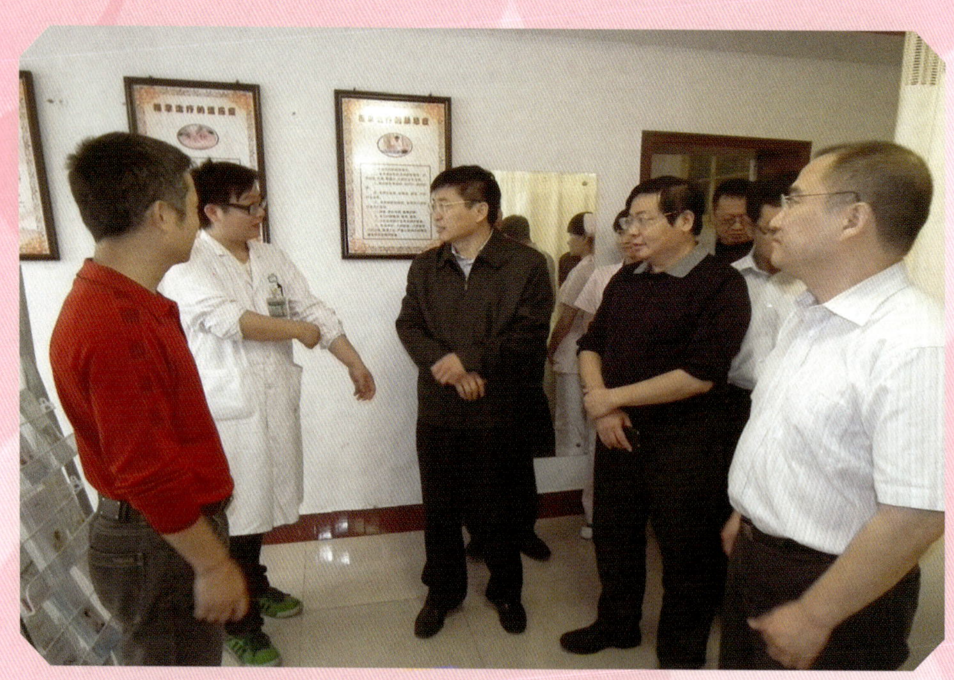

2011年9月29日，国家中医药管理局副局长于文明（左三）一行到湖南岳阳调研社区中医药工作

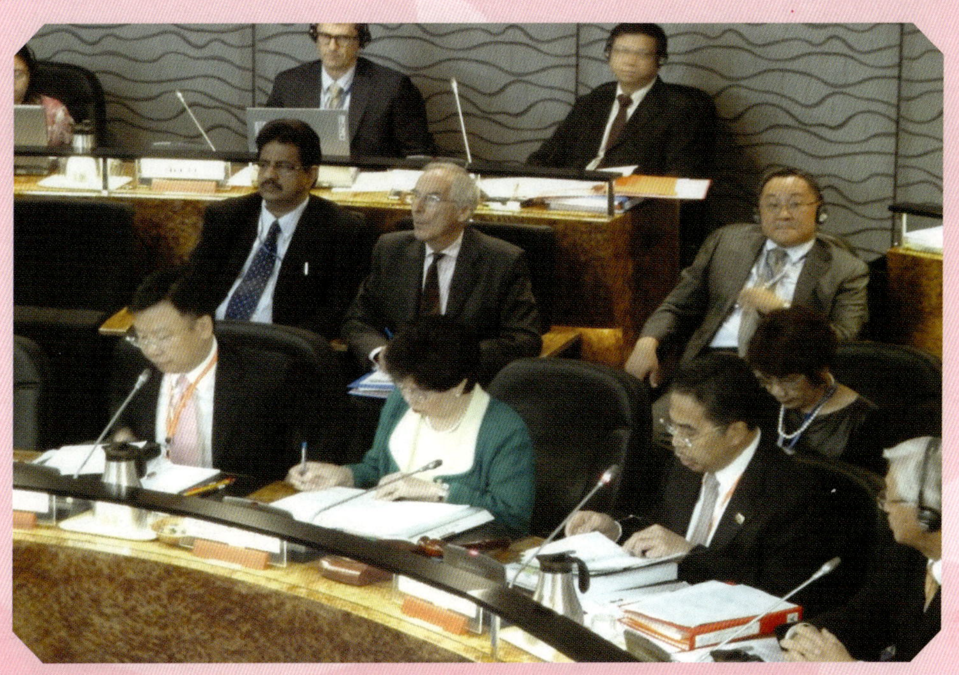

2011年10月10~14日，世界卫生组织西太平洋地区委员会第62届会议在菲律宾首都马尼拉召开，会议通过《西太平洋区域传统医学战略》和《传统医学决议》

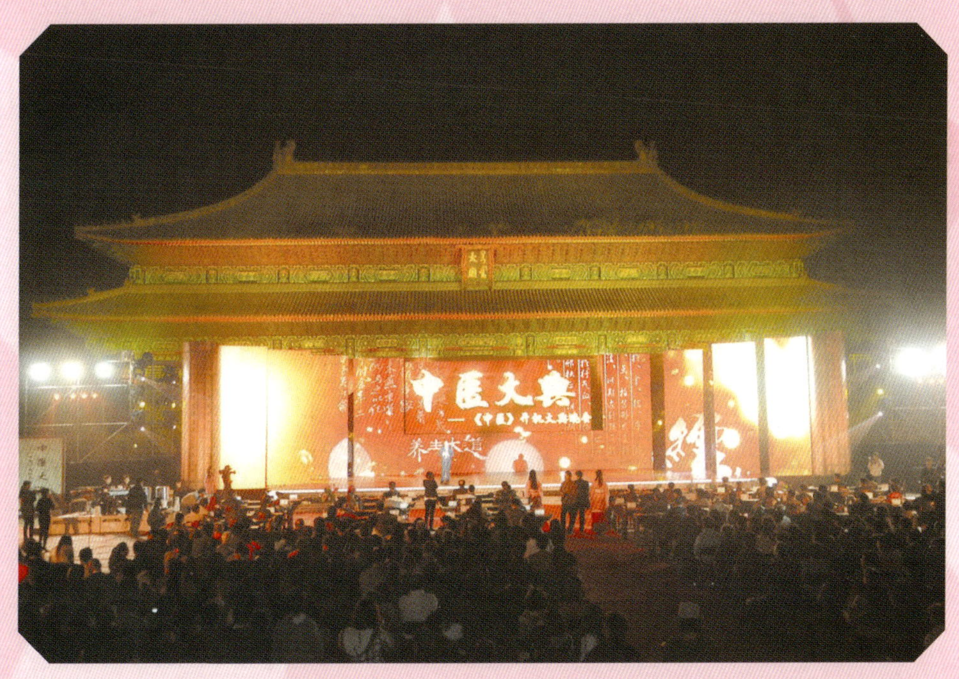

2011年10月12日，由国家中医药管理局、中央电视台新影集团联合摄制的大型高清纪录片《中医》在北京太庙举行了开机新闻发布会暨大典晚会

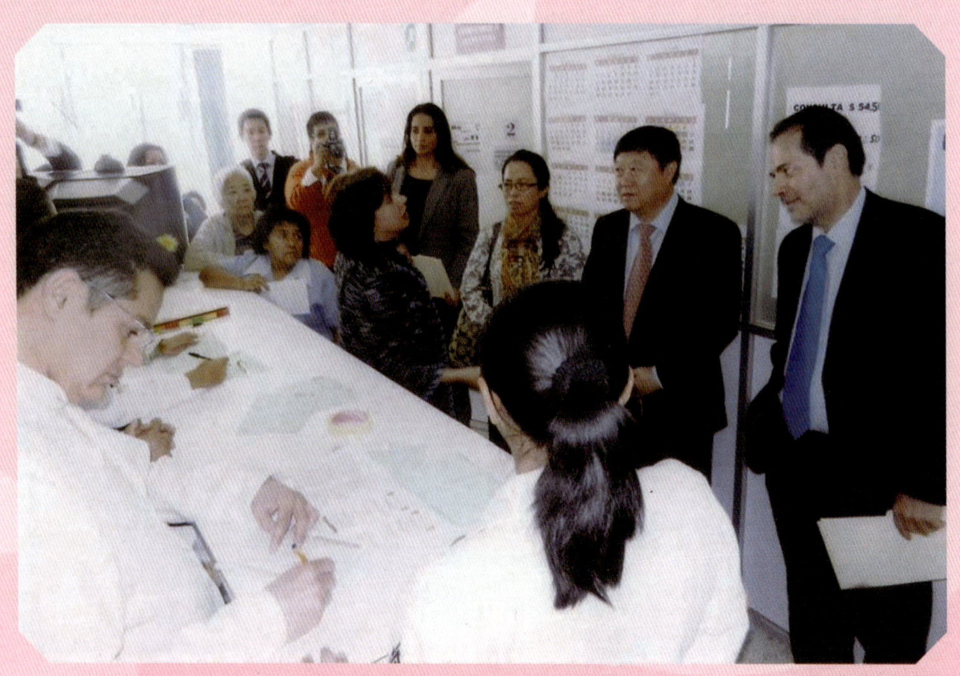

2011年10月20日，国家中医药管理局副局长吴刚（右二）访问加拿大传统草药企业

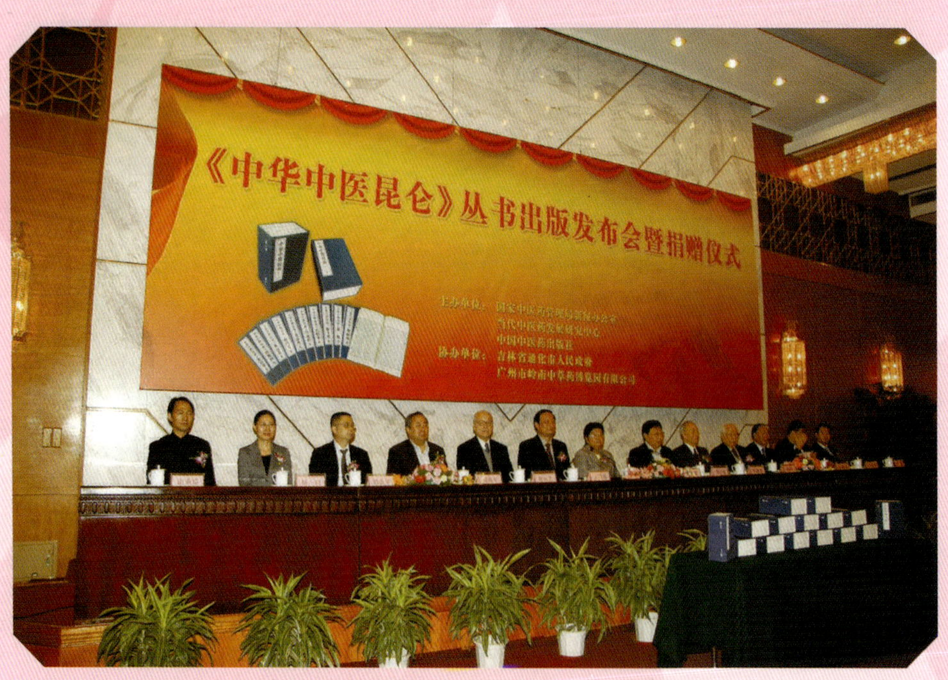

2011年10月25日，《中华中医昆仑》丛书出版发布会暨捐赠仪式在人民大会堂举行

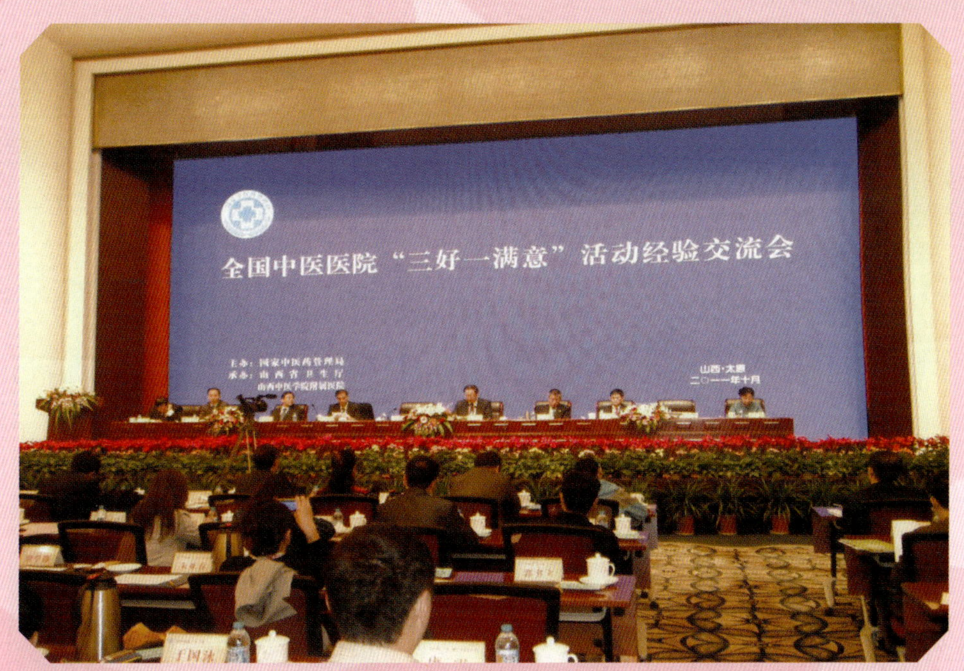

2011年10月28日，全国中医医院“三好一满意”活动经验交流会在山西太原召开

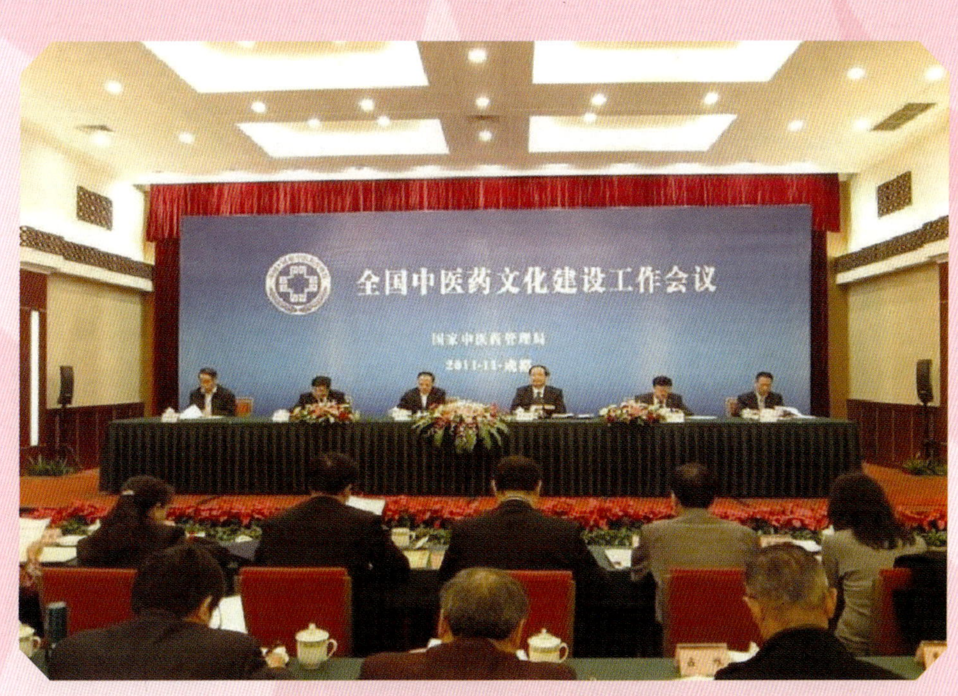

2011年11月1日，全国中医药文化建设工作会议在四川成都召开

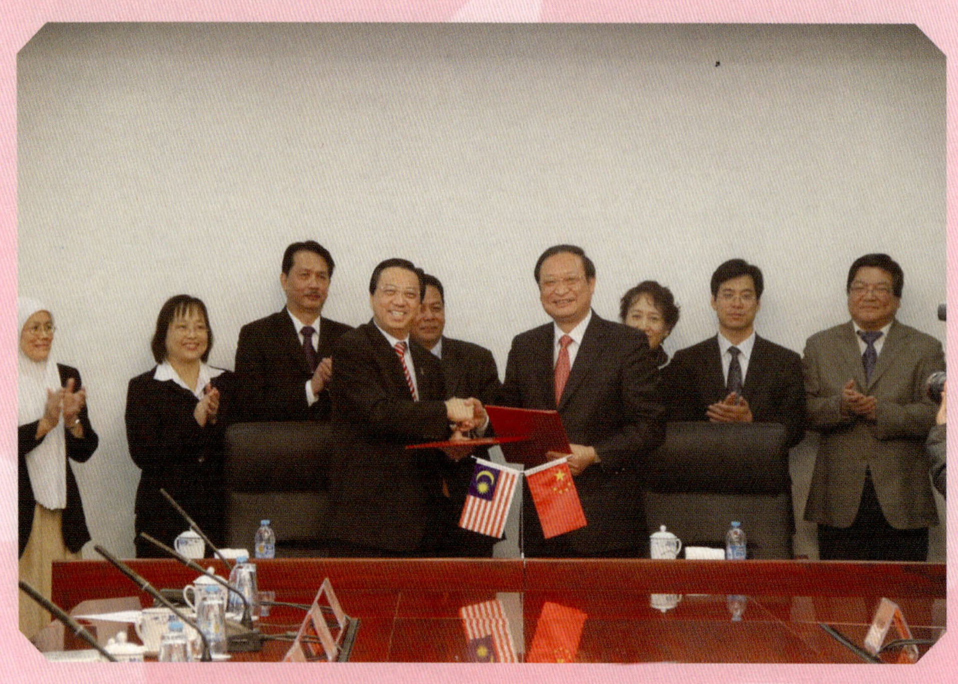

2011年11月7日，卫生部副部长、国家中医药管理局局长王国强（右四）与马来西亚卫生部部长廖中莱（左四）签署了《中华人民共和国政府和马来西亚政府关于传统医学领域合作谅解备忘录》

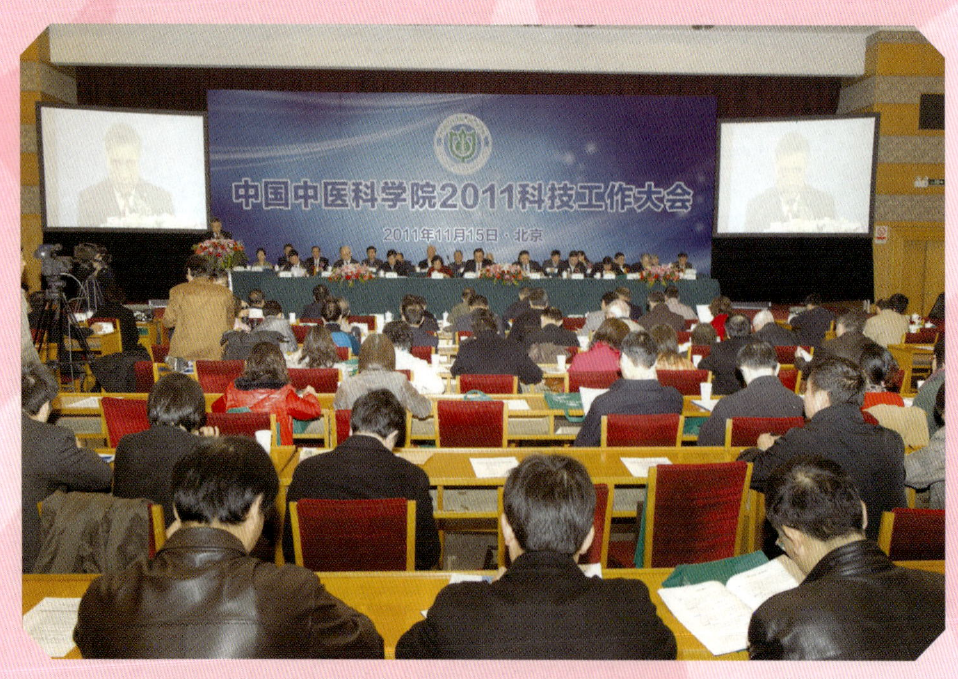

2011年11月15日，中国中医科学院2011科技工作大会在北京召开

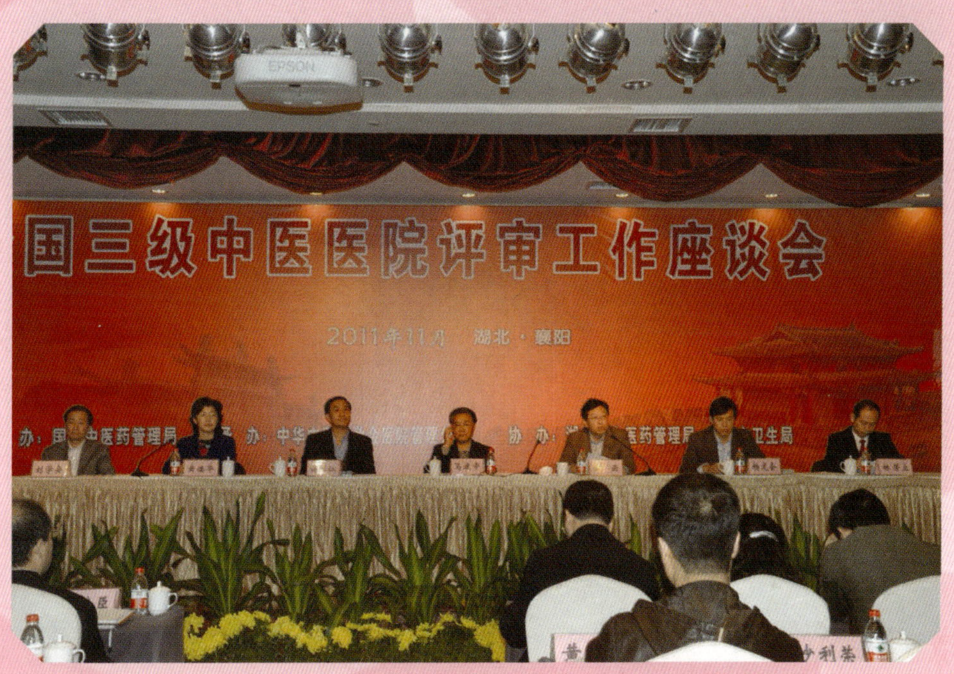

2011年11月21~25日，全国三级中医医院评审工作座谈会在湖北襄阳召开

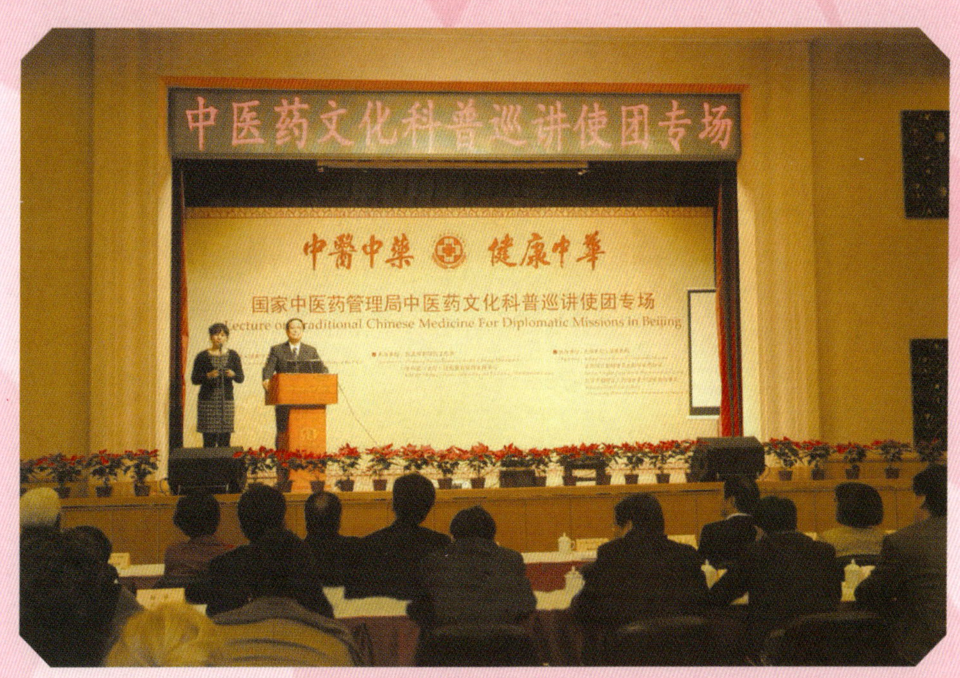

2011年11月23日，国家中医药管理局主办的“中医药文化科普巡讲使团专场”在北京举办。来自美国、法国、韩国等35个驻华大使馆的大使、参赞和使领馆工作人员170多人参会

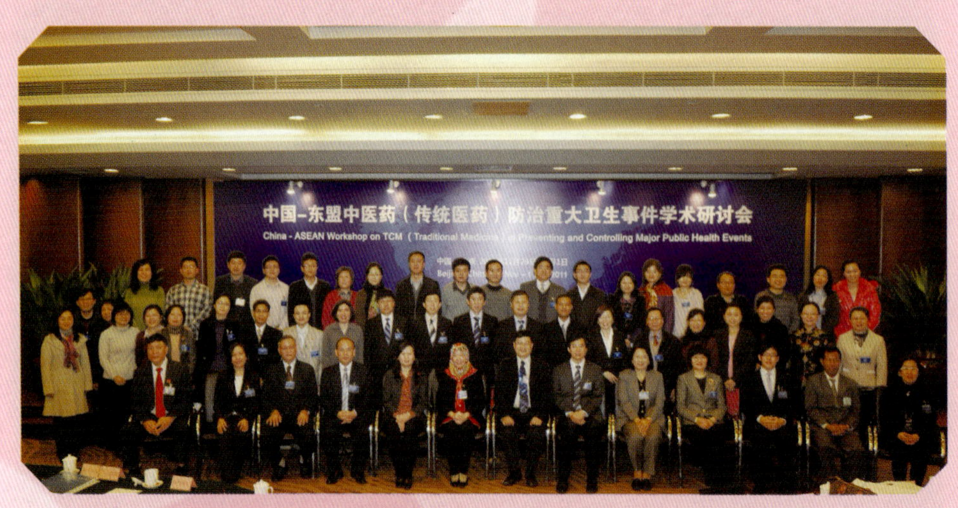

2011年11月29～12月1日，由中国卫生部、国家中医药管理局、东南亚国家联盟主办，中国中医科学院承办的中国-东盟中医药（传统医药）防治重大卫生事件学术研讨会在北京召开

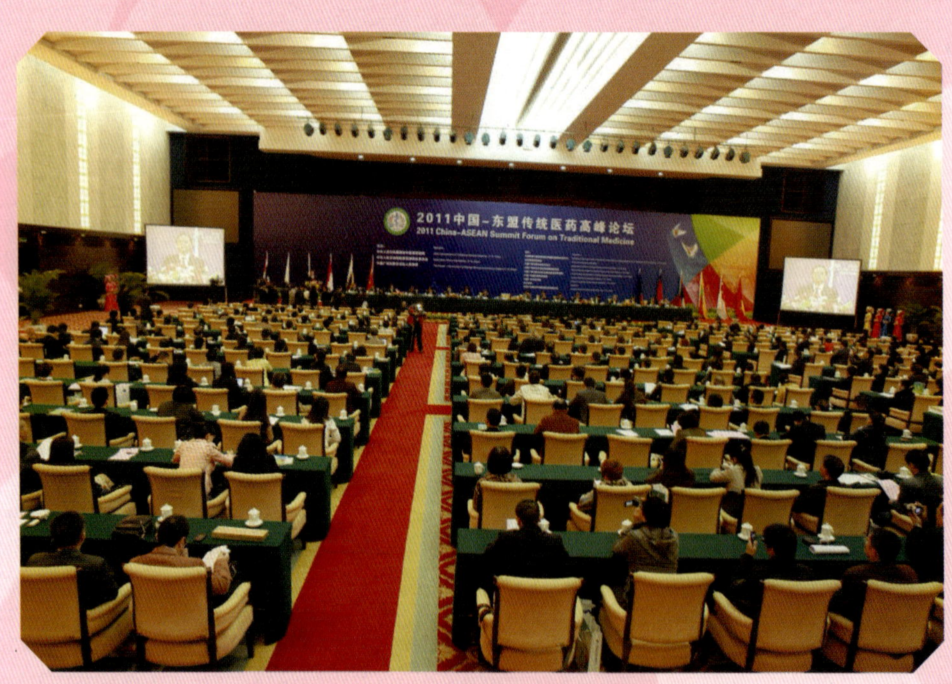

2011年12月8日，2011中国-东盟传统医药高峰论坛在广西南宁举行

2012 卷《中国中医药年鉴》（行政卷）编委

董明培　安徽省中医药管理局局长
阮诗玮　福建省卫生厅副厅长
曹　麒　江西省卫生厅副厅长
武继彪　山东省中医药管理局局长
夏祖昌　河南省卫生厅副厅长兼河南省中医管理局局长
刘学安　湖北省中医药管理局局长
邵湘宁　湖南省中医药管理局局长
彭　炜　广东省卫生厅副厅长兼广东省中医药局局长
甘　霖　广西壮族自治区卫生厅副厅长兼广西壮族自治区中医药管理局局长
王丽民　海南省卫生厅巡视员
方明金　重庆市卫生局副局长
罗良娟　四川省中医药管理局副局长
杨　洪　贵州省中医药管理局局长
郑　进　云南省卫生厅副厅长兼云南省中医管理局局长
喜　乐　西藏自治区卫生厅副厅长
范　兵　陕西省卫生厅副厅长兼陕西省中医管理局局长
李存文　甘肃省卫生厅副厅长
颉学辉　青海省卫生厅副厅长
马秀珍　宁夏回族自治区卫生厅副厅长
帕尔哈提·克力木　新疆维吾尔自治区卫生厅副厅长兼新疆维吾尔自治区中医民族医药管理局局长
何　红　新疆生产建设兵团卫生局副局长

2012卷《中国中医药年鉴》（行政卷）特约编辑

编写说明

《中国中医药年鉴》是由国家中医药管理局主办，综合反映中国中医药工作各方面情况、进展、成就的史料性工具书。《中国中医药年鉴》前身为《中医年鉴》，1989 年更名为《中国中医药年鉴》，自 1983 年起已连续出版 29 卷。2002 年《中国中医药年鉴》分为行政和学术两卷出版。本卷《中国中医药年鉴》（行政卷）（以下简称《年鉴》）为 2012 卷（总 30 卷），收编内容截至 2011 年底。

2012 卷《年鉴》共 21 个部分：1. 综述篇；2. 文献篇；3. 重要会议篇；4. 重要活动篇；5. 专业工作篇；6. 中药篇；7. 直属单位篇；8. 地方篇；9. 解放军篇；10. 院校篇；11. 科研机构篇；12. 医疗机构篇；13. 社会团体篇；14. 机构名录篇；15. 港澳台地区篇；16. 国外篇；17. 大事记篇；18. 数据篇；19. 荣誉篇；20. 人物篇；21. 附录篇。

文献篇下设 3 个专栏：（1）2011 年领导讲话及批示；（2）2012 年领导讲话；（3）重要文件。

重要活动篇下设 6 个专栏：（1）医药卫生体制改革；（2）中医药“治未病”健康工程；（3）中医药参与重大突发事件和重大活动；（4）中医基本现状调查；（5）屠呦呦获生物医学大奖“拉斯克奖”；（6）《本草纲目》、《黄帝内经》成功入选联合国教科文组织《世界记忆名录》。

专业工作篇下设 13 个专栏：（1）中医药政策法规与监督；（2）医政管理；（3）人事与教育管理；（4）科技管理；（5）国际交流与合作；（6）内地与港澳台地区交流与合作；（7）中医药文化建设；（8）新闻出版与宣传；（9）规划财务管理；（10）党建工作与群众工作；（11）反腐倡廉工作与行风建设；（12）信息管理；（13）信访、建议和提案办理。

科研机构篇、医疗机构篇调整、增录了部分内容，为方便读者查阅，两章均以表格形式收录。

社会团体部分下设3个专栏：（1）全国性社会团体；（2）总部设在中国的国际性中医药社会团体；（3）地方性社会团体。

数据篇下设6个专栏：（1）中医药期刊；（2）中医资源；（3）中医医疗机构运营与服务；（4）中医教育；（5）中医药科研；（6）中医财政拨款。

人物篇收录中医药管理干部相关内容，只收录2011年新任及职务有变化人员的简历，内容未变化者只收载照片及职务、姓名的内容。

附录篇部分包括2个专栏：（1）2011年国家中医药管理局部分工作文件一览表；（2）2011年国家中医药管理局部分联合发文一览表。

科研机构篇、医疗机构篇统计数据由北京中医药大学管理学院提供。科研机构包括中央级、省级、地市级中医、中西医、民族医科研机构；医疗机构只收录中央级、省级中医、中西医、民族医医疗机构。

数据篇中部分数据系国家中医药管理局发布的《中医药数据统计摘编》（不包括香港、澳门特别行政区及台湾地区数据）。“2010年中医财政拨款”的统计数据补充到2012年《摘编》中。

《中国中医药年鉴》编辑部

2012年10月

目 录

综 述 篇

文 献 篇

一、2011 年领导讲话及批示

（一）中共中央、国务院领导讲话、批示

（二）卫生部、国家中医药管理局领导讲话

（三）其他部委领导讲话

二、2012年领导讲话

三、重要文件

（一）2011年各部委、各省市发布的“十二五”规划中有关中医药内容的摘要

（二）联合发文

（三）国家中医药管理局印发文件

重要会议篇

重要活动篇

一、医药卫生体制改革

（一）相关文件

（二）中医药参与医药卫生体制改革专题

二、中医药"治未病"健康工程

三、中医药参与重大突发事件和重大活动

四、中医基本现状调查工作

五、屠呦呦获生物医学大奖“拉斯克奖”

六、《本草纲目》、《黄帝内经》成功入选联合国教科文组织《世界记忆名录》

专业工作篇

一、中医药政策法规与监督

二、医政管理

三、人事与教育管理

四、科技管理

五、国际交流与合作

六、内地与港澳台地区交流与合作

七、中医药文化建设

八、新闻出版与宣传

九、规划财务管理

十、党建工作与群众工作

十一、反腐倡廉工作与行风建设

十二、信息管理

十三、信访、建议与提案办理

中 药 篇

直属单位篇

地　方　篇

解　放　军　篇

院　校　篇

科研机构篇

医疗机构篇

社会团体篇

一、全国性社会团体

二、总部设在中国的中医药国际组织

三、地方性社会团体

机构名录篇

港澳台地区篇

国外篇

大事记篇

数据篇

一、中医药期刊

二、中医资源

三、中医医疗机构运营与服务

四、中医教育

五、中医药科研

（一）科学研究与技术开发机构

（二）科学技术信息和文献机构

（三）R&D 活动单位

（四）县属研究与开发机构

六、中医财政拨款

荣 誉 篇

人 物 篇

附 录 篇

一、2011 年国家中医药管理局部分工作文件一览表

二、2011 年国家中医药管理局部分联合印发文件一览表

综述篇

综 述 篇

【2011 年中医药工作综述】 2011 年是在深化医改中贯彻落实《国务院关于扶持和促进中医药事业发展的若干意见》（以下简称《若干意见》）的关键之年，也是“十二五”中医药事业发展的开局之年。在党中央、国务院的正确领导下，在卫生部高度重视下，全国中医药系统团结拼搏，改革创新，狠抓落实，各项中医药工作都取得了显著成绩。

一、中医药在经济社会发展中的地位得到进一步提升

国家中医药管理局在认真做好《中医药事业发展“十二五”规划》编制实施的同时，积极加强协调，努力将中医药纳入相关规划之中，进一步提升中医药在经济社会发展中的地位和作用。一是在《中华人民共和国国民经济和社会发展第十二个五年规划纲要》（以下简称国家“十二五”规划纲要）中，将支持中医药发展作为单节列出，成为“完善基本医疗卫生制度”6 项重点任务之一，同时在“优化对外贸易结构”、“保持香港、澳门长期繁荣稳定”等部分也列入了中医药内容。二是在相关领域的国家专项规划中，如《国家“十二五”科学与技术发展规划》、《医学科技发展“十二五”规划》都将中医药作为大力加强民生科技的重要方面，《医药卫生中长期人才发展规划（2011～2020 年）》把中医药继承与创新人才工程作为 5 项重大工程之一。同时，积极协调相关部门，力争将中医药纳入其他相关行业规划中。三是在中医药工作部际联席会议成员单位积极支持下，完成了《中医药事业发展“十二五”规划》的编制并开始组织实施，规划中的中医（民族医）医院服务能力建设等重点项目已经落实。另外，中医药信息化、标准化、科技创新、文化建设以及对外交流与合作等专项规划已经完成或正在抓紧制定。四是各地中医药发展“十二五”规划编制与实施顺利推进，不少地方中医药规划编制层级明显提升，对中医药发展支持力度显著加大，如上海等地将中医药发展规划首次列入省市级专项规划，内蒙古将全部盟市和旗县蒙医中医医院基本建设列入自治区“十二五”规划，2011 年辽宁安排4 500万元专项支持中医药发展并计划在“十二五”期间持续投入，湖北加强了全省中医医院基础设施建设。

二、中医药在深化医改中的作用得到进一步发挥

2011 年，卫生部和国家中医药管理局联合出台了《关于在深化医药卫生体制改革工作中进一步发挥中医药作用的意见》（以下简称《意见》），对深化医改 5 项重点工作中如何发挥中医药作用以及加强中医药人才培养等进行了全面部署。

3 年来，国家中医药管理局在深化医改 5 项重点工作中，持续推动中医药主动参与并取得积极进展。一是在基本医疗保障制度建设中，更加注重鼓励中医药服务的提供和利用。新型农村合作医疗制度要求提高对中医药的补偿比例，进一步调动了农民使用中医药的积极性并从中受益。河南印发了《关于城镇基本医疗保险引导和鼓励使用中医药服务有关问题的通知》。纳入医保支付范围的中医医疗服务项目和中药品种数量不断增加，2009 版国家基本医疗保险、工伤保险和生育保险药品目录列入中成药 987 种，比上一版增加 164 种，大多数省（区、市）明确将医疗机构中药制剂纳入医保支付范围。二是在基本药物制度建设中，坚持中西药并重原则，注重鼓励中药的使用。102 种中成药和颁布了国家标准的中药饮片被纳入《国家基本药物目录（基层医疗卫生机构配备使用部分）》，各地积极推动中药品种纳入增补目录，不少地方增加的品种数超过了西药，贵州增加比例近 62%，西藏等民族地区增补的品种以民族药为主。三是在公共卫生服务逐步均等化工作中，积极推进中医药预防保健技术和方法的应用。《国家基本公共卫生服务规范（2011 年版）》，新增了儿童保健的中医药服务要求，细化了高血压、2 型糖尿病患者健康管理中医药服务要求，制定了儿童、孕产妇、老年人及高血压、糖尿病患者中医健康管理技术规范，同时启动了基本公共卫生服务中医药服务项目试点工作。甘肃在全省疾病预防控制机构设置中医科，并将中医“治未病”内容纳入基本公共卫生服务项目，要求中医药内容在居民健康档案和健康教育中分别不少于 20% 和 30%。山东青岛按照人均 10 元标准安排专项资金用于 55 岁以上老年人中医体质辨识，河北石家庄要求不低于 10% 的公共卫生服务项目经费用于中医药，浙江杭州拱墅区将每人 25 元公共卫生费用中的 10 元用于中医药服务项目。四是在城乡基层医疗卫生服务体系建设中，注重提高中医药服务的可及性。382 所县级中医医院得到改造，一大批社区卫生服务中心和乡镇卫生院中医科、中药房进行了标准化建设。

北京、天津、上海、杭州等13个地市级以上城市和139个县（市、区）荣获全国基层（农村、社区）中医药工作先进单位荣誉称号。安徽、广西及内蒙古、黑龙江开展的农村中医药（民族医药）工作县乡村一体化管理探索取得成效；云南投入1 230万元为4 100所村卫生室配备中医诊疗设备；湖北在全省所有乡镇卫生院开展“三堂一室”（国医堂、名医堂、中医养生堂和知名中医工作室）建设；天津在社区卫生服务中心和乡镇卫生院全面推进“国医堂”建设，并探索了中医全科综合服务模式；宁夏针对基层4种常见病制定并推广10个中药饮片处方和10项中医适宜技术。五是积极推进公立中医医院改革试点，注重中医药特色优势发挥。各地积极探索有利于中医药特色优势发挥的投入机制和补偿机制，北京、内蒙古、陕西等省（区、市）对公立中医（民族医）医院人员工资实行全额预算管理，浙江宁波对政府办医院的中医门诊和住院分别按每人次8元和每床日15元的标准给予财政补助，山东济宁、江西萍乡等地探索公立中医医院中医药服务的补偿机制。许多中医医院不断完善绩效考核制度，积极探索鼓励运用中医药诊疗技术和方法的激励机制。县级中医医院综合改革试点工作有序推进。中医临床路径的制定与实施试点逐步展开，中医临床路径总数达到210个，“以病人为中心、以发挥中医药特色优势为主题”的中医医院管理年活动更加深入，落实便民惠民举措、优化诊疗流程、规范诊疗行为，实施中医诊疗设备促进工程，推广使用小包装中药饮片，加强对临床科室建设与管理的指导，有序推进重点专科建设，强化了中医医院内涵建设，促进了中医药特色优势的保持和发挥，病人的就医感受和就医环境明显改善。同时，中西医结合与民族医药工作不断加强，对9所重点中西医结合医院项目建设单位进行评估验收，在总结经验基础上制定了中西医结合医院工作指南。完成了对10所重点民族医医院项目建设单位验收，开展了民族医医师资格考试开考标准调研。综合医院中医药工作继续推进，93所综合医院创建为中医药工作示范单位。国家中医药管理局印发了加强民间医药工作意见，进一步推动民间医药发掘整理工作。

三、《若干意见》确定的政策措施得到进一步落实

国务院《若干意见》颁布近3年来，国家中医药管理局始终围绕“发展”这一主题，紧紧抓住“扶持和促进”这一核心，切实抓好《若干意见》提出的各项政策措施的贯彻落实。一是加大推动力度，促进《若干意见》在各地的贯彻落实。各级党委政府对中医药事业发展的重视程度和推动力度明显提高，进一步加强了对中医药工作的组织领导，加大了政策支持和财政投入力度，采取措施推动解决中医药发展中的困难和问题，有力地促进了当地中医药事业发展。2011年，又有辽宁、黑龙江、湖南、陕西、河北5省出台了扶持和促进中医药发展的实施意见或加快中医药发展的行动计划，特别是广西一揽子出台了加快中医药民族医药发展的决定、壮瑶医药振兴计划和中医药民族医药发展十大重点工程实施方案等，四川、新疆等地已完成贯彻国务院《若干意见》实施意见稿正待完善后发布，长春等不少地市也出台了专门文件。吉林、陕西、河北、贵州、湖南5省还以省政府名义召开了中医药、中药产业发展大会，西藏等地正在加紧筹备中医药民族医药发展大会。另外，河北、山西、吉林等不少省（区、市）的党政主要负责同志，就加快中医药发展作出批示、提出要求。《若干意见》发布以来，已有19个省（区、市）出台了贯彻落实的实施意见或扶持促进中医药事业发展的专门文件，11个省（区、市）以党委或政府名义召开了中医药民族医药会议。二是加强上下联动，创新促进中医药事业科学发展工作机制。国家中医药管理局在上海浦东新区、北京东城区开展中医药发展综合改革试点的基础上，2011年又与甘肃省人民政府签署了建设中医药发展综合改革试点示范省的协议，与海南省人民政府签署了促进中医药事业发展合作协议，与重庆市人民政府签署了促进统筹城乡中医药事业发展合作协议，就支持西藏藏医药事业发展、新疆生产建设兵团中医药事业跨越式发展出台了具体意见，将“促进中医药事业发展”纳入了卫生部与上海市人民政府进一步深化部市合作协议，另外还分别与江苏、河南省人民政府签署了共建南京中医药大学、河南中医学院的协议，支持中国中医科学院与青海藏医药研究所签署合作推进藏医药传承与创新研究的协议。三是积极争取支持，进一步加大对中医药发展的投入。2011年中央财政投入近60亿元，其中新增投资42.12亿元，支持1 814所县级中医（民族医）医院、58个地市级民族医医院和88个西部地区地市级中医医院的服务能力建设；安排资金10.14亿元，支持70所县级中医医院建设；新增投资3亿元，支持国家临床重点专科建设项目中的88个中医专科建设；安排资金4.12亿元，支持全国老中医传承工作室等项目建设。3年多来，中央财政共投入173亿多元，其中安排专项资金45.3亿元，用于支持16所国家中医临床研究基地建设和313所地市级以上重点中医医院建设，顺利完成《重点中医医院建设与发展规划》中央投资任务；安排专项资金56.7亿元，支持了382所县级中医医院建设；安排专项资金71.43亿元，用于组织实施县级中医医院急诊急救能力与中药房建设、中医类别全科医生培训、中医重点学科和重点专科建设、基层常见病与多发病中医药适宜技术推广、市县中医（民族医）医院能力建设等中医药服务能力建设项目。与此同时，各级政府对中医药发展的投入大幅增长。四是加强沟通协调，进一步细化实化扶持和促进中医药发展的政策措施。如在《国务院关于建立全科医生制度的指导意见》中体现了中医药内容，为中医类别全科医生规范化培训、准入及使用提供政策保障；在《国务院办公厅关于进一步加强乡村医生队伍建设的指导意见》中，明确了乡村医生使用中医药方法为农村居民提供常见病、多发病一般诊治的职责要求；2011 年农村订单定向医学生免费培养计划，新增并招收中医学本科生1 093名；启动了中医临床型人才“院校－师承”相结合培养模式的课程改革试点，推进中医药院校教育教学改革；调整了中医药人员专业技术职务评审办法，探索建立中医药人才激励机制；实施了中医药防治传染病临床科研体系建设，在“973”计划、国家科技支撑计划、公益类行业科研专项、传染病防治和新药创制科技重大专项中设立了中医药专项或专题；完善了中药新药注册制度，研究制定了加强医疗机构中药制剂管理意见；提出了加强中医药知识产权工作的措施，明确了促进中医药服务贸易发展的政策；出台了全国民族医药近期重点工作实施方案，加快推动民族医药发展。另外，国家中医药管理局还同解放军总后勤部卫生部密切合作，积极推动军地中医药资源的融合，充分发挥军队中医药工作走在社会前列的重大影响。

四、《中医药法》立法和标准化、信息化工作实现了新进展

《中华人民共和国中医药法（草案)》（以下简称“草案”）已经卫生部部务会议审议通过，并于 2011 年底上报国务院。草案在总体思路上把握了以下几点，一是突出保护、扶持、促进中医药发展的立法宗旨；二是遵循中医药发展规律，体现中医药自身特点，注重制度创新，力求有所突破；三是立足中医药服务，突出中医药特色优势，满足人民群众对中医药服务的需求；四是突出重点，统筹兼顾，促进中医药全面、协调、可持续发展。草案着重在突出中医药特色、发挥中医药作用、加强中医药传承、鼓励中医药创新、促进中医中药协调发展等方面，作出了相应的制度安排。近年来，中医药立法进程的加快，主要得益于几个方面：首先，立法基础更加扎实，国务院《若干意见》的出台，为立法奠定了坚实的政策和保障基础；中医药改革创新的成功探索和各地实践，为立法提供了深厚的实践和群众基础；《中医药条例》和各地中医药法规的陆续发布实施，为立法提供了有力的法制和执法基础。其次，与相关部门的沟通协调更加有效，积极争取全国人大、国务院法制办、卫生部的大力支持，充分发挥中医药工作部际协调机制的作用，认真听取各方面的意见、建议，尤其注重与卫生部相关司局、食品药品监管局的协调，统一思想，形成共识。再次，针对立法涉及的重点、难点问题研究更加深入，组织开展的系列专题研究，凝聚了行业内外的智慧和经验，为立法提供了有力支撑。这些经验应当在今后的中医药立法工作中继续坚持，也应在其他中医药工作中积极加以借鉴。

另外，中医药标准化工作全面推进，深化中医药标准化发展战略研究，加强中医药标准体系的顶层设计，加快了中医药标准的制修订，加大了中医药标准化工作支撑能力建设，广东率先成立了中医、中药标准化技术委员会，深圳等地推进了地方中医药标准建设。切实加强中医药信息化基础工作，中医医院信息化建设步伐加快，中医药管理部门网站建设得到加强，政务信息公开不断推进。中医药监督工作进一步加强，对虚假违法中医医疗广告的监测和查处力度进一步加大。

五、中医药文化建设开创了新局面

国家中医药管理局认真学习贯彻落实党的十七届六中全会精神，召开全国中医药文化建设工作会议，全面总结中医药系统开展文化建设的经验和成果，进一步明确了中医药文化建设的重大意义，提出了中医药文化发展繁荣的目标任务，部署了加快中医药文化建设的工作措施。一是大力弘扬中医药核心价值观，通过举办张仲景医药科技文化节、李时珍医药节，特别是首届孙思邈中医药文化节等活动，研讨中医药文化实质内涵和中医药的核心价值体系，弘扬“大医精诚”的价值理念，传承中医药文化精神，树立良好医德医风，促进医患关系和谐。二是进一步加大中医药科普宣传力度，宣传形式更加多样、内容更加丰富、平台更加广泛，“中医中药中国行·进乡村、进社区、进家庭”活动深受广大群众欢迎，一些媒体的中医养生保健栏目成为品牌，值得一提的是，与中央电视台合作的大型纪录片《中医》开机拍摄，面向驻华使节的中医养生保健科普讲座，都产生了积极反响。三是积极探索中医药文化建设与养生保健等相融合的机制，北京、广东等地推出了中医药文化养生旅游示范基地，海南将中医药文化及养生保健纳入国际旅游岛建设。中医药文化教育宣传基地建设不断加强，中医医院中医药文化建设持续推进。中医药新闻宣传工作进一步加强，为事业发展营造了良好舆论氛围。

六、中医药继承创新取得了新成果

2011 年 9 月，中国中医科学院屠呦呦研究员因“发现青蒿素——一种用于治疗疟疾的药物”，荣获 2011 年美国拉斯克临床医学奖。中医药科技工作更加突出“自主创新、重点前移、重心下移、加强转化、系统整合”的原则，更加注重继承与创新紧密结合，更加注重成果转化与推广，更加注重整合资源、协同研究的组织模式。一是以加快推进国家中医临床研究基地建设为重点，加强临床科研体系建设，提出了基地业务建设以重点疾病研究为根本、临床科研信息共享系统建设为主体、规范临床科研和培养骨干人才为两翼的工作思路，制定了基地临床科研信息共享系统建设指南和临床科研规范指导意见，加强了基地科研骨干培训，初步建立了以研究联盟为主体的协作机制。二是充分发挥中医药防治传染病临床科研体系作用，针对流感等外感病，从理论、临床、药物等方面进行系统研究并取得积极进展，其中奥司他韦与中国传统方剂麻杏石甘－银翘散治疗甲型H1N1流感的对比研究，证明了中医药的效果，研究成果的发布引起国际广泛关注。三是中医药传承研究得到加强，名老中医研究型继承取得新成果，“名老中医学术思想临证经验综合信息服务平台”、“中医处方分析系统”等成果为提高传承研究效率提供了手段，第三批400本中医古籍整理进展顺利，民族医药文献整理及适宜技术筛选推广项目工作指南的制定与实施，规范了民族医药的文献整理和适宜技术筛选。四是加强“十一五”时期在重大疑难疾病和常见病防治、针灸特色疗法、技术标准、中药关键技术等方面研究成果的转化利用，为医疗服务、基本药物制度建设、适宜技术推广及基层人才培训等提供了科技支撑。五是中药资源普查试点在安徽、四川、新疆等6省（区），按照统一的技术规范和任务要求，正有序、有力地加以推进。国家中医药管理局还认真落实李克强副总理的重要批示，对中药材价格上涨的原因进行了调研，向国务院提出了对策建议。

七、中医药人才队伍建设开拓了新模式

国家中医药管理局认真贯彻落实李克强副总理、刘延东国务委员对中医药教育工作的重要批示，按照《医药卫生中长期人才发展规划（2011～2020年）》的要求，启动了“中医药继承与创新人才工程”项目。一是稳步推进以培养高层次人才为目的的老中医药专家学术经验继承、优秀中医临床人才研修、学科带头人培养等项目，加强了师承工作与专业学位衔接的管理，建立了226个全国名老中医药专家传承工作室，探索了“中医大师班”培养高层次人才的经验。二是加强基层人才培养，培训县级中医临床技术骨干2 375名。大力推进中医类别全科医生培养和住院医师规范化培训，启动了中医类别全科医生转岗培训，2 200余名基层医疗卫生机构中医人员进岗学习，开展了中医类别全科医生培训基地建设，实施了中医住院医师规范化培训试点工作。三是通过省部局共建，在推动高等中医药院校内涵建设的同时，努力促进中医药院校教育教学改革。积极推进中医药重点学科建设，明确了323个重点学科建设点的建设规划。四是加快推进职业教育，成立了全国中医药职业教育教学指导委员会，举办了第一届全国中医药职业教育技能比赛，启动了中药调剂员等5个中医药行业特有工种职业技能鉴定师资培训和中医刮痧师等3个职业技能人员鉴定。五是强化继续教育，发挥中医药优势学科继续教育基地、城市社区和农村中医药知识与技能培训示范基地作用，继续教育质量和覆盖率都得到提高。

八、中医药对外交流与合作形成了新格局

2011年初召开的全国中医药对外交流与合作工作会议，明确了新时期对外交流与合作的指导思想、基本原则，提出了推动中医药更广泛走向世界的主要任务和具体措施。一是利用多边平台，发挥我国传统医药大国作用，进一步推动落实世界卫生大会通过的《传统医学决议》，积极参与世界卫生组织（WHO）国际疾病分类与代码传统医学部分的制订，积极推动WHO西太区制定实施《传统医学地区战略（2011～2020）》；促成国际标准化组织中医药技术委员会（暂定名）第二次会议成立5个工作组，并且我国专家担任3个组的召集人；《黄帝内经》、《本草纲目》经联合国科教文组织审议，列入了世界记忆名录；及时推动中国与欧盟建立推进中药注册工作机制，进一步促进了中国与东盟高水平合作平台的构建。二是巩固和发展双边合作，以落实政府间协议为重点，进一步拓展合作领域，中美中医药学术研讨会、中俄中医工作组第一次会议、中韩传统医学合作协调委员会成果丰富；与马来西亚、越南、新西兰、澳大利亚的合作得到加强。黑龙江、福建、广西、云南等地发挥区位优势，积极发展中医药服务贸易。三是两岸四地联系更加密切，联合厦门市人民政府成功举办海峡两岸中医药论坛，特别是包括院士、国医大师在内的大陆中医药界知名人士前往台湾，参加第三届两岸中草药合作及技术交流论坛等活动。

九、创先争优活动创造了新经验

按照中央部署要求，国家中医药管理局认真学习贯彻胡锦涛总书记“七一”重要讲话精神，结合在深化医改中全面贯彻落实《若干意见》，深入开展创先争优活动，涌现出了中国中医科学院广安门医院、广东省中医院、重庆市中医院和天津张伯礼、吉林陈祥义、陕西鲁有强等一批先进集体和优秀共产党员，营造了广大党员干部比学习、比工作、比奉献和学先进、赶先进、当先进的良好氛围，促进了中医药行业广大党员领导干部以人为本、执政为民能力和水平的提高。扎实推进“三好一满意”活动，广大中医医院把活动与创先争优、中医药文化建设以及医院的内涵建设、促进中医药特色优势发挥的机制建设等紧密结合起来，创造了如山西中医学院附属医院的“有钱无钱、救命第一”，山东兖州市中医院的“先看病、后付费、让人人享有生命绿色通道”，江西景德镇市中医院化解医患矛盾纠纷、构建和谐医患关系，北京房山区中医医院的中医流动服务车走遍全区山村等做法和经验。

（陈　伟）

文献篇

文 献 篇

一、2011年领导讲话及批示

（一）中共中央、国务院领导讲话、批示

中共中央政治局常委、国务院总理温家宝在第十一届全国人民代表大会第四次会议上所作的政府工作报告中关于中医药的论述

（2011年3月15日）

2011年3月15日，新华社授权发布温家宝总理在第十一届全国人民代表大会第四次会议上所作的政府工作报告。报告指出，2011年国家将推进医药卫生事业改革发展，大力发展中医药和民族医药事业，落实各项扶持政策。

中共中央政治局常委、国务院副总理李克强对2011年全国中医药工作会议所作的重要批示

（2011年1月13日）

李克强在批示中指出，过去5年，中医药改革发展取得明显成绩，维护和增进了群众健康。希望在新的一年，深入贯彻落实科学发展观，顺应人民群众对中医药服务的新期待，深入参与医药卫生体制改革，遵循中医药发展规律，突出特色优势，加快传承创新，强化标准化建设，为提高全民健康水平而努力奋斗。

（二）卫生部、国家中医药管理局领导讲话

卫生部部长陈竺在2011年全国中医药工作会议上的讲话

（2011年1月14日）

同志们：

2011年全国中医药工作会议，是在深化医药卫生体制改革攻坚克难的关键时期、中医药事业进入“十二五”新的发展时期召开的一次重要会议。国强同志的报告我已看过，讲

得很好。报告系统回顾了“十一五”时期中医药工作取得的新成就，认真总结了2010年中医药工作取得的新成绩，深刻分析了中医药工作面临的形势，提出了“十二五”中医药事业发展的总体思路和主要任务，部署了2011年的主要工作，我完全赞成。中共中央政治局常委、国务院副总理李克强同志对这次会议作出了重要批示，对过去5年中医药事业发展取得的成就给予了充分肯定，对新的一年中医药工作提出了殷切希望和明确要求。我们要认真领会，切实贯彻落实。

“十一五”时期是我国卫生改革发展进程中极不平凡的5年，是开创了包括中医药工作在内的卫生工作崭新局面的5年。过去5年，在国家中医药局党组的坚强领导下，全国中医药系统认真贯彻落实科学发展观，将维护人民群众身体健康、满足人民群众对中医药服务的需求作为工作的出发点和落脚点，坚持把科学发展观与中医药工作实际紧密结合，坚持把中医药工作纳入卫生改革发展大局，紧紧围绕深化医药卫生体制改革，深入贯彻落实《国务院关于扶持和促进中医药事业发展的若干意见》（以下简称《若干意见》），推动中医药医疗、保健、教育、科研、产业、文化全面协调可持续发展；建立和完善体制机制，探索中医药工作的新方法，各项工作都取得了显著成效。特别是近两年来，中医药深度参与深化医药卫生体制改革，发挥了独特作用，在中国特色卫生发展道路中的作用更加突显。

一是中医医疗服务体系和能力建设得到明显加强，中医预防保健服务发展迈出新步伐，中医药服务的可及性和覆盖面不断扩大，中医药特色优势进一步发挥，尤其在农村和基层中医药服务的作用非常显著，得到群众的热爱和欢迎。

二是中医药应对突发公共卫生事件和防治重大疾病能力不断提高，特别是在新发传染病防治和卫生应急中的作用彰显，我在汶川抗震救灾一线就听到当地卫生系统同志们、当地群众讲中医药如何重要、小夹板如何发挥了重要作用、我们的中医院在关键时刻如何发挥着不可替代的区域应急救治平台作用等。在抗击“非典”、甲型H1N1流感、手足口病等重大疫情中，中医中药作用都是极其重要的、不可替代的。

三是中医药继承与创新扎实推进，一批老中医药专家的学术思想和临床经验得到传承，中医药科技创新体系初步形成，科研成果对临床的支撑作用逐渐增强。在中国中医科学院调研后，我感到中医药科研体系建设的确有了很大的进步，在国内外都产生了很好的影响，特别是我国优秀的中医药文化，在继承创新方面都有了很大提高。

四是中医药人才队伍素质进一步提高，基本形成了院校教育、继续教育、师承教育的中医药教育体系，初步建立起了社区、农村基层中医药人才的培养机制。

五是中医药文化建设开创崭新局面，“中医中药中国行”活动的开展，产生了广泛而深刻的社会影响。

六是中医药法制化、标准化工作进程明显加快。

七是中医药国际交流与合作更加活跃和深化，国际影响日益扩大。

这些成绩的取得来之不易，充分说明了中医药队伍是一支大医精诚、服务人民的队伍，是一支作风过硬、具有较强战斗力的队伍，是一支值得尊敬和信赖的队伍。在此，我代表卫生部向你们并通过你们向广大的中医药工作者表示衷心的感谢!

下面，我就做好今后的中医药工作讲几点意见。

第一，紧紧围绕深化医药卫生体制改革，落实好《若干意见》。今年是实施近期医改重点任务的第三年，医改仍然是今年医药卫生工作的重中之重。按照中央经济工作会议要求，今年医改要突出抓好健全基本药物制度和加快公立医院改革试点工作。李克强副总理在给2011年全国卫生工作会议的批示中，对今年医改工作提出了明确要求，希望全国中医药系统紧紧围绕深化医改，增强责任感、使命感，充分利用中医药特色优势和资源优势，发挥中医药在基本公共卫生服务和基本医疗服务中的作用，提高中医药服务能力，维护和增进人民群众健康。

深化医改，要立足我国既有西医药又有包括民族医药在内的中医药这一现实国情，坚持中西医并重的方针，充分发挥中西医各自的优势，取长补短，共同担负维护和增进人民群众健康的重要使命。国务院印发的《若干意见》作为深化医药卫生体制改革核心文件中的重要组成部分，系统提出了中医药事业发展的指导思想、原则和主要任务，对充分发挥中医药在医改中的重要作用提出了更加具体、明确的要求和政策措施，对于在深化医改中更好地发挥中医药特色优势具有重要指导意义。在这里，我要强调一下，在新的历史时期，各级卫生行政部门要在各级党委和政府领导下，更好地贯彻落实中西医并重的方针，实实在在地推动建立扶持和促进中医药事业发展的领导机制和中医药工作协调机制。要在医改的核心内容当中增加中医药项目，在基本公共卫生服务均等化方面，可以考虑在目前9类的基础上，增加一些有关中医“治未病”的服务项目，真正让中医药在医改这个大舞台上有所作为，而且是看得见、摸得着的大作为。中医药系统也要筛选提出一批中医药防治重大疾病具有相对优势的病种，争取国家设立专项支持。在补偿政策方面，一要形成有利于中医药事业发展、充分发挥中医药特色优势的报销政策。在新农合制度建设中，要出台一个指导性文件，促进中医药服务的提供与利用。二要加强补供方的研究探索。现阶段，在公立医院改革试点中，对补偿政策的探索可以从中医类别医院开始，在若干个省开展试点。中医药系统要按照李克强副总理重要批示的要求深入参与医改，充分发挥中医药的作用。各地卫生和中医药部门要结合当地实际，共同将《若干意见》中的相关政策要求进一步细化和实化并抓好落实。转变卫生发展方式，实现卫生事业科学发展，要把中医药放在更加突出的位置。

第二，突出中医药特色，做好中医药“十二五”规划编制和实施。

党的十七届五中全会提出“十二五”规划的指导思想、发展目标和主要任务，把加快卫生事业改革发展，增进人民群众健康摆在十分重要的位置，指明了“十二五”时期加快卫生事业发展和改革的重点和任务，强调要坚持中西医并重，支持中医药事业发展。中医药系统要认真学习领会全会精神，切实把思想统一到党中央关于“十二五”时期经济社会发展的战略部署上来，统一到中央对卫生改革发展的具体要求上来。要在全面总结“十一五”规划时期经验的基础上，突出科学发展主题，全面落实《若干意见》。根据中医药发展的实际，确定“十二五”时期的基本思路、总体目标和主要任务；结合中医药特点，实事求是地提出一批可评估、可测量的目标、指标体系，确立一批重大项目和行动计划，特别要重视重大项目和行动计划的确定，增强规划可操作性。规划制定既要考虑中医药自身的发展，也要与经济社会和卫生发展紧密衔接；既要考虑中医的工作重点，也要充分体现中药发展的重点任务。各级卫生行政部门在研究编制“十二五”卫生事业发展规划和专项卫生规划时，要突出中医药特色，制定和落实扶持和促进中医药发展的各项具体政策措施，充分发挥中医药作用，满足人民群众对中医药服务的需求。

第三，重视继承与创新两方面作用，推动中医药学术发展和科技进步。中医药学作为我国独有的医学科学，以整体观念为核心，注重科学与人文的融合，强调天人合一、身心合一，从整体联系的角度、功能的角度、运动变化的角度来把握人的健康与疾病的规律，与现代科学的发展趋势相一致，与调整了的医学模式和医学目的相吻合，具有其独特的先进性。但我们也要清醒地看到，在科学技术特别是现代医学十分发达的今天，中医药学原创思维的内涵挖掘和丰富发展不够，以中医药学原创思维为基础的理论和技术方法创新不够，没有取得重大突破。因此必须要把中医药的继承与创新工作摆在更加突出的位置，加快推进学术发展和科技进步。要加快建立中医药继承创新体系，完善中医药科研机制；要在坚持中医药学原创思维的前提下，以临床实践为基础，积极利用现代科学技术并充分运用中医药的传统研究方法，特别是通过多学科的联合攻关，力争在中医药学科学内涵的诠释、中医药理论和技术创新以及提高中医药优势病种的研究水平和临床治疗等方面有新的突破，建立起适合中医药学术发展的方法学和标准规范体系，切实发挥科技对中医药临床和产业发展的支撑和推动作用。在这方面，中国中医科学院应该肩负起历史使命，卫生部要全力支持中国中医科学院的发展，使其做大做强，成为引领国际中医药发展的科学研究基地。

第四，加强中医药人才培养和队伍建设，提高中医药服务能力。人才是中医药事业持续健康发展的重要基础。要做好中医药人才培养专门规划并纳入卫生人才培养规划，重视基层中医药人才的培养，加强高层次人才队伍的建设，探索符合中医药特点的人才培养、使用、激励机制。要改进中医药院校教育，同时也要建立毕业后教育体系，建立健全中医住院医师规范化培训制度，通过系统的规范化培训，使他们真正能够成为一名具有扎实中医功底的合格医师。要加强基层中医药人才的培养，今年卫生部按照保基本、强基层的要求，要设一批特岗，免费定向培养5 000名基层人才，这里面要按比例安排中医人才的培养。要切实加强继承，将国医大师等名老中医的学术思想、经验、技能等传承下来，使我国中医药事业能够薪火相传，后继有人，发扬光大。中医药队伍要增强做好中医药工作的使命感和责任感，加强学习，全面提高履行职责的能力；要大力弘扬大医精诚、仁者仁术的优良传统，牢固树立以人为本的理念，不断提高职业道德素养，提高专业技能，增强服务本领，为人民群众看好病、服好务。同时，要充分发挥中医药人员在中医药改革发展中主力军的作用，为他们营造良好的工作环境，让他们以更加饱满的热情，奋发昂扬的精神，投身到中医药改革发展中去。

同志们，“十二五”时期是深化医药卫生体制改革，促进卫生事业科学发展的重要机遇期，也是中医药事业发展的不可多得的重要机遇期，我们必须珍惜机遇，抓住机遇，用好机遇，坚定不移地推进深化医药卫生体制改革，促进卫生事业、中医药事业和国民健康的跨越式发展。希望中医药系统的同志们坚定信心，求真务实，开拓进取，扎实工作，努力开创中医药工作的新局面！

最后，在新春佳节即将到来之际，我代表卫生部向大家拜个早年，祝愿大家新春愉快，身体健康，万事如意！

卫生部部长陈竺在全国卫生人才工作会议上的讲话中关于中医药的论述

（2011年4月29日）

（二）打造卫生人才队伍建设示范工程。四是实施中医药传承与创新人才工程。加强基层中医药人才队伍建设。开展县级中医临床技术骨干培训项目、农村在职在岗中医药人员中医专业大专学历教育，民族医药知识与技能培训，以及全国优秀中医临床人才研修项目和民族医药骨干培训。开展全国老中医药专家学术经验和基层老中医药专家临床经验继承工作。加强中医药人才培养能力建设。

卫生部部长陈竺在全国医学教育改革工作会议上的讲话中关于中医药的论述

（2011年12月6日）

第三，加强中医药人才培养，发挥中医药特色优势。我国中医药长期发展的实践证明，中医药疗效确切、治疗方式灵活、费用比较低廉，尤其是“治未病”有其独特的优势，深受老百姓欢迎，在我国医疗卫生服务体系中有着不可替代的作用。各地要探索中医人才在社区、乡镇卫生院等基层医疗卫生机构发挥作用的有效方式，并缩小中医药人才培养与经济社会及行业发展要求间存在的差距。实践表明，中医名医名师产生于临床经验的不断积累。要遵循中医药学科自身规律和中医药人才成长规律，“重经典、通人文、早实践、多临床”，加大中医药人才院校培养模式和人才培养机制改革，加强学生中医药传承能力和临床思维培养。要进一步健全中医药师承教育制度，加强基层中医药人才和中西医结合人才培养。要积极实施“三名”战略（名医、名科、名院），开展老中医药专家学术经验和基层老中医药专家临床经验继承工作。“十二五”规划期间，我们将实施中医药传承与创新人才工程，培训基层中医药人才、中医临床技术骨干和老中医学术继承人8.5万人。

卫生部党组书记、副部长张茅在2011年公立医院改革试点工作会议上的总结讲话中关于中医药的论述

（2011年3月19日）

四是统筹中西医发展。很多地方充分发挥中医特色优势，通过项目建设、医保报销等政策措施推动中医发展和利用。

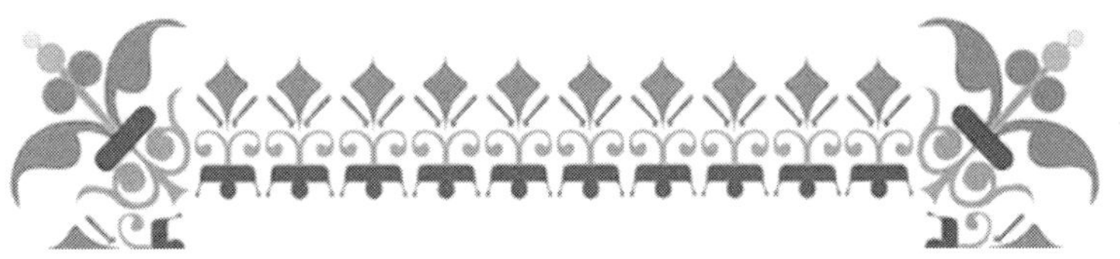

贯彻主题 落实主线
全面推进“十二五”中医药事业又好又快发展

——卫生部副部长、国家中医药管理局局长王国强在2011年全国中医药工作会议上的工作报告

（2011年1月13日）

同志们：

今年的全国中医药工作会议是在深化医改和全面贯彻落实《国务院关于扶持和促进中医药事业发展的若干意见》（以下简称《若干意见》）的关键时期、中医药事业进入“十二五”新的发展时期召开的一次重要会议。国务院十分重视这次会议的召开，中共中央政治局常委、国务院副总理李克强同志专门作出了重要批示，充分肯定了过去5年中医药事业发展取得的成绩，对新的一年中医药工作提出了殷切希望和要求。在刚刚结束的全国卫生工作会上，陈竺部长、张茅书记在讲话中对中医药工作取得的成绩也给予了充分肯定，并明确提出了新的任务要求。陈竺部长明天还要到会作重要讲话。我们一定要认真学习、深刻领会、全面贯彻。

这次会议的主题是：深入贯彻党的十七大，十七届三中、四中、五中全会，中央经济工作会议和全国卫生工作会议精神，以邓小平理论和“三个代表”重要思想为指导，深入学习实践科学发展观，回顾总结“十一五”中医药事业发展成就和2010年中医药工作进展，正确把握中医药改革发展面临的形势和任务，以推动和实现中医药事业科学发展为主题，以在深化医改中全面贯彻落实《若干意见》为主线，明确“十二五”中医药发展总体思路、目标和任务，部署2011年中医药重点工作，抓住机遇、奋发有为，全面推进“十二五”时期中医药事业又好又快发展。

下面，我讲3个方面的内容，供大家讨论。

一、“十一五”中医药事业发展的新成就和2010年中医药工作的新进展

（一）“十一五”中医药事业发展的新成就

“十一五”时期，是中医药发展史上具有重要意义的5年。这5年的显著特点是，更加注重以人为本、满足群众需求，更加注重统筹规划、协调发展，更加注重机制创新、转变理念方法，在许多方面有了突破性进展，取得了显著成绩。

——过去的5年，中医药改革发展开创了新局面。党和国家更加重视中医药工作，党的十七大报告强调“坚持中西医并重”、“扶持中医药和民族医药事业发展”。国务院建立中医药工作部际协调机制，出台了《若干意见》，在中医药发展史上具有重要里程碑意义。《中医药法》列入第十一届全国人大立法规划，标志着中医药立法纳入国家立法日程。在深化医改中强调充分发挥中医药作用，把中医药作为重要内容纳入5项重点工作。中央和地方有关部门在规划、项目、资金、政策等方面加大对中医药扶持力度。各级政府财政投入，从2005年的41.4亿元增加到2009年的109.7亿元，增长了165%。地方党委、政府对中医药工作的重视程度和推动力度前所未有，已出台扶持和促进中医药事业发展政策文件的省（区、市）就有22个，中医药管理体制得到加强，全国副厅级中医药管理局已达12个。

——过去的5年，中医药改革发展树立了新理念。党中央立足我国基本国情，总结我国发展实践，借鉴国外发展经验，提出了科学发展观，确立了发展为了人民、发展依靠人民、发展成果由人民共享的理念。党的十七大明确了全面建设小康社会的新要求，提出人人享有基本医疗卫生服务的奋斗目标，将发展中医药事业放在了更加突出的位置。5年来，全国中医药系统牢固树立宗旨意识和全心全意为人民健康服务的理念，把满足人民群众对中医药服务的需求作为中医药工作的出发点和落脚点，统一思想认识，调整发展思路，创新工作方法，改革运行机制，强化薄弱环节，改善服务效果。总体上，中医药工作真正体现了以人为本的科学发展理念，这是5年来中医药工作取得新成就的思想基础，是值得认真总结、发扬光大的重要精神财富。

——过去的5年，中医药改革发展确立了新思路。在总结新中国成立特别是改革开放以来我国发展中医药事业有益经验和成功探索的基础上，国务院制定的《若干意见》，进一步明确了发展中医药事业的指导思想、基本原则、总体思路、政策措施和重点任务，确定了推进中医药医疗、保健、教育、科研、产业、文化全面协调发展的新思路。着力通过制度创新、政策保障来解

决影响和制约中医药事业发展的体制、机制和政策方面的关键问题，以更好地发挥中医药作用，维护人民群众的健康权益。《若干意见》是新时期中医药事业发展的纲领性文件，为中医药事业发展指明了方向。

——过去的5年，中医药工作创立了新方法。在科学发展观指导下，汇聚各方智慧，不断增强战略思维、辩证思维、创新思维能力，探索建立了整体思维、系统运行、“三观”互动、六位一体、统筹协调、科学发展的中医药工作系统及其运行机制。强调以人为本，围绕“人”这个中心，立足于服务人民群众健康，构建了微观、中观、宏观有机互动、动态发展的系统。明确在微观层面，加强服务，做到理念行、维权行、能力行、方法行、效果行；在中观层面，加强管理，推进中医药工作任务落实；在宏观层面，加强调控，建立有力的保障机制。在这个工作系统及其运行机制指导下，找准影响系统运行、制约事业发展的关键问题，着力完善体制、机制和政策，并努力把握每一项工作在“三观”中的准确定位和互动作用，有力地推进了中医药工作任务落实。

——过去的5年，中医药事业发展迈出了新步伐。一是中医医疗服务体系和服务能力得到明显加强。从2005年底到2009年底（2009年数据来自中医基本现状调查），中医类别医院从3 009所增加到3 299所，增长了9.6%；床位从31.5万张增加到44.93万张，增长了42.6%；门急诊人次从2.26亿增加到3.28亿，增长了44.96%；出院人数从611.53万增加到1 208万，增长了97.54%。二是中医预防保健服务发展较快。实施中医“治未病”健康工程，在103家医疗机构开展了“治未病”服务试点，中医预防保健服务初显成效。三是中医药防治重大疾病及应急救治能力明显提高。开展了615个国家级重点专科（病）和3 453个农村中医特色专科建设，进一步提升了临床疗效。中医药在艾滋病、甲型H1N1流感、手足口病等重大传染病防治和突发事件中发挥了独特作用，成效显著。四是中医药继承与创新取得积极进展。建立了一批名老中医药专家传承工作室，整理了一批名老中医药专家学术思想和临床诊疗经验，建立了名老中医药专家继承人与临床医学专业学位衔接制度。启动16家国家中医（民族医）临床研究基地建设，开展中医药防治传染性疾病和慢性非传染性疾病的临床科研体系建设，建立了108个重点研究室和388个三级实验室。中医药科学研究取得重大成果，获国家科技进步二等奖24项及技术发明二等奖3项。五是中医药人才队伍建设进一步加强。高等中医药类在校生人数从2005年的38.5万人增加到2009年的52.7万人，增长了36.9%；重点学科建设点由93个增加到323个。重点加强高层次人才培养和基层中医药人员培训，中医药人才素质显著提高。开展首届“国医大师”评选活动，产生了良好的社会影响。六是中医药文化建设开创了新局面，“中医中药中国行”活动深入开展，普及了中医药知识，弘扬了中医药文化。41项中医药项目列入国家非物质文化遗产名录，“中医针灸”列入人类非物质文化遗产代表作名录。七是民族医药事业得到长足发展。目前，全国有民族医院203所，开展民族医教育的院校有14所，民族药产业发展迅速，品种达906个，为民族地区人民群众健康和经济发展作出了积极贡献。八是中医药法制化、标准化、信息化进程加快。《中医药法》立法加快推进，目前全国中医药地方性法规已增加到26个。发布了国家标准27项、行业标准221项，成立了4个全国中医药标准化技术委员会，初步形成了中医药标准体系框架。国际标准化工作取得突破，国际标准化组织成立中医药技术委员会（暂定名）并将秘书处设在我国，国际疾病分类与代码（ICD-11）首次将中医药等传统医学纳入。中医药信息化水平进一步提高。九是中医药国际影响力进一步提升。与我国签订含有中医药合作的政府协议从53个增加到91个，专门的中医药合作协议从22个增加到48个。中药产品和服务贸易稳步发展。初步形成了全方位、多层次、宽领域的格局。

——过去的5年，广大中医药人员为维护和增进人民健康作出了新贡献。5年来，中医药系统经受住了四川汶川特大地震、甲型H1N1流感等重大突发事件的考验，在人民群众最需要的时候，不畏艰险、反应迅速，全力以赴、紧急救治，充分发挥中医药特色优势，保护了人民群众的生命健康。在北京奥运会、上海世博会等重大活动中，中医药发挥了独特的医疗保障作用。5年来，全国中医药工作者在平凡的工作岗位上，为维护人民健康努力工作，无私奉献，作出了积极贡献。实践证明，中医药队伍是一支大医精诚、服务人民的队伍，是一支作风过硬、具有较强战斗力的队伍，是一支值得尊敬和信赖的队伍。

同志们，经过5年努力，我们顺利完成“十一五”规划的主要目标和任务，中医药对推动经济社会协调发展和维护人民群众健康发挥了重要作用。

（二）2010年中医药工作的新进展

1. 深入贯彻落实国务院《若干意见》，取得了新进展。

2010年，我们加强与有关部门的沟通协调，制定完善相关政策。各地紧密结合实际，细化实化相关措施，又有吉林、上海、福建、海南、云南、西藏、甘肃、河南、重庆等9个省（区、市）出台了扶持和促进中医药事业发展的专门文件。

投入力度进一步加大。2010年中央财政安排专项资金52.43亿元，是新中国成立以来最多的一年。重点支持了16个国家中医临床研究基地、41所地市级以上重点中医医院、147所县中医医院建设以及中医药服务能力建设。各地也进一步加大了经费投入力度。

管理机构建设进一步加强。上海成立市政府领导牵头的中医药事业发展领导小组，设立中医药发展办公室，并要求各区县建立相应的组织体系。天津市中医药管理局正式挂牌。浙江将省中医药管理局由卫生厅内设处室改为卫生厅领导和管理的正处级局，局长由副厅长兼任，编制增加。贵州中医药局增加了处室和编制。

服务补偿机制探索取得新进展。陕西明确要求县级中医医院在岗医务人员基本工资实行全额预算管理；河南要求在定编定岗和绩效考核基础上，对县级和乡镇公立医疗机构中医药技术人员的基本收入给予保障。浙江宁波规定对政府办医院按每中医门诊人次 8 元、每中医住院床日 15 元的标准给予财政补助。甘肃将公立中医医院和综合医院中医科床位的补助标准，提高到综合医院床位补助的 1.5 倍。

医疗机构中药制剂政策进一步完善。会同卫生部、国家食品药品监督管理局联合制定了《关于加强医疗机构中药制剂管理的意见》，简化了审批程序，放宽了调剂范围，更加符合中医药发展的实际。

2. 积极参与医药卫生体制改革，中医药作用进一步发挥。

2010 年，中医药系统按照国务院总体部署和卫生工作安排，积极推进深化医改工作任务的落实，着力解决制约中医药作用发挥的体制和机制问题，并取得新进展。

在基本医疗保障制度建设中，注重引导中医药服务的提供和利用。多数省份在新农合中明确了提高中医药报销比例、降低中医医院住院报销起付线等政策要求。吉林在城镇医保中要求降低中医医院住院报销起付线，并提高中医诊疗项目的支付比例；云南对参保人员使用中医药服务的，降低自付比例。

在国家基本药物制度建设中，落实中西药并重原则。与卫生部联合制定了中成药临床应用指南和指导原则。各地主动协调，做好中药基本药物的增补、配备和使用。黑龙江规定政府对城乡基层医疗卫生机构使用中药饮片按饮片金额的 25% ~30% 给予补偿；西藏把藏药作为基本药物增补的主要品种，达到 480 种；广东增补了 124 个中成药品种，占增补品种总数的一半以上。

在基层卫生服务体系建设中，强化基层中医药服务网络。369 所县中医医院纳入中央重点支持和建设范围，出台了乡镇卫生院中医药科室基本标准，制定了中医坐堂医诊所的管理办法和基本标准。各地积极探索巩固完善基层中医药服务网络的有效途径和方法，安徽开展了农村中医药工作县乡村一体化管理试点工作，福建实施了乡镇卫生院强化中医科建设项目。

在基本公共卫生服务工作中，积极应用中医预防保健技术和方法，将中医药应用情况作为绩效考核内容。上海长宁区将中医预防保健服务纳入公共卫生服务项目并给予经费补贴；甘肃要求全省所有疾病预防控制机构设置中医科，开展中医预防保健服务。

在公立医院改革试点中，着力探索有利于中医药特色优势发挥的体制机制。安徽在公立医院改革试点工作中，对建立中医医院分类补偿机制进行了试点；国家中医药管理局印发了骨伤科等 42 个病种的中医临床路径和诊疗方案并试点实施。

3. 中医药服务能力进一步提升。

以抓好农村中医特色专科等项目和中医药适宜技术推广为重点，进一步提升城乡基层中医药服务能力。开展全国基层中医药工作先进单位创建活动，首批命名农村先进单位 18 个、社区先进单位 13 个地区。召开首届全国民间医药暨民营中医医疗工作座谈会，促进民间和民营中医药的发展。

中医药应急、重大传染病防治工作取得新成效。青海玉树强烈地震和甘肃舟曲特大泥石流灾害发生后，国家中医药管理局和青海、甘肃、四川等地中医药管理部门紧急组建中医救援医疗队前往灾区参与医疗救治，中医（藏医）传统疗法和中药制剂在救治中得到广泛运用，发挥了独特作用。继续做好中医药防治甲型 H1N1 流感和手足口病工作，推进中医药治疗艾滋病试点项目。

深化中医医院管理年活动，医疗服务质量安全进一步提高。评估结果显示，各级中医医院更加明确了发展方向和目标，更加注重中医药特色优势的发挥，更加重视医疗服务质量安全。印发 11 个中医医院临床科室建设与管理指南和中医护理工作指南。

综合医院中医药工作继续推进。落实《关于切实加强综合医院中医药工作的意见》，二级和三级综合医院基本标准、县级综合医院评审标准的制修订中强化了中医药工作要求。与卫生部、总后卫生部评选出 103 家综合医院中医药工作示范单位。

中医预防保健服务成效显现。成功举办第三届“治未病”高峰论坛。组织开展了“治未病”预防保健服务效果——健康状况改善和服务满意度评价工作，结果显示接受“治未病”服务的人群健康状况得到改善。

4. 中医药人才队伍建设取得新成效。

院校教育改革加快推进。推进中医药院校省部局共建工作。制定了《中医药重点学科建设规划》，对 170 个中医临床重点学科予以支持。

高层次人才和基层人员培养受到重视。重庆遴选出 25 名中医药高级人才，并投入 300 万元，力争培养出一批巴渝中医药名家。湖北开展“中医大师”和“中医名师”评选活动，营造名医辈出的社会环境。2010 年，全国有 2.4 万名乡村医生参加中医专业中专学历教育，近万名中医师接受中医类别全科医师岗位规范化培训。河南采取降分录取、定向就业、政府补助等办法，为农村定向培养中医药人才。

中医药继续教育进一步加强。实施了 694 项国家级中医药继续教育项目，遴选了 273 个局级中医药优势学科继续教育基地、30 个城市社区和 45 个农村中医药知识与技能培训示范基地。各地也普遍建立了省、市、县三级中医药继续教育基地。启动了中医刮痧师、中药调剂员职业技能人员鉴定工作。

5. 中医药继承创新取得新发展。

推动中医临床研究基地建设，16家基地业务建设方案通过审查，建立协作机制和专家工作制度，围绕14类重点疾病中医药防治的特色优势和临床关键问题，开展协作研究。确定全国中医药防治传染病研究中心和41家中医药防治传染病重点研究室。

中医药传承及基础研究进一步加强。开展了400种重要古籍文献的整理，为181位名老中医药专家建立传承工作室。建立了名老中医临床经验学术思想综合服务平台，并出版了《国医大师传承研究精粹》。

中药资源普查前期准备工作加快推进。中药资源普查技术规范、中药资源分类与代码、基于我国自主卫星遥感数据的主要资源监测及服务等基础性工作启动。与发改委共同实施的现代中药高技术产业发展专项进展顺利。

6. 民族医药和中西医结合工作进一步加强。

会同国家民委、卫生部、国家食品药品监督管理局印发了《全国民族医药近期重点工作实施方案(2010~2012)》。对150部民族医药特色文献和140个民族医药诊疗技术进行规范整理和研究，这是首次从国家层面对民族医药进行大规模整理研究。确立了16个民族医药重点学科建设点。中国民族医药学会第一次换届改选的顺利完成，为其更好地发挥桥梁纽带作用奠定了基础。各民族地区密切结合实际，积极推进当地民族医药发展。

中西医结合工作稳步推进。组织起草中西医结合医院工作指南，研究制定中西医结合医院评价指标体系，以推动中西医结合医院建设发展。各地进一步加强中西医结合人才队伍建设，江苏连续4年举办西医学习中医研究生课程进修班，促进医疗机构中西医专业技术人员结构的改善。山东以普及班、学历教育班和研究生班3种形式，开展全省中医医院“西医学习中医”培训。

7. 中医药文化建设不断深入。

组织开展中医中药中国行新疆维吾尔自治区、新疆生产建设兵团和军营行北极边防站活动，为期3年的活动圆满收官，2010年9月在北京隆重举行了总结表彰大会，并在全国开展了“中医中药中国行·文化科普宣传周”活动，同时启动了以“进乡村、进社区、进家庭”为主题的中医中药中国行新一轮活动。组织了中医药文化科普专家巡讲团，各界群众踊跃参加。北京、山西、黑龙江等地开展“中医进学校”活动，受到广大师生欢迎。上海编撰《中医药，让我们更健康》手册，向世博会参观者和市民宣传中医药，取得良好效果。湖北印发《中医机构文化建设形象设计指南》，推动文化建设与基础建设同步实施。

中医药申报人类非物质文化遗产代表作名录取得突破。2010年11月，“中医针灸”正式被列入人类非物质文化遗产代表作名录，体现了国际社会对中国传统医学文化的认可。另外，《黄帝内经》、《本草纲目》两部中医古籍也成功入选世界记忆亚太地区名录。

中医药舆论宣传力度不断加大。围绕中心工作，发挥主流媒体作用，及时组织报道，振奋了行业精神，树立了行业形象。

8. 中医药法制化、标准化、信息化建设扎实推进。

中医药立法取得阶段性进展。2010年，经过全行业共同努力，《中医药法（草拟稿）》完成初稿，目前已上报卫生部。地方中医药立法工作进一步推进，深圳出台《深圳经济特区中医药条例》，内蒙古修订发布新的中医药地方性法规。中医药标准化、信息化建设步伐加快。发布了一批中医预防保健技术操作规范，一批国家标准、行业标准项目通过了专家审定，确定了42个中医药标准化研究推广基地，加强研究推广工作。《耳穴名称与定位》获得2010年度中国标准创新贡献二等奖。组织编制《国家重大信息化工程建设规划》中医药项目，中医药系统信息化水平明显提高。中医药监督管理工作得到加强，强化对虚假违法中医医疗广告和虚假中医药机构网站的监测，依法处罚发布虚假违法中医医疗广告的医疗机构。

中医基本现状调查顺利完成。这是新中国成立以来第一次在全国范围内开展的中医现状调查。各级中医药管理部门切实加强对调查工作组织领导，周密部署，扎实推进，确保了工作进度和数据质量。目前，全国的调查分析报告起草和论证工作基本完成。

9. 中医药对外交流与合作继续深化。

多边合作进一步巩固发展。与世界卫生组织紧密合作，推进落实第62届世界卫生大会上通过的《传统医学决议》，积极参与世界卫生组织国际疾病分类传统医学部分制订工作。加强与国际标准组织合作，支持中医药技术委员会（ISO/TC249）秘书处召开了中医药技术委员会第一次会议。双边合作领域进一步拓宽。中医药合作纳入中美2010年战略与经济对话合作框架并建立工作机制。成功举办中法、中新等中医药合作会议。积极推动孔子学院开展中医药文化传播，2010年6月，习近平副主席出席了澳大利亚皇家墨尔本理工大学中医孔子学院揭牌仪式，并对中医孔子学院把中医药学同汉语教学相融合的做法给予充分肯定。

继续加强与港澳台交流合作。举办首届内地与港澳中医药高层协调会，建立三地合作机制。中医药纳入两岸医药卫生合作协议，成立“两岸中医药工作推动小组”，与有关部门和地方合作，成功举办“海峡论坛”及“两岸中药论坛”，两岸中医药合作正向纵深发展。

10. 创先争优活动取得实效。

按照中央部署，结合中医药行业实际，开展以“推动科学发展、促进社会和谐、服务人民群众、加强基层组织”为总目标，以积极参与深化医药卫生体制改革、深入贯彻落实国务院《若干意见》、不断增强继承创新能力、努力解决制约中医药发展的关键问题、为人民群众提供优质中医药服务为总载体的创先争优活动。活动开展以来，创造出许多有特色、见成效的好做法、好经验。北京以强化公立中医医院特色优势、繁荣发展首都中医药文化为重点，着力服务人民群众，促进社会和谐。广东省中医院将中华传统文化、党的优良作风、现代管理制度有机结合，促进了医院文化建设和中医药特色优势发挥。重庆市中医院提出的“一线工作法”和推行的“一讲二评三公示”，受到习近平副主席充分肯定。通过创先争优活动，把受人民群众欢迎的中医药工作干得让人民群众更加满意，已经成为中医药系统的共识和行动。

以上成绩的取得，是党中央、国务院正确领导、科学决策的结果，是各级党委、政府和各相关部门高度重视、大力支持的结果，是社会各界和人民群众关心支持、积极参与的结果，更是广大中医药工作者团结奋进、艰苦努力的结果。在此，请允许我代表国家中医药管理局，向与会的同志并通过你们向各级党委、政府、各有关部门、社会各界、新闻媒体和全国中医药工作者表示衷心的感谢，并致以崇高的敬意！

同志们，5年取得的成绩来之不易，积累的经验弥足珍贵，创造的精神财富影响深远。实践证明，过去的5年，是中医药系统更新观念，牢固树立科学发展新理念的5年；是中医药系统解放思想，明确发展新思路，提出新举措的5年；是中医药系统勇于实践，探索创立中医药工作新方法的5年；是中医药工作更加注重统筹协调，努力开创中医药医疗、保健、科研、教育、产业、文化“六位一体”全面发展新格局的5年；是中医药国际影响力日益提高，在世界范围内得到新发展的5年；是中医药系统奋发有为、真抓实干，为保障人民群众健康和经济社会发展作出新贡献的5年。

回顾5年工作，我们深刻体会到：要理清和明确发展的思路和目标，必须坚持以科学发展观为指导，服从和服务于经济社会发展和卫生改革发展的大局；要得到广大人民群众的信任和支持，必须坚持以人为本，把满足人民群众对中医药服务的需求作为中医药事业发展的根本出发点；要保持和发扬中医药特色优势，必须坚持继承与创新的辩证统一，突出中医药原创思维；要推动中医药事业全面协调发展，必须坚持统筹规划、整体推进；要保证中央政策在地方的落实，实现中医药发展的统一性和协调性，必须坚持发挥中央和地方两个积极性，充分尊重地方的首创精神；要凝聚行业力量、奋发有为，必须坚持求真务实，真抓实干，不断加强中医药系统自身建设。这是“十一五”时期中医药事业发展的基本经验，凝聚着大家的智慧和汗水，必须很好地坚持下去，并在今后的实践中不断丰富发展。

二、认真贯彻十七届五中全会精神，抓住机遇，迎接挑战，科学谋划“十二五”时期中医药事业发展

（一）深刻认识中医药事业发展面临的新形势和新要求

党的十七届五中全会是在全面建设小康社会的关键时期和深化改革开放、加快转变经济发展方式的攻坚时期，召开的一次十分重要的会议，是总结过去、规划未来、明确发展方向和奋斗目标的重要会议。《中共中央关于制定国民经济和社会发展第十二个五年规划的建议》（以下简称《建议》）提出了“十二五”规划的指导思想、发展目标和主要任务，是未来5年我国经济社会发展的基本思路和行动纲领。《建议》把保障和改善民生作为加快转变经济发展方式的根本出发点和落脚点，充分体现了党中央对人民生活的关怀，充分表明了保障和改善民生在促进我国经济社会发展、维护社会和谐稳定中的突出地位。

《建议》把加快医疗卫生事业改革发展摆在十分重要的位置，明确提出，按照“保基本、强基层、建机制”的要求，增加财政投入，深化医药卫生体制改革，调动医务人员积极性，把基本医疗卫生制度作为公共产品向全体居民提供，优先满足群众基本医疗卫生需求。《建议》对未来5年医疗卫生事业改革发展作出了全面部署，强调要“坚持中西医并重，支持中医药事业发展”。当前，中医药事业发展环境发生了深刻的变化，面临着难得的重要战略机遇期。

第一，科学发展观的深入贯彻，为加快中医药事业发展提供了理论保障。科学发展观把实现人的全面发展作为根本目标，而健康是人全面发展的基础。中医药在维护和增进人的健康中具有独特作用，关系每个人的切身利益。党的十七大以来，科学发展观的深入贯彻落实，以改善民生为重点的社会建设加速推进，中医药事业更加受到重视，为加快中医药事业发展提供了理论保障。

第二，医药卫生体制改革的深入推进和《若干意见》的发布实施，为中医药事业发展提供了政策支持。《中共中央、国务院关于深化医药卫生体制改革的意见》明确提出，要坚持中西医并重的方针，充分发挥中医药作用。《若干意见》对新中国成立以来中医药方针政策进行了高度概括和科学总结，全面体现了党和国家对发展中医药事业的决策定位，明确提出了发展中医药事业的政策要求和保障措施，为中医药事业全面协调可持续发展提供了坚实的政策支持。

第三，经济社会的快速发展，为中医药事业发展奠定了经济支撑。改革开放以来尤其是经过“十一五”时期极不平凡的5年，我国综合国力持续增强，财政收入不断增加，对中医药投入大幅上升。可以预见，随着我国经济平稳快速增长，社会保障体系逐步健全，更加注重保障和改善民生，必将为中医药事业发展提供更加有力的经济支撑。

第四，广大人民群众对中医药的信任和需求，为中医药事业发展提供了社会基础。根据零点研究咨询集团一项专门调查结果显示，90%的民众关注中医药，88%的民众接触过中医药，53%的民众看病愿意首选中医药或中西医结合治疗方法。这充分表明了当今时代广大人民群众对中医药感情深厚、高度信赖，这为中医药事业发展奠定了坚实的社会基础。

第五，医学模式和医学目的的转变，为中医药事业发展提供了良好契机。当前，医学模式转向生物－心理－社会医学模式，医学目的也调整为“预防疾病与损伤，维持和提高健康水平”。中医药学的整体观以及注重个体化、人性化、“治未病”的特点和优势，与转变了的医学模式相吻合，与调整了的医学目的相一致，为发挥中医药特色优势提供了良好契机。

第六，国际社会的关注重视，为中医药事业发展提供了广阔空间。当今时代，人类防治疾病的任务仍然十分艰巨，许多国家都在重新关注传统医药的作用和价值，国际社会对中医药的认识发生了积极变化，中医药正被越来越多的各国民众接受和利用，这必将为中医药事业发展提供更加广阔的空间。

在看到良好发展机遇同时，我们也应充分认识到中医药事业发展仍然存在许多困难和问题。一是中医药特色优势发挥不够，服务领域还需进一步拓展。虽然近年来在我们共同努力下，特色淡化、优势弱化状况有所改善，特别是在一些突发事件应急救治和重大疾病防治中，中医药发挥了独特作用。但从中医基本现状调查结果看，还有不少中医医院中医药特色发挥不够，开展的中医服务项目较少，配备的中医诊疗设备不多。具有优势的预防、养生、保健、康复等服务滞后，不能适应人民群众健康新需求。二是中医药继承和创新还需下大力推进。中医药学原创思维的内涵挖掘和丰富发展不够，以中医药学原创思维为基础的理论和技术方法创新不够，基于名老中医药专家和古典文献的传承研究不够，利用现代科学技术成果进行创新发展不够。适合中医药自身特点的研究和评价方法及其标准规范体系尚未建立，适应时代要求的中医药自主创新体系尚未形成。三是中医药发展基础薄弱，扶持促进政策需下大力全面落实并不断完善。中医基本现状调查显示，基层卫生医疗机构中只有59%能够提供中医药服务，中医医院基础设施条件仍需进一步改善，生存和发展的压力仍较大，城乡、区域之间发展不平衡的问题还比较突出，已经明确的扶持促进政策还没有得到全面落实，一些政策要求还有待进一步完善。四是中医药管理体系建设有待加强。尽管近年来中医药管理体系建设得到了加强，但总体上看管理力量仍然十分薄弱，特别是市、县级缺乏管理机构和专职人员，致使在政策研究与落实、行业管理与指导、项目执行与监管等许多方面难以到位，不能适应事业发展和工作开展的需要。

对此，我们要高度重视，增强使命感和责任感，紧紧抓住当前有利时期，大力推进事业发展，否则可能错失良机，丧失已有成果。我们必须以更大的决心、勇气和精力，开拓进取，攻坚克难，牢牢把握推动和实现中医药事业科学发展这个主题，紧紧围绕在深化医改中全面贯彻落实《若干意见》这条主线，明确发展思路，破解发展难题，创新发展模式，提高发展质量。

第一，必须坚持科学发展，更加注重统筹协调。党中央确定的“十二五”规划主题是科学发展，中医药发展也必须紧紧围绕这个主题，统筹好中医药事业与卫生事业及经济社会的协调发展，提高中医药对全面建设小康社会的贡献率。统筹好医疗、保健、科研、教育、产业、文化的协调发展，实现中医药事业的全面发展。统筹好城乡、区域协调发展，提高中医药服务的可及性。统筹好中医药发展和走向世界，注重以我为主，相互促进，实现共赢。

第二，必须继续解放思想，更加注重机制创新。多年来的中医药工作实践证明，体制、机制不合理，是影响中医药特色优势发挥、制约中医药事业发展的重要因素。实现“十二五”时期中医药事业又好又快发展，必须进一步解放思想、更新发展理念，破解发展难题，着力推动体制、机制创新，使其更好地体现中医药自身特点，符合中医药发展规律，反映中医药发展趋势，适应中医药发展需求。

第三，必须转变发展方式，更加注重特色优势。当前，我国疾病模式正在发生快速转变。实现“十二五”时期中医药事业又好又快发展，就要积极应对这种转变，必须加快转变发展方式，从单一的疾病治疗模式，转变为既重视疾病治疗，又重视预防保健、养生康复并融合一体的综合防治模式；从注重中医医院发展，转变为既重视医院发展，又注重门诊、诊所等中医药服务的多种组织形态共同发展；从注重中医医院的规模扩张，转变为在继续适度扩大规模的同时更加注重特色优势建设和服务功能完善；从主要争取政府投入，转变为在继续争取增加政府投入的同时充分利用社会资本参与中医药发展的多元化发展格局。

第四，必须强化科技支撑，更加注重继承创新。继承创新是中医药发展的内在动力，更是中医药事业永葆活力的关键所在。中医理论的发展、临床疗效的提高、产业技术的提升、公共政策的制定都离不开科技支撑。要坚持中医药学原创思维，在把握中医药本质特征、保持自身特色的基础上，探索新方法，开展新实践，争取新突破。通过知识创新不断丰富和发展中医药理论体系，通过技术创新不断提高中医药服务能力和技术水平，努力提高科技进步对事业发展的支撑作用。

（二）科学规划，明确任务，推动中医药事业在“十二五”时期的新发展

“十二五”时期是实现中医药全面协调发展的关键时期，我们必须科学判断、把握形势和发展趋势，制定好“十二五”中医药发展规划。根据十七届五中全会精神和卫生发展规划思路，结合有关研究结果，就“十二五”规划编制的几个问题谈一些基本想法，供大家讨论和制订规划时参考。

关于“十二五”中医药事业发展的总体目标。到2015年，中医药管理体制和运行机制更加科学合理，中医医疗服务和应急体系更加完善，中医预防保健服务体系初步构建，服务能力显著提高；中医药人才素质明显改善，结构更趋合理；继承创新体系基本建立，传承研究取得显著成效；中药产业发展水平进一步提升，现代中药工业体系建设和产业创新能力得到加强；中医药文化业态更加丰富，文化资源得以有效开发利用；实现中医药立法，标准规范体系进一步健全，信息化水平进一步提升；国际交流与合作成效更加显著，在国际传统医药领域优势地位得到巩固和加强，基本实现中医药医疗、保健、科研、教育、产业、文化全面协调发展。

关于“十二五”中医药事业发展的基本思路。以科学发展观统领中医药工作，以推动和实现中医药事业科学发展为主题，以在深化医改中全面贯彻落实国务院《若干意见》为主线，完善体制、机制，遵循中医药发展规律，保持和发扬中医药特色优势，把加快推进中医药继承与创新、完善和提高基层中医药服务体系和能力作为突出重点，加快发展中医预防保健服务和中医药人才培养，加强中医药法制和标准化、信息化建设，强化监督管理。加强协调，争取支持，推进中医药事业全面协调可持续发展。

关于“十二五”中医药事业发展的主要任务。

——加强中医医疗预防保健服务体系建设。重点推进县中医医院达标建设，完成乡镇卫生院和社区卫生服务中心中医科和中药房标准化建设，提高村卫生室和社区卫生服务站中医药服务能力。推动中医医疗机构和基层医疗卫生机构开展中医预防保健服务，加强技术和产品开发，丰富服务项目，完善服务规范。鼓励和引导社会资本举办中医医疗和预防保健服务机构，形成多元化办医格局。

——加强中医药应急救治能力和重大疾病防治网络建设。完善中医药参与的工作机制和应急网络，建设一批中医药防治传染病临床基地，推进传染病医院中医药科室建设，基本形成传染病中医药防治网络。加强重点专科（病）和特色专科建设，形成中医药防治重大疾病的协作网络。推动中医与西医相互取长补短，发挥各自优势，促进中西医结合。

——推进中医药继承与创新。建设名老中医传承工作室及中医学术流派传承工作室，系统整理中医古籍文献。加强中医临床研究基地建设和中医药防治传染病、慢性非传染性疾病的临床科研体系建设，基本建立中医药继承创新体系。力争在中医药科学内涵诠释、中医药理论与技术创新、适合中医药发展的方法学和标准规范体系建设等方面有新突破。

——加强中医药人才队伍建设。推动中医药院校教育改革，加强重点学科建设。实行毕业后教育，强化中医住院医师规范化培训。推进中医药师承教育，完善继续教育网络。加强临床高层次人才培养，加快基层中医药人才培养和培训。发展职业教育，开展中医药行业特有工种技能培训和鉴定工作。建立健全中医药人才激励机制。

——提升中药产业发展水平。做好全国中药资源普查工作，逐步建立中药资源监测体系，加快种质资源库建设。加强中药生产关键技术研究与应用。加强道地药材的保护和利用。发展中医药相关健康产业。

——加快民族医药事业发展。加强民族医院基础设施和民族地区基层医疗卫生机构民族医科建设。发展民族医药高等教育，加强民族医药人才培养。加强民族医药挖掘继承工作，扶持民族药开发与使用。

——繁荣发展中医药文化。开发利用中医药文化资源，建立中医药知识及文化传播网络，建设一批宣传教育基地，开发一批科普创意产品。建设国家中医药博物馆。做好中医药非物质文化遗产的保护传承。

——加强中医药法制化、标准化与信息化建设。推进中医药法规体系建设。基本建立中医药标准体系，建立一批标准化研究中心、实施推广基地，完善标准化工作支撑体系。完善中医药电子政务公共服务体系，建立信息统计系统，完善中医医院信息系统建设，基本实现中医药信息与医药卫生信息互联互通、资源共享。

——推动中医药走向世界。巩固和拓展与外国政府及国际组织间的合作，发展民间交流与合作。加强中医药文化海外传播，促进服务和产品贸易。着力推进中医药标准国际化进程。此外，要深化与港澳台地区的合作，发挥其在中医药走向世界中的独特作用。

以上内容是对“十二五”中医药事业发展规划主要目标和重点内容的总体考虑，各地要结合实际，提出本地区的规划目标、发展思路和工作重点。要把“十二五”规划制定与贯彻落实《若干意见》紧密结合起来，扎实推进；要与本地区卫生发展规划紧密结合，纳入其中。

三、全力做好2011年中医药工作

2011年是第十二个5年规划的开局之年，也是全面贯彻落实《若干意见》的关键之年。做好2011年中医药工作，意义十分重大。

（一）以深化医改为契机，着力推进《若干意见》全面贯彻落实

过去两年，《若干意见》提出的政策措施在深化医改中得到了较好的贯彻落实，但还有一些政策要求需要进一步细化、实化并抓好落实。2011年是完成近期5项医改重点工作任务的最后一年，中央确定要突出抓好基本药物制度建设和公立医院改革。我们必须紧紧抓住这一重要契机，以建立完善“扶持和促进”的相关政策措施为着力点，切实解决影响和制约中医药事业发展的体制性、机制性问题。在实施基本药物制度中，以完善中药基本药物使用政策为重点，加强对中药基本药物的宣传，巩固和扩大实施范围，加强配备和使用管理；做好《国家基本药物目录（其他医疗卫生机构部分）》中药品种遴选；开展中药饮片质量标准和价格、生产供应保障、配备使用管理等专题研究。在推进公立中医医院改革试点中，以建立有利于中医药特色优势发挥的体制机制为重点，开展中医药服务财政补偿试点；推进中医临床路径的实施，探索按病种收费等中医药服务收费方式改革。在推进基本医疗保障制度建设中，重点抓好新农合统筹补偿方案中提高使用中医药有关费用补偿比例、城镇医保中提高中医药服务项目报销比例政策的落实。在促进基本公共卫生服务逐步均等化方面，重点抓好中医药服务内容的落实，做好基本公共卫生服务绩效考核中的中医药服务考核，推进中医药基本公共卫生服务综合配套试点工作。在基层医疗卫生服务体系建设中，开展中医医疗资源配置及基层医疗卫生机构中医药人员建设规划研究，抓好县级公立中医医院改造建设和乡镇卫生院、社区卫生服务中心的中医科、中药房建设。

（二）以城乡基层为重点，着力提高中医药服务能力

一是加强对农村、社区中医药工作的指导和管理，组织开展农村、社区中医药工作评价，实施基层医疗卫生机构中医药综合服务区建设试点，开展县（市）卫生局局长中医药工作培训。二是加大中医药适宜技术推广力度，抓好培训基地建设，加强师资培训，实施分层分类推广，强化工作督导和效果评估，探索鼓励运用适宜技术的激励机制，提高推广应用效果。三是加强基层人才队伍建设，抓好乡村医生中医专业学历教育，继续推进农村具有中医药一技之长人员纳入乡村医生管理。四是抓好重点专科（病）与农村特色专科建设，开展中医优势病种临床协作中心建设，制定并推广中医临床诊疗方案和临床路径。五是强化中医医院管理，深入开展中医医院管理年活动；修订中医医疗机构基本标准和评审标准，完善评价、监测、预警和警示制度；加强中医护理工作，继续实施优质护理服务示范工程。六是进一步加强综合医院中医药工作，重点促进中医药科室规范化建设，落实中医药服务基本要求。七是重视民间医药的挖掘整理、总结提高、推广利用，制定完善掌握民间医药技能人员发挥作用的相关政策措施。

（三）以强化继承创新体系建设为抓手，着力提高中医药科研能力

一是推进中医药传承研究。做好第三批400本中医古籍整理出版，建立信息数据库和珍贵古籍名录，适时开展古籍普查登记；继续加强名老中医研究型传承，提炼并推广成果；继续加强基础理论研究；抓紧做好民族医药文献整理，完成一批重要文献的校勘、注释和出版，筛选并推广民族医药适宜技术。二是加强中医药临床科研体系建设。以国家中医临床研究基地建设为重点，加强科技能力和平台建设，建立开放协作机制。完善传染病、慢性非传染性疾病防治科研体系组织模式和运行机制，促进临床科研紧密结合；深化重点研究室内涵建设，在具有优势资源和特色技术的重点单位特别是中药企业建设一批重点研究室。三是促进成果转化和推广。发挥技术转移机构作用，总结推广在重大疑难疾病、常见病及针灸、中药等方面的研究成果。继续会同发改委实施好现代中药高技术产业发展专项，促进中药产业提高技术水平。四是推进中药资源普查，完善实施方案并开展试点，加强中药种质资源库建设。五是做好重大科技项目规划与论证，积极争取“十二五”科技支撑计划项目，开展面向社区基层的集成性研究；继续组织实施“973”中医专题，着力研究重大基础理论问题；继续抓好行业专项，深化防治慢性非传染性疾病的研究。六是完善科技组织管理模式和机制，强化科研质量管理，建设科技信息服务、临床研究伦理审查等公共平台，建立健全专家咨询体系。

（四）以高层次人才和基层人员培养为重点，着力提升中医药人才队伍素质

一是强化高层次人才培养和师承教育，重点抓好第四批老中医药专家学术经验继承、优秀中医临床人才研修项目、学科带头人培养、名老中医药专家传承工作室和中医学术流派传承工作室建设。二是推进中医类别全科医师转岗培训和规范化培训，抓好中医住院医师规范化培训试点工作。三是加强重点学科建设，制定实施《中医药重点学科建设中长期规划》，抓好新一轮重点学科建设项目实施，推动重点学科共享管理平台建设。四是促进中医药职业教育发展，研究制定中等中医药院校和中医药高职高专转型、开展职业教育的政策措施；规范中医药特有工种职业技能培训，做好职业技能鉴定。五是强化中医药继续教育，发挥中医药优势学科继续教育基地、城市社区和农村中医药知识与技能培训示范基地作用，提高继续教育质量和覆盖率。

（五）以积极参与防治传染病和突发公共事件应急救治为切入点，着力提高中医药防治重大传染病和应急救治能力

一是在进一步完善中医药参与卫生应急工作机制的基础上，加强中医药应急救治体系建设，建立一支中医药基本功扎实、临床实践经验丰富、掌握传染病防控和应急救治知识和技能的中医药专业技术队伍。二是抓好中医药防治传染病临床基地建设，提高中医医院传染病防控和应急救治能力。三是完善中医药防治重大传染病和突发公共事件应急救治技术方案，做好传染病国家科技重大专项，加强中医药应对新发、突发传染病防治临床科研体系建设，健全中医药参与重大传染病防治应急网络和科研响应机制。四是继续做好流感、手足口病等传染病的中医药防治，抓好扩大中医药治疗艾滋病项目规模的任务落实。

（六）以实施“治未病”健康工程为依托，着力发展中医预防保健服务

全面总结“治未病”健康工程实施情况，做好服务效果评价，扎实推进工程的实施。一是以构建中医预防保健服务提供体系为立足点，扩大试点范围，重点推进区域性试点工作。二是以完善中医预防保健服务技术体系为着眼点，进一步加强服务技术方法及相关产品研究开发，形成服务项目，建立服务规范，探索实施慢性病“治未病”菜单式服务。三是以完善相关政策措施为着力点，制定中医预防保健服务机构、人员的管理制度，探索将中医预防保健服务与公共卫生服务有机结合的途径与措施，研究服务项目设立、收费标准、医保政策等鼓励措施。四是加强宣传和知识普及，促进广大群众进一步了解中医“治未病”理念和中医预防保健知识。

（七）以深化“中医中药中国行”活动为平台，着力推动中医药文化传播

一是进一步打造“中医中药中国行”这一品牌，深入开展“中医中药中国行·进乡村、进社区、进家庭”活动，推进中医药服务深入基层、惠及千家万户。二是加强中医药知识及文化传播网络建设，抓好中医药文化宣传教育基地建设。组织中医药文化科普专家巡讲，推动中医药文化科普创意产品的开发。三是推进中医药机构文化建设，做好中医医院中医药文化建设试点工作。四是完善新闻发布制度，及时发布中医药行业重大新闻。加强与主流媒体合作，做好正面引导，扩大社会影响。五是做好中医药非物质文化遗产保护传承工作，加大对列入非物质文化遗产名录项目的保护力度。

（八）以加快法制化、标准化、信息化建设步伐为基础，着力推进中医药规范化建设

一是加快推进《中医药法》立法进程，深化立法中的重大问题、关键问题研究，积极配合卫生部做好草拟稿修改完善，争取尽快经卫生部审议后报国务院。二是加快中医药标准化建设，编制实施“十二五”中医药标准化发展规划，研究确定中医药标准体系框架，加强对中华中医药学会等相关团体组织研究制定标准的组织指导，完善中医药标准化管理体制和工作机制，推进中医药标准研究推广基地（试点）建设，完善支撑体系。三是加快推进中医药信息化建设，组织制定并实施信息化发展规划，参与医药卫生信息化建设，加强信息标准规范制定，加大信息技术培训与推广，推进公共卫生信息资源的共享。四是进一步加强监督工作，以规范中医医疗服务市场为重点，完善监督机制，改进监督方法，提高监督水平。

（九）以推进高层次中医药国际交流合作为重点，着力推动中医药更广泛地走向世界

一是开展中医药国际发展战略研究，明确新时期发展思路、目标任务和工作重点。二是充分认识标准化在推进中医药走向世界中的战略地位，夯实推进中医药标准国际化进程的基础，加强与世界卫生组织（WHO）、国际标准化组织（ISO）等的合作，积极参与WHO国际疾病分类传统医学部分的制定，积极支持ISO中医药技术委员会秘书处工作。三是加强与联合国教科文组织合作，争取中医古籍列入世界记忆遗产代表作名录；落实《南宁宣言》，推进中国－东盟传统医学合作；加强与欧盟协调，推动中医药进入欧盟市场。四是加强双边合作，落实政府间协议，深化与美国、法国、新加坡等国家的合作。同时，加强和指导民间交流与合作。五是推进中医药科研国际合作，围绕国家中医临床研究基地重点病种和中药标准建设，在新技术引进、方法学研究、中药标准等方面加强交流合作。六是继续开展中医药文化海外传播，探索中医药文化国际交流的形式和方法。在贸易谈判中推动中医药服务贸易。七是加强中医药对外合作基地和外向型专家队伍建设。八是深化与港澳台地区交流合作，落实内地与港澳中医药合作协议，推动港澳地区中医药服务发展。落实海峡两岸合作协议，促进实质性合作。

（十）深入扎实地开展创先争优活动

加强党建、创先争优，是全面推进中医药事业又好又快发展的政治动力和组织保障。要紧紧围绕深化医改和全面贯彻落实《若干意见》，深入开展创先争优活动。一是要继续深入学习、提高认识，进一步把思想认识统一到中央和党组的工作部署和要求上来，为深入持续地开展创先争优活动奠定坚实的思想基础。二是要结合医改任务和《若干意见》的贯彻落实，开展公开承诺、领导点评、群众评议等活动，激发调动广大党员干部的积极性，履职尽责，把受人民群众欢迎的中医药工作干得让人民群众更加满意。三是通过各种宣传方式，大力宣传和弘扬中医药系统先进典型和先进事迹，营造比学习、比工作、比奉献和学先进、赶先进、当先进的良好氛围。四是要结合学习型党组织建设和“三项建设”，着力提高各级领导班子和党员领导干部以人为本、执政为民的能力和水平，确保中医药事业科学发展。

同志们，做好今年中医药工作，对于全面贯彻落实《若干意见》，为“十二五”中医药事业发展开好局、起好步具有十分重要的意义。让我们紧密团结在以胡锦涛同志为总书记的党中央周围，统一思想、振奋精神，勇于创新、真抓实干，努力开创中医药工作新局面，以更加优异的成绩，迎接建党90周年。

卫生部副部长、国家中医药管理局局长王国强在2011年全国中医药工作会议上的总结讲话

（2011年1月14日）

同志们：

2011年全国中医药工作会议就要结束了。会议传达学习了克强副总理的重要批示，我代表国家中医药管理局作了工作报告，全面回顾总结了“十一五”期间和2010年中医药工作，按照十七届五中全会精神和中央经济工作会议以及全国卫生工作会议的要求，对“十二五”时期中医药事业发展作出总体规划，对2011年中医药工作进行了具体部署。会议期间，大家紧紧围绕克强副总理的重要批示、陈竺部长和张茅书记在全国卫生工作会议上的讲话、会议的工作报告和中医药事业发展中的一些重大问题，联系各地工作实际，进行了认真热烈讨论。刚才，陈竺部长发表了重要讲话，充分肯定了5年来中医药工作取得的成就，再次强调了中医药在中国特色医药卫生发展道路中的地位和作用，明确指出要在深化医改中，全面贯彻落实《国务院关于扶持和促进中医药事业发展的若干意见》（以下简称《若干意见》），更好地贯彻落实“中西医并重”的方针，要求各级卫生行政部门要推动建立扶持和促进中医药事业发展的领导机制和中医药工作协调机制，实化细化扶持和促进中医药事业发展的政策措施。同时要求全国中医药系统紧紧抓住深化医改的重大机遇，积极参与，认真探索，在改革中推进中医药事业发展，使中医药能够为提高人民群众健康素质发挥更大的作用。陈竺部长的讲话对中医药系统提出了殷切的希望和要求，具有很强的理论性、指导性、针对性。希望大家认真学习、全面理解、深刻领会，抓好贯彻落实。各组召集人代表与会同志作了汇报发言，大家充分肯定了会议的工作报告，认为这是一个实事求是、求真务实、催人奋进的报告。同时大家也提出了许多很好的意见和建议，会后我们将认真梳理，并研究吸收到文件和落实在工作中。大家一致认为，这次会议开得很好、很成功，达到了统一思想、凝聚共识、振奋精神、坚定信心、明确任务、交流经验、部署工作的目的，必将对做好今年乃至“十二五”期间中医药工作产生积极的影响。正如与会同志所概括的，这次会议时机重要，意义重大，影响深远。

这次会议内容丰富，气氛热烈，讨论充分，交流务实。大家普遍感到很受鼓舞，很受启发，很有收获。大家一致认为，“十一五”期间中医药工作的显著特点是，更加注重以人为本、满足群众需求，更加注重围绕中心、服务大局，更加注重统筹规划、协调发展，更加注重整体推进、突出重点，更加注重机制创新、转变理念方法，更加注重深化改革、开拓创新。“十一五”期间中医药事业发展明显加快、发展思路更加清晰、取得了显著成绩，初步形成了中医药医疗、保健、教育、科研、产业、文化全面发展的新格局，为实现“十二五”时期中医药事业的全面协调发展奠定了坚实的基础。通过一天半的学习讨论，大家对当前中医药事业面临的新形势和新要求有了更加清醒的认识，对做好今年乃至“十二五”时期中医药工作充满了信心。大家一致表示，要认真贯彻落实好这次会议精神，继续抓住和用好中医药事业发展的重要战略机遇期，以推动和实现中医药事业科学发展为主题，以在深化医改中全面贯彻落实《若干意见》为主线，坚持以人为本，执政为民，把顺应人民群众对中医药服务的新期待作为推进中医药事业发展的根本动力；坚持统筹兼顾，把推动中医药事业全面、协调、可持续发展，满足人民群众对中医药服务的新需求作为衡量中医药工作成效的根本标准；坚持改革创新，把创新发展模式、破解发展难题、提高发展质量，作为中医药事业发展的主攻方向，在改革中促发展，在创新中谋发展，全面推进“十二五”时期中医药事业又好又快发展。

下面我就学习和贯彻好这次会议精神，统筹做好中医药工作讲几点意见。

一、中医药工作要始终坚持以人为本、执政为民，把受人民群众欢迎的中医药工作干得让人民群众更加满意

胡锦涛总书记最近在十七届中纪委六次全会上，要求全党必须进一步把以人为本、执政为民的理念贯彻落实到党和国家全部工作中，不断实现好、维护好、发展好最广大人民的根本利益，始终保持同人民群众的血肉联系。胡锦涛总书记告诫全党，密切联系群众是我们党的最大政治优势，脱离群众是我们党执政后的最大危险。全党同志要始终坚持全心全意为人民服务，做到权为民所用、情为民所系、利为民所谋，使我们的工作获得最广泛、最可靠、最牢固的群众基础和力量源泉。胡锦涛总书记还要求各级领导干部要真正明白，只有我们把群众放在心上，群众才会把我们放在心上，只有我们成为群众的亲人，

群众才会把我们当亲人。要坚持把人民拥护不拥护、赞成不赞成、高兴不高兴、答应不答应作为制定政策的依据，坚持问政于民、问需于民、问计于民，准确掌握群众的所思、所忧、所盼，让群众更多参与到与他们自身利益相关的决策过程中来。对总书记的这些重要指示我们要深刻领会，结合中医药工作实际更好地贯彻落实。

以人为本、执政为民是党的性质和宗旨决定的，也是我们党一贯的政治主张和执政理念，是立党之本，执政之基。党的十七届五中全会把保障和改善民生作为加快转变经济发展方式的根本出发点和落脚点，健康是重大民生问题，中医药是我国卫生事业的特色和优势，是保障人民群众健康的重要卫生资源，中医药工作关系人的健康，关系民生。因此，中医药工作必须始终坚持以人为本、执政为民，必须把以人为本、执政为民贯彻落实到中医药全部工作中。只有这样，我们中医药发展才能更好地把握方向、目标和任务，才能与我国经济社会发展和卫生工作全局更好地结合起来，才能更好地做好中医药工作。

一是要牢固树立和自觉践行以人为本、执政为民的理念。中医药的发展源于人民群众的生产生活实践，中医药发展的目的是为了维护人民群众健康，脱离了人民群众，中医药发展就成了无源之水、无本之木，也就失去了存在的意义。中医药工作是党的工作一部分，做好中医药工作，必须把人民利益放在第一位，把解除百姓疾苦、维护群众健康始终放在心上，把广大群众、患者当亲人，把满足人民群众对中医药服务的需求作为我们工作的根本出发点和落脚点，把人民群众是否受益作为中医药工作的衡量标准，切实解决好人民群众最关心、最直接、最现实的健康保障问题。在中医药事业发展中要把提高人民群众健康水平摆在突出位置，真正体现以人为本、以健康为本的科学发展理念。

二是要坚持党的群众观点和群众路线。发展中医药事业是党中央国务院改善民生的重大举措，我们要恪守为民之责，在制定发展规划、政策措施的过程中必须充分考虑群众的利益，坚持把群众拥护不拥护、赞成不赞成、高兴不高兴、答应不答应作为依据。要坚持问政于民、问需于民、问计于民，切实做到民有所呼我有所应，民有所难我有所解，让群众更多参与到与维护其健康权益相关的决策中来，建立健全体现执政为民要求的决策机制。

三是要切实做好中医药的继承与发展。继承与发展中医药事业，是历史赋予我们的光荣使命。要从大局、全局出发，深刻认识发展中医药事业的重要性和紧迫性，认清我们肩负的历史责任，在深化医药卫生体制改革中推进中医药事业发展，真正让人民群众感受到中医药的独特作用，着力提高中医药服务能力和水平，提高中医药服务的可及性，方便群众，惠及百姓，让群众真正得到安全、有效、方便、价廉的中医药服务，实现好、维护好、发展好最广大人民群众的健康权益，让人民群众真正享受到中医药事业发展的成果。

四是要大力弘扬“大医精诚”、以人为本的人文精神。“大医精诚”是我们中医药行业的优良传统，苍生大医是我们中医药人追求的目标，为医者必须要有医德，把群众的疾苦放在心上，把患者当作亲人对待，发扬救死扶伤的人道主义精神。要在全行业开展“服务好、质量好、医德好、群众满意”活动，引导中医药从业人员弘扬大医精诚、仁心仁术、尊重生命、精益求精的新时期医疗卫生职业精神，端正服务理念，提升专业技术水平和服务能力，提高医疗质量安全水平，落实惠民、便民、利民措施，健全医疗纠纷调处机制，保护患者的合法权益。

二、认真做好中医药事业发展“十二五”规划的编制

“十二五”是全面建设小康社会的关键时期，是深化改革开放、加快转变经济发展方式的攻坚时期。深刻认识并准确把握中医药工作面临的新形势、新变化、新特点，科学制定中医药事业发展“十二五”规划，对于继续抓住和用好中医药改革发展重要战略机遇期，实现中医药全面协调发展，更好地为人民健康服务、促进社会和谐，具有十分重要的意义。

第一，规划的编制要突出主题、确定主线。按照十七届五中全会的精神，我们结合中医药工作的实际，提出了“十二五”时期要以推动和实现中医药事业科学发展为主题，以在深化医改中全面贯彻落实《若干意见》为主线。各地在编制规划时，要真正做到目标围绕主题主线确定、任务围绕主题主线展开、政策针对主题主线设计、措施紧扣主题主线安排。同时，“十二五”时期中医药发展要置于经济社会发展、卫生事业发展的大格局、大背景下去谋划。规划的编制，一方面要紧紧围绕经济社会发展规划和卫生发展规划大局；另一方面要将中医药内容纳入经济社会发展规划和卫生发展规划的大盘子中去。使“十二五”时期中医药的发展与经济社会发展相协调，与卫生发展相衔接。

第二，要重视规划的可操作性和可实现性。规划提出的目标任务能否真正落实，关键在于是否符合实际，是否具有可操作性。准确把握现状，是科学设置规划的目标和指标的基础。2010年我们组织开展了全国中医基本现状调查就是基于这一目的。各地在编制规划时，要充分利用好这次调查的成果，按照党中央、国务院对中医药工作的总体要求，结合深化医药卫生体制改革的精神，实事求是地提出目标、指标体系，科学合理地设计重点工程和项目，真正做到目标指标可考核、工程项目可实施、规划任务可实现。

第三，要兼顾当前和长远、明确全面和重点。规划的制定不仅要着眼于中医药事业发展的当前需要，也要着眼于发展趋势和长远需求。在目标设定上，既要重视5年的阶段性发展目标，又要重视与中长期发展目标的衔接；在对策谋划上，既要确定解决当前紧迫问题的短期政策措施，又要提出为长远发展打基础的中长期制度设计。“十二五”时期，中医药发展还面临着许多困难，需要解决的问题还很多，但必须要抓住重点，我在昨天工作报告中提到的4个“更加注重”，都是事关中医药工作全局、举足轻重、刻不容缓的重大紧迫问题，抓住了这些，就抓住了中医药事业科学发展的核心，实现在这些方面的新突破，就可以带动整个事业取得新发展。

第四，要重视规划编制与已出台的政策文件相衔接。近两年，许多地方贯彻落实《若干意见》，出台了扶持和促进中医药发展的政策文件，提出了发展中医药的主要任务和政策措施。各地在编制规划时，要将已出台的政策文件作为依据，在指导思想、总体思路、主要任务方面要与已出台的文件紧密衔接，体现中医药工作的连续性。同时，要在已出台政策文件提出的政策措施基础上进一步完善，使未来规划与现有政策系统协调、有机统一。

第五，要注意做好内外沟通和协调。中医药规划涉及经济社会发展的方方面面，规划的编制需要各级党委、政府及其相关部门的高度重视和大力支持。一方面，要及时主动向当地党委、政府汇报中医药事业发展规划制定情况，积极争取当地党委、政府对制定工作的领导；另一方面，要充分发挥中医药工作协调机制的作用，主动与相关部门通报情况、沟通思路、达成共识、争取支持。同时，要增强规划制定的开放性和广泛性，规划的基本思路、发展目标和主要指标、重大项目要认真论证，广泛听取行业内外意见，确保“十二五”规划能体现人民群众的关切和期望，确保“十二五”规划体现中医药自身特点、符合中医药发展规律。

三、积极参与深化医改，全面贯彻落实《若干意见》

2011年，是完成国务院确定的医改近期3年任务的最后一年，也是在深化医改中全面贯彻落实《若干意见》非常关键的一年。机遇难求，稍纵即逝，我们必须牢牢抓住、切实用好。医改仍然是2011年卫生工作的重中之重。《若干意见》作为深化医改的重要配套文件，提出的主要任务和政策要求与深化医改的精神紧密衔接，贯彻落实《若干意见》必须要与完成医改任务紧密结合，共同推进，通过改革推动中医药事业的发展，通过发展促进医改任务的落实。

关于贯彻落实《若干意见》，一方面做好现有成果的巩固落实，另一方面要对落实《若干意见》的重点、难点问题加强研究，加强协调，加强探索，力争有所突破。《若干意见》发布以来，全国已有13个省（区、市）出台了贯彻落实的政策文件，有力地推动了《若干意见》提出的任务要求的落实，希望各地进一步研究探索，进一步细化、实化政策措施并抓好落实，切实解决影响和制约中医药事业发展的体制性、机制性问题。没有出台相关政策文件的地区，要抓紧研究制定贯彻落实的具体实施意见，切实推动《若干意见》提出的任务要求的落实。到2011年4月，我们将迎来《若干意见》发布2周年，各地在贯彻落实工作中，都取得了许多好经验、好做法。国家中医药管理局将在适当的时机召开贯彻落实《若干意见》的座谈会，对《若干意见》贯彻落实情况进行评估，总结经验，提出要求，不断丰富和完善政策措施。各地也要结合本地情况，开展评估工作，及时总结、交流经验，全面深入推动《若干意见》贯彻落实。

关于落实深化医改任务，中央确定2011年的医改工作要突出抓好基本药物制度建设和公立医院改革，刚刚结束的全国卫生工作会议上，也对抓好基本药物制度建设和公立医院改革试点工作以及其他重点任务作出了部署。各地要按照中央要求和卫生工作的安排，切实抓好贯彻落实。

在实施基本药物制度中，一是要规范基本药物的招标采购，加强配备和使用管理。做好《国家基本药物目录（其他医疗卫生机构部分）》中药品种遴选，巩固和扩大实施范围。二是加强对中成药临床应用指南和指导原则的培训，以更好地规范中药基本药物的使用，特别是要加强对基层医疗卫生机构合理使用中成药的指导。三是中药饮片已经纳入基本药物名录，但在生产供应、采购配送、配备使用等方面还需要进一步加强研究探索，完善政策。

在推进公立中医医院改革试点中，一是要推动中医药资源的合理配置。2011年全国卫生工作会上，强调要优化公立医院结构布局，加强规划管理，促进资源合理配置。中医药管理部门要积极参与到这项工作中，加强中医医疗资源配置及基层医疗卫生机构中医药人才队伍建设规划的研究，合理配置中医药资源。二是要建立公立中医医院与城乡基层医疗卫生机构的分工协作机制，特别是要加强对基层医疗卫生机构中医药服务的指导，通过上下联动，发挥中医医疗服务体系的整体功能。三是要大力开展便民服务，加强内部管理。扩大优质护理服务范围，重视发挥中医护理的优势，重点推广较成熟、易操作的中医医疗便民服务措施。要完善预约门诊，减少患者排队等待时间，检查结果互认等便民、惠民措施，让人民群众尽快享受到改革带来的好处和实惠。要加快中医临床路径的研究制定，扩大实施范围，控制成本。四是要加强医疗安全和质量管理，2011年的医院管理年活动要在坚持中医药特色优势的基础上，把质量安全作为评估考核的重点，加强督导，促进各级各类中医医院切实提高医疗质量。五是要下大力气控制医药费用过快增长的问题。各地要从实际出发，科学合理制定符合中医诊疗实际的人均门诊和人均住院费用控制目标和指标，加强监管，严格控制不合理用药、不合理检查，使医药费用控制在合理的水平。要认真控制中药处方的合理用药，注意节约中药资源。六是要在试点中加强探索建立有利于中医药特色优势发挥的体制、机制，开展中医药服务财政补偿试点工作。七是要在加快公立中医医院改革发展的同时，鼓励社会资本兴办符合中医特点的诊所、门诊部，形成多元发展的格局。八是要坚持“软硬件”并重，更加注重增强中医医院的内涵建设，更加重视中医药人才培养，切实解决中医药发展的瓶颈问题。总体看，中医医疗保健服务资源总量不足，结构还不合理。一方面要通过公立中医医院改革促进资源的优化；另一方面要鼓励和引导社会资本举办中医医疗机构和中医预防保健机构，加强资源配置，改善资源结构。

四、加强学习，转变作风，努力提高推动中医药事业科学发展的能力

在深化医改中贯彻落实《若干意见》，全面推进新时期中医药事业又好又快发展的任务艰巨复杂，对各级中医药管理部门特别是领导同志的能力和水平是一个重大考验，形势要求我们必须与时俱进、不断加强学习，不断提高理论水平、政策水平和执行能力，努力使中医药工作体现时代性、把握规律性、富于创造性。要把加强学习、提高能力与开展建设学习型组织、服务型机关、和谐团队建设结合起来。一是要通过学习型组织建设，努力提高我们对中国特色社会主义理论体系精髓的认识，增强对国内外复杂多变的经济社会发展新形势、新要求把握的能力，增强理论思维、战略思维、创新思维、辩证思维的能力，提高工作的预见性和主动性，提高决策的系统性和协调性，推动中医药事业科学发展。二是要通过服务型机关建设，切实转变我们的工作作风。要牢记全心全意为人民服务的宗旨，增强服务意识，改进服务方式。要经常深入基层，深入农村和社区，深入到群众中间去，主动为人民群众和基层广大中医药工作者服务。三是要通过和谐团队建设，充分调动广大中医药工作者的积极性，提高队伍的凝聚力和战斗力。要形成有利于中医药优秀人才脱颖而出的人才成长环境；要建立科学合理的激励机制，维护中医药人员的切身利益；要优化中医药人员执业环境和条件，构建健康和谐的医患关系。

要进一步转变作风，创新工作方法，提高工作效率和质量。工作作风直接关系中医药在医改中发挥的作用和《若干意见》的落实，直接影响中医药事业的科学发展，必须大力改进工作作风。一是要加强监督和指导。适时高效的监督和指导，有利于掌握工作进度、及时发现问题、确保工作成效。近年来，国家中医药管理局组织的综合调研督导工作，及时全面地了解了中医药重点工作任务进展和重大项目实施情况，有力地推进了地方中医药工作的落实。要把这项工作作为一项制度长期坚持下去，建立一套可评估的指标体系，进一步完善组织形式。各地也要结合本地实际，探索建立加强督导、狠抓落实的工作机制，努力形成一级抓一级、层层抓落实的良好工作格局，切实做到中医药工作事事有布置、有督促、有检查，进一步提高各级中医药管理部门的工作执行力，真正把好政策落实好，真正把好项目实施好，真正把各项工作抓出成效。二是要加强沟通协调，形成合力。中医药事业的改革和发展是一项系统性工作，涉及方方面面，牵涉的部门、单位、行业广泛，如果没有有关部门的支持、理解，就会举步维艰。这就要求我们要不断提高综合协调能力，协调好方方面面的关系，在工作上多征求意见取得理解，在感情上多沟通联系取得尊重，要保持工作信息的互通，及时通报有关情况，为其他部门工作的开展提供力所能及的便利，从而为发展中医药创造一个良好的部门协作环境，努力形成推动工作落实的合力，确保中央改善民生和扶持促进中医药事业发展的各项政策措施能落到实处。三是要深入基层，加强调研。在深化医改中真正发挥中医药的作用和《若干意见》的贯彻实施，最终都要落实到实际工作中，重点是在基层。因此，中医药系统的各级领导干部要经常深入基层调查研究，要尽量减少各种庆典、论坛、研讨会等活动，把更多的时间和精力用在察实情、出实招、办实事上。要尊重基层的首创精神，善于发现总结经验，及时推广基层探索出来的体现中医药特点、符合中医药规律、经得起实践检验的好做法、好经验，推动影响和制约中医药事业发展的关键问题的解决。

五、继续抓好创先争优工作

开展创先争优活动，是加强和改进新形势下党的建设的一项重要举措，对于激发调动广大党员、干部和职工的积极性，立足本职，奋发有为，具有积极的促进作用。根据中央关于“中央和国家机关有关部门要加强对相关领域创先争优活动的具体指导”的要求，卫生部成立了全国医药卫生系统创先争优活动指导小组，要求“一部两局”加强对本行业创先争优活动的指导。

关于今年的创先争优活动，我在工作报告中已作出了部署。这里，我再强调一下即将开展的“先进基层党组织、优秀共产党员和优秀党务工作者”（以下简称“两优一先”）评选表彰工作。不久前，全国医药卫生系统部署了创先争优“两优一先”评选表彰活动。为大力表彰、宣传和弘扬中医药行业先进典型，彰显队伍风采，树立行业形象，服务人民群众，推动科学发展，经卫生部同意，国家中医药管理局决定同步开展全国中医药系统“两优一先”评选表彰工作。这项工作对于扎实做好创先争优活动并取得实效具有重要意义，各级中医药管理部门一定要高度重视。一是要组织好中医药系统“两优一先”推荐评选工作。各地要认真按照有关评选条件和进度要求，积极组织推荐，把中医药行业的优秀代表真正发现并推荐出来。二是要在做好中医药系统“两优一先”评选工作的同时，积极参与全国医药卫生系统“两优一先”评选工作，务必按要求和名额分配向省医药卫生系统创先争优活动指导小组推荐中医药系统先进典型，确保每个省（区、市）都有中医药优秀代表。三是要以“两优一先”评选工作为契机，把身边的先进典型树立起来，把他们的先进事迹宣传出去，展示中医药人的时代风采，在全行业形成学习先进、崇尚先进、争当先进、赶超先进的良好氛围，用典型事迹鼓舞、影响、带动全行业的思想、道德和工作水平全面提升，把受人民群众欢迎的中医药工作干得让人民群众更加满意。

六、关于会议精神的落实

第一，做好汇报沟通。希望同志们回去后，要切实抓好会议精神的贯彻落实。要尽快将克强副总理的重要批示和会议工作报告以及大会介绍的经验向党委、政府以及省卫生厅局党组进行汇报，积极争取党委、政府和卫生厅局党组的重视和支持。并与省级中医药领导协调小组成员单位进行沟通，积极争取他们的协助与配合。

第二，认真传达学习。要尽早召开本地区中医药工作会议，及时向各级卫生行政部门、中医药管理部门和中医药机构传达会议精神，对2011年中医药工作进行部署，把中医药全行业思想统一到国家中医药管理局关于中医药工作的总体安排上来。

第三，狠抓工作落实。对于会议部署的各项任务，各地要结合新时期中医药事业发展的新要求和本地实际情况，认真研究梳理，统筹兼顾、突出重点，对工作计划安排做好全面部署，提出具体可行的工作方案，确保各项任务落实到位。

同志们，中医药已经站在新的历史起点上。重任在肩，时不我待。让我们在以胡锦涛同志为总书记的党中央领导下，深入贯彻落实科学发展观，坚定信心，振奋精神，开拓创新，锐意进取，全面推进新时期中医药事业又好又快发展，为实现人人享有包括中医药在内的基本医疗卫生服务的目标而努力奋斗！

最后，在新春佳节即将到来之际，我代表国家中医药管理局向大家拜个早年，祝大家新春快乐，身体健康，万事如意！在新的一年里取得新的更大的成绩！

抓住机遇　科学统筹　求真务实　奋发有为
努力开创中医药对外交流与合作工作新局面

——卫生部副部长、国家中医药管理局局长王国强在全国中医药对外交流与合作工作会议上的报告

（2011年2月22日）

同志们：

这次全国中医药对外交流与合作工作会议，是在我国中医药事业不断发展，国际影响日益扩大，中医药对外交流与合作工作进入历史新阶段之际召开的一次重要会议。会议的主要任务是，以邓小平理论和“三个代表”重要思想为指导，深入贯彻科学发展观，认真落实《国务院关于扶持和促进中医药事业发展的若干意见》（以下简称《若干意见》），全面总结近年来中医药对外交流与合作工作的成绩与经验，科学研判中医药对外交流与合作工作面临的形势，进一步明确新时期中医药对外交流与合作工作的总体思路、目标和任务，讨论《中医药对外交流与合作中长期规划(2011～2020)》，正式成立国家中医药管理局对外交流合作专家咨询委员会并召开委员会第一次会议，进一步解放思想、开拓创新、抓住机遇、奋发有为，努力开创中医药对外交流与合作工作新局面。

下面，我讲几点意见。

一、全面总结近年来中医药对外交流与合作工作取得的新成绩

进入新世纪，尤其是“十一五”规划实施以来，在党中央、国务院的正确领导下，中医药对外交流与合作工作以服从服务于国家外交工作方针和卫生、中医药事业发展大局为主线，以加强双边、多边政府间合作为平台，以鼓励、支持多渠道、多形式、多层次的中医药国际合作为基础，以构建中医药话语权、主导权为着力点，科学谋划，统筹协调，积极推进中医药在医疗保健服务、教育培训、科学研究、产业合作、文化传播等方面的对外交流与合作，中医药对外交流与合作工作取得显著成绩。主要体现在：

（一）积极开展中医药多边合作，进一步突出“用平台”、“争话语”，在中医药走向世界的关键领域发挥引领作用

在国家整体外交方针指导下，利用重要的国际组织平台，积极运用国际组织规则维护话语权、掌握主动权，在多边领域开展中医药对外交流与合作取得成效。

2008年，积极推动世界卫生组织（WHO）在我国成功举办了首届世界传统医学大会，会议通过的《北京宣言》，对于推动各成员国发展传统医学具有积极的意义，是继《阿拉木图宣言》之后世界传统医学发展史上又一个重要里程碑。2009年，促成第62届世界卫生大会通过了由我国倡导发起的《传统医学决

议》。决议明确敦促各国制定将传统医学纳入卫生体系的国家政策，将传统医学作为初级卫生保健的重要资源加以充分利用和发展。这是我国第一次在国际卫生机构中提出动议并获得通过。2010年，世界卫生组织首次将以中医药为代表的传统医学纳入国际疾病分类（ICD-11）。所有这些都为传统医学迈进世界主流卫生体系起到了重要的推动作用。

2009年，国际标准化组织（ISO）成立中医药技术委员会（暂定名）（ISO/TC249），中国承担秘书处工作，为推动中医药国际标准制定奠定了坚实的基础。

2010年，在文化部的大力支持和推动下，我国申报的“中医针灸”项目被成功列入《人类非物质文化遗产代表作名录》，成为人类非物质文化遗产代表作名录体系内第一个传统医学项目，为以针灸为代表的中医药文化在世界范围传承与创新创造了良好的国际环境。

（二）不断拓展中医药双边合作领域，进一步突出“建机制”、“造氛围”，为中医药的国际发展创造良好的外部环境

在全方位外交理念指导下，中医药双边合作不断拓展，着力加强与各大国在传统医药领域开展合作，提高大国中医药合作项目的影响力和辐射力；着力深化与周边国家友好合作关系，构筑中医药发展的周边地缘战略依托关系；着力巩固与发展中国家的友好合作基础，为中医药国际发展争取更多的支持力量。

我国已与76个国家签订了含有中医药合作内容的政府间协议96个，并与美国、法国、俄罗斯、澳大利亚、墨西哥、坦桑尼亚、新加坡等国签订了专门的中医药合作协议48个，为中医药走向世界提供了稳定的沟通机制和合作渠道。一大批中医药机构和人员通过政府合作平台，与国外相关机构建立了合作关系，开展了合作项目，取得了合作效益。

其中，2007年中法两国政府签订了《关于在中医药领域合作的协议》，建立了中法中医药合作委员会，并形成年度会议制度。2008年国家中医药管理局与美国卫生和公共服务部签署了《中美整合医学和中医药领域合作的谅解备忘录》，中医药合作成为每年“中美战略与经济对话合作框架”的重要内容。在中俄卫生分委会合作框架下，中医药交流与合作成为最活跃的内容，受到俄罗斯民众的欢迎。落实《中韩传统医学领域合作备忘录》，充分发挥了中韩合作机制在处理两国传统医学交流重要事件中的作用。协助新加坡政府规范中医药发展，为中医师/针灸师注册考试等工作提供技术支持。积极支持天士力集团牵头组建“中药企业国际化联盟”工作，统筹资源，形成合力，为中医药企业产品开辟国际市场提供服务。这些举措有力地推动了中医药走向世界的步伐。

（三）不断夯实中医药对外医疗服务基础，进一步突出“抓疗效”、“促认可”，中医药独特的作用被越来越多的各国民众所认同

在卫生对外交流与合作战略指导下，始终坚持巩固中医药对外医疗合作基础，深入展示中医药的独特医疗保健作用，不断促进中医药在国际范围的传播和发展。一是积极做好中医药国际医疗援助工作。2004～2010年间，我国援外医疗队共派出中医药人员352人次，治疗人数约245万人次，受到当地群众的欢迎，有的还担负着所在国国家领导人的医疗保健工作。二是不断巩固和扩大国外中医药医疗合作项目。据不完全统计，全国各中医药院校等大型机构在国外都有不同形式的医疗合作项目，各类中医药服务机构推出了一大批高水平的中医专家和中医药技术及产品。三是中医的合法地位在越来越多的国家得到认可。除针灸在大多数国家取得合法地位后，中医先后在澳大利亚、加拿大、奥地利、新加坡、越南、泰国、阿联酋和南非以国家或地方政府立法形式得到承认。越来越多的国家开始将中医药治疗费用纳入医疗保险支付体系。

与此同时，我们积极推动对外医疗保健服务产业发展，做好在华外国人和来华人员中医药服务工作。比如三亚市中医院成功为俄罗斯别斯兰恐怖事件50名受害儿童提供中医心理创伤康复治疗服务，受到俄罗斯联邦政府总理和卫生部的嘉奖。三亚市中医院还为吉尔吉斯斯坦国内骚乱受伤害的儿童提供中医治疗，收到良好效果，受到我国外交部表扬。内蒙古中蒙医医院近10年共接受蒙古国住院患者1万余人次。多种形式的对外中医医疗服务，扩大了中医药的国际影响力。

（四）积极推动中医药对外教育合作，进一步突出“上水平”、“成规模”，不断提高中医药对外教育水平和质量

在教育部的大力支持下，中医药对外教育合作得到较快发展，已经形成多层次、多形式的中医药对外教育合作格局。一是国内中医药对外学历教育规模不断扩大。目前绝大多数院校整体推进多层次国际教育合作，已经开展了从专科到博士各个层次的学历教育。到我国接收中医药学历教育的留学生人数一直居来华学习自然科学留学生人数的前列。2004～2008年海外在华获得中医医学学士学位的人数超过1万人，获得硕士和博士学位的人数各达到1 000人。二是海外中医药学历教育已经起步并获得良好发展。据不完全统计，全球约有30多个国家和地区开办了数百所中医药院校。日本、韩国、英国、德国、法国、澳大利亚、美国等都建立了政府认可的中医药高等医学院校。三是中医药对外教育合作形式和合作内容日趋多样，合作质量不断提升。全国绝大多数中医药院校都积极“走出去”与境外知名大学合作，共同培养中医药人才。北京中医药大学与新加坡南洋理工大学合作办学，目前第一批“中医－生物”双学士学位本科毕业生已经毕业。南京中医药大学与罗马大学和米兰大学联合开办中西医结合硕士研究生课程，培训当地西医医生。这些合作项目

培养了大批外国本土中医药人才。

（五）着力促进中医药对外科技合作，进一步突出“聚资源”、“创双赢”，为中医药走向世界提供科技支撑

中医药作为我国原创性科技资源，具有巨大的发展潜力，中医药对外科技合作已经成为我国科技国际合作的重要内容。“十一五”期间，科技部联合国家中医药管理局、卫生部等部委出台了《中医药科技创新发展中长期规划》、《中医药国际科技合作规划纲要》等一系列促进中医药国际科技合作的政策措施，实施了中医药国际科技合作计划，通过设立中医药国际科技专项、建立多边中医药国际科技合作协调机制、定期举办中医药国际科技合作大会、建设中医药国际科技合作基地、建立中医药联合实验室、研究团队等形式，在国际科技平台上开展中医药科技项目合作，取得积极成果。一些合作项目已产生影响，引起国际科学界的关注。部分国外政府、著名院校和跨国制药企业主动提出与我国相关机构开展中医药科技合作。比如美国国立卫生院、哈佛大学、英国剑桥大学、卢森堡国家卫生健康研究院、比利时自由大学等科研机构与我国中医药院校启动了形式多样的中医药科技合作研究项目。意大利卫生部每年拨出专款支持与中医药相关的项目研究。欧盟科研总署首次在FP7计划中立项资助中医药科学研究。美国国立卫生研究院成立了补充替代医学研究中心，每年都有相当比例资金资助在针灸、中药有效性等方面的合作研究。

通过国际科技合作，一方面国内的中医药科研成果在国际范围得到积极推广应用，另一方面我们也学习借鉴了国外一些有益的科研思路和方法，促进了中医药科学研究和学术进步。广州中医药大学团队对中医药防治疟疾的技术方案进行改进和完善，成功研制出几代抗疟复方，应用在东南亚、非洲抗疟工作中，在短时期内明显降低了区域内疟疾发病率、死亡率，受到合作国家的欢迎，也得到世界卫生组织的支持，李国桥教授获得了柬埔寨王国政府颁发的“莫尼沙拉潘”金质骑士勋章。中国中医科学院西苑医院与澳大利亚西悉尼大学合作开展治疗血管性痴呆中药“维脑康”临床研究项目，严格按照国际临床实验管理规范进行临床试验，疗效确切，得到国际医学界高度认可。

（六）积极开展中医药国际贸易，进一步突出“走出去”、“树品牌”，促进中医药产业的国际发展

随着中医药走向世界进程的加快，在商务部的支持和推动下，中医药国际贸易呈现出良好的发展势头。一是产品出口额近年来有了较大增长。中药出口年均增长20%以上。2010年中药出口总额达19.44亿美元。二是中药品牌国际影响不断扩大。北京同仁堂、天津达仁堂、浙江胡庆余堂、广东陈李济、甘肃佛慈等老字号企业产品已形成稳定的品牌效应，出口稳步增长。天津天士力、江苏康缘药业、四川中汇等新技术企业产品形成新的品牌亮点，出口增长迅速。三是中药产品的国际竞争力进一步提高，覆盖面进一步扩大。目前，中药出口已扩大到160多个国家和地区，除传统的东南亚、欧美、大洋洲外，还远销到南美、中东及非洲国家。四是中药逐步以药品形式进入国际医药体系。中药先后在古巴、越南、阿联酋和俄罗斯以治疗药品形式注册。天士力集团的复方丹参滴丸是我国第一例圆满完成美国食品与药品监督管理局（FDA）Ⅱ期临床试验，并即将进入FDA Ⅲ期临床试验的中成药，为中成药进入国际主流医药体系作出了可喜的探索。

（七）注重推动中医药文化对外传播，进一步突出“展内涵”、“重辐射”，使中医药文化成为国家软实力的重要组成部分

中医药是中国传统文化的精髓，在宣传中国传统文化、提升国家软实力方面发挥了重要作用。2008年7月，国家中医药管理局、驻英国使馆和查尔斯王子基金会（中国）在英国共同举办了“时代中国·中医药周”活动，这是为配合北京奥运会开展的重要国际宣传活动，也是首次在海外大规模举办中医药文化宣传活动；2010年，国家中医药管理局会同文化部在巴黎共同举办“中医文化与养生展”，取得了圆满成功。同时，在海外孔子学院中增设中医药文化和中医药科普知识教学内容，开设“中医孔子学院”成为近年来中医药文化海外传播和孔子学院发展的一个富有特色的新尝试。继黑龙江中医药大学和英国伦敦南岸大学合作举办“中医孔子学院”后，2010年6月，南京中医药大学与澳大利亚皇家墨尔本理工大学的合作项目“中医孔子学院”隆重揭牌，国家副主席习近平出席揭牌仪式并发表重要讲话，高度赞扬了孔子学院把中医药学同汉语教学相融合的做法，指出中医药是中国传统文化的瑰宝和中国医学科学的重要组成部分，是打开中国文化的一把钥匙。鼓励进一步加强中医孔子学院的建设，充分发挥中医药在推动中国文化传播方面的作用，为中外友谊和文化交流作出贡献。

（八）继续巩固对港澳台交流，进一步突出“求共识”、“促合作”，推进两岸四地中医药的共同发展

随着内地与香港、澳门特区交流合作的不断深入，尤其是实施内地与香港、澳门建立更紧密经贸关系安排（CEPA）以来，内地与港澳地区的中医药交流与合作进入到新的阶段。在国务院港澳办的指导和支持下，国家中医药管理局与香港卫生署和澳门卫生局分别签署了中医药合作协议，建立并不断完善三地中医药合作机制，在关键领域保持经常性沟通，基本形成了三地全方位、多领域的交流合作格局，有力促进了三地中医药事业的共同发展。粤港澳中医药合作也取得了明显成效。

在中央对台方针指导下，近年来两岸关系发生了重要转变，为两岸中医药交流与合作提供了前所未有的发展机遇，在国务院台办的指导和支持下，初步形成了两岸中医

药界共同推动中医药发展的良好局面。一是2010年，海峡两岸签署了医药卫生合作协议，中医药内容纳入其中，成为两岸卫生合作的重要领域；二是自2006年以来，国家中医药管理局与厦门市政府连续举办五届“两岸中医药发展与合作论坛”，从2009年被纳入“海峡论坛”，并成为重要的品牌活动；三是福建、广东、江苏等省充分利用区域优势，在开展两岸中医药交流、制定和完善涉台政策、加强对台教育和产业合作等方面取得扎实进展，成为吸引台湾同胞来大陆求学、求医、投资兴业、求发展的集中区域，为两岸合作发挥了突出作用。

总体来看，各级中医药主管部门、中医药机构和广大中医药工作者克服困难、勇于开拓、求真务实、奋发有为，为推进中医药对外交流与合作做了大量卓有成效的工作，取得了显著成绩。在此，我代表国家中医药管理局，向为中医药对外交流与合作工作作出贡献的同志们表示衷心的感谢！向对中医药对外交流与合作给予重视、支持和帮助的国务院各有关部门表示诚挚的感谢！向长年奋战在第一线的广大中医药外事工作者表示亲切的慰问并致以崇高的敬意！

回顾中医药对外交流与合作的工作实践，我们深深体会到：

第一，国家政策的支持是中医药对外交流与合作工作的重要保障。国家出台了一系列政策措施积极鼓励开展中医药对外交流与合作工作，尤其是《若干意见》以专门章节对推动中医药走向世界作出了明确的部署，为中医药对外交流与合作工作发展指明了方向。

第二，服务中医药事业发展是中医药对外交流与合作工作的重要目标。中医药对外交流与合作工作是中医药事业的重要组成部分，也是中医药发展的重要方面，始终肩负着为实现中医药事业发展创造良好外部环境的重任。中医药对外交流与合作要充分利用国内国外两个市场、统筹两种资源，服从和服务于国家总体外交需要和中医药事业发展需要的两个大局。依靠中医药事业、服务中医药事业、发展中医药事业，这是中医药对外交流与合作工作的根本出发点和最终落脚点。

第三，构建和完善全方位合作格局是中医药对外交流与合作工作的重要内容。近年来，中医药对外合作内涵日益丰富，外延不断拓展，伙伴更加壮大。通过加强与大国、周边、发展中国家以及国际组织的交流与合作，构建和完善了全方位、多角度、宽领域、高层次的合作格局。

第四，主动协调、争取支持是中医药对外交流与合作工作的重要方法。中医药对外交流与合作工作政策性强、涉及面广，必须进一步加强中医药管理部门与各相关部门之间、中医药行业与其他行业之间的沟通协调，争取支持。坚持总揽全局，协调各方，不求所有，但求所用，促共识，扩渠道，聚资源，创双赢，形成加快中医药对外交流与合作工作发展的机制与合力。

第五，加强人才队伍建设是中医药对外交流与合作工作的重要基础。事业发展，关键在人。近年来，中医药对外交流与合作工作始终把造就一支政治素质好、业务功底硬、语言能力强的人才队伍放在突出位置，为贯彻执行各项方针政策、切实落实各项工作任务、积极应对突发事件提供了可靠的组织保障和人才基础。

二、准确研判形势，科学谋划新形势下中医药对外交流与合作工作发展思路

中医药的发展离不开世界，同样世界也需要中医药。面对复杂多变的国际形势，我们必须在党的外交和中医药方针政策指引下，准确把握中医药工作所面临的机遇和挑战，更好地推进新形势下中医药对外交流与合作工作。

（一）中医药对外交流与合作工作面临着前所未有的机遇与挑战

第一，时代背景为中医药对外交流与合作提供了广阔的发展空间。当今世界正处在大发展、大变革、大调整时期，求和平、谋发展、促合作已经成为不可阻挡的时代潮流。作为中华文化的精华，中医药天地一体、天人合一、天地人和、和而不同的思想基础，以人为本、大医精诚的行为准则，深刻体现了中华民族的认知方式和价值取向，与当今时代主题一脉相承。在时代大背景下，我国奉行互利共赢开放的外交战略，倡导积极参与国际交流与合作，共建繁荣的和谐世界。在国家外交政策方针的指引下，在和谐发展、互利共赢的时代主题的带动下，中医药理当配合国家外交方针，顺应潮流，积极走向世界，与世界文明开展对话，促进世界多样性，实现互利共赢。因此，积极开展中医药对外交流与合作，在与世界文明的碰撞与交汇中实现中医药在世界范围内的丰富与发展，为全人类的健康福祉作出贡献已经成为历史的必然选择。

第二，国内中医药事业发展的良好态势为中医药对外交流与合作工作的开展奠定了坚实的基础。党的十七大提出了全面建设小康社会的宏伟目标，更加注重保障和改善民生，中医药事业的发展环境发生了深刻的变化。一是党中央、国务院高度重视中医药工作，作出了一系列重要指示和部署，为建立中国特色医药卫生体制和中医药在新时期、新阶段的科学发展指明了方向。二是各地党委、政府大力推动中医药事业发展，高度重视中医药对于促进经济社会发展、改善民生、弘扬中华文化的重要作用，进一步加强了对中医药工作的领导和体制机制建设，制定出台了扶持和促进中医药事业发展的文件，不断加大对中医药的投入力度，为中医药工作创造了良好的环境。三是广大人民群众信中医、用中药，对中医药知识和服务的需求日益增长。为期3年的“中医中药中国行”活动的深入开展进一步巩固和扩大了中医药发展的群众基础。四是深化医改为全面发展中医药带来了全新机遇。在深化医改中充分发挥中医药作用，为解决制约中医药发展的关键问题、促进中医药事业科学发展带来了新的契机。五是中医药系统团结和谐、奋发有为，在深化医改、应对突发公共卫生事件、防治突发传染病、重大活动医疗卫生保障等各项重大工作中，积极参与，主动服务，充分发挥中医药特色优势，展现了良好的精神风貌，形成了中医药医疗、保健、教育、科研、产业、文化"六位一体"全面发展的新格局。

第三，中医药自身的特色优势为中医药对外交流与合作提供了良好的契机。随着健康观念改变，现代医学模式由生物模式向生物、心理、社会和环境相结合模式的转变，中医药的整体观理论思维、个性化辨证论治以及"治未病"预防保健方法的优势和生命力进一步凸显出来。世界卫生组织在《迎接21世纪的挑战》报告中指出，21世纪的医学，不应该继续以疾病为主要研究对象，而应以人类健康为主要研究方向。当今医学发展的趋势已由"以治病为目的的对高科技的无限追求"，转向"预防疾病与损伤，维持和提高健康"。这一转变至少有3个显著特点：一是由治病的医学转向预防保健的医学，二是由关注人的疾病转向关注人的健康，三是在重视科技作用的同时，更加重视人文关怀。中医药作为防治疾病的有效手段，其对疾病的认知方法和治疗理念，与当今健康观念的深刻变化和医学模式的深刻变革趋势是一致的，顺应了21世纪医学发展的新趋势和世界医药市场的新需求，展示出了强大的生命力和广阔的发展前景。

与此同时，我们也必须清醒地看到，当前中医药对外交流与合作还面临许多困难与挑战，形势十分严峻。具体体现在：

一是科学内涵有待认同。由于文化背景和理论体系的差异，中医药在大多数国家处于补充和替代的地位，得到国际社会的广泛认同还需要一个长期的过程；二是政策技术壁垒尚需破解。许多国家建立在现代医药科学基础上的管理模式，形成了政策、技术壁垒，限制了中医药的进入；三是利益争夺日益凸显。在中医药整体走向国际过程中，隐藏在文化、学术、产业等竞争的背后，是知识产权、标准等核心领域的竞争，涉及中医药的话语权和主导权等国家和民族利益；四是保障措施刻不容缓。现有中医药对外交流与合作机制还不能很好地适应形势发展的需要，中医药在国际发展中还存在良莠不齐、质量不高的现象，既需要充实完善保障措施，也需要加强管理和规范，为中医药对外交流与合作创造稳定而良好的发展环境。

（二）推动新形势下中医药对外交流与合作工作发展的思路

未来10年是实现中医药全面走向国际、在世界范围获得丰富与发展的关键时期，我们必须科学研判形势，明确指导思想与工作思路，把中医药发展纳入国家发展战略框架，充分发挥中医药对外交流与合作的优势和作用，把握正确的发展方向，做到"6个坚持服从和服务于"。

一是坚持服从和服务于国家外交战略并有所作为。积极发展与世界各国的友好关系，让世界了解中国、支持中国，并努力在国际事务中发挥应有的作用，是我们的一项长期任务。中医药对外交流与合作工作必须站在国家战略的高度，配合国家整体外交战略，打造与国家整体外交方针相一致的中医药对外交流与合作新格局，充分发挥中医药的独特优势，在为国家外交战略服务的同时推动中医药国际发展。

二是坚持服从和服务于国家卫生和中医药事业发展战略并有所作为。中医药是我国独具特色的卫生资源，是国家卫生战略的重要组成部分，也是我国卫生国际交流与合作事业必不可少的重要内容。中医药对外交流与合作工作必须纳入国家卫生国际交流与合作战略，为国家卫生事业发展作贡献。加强中医药对外交流与合作是推进中医药继承与创新工作的重要途径。必须服从和服务于中医药事业发展的总体部署，坚持主体发展与开放兼容相结合，在充分遵循中医药自身特点和发展规律的前提下，吸收现代科技成果为我所用，助我发展，永葆中医药的生机与活力。

三是坚持服从和服务于国家科技发展战略并有所作为。中医药是中国的原创医学，它在科技领域的原创优势使其成为国家科技发展战略中的优先内容。开展中医药对外交流与合作，必须将中医药纳入国家科技发展战略，利用国际平台，整合国际资源，突出优势，为科技创新服务，为国家利益服务。

四是坚持服从和服务于国家服务贸易战略并有所作为。我国服务贸易基础薄弱，中医药是服务贸易领域的优势力量，通过中医药服务贸易的推广可以产生良好的经济效益与国际影响，未来时期我们要密切配合相关部门，加大工作力度，"走出去"与"请进来"并重，加快中医药服务贸易发展，使中医药在国际服务贸易领域发挥独特作用。

五是坚持服从和服务于国家文化战略并有所作为。中医药不但是一门医学科学，更是我国文化软实力的重要体现。实现中华民族伟大复兴的过程同时也是中华文化走向世界的过程。要通过中医药文化走向世界，让世界通过中医药了解中华文化，展示中华文化的博大精深，加快中华文化走向世界的步伐。

六是坚持服从和服务于国家国际标准化战略并有所作为。构建和完善事业发展的标准体系是国家实力的重要体现，作为发源于我国并广泛运用的医学科学，中医药要致力于在国际标准化领域有所作为，有大作为。

（三）中医药对外交流与合作工作应把握的原则

中医药走向世界的过程充满挑战与困难，需要我们正确把握原则，突出重点，统筹兼顾，讲求方法，处理好6个关系。

一是先内后外，以外促内。中医药走向世界必须练好内功，以提高疗效为核心，做好科研临床，制定规范标准，这是中医药走向世界的前提和基础。只有国内中医药发展了，中医药才能更好地走向世界。同时，在中医药走向世界的进程中，通过竞争和学习借鉴，也有利于促进国内中医药的发展，做到以外促内、以外强内。

二是先民后官，官民并举。民间是开展中医药对外交流与合作工作不可替代的力量，民间的交流合作活动促进了中医药的国际传播，中医药的发展也促使当地政府机构重视、认同并出台政策法规，规范中医药发展。今后一个时期，中医药对外交流与合作工作要重点促进和引导民间中医药机构由粗放式分散发展转变为政府支持的集约型优质发展，以民间促进官方，以官方规范民间，官民并举，提升中医药的国际影响力和竞争力。

三是先文后理，以文带理。中医药学具备自然科学和人文科学的双重属性，其理论深深植根于中华传统文化，并在发展过程中形成了独特的中医药文化。没有对中医药文化的了解和理解，对中医药基础理论的理解无从谈起。要使国外接受中医药理论，中医药文化应该先行，让更多的外国人了解中医药文化精髓，以文化带动和吸引国外逐步领悟和接受中医药理论。

四是先药后医，医药互动。工欲善其事，必先利其器。中医药走向世界，要使解决问题的武器先行，使中药先行，以中药的良好疗效为国外理解和接受中医的基本理论和诊断方法铺路，以中药的良好疗效展示中医的科学有效，进而提高中医在国际范围的认可度。通过医药互动，互不偏废，相互配合，协调发展，促进国际社会对中医药的认同。

五是先易后难，循序渐进。中医药体系庞杂、流派众多，决定了开展中医药对外交流与合作必须统筹安排，先易后难，先推出针灸、推拿等易掌握、易理解、易管理的非药物疗法，通过良好的疗效，做好铺垫，循序渐进，进而促进国际社会能够认识和接受中医药更为复杂和深奥的基础理论和诊疗方法。

六是先点后面，点面结合。要充分利用有限和有效的优势资源，打造品牌，树立样板，创新经验，探索路径，做好“点”的辐射效应，切实提高交流与合作的效率和效益，以点带面，扩大影响，进而带动中医药整体走向世界。

三、统筹规划，突出重点，努力开创中医药对外交流与合作工作新局面

今后一个时期，中医药对外交流与合作工作的指导思想是，以邓小平理论和“三个代表”重要思想为指导，深入贯彻落实科学发展观，按照《若干意见》要求，遵循中医药自身发展规律，充分利用国内国外两种资源、两个市场，着眼于创新合作方式、建立合作机制、拓展合作领域、提高合作效益，统筹推进中医药医疗、保健、教育、科研、文化和产业的对外交流与合作，扩大中医药国际影响和应用，推动中医药理论和实践在世界范围内的丰富和发展，为国家总体外交、经济社会建设和中医药事业发展服务。

我们要加倍努力，务实工作，力争用10年左右时间，基本建立起中医药对外交流与合作的保障体系和运行机制。中医药进入国际市场的政策环境得到明显改善，中医药被更多国家纳入医疗保健服务体系和医疗保险体系，中医药国际标准体系框架基本形成，中医药文化传播范围更加广泛，对外服务范围和服务领域进一步扩大，对外交流与合作工作对中医药事业发展的贡献率显著提高。

国家中医药管理局已研究制定了《中医药对外交流与合作中长期规划（2011～2020）（征求意见稿）》提交会议讨论，请大家充分发表意见，把这个规划修改完善。下面我着重强调几点：

第一，继续发挥政府合作的引领作用，不断巩固中医药民间交流基础。

积极参与和推进同各国（地区）政府的交流与合作。建立政府间的稳定的交流对话机制和联系渠道，加强在传统医药政策法规、人员资质、产品注册、市场准入、质量监管等方面的信息沟通与经验分享；以落实政府间合作协议为重点，积极谋求与其他国家和地区的政府间合作，为有条件的中医医疗机构、科研院所、高等院校和中药企业“走出去”搭建平台，为中医药走向世界创造良好的国际发展环境。

建立与相关国际组织的长效工作机制。重点加强对国际组织运行规则、法律法规和政策动态的研究、了解、掌握和应用，积极参与传统医学国际规则、战略规划、标准规范的制定，增强我国在世界传统医药政策、规划、标准、贸易和知识产权保护等方面的主导权和话语权。

继续大力支持和参与世界中医药学会联合会、世界针灸学会联合会的有关国际学术活动和相关工作。充分调动各类中医药组织和个人参与对外交流与合作的积极性，创造条件支持和巩固民间交流与合作渠道。在全球范围内聘请中医药及相关领域的著名专家建立中医药专家咨询委员会，充分发挥其在中医药对外交流与合作中的咨询和参谋作用。

第二，发展多种形式的中医对外医疗合作，扩大中医药国际货物和服务贸易。

大力促进中医对外医疗合作。支持和鼓励有条件的中医医疗机构“走出去”，与国外医疗机构、社会团体合作，在境外建立一批高水平中医医疗机构，积极提供中医医疗和保健养生服务。推广一批在国际处于领先水平或在防治某些疾病方面具有显著效果的中医药技术，提高国外居民享受中医医疗保健服务的可及性，彰显中医药的特色和优势。发展与旅游业相结合的对外医疗保健服务产业，鼓励有条件的中医医疗机构申请获得国际知名保险机构的认证。在国家援外医疗队中进一步发挥中医药的特色和作用。

积极促进中医药服务贸易。采用政府引导与市场运作相结合的方式，整合国内外资源，扶持中医药企业在海外建立研究基地和营销网络，鼓励举办对外产品推介会、招商会及展览会，积极拓展海外中药市场。建立健全中医药服务贸易体系，实施中医药服务贸易多元化战略，建设一批集中医药医疗保健、教育培训、文化传播等功能于一体的中医药服务贸易示范机构。加强中医药服务贸易信息平台建设，建立和完善中医药服务贸易统计体系。利用多边、双边自由贸易区谈判，推动中医药服务贸易发展。

第三，全面推进中医药国际教育，大力开展中医药国际科技合作。

着力发展多层次的中医药国际教育。鼓励中医药高等院校、社会团体等机构与国外著名大学合作，扩大境外中医药学历教育和继续教育规模。优化教育结构、提高教育质量，推进中医药国际教育的标准化建设。支持有条件的中医药院校拓展国际市场，吸引更多海外留学生来华接受学历教育。鼓励国内具有资质的中医药机构为国际中医药人员提供来华短期培训和进修。支持中医药院校开展对外远程教育。

深入开展高水平的中医药国际科技合作。支持有条件的中医医疗机构、科研院所、高等院校和中药企业与国际科研机构、知名企业、名牌大学开展科技合作。利用国际先进的现代科学技术和方法，推动我国中医药自主创新能力的提高。鼓励客座研究员的互访和学术研究，支持建立联合实验室，合作研发一批适应国际市场需求的中医药产品。深化中医药基础研究，联合开展高水平临床研究，推广中医药疗效评价标准。加强中药资源保护技术、药品质量控制及安全评价的研究。支持举办国际学术会议，促进中医药国际学术交流。

第四，构建中医药国际标准制定体系框架，进一步推进中医药文化国际传播。

进一步加强中医药国际标准化工作。推动建立中医药医疗保健、教育培训、科研开发和生产销售的管理、技术标准和规范，逐步构建完善的中医药国际标准研究、制定、推广和应用体系框架。开展以中医药质量控制为核心的产品、服务以及管理体系国际认证工作，重点对中医医疗机构设置、中医药教育、中医从业人员资质、中药出口产品及出口企业的资质进行认证，逐步建立科学完善的中医药服务国际认证认可体系。

加强中医药文化国际传播。利用现代信息技术和传播手段，推动中医药科普知识和文化的国际传播。推动中医药文化宣传纳入国家整体文化战略中，积极利用互办国家年、中国文化中心、孔子学院等平台和方式，开展中医药文化海外推广，针对不同国家营造中医药医疗、保健、教育、科研、产业等侧重点不同的市场发展环境。继续开展中医药项目申报“人类非物质文化遗产代表作名录”和“世界记忆名录”工作。组织开展中医药海外文化推介工程，在境外举办中医药文化巡展和巡回科普演讲。

第五，继续做好对港澳台中医药交流与合作工作。

继续推进与香港和澳门特别行政区多形式、多渠道、多层次的中医药交流与合作，充分发挥三地各自优势，在“内地与香港关于加强中医药合作协议”、“内地与澳门关于加强中医药合作协议”的框架下，通过建立稳定的合作机制，设立和支持内地与港澳合作项目，加强三地政策法规、医疗保健、教育培训、科学研究、产业开发、文化传播等全方位的交流合作，实现三地中医药的共同发展并影响世界。继续以中央对台工作方针为指导，以服务于两岸民众福祉为出发点，根据两岸中医药事业发展需求，制定合作规划、设立合作专项、落实合作协议，不断扩大交流规模、提高交流层次、拓宽交流领域、推进务实合作，共同提高两岸中医药服务能力和促进事业发展，为两岸大交流、大合作、大发展贡献力量。

上述工作目标和工作任务要靠地方各级中医药主管部门加强领导、精心组织、采取切实有效的措施才能实现。在此我着重强调以下几点。

第一，统一思想，提高认识，进一步加强对中医药对外交流合作工作的领导。

各级中医药主管部门要从事业发展的全局出发，提高对中医药对外交流合作工作意义的认识，切实加强对本地区中医药对外交流与合作工作的领导。要建立健全组织管理机构，完善工作机制，结合《规划》的工作要点，制定好本地区、本单位的中医药对外交流与合作规划和计划，将中医药国际合作工作纳入地区发展战略框架，研究确定加快发展的重大策略和行动计划，及时解决中医药对外交流与合作发展中的问题，做到中医药内事、外事工作同统筹、同部署、同落实，牢牢把握本地区中医药国际合作工作的主动权，开创中医药对外交流与合作的新局面。

第二，加强研究，把握趋势，进一步明确工作思路和工作重点。

当前中医药对外交流与合作工作处于发展的关键时期，各级中医药主管部门必须站在全局的高度，从本地区、本单位实际出发，深刻分析外部环境和内部条件，深入研判中医药事业发展和国际交流合作实际需求，进一步加强对中医药走向世界的形势分析和战略思考，进一步明确本地区开展中医药对外交流与合作工作的战略目标与工作重点，找准影响发展的关键问题，解放思想，更新观念，明确思路，内外联动，切实推动本地区中医药对外交流与合作工作。

第三，加强协调，形成合力，进一步提高中医药对外交流与合作工作的能力。

各地中医药主管部门和中医药相关机构要充分考虑各方关切，制定和完善有关政策，积极争取地方财政、科技等相关部门对中医药国际项目或计划的支持与投入，充分调动当地中医药医疗、教育、科学研究以及企事业单位的积极性和能动性。要主动同卫生、科技、教育、文化、商务、标准、知识产权等相关部门协调，积极争取支持，加强相互配合，促进形成合力，不断提高本地区中医药机构参与国际合作和竞争的工作能力。

第四，顶层设计，发挥优势，进一步打造区域特色合作格局。

各级中医药主管部门要做好顶层设计，为本地区中医药相关机构开展对外交流与合作创造良好的政策保障和外部环境。根据本地区的特点和具体情况，结合资源优势、地缘优势和民族文化等优势，重点支持一批有优势、有影响力的国际合作项目，形成本地区、本单位的国际合作亮点和品牌，并充分发挥其示范和辐射效应，逐步形成在中医药对外交流与合作工作中的区域特色。

第五，依托机构，夯实基础，进一步促进基地建设和人才队伍建设。

加大地方各级中医药对外交流与合作基地建设和外向型人才队伍建设力度。整合资源，重点培养，鼓励采用多种方式和灵活机制，加强对中医药对外交流与合作的基地建设和人才队伍建设，培养一批能够在中医药对外交流与合作领域切实提高合作水平、增加合作效益的依托机构，培养一支懂业务、懂外语、善交流、熟悉国际规则和外交礼仪的高素质复合型人才队伍，从根本上提高地方中医药医疗机构、高等院校、科研院所和生产企业开展对外交流与合作的整体水平，为更大规模、更高层次的中医药对外交流与合作打下坚实的基础。

同志们，中华民族的崛起和中华文明的复兴为发展中医药事业、推动中医药走向世界提供了难得的机遇。中医药事业和中医药对外交流与合作工作已经站在了新的历史起点上。让我们在邓小平理论和“三个代表”重要思想指导下，贯彻落实科学发展观，抓住机遇，迎接挑战，振奋精神，坚定信心，统筹协调，突出重点，求真务实，开拓创新，努力开创中医药对外交流与合作工作新局面，为促进中医药事业发展、造福人类健康、弘扬中华文化、实现中华民族的伟大复兴作出新的更大的贡献！

卫生部副部长，国家中医药管理局党组书记、局长王国强在全国中医药系统创先争优活动工作交流视频会议上的讲话

（2011年5月13日）

同志们：

今天我们在这里召开全国中医药系统创先争优活动工作交流视频会议，主要任务是认真学习贯彻胡锦涛总书记和中央领导同志关于深入开展创先争优活动的重要讲话和指示精神，总结中医药系统开展创先争优活动的情况，交流部分基层党组织的先进经验和党员同志的先进事迹，部署下一步创先争优工作，推动中医药系统创先争优活动深入开展，进一步取得新的成效。

刚才，有8个集体和个人代表作了大会发言。他们从不同的角度总结交流了创先争优活动的特色、做法、体会、经验以及先进典型的先进事迹，听了以后很受鼓舞、教育和启迪。特别是大家采取多媒体的形式，使交流内容更加生动、形象。最近，《中国中医药报》开辟了“创先争优风采录”，连续刊登了山西省运城市中医院内三科主任严俊芳、北京东直门医院姜良铎、江苏省中西医结合医院骨伤科谢林、福建省龙岩市卫生局副局长李荣荣、北京市房山区张坊镇张坊村卫生室乡村医生王金海等一批党员同志的先进事迹，下一步还将集中宣传一批先进基层党组织的先进事迹，为全国中医药系统创先争优活动营造更加良好的氛围。这些都为下一步运用多种形式宣传典型、深化活动，提供了很好的借鉴。

下面，我代表国家中医药管理局创先争优活动领导小组，对一年来中医药系统创先争优工作进展情况和下一步主要工作讲两点意见。

一、中医药系统创先争优活动的主要进展与成效

（一）切实加强行业指导工作

据初步统计，全国中医药系统有基层党组织4 504个，党员103 997人。创先争优活动开展一年来，局创先争优活动领导小组按照中央关于“中央和国家机关有关部门要加强对相关领域（行业）创先争优活动的具体指导”的要求，认真加强对全国中医药系统创先争优活动的行业指导工作。

2010年5月20日，全国医药卫生系统创先争优活动指导工作动员大会提出，成立由卫生部牵头、联合两局（国家食品药品监管局和国家中医药管理局）的“一部两局”全国医药卫生系统创先争优活动指导小组，要求地方各级医药卫生行政部门参照全国医药卫生系统创先争优活动指导小组的构成，成立由卫生厅局牵头、一厅两局构架的各级医药卫生系统创先争优活动指导小组，结合各自分管工作，分别负责本行业创先争优活动的行业指导工作。会后，局创先争优活动领导小组认真研究、部署了行业指导工作。局创先争优活动办公室同时承担全国医药卫生系统创先争优活动办公室中医联络组的工作，并与包括新疆生产建设兵团在内的各地中医药管理部门，建立了创先争优活动联系指导工作机制，各地明确了中医药行业创先争优活动指导工作的负责人和联系人，加强日常工作

的联系、沟通和指导。

一年来，局创先争优活动领导小组按照中央和全国医药卫生系统创先争优活动指导小组的工作部署，切实加强对全国中医药系统开展创先争优活动的行业指导。局领导和局各部门领导及局活动办同志到基层调研督导工作时，注意加强对行业创先争优活动情况的了解、点评和指导，注意发现、推荐创先争优活动中涌现出来的先进典型和先进事迹，努力推动所到地方行业创先争优活动的深入开展。国家中医药管理局在政府网站创先争优活动专题中开设了“各地情况”、“先优风采”专栏，加强对各地活动情况和先进典型事迹的宣传报道。《中国中医药报》设立的创先争优活动专栏，已经刊登创先争优活动报道、纪实等文稿200余篇，内容包括全国中医药系统医教研产等单位和机关单位开展创先争优活动情况的新闻宣传、活动进展、典型人物事迹和活动经验介绍等，对彰显队伍风采、树立行业形象、服务人民群众、推动科学发展，起到了很好的促进作用。

今年的全国中医药工作会议，对中医药行业紧密结合在深化医改中全面贯彻落实《国务院关于扶持和促进中医药事业发展的若干意见》深入开展创先争优活动、把受人民群众欢迎的中医药工作干得让人民群众更加满意的工作情况，进行了总结、点评和部署，提出了新的工作要求。

（二）大力推进活动创造经验

2010年底，各地中医药管理部门向局活动办报送了本省（区市）中医药系统开展创先争优活动的阶段性总结材料，并推出上报了25个集体和8名个人的先进典型事迹材料，刊登在局政府网站上。从阶段总结材料和了解的情况反映，在各地卫生厅局创先争优活动指导小组和指导办的统一领导下，各地中医药管理部门认真贯彻落实中央部署要求和习近平、李源潮等领导同志到医药卫生系统调研时的重要指示精神，按照局创先争优活动领导小组关于加强行业指导工作的要求，思想上高度重视，工作上狠抓落实，努力结合实际，创新活动载体，开展领导点评，组织公开承诺，积极选树典型，推动活动不断深入。

各地中医药管理部门坚持结合在医改中全面贯彻落实国务院《若干意见》，结合本地中医药改革发展中心任务，认真做好行业创先争优活动的指导工作。中医药行业党员干部围绕中心、立足岗位、创先争优，创造了不少有特色、见成效的好做法、好经验。北京市在活动中以培育“学习优、作风优、素质优”的党员干部为重点，强化公立中医医院特色优势，加强基层中医药医疗服务能力建设，推进中医药科技创新体系建设和人才培养，繁荣发展首都中医药文化；河北省各中医药单位普遍利用办公楼电子显示屏播出活动宣传口号，悬挂宣传标语、编发工作简报和设立宣传橱窗等方式，营造浓厚的创先争优氛围；吉林省成立了省中医药系统创先争优活动指导小组，抓机遇，抓落实，以创先争优活动为契机，促进全省中医药事业发展；安徽省成立了中医药系统创先争优活动办公室，以省医改“5+1”模式为创先争优活动结合点，着力抓好宣传教育、活动载体和督查指导工作；湖南省对全省中医药系统提出公开承诺亮职责、学习活动亮思想、岗位示范亮风采的创先争优活动要求，并对开展活动情况进行跟踪掌握；广东省培育了一批先进典型，总结了省中医院“以创先争优推动医院科学发展”、宝安区中医院“强班子、树旗帜、增活力、促发展”等典型经验；广西壮族自治区广西中医学院附属瑞康医院和地市中医院通过“学、干、帮”，鼓励干部职工立足本职、争当标兵；重庆市在中医药系统全面推进医德医风“一讲二评三公示”，重庆市中医院在活动中提出的“一线工作法”得到重庆市卫生局的推广；云南省楚雄州中医医院被确定为省级基层党建工作示范点，通过实施“五大行动”和一系列主题实践活动，努力实现“三好三合理三满意”目标，把医院建设成特色优势突出的现代化综合性中（彝）医医院；宁夏回族自治区开展了以“学经典、重技能、树名医、扬国粹”为主题的全区“创双优”中医药理论知识与技能竞赛；新疆维吾尔自治区维医药研究所党支部提出“在开展活动中少一些功利性的因素，多一些群众冷暖关注，少一些形象工程、政绩工程，多一些群众意愿”等。局医政司、服务局和中国中医科学院广安门医院的创先争优活动也很扎实，富有特色。

（三）主要成效和工作体会

在各地中医药管理部门的指导下，中医药行业紧密结合贯彻落实国务院《若干意见》和参与医改、结合医院管理年活动和行业纠风工作、结合落实学习实践活动整改任务和推进学习型党组织建设，创先争优活动取得明显成效。①激发了创争热情。创先争优活动在各地中医药系统兴起了比、学、赶、帮的热潮，充分焕发了广大党员干部职工奋发向上的精神面貌和工作热情，大家努力把正在干的事情干得更好，把受人民群众欢迎的中医药工作干得让人民群众更加满意，党员干部职工的素质也从中得到提高。②推动了各项工作。创先争优活动有力地推动了各地的中医药改革发展工作，在创先争优活动的激励下，中医药行业在积极参与医改、深入贯彻落实国务院《若干意见》，协助做好本地“十二五”发展规划编制工作，努力争取中医药政策、争取各级政府加大对中医药事业的经费投入，充分发挥中医药在医疗保健、公共卫生和重大疾病预防等服务中的优势作用，全面推动中医药医疗、保健、教育、科研、产业、文化、对外交流与合作的协调发展，都取得新的进展和很大成绩。③惠及了人民群众。以上一切工作和成绩，最终都体现在以简、便、验、廉的中医药医疗保健服务直接造福于人民群众，在医院工作、科普宣传等很多直接面向社会百姓的工作中，人民群众都切身感受到中医药事业发展带来的实惠，也优化了各地有限的医药卫生资源和医疗保险资源，深受广大人民群众的热情欢迎和一致好评，真正体现了组织创先进、党员争优秀、群众得实惠的创先争优活动根本宗旨。

活动中，一些基层单位富有成效的工作还得到中央领导和上级领导的充分肯定。去年7月3日中组部部长、中央创先争优活动领导小组组长李源潮同志到卫生部调研创先争优工作时，中国中医科学院广安门医院在会上汇报开展活动的情况。7月23日卫生部党组书记张茅同志到中国中医科学院西苑医院调研考察时，对医院业务工作和开展创先争优活动的情况给予了充分肯定。8月26日中央组织部组织二局副巡视员、中央创先争优活动领导小组办公室指导组副组长李志宏同志到广安门医院调研创先争优工作，对医院业务建设和党建工作所取得的成绩给予充分肯定，认为广安门医院学习型党组织建设有特点，创先争优活动领导重视、方向明确、方法正确、开局良好，“四满意一和谐”的工作思路也很好。11月22日中组部部务委员、中央创先争优活动领导小组办公室副主任傅思和同志调研重庆市中医院创先争优工作，对该院创先争优活动给予充分肯定。12月6日国家副主席习近平同志视察重庆市中医院，听取重庆市卫生系统和重庆市中医院开展创先争优活动情况汇报，并到第三党支部活动室和肾病科，查阅了医院开展创先争优活动和推行“一讲二评三公示”的相关资料，亲切勉励医务人员把创先争优与中心工作融为一体，不断提高医疗服务水平，希望大家继续努力，建立创先争优长效机制，把工作做得更好。中央和上级领导同志的充分肯定和明确指导，极大地鼓舞和鞭策着中医药行业基层党组织和广大党员干部群众，大家决心进一步开展好创先争优活动，突出简、便、验、廉特色，用更加精湛的医术、更加良好的医风、更加优质的服务，惠及民众，造福社会。

通过近一年的行业创先争优活动，我们有5点初步工作体会。①深入开展创先争优活动必须坚持围绕中心、服务大局。要坚持把创先争优活动放到深化医药卫生体制改革、落实国务院《若干意见》、促进中医药事业发展的大局中去谋划、去部署、去推进，突出行业特色，带动业务工作，使创先争优活动成为推动业务工作更有力、活动成效更明显、人民群众更满意的经常性动力。②深入开展创先争优活动必须坚持立足本职、建功立业。要充分利用好创先争优活动这个载体，调动和激发广大党员岗位成才的主动性和积极性，努力增强业务能力，不断提高自身素质，立足本职岗位创先进、争优秀，使创先争优成为广大基层党组织和党员的价值取向。③深入开展创先争优活动必须坚持可近可信、可比可学。要更加注重典型引路，突出示范带动作用，注意发现身边的先进典型，用身边事教育身边人，使广大基层党组织和党员学有榜样、赶有目标，带动全行业的创先争优。④深入开展创先争优活动必须坚持善于树立、善于宣传。坚持将树立先进、宣传先进贯穿创先争优活动全过程，及时宣传、表彰创先争优活动中涌现出来的先进典型，弘扬良好的医德医风和行业正气，营造学习先进、崇尚先进、争当先进、赶超先进的良好氛围。⑤深入开展创先争优活动必须坚持解决问题、务求实效。为人民群众提供优质价廉的中医药医疗保健服务，是中医药行业一切工作的出发点和落脚点，要使创先争优活动成为学习实践活动成果的巩固和延展，千方百计地解决影响行业发展与和谐的实际困难和问题，才能真正达到预期目标，取得实实在在的成效。

尽管一年来行业创先争优活动取得一些进展，同时我们也应当看到各地创先争优活动也还存在进展不够平衡、一些地方中医药管理部门对本地中医药系统创先争优活动的指导工作还缺乏应有的力度等问题，需要在下一步工作中予以加强。

二、下一步中医药系统创先争优活动的主要工作

胡锦涛总书记在第十七届中央纪委第六次全体会议上，就深入开展创先争优活动强调指出，要坚持以推动科学发展、促进社会和谐、服务人民群众为主题，深入一线，深入实际，开展创先争优活动。中央政治局常委最近都对创先争优活动作出重要指示。

今年是中国共产党成立90周年，是“十二五”规划的开局之年，也是实施近期医改重点工作的最后一年。各地中医药管理部门和全国中医药行业要认真贯彻落实胡锦涛总书记、中央领导同志的重要讲话和指示精神，贯彻落实全国医药卫生系统创先争优活动指导小组、局创先争优活动领导小组的工作部署，进一步组织动员广大党员和干部职工围绕中心、立足岗位、创先争优，努力把受人民群众欢迎的中医药工作干得让人民群众更加满意，为在深化医改中全面贯彻落实国务院《若干意见》，最大限度地满足人民群众对中医药服务的需求，提供坚强的政治动力和组织保证，以优异成绩迎接建党90周年，为实现“十二五”规划的良好开局作出应有的贡献。希望各地中医药管理部门切实加强行业指导工作，坚持党的根本宗旨和群众观点、群众路线，自觉把实现最广大人民群众的根本利益作为做好工作的出发点和落脚点，以更加积极的精神状态、更加务实的工作作风和更加主动的积极协调，在省（区、市）医药卫生系统创先争优活动指导小组的统一领导下，进一步按照中央要求，深入一线，深入实际，真抓实干，加强督促指导，结合中医药工作的实际和行业特点，认真履行行业指导责任，扎扎实实地做好中医药行业创先争优活动的行业指导工作。

（一）围绕中心任务，在实现“十二五”良好开局中创先争优

各地中医药管理部门要积极引导基层党组织和广大党员深入学习实践科学发展观，牢固树立科学发展理念。要认真学习领会和深入贯彻落实党的十七届五中全会精神和全国“两会”精神，开展形势政策教育，把党员干部职工的思想和行动切实统一到中央部署和要求上来。

要围绕制订实施中医药事业发展“十二五”规划和在深化医改中

全面贯彻落实国务院《若干意见》，进一步明确创争主题、突出创争重点、改进创争载体，使创先争优活动更加符合中医药工作实际，更加便于党员群众参加，更好地惠及人民群众，确保取得实效，为实现“十二五”良好开局作贡献。

（二）围绕落实全国中医药工作会议任务，在服务人民健康中创先争优

李源潮同志在医药卫生系统创先争优活动调研座谈会上说：“重视抓创先争优活动的领导是高明的领导。”今年中医药工作任务繁重，需要全国中医药系统团结一心、共同努力加以完成。在全面完成今年工作任务中，要牢牢把握创先争优活动这个有效载体和平台，为完成任务提供政治动力和组织保证。要通过开展创先争优活动，不断激发广大党员干部职工围绕中心、服务大局、立足岗位、创先争优的积极性，努力在增强履职能力、改进医德医风、提高服务水平、造福人民群众上，干得比过去更好，让人民群众更加满意。

各地中医药管理部门要按照全国中医药工作会议工作部署，坚持以人为本和“整体思维、系统运行、三观互动、科学发展”的工作理念和运行机制，紧紧围绕在深化医改中全面贯彻落实国务院《若干意见》，结合本地工作实际，开展创先争优活动。以充分发挥广大中医药工作者参与医改和发展中医药事业的积极性和创造性为重点，引导广大党员干部积极投身科学发展的生动实践，努力解决中医药事业发展面临的新课题、新矛盾、新挑战，自觉地走科学发展道路，积极促进全国中医药工作会议精神在本省（区、市）的贯彻落实，推动中医药医疗、保健、教育、科研、产业、文化、对外交流与合作“七位一体”协调发展。

（三）围绕让人民群众更加满意，在组织好党员公开承诺工作中创先争优

中医药系统是民生工作的重要组成部分，是重要的社会窗口行业，立足行业特点和服务岗位，广泛开展党员公开承诺活动，全心全意服务人民健康，意义重大。要切实发挥党组织的战斗堡垒作用和党员的先锋模范作用，紧密结合正在全国医疗卫生系统开展的以“服务好、质量好、医德好，群众满意”为主要内容的“三好一满意”主题实践活动，紧紧围绕“把受人民群众欢迎的中医药工作干得让人民群众更加满意”这一中医药系统创先争优活动主题目标，组织广大党员立足本职岗位，做出公开承诺，把提升技能水平、提升服务质量作为创先争优活动的重要目标，广泛开展党员公开承诺和挂牌上岗活动，接受群众监督，改进工作作风。

公开承诺工作要突出一个“实”字，做到承诺内容具体实在，承诺方法简便易行。承诺的事项要进行通报和公示。党员要认真落实承诺事项，切实兑现承诺，并接受党组织和群众的评议，评议结果作为评选表彰优秀共产党员的重要依据。党组织要督促检查党员履行承诺的情况，引导党员认真践诺，取信于民。

（四）围绕抓基层打基础，在加强基层组织建设中创先争优。卫生部党组提出“管行业也要管党建”

各地中医药管理部门要积极协助地方组织部门深入学习贯彻《中国共产党党和国家机关基层组织工作条例》，深刻领会和把握新形势下党建工作的新任务、新要求，有针对性地查找和解决基层党建工作中存在的突出问题，指导中医药系统各单位在思想上高度重视、工作上常抓不懈，党政齐抓共管，进一步加强中医药系统各级党组织的自身建设，提高基层党组织的创造力、凝聚力和战斗力。

各地中医药管理部门要通过对创先争优活动的行业指导，进一步加强对基层中医药单位党建工作的指导，积极探索“党委领导、行业指导”基层党建工作的好途径、好方法，及时总结推广中医药系统在创先争优活动中创造的好做法、好经验，努力形成长效机制。要充分发挥行业指导的工作优势，切实加强行业思想政治工作，建立健全激励、关怀、帮扶机制，努力把党组织的政治优势转化为促进科学发展的动力，推动行业指导工作取得实实在在的成果。

要积极探索党群共建创先争优的工作机制，引导各级党组织坚持党建带工建、党建带团建、党建带妇建的党建带全局工作机制。要充分发挥工会、共青团、妇女组织各自的优势，调动所联系的群众投身创先争优的积极性、主动性、创造性，使党组织和党员创先争优与工青妇创先争优融为一体。通过党员带群众、党内带党外，形成全国中医药系统齐争共创的良好局面，使创先争优成为全系统的价值取向。

（五）围绕纪念建党90周年，在学习先进典型中创先争优

各地中医药管理部门要结合纪念建党90周年的契机，指导中医药基层单位集中开展丰富多彩、形式多样的学习宣传先进典型的主题教育活动。要充分认识这项工作，对彰显队伍风采、树立行业形象、推动科学发展、服务人民群众的重要意义，切实加强指导，在评选推荐“先进基层党组织、优秀共产党员、优秀党务工作者”工作中，注重把“两优一先”评选宣传工作与推动创先争优活动的深入开展结合好，与贯彻落实国务院《若干意见》结合好，与推动各项工作的完成结合好，使评选宣传工作真正成为弘扬先进、引领创争的过程。

各地中医药管理部门要认真组织学习和贯彻落实胡锦涛总书记关于学习杨善洲同志模范事迹和崇高精神的重要批示精神，在中医药行业形成学习杨善洲同志的热潮。中医药系统广大党员干部特别是领导干部要以杨善洲同志为榜样，在中医药工作中，自觉做到一心想着群众、一切为了群众，做全心全意为群众谋利益的好党员、好干部。同时，继续树立和宣传中医药系统的先进典型，把学习重大典型与学习身边典型结合起来，着力用身边的事教育身边的人。要着力采取多种

方式对评选出的中医药先进典型，尤其是能够对全国、全行业产生较大影响的先进典型，综合运用网络、影视等现代传媒手段予以大力宣传，充分运用好先进典型资源，让先进典型的优秀事迹真正化作激励广大党员干部职工立足岗位、奋发向上、创造新业绩的动力，使典型宣传工作和创先争优活动更加符合时代要求和贴近工作实际，更加富有感染力和震撼力，努力在全行业形成学习先进、崇尚先进、争当先进、赶超先进的良好氛围。

各地中医药管理部门和基层中医药单位要按照《中共中央关于中国共产党成立90周年纪念活动的通知》要求，以庆祝建党90周年为契机，组织好有关纪念活动，唱响共产党好、社会主义好、改革开放好、伟大祖国好、各族人民好的主旋律。要大力推进学习型党组织建设，多种形式地切实加强对党员的理想信念教育、党性党风教育和形势政策教育，宣传各个时期中医药基层党组织和广大党员在改革发展、抢险救灾、服务群众等工作中作出的突出业绩。要结合实际组织开展学习党史、重温誓词、纪念征文、知识竞赛、群众歌咏、主题报告、主题实践、主题党日、走访老党员老干部等活动，激励广大党员干部职工进一步增强党性修养、坚定理想信念、创造一流业绩，以创先争优的精神促进中医药事业科学发展，以优异业绩向党的生日献礼。

同志们，做好新形势下中医药系统创先争优活动的行业指导工作是一个新课题，责任大、任务重、使命光荣。希望大家认真贯彻落实中央创先争优活动领导小组、全国医药卫生系统创先争优活动指导小组和局创先争优活动领导小组的工作部署，以高度的责任心、饱满的政治热情和良好的精神状态，切实加强创先争优活动的行业指导工作，确保活动实效，推动科学发展，造福人民群众，为把受人民群众欢迎的中医药工作干得让人民群众更加满意，不断作出新的更大的贡献。

卫生部副部长，国家中医药管理局党组书记、局长王国强在国家中医药管理局直属机关“两优一先”表彰大会上的讲话

（2011年6月28日）

同志们：

今天，我们在这里隆重集会，庆祝中国共产党成立90周年，表彰国家中医药管理局直属机关先进基层党组织、优秀共产党员和优秀党务工作者。首先，我代表国家中医药管理局党组向受到中央国家机关工委、卫生部直属机关党委、国家中医药管理局直属机关党委表彰的先进基层党组织、优秀共产党员和优秀党务工作者表示衷心的祝贺和崇高的敬意！向辛勤工作在局机关和直属单位一线的各级党组织和全体共产党员、党务工作者致以亲切的问候！希望局机关和直属单位各级党组织和全体党员向受到表彰的同志和基层组织学习，坚定社会主义和共产主义理想信念，继续在围绕中心、服务大局中立足岗位、创先争优，在深化医改中全面贯彻落实《国务院关于扶持和促进中医药事业发展的若干意见》，充分发挥中医药的特色优势，为人民群众提供安全、有效、方便、价廉的中医药医疗保健服务，努力把受人民群众欢迎的中医药工作干得让人民群众更加满意，为发展卫生和中医药事业、实现人人享有基本医疗卫生服务的目标而努力奋斗。

90年风雨兼程，90年星光闪耀。中国共产党自1921年成立以来，至今已经走过了90年不平凡的历程。90年来，中国共产党领导中国人民进行了艰苦卓绝的奋斗，战胜了各种艰难险阻，夺取了革命斗争和经济建设一个又一个的伟大胜利。中国共产党坚持以马克思列宁主义、毛泽东思想、中国特色社会主义理论体系为指导，不断开创社会主义现代化建设新局面，全面推进中国特色社会主义现代化建设，综合国力显著增强，取得了举世瞩目的伟大成就，赢得了全国各族人民的衷心拥护。实践证明，中国共产党不愧是伟大的、光荣的、正确的党。今天我们在这里召开大会，回顾党带领全国人民走过的光辉历程并表彰先进，对于我们时刻牢记党的光辉历史和优良传统，增强党员意识和党性观念，进一步加强和改进党的建设，为全面贯彻落实国务院《若干意见》提出的各项工作任务提供坚强保证，具有十分重要的意义。

近年来，局机关和直属单位各级党组织和广大共产党员，在党组的领导和中央国家机关工委、卫生部直属机关党委的指导下，坚持用中国特色社会主义理论体系和社会主义核心价值体系武装头脑，政治思想素质不断提高；紧紧围绕在深化医改中全面贯彻落实国务院《若干意见》的中心任务积极开展党的工作，发挥了政治核心作用、战斗堡垒作用和先锋模范作用；以开展学习实践科学发展观活动和创先争优活动为契机，不断推进学习型党组织建设和学习型组织、服务型机关、和谐团队“三项建设”，切实加

强基层组织建设；更加重视作风建设、制度建设和反腐倡廉建设，打造清正廉洁的政府机关和干部队伍；努力探索新时期党建工作的规律，局机关和直属单位党建工作科学化水平不断提高。

在党中央、国务院的高度重视和正确领导下，中医药事业发生了巨大变化、取得了显著成就。国家把“发展现代医药和我国传统医药”写入《宪法》，颁布《中华人民共和国中医药条例》，成立国务院中医药工作部际协调机制，印发《国务院关于扶持和促进中医药事业发展的若干意见》，加大对中医药事业的投入等一系列重大措施，都为中医药事业持续健康发展提供了根本保障。在科学发展观和党的中医药方针政策的指引下，党组在总结中医药工作实践的基础上，提出了“整体思维、系统运行、三观互动、六位一体、统筹协调、科学发展”的工作理念，并形成了工作系统及其运行机制。近年来，中医医疗服务体系建设和服务能力明显增强，中医药防治重大疾病及应急救治能力显著提高，中医预防保健服务和“治未病”健康工程加快发展，中医药继承与创新取得积极进展，中医药人才队伍建设不断加强，中医药科普宣传和文化建设开创了新局面，中西医结合和民族医药事业取得新的发展，中医药法制化、标准化、信息化进程加快，中医药国际影响力不断提升，开创了中医药医疗、保健、教育、科研、产业、文化和对外交流与合作全面发展的新格局。今年是中医药事业发展“十二五”规划的开局之年，局机关和直属单位各级党组织和广大共产党员要坚定理想信念，坚持科学发展，充分发扬党的优良传统，认真学习和弘扬先进典型的崇高精神，以身边的先进人物为榜样，努力创先争优，为全面实现中医药事业发展“十二五”规划目标和各项任务作出积极的贡献。

6月22日，温家宝总理在接见中央国家机关先进基层党组织、优秀共产党员和优秀党务工作者表彰大会代表时指出，中央国家机关基层党组织要加强自身建设，提高凝聚力，团结带领广大党员干部和公务员，牢固树立以人为本的施政理念，把我们的政府建成服务型政府。并要求中央国家机关党员干部要当好人民公仆，把全心全意为人民服务作为根本宗旨；做到清正廉洁，党员、干部更要以身作则，树立清正廉洁的良好形象；努力改进作风，大力弘扬党的实事求是、艰苦奋斗、密切联系群众的优良传统和作风；自觉勤奋学习，提高思想水平和政策水平，提高驾驭全局、克服困难、解决问题的能力。国务委员兼国务院秘书长、中央国家机关工委书记马凯同志在中央国家机关先进基层党组织、优秀共产党员和优秀党务工作者表彰大会讲话中提出，中央国家机关在贯彻落实科学发展观、推动党和国家事业发展中发挥着全局性的重要作用，各部门要结合新的形势任务和中央国家机关实际，努力通过创先争优开创科学发展新局面、形成服务群众新气象、塑造干部队伍新形象、激发基层组织新活力，使中央国家机关党的组织率先成为贯彻落实科学发展观和中央各项决策部署的坚强战斗堡垒。卫生部党组书记张茅同志在卫生部庆祝建党90周年大会上也强调，要切实加强党的建设，以落实医改任务的实际行动，创先争优，作出表率。我们要认真学习贯彻温家宝总理、马凯国务委员和张茅书记的讲话精神，切实加强和改进局机关和直属单位党的建设，以在深化医改中促进中医药事业科学发展、把工作干得让人民群众更加满意的实际行动，创先争优，作出表率，走在前头。

第一，立党为公、执政为民的理念不能丢。从1921年建党开始，我们党已经走过了整整90年的风雨历程，党员人数也由最初的50多人发展到8 000多万人。90年来，中国共产党始终坚持“立党为公、执政为民”的根本要求，得到了最广大人民群众的信赖与支持。作为直接面向人民群众的中医药系统广大党员，要坚定社会主义和共产主义理想信念，始终不渝地自觉践行“立党为公、执政为民”的根本要求，殚精竭虑地为人民服务，鞠躬尽瘁地为党工作，从自己做起，从当前做起，紧密结合向杨善洲同志学习、公开承诺、领导点评、“为民服务创先争优”、“三好一满意”活动以及行业作风和职业道德建设等载体，继续深入开展创先争优活动，坚定理想信念，展现政治本色，发挥共产党员的先锋模范作用，时刻保持与人民群众的血肉联系，时刻保持共产党员的先进性，把自己的理想追求、人生价值融入党的事业和中医药事业中去。

第二，联系群众、服务人民的宗旨不能忘。为人民服务是我们党的根本宗旨，党组在科学发展观指导下形成的“整体思维、系统运行、三观互动、科学发展”的工作系统和运行机制，其中“三观”的核心是人民群众。中医药工作努力的指向就是要符合广大人民群众的需要。胡锦涛总书记特别强调：“只有我们把群众放在心上，群众才会把我们放在心上；只有我们把群众当作亲人，群众才会把我们当作亲人。”胡锦涛总书记特别强调要树立起群众观点，要实现好、维护好、发展好最广大人民的根本利益。我们必须时刻把群众放在心上，把人民群众当作自己的亲人。创先争优就是要把受人民群众欢迎的中医药工作干得让人民群众更加满意，这个满意就是要让人民群众充分享受到中医药特色优势和临床疗效。“三观互动”的基础是群众观点，离开群众基础，没有把我们的工作转化成为群众服务的成效，我们的工作就没有意义。因此，各级党员干部一定要与人民群众同呼吸共命运，始终把体现人民群众意志和利益作为我们一切工作的出发点和落脚点，牢固树立“权为民所用、情为民所系、利为民所谋”的观念，时刻牢记只有服务的义务，而没有索取的权利，只有奉献的义务，而没有享受的权利，不断改进工作作风，服务基层，服务群众。

第三，思想建设、组织建设的

力度不能减。我们党90年来之所以兴旺发达，很重要的一条经验就是在思想上建党，在组织上强党。我们要认真学习贯彻党的基本理论、基本路线、基本方针和基本经验，做到执行路线不走样、坚持方针不动摇。各级党组织要对照《党章》和《中国共产党党和国家机关基层组织工作条例》的要求，切实加强基层党组织建设，进一步做好抓基层、打基础的工作，不断增强基层党组织的创造力、凝聚力和战斗力。要以基层党支部建设为重点，继续以学习型党组织建设为龙头，深入开展学习型组织、服务型机关、和谐团队“三项建设”，内增素质、外树形象，不断提高各级领导干部把握改革大局、推进科学发展的本领和能力，提高每名党员履行岗位职责、完成工作任务的本领和能力。

第四，勤政廉政、克己奉公的作风不能变。加强党风建设和廉政建设是加强机关作风建设的具体要求。各级党组织和党员干部要充分认识到加强党风廉政建设的必要性和紧迫性，认真学习贯彻胡锦涛总书记在中央纪委六次全会上的重要讲话精神，自觉贯彻执行《中国共产党党员领导干部廉洁从政若干准则》，加强政治纪律教育，引导党员干部坚定政治立场，大力推进反腐倡廉建设和廉洁自律教育，促进各级党员领导干部廉政勤政。必须时刻牢记“两个务必”，时刻敲响清廉警钟，牢固树立社会主义荣辱观，全面提高拒腐防变和抵御风险的能力，自觉保持勤政廉政、克己奉公的作风，保证每个党员干部都能“谋大事、想干事、能干事、干大事、干成事”，同时还要保证“不出事”，都始终自觉做到牢记宗旨、联系群众、谦虚务实、艰苦奋斗、清正廉洁。

第五，开拓进取、求真务实的要求不能松。围绕在深化医改中全面贯彻落实《若干意见》，推动中医药医疗、保健、教育、科研、产业、文化、对外交流与合作全面协调发展，需要调动和激发局机关和直属单位广大党员的积极性和创造性，需要激励和引导党员爱岗敬业、无私奉献，全心全意为人民健康服务，也需要教育引导党的基层组织和广大党员统一思想、振奋精神，坚定信心、攻坚克难，因此各级党组织一定要坚持开拓进取的精神和求真务实的作风不放松，努力把各项工作做得更好。

同志们，加强和改进局机关和直属单位党的建设，更好地保障和服务于中医药事业科学发展，局机关和直属单位各级党组织责无旁贷、重任在肩。当前，“十二五”规划实施已经起步，实现“十二五”期间中医药事业新的飞跃，任务艰巨，使命光荣。局机关和直属单位各级党组织一定要紧密团结在以胡锦涛同志为总书记的党中央周围，深入贯彻落实科学发展观，紧紧围绕党组中心任务，以饱满的政治热情、良好的精神状态和务实的工作作风，切实加强和改进党的建设，深入开展创先争优活动，把创先争优激发出来的工作热情，转化为实现“十二五”宏伟蓝图和在医改中推进中医药事业发展的实际行动，为促进中医药事业持续健康、又好又快科学发展提供坚强的政治动力和组织保证，以优异成绩向中国共产党成立90周年献礼！

卫生部副部长、国家中医药管理局局长王国强在基本公共卫生服务中医药服务项目试点工作启动会议上的讲话

（2011年7月12日）

今天，国家中医药管理局在浙江省杭州市召开基本公共卫生服务中医药服务项目试点工作启动会议。卫生部和国家中医药管理局对这次会议十分重视。卫生部高度重视和大力支持中医药工作，为更好地满足基层的需求，在社区卫生服务中将中医药服务作为重要内容大力推进。在《国务院关于发展城市社区卫生服务的指导意见》的配套文件制定中，积极体现中医药内容和特点，有力地促进了社区中医药服务政策体系的完善，特别是刚刚印发的《社区卫生服务机构绩效考核办法》中，卫生部要求的中医药服务所占分值超过了10%；在基本公共卫生服务工作方面，在《国家基本公共卫生服务规范》及配套的技术规范制定中，卫生部也将中医药相关内容有机融入，充分体现了中西医并重的方针。国家中医药管理局也多次专题对基本公共卫生服务中医药工作进行研究。中医药在基层深受欢迎、大有可为，但一直没有具体的中医药服务项目列入基本公共卫生服务。现在我们所做的是一项创新性而且富有挑战性的具有中国特色的探索性工作，具有重要意义。在这里，请允许我代表卫生部和国家中医药管理局，对会议的召开表示热烈的祝贺，对大家在推进基本公共卫生服务中医药服务项目取得的积极进展所作出的努力表示衷心的感谢。

下面，我就开展基本公共卫生服务中医药服务项目试点工作谈几

点意见，供大家参考。

一、深刻认识在基本公共卫生服务中开展中医药服务项目的重要意义

（一）在基本公共卫生服务中开展中医药服务项目是服务我国经济社会发展大局的需要

新世纪以来，我国经济社会发展进入新阶段，经济发展水平刚刚跨入中高收入门槛，城乡和地区差距依然较大，工业化、信息化、城市化、市场化、全球化、人口老龄化进程加速，我国面临的健康问题更为复杂。一方面，由生态环境、生产方式和生活方式变化及社会因素导致的食品药品安全、饮水安全、职业安全和环境问题日益凸显，对人民群众的健康和经济社会发展的影响更加突出。另一方面，我国面临的传染性疾病和非传染性疾病双重负担的格局没有改变，对人民群众的健康威胁和经济社会发展的影响日益加重。尤其值得关注的是，心脑血管疾病、恶性肿瘤以及糖尿病等慢性非传染性疾病对健康的危害出现“井喷”式变化，慢性大病已经成为当前我国居民的第一死因，不仅带来了沉重的医疗负担，也减少了劳动力人口数量，削弱了人力资本质量。据世界银行针对中国慢性大病的调查测算，预计到2015年仅心脑血管疾病、中风和糖尿病就会给中国造成5 500亿美元的经济损失。

与此相应，近年来我国医疗费用持续增长，对有限的社会资源提出了严峻挑战。我国作为发展中国家，还处于并将长期处于社会主义初级阶段，是“穷国办大卫生”，用于医疗卫生的投入十分有限。因此，必须将有限的资源投放到那些最具有成本效益的服务中去。中医药技术方法普遍具有安全、有效、方便、价廉的特点，对于慢性病防治、老年人和孕产妇保健以及促进儿童生长发育等具有鲜明的特色和较大的优势。通过为城乡居民免费提供基本的中医药预防保健服务，对城乡居民健康问题进行中医药知识和方法的干预，减少主要健康危险因素，防患于未然，使人们尽量做到不生病、少生病或延缓生病，就是最具成本效益的服务之一。大家可以想象一下，通过国家免费提供的中医药预防保健服务，如果能够减少高血压病、糖尿病等疾病的发病或者将患病年龄尽可能推迟几年，能够从孕前、孕中、产后等各个阶段促进儿童生长发育，每年少感冒几次，那么，可想而知，每个家庭将减轻多少负担，节约多少成本，将为国家经济社会发展作出多大贡献。

（二）在基本公共卫生服务中开展中医药服务项目是深化医药卫生体制改革的需要

深化医药卫生体制改革作为当前卫生工作的核心内容，党中央、国务院十分强调发挥中医药作用。《中共中央、国务院关于深化医药卫生体制改革的意见》（中发〔2009〕6号）提出，要坚持中西医并重的方针，充分发挥中医药作用。国务院印发的《医药卫生体制改革近期重点实施方案（2009～2011年）》及其相关配套文件中，中医药作为重要内容分别纳入5项重点工作中。日前，由卫生部牵头，会同国家中医药管理局联合印发了《关于在深化医药卫生体制改革工作中进一步发挥中医药作用的意见》（卫办发〔2011〕57号）（以下简称《意见》），明确指出“扶持和促进中医药事业发展，充分发挥中医药的优势和作用，对于深化医药卫生体制改革，探索建立群众支付得起、政府承受得了、中西医相互补充的中国特色医药卫生体制，提高人民群众健康水平具有十分重要的意义”。《意见》对各级卫生行政部门、中医药管理部门统筹做好公立中医医院改革试点工作、贯彻落实基本医疗保障制度中鼓励利用中医药服务政策、进一步加强基层中医药服务网络建设、在基本公共卫生服务中进一步发挥中医药作用、在建立国家基本药物制度中体现中药特点、加强中医药人才培养等方面提出了明确要求。

促进基本公共卫生服务逐步均等化是深化医改近期5项重点任务之一。实施国家基本公共卫生服务项目，为城乡居民免费提供基本公共卫生服务，是我国政府坚持以人为本、落实预防为主卫生工作方针的具体体现，也是我国公共卫生领域的一项长期的、基础性的制度安排。通过对城乡居民健康问题进行干预，减少主要健康危险因素，有利于预防和控制传染病及慢性病的蔓延，有利于提高居民对公共卫生服务的可及性，逐步缩小城乡、地区和人群之间的差距，使城乡居民逐步享有均等化的基本公共卫生服务。随着国家基本公共卫生服务经费的不断增加，免费向城乡居民提供的公共卫生服务产品会越来越多。中医历来重视预防保健，围绕“治未病”理念，几千年来通过实践逐步构成的“未病先防、已病防变、瘥后防复”的理论体系，与公共卫生服务以“预防为主”的核心理念十分契合。在长期的实践中，中医药形成了独具特色的丰富多样的预防保健技术方法。将中医“治未病”理念和这些好的技术方法形成公共卫生服务产品提供给老百姓，使广大城乡居民免费享受中医药预防保健服务，充分发挥中医药在健康促进中的优势和作用，对于深化医改、构建中国特色公共卫生服务体系具有十分重要的意义。这也是国家中医药管理局决定开展基本公共卫生服务中医药服务项目试点工作的出发点和落脚点。

（三）在基本公共卫生服务中开展中医药服务项目是满足广大人民群众中医药服务需求、促进中医药事业发展的需要

当前，中医药事业正处于发展的重要战略机遇期，一是党中央、国务院对中医药工作的重视和扶持前所未有，二是各地党委政府对中医药事业发展的领导和推动力度前所未有，三是广大人民群众对中医药知识和服务的需求日益增长前所未有，四是中医药理论与方法受到国际社会、现代医学的重视和关注程度前所未有，五是中医药界同仁团结和谐、奋发有为的精神状态前所未有。同时我们也要清醒地看到，随着经济全球化、科技进步和现代医学的快速发展，我国中医药发展环境发生了深刻变化，又面临许多新情况、新问题，需要我们加快继承与创新，进一步保持和发挥中医药的特色与优势，努力满足人民群众日益增长的中医药服务需求。

中医药预防保健“治未病”服务，是中医药特色与优势的重要领域。以《黄帝内经》为发端，历经两千多年的实践与探索，已经构建起了以保障健康为核心的中医“治未病”理论体系，形成了丰富的诊疗技术及干预手段。但长期以来，医疗卫生服务中一直存在着重医疗而轻预防保健、重病人而轻健康人和亚健康人等问题。2007 年以来，国家中医药管理局启动了中医“治未病”健康工程，试点范围不断扩大，取得了明显成效，受到了社会各界的广泛欢迎。在基本公共卫生服务中开展中医药服务项目，将使中医“治未病”的预防保健理论和思路得到进一步继承，并在实践中不断丰富和发展，是继承发扬中医药学术的重要内容；将使中医药的服务对象由以病人为主拓展到病人、亚健康人和健康人并重，服务范围由以医疗为主拓展到医疗、预防、保健、养生、康复各个方面，是拓展中医药服务领域的重要手段；是中医“治未病”工作的又一重要平台，有利于将安全、有效、方便、价廉的中医“治未病”理念和技术方法作为公共产品提供给广大城乡居民。

因此，在基本公共卫生服务中开展中医药服务项目，为城乡居民免费提供安全、有效、方便、价廉的中医药预防保健服务，具有重要意义。各级卫生、中医药行政管理部门要深刻认识，明确目标和方向，创新工作思路和方法，大力推进基本公共卫生服务中医药服务项目试点工作。

二、准确把握在基本公共卫生服务中开展中医药服务项目试点的原则和重点工作

《意见》明确要求，“各级卫生行政部门要会同中医药管理部门在孕产妇、老年人、儿童等重点人群和高血压、2 型糖尿病等慢病患者健康管理中积极运用中医药技术和方法，加大中医药健康教育力度，逐步扩大在中医体质辨识基础上开展养生保健的人群范围。按照由点到面、由地方到全国的原则，探索将中医药防治在校学生和老年人等易感和聚集人群呼吸道和肠道传染病列入重大公共卫生项目。”《意见》也明确提出，“各省级中医药管理部门要牵头组织开展本地区基本公共卫生服务中医药服务项目试点工作，探索基本公共卫生服务中的中医药服务项目和服务模式。”各地在推进公共卫生服务均等化方面，已经开始注重发挥中医药作用。北京、广东等地要求为城乡居民提供中医体质辨识服务，特别是广东省作为实施“治未病”健康工程的试点省，要求在城乡居民健康档案中 100% 填写中医体质辨识内容；甘肃要求全省所有疾病预防控制机构设置中医科，开展中医预防保健服务；上海长宁区将中医预防保健服务纳入公共卫生服务项目，并按照人均 5 元的标准给予经费补贴；广东省佛山市南海区妇女儿童医院开展“沃土、松土、培种、护苗”工程，运用中医药理论和方法开展孕前妇女和男性健康指导，加强儿童体质、促进儿童生长发育。今年国家中医药管理局决定开展基本公共卫生服务中医药服务项目试点工作以后，我们高兴地看到，各地开展试点工作的热情非常高。医政司年初计划在全国遴选 30 个左右的市辖区县开展试点工作，截至目前，由市辖区县自愿申报、省级中医药管理部门遴选推荐的试点地区共计 73 个，增加了一倍多。这充分说明了很多地区已经认识到在基本公共卫生服务中开展中医药服务项目的重要性和必要性，并在实践中受到了人民群众的欢迎。

开展基本公共卫生服务中医药服务项目试点工作的目标是，探索在基本公共卫生服务中充分发挥中医药作用的有效途径和模式，在人均基本公共卫生服务经费标准逐步提高过程中，设计中医药服务项目和内容并逐步列入基本公共卫生服务项目，为城乡居民免费提供效果明显、特色突出的中医药服务，发挥中医药在健康促进中的优势和作用。在试点工作中，要明确以下原则：

第一，以人为本，服务群众。开展中医药服务项目试点工作的出发点和落脚点都必须坚持以人为本，以提高人们的健康水平为核心，以使人们少生病或不生病为着力点，从试点工作方案的制订到中医药服务项目内容、流程、提供机构和人员等各个方面，都必须真正从人民群众的需求出发。

第二，结合实际，因地制宜。开展试点工作的地区，要按照试点工作的总体要求，紧密结合当地实际，在认真调查研究的基础上确定本地区开展的中医药服务项目，制订切实可行的试点工作方案，积极开展符合当地需求和人群特征的中医药服务项目。

第三，整合资源，形成合力。在试点工作中，既要与现有基本公共卫生服务项目实施相衔接，做到“不干扰”、“有促进”；又要与目前广泛开展的中医“治未病”试点工作相衔接，使中医“治未病”试点工作成为中医药服务项目的实践来源和技术指导者。

第四，加强交流，及时总结。在试点过程中，要加强交流，及时总结，形成经验，积极推广，注重实效。国家中医药管理局将组建各类中医药服务项目试点地区协作组和专家协作组，通过协作的方式加强地区交流和学术交流，共同研究解决面临的难点和问题，提出相应的政策措施。

要通过试点工作解决的问题很多，各地要紧紧围绕试点目标，抓住工作的重点和难点，积极探索，大胆实践。

第一，设计好中医药服务项目。这是试点工作的核心内容。我们在《国家中医药管理局办公室关于开展基本公共卫生服务中医药服务项目试点地区推荐工作的通知》中列出了6项供试点参考使用的中医药服务项目，本次会议又提供了这6个中医药服务项目技术规范（讨论稿）。必须强调的是，这是供大家参考使用的。各地在开展试点工作时既可以在这6项的基础上设计本地区选择开展的中医药服务项目，也可以结合本地区实际自行设计中医药服务项目；既可以选择开展慢性病患者中医药健康管理，也可以开展重点人群健康管理，还可以在中医药健康教育上“做文章”。

本次会议邀请了9个单位进行交流发言，他们有的是按照我们提出的参考项目设计本地区中医药服务项目，有的是以中医“治未病”为核心对所有的参考项目进行整合，有的是在以前工作的基础上设计的新项目。希望他们的介绍和发言能够对大家有所启发和借鉴。会后，请大家继续认真研究本地区设计开展的中医药服务项目，之前申报的可以调整。我们核实后正式发文确定试点地区名单。

第二，设计好服务流程。一是要明确服务提供者，无论是西医人员还是中医人员，都要制订计划，加强培训，确保正确理解中医药服务项目内涵和内容。二是要设计好服务流程，明确提供中医药服务的时间节点，力争做到与原有健康管理中相关内容，如体格检查等之间的“互为我用”、“相互促进”。

第三，做好经费测算。2011年人均基本公共卫生服务经费由2010年的15元增长到25元，卫生部对新增的服务项目和内容人均经费进行了认真测算，据此制定了《国家基本公共卫生服务规范（2011年版）》。今后中医药服务项目纳入国家基本公共卫生服务项目，经费测算是一个重要依据。各地要根据所设计开展的中医药服务项目的人力成本、技术劳务价值、医用耗材等，合理测算和确定中医药服务项目人均经费标准，为下一步中医药服务项目列入国家基本公共卫生服务项目提供实践基础。

第四，做好绩效评估。一是要做好中医药服务项目的有效性和可行性评估。会前，我们委托北京中医药大学管理学院制定了中医药服务项目评估量表（讨论稿），本次会议也一并提交大家讨论修改后正式印发，请各地按照要求认真组织填写，帮助我们积累中医药服务项目有效性和可行性的基础数据。这对我们协调有关部门将中医药服务项目列入国家基本公共卫生服务项目非常重要。二是要通过绩效考核推动基层医疗卫生机构和医务人员开展好中医药服务项目。要设计好绩效考核指标和标准值，将绩效考核结果与年度考核、个人待遇相挂钩，通过绩效考核推动医务人员自觉自愿地开展好中医药服务项目。

三、加强对在基本公共卫生服务中开展中医药服务项目试点工作的组织领导

在新的形势下，各级党委、政府对中医药工作更加重视，各有关部门对在深化医改中进一步发挥中医药作用更加支持，广大人民群众和社会各界对选择中医药维护健康的期望更高。这些都对我们的工作提出了更高的要求。《意见》明确要求省级中医药管理部门牵头组织开展本地区基本公共卫生服务中医药服务项目试点工作。各级卫生、中医药行政管理部门一定要认清形势，提高认识，把握原则，抓住重点，切实加强组织领导，狠抓落实，扎实推进基本公共卫生服务中医药服务项目试点工作。

第一，要强化职责。各级卫生、中医药行政管理部门要将试点工作摆上重要议事日程，与其他各项工作统筹规划，共同推进。要主动参与当地公共卫生服务均等化相关政策措施的制定工作，及时提出有关中医药政策措施的建议。

第二，要加强协调。中医药服务项目能否纳入基本公共卫生服务，能否探索出一条中医药参与公共卫生服务的途径和模式，需要中医药管理部门与社区卫生主管部门、财政部门共同努力。各级中医药管理部门特别是省级中医药管理部门要主动协调、上门协调，积极争取理解和支持，形成合力。

第三，要加大投入。各级中医药管理部门要协调卫生行政部门在国家基本公共卫生服务经费之外，地方财政安排的基本公共卫生服务经费中，安排一定的比例用于开展中医药服务；要安排一定的经费用于加大对基层医疗卫生机构开展中医药服务所需的基本设施设备和人员培训的投入。

第四，要加强督导。省级中医药管理部门要切实加强对试点地区的督促与指导，确保各项任务和政策措施的落实。我局将适时组织对各地开展试点工作的情况进行调研和督查。

同志们，基本公共卫生服务中医药服务项目试点工作是一项崭新的、具有挑战性的工作，同时也是一项受群众欢迎的民心工程。让我们共同努力，以改革创新的精神，狠抓落实的作风，把试点工作开展好，为维护人民健康，在深化医改中促进中医药事业发展作出新的更大的贡献！

卫生部副部长、国家中医药管理局局长王国强在2011年国家中医药管理局暑期办公会议上的讲话

（2011年7月21日）

一

我们今天召开2011年暑期办公会议，是要对上半年的工作进行总结，并部署安排下半年的工作。在听取局机关各部门和局各直属单位汇报后，刚才几位局领导进行了点评，提出了意见。我们这次会议很务实，大家在汇报中，既有对工作进展情况的检查，又有对任务完成效果的评价，还有对完成任务的体会总结。听了大家的汇报，很受感动，在人少、事多、压力大的情况下，开展了大量的工作，取得了很好的成效，展示了良好的风貌。上半年的工作，体现了以下特点：

一是集中力量抓大事。按照局党组的要求，围绕中心工作，结合本部门职能和确定的任务分工，突出重点，全力以赴，抓好落实。

二点是工作有特色。各部门各单位在分管领导的领导下，认真履行自己的职能，在完成任务过程中，工作理念、思路、方法等都有创新，特别是注重加强协调、主动争取，成效显著。

三是工作质量和水平有新的提高。工作成效取得的本身就是工作能力和水平的彰显，特别是大家在工作中，按照局党组要求积极落实科学发展观，坚持运用“整体思维、系统运行、三观互动、六位一体、统筹协调、科学发展”的工作方法，全面推进各项工作，促进了中医药事业协调发展。

四是群众观念和宗旨意识更加牢固。把满足群众需求、让群众享受到良好的中医药服务，始终作为各项工作的出发点和落脚点，注重把政策、措施转化为群众看得见、摸得着的中医药的服务内容、服务项目、服务方式等。

五是在总结工作的同时总结体会。在总结工作中，既看到工作取得的成绩，也注重发现存在的问题、找出工作中的不足，还对重点问题提出积极的建议提请领导重视并进行深入研究，而且注重总结工作经验、把握工作规律。

六是更加注重“两手抓”。围绕业务抓党建、抓好党建促业务，把党的工作与业务工作紧密结合起来，理论武装、创先争优、三项建设等活动的开展，形成了无论是在党建工作上还是在业务工作上，都要争第一、创示范的良好局面。

七是更加注意展示各自的风采。充分利用改善了的办公条件，积极采用多媒体等手段，汇报形式更加生动形象，更好地展示了工作成效，内容上又做到务实与务虚相结合，注重讲实、讲精、讲效果。

二

我们要进一步认清当前中医药工作面临的形势。既要对所开展的工作、所取得的成绩欢欣鼓舞、精神振奋、信心百倍，但同时也要看到面临的困难和存在的问题。这些困难和问题，有的是由于体制、机制等原因长期存在的，有的是由于中医药自身特点而形成的，有的是在新形势下中医药事业发展中产生的。这些困难和问题，就像总书记在“七一”重要讲话中指出的那样，是“躲不开、绕不过”的。因此，我们一定要对面临的困难和问题有一个全面的客观的认识，以良好的心态去面对困境，既不能为负面的社会舆论所迷惑、所误导，也不能对社会的反映听而不闻、视而不见、麻木不仁，遇到困难和问题要和大家广泛交流，掌握各方面信息，把事情搞清楚，做到心中有数，不要人云亦云。我们一定要有忧患意识，增强预见性，富有前瞻性，对面上的问题、潜在的问题乃至可能出现的问题，要深入思考，认真研判，并早一点提出对策，这是我们引领行业前进、促进事业发展的能力的重要体现。我们所做的事业是伟大的，我们所做的工作是崇高的，我们要对得起祖先、对得起子孙、对得起广大人民群众。我们要坚定信念、坚定信心，这样各种困难和问题就都不在话下了。

三

下半年的工作任务仍很繁重，大家要根据年初确定的工作要点、重点工作任务及其分工，加倍努力，确保各项任务的完成。

（一）以落实部局《关于在深化医药卫生体制改革工作中进一步发挥中医药作用意见》（以下简称《意见》）为重点，进一步做好在深化医改中发挥中医药作用的各项工作

一要明确落实《意见》的任务分工，请局办公室与相关司协调制定分工文件，提出具体要求。二要组织召开专题视频会议，对各省（区、市）部署贯彻落实工作。三要加强宣传，请局新闻办与中医药社抓好文件内容的宣传与先进典型的跟踪报道，形成强大的舆论氛围。四要加强督促指导，适时组织对各地进行督导检查。

（二）以做好阶段性总结评估为抓手，进一步推进国务院《若干意见》的贯彻落实

一要进一步完善评估方案，对各地贯彻落实的情况进行全面总结，

特别要注重政策突破、措施创新、实施成效的发现、提炼、推广。二要进一步加强贯彻落实《若干意见》相关政策措施的细化实化工作。三要做好贯彻落实《若干意见》座谈会的筹备工作。

（三）以加紧出台《中医药事业发展“十二五”规划》为重点，切实做好各项专项规划的制定与重大项目的实施

一要根据第六次局长会议要求，加紧修改完善《中医药事业发展“十二五”规划》，尽快印发。二要中医药信息化建设等专项规划，要根据《中医药事业发展“十二五”规划》，进一步调整、修改后尽快提请局长会议审议。三要抓紧做好各规划中的重点项目与有关部门的协调，争取纳入相关规划中。四要做好项目执行方案制订，为项目实施做好充分准备。

（四）以尽快提请并通过卫生部审议为目标，切实做好《中医药法》的起草修改工作

一要根据部长办公会议意见，加紧修改《中医药法》草案，进一步听取卫生部有关司局意见后，尽快提请局长会议审议。二要配合卫生部政法司，扎实做好提请卫生部部务会议审议的各项准备工作。三要足够估计《中医药法》出台的难度，社会各界对中医药发展中存在的一些问题还有不同的认识，在当代经济社会制度框架下体现中医药所特有的规律有一定困难，中医药界对中医药法的期望值过高、希望承载的内容太多等，都将增加起草、制定工作的难度，我们要高度重视，进一步加强对相关专题的研究，为起草、制定工作提供支撑。

（五）以抓好管理年活动及重大项目实施为重点，进一步加强中医医院的建设与管理，提高中医药服务能力

一要继续抓好中医医院管理年活动的深入推进，做好检查评估与总结表彰，确保活动取得实效。二要切实抓好中医医院和民族医医院服务能力建设、重点专科建设等重大项目的实施。三要继续加强基层中医药工作。四要做好中医药应急和新发传染病防治，推进中医预防保健服务体系建设、综合医院中医药工作，抓好中西医结合与民族医药工作。

（六）以抓好国家中医临床研究基地建设和重大科研项目为重点，进一步加强中医药科研支撑体系与能力建设

一要抓好4个规范建设的落实，做好国家中医临床研究基地建设的阶段性评估。二要扎实推进中医药传承研究，做好中医古籍整理出版、民族医药文献整理、名老中医研究型传承成果的提炼并推广等。三要做好重大研究项目的规划与论证。四要推进中药资源普查，启动野外调查工作。五要加紧完善科技组织管理模式和机制，加快科技信息服务、临床研究伦理审查等公共平台以及专家咨询体系的建设。

（七）以启动“中医药传承与创新人才工程”项目为重点，加强中医药高层次人才和基层人才培养

一要加紧做好“中医药传承与创新人才工程”项目实施的前期准备，确保项目的顺利实施。二要认真贯彻落实国务院《关于建立全科医师制度的指导意见》，切实抓好中医全科医师规范化培训。三要积极推进师承教育，加快建立中医药师承制度的探索。四要抓好重点学科建设，推进院校教育教学改革。

（八）以深入开展“中医中药中国行”活动为重点，加强中医药文化建设和新闻宣传

一要组织好中医药文化科普活动，包括“中医中药中国行——进乡村·进社区·进家庭”活动、与新闻出版总署联合开展的第一届全国中医药文化科普图书推荐活动、9省（区）的中医药文化科普巡讲活动等。二要进一步组织好对中医药重大活动、重大事件的新闻报道。三要注重工作落实、探索创新、典型经验、优秀人物、先进事迹等的宣传报道。

（九）以贯彻落实全国中医药对外交流与合作工作会议精神为重点，巩固发展对外交流与合作

一要抓好设立“中医药国际合作专项经费”的争取工作，为实施中医药对外交流与合作规划提供经费保障。二要加强与世界卫生组织（WHO）、国际标准化组织（ISO）等的合作，夯实推进中医药标准国际化进程的基础。三要进一步抓好协议的落实，推动与外国政府的务实合作。

（十）以加强局机关干部和直属单位领导班子建设为重点，进一步深化干部人事制度改革

一要研究制定局机关干部和直属单位领导班子成员调整工作方案。二要进一步加强干部人事工作制度建设，完善修订人事工作规范和直属单位局管干部双重管理规定。三要进一步加强干部的教育培训。

四

做好下半年工作的几点要求：

第一，要集中力量办大事，围绕中心谋发展，紧紧围绕深化医改和贯彻落实国务院《若干意见》，争取今年工作有大的进步和新的突破，确保全年工作任务顺利完成。

第二，要始终把服务群众、满足群众需求作为工作的出发点和落脚点，把中医药发展成果转化为老百姓看得见、摸得着的中医药服务，让老百姓切实感受到中医药的实惠。

第三，要增强忧患意识，不断提高执行力和工作能力、素质修养，增强公信力，增加满意度，严防精神懈怠，要以更加饱满的热情去面对各种困难和挑战。

第四，要认真学习胡锦涛总书记“七一”重要讲话，用讲话统一思想、指导工作，继续抓好党的建设、创先争优和党风廉政建设。

卫生部副部长、国家中医药管理局局长王国强在2011年全国中医药工作厅局长座谈会上的讲话

（2011年8月9日）

今天，我们在美丽的春城——云南昆明召开2011年全国中医药工作厅局长座谈会，目的是在“十二五”的开局之年，在贯彻落实《国务院关于扶持和促进中医药事业发展若干意见》（以下简称《若干意见》）和深化医改的关键时期，以胡锦涛总书记“七一”重要讲话精神为指导，就中医药改革发展中的一些重大问题，特别是在深化医改中如何进一步发挥好中医药作用、如何抓好重大项目的实施等两个方面，进行交流和研讨，以进一步发挥中医药自身优势，提高中医药服务能力，彰显中医药疗效，更好地服务群众，满足日益增长的中医药服务需求。

这次会议在昆明召开，云南方面高度重视并给予了大力支持，高峰副省长专程到会并致辞。在这里，我代表卫生部、国家中医药管理局及参会的全体同志，对云南省委、省政府以及有关部门长期以来对中医药事业的关心支持表示衷心的感谢，向云南省全体卫生和中医药工作者表示诚挚的问候。

长期以来，财政部对中医药工作给予了大力支持和具体指导。这几年来中医药工作能够取得一些进展和成效，与财政部对我们的大力支持和帮助分不开。财政部社保司领导专程参加本次会议，介绍近年来中央财政对中医药的投入情况，并对相关项目执行提出要求，充分表明了财政部对中医药工作的高度重视和对即将实施有关建设项目的高度关注。

本次会议前，国家中医药管理局办公室对各地围绕贯彻落实《若干意见》、在深化医改中发挥中医药作用所开展的工作、采取的措施、取得的成效以及下一步工作的计划及有关建议进行了汇编。我认真阅读后很受鼓舞，深受启迪。我认为大家的工作有以下几个显著特点：一是积极争取领导，努力把中医药工作摆到主要领导的议事日程上，摆到党委、政府的重点工作中，召开相关会议，出台专门文件，切实加以推进。二是政策措施实，贯彻落实国务院《若干意见》、制定出台文件，追求实实在在的政策，着眼真正地解决问题。三是有创新，注重根据中央的总体部署和政策要求，结合当地工作实际和事业发展需要，制定了有创新性的政策措施。四是找准切入点，紧紧把握近期深化医改5项重点工作，找准在深入医改中发挥中医药作用的着力点，将贯彻落实国务院《若干意见》和在深化医改中发挥中医药作用紧密结合起来，有力地促进了中医药事业的全面协调发展。

下面，我讲两个问题，供大家讨论参考。

一、今年上半年工作进展情况

（一）以制定和完善政策措施为抓手，积极推动在深化医改中充分发挥中医药作用

抓住今年是完成近期5项深化医改重点工作任务关键一年的机会和落实国务院领导同志批示要求的契机，在陈竺部长的亲自主持下，通过卫生部部务会议专题研究，卫生部和国家中医药管理局联合印发了《关于在深化医药卫生体制改革工作中进一步发挥中医药作用的意见》（以下简称《意见》），对统筹做好公立中医医院改革试点工作、贯彻落实基本医疗保障制度中鼓励利用中医药服务政策、进一步加强基层中医药服务网络建设、在基本公共卫生服务中进一步发挥中医药作用、在基本药物制度中体现中药特点以及加强中医药人才培养等6个方面进行了全面部署。这是首次为在深化医改中更好地发挥中医药作用出台专门的文件，是卫生部、国家中医药管理局贯彻落实《中共中央、国务院关于深化医药卫生体制改革的意见》和国务院《若干意见》的具体体现，是加快建设中国特色医药卫生发展道路的重大举措，为推动在深化医改中进一步发挥中医药作用提供了更加有力、坚实的保证。

与此同时，进一步推动中医药参与深化医改5项重点工作取得积极进展。一是细化了中医药参与深化医改工作任务的部署和安排，制定印发了《国家中医药管理局医药卫生体制5项重点改革2011年度工作安排》。二是在公立医院改革试点工作中，研究制订了《县级中医医院综合改革试点工作方案》，确定了一批县级中医医院综合改革试点单位，将中医药服务财政补偿政策作为县级中医医院综合改革试点的重要抓手，加大指导力度，对公立医院改革试点城市的中医医院改革试点工作开展督导检查，总结和推广好的做法和成熟经验。三是做好基本药物制度实施工作，推荐了《中药注射剂临床应用指南》，加强对基层医务人员合理使用中成药的培训。四是在基本医疗保障制度建设中，各地进一步探索建立鼓励中医药服务提供和利用的政策措施。如陕西规定中药汤剂和针灸的补助标准在现有的基础上提高10个百分点，门诊统筹扩大到全省各级医疗机构。

五是在公共卫生服务逐步均等化工作中，启动了基本公共卫生服务中医药服务项目试点工作；在新修订的《国家基本公共卫生服务规范（2011 年版）》中，新增了儿童保健对中医药服务的要求，细化了高血压、2 型糖尿病患者健康管理中医药服务要求。甘肃省下发了《关于将中医“治未病”内容纳入甘肃省基本公共卫生服务项目的通知》，要求向城乡居民提供中医药教育、科普知识、饮食起居、食疗药膳、情志调摄等宣传与咨询服务，开展中医药预防保健、康复养生、体质辨识、健康评估、健康干预、中医药传统疗法服务，保证居民健康档案的中医药内容不少于 20%，健康教育的中医药内容不少于 30%，在提供传染病防治、妇幼保健、慢病防治等基本公共卫生服务时，优先使用中医药手段。六是在城乡基层医疗卫生服务体系建设中，与发展改革委、卫生部联合下发了《关于调整健全农村医疗卫生服务体系建设方案建设备选库项目的通知》，县级中医医院建设项目数由原定的 369 所增加到 384 所。今年，中央安排资金 10.14 亿元，支持 70 所县级中医医院建设。

（二）以全面贯彻落实《若干意见》为重点，加强对各地中医药工作的支持和指导

在将《若干意见》确定的政策措施结合深化医改加以落实的同时，充分利用各种方式，积极推动各地加以贯彻。一是推动出台贯彻落实《若干意见》的实施意见，召开发展大会。今年到目前为止又有辽宁、黑龙江、湖南、陕西 4 个省（市）出台了扶持和促进中医药发展的实施意见或加快中医药发展 5 年行动计划。河北、新疆等地已完成贯彻落实国务院《若干意见》的实施意见稿正待修改完善后发布，还有不少地市出台了扶持和促进中医药发展的专门文件。《若干意见》发布实施两年以来，已有 17 个省（区、市）出台了贯彻落实《若干意见》的实施意见或扶持和促进中医药事业发展政策文件。在各省（区、市）贯彻落实国务院《若干意见》的专门文件中，切实按照《若干意见》的精神实质和总体要求，紧密结合当地中医药事业发展现状和工作实际，把《若干意见》提出的扶持和促进中医药发展的相关政策措施，进行具体的细化和实化，形成了可操作、可评估的具体措施和办法。今年上半年吉林、陕西 2 省还以省政府的名义召开了中医药发展大会，河北、西藏等地正在加紧筹备中医药发展大会。二是加强对各地贯彻落实若干意见的指导和评估。我局在近两年的综合调研督导工作中，将指导和督促各地在深化医改中全面贯彻落实《若干意见》作为重点内容加以推进，推动和支持各地加强对中医药工作的领导，促进各项中医药工作任务在基层落实，各级政府对中医药事业发展的重视程度和推动力度不断提高。今年，我们研究拟定了《若干意见》实施情况评估方案，在综合调研中加强了对各地贯彻落实《若干意见》情况的了解，总结典型经验。三是加大对地方中医药工作的具体支持和指导。今年上半年，我们分别就支持西藏藏医药事业发展、新疆生产建设兵团中医药事业跨越式发展提出了具体意见，与甘肃省政府就开展中医药综合改革示范省建设签订了协议，还与海南省政府就促进中医药事业发展开展合作进行了专门协商并达成了一致意见即将签订协议，将“促进中医药事业发展”纳入了《卫生部、上海市人民政府进一步深化部市合作协议》之中，进一步增强了对各地指导与支持的针对性，也更加有利于总结地方有益经验，推动全国面上工作。

（三）以研究制定“十二五”规划为契机，积极推动中医药在经济社会发展中发挥更加重要的作用

今年是“十二五”的开局之年，各个部门、各个行业都在研究制定并组织实施今后 5 年的规划，这是把中医药放在经济社会和卫生发展大局中去谋划、去发展的有利机遇，我们紧紧抓住这个机会，将中医药纳入相关规划中。从目前已经发布的与中医药相关规划看，国家和各有关部门对中医药的重视程度和支持力度前所未有。一是在《中华人民共和国国民经济和社会发展第十二个五年规划纲要》中，第三十四章“完善基本医疗卫生制度”共分 6 节，其中将支持中医药发展作为单节列出，把“支持中医药事业发展”作为“完善基本医疗卫生制度”6 项重点任务之一。在国家国民经济和社会发展规划纲要中，将中医药发展单独列出，形成一节，有相当的文字表述，有具体内容和重大项目支持，这还是首次，体现了对中医药的高度重视。同时，第五十一章“优化对外贸易结构”、第五十七章“保持香港澳门长期繁荣稳定”中也将中医药列入。这些不仅彰显中医药在国家发展战略中日益重要的地位和作用，也凸显了中医药未来发展的巨大潜力和光明前景。二是在与中医药相关的专项规划中，也将中医药作为重要内容纳入。如《国家“十二五”科学与技术发展规划》，将中医药作为大力加强民生科技的重要内容；《医药卫生中长期人才发展规划》，将中医药继承与创新人才工程作为 5 项重点工程之一。同时，积极协调相关部门，力争将中医药内容纳入其他与中医药相关的行业规划中。三是认真做好《中医药事业发展“十二五”规划》的编制工作。在认真总结评估中医药事业发展“十一五”规划实施情况的基础上，开展了 10 个专题的规划研究，并按照《中华人民共和国国民经济和社会发展第十二个五年规划纲要》有关要求，基本完成了规划的编制工作，力争体现中医药事业发展新时期的新特征和新要求。同时，我们在积极做好中医药信息化、标准化、科技创新、文化建设规划以及对外交流合作中长期规划等中医药事业发展专项规划的制定。

（四）以推进中医药法立法进程为目标，进一步加强沟通协调

自去年 12 月，《中华人民共和国中医药法（草拟稿）》（以下简称《中医药法（草拟稿）》）上报卫生部后，我们以加快推进中医药立法

进程为目标，突出工作重点，加强沟通协调。一是配合卫生部有关部门，完成了书面征求中央24个部门、卫生部各司局、地方中医药管理部门的意见。并在此基础上，配合卫生部政法司对草拟稿进一步修改完善。二是组织召开中医药立法座谈会和卫生部部长办公会，就立法中的重点、难点，听取卫生部有关司局办的意见建议，统一思想、达成共识。三是积极主动与全国人大教科文卫体专门委员会、全国人大常委会法律工作委员会、国务院法制办等相关部门进行沟通，汇报中医药法起草情况，争取支持。四是组织开展专题研究。针对立法中的部分重点、难点问题，组织开展了10个专题研究项目，为《中医药法》的制定提供理论与实践支撑。在立法过程中，始终突出保护、扶持、发展中医药的立法宗旨，针对中医药发展中存在的主要问题，注重体制、机制创新，力求有所突破。通过立法，要将党和国家的中医药方针政策法制化、制度化、具体化，建立符合中医药发展规律和自身特点的管理制度。目前，《中医药法（草拟稿）》在卫生部部内的征求意见、修改工作已完成，拟在近期提交卫生部部务会审议。

（五）以城乡基层为着力点，切实提高中医药服务能力

强化基层特别是农村基层中医药工作，一直以来是中医药工作的重点。今年，我们按照中央“强基层”的要求和部署，进一步加大推进力度，取得积极成效。一是加强基层中医医疗机构能力建设。经我局大力协调，中央财政2011年对地方转移支付中医药方面新增投资42.12亿元，支持覆盖1 814所县级中医医院、58个地市级民族医医院和88个西部地区地市级中医医院的能力建设。二是加强对农村中医药工作的指导。制定并印发《农村中医药工作指南（试行）》，对基层中医医疗机构能力建设、农村中医药工作政策措施、农村中医药人才培养、农村中医药适宜技术推广等方面作出明确要求，并继续开展基层中医药工作先进单位建设与检查评估。三是重视基层中医药人才的培训和培养。积极协调有关部门，在《国务院关于建立全科医师制度的指导意见》中体现了中医药内容，为中医类别全科医师规范化培训、准入及使用提供了政策保障；在《国务院办公厅关于进一步加强乡村医生队伍建设的指导意见》中，明确了乡村医生使用中医药方法为农村居民提供常见病、多发病一般诊治的职责要求。在今年中央财政支持的农村订单定向医学生免费培养计划中增加了5年制中医学本科生1 000名。四是加强中医医院管理。深入开展“以病人为中心、以发挥中医药特色优势为主题”的中医医院管理年活动，组织督导和检查评估全面展开，积极推进“三好一满意”活动，落实各项便民、惠民措施，开展优质护理服务示范工程，服务广大患者。五是加强国家临床重点专科建设。中央财政转移支付中医临床重点专科建设项目补助3亿元，用于解决疾病诊疗问题为核心的专科能力建设，目前项目开始启动。同时，积极推进中医预防保健服务体系建设、综合医院中医药工作，大力实施中医诊疗设备促进工程，进一步加强中西医结合和民族医药工作，积极推动民间医药和民营中医医院工作。

（六）突出重点抓落实，其他各项工作取得新成效

着力加强科技支撑体系与能力建设。一是以加快推进国家中医临床研究基地建设为重点，加强临床科研体系建设。提出了基地业务建设“一个根本、一体两翼”的工作思路和重点，即以重点疾病研究为根本、临床科研信息共享系统建设为主体、规范临床科研和培养骨干人才为两翼，具体部署了建设的要求和安排。继续加强慢病和传染病两个临床科研体系建设和组织模式、运行机制的探索。二是以基地建设为契机，加强中医临床研究的管理。制定并发布了《基地临床科研信息共享系统建设指南》、《基地临床科研规范建设指导意见》等文件，系统加强中医临床科研的规范管理，以基地为代表，从根本上促进中医临床研究能力的提升。三是加强中医药传承研究。为提高中医药古籍研究利用能力，起草了《中医药古籍整理工作规范》、《中医药古籍整理工作细则》和《中医药古籍出版规范要求》，促进中医药古籍整理工作的规范性、先进性、科学性、实用性、可靠性和有序性。加强名老中医研究型传承成果的提炼与推广，系统梳理“十一五”名老中医研究项目，建立名老中医综合信息采集系统、名老中医临床经验学术思想综合服务平台和名老中医经验分析挖掘工具，使中医药传承研究取得较大进展。四是“十一五”国家科技支撑计划中医药项目研究取得丰硕成果，结合项目验收，进一步加强了对中医药防治重大疑难疾病、“治未病”、针灸诊疗和中药资源及产业技术等方面的研究成果的梳理与转化、推广。五是编制完成了《全国中药资源普查技术规范》，确定了中药资源普查试点省市，落实了相应经费，为全国中药资源普查工作的开展奠定了基础。六是进一步完善科技组织管理模式与机制，提升了对重大科研项目的组织管理效率。

进一步加大人才培养力度。一是做好《医药卫生中长期人才发展规划（2011～2020年）》中医药人才培养工作任务的落实，将《医药卫生中长期人才发展规划（2011～2020年）》提出的中医药继承与创新人才工程进行了细化，提出了10个子项目，并明确了相关工作任务分工。二是加强中医药重点学科建设，明确了新一轮323个中医药重点学科建设点的建设规划。加强对中医药院校教育工作的指导，推进教育教学改革。三是加强中医药师承工作，在继续做好第四批师承工作、加强全国名老中医药专家传承工作室建设项目管理的同时，完成了全国高等中医药院校师承教育情况的摸底调查，组织开展了相关战略研究。加强第四批师承工作与学位衔接的管理，印发了《第四批全国老中医药专家学术经验继承工作结业考核及专业学位授予实施办法》。四是中医药职业教育加快推进。成立了全国中医药职业教育教学指导委员会，启动了中医药行业特有工种中医刮痧师、中药调剂员、中药固体制剂工、中药材种植员、中药检验工5个职业技能鉴定师资培训和中医刮痧师、中药调剂员、中药检验工3个职业技能人员鉴定。

继续加强新闻宣传与推动文化建设。不断拓宽宣传渠道，通过组织对重要会议和重大活动报道、在中央主流媒体开设专栏、制作专题节目、编辑“两会”特刊等多种形式，加强正面宣传，同时编制《中医药舆情信息摘要》，及时监测舆论动向，努力营造有利于中医药事业发展的舆论氛围。推动中医药文化建设，组织制定了《加强中医药文化建设的指导意见》。深入开展“中医中药中国行·进乡村、进社区、进家庭”活动，推进中医药服务深入基层，惠及千家万户。继续深化中医医院中医药文化建设试点工作。加强中医药科普宣传，组织开展中医药知识及应用中医药方法养生保健、防病治病的讲座，引导广大群众正确认识中医药、科学利用中医药。

扎实推进标准化、信息化建设。以建立中医药标准体系为目标，组织开展了《中医药标准体系表》研究并已形成草案，加强了中医药标准制修订关键技术的研究，并从组织协调体系、技术支撑体系、人才队伍体系、制度保障体系等方面，进一步加强中医药标准化支撑体系建设。积极参与国家信息化建设，争取将中医药信息化建设项目纳入《国家重大信息化工程建设规划(2011～2015)》中。以医改为契机，认真开展中医药信息化基础工作，举办中医医院信息化示范工作座谈会和培训班，大力推进中医医院信息化建设。

对外交流与合作迈出新步伐。成功召开了全国中医药对外交流与合作工作会议暨专家咨询委员会成立大会，总结过去，分析形势，研究部署了下一阶段的重点任务、指导思想、基本原则并达成共识。以世界卫生组织（WHO）、国际标准化组织（ISO）为重点，深化多边合作，进一步构建我国中医药的话语权和主导权，推进中医药标准国际化。以落实政府间的协议为重点，巩固双边合作，进一步拓展合作领域。继续推动中医药文化国际传播计划的实施，在联合国教科文组织世界记忆工程国际咨询委员会第十次会议上，我国的《黄帝内经》、《本草纲目》继中医针灸申遗成功后成功入选《世界记忆名录》。密切两岸四地联系，进一步深化与港澳台地区的中医药交流与合作。我带队成功访问了台湾，开启了中医药台湾健康之旅、文化之旅，产生了很好的影响。

按照中央的工作部署和要求，全国中医药系统积极学习胡锦涛总书记“七一”重要讲话精神，结合在深化医改中全面贯彻落实《若干意见》和开展“三好一满意”活动等，认真开展创先争优活动，开展了领导点评、公开承诺、学习杨善洲等活动，有力地调动了广大党员干部的积极性。“七一”前夕，表彰了一批“两优一先”先进集体和个人，并通过各种宣传方式，大力宣传和弘扬了一批先进典型和先进事迹，营造了比学习、比工作、比奉献和学先进、赶先进、当先进的良好氛围。召开全国中医药系统创先争优活动工作交流视频会议，加强了对行业创优争先活动的指导。局机关和直属单位将创先争优活动与学习型党组织建设和“三项建设”、党风廉政建设等有机结合，努力加强党建工作科学化水平，促进了广大党员领导干部以人为本、执政为民的能力和水平的提高，为业务工作和事业发展提供了坚实保障。

回顾上半年工作，在肯定成绩的同时，也必须认识到，中医药工作仍然面临严峻的挑战和不少困难问题，如在深化医改贯彻《若干意见》进程中全国工作不平衡问题、中医药特色优势发挥问题、疗效评价标准规范问题、中医中药协调发展问题等，特别是去年开展的中医基本现状调查结果所显示的6个主要问题。这些问题有的是长期存在的历史问题，有的是中医药事业发展在新的形势下遇到的新情况，比如目前的中药涨价问题，既有因需求增长而导致供求关系紧张的因素，也有受其他农副产品价格上涨影响的因素，还有游资炒作的因素，直接影响了中医药简、便、验、廉优势的彰显，影响了中医药事业的健康发展；再如“张悟本”、“健康教母”等现象的出现，既反映了广大群众对中医药养生保健的旺盛需求，但对中医药声誉的损害也是不言而喻的，如何正确引导并满足群众的养生保健需求，防止中医“治未病”的庸俗化、泛化，是给我们提出的新课题。随着中医药的发展，还会有许多新情况、新问题出现，我们要保持清醒的头脑，要有忧患意识，在国内满足广大群众对中医药的需求方面，在国际上促进中医药更广泛走向世界方面，实施什么战略、坚持什么原则、采取什么步骤，以及包括如何做好中医药理论的研究、实践经验的总结、优势病种的研究、学术水平的提高、人才队伍的建设等，都需要认真谋划。我们要直面两个“倒逼机制”，一个是政府对中医药越来越重视、对中医药的投入越来越大，老百姓对中医药越来越认可相信、对中医药的需求越来越大，但我们中医药人是否能够真正把中医药做强做大，是否能够给老百姓提供真正的中医药服务。另一个是国际上对传统医药的价值重新认识，对中医药的认识也发生了积极变化，并利用其资金优势和技术优势等，积极开展中医药的研究和利用，使中医药作为我国原创的科技资源的优势受到威胁，使我们的自主知识产权可能丧失，我们是否能够肩负起历史责任，保持我国中医药的优势地位，保护好我国中医药的知识产权。我们在总结工作时，既要肯定成绩，也要分析问题，因为这些问题是绕不过、躲不开的，我们必须面对，增强预见性、前瞻性，认真研究对策，做好各项工作，推进中医药事业全面协调可持续发展。

二、本次会议的主要任务和重点要求

这次会议重点讨论两件事，第一是如何贯彻落实好卫生部、国家中医药管理局《关于在深化医药卫生体制改革工作中进一步发挥中医药作用的意见》（以下简称《意见》）。大家知道，中医药工作是个系统工程，需要相关部门给予大力支持和帮助，其中最需要的支持和帮助来自于卫生部及各级卫生行政部门。这个《意见》来之不易。陈竺部长召开部务会议，专题研究在深化医改中进一步发挥中医药作用问题，并形成了会议纪要，我们以此为基础，通过努力争取，经过多次协调，最终形成这个文件。《意见》非常重要，是贯彻落实国务院《若干意见》、彰显中医药特色优势、在医改中充分发挥中医药作用的有力抓手，千万不能错过机会。《意见》内容具体，针对性强，措施有力，对基层工作很有帮助，希望大家认真学习领会，结合当地实际，研究制定实施意见，使《意见》更加细化、实化。就如何抓好《意见》贯彻落实，请大家进一步思考，提出具体的建设性意见建议。

第二是如何执行好市县级中医医院、民族医医院能力建设和国家临床重点专科（中医专业）建设两个重要项目。国家中医药管理局成立以来，中央财政一次性投入40多个亿，用于市县级中医医院、民族医医院的能力建设和专科建设，无论是投资规模还是投入力度，都是从来没有过的。这是国家扶持和促进中医药事业发展政策的重要体现，是财政部等有关部门对中医药工作大力支持的具体举措，也是社会对中医药寄予厚望的重要体现。我们要紧紧把握好这样的机遇，切实按照确定的项目指向和目标要求，把钱花好、把项目执行好，使广大群众享受到真正的中医药服务。这两个项目的经费，主要用于采购设备，因此实施好项目的关键，首先是要把设备采购好，但买什么样的设备？如何通过装备使重点专科尤其是县级中医医院的服务能力和诊疗水平有所提高、与综合医院的差距有所缩小？如何用现代化技术为中医药发展服务，更好地辅助中医诊断、检验中医药疗效、体现中医药特色优势？这些要请大家认真思考，提出建设性的意见建议。其次要抓好项目实施的进度，设备采购必须严格遵守有关规定、严格执行工作程序，但按照项目要求，必须在今年年底前完成，因此如何处理好工作程序与实施进度的矛盾，请大家针对工作中的重点和难点，提出建设性的意见建议。第三要把钱花好，接受社会监督，公开透明，确保不出问题，不然将会直接影响我们的声誉，影响我们的工作，影响中医药事业的可持续发展，因此希望大家高度重视，积极考虑，抓好落实。

这次会议，是务虚与务实有机结合的会议。请大家高度重视、认真对待，集中精力、深入思考，解放思想、建言献策，把确定的会议主要任务落实好。

卫生部副部长、国家中医药管理局局长王国强在中医基本现状调查总结表彰视频会议上的讲话

（2011年9月15日）

历时两年多的中医基本现状调查工作已圆满结束。昨天国家中医药管理局专门召开新闻发布会，向媒体通报了本次调查的结果和有关情况。今天我们在这里召开调查总结表彰会议。

本次调查是新中国成立以来首次在全国范围内开展的中医现状全面调查，涉及近80万个医疗卫生机构和地方卫生行政部门、中医药管理部门，条件之差、任务之重、时间之紧、要求之高，都是前所未有。地方各级卫生行政部门和中医药管理部门高度重视、精心组织、周密部署，各级各类医疗卫生机构密切配合、认真填报，行业内外专家献计献策、无私奉献，全体调查工作人员兢兢业业、努力工作，确保了本次调查的顺利完成，并取得显著成果。刚才，对本次调查工作中表现突出的单位和个人进行了表彰，王维成、狄鹤、赵臻3位同志代表先进单位和先进个人进行了经验交流，他们既是本次调查的先进典型，也是当代为中医药事业发展敬业奉献的楷模，没有这些集体和个人所代表的全体调查工作人员的艰苦努力，这样一次大规模的调查，不可能顺利完成。在此，请允许我代表卫生部、国家中医药管理局，向获得表彰的优秀组织和先进个人表示热烈的祝贺！并向所有关心、支持和参与本次调查的同志们，特别是对本次调查作出特别贡献的有关单位和专家，表示崇高的敬意和衷心的感谢！

下面，我就本次调查的基本情况进行总结，讲几点意见。

一、梳理本次调查取得的成果，我们要增强信心、改进工作

回顾本次调查取得的主要成就，我认为主要有以下几个方面：

（一）获取大量真实数据，摸清了中医药事业发展基本现状

本次调查对象不仅包括各级各类中医医疗机构，还包括了综合医院、专科医院、基层卫生服务机构

等其他医疗卫生机构，范围非常广泛；调查指标涵盖了医疗、预防保健、教育、科研、中药等多个方面，内容相当全面。通过本次调查，首次摸清了我国中医发展的基本现状，尤其是中医医疗服务资源的基本情况、中医医疗服务的提供情况等，使我们看到了中医医疗服务资源的利用效率比较高，中医医疗服务在整个医疗服务中所占比重也比较高，中医药在我国医药卫生中发挥着重要的作用，为我们清清楚楚谋划发展、明明白白推动发展，提供了强有力的数据支撑。

（二）找准薄弱环节及关键问题，为制定“十二五”中医药事业发展规划提供重要依据

通过本次调查，对当前中医药事业发展面临的困难和问题有了更加全面的了解和更加准确的把握。一是中医药事业发展水平在地区间和省际还不均衡，表现在管理体系、资源配置、服务提供能力等各个方面。二是城乡基层中医医疗服务网络还不够健全，中医药人员严重不足，中医药人力资源与服务需求不相适应问题十分突出。三是中医类别医院的基本条件与中医特色服务能力参差不齐；中医诊疗方法、项目应用偏少，中药饮片使用率偏低。四是扶持和促进中医药事业发展的政策措施落实还不到位，特别是有利于中医药特色优势发挥的补偿机制还尚未建立。五是中医医疗资源配置、服务提供与行政管理体系还不相适应，大量中医资源及服务提供在中医以外的其他医疗机构和县级以下机构，而中医药管理体系在地市及县级的缺失，难以满足全行业管理的要求。这些问题不仅为我们科学制定中医药事业发展“十二五”规划提供了重要依据，也为我们加强中医药战略研究、制定改革创新措施、加强部门协调、争取各界支持理清了思路，明确了目标。

（三）摸清政策落实情况及可行目标，推动医药卫生体制改革中有关中医药政策措施的调整优化

本次调查发现，还有24.37%的社区卫生服务中心、48.44%的社区卫生服务站、33.53%的乡镇卫生院和42.53%的村卫生室不能提供中医医疗服务，城乡基层中医药服务的可及性亟待提高。医保制度落实中，内蒙、吉林、贵州等省（区）多数地市、县将中药饮片纳入报销范围，但中药制剂纳入报销的地市（州）、县（旗）比例却较低；中医医院住院降低起付线、提高报销比例政策的落实，只有河南和甘肃两省比较普遍，表明有利于中医药服务提供和使用的医疗保障政策还需强化落实。中医类别医院业务收入主要依赖于药品收入，有近30%的政府办中医类别医院收支结余率为负值，其中负值超过20%的占了1/10以上。这些数据为评估中医药系统各项医改工作进展及效果，考察医改中有关中医药政策措施的落实情况，明确中医药政策体系调整优化等提供了重要依据，为在医改中进一步发挥中医药作用，促进中医药事业发展，指明了方向，明确了重点。

（四）探索创新中医药统计指标体系及工作模式，促进中医药综合统计调查制度的建立完善

本次调查除规模空前外，主要特点在于指标体系和组织模式的创新。本次调查指标体系，以中医医疗服务资源状况等7个方面为主线，参考全国卫生资源与医疗服务调查、中医医疗质量监测等指标体系结构，为体现中医药特点、满足管理需求新增了大量指标，形成了相对完整的、系统的指标体系。实践表明，本次调查检测了大量新增指标性能和质量，为建立和完善中医药综合统计调查指标体系，提供了良好的工作基础。在工作模式上，本次调查为今后全国组织开展类似规模调查工作进行了探索，特别是在现有管理体制下，如何对大量非中医类别医疗卫生机构实施调查，如何按属地原则有效管理各级被调查医疗卫生机构，如何发挥各级中医药管理部门在调查质量控制各个环节的优势等，各地按照总体要求，结合实际情况，探索形成了各具特点的调查工作组织体系和运行模式，为建立中医药综合统计调查工作制度，奠定了重要的实践基础。

二、总结本次调查成功的经验，我们要倍加珍惜，发扬光大

回顾本次调查，有几条重要经验值得我们牢记，并在今后的实践中不断丰富发展。

一是各级领导的高度重视和大力支持，是本次调查得以顺利开展的根本保证。本次调查在面临经验缺乏、队伍不足、经费紧张等种种困难的条件下，仍得到顺利实施，关键是各级卫生行政部门、中医药管理部门主要领导的高度重视和大力支持。如河北省卫生厅、中医药局和石家庄市卫生局领导积极协助国家中医药管理局做好预调查工作，为本次调查的顺利开展奠定了基础；内蒙古、甘肃等省（区）卫生厅厅长亲自挂帅，对本次调查实行“一把手”负责制；西藏卫生厅藏（中）医药管理局明确规定藏（中）医基本情况调查工作作为卫生系统重点工作，并纳入目标管理和考核；河南省郑州市卫生局将调查工作列为全局阶段性重点工作，主管局长冒着酷暑，先后两次带队深入全市12个县（区、市）、100余家医疗卫生机构进行专题督导；江苏省扬州市卫生局由主管局长担任调查工作领导小组组长，选拔人员集中办公，专门安排办公地点，有力地保证了调查工作的开展。

二是各有关方面的密切配合和通力协作，是本次调查得以稳步推进的核心力量。本次调查工作的特点和性质，决定了必须广泛动员、充分发动和紧紧依靠各方面力量才能完成。国家统计局、卫生部信息统计中心等有关部门和机构大力支持本次调查工作，为调查实施提供了积极的帮助；各地的省、市、县各级调查工作领导小组及其办公室，除由中医药管理部门主要承担外，还有医政、妇幼、农卫、计财、信息中心、卫生监督等有关部门和单位共同参与。此外，许多来自中医药医疗、科研、教育机构的人员，全力参与本次调查工作，如北京、辽宁、吉林、黑龙江、河北、浙江、

福建、湖北、四川等省（市），依靠本地区高等中医药院校、科研院所、社会团体等单位，较好地完成了数据采集、数据质量核查、统计分析、报告撰写等工作任务。可以说，没有有关部门的鼎力支持和帮助，没有各级调查工作组织领导机构的密切配合，没有全体调查工作人员的辛勤工作，本次调查不可能顺利完成。

三是依靠专家的知识和经验以及无私奉献，是本次调查得以科学实施的智慧源泉。调查工作是一项专业性、技术性很强的系统工程，方案是否科学、过程是否严谨、数据是否真实等，直接决定着调查工作的成败。本次调查在调查方案设计阶段，就充分听取了卫生统计、信息技术等多领域专家的意见和建议，保证了方案的科学合理；在调查实施阶段，组织经验丰富的专家进行指导和数据审核，保证了数据的真实可靠；在调查报告撰写期间，北京大学陈育德教授、武汉大学李安明教授、华中科技大学张亮教授、北京中医药大学房耘耘教授等国内卫生统计专业领域的知名专家、学者，作为本次调查的技术顾问，多次对调查数据汇总整理、分析研究以及报告撰写等提出了十分宝贵的意见和建议，保证了调查报告的严谨客观。特别是北京中医药大学房耘耘教授抱病坚持完成中医基本现状调查报告的统稿工作；湖北中医药大学信息工程学院赵臻教授在遭遇车祸骨折住院期间仍然坚持撰写报告。正是因为有这样一批不计个人得失、甘于奉献的专家和学者，坚持以科学严谨、精益求精的态度投入调查工作，才从根本上保证了本次调查的科学真实。

四是强化各阶段重点和难点的督导，是本次调查得以顺利完成的重要保证。本次调查对于中医药管理部门的组织能力、协调能力、决策能力都是一场严峻的考验。但值得我们欣慰的是，整个调查工作自始至终井然有序、稳步推进。我认为，主要得益于4个方面，第一，思路清晰。各级调查工作领导小组按照总体方案和要求，精心组织、周密部署，制定了符合本地区实际情况的工作路线图和进度表，并有条不紊地组织、指导、督促，使调查工作的各项任务环环相扣、循序渐进、逐步落实，保证了调查工作的有力有序；第二，重点突出。坚持在准备阶段突出调查方案的研究制定，在启动阶段着力做好动员和培训，在实施阶段狠抓进度和质量控制，在数据汇总与分析研究阶段强化数据的审核和报告的起草，集中优势资源，保证了重点任务的有效落实。第三，督导有力。国家中医药管理局领导小组办公室组织5个督导组，分赴北京、内蒙古、四川等10个省（区、市）进行专项督导。各地区组织开展了工作检查，许多地方调查工作领导小组的负责同志深入现场了解实情，及时指导和解决调查工作中存在的实际困难。第四，质控过硬。各地区严格落实调查方案提出的质量控制要求，主动提高调查数据抽查比例和验收标准，对调查数据进行反复检查，如吉林省专门抽调40余人对各地市报送的调查数据集中进行交叉审查，邱德亮局长坐镇指挥，起到了重要的督促作用。事实表明，理清思路、把握重点、强化督导、保证质量，既是本次调查取得成功的关键因素，又是中医药管理部门贯彻落实“整体思维、系统运行、三观互动、科学发展”的工作方法典型应用，是我们今后工作中必须长期坚持和不断发展的工作思路和工作方法。

三、凝练本次调查体现的精神，我们要大力提倡、不断弘扬

本次调查不仅收获了成果和经验，更重要的是锻炼了队伍、激发了斗志、凝聚了精神。全体调查工作人员在调查实施过程中奋发有为的工作热情、迎难而上的工作斗志、扎实稳妥的工作作风，涌现出的许多先进人物和事迹，让我们为之感动、为之鼓舞、为之振奋、为之骄傲，值得我们认真总结，大力弘扬。

（一）彰显了中医药工作者因势利导、真抓实干、不断探索的进取精神

本次调查时值中医药事业“十一五”规划实施的收官之年，正处在深化医改5项重点工作全面落实的关键阶段。一方面，国内改善民生、促进社会和谐的任务更加繁重，人民群众日益增长的健康需求对中医药发展提出更高要求和期望；党和政府更为重视中医药工作，《国务院关于扶持和促进中医药事业发展的若干意见》发布并实施，中医药参与医改、服务群众的政策措施逐步细化落实。另一方面，中医药统计调查工作基础薄弱、经验缺乏、资金有限；地方各级中医药管理部门任务十分繁重、时间非常紧迫。尽管调查实施面临许多困难，但各地始终严格执行国家中医药管理局关于调查工作的部署，万众一心，精心组织，创造性开展工作。这些都充分表明，中医药队伍是一支信念坚定、目标远大、追求卓越的精锐之师，是一支求真务实、真抓实干、敢干事、能干事、干大事的成事之军。

（二）体现了中医药工作者实事求是、大胆实践、勇于创新的非凡气魄

首次组织开展这样大规模的全面调查，若不能在已有调查制度基础上解放思想、开拓创新，就不可能完成调查任务、实现调查目标。如在组织方式方面，各地纷纷探索适合本地区的工作机制，积极进行组织协调，山东省济宁市等开展调查工作试点，模拟调查中可能遇到的各种问题，针对性地提出解决措施。在调查流程方面，有的采取先清查、后培训、再调查，有的先填纸质表、后网上填报、再逐级审核，有的先整理数据、后汇总数据、再分类统计，既保证调查进度又控制数据质量。在采集平台方面，有的尝试在线采集和审核调查数据，确保了调查数据完整、准确、及时上报，云南省昭通市还利用互联网对各县区调查人员进行培训。这些都是在实践中坚持运用科学发展观，创造性地解决调查工作实际困难的具体体现，展现了中医药工作者寻求变革、谋求发展、大胆创新、勇于担当的非凡气度。

（三）展示了中医药工作者不畏艰险、坚韧不拔、矢志不移的刚强斗志

各级卫生行政部门、中医药管理部门和广大调查工作者为做好调查工作，利用一切可用资源，排除万难，保证调查工作按时完成。福建省南平市在遭受百年一遇的洪灾，部分地区出现停水、停电、通讯中断的情形下，加大组织力度，督促各县卫生局给基层医疗机构提供电力、通讯方便。甘肃省甘南藏族自治州卫生局一面应对舟曲特大泥石流医疗救治情况统计和上报任务，一面坚持做好调查工作。吉林省吉林市卫生局中医处狄鹤同志克服孕期种种不适，在加班加点完成本职工作基础上，还代表吉林市参加吉林省市州互审和国家级数据质量核查工作。江苏省中医院统计员王玢琪同志，负责全省所有数据收集、审查、修正、上报，经常加班加点工作，高烧时仍坚持带病工作；甘肃省陇南市礼县卫生局3名同志夜以继日，连续加班达半月之多，其中1位因工作劳累导致巩膜出血但仍然坚持工作；江西省弋阳县卫生局章德华同志，利用节假日徒步深入边远地区医疗机构开展调查工作；甘肃省陇西县卫生局调查人员起早贪黑、废寝忘食，吃干粮、喝凉水，有时一天只能吃上一顿热饭；海南省乐东黎族自治县卫生监督所关义芳同志深入距离县城较远的山区村卫生室，有时一天仅能调查2~3家村卫生室。此外，许多调查工作人员在调查的一个多月时间里，主动放弃休息时间，拿出“5+2”、“白加黑”的连续作战精神，不叫一声苦，不喊一声累。各级卫生行政部门、中医药管理部门带领全体调查工作人员所做的，不只是一份份调查表的填报、一次次调查数据的核对，而是在为中医药事业的发展构筑基石、添砖加瓦，是在为祖国医学事业的继承发扬、繁荣发展贡献智慧和力量，充分展现了一代中医药工作者不计得失、不顾安危、忘我奋斗的无私精神。

（四）突显了中医药工作者齐心协力、各展所长、共谋发展的优秀品质

本次调查，各级中医药管理部门与有关部门通力协作、攻坚克难。调查工作中，面临采集平台维护、数据质量核查、汇总分析研究等多个难题，但在卫生管理、统计、信息等领域专家的帮助下，都迎刃而解。湖北中医药大学信息工程学院先后完成了中医基本现状调查数据采集平台、数据汇总程序、数据质量核查程序、数据统计程序等软件工具研制，为本次调查提供了重要技术支撑；甘肃省杨征同志，作为兰州市卫生局调查工作的主要承办人，在数据整理汇总以及兰州市的状调查报告起草中，倾注了大量心血；许多地区基层医疗卫生机构的调查工作人员，除完成本机构调查表填报和数据录入外，还承担辖区内社区卫生服务站、村卫生室以及民营诊所的调查数据录入任务，工作量很大。俗话说，“众人拾柴火焰高”，不同机构、不同专业、不同管理层次的调查工作人员，为了本次调查工作走到一起，并肩战斗、默契配合，在平凡的岗位上默默无闻、不计回报的付出，向世人展示了中医药人齐心协力、各展所长、共谋发展的优秀品质。

同志们，我们在这次调查工作中所体现出来的精神、气魄、斗志、胆识和品质，是一笔巨大的精神财富，是我们在以后工作中应对挑战、克服困难、把握机遇、赢得发展的精神力量，也是对我们中医药队伍的检验，是推动中医药事业源远流长、持续发展的力量源泉。我们要十分珍惜，大力提倡，并发扬光大。

四、推动中医药事业科学发展，我们要求真务实、狠抓落实

我们要立足本次调查反映的中医事业发展基本现状，深入研究调查反映的突出问题，形成比较完整的解决思路和应对措施，并融入中医药各项发展规划之中，抢抓机遇，努力推动中医药事业在“十二五”期间更好更快地发展。

下面，我就下一步有关工作提几点要求。

（一）充分利用好调查数据，制定中医药事业发展“十二五”规划

《2009中医基本现状调查报告》已印发，并将作为中医药事业发展“十二五”规划等有关文件起草的重要依据。北京、陕西、海南等一些省（区、市）中医药管理部门组织编写了本地区中医基本现状调查报告；上海市利用本次调查数据，起草了《“十二五”上海市医疗机构设置规划》中医部分的内容；山东省济宁市等地在本次调查基础上，编制完成了本地区中医药事业发展“十二五”规划。各级中医药管理部门在制定本地区中医药事业发展“十二五”规划中，要认真研究《2009中医基本现状调查报告》，要充分利用这次调查的数据，切实加强与有关部门的沟通协调，积极争取地方财政、发改委等有关部门更加重视中医药工作，不断加大对中医药事业发展的支持力度。

（二）加快完善各级中医药管理体系，适应中医药事业发展新形势、新要求

本次调查显示，地方各级中医药管理机构级别、编制、处室设置差别很大。省级中医药管理机构人员编制数达31人，而最少的仅3人；级别上既有副厅级局，也有中医处。地市级中，中医管理人员独立编制总数最多的省（区、市）共有55人，而最少的省（区、市）编制数为0。县级设置中医管理科室并有专人管理的县（市）比例总体较少。各地应结合本地区实际情况，认真研究管理体系建设，加快完善各级中医药管理体系，加强中医药管理机构建设，强化管理职能，充实管理力量，提高管理水平。

（三）组织开展重大问题专题研究，推动研究成果转化为医药卫生体制改革中促进中医药发展、发挥中医药作用的具体政策

本次调查获得了当前中医药事业发展的基础数据，《调查报告》对这些数据进行了初步分析，但要真正形成切实可行的政策措施，还有待继续深入开展专题研究。国家中医药管理局机关各部门、地方各级

中医药管理部门要以调查报告或本地区调查数据分析结果为基础，对调查数据作更深层次地挖掘研究，进一步提炼问题、提出对策，最大限度地利用数据资源。专题研究应紧扣《国务院关于扶持和促进中医药事业发展的若干意见》的贯彻落实，结合各地出台的扶持和促进中医药事业发展的意见，符合中医药事业“十二五”发展规划确定的优先领域和重点方向，反映中医药参与医改、服务医改的政策需求。如基层医疗卫生服务体系建设方面，加强基层医疗卫生机构中医药服务补偿政策研究、中医药人力资源发展相关政策研究；基本医疗保障制度建设方面，加强鼓励中医药服务提供与利用政策研究及效果评价研究；公立中医医院改革方面，加强公立中医类别医院有利于中医药特色优势发挥的补偿政策研究、鼓励运用中医药诊疗技术和方法的分配激励机制和绩效考核管理政策研究。通过研究，进一步完善和全面落实医改中的中医药政策措施。

（四）加大基层中医药发展支持力度，强化基层中医药人才培养

调查显示，我国33.94万个能提供中医医疗服务的村卫生室，每月开出中药饮片处方达3 500万张，但中医类别执业（助理）医师仅有4.76万人，说明基层中医医疗服务需求很大，而中医药人才却很少，需要进一步加大工作力度。要加大社区卫生服务中心、乡镇卫生院中医科、中药房标准化建设和新建项目的支持力度，加强中医特色诊疗设备配置，继续大力推广基层中医药适宜技术，提高村卫生室中医药服务能力，完善基层中医药服务网络。大力推动社区卫生服务中心（站）等基层医疗卫生机构在传染病预防、慢性病防治、孕产妇保健、健康管理、康复等领域中使用中医药技术和方法，争取将合适的中医预防保健服务项目纳入公共卫生服务项目体系。着力培养基层中医药人才，切实抓好中医全科医师规范化培训，加强乡村医生中医知识与技能培训，促进乡村医生掌握一定的中医药（民族医药）适宜技术。这是一项十分重要内容，中医药的根本在基层、在边远地区，我们要强化中医药人才的培养。

（五）建立中医药综合统计制度，满足中医药事业发展需要

本次调查使我们清楚地认识到，中医药统计调查工作基础还相当薄弱、经验十分缺乏、队伍严重不足，与实现调查数据资源动态管理和综合利用的目标还有较大差距，我们必须加快建立和完善中医药综合统计调查制度。中医药的特色优势是否得到发挥，中医药的服务能力和水平是否得到提高，扶持和促进中医药发展的政策措施是否得到落实，中医药事业的总体发展状况如何等，都需要以翔实的综合统计数据来验证。我们要在对本次调查指标体系进行回顾性验证、评估、筛选的基础上，广泛征求各方意见，做好中医药综合统计调查指标体系的论证工作，与卫生部统计信息中心等部门加强沟通、协调和合作，研究提出做好卫生、中医药共享的综合统计信息平台建设、运行管理以及维护工作的具体意见。地方各级中医药管理部门要高度重视统计调查工作在促进管理创新、提高决策质量、规避政策风险方面的重要作用，将中医药统计调查工作列入重要议事日程，加大工作支持力度。

同志们，中医基本现状调查工作基本结束了！让我们再次感谢关心、支持本次调查的各有关部门，感谢那些在本次调查工作中任劳任怨、无私奉献的全体调查工作人员。让我们更加紧密地团结起来，振奋精神、把握机遇、扎实工作、开拓创新，全面贯彻落实《国务院关于扶持和促进中医药事业发展的若干意见》和深化医药卫生体制改革方案，为中医药事业的发展、为人民群众的健康、为社会主义和谐社会的建设、为全面小康社会的实现而继续努力奋斗！

卫生部副部长、国家中医药管理局局长王国强在中国针灸学会第五次全国会员代表大会开幕式上的讲话

（2011年8月20日）

尊敬的各位领导、各位代表、同志们：

在全国认真学习贯彻胡锦涛总书记“七一”重要讲话精神，深入推进医药卫生体制改革和贯彻落实《国务院关于扶持和促进中医药事业发展的若干意见》之际，今天，中国针灸学会第五次全国会员代表大会隆重开幕了，这是中医药界和广大针灸工作者的一件盛事。首先，请允许我代表卫生部和国家中医药管理局，向大会的召开表示热烈的祝贺！向长期关心支持中医药事业和中医针灸工作并亲临会议指导的各位领导表示衷心的感谢！向各位代表并通过你们向中国针灸学会的广大会员表示亲切的问候！

中国针灸学会是我国唯一的全国性针灸学术团体，是党和政府联系广大针灸医学工作者的纽带和桥梁。近年来，中国针灸学会在民政部、中国科协、卫生部、国家中医药管理局等上级单位的指导下，始终坚持“依法办会、民主办会”的

宗旨，紧密围绕中医药中心工作，团结带领广大会员，积极开展针灸学术交流，努力推进针灸科技创新，积极培养针灸专业人才，不断增进同行间、国际学术交流，取得了有目共睹的成绩，为推进中医针灸和中医药事业发展作出了积极贡献。

第一，大力开展学术研究，努力推动学术发展。近年来，学会着眼于推动针灸学术发展，积极开展学术活动。学会及所属各专业委员会共举办国内学术会议90次，专题报告600多人次，会议学术论文交流2 420余篇，编辑学术论文集67册，收录学术论文7 800余篇，参会人数11 600余人次。承办或协办国际会议5次，广泛开展国际交流，不断扩大针灸的国际影响。开展了针灸学优势特色调查研究，积极参与国家“973”计划、“国家科技支撑计划”、“国家自然基金”等全国性科研项目的研究，在阐明经穴效应特异性的生物学基础、从临床研究和基础研究两个方面阐明针麻镇痛以及针麻保护的理论依据和科学内涵等方面取得了一批新成果。相当部分的临床研究结果在国际SCI源刊上发表，受到了国际社会的关注。开展了3届科学技术奖的评选，有43项科研成果获得了奖励。

第二，深入开展继续教育，培养培训专业人才。学会将继续教育和专业培训作为一项重要任务，带动人才培养。几年来，学会及二级专业委员会、地方分会举办了66项、278期全国性的针灸培训班、提高班，培训11 375人次，不仅提高了各地针灸工作者的业务水平，也将各地的特色经验推广到了全国。在社区和农村推广了近40项针灸技术，受到了广泛欢迎。

第三，积极承接政府职能，发挥参谋助手作用。随着政府职能的转变，学会越来越多地承担了一些技术性、事务性工作。2006年以来，学会相继承担了国家中医药管理局委托的“针灸学优势特色研究”项目和“九五学科发展报告”针灸部分的撰写工作，中国科协“学会改革试点项目——学会承接社会职能改革”；2009年负责筹建“全国针灸标准化技术委员会”，参与了国际标准化组织中医药技术委员会（TC249）的创建工作。承担了针灸国家标准研制的组织、协调工作，完成了23项国家标准的研究制定，其中有2项获得了中国标准贡献奖。积极参与中医针灸申遗工作并取得成功，为中医针灸和中医药走向世界作出了突出贡献。

第四，深入开展科普活动，树立学会良好形象。根据中国科协的统一安排和部署，学会积极组织参加相关科普宣传活动，通过现场咨询、医疗服务、举办培训班、撰写科普文章等形式，大力宣传中医针灸科普知识，弘扬中医药文化。近年来，共组织“相约北京－中医针灸展”等大型科普活动8次，以“冬病夏治穴位贴敷”为主题在知名网站组织专家访谈节目2次，开展了华佗杯全国大学生针灸操作技能大赛，制作了针灸技术操作宣教光盘，编写了《中医针灸健康指南》等针灸知识宣传手册，充分利用大众媒体从不同角度宣传了中医针灸，在学术界和社会上树立了学会的良好形象。

这些成绩的取得，是上级部门正确指导的结果，更是学会历届理事会特别是以李维衡同志为会长的第四届理事会带领广大会员团结奋斗的结果。在此，我代表国家中医药管理局，向李维衡会长、第四届理事会和广大会员表示衷心的感谢并致以崇高的敬意！

当前，中医药事业正面临着前所未有的发展机遇。党中央、国务院高度重视中医药工作，作出了一系列重要部署，强调要在深化医药卫生体制改革中充分发挥中医药的作用，专门出台了《国务院关于扶持和促进中医药事业发展的若干意见》，为建设中国特色的医药卫生体制和中医药在新时期新阶段的科学发展指明了方向。很多地方进一步加强了对中医药工作的领导和体制机制建设，出台了加快发展中医药的政策措施，加大了对中医药的投入，为中医药事业发展营造了良好的环境。广大人民群众信中医、用中药，对中医药服务的需求日益增长。中医药也得到了越来越多国家和地区民众的欢迎，走向世界的步伐明显加快。特别是随着健康观念变化和医学模式转变，中医药越来越显示出独特优势和旺盛的生命力。

中医针灸是中医药学的重要组成部分，是中华民族的一项重大发明。多年来，在广大针灸工作者的努力下，针灸学科与学术发展有了明显进步。据最近的研究显示，针灸能够治疗或参与治疗的病症有460多种；针灸治疗有明显疗效优势的病症有100多种；针灸在止痛，恢复神经功能，调节消化、内分泌、循环、生殖、呼吸等系统功能，提高机体免疫力，促进损伤组织恢复，激发机体抗病能力提高等方面有明显作用。目前，我国90%以上的中医医院和中西医结合医院设置了针灸科，80%的西医综合性医院设有中医临床科室，其中绝大部分有针灸科室。同时，针灸教育已经建立起从专科到本科、研究生的完整高等教育体系，办学规模也不断扩大。近些年，针灸的科学研究有了长足进展，针麻、针刺镇痛的机制与影响效果的关键因素得到了进一步阐述；经穴的特异性、穴位敏化、穴位沉寂性特征被发现，其产生的原理得到初步揭示；灸法中艾灸的原理、艾灸的效应机制初步阐明；针灸治疗痛症、中风、面瘫、带状疱疹、痛经、便秘、抑郁症等几十种病症的疗效已被多中心、大样本的随机对照临床试验所证实。针灸在世界范围内得到了广泛传播，已有160多个国家和地区接受和应用针灸。中医针灸申遗成功，国际影响越来越大。与此同时，我们也必须清醒地认识到，中医针灸在继承与创新方面还存在许多困难和问题：针灸传统技法越来越少地被现代针灸医生所运用，各种散落在民间的家传针刺技法、绝技大多后继乏人、濒临失传，尤其是承载针灸技术的中医理论体系逐渐被忽视和淡化，一些人错误地理解针灸就是“用针刺入”和“用艾热熏”，中医针灸服务模式单一，适应病种和疗效还有待进一步开发，中医针灸理论和实践创新力度不够，等等。可以说，中医针灸正面临严峻的挑战，发展中医针灸，对广大中医针灸工作者加快继承创新、更加奋发有为提出了新的更高的要求。

当前和今后一个时期，中国针灸学会要围绕中医药中心工作，服务大局，在深化医药卫生体制改革、促进中医药事业发展中有所作为，更好地履行职能，在发展学术、培养人才、科普宣传、服务社会、服务会员等方面发挥更大的作用，作出更大的贡献，努力开创中医针灸工作新局面。在此，我提出四点建议，供大家参考。

第一，要继续致力于促进针灸学科进步与技术发展，更好地为中医药事业发展服务。要团结广大针灸科技工作者，以提高临床疗效为核心，积极参加针灸科研的创新体系建设；通过搭建不同形式、不同层次的学术交流平台，打造学术活动品牌，进一步提高针灸学术交流质量和实效；不断拓宽研究领域，提高研究水平，推动产学研相结合的技术创新体系的建立，促进针灸科技成果的转化，为人民群众提供更加有效的中医针灸医疗保健服务和产品；密切关注和把握卫生和中医药改革发展的大局，高质量地完成政府委托的有关工作，充分发挥党和政府的科技思想库作用，当好政府的参谋和助手；敏锐把握学科发展前沿动态，全面反映学科发展状况，充分发挥在国际、民间交流与合作等方面的作用，引领国际中医针灸学术发展，为推进中医药事业科学发展作出应有的贡献。

第二，要继续致力于促进针灸科技人才的成长和提高，更好地为科技工作者服务。要在党和政府与针灸工作者之间建立畅通稳定的双向沟通渠道，开展针灸工作者状况调查，及时准确掌握针灸人员在就业、科研、工作、生活、思想观念、流动状态等方面的情况，提供有效指导，及时反映和解决针灸工作者特别是基层一线工作人员关心的实际问题；要整合相关社会资源，不断创新继续教育和人才培养模式，推动建立相应的人才评价体系；要坚持开展成果激励活动，提供科研和成果展示平台，鼓励青年科技人才脱颖而出。

第三，要继续致力于针灸知识和文化的普及推广，更好地为提高全民健康水平服务。要积极参与实施全民科学素质行动计划纲要，认真抓好中医、中药、针灸知识普及工作，积极引导广大民众正确就医、科学养生。要充分借助中医针灸成功申遗的契机，大力宣传和普及中医药文化，促进中医针灸的传承、保护和发展，提高国内外民众对中华民族优秀传统文化的关注和认识。

第四，要继续致力于民主办会，进一步加强自身建设，更好地为广大会员服务。要遵守有关法律法规和章程，坚持正确的政治方向和办会宗旨，坚持“学会的生命力在于活动，学会的凝聚力在于服务”，大力加强自身能力建设，尤其是加强理事会的建设。进一步加强制度建设和学会机关建设，提高办事效率，不断提高服务会员的能力。建立会员参与机制，强化会员主体地位，充分发扬学术民主，建设和谐学术生态，努力营造内部团结、外部和谐的发展氛围，努力建设成为中医针灸工作者之家。

学会工作是中医药事业发展不可或缺的重要组成部分。随着中央更加重视加强和创新社会管理，学术团体在经济社会发展中的地位和作用将更加突出。作为中国针灸学会的业务主管部门，国家中医药管理局将一如既往地关注和支持中国针灸学会的工作，在加强业务指导、组织课题研究、参与相关决策、培养优秀人才等方面帮助解决一些实际问题，为充分发挥学会学术团体的作用，促进学会持续稳定健康发展创造良好条件。

各位领导，各位代表：中国针灸学会第五次全国会员代表大会的召开，正值我国中医药事业发展“十二五”规划启动之年，中医药事业发展更加美好的前景正等待着我们去创造，去实现。我们完全有理由相信，有各相关部门的有力指导和大力支持，有多年来积累的宝贵经验和打下的坚实基础，有全体理事和广大会员的共同努力，中国针灸学会一定会越办越好，越来越有影响力，一定会为促进中医针灸工作和中医药事业的科学发展作出新的更大的贡献！

最后，预祝中国针灸学会第五次全国代表会员大会圆满成功！祝各位代表身体健康，工作顺利！

卫生部副部长、国家中医药管理局局长王国强在全国中医医院“三好一满意”活动经验交流会上的讲话

（2011年10月28日）

国家中医药管理局在山西省太原市召开全国中医医院“三好一满意”活动经验交流会，学习贯彻党的十七届六中全会精神和中央关于深入开展为民服务创先争优活动的部署要求以及李源潮同志在卫生部

调研时的重要讲话精神，总结交流中医医院“三好一满意”活动的开展情况，并对下一步工作做出部署。

刚刚闭幕的党的十七届六中全会对深化文化体制改革、推动社会主义文化大发展大繁荣作出了重要决策和部署。中央特别强调，文化是民族的血脉，是人民的精神家园。文化建设是中国特色社会主义事业总体布局的重要组成部分。在新的历史起点上深化文化体制改革、推动社会主义文化大发展大繁荣，关系实现全面建设小康社会奋斗目标，关系坚持和发展中国特色社会主义，关系实现中华民族伟大复兴。《国务院关于扶持和促进中医药事业发展的若干意见》也特别强调，要繁荣发展中医药文化，将中医药文化建设纳入国家文化发展规划。中医药不仅仅是医学科学，还蕴含着丰富的哲学思想和人文精神，是我们中华民族优秀传统文化的重要精髓。这种精髓无论是对于疾病和健康认识的理念、方法技术，还是“大医精诚”的重要思想，都是满足人民群众医疗服务需求、树立良好的医德医风的宝贵财富。最近几年，我们一直在推动中医药文化建设，强调中医药“大医精诚”的核心价值，弘扬中医药优秀传统文化，这些和“三好一满意”活动是一个有机的整体。我们要把深刻学习领会贯彻十七届六中全会精神和“三好一满意”活动结合起来，进一步提升对中医药行业开展“三好一满意”活动的重要性、必要性的认识。

今年9月14日，中共中央政治局委员、中央书记处书记、中组部部长李源潮同志到卫生部调研医药卫生系统窗口单位创先争优工作。源潮同志听取了卫生部党组和房山区中医医院等6家医疗单位的工作汇报，对全国医疗卫生系统开展“三好一满意”活动给予了充分肯定，指出这项活动是“为民服务创先争优”的有效载体，看得见，摸得着，群众感受得到，有力地调动了基层党组织和广大党员为民服务创先争优的主动性和积极性。源潮同志对北京房山区中医医院建立流动医院，把中医、中药等中医服务送到乡村，深入农村上门看病，同时把服务态度、服务流程、诊疗行为等指标进行量化，作为评先选优依据的一整套做法给予了高度评价，认为这些做法很好，值得总结和推广。源潮同志指出，医药卫生系统开展为民服务创先争优活动，一要坚持以服务好、质量好、医德好、群众满意为主要内容，切实解决群众反映强烈的突出问题；二要把改进医德医风作为重要内容，积极营造救死扶伤、病人至上、热情服务、文明行医的良好风尚，努力建设医德高尚、医术精湛、敬业奉献、人民满意的医药卫生队伍；三要为深化医药卫生体制改革提供动力和保证，为群众提供更加安全、方便、有效、价廉的医疗服务，努力争创人民满意的好医院。源潮同志强调，医药卫生系统为民服务创先争优，一定要坚持重心下移、一抓到底，确保在基层落实、在基层行动、在基层见效；要把抓创先争优和抓业务能力提高一致起来；要鼓励基层创新，广泛开展“三亮三比三评”，带动广大医药卫生工作者争创岗位奉献标兵、群众满意窗口、优质服务品牌；要加强宣传引导，选树一批立得住、叫得响、推得开的先进典型，总结推广基层创造的好经验好做法，在医药卫生系统营造学习先进、争当先进、赶超先进的良好氛围。中医药系统作为医药卫生系统的重要组成部分，我们一定要认真学习领会，深入贯彻落实好源潮同志讲话精神。

下面，我就学习贯彻源潮同志讲话精神、在中医药系统深入开展“三好一满意”活动讲几点意见，供大家参考。

一、周密部署，有序推进，中医药系统“三好一满意”活动初见成效

中医药系统“三好一满意”活动开展半年以来，各级中医药管理部门和各级各类中医医疗机构高度重视，组建领导机构，细化活动方案，积极组织动员，紧扣“服务好、质量好、医德好、群众满意”的活动主题，采取多种形式推进活动的顺利开展。

（一）高度重视，精心部署

今年上半年，卫生部、国家中医药管理局决定在全国医疗卫生系统广泛深入开展“服务好、质量好、医德好，群众满意”的“三好一满意”活动。我局党组高度重视，制订了全国中医药系统“三好一满意”活动2011年工作方案，成立了活动办公室，并对中医医疗机构开展“三好一满意”活动进行了动员部署。在我局组织的中医医院管理年活动检查评估工作中，对部分中医医院“三好一满意”活动开展情况进行了患者问卷调查，并将调查结果及时反馈被检查医院，督促其认真整改。

各地中医药管理部门根据我局的有关要求，精心组织，周密部署，扎实开展工作。一是成立了组织工作机构，部分省级中医药管理部门单独成立组织机构，有的省份是参加到卫生厅成立的组织机构中。无论哪种形式都做到了机构落实、人员落实、工作落实。二是落实领导责任制。各级中医药管理部门主要负责人担任活动第一责任人，坚持亲自部署、亲自抓。三是加强工作指导，活动开始后，各省级中医药管理部门根据我局工作方案，结合本地实际，制订了本省的工作方案，加强对活动的指导；活动过程中，各级中医药管理部门及时解决活动中存在的困难和问题，推动了活动的顺利开展。

（二）以人为本，改善服务，努力做到服务好

各地中医医院在活动中坚持以人为本，时时处处为患者着想，按照活动方案的要求，积极开展预约诊疗服务、优化门急诊环境和流程、便民门诊服务等工作，改善服务态度，提升服务水平，真正做到“以病人为中心”。

河北省中医院通过增设专职楼层导医人员、开展诊中预约等预约服务、在门诊按需设置楼层收费等措施，减少患者排队次数和等候时间；上海市中医院推出“门诊一站

式”付费服务模式，实现自助预约、自助挂号、自助缴费、自助充值、自助查询、自助打印报告6项服务功能，得到患者的一致好评；徐州市中医院开办网络医院，49位副高以上职称的医生业余时间上网与患者交流，回复患者咨询1.3万条，让中医服务更贴近百姓；山东省中医院开通免费院内公交，让前来就诊的患者，只需在院内站牌等候或招手示意就能随时免费乘坐；江西省中医院安排专职人员、配备专车预约免费送药，到目前免费送药车已经行驶30多万公里，免费送药4万多人次；无锡市中医院创新了“医患通”服务模式，通过语音、短消息和电子邮件收发、流媒体传送等功能，患者可以接受信息查询、就诊导航、复诊提醒、取药预告、就诊检查的注意事项提醒以及医疗咨询、健康顾问等客户关怀服务，医院则可以实现信息交流、随访问候、报告传递、亲情关怀、健康知识发送等功能。甘肃省开通中医专家微博，直接与百姓交流，提供咨询。

通过多种形式的便民服务，在一定程度上改善了患者的就诊条件，优化了就诊流程，在就诊、检查、收费、取药等各个环节真正为患者着想，让患者感受到医院的关怀，享受到贴心的服务。

（三）保持特色，发挥优势，努力做到质量好

近年来，国家中医药管理局多措并举，出台多项政策措施，围绕中医药特色优势，出重拳，出组合拳，不断强化中医医院内涵建设，持续改进中医医疗质量，中医医院办院水平得到进一步提高，医院各项建设取得显著进展。

自2009年以来，我局持续开展“以病人为中心，以发挥中医药特色优势为主题”的中医医院管理年活动，在制度措施、人员配备、临床科室建设、重点专科建设、中药药事管理、中医护理、中医药文化建设、中医预防保健8个方面提出了明确要求。与此同时，我们还制定发布了21个中医临床科室建设与管理指南、95个中医治疗具有优势的病种中医诊疗方案和临床路径等技术性文件，进一步规范了中医诊疗行为，提高了中医临床疗效，突出了中医药特色优势；出台了《关于加强医疗机构中药制剂管理的意见》等中药药事管理文件，提高了中药制剂质量、中药煎药质量、调剂质量和处方书写质量；实施中医诊疗设备促进工程，积极推动中医医院使用科技含量高、临床疗效好、简便易行的中医诊疗设备，丰富了中医药技术和方法。

通过活动的开展，中医医院中医药特色优势淡化的状况得到明显改善，中医医疗质量明显提高，增进了广大人民群众对中医药的认同和了解，社会各界对中医药的关注度不断增加，进一步夯实了中医药事业发展的群众基础。群众评价说：“走进现在的中医院能闻到中药味了，能看到中医药字了，中医院像回事了”。

（四）重视文化，创先争优，努力做到医德好

各中医医院在活动过程中与中医医院中医药文化建设相结合，大力弘扬大医精诚、仁心仁术的医德医风理念，不断提升中医药文化建设的内涵和水平，形成富有中医药文化特色的服务和管理风格，促进构建和谐医患关系。活动之初，我局印发了《关于在各级各类中医医院广泛开展公开承诺活动的通知》，要求各级各类中医医院以医德医风建设作为主要内容，着重体现“以人为本、医乃仁术、大医精诚”的中医药文化核心价值，开展公开承诺活动。

山西中医学院附属医院坚持“以德立院”，在“三好一满意”和“创先争优”活动中，向社会作出“有钱无钱，救命第一”公开承诺，对所有来院就诊的急危重症患者，一律“先救治，后交费”，尽最大努力避免耽误患者病情，为构建和谐医患关系奠定了基础；医院以孝道立德，凝练医院核心价值，提出了“孝道为先，医德至上，责任是金，服务第一”的服务理念，全面开展中医药文化建设，促进了医务人员道德水平的提升。2011年8月，山西省卫生厅作出在全省卫生系统开展向山西中医学院附属医院学习的决定，要求全省卫生系统广泛宣传和学习该院的做法，加快健康山西建设，更好地满足人民群众的健康需求。山东济宁市全面推行兖州中医院“先看病、后付费”就诊模式，强化职业道德和诚信体系建设，逐步打造医患和谐品牌，让百姓享受到看得见、摸得着的服务。浙江省黄岩中医院围绕“患者有什么需求，就提供什么样中医药服务”的理念，在“医乃仁术”这一核心价值的指导下，充分采用中医药方法为广大患者提供细致入微的人性化服务。常州市中医院以“道德讲堂”活动为抓手，努力做到“4个结合”，深入实施中医药文化内涵建设，取得了良好的效果。西藏自治区藏医院组织医护人员学习和重温《四部医典》中的“医德医风”章节，要求对照自身的言行举止和行为规范审视是否称得上“拉杰”（帝王对医生的尊崇）、“门巴”（为人类谋利益者）、“措杰”（维护生命、保护健康）等人民群众赋予医生的尊称和雅号。

（五）立足本职，满足需求，努力做到群众满意

让人民群众满意是我们工作的出发点和落脚点。源潮同志在医药卫生系统窗口单位创先争优座谈会上指出：“医药卫生工作直接为人民群众服务，社会关注度高，人民群众的期望和要求也高，意见往往比较集中。”各级中医药管理部门和中医医院在活动过程中，切实解决群众感到不方便、不放心、不满意的具体问题，努力做到群众满意。

国家中医药管理局近年来开展的很多工作都是立足于解决群众不满意的具体问题，针对中药饮片“称不准、抓不匀”的问题，积极推广使用小包装中药饮片；针对代煎中药汤剂质量不稳定的问题，组织研制了新型中药煎药机；针对一些地区基层医疗卫生机构没有中医人员、老百姓想看中医找不到中医的

问题，积极采取将一技之长中医人员纳入乡村医生管理等多种途径，为村卫生室配备中医药人员；针对看病难、看名中医更难的现象，开通中医寻医指南——专科服务信息网络，向社会公开发布全国中医名科的服务信息，便于公众选择。

各中医医院也根据自身实际和群众需求，努力做到让人民群众满意。南京市中医院建设多学科一体化诊疗平台，在医院内打造“医生围着病人转”、“临床科室围着疾病转”的高效诊疗格局，为患者提供高效、便捷的一站式临床诊疗路径和服务，极大地方便了群众就医。云南省中医院通过对出院病人电话回访、对住院和门诊病人现场调查、定期召开病人及家属座谈会等形式，及时听取患者及家属的合理性建议并积极落实整改，逐步赢得患者满意。安徽省中医院院领导与业务科室及职能部门负责人签订科室《行业作风建设责任书》，认真抓好行业作风建设及卫生纠风工作责任的分解、考核和追究3个关键环节，并以之作为对干部业绩评定、奖励惩处、选拔任用的重要依据，达到患者满意、社会满意的最终效果。重庆市九龙坡区第一中医院每季度开展一次“满意医生”、“满意护士”评选活动，号召全院职工向他们学习，以此促进和提高医疗服务质量，确保医疗安全，使广大伤病员满意，人民满意。

本次会议共安排了8个单位进行交流发言。他们的经验各有侧重，各有特色。大家要认真学习，相互借鉴，回去以后更好地结合实际指导本单位的工作。

在全国中医药系统广大干部职工的共同努力下，“三好一满意”活动起步良好，人民群众对中医药服务的满意度有所上升。但我们也应看到，活动开展还存在一些问题：各地工作开展不平衡，个别地区对活动的重视程度不够；工作措施还要进一步细化落实；与当前的重点工作结合不够紧密，包括我们怎样把“三好一满意”活动和当前的中医药整体工作更好地结合，怎样与中医药文化建设、中医药特色优势和中医医院管理年活动更好地结合；对典型的培育、挖掘和宣传还不够等。对这些问题，我们要高度重视，在下一阶段的活动中逐步加以解决。

二、提高思想认识，不断增强开展活动的自觉性和主动性

“三好一满意”活动是卫生部、国家中医药管理局在认真总结基层工作经验的基础上，研究提出的创先争优活动的新的实践载体，是深化医药卫生体制改革尤其是公立中医医院改革的重要推力，是提升中医医院内涵建设和中医特色服务水平的重要契机，是弘扬中医药文化、树立中医药行业良好形象的重要举措，是推动中医药系统服务人民健康的强大动力。各级中医药管理部门和各级各类中医医院要充分认识到，我们在中医药系统深入开展“三好一满意”活动，就是要弘扬中医医院医乃仁术、仁者爱人的伦理思想，坚持以人为本，时时处处为患者着想，创新服务理念、服务模式、服务路径和服务内容，从而做到“服务好”；就是要保持发挥中医药特色优势，加强重点专科（专病）建设，不断提高中医临床疗效，从而做到“质量好”；就是要加强中医医院中医药文化建设，大力弘扬大医精诚的医德医风，秉持发扬医患信和的道德观，树立良好的医患关系，建立医患之间的信任，从而做到“医德好”；就是要关注群众需求，立足解决群众不方便、不放心、不满意的具体问题，为人民群众提供更加方便、更加有效、更加经济的中医药服务，从而做到“让人民群众满意”。

我们要认真学习贯彻党的十七届六中全会精神，全面落实《国务院关于扶持和促进中医药事业发展的若干意见》，弘扬中医药文化，树立大医精诚的核心价值观，结合中医药工作实际，进一步提高认识，创新理念，增强服务意识。坚持人民利益高于一切，把全心全意为人民健康服务作为根本宗旨，把深入开展“三好一满意”活动与创先争优活动、中医药文化建设、中医医院内涵建设、深化医药卫生体制改革和中医医院的实际结合起来，加大工作力度，创新工作方法，充分激励和调动广大医疗卫生工作者的积极性，更好地为群众提供满意的、有效的、安全的、便捷的中医药服务，把受人民群众欢迎的中医药工作干得让人民群众更加满意。

第一，为民服务，与创先争优活动相结合。

2011年7月，中央创先争优活动领导小组决定在窗口单位和服务行业深入开展“为民服务创先争优”活动，要求以民生为重、服务为先，努力实现创先争优活动的目标任务。

中医药工作是紧密联系民生、直接服务群众的重要窗口行业之一。全国中医药系统要深刻认识开展“为民服务创先争优”活动的重要意义，按照“三好一满意”活动要求，结合中医药工作的特点，将“三好一满意”活动与创先争优活动结合起来，把“三好一满意”活动作为创先争优活动的有效载体。要坚持重心下移、一抓到底，确保在基层落实、在基层行动、在基层见效；要把抓创先争优和抓中医医院业务能力提高一致起来，既要树精神、讲道德，又要业务好、特色突出；要立足本职，开拓创新，广泛开展“三亮三比三评”，争科学发展之先，创社会和谐之优，为中医药事业科学发展提供强大动力。

第二，弘扬医德，与中医药文化建设相结合。

中医药学以人为本、大医精诚的行为准则，充分体现了中华民族的认知行为和价值取向，蕴含着丰富的中华民族传统文化精髓，是我国文化软实力的重要体现。刚刚召开的党的十七届六中全会号召全党要以满足人民精神文化需求为出发点和落脚点，以改革创新为动力，发展面向现代化、面向世界、面向未来的和民族的、科学的、大众的社会主义文化，培养高度的文化自觉和文化自信，增强国家文化软实力，弘扬中华文化，努力建设社会主义文化强国。我们要认真学习贯彻党的十七届六中全会的重要精神，全面传承中医药文化，深入挖掘中医药文化价值，推动中医药文化丰厚资源的开发利用，加快中医药文化的繁荣发展，为促进社会主义文化大发展大繁荣、提高民族思想文化素质、弘扬中华优秀文化、增强中华民族凝聚力、提高中华文化国际影响力作出贡献。

各中医医院要将“三好一满意”活动与中医医院中医药文化建设结合起来，大力弘扬中医药文化的核心价值观，牢固树立“大医精诚”的理念，践行仁心仁术、尊重生命、精益求精的新时期医疗卫生职业精神，坚持“以人为本”，把群众疾苦放在心上，把患者当作亲人对待，发扬救死扶伤的人道主义精神。要把是否做到“中医特色、安全方便、降低成本、优质服务、医患和谐”作为中医药服务发展的衡量标准，不断优化医疗服务流程，改善服务条件，完善便民、惠民措施；不断提高中医药服务的能力和水平，提高中医药服务的可及性，提高医疗质量安全水平，让群众真正享受到安全、有效、方便、价廉的中医药服务。

第三，突出特色，与中医医院内涵建设相结合。

中医药特色优势是中医医院立院之本、强院之基、发展之源，保持发挥中医药特色优势是中医药自身发展的需要，是广大人民群众对中医药服务的需要，是中医医院管理的重中之重和核心要求。偏离了中医药特色优势这条主线，中医医院的建设与发展就势必成为无源之水、无本之木。

刚刚结束的2010年中医医院管理年活动检查评估显示，中医药特色优势不突出甚至淡化的现象在部分中医医院仍然比较突出，我们设定的检查评估关键性指标达标率仍然不容乐观，警钟持续在敲响，告诫我们不可掉以轻心，不可有一丝一毫的懈怠，要紧紧抓住中医药特色优势这个关键环节不放松。因此，在即将出台的《中医医院评审标准》中，中医医院管理年活动8个方面的要求仍然是核心内容，就是要持续强化中医医院中医药特色优势建设，为人民群众提供高水平的中医药服务，让老百姓满意。

各地要将“三好一满意”活动与中医医院内涵建设结合起来，把“三好一满意”活动作为提升中医医院内涵建设和中医特色服务水平的重要契机，保持发挥中医药特色优势，进一步加强中医医院内涵建设，提高中医药服务水平。要切实做好中医医院管理年的整改工作，围绕8个方面的内容，狠抓薄弱环节，体现特色优势。要通过临床科室建设和重点专科建设，规范医务人员的诊疗行为，开展中医临床路径管理试点，优化完善中医诊疗方案，促进中医临床疗效不断提高；通过加强人员配备、培训和药事管理，为中医医院特色优势的发挥提供人力资源和条件保障。

第四，改革发展，与深化医药卫生体制改革相结合。

医改启动两年多以来，取得了一定的进展和成效，同时也面临诸多问题和挑战，在深化医药卫生体制改革进入关键阶段和中医药事业进入“十二五”新的发展时期，全国中医药系统深入开展“三好一满意”活动，对于促进全系统自我教育、自我改进和自我提升，顺利推进医药卫生体制改革具有十分重要的意义。

各地要将“三好一满意”活动与深化医药卫生体制改革结合起来，把“三好一满意”活动作为深化公立中医医院改革的重要推力，围绕公立医院改革的主要任务，出台有针对性的改进措施，特别是要结合本地区、本医院的实际情况，着力做好预约诊疗服务、优化门急诊流程及便民门诊服务、临床路径和单病种付费、合理检查、合理用药和优质护理服务等方面的工作，真正从群众最需要的地方做起，以人民群众满意为出发点和落脚点，进一步提高服务意识、服务水平和服务质量，不断满足人民群众多层次、多元化的中医药服务需求，改善群众看病就医感受，让群众看到深化医改带来的实实在在的效果，力争使社会满意度有较大幅度提高，为深化医改创造良好条件。

第五，实事求是，与中医医院的实际相结合。

按照我局2011年活动的总体部署，活动分为学习宣传、查找问题、整改提高3个环节，3个环节既有所侧重，又有机结合。目前，各中医医院基本处于查找问题、整改提高环节中，下一步各中医医院要根据各自实际，按照卫生部、国家中医药管理局对2011年活动的总体部署，边查、边改、边建，统筹兼顾，有序推进，确保取得阶段性成效。

各中医医院要创新思路做法，在落实为民服务措施上下工夫。要坚持典型引路，在充分调动中医医院医务人员积极性上下工夫。要及时培育、及时发现并树立中医药系统医德高尚、医术精湛、敬业奉献的先进典型，采取多种形式，利用多种媒介，充分发挥示范带动作用，树立中医药行业和“中医人”的良好形象，为活动开展营造良好舆论氛围，增强中医医院医务人员的责任感和使命感，充分调动中医医院医务人员的积极性。

三、加强学习领会，强化组织领导，确保“三好一满意”活动取得更大成效

第一，加强学习领会，把源潮同志对医药卫生系统为民服务创先争优的要求真正落实到工作中。

“三好一满意”活动是一项长期工作，各级中医药管理部门和各地中医医院要认真学习领会源潮同志的重要讲话精神和今天会议精神，把思想统一到中央关于深入开展为民服务创先争优活动的部署要求以及源潮同志的重要讲话精神上来。各省级中医药管理部门回去以后，要在中医药系统内广泛开展学习源潮同志重要讲话精神，把源潮同志的重要讲话精神传达到辖区内所有中医医院。各地中医医院要深刻学习领会，把源潮同志重要讲话精神具体落实到本单位创先争优活动和“三好一满意”活动全过程中。

第二，强化组织领导，加大工作力度。

各级中医药管理部门和各地中

医医院要进一步提高认识，加强组织领导，把“三好一满意”活动作为“一把手”工作，主要负责同志亲自抓、主要抓、负总责。要把“三好一满意”活动作为深入开展创先争优活动的有效实践载体和推进公立中医医院改革的动力及保障。要紧扣公立中医医院改革各项重点工作，按照《全国中医药系统“三好一满意”活动2011年工作方案》要求，从解决人民群众最关心、最直接、最现实的问题入手，认真听取群众意见，找准突破口，加大力度，稳步推进各项工作；要结合本地区、本单位实际，坚持以“三好”为重要内容，以群众满意为导向，突出工作重点，落实工作措施，确保取得实效。要充分调动医务人员积极性，动员医务人员积极主动参与到“三好一满意”活动和公立中医医院改革中。要不断改进工作方案，创新完善工作机制，为“三好一满意”活动更好开展提供制度和机制保障。

第三，加大宣传力度，营造良好氛围。

要坚持正确的舆论导向，及时发现和大力宣传先进典型，采取多种形式，利用各种媒介，充分发挥其引领示范作用，努力营造全社会共同关心、理解、支持和信任中医药的良好氛围。今天会议交流发言的8个单位，他们的做法各有特色，具有很强的借鉴性。各省级中医药管理部门的同志回去以后要把大力推广典型经验作为推动“三好一满意”活动深入开展的重要手段，注重挖掘典型经验的内涵，努力形成长效机制。

最近，连续发生北京同仁医院医生被患者砍伤事件和武汉协和医院打砸事件。虽然没有发生在中医医院，但我们同样强烈谴责行凶、打砸等暴力犯罪行为，也强烈要求对不法分子绳之以法。这几起事件也折射出目前医患关系面临的严峻形势，反映出医疗秩序中存在的安全隐患。我们一方面要加强大医精诚的医德医风建设，另一方面，也要加强医学科普知识宣传，引导群众理性对待医疗风险，增进社会各界对医学科学和医疗卫生工作者的尊重、理解和支持，优化医疗执业环境。

同志们，开展“三好一满意”活动涉及中医药工作全局，各地中医药管理部门要切实加强组织领导，扎实工作，开拓创新，为把中医药行业建设成为“服务好、质量好、医德好，群众满意”的文明行业，为维护人民群众健康、构建社会主义和谐社会、推动中医药事业健康发展贡献力量。

认真贯彻落实六中全会精神　大力弘扬中医药文化加快推动中医药事业科学发展

——卫生部副部长、国家中医药管理局局长王国强在全国中医药文化建设工作会议上的讲话

（2011年11月1日）

很高兴我们有机会相聚在四川成都，总结、交流、研究、部署中医药管理部门如何认真贯彻落实党的十七届六中全会精神，加快中医药文化建设，使中医药文化在社会主义先进文化大发展大繁荣的进程中作出应有贡献。同时借助这一大好形势，推进中医药文化发展，以中医药文化的发展推动中医药事业发展，实现中医药医疗、保健、教育、科研、产业、文化以及对外交流与合作全面协调发展。

这是一次非常重要的会议，特别是在党的十七届六中全会刚刚结束，全党正在认真传达、学习《中共中央关于深化文化体制改革　推动社会主义文化大发展大繁荣若干重大问题的决定》（以下简称《决定》），卫生和中医药部门深入推进医药卫生体制改革，全面贯彻落实《国务院关于扶持和促进中医药事业发展的若干意见》（以下简称《若干意见》）精神，并且取得阶段性成效的大好形势和背景下召开的，具有特殊重要意义，目的就是要更好地贯彻落实六中全会精神，把文化建设工作做得更扎实、更有针对性。国家中医药管理局党组对这次会议非常重视，召开专题会议听取会议筹备工作汇报。刚才王炼同志作了一个很好的报告，全面介绍了2007年以来局党组高度重视中医药文化建设，推动“中医中药中国行”活动，加强中医药宣传教育基地建设，加强中医药文化走向世界以及开展科普宣传活动等方面的工作。报告既简明扼要，又突出重点，对过去工作的成绩和体会讲得非常准确，同时对下一步工作、对“十二五”期间中医药文化建设的主要任务和要求也做了明确阐述。会议将《中医药文化建设“十二五”规划（征求意见稿）》印发给大家，希望大家认真讨论，提出建议，把中医药文化建设规划修改好。

刚才会议表彰了一批这几年涌现出来的中医药文化建设先进单位和先进个人，他们是中医药系统和系统以外关心中医药文化建设工作的典型。在这里我代表卫生部和国家中医药管理局，对受表彰的先进单位和个人表示热烈的祝贺！希望大家再接再厉，为弘扬中医药文化做出新的更大的贡献。

10月15~18日，党中央在北京召开了十七届六中全会，这是在全面建设小康社会关键时刻召开的一次十分重要的、具有历史意义的会议。全会高举中国特色社会主义伟大旗帜，着眼于全面建设小康社会、加快推进社会主义现代化，深刻分析了社会主义文化建设面临的国内外形势，全面阐述了社会主义文化建设的重要战略意义，审议通过了《决定》，提出了新形势下文化改革发展的指导思想、重要方针、目标任务和政策措施，是当前和今后一个时期指导我国文化改革发展的纲领性文件。全会提出了到2020年文化改革发展的奋斗目标，指明了社会主义文化发展的方向，全面部署了文化改革发展的工作任务，对促进社会主义文化建设、加快社会主义现代化步伐、全面推进中国特色社会主义伟大事业将产生深远而重要的影响。我们要认真学习贯彻六中全会精神，坚持社会主义文化改革发展的指导思想，建设优秀传统文化传承体系，全面推进中医药文化建设。下面，我结合深化医改和中医药工作实际，就如何深入贯彻落实十七届六中全会精神，扎实做好中医药文化建设工作，推动中医药事业科学发展讲几点意见，供同志们参考。

一、充分认识中医药文化建设工作的重大意义

文化是人类智慧成果的结晶和实践活动的概括，包含了不同国家、地域和民族特有的习俗、行为方式、思维、语言、文字、认知、价值观等要素，构成了一个国家和民族的精神意志和理想信念，是民族的血脉、人民的精神家园，集中体现了国家和民族的核心价值观和思想品格，是国家和民族自尊、自信、自立、自强的坚强基础和发展动力。文化的力量是巨大的，深深熔铸在民族的生命力、创造力和凝聚力之中，是团结民众、引领潮流、社会前进的精神食粮和力量来源。我国是世界文明古国之一，也是世界多元文化重要的发祥地。中华民族在五千多年的历史长河中创造的中华文化源远流长、博大精深、世代相传、特色鲜明，是华夏文明的核心内容，也是世界文化之林中的璀璨明珠，推动着人类的文明与进步。灿烂辉煌的中华文化是中华各民族的共同财富，是中华民族生生不息、国脉相传的精神纽带。应该说民族文化、中华文化已经成为中华民族战胜各种挑战、历经劫难而百折不挠的力量源泉。我们深深感到，一个国家的强大不仅仅体现为GDP、综合国力、人民生活水平的提高，物质生活水平提高后，精神生活更需要跟上。民族的文化、民族的精神得到弘扬，恰恰是一个民族真正强大的标志。党中央抓文化建设非常及时，研究社会主义核心价值观十分重要，我们一定要正确、深刻认识现阶段加强文化建设的重要性，弘扬社会主义核心价值观。

包括民族医药在内的中医药是中华民族在几千年的生产、生活实践中以及和疾病的斗争中逐步形成并不断丰富、发展的医学科学。在中医药学形成发展的过程中，始终受到了中华文化特别是中华优秀传统文化的影响，深深地打上了中华文化的烙印，体现着中华文化的本质特征，是中华文化最具代表性的重要载体和组成部分，中华文化的人文精神和核心价值观在中医药学中得到了充分地体现和展示。去年6月，习近平副主席在澳大利亚皇家墨尔本理工大学中医孔子学院揭牌仪式上指出，中医药学凝聚着深邃的哲学智慧和中华民族几千年的健康养生理念及其实践经验，是中国古代科学的瑰宝，也是打开中华文明宝库的钥匙。习副主席的讲话深刻诠释了中医药学、中医药文化的真谛，明确阐述了中医药学与中华文化、中华文明的渊源关系，是我们做好中医药文化工作的重要指导思想。中医药文化的天人合一、天地一体、天地人和、和而不同的理念和中华文化的精神是一致的。

十七届六中全会通过的《决定》指出，当今世界正处在大发展大变革大调整时期，文化在综合国力竞争中的地位和作用更加凸显，维护国家文化安全任务更加艰巨，增强国家文化软实力、中华文化国际影响力要求更加紧迫。当代中国进入了全面建设小康社会的关键时期和深化改革开放、加快转变经济发展方式的攻坚时期，文化越来越成为民族凝聚力和创造力的重要源泉、越来越成为综合国力竞争的重要因素、越来越成为经济社会发展的重要支撑，丰富精神文化生活越来越成为我国人民的热切期望。《决定》特别强调，全党必须深刻认识到，社会主义先进文化是马克思主义政党思想精神上的旗帜，文化建设是中国特色社会主义事业总体布局的重要组成部分。没有文化的积极引领，没有人民精神世界的极大丰富，没有全民族精神力量的充分发挥，一个国家、一个民族不可能屹立于世界民族之林。物质贫乏不是社会主义，精神空虚也不是社会主义。没有社会主义文化繁荣发展，就没有社会主义现代化。

六中全会提出，必须全面贯彻党的十七大精神，高举中国特色社会主义伟大旗帜，以马克思列宁主义、毛泽东思想、邓小平理论和“三个代表”重要思想为指导，深入贯彻落实科学发展观，坚持社会主义先进文化前进方向，以科学发展为主题，以建设社会主义核心价值体系为根本任务，以满足人民精神文化需求为出发点和落脚点，以改革创新为动力，发展面向现代化、面向世界、面向未来的和民族的、科学的、大众的社会主义文化，培养高度的文化自觉和文化自信，提高全民族文明素质，增强国家文化软实力，弘扬中华文化，努力建设社会主义文化强国。

《决定》还特别强调了要建设优

秀传统文化的传承体系。优秀传统文化凝聚着中华民族自强不息的精神追求和历久弥新的精神财富，是发展社会主义先进文化的深厚基础，是建设中华民族共有精神家园的重要支撑。要全面认识祖国传统文化，取其精华、去其糟粕，古为今用、推陈出新，坚持保护利用、普及弘扬并重，加强对优秀传统文化思想价值的挖掘和阐发，维护民族文化基本元素，使优秀传统文化成为新时代鼓舞人民前进的精神力量。《若干意见》也指出，中医药作为中华民族的瑰宝，蕴含着丰富的哲学思想和人文精神，是我国文化软实力的重要体现，并对繁荣发展中医药文化提出了具体要求，这些要求和十七届六中全会关于建立中华优秀传统文化传承体系的要求是完全一致的。我们今天在这里开会，贯彻落实十七届六中全会精神恰逢其时，非常有现实意义。

我们要充分认识到推进社会主义文化改革发展的重要性和紧迫性，增强传承中华优秀传统文化、发展中医药文化的自觉性和主动性，从发展繁荣社会主义文化的全局来认识和把握加强中医药文化建设的重大意义。

（一）加强中医药文化建设是贯彻落实十七届六中全会精神，推动社会主义文化大发展大繁荣，努力建设社会主义文化强国的根本要求

坚持中国特色社会主义文化发展道路，推动社会主义文化大发展大繁荣是全面建设小康社会，推进社会主义现代化建设，提升综合国力的重要任务。党的十七大对推动社会主义文化大发展大繁荣作出了全面部署，提出要坚持社会主义先进文化前进方向，兴起社会主义文化建设新高潮，激发全民族文化创造活力。胡锦涛总书记在庆祝中国共产党成立90周年大会上指出，社会主义先进文化是马克思主义政党思想精神上的旗帜。要坚持发展面向现代化、面向世界、面向未来的，民族的科学的大众的社会主义文化。十七届六中全会更加明确提出，推动社会主义文化大发展大繁荣关系到全面建设小康社会奋斗目标的实现，关系到中国特色社会主义的发展，关系到中华民族的伟大复兴。中医药文化是中华传统优秀文化的代表，是社会主义文化的重要内容之一，全面加强中医药文化建设工作，大力弘扬中医药文化，对于促进社会主义文化大发展大繁荣，努力建设社会主义文化强国有着积极的促进作用。

（二）加强中医药文化建设是建设社会主义核心价值体系，建立中华民族共有精神家园的重要内容

社会主义文化建设的根本任务是建设社会主义核心价值体系。社会主义核心价值体系是兴国之魂，是社会主义先进文化的精髓，决定着中国特色社会主义发展方向。十七届六中全会要求坚持马克思主义指导地位，坚持用社会主义核心价值体系引领社会思潮，坚定中国特色社会主义共同理想，弘扬以爱国主义为核心的民族精神和以改革创新为核心的时代精神，树立和践行社会主义荣辱观。把社会主义核心价值体系融入国民教育、精神文明建设和党的建设全过程，贯穿改革开放和社会主义现代化建设各领域，体现到精神文化产品创作生产传播各方面。中医药文化集中体现了中华民族的人文精神和优良品质，是中华优秀传统文化的主要组成部分，中医药文化核心价值体系和以中华优秀传统文化为基础的社会主义核心价值体系有着共同的思想道德基础和价值取向。加强中医药文化建设，对于建设社会主义核心价值体系、建立中华民族共有精神家园具有重要的现实意义。

（三）加强中医药文化建设是提高我国文化软实力，推动中华文化走向世界的有效途径

当今时代，文化已成为民族凝聚力和创造力的重要源泉，是综合国力竞争的重要因素。在复杂的国际环境中，要赢得国际竞争，不仅需要强大的经济实力、科技实力和国防实力，同样需要强大的文化实力。中医药学既是一门理论性、实践性很强的医学科学，同时也具有鲜明的文化特征。加强中医药文化建设有助于弘扬以爱国主义为核心的民族精神，增强民族自尊心、自信心、自豪感，提升民族创造力，提高我国文化软实力。同时，中医药也是率先走出国门的中华文化之一，在海外历经风雨，不断生根发展壮大。中医孔子学院、中医孔子课堂均以中医药为载体，针灸等中医技术在海外有广泛的影响。目前，文化多样性运动在国际兴起，保护各民族优秀传统文化成为各国的共识，中医药文化是国际文化多样性的重要体现，保护传播中医药文化是维护文化多样性的重要工作，中医药文化借助非物质文化遗产保护融入世界文化多样性运动的洪流，并且通过中医药文化传播，促进世界各国人民了解认识中华文化，扩大中华文化在海外的传播，增强我国文化软实力，彰显国家形象。

（四）加强中医药文化建设是促进中医药事业科学发展的重要措施

中医药文化是中医药事业持续发展的内在动力，是中医药学术创新进步的不竭源泉，也是中医药行业凝聚力量、振奋精神、彰显形象的重要抓手。通过大力加强中医药文化建设，使广大中医药人员树立文化自信，坚定对事业发展的信心、修德敬业的恒心和奉献中医药事业的决心，从而形成文化自觉。

2007年，社会上出现一种看法，认为中医不科学、中医是伪科学，甚至个别别有用心的人提出把中医从主流医学中剔除出去。国家中医药管理局党组在分析这一形势时认识到：振兴中医药首先应当明确中医药文化是深深扎根在民众当中的，要唤醒民众对中医药的认识，必须抓文化建设。中医不仅是医术，中医更是医道，医术和医道的差别在于，医术是作为一种技术在传播和运用，而医道赋予了医术丰富的文化内涵和文化支撑，告诉你医术是怎么来的，为什么会有医术，治病为什么有效。她不仅是操作者个人的技术，她是我们民族的文化，所以我们要开展文化建设。包括“中医中药中国行”，大家开始还不太理解，认为宣传是宣传部门的事情，不属于我们的工作，我们的工作就

是看病。3 年走下来，我们把中医药送到老百姓身边，让老百姓认识她、感受她，我们看到社会大众心底里对中医药是有着深厚感情的，同时我们也看到了各级党委、人大、政府、政协及相关部门对中医药事业的肯定与支持。“中医中药中国行”把人民群众对中医药的热情、对中医药的需求和中医药的科普工作都带动起来了。

通过这几年“中医中药中国行”活动的开展，我们感觉到中医药行业文化自信增强了，文化自觉的基础具备了。为了给中医药事业提供更牢固的文化支撑，我们要努力探索中医药自身规律，大力推进中医药继承与创新。通过抓文化建设，提高文化素养，弘扬“大医精诚”的中医药传统职业道德，坚持以人为本，构建和谐的、具有中华文化特色的、有中医药文化支撑的医患关系。同时，把中医药文化建设工作与中医药基础建设、临床实践、人才培养、科技创新、产品研发等具体业务工作紧密结合，使中医药文化融入中医诊疗体系和学术活动的全过程。只有不断汲取中医药文化的滋养，才能促进中医药事业又快又好发展。

（五）加强中医药文化建设是满足人民群众健康和文化需求的必然选择

在漫长的发展过程中，中医药不断吸收和融合各个时期先进的科学技术和人文思想，不断创新，理论体系日趋完善，技术方法更加丰富，为中华民族的繁衍昌盛作出了重要贡献。今天仍然以其对疾病独特的认知方法、治疗理念以及丰富的防治手段和突出的临床疗效为维护人民群众健康发挥着不可或缺的重要作用。中医药有着广泛的群众基础，人民群众信中医、用中药，积极运用中医药防治疾病和养生保健，对中医药有着深厚的感情。我们在推动中医药事业发展中所表现出的积极性和工作激情，其中一个很重要的原因是来自百姓、来自社会对健康的需求，对中医药的需求，这正是我们事业发展的不竭动力。

中医药民众认知度调查报告结果显示，90% 的民众表示会关注中医药信息的传播，88% 的民众有过中医药接触经历，53% 的民众生病后愿意首选中医治疗或中西医结合治疗方法。与此同时，随着中医药知识的传播与普及，加之国学热潮的兴起，广大人民群众对传统文化的认识与思考更加理性，对中医药文化产品的需求日渐增强，中医药文化蕴含的思维模式、认知方式、价值取向、行为习惯、审美情趣越来越得到社会大众的理解、认同和接受。十七届六中全会推动社会主义文化大发展大繁荣，其中就有优秀传统文化的大发展大繁荣，给中医药文化带来了很好的发展氛围。加强中医药文化建设工作，向大众普及中医药防病保健的理念和知识，宣传“治未病”的思想，提供养生保健、延年益寿的简便有效的方法，是满足人民群众健康和文化迫切需求的必然选择。

二、认清形势，准确把握中医药文化的发展方向

在党中央、国务院的关怀和领导下，在各级党委和政府的大力支持下，我国的中医药事业发展已经进入了一个崭新的历史时期。中央和地方各级党委、政府近年来陆续出台了一系列扶持和促进中医药事业发展的政策文件，制定了在深化医改中发挥中医药特色优势的许多配套措施，进一步明确了中医药事业发展的思路、方向和目标，为中医药事业发展提供了强有力的政策保证。中医药经费投入持续增加，极大地改善了中医药事业发展的基础条件，为中医药文化建设提供了强有力的物质保障。

基于对中医药文化重要性的认识和思考，2007 年以来，国家中医药管理局党组以十七大精神为指导，深入贯彻落实科学发展观，深刻分析中医药事业发展面临的形势和任务，准确把握中医药学发展的客观规律，明确提出了“整体思维、系统运行、三观互动、六位一体、统筹协调、科学发展”的中医药工作新理念和运行机制，坚持以人为本，以满足人民群众对中医药服务需求为出发点和落脚点，把中医药文化建设列入中医药事业发展的重要内容，作出了促进中医药医疗、保健、教育、科研、产业、文化全面发展的战略决策。2009 年，国务院出台了《若干意见》，阐述了中医药文化建设的重要意义，提出了繁荣发展中医药文化的重要任务，对中医药文化建设作了明确部署。

几年来，各级党委、政府按照十七大“坚持中西医并重”，“扶持中医药和民族医药事业发展”的要求，认真贯彻落实《若干意见》，经过各级卫生行政部门和中医药管理部门以及广大中医药工作者的共同努力，中医药文化建设工作呈现出良好的发展态势，取得了明显成绩。

——中医药文化工作机制基本形成。各地卫生行政部门和中医药管理部门坚持中医药事业科学发展的理念，充分认识中医药文化建设的重要性，把中医药文化建设纳入中医药工作的重要议事日程，制定了一系列中医药文化建设的决策，采取积极有效的措施，推动了中医药文化建设健康有序开展。有的省还成立了中医药文化建设工作领导小组，加强了对中医药文化建设的领导，制定了文化建设与医、教、研、产同步发展的总体规划，有计划、有目标、有步骤地开展了内容丰富、形式多样、效果显著的中医药文化建设工作。我局成立了中医药文化建设与科学普及专家委员会，加强了对全行业中医药文化建设和科普工作指导、研究、咨询和评价工作。

——中医药文化工作基础普遍加强。随着医改的逐步深入，中医药事业发展的基础设施得到了普遍改善，中医药的服务能力显著提高，人民群众的健康意识普遍增强，对中医药的服务需求不断增长。这些都为中医药文化建设工作的开展创造了良好的机遇和条件。在推进医、教、研、产等机构中医药文化工作同时，还建成了 12 个国家级中医药文化宣传教育基地和一大批具有地方特色的博物馆、展览馆、纪念馆等中医药文化宣传教育设施，成为中医药文化传承、发展、创新的重要场所，有的还成为当地文化旅游的重要窗口，为弘扬中医药文化和中华文化发挥了积极作用。

——中医药文化工作经费得到保障。中央和地方在逐年增加中医药事业投入的同时，专门增设了中医药文化建设项目经费，从2008年开始，中央财政每年安排专项资金3 100万元，平均每省100万元，连续3年，组织实施了中医药知识宣传普及项目，对中医药文化建设工作起到了积极的引导促进作用。同时各地也增加了对中医药文化建设的资金投入，并初步形成了多渠道、多形式的中医药文化建设融投资机制。据初步统计，3年来各级政府用于中医药文化建设的经费达5亿多元，为中医药文化建设提供了必要的物质保障。

——中医药文化工作成效初步显现。由卫生部、国家中医药管理局等23个部门联合主办的“中医中药中国行”活动在各级地方政府和卫生、中医药管理部门的大力支持和配合下，走遍了31个省、区、市和新疆生产建设兵团，走进了香港、澳门特区和军营，是一次规模最大、覆盖面最广、内容最丰富的大型中医药文化科普宣传活动，对中医药文化传播、宣传产生了深远的影响。组织开展了中医药文化科普巡讲活动，推荐了一大批中医药科普专家组成巡讲团，深入农村、牧区、厂矿、学校、部队、机关、社区等基层单位，为广大人民群众提供了科学、实用、方便的养生保健、适宜技术、科普咨询等中医药文化知识和健康服务。编辑出版了一大批形式多样的中医药文化科普作品，对于增强人们的健康意识、引导正确的健康消费、传播中医药文化和知识起到了积极作用。积极开展中医药非物质文化遗产保护工作，“中医针灸”列入“人类非物质文化遗产代表作名录”，这是全球第一个医学类的非物质文化遗产代表作，意义十分重大。《黄帝内经》和《本草纲目》入选《世界记忆遗产目录》，充分证明了中医药文化在世界文化中的地位和影响。启动了中医药古典文献的整理研究项目，编撰了《中华中医昆仑》大型传记丛书，开展了首届“国医大师”评选表彰活动，评选出了30名“国医大师”。通过对医术精湛、医德高尚的名医名家进行表彰和大力宣传，起到了凝聚行业力量、树立行业形象、引领行业发展的作用，形成了尊重、关心、重视中医药人才的氛围，产生了良好的社会影响。

通过这些工作，我们进一步增强了中医药文化建设对弘扬中华文化、发展繁荣社会主义文化的积极作用和重要意义的认识。只有坚定不移地贯彻落实十七大和十七届六中全会精神，坚持社会主义先进文化的前进方向，从社会主义文化发展的大局出发，让中医药文化深深扎根于社会主义文化的沃土中，才能确保中医药文化始终沿着正确的方向发展繁荣。只有大力传承弘扬中医药文化，坚持医疗、保健、教育、科研、产业、文化“六位一体”的发展战略，才能推动中医药事业科学发展，走出一条有中国特色的医改之路，建设中国特色的卫生事业。

与此同时，我们对中医药文化核心价值体系也有了深入的认识和理解。中医药文化反映了中华民族对生命、健康和疾病的认识和理解，蕴含着中国传统人文精神。中医药学的基础理论、临床技术、理法方药、养生保健、传承方式等包含着丰富的中国古代哲学、儒家文化、佛教、道教的理念和元素。历代中医名家主张“医道之大尚矣，其上医国，其下医人”、“夫治身与治国，一理之术也”、“人命至重，有贵千金”，倡导“医乃仁术”、“大医精诚”等思想，讲的是医学终极价值，谈的是医道，构成了中医药文化核心价值体系的主要内容，集中体现了中华民族的核心价值观、思维方式和行为方式。这些思想和理念，对于我们今天在深化医改中充分体现医疗卫生事业的公益性，牢固树立全心全意为人民服务的宗旨，不断提高广大卫生和中医药人员的职业素养和技术水平，促进医患和谐仍然具有重要的现实意义。

由于中医药文化建设工作尚处在起步阶段，我们对中医药文化发展的规律和特点还有待于深入研究，对中医药文化建设工作的重要意义尚未形成全行业的普遍共识，中医药文化与其他中医药业务工作有机联系、并重并举、共同发展的有效机制有待进一步完善。我们在推进文化建设工作方面的思路不宽，方法有待创新，全社会各部门广泛认同、人民群众主动参与的协调机制还需抓紧建立，中医药文化的发展现状与十七届六中全会的要求和人民群众的期盼尚有一定的差距，中医药文化对社会主义文化发展繁荣的贡献率有待进一步提高。

三、明确任务，努力开创中医药文化建设新局面

“十二五”时期是我国全面建设小康社会、深化改革开放、全面推进社会主义现代化建设的关键时期，也是文化发展的重要阶段。在党中央、国务院的统一领导和部署下，医疗卫生体制改革已经取得了阶段性成果。今年以来，我们紧紧抓住深化医改的有利时机，进一步加大了贯彻《若干意见》的工作力度，与卫生部联合印发了《关于在深化医药卫生体制改革中进一步发挥中医药作用的意见》，对统筹做好公立中医医院改革试点工作、落实基本医疗保障制度、鼓励利用中医药服务政策、加强基层中医药服务网络建设、在基本公共卫生服务中进一步发挥中医药作用、在实施基本药物制度中体现中药特点、加强中医药人才培养等工作作了全面部署，为在医改过程中更好地发挥中医药作用、推动中医药事业改革与发展提供了有力的政策保证。《中医药事业发展“十二五”规划》编制工作已基本完成，即将印发。中医药立法工作取得重要进展，《中医药法（草拟稿）》经反复征求意见和修改，提交卫生部部务会审议通过后，将提交国务院法制办，争取早日出台。城乡基层中医药工作得到进一步加强，中央财政新增投入42亿元，实施了县级中医医院、地市级民族医医院和西部地区地市级中医医院能力建设项目。农村中医药人才培养、中医类别全科医师规范化培训、国家临床重点学科建设、中医临床研究基地建设、中药资源普查试点、中医重点专科建设以及对外交流合作等各项中医药工作正在按照年初的计划，有序顺利推进。中医药事业发展的基础设施条件得到进一步改善，中医药服务的可及性和覆盖面进一步扩大和延伸，人民群众对中医药知识和服务的需求不断增强，对中医药文化建设工作提出了新的更高的要求。

按照《决定》和《若干意见》的要求，我们认真分析了中医药文化建设面临的形势，结合实施《中医药事业发展“十二五”规划》，研究提出了今后一段时期内中医药文化建设工作的指导思想、工作目标和主要任务。

“十二五”时期，中医药文化建设工作的指导思想是：高举中国特色社会主义伟大旗帜，以邓小平理论和“三个代表”重要思想为指导，深入贯彻落实科学发展观和十七届六中全会精神，坚持社会主义先进文化前进方向，以继承发展为主题，以树立中医药文化核心价值观为根本任务，以满足人民群众中医药文化需求为出发点和落脚点，以传承与创新、传授与保护、传播与交流为主线，以彰显中医药文化特色优势为重点，弘扬中医药文化，推动中医药事业科学发展。

中医药文化建设的工作目标是：中医药文化核心价值体系建设深入推进，中医药人员素质明显提高；中医药文化与医疗、教育、科研、产业等工作之间关系协调，中医药文化传承、发扬的管理体制和工作机制进一步完善；高素质中医药文化建设专业人才队伍发展壮大，中医药文化繁荣发展的人才保障更加有力；中医药医疗、教育、科研、产业等机构文化建设工作进一步加强，充分彰显中医药文化特色；公有制为主体、多种所有制共同发展的现代中医药文化产业体系和产业格局基本形成；中医药文化对外传播与交流的途径和方法不断拓宽，中医药文化的海外影响进一步扩大。

我们要紧紧围绕以上目标，开展好以下几个方面的工作：一是深入学习贯彻十七届六中全会精神，进一步认识中医药文化建设的重要意义，研究中医药文化建设的自身规律，准确把握中医药文化的内涵实质和核心价值观。二是结合《中医药事业发展“十二五”规划》，科学制定《中医药文化建设“十二五”规划》，并认真组织实施。正确处理中医药文化与医疗、教育、科研、产业、学术等工作之间的关系。探索建立中医药文化传承、发扬的管理体制和工作机制。三是加紧培养中医药文化专业人员，建设一支专业结构合理、业务素质较高、思想作风过硬的中医药文化建设专业队伍，注重高层次领军人才培养，造就一批人民群众喜爱、在行业内外有广泛影响力的中医药文化名家大师。四是拓展思路，充分利用各种社会文化资源，搭建政府主导、市场引导、部门合作、共同推进中医药文化建设工作的平台，建立多渠道、多方式的中医药文化建设公共财政长效投入机制。五是结合中医药医、教、研、产等业务工作，开展形式多样、内容丰富、群众喜闻乐见的中医药文化宣传教育、科学普及等活动，创新形式，灵活多样，注重效果，真正做到中医药文化宣传大众化、普及化。六是加强中医医疗、保健、教育、科研、产业等机构的中医药文化建设工作，进一步加大建设力度，从理念宗旨、制度体系、行为规范和形象环境等不同层面充分彰显中医药文化的特色。七是继续深入推进中医药文化体制改革，协调好产业和事业发展的关系，创作满足人民群众需求的中医药文化产品，丰富中医药文化市场，实现产业与事业相互促进、共同发展，加快构建有利于中医药文化繁荣发展并符合社会主义市场经济体制要求的中医药文化管理体制和运行机制。八是推动中医药走向世界。在中医药文化走向世界进程中，要处理好 3 个关系，先内后外、先点后面、先易后难。

为了做好上述工作，我再提几点要求。

第一，提高认识，统筹规划。各级中医药管理部门要认真学习、深刻理解十七届六中全会精神，站在推动社会主义文化大发展大繁荣的全局战略高度，研判并把握中医药文化建设的发展态势，使中医药文化更好地服务于社会主义文化发展与繁荣。深刻理解《若干意见》关于医疗、保健、教育、科研、产业、文化“六位一体”全面发展的战略思想，把局党组提出的“整体思维、系统运行、三观互动、科学发展”的理念贯穿于中医药工作的实践当中，围绕发展繁荣中医药文化的重点任务，制订工作计划，采取有力措施，狠抓落实。人民群众喜欢、信任、选择中医药不仅仅在于中医药的简、便、验、廉，而是在内心深处对中医药文化的认同感、亲切感以及共同的价值取向。人民群众是文化的创造主体，要始终把满足人民群众日益增长的中医药服务需求作为中医药文化发展的出发点，立足于中医药事业发展全局，面向大众，面向未来，科学规划中医药文化发展，统筹安排文化建设与其他中医药工作，全面实现《若干意见》中提出的“繁荣发展中医药文化”的目标和任务，使中医药文化为社会主义文化大发展大繁荣、建设社会主义文化强国作出更大的贡献。

第二，加强领导，完善机制。中医药文化建设工作尚处在起步阶段，是一项开创性的工作。我们对中医药文化发展的自身特点和内在规律的认识还有待于深化，特别是如何主动地把文化建设纳入当地的文化建设规划中，纳入中医药医疗、教育、研发、学术等工作之中，建立中医药文化发展体系还需要深入研讨、探索。因此，要进一步解放思想、改革创新，认真总结近年来中医药文化建设取得的成功经验，加以提炼和升华，形成一些有指导性、可借鉴的工作原则和方法，建立完善的中医药文化建设工作机制和管理模式。要注重研究文化建设与医、教、研、产工作有效结合的机制和方法，把中医药机构建设作为传播中医药文化的重要途径，在中医药机构的基本建设、诊疗流程、教学环节、产品研发、科普宣传等各方面融入中医药文化元素，使广大人民群众在接受健康服务的同时，也能感受到浓郁的中医药文化氛围，享受到中医药文化服务，真正做到文化建设与其他工作共同发展。要坚持正确引导，加强对中医药文化内涵、本质、特征的研究和梳理，避免将文化建设简单化、庸俗化，不能把塑个像、贴个画、题个字理解为文化建设的全部内容，要注重突出内涵，使形式服从于内容，做到内容与形式协调统一、相互关联。不可将中医药文化中低俗、糟粕的东西当成精髓而随意夸大和宣传，误导大众。要充分利用各种社会文化资源，协调动员各方面的力量，发挥宣传、文化、出版、新闻、教育等各方面的行业优势，为我所用，建立联合互动、顺畅高效、共同推进的协调机制，形成全社会广泛关注、各部门积极配合、人民群众踊跃参与的中医药文化建设新局面。

第三，真抓实干，注重效果。要进一步加强中医药文化的基础设施建设。在大家的共同努力下，今年中央财政又安排了中医药文化建设的专项经费，我们要本着节约办事业的原则，集中有限的财力、物力，研究解决一些制约中医药文化建设的突出问题，使争取的资金发挥更好的效益。在广泛开展中医药机构文化建设的同时，要有重点地建设一批高质量、有影响的中医药文化宣传教育基地，充分展示中医药文化的丰富内涵和博大精深的中华文化，并努力建成爱国主义教育的示范基地，切实起到带动和辐射作用。要面向群众、以市场需求为导向、充分发挥社会主义文化市场机制的调节作用，创作研发一批科学实用、形式多样、健康向上的中医药文化产品，把中医药文化传播到千家万户。进一步规范中医药文化市场，逐步建立有利于中医药文化大发展大繁荣的市场监管体制，加大监督管理力度，坚决抵制文化垃圾，杜绝假中医之名、行欺骗之实的现象。确保为人民群众提供科学的、健康的、适宜的、实用的中医药文化服务，正确引导人们的健康文化消费，维护人民群众的中医药文化权益。要进一步加强中医药文化对外交流与传播，充分利用海外350多家孔子学院的有利条件，进一步扩大中医药文化的影响。并通过中医药文化的交流来推动中华文化在世界范围内的传播，努力增强我国文化软实力。另外，要争取把中医药文化和国民教育结合起来，争取将中医药文化的优秀内容写入教材。

第四，恪守医德，传承创新。要特别注重在广大医务人员和中医药工作者中大力宣传弘扬以“医乃仁术”、“大医精诚”为代表的历代医家倡导的中医药文化价值观。“大医精诚”是唐代医家孙思邈在《备急千金要方》中的一篇影响深远的医德文献，是习医者的必读之作。中医药人员要真正领会苍生大医的内涵，把“大医精诚”作为终身遵循的一个指导原则，将名声建立在老百姓的口碑上。

“大医精诚”的“精”就是要求医生要有精湛的医术，医道是“至精至微之事”，医生必须有“博极医源，精勤不倦”的治学态度。“诚”就是要求医生要有高尚的品德修养，要有“大慈恻隐之心，誓愿普救含灵之苦”。中医不仅仅是治病的医术，而且还是治人的医道。要牢固树立全心全意为人民服务的宗旨，赋予“大医精诚”具有时代特征的新内涵、新意境。要深入研究探讨中医药文化核心价值体系的建设内容和方法，尊重生命、精勤仁术、恪守医道、传承创新，努力建设具有中国特色、中医特点、行业特征的中医药文化核心价值体系。要大力弘扬中医药系统的先进人物、先进思想和先进事迹，用正确的思想教育人、高尚的情操感染人，特别是在当前开展创先争优、“三好一满意”活动中，要进一步弘扬中医的“大医精诚”，促进形成良好的医患关系，充分发挥中医药文化对中医药事业发展的推动作用。

同志们，中医药文化建设工作是一项影响深远、内容充实的开拓性工作，也是一个很值得研究和探索的课题。我们要以十七届六中全会精神为指引，深入贯彻落实科学发展观，以实现社会主义文化大发展大繁荣为目标，在社会主义文化建设的百花园中，振奋精神，开拓创新，努力耕耘，加快中医药文化建设步伐，进一步推动中医药事业科学发展，以优异的成绩迎接中国共产党第十八次全国代表大会胜利召开！

卫生部副部长、国家中医药管理局局长王国强在中国中医科学院2011科技工作大会上的讲话

(2011年11月15日)

在全党全国各族人民认真贯彻落实党的十七届六中全会精神、积极推进社会主义文化大发展大繁荣、全国卫生和中医药系统广大干部职工深入推进医药卫生体制改革、进一步落实《国务院关于扶持和促进

中医药事业发展的若干意见》（以下简称《若干意见》）的新形势下，中国中医科学院今天隆重召开2011科技工作大会，总结成绩，分析形势，振奋精神，推进工作，具有重要意义。请允许我代表卫生部和国家中医药管理局，向大会的召开和今天受到表彰的屠呦呦研究员、周维善教授、姜廷良研究员表示热烈的祝贺，向出席会议的各位专家、各位代表表示亲切的问候和崇高的敬意；向长期以来关心、支持、指导中医药事业发展的科技部、自然科学基金委和有关部门的领导和同志们表示衷心的感谢。

56年来，中国中医科学院坚持推进中医药继承与创新，几代科技工作者牢记使命，不懈努力，艰苦奋斗，开拓创新，在中医药医疗、教育、科研、文化、对外交流与合作等方面都取得了令人瞩目的成果，为中医药事业发展作出了积极贡献。特别是以屠呦呦研究员为代表的中医药科技工作者在青蒿素研发方面的重大成果荣获2011年美国拉斯克临床医学研究奖，为国家争了光，为中医药事业赢得了荣誉，对于广大中医药工作者都是极大的鼓舞。不仅有力地证明了中医药传统治疗方法的有效性，也为中医药现代研究树立了成功典范。

今年是“十二五”开局之年。前不久院领导班子带领大家制定了中国中医科学院“十二五”规划，提出了成为名副其实“国家队”的目标。刚才张伯礼院长代表院领导班子在报告中分析了形势，提出了工作思路、重点目标和任务，讲得很好，我完全赞同。王伟中副部长代表科技部作了重要讲话，对我们工作既给予了支持，同时也提出了要求，我们要很好地贯彻落实。下面我结合当前中医药事业发展的要求，就中国中医科学院的工作谈3点意见，供大家参考。

一、充分认识中医药科技工作面临的形势

随着科技的迅猛发展，当今世界正处在一个迅速转变发展的时期，创新已成为社会的主旋律，成为一个民族自立自强的不竭动力，创新能力已经成为一个国家实力的象征。广大中医药科技工作者要自觉站在国家发展、中医药事业发展的高度认识科技工作形势、了解科技需求、承担科技任务，使中医药科技融入大科技、产出大成果、实现大发展。

（一）中医药事业的快速发展对中医药科技提出了新的更高的要求

当前，我国中医药事业迎来了难得的发展机遇期，站在了新的历史起点上。一是党和国家更加重视中医药事业发展，为中医药事业的发展提供了政策支持。党的十七大报告中提出要“坚持中西医并重”、“扶持中医药和民族医药事业发展”。2009年4月，国务院发布《若干意见》，明确了扶持和促进中医药医疗、保健、教育、科研、产业、文化全面协调发展的主要任务和政策措施，强调要大力推进中医药继承与创新。国家“十二五”规划将支持中医药发展作为单节列出，把“支持中医药事业发展”作为“完善基本医疗卫生制度”6项重点任务之一，并有具体内容和重大项目支持，这在国家规划中还是首次，体现了对中医药的高度重视。二是我国经济社会的快速发展，为中医药事业和中医药科技发展提供了经济保障。近年来，我国综合国力持续增强，财政收入不断增加，对中医药投入大幅上升，今年中央财政投入已近60个亿。随着我国经济平稳快速增长，社会保障体系逐步健全，更加注重保障和改善民生，必将为中医药又好又快发展提供更加有力的经济保障。三是广大人民群众对中医药的信任和需求，为中医药事业的发展提供了社会基础。根据零点研究咨询集团一项专门调查结果显示，90%的民众关注中医药，88%的民众接触过中医药，53%的民众看病愿意首选中医药或中西医结合治疗方法。这充分表明了当今时代广大人民群众对中医药感情深厚、高度信赖，这为中医药的发展奠定了坚实的社会基础。四是国际社会的关注重视，为中医药事业的发展开拓了更加广阔的空间。当今时代，人类防治疾病的任务仍然十分艰巨，许多国家都在重新关注传统医药的作用和价值，国际社会对中医药的认识发生了积极变化，我国与国际组织和有关国家的交流与合作快速发展，这为中医药事业的发展拓宽了渠道和空间。中医药事业的快速发展，既为中医药科技工作创造了良好的条件，也对加快推进中医药科技创新提出了更高的要求。

（二）党和国家一系列重大战略部署使中医药科技在经济社会发展中的地位和作用进一步凸显

推动科技进步、坚持创新驱动已成为新时期我国经济社会发展的客观要求。科技创新关键在人才，大力培养和吸引科技人才已成为世界各国赢得国际竞争优势的战略性选择。党的十七大把提高自主创新能力、建设创新型国家作为国家发展战略核心和提高综合国力的关键。国家“十二五”规划明确把科技进步和创新作为加快转变经济发展方式的重要支撑。加强民生领域的科技创新，培育和发展民生科技产业，发挥科技进步对民生改善的作用，促进经济社会又好又快发展，是科技工作的本质要求。《若干意见》明确了中医药继承创新的任务，《国务院关于加快培育和发展战略性新兴产业的决定》提出发展现代中药作为生物医药领域的重点任务。中央关于深化医改的意见也强调要加大医学科研投入，深化医药卫生科技体制和机构改革，整合优势医学科研资源，加快实施医药科技重大专项，鼓励自主创新，加强对重大疾病防治技术和新药研制关键技术等的研究，在医学基础和应用研究、高技术研究、中医和中西医结合研究等方面力求新的突破，开发生产适合我国国情的医疗器械。国家也大力推进实施人才强国战略，继《国家中长期人才发展规划纲要》发布后，科技部、教育部等7个部门联合印发的《国家中长期科技人才发展规划（2010～2020年）》，提出了目标任务和具体措施。认真落实规划任务，重视发挥中医药科技人才的作用，有利于加快建设一支以国家队为龙头的、聚集国内外精英的科技人才队伍，以人才队伍建设推动事业发展。党和国家的这些重要部署，都为发展中医药科技创造了良好的政策环境。

（三）医学模式转变为找准中医药科技的切入点和突破口提供了可能

现代医学正处在一个大调整、大转变的时期，医学模式也正以疾病主导走向以健康主导，以单纯的疾病诊断治疗转向疾病预防和促进健康，关口前移。无论是转化医学还是整合医学都强调系统整合和学科之间的交叉融合，体现了更加重视人与自然、与社会的相互关系。中医药重视整体、注重平和、强调预防、关注个体、突出简便的特点及其内涵，得到国际社会、现代医学越来越多的重视和关注。在现代医学模式转变、医学目的调整的进程中，中医药理念的先进性、诊疗方式的灵活性、技术的有效性，都为发展中医药科技提供了良好的基础。

（四）科技组织模式的创新为深化中医药科技体制改革、实施重大中医药科技项目创造了条件

当今科学研究已经远远超越了学科和行业，交叉融合正成为科技发展新的增长点，如生物、信息、新材料等高科技在医学领域加速交叉融合，将催生新的学科前沿，孕育新的医学技术突破，多领域、大规模、系统性的科学研究已经成为完成重大科技任务的必然选择。研发活动的组织形式不断丰富，有机整合行业内外科技资源，进行联合攻关，已成为当今几乎所有重大项目组织模式。同时，科技研发全球化趋势也在迅速拓展，跨国科技合作成为趋势，区域化、集群化、网络化等创新模式日益受到重视。这种形势下，中医药科研更需要在组织上“打破围墙”，创新体制和机制，建立真正意义上的大协作、大攻关，取得大成果，这是实施重大中医药科技项目的必然趋势，也是科技体制改革的必然选择。

（五）创新文化与中医药文化的结合为中医药科技发展提供了坚强的支撑

党的十七届六中全会审议通过的《中共中央关于深化文化体制改革推动社会主义文化大发展大繁荣若干重大问题的决定》（简称《决定》），提出了新形势下文化改革发展的指导思想、重要方针、目标任务和政策措施，是当前和今后一个时期指导我国文化改革发展的纲领性文件。《决定》特别指出，要建设优秀传统文化传承体系。包括民族医药在内的中医药不仅是我国各族人民在几千年生产生活实践和与疾病作斗争中形成、丰富、发展起来的医学科学，也蕴含着丰富的哲学思想和人文精神，是我国文化软实力的重要体现，是中华优秀传统文化的杰出代表，是我国具有自主知识产权和推动自主创新的重要领域。大力发展中医药，不仅是深化医改、提高人民健康水平；增强自主创新能力、促进经济社会发展的内在要求，也是认真贯彻落实六中全会精神，推动社会主义文化大发展大繁荣的重要体现。温家宝总理在中国科协第八次全国代表大会的讲话中强调科技是文化，科技创新必须和文化创新相辅相成，相互结合。习近平副主席在科协大会祝词中也希望广大科技工作者更加自觉、更加积极地弘扬创新文化。这就要求我们进一步坚定发展中医药科技工作和弘扬中医药文化的自信与自觉，加快继承与创新步伐，将祖国传统医学进一步发扬光大。

广大中医药科技工作者一定要认清中医药工作和科技工作形势，把握发展机遇，努力实现向更高水平的跨越。这不仅决定着中国中医科学院的未来，也影响着中医药事业的未来。

二、明确发展目标，落实重点任务，切实发挥好国家队作用

在新的历史时期，中国中医科学院要明确发展目标，创新体制机制，建立开放共享平台，把全国最优秀的人才凝聚起来，把全国最具优势的资源聚集起来，集中力量办大事。要组织大项目，产生大成果，开拓中医药健康大市场，把中医科学院建设成为名副其实的“国家队”，在继承创新结合、临床科研结合、医药研究结合、产学研用结合等方面真正发挥带头、示范和辐射作用。

第一，创新大思路。就是要解放思想，实事求是，客观分析中医药未来发展的趋势和制约中医药科技发展的难点，创新中医药科技发展的大思路。创新大思路，就是要有科学精神，要以十七届六中全会精神为指导，注重科技创新与文化创新的结合，以创新文化激发创新精神、推动科研和医疗实践。创新大思路，就是要站得高、看得远，包容和整合优秀的、先进的思路、方法、技术，善于统筹规划、合理顶层设计。创新大思路，就是要始终把握中医药的原创优势，在建设创新型国家和解决好人民群众健康的突出问题中发挥应有的作用。

第二，凝练大项目。就是要立足于科技服务民生健康，凝练出有利于促进经济社会发展、解决制约中医药发展的科技大项目。要始终把中医药科技发展放到国家社会经济发展大局和科技发展全局中去考虑，去认识，去把握，去推动，只有准确地研判形势，分析出主攻方向和突破难点，才能凝练出具有前瞻性、战略性和关键性的问题，才能从现实性出发，提出大项目。大项目提出不仅是科研人员的事，而是包括管理、技术、经济、哲学、金融、文化等多方面人员集体的建议。这就要求中国中医科学院的领导，要带领大家从发展战略入手，全面了解国家目标、相关政策，深刻理解人民健康最现实的需求，提高项目建议能力，善于通过科研组织，把发展的目标和任务体现到科技大项目之中。

第三，实现大联合。就是要通过机制创新构建上下联动、内外结合的科研模式，实现中医药科技的大联合。首先要打破壁垒，树立大科学意识，必须要彻底摒弃“各自为战”的做法和“小富即安”心态。如果没有多学科的联合攻关，没有科技链和应用链的早期结合，没有行业内外的共识，就做不成大事情，出不了大成果。大联合需要强有力的执行力作支撑，需要有效

的组织协调作基础，需要有互惠共赢的机制作纽带，更需要有团结协作、淡泊名利的团队精神作保障。

第四，搭建大平台。就是要搭建有利于学科交融、成果共享的可持续发展的中医药科技大平台。搭建大平台，有效的共享制度和机制是关键和前提，同时要营造相互学习、相互促进的学术氛围，具备良好的科研基础条件，能够提供高质量的科技服务。这样的平台才能吸引和聚集多方优秀学者和创新研究团队，才能形成稳定的研究方向，也才能成为高水平的中医药科技创新的基地。

第五，取得大成果。就是要在推动中医药学术进步、改善民生、促进健康、壮大产业、促进经济社会发展方面取得标志性成果。大成果强调科技不能只是停留在研究阶段，只有通过市场检验、被市场广泛接受的成果，能够带动中医药学术进步的成果，才是真正需要的大成果。理论研究成果要能够为指导实践所用；临床研究成果要能够提高防病治病能力；中药研究成果要能够满足临床和生产需要；技术标准研究成果要能够为标准化工作服务；方法学研究成果要能够为中医药实践所检验所应用。

第六，开拓大市场。就是要积极促进产学研合作，着眼于满足人民群众日益增长的中医药服务需求，把科研成果转化为惠及百姓的产品和服务，开拓包括中医医疗、预防保健、文化传播等在内的大市场。人民有需求就是中医药的市场所在，市场激发科技创新，科技工作一定要有开拓市场的意识，在服务市场中体现科技的价值。

要实现上述目标，成为真正的国家队，就要围绕人民群众最关心、最直接、最现实的健康需求，开展科学研究、产品开发、成果转化和科技服务，使人民群众深切感受到中医药科技成果带来的好处；要明确科研的重点任务，以开放的胸怀，海纳百川的气度，资源共享，优势互补，联合攻关；要创新科研思路、科研模式和科研方法，努力争取在基础研究、临床研究、中药研究、标准研究及成果转化等方面取得实质进展和重点突破。

一是理论研究成果要能够为指导实践所用。中医基础理论是中医药学的核心内容，以中医基础理论的创新发展带动中医药学的发展是学科自身发展的需要，也是历史发展的需要。充分运用中医药学的历史积累、实践经验和现代系统科学、复杂科学的思想方法与技术手段开展研究，深入认识、挖掘和阐明中医药理论的科学内涵，丰富发展医学和生命科学的认识论和方法论，揭示中医药学认识自然、人体、生命、疾病现象及其相互关系的规律，以中医理论指导人们的健康行为和医疗实践。

二是临床研究成果要能够提高防病治病能力和疗效。科研必须和临床紧密结合，首先从临床实践中发现并提出问题，根据临床需求有针对性地开展科学研究。重点解决制约中医药在防治重大疾病、常见病、疑难病中特色优势发挥的关键问题。中医科学院尤其要在整体观理念指导下的预防保健、疾病治疗、康复、科普知识、健康管理等方面的技术方法上有新的突破，在重大优势病种研究、提高临床疗效、拓展服务领域、提升疾病防治能力和学术水平方面作出应有的示范。

三是中药研究成果要能够满足临床和生产。中药是中医治疗疾病的重要手段，要坚持以临床疗效为前提，深入研究中药药性理论、四气五味、归经理论、方剂配伍理论、中药复方药效物质基础和作用机理以及理法方药、君臣佐使的用药原则，为临床合理用药、证病结合及其联合用药等提供科学依据。结合全国中药资源普查，研究中药资源保护与合理利用的技术方法，为资源动态监测和宏观调控重要的、有限的中药野生动植物资源提供技术保障。加强制剂工艺、有关工程技术研究，积极开发临床和社会急需的中药产品。

四是技术标准研究要能够为标准化工作服务。中医科学院是中医药标准研究的技术支持单位，要在标准化工作中积极主动发挥作用，指导有关标准化研究中心建设，组织开展标准研究工作，积极研究中医药标准制定方法，注重培养人才。在中医疾病和证候分类标准、临床诊断和疗效评价标准、中医诊疗技术操作标准、诊疗仪器研制标准、中药种子标准、中药质量标准等方面作出贡献，为制定标准提供科学依据。

五是方法学研究成果要能够为中医药实践所用。建立与中医药理论和临床诊疗特色相适应的方法学体系是当今最紧迫的任务。要根据中医药的整体观念、辨证论治、复方用药等认识论和方法论，集成生物医学、信息科学、系统科学、复杂科学等研究方法，丰富和发展生命科学的认识论和方法论，从而指导中医药的各类科学实践。作为拥有高水平人才和科技项目的国家级中医药研究机构，应该在这个方面下工夫，促进学科交叉融合。

三、深化科技体制改革，努力营造科技创新的良好氛围

推动科技创新，离不开良好的体制、机制。目前中医科学院的科技体制改革虽然取得了阶段性成果，但与国家的要求相比还有差距，与中医药事业发展的需求还不相适应。国家中医药管理局提出的“整体思维、系统运行、三观互动、六位一体、统筹协调、科学发展”的理念和方法，同样是中医科学院全面理解中医药事业发展、认识和分析问题的理念和方法。希望中国中医科学院以提高创新能力和服务能力为目标，以健全机制为重点，以凝聚和使用人才为核心，切实采取措施改革科技管理体制，在解决制约发展的深层次问题上取得实质性进展，加快建设“职责明确、评价科学、开放有序、管理规范”的现代科研院所制度。

第一，改革的重点是内部结构调整。中国中医科学院“十二五”规划提出了调整功能布局的思路，强化中医科学院工作与国家中医药工作的统筹协调，改变缺少科技统一布局、项目分散、各自为战的现象。希望中医科学院继续面向中医药医疗、保健、科研、教育、产业、文化、对外交流与合作协调发展的工作要求，把目标聚焦到重点任务上来，把力量和资源汇聚到发展中医药的重大部署上来，向国家提出重大项目建议，并且与院内课题结合，首先取得预研究的结果，做好培育性和基础性的工作。初步调整功能布局后，应该使科技活动更加符合科研新规律，更加适合中医药的特点，更加适应中医药服务的新需要。

第二，改革的关键是创新模式和机制。青蒿素的发现，当时是基于国家的需要，由国家组织全国的相关优势科技力量联合攻关而成功的，充分说明了举国体制的优势和重要性。青蒿素的发现，也充分证明了祖国传统医学是一个伟大宝库，应该好好保护和充分发掘。同时，科学家的团结协作、刻苦钻研和无私奉献精神也值得我们很好地学习和发扬。这些重要启示都对创新和完善当前社会主义市场经济条件下的科研管理模式和机制提出了新的要求。要首先从中医科学院内部做起，探索和实践在社会主义市场经济条件下发挥举国体制和市场机制优势的大科技组织模式，这是中医科学院管理体制改革的紧迫任务。政、产、学、研、用紧密结合是我国当今的科研组织模式，是今后科技体制改革的一个重点。实践证明，政、产、学、研、用5个环节相互衔接、渗透、支持，是重大科技成果产生的必要条件。中国中医科学院近期内要深入研究这方面的机制设计和制度安排，打破围墙，促进科技资源的优化配置和开放共享，联合攻关，实现共赢。国家中医药管理局也将在如何发挥政府顶层设计、科学布局和统筹协调的主导作用上提出具体意见和措施，把产、学、研、用几个环节有机衔接起来，使成果向产品和产业扩展、向临床和健康服务聚集。

第三，改革的成效要以取得现实成果来衡量。医药卫生体制改革和发展民生科技，都期待中医药有重要成果产生和重大科技突破。改革的成效应该体现在聚人才、出成果、善管理、强能力上。能否吸引和用好现有对国家发展战略需求和国际科技发展趋势具有战略眼光和把握能力的战略科学家和领军人才，是检验体制、机制创新成效的关键指标；能否出成果并且把成果转化为现实产品，特别是在生命科学领域有所创新、在人民健康生活中有所贡献是检验科技组织成效的重要标志；能否做好联合攻关的重大科技项目顶层设计，把重大专项、各类科技计划、自主选题、创新基地建设和人才工作有效集成，形成系统性、整体性的组织和安排，是检验科技组织能力的基本标尺；能否形成一支善管理、精业务、通技术的科技管理队伍，在重大科技申报中发挥组织指导、协调服务、审核监督、统筹开放作用，是检验组织管理能力的具体体现。

第四，改革的动力要来自于充分调动广大科技人员的积极性和创造性。要充分发挥科技委员会和学术委员会咨询作用，充分调动广大科技人员的积极性、创造性，为他们工作创造良好的环境。要通过大力推动各项改革，使科研资源的配置更加合理，科技成果的评价更加公正，同时严厉打击各种学术不端行为，为那些有真才实学的人才干事业和实现价值提供机会、创造条件，让他们的创新智慧竞相迸发。要大力弘扬中医药文化和创新文化，用良好的文化氛围来激发全院人员追求卓越、不怕失败、耐得住寂寞、沉得下心的精神；用良好的文化氛围激励大家积极奋进、继承创新、敢为人先的勇气；用良好的文化氛围营造宽松、民主、和谐、包容的发展环境。广大科技人员要大力倡导老一辈科技工作者刻苦钻研、无私奉献的精神，大力弘扬大医精诚的医德医风，胸怀开阔、团结和谐、奋发有为，在中医药事业的创新发展中努力实现自己的人生价值和对社会的贡献。

各位专家、同志们：中华民族的崛起和中华文明的复兴为发展中医药事业和弘扬中医药文化创造了难得的历史性机遇，中医药事业已经站在了新的历史起点上，展示了旺盛的生命力和广阔的发展前景。“十二五”是我国实现全面建设小康社会目标的关键时期，也是中医药事业发展的重要战略机遇期。让我们以这次科技大会为契机，坚定信心，抓住机遇，改革创新，扎实工作，努力攀登中医药科技创新高峰，以中医药创新发展的优异成绩迎接党的十八大的胜利召开！

卫生部副部长、国家中医药管理局局长王国强在全国中西医结合发展战略研讨会暨中国中西医结合学会成立30周年纪念会开幕式上的讲话

（2011年11月23日）

尊敬的陈可冀院士、陈凯先院士、张伯礼院士、吴咸中院士、沈自尹院士、陈香美院士、吴以岭院士，尊敬的各位领导和来宾，同志们，朋友们：

今天，由中国中西医结合学会

主办的“全国中西医结合发展战略研讨会暨中国中西医结合学会成立三十周年纪念会”隆重开幕了。本次会议将全面总结中国中西医结合学会成立三十年以来取得的成绩，表彰为中西医结合工作作出突出贡献的专家学者，深入研讨我国中西医结合发展战略。这是中国中西医结合学会历史上的一次重要会议，也是我国中医药和中西结合工作中的一件大事。在此，请允许我代表国家中医药管理局，向中国中西医结合学会成立三十周年和本次大会的召开表示热烈的祝贺！向长期以来关心支持中医药事业和中西医结合工作的各位领导、各位专家和社会各界表示衷心的感谢！向受到表彰的先进个人和在座的各位代表并通过你们向全国的中西医结合工作者表示亲切的问候并致以崇高的敬意！

自20世纪中叶开始，我国政府开展了有计划、有组织的西医学习中医和中西医结合的研究，至今已有50多年的历史。中国中西医结合学会作为中西医结合科技工作者组成的全国性中医药社会团体，成立30年来，始终坚持党和国家的卫生和中医药工作方针，团结依靠广大中西医结合工作者，积极发挥桥梁和纽带作用，努力推进医学科技创新，广泛开展学术交流活动，不断增进同行间和国际的学术交流，取得了显著成绩，为推动中西医结合作出了重要贡献。

一是中西医结合在医疗卫生体系中的作用不断增强。在当今中国，中医药与西医药相互补充、协调发展，共同承担着维护和增进人民健康的任务，已经成为我国医药卫生事业的重要特征和显著优势。2009年中医基本调查结果显示，全国各类医疗机构提供的中医、中西医结合门急诊服务9.07亿人次，占全国门急诊总量的18.11%；中西医结合医院和中西医结合门诊部分别有256所和192个，中西医结合诊所达到了7 159个，不少综合医院也开设了中西医结合科；部分高等院校成立了中西医结合学院，开展了从本科、硕士到博士的系列中西医结合专业学历教育，目前全国中西医结合专业执业医师共有13万余人；许多机构开展了中西医结合研究，并成立了专门的中西医结合研究所。

二是中西医结合在临床实践中的优势不断显现。发挥中西医各自优势的中西医结合，在许多疾病治疗中显现出独特的优势。如肿瘤的治疗，在使用放疗或者化疗的同时应用中药，可以减轻放化疗的毒副作用，提高病人的生活质量，这已被国际上称为肿瘤治疗的中国模式。在艾滋病治疗方面，中药配合抗病毒疗法，可以提高或稳定患者免疫功能，改善症状体征，提高生活质量，为构建具有中国特色的艾滋病防治体系发挥积极作用。在2003年抗击SARS和2009年防治甲型H1N1流感的斗争中，我国大陆2/3以上病例采用了单纯中医药或中西医综合治疗，疗效得到国际医学界的高度关注。

三是中西医结合在学术研究中的成果不断增多。在广大专家学者特别是中西医结合工作者的艰苦努力下，中西医结合的研究领域不断拓展，研究水平不断提高，取得了一些在国内外有着广泛影响的研究成果。如“血瘀证与活血化瘀研究”获得了国家科技进步一等奖。从中药砒霜中开发三氧化二砷治疗急性粒细胞白血病的研究，取得了创新性的成果，在国际上产生了重大影响。特别要提到的是，我国著名的中西医结合专家屠呦呦教授带领的团队在青蒿素发现和研究中作出了杰出贡献，挽救了全球数百万人的生命，荣获了2011年度拉斯克临床医学研究奖，这是中国人首次获得如此重量级的奖项，为我国科技工作者赢得了荣誉，也向世界证明了中医药的独特魅力和广阔的发展空间。2009年应对甲型H1N1流感期间，北京朝阳医院、东直门医院等国内11家医院的专家组成的课题组采用我国传统治疗“热病”的麻杏石甘汤和银翘散的加减方作为统一处方，启动了以现代科学方法验证中药有效性的前瞻性、非设盲、随机对照试验。研究结果显示。奥司他韦、麻杏石甘汤和银翘散加减方单用或联合应用治疗新型甲型H1N1流感，均可缩短患者的热退时间。此结果也同时提示，麻杏石甘汤和银翘散加减方可作为甲流病毒感染的替代治疗方法。该研究结果发表在2011年8月的英国《内科学年鉴》上，受到国内外主流媒体的广泛关注。该项研究以科学的方法向世界展示了中医药和中西医结合在人类应对新发呼吸道传染病和突发公共卫生事件中的作用。

通过30年的发展，中西医结合学会的影响和地位不断提升，已经成为我国医药卫生领域重要的学术团队之一。这些成绩的取得，是中央和各相关部门正确领导的结果，是历届理事会带领广大会员团结奋斗的结果。在此，我代表国家中医药管理局，向学会历届领导和广大会员表示衷心的感谢并致以崇高的敬意！

同志们，朋友们：当代中国，进入了全面建设小康社会的关键时期和深化改革开放、加快转变经济发展方式的攻坚时期，党和国家高度重视社会建设，更加关注民生，我国中医药发展和中西医结合工作迎来了难得的发展战略机遇期。一是党和国家高度重视，各相关部门大力支持，为中医药事业和中西医结合工作提供了坚强支撑。党的十七大报告中提出要“坚持中西医并重”、“扶持中医药和民族医药事业发展”。2009年4月，《国务院关于扶持和促进中医药事业发展的若干意见》（以下简称若干意见），确定了新时期发展中医药事业的指导思想、基本原则，明确了扶持和促进中医药全面协调发展的主要任务和政策措施，强调要在深化医改中充分发挥中医药作用。《若干意见》特别指出，坚持中医与西医相互取长补短、发挥各自优势，促进中西医结合。《中华人民共和国中医药条例》明确规定，推动中医、西医两种医学体系的有机结合，全面发展我国中医药事业。在2009年的机构改革中，国家中医药管理局医政司同时加挂中西医结合与民族医药司的牌子，以加强对中西医结合的管理指导。国家中医药管理局早在2003年，就印发实施了《关于进一步加强中西医结合工作的指导意见》。这些都为中西医结合的发展创造了有利条件。二是我国经济社会的快速发展，为中医药事业发展提供了经济保障。改革开放以来尤其是“十一五”以来，我国综合国力持续增强，财政收入不断增加，对中医药投入大幅上升，今年中央财政投入已近50个亿，地方财政投入也大幅增加。近年来，国家在重点中西医结合医院建设、中西医结合人才培养以及中西医结合科学研究等方面都给予了大力支持。三是广大人民群众对中医药的信任和需求，为中医药事业发展提供了社会基础。根据零点研究咨询集团一项专门调查结果显示，90%的民众关注中医药，88%的民众接触过中医药，53%的民众看病愿意首选中医药或中西医结合治疗方法。这充分表明了当今时代广大人民群众对中医药和中西医结合感情深厚、高度信赖，这为中医药继承创新奠定了坚实的社会基础。四是在中医药走向世界的进程中，中西医结合更加受到重视。当今世界，人类防治疾病的任务仍然十分艰巨，医学模式正在发生转变，医学目的也在进行调整，以中医药为代表的传统医药的生命力和特色优势越来越凸显，越来越多的国家开始重新关注传统医药的作用和价值，国际社会对中医药的认识发生了积极变化，许多国家投入大量人力、财力开展中医药以及“结合医学”的研究。与此同时，随着科学技术的迅速发展，新理论、新技术、新方法的不断产生，特别是21世纪以来，以生命科学、生物技术、信息科学、电子科学、材料科学、复杂科学、系统科学和转化医学为前沿的世界科学技术迅猛发展，自然科学与人文科学间相互交叉、渗透、融合，新的学科不断产生，新的知识不断增长，新的技术方法不断形成，为阐明中医药理论的科学内涵以及关键问题的解决，为中医药学术的创新发展，也为中西医结合研究的不断深入，提供了新的途径和新的方法。

但我们也应当清醒地看到，经济社会深刻变化，科技进步，现代医学快速发展，中医药发展面临许多新情况、新问题，中西医结合的发展也遇到许多困难和问题。例如理论融合尚在起步阶段、临床优势有待进一步突出、临床科研说服力需要进一步提高，等等。要真正实现中医药、西医药两个医学体系的有机结合，还任重而道远。希望中国中西医结合学会进一步团结广大中西医结合科技工作者，促进中西医结合医学科学技术的繁荣、发展、普及和推广，促进中西医结合医学科技人才的成长和提高，更好地为我国医学发展和人民健康服务。

一要切实把握中西医结合工作的发展目标。中西医结合工作必须服务于我国卫生发展与改革的大局，当前要突出以解决临床问题、提高临床疗效为目的，为人民提供更加经济、有效的医疗保健服务。1958年毛泽东同志在卫生部党组《关于组织西医离职学习中医班的总结报告》上作出批示的背景和目的是解决我国农村缺医少药的急迫问题。今天看来，发展中西医结合，仍然是为了进一步发挥中医药特色，解决好群众看病就医问题，这也是医改需要解决的重要问题。因此，发展中西医结合，一方面要积极利用现代医学的理论、技术和方法，继承发展祖国传统医学的特色和优势，针对目前严重危害人类健康的重大疾病和疑难疾病，提出形成中西医结合防治的新理论、新方案和新方法，并加以推广和应用，另一方面还要根据我国农村和基层的看病就医需求，创造出适宜的技术和方法，积极探索解决基层尤其是广大农村地区看病难、看病贵的问题。

二要坚持推动中西医结合的基本原则。一是坚持取中西医两者之长。中医药与西医药作为两种不同的医学体系，各具特色，各有所长。中西医结合就是要取其各自所长，发挥其各自优势，为人民提供更加有效的医疗保健服务。可以说，离开了中医药和西医药，中西医结合就会成为无本之木、无源之水；不能发挥中西医药各自所长和优势，中西医结合就会背离目标、迷失方向。在当前“西医强、中医弱”的情况下，特别要加强中医药研究，提高中医药的贡献率。西医学习中医，要防止浮光掠影、浅尝辄止，要注重遵循规律、掌握精髓、准确运用；中医学习西医，要防止妄自菲薄、故步自封，要注重坚持特色优势，掌握现代科技，不断与时俱进。

二是坚持开放包容。中西医结合是一个艰难的长期的科学创新过程，在发展过程中没有现成的模式可以借鉴，因此在学术上，应始终坚持“百花齐放、百家争鸣”，鼓励通过不同途径、采取不同方法进行探索创新，努力营造内部团结、外部和谐的发展氛围。要强化包容，包容是相互学习与团结和谐的前提。中西医结合人员之间以及与中医药、西医药人员之间要互相尊重、互相学习、加强协作、取长补短、共同提高。同时要学习借鉴各国在中西医结合领域取得的经验与成果，共同促进中西医结合在世界范围内丰富和发展。三是坚持实践标准。中西医结合的成果和成效，要本着科学的态度，以科学的方法去评价，要尊重事实，克服成见，力戒偏见，少争论，多实践，重疗效，坚持实践是检验真理的唯一标准，坚持科研与临床的紧密结合，坚持理论与应用的紧密结合，以临床疗效来检验中西医结合的成果，务实推动中西医结合的研究和学术创新。

三要突出中西医结合的工作重点。一是进一步加强中西医结合医疗机构和相关机构建设。要以增强服务特色、提高服务水平和服务质量为核心任务，着力加强重点中西医结合医院建设，推广中西医结合医院建设指南并不断完善，以点带面，带动中西医结合医疗机构的整体发展，把中西医结合医疗机构建设成为真正集两者之长、疗效最优、费用最低、特色最浓的医疗服务机构。二是进一步加强中西医结合人才培养。人才是事业发展的根本保证，目前我国中西医结合工作正面临高素质人才匮乏的不利局面，要充分认识到加快中西医结合人才队伍建设的重要性和紧迫性，切实采取有效措施，促进中西医结合人才的培养和成长。实践证明，西医学习中医培训班、研究班是中西医结合人才培养的有效手段。目前，北京、山东和甘肃等省市已经启动了“西医学习中医”的有关工作，国家中医药管理局对中医医院西医人员学习中医工作进行部署，希望各地各有关单位根据本地区本单位的实际情况创新性地开展西医学习中医的中西结合人才培养，探索培养方式，不断总结经验，创新培养模式。三是扎实开展中西医结合的科学研究。要以临床研究为重点，以问题和现象作为研究的逻辑起点，强化研究的目标导向，避免简单牵强地以中医概念为名或以中药为观察对象而进行的目标模糊的生物学机理研究，不断丰富中西医结合科研的内涵。要积极借鉴国际现代医学研究和中西结合研究的新思路、新方法、新成果，加强科研设计，创新科研方法，不断提高中西医结合科研的水平，保持我国在中西医结合领域的优势地位，并在世界范围内共享中西医结合的研究成果。要积极探索中西结合研究的组织模式，有效促进跨行业、跨区域和跨学科的协作，促进科研资源的整合、多学科融合和产学研结合，促进中西医结合研究平台建设。四是强化中西医结合的政策保障。要认真研究中西医结合医疗机构和人员在医疗服务和执业过程中遇到的突出问题，不断完善中西医结合专业医师资格考试和专业技术职务任职资格评审制度，建立符合中西医结合特点的人员准入制度、管理制度和激励机制。研究中西医结合人才成长规律，积极推进中西医结合教育教学改革，促进和完善中西医结合学历教育，完善人才培养机制，努力营造有利于中西医结合人才脱颖而出的政策环境。作为中国中西医结合学会的业务主管单位，国家中医药管理局将一如既往地关注和支持中国中西医结合学会的工作，在加强业务指导、培养优秀人才、组织课题研究、参与相关决策等方面尽力提供帮助，促进学会充分发挥学术团体作用，为学会的持续稳定和健康发展创造良好条件。

同志们，中西医结合是一项创新性工作。任务虽然艰巨，但前景无限广阔。我们完全有理由相信，有党中央、国务院和各级党委、政府的坚强领导，有各相关部门和社会各界的大力支持，有在座各位专家学者和广大中西医结合工作者的共同努力，中西医结合一定能为人类的健康作出新的更大的贡献。让我们携起手来，同心同德，团结和谐，求真务实，锐意进取，不断推进中西医结合取得新的发展！

最后，预祝本次大会取得圆满成功！祝各位代表身体健康，工作顺利！谢谢大家！

卫生部副部长、国家中医药管理局局长王国强在国家中医药发展论坛第五届学术研讨会上的讲话

（2011年12月24日）

今天，以“名老中医传承战略方向与策略模式”为主题的第五届国家中医药发展论坛在广州隆重召开。首先，请允许我代表卫生部和国家中医药管理局向论坛的开幕表示热烈的祝贺！向长期以来关心支持中医药事业发展的科技部、广东省委、省政府和各有关部门、论坛承办方表示衷心的感谢！向出席论坛的各位名老中医、各位专家表示亲切的问候和崇高的敬意！

刚才，张兆丰副处长代表科技部社发司作了很好的讲话，洪虎教授从科学发展观的高度阐述了对中医药继承创新的看法，李振吉教授从战略层面分析了名老中医传承研究的目标、思路、方法与任务，我完全赞同。下面，结合当前中医药事业发展和中医药科技工作的需求，我就进一步探索和明确名老中医传承方向和模式，做好名老中医传承工作谈3点意见，供大家参考。

一、立足长远，着眼大局，全面把握名老中医传承工作的重要意义

名老中医是当代中医药学术与临床发展最高水平的杰出代表，是促进中医学术研究和传承发展的重要力量，也是当前弘扬中医药文化的楷模。加强名老中医传承工作，不仅是推动中医药学术经验继承与创新的重要内容，是提高中医临床疗效和服务能力的重要方面，是探索符合中医药特点的人才培养机制、加强中医药人才队伍建设的重要途径，也是传承中医药文化和弘扬大医精诚医德医风的重要载体，对提高中医药的显示度和贡献率，促进中医药事业发展和弘扬中华文化都具有重要的意义。

第一，名老中医传承是中医药继承工作的重要组成部分。中医药的继承和创新始终是中医药事业发展的重要任务。继承是创新的基础和前提，是为了更好地创新。如果不能很好地继承，创新就会成为无源之水。名老中医是当前中医药临床与学术的优秀代表，他们的学术

思想和临证经验是中医药学术特点、理论特质的集中体现，是事业发展的宝贵财富。加强名老中医传承工作，使其学术思想、临证经验和医德医风发扬光大，对中医药事业的继承创新发展具有十分重要的意义。

第二，名老中医传承是加快中医人才培养的重要途径。中医药人才成长有其特殊性和自身规律。学习与继承名老中医的文化素养、医德医风、学术思想、临证思辨特点和医疗保健技术，是加快优秀中医人才培养、提高中医临床服务能力的必由之路。通过对名老中医成长过程进行分析研究，总结和借鉴他们的成长规律，有利于探索现代中医药人才培养的方法、途径，培养和造就一支德业双修的中医药人才梯队。

第三，名老中医传承是促进中医药学术进步的重要源泉。名老中医是中医药学术造诣最深、临床水平最高的群体，其鲜活的临床经验和学术思想，是在长期的临床实践中不断积累和总结形成的，体现了中医药学术发展的最新成果，是中医药薪火相传的主线，也是中医药学术创新发展的源泉。深入挖掘与整理名老中医学术思想，深化名老中医学术经验的传承研究，能有效地推动中医药的学术创新发展。

第四，名老中医传承是弘扬中医药文化的重要途径。中医药文化是中华传统文化的重要组成部分，中医药文化的核心价值主要体现在以人为本、医乃仁术、天人合一、调和致中、大医精诚等方面。名老中医群体也是当代中医药文化和核心价值体系的优秀代表，研究传承他们的学术思想、医德医风和价值取向，有利于进一步明确中医药文化体系的内涵，引领中医药行业正确的价值取向，营造中医药发展的良好文化氛围。

二、把握机遇，迎接挑战，进一步明确名老中医传承工作的目标任务

近年来，在各有关部门的高度重视和大力支持下，名老中医传承工作得到了快速发展。特别是“十五”后期和“十一五”期间，科技部将名老中医传承研究纳入了国家科技攻关和科技支撑计划，给予立项支持。国家中医药管理局通过名老中医工作室建设、名中医研修等项目，加大了名老中医传承工作的力度。这些措施有力地推动了中医药的传承与创新，推动了临床中医人才的培养，推动了中医药临床疗效提高和学术进步。当前，随着经济社会的快速发展，名老中医传承也面临着新的形势和要求。

一是中医药事业的改革与发展为名老中医传承创造了良好的发展机遇。近年来，随着中央更加注重保障和改善民生以及深化医改的全面启动，努力建立一个能够有效满足需求、群众支付得起、政府承受得了、财政可持续支持的医疗卫生体制，必须充分发挥中医药的作用，已经成为共识。特别是随着健康观念变化和医学模式转变，中医药越来越显示出其宝贵价值、独特优势和旺盛的生命力，逐步形成了中医药医疗、保健、教育、科研、产业、文化全面发展的新格局。《国务院关于扶持和促进中医药事业发展的若干意见》明确指出，要依托现有中医药机构设立一批当代名老中医药专家学术研究室，系统研究其学术思想、临证经验和技术专长，为开展名老中医传承工作指明了方向。因此，事业发展的需求给名老中医传承带来了前所未有的机遇。

二是国家人才发展战略的实施为名老中医传承创造了良好的发展机遇。党的十七大以来，国家确立了教育优先发展的战略地位和建设人力资源强国的战略目标。为贯彻落实《国家中长期人才发展规划纲要（2010～2020年）》，卫生部、国家中医药管理局、国家食品药品监督管理局出台了《医药卫生中长期人才发展规划（2011～2020年）》，专门设立了“中医药传承与创新人才工程”，对未来10年医药卫生人才队伍建设提出了明确要求。国务院刚刚出台的《关于建立全科医生制度的指导意见》，提出了“到2020年，在我国初步建立全科医生制度，基本实现城乡每万名居民有2～3名合格的全科医生（包括中医全科医生）”的目标。这些战略和政策的实施，不仅对培养和造就一支高水平的中医药人才队伍提出了新的要求，也对加强中医药传承、培养中医药各领域领军人才提出了要求。这些任务的落实，给名老中医传承提供了广阔空间。

三是国家科技发展战略的实施为名老中医传承创造了良好的发展机遇。科技是第一生产力，建设创新型国家是我国新时期的战略目标，特别是国家“十二五”规划提出全面推行国家创新体系建设，以提高自主创新能力为中心，推动结构调整和转变发展方式。中医药是我国自主创新的重要资源，将中医药的原始创新潜力转化为自主创新能力，将中医药的资源优势和知识优势转化为产业优势和经济优势，是发展我国战略性新兴产业的重要内容，可以在培育新的经济增长点，参与生物医药产业开发，发展健康产业，促进产业结构调整和经济发展方式转变中发挥重要作用。《国家中长期科学和技术发展规划纲要》“人口与健康”重点领域，把“中医药传承与创新发展”作为优先主题，要求“重点开展中医基础理论创新及中医经验传承与挖掘”等方面研究。《中医药创新发展规划纲要（2006～2020）》将“中医药传承研究”列入优先领域重点研究内容，要求“开展名老中医学术思想、临床经验和辨证论治方法的总结研究”。前不久，科技部、卫生部和国家中医药局等部门正式发布了“十二五”医学科技发展规划，其中明确把中医药基础理论研究，临床研究包括适宜技术、辨证方案、仪器设备等研究，名老中医传承和中药现代化等列为重点内容。这些都为加强名老中医传承研究提供了良好的政策支撑。

四是既往工作为名老中医传承奠定了坚实的基础。党和政府一贯高度重视名老中医药专家的学术继承工作，从20世纪50年代起，先后组织多种形式的整理总结老中医专家学术思想和独到经验。1990年，人事部、卫生部、国家中医药管理局共同颁发了《关于采取紧急措施做好老中医药专家学术经验继承工作的决定》。“十一五”以来，国家中医药管理局组织完成了第三批全国老中医药专家学术经验继承工作和第一批全国优秀中医临床人才研修项目。启动了全国名老中医药专家传承工作室建设和学术流派传承工作室建设，为181位国医大师及名老中医药专家建立传承工作室，开展名老中医药专家学术思想传承，探索建立中医药学术传承和推广应用的有效方法和创新模式。部分中医药院校也开展了不同形式的院校教育与师承教育相结合的人才培养模式试点工作。组织开展了“国医大师”评选工作，评选出首批30名“国医大师”，在行业内和社会上产生了重要影响。特别是从“十五”后期，国家科技计划支持研究取得了丰硕的成果。这些工作从内容到方法都为下一步名老中医传承工作奠定了良好基础。

与此同时，我们也必须清醒地看到，名老中医传承工作也面临许多问题和挑战：既往一些项目覆盖的范围有限，名老中医抢救传承的任务仍然很重，学术思想研究需要方法学的突破，总结提升有待加强，临床问题强调不够，研究成果应用不足，还满足不了中医药事业发展的需求。特别是如何深刻认识名老中医成长和培养的共性规律、特点，如何探索建立符合中医药特点、适应社会需求的名医培养模式，如何通过名老中医学术经验的传承推动中医药理论发展和技术创新，都迫切需要我们加快研究和解决。

中医药学作为一门研究人体生命、健康和疾病防治及与自然、社会密切相关的医学科学，在两千多年的形成发展过程中，基于经典而传承，源于实践而创新。不仅具有医学性质和自然科学属性，而且具有文化和哲学性质及人文社会科学属性，体现人体与科学的统一，体现东方文化的底蕴和思维。中医药人才成长也有其特殊性和自身规律。总体上说，深厚的传统文化底蕴、重视经典研读是人才成长的基础；反复临证实践是人才成长的关键环节；思辨感悟的能力是人才成长的特质；跟名师、言传身授是加快人才成长的重要途径。

做好名老中医传承工作，要基于中医药人才成长的特殊性，不断提高中医临床服务能力和水平，推动中医学术进步和理论创新，培养造就新一代名医。要实现上述目标，需要从文化素养、道德修养、理论认识、实践经验、认知特点、思辨规律等多个方面，对名老中医的学术经验进行传承研究，正确把握名老中医学术经验传承中的临床经验、学术思想和辨证论治规律等不同层次。

第一，临床经验是名老中医传承研究的重要内容。名老中医在长期的临床实践过程中，积累了丰富的临床经验，包括各具特色的诊疗技术、经验方药和临床应用方法等。临床经验的传承要坚持以临床实践为主要途径，通过师徒间的口传心授、反复临床才能掌握。要充分发挥师承教育在临床经验传承方面独特的优势，全面传承名老中医丰富的临床诊疗经验。

第二，学术思想是名老中医传承研究的重要基础。学术思想是名老中医在长期从事中医临床、科研与教学活动过程中，对中医学术某一方面或某一领域的问题，经过理性的思考与总结而形成的学术观点、学术见解或学术理论，概括了名老中医多年临床经验的体会和认识，是系统传承名老中医经验的基础。通过名老中医传承，不断归纳和领悟名老中医的学术思想，加深对中医理论的理解，并将其用于指导实践，才能保证中医临床的可持续发展。

第三，辨治规律是名老中医传承研究的核心内容。名老中医传承不仅包括理论知识和实践技术，更重要的是要把握基于中医理论的认知方式。传承名老中医的认知方式，应重点研究名老中医的临证思辨特点，以掌握其临床思维模式及洞察疾病的能力。临证思辨特点是名老中医在长期临证实践过程中形成的各具特色的认识病证、辨析病证、判断病证、治疗病证的特点，涉及诊察、辨证、论治的全过程，内容包括四诊采集、病因病机推求、辨证分型、确立治则治法、处方用药等方面，是取得临床疗效的核心因素。

同时，名老中医普遍有着深厚的中医药文化素养和高尚的医德修养，名老中医传承也要强调对中医药文化和大医精诚的医德医风的研究，不断培育促进事业发展的良好文化基础和行业风气。

三、加强转化，系统整合，切实深化名老中医学术经验的传承研究与推广应用

第一，进一步提高认识，切实加强对传承研究工作的支持力度。名老中医学术经验传承研究是推动中医药事业全面发展的重要抓手，要高度重视，全力推进。中央领导同志高度重视中医药师承教育和名老中医传承工作。去年底，李克强副总理和刘延东国务委员分别在国医大师路志正等老中医药专家《关于中医药传承教育发展的建议》上作出重要批示。李克强副总理的批示指出：促进中医药继承和创新，培养更多人才十分重要，请卫生部研究相关措施。刘延东同志在批示中充分肯定了老中医药专家对中医传承和发展的高度责任感，要求有关部门结合落实教育规划纲要，将中医教育教学改革进行通盘研究，扎实推进。我们要进一步认识名老中医传承工作的重要性，切实加强组织领导，创造条件，创新机制，给予更大的支持，进一步扩大项目覆盖面，使更多的名老中医学术经验及时得到抢救传承。

第二，加强顶层设计，整合资源，联合攻关。当今科学研究已经远远超越了学科和行业，交叉融合正成为科技发展新的增长点，多领域、大规模、系统性的科学研究已经成为完成重大科技任务的必然选择。研发活动的组织形式不断丰富，有机整合行业内外科技资源，进行联合攻关，已成为当今几乎所有重大项目组织模式。“十五”、“十一五”名老中医学术经验传承研究项目在组织实施过程中，重视顶层设计、过程管理、成果集成，形成了以政府主导统筹、省市主管部门组织协调、课题专家顾问组为指导、综合研究课题组和项目办公室提供技术支撑、过程监督管理，承担单位课题组为实施主体、课题组长负责制的管理体系。实践证明，这一组织实施模式是成功的。下一步研究要继续强调顶层设计、目标导向，进一步完善名老中医临床经验学术思想传承平台，促进大协作、大攻关，取得大成果。

第三，以提高临床疗效为导向，加强研究成果的推广应用。一是要用以指导临床，提高疗效。充分运用中医药学的历史积累、现代系统科学、复杂科学、信息科学的思想方法与技术手段，对名老中医学术经验进行挖掘整理，提炼群体共性诊疗规律，丰富和发展中医理论，以更好地指导临床实践，提高防病治病能力和疗效。要选择有诊疗优势的病证，开展名老中医有独特疗效的诊疗方案临床应用研究，形成可以推广应用的诊疗方案，重点解决制约中医药在防治重大疾病、常见病、疑难病中特色优势发挥的关键问题。二是用以指导科研，创新方法学。加强名老中医临证思辨特点和处方用药特点的传承方法学的研究，创新并指导中医临床研究方法；加强现代分析挖掘方法的应用研究，形成共建共享的分析挖掘集成平台和典型医案数据的智能解析系统，满足对专家辨证经验、处方用药、疾病治疗方案等方面的关联分析与深层挖掘。三是用以探索中医药人才培养的新模式。利用“十五”、“十一五”名老中医学术经验传承研究已经取得的成果和形成的学术梯队，创新师承模式，重点培养县市级名中医。传承工作要与院校教育相衔接，鼓励开展各种模式的探索。

第四，探索模式，优化方法，提高传承效率。要遵循传统方法与现代方法结合、个体经验总结与群体规律探索结合的原则，充分利用现代科学技术，在全面采集名老中医诊疗、成才、养生等综合信息的基础上，从临床经验、学术思想、医德医风等多个层面，研究其临证经验、思辨特点和学术思想，挖掘个性特点，总结共性规律，提炼学术观点，并进而开展临床应用研究、理论创新研究，加强对中医药学知识体系、学术本质、理论精髓、特色优势的阐释和传承，引导中医药学术创新的方向，促进中医药事业发展。

各位代表，珠江论坛是国家中医药发展论坛，是立足于推动我国中医药事业全面、协调、可持续发展搭建的政府主导下由中医药行业内外专家学者和中医药管理者组成的高层次学术交流平台，已经成为国家高水平中医药学术的品牌论坛。这次以名老中医传承战略方向与策略模式为主题，希望大家能够本着“高立意、高层次、高见地”的原则和“包容、争鸣、民主”精神，充分交流，深入探讨，达成更多的共识，取得更多的成果。

卫生部副部长、国家中医药管理局局长王国强在全国突发事件中医药应急专家委员会成立暨中医药防治传染病临床科研体系建设汇报会上的讲话

（2011 年 12 月 27 日）

今天我们在这里召开全国突发公共事件中医药应急专家委员会成立暨中医药防治传染病临床科研体系建设工作汇报会，首先请允许我代表卫生部和国家中医药管理局，对专家委员会的成立表示热烈的祝贺，对长期以来从事中医药防治传染病的专家组及临床一线的专家表示衷心的感谢！

刚才马建中副局长宣读了国家中医药管理局关于成立全国突发公共事件中医药应急专家委员会的决定，王永炎院士代表专家委员会作了表态，医政司许志仁司长介绍了专家委员会成立的有关背景并对下一步工作提出了要求，科技司苏钢强司长汇报了中医药防治传染病临床科研体系建设情况，中医药行业专项《中医药防治甲型 H1N1 流感、手足口病与流行性乙型脑炎的临床方案与诊疗规律研究》课题组汇报了研究进展情况，内容非常丰富，很好地展示了前一阶段中医药防治新发、突发传染病临床科研工作的成绩。

下面我讲 3 点意见，供大家参考。

一、提高认识、深入分析，认真总结中医药在防治传染病临床科研工作中取得的成绩

近年来，各类新发、突发传染病的不断出现，不仅危及广大人民群众生命健康，而且对经济社会发展产生了巨大的影响。在党中央国务院的坚强领导下，全国中医药系统积极开展防治和科研工作，发挥了不可替代的作用，取得了多方面的丰硕成果。

（一）中医药在新发、突发传染病防治中发挥了重要作用

一是中医药在非典型性肺炎（以下简称非典）救治中作出了重要贡献。2003 年初“非典”疫情爆发后，中医药系统积极承担了救治任务，在全国 195 家收治“非典”病例的定点医院中，102 家定点医院有

中医药专业技术人员参与救治工作，占到定点医院总数的52.3%；有96所中医医院向93所定点医院派出医护人员共计2 163人次。在全国内地5 327例“非典”确诊病例中，中医药参与治疗的3 104例，即58%的“非典”病人接受了中医药救治。中医药的积极参与，取得了良好的临床实际效果，满足了“非典”患者的医疗需求，为救治患者作出了重要贡献，中西医结合治疗方法，引起了国内外的广泛关注。

二是中医药在甲型H1N1流感防控中显示了不可替代的作用。2009年甲型H1N1流感爆发时，国家中医药管理局第一时间成立了甲型H1N1流感防治中医药专家组，先后根据实际情况和研究结果，制订了五版中医药防治方案、诊疗方案，并针对不同中医体质类别人群拟定了中药预防处方，发布了《甲型H1N1流感中医药预防方案》。同时积极协调有国家关部门和省级中医药管理部门，指导各地开展甲型H1N1流感中医药治疗工作。据不完全统计，2009年甲型H1N1流感疫情期间，绝大部分患者应用了中成药或中药饮片，其中还有部分病例，单纯只应用中医药进行了治疗。中医药的治疗，提高了临床疗效、降低了病死率、缩短了病程，取得了良好的效果。

三是中医药在不断出现的新发、突发传染病防治中作用凸显。2005年人禽流感疫情期间，国家中医药管理局及时设立专项，组织名老中医远程会诊，临床科研同步实施，取得了较好的效果。2010年9月，针对新发蜱传疾病人感染新型布尼亚病毒病的传播，国家中医药管理局组织推出《人感染新型布尼亚病毒病中医诊疗草案》，为各地的中医药防控提供了参考。2011年以来，针对欧洲爆发的由肠出血性大肠杆菌感染所致的出血性肠炎疫情，专家组及时召开会议，研究提出中医药应对方案，形成中医药诊疗原则。就近年出现的超级细菌泛耐药问题，专家组提出中医药的独特思路，并根据思路制订了应对和研究方案，组织多学科开展了研究。此外，国家中医药管理局还组织发布了《洪涝灾害、泥石流灾害多发疾病中医药防治技术方案（2010年版）》，指导全国中医药及时参与烂裆、湿疮、腹泻、感冒等灾害多发疾病的防治，发挥了积极作用。

（二）中医药防治新发、突发传染病科学研究取得世界公认的成果

首先，中医药治疗“非典”的研究得到世界卫生组织的认可。“非典”疫情结束后，在2003年12月国家中医药管理局与世界卫生组织联合召开的国际学术会议上，专家们一致认为，中西医结合治疗“非典”是安全的，具有潜在的效益，并建议将这一方法推荐给各成员国。

其次，中医药防治甲型H1N1流感的效果得到国际社会的广泛肯定。2010年10月，在甲型H1N1流感应对与准备国际科学研讨会上，《中国中医药治疗甲型H1N1流感报告》得到高度评价，世界卫生组织总干事陈冯富珍女士专门致信祝贺并提出，希望全世界分享中医药防治甲型H1N1流感的经验和成果。2011年8月，以北京朝阳医院王辰教授、北京中医药大学东直门医院刘清泉主任为代表的专家组在美国《内科学年鉴》发表了应用中医药治疗甲型H1N1流感的临床研究报告，引起了世界医学界的广泛重视，展现了中国医学界防治甲型H1N1流感工作的特色与成就。

（三）中医药防治传染病专家队伍日益壮大

2003年以来，国家中医药管理局高度重视传染病防治专家队伍的建设。2009年成立了防治甲型H1N1流感专家委员会，并在全国确定了63名中医药防治传染病专家。2010年正式成立了国家中医药管理局中医药防治传染病工作专家委员会，为传染病中医药临床与科研工作的顶层设计、宏观指导和技术咨询提供了有力保障。

各地中医药防治传染病临床科研人才队伍也在不断壮大。据不完全统计，2009年全国26个省级卫生行政部门成立的专家组中有中医药专家，27个省份单独成立了中医药防治甲型H1N1流感专家组，31个省级中医药管理部门均开展了中药储备和人员培训工作，23个省份组建了中医医疗队。

2010年以来，在专家委员会指导下，国家中医药管理局还多次组织培训工作，设立专项课题，在全国范围内选择优秀人才进行系统培养，初步建立了一支稳定的能打硬仗的中医药防治传染病人才队伍。

（四）中医药防治传染病临床科研体系初步构建

按照立足当前、着眼长远的基本思路，国家中医药管理局积极推动了新发、突发传染病中医药临床科研体系建设。通过一年多的建设，目前体系的框架已经基本成熟，整个体系主要由3部分组成：决策调控系统以国家中医药管理局及地方各级中医药主管部门为主，并加强与卫生部和地方卫生行政部门的联系沟通；专家保障系统以国家及地方传染病中医、中西医结合临床科研专家组为主；临床科研系统以国家中医药管理局中医药防治新发、突发传染病临床科研中心，中医、中西医结合传染病临床基地及中医药防治传染病重点研究室为主。

（五）中医药防治传染病的临床研究不断深化

2009年9月，我局启动了中医药行业科研专项——中医药防治甲型H1N1流感、手足口病与流行性乙型脑炎的临床方案与诊疗规律研究，系统开展甲型H1N1流感等传染病的中医药临床与基础研究。

2010年2月，国家中医药管理局确定了北京地坛医院、广东省中医院等41家中医药防治传染病重点研究室（临床基地）。初步建立起覆盖全国的中医药防治传染病临床科研网络，进一步推进了中医药防治传染病临床科研体系建设，从政策保障、硬件条件、人员、诊疗水平与科研能力等方面加强了中医药防治传染病力量的建设。

这些成绩的取得，是党中央、国务院和卫生部、国家中医药管理局局党组坚强领导的结果，是专家

组和广大一线医护人员共同努力的结果，也是各部门各地方支持保障的结果。在这些工作中，我们有以下几点深刻体会。

一是有效的工作机制是有力的组织保障。管理部门高度重视、有力指挥，专家群体倾力行动，临床科研紧密结合，形成有效的工作机制，是我国中医药卫生应急的特色，也是成功所在。

二是传染病临床科研体系建设使中医药防控传染病形成网络。各级领导小组是防控指挥部，引导、协调专家和医院统一作战；西医传染病医院建立临床基地和传染病重点研究室，是防控网络的“前沿阵地”，既发挥救治作用，又积累临床观察的第一手资料；研究中心是联络行政指挥和专家的智库，分析研究信息，把来自实践的防控认识、经验和成果及时分享。这一运行体系使防控工作更加科学有效。

三是专家队伍为甲型H1N1流感中医药防控提供了有力的技术保障。由多学科专家组成的国家中医药管理局专家组，具有高度的责任感和使命感，在思想上始终与国家防控任务要求保持一致，在技术上始终把握疾病演变趋势和瞄准国际研究动态，在行动上深入临床一线，无私奉献。

四是早参与、早治疗能更好地发挥中医药作用。历史经验和研究证据提示我们，中医药第一时间接触病人，早期介入治疗，一方面能够进一步提高临床疗效、降低病死率、缩短病程；同时可及时认识新环境下出现的新病情，为发布中医药预防和诊疗的《诊疗方案》提供依据；并对于指导社会公众科学预防、稳定社会情绪、降低发病率有重要意义。

五是临床科研相结合的模式能够不断提高中医药防治水平。坚持以临床为基础、临床科研相结合的模式，探索新出现的疾病的发生、发展规律及防治方法，推动临床诊疗技术的更新和发展，不断地优化诊疗方案，包括药物的筛选，能够不断提高临床疗效，使科学研究的最新成果及时应用于临床实践，更加惠及人民群众。

六是临床疗效评价必须坚持实事求是的原则。此次中医药防治甲流的研究，能够发表在国际高水平杂志，而且得到了广泛的关注，就是严谨的科学设计和严格的科学实施提供了高水平的循证医学证据。中医必须也应该运用科学的评价方法，证实中医药的疗效，提高中医药的影响力。

七是主动把中医药方案纳入整体应急方案。这次中医药防治甲型H1N1流感一个很成功的经验就是将中医药的方案纳入到了卫生部整体应急方案当中，所有应急方案都是由卫生部和国家中医药管理局联合发布，使各地卫生厅局组织全国临床一线专家都能够应用中医药。

以上经验，我们要在今后的工作中加以坚持和发扬。

二、高度重视，完善机制，充分发挥全国突发公共事件中医药应急专家委员会的作用

今天国家中医药管理局正式成立全国突发公共事件中医药应急专家委员会，这标志着在国家突发公共事件应对领导小组专家组中第一次有了中医药的专家队伍，这是我们中医药界的一件大事，也是中医药行业应对突发公共事件的一项重大举措。

要充分发挥专家委员会的作用，首先希望大家充分认识专家委员会所承担的重要使命。专家委员会一是要参与研究制订中医药应急体系建设与发展有关规划及实施方案，作为体系建设的主体队伍，做好顶层设计与组织实施；二是制订各类突发公共事件中医药应急防治方案，并提供技术指导；三是参与突发公共事件中医药救治工作，建立行动小分队，第一时间参与救治工作；四是对中医药应急领域重大项目的立项和评审提供意见和建议；五是承担国家中医药管理局委托的其他工作。通俗地讲就是要建立一支能干实事、拉得出去、打得响的专家队伍。

其次，专家委员会成立后要尽快根据职能定位，开展一些具体工作。一是要尽快组织开展相关战略和预案研究。根据既往我国发生的各类突发公共事件，研究可能会引发的疾病或传染病，结合中医药的特点，明确中医药有优势参与的病证并提出预案；二是要做好人才梯队建设和人才保障。结合国家中医药管理局的重点专科和重点专病等工作，做好顶层设计，逐步建立委员会宏观指导，地方专家组具体实施，各地一线专家队伍水平不断提高的合理人才梯队和良性运行机制；三是要进一步组织深化中医药防治传染病科研工作。按照中医药防治传染性疾病的自身规律和特点，充分发挥中医“五运六气”理论优势，进一步明确中医药治疗传染性疾病的临床作用，深入开展基础研究，提升中医药在诊断、治疗、预后恢复等方面的临床疗效。

第三，委员会要建立健全突发事件中医药应急专家委员会的运行机制和模式。一是充分发挥主任委员的职责。委员会要在主任委员的领导下，以全国相关重点专科、专病为基础，开展工作。二是要采取中西医结合的基本模式，以疾病为单元，明确分工，平时结合日常的中医医疗服务，总结中西医的治疗经验，战时可迅速提出切实有效可行的方案。三是加强与地方的协作。国家中医药管理局也将动员各地中医药管理部门在机制、体制和经费上给予支持。

三、坚定信心，立足长远，进一步加强中医药防治新发、突发传染病科研体系建设

加强中医药防治传染病工作，提高中医药应对突发公共事件能力，关键是要加强中医药防治传染病临床科研体系建设。中医药防治新发、突发传染病临床科研体系是构建中国特色突发事件应对体系的重要组成部分，建立临床科研体系是保障临床科研同步实施，为中医药临床救治提供相应平台的重要举措；是理论结合实践，探索中医药应急临床科研工作模式和机制的重要举措；是整合资源，构建中医药防控急性传染病和突发公共卫生事件应急体系的重要举措；是平战结合，形成一支稳定的临床、科研、文献、预警、预测等各方面的中医药专家队伍的重要举措；也是发挥中医药防治疫病的独有优势，提高我国应对重大突发公共卫生事件能力的重要举措，对于解决我国应对突发公共事件的实际问题具有重要的现实意义。

（一）要进一步明确中医药防治传染病体系建设的总体目标

临床科研体系建设要立足当前、着眼长远，遵循“转观念、建体系、创机制、育队伍、升能力、见实效”的基本思路，以提高中医药应对传染病的临床防治能力为核心，促进临床与科研工作同步展开，促进中医药学与现代医学有机结合，为中医药应对传染病的科学防控提供技术方法、人才队伍、平台基地和模式机制保障，进一步发挥中医药防治传染病的特色和优势，提高对人民健康的贡献度。

中医药防治传染病体系建设的总体目标是通过5~10年建设和发展，要建立和培育一批稳定的、能够运用中医药理论和技术快速反应、高效应对传染病的临床科研人才队伍，专家保障队伍和组织管理队伍；要形成有效整合资源，促进临床科研结合，推动成果应用，有利于中医药传承、知识和技术创新的中医药防治传染病的临床科研组织模式和机制；要围绕中医药应对传染病理论和实践发展的关键重大科学技术问题，研究、产出一批成果，为中医药防治传染病提供有效技术方法和科学证据，丰富理论体系，促进学术发展；要及时了解、掌握传染病发生、发展动态，不断探索和总结中医药防治传染病的方法和规律，有效应对新发突发传染性疾病，努力提高中医药应对传染病临床防治能力和水平。

今年的主要任务是要初步建立中医药参与传染病防治的组织机制和科研组织模式，搭建形成信息平台和基本数据库，产生一批中医药防治传染病的技术成果，形成若干临床实践性强、效果稳定可靠的中医诊疗方案，初步形成临床科研结合的中医药防治传染病人才队伍，初步建立临床科研结合、信息交流及时、研究方法规范、科学支撑有力的中医药防治传染病临床科研体系。

（二）要进一步加强中医药防治传染病临床科研体系建设内涵

一是要进一步完善组织管理工作。各级中医药管理部门要健全中医药防治传染病组织领导机制，确保与相关部门的协调沟通顺畅；不断完善各级专家委员会及其工作制度；完善中医药参与传染病临床应急救治保障机制，确保中医药第一时间介入开展临床科研工作。

二是要积极建立临床与科研结合的运行机制。各级中医药管理部门要建立“临床与科研结合，中西医结合，平战结合，继承创新结合，管、产、学、研、用结合”的临床科研体系建设和运行机制，按照“国家部署，省局协调，专家指导，中心组织，单位负责”的职责进行组织管理。

三是要建立畅通的信息交流渠道。相关部门和单位要协调建立中医药防治传染病信息沟通方式和机制，及时汇总全国各地区有关临床科研信息，形成数据库和信息服务平台，实现应急信息快速传递、研究数据详实有据、体系各方资源共享。

四是要积极开展科学研究。重点研究室建设单位要按照肯定疗效、规范标准、发现机理的重点任务，明确优势领域，开展相关临床、药物筛选等研究，解决临床防治中的关键科学问题和技术难题，为中医药防治传染病临床一线救治和预防提供科技支撑，深入开展高水平的多中心研究，提供中医药防治传染病的高级别循证医学证据。同时系统梳理各地中医药防治疫病的经验和理论，开展基础性、培育性研究；在临床实践和科学研究基础上总结提炼，进一步丰富中医药防治疫病理论。

五是要大力开展临床救治工作。临床基地建设单位要在中医药理论指导下，充分发挥中医药防治传染病的特色和优势，开展医疗救治，制订实施中医药诊疗方案，并定期对实施情况进行总结评估，不断修订优化诊疗方案，不断提高救治水平。

（三）要进一步加强中医药防治传染病体系建设的保障

一是要加强组织保障。加强对中医药防治传染病临床科研工作的组织领导，地方各级卫生行政部门要将中医药纳入卫生应急体系总体规划；中医药管理部门要建立本地区中医药防治传染病领导管理机制；相关建设单位要完善中医药参与传染病的应急救治和科研组织机制。二是要加强人员保障。各地中医药管理局部门要制定相关措施，积极吸纳各方面专家参与到本地区传染病防治临床和科研各环节工作；各重点研究室和临床基地建设单位要制定鼓励临床及多学科人员开展科学研究的制度。三是要加强经费保障。体系建设和运行资金由中央和地方、依托单位共同承担。中央经费主要为引导性经费，保障基本科研活动的开展。各地在制定卫生应急体系建设等相关规划、安排信息系统和机构建设、组织人员培训及安排卫生应急经费和物资储备时，要提供必要的支持和保证。相关建设单位要为开展中医药防治传染病和科学研究提供必要的基础设施、仪器设备、物资储备等财力、物力保障。四是要加强制度保障。各地中医药管理部门要建立、健全本地区中医药应对传染病联合工作机制，研究制定出台促进临床科研体系有效运作的相关政策，逐步建立临床科研协作制度、信息沟通制度、人员培训制度、成果推广制度等。

各位专家、同志们：中医药防治传染病具有独特优势，发挥了重要作用。让我们以这次会议为契机，抓住机遇，扎实工作，认真做好中医药应急工作，为保障人民健康和促进经济社会发展作出更大的贡献，以中医药创新发展的优异成绩迎接党的十八大的胜利召开！

国家中医药管理局副局长吴刚在全国中医医院信息化示范工作座谈会上的讲话

（2011年3月23日）

同志们：

这次会议是在贯彻落实《中华人民共和国国民经济和社会发展第十二个五年规划纲要》、围绕国家十二个五年规划纲要制定行业规划、深化医药卫生体制改革，认真落实2011年中医药工作重点的形势下召开的。会议主要任务是：总结2010年中医医院信息化示范工作经验，深入分析中医药信息化面临的新问题、新情况，研究提出中医医院（包括民族医院、中西医结合医院）信息化实现更好更快发展的思路和方法，进一步提高中医药信息化服务水平，为中医药事业发展提供重要支撑。

下面，就中医药信息化建设，我讲3个方面意见。

一、以医改为契机，认真开展中医药信息化基础工作

为了使中医药信息化建设与发展落到实处，实现深化医药卫生体制改革对信息化工作的要求，从去年以来，我局组织有关专家就卫生信息标准研究、技术规范和试点工作与中医药信息化衔接，进行了调研和论证，同时启动了中医药信息化战略发展规划编制工作。

（一）配合医改，开展信息标准和规范制定工作

随着我国医药卫生领域信息化工作的不断深入，中医药信息化工作受到了发改委、卫生部等相关部门的高度重视，在相关部委的支持下，我局遵循中医药信息化建设与发展规律，开展中医药信息标准和规范研究与制定工作，为中医药信息化发展提供政策保障。

一是与卫生部共同发布《电子病历基本架构与数据标准》后，我局发布了《中医电子病历基本规范（试行）》、《国家中医药管理局关于转发〈电子病历系统功能规范（试行）〉的通知》，提出了中医医院信息化试点方案，为以电子病历为核心的中医医院信息化建设提供了重要依据。

二是为适应以电子病历为核心的中医医院信息化建设，我局于去年组织修订了《中医医院信息化建设基本规范》，现已在局政府网站公开征求意见；同时研究起草了《中医结构化电子病历（含综合性医院中医科）功能技术规范》等。

三是参与卫生信息化建设指导意见修订，提出在建立国家、省、地市三级信息平台，完善公共卫生信息、医疗服务信息、新农合医疗信息、药品管理信息、卫生综合管理信息五大业务应用系统建设，建立居民电子健康档案和电子病历两个基本数据库，健全覆盖全行业的卫生专网（简称“3521”工程），以及在建立卫生信息标准体系等任务中，应包括中医药信息化相关建设任务的意见，指导意见近期将由卫生部和国家中医药管理局联合印发。

各地中医药管理部门加强了对中医药信息化工作的领导，努力增加投入，集中力量抓好规划设计，这些都为中医药信息化发展创造了良好的条件。

（二）深入调研，做好规划编制工作

今年是深化医药卫生体制改革的攻坚之年，各项政策措施迅速展开，从管理层面、业务层面和服务对象层面都对信息化发展提出了迫切的要求。我局在认真总结“十一五”中医药信息化建设情况的基础上，开展了广泛深入调研，组织起草了《中医药信息化建设“十二五”规划（征求意见稿）》，会前已发给大家。中医医院信息化是规划的重要内容，各示范单位要积极提出意见和建议。同时也要高度重视本单位信息化建设规划的编制工作，从统筹规划、方案设计的角度，深入研究“十二五”期间中医医院信息化发展的总体思路、目标、任务和保障措施，做好“十二五”信息化建设规划编制工作。规划要按照以人为本、服务应用、统筹规划、合力建设的总体原则，同时要结合自身实际，因地制宜、实事求是、科学合理地制定好本单位的信息化发展目标、实现路径和工作重点。

（三）认真总结，推广示范工作成功实践的典型经验

自去年4月我局在无锡召开全国中医药信息化经验交流会以来，各示范单位按照要求，一方面积极探索，努力实践，不断创新，中医医院信息化建设取得了显著进展。据2010年全国中医基本现状调查资料显示，在被调查的2 845家中医医院中，79.09%建立了医院信息系统，68.65%具备财务管理信息系统，37.86%具备医生工作站，61.55%具备护士工作站，74.41%具备药品管理信息系统，51.6%具备病案、统计管理信息系统。各单位在信息化建设实践中，总结出不少成功的做法和经验。这些经验对全国有普遍借鉴意义和示范作用。

另一方面，各示范单位积极配合我局做了大量工作，在政策研究、标准制定、技术交流与人员培训方面作出了卓有成效的贡献，从某种意义上说中医医院信息化示范工作引领着中医药行业信息化的方向，体现的是国家在社会管理和公共服务方面的一种新理念，同时也给广大人民的健康效益带来了实惠，提升了管理服务水平，成为卫生与中医药信息化建设桥梁纽带。

二、全面把握中医药信息化发展形势

在将要出台的《国家中医药管理局医药卫生体制五项重点改革2011年度主要工作及分工安排》中，提出“继续推动中医医院信息化建设和中医电子病历试点工作，按照统一的项目安排，在16个公立医院改革国家联系试点城市的中医医院建立与区域卫生信息系统相衔接的、以电子病历建设和医院管理为重点的医院信息化网络。在50个中医医院试点基于中医电子病历医院信息平台建设。继续开展专科管理与协作网络平台建设工作，在已有300多家重点专科建设单位开通重点专科管理与协作视频网络平台的基础上，在部分地市级中医医院和县级中医医院建设特色专科视频网络平台，开展远程培训、远程会议等工作，加强协作和交流，提高工作效率。继续开展中医医疗工作监测，进一步完善中医医疗工作监测评估体系数据库，全面、动态、科学、适时监测中医医疗信息。在促进基本公共卫生服务逐步均等化工作中，将具有中医药内涵的居民电子健康档案数据资源库纳入城乡居民健康档案规范化电子建档体系建设内容。”从上述医改任务部署上可以看出，政府对中医药信息化建设工作提出了更为具体的要求，政府在信息化资金投入和政策导向上，也将为中医药信息化发展带来难得的机遇。

与此同时，我们也清醒地认识到，中医医院信息化建设的资金投入、应用水平与综合医院相比还存在一定差距；中医药信息化在不同地区、不同应用领域的发展还很不平衡；中医药信息基础研究、信息标准体系开发还比较薄弱；信息化投入不足与投资效益不高的问题同时存在。如何解决在政策、管理和技术等层面的问题，强化科学指导，健全制度规范，实现资源整合与信息共享等方面，我们还需要进一步研究。

三、稳步推进中医药信息化建设

当前，各示范单位要积极行动起来，提高对中医药信息化工作重要性和紧迫性的认识，紧密围绕当前中医药事业发展的重心，认真思考，攻坚克难，迎接新的挑战，承担起建立实用共享的中医药信息系统的历史重任，适应医改对信息化工作提出的新要求。

（一）要发挥优势，抓紧做好课题研究

各示范单位是中医药信息化课题研究的主力军，都是在医院信息系统建设不同研究领域具有优势的领军单位，在国家卫生与中医药信息化规划制定、标准开发和攻关课题研究工作中发挥了重要作用。如中国中医科学院广安门医院承担了“十一五”国家科技支撑计划“名老中医学术思想临证经验现代分析挖掘方法研究”等，无锡市中医医院配合卫生部制定了“电子病历框架及其标准”等方面工作，其他示范单位研究成果也得到卫生部和国家中医药管理局的充分肯定，对中医药信息化标准工作发挥了重要的促进作用。但是中医药信息化学术研究的基础仍然比较薄弱，基础研究水平难以满足中医药信息化发展的要求，特别是在信息标准、信息系统、体系框架、信息资源整合与共享设计方面，仍需要进一步深入研究。各示范单位要积极利用现有自身的优势，根据中医医院信息化建设的重点和难点，依托协作组，联合攻关。在信息标准、信息安全、互联互通、资源共享开发研究上争取有所作为，重点突破，推动相关研究工作进一步深入开展。

（二）要创造条件，积极承担国家中医药信息化建设任务

根据医改任务和国家发改委《关于开展国家重大信息化工程建设规划（2011～2015年）编制工作的通知》要求，去年5月，我局组织编制了《“十二五”国家中医药信息化建设工程建议书》，其中中西医协同的公共卫生管理信息系统、中西医电子病历、中医预防保健信息系统等是建设重点，也是难点。我局会同卫生部参与人口健康素质等业务信息库建立，会同国家食品药品监督管理局参与药品安全监管信息系统二期工程建设，上述各项目申报已正式通过发改委组织的专家评审。同时，发改委的初步意见建议，将在全国中医医院信息化示范单位中开展国家重大信息化工程建设试点单位的选拔和评审工作。协作组要依据“十二五”国家中医药信息化建设任务确定的重点，承担课题，组织专家，做好攻关。

（三）要服从大局，主动参与国家卫生信息化项目建设

各示范单位要积极开展以中医电子病历为核心的医院信息化试点工作，作为公立中医医院改革试点工作的重要任务之一，实施电子病历，建立和完善以中医电子病历为核心的医院信息系统，是实现现代化中医医院管理目标的重要措施，对于促进医疗服务均等化，推动中医药服务管理向科学化、规范化、专业化、精细化、信息化发展都有重要作用，对提高工作效率，发挥有限医疗资源效益，改善医疗服务，保障医疗质量和医疗安全，完善医院管理具有重要意义和深远影响。

按照深化医药卫生体制改革有关工作安排，我局近期组织的以中医电子病历为核心的医院信息化建设试点工作，参加单位为全国中医药信息化示范单位和承担国家中医临床研究基地的建设单位。希望各单位在试点工作中，一是要统一思想，高度重视。把开展以中医电子病历为核心的医院信息化建设试点工作纳入各试点单位深化医药卫生体制改革的重要议事日程，与其他重点工作同步安排，统筹兼顾，共同推进。二是要稳步推进，落实责任。要按照试点工作方案的要求，明确试点工作的基本任务和目标，加强领导，精心组织，周密部署，合理安排进度，认真组织落实。三是要深入研究，加强交流，大胆探索，在实践中不断总结经验，充分发挥各示范单位的主动性和创造性。

（四）要整合资源，推动信息共享和业务协同发展

跨医院、跨区域信息共享和业务协同是卫生信息化深化应用阶段的重点工作之一，是避免重复建设、发挥综合效益的重要举措。近些年来，各

示范单位充分发挥中医药特点，试点先行，以中医电子病历、中医临床路径为重点，在现有的资源基础上，逐步建立了中医医院之间、中医医院和医疗卫生服务机构之间、中医医院和公共卫生机构、医疗保险机构之间的互联互通机制，为居民提供了便捷、高效的区域医疗信息服务，提高了中医医院业务数据处理效率和质量。但是大多数中医医院尤其是县级中医医疗机构，信息共享和业务协同都还处在起步阶段。各示范单位要紧密与卫生信息化的重点任务接轨，认真研究和开展共享信息内容梳理、信息共享范围和方式确定等方面工作，处理好共享与安全的关系，共同探讨建设统一共享平台的可行性，促进中医药信息资源利用与共享。今后，我局将考虑在自愿的基础之上，选择具有代表性的省市地区开展中医医院信息平台融入区域卫生共享信息网络的试点工作，积极探索中医医疗信息区域共享模式和方法，推进区域乃至全国中医医疗机构信息资源利用与共享。

（五）要相互协作，加大技术培训和应用推广力度

中医药信息化快速发展，必然引发人才短缺问题。中医药信息化建设资金可以随着改革的深化、扶持力度的加大得到增加，计算机设备和技术可以采购和积累，但人才绝不可能短期内满足需求。为此，各示范单位要未雨绸缪，提前做好技术培训和应用推广工作，既要注意培养高层次开发和研究人员，又要普及中医药信息化相关知识，加强对管理和业务人员的培训，丰富信息化建设与管理的知识和技能。

一是以示范单位为主要参与单位，组织建立中医药信息化建设研究协作组，建立健全协作机制，制定技术交流与学术研讨计划，充分发挥专家团队指导作用，有目的、有计划地开展信息化示范、科学研究、学术交流和人才培养等相关工作。协作组要定期对各成员单位示范辐射、业务绩效进行督促，提高信息化建设项目执行能力。

二是建立示范培训实验基地，主动承担本地区中医医院信息化建设的参观、讲座、论坛、巡展等活动。积极参与相关教材编撰，与相关院校共同开展中医药信息专业学生实习、研究生培养工作，探索中医药信息化复合人才的培养机制。

三是通过走出去和引进来的方式，帮助和指导基层中医医院信息化建设的产品选择、实施和评估等，重点帮扶贫困地区中医医院信息化建设规划制定、实施监理、绩效评估，拉近东部与中西部地区差距，促进地区之间协调发展，实现二级、三级中医医院信息化建设全覆盖。

同志们，伴随着“十二五”规划纲要的逐步实施以及医药卫生体制改革的不断深化，推进中医药信息化建设已成为当务之急，任重而道远。我相信各示范单位在国家中医药管理局指导下，在协作组统一分工与协调下，通过专家和工作人员的共同努力，加强与相关机构和单位配合，在深化医药卫生体制改革工作中，一定会大有作为，为中医药信息化建设和发展作出更多、更新、更大的贡献！

国家中医药管理局副局长吴刚在全国中医药管理部门办公室工作会议上的讲话

（2011年5月24日）

同志们：

全国中医药管理部门办公室工作会议今天在甘肃省兰州市召开。这次会议是在做好医改5项重点工作任务的最后一年也是“十二五”规划实施的开局之年召开的一次专题性会议。这样的会议很久没有召开了。王部长给全体代表的信，指出了本次会议的重要意义，强调了办公室工作的重要性，提出了办公室工作的思路和方向。我们要认真学习，加以落实。同时，我们将围绕进一步贯彻落实《国务院关于扶持和促进中医药事业发展的若干意见》（以下简称《若干意见》）和今年全国中医药工作会议精神，认真研究分析中医药改革与发展的新形势、新任务以及对中医药管理部门办公室提出的新要求，理清思路，明确任务，加强办公室能力建设，更好地履行职责，促进中医药事业科学发展。

下面，我讲3点意见，供大家讨论。

一、认清形势，服务大局，准确把握新任务对办公室工作的新要求

（一）加强政府改革与自身建设对办公室工作提出了新的更高的要求

“十一五”时期，我国经济社会发展成绩巨大，政府改革和自身建设也取得明显进展，为“十二五”经济社会的全面发展奠定了坚实的基础。“十二五”时期是我国经济社会发展向更高水平、更高层次跨越的重要时期，政府行政管理体制改革和自身建设面临着很多新的挑战，建设和谐社会、实现全面建设小康社会的目标对提高行政管理能力和水平提出了更高的要求。

温家宝总理在十一届全国人大四次会议上的《政府工作报告》中指出，加强政府自身建设，必须坚持依法治国基本方略，加强维护群众利益的法制建设，推进依法行政；

必须实行科学、民主决策，建立健全决策、执行、监督既相互制约又相互协调的运行机制，确保权力正确行使；必须从制度上改变权力过分集中而又得不到制约的状况，坚决惩治和预防腐败。因此，“十二五”期间，我国要着力解决行政管理体制与经济社会发展不相适应的突出问题，基本建成法治政府和服务型政府，初步形成社会主义行政管理体制的基本框架。主要有5项任务，一是进一步转变政府职能，加快政府职能转变的步伐。二是加快建设法治政府。法治政府的实质不仅是依法办事，更重要的是维护整个社会的公平正义，注重依法保护人民群众的利益。三是建立健全决策、执行、监督运行机制。坚持科学民主决策，健全重大决策的调查研究制度、重大事项的集体决策制度、重大决策事项的听证和公示制度、专家咨询和评估制度、决策的责任制和责任追究制度。四是创新政府管理和服务方式。大力推进政务公开，把政务公开与实施行政许可法、财政体制改革、投资体制改革、人事制度改革、招投标制度改革和扩大基层民主结合起来，整体推进。五是建设节约型机关。切实降低行政成本，控制楼堂馆所建设，推进公务接待、公车使用、公款出国3项制度改革。

全国两会和国务院第四次廉政工作会议后，我们及时贯彻落实会议精神，认真分析中医药事业改革与发展的新形势，结合中医药工作的实际，提出了进一步转变政府职能，加快中医药立法步伐，推进政务公开工作，健全机关决策、执行、监督运行机制，切实转变机关作风，增强服务意识，积极开展“三项建设”工作，努力提高机关行政管理与服务的水平。办公室是机关的一个主要职能部门，只有不断推进工作的制度化、规范化和科学化建设，保证机关高效运转，切实履行依法行政的职责，才能完成中医药行政管理部门承担的各项改革与发展的任务。

（二）深化医改与中医药事业发展的新形势对办公室工作提出了新的更高的要求

深化医改是党中央、国务院作出的一项重大决策，是当前各级党委和政府特别是卫生和中医药系统的一件大事，也是社会各界和广大人民群众普遍关注的热点。今年是完成医改3年重点任务的攻坚年，工作目标和任务已经明确，现在的任务是要按照医改确定目标和步骤抓好落实，确保医改目标的全面实现。我们应当认识到，随着改革的不断深入，许多长期存在于管理体制和机制方面的深层次矛盾逐渐显现，健全公立医疗机构补偿机制、全面推行基本药物制度、完善人事分配制度以及在医改中如何充分发挥中医药的积极作用等，还将遇到一些新问题、新情况。因此，深化医改对卫生和中医药行政管理部门的行政能力都是一次重大考验。面对体制、机制深刻变革、卫生资源结构再次调整、广大医务人员思想观念不断变化的新形势，我们必须进一步解放思想，转变观念，积极探索新形势下中医药行政管理的新思路、新模式和新举措，进一步提高服务能力和水平，更好地适应医改和中医药工作的需要。

当前，中医药事业发展的环境发生了深刻的变化，步入了又好又快发展的新时期，迎来了难得的战略机遇。一是党中央、国务院对中医药工作高度重视，作出的一系列重要指示和部署前所未有。党的十七大报告明确提出要“坚持中西医并重”、“扶持中医药和民族医药事业发展”。在深化医改中强调要充分发挥中医药作用，国务院出台了扶持和促进中医药事业发展的意见，为中医药事业发展提供了政策保障，指明了发展方向。二是各地党委、政府对中医药事业发展的重视程度和推动力度前所未有。各级政府进一步加强了对中医药工作的领导和扶持，制定了加快发展中医药的政策措施，加大了对中医药事业的投入，为中医药事业发展营造了良好的环境，奠定了坚实的物质基础。目前，已有22个省（区、市）政府先后召开了高规格的中医药发展大会并出台了扶持和促进中医药事业发展的政策文件，全国副厅级的中医药管理局已达12个。三是广大人民群众信中医、用中药，对中医药知识和服务的需求日益增长前所未有，这是中医药事业发展的内在动力和社会基础。四是中医药的理论与方法受到国际社会、现代医学界的重视和关注程度前所未有，中医药正被越来越多的国家民众接受和利用，为中医药事业发展提供了广阔空间。在这种形势下，抓住机遇，乘势而上，加快中医药事业改革与发展已成为我们重要责任。在“十二五”中医药发展规划中，我们提出到2015年，中医药管理体制和运行机制更加科学合理，中医医疗服务和应急体系更加完善，中医预防保健服务体系初步构建，服务能力显著提高；中医药人才素质明显提高，结构更趋合理；继承创新体系基本建立，传承研究取得显著成效；中药产业发展水平进一步提升，现代中药工业体系建设和产业创新能力得到加强；中医药文化业态更加丰富，文化资源得以有效开发利用；实现中医药立法，标准规范体系进一步健全，信息化水平进一步提升；国际交流与合作成效更加显著，在国际传统医药领域优势地位得到巩固和加强，基本实现中医药医疗、保健、科研、教育、产业、文化全面协调发展。

为实现上述目标，我们必须认真分析研判目前中医药工作面临的形势，正确把握中医药发展的方向，始终保持清醒的头脑，充分认识到中医药事业发展中仍然存在着许多困难和问题。主要表现为，一是中医药事业在国民经济社会发展中的地位和作用还没有得到充分的体现和发挥，服务领域还需进一步拓展。二是中医药事业虽经多年的发展，但基础仍然比较薄弱，与其地位和作用以及人民群众的要求仍有差距，还不能完全适应人民群众健康新需求。三是中医药管理体系仍需下大力气加强建设，特别是市、县缺乏相应的管理机构和专职人员，不能适应事业发展和工作开展的需要。

就省级中医药管理部门来说，内部设置不健全，功能发挥受到限制。目前，全国省局设有单独办公室的有5个，设有综合处的有8个，有近一半的省局没有独立的办公室或综合处，办公室与其他处室的职能划分还不是非常清晰。因此，我们要从中医药工作的实际出发，切实加强现有的管理体系和能力建设，通过改革，不断创新，牢牢把握推动和实现中医药事业科学发展这个主题，紧紧围绕在深化医改中全面贯彻落实《若干意见》这条主线，明确发展思路，破解发展难题，创新发展模式，提高发展质量。

二、提高认识，准确定位，深刻理解办公室工作的重要作用

办公室是机关的重要部门，担负着承上启下、沟通协调、联系各方、传达指令的任务，是一个单位工作正常运转的枢纽和调度中心，作用非常重要。王部长去年在中办秘书局的业务通讯上批示：办公室工作是机关重要的枢纽，是领导的参谋助手，又是一项十分细致、具体、辛苦的工作，更是一项培养、锻炼、提高干部素质能力的工作。

办公室的工作效率直接关系着整个单位的工作效率，工作质量影响着单位各个部门的正常高效运转。可以说是位置重要、责任重大。关于办公室的职能，我想可以归纳为这么几句话：当好参谋助手，注重综合协调，提供保障服务，处理日常事务，及时督促检查等。

为领导当好参谋和助手是办公室工作最基本的要求，也是办公室最重要的一项工作。办公室人员只有具备较高的职业素质和较强的工作能力才能承担起这项工作任务。为此，办公室人员首先要认真学习并熟悉党和国家相关的政策、法规及文件精神，具有一定的政策理论水平。同时要全面了解和掌握本单位全盘的工作安排部署和贯彻落实情况，对单位的职能、任务和要求等了如指掌，及时调查收集、分析研究各类工作信息，并能够提出加强和改进工作的意见和建议供领导参考，为领导的决策提供服务。如果仅仅满足于一般性地收收发发、上传下达是不够的。特别是在新形势下，对领导决策民主化、规范化、法制化和科学化的要求更高，办公室发挥好参谋助手作用，也就显得尤为重要。

协调联系是办公室的一项经常性工作。办公室作为一个综合部门，是联系单位领导和各部门之间的桥梁，起着协调、沟通、联系工作的作用，领导的许多决策、指示和工作部署大都是经办公室传达落实到各个部门。做好综合协调工作，就要从全局出发，统筹协调，加强联系，及时沟通。要求工作细致周到，快速高效，避免纰漏和延误。同时还要讲究方法，分清轻重缓急，把握分寸。要主动进言献策，发挥好综合协调作用。

督促检查是贯彻落实工作的重要环节和抓手，督查督办工作要围绕中心，突出重点。对上级领导的各种批示、交办事项，要限时完成、随时跟踪督查、及时反馈，第一时间掌握办理的情况和效果。对国家局、各省局的重大决策、重要工作部署，要重点督查落实情况。对关系中医药事业发展的突出问题、重大政策，要进行专项督查、联合督查，确保每项工作都能落到实处，见到实效。

做好服务是办公室的基本任务，贯穿于办公室工作的全过程。做好服务工作，既要从大局上考虑问题，又要追求细节的完善，要做到两者统筹兼顾。一方面，要从大处着眼，站在全局的高度思考问题、谋划工作。抓重点以确保全局，抓小事以提高服务质量，从细微之处体现服务水平。同时要在服务的精细化上下工夫，不论是文件办理、会议组织，还是领导活动安排、政务接待等具体事情，都要反复斟酌、综合考虑、精心安排、认真对待，力求每项工作都做到细致、周到、圆满。

处理好日常政务和事务工作是办公室工作的主要内容。办文办会是基本功，办文要把好政治关、政策关、文字关，提高办文水平，规范公文处理，加快公文运转。要科学合理地安排好领导活动、各类会议，重规范，求周密，开短会、开小会、开有用的会，要强化会议方案、会议筹备、会议通知、会间服务、会后总结等环节，提高会议质量。同时要加强保密工作，保持政治上的敏锐性，重视抓好信息化条件下的保密工作，处理好政府信息公开和保密工作，加强保密教育培训，自觉保守党和国家的机密。

总之，办公室工作繁碎、具体，但件件都紧扣全局，环环都与中心工作密切相连。你们的每一项工作乃至一言一行，都直接关乎单位的形象。所以对办公室人员来说，要有很强的责任心和严谨的工作态度，特别是对工作要精益求精、细之又细，不能出丝毫差错和半点纰漏，真正做到真心、实心、细心、耐心，用心做好每一件小事，切忌粗枝大叶、敷衍了事、大而化之，这是工作精细化、规范化的前提和基本要求。

办公室作为一个单位重要的综合部门，做好每一件具体工作，都会对我们自身能力的提高、作风的锤炼、职业素养的提高，起到非常重要的作用。希望同志们珍惜这种工作的机会，脚踏实地，任劳任怨，忠于职守，在办公室的工作岗位上不断成长、不断进步。

三、明确思路，加强建设，努力提高办公室的工作能力

今年是医改和中医药事业发展的关键年，改革与发展的任务十分繁重而艰巨。面对新形势、新任务、新要求，我们要深入贯彻落实科学发展观，以满足人民群众对中医药服务需求为出发点和落脚点，按照“整体思维、系统运行、三观互动、科学发展”的要求，勤于思考，善于谋划，充分发挥办公室在推进中医药事业发展中的作用。为此，对大家提几点要求。

（一）内强素质，外树形象，进一步提升办公室干部队伍素质

“事业成败，关键在人”。造就一支高素质的干部队伍，是我们事业不断发展壮大的重要保证。作为办公室的工作人员，要努力做到：①加强业务学习。办公室工作千头

万绪，涉及面广。做一名称职的办公室工作人员，要把学习作为第一要务。首先要静下心来系统地学习党的中医药方针政策，深刻理解建设具有中国特色社会主义卫生事业的意义和内涵，增强使命感和责任心。其次要注重学习专业知识，掌握新形势下中医药事业发展的客观规律和工作特点，以适应改革发展的时代需要。希望大家多在理论与实践的结合上狠下工夫，注重提高运用理论来解决实际问题的能力。②注重塑造良好形象。办公室是一个单位的窗口，外单位人员前来办事，首先接触的是办公室的工作人员，办公室人员的精神面貌、语言表达、办事水平代表着一个单位的形象。在工作中要做到认真负责、讲求效率、处事周到、热情服务。

（二）转变作风，埋头苦干，进一步提高办公室服务水平

服务是办公室一项最基本、最重要的工作，要牢固树立起以人为本、为中医药事业服务的意识，自觉主动地做好每一件为领导服务、为部门和基层服务、为广大中医药人员服务的具体工作。为领导服务，就是要想领导之所想，从大处着眼，从小事入手，当好参谋助手；为部门和基层服务，就是要讲求规范，高效有序，改进服务方式，提高服务水平；为群众服务，要主动热情，换位思考，多替群众和基层的同志们着想，帮助他们排忧解难。今年，局党组提出了继续开展局机关“三项建设”活动的要求，与办公室工作密切相关，办公室的每一位工作人员都要弘扬朴实、踏实、务实的作风，清正廉洁，遵纪守法，自觉加强反腐倡廉建设，坚决克服官僚主义、形式主义和衙门作风，以卓有成效的服务工作赢得大家的信赖和尊重。

办公室工作千头万绪，要做到忙而不乱，有条不紊，需要我们统筹兼顾、把握规律，既要做好日常服务工作又要善于处理紧急事务，既要立足全局又要注重细节，既要强化规范又要注重灵活，做到急事先办、大事稳办、难事细办。无论是办文办会还是事务协调、公务接待、日常值班等工作，都要进一步在制度化、规范化、科学化上下工夫，做到分工合理、责任明确、环环相扣、衔接有序，确保办公室日常服务工作高标准、高质量、高效率地顺畅运转。

（三）突出重点，真抓实干，努力开创办公室工作新局面

要紧紧围绕今年全国中医药工作会议确定的中心工作，突出重点，真抓实干，努力开创办公室工作的新局面。认认真真地做好以下几方面工作。

一是加强督办工作。要以落实党中央、国务院和卫生部以及各地党委、政府对中医药工作的指示为重点，创新形式，提高督办工作的全面性、主动性、针对性和时效性。对各级领导批示的重要事项，要加强过程控制和追踪问效，及时督查工作进展。

二是重视信息报送。要提高对政务信息工作重要性的认识，增强政务信息报送工作的时效性和针对性，围绕中医药重点工作，把政府关心、社会关注，涉及群众切身利益的中医药热点、难点问题作为信息报送的重点。要通过政务信息工作，及时传达中医药政策信息、促进工作交流，努力发挥推动政策落实、改进工作的重要作用，把政务信息变成掌握情况、作出决策、指导工作的重要依据，不断提高决策的科学性、民主性和可操作性的水平。

三是加强新闻宣传。要切实加大中医药新闻宣传的工作力度，大力宣传党的中医药政策、中医药事业发展取得的成绩和给群众带来的实惠，保障人民群众对中医药工作的知情权和参与权，营造有利于中医药事业发展的社会氛围和良好环境。结合全国中医药系统创先争优活动，深入挖掘、树立和宣传基层一线、事迹突出的先进典型，大张旗鼓地弘扬中医药人员的时代精神和优良品德，引导全行业学习典型、争当先进。另外，中国中医药年鉴是中医药行业唯一一部政府部门编撰的史料性重要志书。各省（区、市）中医药管理部门要高度重视，积极主动报送信息内容，认真做好本地区发行征订工作。

四是推进文化建设。进一步打造“中医中药中国行”这一品牌，深入开展“中医中药中国行——进乡村　进社区　进家庭”活动，推进中医药服务深入基层、惠及千家万户。各地要抓好中医药文化宣传教育基地建设，认真组织中医药文化科普专家巡讲活动，向人民群众提供科学、实用的中医药知识和技术服务，积极推进中医药文化建设，弘扬大医精诚、具有鲜明民族特色的中医药文化精髓和核心价值观。甘肃省近年来在中医药文化建设方面做了大量卓有成效的工作，其经验很值得大家借鉴和学习。

五是做好信访工作。深入贯彻落实党中央关于加强新时期信访工作的一系列决策部署，使信访工作成为政府维护人民群众权益的重要组成部分，了解和掌握中医药工作的渠道和路径。排查化解矛盾纠纷，维护人民群众和广大中医药工作者的合法权益。加强对信访信息的分析和研判，把信访工作作为联系群众、集中民意、赢得支持的重要抓手，作为发现工作中存在的问题、完善政策措施、提高中医药工作质量的重要措施。

六是加快信息化建设。去年我们在无锡召开了全国中医药信息化建设经验交流会。信息化工作是深化医改的 8 项保障措施之一，中医药信息化建设较为滞后。各地要高度重视，着眼中医药发展大局和长远规划，加强与卫生行政部门的沟通协调，把中医药信息建设纳入医药卫生信息化建设整体规划，实现业务协调、互联互通、资源共享。要做好顶层设计、制定建设规划、建设信息平台，统筹推进中医药信息化建设工作。

同志们，实践证明，中医药行政管理部门的队伍是一支甘于奉献、踏实干事的队伍，中医药事业已经跨入了新的历史发展阶段，任务艰巨，责任重大。我们要和中医药系

统的广大干部职工一道，奋发有为，努力拼搏，立足本职工作，把受人民群众欢迎的中医药事业干得让人民群众更加满意，以优异的成绩迎接建党90周年。

国家中医药管理局副局长吴刚在2011年全国中医药工作厅局长座谈会上的总结讲话

（2011年8月10日）

2011年全国中医药工作厅局长座谈会就要结束了。在大家的共同努力下，这次会议开得很好，开得很成功，达到了预期的目的。

下面，我受王国强副部长、局长的委托，对会议作总结，讲3点意见。

一、关于会议取得的主要成效

大家普遍认为，这次座谈会形式很好，积极务实，振奋人心，很有收获，很有成效。

一是明确了重点、抓住了关键。这次座谈会确定了两个主要议题，分别是在深化医改中进一步发挥中医药作用和抓好重大项目的实施。大家围绕这两个主要议题与王部长昨天代表国家中医药管理局党组和领导班子所作的报告，解放思想，开动脑筋，坚持客观、求是、科学的态度，从全局的高度，以战略的眼光，展开了深入的研讨，发表了很好的意见，提出了许多建设性建议。大家认为，扶持和促进中医药事业发展，其目的就是使中医药能够为建立中国特色医药卫生体制服务，为人人享有包括中医药在内基本医疗卫生服务作贡献，为提高人民群众健康水平发挥特有优势。只有将中医药融入深化医改的大局中去谋划，在深化医改中进一步发挥中医药作用，才能使中医药事业发展的任务更加明确、重点更加突出、思路更加清晰、价值更加凸显，这既是扶持和促进中医药事业发展的目标所在，也是关键所在。中医医院特别是县级中医医院是中医药在深化医改中发挥作用的重要平台，抓好了中医医院的服务能力建设，更加突出中医药的特色与优势，显著提高中医药服务能力和水平，中医药的地位和作用才能够得到显现，这是中医药是否能够在深化医改中更好地发挥作用的关键所在。大家一致认为，这次会议确定的两个主要议题，既是今年下半年工作的重点任务，更是抓好国务院《若干意见》贯彻落实的关键环节和重大措施。

二是交流了经验，开拓了思路。这次座谈会邀请财政部社会保障司的宋其超副司长介绍了近年来中央财政对中医药的投入情况和市县级中医医院、民族医医院能力建设项目的有关情况，国家中医药管理局有关司分别就市县级中医医院、民族医医院能力建设和国家临床重点专科（中医专业）建设项目执行的有关情况和要求、中医基本现状调查情况等作了介绍，会议还特别邀请云南省昆明市卫生局许勇刚局长介绍了昆明市深化医改和公立中医医院改革试点情况。会议期间，就各地贯彻落实《若干意见》、在深化医改中充分发挥中医药作用的一些好思路、好经验、好做法进行了书面交流。在分组讨论中，大家畅所欲言，相互启发，既充分肯定了深化医改和《若干意见》实施以来取得的成绩，又实事求是地分析了面临的困难和存在的问题，并结合各地的实际，提出了很好的意见和建议。大家一致认为，今年上半年国家中医药管理局的工作注重规划的研究制定与重大项目的实施启动有机结合，注重加强部门间的沟通协调，注重将普遍要求与有针对性的指导支持紧密结合以有力推动地方工作注重以加强党的工作来促进各项业务工作，这些经验和做法值得各地学习借鉴。通过讨论和交流，大家沟通了情况，开阔了视野，启发了思路，起到了相互学习、相互促进和共同提高的作用。

三是认清了形势，强化了责任。大家一致认为，“十二五”时期，中医药事业进入了难得的战略发展机遇期，《中华人民共和国国民经济和社会发展第十二个五年规划纲要》将中医药发展作为单节列出，并把“支持中医药事业发展”作为“完善基本医疗卫生制度”6项重点任务之一，中医药还作为重要内容纳入了其他相关专项规划中，充分表明了党和国家以及相关部门对中医药工作的重视程度越来越高、支持力度越来越大，不仅彰显了中医药在国家发展战略中日益重要的地位和作用，也凸显了中医药未来发展的巨大潜力和光明前景。大家也都提出，中医药事业发展的环境越来越好，对我们中医药系统而言，带来难得机遇的同时，也提出了更高的要求，面临着更大的挑战，对此我们要有清醒地认识，一定要有忧患意识，提高预见性，增强前瞻性，对面上的问题、潜在的问题乃至可能出现的问题，要深入思考，认真研判，并及早提出对策，这是引领行业前进、促进事业发展的能力的重要体现。大家一致表示，我们一定要以高度的责任感和强烈的使命感，紧紧抓住机遇，以更加奋发有为的工作热情、真抓实干的工作作风，不断开创中医药事业持续健康发展的新局面，不断推进深化医药卫生体制改革取得新进展。

四是凝聚了共识，明确了任务。大家一致认为，虽然中医药事业发展取得了长足的进步，中医药在中国特色卫生改革与发展中的地位和作用逐步提升，在深化医改中发挥了不可替代的作用，但也要充分认识到，在深化医改中更好地发挥中医药作用、扶持和促进中医药事业发展，具有长期性、艰巨性和复杂性，我们的任务还十分繁重。大家一致表示，我们必须坚定信心，紧紧抓住当前中医药事业发展难得的大好机遇，以邓小平理论、“三个代表”重要思想和胡锦涛“七一”讲话精神为指导，深入学习实践科学发展观，把满足人民群众对中医药服务的需求作为中医药工作的出发点，开拓创新，扎实工作，鼓足干劲，再接再厉，紧紧抓住全面推进中医药医疗、保健、教育、科研、产业、文化“六位一体”协调发展、在深化医改中充分发挥中医药作用这两大主要任务，为建立中国特色基本医疗卫生制度，提高全民健康水平作出新的更大贡献。

二、关于下半年重点抓好的几项工作

会议期间，大家就今年上半年主要工作取得的进展与成效、积累的经验与体会，进行了全面的回顾和总结。在看到成绩的同时，也看到要实现年初全国中医药工作会议确定的全年工作目标，任务还十分艰巨，还面临许多困难和挑战，还存在不少问题和不足。我们要以科学发展观为指导，振奋精神、坚定信心，突出重点、狠抓落实，为完成各项工作任务、全面实现工作目标而加倍努力。

下面我就下半年要抓好的重点工作再强调几点。

（一）以落实部局《关于深化医药卫生体制改革工作中进一步发挥中医药作用的意见》为重点，进一步做好在深化医改中发挥中医药作用的各项工作

卫生部、国家中医药管理局联合印发的《关于在深化医药卫生体制改革工作中进一步发挥中医药作用的意见》（以下简称《意见》），提出了更加具体、明确的政策措施和工作要求。各级中医药管理部门要切实提高对中医药参与深化医改重要意义的认识，本着为深化医改作贡献、为百姓谋福利的原则，积极参与，更好地完成深化医改的近期重点任务，切实在深化医改中把中医药的作用发挥好。近期，重点要抓好《意见》具体实施方案的制订和落实。一是各地中医药管理部门要结合当地实际，积极协调有关部门，制定《意见》的具体实施办法，将《意见》中的相关政策措施结合当地实际进一步细化和实化，把《意见》中确定的目标和任务，转化为行之有效的政策措施。二是要积极探索，创造性开展工作，根据深化医药卫生体制改革文件、《若干意见》精神和《意见》确定的主要任务，在实践中深入研究中医药改革发展中的重点、难点问题，探索建立和完善有利于推进中医药继承创新的体制机制、有利于鼓励中医药服务提供和利用的政策措施，充分发挥中医药特色与优势。三是要狠抓落实，在统筹做好公立中医医院改革试点工作方面，中医药管理部门要加强与有关部门的协调，将公立中医医院纳入公立医院改革试点总体部署，同步考虑，统筹安排，体现特色；开展中医药服务财政补偿试点工作，以补偿机制改革为切入点，推进县级中医医院体制机制综合改革；在贯彻落实基本医疗保障制度中鼓励利用中医药服务政策方面，重点要协调有关部门将符合条件的医疗机构中药制剂、针灸及治疗性推拿等中医非药物诊疗技术纳入报销目录；在进一步加强基层中医药服务网络方面，重点要按照《健全农村医疗卫生服务体系建设方案》的要求，抓好70所县级公立中医医院改造建设以及乡镇卫生院、社区卫生服务中心、村卫生室的中医药科室建设和中医诊疗设备的配备；在基本公共卫生服务中进一步发挥中医药作用方面，重点要抓好中医药服务内容的落实，推进中医药基本公共卫生服务综合配套试点工作；在建立国家基本药物制度中体现中医药特点方面，重点要以完善中药基本药物使用政策为重点，巩固和扩大实施范围，加强配备和使用管理；在加强中医药人才培养方面，要以启动“中医药传承与创新人才工程”项目为重点，加强中医药高层次人才和基层人才培养。对于大家在分组讨论中提到的中药饮片加成问题，卫生部、发展改革委和国家中医药管理局等9个部门联合印发的《国家基本药物目录管理办法（暂行）》规定，“中药饮片的基本药物管理暂按国务院有关部门关于中药饮片定价、采购、配送、使用和基本医疗保险给付政策规定执行。”另外，发展改革委、卫生部、人保部联合印发的《改革药品和医疗服务价格形成机制的意见》明确提出，按照“医药分开”要求，改革医疗机构补偿机制，逐步取消医疗机构销售药品加成。改革过渡期间，要逐步降低医疗机构药品加成率，中药饮片加价率适当放宽。关于医疗机构中药制剂问题，去年，卫生部、国家中医药管理局、国家食品药品监督管理局联合印发了《关于加强医疗机构中药制剂管理的意见》，对医疗机构中药制剂条件建设、品种审批以及调剂使用等提出了明确要求，希望大家认真学习，深入理解，积极主动与国家食品药品监督管理部门沟通协调，促进医疗机构中药制剂发展。

国家中医药管理局各司办要根据局确定的落实《意见》任务分工，进一步抓好文件内容的宣传与先进典型的跟踪报道，形成强大的舆论氛围。同时要深入基层，加强对地方的指导和督促，特别是要与改革试点地区、试点机构建立起密切的联系，及时总结经验，发现问题，推动《意见》中的各项政策措施落到实处。

（二）以做好阶段性总结评估为抓手，进一步推进国务院《若干意见》的贯彻落实

《若干意见》作为指导中医药发展的纲领性文件，为新时期中医药事业全面协调可持续发展提供了坚实的政策保障。目前《若干意见》已实施2周年，各地党委、政府和中央政府有关部门高度重视，将贯彻落实《若干意见》和深化医改紧密结合，在深化医改中大力推进中医药事业发展。为了深入了解《若干意见》实施两年多来各地、各部门扶持和促进中医药事业发展所取得的积极进展，全面评价《若干意见》提出的政策措施，认真分析贯彻落实《若干意见》面临的困难和问题，研究提出进一步推进《若干意见》贯彻落实的意见建议，我们要认真做好对《若干意见》落实情况的评估。一是要以评估为手段、以促落实为目的，把对《若干意见》贯彻情况的评估与推进《若干意见》提出的任务部署和政策要求落实结合起来，进一步完善评估方案，提出可操作、可量化的评估指标，使评估结果能够客观、科学、系统。二是要广泛听取基层意见和建议，把大家的好经验和好做法总结出来，特别要注重政策突破、措施创新、实施成效的发现、提炼和推广，为其他地方和部门提供借鉴。三是要从评估中发现问题，研究解决问题的办法和手段，提出建设性的意见和建议，不断丰富和完善政策，不断细化和实化措施。四是要争取由省（区、市）政府或中医药工作协调领导小组牵头组织评估，提高评估的层次，增强评估的力度，扩大评估的影响，以更好地推进《若干意见》的贯彻落实。

（三）切实抓好重大项目的规划与实施

今年是“十二五”开局之年，各地区、各部门正在按照《国民经济和社会发展第十二个五年规划纲要》的要求抓紧出台或编制地方和部门专项发展规划，大家一定要抓住机遇，切实抓好重大项目的规划与实施。一是要加强研究、做好谋划，提出一批事关中医药事业发展的重大项目，通过积极主动协调，争取这些项目纳入当地经济社会发展规划以及卫生、科技、教育、人才、产业、标准化、信息化建设等专项规划中。二是要加快编制出台《中医药事业发展“十二五”规划》，将《国民经济和社会发展第十二个五年规划纲要》的相关内容和有关要求有机地纳入到规划中，使《中医药事业发展“十二五”规划》与《国民经济和社会发展第十二个5年规划纲要》相衔接、相匹配。同时，要抓紧做好中医药事业发展有关专项规划的编制工作。三是要抓好已安排部署的重大项目实施工作，今年已经启动或即将启动的重大项目较多，资金额度也很大，如昨天我们介绍的市县级中医医院、民族医院服务能力建设项目和国家重点临床专科（中医专业）建设项目以及重大新药创制多学科创新中药研究项目、中医药传承与创新人才工程项目等，我们一定要做好项目的预算编制及预算执行，把国家投入的资金用好、管好，把项目做好、做实，真正达到预期目的，造福人民群众。这里，就市县级中医医院、民族医院服务能力建设项目和国家重点临床专科（中医专业）建设项目实施中的有关设备招标采购问题，我想再强调几点，第一，要按照《政府采购法》等有关规定，加快推进招标采购工作，在年内实现设备采购到位；第二，要加强省级统筹，具体招标采购方案（包括由哪级具体组织实施）应报财政部门，并报财政部和国家中医药管理局备案；第三，为了加快工作进度，建议大家尽量选购国产品牌。

（四）加强基层中医药服务能力建设，提高基层中医药服务的可及性和可获得性

中医药工作的基础在基层，城乡基层的中医药服务能力直接决定着中医药服务的可及性和可获得性。当前，通过加强基层中医医疗服务网络建设，包括中心乡镇卫生院和社区卫生服务中心的中医药科室建设加快，硬件条件迅速改善，但面临着人才缺乏、服务能力和水平亟须提高等问题，必须切实加以解决。一是进一步贯彻好《农村中医药工作指南（试行）》文件精神，加强中医药适宜技术推广。启动基层中医药服务能力推进工程，以推进常见病与多发病中医药适宜技术推广、农村医疗机构中医药特色专科建设等基层中医药能力建设项目实施并取得实效为主要内容，适时开展项目绩效评估暨农村和社区中医药工作评价。二是加强基层中医药人才队伍建设，按照《国务院关于建立全科医师制度的指导意见》提出的任务和要求，切实抓好中医类别全科医师规范化培训；按照《国务院办公厅关于进一步加强乡村医生队伍建设的指导意见》的要求，做好乡村医生中医药知识和技术的培训，抓好乡村医生中医专业学历教育，继续推进农村具有中医药一技之长人员纳入乡村医生管理。三是抓好重点专科（病）与农村特色专科建设，开展中医优势病种临床协作中心建设，制订并推广中医临床诊疗方案和临床路径。四是重视民间医药的挖掘整理、总结提高、推广利用，制定完善掌握民间医药技能人员发挥作用的相关政策措施。

与此同时，还要进一步加强中医药科研支撑体系与能力建设，做好国家中医临床研究基地建设的阶段性评估，扎实推进中医药传承研究，做好中医古籍整理出版、民族医药文献整理、名老中医研究型传承成果的提炼与推广。要以深入开展“中医中药中国行”活动为重点，加强中医药文化建设和新闻宣传，继续推进“中医中药中国行——进乡村　进社区　进家庭”活动，开展第一届全国中医药文化科普图书推荐活动。要以加快推进《中医药法》立法进程为目标，加强协调，争取支持，达成共识，力争年内通过卫生部部务会议审议上报国务院。要按照今年全国中医药对外交流与合作工作会议的部署，以“先内后外、以外促内，先民后官、官民并举，先文后理、以文带理，先药后医、医药互动，先易后难、循序渐进，先点后面、点面结合”为原则，积极推动中医药对外交流与合作。

（五）以“三好一满意”活动为重点，深入开展创先争优活动

近日，中央创先争优活动领导小组作出专门部署，对在窗口单位

和服务行业深入开展“为民服务创先争优”活动提出了明确要求。中医药行业是联系群众最紧密、服务群众最直接的服务行业之一，我们要认真贯彻落实中央的部署要求和中央领导同志的指示精神，切实履行指导责任，把开展“三好一满意”活动，作为中医药系统落实“为民服务创先争优”的具体内容，作为推动创先争优活动深入开展的重要载体和抓手，紧紧围绕在深化医改中贯彻落实《若干意见》，充分发挥中医药作用，不断增强服务意识、提升服务能力和水平、改进服务作风，努力把受人民群众欢迎的中医药工作干得让人民群众更加满意。要紧密结合中医药系统的工作实际，以开展“三好一满意”活动为重点，广泛开展“亮标准、亮身份、亮承诺，比技能、比作风、比业绩，群众评议、党员互评、领导点评”的“三亮三比三评”活动，充分发挥基层党组织的战斗堡垒作用和党员先锋模范作用，带动广大中医药工作者争创群众满意窗口、争创优质服务品牌、争当优秀服务标兵。要采取多种方式，应用各种传媒手段，及时发现和大力宣传先进典型，充分发挥先进典型的引领示范作用，努力营造良好氛围。中医药系统的各级领导干部要认识到，创先争优是发展的动力和保障，不是外加的负担，创先争优是为了推动科学发展。要加强组织领导，扎实开展“三好一满意”活动，为推动《若干意见》的落实，充分发挥中医药在深化医改中发挥作用提供强大动力和保证。

三、做好今年下半年工作的几点要求

今年，是“十二五”开局之年，也是深化医改完成近期重点任务的最后一年，还是全面贯彻落实国务院《若干意见》的关键之年，做好今年的工作对于完成“十二五”规划目标任务、确立中医药在深化医改中的地位与作用、加快推进中医药事业的全面协调发展，具有十分重要的意义。下面，我就在今年下半年的工作中，按照胡锦涛总书记“七一”重要讲话精神，结合国家中医药管理局党组确定的“整体思维、系统运行、三观互动、科学发展”的中医药工作思路和工作方法，提出几点要求：

第一，要始终把服务群众、满足群众需求作为工作的出发点和落脚点。中医药工作系统的“以人为本、医疗保健、健康服务、促进和谐、满足人民群众对中医药服务需求”的目的性，是中医药存在和发展的根本基础，是一切中医药工作的出发点和落脚点。胡锦涛总书记在庆祝建党90周年讲话中强调指出，我们必须始终把人民利益放在第一位，把实现好、维护好、发展好最广大人民根本利益作为一切工作的出发点和落脚点，做到权为民所用、情为民所系、利为民所谋，使我们的工作获得最广泛、最可靠、最牢固的群众基础和力量源泉。具体到中医药系统而言，就是要围绕“病人、亚健康人、健康人”，在微观层面把中医药发展成果转化为老百姓看得见、摸得着的中医药医疗、预防、保健（养生、康复）服务，遵循五行（理念行、维权行、能力行、方法行、效果行）要素，让老百姓真真切切地感受到中医药的实惠，感受到中医药事业发展的成果。

第二，要增强责任意识，不断提高中医药管理部门的能力。党的十六届四中全会指出：“党的执政能力就是党提出和运用正确的理论、路线、方针、政策和策略，领导制定和实施宪法和法律，采取科学的领导制度和领导方法，动员和组织人民依法管理国家和社会事务、经济和文化事业，有效治党、治国、治军，建设社会主义现代化国家的本领”。大量的事实证明，能力决定着事业的发展，决定着事业的兴衰成败。胡锦涛总书记在“七一”重要讲话中总结党面临的“四大危险”，把“能力不足”列入其中。提高中医药管理部门的执政能力特别是执行力，是党和政府有关中医药工作决策部署得以有效落实的根本保证，也是对我们中医药系统工作能力和成效的重要检验。在当前经济深刻变化、社会深刻变革过程中，党和政府更加关注民生，更加重视中医药事业的发展，有关中医药工作的决策部署越来越多、重大项目安排也越来越多，要确保既定的目标任务顺利完成，提高我们中医药管理部门的执行力既是挑战也是必然要求，需要我们中医药管理部门在新挑战中历练新本领，不断提升领导力和执行力。这就要求我们在中观层面要加强自身建设，更新观念，改进作风，保持奋发向上的精神状态，发扬真抓实干的工作作风，不断增强忧患意识、机遇意识、大局意识、学习意识、创新意识、为民意识，不断提高政治鉴别能力、战略思维能力、学习调研能力、组织领导能力、综合协调能力、工作推动能力和执行问责能力，切实推进《若干意见》提出的任务部署和政策措施得到落实，在深化医改中发挥中医药作用，真正把重大项目实施好，确保项目取得实效，惠及广大人民群众。

第三，要集中力量抓大事，围绕中心谋发展。抓大事，就是要求各级领导干部努力抓住和解决牵动全局的主要工作、事关长远的重大问题、关系民生的紧迫任务。中医药工作需要研究和解决的问题很多，需要开展的具体工作也很多，只要抓住了领导关注的关键问题、群众关心的热点问题、事业发展的难点问题，抓住了事关全局的主要工作，我们就抓住了事业发展的关键环节。围绕中心，就是要求我们牢牢把握推动和实现中医药事业科学发展这个主题，紧紧围绕在深化医改中全面贯彻落实《若干意见》这条主线，在深化医改中充分发挥中医药作用。这次座谈会研究的就是当前我们的中心工作和我们要抓的大事，在具体工作中就是要求我们集中精力、集中时间、集中人力，立足当前、着眼长远、统筹规划，在宏观层面加强战略研究、做好顶层设计、加强规划制定，强化政策研究、完善保障机制、建立法规体系，为推进中医药医疗、保健、科研、教育、产业、文化“六位一体”全面协调可持续发展提供保障。

同志们，让我们以时不我待的紧迫感、改革创新的责任感、书写未来的使命感，以务实的态度、切实的举措、扎实的作风，认真做好今年下半年的工作，为中医药事业“十二五”改革发展开好头、起好步，为开创中医药工作新局面而继续努力奋斗！

国家中医药管理局副局长吴刚在国家中医药管理局加强廉政风险防控规范权力运行工作会议上的讲话

（2011年11月30日）

同志们：

今天，召开国家中医药管理局加强廉政风险防控规范权力运行工作会议，主要是传达落实卫生部加强廉政风险防控规范权力运行工作会议精神，动员和组织全局干部进一步统一思想、提高认识、明确任务、落实责任、强化领导，扎实有效地推进我局廉政风险防控规范权力运行建设，为中医药事业发展提供强有力的保证。刚才，王炼同志传达了卫生部加强廉政风险防控规范权力运行工作会议精神。这次会议十分重要，局机关各部门、各直属单位要认真学习领会会议精神，不断增强政治意识和大局意识，不折不扣地落实中央和中纪委关于加强廉政风险防控规范权力运行的决策部署。开展加强廉政风险防控规范权力运行工作，是党中央加强反腐倡廉建设的明确要求，也是从源头上预防腐败的有效举措。根据中央的要求，卫生部自2010年初开始，在6个司局和6个直属单位开展了试点工作。经过一年多的实践，试点工作取得了积极成效。为进一步推进我局反腐倡廉建设，局党组决定，即日起在我局机关各部门和直属单位全面推行加强廉政风险防控、规范权力运行工作。下面，根据中央的部署和卫生部的要求，结合我局的工作实际，受王部长的委托，我讲3点意见。

一、统一思想，充分认识加强廉政风险防控、规范权力运行的重要意义

加强廉政风险防控、规范权力运行，是反腐倡廉建设的关键环节，对于加强我局廉政和勤政建设、促进依法行政、推进中医药事业发展，具有十分重要的意义。

（一）开展加强廉政风险防控、规范权力运行工作，是落实中央反腐倡廉建设决策部署、推进我局党风廉政建设和反腐败工作的重大举措

党的十七大报告指出，要着力加强反腐倡廉建设，形成“拒腐防变教育长效机制、反腐倡廉制度体系、权力运行监控机制”。胡锦涛总书记在十七届中央纪委五次全会上强调，“要推进廉政风险防控机制建设，从重点领域、重点部门、重点环节入手，排查廉政风险，健全内控机制，构筑制度防线，形成以积极防范为核心、以强化管理为手段的科学防控机制”。8月30日，中央纪委在北京市召开了全国加强廉政风险防控规范权力运行现场会，总结推广部分地区、部门和单位加强廉政风险防控、规范权力运行的做法和经验。中央政治局常委、中央纪委书记贺国强同志出席会议并作了重要讲话，强调要深入贯彻落实中央精神，总结实践经验，坚持改革创新，扎实推进廉政风险防控、规范权力运行工作，不断取得从源头上预防腐败和治理腐败新成效。中央纪委、监察部、国家预防腐败局即将印发《关于加强廉政风险防控的指导意见》。我局召开此次会议，就是贯彻落实中央关于加强廉政风险防控、规范权力运行一系列部署要求的重要的一次会议。大家一定要认识到，开展加强廉政风险防控规范权力运行活动，是一项意义深远、牵动全局的重要工作，是创新权力监督制约机制的一项重要变革，也是我们自身适应新形势、新任务，更好地履行职能，推进中医药事业再上新台阶的现实需要，我们要抓住当前的有利时机，进一步提高做好规范权力运行制度建设工作重要性、必要性的认识，切实增强工作的责任感和使命感，提高工作的主动性和自觉性。

（二）开展加强廉政风险防控、规范权力运行工作，是适应深化医药卫生体制改革形势、促进中医药事业健康发展的客观要求

党的十七大以来，我局认真贯彻执行中央关于卫生工作特别是对中医药事业发展所作出的一系列指示精神，各项工作均取得重要进展。但同时也应清醒地看到，我们的工作离中央的要求和人民群众的期望还有一定差距。主要表现在，各部门、各单位办事规则和岗位职责还需要进一步明确，行政效能还需要进一步提高，廉政风险还需要进一步加强。加强廉政风险防控规范权力运行，根本目的是以人为本，更好地从政治上关心和爱护党员领导干部。通过“机制建设”和“制度建设”，加强对廉政风险的超前预警和防控，提高预防腐败的针对性和主动性，确保预防腐败的各项制度和措施得到有效落实，引导党员干部不断强化责任意识、风险意识、自律意识，树立起正确的用权观念和从政理念，时刻以《廉政准

则》和制度规范约束自己，使党员干部专心致志谋发展、干大事、不出事。当前，中医药事业发展已进入关键时期，干部人事制度不断改革、政府投入资金不断增加，腐败发生的风险也在逐渐增大。职能与责任相连，权力与风险相伴。无论是哪项工作、哪个岗位，廉政风险和监管风险都客观存在。在这样的形势下，加强我局反腐倡廉建设，保证中医药事业健康推进就显得尤为重要。深化改革是硬道理，反腐倡廉是硬任务；没有风清气正的良好环境，什么事情也办不成。局党组决定在局机关和直属单位全面推行加强廉政风险防控、规范权力运行工作，目的就是要进一步增强广大干部职工尤其是领导干部的责任意识以更好地尽职尽责，进一步规范权力运行以提高工作效能，进一步加强权力监督制约以防止发生腐败，从而为中医药事业发展提供有力保证。从这个意义上讲，开展加强廉政风险防控、规范权力运行工作，既是我局推进反腐倡廉建设的重大举措，也是体现了局党组对广大干部职工特别是领导干部的关心和爱护。

（三）开展加强廉政风险防控、规范权力运行工作，是促进依法行政、加强勤政建设的有效措施

依法行政，是政府工作的基本准则；恪尽职守，是对政府工作人员的基本要求。我局是卫生部归口管理的国家局，是政府管理中医药工作的最高管理机构，更应该在工作中坚持依法行政，到位而不越位，尽职而不失职，有权必有责，用权受监督，违法受追究；就是要加强勤政建设，不断提高贯彻落实党的路线方针政策的能力和水平，忠实践行全心全意为人民服务的宗旨，始终保持饱满的工作热情和积极主动的精神，对工作兢兢业业，尽职尽责。开展加强廉政风险防控、规范权力运行工作，能够进一步厘清权力行使的依据和边界，明确哪些权力是必须行使的、哪些“权力”是不能行使的；能够进一步规范权力行使程序，从实体和程序两个层面保证局机关各部门、各直属单位在法律法规规定的范围内活动；能够进一步明确权力运行流程，有利于改进工作作风，提高行政效能，促进勤政建设；能够进一步细化部门及人员职责，使履职有依据、考核有标准，有利于推进绩效管理。因此，开展加强廉政风险防控、规范权力运行工作，既是推进我局依法行政的有效措施，也是加强勤政建设的重要举措。

二、加强制度建设，扎实推进加强廉政风险防控、规范权力运行工作的开展

加强廉政风险防控、规范权力运行，是一项政治性、政策性、专业性很强的工作。局机关和直属单位的广大干部职工要切实提高思想认识，进一步增强工作的责任感和紧迫感，以更加坚决的态度，更加有力的措施，扎实推进加强廉政风险防控、规范权力运行工作。

（一）把握工作原则

要坚持以邓小平理论和“三个代表”重要思想为指导，深入贯彻落实科学发展观，坚持以规范权力运行为核心，以加强制度建设为重点，以现代信息技术为支撑，着力构建前期预防、中期监控、后期处置的廉政风险防控机制。胡锦涛总书记反复强调：要在坚决惩治腐败的同时，更加注重治本，更加注重预防，更加注重制度建设。加强廉政风险防控机制建设，既是符合科学发展观规律、完善惩治和预防腐败体系的创新举措，也是落实中央更有效预防腐败要求的具体实践。

（二）开展廉政教育

一是要把开展廉政教育作为防控廉政风险的第一道防线，把加强政治学习、强化党性修养作为搞好廉政风险防控的基础性工作，不断增强教育的针对性、有效性，建立健全确保党员领导干部经常接受廉政教育的长效机制。二是要以树立正确的权力观、地位观和利益观为重点，深入开展理想信念教育、党纪和国家法律法规教育、党的光荣传统和优良作风教育以及廉洁自律教育，使广大干部职工尤其是各级领导干部认识到，手中的权力是党和人民赋予的，只能用来为人民谋利益，只能用来保卫人民群众的健康权益，而不能用来为自己或者小团体谋取私利，要时刻绷紧拒腐防变的思想道德防线，自觉做到为民、务实、清廉。三是要改进教育的方式、方法，增强教育的说服力和感染力，积极探索廉政风险防控机制建设与本部门、本单位业务工作有机结合的新途径，积极探索运用现代管理理念和新兴科技手段推进廉政风险防控工作的新办法，提高教育的针对性和有效性，善于运用正反两方面典型提高教育的实际效果，形成“以廉为荣，以贪为耻”的良好风尚，努力把廉政风险防控机制建设工作提高到一个新水平。

（三）突出工作重点

加强廉政风险防控、规范权力运行工作范围广、头绪多、任务重，必须抓住关键、突出重点，以关键环节和重点工作的突破带动整体工作推进。一是摸清权力底数。按照职权法定、权责一致的要求，全面清理和确定各类职权，科学编制“职权目录”，并对每一项职权编制“权力运行流程图”，做到责权明确、程序规范。二是开展权力运行廉政风险评估。认真查找每个部门、单位、岗位在权力行使、制度机制、思想道德等方面存在的廉政风险，并依据权力的重要程度、自由裁量权的大小、腐败现象发生的概率及危害程度等，对查找出的廉政风险评定风险等级。三是推进权力公开透明运行。充分利用广播、电视、报刊、网络、新闻发布会、宣传栏等载体，主动向社会公开除涉及国家秘密、商业秘密、个人隐私或公开后危及国家安全、公共安全、经济安全、社会稳定的政务信息，自觉接受社会监督，使权力在阳光下运行。

（四）加强制度建设

加强廉政风险防控、规范权力运行，既要抓紧解决存在的突出问题，更要通过完善制度规定，建立健全长效机制。一要根据权力运行的不同阶段完善制度规定。在决策

环节，要以民主集中制为核心，建立健全以“三重一大”事项集体决策制度为核心的制度规定；在执行环节，要统一工作标准，规范权力行使的自由裁量度，完善权力运行的基本程序，明确权力运行流程，切实提高行政效能；在结果环节，要完善情况通报、结果公示等制度，广泛听取社会意见，发挥社会监督的积极作用。二要有针对性地分类制定风险防控制度。属于权力行使方面的，要通过建立健全权力制衡机制，优化权力结构，规范自由裁量权，确保权力正确行使；属于制度机制方面的，要通过查漏补缺、建章立制，进一步完善相关制度；属于思想道德方面的，要通过加强教育增强干部职工的风险意识和廉洁从政的自觉性。三要建立健全对重要领域和关键环节权力运行监督的制度规定。在权力清理和廉政风险评估工作基础上，以“权、钱、人、项目”等廉政风险较高的权力为重点，逐一建立健全严密的权力运行廉政风险防范的制度规定，形成用制度分配权力、按制度运行权力、靠制度监督权力的工作机制。

三、加强组织领导，确保廉政风险防控、规范权力运行工作取得实效

加强廉政风险防控、规范权力运行工作，是惩治和预防腐败的一项重要工作，涉及的领域很广、环节很多，工作要求很高，各部门、各直属单位要在局党组的统一领导下，加大组织领导力度，加大责任和措施落实力度，加大防控机制建设推进力度，做到认识统一、组织有序、工作有力，努力取得源头防腐工作的新成效。

（一）加强统筹协调

为推动我局反腐倡廉建设，成立了国家中医药管理局加强廉政风险防控规范权力运行工作领导小组（以下简称领导小组），研究制订《国家中医药管理局加强廉政风险防控规范权力运行工作方案》，组织开展局机关各部门和各直属单位廉政风险防控工作。领导小组要认真履行职责，深入研究工作中的重要问题，组织并督促、帮助各部门、各直属单位认真落实局党组决策部署，切实当好局党组的参谋助手，解决工作中遇到的实际问题，保证局廉政风险防控机制建设有序推进，确保党组部署的工作任务落到实处。各直属单位要根据局统一部署，明确承担工作的组织机构，并有效履行职责，及时调研协调工作中的主要问题，推动廉政风险防控规范权力运行工作的深入开展。局各级纪检监察机构要加强组织协调，协助本单位领导班子抓好各项工作任务的贯彻落实，不搞消极应付，不做表面文章，确保加强廉政风险防控规范权力运行工作不打折扣，不走过场。

（二）强化领导责任

根据党风廉政建设责任制规定，局机关各部门和直属单位领导班子对本部门、本单位这项工作负全面领导责任，党政主要负责人负总责，领导班子其他成员根据分工各负其责。因此，各部门、各直属单位领导班子要切实担负起本部门、本单位开展这项工作的政治责任，把这项工作作为重要任务列入议事日程，并抓好贯彻落实；建立健全领导体制和工作机制，结合实际制订实施方案和细则，周密部署安排，认真组织实施。局机关各部门、各直属单位主要领导同志要带头查找廉政风险，带头制定和落实防控措施，对重要工作和重大问题亲自抓。领导班子及其成员要按照党风廉政建设责任制的要求，切实履行“一岗双责”，发挥模范带头作用；在岗位上，把行使行政审批权、人财物管理权等重要岗位作为廉政风险防控的重点，切实落实防控措施；在步骤上，重点把握风险排查、制定防控措施、实施防控管理3个关键环节，界定廉政风险突出准确性，防控措施突出有效性，动态管理突出连续性，真正把这项工作抓出实际成效。党政主要负责人要认真履行第一责任人职责，对工作任务要亲自部署、亲自过问、亲自协调、亲自督办；班子其他成员根据分工各负其责，抓好分管部门和单位的工作开展。

（三）开展绩效考核

领导小组要充分发挥职能作用，加强对各部门和各直属单位工作情况的绩效考核，把权力运行流程、运行状况和制度建设作为考核重点，以考核推动工作落实；要把绩效考核和调查研究结合起来，及时掌握工作的难点和问题，有针对性地制定对策措施，切实提高工作实效；要建立健全绩效考核激励和约束机制，把绩效考核与党风廉政建设责任制，与领导班子和领导干部工作目标考核等相结合，与干部业绩评定、奖励惩处、选拔任用等相挂钩。

同志们，加强廉政风险防控、规范权力运行工作是一项重大政治任务，责任重大，使命光荣。我们要认真学习领会本次会议精神，坚决贯彻局党组的重大决策部署，进一步增强工作的主动性和责任感，把思想认识统一到反腐倡廉会议精神上来，切实增强落实会议精神的自觉性，全面抓好全国中医药工作会议提出的各项任务和重点工作的全面落实，继续加强和改进党的建设，推动“为民服务创先争优”、“三好一满意”等活动，进一步把人民群众欢迎的中医药工作干得让人民群众更加满意，全力抓好廉政风险防控机制建设，推动党风廉政建设和反腐败斗争的深入开展，为发展中医药事业作出新的更大的贡献！

国家中医药管理局副局长于文明在全国中医药对外交流与合作工作会议上的总结讲话

（2011年2月23日）

同志们：

2011年全国中医药对外交流与合作工作会议就要结束了。本次会议，是在我国改革开放和社会主义现代化建设不断深入，全国深入学习贯彻党的十七大以及十七届三中、四中、五中全会精神，全面贯彻落实《中共中央、国务院关于深化医药卫生体制改革的意见》和《国务院关于扶持和促进中医药事业发展的若干意见》，总结“十一五”中医药事业发展经验、部署“十二五”中医药工作之际，在国内国际形势发生深刻变化，新挑战、新机遇同时存在的背景下，召开的一次重要会议。会议圆满完成了各项议程，达到了预期目的。

卫生部副部长、国家中医药管理局局长王国强同志作了题为《抓住机遇　科学统筹　求真务实　奋发有为　努力开创中医药对外交流与合作工作新局面》的重要报告。报告以科学发展观为指导，以贯彻落实《国务院关于扶持和促进中医药事业发展的若干意见》为主线，从中医药对外交流与合作工作实际出发，全面总结了近年来中医药对外交流与合作所取得的经验和成就，准确研判了当前中医药国际发展形势，深入阐述了中医药对外交流与合作工作的重要意义，明确提出了中医药对外交流与合作的指导思想和发展目标，重点部署了今后一个时期中医药对外交流与合作的主要任务。报告具有很强的理论性、指导性、前瞻性和针对性，是一个实事求是、思路开阔、催人奋进的报告，对中医药全行业振奋信心、鼓舞士气、凝聚力量具有重要意义。

会议得到了国务院10余个部门、江苏省人民政府、全国各地中医药主管部门、全国各中医药高等院校、全国中医药临床研究基地和部分外向型中药企业的高度重视和大力支持。江苏省人民政府何权副省长到会致辞；商务部和科技部的同志还作了专题报告，从不同角度对中医药对外交流与合作所面临的国内国际环境进行了分析和介绍。来自全国各地的12位代表作了大会发言交流，从不同的侧面、不同的领域，介绍了新形势下开展中医药对外交流与合作工作的好思路、好做法和好经验。会上还成立了国家中医药管理局对外交流合作专家咨询委员会，并召开了委员会第一次工作会议，委员会专家和其他与会代表就《中医药对外交流与合作中长期规划（2011～2020）（征求意见稿）》进行了充分研讨。与会代表对规划的进一步修改和今后中医药对外交流与合作工作提出很多好的建议和意见，具有很好的借鉴意义。

下面我就学习和贯彻好这次会议精神，全面推动中医药对外交流与合作工作，再讲几点意见。

一、把握形势，抓住机遇，贯彻落实“以内促外，以外强内”的基本原则

近年来，中医药在医疗保健服务、教育培训、科学研究、产业合作、文化传播等方面的对外交流与合作均取得显著成绩。求和平、谋发展、促合作的时代潮流为中医药对外交流与合作提供了广阔的发展空间，国内中医药事业蓬勃发展的态势为中医药对外交流与合作工作的开展奠定了坚实的基础，中医药自身特色优势为中医药对外交流与合作提供了良好的契机。在准确研判当前中医药所面临的国内国际形势的基础上，中医药全行业要深入学习贯彻中医药对外交流与合作工作的指导思想，始终坚持“以内促外，以外强内”的基本原则。

“以内促外”是中医药对外交流与合作工作取得进展和突破的必由之路。要加强中医药的继承与创新，丰富发展中医药理论和实践，不断提高我国中医药事业发展水平，为中医药对外交流与合作提供必要支撑和坚实基础。

“以外强内”是中医药对外交流与合作工作的重要目标。要积极支持有条件的中医医疗机构、科研院所、高等院校和中药企业与国际科研机构、知名企业、名牌大学开展国际合作，有针对性地借鉴国际先进管理经验，引进境外现代技术和设备，利用国际先进的现代科学技术和方法，推动我国中医药自主创新能力的提高；要鼓励专家、学者的互访和学术研究，支持建立联合实验室，合作研发一批适应国际市场需求的中医药产品；要积极利用全球资本和市场，吸引海外优秀人才，不断促进我国中医药事业健康、全面、可持续发展。

二、找准优势，因地制宜，把本地区、本单位中医药对外交流与合作工作推向新阶段

中医药走向世界是一个长期、复杂的过程。在开展这项工作的过程中，我们要注意突出重点，统筹兼顾，讲究战略战术。

一是各地区、各单位在开展中医药对外交流与合作的过程中，要结合本地区特点和具体情况，选择优势领域，充分利用区域资源，发挥中医药特色。要深入研究探索，找准突破口，利用有限的资源，充分发挥优势特色项目的示范和辐射作用，扩大影响，为推动其他中医药对外交流与合作起到杠杆和推动效果，从而打造具有本地区、本单位特色的中医药对外交流与合作良好局面。

二是在对外交往的过程中，要根据世界各国和地区不同的法律法规、传统文化、宗教信仰、社会习俗、医疗卫生和经济发展状况，以及对中医药的实际需求，采取相应的办法和措施，先点后面，先易后难，有计划、有步骤地推进中医药对外交流与合作。积极利用针灸、推拿以及民族医药的特色和优势，充分发挥其在对外交流与合作工作中的重要作用。

此外，为了做好本地区、本单位的中医药对外交流与合作工作，各级中医药主管部门要积极制定实施本地区中医药对外交流与合作工作计划，并把对外交流与合作工作和本地区中医药事业发展“十二五”规划相衔接，做到对外交流与合作工作与中医药其他方面工作同规划、同部署、同落实。进一步加强中医药对外交流与合作基地和人才队伍建设工作，做好保障工作，夯实中医药对外交流与合作基础。

三、依靠专家，统筹规划，扎实推进中医药对外交流与合作全面可持续发展

针对当前中医药对外交流与合作工作在国内、国际面对的新形势、新机遇、新挑战，为更好地适应当前的对外交流与合作新形势，提高对外交流与合作决策的科学性，提升对外交流与合作的能力和水平，国家中医药管理局在本次会议期间成立了中医药对外交流合作专家咨询委员会。委员会要在《中医药对外交流与合作中长期规划（2011～2020）》的制定和实施过程中，切实发挥“智库”作用，对中医药对外交流与合作建言献策，做好“老师”和“顾问”；委员会各位专家成员要积极参与到对外交流与合作工作中来，作为中医药对外交流与合作的主力军，发挥高层引领和示范作用。

同时，各级中医药主管部门要进一步加强对中医药对外交流与合作工作的组织领导，要组织专家和学者，充分发挥他们的集体智慧和学术优势，对落实《中医药对外交流与合作中长期规划（2011～2020）》中的重点、难点、热点问题加强研究，力争有所突破，保障中医药对外交流与合作全面可持续发展。

同志们，此次会议内容丰富，意义重大。请大家回到本单位后，一是要做好会议精神的学习、传达，深刻领会王部长工作报告的精神实质，清醒认识中医药走向世界面临的形势、机遇和挑战，充分把握开展中医药对外交流与合作工作的指导思想、工作目标和基本原则，把思想认识统一到王部长报告精神上来；二是要尽快将会议的精神和有关文件向本地党委、政府以及省卫生厅党组进行汇报，积极争取重视与支持，协调有关部门，力争将本地区中医药对外交流与合作工作纳入重要工作议程，制订切合本地实际需求的中医药对外交流与合作工作计划、形成工作机制，形成并不断完善保障措施；三是狠抓工作落实，根据会议要求，认真梳理会议部署的各项任务，统筹兼顾，全面部署，发挥优势，突出重点，提出切实可行的工作方案，确保各项任务落实到位。

同志们，中医药对外交流与合作正面临着难得的历史性发展机遇，让我们按照会议的部署，振奋精神、坚定信心，认清形势、把握大局，锐意进取、扎实工作，不断把中医药对外交流与合作事业推向新的高度，为进一步促进中医药事业又好又快发展，为全面建设小康社会、构建社会主义和谐社会作出新的更大的贡献！

国家中医药管理局副局长李大宁在2011年国家中医临床研究基地业务建设工作会议上的讲话摘要

（2011年3月11日）

2011年3月10～11日，国家中医临床研究基地业务建设工作会议在杭州召开。国家中医药管理局副局长李大宁出席会议，并作重要讲话。

李大宁副局长在讲话中阐述了基地业务建设工作的重要意义和完成基地业务建设任务的艰巨性，并对2011年基地业务建设工作提出4点要求：

一要围绕基地业务建设病种切入点抓落实。完成一体两翼，组合资源等6项重点任务。细化工作任务，带着问题培训，加强学习的实用性和针对性，学以致用，扎实稳妥推进基地业务建设工作。

二要有阶段性目标，体现在如何见成效。基地业务建设见成效可以是综合性的，在管理上、人员上、病种研究上见成效。国家中医药管理局精心组织，落实工作任务，基地业务建设相关主要文件在上半年完成。

三要明确任务建立责任制。根

据各自的定位，基地建设的主体是申报基地的医院，基地建设单位负责人要负主要责任；行政管理部门国家中医药管理局和省局提供更多的公共产品；督导组、专家组分工负责，督促检查；专家团队负责对基地顶层设计指导规划。

四要鼓励探索创新。不会就学，不懂就问，保持良好的精神状态，自强不息，奋发有为，增强主动性，增强紧迫性，切实做好基地业务建设各项工作。

国家中医药管理局副局长李大宁在国家中医药发展论坛第五届学术研讨会上的总结讲话

（2011年12月25日）

本次珠江论坛围绕“名老中医传承的战略方向与模式选择”的主题，到会专家都发表了很好的意见和建议，形成了很多共识，引发了很多思考，论坛开得很成功。下面，我主要谈3点建议。

第一，要将名老中医传承工作提升到战略层次，进行系统统筹，引领中医药的发展

名老中医传承工作，对于中医药事业发展至关重要。我们应该站在中医药事业发展的战略高度上，从示范引领的角度出发，全面统筹名老中医传承工作。“十五”、“十一五”的“名老中医临床经验、学术思想传承研究”项目实施，已经取得了很多成果。“十二五”要使名老中医传承工作从一般性的经验总结梳理向“研究型继承”转变，如何深化这个转变，还有些问题值得我们去研究和思考。

名老中医传承研究的战略方向，实际上也是中医药发展的战略方向，要把它的定位上升到一个系统统筹的层次，一个示范引领的层次。因此，要使名老中医传承工作在提升中医临床疗效、培养优秀临床人才、促进中医学术发展等诸多方面，都能够进一步发挥示范引领的作用，我们必须予以高度重视，全力推进。

第二，要把名老中医传承作为一门学问来研究，作为一个特色学科来建设

名老中医传承是独具中医药特色的工作，是一个系统的、连续的、全方位的工作，需要从长远规划、重大项目两个层面来进行设计。名老中医传承研究，仅仅有徒弟团队是不够，还要有专门的传承研究团队。专门的传承研究团队，要把中医传承研究作为一个新兴学科来建设，研究学科建设的思路、方法与模式，研究传承内容、传承方法、传承模式、传承转化、传承效果评价等，加强对这个学科建设的一些深层次问题和规划的思考。要从学科建设的高度，统筹规划传承研究工作，将其建设成可持续发展的中医药创新发展平台，切实变成临床推动力。

在传承过程中，师徒传承团队与传承研究团队要相互配合，避免名老中医经验与学术的传承缺失，提高传承效率，促进中医临床疗效的提升与中医学术理论的发展。如果不是从这样一个科学的战略高度去谋划传承什么、研究什么、传承的方法是什么、模式是什么，就势必会在各师徒传承过程中出现不可避免的衰减。在组织方式上，应该把名老中医工作室、临床研究基地、重点学科和重点研究室建设等方面统筹考虑，整体设计。名老中医传承，要在医道、医理、医术上多下工夫，重视研究成果的提炼升华，重视成果的转化应用，争取多出临床大家，也多出理论成果。

第三，尽快做好“十二五”国家科技支撑计划等重大项目的组织工作

这次珠江论坛的主要目的是名老中医传承研究下一步选择方向的问题，重点就是引导我们中医药发展的薄弱环节。我认为有两个，一个是传承中出不了优秀的传承家，另外一个就是传承核心技术和对中医理论的研究、创新。这两点非常重要，决定了中医发展的信仰和自信。所谓继承，核心问题是这两个问题，国家科技支撑计划等重大项目在名老中医传承方面，也应该着力瞄准这两个问题。

“名老中医临床经验、学术思想传承研究”的“十二五”项目建议很好，下一步要更加突出重点，尽快组织落实。另外，会上专家们提出的许多传承工作建议，可以分类落实，有的可以列入教育，有的可以列入重点学科建设等。支撑计划项目要按科技部的要求，本着更加开放、更加务实、更加系统的原则，突出重点，突出实用，突出转化，使支撑计划更好地体现对科技和事业发展的支撑。

本次“珠江论坛”，大家围绕着如何更好地开展名老中医传承，如何更好地组织“十二五”传承研究项目，进行了充分的讨论，很好地发挥了“珠江论坛”的顶层设计作用。我希望通过名老中医传承研究的示范引领作用，进一步带动中医临床诊疗水平和临床疗效的提升，带动新一代名中医培养，促进中医药事业发展。

抓住机遇 科学管理 扎实推进新时期中医医政工作

——国家中医药管理局副局长马建中在2011年全国中医医政工作会议上的讲话

（2011年2月24日）

今年的全国中医医政工作会议是在进入“十二五”时期召开的第一个中医医政工作会议，也是深化医药卫生体制改革进入关键时期召开的一次重要会议。这次会议的主要任务是：以邓小平理论和“三个代表”重要思想为指导，深入学习实践科学发展观，全面贯彻落实2011年全国卫生工作会议和全国中医药工作会议精神，回顾总结“十一五”中医医政工作和2010年中医医政工作进展，认真分析中医医政工作面临的新形势，研究部署2011年中医医政工作。

会议还有一项重要日程，就是给2010年获得全国基层中医药工作先进单位荣誉称号的地区授牌。今天我们特别邀请了首批获得先进单位荣誉称号的33个县（市、区）的主管县长、市长、区长和卫生局局长参加会议，这33个地方与之前获得全国农村中医工作先进县、全国中医药特色社区卫生服务示范区的地方一样，都是开展农村和社区中医药工作的优秀代表。这些地方的党委、政府及有关部门在深化医药卫生体制改革、发展基层卫生服务工作中，积极采取各种政策措施，大力推进中医药服务工作，使基层医疗卫生机构中医药工作得到进一步加强，中医药特色和优势得到进一步保持和发挥，涌现出一批在管理、医疗、预防保健、养生康复、健康教育等各方面都具有示范作用的典型单位，受到了人民群众的普遍欢迎。今天授牌的地区很多我和局里的同志都去调研过，每到一处，都和当地党委政府做了认真细致的交流。我认为，先进单位创建活动作为一项复杂的工程，之所以取得这样的成效，有以下4个原因。一是与党委政府的高度重视，正确领导分不开，这些地方的党委政府充分认识到中医药在降低医药总费用、满足群众多元化的医疗保健需求等方面的优势和作用，把发展基层中医药服务作为民生工程、惠民工程来抓；二是与基层中医药服务工作坚持以人为本的理念分不开，这是基层中医药工作之所以能够普遍开展、取得成效并不断发展的根本原因，各地把为人民群众提供满意的中医药服务作为工作的出发点和落脚点，一切以群众满意不满意作为评价工作的标准；三是与各地强基固本，不断完善基层中医药服务网络分不开，获得先进单位荣誉称号的地方几乎所有的乡镇卫生院和社区卫生服务中心都设有中医科、中药房，村卫生室和社区卫生服务站都能提供中医药服务，很多地方还将中医科室集中设置，形成了独具中医药文化氛围的中医药综合服务区；四是与中医药特色明显，疗效好分不开，我们在调研中发现，凡是中医药特色突出的基层卫生机构，凡是将中医药服务综合应用于医疗、预防保健、养生康复、健康教育等方面的基层卫生机构，来寻求中医药服务的居民就络绎不绝。先进单位创建活动为全国基层中医药工作的深入开展提供了有益经验，发挥了示范带动和辐射作用。在这里，我代表国家中医药管理局，向被授予先进单位荣誉称号的地区表示热烈的祝贺，向多年来积极推动基层中医药工作的各级党委、政府和有关部门表示诚挚的感谢，向为促进基层中医药事业发展辛勤工作、默默奉献的同志们表示亲切的问候！同时也对今天参加会议的同志们表示热烈地欢迎，向为本次会议的顺利召开作出贡献的湖南省卫生厅、中医药管理局和湖南中医药大学附属医院的同志们表示衷心的感谢！

下面，我讲几点意见，供大家讨论。

一、“十一五”时期中医医政工作回顾

“十一五”时期，是中医药发展史上一个非常重要的阶段。这5年，是党中央、国务院更加重视中医药事业发展的5年，是各地区、各部门更加积极支持中医药事业发展的5年，是中医药备受社会各界关注的5年，也是中医药行业全面贯彻落实科学发展观、奋力拼搏、开拓进取的5年。

（一）党和国家对发展中医药事业更加重视

“十一五”时期，党中央、国务院高度重视中医药工作，党的十六届六中全会《关于构建社会主义和谐社会若干重大问题的决定》强调“大力扶持中医药和民族医药发展”；胡锦涛总书记在中央政治局第三十五次集体学习会上强调要“坚持中西医并重”、“继承发展中医药与民族医药”；时任政治局委员、国务院副总理吴仪同志3次参加全国中医药工作会议并发表重要讲话。党的十七大报告提出要“坚持中西医并重”、“扶持中医药和民族医药事业发展”；国务院建立了中医药工作部际协调机制，出台了《国务院关于扶持和促进中医药事业发展的若干意见》，强调在深化医改中要充分发

挥中医药作用，为建设中国特色的医药卫生体制和中医药在新时期、新阶段的科学发展指明了方向；《中医药法》列入第十一届全国人大立法计划；《中华人民共和国国民经济和社会发展第十一个五年规划纲要》和《国家中长期科学和技术发展规划纲要》，都将中医药发展作为重要内容予以支持。在深化医改中强调充分发挥中医药作用，把中医药纳入5项重点工作。“十一五”期间，各级政府财政加大了中医药的投入，从2005年的41亿元增加到2009年的110亿元，增长了165%。

（二）中医药参与医改取得积极进展

2009年3月，中央、国务院在深化医改的意见中强调，要坚持中西医并重的方针，充分发挥中医药（民族医药）作用。2009年4月，发布了《国务院关于扶持和促进中医药事业发展的若干意见》，作为深化医改重要配套文件，中医药全面参与深化医改5项重点工作并取得明显成效。基本医疗保障制度建设将中医药服务和中药纳入其中，鼓励和引导应用中医药适宜技术；国家基本药物制度建设落实中西药并重的原则，102种中成药和颁布的国家标准中药饮片被纳入《国家基本药物目录（基层医疗卫生机构配备使用部分）》；基层卫生服务体系建设将县级中医医院纳入体系统筹考虑，369所县级中医医院得到中央财政支持和重点建设；促进基本公共卫生服务逐步均等化明确提出要积极应用中医药预防保健技术和方法，充分发挥中医药在公共卫生服务中的作用，并首次将中医体质辨识纳入居民健康档案的内容；公立医院改革试点中，落实对中医医院（民族医院）在投入政策上予以倾斜的要求，开展了中医医院投入补偿机制研究。在完善政府卫生投入、改革药品和医疗服务价格形成机制、设立药事服务费、单病种收付费管理、鼓励社会资本发展医疗卫生事业等一系列的医改配套文件制定过程中，对中医药的特点和发展需求都予以应有的考虑和较好的体现。随着医改工作逐步深入和政策的不断完善，中医药在基本医疗卫生制度建设中发挥出越来越明显的作用。

（三）中医药服务能力不断增强，中医药特色优势得以体现

“十一五”时期，中医药事业发展规模进一步扩大，中医药服务能力进一步提升。截至2009年，全国共有中医类别医院4 030所，其中中医类医院3 164所，比2005年分别增长了8.19%和5.15%；全国中医医疗机构床位数427 463张，其中中医类医院426 930张，比2005年分别增长了35.36%和35.60%。越来越多的人民群众接受中医药服务，全国中医门急诊服务总人次每年以14.3%速度递增，目前已达到5.65亿人次（不包括村卫生室）；全国中医出院人数每年以19.3%的速度递增，现已达到1 239.7万人。综合医院中医药工作逐步加强，中医药特色优势得到发挥。农村中医药服务网络基本形成，服务能力进一步提高，有76%的乡镇卫生院设置了中医科、中药房；30%的村卫生室、近90%的社区卫生服务中心和50%以上的社区卫生服务站能提供中医药服务。民办中医医疗机构“十一五”期间也逐年增加，目前已达到3万余个（含600余所民办中医医院）。

（四）中医药防治重大疾病及应急救治能力明显提高

“十一五”时期，国家中医药管理局组织开展了615个国家级重点专科（病）和3 453个农村中医特色专科建设。在具有传染病收治条件的中医医院、中西医结合医院和传染病医院建设了59个中医、中西医结合治疗传染病临床基地。在进一步提高中医药防治常见病、多发病能力的基础上，重点加强重大慢病、疑难病种、中医药防治优势病种和重点传染病的中医药防治工作，研究提出了一批中医优势病种诊疗方案，进一步提升了中医药临床疗效。截至2009年，共建设省级重点专科（病）1 471个。推广、提升、改造、开发了一批中医诊疗设备。中医药治疗艾滋病等传染性疾病取得较好效果，中医药在汶川、玉树地震及舟曲泥石流、奥运会、世博会、亚运会等重大事件和手足口病、防治甲型H1N1流感等疫情中，发挥了显著作用。

（五）中医预防保健服务体系建设取得积极进展

为扩大中医药服务的新领域，突出中医药特色优势，“十一五”期间启动并实施了中医药预防保健服务健康工程，已先后确定3批共103家“治未病”预防保健服务试点单位，涵盖了除西藏以外的30个省（区、市）和部队系统，还确定了4个市辖区及广东、上海两个试点省市，以推进区域性试点工作。上海市长宁区已在全区范围内全面开展“治未病”服务；广东省已有9个市、20个单位开展试点，并明确提出到2020年覆盖全省。“治未病”预防保健服务提供体系的框架正在逐步形成，中医药预防保健服务初显成效。

（六）中医医院管理水平进一步提升

中医医院管理水平和内涵建设进一步提高。“十一五”期间，中医医院管理相关规章和制度进一步完善，制定出台了中医医院人员配备、设备配置、科室建设、药事管理、文化建设、预防保健服务等方面的规范性文件并得到了认真贯彻执行，中医医院管理更加规范化、科学化、专业化、精细化。重点专科、专病建设继续加强，用中医思维指导临床诊疗活动的水平不断提高，中医优势病种疗效逐步显现，药事管理水平和质量明显提高，中医药服务能力得到提升，中医药服务领域逐步扩大，中医药特色优势进一步发挥。

综合医院中医药工作得到明显加强。联合卫生部印发了《关于切实加强综合医院中医药工作的意见》，制定了《综合医院中医临床科室基本标准》、《综合医院中医药工作指南》，开展了全国综合医院中医药工作示范单位创建活动，全面推动了综合医院中医药工作。

（七）民族医药事业得到长足发展

目前，全国有民族医院203所，

民族药品种906个。“十一五”期间，国家大力扶持和促进民族医药事业发展，在项目、资金、规划和政策等方面都予以照顾和倾斜。2007年10月，国家中医药管理局、国家民委、国家发展改革委、财政部等11个部门联合印发《关于切实加强民族医药事业发展的指导意见》。在重点中医医院建设、农村基层医疗服务体系建设中，中央共计安排专项资金7亿元支持35所地市级以上民族医院、79所县级民族医院基础设施建设。

“十一五”时期，中医医政工作成绩显著，令人鼓舞和振奋。这5年，中医医政工作树立了新理念，明确了新思路，形成了新格局，开创了新局面，取得了新成就。这些成绩的取得是党中央、国务院对中医药事业的高度重视，是局党组的坚强领导和正确决策，是各地区、各部门对中医药事业的大力支持，是全体中医医政管理人员不懈努力的结果。在此，我代表国家中医药管理局、代表国强部长对大家在中医医政战线上作出的突出成绩表示崇高的敬意和衷心的感谢!

二、2010年的中医医政工作取得新进展

2010年，中医医政管理人员与全国中医药工作者一道，在局党组的领导下，以科学发展观为指导，积极参与深化医药卫生体制改革，深入贯彻落实《国务院关于扶持和促进中医药事业发展的若干意见》，紧紧围绕中医药工作的中心，求真务实，扎扎实实做好各项中医医政工作，取得了新进展、新突破。

（一）深化医药卫生体制改革5项重点工作取得积极进展

一是根据国务院医改5项重点2010年度安排，组织制订了《国家中医药管理局5项重点改革2010年度工作安排的意见》。

二是积极开展公立中医医院改革。积极协调政策制定，在公立医院改革相关文件中体现中医医院和中医药特点；加强与各试点城市沟通协调，审核各试点城市工作方案，进一步强化对公立中医医院改革的指导和引导；制订了中医临床路径试点实施工作方案，印发了94个中医临床路径；印发了《中医电子病历基本规范（试行)》，推动中医电子病历试点工作；实施预约诊疗、延长门急诊时间等便民就医措施；与卫生部共同开展优质护理示范工程，制定印发了《中医医院中医护理工作指南》。

三是积极推进基本药物制度实施，积极参与《关于建立健全基层医疗卫生机构补偿机制的意见》和《关于建立和规范政府办基层医疗卫生机构基本药物采购机制的意见》制定，使中医药特点在文件中得到充分体现；组织编制了《国家基本药物基层版中成药临床应用指南》、《中成药临床应用指导原则》和《中药注射剂临床应用指南》，并广泛开展宣传和培训，指导基层合理使用中成药。

四是在基本公共卫生服务逐步均等化工作中明确提出要积极应用中医药预防保健技术和方法，充分发挥中医药在公共卫生服务中的作用。即将印发的关于基本公共卫生服务项目考核的文件中，增加了“中医体质辨识率”和“重点人群和慢性病患者中医药使用率”等中医药指标。

五是在基层医疗卫生服务体系建设中，会同有关部门持续推进县级中医医院建设项目、城乡医院对口支援工作，县级中医医院在县级医院建设项目中达到了一定的比例，出台政策保证10%以上的县级中医医院接受对口支援。即将印发的《关于县级医院建设与发展的指导意见》体现了中医医院的特点，将县级中医医院建设摆在与县级综合医院同等重要的位置。即将印发的《县级综合医院评审标准》强化了县级综合医院的中医药功能。

（二）应对突发公共卫生事件和重大疾病中医药防治能力明显提升

一是继续做好甲型H1N1流感中医药防治工作。

二是继续做好手足口病中医药防治工作。

三是继续做好中医药治疗艾滋病试点项目实施工作。

四是确定了第二批中医、中西医结合传染病临床基地，进一步加强传染病临床基地的能力建设。

五是积极参与青海玉树地震、甘肃舟曲泥石流和洪涝灾害医疗救治工作，充分发挥中医药在重大突发公共卫生事件中的作用。

六是积极参与世博会和亚运会医疗保障工作。

（三）基层中医药工作力度进一步加大

贯彻落实全国农村中医药工作会议精神，制订印发了《全国农村中医药工作近期重点实施方案(2010～2011年)》。积极推广基层常见病、多发病中医药适宜技术。组织编写《基层中医药适宜技术手册》系列丛书，继续在中西部地区2 165个县（市、区）大力实施基层常见病、多发病中医药适宜技术推广项目。在全国省级中医医院实施省级中医药适宜技术推广基地建设项目。加大农村和社区典型示范经验的推广力度。共举办7期《社区中医药服务工作指南》培训班，累计培训全国873个市辖区的卫生局局长、社区卫生管理中心主任和社区卫生服务中心主任2 590名学员，王部长高度重视，期期到班授课。对全国近300家全国农村中医工作先进县经验进行总结，形成了《农村中医药工作指南（试行)》。启动全国基层中医药工作先进单位建设工作。去年共创建18个农村先进单位、13个社区先进单位，共计31个先进单位。

（四）中医医院中医药特色优势建设取得新成效

一是加强对中医医院内涵建设的引导和指导，组织开展中医医疗机构基本标准修订和《中医医院评审标准》的制订工作；建立完善中医医院的监测指标体系和制度；制定印发了11个中医医院临床科室建设与管理指南、《中医医院中医护理工作指南》、《中医病历书写基本规范》和《中医电子病历基本规范(试行)》。

二是深入开展以发挥中医药特

色优势为主题的中医医院管理年活动。各级卫生中医药管理部门进一步加强对中医医院发挥中医药特色优势工作的指导、监督和检查。围绕中医医院管理年活动6项重点工作，国家中医药管理局组建了36个专家检查评估组，完成了全国省级以上综合性中医医院及部分市县中医院，共计132家的检查评估，对检查评估情况进行了总结分析，并将有关情况通报全国。在此基础上，部署开展了整改、督导工作，进一步指导中医医院针对存在的问题做好整改。同时，制订印发了2010年中医医院管理年活动方案和检查评估细则，召开了视频会，对2011年管理年活动进行部署。中医医院管理年活动的开展，使中医医院中医药特色优势得到了进一步发挥，坚定了信心。大家普遍反映，这项活动对坚持中医院办院方向，发挥中医院特色优势，促进中医院管理水平、医疗水平和服务水平的提升有着积极的促进作用。

三是推进中医医院中医药文化建设。继续做好中医医院中医药文化建设试点工作，确定了第三批中医医院中医药文化建设试点单位名单；举办了第一期中医医院中医药文化建设培训班，开展中医药文化建设经验交流活动。

（五）综合医院中医药工作稳步推进

认真抓好全国综合医院中医药工作会议精神和《关于切实加强综合医院中医药工作的意见》的贯彻落实，督促各地落实好《综合医院中医临床科室基本标准》、《医院中药房基本标准》等标准规范。与卫生部协调开展二级和三级综合医院基本标准、县级综合医院评审标准的制定、修订工作，明确综合医院开展中医药服务的具体要求。发布《综合医院中医药工作指南》，加强对综合医院中医药工作的指导。会同卫生部、总后卫生部继续开展“全国综合医院中医药工作示范单位”创建活动，确定了103家综合医院成为全国综合医院中医药工作示范单位。

（六）药事管理工作取得新进展

确定了2009年县级中医医院中药房建设项目，继续做好县级中医医院中药房和中医医院中药制剂能力建设项目的实施工作。与卫生部联合印发了《中成药临床应用指导原则》。继续推广使用小包装中药饮片和新型煎药机，研究制定了小包装中药饮片规格和色标标准。制定、印发了《中药处方格式及书写规范》，进一步规范中药处方管理，提高中药处方质量。与卫生部、国家食品药品监督管理局共同制定、印发了《关于加强医疗机构中药制剂管理的意见》。配合国家食品药品监督管理局等部门共同开展药品安全专项整治工作。

（七）民间医药和民营中医医疗工作取得新成效

一是联合卫生部印发《中医坐堂医诊所管理办法（试行）》和《中医坐堂医诊所基本标准（试行）》，加强对中医坐堂医诊所的管理。

二是成立国家中医药管理局民间医药工作领导小组和专家小组，加强对民间医药工作的组织领导、挖掘整理和总结利用。组织开展民间医药专项调研，研究起草《关于加强民间医药工作的意见》。召开首次全国民间医药暨民营中医医疗工作座谈会，全面总结了新中国成立特别是改革开放以来民间医药和民营中医医疗工作取得的成绩，深入分析了当前面临的形势和存在的困难、问题，明确了当前和今后一段时期民间医药和民营中医医疗工作的指导思想、把握的原则，部署了今后的工作任务，进一步推动了民间医药和民营中医医疗工作的开展。

（八）中医预防保健服务体系建设不断深入

在北京举办了以“治未病——维护提升健康状态”为主题的第三届“治未病”高峰论坛。王国强副部长发表了主旨讲话并对论坛进行了总结，6位同志作了主题演讲和专题发言。

组织开展了“治未病”预防保健服务效果——健康状况改善和服务满意度评价工作，对87个“治未病”预防保健服务试点单位的基本情况和试点单位内接受“治未病”预防保健服务满6个月的人群进行了分析，结果显示，接受“治未病”服务的人群健康状况有所改善，对服务充分肯定。在认真研究、多次组织召开座谈会的基础上，研究制定了中医预防保健服务机构标准。加强“治未病”服务技术规范化建设。筛选目前应用广泛、技术较成熟、中医特色优势突出的“治未病”服务技术、方法，委托中华中医药学会亚健康分会研究制定了《中医养生保健技术操作规范》。

在上海召开了“治未病”预防保健服务试点单位第六次会议，全面总结了近3年“治未病”预防保健服务试点工作取得的成效，提出今后要继续按照“高起点、规范化”要求，不断扩大试点范围，积极推进中医预防保健服务体系建设。

（九）中医人员准入和管理制度不断完善

顺利完成了2010年中医类别医师资格考试工作。与卫生部联合在江西、贵州、云南、甘肃组织实施乡镇执业助理医师资格考试试点工作。积极与卫生部协调，继明确中医类别医师经过培训可以从事计划生育手术，以及中医类别医师能够在急救中心和各级各类医疗机构急诊科室工作等政策后，明确中医类别医师可以具有麻醉、精神类药品处方权。在试点的基础上，将傣医、朝医、壮医正式纳入国家医师资格考试。继续与卫生部医政司开展中医类别医师执业范围调研，目前已完成全国各省（区、市）中医类别医师执业注册管理现状调研工作。与中国残联、卫生部、人力资源社会保障部等部门联合开展了首次全国盲人医疗按摩人员考试工作。

（十）中西医结合工作扎实推进

在深入总结重点中西医结合医院建设工作经验的基础上，组织起草了《中西医结合医院工作指南》，近期即将印发。制定了《中西医结合医院管理年检查评估细则》。召开了第二批重点中西医结合医院建设单位中期评估会。

（十一）民族医药工作进一步加强

会同国家民委、卫生部、国家食品药品监督管理局等4部委共同制订并印发了《全国民族医药近期重点工作实施方案（2010～2012年）》，明确了民族医药工作的目标、重点任务和主要措施。制定了《民族医医院管理年检查评估细则》。召开了重点民族医医院建设单位中期评估会。协助相关部门完成了中国民族医药学会第一次换届改选。

（十二）其他工作也取得新进展

印发了《关于发展中医诊疗设备的意见》；组建了中医诊疗设备协作组；召开了第二届中医诊疗设备论坛暨展览会；实施了“改造一批、提升一批、开发一批”中医诊疗设备项目。

按照重点专科工作安排，完成了临床诊疗方案验证工作；继续开展临床治疗难点解决工作；组织制订“十一五”重点专科评审验收工作方案和评审细则。

开展了“在公共卫生服务中发挥中医药作用”的政策研究。

同志们，2010年是“十一五”时期的收官之年，在局党组的正确领导下，在各有关部门的大力支持下，在全体中医医政人员的共同努力下，2010年的中医医政工作取得了显著成绩，这不仅为“十一五”时期的中医医政工作画上了一个圆满的句号，同时也为开展好“十二五”时期的中医医政工作奠定了坚实的基础。

三、全力做好2011年的中医医政工作

2011年是“十二五”开局之年，更重要的是打基础之年，是关系今后中医药如何发展的关键时期，现在公立医院改革已到了一个攻坚阶段，中医医院的各项改革要展开，中医服务体系建设要加强，随着医改的推进，有关政策的具体操作措施要陆续出台，因此，做好今年的中医医政工作，对于更好地贯彻落实《国务院关于扶持和促进中医药事业发展的若干意见》，深化医药卫生体制改革，推进中医药事业又快又好发展具有重大意义。关于2011年的中医医政工作要点已印发大家讨论，我主要强调几个问题。

（一）着力做好深化医药卫生体制改革5项重点工作

一是加快推进公立中医医院改革试点。公立医院改革各地都在探索，全国不可能是一个模式。作为中医医政管理者要把握一个关键，就是制定的具体政策和工作方案要有利于发挥中医药的作用。我们国家有中医、西医、中西医结合、民族医药，共同组成有中国特色社会主义特色卫生服务体系，这个体系符合我国的国情。我们的国情决定我们的医改保障不可能像欧美国家那样单纯依靠西医，也承受不起。目前，我国已与76个国家签订了含有中医药合作内容的政府间协议96个。希望利用中医药的方法来解决他们看病贵的问题，这就是我们最大的优势，这也是医改中要发挥中医药作用的一个最具有说服力的理由。什么叫改革，改革就是利益格局的调整，是对制度的一种重新设计，是价值的一种重新取向，我们要充分做好这方面的思想准备，我们的中医医院要关心医改，积极投身医改，把握中医药和中医院的特点，结合当地实际，争取创造出可以在全国推广的好经验。医改是中医药发展的一个最重要的契机，大家一定要把握好，做好动员部署。要认真研究政策，学习各地的经验，我们要加大中医院改革试点的力度，开展督导检查，及时解决试点中的重大问题，总结和推广好的做法和成熟经验。要对试点中医医院进行监测，继续开展公立中医医院体制机制改革相关政策研究。

2011年要根据国务院医改领导小组的要求和卫生部的重点安排做好以下工作：与卫生部联合制定建立医院与城乡基层医疗卫生机构的分工协作机制的指导性意见。参与推进中医医院收费结算和医保支付方式的改革。参与公立中医医院治理机制改革的研究，推动试点城市探索建立公立中医医院法人治理结构，理顺公立中医医院所有者与管理者责权。研究建立公立中医医院以公益性和中医药特色为核心的绩效考核制度。研究制定中医医院院长资格管理办法，建立职业化、专业化的中医医院院长培训考核体系。

要继续制定、印发100个病种中医临床路径。对临床路径，请大家要进一步重视，临床路径是单病种付费的基础，是医保付费制度的一项重要改革，我们要积极研究探索，利用这些重要的政策来促进中医医疗服务的发展。今年要重点开展中医临床路径实施试点，在全国50%三级甲等中医医院开展不少于5个病种的临床路径管理，在全国20%的二级甲等中医医院开展不少于2个病种的临床路径管理。抓好中医医院信息化建设，选择部分中医医院开展中医电子病历试点工作，实施《电子病历基本规范》和《电子病历功能规范》；推进中医优势病种远程会诊试点工作。

要实施《中医医院中医护理工作指南》，继续在中医医院开展优质护理服务示范工程，全国所有三级中医医院推行优质护理服务工作，各省（区、市）根据实际，确定一定比例的二级中医医院开展优质护理服务，其中地市级中医医院比例不低于40%，县级中医医院不低于20%。

二是做好基本药物制度实施工作。加强中药基本药物配备和使用管理，推广《中成药基本药物临床应用指南》、《中成药临床应用指导原则》和《中药注射剂临床应用指南》，制作并推广国家基本药物临床应用指南（中成药）视频资料，指导基层医务人员合理使用中成药。会同有关部门制定《国家基本药物目录（其他医疗卫生机构配备使用部分）》中成药卷。开展中药饮片生产供应保障和配备使用管理等专题研究。

三是落实基本医疗保障制度的相关政策。抓好新农合统筹补偿方案中提高使用中医药有关费用补偿比例政策的落实，力争所有参合县均提高10%以上，将推拿等中医诊疗技术和符合要求的医疗机构中药制剂纳入新农合报销范围，引导参合农民应用中医药适宜技术。探索制定鼓励提供和使用中医药服务的城镇医保政策。

四是在基本公共卫生服务中发展中医药服务。抓好《国家基本公共卫生服务规范》中居民健康档案、健康教育以及老年人、孕产妇和高血压、2型糖尿病患者健康管理中有关中医药内容的实施，在病毒性传染病防治中将中医药技术方法作为重要手段。将应用中医药技术和方法纳入基本公共卫生服务绩效考核体系并列为重点指标予以考核。推进中医药基本公共卫生服务综合配套试点工作。

五是加强城乡基层医疗卫生服务体系建设。认真贯彻落实《健全农村医疗卫生服务体系建设方案》，将中医药科室建设和中医诊疗设备配备作为基层医疗卫生机构建设的重要内容，力争设置中医科的乡镇卫生院比例达到90%以上。选择部分乡镇卫生院和社区卫生服务中心开展全国基层医疗卫生机构中医药综合服务区建设试点。对基层医疗卫生机构卫生技术人员开展中医药适宜技术推广和知识培训，力争覆盖90%以上的村卫生室和社区卫生服务站。继续组织实施“万名医师支援农村卫生工程”，进一步做好城市三级医院对口支援县级医院工作，确保10%的县级中医医院接受支援。

（二）着力做好中医药应急和防治新发传染病工作

一是进一步完善中医药应急和防治新发传染病工作机制。开展中医医院应急能力建设和第三批中医药防治传染病临床基地建设。制定中医医院应急工作预案。完善中医药应急救治技术方案和新发传染病中医药防治技术方案。加强中医药应急和传染病防治专业技术队伍建设。

二是继续开展传染病中医药防治工作。冬春季传染病要以中医药为主要防治手段。

（三）着力巩固和发展城乡基层中医药服务

一是继续实施《农村中医药工作近期重点实施方案（2010～2011年）》。实施基层中医药服务能力推进工程，依托推进基层常见病、多发病中医药适宜技术推广、农村医疗机构中医特色专科（专病）等基层中医药服务能力项目实施并取得实效，对农村和社区中医药工作进行评价，进一步提高基层中医药服务可及性和能力。继续开展农村和社区中医药服务监测。

二是加大基层中医药适宜技术推广力度，开展探索建立中医药适宜技术推广长效机制。继续开展适宜技术培训基地建设，建立适宜技术推广应用视频网络，加强省级和县级师资培训；继续出版《基层中医药适宜技术手册》系列丛书，分层分类对县级中医医院、乡镇卫生院、村卫生室中西医人员进行中医药适宜技术推广培训，培训率要达到90%以上。

三是加大典型示范推广力度。加强对农村中医药服务工作的指导，举办培训班，对全国县（市）卫生局局长进行轮训。

四是继续开展全国基层中医药工作先进单位创建活动。

五是协调卫生部制定《乡镇卫生院管理办法》、《村卫生室管理办法》以及乡镇卫生院、社区卫生服务机构绩效考核的指导性意见。

（四）着力加强中医医院中医药特色建设

一是继续深入开展“以病人为中心、以发挥中医药特色优势”中医医院管理年活动，适时组织开展检查评估和总结评优。

二是开展中医医院评审评价工作，印发《中医医院评审管理办法》、《中医医院评审标准》及实施细则。修订《中医医院基本标准》，继续制定中医医院内设科室建设与管理指南，加强中医医院诊疗科目准入管理。

三是加强中医重点专科（专病）建设。开展“十一五”中医重点专科（专病）项目建设检查评估，启动“十二五”中医重点专科（专病）建设，继续印发并推广一批中医优势病种临床诊疗方案。启动中医优势病种临床协作中心建设。继续推动中医重点专科视频网络平台建设。

四是加强中医医疗机构中药服务管理。推进《关于加强医疗机构中药制剂管理的意见》、《中药处方格式及书写规范》的落实。继续推广使用小包装中药饮片和新型煎药机，规范小包装中药饮片规格和色标，对小包装中药饮片试点应用工作进行阶段性总结。

五是继续实施中医诊疗设备促进工程。对第一批推广的中医诊疗设备进行评价，开展第二批“推广一批、改造一批、提升一批、开发一批”中医诊疗设备遴选和评审工作。研究提出中医诊疗设备准入标准和注册审批标准的建议。开展中医诊疗设备生产示范基地建设，制定建设标准并开展评选工作。

（五）着力加强中医预防保健服务体系建设

“治未病”预防保健服务试点工作已经3年了，去年我们在上海召开了总结会，各地有很多好的经验，也有很多问题。今年我们还是要立足高起点、规范化，继续实施“治未病”健康工程。认真总结“治未病”预防保健服务试点工作经验，不断扩大“治未病”预防保健服务试点范围，积极推进区域中医预防保健服务体系建设，选择20个以上市辖区开展试点工作。研究中医预防保健服务机构、服务人员准入标准并开展试点。积极推广运用《中医养生保健技术操作规范》，加强服务技术方法及其相关产品的研究开发，探索制定10种慢性病“治未病”菜单式服务，形成具体的服务项目。

（六）着力做好中西医结合与民族医药工作

继续做好中西医结合工作。印发《中西医结合医院工作指南》，开展推广培训和交流。做好中西医结合医院管理年活动检查评估工作。

制定中西医结合医院评审标准。做好重点中西医结合医院建设项目的验收工作，启动“十二五”重点中西医结合医院建设项目。

继续做好民族医药工作。抓好《全国民族医药工作近期重点实施方案（2010～2012年）》贯彻落实。做好民族医医院管理年活动检查评估工作。制定民族医医疗医院评审标准。研究制定民族医纳入国家医师资格考试标准和程序。开展“十一五”重点民族医医院和民族医重点专科项目建设检查评估，启动“十二五”重点民族医医院和民族医重点专科项目建设，印发并推广一批民族医优势病种诊疗方案。

（七）统筹做好其他医政工作

一是进一步推动综合医院中医药工作。贯彻落实《关于切实加强综合医院中医药工作的意见》，督促各地落实好《综合医院中医临床科室基本标准》、《医院中药房基本标准》等标准规范，协调卫生部制定《综合医院评审标准》，强化综合医院开展中医药服务要求。印发《综合医院中医药工作指南》，开展培训与交流。与卫生部、总后卫生部继续开展全国综合医院中医药工作示范单位创建活动。贯彻落实全国民间医药暨民营中医医疗工作座谈会精神，制定、印发《关于加强民间医药工作的意见》。做好药品零售企业设置中医坐堂医诊所工作。

二是进一步抓好《传统医学师承和确有专长人员考核办法》（卫生部令第52号）的落实，督促各地按要求组织实施好师承人员出师考核和确有专长人员考核工作。研究探索将掌握中医保健技能的民间医药人员纳入中医职业技能考试。

三是继续完善中医类别医师执业范围，加强中医类别医师定期考核。与卫生部共同扩大乡镇执业助理医师考试试点。继续推动农村具有中医药一技之长人员纳入乡村医生管理工作。

四是加强中医技术和中医医院现代技术管理，开展中医药治疗技术整理、规范、准入和推广工作，探索中医医院现代技术准入管理机制。

（八）深入开展医德医风建设和创先争优活动

一是加强医德医风建设。按照“管行业必管行风”的原则，教育引导广大中医药医务工作者不断增强职业荣誉感和社会责任感，自觉抵制商业贿赂和不正之风，继承大医精诚的优良传统，弘扬救死扶伤的白求恩精神，培育良好的医德医风，构建和谐的医患关系，促进中医药事业改革与发展。

二是深入开展创先争优活动。创先争优是科学发展观实践活动的深入和延展，要紧密结合中医医政工作实际，把创先争优活动和医德医风建设结合起来，和中医医疗业务工作结合起来，立足行业，立足岗位，在各级各类中医医院普遍开展公开承诺活动，形成创先进、争优秀的良好氛围，通过创先争优活动带动中医药行业各项工作的开展。

同志们，今年是“十二五“规划起步之年，是医改深入推进之年，也是全面贯彻《若干意见》关键之年。新的一年，既充满新机遇，又面临新挑战，让我们在局党组的坚强领导下，深入贯彻落实科学发展观，紧紧围绕中医药的中心工作，团结一心，锐意进取，真抓实干，顽强拼搏，努力开创中医医政工作新局面。

提高认识　强化管理　全面加强中医医政工作

——国家中医药管理局副局长马建中在2011年全国中医医政工作座谈会上的讲话

（2011年9月5日）

2011年全国中医医政工作座谈会今天在安徽省黄山市召开了，这是继2011年全国中医药工作座谈会后国家局召开的又一个重要会议。这次会议的主要任务有两个：一是认真总结2010年中医医院管理年活动取得的成效和存在问题，部署整改工作；二是回顾总结2011年上半年中医医政工作进展，研究部署2011年下半年中医医政工作。下面，我讲两点意见。

一、2011年上半年中医医政主要工作回顾

今年上半年，全体中医医政管理人员坚持以科学发展观为指导，积极参与深化医药卫生体制改革，按照2011年全国中医药工作会议和2011年全国中医医政工作会议的总体部署和要求，重改革，抓落实，促发展，各项中医医政工作取得了积极进展。

（一）在深化医改工作中进一步加强中医药工作

一是把医改工作作为中医医政工作的核心来抓。与卫生部联合印发了《关于在深化医药卫生体制改革工作中进一步发挥中医药作用的意见》（卫办发〔2011〕57号），对近期深化医改中加强中医药工作进行全面部署，从统筹做好公立中医医院改革试点工作、贯彻落实基本医疗保障制度中鼓励利用中医药服务政策、进一步加强基层中医药服务网络建设、在基本公共卫生服务中进一步发挥中医药作用、在建立国家基本药物制度中体现中药特点、加强中医药人才培养6个方面对各级卫生行政部门、中医药管理部门特别是省级卫生行政部门提出了明确要求。这是继国务院22号文件之后又一重要文件，对当前在深化医改中加强中医药工作具有很强的指导性，意义重大。年初，根据《国务院办公厅关于印发医药卫生体制5项重点改革2011年度主要工作安排的通知》和卫生部落实工作安排的意见，制定、印发了《国家中医药管理局医药卫生体制5项重点改革2011年度工作安排》。

二是加快推进公立中医医院医院改革试点工作。组织制订了《县级中医医院综合改革试点工作方案》，确定了以对针灸、推拿等中医非药物疗法进行财政补贴等补偿机制改革为切入点，推进县级中医医院体制、机制综合改革的试点工作思路。加大对试点城市的指导力度，继续开展中医临床路径试点工作和中医电子病历试点工作，在中医医院广泛开展优质护理服务示范工程。

三是积极推进基本公共卫生服务逐步均等化工作。开展了基本公共卫生服务中医药服务项目试点工作，在30个省（区、市）遴选了4个地级市和70个县（市、区）开展试点工作，组建了儿童、孕产妇、老年人、慢病患者及健康教育4个中医健康管理协作组协同推进，共同探索基本公共卫生服务中医药服务项目的有效途径和模式。会同卫生部修订出台《国家基本公共卫生服务规范（2011年版）》和相应的技术规范，除2009年版中医药相关内容予以保留外，新增了儿童保健对中医药服务的要求，进一步细化了高血压、2型糖尿病患者健康管理中医药服务要求，在技术规范中将中医药内容作为单独章节共同印发；在2010年度国家基本公共卫生服务项目考核工作中，将“中医药应用”作为重要指标列入考核范围。

四是加强基本药物制度实施工作。制定、印发了《中药注射剂临床应用指南》，组织制作并推广国家基本药物临床应用指南（中成药）视频资料，指导基层医务人员合理使用中成药。与国家食品药品监督管理局共同召开中药制剂视频会议，国强部长和国家食品药品监督管理局吴帧副局长出席会议并就贯彻落实《关于加强医疗机构中药制剂管理的意见》提出明确要求。

五是积极落实基本医疗保障制度的相关政策。明确要求在新农合中提高基本药物范围内的中药报销比例，将针灸、推拿等中医非药物诊疗技术和中药制剂纳入报销范围。

（二）全力推动2010年中医医院管理年活动

自2009年开始，国家局组织开展了“以病人为中心，以发挥中医药特色优势为主题”的中医医院管理年活动，这是国家局认真贯彻落实《中共中央、国务院关于深化医药卫生体制改革的指导意见》和《国务院关于扶持和促进中医药事业发展的若干意见》的重要部署；是引导中医医院发展方向，全面加强中医医院（中西医结合医院、民族医医院）制度化、规范化建设，保障医疗质量和医疗安全，不断提高医院管理水平和服务能力的重大举措；是加强中医医院内涵建设，树立中医医院形象，培育医护人员良好服务意识的重要手段。2010年的医院管理年活动与2009年相比又有所不同，在内容上，增加了中医护理和中医预防保健服务两项内容；在形式上，增加了关键性指标考核；在检查评估方法上，增加了走访调查即“暗访”工作。

1. 中医医院管理年活动取得初步成效。

中医医院管理年活动开展以来，在局党组的高度重视和正确领导下，在各级中医药管理部门的积极推动和中医医院的广泛参与下，在全体中医医政工作者的辛勤努力下，中医医院管理年活动进展顺利，成效显著。主要反映在以下几个方面：一是有力促进了各级政府对中医药事业的进一步重视和支持；二是中医药特色优势淡化的状况得到明显改观，中医医院的办院方向进一步明确；三是广大中医药工作者的士气更高涨，发展中医药事业的信心更坚定；四是增进了广大人民群众对中医药的认同和了解，社会各界对中医药的关注度不断增加，进一步夯实了中医药事业发展的群众基础。有的同志说：“走进现在的中医院能够闻到中药味了，能看到中医药字了，中医院像回事了”。

2. 中医医院管理年活动存在的主要问题。

中医医院管理年活动虽然积累了一些经验，取得了初步成效，但是离活动本身的目的和要求还有较大差距，形势不容乐观，问题依然严峻，任务仍然艰巨。我们应该看到，个别地方的中医药管理部门对中医医院管理年活动重视程度还不够；一些同志对中医医院管理年活动目的和意义的认识还不是很到位；个别中医医院还存在着做表面文章，搞形式，走过场，应付检查，心存侥幸；从今年各省（区、市）自查、国家局组织专家明察和走访抽查的结果看，在检查的2 148家中医医院和民族医院中，所有关键性指标达标的医院仅占25.84%，合格率还很低。

3. 切实提高对中医医院管理年活动的再认识。

王部长多次表示，中医医院管理年活动，不达目的誓不罢休，不见成效决不收兵。因此希望各级中医药管理部门一定要引起足够重视，要充分认识到开展中医医院管理年活动的必要性、重要性和急迫性，充分意识到开展中医医院管理年活动事关中医药生存发展和中医药事业的可持续发展，深刻认识到国家局狠抓中医药特色优势的坚强决心和鲜明态度，深刻认识到中医医院发挥中医药特色优势是中医医院必须坚持和牢牢把握的发展方向，充分认识到中医医院管理年活动的各项要求是今后一个时期内中医医政工作的重点，深刻认识到发挥中医药特色优势是一个长期艰巨的任务，必须常抓不懈，丝毫不能放松。

（三）狠抓中医药特色优势建设

一是继续完善中医医院各类管理标准。主要是继续制定中医医院评审标准、中医医院科室建设与管理指南、中医医院环境形象范例等文件。

二是开展国家临床重点专科（中医专业）的遴选评估工作。经过申报、书面评估、现场答辩等程序，确定了147个国家临床重点专科（中医专业）备选项目，其中2011年安排88个项目，中央财政安排3亿元。组织开展国家中医药管理局“十一五”重点专科建设项目评审验收工作。继续遴选并组织制订了33个中医优势病种临床诊疗方案和中医临床路径，启动了166个中医优势病种临床诊疗方案和中医临床路径制定工作，总计达到300个病种。

三是研究独立的中医预防保健服务机构的功能定位，讨论并修改《中医养生保健机构基本标准》（讨论稿），并在部分地区开展试点工作。开展了第四批“治未病”预防保健服务试点单位申报工作和第二批“治未病”预防保健服务试点地区申报工作。

四是做好中医药应急和新发传染病防治工作。组织申报并遴选了第三批中医防治传染病临床基地。组织制订了中医医院应急工作预案。继续做好手足口病和甲型H1N1流感等传染病的中医药防治工作，组织制订了肠出血性大肠杆菌的中医药防治方案。

五是继续推进综合医院中医药工作。与卫生部、总后卫生部联合印发《综合医院中医药工作指南（试行）》，从组织领导及管理措施、中医临床科室功能定位与设置、中医专病（专病）建设、中药房建设、中医药人才培养、中医药科学研究、中医临床科室与其他临床科室之间建立协作机制、中医药科室中医药文化建设8个方面对综合医院中医药工作提出明确要求。继续与卫生部、总后卫生部联合开展全国综合医院中医药工作示范单位创建工作。在卫生部印发的《综合医院康复医学科基本标准（试行）》、《综合医院康复医学科建设指南（试行）》以及《三级综合医院评审标准（2011年版）》中充分体现中医药特色，充实中医药内容，对中医药科室建设、人员配备等提出明确要求。

（四）进一步加大基层中医药工作力度

一是与财政部共同开展市县级中医医院、民族医医院能力建设项目，中央财政共计投入经费42.12亿元，覆盖中西部地区所有的县级中医医院、民族医医院，东部地区扶贫县、陆路边境县、少数民族县和原中央苏区县、革命老区县的县级中医医院、民族医医院，西部地区和享受西部地区政策的地区地市级中医医院、民族医医院，共计1 960所。

二是制定并印发《农村中医药工作指南（试行）》，从农村中医药工作政策措施、县级中医医院建设、乡镇卫生院中医药服务能力建设、村卫生室中医药服务能力建设、农村中医药人才培养、中医药适宜技术推广及应用6个方面提出明确要求。

三是基层常见病、多发病中医药适宜技术推广得到加强。在中西部地区继续遴选1个省级基地和320个县级基地开展项目建设；制定并印发《基层常见病、多发病中医药适宜技术推广省级基地建设标准》；继续编写《基本中医药适宜技术手册》系列丛书。

四是继续开展全国基层中医药工作先进单位建设工作。2011年上半年共完成35个农村、9个社区共计44个先进单位候选地区检查评估工作；印发《关于地市级以上地区申请全国基层中医药工作先进单位有关工作的通知》，明确地级市、副省级城市和直辖市申请全国基层中医药工作先进单位的条件、申报程序以及审核确定等内容。

五是协调卫生部，在《社区卫生服务机构绩效考核办法（试行）》中，将中医药服务单列为一级指标，在总分值1 000分中，中医药内容分值超过100分，占比超过10%。

（五）中西医结合与民族医药工作取得新进展

一是组织制定并印发了《中西医结合医院工作指南》，对中西医结合医院工作的核心要素进行归纳提炼，从医院管理、人才培养、科室设置、专科建设、临床研究、药事管理、护理、文化建设、预防保健9个方面提出了体现中西医结合医院自身工作特点的要求，以探索中西医结合医院办院模式。

二是组织对第二批重点中西医结合医院建设项目进行评估验收；开展了第三批重点中西医结合医院建设项目申报工作。

三是举办中西医结合医院管理培训班，对全国97所中西医结合医院进行了培训。

四是组织对“十一五”期间国家中医药管理局重点民族医医院建设项目进行评估验收；开展了第二批重点民族医医院建设项目申报工作。

五是举办全国民族医医院管理培训班，对18个省（区、市）的171名民族医院院长和医务科长进行了培训，涉及藏、蒙、维、傣、壮、朝、苗、瑶、回、侗、哈萨克等12个民族医医院。

（六）积极推进其他各项中医医政工作

一是加强中医医疗机构药事管理。积极推进《关于加强医疗机构中药制剂管理的意见》、《中药处方格式及书写规范》的落实。继续推广使用小包装中药饮片和新型煎药机，印发了小包装中药饮片规格和色标，规范小包装中药饮片应用。

二是继续实施中医诊疗设备促进工程。开展了第二批“推广一批、改造一批、提升一批、开发一批”中医诊疗设备的申报和遴选工作。继续修改《中医医院设备配置标准》。开展中医诊疗设备生产示范基地建设，组织制定了《中医诊疗设备生产示范基地建设标准》。

三是继续完善中医人员准入和

管理制度。为加强对中医类别医师定期考核管理工作，建立完善中医类别医师准入后监管和退出机制。组织起草了《中医类别医师定期考核管理通知》和《关于进一步加强中医医院临床类别医师系统学习中医药知识和技能工作的通知》。与卫生部共同扩大乡镇执业助理医师考试试点范围。顺利完成2011年中医类别医师资格实践技能考试工作。

四是继续推动民间医药和民营中医医疗工作。制定印发《国家中医药管理局关于加强民间医药工作的意见》，明确提出当前及今后一段时期民间医药工作的主要任务。与卫生部联合印发《关于开展有资质人员依法开办个体诊所试点工作的通知》，其中特别提出鼓励符合条件的名老中医开办中医诊所。启动中医医疗技术管理办法和技术目录制定工作。建立中医医疗技术梳理、规范、准入、推广的长效机制。

五是还积极开展创先争优活动。根据卫生部、国家局的安排部署，围绕“医改见成效、疗效有提高、服务更可及、群众得实惠、工作争优秀”的目标，积极推进行业的创先争优活动。印发了《关于在各级各类中医医院广泛开展公开承诺活动的通知》，在各级各类中医医院中广泛开展以医德医风建设为主要内容的公开承诺活动和“三好一满意”活动，推进各项便民惠民措施，服务人民群众，取得了阶段性进展。

六是开展“慈善医疗济困行动”捐助医疗设备工作。为进一步提高基层中医医疗机构装备水平，与中华慈善总会联合开展了2011年度“慈善医疗济困行动”，向全国老、少、边、穷地区的基层中医医院、中西医结合医院、民族医医院捐助医疗仪器设备1 095台，总价值2.5亿元，减免金额总计1.7亿元。

同志们，今年上半年中医医政工作取得的这些成绩，是局党组正确领导的结果，是各级中医药管理部门高度重视的结果，是全体中医医政工作者辛勤努力的结果，是各有关部门和单位以及社会各界关心支持的结果，在此，我代表国家中医药管理局，也代表国强部长对大家付出的辛勤劳动和取得的成绩表示崇高的敬意和衷心的感谢！

二、突出重点，狠抓落实，统筹做好2011年下半年各项中医医政工作

在前不久召开的2011年全国中医药工作座谈会上，国强部长对下半年的中医药工作进行了全面部署，提出了具体要求，希望全体中医医政人员要认真领会，并结合下半年的中医医政工作，抓好贯彻落实。

（一）继续在深化医改中推进中医药工作

一是筹备召开各省（区、市）厅局长视频会议，具体部署卫生部、国家中医药管理局《关于在深化医药卫生体制改革工作中进一步发挥中医药作用的意见》（卫办发〔2011〕57号）的贯彻落实工作。下半年适时启动督导检查，督促各地贯彻落实。

二是继续推进公立中医医院改革试点工作。做好公立医院改革国家联系试点城市的中医医院改革试点工作，做好县级中医医院改革试点工作。

三是继续开展基本公共卫生服务中医药服务项目试点工作，在试点工作的基础上，提出2012年拟纳入国家基本公共卫生服务规范的中医药服务项目和内容。选择部分地区开展中医药防治在校学生和老年人等聚集和易感人群呼吸道和肠道传染病列入重大公共卫生项目试点。

（二）继续深入开展中医医院管理年活动

为确保中医医院管理年活动取得实效，进一步巩固中医医院管理年活动成果，国家局决定继续开展中医医院管理年活动。各地要按照这次会议通报的情况及提出的整改要求进行认真整改，国家局将采取暗访抽查的方式检验各地整改成效。

各级中医药管理部门要把思想和行动统一到国家局的重要部署和整体安排上来，要把中医医院管理年活动摆在突出位置，一把手要亲自过问，分管医政的局长要亲自抓，要从制度安排入手，深入研究，积极指导，加强监管，抓好落实。各级中医医院、中西医结合医院、民族医医院要针对今年中医医院管理年活动检查中发现的问题，召开相关会议，查摆问题根源，找准薄弱环节，明确整改方向，制定整改措施，认真加以整改。

各级中医药管理部门要按照国家局的工作部署和整体要求，进行再动员、再宣传、再教育、再部署。要总结经验，巩固成绩，夯实基础，扩大战果。要坚定信心，加大力度，重点突破，整体推进。要以高度的历史感、政治感、责任感和使命感全力推动中医医院管理年活动的深入开展，务必使中医医院管理年活动取得实效。

（三）继续狠抓中医药特色优势建设

一是制定中医医院评审标准。再制定20个中医医院科室建设与管理指南，总数达到30个。继续做好中医医院中医药文化建设试点工作。

二是开展第三批中医药防治传染病临床基地建设，继续做好手足口病和甲型H1N1流感等传染病的中医药防治工作，继续开展中医药治疗艾滋病试点项目。

三是组织开展“十二五”重点专科建设项目申报工作，继续遴选并组织制订中医优势病种临床诊疗方案和中医临床路径，开展国家临床重点专科（中医专业）建设工作。

四是继续扩大“治未病”预防保健服务试点范围，推进区域中医预防保健服务体系建设。探索实施10种慢性病“治未病”菜单式服务。继续研究中医预防保健服务机构、服务人员准入标准并开展试点。

（四）以基层中医药服务能力推进工程为抓手，加强基层中医药工作

一是启动基层中医药服务能力推进工程，以推进基层常见病、多发病中医药适宜技术推广和农村医疗机构中医特色专科等基层中医药服务能力项目实施并取得实效为主要内容，适时开展项目绩效评估暨农村和社区中医药工作评价。

二是继续开展全国基层中医药工作先进单位建设工作。下半年再检查评估并命名一批县级全国基层中医药工作先进单位；命名部分地市级以上城市为全国基层中医药工作先进单位。

三是做好基层常见病、多发病中医药适宜技术推广能力建设，制定并印发《基层常见病多发病中医药适宜技术推广基地管理办法》、《基层常见病多发病中医药适宜技术推广县级基地建设标准》，逐步建立全国中医药适宜技术视频网络。

（五）继续加强中西医结合和民族医药工作

一是继续做好重点中西医结合医院建设项目和重点民族医医院建设项目的评估验收工作。

二是制订中西医结合医院和民族医医院评审标准。

三是完成“十二五”重点中西医结合医院、重点民族医医院项目建设单位评审工作。

四是继续抓好《全国民族医药工作近期重点实施方案（2010～2012年）》的贯彻落实。

五是遴选并组织制订民族医优势病种临床诊疗方案。

六是研究制定民族医纳入国家医师资格考试标准和程序。

（六）扎实推进其他各项中医医政工作

一是加强中医医疗机构药事管理。继续推进《关于加强医疗机构中药制剂管理的意见》、《中药处方格式及书写规范》的落实。继续推广使用小包装中药饮片和新型煎药机，召开小包装中药饮片应用阶段性总结会议。

二是继续实施中医诊疗设备促进工程。开展第二批“推广一批、改造一批、提升一批、开发一批”中医诊疗设备评审工作。开展中医诊疗设备生产示范基地建设。

三是做好2011年中医类别医师资格综合笔试考试工作。总结《传统医学师承和确有专长人员医师资格考核考试办法》贯彻落实情况。研究探索将中医保健技能的民间医药人员纳入中医职业技能考试。继续完善中医类别医师执业范围相关规定。

四是继续推动综合医院中医药和民间医药工作。与卫生部、总后卫生部继续开展全国综合医院中医药工作示范单位创建活动。起草并印发民间医药工作实施方案。

同志们，今年下半年的中医医政工作任务非常繁重，而且只有短短的3个月时间。时间紧，任务重，责任大，希望大家能够认清形势，明确责任，理清思路，真抓实干。要按照这次会议的整体部署和工作安排，更加自觉、更加主动、更加投入地做好中医医政工作。要突出工作重点，抓住关键环节，采取有效措施，抓好工作落实，力争中医医政各项工作有新进展、新突破、新成效。

国家中医药管理局副局长马建中在中医医院中药药事管理经验交流会暨小包装中药饮片推广使用阶段性总结会上的讲话

（2011年9月9日）

同志们：

今天我们在这里召开中医医院中药药事管理经验交流会暨小包装中药饮片推广使用阶段性总结会，研究中医医院的中药药事管理工作，并对医疗机构推广应用小包装中药饮片进行阶段性总结。这个会议分两次召开，上个月在北京召开了第一次会议，参加本次会议的有15个省份120余家小包装中药饮片推广使用单位的院长和中药房主任。同时，今天与这个会议一起进行的还有中医医院院长论坛。在此，我代表国家中医药管理局对大家的到来表示热烈的欢迎！

我们这个会议是在2011年亳州药材交易会期间召开的，亳州市人民政府和2011年亳州中药材交易会为我们这次会议提供了大力支持。在此，我代表国家中医药管理局对亳州市政府及有关单位表示衷心的感谢，祝2011年亳州中药材交易会取得圆满成功！

中药药事管理是中医医院管理的重要内容之一，是保持发挥中医药特色优势的重要举措。加强中医医院中药药事管理，对于提高中医临床疗效水平、促进中医医院建设与发展具有重要意义。为此，我局开展了中药饮片质量管理、小包装中药饮片推广使用、中成药合理应用、中药处方管理、中药制剂室建设、中药房建设等多项工作，并在中医医院管理年活动中提出了具体要求，明确了考核目标，各项工作取得了阶段性的成效。

下面，就小包装中药饮片推广使用、中药药事管理及中医医院管理，我谈几点意见，供大家参考。

一、积极探索，大胆实践，积极推广使用小包装中药饮片

当前，散装中药饮片调剂存在着称不准、分不匀、效率低、复核难、浪费大、卫生差等若干不足之处。为进一步提高中药饮片调剂质量，确保中医临床疗效，我们自2007年8月开始，在全国选择19家中医医院开展小包装中药饮片推广使用试点工作。通过对试点工作的总结，我们发现，小包装中药饮片具有剂量准确、易于复核、效率提高、浪费减少、饮片纯净、有利管理等优点。在开展试点工作的基础上，我局组织有关专家编写了《小包装中药饮片医疗机构应用指南》，旨在指导医疗机构能够准确、迅速地掌握小包装中药饮片的应用方法，科学、合理地使用小包装中药饮片。2008年8月，我局下发了《国家中医药管理局办公室关于推广使用小包装中药饮片的通知》，进一步扩大了小包装中药饮片推广使用的范围。

在推广使用过程中，各单位对推广使用工作高度重视，许多医院的主管院长亲自负责本医院小包装中药饮片推广使用工作的统筹规划和组织协调，把推广使用工作作为一项重要任务来抓，并结合本院实际情况，制订了具体工作方案。各推广使用单位特别注重小包装中药饮片的质量、规格等方面的问题，从保证临床疗效出发，合理设定小包装中药饮片的规格，努力满足临床医生的用药需求。各推广使用单位坚持“以人为本”的原则，在为患者提供质量可靠、剂量准确的小包装中药饮片的同时，注意患者在取药、核对、煎药过程中的方便性，同时兼顾了患者的经济承受能力。

经过4年的努力，小包装中药饮片推广使用工作取得了明显成效：

一是各推广使用单位根据小包装中药饮片的特点和本单位实际情况，从规格设定、包装、存储、调剂等方面总结出了小包装中药饮片使用的一整套方法，并积累了大量宝贵的经验。如武汉市中医院开发的配方微机管理系统，运用微机程序并将序号和区位号结合，统一调剂操作过程，按照系统出具的“配方清单”调剂，可由近及远，顺而不逆，从而提高了调剂效率。

二是在推广使用过程中，各单位还根据小包装中药饮片的特点，开发了一系列适应小包装中药饮片的储存、调剂设备和器具。如上海中医药大学附属龙华医院开发了新型配药车、百眼橱两种获国家专利的产品，提高了调剂效率。另外，苏州市中医院、西苑医院也根据医院实际情况研制了配药车、药柜等储存、调剂工具。

三是通过小包装中药饮片的推广使用，保证了中药饮片质量，提高了中医临床疗效。在散装饮片的调剂过程中，由于调剂工作量大、调剂人员不足，调剂人员为了提高调剂速度，调剂剂量与处方剂量相比往往存在较大误差。小包装中药饮片由于采用机器分装、密闭封存，因此具有剂量准确、杂质少、便于保管等优点。使用小包装中药饮片后，中药饮片质量得到很好的保证，提高了中医临床疗效，促进了中医药特色优势的保持发挥。

四是改进了中药饮片调剂方式，促进了中医药现代化发展。目前，散装饮片调剂存在粉尘污染大、调剂环境差、浪费严重等问题。小包装中药饮片的推广使用，促进了中药饮片调剂室结构布局、调剂流程、调剂环境、调剂管理等一系列改变，带来了中药饮片调剂方式的变革。在推广使用小包装中药饮片过程中，许多医院通过主动探索改善调剂室结构布局和调剂环境、优化调剂流程，初步实现了中药饮片调剂的精确化、规范化、现代化管理。

五是根据各单位的推广使用情况，我们制定印发了《关于印发小包装中药饮片规格与色标的通知》，统一了小包装中药饮片的规格与色标，加强了小包装中药饮片的规范化管理。

同时，我们也应看到，小包装中药饮片的推广使用工作还存在一些问题，一是部分中医药管理部门和中医医院对小包装中药饮片重视程度不够；二是部分省级和地市级中医医院还没有小包装中药饮片，县级中医医院使用小包装中药饮片的比较少；三是部分中医医院的小包装中药饮片用量还比较小；四是部分中医医院存在为应付检查而弄虚作假的情况；五是色标、规格还不统一；六是部分中医医院采购小包装中药饮片的价格过高；七是部分医院使用的小包装中药饮片质量较差；八是部分中医医院散装饮片改为小包装中药饮片后，调剂室面积狭小的问题没有得到解决；九是小包装中药饮片抓药机的推广还需加快；十是小包装中药饮片的外包装用材还需改进。

从今年开始，我们将进一步加大小包装中药饮片推广使用的力度，希望各单位结合自身实际情况，深入探索研究，努力改进小包装中药饮片的不足，使小包装中药饮片在提高中药饮片调剂质量、保证中医临床疗效方面发挥更大作用，更好地服务人民群众。

二、建章立制，多措并举，不断加强中医医院中药药事管理

（一）加强中医医院中药房建设，提高中药房建设质量

中医医院的中药房建设，对于提高中药质量、保证中医临床疗效具有重要意义。为加强医院中药房建设，保持发挥中医药特色优势，我局会同卫生部制定并印发了《医院中药房基本标准》，从总体要求、部门设置、人员、房屋、设备、规章制度等方面提出了具体要求。

为提高中医医院中医药服务能力，我局和财政部从2007年到2010年，实施了县级中医医院中药房建设项目，共安排中西部地区1 505家县级中医医院进行建设，加强了设备购置和人员培训，取得了积极成效。

各中医医院要按照《医院中药房基本标准》的各项要求，不断加强中医医院中药房建设，改进基础设备设施，提升人员素质水平，提高中药房建设质量。

（二）规范中成药合理应用，加强中药注射剂使用管理，提高中成药应用水平

中成药是中药的重要组成部分，因其使用方便、易于携带保存、副作用较小、疗效稳定，受到临床医师及广大患者的欢迎和重视。但随着中成药的发展普及，不合理应用亦凸显出来。中成药不合理使用主要表现在：辨证不准、用法及用量不当、含毒性药品的不合理应用、联合用药不合理、疗程不明确、中

药无毒随意用、滥用滋补性中成药等。

为提高中成药的临床疗效，保障患者用药安全，我局组织制定了《中成药临床应用指导原则》。指导原则对常见疾病中成药的基本应用原则、中成药间联合用药原则、中成药与西药联合用药原则及中药注射剂合理用药原则进行了阐述，并列出各类中成药的特点、适应证及注意事项，以期达到规范中成药使用、提高中成药疗效、减少中药不良反应发生率、降低患者医疗费用的目的。

针对中药注射剂临床不合理使用的问题，我局组织有关单位制定了《中药注射剂临床应用指南》，阐述了中药注射剂临床正确合理应用以及出现异常情况应急处置等方面的必要知识，规范临床使用。

各中医医院要高度重视中成药的合理使用问题，按照《中成药临床应用指导原则》等文件要求，加强人员培训，减少中成药的滥用、不合理应用等问题的发生，提高中成药临床疗效。

（三）加强中药饮片质量管理，促进中医临床疗效提高

中药饮片是中医临床防治疾病的重要手段之一，是中药汤剂的基础材料，是保持发挥中医药特色优势的重要内容之一。中药饮片的质量如何直接关系到中药汤剂的临床疗效。

为加强医院中药饮片管理，保障临床用药安全、有效，我局制定印发了《医院中药饮片管理规范》，对中药饮片的采购、验收、保管、调剂、临方炮制、煎煮等管理作了明确规定。各中医医院要严格执行《医院中药饮片管理规范》，严把中药饮片质量关，保障中药饮片的安全、有效。

（四）加强中药饮片煎药管理，提高煎煮质量

目前，中医医院一般采用煎药机进行煎煮。经过调查，市场上的煎药机存在带压操作和煎煮时间短影响有效成分煎出、药液无法定量均匀包装、无法完成先煎后下等医嘱要求、无法在煎煮过程中对饮片进行搅拌等问题，严重影响了中药饮片的煎煮质量。

为提高中药煎药机的煎煮质量，保证中医临床疗效，我们组织研制了新型中药煎药机。新型煎药机具有自动加热调节、药物煎煮定时、自动搅拌、饮片浸泡、药物先煎后下、二煎等功能，较好地解决了现有煎药机的一些缺点。同时，我局组织有关专家对我局于1997年制定的《中药煎药室管理规范》进行了修订，并印发了《医疗机构中药煎药室管理规范》，从设施设备、人员、操作方法和煎药室管理等方面提出了明确要求，为中药煎药室规范化、制度化建设提供了依据。

各中医医院要按照《医疗机构中药煎药室管理规范》的有关要求，切实加强中药煎药室的规范化、制度化建设，严格煎药规程，确保中药汤剂煎煮质量和临床疗效。

（五）加强中药处方管理，规范中药饮片处方书写，提高处方质量

中药处方格式及书写存在各地要求不统一、不规范的情况，致使中药处方质量参差不齐。为规范中药处方管理，提高中药处方质量，保证中药安全、有效、合理使用，我局印发了《中药处方格式及书写规范》。

在《中药处方格式及书写规范》中说明了中药处方的包含范围、中药处方书写应遵循的原则、中药处方的主要内容以及中药饮片处方和中成药处方书写的要求等，同时要求民族药处方格式及书写参照本规范执行。为了增加文件的可操作性，文件后还附有中药饮片处方举例和中成药处方举例。

另外，由于中药饮片的处方用名不规范，或不符合当地的中药饮片处方调剂规程的有关要求，出现药房给付的中药饮片与医生的要求不一致，影响了临床疗效，也为医患纠纷增添了隐患。为保证中药饮片调剂质量，我局印发了《关于中药饮片处方书写有关问题的通知》，进一步规范了中药饮片的处方书写，力争使药房给付的中药饮片与医生的要求相一致。各中医医院要按照《中药处方格式及书写规范》等文件的要求，加强中药处方管理，保证中药处方质量。

（六）改善医疗机构中药制剂管理，加强中医医院中药制剂室建设，提高中药制剂质量

医疗机构中药制剂是医疗机构根据本单位临床需要经批准而配制、自用的固定的中药处方制剂。长期以来，医疗机构中药制剂在满足临床需求、促进中医药事业发展方面发挥了重要作用，但是也存在发展不平衡、与中医临床需求结合不够、优势和特色体现不突出等问题。

为改善中医医院中药制剂室条件，自2006年12月开始，我局和财政部实施地市级中医医院中药制剂能力建设项目，至2009年共安排了3批282家中医医院。通过建设，中西部地区地市级中医医院中药制剂能力建设明显增强，中医医院中药特色制剂质量和配制水平明显提高，初步形成了每个地市有一家具备一定规模的中医医院制剂室的格局，基本满足了中医医院临床治疗和区域内人民群众对医疗机构中药制剂的需求。

为加强医疗机构中药制剂管理，提高医疗机构中药制剂质量，我局和卫生部、国家食品药品监督管理局在深入调研的基础上，多次沟通、协调，共同印发了《关于加强医疗机构中药制剂管理的意见》，明确了发展医疗机构中药制剂的重要意义，提出了发展医疗机构中药制剂的基本原则和加强医疗机构中药制剂注册、配制、使用管理的意见。为进一步贯彻落实《关于加强医疗机构中药制剂管理的意见》要求，我局与国家食品药品监督管理局联合举办了《关于加强医疗机构中药制剂管理的意见》培训班，对《关于加强医疗机构中药制剂管理的意见》进行了全面细致的解读，统一了思想认识，加强了中医药管理部门、药品监督管理部门和医疗机构之间的联系，解答了基层单位在实际工作中遇到的问题。

各中医医院要认真学习并贯彻

落实《关于加强医疗机构中药制剂管理的意见》，加强医疗机构中药制剂注册、配制、使用管理，促进医疗机构中药制剂发展。

（七）加强国家基本药物（中药）使用管理，提高基本药物使用水平

在建立国家基本药物制度的过程中，我局积极协调卫生部等有关部门，在有关政策和制度中充分体现中医药的特点。正式颁布的《国家基本药物目录（基层医疗卫生机构配备使用部分）》包括化学药品和生物制品、中成药、中药饮片3部分，其中中成药102种，中药饮片采用排除法，不列具体品种。中药饮片的基本药物管理暂按国务院有关部门关于中药饮片定价、采购、配送、使用和基本医疗保险给付等政策规定执行。《关于建立国家基本药物制度的实施意见》和《国家基本药物目录管理办法（暂行）》充分考虑了中医药的特点，坚持了中西药并重的原则。

为指导基层医疗机构合理使用中成药，保持发挥中医药特色优势，确保临床用药安全，我局组织编写了《国家基本药物临床应用指南（基层部分）》中成药卷，并启动了国家基本药物临床应用指南中成药部分视频资料编录工作，邀请相关领域知名专家详细讲解中成药临床应用知识，提高基层医务人员合理使用中成药水平。

下一步我局将继续推进基本药物（中药）的合理应用工作，与有关部门积极协调解决基本药物（中药）临床应用中的问题，不断提高基本药物临床应用水平。

（八）总结配方颗粒试点工作经验，研制配方颗粒煎药器具

从1993年开始，我局组织天江药业等部分药品生产企业开展配方颗粒的中药剂型改革，并组织11个省、市开展中药配方颗粒临床推广试用工作。为推动中药配方颗粒临床推广使用工作，探索中药配方颗粒煎煮方法，我局还组织有关单位研制了新型中药煎煮器具，以实现配方颗粒的合煎共煮，提高中医临床疗效。

在相关工作的基础上，我局对配方颗粒推广使用工作进行了认真总结，对存在的问题进行了深入细致的分析和广泛的研讨，提出了相关解决方案和改进措施。我们将与国家食品药品监督管理局等部门积极协调，以审慎、严谨的态度，继续推进中药配方颗粒有关工作的开展。

中药饮片质量管理、中成药使用管理、中药饮片处方书写、新型煎药机提升改进、中药制剂室建设、中药房建设、小包装中药饮片推广使用、国家基本药物（中药）使用管理等都是中药药事管理工作的重要内容，我们推进这些工作，就是要从基础建设、质量控制、政策制定等方面全面改进和加强中药药事管理，切实保证和提高中药的临床疗效，保持发挥中医药特色优势。在今后的医院管理年活动、中医医院评审、示范中医医院评选等工作中，我们都将把中药药事管理作为一项重要内容。

各单位要充分认识中药药事管理的重要意义，按照有关要求，不断改进中药药事管理方法，提高中药药事管理水平，使中药在保持发挥中医药特色优势、促进中医药事业又好又快发展中发挥更大作用。

三、加强中医医院管理，持续推进中医医院管理年活动

根据会议安排，今天还将安排几位中医医院院长就中医医院管理经验进行交流。国家中医药管理局高度重视中医医院管理工作，自2009年以来，国家中医药管理局在全国连续开展了“以病人为中心，以发挥中医药特色优势为主题”的中医医院管理年活动，确定了8项重点任务。中医医院管理年活动的开展对于规范中医医院管理、强化中医医院内涵建设、保持发挥中医药特色优势起到了积极的推动作用。在刚刚召开的中医医政工作座谈会上，对2010年中医医院管理年活动取得的成效进行了总结和分析，中医医院建设与发展的总体形势不容乐观，正是基于这个原因，中医医院管理年活动将持续推进，并与中医医院评审工作相衔接、相结合，就是要在中医医院如何保持发挥中医药特色优势上做文章。“不达目的绝不罢休，不见成效绝不收兵”，这就是我们在保持发挥中医药特色优势上的明确态度。希望大家认真学习几个发言医院的典型经验，按照国家中医药管理局的有关要求，切实加强中医医院管理，保持发挥中医药特色优势，为人民群众提供更加方便、优质的中医药服务。

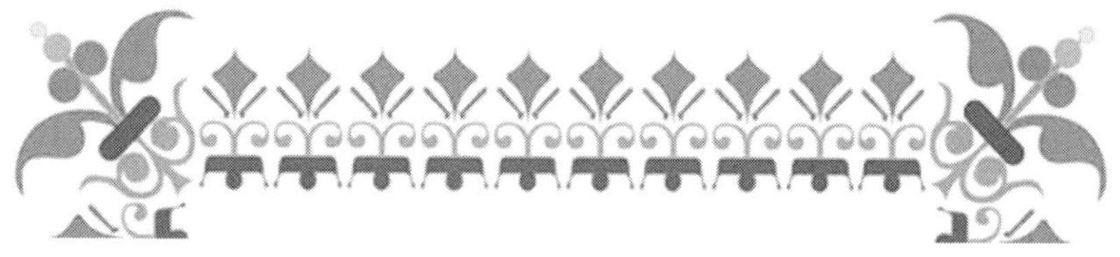

国家中医药管理局党组成员、中国中医科学院党委书记王志勇在中国中医科学院学科带头人工作会议上的讲话

（2011年3月25日）

尊敬的各位专家，同志们：

很高兴参加今天的工作会议，有机会向我院首席研究员、各学科带头人、承担国家重点和重大项目的负责人学习。到中国中医科学院工作已经2个多月了，今天能与国家队的主力队员集中见面、互相交流，感到机会十分难得。这次工作会议开得非常及时、很有必要，也非常重要。一是时机重要，是在“十二五”规划开局、我院建设与发展进入关键时期召开的；二是参会的人员重要，都是我们中医科学院完成国家任务、推动事业发展最主要的依靠力量；三是内容重要，本次会议以会代训，几位院士和专家将要结合自己丰富的经验和切身的体会，向大家讲授如何才能成为一名合格的学科带头人。我相信经过大家的共同努力，这次工作会议必将对我院的学科建设、人才队伍建设、创新能力建设产生巨大的推动作用。

学科建设是中医科学院科学研究事业发展的基础和支撑。“十一五”时期，我院以深化科技体制改革和医药卫生体制改革为动力，紧紧抓住国家扶持中医药事业发展的有利时机，以满足国家和经济社会发展对中医药科技的需求为目标，以改善科研基础设施和条件为基本保障，以承担国家重点和重大科研项目为牵引，不断优化学科布局和人才资源配置，科技创新能力显著增强，取得了一批处于领先地位的成果，初步彰显了中医药科学研究引领行业发展的能力和水平，向建设名符其实的“国家队”迈出了重要步伐。这些成绩来之不易，我们有理由为此感到自豪和振奋，这是在国家中医药管理局党组的坚强领导下，全院广大干部职工和科研人员，特别是以两院院士、国医大师、首席研究员和学科带头人为核心的一大批创新团队不懈奋斗的结果。在这里，我代表科学院领导班子向我院的两院院士、国医大师以及首席研究员和学科带头人，向全体科研人员表示衷心的感谢和崇高的敬意！

在看到成绩的同时，我们也要清醒地认识到我们正处于一个科技日新月异、综合竞争日趋激烈的时代，正处于一个既充满发展机遇又面临严峻挑战的时代。李瑞环同志曾经讲过这样一段话，他说：“当今世界正发生着人类有史以来最为迅速、广泛、深刻的变化。以信息技术为代表的科技革命突飞猛进，知识与技术更新周期大大缩短，科技成果以前所未有的规模与速度向现实生产力转化。经济全球化趋势加快，世界市场对各国经济的影响更加显著，国际竞争与合作进一步加深。思想观念不断更新，各种文化交流日益扩大，开放意识、竞争意识和效率意识明显增强。可以说，地球越来越小，发展越来越快，慢走一步，差之千里；耽误一时，落后多年。从当前世界发展的大局大势来审视我们自己，中国同过去比确有很大进步，但与发达国家比还有较大的差距，要赶上发达国家，任务十分艰巨。特别是我们发展别人也在发展，而且是在更高的起点上发展。我们再不能丢失时间，时间对我们实在太紧迫了！”这是11年前李瑞环同志在全国政协九届三次会议闭幕会上的一段重要讲话。面对新的形势、新的任务，对照局党组对我们的要求，对照卫生和中医药事业快速发展的形势和我们担负的责任，重温李瑞环同志这一席话，仍然感到十分贴切，对我们的工作仍然很有针对性、指导性。

这次会议是在王院士的提议甚至是督促下召开的，也是科学院多年来第一次召开这样的会议，充分反映出他对学科和人才队伍建设的高度重视和高瞻远瞩，同时我也体会到他对科学院高水平学科建设的期待和对人才队伍建设状况深深的忧虑。基于这样的认识和体会，我想谈4点意见，供大家参考。

一、充分认识中医科学院在新时期肩负的重大责任，进一步增强责任感、使命感

中医科学院在中医药全局工作中具有至关重要、不可替代的作用。一直以来，王部长和局党组高度重视、关心我院的建设和发展。在今年以来召开的几次会议上，王部长要求我们，要在深入实践科学发展观，认真研究制定并组织实施中医科学院“十二五”规划上下工夫、见成效；力争“十二五”多出成果、出大成果，多出人才、出大人才，力争有更多的成果转化为人民群众能够享受得到的中医药服务。要真正发挥中医科学院“国家队”在推进中医药自主创新能力建设，促进中医药在医疗、保健、教育、科研、产业、文化和国际合作交流全面协调可持续发展方面不可替代的作用，力争在中医基础研究、临床研究、中药研究以及战略研究等方面实现新的突破。还特别强调，“国家队”不是自封的，而是实实在在干出来的。在当前随着各地对中医药事业的更加重视，很多地方中医药临床、科研、教育等工作发展很快，部分单位已经具备了相当的实力，在某

些方面甚至比中医科学院做得更好。如果不能乘势而上，很有可能会被超越，逐步丧失优势地位。

这些要求既是对我们院领导班子的要求，也是对全院干部职工的要求，需要我们共同站在中医药工作全局认识我院新形势下的地位和作用。新形势下我们的重要目标，就是多出成果、出大成果，多出人才、出大人才。要实现这一目标需要做的工作很多，但加强学科建设是最重要和最基础的工作。因此，各位学科带头人要充分认识到自己的责任。在今天的工作会议上向大家颁发聘书，这既是一种荣誉，是对各位专家的学术水平、管理能力和发展能力的肯定，更重要的是赋予了新的责任和使命。希望大家认清形势，牢记使命，勤奋工作，发挥专长，开拓创新，引领发展，不辜负局党组和全院广大职工的新期待，不断作出新贡献。

二、充分认识人才资源是第一资源，进一步加强人才队伍建设

召开学科带头人工作会议，完善首席研究员和学科带头人相关制度，是人才工作的重要方面。学科建设说到底是人才建设的工作，人才培养必须要紧紧依靠学科建设来完成和实现，一流的成果和一流的人才是紧密结合在一起的。事业越是发展，就越凸显人才的作用。现在，各单位都有许多紧迫和重要的研究项目，但普遍感到缺乏拔尖的领军人才和创新团队，工作实践让我们进一步认识到人才是发展的关键，人才是创新的保障；一流的科研院所需要一流的科研队伍。我们正在干的事业是推动中医药发展的宏大事业，离不开宏大的人才队伍来支撑；我们正在干的事业又是持续发展的事业，离不开源源不断的人才队伍来保障。目前，人才不足，特别是拔尖领军人才不足，已经成为影响和制约我院建设和发展的瓶颈问题。

因此，我们要把人才队伍建设始终作为事关我院建设全局的工作紧抓不放，认真贯彻全国人才工作会议、国家中长期人才发展规划纲要和医药卫生中长期人才发展规划的精神，坚持服务发展、人才优先、以用为本、创新机制、高端引领、整体开发的方针，研究落实相关政策保障和完善人才发展机制，创造人才脱颖而出、大量涌现的环境和条件，努力扩大人才资源，优化人才结构，促进人才竞争，提高人才使用效能。要群策群力、紧紧围绕我们担负的中医药科学研究事业的需要，认真完善“十二五”规划（草案）中关于创新人才团队建设的目标，及早组织落实相关计划。要以高层次人才队伍建设为重点，积极跟进国家重大人才工程计划，以学科建设为依托，把自主培养与人才引进统一起来，在实践中吸引、培养、锻炼和造就复合型、创新型中医药科技人才队伍和创新团队，为促进各项事业科学发展提供有力的人才保障。

三、充分认识遵守科学道德的重要意义，进一步树立实事求是的优良学风

科学研究作为人类知识生产的主要途径，承载着重要的社会历史责任；科学知识的获取和交流都是以科学家的诚信为基础的，自然也就体现着对科学家的道德责任要求。中医药学是自然科学与人文社会科学深入融合、体现以人为本、具有中国特色的医学科学。中医药学在形成和发展过程中，一直重视大医精诚的职业道德要求，具有传统的人文教育优势。但是现代社会的快速发展把每一个角落都紧密地联系在一起，任何一个单元很难独善其身，利益关系更加复杂，传统美德同样面临着现实考验，科研诚信的底线屡屡受到冲击。我们都对韩国首尔大学教授黄禹锡的干细胞造假事件记忆犹新，被韩国媒体称为：“韩国科学界的‘国耻日’。”这一事件对韩国国家形象造成严重影响，我们当引以为戒。

科学研究是一项崇高的事业，需要强烈的社会责任感和严谨的态度，来不得半点虚假。科研诚信和良好学风是科学事业发展的内在要求，是建设创新型国家的重要基础，是社会文明进步的重要标志。我们对此要始终高度重视，把遵守科学道德与维护国家的形象紧密联系起来，与维护中医科学院的声誉紧密联系起来，与维护自身的事业和前途紧密联系起来。我们历代的医圣先贤，我们身边的院士和大师，无一不是德艺双馨的楷模，我们一定要以他们为榜样，坚持大医精诚的中医传统行为准则，进一步增强维护科学尊严的自律意识，力戒浮躁，脚踏实地，树立实事求是的优良学风，为促进中医药科研事业健康发展贡献力量。

四、切实加强领导，为学科建设和学术发展提供有力的保障

科学研究是中医科学院的中心任务。我院作为中医药科学研究与临床基地，高层次中医药创新人才培养基地，在加快科技创新、实施科教兴国战略和建设创新型国家中担负着重要的历史使命。各级领导班子要切实加强对科研工作的领导，完善“开放、流动、竞争、协作”的管理、运行机制和专家、群众广泛参与的民主管理制度，建立体现国家需求、学科发展方向与科研人员特长优势相结合的科技创新机制，充分调动广大科研人员的主动性、创造性，进一步稳定传统学科、巩固基础学科、扶持弱势学科、做强优势学科、发展交叉和新兴学科。各级领导都要加强对科技发展态势、科研工作规律和专业业务知识的学习和研究，树立大局意识，善于把党和国家的方针政策以及上级的要求、结合班子分工体现到各项具体的工作之中，不断提高科研工作决策的能力和水平。

学科建设是一个不断探索和实践的过程，不断总结和提高的过程，不断变革和创新的过程。各级职能部门要不断改进工作作风，牢固树立机遇意识、创新意识、服务意识，全面提升服务学科建设和学术发展的能力和水平。科研和学术管理部门要以更高的标准和要求加强自身建设，要紧紧围绕服务学科建设和学术发展，在“调查研究、提出建议、组织协调、检查落实、总结反馈”等方面做到最好，以良好的服务态度和业务素养，赢得广大科研人员的满意、尊重和信赖。

各位专家、同志们，这次学科带头人工作会议是加强科研工作的重要会议，让我们共同努力，以学科建设和学术发展为基础，开拓进取，奋发有为，以优异成绩迎接中国共产党建党90周年。

（三）其他部委领导讲话

加强医疗机构中药制剂监督管理促进中药制剂健康发展

——国家食品药品监督管理局副局长吴浈在贯彻落实《关于加强医疗机构中药制剂管理的意见》视频会议上的讲话

（2011年3月2日）

同志们：

2010年8月，卫生部、国家中医药管理局和国家食品药品监督管理局联合印发了《关于加强医疗机构中药制剂管理的意见》（国中医药医政发〔2010〕39号）。该意见是落实《国务院关于扶持和促进中医药事业发展的若干意见》的重要举措，对医疗机构中药制剂发展具有重要意义。为了更好地贯彻落实意见的要求，今天，我们组织召开视频会议，这次会议十分重要，会前我们两局进行了认真的研究和精心准备，一会儿王国强副部长还要作重要讲话，下面，我代表国家食品药品监督管理局先讲3点意见。

一、充分认识发展医疗机构中药制剂的作用和意义

医疗机构中药制剂是医疗机构根据本单位临床需要经批准而配制、自用的固定中药处方制剂，具有疗效确切、使用方便等优势。医疗机构中药制剂在继承传统、保持和发挥中医药的特色和优势方面，具有不可替代的地位；在满足中医临床需求、弥补已上市中成药品种不足方面，担任着非常独特的角色；在防治重大疾病、抗击SARS、防治甲流等工作中，发挥了至关重要的作用；在中药新药创新过程中，提供了丰富的源泉和宝贵的临床实践平台。可以说，医疗机构中药制剂是中医药不可或缺的重要组成部分。党和国家历来十分重视医疗机构中药制剂的发展。《国务院关于扶持和促进中医药事业发展的若干意见》（国发〔2009〕22号）指明了发展医疗机构中药制剂的方向，明确地要求“加强对医疗机构配制中药制剂的监管，鼓励和支持医疗机构研制和应用有特色的中药制剂”。因此，发展医疗机构中药制剂是中医药事业发展的必然要求，是贯彻落实科学发展观的具体体现，是维护人民群众健康的重要举措。

二、认真总结和分析医疗机构中药制剂监管工作的成效和存在的问题

认真总结医疗机构中药制剂监督管理工作成效，综合分析存在的突出问题及其产生的原因，是我们进一步加强医疗机构中药制剂监督管理，促进中药制剂健康发展的前提和基础。

2009年，为贯彻落实党中央、国务院的要求，卫生部、国家中医药管理局和我局对医疗机构中药制剂的发展及监督管理情况进行了深入调研，充分听取了相关机构的意见和建议，全面了解了目前医疗机构中药制剂的发展现状、监督管理成效及当前存在的一些问题。

根据《药品管理法》及相关规定，我局负责具体落实医疗机构制剂的监督管理工作，2005年，在相关部门的协助下，我局先后研究出台了《医疗机构制剂配制监督管理办法》和《医疗机构制剂注册管理办法》等一系列规章措施，强化了医疗机构制剂的安全性、有效性和质量可控性。近年来，医疗机构中药制剂监管工作取得了一定的成绩。

一是各地根据《医疗机构制剂注册管理办法》及其相关要求，先后研究制定了有关实施细则，突出继承、强调特色，规范了医疗机构中药制剂的研究秩序，批准了一批疗效确切、应用安全且特色显著、鲜明的医疗机构中药制剂新品种。2005年以前，全国共有数万个医疗机构中药制剂品种，多数品种质量控制水平相对较低，有些品种甚至没有制定最基本的质量标准，直接影响到了制剂质量，危害人民群众的身体健康。近年来，各地通过加强注册管理和强化再注册工作，构建了医疗机构中药制剂质量控制体系，制定或提高了中药制剂质量标准，完善了医疗机构中药制剂的标签、说明书管理；同时，也下决心整理和淘汰了一部分临床疗效不确切、存在一定安全性风险的制剂品种，医疗机构中药制剂的整体质量和技术有了质的飞跃，进一步保障了广大人民群众的健康权益。

二是各地按照《医疗机构制剂

配制监督管理办法》，积极推进《医疗机构制剂配制质量管理规范》的实施，加强医疗机构制剂室的监督管理，依法严格对医疗机构中药制剂委托配制进行监督管理，进一步提高了医疗机构中药制剂的配制水平；按要求开展制剂室换证工作，对医疗机构制剂室进行全面整顿，切实提高配制制剂质量，据统计，全国医疗机构制剂室数量由换证前的8 938家调整为4 944，全面提高了医疗机构制剂室的配制条件，提升了制剂室软、硬件设施，从而全面提高了制剂质量。

三是各地严格按照法律法规的要求，加强对医疗机构制剂的使用监管，依法对医疗机构中药制剂的超范围使用，违规进行广告、夸大宣传、网购和邮购等违法、违规行为进行查处和打击，净化和规范了医疗机构制剂的经营秩序；同时各地相关管理部门之间加强交流、沟通和协作，规范和指导医疗机构或公众科学、合理用药，积极将有特色的医疗机构中药制剂纳入医保范围，为医疗机构制剂营造和争取了更加广阔的发展空间。

在总结监督管理工作成效的同时，我们也应该看到目前医疗机构中药制剂还存在一些突出问题。

一方面，部分地区在监督管理过程中，制定的有关医疗机构中药制剂注册、配制及调剂的具体要求没有能够充分体现中医药传统特色，个别疗效确切、安全且长期使用的制剂品种不再配制、不再使用，对医疗机构中药制剂的发展产生了一定影响。产生这些问题的主要原因是医疗机构中药制剂相关的监督管理规定还不够完善、不够具体，实际执行中各地的医疗机构或监督管理部门未能统一思想、统一认识，对法规的理解存在一定的偏差，导致监管要求的差异。

另一方面，医疗机构中药制剂的发展重点不突出，总体水平相对较低。主要表现在：一是医疗机构中药制剂良莠不齐现象较突出，部分制剂品种质量控制水平相对较低，质量标准难以控制和体现制剂质量；医疗机构制剂室的软、硬件设施相对落后，难以满足中药制剂的配制要求。二是部分医疗机构在开展中药制剂的研发时候，未能与自身特色、专科建设进行有机衔接，存在追求多品种、多剂型、盲目求全现象，不仅未能形成“以医带药、以药促医”的良好循环，反而制约了医疗机构中药制剂和制剂室的发展。三是有的医疗机构过分追求经济利益，在配制、使用过程中存在不严谨、不合理的行为，甚至出现非法添加化学药品、违规广告宣传、夸大疗效，利用互联网、邮购进行销售等违法、违规问题，破坏了医疗机构中药制剂正常的市场秩序，损害了医疗机构中药制剂的良好形象。

三、认真贯彻落实《关于加强医疗机构中药制剂管理的意见》的要求，依法做好中药制剂的监管工作

《关于加强医疗机构中药制剂管理的意见》是卫生部、国家中医药管理局和国家食品药品监督管理局在深入调研、反复研究、广泛征求社会各界意见和建议的基础上研究制定的，体现了宽严适度的科学监管理念，重点解决当前医疗机构中药制剂监管和发展中存在的突出问题，各地要认真学习，狠抓落实。下面我对药品监管系统的同志提几点要求：

（一）要进一步统一思想，提高认识

要深刻认识发展医疗机构中药制剂的重要意义，准确把握发展的方向和目标，始终坚持“重特色、讲实效、抓重点、重传承、循规律、求发展”的原则，扶持和促进中药制剂发展。决不能只顾经济效益，盲目求全，违背中药制剂发展的客观规律。

（二）要进一步细化要求，突出特色

各省药品监管部门应按照《关于加强医疗机构中药制剂管理的意见》的精神，会同中医药部门，结合地区实际情况，研究制定或修订实施细则，进一步明确和细化要求，但不能降低现有法律、法规对制剂安全性、有效性和质量可控性的要求，不能突破上位法的限制。民族地区要尊重民族医用药传统和习惯，规范医疗机构民族药制剂的注册管理和调剂使用管理，充分体现民族医药制剂的特色。

（三）要进一步加强监管，提高质量

各地要继续推动《医疗机构制剂配制质量管理规范》的实施，全面提升中药制剂的质量水平。加强对生产配制和委托生产的监督检查，严肃查处违法、违规生产行为。加强对使用环节的监管，做好调剂使用、对口支援等特殊用途的管理。加强执法监督检查，严厉打击非法广告、夸大宣传、互联网销售、邮购等行为，创造中药制剂发展的良好环境。

同志们，今年是“十二五”规划开局之年，是深化医药卫生体制改革的关键之年，也是中医药事业发展的重要机遇时期。各级药品监管部门要在邓小平理论和“三个代表”重要思想指导下，贯彻落实科学发展观，深入实践科学监管理念，求真务实，开拓创新，认真贯彻落实《关于加强医疗机构中药制剂管理的意见》的各项要求，严格履行职责，确保用药安全，促进中药制剂健康发展，为维护公众健康和社会和谐稳定作出应有的贡献。

最后，借此机会感谢全国中医药管理部门、相关医疗机构和科研部门长期以来对药品监督管理工作、医疗机构制剂监督管理工作的帮助和支持。

落实教育规划纲要　服务医药卫生体制改革 开创医学教育发展新局面

——教育部部长袁贵仁在全国医学教育改革工作会议上的讲话中关于中医药的论述

（2011年12月6日）

第七，统筹兼顾，推进医学教育全面协调发展。医学教育改革是一个系统工程。这次医学教育改革将以临床医学为突破口，同时也要统筹好改革的系统推进，处理好几个方面的关系。一是中西医教育协调发展。中医药是中华民族的瑰宝，中医药作为我国医疗卫生事业的重要组成部分，在维护人民群众健康、提高医疗水平等方面发挥着重要作用。要高度重视中医药教育，教育部、国家中医药管理局已着手共同研究中医药教育改革的指导意见，计划在明年实施卓越中医人才培养教育计划，推动中医药教育改革。

用科学发展观指导中医药的继承与创新

——全国人大法律委员会副主任委员洪虎在国家中医药发展论坛第五届学术研讨会上的发言

（2011年12月24日）

中医药是我国传统医药的简称，我认为它应该包括我国的经典医药、我国的民族医药、我国的民间医药和按照中医药管理的我国的中西医结合医药。下面我主要讲3个方面的问题：

一、正确认识中医药的特点和优势，把扶持和促进中医药发展作为创建中国特色医疗卫生体制的一件大事来抓

中医药是我国各族人民在几千年生活、生产和与疾病作斗争的过程中形成和发展的医学。

第一，中医是具有中国特色的传承医学，它起源于中国，具有鲜明的中国特色，同时具有世界其他国家传承医学的共同特点，中医有着悠久、不曾中断的历史，对中华民族的繁衍生息发挥了不可替代的作用，至今仍在发挥着重要作用。中医有自成体系的系统理论指导，其理念和方法符合新世纪医学发展的要求和方向。

第二，中医是以人为本的整体医疗科学，中医以有生命的人作为整体医疗对象。可以这样说，西医是治病的科学，治的是人身上的病；中医是医人的科学，医的是有病的人。中医建立的是以病人为主体的医患关系，医生是帮助病人，扶持病人，调动病人自身的能动性战胜疾病。中医更加关注人的整体功能和整体状态，关注病人的身心感受，以这些参数的变化作为治病的主参照系。

第三，中医是一种系统医学。中医把医疗对象置于天体运行、气候变化、生态环境、社会氛围、人际交往、生活习惯等诸多背景下来观察，注重梳理、对照这些因素与人体健康的关系。中医是因人而异、因病而异、因时而异、因地而异和因医而异的“辨证施治”医学。中医关注人体各个系统、各个部位、各种组织、各个脏器的整体联系，从调节它们的相互影响中找到治病的方法。同时，中医与中药密不可分，它们是一个有机统一的体系。

第四，中医是关注生命全过程的健康科学。中医关注人的婴儿、幼儿、儿童、少年、青年、中年、老年等各个成长阶段的相互关联对健康的影响，关注未病、已病、末病各个病程阶段相互关联对健康的影响，关注饮食、衣着、睡眠、锻炼、养心、调理等各个生活环节对健康的影响。

第五，中医是天人合一、万物和谐的生命科学。中医对生命起源有着不同的认识，对生命现象有独特的理解。精、气、神是中医对生命现象的形象描述，经络现象是中医对生命特征的独到见解。中医认为万物应和谐共存，治病以追求人体阴阳平衡为主，以控制致病因素为目标，不以绝对杀灭致病因素为目的。

第六，中医有着深厚的文化根基，蕴含着中国古代哲学思想和人文精神的传统文化。只有从这样一个角度，才能把中医当作非物质文化遗产看待。这并不表明中医作为一种医药卫生科学将要退出历史舞台，而恰恰反映了中医科学的多面性。传统文化不是应当一律遗弃的，优秀的传统文化在新时期仍然需要积极继承和发扬光大。就中医而言，优秀的传统文化是其主体。

第七，中医是一门发展中的复合科学。中医既是自然科学，又不完全是自然科学；中医既是人文科学，又不完全是人文科学；中医既是医疗科学，又不全是医疗科学；中医既是文化，又不完全是文化。好像中医很难确定其类别归属，但其实中医就是中医，就其科学性而言是一门复合科学，这恰恰是中医的特点。中医是一个需要我们重新认识的知识体系。

只有综合、全面地认识和看待中医，我们才不会也不应该拿西医与中医作简单的类比，才能进一步认识中医的特点和优势，才能深刻理解坚持立足国情加快发展中医药事业，对于建立中国特色的医药卫生体制的重要意义。我国宪法规定，国家发展现代医药和我国传统医药。《国务院关于扶持和促进中医药事业发展的若干意见》提出“坚持中西医并重”，把中医药与西医药摆在同等重要的位置，表明了我国医疗模式上的“二元化”和医药卫生工作发展路径上的“双轨制”特点。与现代医药相比，中医药在很多方面具有自己独特的优势和特长，可以与西医取长补短，相互配合，发挥各自作用，这是中国特色医疗卫生体制的根本特征和显著优势。

二、全面理解中西医并重的方针，加大对中医药的扶持和促进力度

中医药临床疗效确切，预防保健作用独特，治疗方式灵活，费用比较低廉，特别是随着人民群众健康观念的变化和医学模式的转变，中医药越来越显示出其独特优势。作为传统医药的中医药，其许多理念和治疗方式、方法都符合现代医药发展的要求和方向。

世界卫生组织在《迎接21世纪的挑战》报告中指出：21世纪的医学，将从疾病医学向健康医学发展；从重治疗向重预防发展；从对病源的对抗治疗向整体治疗发展；从对病灶的改善向重视生态环境的改善发展；从群体治疗向个体治疗发展；从生物治疗向心身综合治疗发展；从强调医生的作用向重视病人的自我保健作用发展；从以疾病为中心向以病人为中心发展。

对照这些要求，发挥中医药的特点和优势，大力发展中医药是完全符合21世纪医学发展要求的。从基本上说，中医药能够提供人民群众目前从现代医药中尚不能得到的健康医疗服务。大量的医疗案例充分证明，中医药能够治疗许多西医药目前还无法治疗或者治疗效果不够好的疾病。

中国医疗模式的“二元化”和中国医药卫生工作的“双轨制”，提供了中国基本医疗保险对医疗模式进行多样化选择和优化组合的可能。在医疗模式上，当前我们重点选择了现代医学的模式，而且随着发展水平不断提高，紧追世界发达国家，特别是新药品、新设备、新技术的引入，几乎与发达国家差不了几年。这也是医疗费上涨的重要因素。

发达国家的人均收入水平远高于我国，他们都感到现有医保的筹资能力，已难以承受医疗水平的快速发展和人们对医疗需求的不断增长。我国人均收入水平还处于世界中等偏下水平，且城市和农村差距悬殊，当前的基本医疗保险主要是靠社会供给方式筹集医保资金，更难以支撑现有医疗水平上的资金需求。符合中国国情的基本医疗保险制度，应当是中西医并重，让中国人民看得起病、看得好病的制度。

当前，贯彻中西医并重的方针，继续认真地、创造性地深入贯彻落实好《国务院关于扶持和促进中医药事业发展的若干意见》的各项要求，加大对处于相对弱势地位的中医药的扶持和促进的力度。

三、科学分析中医药发展思想理念和体制、机制方面存在的问题，用科学发展观指导中医药的继承与创新

新时期以来，我国中医药事业取得了较快的发展和显著的成就，但也存在不少困难和诸多问题。诸如：中医药特色优势逐渐淡化，服务领域趋于萎缩；老中医药专家很多学术思想和经验得不到传承，一些特色诊疗技术、方法濒临失传；中医药理论和技术方法创新不足，与新的科学技术结合较差；中医中药发展不协调，野生中药资源破坏严重；中医药发展基础条件差，人才匮乏等。更深层次的问题是中医药事业发展的思想理念、发展机制和管理体制的不适应，影响着中医药事业的快速健康发展。

（一）思想理念方面的不适应

主要包括：一是想发展中医，但忽视中医的特点。认为采取发展西医的路子和办法，运用适合西医的观念、理论、政策、措施、规则和标准就可以发展中医，结果违背了中医发展规律，不但收效甚微，甚至南辕北辙，把中医改造成了西医，客观上延缓和阻碍了中医的发展。二是认为西医是符合现代化要求的现代医学，是世界各国当前共同利用的医疗资源，其水平随着科技进步不断发展，没有必要再发展中医。不理解中西医并重方针的意义，认为中医属于传统医学，是终将要退出历史舞台的。结果口中说着中西医并重，实际做的是“重西轻中”，没有像国务院文件要求的那样，把中医与西医摆在同等重要的位置。三是由于现行一些管理体制的束缚和医疗卫生政策的限制，中医的特点和优势还未能充分发挥出来，就片面认为中医的作用不大，甚至认为用于发展中医的资源是一种浪费，不如用于发展西医。四是少数人认为中医不科学，疗效不确切，治不了病。加上有些假冒的“中医”招摇撞骗，有些伪劣中药延误治病，致使这些问题都记在了中医药的账上，更加深了对中医的不信任。

（二）发展机制方面的不适应

主要包括：一是用管理西医的办法管理中医，让一些不重视中医、不信任中医、不按中医发展规律办事、不懂中医的“人”决定中医发展的“事”。二是将中医师的收入与医院的经营收入挂钩，使中医师仅靠传统的中医业务，收入就会减少，极大地削弱了中医“简、便、价、廉”的优势，也大大挫伤了中医师从事中医的积极性。比照西医办医院的做法，中医院越办越大、越办越洋，无形中就加大了医疗成本，限制了中医药进农村、进社区、进家庭的优势。三是中医院校课程设置、教材选用和教学方法，没有突出中医自身的规律和教育特点，造成很多毕业生中医不会、西医不精，从业后发展挥不出中医的优势和特点。四是城市社区和农村基层卫生机构的中医得不到足够重视，基层中医药从业人员收入水平较低，难以安心中医工作。

此外，有些疗效确切的中医疗法和中药（含民族医药）尚未完全纳入基本医疗保险的范围，也限制了中医作用的发挥。

（三）管理体制的不适应

主要是：一是中医和中药管理分家，往往把中药当作西药看待，用西药的理论、标准和方法来评审中药，试图脱离中医把中药推向世界，造成中医中药不能协调发展。二是中医医疗和中医教育管理方面。中医医疗和中医教育管理分家，忽视中医传承教育的培养特点，用培养西医的办法培养中医，造成中医人才队伍建设的困难。三是中医临床与中医科研管理分家，忽视中医临床与科研紧密结合的特点，往往围绕中医药现代化实际是“中医药西化”的目标设定课题，影响了中医药遵循自身规律的创新。四是中医行业管理与中医执业医师资格认证管理分家，往往套用西医的标准考试注册中医执业医师，把不少有真才实学的人拒于中医门外。

思想理念和机制、体制方面的不适应是制约中医药事业发展的深层次问题，机制、体制问题不是政策层面的问题，而是制度层面的问题，只有认真解决好这些制度层面的问题，才能从根本上促进中医药事业的大发展。继承是中医药发展的基础，是创新的出发点。中医药发展的关键是中医药的推广普及。继承除了要特别重视名老中医学术经验的传承，还要重视中医教育体制、教学方法和教学内容，持续提供中医药继承创新人才；加快推行中医药适宜技术尤其是非药物治疗技术，加大中医药进社区、进农村、进家庭的推广力度；广泛传播中医药知识，积极宣传中医药文化；改革中医执业医师考试和注册办法，让确有一技之长的师承传授弟子和自学成才的民间人士能获得专业范围内的行医资格。创新是中医药发展的动力，是中医药与时俱进的标志。创新不仅限于科学技术的创新，还应包括思想理念和体制、机制的创新。可以考虑改革中医药的管理体制，实现中医药的统一协调发展；改革中医药科研管理办法，加大对中医临床创新研究的支持；利用现代科学技术，加快中医诊断方法的创新；加强对中医与21世纪现代医学的理念和发展要求相关性的研究，赋予中医发展以时代内涵。

我相信，在“十二五”的发展规划下，中医药一定可以取得非常好的发展。

二、2012年领导讲话

卫生部部长陈竺在2012年全国中医药工作会议上的讲话

（2012年1月10日）

2012年全国中医药工作会议，是在“十二五”卫生事业开局良好，深化医药卫生体制改革进入关键时期召开的一次重要会议。李克强副总理对这次会议很重视，专门作出了批示，既是对会议的指导，也是对全国中医药系统同志的巨大鼓舞。1月4日在全国卫生工作会议召开前夕，李克强同志听取了卫生部领导班子汇报，代表党中央、国务院对全国卫生系统在医改各项工作中发挥的主力军作用给予了充分的肯定和高度的评价，也充分肯定了过去一年包括中医药工作在内的各项卫生事业取得的进展，对2012年和“十二五”时期深化医药卫生体制改革和卫生工作提出了要求。刚才国强同志已将克强同志的讲话精神给大家进行了传达，希望同志们认真学习，深刻领会，坚决贯彻落实。刚才，国强同志作了一个非常好的报告。报告系统总结了2011年中医药工作取得的成绩，深刻分析了中医药工作面临的形势，并对2012年的主要工作作出了全面部署，具有很强的思想性、针对性和指导性，我完全赞成。

下面我谈3点意见，供同志们参考。

一、充分肯定2011年全国中医药工作

刚刚过去的一年，在国家中医药局党组的带领下，全国中医药系统围绕卫生工作的总体部署和“十二五”中医药发展目标任务，以维护人民群众健康权益、满足人民群众对中医药服务的需求作为工作的出发点和落脚点，以全面贯彻落实《国务院关于扶持和促进中医药事业发展的若干意见》（简称《若干意见》）为主线，服务医改工作大局，改革创新，真抓实干，推动和实现中医药事业科学发展，取得了有目共睹的成绩，有了许多新的特点和亮点。

一是各级党委政府对扶持促进中医药事业发展的认识明显提高，支持力度显著加大，许多省（区、市）出台了落实《若干意见》的专门文件，召开了中医药及民族医药发展大会，还有不少地方的党政主要负责同志关心支持中医药工作，专门作出批示。我在各地的调研中深有感触，特别是不久前参加河北省的振兴中医药事业大会，感受更加真切。

二是全国中医药系统牢牢抓住深化医改这一重大机遇，紧紧围绕医改5项重点工作任务，进一步加强服务能力建设，进一步加强鼓励中医药服务提供和利用的制度建设，中医药服务的覆盖面显著扩大、惠及人群明显增加，在中国特色基本医疗卫生制度构建中的作用更加突出。

三是认真贯彻落实党的十七届六中全会精神，传承中医药文化，弘扬“大医精诚”的理念，发掘中医药文化的价值内涵，开展中医药科普宣传，弘扬富有时代精神的中医药文化。

四是中医药国际影响进一步扩大，中医药成为与各国政府特别是卫生领域交流合作的重要内容，中医药标准国际化进程的加快推进，进一步加强了我国中医药话语权和主导权。继“中国针灸”入选联合国非物质文化遗产名录后，《黄帝内经》、《本草纲目》又成功入选世界记忆名录。中国中医科学院的屠呦呦研究员从传统中药中筛选出抗疟有效物质，荣获2011年美国拉斯克临床医学奖，这是我国专家首次获此殊荣，展现了中国科学家的学术精神和创新能力，证明了中医药在新时期具有巨大开发潜力和广阔发展前景。

五是中医药立法工作的进程加快，在中医药法立法的过程中认真总结经验教训，针对事关事业发展的重大问题深入研究、凝聚共识，紧紧把握保护、扶持、促进、发展的立法宗旨，注重按照中医药自身规律和特点进行制度创新，经过大家的共同努力，《中医药法（草案）》通过卫生部部务会议审议并已上报国务院。

六是切实转变工作作风，积极加强沟通协调，更加注重上下联动，推动建立和完善中医药工作体制、机制和政策措施。实践证明，中医药队伍是一支求真务实、作风过硬的队伍，是一支胸怀大局、勇于创新的队伍，是一支大医精诚、值得尊敬的队伍。

总的来说，全国中医药系统积极参与医改实践，充分发挥中医药作用，与西医药优势互补，相互促进，初步形成了中医药医疗、保健、教育、科研、产业、文化“六位一体”全面协调发展的格局，为医改3年重点任务的完成和增进人民健康作出了应有的贡献。在此，我谨代表卫生部向重视支持中医药事业发展的各级党委政府和有关部门，向关心支持中医药工作的社会各界、新闻媒体和广大人民群众，尤其是向广大中医药工作者表示衷心的感谢和崇高的敬意！

二、准确把握卫生改革发展的新形势和新任务

当前，3年医改取得重大进展，未来4年的医改工作启动在即。在党中央、国务院的正确领导下，各级党委、政府及其有关部门精心组织、密切配合，广大医疗卫生工作者发挥主力军作用，医改取得了显著成绩。第一，人民群众得到了实惠，城乡居民享受到了广覆盖的基本医疗保障。特别是在农村和基层，群众就医负担大大减轻，看病就医感受明显改善。第二，中国特色的基本医疗卫生制度框架初步建立，医疗保障体系基本建立，国家基本药物制度初步形成，基层医疗卫生服务体系更加完善，公共卫生体系进一步健全，公立医院改革试点继续推进。第三，卫生事业正在发生结构性变化，主要表现为：一是卫生资源配置发生了较明显的变化，重城市轻农村、重医疗轻预防、重高端轻基本、重西医轻中医的问题正在扭转，公共财政投向基层农村和公共卫生倾斜的导向作用不断增强；二是人民群众卫生服务利用结构开始发生变化，群众认可和信任基层卫生服务，基层卫生的服务利用出现增长趋势；三是城乡和地区间卫生发展差距逐步缩小，长期存在的城乡二元结构和地区间健康差异正在发生深刻变化；四是卫生总费用发生显著的重大结构性变化，2010年我国政府预算卫生支出和社会卫生支出占卫生总费用比重分别达到28.6%和35.9%，分别比2001年提高了12.6个百分点和11.9个百分点，个人卫生支出占卫生总费用的比重为35.5%，比2001年下降了24.5个百分点。专家预测，2011年政府预算支出在总费用当中比重还会进一步提升，卫生筹资结构趋于合理，公平性显著改善。总之，3年改革和实践充分表明，党中央、国务院确立的医改目标、方向和原则是正确的，政策措施是可行的，是立足我国国情、符合卫生发展规律的，顺应了人民群众的期待。当前，改革进入“深水区”，挑战依然严峻，一方面体制、机制性矛盾凸显，卫生资源配置的不平衡在一定程度上依然存在，还不能满足人民群众基本医疗卫生的需求；另一方面，公立医院改革的进展还不平衡，一些关键环节尚未取得突破，所以我们要充分认识到改革的长期性、艰巨性和复杂性。

目前，国务院正在抓紧制定“十二五”医改规划。规划明确了下一步医改的总体思路是，立足于制度建设、制度完善、制度创新，解决好改革面临的深层次问题，解决好改革和发展过程中存在的不协调和不可持续的问题。具体目标和任务有以下6个方面：一是强化体系建设和组织创新，加强不同层级医疗卫生机构之间的协调合作，转变医疗卫生机构服务模式，形成针对每个人和整个生命周期的连续性服务，建立政府负责、部门协作、社会支持、人人参与的全民健康促进模式，应对人口老龄化和疾病模式转变所带来的卫生新挑战。二是继续深化改革，探索建立稳定的筹资增长机制，逐步提高统筹层次，建立重大疾病保障机制，加快推进支付制度改革，积极稳妥整合城乡居民基本医疗保险制度，建立可持续的基本医疗保障体系。三是进一步完善政策，明确基本药物性质、发挥基本药物的保障功能，探索定点生产、政府统一定价和统一采购配送的政策，完善基层医疗卫生机构以实施基本药物制度为核心的综合改革，逐步扩大实施范围，巩固国家基本药物制度。四是完善顶层设计，合理规划公立医院布局和规模，坚持公立医院公益性，落实好政府办医责任，探索医院法人治理结构，完善补偿机制、改革人事管理和收入分配制度，建立严格的监管机制和绩效考核制度，加快推进公立医院改革。五是创新工作方式，推进健康城市创建活动，开展全民健康促进活动，转变服务模式，增加服务项目，扩大服务覆盖面，强化慢性病管理，落实基本公共卫生服务均等化。六是巩固改革成果，进一步完善基层医疗卫生服务体系，强化能力建设，完善服务功能，落实全科医生制度及乡村医生政策，加大基层包括中医药人员在内的卫生人才队伍建设，不断提高基层医疗卫生服务能力。

在刚刚结束的全国卫生工作会议上，我代表卫生部提出，要在“十二五”时期全面推开取消“以药补医”改革，理顺和建立补偿机制，大力推进支付制度改革，以大病保障为突破口，完善新农合制度，以县级医院综合改革为抓手，全面推进公立医院改革，有效缓解看病难、看病贵的问题。对此与会代表普遍形成了共识，就是为了维护社会公众利益，为了医疗卫生事业健康发展，也为了我们卫生队伍长远建设，“以药补医”机制早晚要改，现在改、彻底改要比将来改、拖泥带水地改要主动得多、有力得多。会议强调，争取“十二五”期间，在全系统稳妥有序地革除“以药补医”弊端，取消“以药补医”相关政策，理顺补偿机制，相关工作今年将在300个试点县先行推开，取得经验，力争明年即2013年能够普遍推开。同时加快17个国家联系公立医院改革试点城市的工作，争取2015年能够在公立医院全面推开。希望全国中医药系统发挥中医的特色和优势，为“十二五”医改目标的实现贡献力量。

三、再接再厉，勇于创新，进一步做好中医药工作

第一，在深化医改中进一步发挥好中医药作用。中央确定的在医改中坚持中西医并重的方针，发挥中医药作用的原则，必须毫不动摇地坚持下去，而且要花更大的力气、采取更多的措施，利用好中医药的资源，发挥好中医药的作用。前3年出台的一系列医改文件，提出了很多发挥中医药作用的政策措施，特别是去年卫生部与中医药局联合出台的《关于在深化医药卫生体制改革工作中进一步发挥中医药作用的意见》，要切实落实。3年来，各地结合实际，进行了有益探索，取得了很好的效果，如安徽、广西将扶持中医药发展作为医改的重点任务之一；甘肃省充分利用中医药特色优势和资源优势，鼓励中医药服务的提供与利用，发挥中医药在基本公共卫生服务和基本医疗中的作用，探索了一条符合省情、惠及群众的路子。实践证明，在医改中发挥中医药作用，有利于促进医改目标的实现，有利于促进基本医疗卫生制度的构建。各级卫生行政部门在贯彻落实国务院“十二五”医改规划、谋化布局医改工作时，要认真总结发挥中医药作用的好的经验和做法，并吸收到未来医改政策中；在确定医改工作任务时，要时刻想到利用好中医药资源，不能让中医药边缘化。

“十二五”时期医改5项重点任务中，每一项都与中医药工作息息相关，比如今年年底前，我们在农村大病救治保障方面将进一步扩大病种范围，将在全面实施儿童白血病等8类病种保障基础上，在全国三分之一左右的统筹地区把肺癌等12类疾病纳入大病救治保障范围。中医药在重大疾病保障方面具有独特的优势，无论是对肿瘤还是心脑血管疾病以及自身免疫性疾病，都非常有办法，疗效也很明显，完全可以发挥更大作用。过去几年，我们已经把中医药作为独特手段，逐渐向基本公共卫生服务均等化这个领域发展，现在需要通过临床路径的制定、中西医药联合防治方案的确定、新农合的报销政策等方面创新诊疗模式和管理模式，使中医药在大病保障中发挥重大作用。我们要充分发挥国家中医临床研究基地在大病救治中的作用，不仅把基地列为大病救治保障的定点机构，而且要使其成为示范机构。这样的话，我们不仅在常见病、公共卫生服务当中发挥中医药的作用，同时在重大疾病防治方面提升中医药的作用和水平，创新中医药的服务方式，显示中医药不可替代的优势。希望中医药管理部门把握好这个机遇，根据“十二五”医改规划部署和要求，抓紧谋划，提出切实可行的方案，把中医药更好地融入医改大局之中，力争在全民基本医保、基本药物制度和公立医院改革3个方面实现重点突破。

第二，落实好扶持和促进中医药事业发展的政策措施。《若干意见》发布实施近3年，在各级卫生行政部门和中医药管理部门的共同努力下，各级各类规划更多地将中医药作为重要内容，给予更多支持。今年，“十二五”规划提出的重点任务将全面展开，要将规划中有关中医药的内容形成可实施、可操作、可评估的具体项目。一方面，各级卫生行政部门与中医药管理部门要形成合力，加强与相关部门的协调配合，努力把相关规划中的中医药内容形成重大项目，力争更多的经费支持。另一方面，实施“十二五”卫生事业发展规划和专项卫生规划时，要高度重视中医药项目的安排，给予适当的倾斜，逐步扭转中、西医一条腿短、一条腿长的局面，切实体现扶持和促进的政策要求。同时，要加快扶持和促进中医药事业发展的制度建设，特别是要建立和完善符合中医药特点、反映中医药发展规律的制度体系，避免简单套用西医药的管理方法、手段和标准去管理、去衡量。要继续加快推进中医药法的立法进程，争取尽早实现依法保护、扶持、促进中医药事业发展纳入法制化、制度化的轨道。

第三，发掘传统医学文化内涵，弘扬新时期中医药文化。党的十七届六中全会提出，必须把建设社会主义核心价值体系作为根本任务，融入国民教育、精神文明建设和党的建设全过程，贯穿改革开放和社会主义现代化建设的各领域，使其成为全体人民的自觉追求，在全党全社会形成统一指导思想、共同理想信念、强大精神力量、基本道德规范。刚结束的全国卫生工作会议要求全国卫生系统结合十七届六中全会精神和卫生行业文化建设，开展体现社会主义核心价值观的医疗卫生职业精神的讨论。中医药作为中华民族的瑰宝，蕴含着丰富的哲学思想和人文精神，是我国优秀传统文化的杰出代表。“大医精诚”是中华文明深邃的哲学思想、高尚的道德情操和卓越的文明智慧在中医药中的集中体现，成为我国卫生文化核心价值的重要渊源，也是我们中医药人始终坚守的职业精神。我认为，中医药文化是建设我国健康文化的深厚基础，也是构建中国特色医疗卫生职业精神的重要内涵。在做好中医药工作的同时，进一步挖掘中医药文化价值，凝练中医药文化的内涵实质，使当代中医药文化能够充分反映中医药文化基本元素并体现出时代精神，使之成为广大中医药工作者为群众服务的强大精神力量。

第四，以提高服务能力为核心，加快推进中医药学术进步。我从2009年第一次参加全国中医药工作会议以来，非常有幸有更多的机会接触中医药，与中医药专家们进行讨论，深切感受到中医药学是我国乃至世界上一门具有特色和优势的医学科学体系，在甲型H1N1流感防治中、在汶川地震和舟曲泥石流等重大突发事件应急救治中，中医药都发挥了独特作用；根据中医药理论，从传统中药中筛选出的青蒿素，挽救了世界各地特别是非洲数以百万计的恶性疟疾患者的生命，得到了国际社会的认可和信任，充分体现了中医药的科学价值和广阔的发展前景。但是在现代医学十分发达的今天，中医药的特色优势也受到了严峻的挑战，中医“治未病”的理念，其技术方法和服务手段相对来说还存在不足，要使之成为公共卫生服务的主要内容，还需要作出极大的努力；实现我国医学模式的转变、应对人口老年化和疾病变化，迫切需要中医药能够提供技术支持；许多扶持和促进中医药事业发展的政策制定和完善，还需要在技术层面提供更充足的依据。我们必须把推进学术发展和科技进步、提高服务能力，摆在更加突出、更加重要的位置。要坚持中医药学原创思维，立足中医药防病治病的实践依据，通过解决实践中遇到的新现象、新问题，强化中医药对维护健康、治疗疾病的作用，进一步丰富和发展中医药理论。要鼓励多学科、多部门的联合攻关，积极利用现代科学技术并充分运用中医药传统研究方法，力争在中医药学科学内涵的诠释、中医药技术和方法的创新，特别是中医药标准规范的建立等方面有所突破。要整合资源，打造体系，开放平台，把国内的各种优势资源集中起来，建立紧密协作的大兵团作战模式，发挥多中心临床研究的优势，打造中医药科技创新体系，充分建设和利用好国家中医临床研究基地这个平台，向海内外中医药科技工作者开放，促进多学科融合，向具有优势的病种聚焦，力争在一些重大疾病防治方面有所突破。要重视理论和实践的“互动”特别是“转化”，将已有的研究成果及时有效地转化成指导实践的理论方法、用于临床的技术手段。要加强对重大科技项目的管理和指导，推进医、产、学、研的有机结合，促进集成升华，推动跨越发展。

同志们，让我们在以胡锦涛同志为总书记的党中央坚强领导下，振奋精神，攻坚克难，求真务实，改革创新，以优异的成绩迎接党的十八大胜利召开。

服务大局　奋发有为
努力开创中医药事业科学发展的新局面

——卫生部副部长、国家中医药管理局局长王国强
在2012年全国中医药工作会议上的工作报告

（2012年1月10日）

这次会议的主要任务是：深入贯彻党的十七大、十七届五中及六中全会、中央经济工作会议和全国卫生工作会议精神，以邓小平理论和“三个代表”重要思想为指导，深入贯彻落实科学发展观，深刻分析中医药改革发展面临的形势，紧紧抓住推动中医药事业科学发展这个主题，牢牢把握在深化医改中全面贯彻落实《国务院关于扶持和促进中医药事业发展的若干意见》（简称《若干意见》）这条主线，总结2011年工作，部署2012年主要任务，全面实施中医药事业发展“十二五”规划，抓住机遇，服务大局，奋发有为，努力开创中医药事业科学发展的新局面。

国务院对这次会议十分重视，中共中央政治局常委、国务院副总理李克强同志专门作出重要批示，对过去一年中医药事业发展取得的成绩给予了充分肯定，对新的一年中医药工作提出了殷切希望。卫生部陈竺部长亲临会议并作重要讲话，将结合深化医改的新形势、新任务，对进一步做好中医药工作提出具体要求。我们一定要认真学习、深刻领会、全面贯彻落实。

下面，我讲3个方面的内容，供大家讨论。

一、2011年工作回顾

2011年是在深化医改中贯彻落实国务院《若干意见》的关键之年，也是“十二五”中医药事业发展的开局之年。在党中央、国务院的正确领导下，在卫生部高度重视下，全国中医药系统团结拼搏，改革创新，狠抓落实，各项中医药工作都取得了显著成绩。

（一）中医药在经济社会发展中的地位得到进一步提升

我们在认真做好《中医药事业发展“十二五”规划》编制实施的同时，积极加强协调，努力将中医药纳入相关规划之中，进一步提升中医药在经济社会发展中的地位和作用。一是在《中华人民共和国国民经济和社会发展第十二个五年规划纲要》（以下简称国家“十二五”规划纲要）中，将支持中医药发展作为单节列出，成为“完善基本医疗卫生制度”6项重点任务之一，同时在“优化对外贸易结构”、“保持香港澳门长期繁荣稳定”等部分也列入了中医药内容。二是在相关领域的国家专项规划中，如《国家“十二五”科学与技术发展规划》、《医学科技发展“十二五”规划》都将中医药作为大力加强民生科技的重要方面，《医药卫生中长期人才发展规划（2011～2020年）》把中医药继承与创新人才工程作为5项重大工程之一。同时，积极协调相关部门，力争将中医药纳入其他相关行业规划中。三是在中医药工作部际联席会议成员单位积极支持下，完成了《中医药事业发展“十二五”规划》的编制并开始组织实施，规划中的中医（民族医）医院服务能力建设等重点项目已经落实。另外，中医药信息化、标准化、科技创新、文化建设以及对外交流与合作等专项规划已经完成或正在抓紧制定。四是各地中医药发展“十二五”规划编制与实施顺利推进，不少地方中医药规划编制层级明显提升，对中医药发展支持力度显著加大，如上海等地将中医药发展规划首次列入省市级专项规划，内蒙古将全部盟市和旗县蒙医中医医院基本建设列入自治区“十二五”规划，辽宁去年安排4 500万元专项支持中医药发展并计划在“十二五”期间持续投入，湖北加强了全省中医医院基础设施建设。将中医药内容在国家“十二五”规划纲要中单节列出并作为完善基本医疗卫生制度的6项重点任务之一，以及将中医药内容列入相关国家专项规划之中，不仅充分体现了党和政府对中医药的高度重视，也进一步彰显了中医药在国家发展战略中日益重要的地位和作用，展示了中医药未来发展的巨大潜力和光明前景。需要指出的是，中医基本现状调查的圆满完成，为国家和各地准确把握发展现状、科学提出规划目标任务等提供了有力支撑。

（二）中医药在深化医改中的作用得到进一步发挥

2011年卫生部和国家中医药管理局联合出台了《关于在深化医药卫生体制改革工作中进一步发挥中医药作用的意见》（以下简称《意见》），对深化医改5项重点工作中如何发挥中医药作用以及加强中医药人才培养等进行了全面部署。这是卫生部、国家中医药管理局贯彻

落实中央深化医改精神和国务院《若干意见》的具体体现，是构建我国基本医疗卫生制度的重大举措。

3年来，我们在深化医改5项重点工作中，持续推动中医药主动参与并取得积极进展。一是在基本医疗保障制度建设中，更加注重鼓励中医药服务的提供和利用。新型农村合作医疗制度要求提高对中医药的补偿比例，进一步调动了农民使用中医药的积极性并从中受益。河南印发了《关于城镇基本医疗保险引导和鼓励使用中医药服务有关问题的通知》。纳入医保支付范围的中医医疗服务项目和中药品种数量不断增加，2009版国家基本医疗保险、工伤保险和生育保险药品目录列入中成药987种，比上一版增加164种，大多数省（区、市）明确将医疗机构中药制剂纳入医保支付范围。二是在基本药物制度建设中，坚持中西药并重原则，注重鼓励中药的使用。102种中成药和颁布了国家标准的中药饮片被纳入《国家基本药物目录（基层医疗卫生机构配备使用部分)》，各地积极推动中药品种纳入增补目录，不少地方增加的品种数超过了西药，贵州增加比例达到近62%，西藏等民族地区增补的品种以民族药为主。三是在公共卫生服务逐步均等化工作中，积极推进中医药预防保健技术和方法的应用。《国家基本公共卫生服务规范(2011年版)》，新增了儿童保健的中医药服务要求，细化了高血压、2型糖尿病患者健康管理中医药服务要求，制定了儿童、孕产妇、老年人及高血压、糖尿病患者中医健康管理技术规范，同时启动了基本公共卫生服务中医药服务项目试点工作。甘肃在全省疾病预防控制机构设置中医科，并将中医“治未病”内容纳入基本公共卫生服务项目，要求中医药内容在居民健康档案和健康教育中分别不少于20%和30%。山东青岛按照人均10元标准安排专项资金用于55岁以上老年人中医体质辨识，河北石家庄要求不低于10%的公共卫生服务项目经费用于中医药，浙江杭州拱墅区将每人25元公共卫生费用中的10元用于中医药服务项目。四是在城乡基层医疗卫生服务体系建设中，注重提高中医药服务的可及性。382所县级中医医院得到改造，一大批社区卫生服务中心和乡镇卫生院中医科、中药房进行了标准化建设。北京、天津、上海、杭州等13个地市级以上城市和139个县（市、区）荣获全国基层（农村、社区）中医药工作先进单位荣誉称号，有力地调动了地方政府及全社会支持和关注基层中医药发展的积极性。安徽、广西及内蒙古、黑龙江开展的农村中医药（民族医药）工作县乡村一体化管理探索取得成效；云南投入1 230万元为4 100所村卫生室配备中医诊疗设备；湖北在全省所有乡镇卫生院开展“三堂一室”（国医堂、名医堂、中医养生堂和知名中医工作室）建设；天津在社区卫生服务中心和乡镇卫生院全面推进“国医堂”建设，并探索了中医全科综合服务模式；宁夏针对基层4种常见病，制定并推广10个中药饮片处方和10项中医适宜技术，都有力地促进了基层中医药服务能力提升。五是积极推进公立中医医院改革试点，注重中医药特色优势发挥。各地积极探索有利于中医药特色优势发挥的投入机制和补偿机制，北京、内蒙古、陕西等省（区、市）对公立中医（民族医）医院人员工资实行全额预算管理，浙江宁波对政府办医院的中医门诊和住院分别按每人次8元和每床日15元的标准给予财政补助，山东济宁、江西萍乡等地探索公立中医医院中医药服务的补偿机制。许多中医医院不断完善绩效考核制度，积极探索鼓励运用中医药诊疗技术和方法的激励机制。县级中医医院综合改革试点工作有序推进。中医临床路径的制定与实施试点逐步展开，中医临床路径总数达到210个，“以病人为中心、以发挥中医药特色优势为主题”的中医医院管理年活动更加深入，落实便民惠民举措、优化诊疗流程、规范诊疗行为，实施中医诊疗设备促进工程，推广使用小包装中药饮片，加强对临床科室建设与管理的指导，有序推进重点专科建设，强化了中医医院内涵建设，促进了中医药特色优势的保持和发挥，病人的就医感受和就医环境明显改善。同时，中西医结合与民族医药工作不断加强，对9所重点中西医结合医院项目建设单位进行评估验收，在总结经验基础上制定了中西医结合医院工作指南。完成了对10所重点民族医医院项目建设单位验收，开展了民族医医师资格考试开考标准调研。综合医院中医药工作继续推进，93所综合医院创建为中医药工作示范单位。印发了加强民间医药工作意见，进一步推动民间医药发掘整理工作。

（三）《若干意见》确定的政策措施得到进一步落实

国务院《若干意见》颁布近3年来，我们始终围绕“发展”这一主题，紧紧抓住“扶持和促进”这一核心，切实抓好《若干意见》提出的各项政策措施的贯彻落实。一是加大推动力度，促进《若干意见》在各地的贯彻落实。各级党委政府对中医药事业发展的重视程度和推动力度明显提高，进一步加强了对中医药工作的组织领导，加大了政策支持和财政投入力度，采取措施推动解决中医药发展中的困难和问题，有力地促进了当地中医药事业发展。去年，又有辽宁、黑龙江、湖南、陕西、河北5省出台了扶持和促进中医药发展的实施意见或加快中医药发展的行动计划，特别是广西一揽子出台了加快中医药民族医药发展的决定、壮瑶医药振兴计划和中医药、民族医药发展10大重点工程实施方案等，四川、新疆等地已完成的贯彻国务院《若干意见》实施意见稿正待完善后发布，长春等不少地市也出台了专门文件。吉林、陕西、河北、贵州、湖南5省还以省政府名义召开了中医药、中药产业发展大会，西藏等地正在加紧筹备中医药民族医药发展大会。另外，河北、山西、吉林等不少省（区、市）的党政主要负责同志就加快中医药发展作出批示、提出要求。

《若干意见》发布以来，已有19个省（区、市）出台了贯彻落实的实施意见或扶持促进中医药事业发展的专门文件，11个省（区、市）以党委或政府名义召开了中医药民族医药会议。二是加强上下联动，创新促进中医药事业科学发展工作机制。我们在上海浦东新区、北京东城区开展中医药发展综合改革试点的基础上，去年又与甘肃省人民政府签署了建设中医药发展综合改革试点示范省的协议，与海南省人民政府签署了促进中医药事业发展合作协议，与重庆市人民政府签署了促进统筹城乡中医药事业发展合作协议，就支持西藏藏医药事业发展、新疆生产建设兵团中医药事业跨越式发展出台了具体意见，将“促进中医药事业发展”纳入了卫生部与上海市人民政府进一步深化部市合作协议中，另外还分别与江苏、河南省人民政府签署了共建南京中医药大学、河南中医学院的协议，支持中国中医科学院与青海藏医药研究所签署合作推进藏医药传承与创新研究的协议。三是积极争取支持，进一步加大对中医药发展的投入。2011年中央财政投入近60亿元，其中新增投资42.12亿元，支持1 814所县级中医（民族医）医院、58个地市级民族医医院和88个西部地区地市级中医医院的服务能力建设；安排资金10.14亿元，支持70所县级中医医院建设；新增投资3亿元，支持国家临床重点专科建设项目中的88个中医专科建设；安排资金4.12亿元，支持全国老中医传承工作室等项目建设。3年多来，中央财政共投入173亿多元，其中安排专项资金45.3亿元，用于支持16所国家中医临床研究基地建设和313所地市级以上重点中医医院建设，顺利完成《重点中医医院建设与发展规划》中央投资任务；安排专项资金56.7亿元，支持了382所县级中医医院建设；安排专项资金71.43亿元，用于组织实施县级中医医院急诊急救能力与中药房建设、中医类别全科医生培训、中医重点学科和重点专科建设、基层常见病及多发病中医药适宜技术推广、市县中医（民族医）医院能力建设等中医药服务能力建设项目。与此同时，各级政府对中医药发展的投入大幅增长。四是加强沟通协调，进一步细化、实化扶持和促进中医药发展的政策措施。如在《国务院关于建立全科医生制度的指导意见》中体现了中医药内容，为中医类别全科医生规范化培训、准入及使用提供政策保障；在《国务院办公厅关于进一步加强乡村医生队伍建设的指导意见》中，明确了乡村医生使用中医药方法为农村居民提供常见病、多发病一般诊治的职责要求；去年农村订单定向医学生免费培养计划新增并招收中医学本科生1 093名；启动了中医临床型人才“院校－师承”相结合培养模式的课程改革试点，推进中医药院校教育教学改革；调整了中医药人员专业技术职务评审办法，探索建立中医药人才激励机制；实施了中医药防治传染病临床科研体系建设，在“973”计划、国家科技支撑计划、公益类行业科研专项、传染病防治和新药创制科技重大专项中设立了中医药专项或专题；完善了中药新药注册制度，研究制定了加强医疗机构中药制剂管理意见；提出了加强中医药知识产权工作的措施，明确了促进中医药服务贸易发展的政策；出台了全国民族医药近期重点工作实施方案，加快推动民族医药发展。另外，我们还同解放军总后勤部卫生部密切合作，积极推动军地中医药资源的融合，充分发挥军队中医药工作走在社会前列的重大影响。

（四）《中医药法》立法和标准化信息化工作实现了新进展

《中华人民共和国中医药法（草案）》（以下简称“草案”）已经卫生部部务会议审议通过，并于去年底上报国务院。草案在总体思路上把握了以下几点，一是突出保护、扶持、促进中医药发展的立法宗旨；二是遵循中医药发展规律，体现中医药自身特点，注重制度创新，力求有所突破；三是立足中医药服务，突出中医药特色优势，满足人民群众对中医药服务的需求；四是突出重点，统筹兼顾，促进中医药全面、协调、可持续发展。草案着重在突出中医药特色、发挥中医药作用、加强中医药传承、鼓励中医药创新、促进中医中药协调发展等方面，作出了相应的制度安排。近年来中医药立法进程的加快，主要得益于几个方面，首先，立法基础更加扎实，国务院《若干意见》的出台为立法奠定了坚实的政策和保障基础；中医药改革创新的成功探索和各地实践，为立法提供了深厚的实践和群众基础；《中医药条例》和各地中医药法规的陆续发布实施，为立法提供了有力的法制和执法基础。其次，与相关部门的沟通协调更加有效，积极争取全国人大、国务院法制办、卫生部的大力支持，充分发挥中医药工作部际协调机制的作用，认真听取各方面的意见建议，尤其注重与卫生部相关司局、国家食品药品监管局的协调，统一思想，形成共识。再次，针对立法涉及的重点、难点问题研究更加深入，组织开展的系列专题研究凝聚了行业内外的智慧和经验，为立法提供了有力支撑。这些经验，应当在今后的中医药立法工作中继续坚持，也应在其他中医药工作中积极加以借鉴。

另外，中医药标准化工作全面推进，深化中医药标准化发展战略研究，加强中医药标准体系的顶层设计，加快了中医药标准的制修订，加大了中医药标准化工作支撑能力建设，广东率先成立了中医、中药标准化技术委员会，深圳等地推进地方中医药标准建设。切实加强中医药信息化基础工作，中医医院信息化建设步伐加快，中医药管理部门网站建设得到加强，政务信息公开不断推进。中医药监督工作进一步加强，对虚假违法中医医疗广告的监测和查处力度进一步加大。

（五）中医药文化建设开创了新局面

我们认真学习贯彻落实党的十七届六中全会精神，召开全国中医药文化建设工作会议，全面总结中医药系统开展文化建设的经验和成果，进一步明确了中医药文化建设的重大意义，提出了中医药文化发展繁荣的目标任务，部署了加快中医药文化建设的工作措施。一是大力弘扬中医药核心价值观，通过举办张仲景医药科技文化节、李时珍医药节，特别是首届孙思邈中医药文化节等活动，研讨中医药文化实质内涵和中医药的核心价值体系，弘扬“大医精诚”的价值理念，传承中医药文化精神，树立良好医德医风，促进医患关系和谐。二是进一步加大中医药科普宣传力度，宣传形式更加多样、内容更加丰富、平台更加广泛，“中医中药中国行——进乡村 进社区 进家庭”活动深受广大群众欢迎，一些媒体的中医养生保健栏目成为品牌，值得一提的是，与中央电视台合作的大型纪录片《中医》开机拍摄，面向驻华使节的中医养生保健科普讲座，都产生了积极反响。三是积极探索中医药文化建设与养生保健等相融合的机制，北京、广东等地推出了中医药文化养生旅游示范基地，海南将中医药文化及养生保健纳入国际旅游岛建设。中医药文化教育宣传基地建设不断加强，中医医院中医药文化建设持续推进。中医药新闻宣传工作进一步加强，为事业发展营造了良好舆论氛围。

（六）中医药继承创新取得了新成果

去年9月，中国中医科学院屠呦呦研究员因“发现青蒿素——一种用于治疗疟疾的药物”，荣获2011年美国拉斯克临床医学奖，充分展示了中国科学家的学术精神和创新能力，体现了中医药的巨大开发潜力和广阔发展前景。这是我国医药卫生界的骄傲，更是我们中医药的骄傲。中医药科技工作更加突出“自主创新、重点前移、重心下移、加强转化、系统整合”的原则，更加注重继承与创新紧密结合，更加注重成果转化与推广，更加注重整合资源、协同研究的组织模式。一是以加快推进国家中医临床研究基地建设为重点，加强临床科研体系建设，提出了基地业务建设以重点疾病研究为根本、临床科研信息共享系统建设为主体、规范临床科研和培养骨干人才为两翼的工作思路，制定了基地临床科研信息共享系统建设指南和临床科研规范指导意见，加强了基地科研骨干培训，初步建立了以研究联盟为主体的协作机制。二是充分发挥中医药防治传染病临床科研体系作用，针对流感等外感病，从理论、临床、药物等方面进行系统研究并取得积极进展，其中奥司他韦与中国传统方剂麻杏石甘——银翘散治疗甲型H1N1流感的对比研究，证明了中医药的效果，研究成果的发布，引起国际广泛关注。三是中医药传承研究得到加强，名老中医研究型继承取得新成果，“名老中医学术思想临证经验综合信息服务平台”、“中医处方分析系统”等成果为提高传承研究效率提供了手段，第三批400本中医古籍整理进展顺利，民族医药文献整理及适宜技术筛选推广项目工作指南的制定与实施，规范了民族医药的文献整理和适宜技术筛选。四是加强“十一五”时期在重大疑难疾病和常见病防治、针灸特色疗法、技术标准、中药关键技术等方面研究成果的转化利用，为医疗服务、基本药物制度建设、适宜技术推广及基层人才培训等提供了科技支撑。五是中药资源普查试点在安徽、四川、新疆等6省（区），按照统一的技术规范和任务要求，正有序、有力地加以推进。我们还认真落实李克强副总理的重要批示，对中药材价格上涨的原因进行了调研，向国务院提出了对策建议。

（七）中医药人才队伍建设开拓了新模式

我们认真贯彻落实李克强副总理、刘延东国务委员对中医药教育工作的重要批示，按照《医药卫生中长期人才发展规划（2011～2020年）》的要求，启动了“中医药继承与创新人才工程”项目。一是稳步推进以培养高层次人才为目的的老中医药专家学术经验继承、优秀中医临床人才研修、学科带头人培养等项目，加强了师承工作与专业学位衔接的管理，建立了226个全国名老中医药专家传承工作室，探索了“中医大师班”培养高层次人才的经验。二是加强基层人才培养，培训县级中医临床技术骨干2 375名。大力推进中医类别全科医生培养和住院医师规范化培训，启动了中医类别全科医生转岗培训，2 200余名基层医疗卫生机构中医人员进岗学习，开展了中医类别全科医生培训基地建设，实施了中医住院医师规范化培训试点工作。三是通过省部局共建，在推动高等中医药院校内涵建设的同时，努力促进中医药院校教育教学改革。积极推进中医药重点学科建设，明确了323个重点学科建设点的建设规划。四是加快推进职业教育，成立了全国中医药职业教育教学指导委员会，举办了第一届全国中医药职业教育技能比赛，启动了中药调剂员等5个中医药行业特有工种职业技能鉴定师资培训和中医刮痧师等3个职业技能人员鉴定。五是强化继续教育，发挥中医药优势学科继续教育基地、城市社区和农村中医药知识与技能培训示范基地作用，继续教育质量和覆盖率都得到提高。

（八）中医药对外交流与合作形成了新格局

去年初召开的全国中医药对外交流与合作工作会议，明确了新时期对外交流与合作的指导思想、基本原则，提出了推动中医药更广泛走向世界的主要任务和具体措施。过去一年中，一是利用多边平台，发挥我国传统医药大国作用，进一步推动落实世界卫生大会通过的《传统医学决议》，积极参与世界卫生组织（WHO）国际疾病分类与代码传统医学部分的制订，积极推动WHO西太区制定实施《传统医学地区战略（2011～2020）》；促成国际标准化组织中医药技术委员会（暂定名）第二次会议成立5个工作组，并且我国专家担任3个组的召集人；《黄帝内经》、《本草纲目》经联合国教科文组织审议，列入了世界记忆名录；及时推动中国与欧盟建立推进中药注册工作机制，进一步促进了中国与东盟高水平合作平台的构建。二是巩固和发展双边合作，以落实政府间协议为重点，进一步拓展合作领域，中美中医药学术研讨会、中俄中医工作组第一次会议、中韩传统医学合作协调委员会成果丰富；与马来西亚、越南、新西兰、澳大利亚的合作得到加强。黑龙江、福建、广西、云南等地发挥区位优势，积极发展中医药服务贸易。三是两岸四地联系更加密切，联合厦门市人民政府成功举办海峡两岸中医药论坛，特别是包括院士、国医大师在内的大陆中医药界知名人士前往台湾，参加第三届两岸中草药合作及技术交流论坛等活动，在岛内外产生了积极影响，堪称是一次成功的中医药台湾健康之旅、文化之旅。

（九）创先争优活动创造了新经验

按照中央部署要求，我们认真学习贯彻胡锦涛总书记“七一”重要讲话精神，结合在深化医改中全面贯彻落实《若干意见》，深入开展创先争优活动，涌现出了中国中医科学院广安门医院、广东省中医院、重庆市中医院和天津张伯礼、吉林陈祥义、陕西鲁有强等一批先进集体和优秀共产党员，营造了广大党员干部比学习、比工作、比奉献和学先进、赶先进、当先进的良好氛围，促进了中医药行业广大党员领导干部以人为本、执政为民能力和水平的提高。扎实推进“三好一满意”活动，广大中医医院把活动与创先争优、中医药文化建设以及医院的内涵建设、促进中医药特色优势发挥的机制建设等紧密结合起来，创造了如山西中医学院附属医院的“有钱无钱、救命第一”，山东兖州市中医院的“先看病、后付费、让人人享有生命绿色通道”，江西景德镇市中医院化解医患矛盾纠纷、构建和谐医患关系，北京房山区中医医院的中医流动服务车走遍全区山村等做法和经验，有力地促进了活动载体的创新和内容形式的丰富，推动了和谐医患关系的构建和服务质量的提升，受到了广大人民群众的欢迎。

同志们，2011年中医药各项工作取得的新进展，是党中央、国务院正确领导和地方各级党委、政府关心扶持的结果，是各有关部门特别是中医药工作部际联席会议成员单位和社会各界、新闻媒体大力支持的结果，是各级卫生行政部门、中医药管理部门和广大中医药工作者团结协作、扎实苦干的结果。在此，我代表国家中医药管理局，向各级党委、政府和各有关部门，向关心支持中医药发展的社会各界和新闻媒体，向各级卫生行政部门、中医药管理部门和广大中医药工作者，表示衷心的感谢并致以崇高的敬意！

在肯定成绩的同时，我们也必须清醒地认识到，中医药工作仍然面临诸多困难、存在不少问题。如医疗、保健、教育、科研、文化、产业之间的发展还不够协调，在深化医改中发挥中医药作用的政策措施和《若干意见》确定的扶持促进中医药事业发展的各项任务还需进一步完善和落实，中医医疗服务体系特别是城乡基层的服务网络有待完善，预防保健服务亟须加强，领军人才不足和基层人员缺乏的状况没有根本改变，学术发展滞后的问题仍然突出，中医药管理部门的行政能力、管理水平特别是执行力还需进一步提高。这些困难和问题，有的是由于体制、机制等原因长期存在的，有的是中医药事业发展过程中新出现的，特别是由于中医药自身发展规律和特点在现有制度体系下难以得到充分体现而产生的一些困难和问题，已经引起了行业内外的关注和担忧。对此，我们要保持清醒头脑，在抢抓发展机遇的同时，更要有危机意识、忧患意识，要以无愧于祖先、无愧于子孙、无愧于广大人民群众的使命感和责任感，直面前进道路上的各种困难和问题，准确研判、超前谋划、科学决策、全力化解，不断推进中医药改革与发展。

二、深刻把握中医药改革发展面临的新形势，扎实推进中医药学术进步，发展繁荣中医药文化，着力推动和实现中医药事业科学发展

（一）研判形势，服务大局，扎实推进中医药改革发展

中医药改革发展，必须服从和服务于国家经济社会发展大局。改革开放以来尤其是经过“十一五”时期极不平凡的5年，我国经济社会快速发展，人均国内生产总值已近5 000美元，达到中等收入国家水平。在这个阶段，广大人民群众越来越重视健康问题，对提高健康水平和生活质量有了更多期待，对包括中医药在内的多层次、多样化的医疗卫生服务有了更多需求，这为中医药事业发展提供了更加广阔的空间。“十二五”时期，我国进入了全面建设小康社会的关键时期和深化改革开放、加快转变经济发展方式的攻坚时期，更加注重以人为本，更加注重保障和改善民生，国家“十二五”规划纲要提出把基本医疗卫生制度作为公共产品向全民提供，并将支持中医药事业发展作为完善基本医疗卫生制度的重要内容，体现了中医药在发展全局中的重要地位，这为中医药事业发展注入了新的动力。去年中央经济工作会议明确“稳中求进”是当前经济社会发展的工作总基调，特别强调要继续抓住科学发展这个主题和加快转变经济发展方式这条主线，牢牢把握扩大内需这一战略基点，牢牢把握发展实体经济这一坚实基础，牢牢把握加快改革创新这一强大动力，牢牢把握保障和改善民生这一根本目的。中医药不仅是重要的医疗保健资源，也是我国重要的经济资源和自主创新资源，对于推动战略性新兴产业发展、创造更多就业岗位和机会、拉动居民医疗养生保健等健康消费、促进农业结构调整和农民创收、推动服务贸易发展等具有独特作用。把中医药的资源优势和知识优势转化为产业优势和经济优势，把中医药所具有的原始创新潜力转化为自主创新能力，对于实现中央确定的稳增长、控物价、调结

构、惠民生、抓改革、促和谐的任务要求，推动我国经济发展，促进经济发展方式转变，提高人民群众健康水平，构建社会主义和谐社会具有重要意义。

中医药改革发展，必须服从和服务于国家医药卫生改革发展大局。当前，我国医药卫生已经进入了全面快速发展的新阶段，特别是深化医改以来，基本医疗保障面大幅扩大，包括中医药在内的基层医疗卫生服务能力明显增强，公共卫生服务受惠面明显扩大，基本药物制度建立和公立医院改革试点有序推进，群众就医负担有了初步减轻。通过近3年的医改实践探索，坚定了改革的方向，明确了改革的思路。现在医改已进入深水区，将面临更多的困难和问题，只有持续前行，才能巩固和发展已有成果，要求我们必须进一步提高对深入推进医改重要性和紧迫性的认识，充分认识深入推进医改是保障和改善民生的迫切需要，是加快转变经济发展方式的重大举措，是我国经济社会领域的重要变革。必须坚持把基本医疗卫生制度作为公共产品向全民提供的基本理念，必须坚持保基本、强基层、建机制的基本原则，必须坚持统筹安排、突出重点、循序推进的基本路径。去年的中央经济工作会议，提出要继续深化医药卫生体制改革，明确要制定和实施医改“十二五”规划，强调要抓住关键、突出重点、难点，建立、健全覆盖全民的基本医疗卫生制度。中医药是我国重要的医疗卫生资源，临床疗效确切、预防保健作用独特、治疗方式灵活、费用比较低廉。充分利用中医药资源，充分发挥中医药作用，充分彰显中医药优势，有利于建立健全覆盖城乡的基本医疗卫生制度，有利于开辟一条供得起、重预防、可持续的中国特色医药卫生发展道路。

我们要充分认识经济社会大环境和卫生改革发展变化的新形势，紧紧抓住中医药事业发展的难得机遇，深刻理解新形势下中医药工作的新要求、新任务，牢牢把握满足人民群众中医药服务需求这一根本目的，牢牢把握发展中医医疗预防保健服务这一坚实基础，牢牢把握加快改革创新这一强大动力，牢牢把握“六位一体”全面协调发展这一战略格局，着力推动和实现中医药事业科学发展。

（二）应对挑战，有所作为，加快推进中医药学术发展

经济社会深刻变化，科学技术日新月异，现代医学突飞猛进，中医药学术发展面临许多新情况、新问题。从外部环境看，随着在深化医改中贯彻落实国务院《若干意见》的不断深入，各级政府对中医药越来越重视，中医药发展的政策环境越来越好，人民群众对中医药的期待越来越迫切，对中医药学术发展提出了更高要求。中医药能否切实发挥作用、真正赢得信任，关键在于临床疗效的不断提高，在于对维护和增进人们健康所作的贡献。与此同时，国际社会对传统医药有了新的认识，对中医药的态度发生了新的变化，许多国家正利用其资金、技术等方面的优势，积极开展中医药的研究和利用，使我国中医药的原创优势和资源优势受到威胁。我们还应当看到，在现代医学快速发展的当今时代，中医药一些传统的优势领域受到了严峻挑战，新的服务领域还需要加快拓展。这些都无疑对我国的中医药发展形成了“倒逼态势”。

从自身发展看，中医药学原创思维的内涵挖掘、全面继承不够，以中医药学原创思维为基础的理论和技术方法创新也不够；中医药发展中遵循自身规律、保持自身特色面临许多挑战，在利用现代科学技术进行创新中遵循中医药原创思维、把握中医药本质特征还不够；适合中医药特点的研究和评价方法及其标准规范体系还未建立，适应时代要求的中医药自主创新体系尚未形成。同时，由于历史背景、文化底蕴和思维方式的差异，中医药学所认识的生命与疾病的复杂现象、用传统概念表达的科学内涵等还难以被现代社会普遍理解和接受。当前，中医药学术发展缓慢的问题，已经引起了社会的普遍关注和忧虑。中医药如果在疾病防治技术上没有新的发展，在临床疗效上没有新的提高，在维护和增进人们健康上没有新的作为，就如逆水行舟，不进则退，政策制定就缺乏有力依据，事业进步就缺乏强力支撑，生存发展就面临严峻挑战。对于这些问题，是躲不过绕不开的，我们必须勇敢面对、认真对待，提高紧迫感和危机感，增强预见性和前瞻性，切实把加快推进中医药学术发展，作为政策扶持和事业发展的战略重点。

加快推进中医药学术发展，首先要理清思路。要进一步解放思想、实事求是，准确把握中医药乃至科学技术的发展趋势，深刻分析中医药学术进步的制约因素，找准中医药传承创新的切入点和突破口，明确中医药学术进步的目标任务。其次要坚持继承创新。创新是学术发展的不竭动力，加快中医药学术发展必须将在继承基础上的自主创新作为战略基点，在创新中必须坚持中医药学的原创思维，并始终把其作为理论创新、技术创新的前提，不断取得原创性成果、形成原创性优势。第三要注重实效。努力争取在基础研究、临床研究、中药研究等方面取得实质进展和重点突破，理论创新成果能够指导临床实践，临床创新成果能够提高防病、治病能力，中药创新成果能够满足临床和生产需求，方法学创新成果能够为中医药实践所用，归根结底，就是要使人民群众真切感受到中医药学术发展带来的好处。第四要创新机制。围绕中医药学术发展的重点难点、问题，围绕人民群众最关心、最直接、最现实的健康需求，凝练大项目；以开放的胸怀、海纳百川的气度，凝聚优势力量，搭建大平台；重视系统整合，形成上下联动、内外结合，实现大联合。第五要加强转化。中医药学术发展的根本落脚点是有效解决临床实际问题和切实提高公众健康水平，要尽快将学术发展的成果，转化为有疗效可应用的技术、产品、方法、方案或指南，并应用到实践中去，服务于广大民众。

（三）抓住机遇，传承创新，着力推进中医药文化建设

党的十七届六中全会通过的《中共中央关于深化文化体制改革、推动社会主义文化大发展大繁荣若干重大问题的决定》（以下简称《决定》）强调，要建设优秀传统文化体系。要全面认识祖国传统文化，传承中华优秀传统文化，使之与当代社会相适应、与现代文明相协调，保持民族性，体现时代性。《决定》指出，优秀传统文化凝聚着中华民族自强不息的精神追求和历久弥新的精神财富，是发展社会主义先进文化的深厚基础，是建设中华民族共有精神家园的重要支撑。《决定》提出，要加强对优秀传统文化思想价值的挖掘和阐发，维护民族文化基本元素，使优秀传统文化成为新时代鼓舞人民前进的精神力量。

中医药学包括各民族医学，是我国优秀传统文化的重要组成部分和杰出代表，是我国劳动人民在几千年生产生活实践和与疾病作斗争中，逐步形成并不断丰富发展的医学科学，蕴含着丰富的哲学思想和人文精神，是医学与文化的完美结合。其天地一体、天人合一、天地人和、和而不同的思想基础，崇尚和谐、追求平衡的思维方式，以人为本、大医精诚的道德准则，深刻地体现了中华民族的认知方式和价值取向，蕴含着丰富的中华民族优秀传统文化精髓，是我国文化软实力的重要体现。正如习近平副主席曾经指出的那样：中医药学凝聚着深邃的哲学智慧和中华民族几千年的健康养生理念及其实践经验，是中国古代科学的瑰宝，也是打开中华文明宝库的钥匙。

当前，中医药文化发展繁荣迎来了难得的战略机遇，我们一定要从发展繁荣社会主义文化的大局来认识和把握加强中医药文化建设的重大意义，充分认识加强中医药文化建设，是推动社会主义文化大发展大繁荣，努力建设社会主义文化强国的根本要求；是建设社会主义核心价值体系，建立中华民族共有精神家园的重要内容；是提高我国文化软实力，推动中华文化走向世界的有效途径。我们一定要从中医药事业发展的全局，来认识和把握加强中医药文化建设的重大意义，充分认识到中医药文化是中医药的灵魂和根基，是中医药事业持续发展的内在动力，是中医药学术创新进步的不竭源泉，也是中医药行业凝聚力量、彰显形象的重要抓手。加强中医药文化建设，是促进中医药事业科学发展的重要措施，是满足人民群众健康和文化需求的必然选择。加快推进中医药文化建设，要准确把握中医药文化发展的自身规律，深刻理解中医药文化的内涵实质，深入研讨“大医精诚”等核心价值理念，构建富有时代特征的中医药核心价值体系和医疗卫生职业精神；要加强中医药文化发展战略研究，探索建立中医药文化传承、保护、发扬的体制、机制；要全面传承中医药文化精神，深入挖掘中医药文化价值，创新传播形式和手段，推动中医药文化丰厚资源的开发利用；要加强中医药文化、科学知识的宣传普及，构建富有中医药文化元素的我国健康文化，提高人民群众的健康素养；要统筹好中医药文化发展与中医药医疗、保健、教育、科研、产业发展和走向世界的关系，使之成为中医药全面协调发展的重要支撑，为促进社会主义文化大发展大繁荣，提高民族思想文化素质，弘扬中华优秀文化，增强中华民族凝聚力，提高中华文化国际影响力作出贡献。

三、2012年主要任务

全面贯彻落实国务院《若干意见》，积极推动在深化医改中发挥中医药作用，仍然是今年中医药工作的中心任务。2012年中医药工作要点已经印发大家讨论，下面，我就重点任务谈几点意见。

（一）着力推动“十二五”规划的贯彻落实

“十二五”时期是中医药实现跨越式发展十分重要的时期，关键要切实抓好“十二五”规划的贯彻落实。一是要紧紧把握国家“十二五”规划纲要的引领作用，按照规划纲要提出的支持中医药事业发展的重点任务，制订切实可行的实施方案，协调落实好重大项目。二是对纳入科技、人才、教育、服务贸易、标准化，特别是医改、卫生、医药产业等相关专项规划的中医药内容，要研究提出具体的、切实可行的行动计划或工作方案，并着力抓好计划方案的启动实施。三是全面实施《中医药事业发展“十二五”规划》和各地的中医药发展规划，要切实抓好规划确定的重点任务落实，做好任务分解，细化行动方案，明确工作责任；要认真抓好县级中医（民族医）医院标准化建设、中医临床重点专科建设等重大项目的实施，做好项目预算编制，切实加快预算执行进度，把项目资金管好用好，把项目做实做好。四是进一步加强与相关部门的沟通协调，落实项目安排，争取扶持政策，把规划确定的任务落到实处。

（二）着力推进深化医改中发挥中医药作用的各项政策和规定的贯彻落实

今年是深化医改承上启下的关键之年。要按照中央确定的“十二五”时期深化医改的总体要求和重点任务，认真贯彻落实全国卫生工作会议精神，以切实发挥中医药在深化医改中的作用为核心，总结经验，抓住关键，创新机制，切实抓好卫生部、国家中医药管理局《关于在深化医药卫生体制改革中进一步发挥中医药作用的意见》的全面落实，重点抓好5个方面工作。一是以县级公立中医医院为重点，全面推进公立中医医院改革。各地要以保持发挥中医药特色优势为着力点，以完善投入补偿机制为切入点，主动争取政府领导和卫生厅局的支持，努力创造条件落实取消“以药补医”的相关政策并形成机制。要积极推进体现中医特点和规律的中医药服务价格形成机制改革。要明确各级公立中医医院的功能定位，合理确定公立中医医院的布局规划和设置标准，努力探索公立中医医

院发展的新模式。继续落实好各项便民、惠民服务措施，进一步提高中医医院的科学化管理水平。二是要进一步落实好新型农村合作医疗、城镇职工基本医疗保险、城镇居民基本医疗保险制度中鼓励提供和利用中医中药的政策，积极探索和推进符合中医药服务特点的付费方式和支付制度改革。要继续推进中医临床路径制定和试点工作，努力探索有利于发挥中医药特色优势的总额预付、按病种、按服务单元等支付方式。把支付制度改革与取消“以药补医”同步推进。三是在完善基本药物制度中，要按照中西药并重的原则，进一步做好2012版国家基本药物目录中药的遴选；加强指导和培训，促进合理用药；探索建立符合中药特点的中药饮片生产供应、采购配送、配备使用、价格形成等制度，健全鼓励配制、使用医疗机构中药制剂的政策。四是在推进基本公共卫生服务均等化工作中，要以充分发挥中医“治未病”预防保健的特色优势为目标，继续开展和全面总结基本公共卫生服务中医药服务项目试点工作，形成服务项目，明确服务内容，统一服务标准，完善相关政策。五是在加快推进县级中医医院建设的同时，继续推动各地开展中医药基层先进单位创建活动，进一步加强乡镇卫生院和社区卫生服务中心中医药特色服务能力建设，实施基层中医药服务能力推进工程，健全城乡基层中医药服务网络，增强中医药服务能力。

（三）着力推进《若干意见》各项政策措施的贯彻落实

《若干意见》已实施近3年，各项工作取得了积极进展，但从总体上看，面上情况掌握不够全面，点上经验总结不够深入，整体效果缺乏系统评估。为了深化《若干意见》的贯彻落实，今年我们要在进一步推进扶持、促进中医药事业发展政策的细化、实化和各项措施的全面实施的基础上，继续做好综合调研督导服务工作，重点组织好《若干意见》实施情况的评估和推动工作。一是要把握好评估目标，通过评估，总结效果、发现不足、凝练经验；通过评估，完善政策、强化措施、促进落实。二是要确定好评估内容，重点评估哪些政策落到了实处，哪些工作取得了实效，哪些经验值得总结推广，另外还有哪些任务需要抓紧落实，哪些措施应当进一步加强。三是要制订好评估方案，重点把评估指标设计好，体现科学性、合理性，注重可操作、可量化，使评估结果系统、客观、公正。四是要组织好评估实施，切实加强领导，统筹安排，周密部署，做到上下联动、横向配合，增强评估力度，扩大评估影响，确保评估取得实效。通过督导评估，要在总结推广成功经验的同时，针对各地的实际困难和问题，强化为基层服务的意识，强化为广大群众提供更加良好的中医药服务的理念，总结和推广各地创造的发挥中医药工作部门协调机制和上下联动作用的工作方法和经验，进一步完善政策措施并切实落到实处。

（四）着力推进中医药文化建设各项任务的贯彻落实

我们要进一步贯彻落实中央《决定》，按照全国中医药文化建设工作会议精神以及关于加强中医药文化建设指导意见确定的目标任务和工作部署，重点做好以下工作。一是要深化中医药文化研究，深入挖掘中医药的文化价值，加强中医药非物质文化遗产保护与利用，紧紧围绕核心价值体系构建，进一步揭示中医药文化的实质，丰富中医药文化的内涵。二是要加强中医药文化传播平台建设，在继续打造“中医中药中国行”活动品牌、加强中医药文化宣传教育基地建设、发挥中医医院等中医药机构窗口作用的同时，更加注重利用报刊、广播、电视、互联网等社会资源，搭建传播中医药文化的公共平台，增强传播的广泛性。三是要丰富中医药文化产品，加快以中医药为主题的文化产品创作，推出一批充分体现中医药核心价值理念的精品佳作，同时要更加注重产品形式的创新，更好地利用互联网等新兴媒体的特色优势，更好地满足广大受众的不同需求，增强传播的有效性。四是要加快中医药文化专业队伍建设，把系统培养、培训与传播平台打造和文化产品创作等紧密结合起来，建设一支专业结构合理、业务素质较高、思想作风过硬的人才队伍，造就一批人民群众喜爱、有广泛社会影响的中医药文化科普名家大师。

（五）着力提高中医医疗预防保健服务和应急救治能力

近年来，我们围绕中医医疗服务能力建设，开展了许多工作，采取了很多措施，取得了一定成效。但应当看到，预防保健服务仍然是中医药服务的薄弱领域，应急救治还是中医药服务的“短板”。因此，今年我们在继续提升中医医疗服务能力的同时，要针对上述薄弱领域和服务“短板”多花力气。一是进一步提高中医医疗服务水平。推进国家临床重点专科建设，抓好局级“十二五”重点专科项目，开展中医优势病种临床诊疗协作中心建设。加强中医医疗技术临床应用管理。组织开展中医医院评审，巩固中医医院管理年活动成果，促进医院内涵建设，推动科学化、精细化管理。继续做好基层中医药适宜技术推广，抓好社区、农村中医药工作先进单位建设。进一步推动综合医院中医药工作，统筹做好中西医结合、民族医药以及民间医药工作。二是加快发展中医预防保健服务。切实提高对发展中医预防保健服务战略意义的认识，统一思想，凝聚力量。坚持发扬“治未病”健康工程实施以来取得的经验，在宗旨上坚持以人为本、服务群众，在理念上坚持以“治未病”为核心，在方法上坚持中医理论指导下的技术创新，在机制上坚持政府引导、市场主导、多方参与，在措施上坚持高起点、规范化、试点先行。稳步扩大服务覆盖面，加快各级中医医院和具备条件的其他医疗卫生机构中医预防保健服务平台的规范化建设，初步构建服务提供体系框架。切实提高服务水平，进一步加快服务技术方法及相关产品研究开发，丰富服务内容，建立服务规范，形成服务项目；加快服务队伍建设，切实提高综合素质和技术能力；加大服务质量监控力度，组织开展服务质量评价。三是着力提高中医药应急救治能力。全面总结近年来中医药参与突发公共事件应急救治取得的成效和积累的经验，进一步完善工作机制。针对突发公共事件应急救治的常见情形，完善中医药应急救治技术方案。加强中医药应急救治队伍建设，建立一支中医药基本功扎实、临床经验丰富、掌握应急救治技能的专业技术队伍，并加强中医药应急救治基地的建设。

（六）着力加强中医药人才队伍建设和专门人才培养

一是加快基层中医药人才和技术骨干的培养，继续开展县级中医临床技术骨干培训和中医全科医生转岗培训，抓好基层老中医药专家临床经验继承项目。二是进一步加强高层次人才培养，重点抓好老中医药专家学术经验继承、优秀中医临床人才研修、学科带头人培养、名老中医药专家传承工作室和中医学术流派传承工作室建设。三是加强与教育部协商合作，进一步推进中医药院校教育教学改革。落实好高等中医药院校的省部局共建协议。四是继续加强中医药重点学科建设，抓好新一轮建设项目，推动共享管理平台建设。五是加快推进中医药职业教育，加强高素质技能型人才培养，做好中医药行业特有工种职业技能人员培训和鉴定工作。六是探索建立中医住院医师规范化培训制度，进一步推进中医类别全科医生培训基地建设，加快中医类别全科医生培养。

（七）着力推动中医药科技体制建设和重大项目实施取得新成果

一是扎实推进国家中医临床研究基地建设。深化重点病种研究，不断创新技术方法、解决临床难题。力争在16家基地初步建立临床科研信息共享系统，促进临床和科研的进一步结合。落实基地科研相关管理和操作规范，推进临床科研规范体系建设。通过专题培训、短期进修、高层论坛等方式，开展人才培养，提升基地临床科研团队能力。继续推进基地联盟和科研大平台建设，充分发挥中国中医科学院等单位的作用，共同促进基地临床研究方法学、伦理审查等平台建设。研究制定基地业务建设阶段验收评估要点和指标体系，做好阶段总结。二是推进中医预防保健服务（“治未病”）的研究开发。要制定研发纲要，引导多方力量，紧密联系服务模式和技术产品开发的需要，坚持以中医理论为指导，通过科技进步引领和支撑服务发展，提高服务质量和效果，在民众养生保健、重大疾病防控和康复等方面加快研究步伐，取得更多成果。三是认真做好中药资源普查试点。要按照统一的技术要求、确定的工作方案，加快进度，保证质量，为开展全面普查提供经验。同时，要为建立中药资源动态监测体系开展实践探索。四是积极推动中医药科技成果转化。完善科技成果登记制度，建立成果库。开展“十一五”科技成果推广试点，探索成果转化推广平台建设。建立应用导向机制，引导科研人员将研究成果转化为临床适宜技术、生产实用技术。推动中医药综合改革试验区建立转化基地，探索产、学、研、用联动机制。五是认真做好国家重大中医药科技项目的组织实施。发挥行业主管部门作用，建立完善绩效评估制度，培养一支高水平、专业化的重大项目管理队伍，提高重大项目管理的科学化、规范化水平。做好项目筛选，建立项目库，体现加强中医药继承创新、推进学术进步的总体思路和基本原则，体现国家各类规划中有关中医药的科技任务，体现中医药发展的迫切需求。完善专家咨询体系建设，发挥专家在战略指导、领域咨询、监督评议中的作用，确保重大中医药科技项目组织实施的民主性、科学性、公正性。改进局级重点科研项目组织机制，重点围绕解决制约行业发展的特殊性问题，引导社会资源，探索建立多方的投入机制和协同研究的组织模式，形成一批促进企业技术研发、推动中医药走向世界的成果。六是进一步明确中医理论建设与研究的思路和方法，面对新问题，探索新规律，把理论建设与研究和中医药事业发展、学术进步的根本问题结合起来加快推进。

（八）着力推动中医药法立法进程中重点、难点问题的解决

《中医药法（草案）》已经上报国务院，要力争早日出台，仍然有很多艰巨的工作要做，仍然需要着力加快推动进程。一是继续加大力度，对立法中涉及的一些重点、难点问题组织开展深入研究。如对于法律名称、中医药传统知识保护、中西医结合等问题，目前还存在不同的意见，还有草案中提出的一些制度安排，目前还缺乏具体的操作方案，这些都需要我们配合相关部门进行更加深入的研究，为立法进程的推进提供基础。二是组织开展专题调研。要主动配合相关部门开展系列专题调研，总结梳理地方的成功探索和立法实践，学习其他国家和地区传统医药乃至中医药立法的经验，为中医药立法提供借鉴。三是进一步加强协调，争取支持。推进立法的过程，在很大程度上也是一个协调过程，要继续加大协调力度，争取更多共识。同时，要加快推进中医药系统法治政府建设，扎实做好“六五”普法工作。继续加强中医药监督工作，完善监督机制。四是扎实推进标准化工作。加快中医药标准体系的构建，加紧制定发布中医药标准体系表，重点围绕基础应用、中医诊疗、中药资源等方面，加快推进中医药标准的制修订。加强中医药标准化工作支撑体系建设，完善中医药标准管理制度，健全组织领导和技术管理体系；开展中医药标准研究基地建设，加强中医药标准理论和关键技术研究；推进中医药标准推广基地建设，加强中医药标准的宣传和应用评价。五是加快推进中医药信息化。以中医药信息平台建设和应用系统建设为重点，推动中医药信息资源共享和利用，进一步加强行业政府网站

建设，强化政务公开，保障群众权益。

（九）*着力推动中医药对外交流与合作规划纲要的全面落实*

中医药对外交流与合作，应遵循“先内后外、先文后理、先民后官、先药后医、先易后难、先点后面”的原则，紧紧抓住国际上有利于中医药发展的历史机遇，围绕全国中医药对外交流与合作工作会议所确定的指导思想、工作目标、主要任务，统筹协调，有序推进《中医药对外交流与合作规划纲要》的贯彻落实。一是积极落实政府间合作协议，以落实和美国、俄罗斯、马来西亚等国家的合作协议为重点，创建高水平的工作协调机制和产、学、研合作平台，引领合作方向，创新合作方式。二是强化多边合作，进一步响应WHO《传统医学决议》，贯彻实施《传统医学地区战略（2011～2020）》，筹备召开“世界传统医药论坛”，重点做好国际疾病分类与代码传统医学部分的制定，充分利用国际标准化组织中医药技术委员会的平台和工作机制，为中医药国际交流与合作创造有利氛围和环境。三是深入探索推动中医药文化国际传播的方式和途径，借助海外孔子学院、中国文化交流中心以及中外互办“国家年”等平台，开展中医药文化和知识的海外宣传。四是深化中医药服务贸易战略研究，协调有关部门，完善政策措施，制定发展规划和行动计划，探索模式方法，促进中医药服务贸易发展。五是进一步深化两岸四地联系，充分发挥各自优势，推动产、学、研务实合作。六是围绕我国发展需求，加强智力引进，实施海外交流、培训项目。推进交流合作基地建设，开展外向型人才培养，进一步提升中医药对外交流合作的能力和水平。七是支持民间中医药对外交流与合作，有序引导，形成合力，共同提升中医药国际形象和影响力。

（十）*着力推进创先争优和“三好一满意”活动的深入开展，为民办实事*

今年要对创先争优活动进行总结表彰，我们要努力探索和建立创先争优的长效机制。一是继续围绕中心工作，深入开展创先争优活动，把“三好一满意”活动作为“为民服务　创先争优”的重要载体和抓手，突出为人民群众提供好的中医药服务的主题，办好便民利民实事，改进服务作风，改善服务质量，把受人民群众欢迎的中医药工作干得让人民群众更加满意，让人民群众真切感受到创先争优活动带来的变化和实惠。二是按照中央工作部署和要求，设计看得见、有动力、好参加、能评价的活动内容和形式，推进活动开展得深入扎实。三是进一步发现、树立、宣传先进典型，认真抓好总结表彰，努力营造学习先进、崇尚先进、争当先进、赶超先进的“为民服务　创先争优”良好氛围。四是以创先争优活动为契机，促进中医药行业职业精神的提升，推进中医药行业文化建设和精神文明建设，为推动中医药事业科学发展、实现中医药事业“十二五”发展目标提供强大动力和保证。五是继续加强中医药系统惩治和预防腐败体系建设，进一步落实纠正行业不正之风的工作责任制和医德考评制度，加大治理医药购销领域商业贿赂工作力度，严厉查处损害群众利益的违法违纪行为，加强公立中医医院廉洁风险防控工作，建立患者满意度评价机制。

同志们，推动中医药事业发展，造福人民群众健康，使命光荣，任务艰巨，责任重大。让我们在以胡锦涛同志为总书记的党中央领导下，深入贯彻落实科学发展观，胸怀全局，坚定信心，振奋精神，扎实工作，努力完成2012年各项工作任务，以中医药事业发展的优异成绩迎接党的十八大胜利召开。

卫生部副部长、国家中医药管理局局长王国强在2012年全国中医药工作会议上的总结讲话

（2012年1月11日）

这次会议是在经济社会发展第十二个五年规划全面启动、深化医药卫生体制改革和贯彻落实《国务院关于扶持和促进中医药事业发展的若干意见》（简称《若干意见》）深入推进时期召开的一次重要会议。中共中央政治局常委、国务院副总理李克强同志为会议作出重要批示，陈竺部长出席这次会议并作重要讲话，我代表国家中医药管理局作了工作报告，全面总结了2011年中医药工作，系统回顾了中医药参与医改和贯彻落实《若干意见》取得的进展和成效，深刻分析了当前中医药事业发展面临的形势，对2012年中医药工作进行了具体部署。会议期间，对北京、天津、上海等13个地市以上城市和139个县（区、市）全国基层（农村、社区）中医药先进单位进行了表彰。另外，北京市中医管理局、天津市人民政府等17个单位与大家交流了他们近年来在工作中的好思路、好做法、好经验。会议期间，与会同志紧紧围绕李克强副总理重要批示、陈竺部长的重要讲话和会议工作报告，联系本地区、本单位的实际，进行了认真讨

论，提出了许多很好的意见和建议，我们将进一步梳理，认真研究，并吸收到文件中、落实到工作中。在大家的共同努力下，会议圆满完成了各项议程，开得很成功。下面我对会议主要情况作一小结，并围绕深化医改、统筹做好今年中医药工作再强调几点。

一、会议主要收获

这次会议虽然时间短暂，但内容丰富，高效务实，成果丰硕，达到了分析形势、交流经验、明确任务、部署工作的目的。大家普遍感到很受鼓舞，很受启发，很有收获。

（一）总结了工作，交流了经验

大家普遍认为，过去的一年，中医药系统紧紧抓住推动和实现中医药事业科学发展的这个主题，牢牢把握在深化医改中全面贯彻落实《若干意见》这条主线，更加注重服务和服从于经济社会发展大局，更加注重服务和服从于卫生改革发展全局，更加体现服务基层、服务人民群众的理念，各项工作取得了新成绩。特别是深化医改启动和《若干意见》发布实施近3年来，中医药系统积极主动参与医改5项重点工作，着力推动《若干意见》重点任务的贯彻落实，中医药医疗、保健、教育、科研、产业、文化各个方面都取得积极进展，中医药的特色优势得到进一步发挥，在推动我国基本医疗卫生制度构建中发挥了重要和独特的作用，中医药在经济社会发展中的地位和作用进一步得到了提升。大家认为，大会交流的17个单位中，既有地方政府和中医药管理部门也有医疗机构，既有来自东部地区的也有来自中西部地区的，具有广泛的代表性。交流内容非常丰富，这些单位从不同的角度介绍了他们结合本地实际，在深化医改中贯彻落实《若干意见》的成功做法和经验，既有面上的推动，也有点上的落实，做法各有特色，经验十分鲜活。一是更加注重发挥政府主导作用，优化中医药事业发展的政策环境。这次我们邀请了天津、河北石家庄、吉林长春、浙江杭州4家政府部门来向大家交流，他们坚持政府主导，为中医药事业发展环境的改善提供了根本保障，大力推动了中医药工作。二是更加注重加强协调，积极争取支持。如湖南借力政府做文章的做法，营造了领导重视、部门支持、形成合力的中医药发展氛围；湖北争取财政投入，加强了全省中医医院基础设施建设，取得了显著成效。三是更加注重统筹协调，加强顶层设计。如黑龙江从规划入手，着力推进中医药事业的全面发展；北京统筹中医药资源，促进军民融合，发挥两个优势，实现共赢，初步形成了多元化、集群化的发展格局；广西发挥地缘和丰富的民族医药资源优势，利用各种平台探索建立合作长效机制，推进与东盟国家传统医药领域合作向广度、深度、高度发展，打造全国中医药民族医药面向东盟对外合作交流的新高地；西藏全方位、多举措统筹推动藏医药工作，古老的藏医药取得了新成效、新发展。四是更加注重强基层、建机制、打基础。如天津在基层医疗机构建“国医堂”，发展中医综合服务模式的做法，长春着力推进社区中医药工作的经验，杭州“强龙头、壮枢纽、固网底”的思路，安徽实施的农村中医药工作县、乡、村一体化管理的探索，有效解决了基层中医药人才匮乏问题，走出了一条符合实际的基层中医药发展之路。五是更加注重改革创新，以改革促发展。如甘肃、广东等将中医药融入深化医改大局，在深化医改中推进中医药事业发展；再如山东济宁注重中医药补偿长效机制的探索，改革付费方式，不仅有效地激励了中医药服务的提供和利用，也受到了人民群众的欢迎。六是更加注重内涵建设，突出特色优势。如海南省中医院、江西景德镇中医院加强医院内涵建设，树立以人为本的服务理念，促进了和谐医患关系的建立，提高了患者的满意度。另外，上海、广西等地，在搭建平台，促进中医药更广泛地走向世界进行了有益的探索。希望大家从中吸取有益经验，结合本地实际情况积极加以借鉴。

（二）认清了形势，统一了思想

大家一致认为，中医药发展迎来了难得的战略机遇期，发展环境越来越好，发展空间更加广阔，社会期待越来越迫切，群众需求更加强烈。特别是国家“十二五”规划纲要提出把基本医疗卫生制度作为公共产品向全民提供，并将支持中医药事业发展作为完善基本医疗卫生制度的重要内容，为中医药事业发展注入了新的动力。同时，大家还认为，中医药事业发展还面临着许多困难和问题，特别是由于中医药自身发展规律和特点在现有制度体系下难以得到充分体现而产生的一些困难和问题，必须引起我们的高度重视，进一步强化危机意识和忧患意识；必须勇敢面对，进一步增强责任感和使命感，把握难得的发展机遇，着力化解各种困难，全力推动中医药事业的科学发展。

（三）理清了思路，明确了任务

大家一致认为，本次会议紧紧抓住推动和实现中医药事业科学发展这个主题和在深化医改中全面贯彻落实《若干意见》这条主线，提出的各项工作任务思路清晰、重点突出、措施明确、切实可行。大家一致表示，做好今年及今后一个时期中医药工作，必须紧紧抓住和利用好当前中医药事业发展的战略机遇期，按照会议报告提出的4个“牢牢把握”的总体工作思路和要求，牢固树立满足人民群众中医药服务需求的宗旨意识，解放思想，改革创新，服务大局，奋发有为，进一步夯实中医医疗预防保健服务的基础，着力推动中医药医疗、保健、科研、教育、产业、文化“六位一体”全面协调发展，为促进经济社会发展、构建社会主义和谐社会、提高人民群众健康水平作出贡献。

二、以在深化医改中进一步发挥中医药作用为核心，全面推进《若干意见》贯彻落实

中央经济工作会议提出要继续深化医药卫生体制改革，制定和实施医改“十二五”规划，继续建立健全覆盖全民基本医疗卫生制度。

李克强副总理不久前就做好今后一段时期医改工作作出了重要指示。刚刚结束的全国卫生工作会议重点围绕继续深化医改，进一步明确了“十二五”时期医改的总体思路、主要目标和重点任务，并对2012年医改的重点工作进行了具体部署。昨天，陈竺部长对下一步医改工作向大家作了介绍，并就如何将中医药更好地融入医改全局中、发挥中医药作用，提出了明确的要求。中医药作为我国医药卫生事业的重要组成部分，必然也必须积极投身到深化医改的大局中，必然也必须要为完成医改的工作任务、实现医改的各项目标服务。在近3年的医改实践中，中医药积极参与，中医药服务越来越受到广大群众的欢迎和认可，中医药为医改阶段性目标的实现发挥了重要作用。但也应当清醒地看到，中医药的独特作用在不少方面还不够突出，中医药所具有的优势还没有得到充分发挥。中医药要真正融入医改全局中，切实发挥作用，必须深刻理解“十二五”时期深化医改的总体思路、基本原则，必须准确把握“十二五”时期深化医改的主要目标和重点任务，必须深入分析中医药参与的基本途径和主要切入点，必须研究明确中医药发挥作用的技术路线和具体抓手。对此我们在前3年医改实践中进行了探索并取得了一些经验，但总体上看，理论研究还不够全面系统，实践探索还不够深入广泛，政策措施落实还不够到位，需要我们在今后的工作中进一步加大力度，着力加以推进。

一要着力抓好现有政策措施的贯彻落实。前3年出台的系列医改文件，提出了很多发挥中医药作用的政策措施，特别是去年卫生部与我局联合出台的《关于在深化医药卫生体制改革中进一步发挥中医药作用的意见》，涉及医改的方方面面，要进一步结合当地实际，细化和实化政策措施，制订和实施相应的工作方案。二要着力抓好相关政策的调整完善。随着医改的不断深入，一些制度安排也作出了相应的调整，中医药要及时跟上，如今年的全国卫生工作会议提出要全面推进医疗保险支付制度改革，并率先推进新农合的支付制度改革，确定适应不同层次医疗机构、不同类型服务的支付方式，用总额预付、按病种、按服务单元、按人头等支付方式替代按项目付费，把临床路径与付费制度改革结合起来。这就需要我们在总结各地探索经验的基础上，加强研究，及时提出既能够鼓励广大群众利用中医药服务的积极性，又能激励医疗卫生机构提供中医药适宜技术、发挥中医药价格相对低廉优势的积极性，同时又符合中医药服务特点的付费方式和支付制度。三要着力推进制度创新。如在公立中医医院改革中，要围绕取消“以药补医”这个关键问题，思考在相关政策中如何体现公立中医医院的特点，建立有利于中医药特色优势发挥的投入补偿机制和收入分配制度、符合中医药服务特点的价格机制，一并解决“以西补中”的问题；围绕完善基层医疗卫生机构运行新机制，促进中医药科室的规范化建设，健全基层中医药人才队伍，推进基本药物中药品种的合理应用，强化基层中医药服务网络建设；围绕国家基本药物制度建设，探索中药饮片生产供应、采购配送、配备使用、价格形成等制度，等等。四要着力加强技术支撑。中医药在深化医改中发挥作用，离不开政策的支持，但更重要的是能够提供有效的技术和方法，真正解决老百姓的健康问题。一方面，要围绕医改的主要目标和重点任务，按照使中医药适宜技术成为基本诊疗技术重要内容的总体目标，结合中医药服务的特点和要求，将其研究开发成具体的服务项目，或者纳入到基本公共卫生服务等相关项目中。另一方面，要针对大病保障的20个病种，发挥国家中医临床研究基地、国家临床重点专科以及局级重点专科（专病）的作用，加强联合攻关，明确中医药治疗的效果及其优势所在，形成规范化的诊疗方案或临床路径，发挥中医药在大病防治中的作用。

在深化医改中发挥中医药作用，必然要求中医药事业得到相应发展，可以说，发挥中医药作用和发展中医药事业是相辅相成的。《若干意见》的核心是“发展”，是指导当前及今后一个时期中医药事业科学发展的纲领性文件，同时《若干意见》也是深化医改的重要配套文件，强调要在深化医改中充分发挥中医药作用，与深化医改的精神紧密衔接，涵盖了基本医疗保障制度建设、国家基本药物制度建设、基层卫生服务体系建设、促进基本公共卫生服务逐步均等化和公立医院改革试点等各个方面。因此，在深化医改中充分发挥中医药作用与贯彻落实《若干意见》必须紧密结合，共同推进，通过改革，建立、健全体制、机制，推动中医药事业科学发展。通过发展，使我们中医药服务体系更加健全，服务设施条件更加改善，服务技术质量更加提高，服务队伍更加壮大，为中医药在深化医改中发挥更大作用提供保障，更好地促进医改任务的落实。

三、做好当前及今后一个时期中医药工作应当把握好的几个重要问题

首先，要坚持解放思想，以改革促发展。解放思想是中医药工作应对前进道路上各种新情况、新问题，不断开创事业发展新局面的一大法宝。推动中医药事业科学发展，必须以解放思想为先导，从那些不符合、不适应中医药事业科学发展的观念、做法和体制中解放出来，切实把思想统一到中央关于深化医改的重大决策和部署上来，统一到中央扶持促进中医药事业发展的总体要求和主要任务上来。着力深化改革是发展中医药事业的强大动力。制约中医药事业科学发展的体制机制障碍是躲不开、绕不过的，必须通过深化改革加以解决。要按照中央的决策和部署，以更大的决心和气力推进中医药改革发展，坚持以改革总揽全局，以改革促进发展，努力在中医药事业发展理念、发展思路、发展方式上实现深刻转变；

要通过改革，加快解决影响中医药事业长期健康发展的体制性、结构性矛盾，构建有利于中医药科学发展的体制、机制。

其次，要在促进中医药事业外延发展的同时，更加注重内涵建设。近几年，党和政府高度重视中医药事业，增加了资金投入，改善了各级中医医疗机构的基础设施和医疗设备配置，提高了人民群众享受中医药服务的公平性和可及性。从当前发展的情况来看，发展的质量、效益还不高，中医药特色优势没有充分发挥，尤其是部分地区、部分中医医院，注重扩大建设规模、配置高端技术、配备豪华设施、提供高端服务，而对中医药服务的特点、利用中医药适宜技术和提供基本医疗服务重视不够，对主动改善医疗服务质量安全、降低成本、控制费用等内涵建设重视不够，必须引起我们的重视，并采取措施予以纠正，下大力气加强内涵建设。要更加注重发扬中医药特色优势，充分发挥中医药在预防、保健、养生、康复等方面的独特作用；要更加注重推动中医药学术发展，提高疗效；要更加注重创新中医药服务模式，满足群众对中医药多元化的服务需求；要更加注重加强中医药应急能力建设，提高中医药的社会贡献率；要更加注重内部管理，提升服务质量，提高服务效率。

第三，要大力弘扬“大医精诚”，进一步加强行业医德医风建设。克强副总理在《求是》杂志发表的《不断深化医改　推动建立符合国情惠及全民的医药卫生体制》文章中指出，要加强医德修养和医风建设，不断提高医务人员的素质和专业技能，并使医务人员收入水平随着经济社会和卫生事业发展而逐步提高，以充分调动医务人员参与医改的积极性。“大医精诚”是我们中医药行业的优良传统，应当成为广大中医药人员的终身信条和职业操守。医疗卫生服务是关系健康和生命的劳动，是高要求、高风险、高强度的劳动。要通过体制、机制改革，在收入分配中充分体现中医药人员的技术价值，增加他们的收入，改善工作生活条件，通过必要的物质激励来保护好、调动好、发挥好广大中医药人员参与医改、支持医改、推动医改的积极性。同时，我们更要树立和践行社会主义核心价值体系，大力弘扬“大医精诚”，进一步加强行业医德医风建设，深入开展“三好一满意”活动，教育引导广大中医药人员不断增强职业荣誉感和社会责任感，端正服务理念，提升专业技术水平和服务能力，全心全意投入为人民健康服务之中去。

第四，要更加注重实效，扎实推进政策落实和项目实施的绩效评估。近年来，特别是随着《若干意见》贯彻落实的不断深入，中医药事业的投入力度不断加大，安排了一批重大项目，也制定出台不少扶持促进政策，取得了明显的成效。但从总体上看，《若干意见》贯彻落实的情况如何，相关政策措施的实施效果怎样，项目建设的目标实现得怎样，我们还缺乏全面的评估，这是我们工作中的薄弱环节，应当高度重视。我们要从中医药事业科学发展的战略高度，充分认识抓好政策落实和项目实施绩效评估的重要性。要抓紧研究制定科学的绩效评估体系和具体评估办法，在健全工作机制、设计评估制度、强化结果运用、创新工作方法等方面进行积极探索，突出考核重点任务的落实情况，以进一步推动中医药事业科学发展。

四、关于做好今年工作的几点要求

（一）进一步强化大局意识

中医药工作是党和国家总体工作的一个组成部分，也是我国医药卫生事业不可或缺的重要组成部分，中医药的发展离不开经济社会发展的大局，离不开卫生改革发展的全局。我们在工作中发现，一些地方、一些单位和一些同志片面强调中医药的特殊性，而忽视卫生发展的一般规律，不从大局去思考问题、开展工作。我们讲中医药事业实现科学发展，必须坚持中医药发展规律，体现中医药自身特点，但这绝不意味着脱离经济社会发展的大局、卫生事业发展的全局，这样很容易把自己置身于边缘化的位置。因此我们要进一步强化大局意识，把中医药发展放到经济社会大局、卫生改革发展全局中去考量，立足中医药特色优势，着眼全方位、立体化、有作为，准确把握中医药服务经济社会发展、卫生改革发展的思路要求，在为经济社会发展、医疗卫生改革发展作出贡献的同时，实现中医药事业与经济社会的协调发展、与医药卫生事业的协调发展。

（二）进一步强化危机意识

近年来，按照党中央、国务院总体部署和要求，中医药系统紧紧抓住发展战略机遇期，推动中医药事业发展有了新突破，取得了显著成绩。历史经验表明，越是形势好的时候，越是事业发展顺利的时候，越要强化危机意识。我们必须清醒认识到，目前的中医药工作离党中央、国务院的要求还有差距，还不能满足人民群众日益增长的中医药服务需求，对经济社会发展的贡献率还不高。并且随着经济全球化、科技进步和现代医学的快速发展，中医药发展环境又面临许多新情况、新问题。我常讲中医药事业发展正面临着两个倒逼态势：一是中医药发展政策环境越来越好，投入也越来越多，但如果在学术发展上没有新突破，在疾病防治技术上没有新发展，在临床疗效上没有新提高，中医药服务领域必然出现萎缩，甚至有失去服务领域的危险和可能。二是随着国际社会对中医药的价值和作用的关注，一些发达国家利用其科技、资金等优势，加强在中医药领域的科学研究，有可能抢占中医药发展的制高点。中医药在国际上的快速发展对我国中医药发展形成了倒逼态势。此外，诸如中医药特色优势的保持和发挥、人才培养、中药资源的保护和可持续利用等等，也迫切需要我们努力破解难题。我们一定要居安思危，进一步强化危机意识，正视问题和挑战，发现差距、唤起警觉，增强预见性和紧迫感，在不断创新中加以解决。

（三）进一步强化创新意识

实践证明，加快推进中医药事业发展，关键是靠创新，要用新思路、新体制、新机制、新方式，走出新路子。要进一步强化创新意识，多一些积极创新的精神，多一些敢于创新的勇气，多一些推进创新的举措。首先，要重视制度创新。要始终把遵循中医药发展规律、保持和发扬中医药特色与优势，作为制度创新的着力点，在突出中医药特色优势、拓展中医药服务领域、提高服务能力和水平等方面加强制度创新，从根本上解决长期以来制约中医药发展的一些体制性、机制性问题。要高度重视基层的创新实践。改革发展的历次突破和经验都来自地方的实践。地方出经验，中央总结规范，这是我们制度创新的一大特色。《若干意见》就充分借鉴和吸纳了各地探索创新的有益经验。这几年，各地进一步解放思想，开拓创新，进行了大量行之有效的探索并取得了实效，为制度创新奠定了坚实的实践基础。要尊重地方的首创精神，以创新的意识和理念去研究总结这些好经验、好做法，使之制度化，不断丰富和完善有利于中医药科学发展的制度体系。其次，要进一步加强工作方式方法创新。这几年，我们确立了“三观互动”的思维方法和工作方法，在上下联动、横向协调、内部协作的工作协调推进机制方面，进行了探索和创新，形成了推动工作落实的合力，切实解决了事业发展中的一些困难和问题。当前扶持和促进中医药事业发展的大政方针已定，目标任务已明确，“工欲善其事，必先利其器”，我们要抓好落实，做好工作，就必须坚持认识论和方法论相统一的原则，一切从实际出发，进一步加强工作方式方法的创新，进一步健全完善上下联动、横向协调、内部协作的工作推进机制，充分发挥沟通协调作用，调动各方面的积极性，整合力量，形成条块结合、上下联动、齐抓共管的工作格局，确保扶持促进中医药事业发展的各项政策措施能落到实处。

（四）进一步转变工作作风

工作作风直接关系事业的发展，直接影响《若干意见》的落实和中医药在医改中作用的发挥。我们必须不断强化服务意识，进一步转变工作作风。首先，要牢固树立以人为本、执政为民的理念。要始终把实现好、维护好、发展好人民群众的健康权益作为中医药工作的奋斗目标，始终把满足人民群众对中医药服务的需求作为中医药工作的出发点和落脚点，始终把维护和增进人民群众健康水平作为中医药工作的检验标准，牢固树立以人为本的服务理念，努力形成以人为本的服务模式，不断提升服务能力和水平，不断扩大服务覆盖面，不断提高服务可及性，保证人人享有包括中医药服务在内的基本医疗卫生服务。其次，要加强调查研究。实践的观点是马克思主义认识论的第一的和基本的观点。如果我们长期呆在机关，不深入实际，不调查研究，就会脱离实际，产生官僚主义，逐渐丧失对工作的发言权、决策权和领导权。我们各级中医药管理部门的同志特别是领导同志都要带头加强调查研究，真正沉下去，深入基层，深入到工作实际中去，努力掌握第一手材料，总结、推广基层在实践中创造的好经验、好做法，帮助基层解决制约发展的各种困难和问题，使各项政策和工作部署更加符合客观实际，更能体现群众意愿。

（五）进一步提升领导能力

近年来，党和政府有关中医药工作的决策部署越来越多、重大项目安排也越来越多，要确保既定的目标任务顺利完成，就必须提高我们中医药管理部门的领导能力，这既是挑战也是必然要求。我们要不断增强政治鉴别能力、战略思维能力、学习调研能力、组织领导能力、综合协调能力、工作推动能力和执行问责能力。今天我要着重要讲一下加强执行能力建设，要以加强预算执行工作为切入点，全面提高领导能力。

目前，中医药事业正处于大投入、大建设、大发展的关键时期。在中央极为关心、社会极为关注、群众极为关切的大好形势下，能否如期完成预算执行任务，不仅事关中医药改革发展的大局，也直接影响党和国家中医药政策的落实；不仅对中医药已有政策和项目的落实产生直接影响，也对争取新的项目和政策产生重大影响。从去年的预算执行情况来看，突出问题是预算执行进度缓慢。截至去年11月，在中央转移支付中医药三类项目经费中，医改补助资金项目的预算执行率平均为52.94%，中医药部门公共卫生专项资金项目的预算执行率平均为57.87%，国家临床重点专科建设项目补助资金项目的预算执行率平均为47.05%，各省（区、市）的执行进度也极不均衡，其中约有一半的执行率不足30%，有几个省（区、市）低于10%，更有极个别的甚至没有进展。对此我们必须高度重视，以更大的决心、更有力的措施、更严明的纪律抓好预算执行工作。一要进一步提高认识。要从保证中医药政策有效落实的大局出发，从提高国家财政资金使用效益、为争取中医药投入创造有利条件的高度，来认识预算执行工作的重要性，切实改变过去“重预算争取，轻预算执行”的思想观念，建立健全加强预算执行的长效机制。二要进一步加强领导。预算执行工作涉及方方面面，主要负责人要负总责、亲自抓，分管领导要负直接责任、具体抓，在保证资金安全、规范、高效使用的基础上加快预算执行进度。三要牢牢把握及时、均衡、安全、有效的预算执行基本要求。要以工作进度或项目实施的进度促预算执行进度，前期工作必须做深、做细、做实，计划和预算安排必须考虑预算执行的可能，项目建设要严格按照批复组织实施。四要建立通报约谈制度。及时了解和掌握各单位各个项目预算执行情况，定期对预算执行情况进行通报，对进展慢的单位和项目，分管领导要及时约谈。五要严格预算奖惩措施。要将预算执行进度与下一年度的投资计划和预算安排挂钩，凡总体支付进度和分科目支付进度达不到要求的，要相应调减下一年的预算安排。国家中医药管理局对各司办和直属单位要严格落实关于将预算执行进度纳入干部考核管理相关规定，对预算执行进度明显滞后、达不到要求，确属执行不力的，要对领导干部的年度考核实行一票否决。

五、做好会议精神的贯彻落实

一是做好汇报，争取支持。本次会议内容丰富，既有李克强副总理的重要批示，又有卫生部领导的讲话，还有我们的工作报告以及各有关单位的经验介绍。希望同志们回去后及时向省政府汇报，重点是要向卫生厅局党组汇报，争取政府和卫生厅局领导的重视和支持，更好地推动中医药工作。

二是认真传达，统一思想。要尽早召开本省（区、市）的中医药工作会议，结合部署2012年中医药工作，向各级卫生、中医药行政管理部门和中医医疗机构传达本次会议精神，要通过多种形式的宣传、发动，把全行业的思想进一步统一到这次会议精神上。

三是突出重点，狠抓落实。各地在安排部署工作时，要根据工作报告的精神和今年的工作要点，制订好工作方案，做好今年的工作安排。要深入基层，加强指导，开展检查监督，加大督导力度，切实抓好各项工作部署的落实。

同志们，发展未有穷期，奋进永不言止。让我们紧密团结在以胡锦涛同志为总书记的党中央周围，以更加积极的工作态度、更加扎实的工作作风，不断开创中医药事业科学发展新局面，迎接党的十八大胜利召开！

三、重要文件

（一）2011年各部委、各省市发布的“十二五”规划中有关中医药内容的摘要

《国民经济和社会发展第十二个五年规划纲要》有关中医药内容的摘要

“第八篇　改善民生　建立健全基本公共服务体系”中“第三十四章　完善基本医疗卫生制度”中“第六节　支持中医药事业发展”：

坚持中西医并重，发展中医医疗和预防保健服务，推进中医药继承与创新，重视民族医药发展。发展中医药教育，加强中医医疗机构和中医药人才队伍建设。加强中药资源保护、研究开发和合理利用，推进质量认证和标准建设。医疗保障政策和基本药物政策要鼓励中医药服务的提供和使用。

“第十二篇　互利共赢　提高对外开放水平”中“第五十一章　优化对外贸易结构”中“第三节 大力发展服务贸易”：

在稳定和拓展旅游、运输、劳务等传统服务出口同时，努力扩大文化、中医药、软件和信息服务、商贸流通、金融保险等新兴服务出口。

“第十四篇　深化合作　建设中华民族共同家园”中“第五十七章　保持香港、澳门长期繁荣稳定”中“第二节 支持港澳培育新兴产业”：

支持澳门推动经济适度多元化，加快发展休闲旅游、会展商务、中医药、教育服务、文化创意等产业。

“专栏18　医药卫生重点工程”：

医疗服务体系：推进基层医疗卫生机构标准化建设，提高县级医院（含中医院）服务能力，加强省级妇儿专科医院、边远地区地市级综合医院、县级中医医院建设。

《国家“十二五”科学和技术发展规划》有关中医药内容的摘要

“五、推进重点领域核心关键技术突破”中“（四）大力加强民生科技”中“1. 加快人口健康科技发展，提升全民健康保障能力”：

加强中医药和民族医药传承、“治未病”、优势诊疗技术等研究，促进中医药优势特色的发挥和推进中西医融合发展。

专栏：民生科技示范重点

中医药。重点突破中药材规范化种植、中药配方颗粒质量标准、中药药效物质研究及中药质量评价

等关键技术。建立有区域特色的中药研发共性技术平台。重点支持100余个常用中药材品种开展中药规范化种植研究和10余个中药材大品种的深度开发，开展8~10个新药品种的研发、30个传统中药大品种的二次开发，促进3~5个中药品种进入国际市场。

"六、前瞻部署基础研究和前沿技术研究"：

人口与健康科学领域。重点支持非传染性慢性复杂疾病机理及其防治、传染性疾病致病机理及其防治、计划生育与生殖健康、灾害医学、我国不同民族疾病易感性、衰老和衰老相关疾病、中医药、人与环境相互作用等领域的基础研究。

"九、提升科技开放与合作水平"中"（三）积极参与国际科技组织与国际大科学计划"：

有效参与国际大科学计划和大科学工程，继续实施我国发起的"可再生能源与新能源国际合作计划"和"中医药国际科技合作计划"，适时推动发起应对气候变化国际科技合作研究等国际和区域性大科学计划。

《医药卫生中长期人才发展规划（2011~2020年）》有关中医药内容的摘要

"二、主要任务"中"（四）加强高层次医药卫生人才队伍建设"：

建设目标：以提升医学创新能力和医疗卫生技术水平为核心，造就一批具有国际竞争力的医学杰出人才，培养一批高技能专业技术骨干人才。到2015年，培养造就临床医学、基础医学、公共卫生、卫生监督、卫生管理、中医药、食品药品与医疗器械监督等领域高层次专业人才6.2万人；到2020年，培养和引进9.6万人。

主要举措：……支持优秀中医临床人才研修和老中医药专家医术经验继承工作。完善"卫生部有突出贡献中青年专家"和"国医大师"等选拔机制。

"二、主要任务"中"（五）统筹推进其他各类医药卫生人才队伍建设"：

主要举措：完善中医药师承教育制度，加强基层中医药人才和中西医结合人才培养。

"四、重大工程"中"（四）中医药传承与创新人才工程"：

加强基层中医药人才队伍建设。开展县级中医临床技术骨干培训项目、农村在职在岗中医药人员中医专业大专学历教育以及民族医药知识与技能培训，到2015年，培训6.65万人；到2020年，达到13.3万人。开展全国优秀中医临床人才研修项目和民族医药骨干培训，到2015年，培训1 500人；到2020年，培训3 000人。开展全国老中医药专家学术经验和基层老中医药专家临床经验继承工作，到2015年，为8 700位老中医药专家遴选1.74万名学术继承人；到2020年，为1.65万位老中医药专家遴选3.3万名继承人。加强中医药人才培养能力建设，到2015年，完成500个中医药重点学科建设点、1 000个中医药优势特色基地和1 100个名中医及学术流派传承工作室建设工作；到2020年，名中医及学术流派传承工作室建设达到2 200个。

《服务贸易发展"十二五"规划纲要》有关中医药内容的摘要

"一、发展现状和面临形势"中"（一）'十一五'期间服务贸易发展持续壮大，稳步增长态势初步形成"：

——贸易结构逐步优化。

同时，与现代服务贸易行业相关的服务外包迅速发展，教育、文化、中医药等中国特色服务贸易领域潜力巨大，出口体系初具雏形。

"三、主要任务"中"（六）推动重点行业服务出口"：

进一步巩固运输、旅游、建筑等行业在服务贸易中的规模优势，积极推进中医药、文化艺术、广播影视、新闻出版、教育、体育等有中国特色的服务出口，重点培育通信、金融、会计、计算机和信息服务、传媒、咨询等现代服务贸易，积极承接服务外包。

"三、主要任务"中"（八）加快服务贸易企业'走出去'步伐"：

……积极向海外发展，带动中医药、中餐等中国特色产业开拓国际市场。

"附件：服务贸易发展重点领域"中"十一、医疗和生物医药服务"：

发展目标：建立以国际市场为导向的中医药服务贸易促进体系，完善促进中医药服务贸易发展的法规体系；建设中医药服务贸易人才队伍；提高中医药服务出口的质量和附加值，促进中医药服务出口的全面增长；促进生物医药服务贸易发展，形成具有国际影响力的知名品牌。

重点工作：深化医药卫生体制改革，推进制度创新；进一步完善公共卫生和医疗服务体系，加强医疗机构管理，提高医疗服务质量，建立健全药品供应保障体系；加快健康产业发展。加强卫生国际合作与交流，促进医疗服务贸易发展；发挥中医药特色优势，大力发展中医药服务贸易；建立完善中医药服务行业国际标准认证体系，确立国际从业人员服务水平等级测评和认证制度；加强对海外中医药从业人员的教育和培训；建立并完善中医药服务贸易专业与管理人才培训体系，建设外向型中医药服务人才队伍；加强中介机构建设，建立中医药服务贸易信息支撑体系；建立海内外中医药服务贸易示范基地，扶持大中型中医药服务贸易出口企业，培育一批国际知名品牌；促进生物医药技术进入国际市场。

各省、自治区、直辖市“十二五”规划有关中医药内容的摘要

【北京市】

“第三篇　发展惠及人民”中“第一章　扩展优质多样的公共服务”中“四、使广大市民成为健康北京人”：

满足市民多样化健康需求：充分发挥中医资源优势，大力发展中医保健，促进中医服务进社区。

推进区域医疗资源优化配置：大力发展中医中药，加快东城国家中医药发展综合改革试验区发展，加强中医临床研究基地建设，扩充基层社区卫生服务机构中医科和中药房，实现中医药服务城乡全覆盖。

【天津市】

“第八章　加强社会建设 切实保障和改善民计民生”中“五、提升卫生服务能力”：

加强城乡医疗卫生服务体系建设：进一步做强优质卫生资源，新建和改扩建天津医院、胸科医院、环湖医院、中医一附院、中医二附院、医大二附院、医大代谢病医院、三中心医院等……坚持中西医并重，支持中医药事业发展。

“第五章　大力发展高端产业 促进产业结构全面优化升级”中“一、做大做强先进制造业”中“（二）发展壮大优势支柱产业”：

生物医药产业……大力推进中药现代化和国际化，加强关键技术研发和中药标准化建设。

【河北省】

“第十章　保障和改善民生　全面提高人民生活质量和水平”中“五、加快发展卫生和体育事业”：

振兴中医药事业。健全中医药服务体系，省、市、县各办好一所公立中医院，打造名医、名院、名科。乡镇卫生院、社区卫生服务中心设置标准化中医科，村卫生室、社区卫生服务站提供中医药服务。推进中医药继承与创新，加强中医特色专科建设，培养技术骨干和学科带头人。加强中药资源保护、研究开发和合理利用，推进质量认证和标准建设，提升中药产业发展水平。将符合条件的中医诊疗项目、中药品种和医疗机构中药制剂纳入医保报销范围。

“第五章　调整工业结构　提高产业核心竞争力”中“二、积极培育壮大战略性新兴产业”：

生物医药产业：生物医药，重点发展重组蛋白药物、多肽类药物、新型疫苗等，支持先进剂型制剂、创新药物等产品的研发和产业化，推进中药现代化。

【内蒙古自治区】

“第七章　民生优先推进和谐社会建设”中“第二节　完善医疗卫生制度”：

大力发展蒙中医药事业。支持蒙中医药事业发展，开展蒙药药效学评价，推进蒙药新药开发研究和蒙药剂型改革，建设国家蒙药临床研究基地和蒙药制剂中心，实施一批蒙医药标准化项目。重点建设盟市级蒙中医院9所、旗县级蒙中医院89所，建成15个蒙医中医特色专科和重点专科。

“第三章　转型升级　提升产业核心竞争力”中“第二节　做优做强工业建筑业”：

培育发展战略性新兴产业：鼓励发展生物制药、现代中蒙药、生物疫苗和生物育种，加强生物发酵技术研发及产业化。

【辽宁省】

“第十一章　大力保障和改善民生”中“第四节 提高全民健康水平”：

促进基本公共服务均等化：坚持中西医并重，推进中医药（民族医药）继承与创新。加强医药卫生信息系统建设。

“第四章　提高工业核心竞争力”中“第四节 加快发展战略性新兴产业”：

生物产业。充分发挥生物医药和生物育种产业发展的基础优势，优先发展生物技术药物和化学创新药物，推进中药现代化。

“专栏6　战略性新兴产业发展重点方向”

生物产业：发展生物制药、化学制药、现代中药、医疗器械和医用材料、生物育种产业等。

【吉林省】

“第九章　大力发展社会事业，促进社会和谐稳定”中“第三节　推动医疗卫生事业健康发展”：

坚持公共医疗卫生的公益性质，坚持预防为主，以农村为重点、中西医并重的方针，协调推进公立医院、保障制度、药品保障供应体系建设，进一步提高医疗卫生保障水平和服务能力，初步建立覆盖城乡居民的基本医疗卫生制度，满足群众基本医疗卫生需求。

进一步健全医疗服务体系：依托我省中医药资源优势，大力发展中医药事业，加强国家中医临床研究基地建设，推进县级重点中医院建设。

“第二章　巩固农业基础地位，促进率先实现农业现代化”中“第一节　大力提高农业综合生产能力”：

建设以蔬菜、食用菌、中药材、经济作物、经济动物及长白山山珍食品为主的北方园艺特产基地。

“第二章　巩固农业基础地位，促进率先实现农业现代化”中“第二节　加快构建现代农业产业体系”：

优化农业产业布局：建设东部中药材、经济动物、冷水鱼、食用菌和长白山山珍食品。

“第三章　建设新型工业基地，提高产业核心竞争力”中“第四节　积极培育和发展战略性新兴产业”：

加快发展医药产业：围绕长白山道地药材种植、加工和基源药物开发，加快实施中药产业推进工程，积极推进中药大品种二次开发和新品种产业化，保持在国内的领先地位。

“第四章　推动提速升级，实现服务业跨越式发展”中“第二节　积极发展生活性服务业”：

家庭服务业：发挥我省中医药资源和产业优势，大力发展集健康保健、养生康复与健康旅游为一体的健康产业。

“第六章　坚持创新驱动，提高区域创新能力”中“第二节　推进产业重大技术突破”：

加强产业核心技术和前沿技术研究，集中力量突破一批事关我省产业发展的关键共性技术，构建产业创新体系：围绕新能源汽车、生物、信息、新材料、先进制造等领域，重点突破……现代中药质量控制……核心关键技术。

【黑龙江省】

“第十四章　加强公共服务体系建设，保障和改善民生”中“五、完善基本医疗卫生制度”中“（二）进一步完善医疗服务体系”：

扶持中医药发展，加强黑龙江中医药大学附属一院中医临床研究基地和地市级中医院建设，大力推广中医药适宜技术。积极推进公立医院改革试点，在总结经验的基础上逐步推开。

“第三章　以哈大齐工业走廊建设区为重点，推进工业结构优化升级”中“二、大力发展战略性新兴产业”中“（二）生物产业”：

以提高重大疾病预防能力和医药自主创新能力为重点，推动具有自主知识产权和广阔市场前景的新药开发和产业化，着力在生物工程药物、抗生素和化学原料药、现代中药领域实现突破。建设疫苗、动物疫苗与诊断试剂特色产业研发平台，突出中药技术优势和传统特色，壮大现代中药产业。

“第四章　以东部煤电化基地建设区为重点，推动资源型城市经济转型”中“二、发展非煤替代产业”中“（一）非煤工业”：

发展生物医药产业，重点发展现代中药、生物医药、兽药等产品。

“第六章　以大小兴安岭生态功能保护区为重点，加强资源节约和环境保护”中“一、推进生态保护与经济转型”中“（二）发展生态主导型产业”：

发展北方林区特色中药材标准化种植养殖，提升北药精深加工水平，加快发展北药产业。

“第六章　以大小兴安岭生态功能保护区为重点，加强资源节约和环境保护”中“二、促进低碳发展”中“（二）发展林产品加工产业”：

大力发展林下经济，做大食用菌、浆果、坚果和中药材等山特产品加工规模。

【上海市】

“第十章　创造安居乐业的人民生活”中“第六节　提高居民健康水平”：

普遍提高居民健康素质：注重发挥中医“治未病”和“简便验廉”的优势，促进中医药事业健康持续发展。

“第四章　构建服务经济时代的产业体系”中“第二节　培育发展战略性新兴产业”：

面向健康生活重大需求，大力发展创新药物、新型疫苗、诊断试剂、现代中药、医疗器械和绿色农用生物产品。

“专栏 104　健康城市”：

上海将逐步建立“政府引导、部门合作、市民参与”的健康促进工作体系，围绕生活方式健康促进、场所健康促进、人群健康促进等三大重点，持续推进合理膳食……中医“治未病”……等 10 项行动。

【江苏省】

“第四篇　惠民优先　着力构建和谐社会”中“第十章　保障和改善民生”中“第四节　提升全民健康水平”：

加快医疗卫生事业改革：坚持中西医并举，大力发展中医药事业。

健全基层医疗卫生服务体系：推动中医、中药进社区。

“第二篇　创新驱动　加快经济转型升级”中“第六章　构建现代产业体系”中“第一节　打造先进制造业基地”：

生物技术和新医药产业。重点培育生物技术药、现代中药……等十大产品集群，努力成为全球生物技术和新医药创新及产业化最活跃的地区之一。

【浙江省】

“十、加强社会建设”中

“（三）提高全民健康水平”：

完善新型公共医疗卫生服务体系：坚持中西医并重，推进中医药振兴发展。

“三、加快产业结构优化升级”中“（一）积极发展现代农业”：

做强做优特色精品农业：提升壮大蔬菜……中药材、食用菌、花卉苗木、蚕桑等十大农业主导产业，……加快构建高产、优质、生态、安全的现代农业产业体系。

“专栏1　十大农业主导产业重点发展方向”：

中药材。加强珍稀、濒危药用资源保护和开发利用，加强良种繁育基地建设，提升浙产药材生产和加工水平，创建品牌。

“专栏2　制造业转型升级11个重点产业”：

医药。大力促进原料药产业转型发展，做强医药制剂，推进中药现代化，加快新型医疗器械及关键制药设备等领域的突破。

“专栏6　九大战略性新兴产业培育方向”：

生物产业。重点发展生物制药、现代中药、生物医学工程、农业良种、绿色农用生物制品、生物保健食品、生物基材料、微生物发酵产品的生产和应用。

【安徽省】

“第八篇　加强社会建设与管理，构建和谐社会”中“第二十一章　推进以改善民生为重点的社会建设”中“第四节　加快医疗卫生事业改革发展”：

支持中医药事业发展，完善中医药服务体系，加强新安医学研究和发掘。

“第三篇　加快新型工业化进程，构建现代产业体系”中“第七章　增强工业综合竞争力”中“第一节　培育壮大战略性新兴产业”：

生物产业。重点发展生物制药、现代中药、生物育种等产业，做大做强蚌埠生物产业基地、亳州现代中药产业基地……

“第四篇　推进‘三农’现代化，建设社会主义新农村”中“第十章　发展现代农业”中“第一节　提高农业综合生产能力”：

大力发展茶、桑、果、中药材等特色农产品。

“第五篇　充分发挥比较优势，促进城乡区域协调发展”中“第十四章　统筹区域发展”中“第二节　支持皖北地区加快发展”：

加快工业化进程。加快建设煤电化、装备制造、食品工业基地，大力发展商贸物流、现代中药，做大做强硅产业、钢铁、汽车、纺织服装鞋帽等，积极发展循环经济。

“专栏9　省辖市城市定位”：

亳州市打造全国重要的现代中药产业基地、农副产品加工及劳动密集型产业基地、养生文化旅游基地，建设成为辐射皖豫交汇区域的新兴中心城市。

“专栏15　社会建设重点工程”：

医疗卫生重点工程。重点建设乡镇卫生院及附属设施、卫生信息化系统……中医医疗机构、社区卫生服务机构、疾病预防控制机构能力完善……等工程。

【福建省】

“第十三章　优先保障和改善民生”中“第三节　提高人民群众健康水平”：

推进公立医院改革：积极扶持和促进中医药事业发展，实现全省中医院达到国家建设标准，医疗保障政策和基本药物政策要鼓励中医药服务的提供和使用。

“第二章　加快推进农业现代化进程”中“第一节　大力发展现代农业”：

发展特色优势农业：园艺业重点发展茶叶、水果、花卉、蔬菜、食用菌、中药材等特色产品，建设种苗繁育基地和标准化生产基地。

“第十一章　建设两岸交流合作先行先试区域”中“第二节　建设两岸文化交流重要基地”：

推进卫生交流合作。加大卫生领域对台开放，推动公共卫生、医学医疗、中医药、康复养生、养老事业等方面交流合作。

“专栏3：加快推进农业现代化进程相关概念”：

十大特色农产品：茶叶、花卉、蔬菜、水果、食用菌、笋竹、烤烟、中药材、畜禽、水产品。

“专栏4：七大战略性新兴产业及17个领域”：

生物与新医药产业：新医药产业：治疗肿瘤、免疫功能性疾病、病毒性疾病和老年性疾病的中成药。

【江西省】

“第八篇　保障和改善民生”中“第四章　提高医疗卫生保障水平”中“第四节　推进医疗体制改革”：

坚持中西医并重，发展中医医疗和预防保健服务，推进中医药继承与创新。

“第二篇　加速推进农业现代化”中“第一章　发展现代农业”中“第三节　调整优化农业结构”：

鼓励和支持优势地区集中发展棉花、油料、茶叶、中药材等经济作物，推进蔬菜、水果、食用菌、花卉、薯类等产品集约化、设施化生产。

“第三篇　加速推进新型工业化”中“第一章　促进产业集群集约发展”中“第一节　优化产业区域布局”：

上饶、鹰潭等赣东北地区重点发展铜材加工、光伏、建材、食品、中医药、绿色照明、光学、水工、精密机械等产业。

“第三篇　加速推进新型工业化”中“第三章　超常规发展战略性新兴产业”中“第三节　加强政策支持和引导”：

生物产业工程：重点实施中药现代化工程、药物创新工程、生物医学工程、生物农业工程、微生物制造工程，到2015年，产业规模进入全国先进行列，位居中部地区前列，现代中药保持国内领先地位。

“第三篇　加速推进新型工业化”中“第四章　加快发展现代服务业”中“第四节　积极培育新兴服务业”：

生命健康产业：强化行业管理，制定技术规范，推进专业按摩、中药保健等行业和家庭情感、青少年、企业职工等心理健康咨询产业规范发展。

【山东省】

“第七篇　和谐社会和公共服务”中“第二十一章　卫生体育”：

完善城乡公共卫生服务体系：大力发展现代中药产业，加强国家和省中医临床研究基地建设，充分发挥中医药在疾病预防控制、医疗服务、康复保健和应对突发公共卫生事件中的积极作用。

“第三篇　结构调整和转型升级”中“第八章　工业优化”中“第二节　培育发展战略性新兴产业”：

新医药及生物产业。重点发展以生物技术药、化学创新药、现代中药、海洋药物、生物医药工程为主的新医药产业。

【河南省】

“第九篇　保障和改善民生，建设和谐中原”中“第四章　提高全民健康水平”中“第一节　提高医疗卫生服务水平”：

完善医疗服务体系：大力发展中医药事业，加强中医专科和人才建设，将符合条件的中医医疗机构纳入基本医疗保险定点机构范围，将符合条件的中医诊疗项目、中药品种和医疗机构中药制剂纳入报销范围。

“第二篇　加快新型工业化，构建现代产业体系”中“第一章　推动工业转型升级”中“第三节　积极培育先导产业”：

生物产业：加快新型疫苗和诊断试剂、化学创新药物、现代中药、生物育种、生物制造等产业发展，建设全国重要的生物产业基地。

“第四篇　推进农业现代化，加快社会主义新农村建设”中“第一章　大力发展现代农业”中“第二节　深入推进农业结构调整”：

加快发展特色高效农业：建设400万亩道地中药材种植基地，培育一批中药材加工龙头企业。

“第五篇　坚持科教兴豫和人才强省，构建自主创新体系”中“第一章　大力推进自主创新”中“第五节　发展产业技术创新联盟”：

在新型疫苗……现代中药、矿山装备、电解铝高效节能、小麦等优势产业领域建设一批产业技术创新联盟，开展联合攻关和联动创新。

【湖北省】

“第八篇　保障和改善民生”中“第三十一章　医疗卫生”中“五、支持中医药事业发展”：

推进中医药继承与创新，加快省中医院国家中医临床研究基地建设，加强市县和基层中医服务体系建设。加强中药材基地、中药材市场建设，加快发展中药产业，推进中医、中药同步发展，努力建设中医药强省。

“第三篇　加快构建现代产业体系”中“第七章　高新技术产业和战略性新兴产业”中“四、生物产业”：

大力促进生物技术药物、新型疫苗和诊断试剂、原料药及中间体发展，提高现代中药与天然药物发展水平，加快生物医学工程产品的研发和产业化。

“第三篇　加快构建现代产业体系”中“第十章　现代农业”中“二、调整优化农业结构”：

农业产业结构。稳步发展粮棉油生产，提高果茶、蚕桑、中药材等经济作物在种植业中的比重和畜禽、水产养殖业在农业中的比重。

【湖南省】

“第十一章　加强社会建设与管理，切实保障和改善民生”中“第三节　提高人口健康水平”中“完善公共卫生和医疗服务体系”：

坚持中西医并重，扶持和促进中医药事业发展。

“专栏1：战略性新兴产业发展重点”：

生物：现代中药、化学药、生物制品、医疗器械及装备、粮油作物育种、经济作物育种、畜牧水产育种、特色生物育种。

“专栏7：重大文化产业和国家级非物质文化遗产保护工程”：

传统医药：九芝堂传统中医药文化。

【广东省】

“第十篇　普惠共享　保障和改善民生”中“第四章　提高医疗卫生服务水平”中“第五节　推进中医药强省建设”：

建立涵盖预防、治疗、康复、保健、养生的中医药服务体系，完善大中城市综合性中医院、县级中医院、乡村和社区中医药服务网点三级中医医疗服务机构。充分发挥中医药在公共卫生、基本医疗以及重大、疑难疾病防治方面的特色和优势，推动开展中医预防保健服务。加强岭南中医药理论研究，打造岭南中医药品牌。

“第十三篇　互利共赢　深化粤港澳合作”中“第三章　共建大珠三角优质生活圈”：

扩大开放医疗服务市场，推进医疗服务便利化，合作发展高端医疗服务和中医药医疗保健服务。

【广西壮族自治区】

“第十二章　建立健全基本公共服务体系”中“第四节　加快医疗卫生事业改革发展”：

坚持中西医并重，支持中医药事业发展，实施壮瑶医药振兴计划。

“第二章　大力发展现代工业”中“第一节　发展壮大千亿元产业”：

医药制造产业，重点发展现代中药和以壮瑶药为重点的民族医药。

“第三章　加快社会主义新农村建设”中“第一节　大力发展现代农业”：

推进蔬菜、水果、花卉、中草药、茶叶等园艺产品设施化生产：加快把蚕茧、草食动物、奶水牛、中药材、非粮生物质能原料、优势水产品、油茶、花卉培育为产值超100亿元。

“第五章　全面加快服务业发展”中“第一节　加快发展生产性服务业”：

完善城乡商品市场体系，重点

发展一批集散力强、在全国有影响的大型综合批发市场和专业批发市场，形成食糖……中药材等商品交易集散中心。

“第五章 全面加快服务业发展”中“第六节 营造服务业发展良好环境”：

扩大服务业对外开放……努力扩大文化、中医药、软件和信息、商贸物流、金融保险等新兴服务出口……提高服务业国际化水平。

“专栏3：千亿元产业建设”：

医药制造产业：重点建设国家基本药物重大疾病原料药基地项目，以及中药、壮瑶医药、化学药、特色中药材深加工等工程。

“专栏4： 产业提升工程”：

重大科技攻关工程：铝精深加工……中药现代化……重大疾病防治等关键技术研发与应用示范。

“专栏7：现代农业建设”：

特色农业基地：重点建设高产高糖糖料蔗……中药材标准化……等畜禽水产品生产示范基地。

设施农业：重点推进水稻、甘蔗生产全程机械化及节水灌溉示范，建设蔬菜、水果、花卉、中草药、茶叶等园艺设施……等工程。

“专栏10：服务业发展”：

会展业：重点建设……玉林中医药博览会展中心、玉林中小企业商机博览会展中心。

商贸流通业：重点建设……以及南宁、柳州食糖现货交易市场，大型工业品、粮食及农资商品、中草药材、农副产品批发市场和专业市场等工程。

“专栏19：科技创新平台及重大专项”：

重点实验室：重点建设……药用资源化学与药物分子工程等省部共建国家重点实验室培育基地以及中药药效研究、地中海贫血防治……等自治区重点实验室。

【海南省】

“第七章 社会事业建设”中“第三节 加快医疗卫生事业改革发展”：

大力发展中医药事业。加强中医医疗机构建设，努力建成一批富有中医药特色的区域性示范中医院。大力提升农村、社区中医药服务能力和中药产业发展水平。积极发展中医预防保健服务，充分发挥中医药的传统优势，大力促进健康产业和医疗旅游的发展。

“第二章 海南特色的经济结构”中“第一节 提升发展以旅游业为龙头的服务业”：

休闲疗养业：完善休闲疗养服务网络，鼓励现有医疗机构扩大疗养服务范围，鼓励引进国内外高水平医疗机构和康复疗养、养老养生服务机构，大力发展中医康复疗养、温泉康体疗养、森林氧吧康复等疗养服务项目。

“第二章 海南特色的经济结构”中“第三节 优先发展高新技术产业、集约发展新型工业”：

大力发展生物产业：大力发展生物医药产业，增强南药、黎药、海洋药物的自主研发能力，加快国家中药现代化科技产业（海南）基地建设。

【重庆市】

“第十章 切实保障和改善民生”中“第三节 建设健康重庆”：

建立和完善以国家基本药物制度为基础的药品供应保障体系；坚持中西医并重，发展中医医疗和预防保健服务，推进中医药继承与创新。

“第六章 建设社会主义新农村”中“第一节 大力发展现代农业”：

深化农业结构调整。完善现代农业产业体系……加快发展渔业、茶叶、特果、蚕桑、中药材、烟叶等特色产业。

“专栏15 建设社会主义新农村重大项目”：

农业产业化：三峡库区和渝东南地区中药材药源建设及中药材深加工项目。

“专栏23 健康重庆重点项目”：

重大公共医疗卫生建设项目：重庆儿童医疗中心，市急救中心综合整治，市职业病防治院中毒救治综合大楼，市公共卫生医疗救治中心门诊综合楼，市中医院迁建（二期）等。

“专栏27 自主创新能力建设重大项目”：

科技公共服务体系建设项目。中科院重庆绿色智能技术研究院、重庆科学技术研究院、中药研究院、电信研究院西部分院等重大科技基础设施；医疗器械中试生产、多肽药物中试生产中心、现代中药生产技术中试平台……等重点产业领域公共技术服务平台建设项目。

【四川省】

“第七篇 加强社会建设和改善民生”中“第二十七章 提高人民健康水平”中“第五节 大力发展中医药事业”：

坚持中西医并重，发展中医医疗和预防保健服务，实施名医、名院、名科、名药战略，推进中医药事业发展。合理规划配置中医医疗机构，加强中医医疗服务体系建设，鼓励提供和使用中医药服务。坚持继承和创新相结合，推进中医药科技进步。建立多层次师承制度，加强中医药人才队伍建设。加强中药资源保护、研究开发和合理利用。大力发展民族医药。

“第三篇 推动产业结构优化升级”中“第九章 发展壮大特色优势产业”：

现代中药。发挥我省中药材资源优势，以川产道地药材为重点，大力发展川产中药材和中成药大品种。加快中药新药、保健品开发认证，突破提取、分离、纯化等高新技术，支持中药企业加快发展，建设全国重要的中药饮片和中药现代化科技产业基地。

“第四篇 加快社会主义新农村建设”中“第十三章 大力发展现代农业”中“第二节 发展优势特色农业”：

依托农业资源优势，大力发展马铃薯、优质油料、蔬菜、食用菌、水果、茶叶、蚕桑、中药材、烟叶、林竹和花卉等优势特色效益农业。

"第六篇　实施科教兴川和人才强省战略"中"第二十一章　增强科技创新能力"中"第三节　完善科技创新体制机制"：

重大科技成果转化工程。实施新一代信息技术产业……道地中药材大品种培育及系统开发科技成果转化、国际科技合作成果转化等15个专项。

"第九篇　深化改革扩大开放"中"第三十七章　扩大对外开放"中"第一节　大力发展对外贸易"：

积极发展服务贸易，优先发展软件、金融、财务等服务外包产业，促进旅游、文化、运输、中医保健等服务产品出口。

"第十一篇　推进地震灾区发展振兴"中"第四十四章　加快产业发展振兴"：

重点建设装备制造、电子信息、航天航空、现代中药和生物医药等产业基地，打造成德绵高新技术产业带。

【贵州省】

"第十一篇　着力保障和改善民生，推进社会主义和谐社会建设"中"第四十四章　实施重大民生工程"中"第九节　大力实施公共卫生建设工程"：

积极扶持和促进中医药、民族医药事业发展。

"第二篇　大力实施工业强省战略，加快推进产业结构调整升级"：

到2015年，电力、煤炭、冶金、有色、化工、装备制造、烟酒、民族医药和特色食品及旅游商品为主的特色产业等八大产业产值分别超过1 000亿元。

"第二篇　大力实施工业强省战略，加快推进产业结构调整升级"中"第七章加快建设国家重要特色轻工产业基地"：

积极发展以优质烟酒和民族制药、特色食品、旅游商品为主的特色产业发展……加快建设成为全国重要的优质烟草基地、名优白酒基地、中药现代化基地和南方重要的绿色食品加工基地。

"第二篇　大力实施工业强省战略，加快推进产业结构调整升级"中"第七章加快建设国家重要特色轻工产业基地"中"第二节　发展壮大民族医药和特色食品、旅游商品为主的特色产业"：

立足我省生物资源、旅游资源和民族文化资源，结合特色农产品基地和旅游基地建设，大力发展农副产品深加工、精加工和具有比较优势的民族医药、特色食品和旅游商品。以推进中药现代化为主线，重点发展民族药，积极发展生物制药和化学制药，发展壮大骨干企业，做强"益佰"、"神奇"、"百灵"、"同济堂"、"信邦"等著名品牌，加快医药工业园区建设，加快流通体系建设，实现医药企业规模化、集群化发展。

"第二篇　大力实施工业强省战略，加快推进产业结构调整升级"中"第九章　提高工业发展的集群化水平"中"第一节　促进工业集群式布局"：

黔中地区，重点发展……生物制药、特色食品等优势产业……建设形成……和以现代中药民族药为代表的医药产业基地。

"第四篇　加快农业结构调整和扶贫开发步伐，推进农业产业化发展"中"第十六章　大力推进农业结构调整"中"第一节　大力发展优势特色农业"：

大力发展特色林果业和中药材：扩大和规范中药材种植，建成一批规范化生产基地。到2015年……中药材面积达到300万亩。

"第八篇　加快科技教育发展和人才开发，提升人力资源素质和科技创新能力"中"第三十三章　着力提升科技创新能力"中"第一节　加强科技创新体系建设"：

"十二五"期间，在已有磷化工……物流产业技术创新战略联盟的基础上，新建立铝工业、煤化工、钢铁、民族药、白酒、新材料、烟草、电子信息、航空航天、特色农产品等10个产业技术创新战略联盟。

【云南省】

"第十三章　加强社会建设，着力促进社会和谐发展"中"第一节　保障和改善民生"中"四、加快卫生事业发展"：

大力发展中医（民族医）事业。以城乡基层中医医疗服务体系为重点，进一步加强中医医疗服务体系建设。积极发展中医预防保健服务。提高中医队伍素质，加强中医学科带头人、优秀中医临床人才培养。扶持民族医疗发展，加强傣、藏、彝等民族医疗临床服务能力建设。

"第八章　走有云南特色优势产业发展道路，着力提升产业综合竞争力"中"第一节　大力发展现代农业"中"二、大力改善农业基础条件"：

着力推广使用先进农业生产设施。以蔬菜、水果、花卉、中药材等作物为重点，重点扶持优势明显、市场广阔的烟草……中药材……等特色优势产业。

"第八章　走有云南特色优势产业发展道路，着力提升产业综合竞争力"中"第一节　大力发展现代农业"中"三、加快调整优化农业产业结构"：

做强做大特色优势产业：重点扶持优势明显、市场广阔的烟草……中药材……等特色优势产业。

"第十五章　加快少数民族和民族地区发展，着力促进各民族共同繁荣"中"第一节　创建民族团结进步边疆繁荣稳定示范区"中"三、积极培育发展特色优势产业"：

推进民族地区优势特色产业加快发展……大力发展以水电、矿产为主的能源和载能产业、以民族医药为重点的现代生物产业。

"专栏20　公共服务重点工程"：

卫生事业。推进县级中医院、妇幼保健和卫生监督服务体系设施建设、省中医临床基地、州（市）级公立医院建设。

【西藏自治区】

"第五篇　大力加强社会建设，全面提高公共服务水平"中"第十章　切实保障和改善民生"中"第一节　加快发展医疗卫生事业"：

全面深化医药卫生体制改革：

做好藏药纳入国家基本药物目录申报工作，建立以国家基本药物制度为基础的药品供应保障体系。

加强医疗卫生服务体系建设。整合资源，优化配置，按照规范化、标准化要求和预防为主、藏中西医并重原则，完善城乡医疗卫生机构设施和功能；大力扶持藏医药发展。加快医疗卫生信息系统建设，提高远程医疗能力和水平。

“第三篇　改善农牧民生产生活条件，深入推进新农村建设”中“第五章　提高农牧业现代化水平”中“第一节　积极调整农牧业结构”：

加大青稞、高原油菜、马铃薯、优质绒山羊、牦牛、藏系绵羊、藏猪、藏鸡及藏药材等高原特色农畜产品和绿色食品生产。

“第四篇　加快推进特色优势产业发展，增强自我发展能力”中“第七章　科学规划产业格局”中“第一节　加快产业结构调整”：

有重点地发展第二产业，着力增强工业发展实力：加快推进藏药产业化，鼓励发展民族手工业，推动工业发展上规模、上水平……

“第四篇　加快推进特色优势产业发展，增强自我发展能力”中“第七章　科学规划产业格局”中“第二节　优化产业空间布局”：

“一江三河”区域。加快建设现代特色农牧业生产基地，形成以矿业、能源、建材等重工业，高原生物……藏药、纺织……等轻工业为主的工业体系，特色旅游……为主的服务业体系。

“第四篇　加快推进特色优势产业发展，增强自我发展能力”中“第八章　加快培育战略支撑产业”中“第一节　推进新型工业化发展”：

加快推进藏药产业化。坚持传承与创新，加快藏药保护与开发工程实验室、企业技术中心等创新平台建设，建立和完善藏药标准体系和检验检测体系。鼓励高原特色生物医药研发，增强藏药研发能力和创新能力，形成一批具有自主知识产权的藏药新品种。加强藏药材资源的综合保护和合理利用，鼓励建立藏药材繁殖、生产基地，人工繁殖藏药材，促进种植产业化。鼓励藏医药企业兼并重组和联合，发展藏药集团，建设藏医药产业园区，推动藏药集约化、规模化、现代化发展。支持藏药生产企业运用先进技术和生产工艺加大技术改造，加快藏药剂型改良，提高成果转化能力和生产能力。大力培育名牌产品，拓展营销网络，开拓国际国内市场。

“第五篇　大力加强社会建设，全面提高公共服务水平”中“第九章　大力实施科教兴藏和人才强区战略”中“第一节　优先发展教育事业”：

优化提升高等教育。加强西藏藏医学院、西藏职业技术学院……建设，提升高等学校的自主创新能力和整体水平。扩大高校在校生规模和内地生源招生规模，高等教育毛入学率达到30%。

“第五篇　大力加强社会建设，全面提高公共服务水平”中“第九章　大力实施科教兴藏和人才强区战略”中“第二节　大力推进科技进步”：

提高科技创新能力。围绕特色农牧业……藏医药业……等重点领域，积极引进和研发新技术、新工艺、新设备，加快科技成果转化，推广应用适宜技术……增强科技进步对经济社会发展的支撑、引领作用。

“第七篇　统筹区域协调发展，积极稳妥推进城镇化”中“第十三章　优化区域国土开发布局”中“第二节　推进区域协调发展”：

东部经济区。以昌都地区为主，要发挥毗邻川、滇两省的区位优势……以特色农畜产品及其加工业、旅游业、民族手工业、藏医药业和建材业为支撑的区域经济。

“第七篇　统筹区域协调发展，积极稳妥推进城镇化”中“第十四章　建立有西藏特点的城镇体系第四节　大力发展县域经济

重点建设农畜产品生产基地和区域性农贸市场，建立农畜产品加工体系，做大做强青稞、小麦、药材、牛羊肉、皮毛等农畜产品加工业。

“第七篇　统筹区域协调发展，积极稳妥推进城镇化”中“第十六章　大力提升开放水平”中“第一节　加强与内地的交流合作”：

加强区域性合作与交流。促进与青、甘、陕三省在文化教育、藏医药业、民族手工业、特色旅游业等领域的战略性合作。

“第七篇　统筹区域协调发展，积极稳妥推进城镇化”中“第十六章　大力提升开放水平”中“第三节　深化对外开放”：

加强便民互市贸易市场建设，适当扩大互市贸易商品种类，加大工业产品、农畜产品、藏药材、林地产品等自产产品出口。

【陕西省】

“第九篇　高度重视保障和改善民生　大力发展社会事业”中“第二十九章　全面推进社会事业发展”中“一、增强医疗卫生服务能力”：

加强市县中医院建设，实施国家级中医药临床研究基地、中医名院名科建设工程，全面提高中医药创新能力。

“第四篇　大力推进农业现代化”中“第十章　加快发展现代农业”中“二、农业产业化发展”：

鼓励和支持发展陕北名优小杂粮，关中时令瓜果，陕南“双低”油菜、蚕桑、茶叶、中药材、食用菌、富硒食品等区域特色产业。

“第五篇　坚持走新型工业化道路　不断调整和优化产业结构”中“第十五章　培育壮大战略性新兴产业”：

生物技术。实施创新药物、现代中药、生物医学工程、生物检测试剂和生物育种等产业工程，加速生物技术创新和成果转化。

【甘肃省】

“第十章　着力改善民生，努力提高人民生活水平”中“四、提高人民健康水平”：

优化卫生资源配置……保护和发展中医药，加强县级中医院建设，

完善乡村中医药服务。

“第三章　实施区域发展战略，加快中心城市和重点地区发展”中“四、实施区域功能组团和联动发展”：

推进以“两州两市”为重点的扶贫开发攻坚：支持陇南、定西建设规范化优质中药材生产加工基地。

进一步加大对教育、医疗、社会保障、基础设施等方面投入，支持民族特色产业、民族特需商品、民族医药等优势产业发展。

“第四章　深入实施工业强省战略，加快产业创新发展”中“一、培育发展战略性新兴产业”：

新医药及生物产业：以建设道地中药材种植示范基地为重点，实现规范化种植和规模化生产。大力发展中药饮片加工、中药提取物和成药加工，开发中成药、藏药、新药系列产品，发展药膳、保健等产品。整合省内科研、制药、医疗科技资源，扶持重点企业和优势品牌产品，发展道地药材和新特药精深加工……建设国家中药现代化科技产业基地、兰州生物医药产业基地和兰州中医药产业园、陇西中药材物流园和中医药循环经济产业园。

“第四章　深入实施工业强省战略，加快产业创新发展”中“四、加快发展农产品加工业”：

支持各地发挥优势，重点发展马铃薯、草食畜、中药材、酿酒原料、果蔬、制种等特色农产品加工业。

【青海省】

“第五章　社会发展”中“第一节　改善民生”中“六、卫生”：

完善提高以县医院（含中、藏、蒙医院）为龙头、乡镇卫生院为中心、村卫生室为基础、流动医疗服务为补充的农牧区医疗卫生服务网络和服务水平……支持藏、蒙医药技术传承与创新，推进质量认证和标准建设，鼓励发展藏蒙医药服务。

“第四章　产业发展”中“第一节　特色生态农牧业”：

加快农牧业产业结构调整：全力打造河湟流域特色农牧业百里长廊，实施8个百里万亩（万头）工程，打造……中藏药……等十大农牧特色产业。

“第四章　产业发展”中“第二节　特色工业”中“十、生物产业”

加快大黄、藏茵陈等中藏药材GAP种植基地、抚育基地建设，创新药物研发及产业化模式，培育壮大中藏药、新特药产业。发展沙棘、枸杞、虫草和牛羊骨血等精深加工。

“第四章　产业发展”中“第三节　现代服务业”中“五、旅游业”：

着力打造塔尔寺、青海湖、金银滩、原子城、青海藏医药文化博物馆等国家5A级旅游景区。

【宁夏回族自治区】

“第九章　保障和改善民生提高基本公共服务水平”中“第三十六节　积极发展医疗卫生事业”：

支持中医药、回族医药发展。

“第二章　推进工业强区　打造西部现代产业集聚区”中“第七节　大力培育战略性新兴产业”：

生物产业：大力发展高附加值生物发酵、生物医药和生物制剂产品，加快发展中医药产业，丰富和完善回族医药产业发展体系。

“第三章　推进农业现代化建设社会主义新农村”中“第十节　加快建设三大农业示范区”：

到2015年，全区形成……150万亩红枣、100万亩枸杞……100万亩中药材等13个优势特色产业带……打造现代农业产业集聚区。

“第三章　推进农业现代化建设社会主义新农村”中“第十一节　大力推进优势农产品转化增值”：

中部干旱带大力发展以滩羊、红枣、中药材、优质牧草、羊绒为主的农产品加工业；南部山区加快发展肉牛……中药材、优质牧草等农产品加工业。

“第七章　实施生态移民　推进中南部地区扶贫攻坚”中“第二十七节　大力推进产业扶贫”：

在中南部地区打造清真牛羊肉、马铃薯、红枣、硒砂瓜、中药材产业集群，培育各具特色的产业村。

“专栏4：战略性新兴产业重点项目”：

生物产业项目：宁夏启元药业金莲花清热系列制剂、高附加值抗生素原料药及制剂……原州区枸杞多维钙和回药开发与应用等项目。

“专栏12：社会事业与改善民生重点项目”：

公共卫生项目：建设覆盖全区的卫生监督体系……建设自治区回医医院，迁建自治区精神卫生中心，完善基层卫生服务体系建设工程。

【新疆维吾尔自治区】

“第十三篇　加快发展社会事业”中“第一章　提高医疗卫生服务水平”：

合理配置医疗卫生资源，完善基层医疗卫生服务体系……加强国家中医临床研究基地、重点中医院（含民族医院）建设，推进民族医药发展。

“第二篇　加速推进新型工业化”中“第二章　积极培育战略性新兴产业”中“第三节　生物产业”：

应用生物技术提升民族医药和中医药产业，加大研发投入，鼓励自主创新，重点发展拥有自主知识产权的医药产品，支持有实力的企业整合和开发民族医药资源。

“第十篇　大力推进区域协调发展”中“第三章　南疆三地州贫困地区”：

充分发挥农业资源优势，大力发展林果、棉花、畜禽、药材等农副产品加工和储藏保鲜，积极推进农牧业现代化。

“专栏14　卫生重点项目”：

基层医疗卫生服务体系建设：建成基层医疗卫生服务体系建设项目1 135项，其中县级医院建设项目81项（含县级中医院），中心乡镇卫生院建设项目164项，行政村卫生室890项。

“第八篇　着力改善民生　共享跨越式发展成果”中“第二十五章　完善公共服务体系”中“第三节　提高医疗卫生服务水平”：

加强重点中医院和综合医院中医科建设，推进中医药事业发展。

“第四篇　大力推进新型工业化　壮大跨越式发展实力”中“第八章　发挥工业主导作用”中“第一节　做精食品医药业”：

以特色农牧产品生产基地为依托，引导龙头企业向工业园区和有条件的团场集中……整合提高中医药、制糖、番茄和油脂加工业，建成西部重要的绿色、优质、特色食品及医药加工和出口基地。

“专栏3　食品医药产业布局及主攻产品”：

医药业：以中成药、生物制药为主攻产品，主要布局在南疆和乌昌等垦区。

“专栏7　战略性新兴产业布局及重点产品”：

生物技术：重点在三、六、十二等师发展特色中草药、新型疫苗、诊断试剂等生物医药以及生物饲料、生物农药等绿色农用生物产品。

“专栏17　重大科技工程”：

重大科技成果转化工程：南疆特色中药资源深加工项目……

（二）联合发文

卫生部、国家中医药管理局、总后勤部卫生部关于印发《医疗机构药事管理规定》的通知

卫医政发〔2011〕11号

各省、自治区、直辖市卫生厅局、中医药管理局，新疆生产建设兵团卫生局，各军区联勤部、各兵种后勤部卫生部，总参三部后勤部，总参管理保障部、总政直工部、总装后勤部卫生局，军事科学院、国防大学、国防科学技术大学院（校）务部卫生部（处），武警部队后勤部卫生部，总后直属单位卫生部门：

2002年，卫生部会同国家中医药管理局共同制定了《医疗机构药事管理暂行规定》（以下简称《暂行规定》）。《暂行规定》实施8年来，在各级卫生、中医药行政部门和医疗机构的共同努力下，我国医疗机构药事管理和合理用药水平有了很大提高。在总结各地《暂行规定》实施情况的基础上，结合当前国家药物政策以及医疗机构药事管理工作的新形势和新任务，卫生部、国家中医药管理局和总后勤部卫生部共同对《暂行规定》进行了修订，制定了《医疗机构药事管理规定》。现印发给你们，请遵照执行。执行中有关情况请及时报卫生部医政司、国家中医药管理局和总后卫生部药品器材局。

卫生部

国家中医药管理局

总后勤部卫生部

二〇一一年一月三十日

医疗机构药事管理规定

第一章　总　则

第一条　为加强医疗机构药事管理，促进药物合理应用，保障公众身体健康，根据《中华人民共和国药品管理法》、《医疗机构管理条例》和《麻醉药品和精神药品管理条例》等有关法律、法规，制定本规定。

第二条　本规定所称医疗机构药事管理，是指医疗机构以病人为中心，以临床药学为基础，对临床用药全过程进行有效的组织实施与管理，促进临床科学、合理用药的药学技术服务和相关的药品管理工作。

第三条　卫生部、国家中医药管理局负责全国医疗机构药事管理工作的监督管理。

县级以上地方卫生行政部门、中医药行政部门负责本行政区域内医疗机构药事管理工作的监督管理。

军队卫生行政部门负责军队医疗机构药事管理工作的监督管理。

第四条　医疗机构药事管理和药学工作是医疗工作的重要组成部分。医疗机构应当根据本规定设置药事管理组织和药学部门。

第五条　依法取得相应资格的药学专业技术人员方可从事药学专业技术工作。

第六条　医疗机构不得将药品购销、使用情况作为医务人员或者部门、科室经济分配的依据。医疗机构及个人不得在药品购销、使用中牟取不正当经济利益。

第二章　组织机构

第七条　二级以上医院应当设立药事管理与药物治疗学委员会；其他医疗机构应当成立药事管理与药物治疗学组。

二级以上医院药事管理与药物

治疗学委员会委员由具有高级技术职务任职资格的药学、临床医学、护理和医院感染管理、医疗行政管理等人员组成。

成立医疗机构药事管理与药物治疗学组的医疗机构由药学、医务、护理、医院感染、临床科室等部门负责人和具有药师、医师以上专业技术职务任职资格人员组成。

医疗机构负责人任药事管理与药物治疗学委员会（组）主任委员，药学和医务部门负责人任药事管理与药物治疗学委员会（组）副主任委员。

第八条 药事管理与药物治疗学委员会（组）应当建立健全相应工作制度，日常工作由药学部门负责。

第九条 药事管理与药物治疗学委员会（组）的职责：

（一）贯彻执行医疗卫生及药事管理等有关法律、法规、规章。审核制定本机构药事管理和药学工作规章制度，并监督实施；

（二）制定本机构药品处方集和基本用药供应目录；

（三）推动药物治疗相关临床诊疗指南和药物临床应用指导原则的制定与实施，监测、评估本机构药物使用情况，提出干预和改进措施，指导临床合理用药；

（四）分析、评估用药风险和药品不良反应、药品损害事件，提供咨询与指导；

（五）建立药品遴选制度，审核本机构临床科室申请的新购入药品、调整药品品种或者供应企业和申报医院制剂等事宜；

（六）监督、指导麻醉药品、精神药品、医疗用毒性药品及放射性药品的临床使用与规范化管理；

（七）对医务人员进行有关药事管理法律法规、规章制度和合理用药知识教育培训；向公众宣传安全用药知识。

第十条 医疗机构医务部门应当指定专人，负责与医疗机构药物治疗相关的行政事务管理工作。

第十一条 医疗机构应当根据本机构功能、任务、规模设置相应的药学部门，配备和提供与药学部门工作任务相适应的专业技术人员、设备和设施。

三级医院设置药学部，并可根据实际情况设置二级科室；二级医院设置药剂科；其他医疗机构设置药房。

第十二条 药学部门具体负责药品管理、药学专业技术服务和药事管理工作，开展以病人为中心，以合理用药为核心的临床药学工作，组织药师参与临床药物治疗，提供药学专业技术服务。

第十三条 药学部门应当建立健全相应的工作制度、操作规程和工作记录，并组织实施。

第十四条 二级以上医院药学部门负责人应当具有高等学校药学专业或者临床药学专业本科以上学历及本专业高级技术职务任职资格；除诊所、卫生所、医务室、卫生保健所、卫生站以外的其他医疗机构药学部门负责人应当具有高等学校药学专业专科以上或者中等学校药学专业毕业学历及药师以上专业技术职务任职资格。

第三章 药物临床应用管理

第十五条 药物临床应用管理是对医疗机构临床诊断、预防和治疗疾病用药全过程实施监督管理。医疗机构应当遵循安全、有效、经济的合理用药原则，尊重患者对药品使用的知情权和隐私权。

第十六条 医疗机构应当依据国家基本药物制度，抗菌药物临床应用指导原则和中成药临床应用指导原则，制定本机构基本药物临床应用管理办法，建立并落实抗菌药物临床应用分级管理制度。

第十七条 医疗机构应当建立由医师、临床药师和护士组成的临床治疗团队，开展临床合理用药工作。

第十八条 医疗机构应当遵循有关药物临床应用指导原则、临床路径、临床诊疗指南和药品说明书等合理使用药物；对医师处方、用药医嘱的适宜性进行审核。

第十九条 医疗机构应当配备临床药师。临床药师应当全职参与临床药物治疗工作；对患者进行用药教育，指导患者安全用药。

第二十条 医疗机构应当建立临床用药监测、评价和超常预警制度，对药物临床使用安全性、有效性和经济性进行监测、分析、评估，实施处方和用药医嘱点评与干预。

第二十一条 医疗机构应当建立药品不良反应、用药错误和药品损害事件监测报告制度，医疗机构临床科室发现药品不良反应、用药错误和药品损害事件后，应当积极救治患者，立即向药学部门报告，并做好观察与记录。医疗机构应当按照国家有关规定向相关部门报告药品不良反应，用药错误和药品损害事件应当立即向所在地县级卫生行政部门报告。

第二十二条 医疗机构应当结合临床和药物治疗，开展临床药学和药学研究工作，并提供必要的工作条件，制定相应管理制度，加强领导与管理。

第四章 药剂管理

第二十三条 医疗机构应当根据《国家基本药物目录》、《处方管理办法》、《国家处方集》、《药品采购供应质量管理规范》等制定本机构《药品处方集》和《基本用药供应目录》，编制药品采购计划，按规定购入药品。

第二十四条 医疗机构应当制订本机构药品采购工作流程；建立健全药品成本核算和账务管理制度；严格执行药品购入检查、验收制度；不得购入和使用不符合有关规定的药品。

第二十五条 医疗机构临床使用的药品应当由药学部门统一采购供应。经药事管理与药物治疗学委员会（组）审核同意，核医学科可以购用、调剂本专业所需的放射性药品，其他科室或者部门不得从事药品的采购、调剂活动，不得在临床使用非药学部门采购供应的药品。

第二十六条 医疗机构应当制定和执行药品保管制度，定期对库存药品进行养护与质量检查。药品库的仓储条件和管理应符合药品采购供应质量管理规范的有关规定。

第二十七条　化学药品、生物制品、中成药和中药饮片应当分别储存，分类定位存放。易燃、易爆、强腐蚀性等危险性药品应当另设仓库单独储存，并设置必要的安全设施，制定相关的工作制度和应急预案。

麻醉药品、精神药品、医疗用毒性药品、放射性药品等特殊管理的药品，应当按照有关法律、法规、规章的相关规定进行管理和监督使用。

第二十八条　药学专业技术人员应当严格按照《药品管理法》、《处方管理办法》、药品调剂质量管理规范等有关法律、法规、规章制度和技术操作规程，认真审核处方或者用药医嘱，经适宜性审核后调剂配发药品。发出药品时应当告知用法、用量和注意事项，指导患者安全用药。

为保障患者用药安全，除药品质量原因外，药品一经发出，不得退换。

第二十九条　医疗机构门急诊药品调剂室应实行大窗口或者柜台式发药。住院（病房）药品调剂室对注射剂按日剂量配发，对口服制剂药品实行单剂量调剂配发。

肠外营养液、危害药品静脉用药应当实行集中调配供应。

第三十条　医疗机构根据临床需要建立静脉用药调配中心（室），实行集中调配供应。静脉用药调配中心（室）由应当符合静脉用药集中调配质量管理规范，由所在地设区的市级以上卫生行政部门组织技术审核、验收，合格后方可集中调配用药。在静脉用药调配中心（室）以外调配静脉用药，参照静脉用药集中调配质量管理规范执行。

医疗机构建立静脉用药调配中心（室）应当报省级卫生行政部门备案。

第三十一条　医疗机构制剂管理按照《药品管理法》及其实施条例等有关法律、行政法规规定执行。

第五章　药学专业技术人员配置与管理

第三十二条　医疗机构药学专业技术人员按照有关规定取得相应的药学专业技术职务任职资格。

医疗机构直接接触药品的药学人员，应当每年进行健康检查。患有传染病或者其他可能污染药品的疾病的，不得从事直接接触药品的工作

第三十三条　医疗机构药学专业技术人员不得少于本机构卫生专业技术人员的8%。建立静脉用药调配中心（室）的，医疗机构应当根据实际需要另行增加药学专业技术人员数量。

第三十四条　医疗机构应当根据本机构性质、任务、规模配备适当数量临床药师，三级医院临床药师不少于5名，二级医院临床药师不少于3名。

临床药师应当具有高等学校临床药学专业或者药学专业本科毕业以上学历，并应当经过规范化培训。

第三十五条　医疗机构应当加强对药学专业技术人员的培养、考核和管理，制订培训计划，组织药学专业技术人员参加毕业后规范化培训和继续医学教育，将完成培训及取得继续医学教育学分情况，作为药学专业技术人员考核、晋升专业技术职务任职资格和专业岗位聘任的条件之一。

第三十六条　医疗机构药师工作职责：

（一）负责药品采购供应、处方或者用药医嘱审核、药品调剂、静脉用药集中调配和医院制剂配制，指导病房（区）护士请领、使用与药品管理；

（二）参与临床药物治疗，进行个体化药物治疗方案的设计与实施，开展药学查房，为患者提供药学专业技术服务；

（三）参加查房、会诊、病例讨论和疑难、危重患者的医疗救治，协同医师做好药物使用遴选，对临床药物治疗提出意见或调整建议，与医师共同对药物治疗负责；

（四）开展抗菌药物临床应用监测，实施处方点评与超常预警，促进药物合理使用；

（五）开展药品质量监测，药品严重不良反应和药品损害的收集、整理、报告等工作；

（六）掌握与临床用药相关的药物信息，提供用药信息与药学咨询服务，向公众宣传合理用药知识；

（七）结合临床药物治疗实践，进行药学临床应用研究；开展药物利用评价和药物临床应用研究；参与新药临床试验和新药上市后安全性与有效性监测；

（八）其他与医院药学相关的专业技术工作。

第六章　监督管理

第三十七条　县级以上地方卫生、中医药行政部门应当加强对医疗机构药事管理工作的监督与管理。

第三十八条　医疗机构不得使用非药学专业技术人员从事药学专业技术工作或者聘其为药学部门主任。

第三十九条　医疗机构出现下列情形之一的，由县级以上地方中医药行政部门责令改正、通报批评、给予警告；对于直接负责的主管人员和其他直接责任人员，依法给予降级、撤职、开除等处分：

（一）未建立药事管理组织机构，药事管理工作和药学专业技术工作混乱，造成医疗安全隐患和严重不良后果的；

（二）未按照本规定配备药学专业技术人员、建立临床药师制，不合理用药问题严重，并造成不良影响的；

（三）未执行有关的药品质量管理规范和规章制度，导致药品质量问题或用药错误，造成医疗安全隐患和严重不良后果的；

（四）非药学部门从事药品购用、调剂或制剂活动的；

（五）将药品购销、使用情况作为个人或者部门、科室经济分配的依据，或者在药品购销、使用中牟取不正当利益的；

（六）违反本规定的其他规定，并造成严重后果的。

第四十条　医疗机构违反药品管理有关法律、法规、规章的，依

据其情节由县级以上地方卫生行政部门依法予以处理。

第四十一条 县级以上地方卫生、中医药行政部门应当定期对医疗机构药事管理工作进行监督检查。

第四十二条 卫生、中医药行政部门的工作人员依法对医疗机构药事管理工作进行监督检查时，应当出示证件；被检查的医疗机构应当予以配合，如实反映情况，提供必要的资料，不得拒绝、阻碍、隐瞒。

第七章 附 则

第四十三条 本规定中下列用语的含义：

临床药学：是药学与临床相结合，直接面向患者，以病人为中心，研究与实践临床药物治疗，提高药物治疗水平的综合性应用学科。

临床药师：是以系统药学专业知识为基础，并具有一定医学和相关专业基础知识与技能，直接参与临床用药，促进药物合理应用和保护患者用药安全的药学专业技术人员。

危害药品：是指能产生职业暴露危险或者危害的药品，即具有遗传毒性、致癌性、致畸性，或者对生育有损害作用以及在低剂量下可产生严重的器官或其他方面毒性的药品，包括肿瘤化疗药物和细胞毒药物。

药品损害：是指由于药品质量不符合国家药品标准造成的对患者的损害。

用药错误：是指药物在临床使用全过程中出现的、任何可以防范的用药不当。

第四十四条 医疗机构中药饮片的管理，按照《医院中药饮片管理规范》执行。

第四十五条 诊所、卫生所、医务室、卫生保健所和卫生站可不设药事管理组织机构和药学部门，由机构负责人指定医务人员负责药事工作。

中医诊所、民族医诊所可不设药事管理组织机构和药学部门，由中医药和民族医药专业技术人员负责药事工作。

第四十六条 本规定自2011年3月1日起施行。《医疗机构药事管理暂行规定》（卫医发〔2002〕24号）同时废止。

关于印发《2011年虚假违法广告专项整治工作实施意见》的通知

工商广字〔2011〕46号

各省、自治区、直辖市工商行政管理局、党委宣传部、政府新闻办公室、公安厅（局）、监察厅（局）、纠风办、通信管理局、卫生厅（局）、广播电影电视局、新闻出版局、食品药品监督管理局、中医药管理局：

为认真贯彻党的十七届五中全会和中央经济工作会议精神，持续深入推进虚假违法广告专项整治工作，进一步加大整顿规范广告市场力度，努力营造文明诚信的广告市场环境，现将《2011年虚假违法广告专项整治工作实施意见》印发给你们，请各地接此通知后，结合本地区实际情况，及时做出具体部署安排，扎实做好贯彻落实工作。

附件：2011年虚假违法广告专项整治工作实施意见

国家工商行政管理总局
中央宣传部
国务院新闻办公室
公安部
监察部
国务院纠风办
工业和信息化部
卫生部
国家广播电影电视总局
新闻出版总署
国家食品药品监督管理局
国家中医药管理局
二〇一一年二月二十六日

附件 2011年虚假违法广告专项整治工作实施意见

2011年虚假违法广告专项整治工作总的要求是：深入贯彻党的十七届五中全会和中央经济工作会议精神，全面落实科学发展观，坚持以人为本，执政为民，紧紧围绕维护人民群众切身利益问题，进一步深入治理损害消费者权益的虚假违法广告，坚持标本兼治，着力治本的工作方针，突出重点，加大源头治理力度，落实各项广告监管制度措施，更加高效加强广告市场监管，努力营造公平竞争、健康有序、文明诚信的广告市场秩序。

一、突出整治重点，加大监管执法力度

（一）继续把直接关系人民群众健康安全的医疗、药品、保健食品广告，危害未成年人身心健康的非法涉性、低俗不良广告，以及扰乱公共秩序、影响社会稳定的严重虚

假违法广告作为整治重点，进一步加大整治力度。

（二）继续加大对省级电视台卫视频道、大中城市电视台经济频道、都市类报纸媒体广告的监测检查力度，严格监管电视购物广告，严厉查处各类媒体以新闻报道形式和健康资讯节（栏）目名义变相发布广告的行为。

（三）继续深入清理网上非法“性药品”广告、性病治疗广告和低俗不良广告，做好整治互联网和手机媒体传播淫秽色情及低俗信息工作。

（四）继续加大群众投诉举报集中、广告违法率居高不下的地区的治理力度，对部分地区、部分媒体虚假违法广告屡禁不止、屡罚屡犯的现象，实施综合治理。

二、明确职责，强化措施，增强治理虚假违法广告的整体合力

（一）党委宣传部门要加强新闻媒体广告内容导向管理。大力支持和积极会同广告监管机关、监察机关和纠风办、广播影视、新闻出版行政等部门，建立和落实新闻媒体发布虚假违法及不良广告行为领导责任追究制，指导和督促新闻媒体在广告发布活动中加强自律，承担社会责任，维护媒体公信力。对新闻媒体不履行广告发布审查职责，致使严重虚假违法广告屡禁不止、违法率居高不下、造成恶劣社会影响及后果的，追究主管领导和相关责任人的责任。

（二）工商部门要切实履行牵头职责，及时研究解决工作中遇到的突出问题，积极协调、推动广告专项整治各项措施的落实。要进一步强化广告日常监管，加强媒体广告发布审查的行政指导，指导媒体单位建立健全广告审查等管理制度，把广告发布前审查把关职责落实到位。加强广告监测，以推动建立省、市两级广告监测网络为重点，完善监测机制，提高监测预警能力。要进一步加大案件查办力度，及时查办上级交办、有关部门移送、监测发现、群众举报的违法广告案件。对多次发布虚假违法广告、屡罚屡犯的，依法暂停其广告发布业务，直至取消广告发布资格，并建议、提请有关部门对违法广告涉及的企业和产品采取相应的行政强制措施。

（三）新闻办要发挥整治互联网和手机传播淫秽色情及低俗信息专项行动的总协调作用，深入整治互联网和手机媒体淫秽色情及低俗信息，协调有关部门及时删除和关闭网上非法“性药品”广告、性病治疗广告和低俗不良广告以及非法网站。

（四）公安机关要严厉打击发布虚假广告的犯罪行为，依法惩治利用互联网、手机媒体传播淫秽色情的犯罪行为人，会同工商部门依法查处为淫秽色情网站提供广告代理服务的网络广告商。

（五）监察机关和纠风办要继续将虚假违法广告列为治理行业不正之风的重要内容，加强对有关行政机关依法行政、履行监管职责情况的监督检查，对疏于监管、执法不严等行为，要追究相关责任人的责任。

（六）通信管理部门要配合工商等部门规范互联网广告，对未取得互联网信息服务经营许可证或者未履行非经营性互联网信息服务备案手续，擅自从事互联网信息服务的互联网站，责令当事人关闭网站，同时通知相关互联网接入服务提供商停止为其提供接入服务，并依法追究相关互联网接入服务提供商的责任。对经有关部门书面认定擅自从事药品、医疗器械、医疗保健等互联网信息服务，且备案信息不真实的互联网站，依法注销备案，通知相关互联网接入服务提供商停止为其提供接入服务。

（七）卫生行政、中医药管理部门要加强对医疗机构发布广告的监测，以违法违规医疗广告为线索，加大对医疗机构的综合执法检查力度，及时对发布违法广告的医疗机构进行警告、责令其限期整改。对医疗机构发布违法医疗广告受到两次警告仍拒不改正的，或因违法发布医疗广告使患者受到人身伤害或者遭受财产损失的，责令其停业整顿、吊销诊疗科目，直至吊销《医疗机构执业许可证》。

（八）广播影视行政部门要加强广播、电视广告播放管理，监督播出机构切实履行广播、电视广告发布审查的法定责任，强化对广播、电视播出的药品、保健食品、医疗器械、医疗广告以及电视购物广告的监听、监看。对违规违法广告的播出机构，及时进行诫勉谈话，通报批评，下达《违规播放广告整改通知单》，责令停播违规违法广告。对群众多次举报、发布违法广告问题严重的播出机构，依据有关规定，视情节分别给予暂停违规频道（率）商业广告播放、暂停频道（率）播出，直至撤销频道（率）、吊销《广播电视频道许可证》等处理，并追究播出机构主管领导和相关责任人的责任。

（九）新闻出版行政部门要监督报刊单位切实履行报刊广告审查的法定责任，加强报刊广告审读工作，将报刊广告内容纳入报刊出版质量综合评估体系，建立报刊优胜劣汰机制。对发布违法广告问题严重的报刊予以告诫，通报批评、下达警示通知书，责成其主管、主办单位监督整改，停止发布违法广告。对广告违法率居高不下、被监管部门多次公告曝光、刊登虚假违法广告问题严重的报刊，列入报刊违规记录，报刊和报刊出版单位的主要负责人，不得入选政府主办的各类评奖和评优，对拒不整改或整改没有效果、广告违法率居高不下的媒体，依法给予报刊年检缓验。

（十）食品药品监管部门要加大对发布药品、医疗器械、保健食品广告企业的监督检查力度，加强药品、医疗器械、保健食品广告的跟踪监测，强化对严重违法广告涉及企业和产品的监管，对发布严重违法广告的药品、医疗器械、保健食品，一律列入“黑名单”重点监管，一律采取暂停销售行政强制措施；对发布严重违法广告且产品抽验不合格的药品、医疗器械、保健食品生产企业，一律责令停产整顿，一律依法从重查处违法经营行为。

三、健全工作机制，狠抓工作落实

（一）积极争取党委、政府的支持。各地、各部门要经常向当地党委、政府领导汇报虚假违法广告整治工作，及时将媒体广告监测情况及当地广告市场存在的突出问题，报告党委、政府有关领导，积极争取党委、政府、人大、政协以及社会各界的重视、支持，形成整治虚假违法广告的良好氛围。

（二）落实工作责任，加强协作配合。各地工商部门要做好牵头工作，会同联席会议成员单位，研究制订实施方案，积极协调、督促、推动落实整治措施。各部门要加强监管执法联动，整合监管资源和手段，综合运用经济处罚、行政处理、责任追究等多种措施，协同查办严重虚假违法广告案件，进一步做好行政执法与刑事司法衔接工作。

（三）落实监管制度，建立长效机制。各地要建立、健全省市两级联席会议工作机制，扎实落实广告监测、违法广告公告、案件查办落实情况报告、广告审查员、暂停广告发布等广告管理制度。各地在整治虚假违法广告工作中要结合当地实际，大胆探索，不断丰富长效机制的内涵。

（四）创新监管方式，提高执法效能。各地、各部门要积极创新监管方式，把预警教育、约见谈话、行政指导、行政告诫等手段融入监管之中，促进广告主、广告经营者、广告发布者完善制度，加强自律。要以经济处罚、信用约束、暂停产品销售、暂停广告业务、责令停业整改、市场退出等多种方式，加大对违法广告主、广告经营者、广告发布者的处罚力度。

（五）落实属地监管职责。各地、各部门要明确职责分工，强化属地监管责任，一级抓一级，层层抓落实，实现监管全覆盖，切实使人民群众反映强烈的违法医疗、药品、保健食品广告得到有效治理，违法广告屡禁不止的现象得到有效遏制，媒体广告发布活动得到有效规范，媒体广告违法率明显下降。

部际联席会议成员单位将对各地开展整治工作的情况进行督导检查，开展考核评估活动，督促整治工作开展不力的地区和部门加强工作，确保整治工作取得明显实效。

卫生部办公厅、国家中医药管理局办公室关于加强“万名医师支援农村卫生工程”项目管理工作的通知

卫办医管发〔2011〕30号

各省、自治区、直辖市卫生厅局、中医药管理局，新疆生产建设兵团卫生局，部属（管）医院：

近年来，在各级卫生行政部门的有力领导下，在支援医院、受援医院和广大医务人员的共同努力下，“万名医师支援农村卫生工程”实施顺利，有效帮助县级医院提高了技术水平，加强了服务能力，农村群众得到了切身实惠。为贯彻深化医改和公立医院改革精神，落实全国县医院改革发展现场会要求，巩固和扩大对口支援工作业已取得的成果，按照城乡医院对口支援有关政策规定和管理要求，现就有关事项通知如下：

一、进一步提高认识，加强组织领导

继续实施“万名医师支援农村卫生工程”，是深化医改的具体要求，是公立医院改革的重要内容，是“保基本、强基层、建机制”的重点措施。地方各级卫生行政部门和各级各类医疗机构要高度重视，把这项工作与优化公立医院结构布局、加强县域医疗服务体系建设等医改任务结合起来，做到相互协调，密切配合，形成合力，争取效益最大化。要进一步发挥“万名医师支援农村卫生工程”项目领导小组和办公室的作用，完善工作制度和沟通协调机制，落实责任制和责任追究制，切实把这项工作抓实抓好。

二、严格医务人员支农管理

（一）及时公示医务人员支农信息。要严格执行城市医生在晋升主治医师或副主任医师职称以前到农村累计服务一年的规定，支援医院要每半年在全院范围内公示一次本院医务人员支农情况，保障干部职工的知情权。受援医院要在医院门诊大厅或住院部等地方，采取在信息公示栏公示、张贴海报等多种形式，向当地群众公示派驻人员的姓名、职称、所属医院、专业特长、支援时间等相关信息，并及时更新，方便群众选择就医。

（二）完善派驻医务人员考勤制度。省级卫生行政部门、中医药管理部门要对派驻人员考勤工作作出统一规定。受援医院对派驻人员的出勤情况进行记录，按月汇总报送，支援医院按季度汇总报送省级项目办公室。支援医院不得随意调回派驻人员；因卫生应急等确需调回派驻人员，且离岗时间超过5个工作日的，须报省级卫生行政部门、中医药管理部门备案，并安排替换人员。派驻人员请假时间较长的，支援医院要相应延长其支援时间。

（三）建立信息报送和查询制度。卫生部将建立医务人员支农信息库，并在卫生部网站设立支农信息查询系统，请各省级卫生行政部门、支援医院和受援医院按照要求及时填报相关信息。各地各医院从本系统取得

的信息，作为审核医务人员晋升申请的依据。省级卫生行政部门、中医药管理部门要每年通报一次本省（区、市）医务人员支农情况。

三、完善考核评估结果的使用

（一）加大考核检查工作力度。各省级卫生行政部门、中医药管理部门要建立完善绩效考核制度，对各医院的工作进行监督检查，及时分析取得的数据，在一定范围内通报。卫生部、国家中医药管理局将组织人员对各地的工作进行抽查。

（二）规范考核结果的使用。在进行医师定期考核时，要把参加支农工作情况作为重要内容予以记录。在评先评优时，对表现优秀的医务人员应当适当予以倾斜，对于没有完成任务的要实行一票否决。要把医院完成支农工作任务纳入医院评审和临床重点专科评估要求。

（三）加强卫生支农工作宣传。要善于发现和树立支农工作典型，认真总结和推广各地的有益经验，充分利用各种媒体，对工作中涌现的先进典型和先进事迹加强舆论宣传，发挥典型示范作用。

在工作中有任何意见和建议，请及时与卫生部医管司联系。

联 系 人：卫生部医管司　匡绍华、杜冰

联系电话：010-68792966、2793

电子邮箱：ygsxxc@163.com

传　　真：010-68792796

卫生部办公厅

国家中医药管理局办公室

二〇一一年三月一日

卫生部、国家中医药管理局关于落实2011年农村订单定向医学生免费培养项目计划的通知

卫办科教函〔2011〕197号

有关省、自治区、直辖市卫生厅局、中医药管理局，新疆生产建设兵团卫生局：

为贯彻落实国家发展改革委等6部门制定的《以全科医生为重点的基层医疗卫生队伍建设规划》（发改社会〔2010〕561号），加强农村卫生人才队伍建设，按照国务院办公厅印发的《医药卫生体制5项重点改革2011年度主要工作安排》（国办发〔2011〕8号），2011年将继续组织实施农村订单定向医学生免费培养项目，中央财政将支持为中西部地区乡镇卫生院培养5 000名以上定向免费医学生。

根据前期各地报送的人才需求计划，现初步确定了2011年中央财政补助的中西部地区农村订单定向医学生免费培养项目分省（区、市）计划（见附件1，其中中医类专业培养计划1 000名）。为配合教育部门做好招生等项目实施工作，现请你厅（局）根据2011年项目分省（区、市）计划和本地区乡镇卫生院人才岗位需求情况，编制本省（区、市）以县（区）为单位的乡镇卫生院岗位需求和人才培养计划（格式见附件2），其中中医类专业招生培养计划由各省（区、市）中医药管理部门负责编制，并送交本省（区、市）卫生厅局统筹汇总。请各省（区、市）卫生厅局于2011年3月20日前，将培养计划（纸质及电子版）报送卫生部科教司，同时抄报国家中医药管理局人事教育司。

联 系 人：卫生部科教司　岳鹏、刘爽

电话：010-68792955、68792240

电子信箱：kjsjyc@sina.com

国家中医药管理局人事教育司　周景玉、周杰

电话：010-59957645、59957642

电子信箱：zhoujingyu@satcm.gov.cn

附件：1. 2011年中央财政补助中西部地区农村订单定向医学生免费培养项目分省（区、市）计划表

2. 2011年中央财政补助中西部地区农村订单定向医学生免费培养项目分省（区、市）人才培养计划（样表）（略）

卫生部

国家中医药管理局

二〇一一年三月九日

附件1 2011年中央财政补助中西部地区农村订单定向医学生免费培养项目分省（区、市）计划

省（区、市）	2011年培养计划			备注
	临床医学专业	中医类专业	合计	
河北	270	50	320	
山西	220	50	270	
内蒙古	175	100	275	中医计划中含蒙医50人
吉林	130	50	180	
黑龙江	150	50	200	
安徽	150	50	200	
江西	250	50	300	
河南	300	50	350	
湖北	150	50	200	
湖南	250	50	300	
广西	200	50	250	
海南	80	0	80	
重庆	250	50	300	
四川	500	100	600	
贵州	300	50	350	
云南	200	50	250	
西藏	50	0	50	
陕西	220	50	270	
甘肃	150	50	200	
青海	70	0	70	
宁夏	50	0	50	
新疆	150	50	200	
新疆生产建设兵团	50	0	50	
合计	4 315	1 000	5 315	

国家发展改革委、监察部、国务院纠风办、卫生部、国家中医药管理局、解放军总后勤部关于开展全国医药卫生服务价格大检查的通知

发改价检〔2011〕501号

各省、自治区、直辖市及计划单列市、副省级省会城市、新疆生产建设兵团发展改革委、物价局、深圳市市场监督管理局，监察厅（局）、纠风办、卫生厅（局）、中医药管理局，各军区联勤部、各军兵种后勤部卫生部、总参三部后勤部、总参管理保障部、总政直工部、总装后勤部卫生局、军事科学院、国防大学、国防科学技术大学院（校）务部卫生部（处）、武警部队后勤部卫生部、总后直属单位卫生部门：

为密切配合医药卫生体制改革工作，进一步规范药品生产经营企业、医疗卫生机构和药品集中采购工作机构价格和收费行为，促进医药卫生事业健康发展，坚持保障和改善民生，经研究，决定开展全国医药卫生服务价格大检查。现将有关事项通知如下：

一、高度重视开展医药价格大检查工作的重要意义

2009年4月，党中央、国务院作出深化医药卫生体制改革的重大决策。深化医药卫生体制改革是深入贯彻落实科学发展观，维护十几亿人民健康福祉的重大民生工程。解决好医疗卫生这一人民群众最关心、最现实的利益问题，是体现党的根本宗旨、巩固党的执政地位的内在要求。经过近两年的实践，改革取得了积极进展和明显成效，人民群众得实惠的效果初步实现。随着医药卫生体制改革的不断深入，改革的任务愈发艰巨、形势更加紧迫，面临诸多困难和挑战。深入开展医药价格检查，全面落实国家各项医药价格政策和改革措施，切实维护正常的医药价格秩序，减轻群众不合理的医药费用负担，是新形势下顺利推进医药卫生体制改革的迫切需要，是有力维护群众切身利益诉求的具体行动，是切实保障和改善民生的必要措施。各有关部门必须深刻认识开展医药价格检查工作的重要意义，以对人民群众高度负责的态度，坚持不懈，扎实有序地开展医药价格检查，确保检查工作取得实效。

二、准确把握医药价格大检查工作的内容重点

（一）检查的对象和时限

检查对象：药品生产经营企业（含社会零售药店）；医疗机构（含对外有偿服务的军队、武警等医疗机构、民办医疗机构、乡镇卫生院、城市社区医疗卫生机构）、疾病预防控制中心、血站、药品集中采购工作机构以及与医药卫生服务有关的部门和收费单位。

检查时限：2010年1月1日以来发生的价格和收费行为。对重大价格违法行为的检查可追溯到上一年度。

（二）检查的时间和组织

此次大检查由国家发展改革委、监察部、国务院纠风办、卫生部、国家中医药管理局、解放军总后勤部统一部署，各省级价格主管部门负责具体实施。检查工作从2011年4月开始。为加强对检查工作的组织指导，推动检查工作深入开展，国家发展改革委将会同监察部、国务院纠风办、卫生部、国家中医药管理局、解放军总后勤部等相关部门选择部分大型医疗机构进行直接检查，并在检查期间派出联合督查组赴各地进行重点督查。

（三）检查的重点和内容

检查的重点：政府定价药品最高零售价执行情况；药品加价率特别是基层医疗卫生机构基本药物零差率政策执行情况；医疗服务价格项目规范执行情况，一次性医用耗材、检查检验的价格与收费执行情况。

检查的内容：

1. 政府定价药品是否按规定价格执行，有无越权制定价格，是否存在突破政府规定的最高零售价格销售，或者采取改换药品名称、规格及包装等形式变相涨价的；

2. 医疗机构销售药品，是否严格执行规定的加价率政策，有无变换方式，抬高名义进价、降低实际进价，变相提高加价率的行为，医院自制药品价格是否按照价格主管部门规定的作价办法核定；

3. 实施基本药物制度的基层医疗卫生机构销售药品，是否严格执行零差率政策；

4. 疫苗、血液及血液制品价格和相关收费是否按照规定政策执行，有无擅自提高价格、自立项目收费的；

5. 医疗机构是否按规定的医疗服务项目和标准收费，有无自立项目、自定标准收费，分解项目收费，以及强制服务、强行收费、只收费不服务或多收费少服务的；

6. 医疗机构使用一次性医用卫生材料，是否按规定的价格或收费标准执行，有无分解项目重复收取一次性卫生材料费的；允许单独收

费的，有无超过规定的加价率（额），以及采取虚增使用数量等方式变相多收费的；

7. 医疗机构销售高值植（介）入类医用耗材，有无超过规定的价格水平或加价率销售的；

8. 政府主导的药品集中采购工作机构有无擅自立项收费的；

9. 基本药物集中采购平台是否按照规定免费向基层医疗卫生机构和药品生产经营企业提供服务；

10. 明码标价与收费公示执行情况。

三、扎实有序推进医药价格大检查工作

（一）要加强领导、精心组织

鉴于此次检查涉及部门较多，各地要加强对检查工作组织领导，周密部署，协调配合，齐抓共管，形成合力，保证检查工作顺利开展。各地价格主管部门要根据检查通知和工作方案的统一部署，做好大检查的牵头组织工作。监察机关和纠风办要积极参与检查的组织领导，重视和加强责任追究。卫生、中医药管理及解放军总后勤部等相关部门要做好检查的组织协调，督促被查单位配合检查工作。重大问题要随时沟通，把各项责任落实到位，确保检查工作扎实有序地向前推进。

（二）要精益求精、查深查透

全国医药价格大检查已连续开展多年，各地要认真总结和借鉴近几年来大检查的成功经验和行之有效的方式方法，以严谨的工作态度和专业精神，提高检查水平，创新检查方式，做到精益求精，深入检查医药价格执行中存在的各类价格违法行为。要根据价格违法行为的新特点，进一步提高识别隐蔽性价格违法行为的能力，拓展监管领域，减少监管盲区，对重要问题、重大案件要查深查透。

（三）要加大力度、从严处理

各地要对本辖区内的大型医疗机构和有关单位进行全面深入检查，保证对所有被查单位的全面覆盖。要采取直接检查、重点督查、交叉检查、下查一级等多种方式，保证检查工作顺利开展。要加大处罚力度，提高检查的威慑力，对重大价格违法案件，除没收全部违法所得外，还要处以最高5倍的罚款。要强化责任追究，监察机关对检查发现的政府部门及其工作人员的违纪、违法问题要坚决查处，并严肃追究有关人员责任。要充分发挥新闻舆论的作用，加强正面宣传，对典型案件要公开曝光。

（四）要深入调研、完善制度

各地要认真研究当前医药价格执行中的新情况、新问题，进行深入的调查研究，提出对策建议。要通过检查完善价格管理政策，健全教育防范制度、日常监管制度、社会监督制度、信用奖惩制度，构建医药价格监管长效机制，保证各项政策措施执行到位。要推进价格行政执法工作的制度化、规范化、程序化，严格执法行政，加强执法问责，在检查过程中继续加强廉政监督，做到公正执法、廉洁执法。

（五）要及时反映、全面总结

大检查期间，各省级价格主管部门要以简报形式报送检查工作情况，及时反映工作动态和成果。遇有重大政策问题要加强沟通，及时请示。要按照要求收集整理医药价格违法典型案例并上报。检查工作结束后，各地要对工作的组织情况、取得的成效、存在的问题、下一步的工作措施和建议认真进行总结。请各省级价格主管部门将医药卫生服务价格大检查书面总结报告于2011年11月30日以前报送国家发展改革委（价格监督检查司，传真：010-68502944）。

国家发展改革委
监察部
国务院纠风办
卫生部
国家中医药管理局
解放军总后勤部
二〇一一年三月十四日

卫生部、国家中医药管理局关于印发 2011年卫生专项督导检查工作方案的通知

卫办规财函〔2011〕383号

各省、自治区、直辖市卫生厅局、中医药管理局，新疆生产建设兵团卫生局，黑龙江省农垦总局卫生局，部（局）属（管）单位：

为进一步加强项目与资金监管，整合督查力量，减少交叉和重复检查，确保督查实效，卫生部和国家中医药管理局联合制订了《2011年卫生专项督导检查工作方案》（以下简称工作方案）。现将工作方案印发你们，供各地区各单位安排督查工作时参考。

各地卫生、中医药管理部门要切实担负起项目与资金监督管理的主体责任，结合实际，推进本地区卫生专项督导检查工作有力、有序开展。要通过组织自查、交叉检查、各级专项督查等方式，确保公共卫生和基础设施建设项目检查面达到100%。各地还要开展卫生专项支出绩效评价，合理确定绩效评价目标与重点，突出财务合规性，注重资金支出效果和社会

效益评价，提高绩效评价工作的制度化、规范化、科学化程度。

卫生部属（管）单位要按照《卫生部2011年“小金库”专项治理工作方案》要求，做好今年“小金库”专项治理工作。国家中医药管理局属（管）单位要按照中医药局的部署，扎实开展“小金库”专项治理工作。

部（局）属（管）单位要按照卫生部、国家中医药管理局《关于印发〈卫生系统开展工程建设领域突出问题专项治理工作方案〉的通知》（卫规财发〔2009〕102号）要求，结合本督查工作方案，组织落实工程建设领域突出问题专项治理工作。各单位应把“小金库”和工程建设领域突出问题两项专项治理工作与反腐倡廉建设、财务管理、基建管理、长效机制建立等工作有机结合，切实落实工作责任，真抓实干，实现治理目标。

请各地区、各单位将开展专项督导检查工作情况及时报告卫生部规划财务司和国家中医药管理局规划财务司。

附件：2011年卫生专项督导检查工作方案

卫生部

国家中医药管理局

二〇一一年四月二十五日

附件 2011年卫生专项督导检查工作方案

围绕2011年卫生工作重点，结合有关工作安排，按照“统筹协调、整合力量、分工负责、查研结合、注重实效”的原则，统筹各部门2011年有关专项督导检查工作任务，拟开展8次专项督导检查与调研活动，分别为全国卫生系统3次、部（局）属（管）单位3次、部本级1次和配合有关部门开展1次。具体方案如下：

一、全国卫生系统督导检查

（一）卫生系统扩大内需和中央补助地方公共卫生项目专项督查、工程建设领域突出问题专项治理。

1. 督查时间：2011年6月。

2. 牵头单位：部规财司。

3. 参加单位：驻部监察局，部相关司局，国家中医药管理局规财司，部项目监管中心，邀请发展改革委、财政部有关司局参加。

4. 重点内容：2009年、2010年督查调研发现问题整改落实情况；扩大内需项目和医改重大公共卫生专项实施情况。

5. 督查地区：2009、2010年综合督查未覆盖的部分省份以及督查发现问题多的省份。

6. 产出成果：评价扩大内需项目实施效果，形成扩大内需和公共卫生项目进展和资金使用情况报告以及工程建设领域突出问题专项治理阶段性总结；针对前两年督查发现的问题，现场复核，追踪整改，直至落实。

（二）中央补助地方部分项目执行情况专项审计调查。

1. 审计时间：2011年8～9月。

2. 牵头单位：部规财司。

3. 参加单位：部相关司局，部项目监管中心。

4. 重点内容：1～2个中央补助地方项目执行情况专项审计调查。

5. 调查地区：选择3～5个省份及其若干个县。

6. 产出成果：形成中央补助地方项目执行情况专项审计调查报告。

（三）探索开展绩效评价调研。

1. 工作时间：2011年5月完成设计方案，7月开展预评价，10月开展深入评价。

2. 牵头单位：部项目监管中心。

3. 参加单位：部相关司局、部发展研究中心。

4. 产出成果：根据《公共卫生项目支出绩效考评暂行办法》和公共卫生项目的实施方案，研究制订2个公共卫生项目的绩效评价方案、指标体系和评价工具，选择2个省份，组织专家开展评价工作，形成评价报告。

二、部（局）属（管）单位督导检查

根据工程建设领域突出问题专项治理、“小金库”专项治理工作安排，全年计划开展3次部（局）属（管）单位专项督导检查。

（一）工程建设领域突出问题专项治理和“小金库”治理督查。

1. 督查时间：2011年5月。

2. 牵头单位：部规财司。

3. 参加单位：驻部监察局，国家中医药管理局规财司，部项目监管中心。

4. 重点内容：工程建设领域突出问题专项治理问题整改情况；“小金库”专项治理重点抽查。

5. 督查单位：工程建设领域突出问题专项治理为部分部（局）属（管）单位，“小金库”专项治理为部（局）属（管）单位及部（局）本级。

6. 产出成果：促进完善相关长效制度，形成专项报告报部领导及有关部门。

（二）部属（管）单位预算执行情况督导检查。

1. 督查时间：2011年5月。

2. 牵头单位：部规财司。

3. 督查单位：预算执行被连续预警通报的部属（管）单位。

4. 督查方式：召开座谈会、约谈、现场督导等。

5. 产出成果：分析查找预算执行和管理中存在的问题及原因，督促有关单位进一步加强预算管理，加快预算执行。

（三）“小金库”专项治理总结检查。

1. 检查时间：2011年11月。

2. 牵头单位：部规财司。

3. 参加单位：驻部监察局，部项目监管中心。

4. 重点内容：按照中央“小金

库”专项治理办公室要求，完成整改落实检查和总结工作。

5. 督查单位：部分部属（管）单位等。

6. 产出成果：形成总结报告报部领导及中央“小金库”专项治理办公室。

三、部本级司局委托办事经费执行情况专项检查

（一）检查时间：2011 年 8 月。

（二）牵头单位：部规财司。

（三）参加单位：机关党委（纪委）、驻部监察局和部机关项目司局。

（四）检查内容：2009 ~ 2010 年部机关司局发生的委托办事工作。重点检查委托办事经费支出的规范性、资金的安全性以及委托任务完成情况。

（五）检查方式：抽取委托办事发生笔数较多、金额较大的司局委托办事工作，通过召开座谈会、司局自查、选取受托单位现场重点检查、查阅会计凭证、内控措施以及有关产出等方式进行检查。

（六）产出成果：分析查找受托单位在委托办事经费支出管理方面存在的问题，形成检查报告，督促司局进一步加强和规范司局委托办事经费支出管理。

另外，部规财司开展本级会计核算内部控制检查（2011 年 5 月）。

四、配合有关部门开展全国医药卫生服务价格督导检查

（一）检查部门：国家发展改革委、监察部、国务院纠风办、卫生部、国家中医药管理局和解放军总后卫生部。

（二）检查时间：2011 年 3 ~ 11 月。

（三）检查对象：全国药品生产经营企业、医疗机构、疾病预防控制中心、血站、药品集中采购机构等，重点检查全国 900 多所三级甲等医院（含军队、武警医院）。

（四）检查内容：政府定价药品、基本药物价格政策执行情况；医疗服务项目价格执行情况；医用耗材价格政策执行情况；疫苗、血液及血液制品价格政策执行情况等。

（五）相关工作：卫生部、国家中医药管理局印发通知，要求各省（区、市）卫生厅局（中医药管理部门）开展系统内部检查和组织医疗机构自查工作；参与国家发展改革委重点检查的 100 所三级甲等医院的检查工作；参与国家发展改革委等 6 部门组成的督导检查工作；协助国家发展改革委完成最终检查报告的撰写工作。

卫生部、公安部、工业和信息化部、国家工商总局、国家食品药品监督管理局、国家中医药管理局关于印发药品安全专项整治工作检查评估实施方案的通知

国食药监办〔2011〕195 号

各省、自治区、直辖市人民政府：

根据卫生部、公安部、工业和信息化部、国家工商总局、国家食品药品监督管理局、国家中医药管理局等 6 部门《关于印发药品安全专项整治工作方案的通知》（国食药监办〔2009〕342 号）精神，为客观公正地评价各地药品安全专项整治工作成效，促进药品安全监管长效机制建设，6 部门联合制订了《药品安全专项整治工作检查评估实施方案》（以下简称《方案》）。经国务院同意，现印发给你们，并就有关要求通知如下：

一、请各地参照《方案》的规定，结合本地实际制订辖区内的检查评估方案，积极开展自下而上的药品安全专项整治检查评估工作。在实施过程中，如发现问题或遇到新情况，及时与国家食品药品监督管理局沟通。

二、各地要加强对药品安全专项整治检查评估工作的领导，严格落实药品安全责任制和责任追究制，逐级开展对方案制订和检查评估工作的监督检查。卫生部、国家食品药品监督管理局将会同有关部门适时对各地检查评估工作进行检查和指导。

卫生部
公安部
工业和信息化部
国家工商总局
国家食品药品监督管理局
国家中医药管理局
二〇一一年四月二十七日

药品安全专项整治工作检查评估实施方案

根据卫生部、公安部、工业和信息化部、国家工商总局、国家食品药品监督管理局、国家中医药管

理局等6部门联合印发的《关于印发药品安全专项整治工作方案的通知》（国食药监办〔2009〕342号）精神，为客观公正地评价各地药品安全专项整治工作成效，促进药品安全监管长效机制建设，特制订药品安全专项整治工作检查评估实施方案。

一、目的与意义

通过开展药品安全专项整治工作检查评估，促进地方政府进一步加强药品安全监管，把药品安全工作作为重要的民生工程，坚持标本兼治、着力治本。落实“地方政府负总责、监管部门各负其责、企业是第一责任人”的药品安全责任体系，促进医药产业又好又快发展，确保公众用药安全。

二、基本原则

遵循“实事求是、标准量化、客观公正”的原则。

三、检查评估对象及实施机构

（一）检查评估对象是各级人民政府、各相关监管部门，药品及医疗器械研制、生产、流通、使用各环节的企事业单位。

（二）受6部门委托，国家食品药品监督管理局药品安全专项整治工作领导小组负责组织实施全国药品安全专项整治工作检查评估，指导各地开展药品安全专项整治工作的自查自评；协调国务院有关部门组成联合检查评估组，对各地药品安全专项整治工作进行检查评估。

（三）各省（区、市）药品安全专项整治工作领导小组负责本辖区药品安全专项整治工作检查评估，根据辖区实际制订检查评估方案并组织实施。

四、检查评估的内容及标准

（一）地方政府及相关监管部门药品安全专项整治工作开展情况。共分为5方面18项58条，主要从组织领导、整治重点、安全保障、宣传信息与责任体系建设等方面检查评估各地药品安全专项整治工作的成效。检查评估标准详见《药品安全专项整治工作检查评估表》（见附表）。

（二）药品（包括医疗器械）质量状况评估。以省级监督抽验、评价性抽验的质量公告为依据，重点评估辖区内基本药物、特殊药品及血液制品、生物制品、注射剂等高风险产品的质量状况。

（三）药品安全群众满意度。主要包括对国药准字公信力的评价、对打击假药的看法、对政府工作的满意度、对药品广告的意见、对安全用药知识的掌握。

（四）企事业单位自查自评情况。主要包括各类生产经营企业对药品生产质量管理规范（GMP）、药品经营质量管理规范（GSP）标准的执行情况、生产经营基本药物和高风险产品企业风险控制情况、电子监管码实施情况、质量受权人制度落实情况、企业自主创新能力、药品医疗器械研发资料的真实性、诚信建设、规范医院制剂使用和临床用药管理等。

五、检查评估方式方法

（一）检查评估方式：采取逐级自查自评与上级检查评估相结合的方式。

（二）检查评估方法：采取听取汇报、查看资料、现场检查、召开座谈会、问卷调查等方法，全面了解被检查评估对象开展药品安全专项整治工作情况。

1. 听取汇报。听取地方药品安全专项整治工作领导小组和各相关监管部门的工作汇报。

2. 查看资料。查阅专项整治工作文件、会议纪要、工作报表以及有关工作制度规定、违法犯罪案件查处卷宗、新闻宣传等资料。

3. 现场检查。随机选择辖区内药品生产经营企业、医疗机构、药品研发和检验机构等单位进行实地检查，各类型有代表性企事业单位均不少于2家。

4. 召开座谈会。召开企事业单位、行业协会和群众代表参加的座谈会。

5. 问卷调查。对过往群众、经营单位营业人员、基层执法人员等进行随机访问和调查。

（三）评分办法：采取具体工作量化评分的方法，分项加权汇总，共分以下4个部分：

1. 综合评估。主要评估地方政府及相关监管部门药品安全专项整治工作完成情况。分值100分，权重0.6。

2. 药品（含医疗器械）质量状况评估。以省级质量公告和抽验结果为依据，自我评价质量状况。分值100分，权重0.2。

3. 药品安全群众满意度。由各省（区、市）组织网上问卷调查或发放问卷（不少于100份），自我评价群众满意度。分值100分，权重0.1。

4. 企事业单位自查自评情况。各地在企事业单位自查自评基础上，抽查辖区内企事业单位自查报告，自我评分。各类型企事业单位（包括药品、医疗器械的研发、生产、经营、检验单位及医疗机构）不少于1家。分值100分，权重0.1。

以上4项中，第1项由国务院有关部门联合检查组参照各地自查自评报告、按照评分标准内容检查评分；第2、3、4项直接采纳各地自查自评报告中的相关数据并随机抽查核实。各项评分加权汇总后，得出总评分，满分100分。根据各地开展专项整治工作的突出成绩和明显不足，在总评分的基础上可适当加减分，分值为±5分。最后得分95分以上为优秀，85分以上为良好，80分以上为合格。

六、检查评估结果的运用

逐级汇总各地区的检查评估情况，最终形成全国药品安全专项整治工作检查评估报告，以适当形式通报检查评估结果。对检查评估结果为优秀的地区予以表彰奖励，对检查评估结果不合格的地区予以通报批评。对工作不力、问题突出的地区，国家食品药品监督管理局将会同卫生部、监察部组成专门工作组进行责任追究。

七、工作安排

（一）2011年上半年，各地结合辖区内实际情况，制订本地区药品安全专项整治工作自查自评实施方案。

（二）2011 年下半年，各地组织开展辖区内自下而上的检查评估工作，并形成药品安全专项整治工作自查自评报告和工作总结，提交国家食品药品监督管理局。

（三）6 部门组成联合检查评估组，适时赴各地对药品安全专项整治工作进行检查评估。

（四）2011 年年底前，根据全国检查情况分析，得出评估结果，综合排序形成《全国药品安全专项整治工作检查评估报告》上报国务院。

各地要高度重视，切实加强领导，狠抓落实，坚持实事求是、客观公正，全面检查、不留死角、不走过场，发现问题及时整改，确保公众用药安全。

附表：药品安全专项整治工作检查评估表

附表： 药品安全专项整治工作检查评估表

<table>
<tr><th rowspan="2">项目及分值</th><th rowspan="2">评估内容</th><th rowspan="2">分值</th><th rowspan="2">分项内容</th><th rowspan="2">分值</th><th rowspan="2">评分点</th><th colspan="2">自评得分</th></tr>
<tr><th>扣分</th><th>得分</th></tr>
<tr><td rowspan="9">一、组织领导、政策导向（13 分）</td><td rowspan="3">1. 组织领导</td><td rowspan="3">5</td><td>1）2009 年 10 月底前成立省级药品安全专项整治工作组织领导机构</td><td>2</td><td>未按时成立组织领导机构扣 2 分</td><td></td><td></td></tr>
<tr><td>2）2009 年 12 月底前制订专项整治工作方案并下发</td><td>2</td><td>未制订整治方案扣 2 分，未按时下发扣 1 分</td><td></td><td></td></tr>
<tr><td>3）整治期间召开 3 次以上领导小组会议，研究解决整治中的重大问题，有会议纪要或记录</td><td>1</td><td>未达到要求的扣 1 分</td><td></td><td></td></tr>
<tr><td rowspan="3">2. 部门协作</td><td rowspan="3">5</td><td>4）建立药品安全专项整治工作联合检查、联合执法机制</td><td>2</td><td>未建立机制扣 2 分</td><td></td><td></td></tr>
<tr><td>5）开展专项联合检查、联合执法</td><td>1</td><td>未开展联合执法扣 1 分</td><td></td><td></td></tr>
<tr><td>6）开展调研和督查，形成调研和督查报告</td><td>2</td><td>未开展调研工作扣 1 分，未开展督查工作扣 1 分</td><td></td><td></td></tr>
<tr><td rowspan="3">3. 产业结构调整</td><td rowspan="3">3</td><td>7）制定促进医药产业调整措施和技术创新政策</td><td>1</td><td>未制定有关措施、政策的扣 1 分</td><td></td><td></td></tr>
<tr><td>8）通过实施兼并重组减少的医药生产企业数</td><td>1</td><td>不能提供具体企业数的扣 1 分</td><td></td><td></td></tr>
<tr><td>9）控制新开办药品生产和批发企业数量，从严审批零售药店</td><td>1</td><td>未采取具体措施的扣 1 分</td><td></td><td></td></tr>
<tr><td rowspan="2">二、专项整治的重点工作（57 分）</td><td rowspan="2">4. 打击生产销售假药</td><td rowspan="2">8</td><td>10）制订开展打击利用互联网等媒体发布虚假广告、通过寄递等渠道销售假药等专项行动工作计划，发现案件及时查处</td><td>3</td><td>未制订计划的扣 2 分，少 1 项计划的扣 1 分，上级主管部门督办案件不及时查处的扣 1 分</td><td></td><td></td></tr>
<tr><td>11）查处违法药品广告案件应移交的 100% 移交，应撤销广告批准文号 100% 撤销文号，协调有关部门关闭违规网站</td><td>2</td><td>未按规定移交的扣 1 分，应撤销文号未撤销的扣 1 分</td><td></td><td></td></tr>
</table>

（续表）

项目及分值	评估内容	分值	分项内容	分值	评分点	自评得分	
						扣分	得分
二、专项整治的重点工作（57分）	4. 打击生产销售假药	8	12)查处生产销售假药案件,对货值超过5万元的案件要100%追踪查源。涉嫌犯罪案件及时移交公安机关,有移交文件	3	符合条件未追踪查源的扣1分，符合条件未移交公安机关的扣2分		
	5. 整治非药品冒充药品	7	13）制订整治非药品冒充药品工作计划及措施	1	未制订计划措施的扣1分		
			14）辖区内药品经营企业无非药品冒充药品现象	2	随机抽查药品经营企业，发现有非药品冒充药品现象的扣2分		
			15）辖区内基层医疗机构和民营医疗机构无非药品冒充药品现象	2	随机抽查相关医疗机构，发现有非药品冒充药品现象的扣2分		
			16）符合按假药查处情形的非药品冒充药品案件100%查处	2	符合条件未查处的扣2分		
	6. 药品生产监管	11	17）开展基本药物品种工艺处方核查	2	未启动核查工作的扣2分；已核查未建立品种监管工作档案的扣1分		
			18）辖区内组织实施4类药品（中药注射剂、第二类类精神药品、血液制品、疫苗）和基本药物生产企业全部实行质量受权人制度	2	随机抽查企业未实行质量受权人制度的扣1分，未对企业实施工作加强指导和监督扣1分		
			19）辖区内有高风险药品生产企业的,日常监督检查不少于2次/年,有相应的检查记录	2	无检查记录的扣2分		
			20）强化药品生产用原料、辅料、化学中间体等来源及质量监管	2	监管部门未制定强化监管措施的扣1分；实施中无监管记录的扣1分		
			21）组织开展中药注射剂风险排查和安全风险评估工作	3	未开展风险排查扣2分,未开展安全风险评估扣1分		
	7. 规范含麻黄碱类复方制剂的生产经营秩序	5	22）部署含麻黄碱类复方制剂专项整治工作	1	未制发相关文件的扣1分		
			23）辖区内未发生药品生产、经营企业因违法违规行为直接将含麻黄碱类复方制剂流入非法渠道案件	2	检查中发现辖区内企业直接将含麻黄碱类复方制剂流入非法渠道的扣2分		
			24）严厉打击违法违规行为	2	未及时查处含麻黄碱类复方制剂流失案件或未按规定对违法违规企业进行处理的扣2分		
	8. 药品购销渠道管理	6	25）部署和开展整治药品流通环节“挂靠经营”和“走票”工作	2	未部署或未开展整治工作的扣2分		
			26）辖区内药品经营企业无“走票”和“挂靠经营”现象	2	随机抽查药品经营企业，发现有“挂靠经营”或“走票”现象扣2分		

（续表）

项目及分值	评估内容	分值	分项内容	分值	评分点	自评得分	
						扣分	得分
二、专项整治的重点工作（57分）	8. 药品购销渠道管理	6	27）零售药店实行药品分类管理	2	随机抽查药店，未按处方药与非处方药、药品与非药品划分区域的扣1分，未张贴标示的扣1分		
	9. 药品、医疗器械审评审批工作	9	28）修订或采取有效措施加强药品、医疗器械审评工作	1	未按要求制定相关工作细则的扣1分		
			29）认真开展药品注册现场核查，确保申报注册审评资料真实完整	3	技术审评中发现资料存在真实性问题而未在现场核查中发现的扣2分，未制定细则的扣1分		
			30）开展药品注册检查人员培训	1	未开展培训的扣1分		
			31）及时查处现场检查违法违规行为	1	发现未及时移送查处的案件的扣1分		
			32）加强临床前研究机构和临床试验机构的日常监督检查	1	未制定有关工作细则或未开展日常监督检查工作的扣1分		
			33）按要求完成（或开展）所承担的基本药物标准提高工作	1	不能按期完成基本药物标准提高工作的扣1分（未承担的不扣分）		
			34）有计划、有步骤地开展药品再注册工作	1	未按期完成再注册工作的扣1分		
	10. 建立国家基本药物生产供应和质量保障机制	11	35）强化对基本药物生产供应、流通、使用的监管工作	3	相关部门未按要求制订工作计划的扣1分，保障措施或开展相关工作不力的扣2分		
			36）辖区内国家基本药物生产企业中标并生产使用的品种抽验覆盖率达100%	3	达不到要求的扣3分		
			37）发布基本药物抽验结果	1	未按要求发布的扣1分		
			38）加强对基本药物公开招标采购的管理	1	未制定规范基本药物公开招标采购的管理办法或未实行公开招标采购的扣1分		
			39）开展对基层执行基本药物制度的督查指导工作	3	未制订督查指导工作计划的扣1分，未开展督查指导工作的扣2分		
三、药品安全保障工作（13分）	11. 应急处置工作	4	40）制订重大药品安全事件应急预案	2	无应急预案的扣2分		
			41）开展应急演练	1	未开展演练的扣1分		
			42）开展年度应急培训工作	1	未开展培训的扣1分		
	12. 药品不良反应监测	4	43）制定辖区内不良反应报告和监测制度	2	未制定制度扣2分		
			44）定期通报辖区内不良反应报告和监测情况	1	未通报不良反应报告和监测情况的扣1分		
			45）加强不良反应监测基础设施及其配套的建设	1	未制定不良反应监测基础设施及其配套的建设方案的扣1分		

（续表）

项目及分值	评估内容	分值	分项内容	分值	评分点	自评得分	
						扣分	得分
三、药品安全保障工作（13分）	13. 药品使用环节监管	3	46）制定或会同相关部门制定加强医疗机构药品质量管理的有关规定	1	未制定相关规定的扣1分		
			47）加强药店、医院合理用药指导，开展合理用药示范培训工作	1	未开展合理用药指导或培训的扣1分		
			48）开展合理用药监测和评估工作	1	未开展合理用药监测和评估工作的扣1分		
	14. 药品电子监管	2	49）基本药物中标并生产使用产品全部实施电子监管码	1	2011年4月1日前未达到要求的扣1分		
			50）基本药物生产企业、经营和使用环节推行电子监管制度	1	未推行电子监管制度的扣1分		
四、宣传和信息工作（7分）	15. 安全用药宣传普及活动	2	51）制订安全用药科普宣传方案	1	未制订方案的扣1分		
			52）组织开展宣传药品安全的讲座、公益活动等	1	未组织有关活动的扣1分		
	16. 专项整治宣传工作	5	53）定期向国家食品药品监督管理局药品安全整治工作办公室报送整治工作信息	2	未按要求报送的扣2分		
			54）编发药品安全专项整治工作简报	2	未编发简报的扣2分		
			55）在报纸、杂志等新闻媒体上刊登宣传有关药品安全专项整治的报道	1	宣传报道少于5篇的扣1分		
五、责任体系建设（10分）	17. 药品安全责任体系建设	7	56）开展辖区内药品安全责任体系建设，保证食品药品监管部门相对独立开展工作，有与监管需要相适应的行政和技术机构、监督队伍及经费保障	4	未开展责任体系建设的扣2分，不能相对独立开展工作的扣1分，不能保障技术支持和经费扣1分		
五、责任体系建设（10分）	18. 检查评估工作	6	57）制订并下发辖区内药品安全专项整治检查评估方案	2	未制订检查评估方案的扣2分		
			58）2011年7月底前完成对辖区内药品安全专项整治检查评估工作，并提交自查自评报告和工作总结	4	未按时完成检查评估工作的扣2分（以提交自查自评报告日期为准），未按要求提交总结报告的扣2分		
合计	18项	100	58条	100			
总计							

说明：1. 本表中各项评分点的得分由检查组集体研究后确定，最小扣分点为1分；
2. 评分点中通过查阅资料确定的，所指的资料包括红头文件、会议纪要、简报、汇报、报告等，均为原件；
3. 评分点中涉及现场检查项目的，评分以专家意见为主，检查组协助；
4. 本表中相关项目及评价内容起止时间为2009年7月至2011年7月。

卫生部、国家中医药管理局关于开展有资质人员依法开办个体诊所试点工作的通知

卫医政函〔2011〕166号

天津市、辽宁省、吉林省、福建省、云南省卫生厅局、中医药管理局：

为贯彻落实《国务院办公厅关于转发发展改革委卫生部等部门关于进一步鼓励和引导社会资本举办医疗机构意见的通知》（国办发〔2010〕58号）有关精神，鼓励有资质人员依法开办个体诊所，经研究，决定在部分地区开展试点工作，以调动医务人员积极性，方便人民群众就医。现就试点工作有关问题通知如下：

一、试点内容

鼓励符合条件的医师开办个体诊所。卫生行政部门要在《医疗机构设置规划》总体框架下，按照适度灵活的原则，及时批准同时符合下列条件的医师设置个体诊所的申请。

（一）申请者已离职或退休，身体健康；

（二）申请者为执业医师，且取得《医师执业证书》后，在医疗、保健机构中累计执业满5年；

（三）申请者具有副高以上专业技术职务任职资格；

（四）申请者在二级甲等以上医院工作时间累计满3年；

（五）申请设置的个体诊所诊疗范围与申请者的医师执业范围一致；

（六）个体诊所符合卫生部制定下发的各种诊所基本标准；

（七）申请设置的个体诊所选址符合环保要求。

鼓励符合条件的名老中医开办中医诊所。

二、试点时间

2011年7月1日至2012年6月30日。

三、试点地区

天津市、辽宁省沈阳市、吉林省长春市、福建省厦门市、云南省昆明市。

四、试点要求

（一）高度重视试点工作。鼓励有资质人员举办个体诊所是进一步鼓励和引导社会资本举办医疗机构的一项重要内容，也是深化医药卫生体制改革，调动医务人员积极性，方便人民群众就医，缓解看病难的重要举措。试点地区卫生行政部门和中医药管理部门要高度重视，制订试点实施方案，指定专人负责此项工作。

（二）制订试点实施方案。试点地区卫生行政部门和中医药管理部门要根据本通知制订试点实施方案，并采取措施，鼓励有资质人员到基层和医师户籍所在地的社区（乡镇、街道、村）举办个体诊所。要以适当方式通知辖区内相关医疗机构和医师。

（三）做好信息管理工作。各试点地区应当在试点前摸清本辖区内个体诊所的情况，按照我部医疗机构信息管理的有关要求，做好个体诊所的基础数据和新增数据的登录和统计工作。

（四）及时办理审批手续。对于符合本通知规定条件的医师，卫生行政部门和中医药管理部门应当按照规定及时办理设置审批手续。医师退休关系所在的医疗机构不得以任何理由和方式限制或变相限制医师开办个体诊所。

（五）加强管理，确保医疗质量和安全。卫生行政部门要加强对个体诊所的监督管理，保障医疗质量和医疗安全。对于个体诊所违法执业，损害患者利益的，应依法严肃处理，直至吊销《医疗机构执业许可证》和《医师执业证书》。

其他省（区、市）具备条件的，可以向我部备案后开展相关试点工作。

卫生部医政司医疗机构管理处

联 系 人：张文宝

联系电话：010-68792730

传　　真：010-68792196

电子邮箱：MOHYZSYLJGGLC@126.COM

通讯地址：北京市西城区西直门外南路1号

邮政编码：100044

国家中医药管理局医政司基层服务管理处

联 系 人：严华国

联系电话：010-59957692

传　　真：010-59957693

电子邮箱：YIZHENGSIERCHU@126.COM

通讯地址：北京市东城区工体西路1号

邮政编码：100027

卫生部

国家中医药管理局

二〇一一年六月九

（三）国家中医药管理局印发文件

国家中医药管理局关于公布“以岭杯”第九届全国中医药好新闻评选结果的通知

国中医药办发〔2011〕1号

各省、自治区、直辖市卫生厅局、中医药管理局，新疆生产建设兵团卫生局，局各直属单位：

为表彰和鼓励在中医药新闻工作中作出突出贡献的优秀新闻工作者，进一步提高中医药新闻报道质量，我局举办了“以岭杯”第九届全国中医药好新闻评选活动。

本次评选活动得到了中央有关新闻单位、各地中医药管理部门、局各直属单位的大力支持和广大中医药新闻工作者的积极响应，共收到参评作品257件。评选活动严格遵循“公开、公平、公正”的原则，按照初评、复评、终评程序，评选专家最终评出“好新闻奖”获奖作品51件，其中特等奖1件，一等奖5件，二等奖15件，三等奖30件；“中医中药中国行特别报道奖”获奖作品16件，其中一等奖1件，二等奖5件，三等奖10件。7个单位荣获优秀组织奖。

现将“以岭杯”第九届全国中医药好新闻评选活动获奖作品名单及优秀组织奖名单予以公布。

附件：1. “以岭杯”第九届全国中医药好新闻评选活动获奖作品名单

2. “以岭杯”第九届全国中医药好新闻评选活动优秀组织奖名单

国家中医药管理局

二〇一一年一月六日

附件1　“以岭杯”第九届全国中医药好新闻评选活动获奖作品名单

一、好新闻奖

奖项级别	作品名称	作者	刊播媒体
特等奖（1件）	养生热的冷思考系列（3篇）	白剑峰　王君平　李晓宏　李红梅	人民日报
一等奖（5件）	《号脉中医》大型系列报道（11篇）	侯悦林　郭　强　潘述一　商　越　逄　红　赵　真　张　颖	辽宁日报
	走进国医大师特别报道（30篇）	马　骏　方　宁　冯　磊　任　壮　向　佳　刘智利　孙　浩　李学燕　张东风　张秋霞　杨志云　周晓露　周　颖　徐雪莉　高新军　海　霞　常　宇　梁启成　樊岚岚	中国中医药报
	落实《若干意见》系列评论（12篇）	马　骏　王淑军　任　壮　陈贵廷　张东风　周　颖	中国中医药报
	中医药防治甲流系列报道（电视作品）	王强强　高　杨	中央电视台
	中医养生岂能雾里看花	张　蕾　田雅婷	光明日报
二等奖（15件）	让古老中医药焕发勃勃生机	韩　霁	经济日报
	“冬病夏治”热中的冷思考	祁　芳	健康报
	中西医融合构建完美医学	王淑军	人民日报
	为中华生命之树常青——我国中医药发展事业成就综述	王　茜	新华社通稿
	村医王汤药的“汤药”情	周　颖	中国中医药报
	最佳治疗方案每日引来上万病人	陈　枫　胡延滨	南方日报

（续表）

奖项级别	作品名称	作者	刊播媒体
二等奖（15件）	在分子水平阐明中药复方作用机制是完全可能的——专访中国科学院院士、卫生部部长陈竺	潘　锋	科学时报
	中医药防治甲型H1N1流感系列报道（5篇）	罗朝淑	科技日报
	中医小夹板为何受冷落	常　宇	中国中医药报
	中医毕业生就业遭遇法律障碍	田国垒　王　帝	中国青年报
	特别关注"名中医断层窘境"（上、下）	陈良江　于　伟	杭州日报
	燃烧生命的天使——叶欣（电视作品）	梁建增　谷云龙　杨　华　赵一民　张利箭　贾燕华　张月奎　万　昆　马书聪	中央电视台
	给中药注射剂一点成长空间	李木元	人民政协报
	救救野生中药材	曹洪涛	人民日报
	北大有个中医学社	樊　丹	中国中医药报
三等奖（30件）	中医正骨治腰痛（电视作品）	白颖　丁娟	中央电视台二套（现为十套）《健康之路》栏目
	《教您如何不生病》（电视作品）	中华医药栏目组	中央电视台四套
	中国首推"国医大师"力促中医药发展	崔清新　王　茜	新华社通稿
	"张悟本现象"让我们悟出了什么	田雅婷	光明日报
	中医教育墙外香　凸显我国软实力	张　国	中国青年报
	国家4项举措加快中医人才培养	姜乃强	中国教育报
	"四季糖清"究竟是个什么东西	曾晓明	工人日报
	不能让中医"高位截瘫"	刘桥斌　王志胜	健康时报
	解析中医药发展的"望奎现象"	严少卫　杨秋兰	健康报
	谈谈中医药预防甲型H1N1流感（广播作品）	潘莹　任杰	中国国际广播电台
	赴玉树医疗队队员教藏族同胞使用灸条（摄影作品）	成都中医药大学附属医院	中国中医药报
	中医药助圆千年飞天梦——本报记者探访中国航天城，揭秘"太空养生丸"	马　骏	中国中医药报
	救命银针（电视作品）	吴宁远	中央电视台十套《走进科学》
	神奇的莲花针（电视作品）	赵霄霄　廖怡津	广西电视台
	吴仪副总理中医情深	曾利明	中国新闻
	生活智多星中医知识小品剧（电视作品）	赵国磊	青岛电视台生活天天秀栏目
	中医将在预防保健服务上大展身手	任丽梅	中国改革报
	中医药进入新发展机遇期	姬　薇	工人日报

（续表）

奖项级别	作品名称	作者	刊播媒体
三等奖（30件）	代有传人　方能生生不息	谭　嘉	健康报
	搭建两岸中医药交流合作平台	喻京英	人民日报海外版
	中医药立法有实质进展将进入快车道	郭晓宇	法制日报
	中医院姓“中”才大有作为	肖文明	中国中医药报
	培养正统中医从“师承”起步	林　侃	福建日报
	让中医药在新农合中唱“主角”	王晓晶	农民日报
	养生就是这样简单	李梅浠　赵晴晴　王志胜	健康时报
	经典中医药在国外更受欢迎	王泽议	中国医药报
	第二届“治未病”高峰论坛组合报道	董　伟	中国青年报
	中医药事业的“又一个春天”	闫　松	大众科技报
	江淮杏林春意浓	王继学	中国中医药报
	中医非物质文化遗产保护系列谈	柳长华	中国中医药报

二、中医中药中国行特别报道奖

奖项级别	作品名称	作者	刊播媒体
一等奖（1件）	中医中药中国行系列特别报道（32篇）	马　骏　王汉祥　王继学　文　渊　厉秀昀　冯　磊　朱　岷　任　壮　衣晓峰　刘智利　苏宝锋　张东风　杨鸿恩　杨德有　周文平　周　颖　赵红娟　禹金涛　胥晓琦　柴　玉　高新军　黄翠兰　曹启锋　龚纾碧　梁启成　靳万庆　樊　丹	中国中医药报
二等奖（5件）	特色与生存：中药难以破解之题？	张东风	中国中医药报
	蒙医药：马背上诞生的民族医药奇葩	向　佳	中国中医药报
	中医药事业发展报道专辑	曾利明	中国新闻
	安国安民，致富围着药材转——“中医中药中国行”安国站系列活动见闻	李海涛	农民日报
	两岸情系中医药	周　颖	中国中医药报
三等奖（10件）	“中医中药广东行”活动启动	高新军　柴　玉	中国中医药报
	中医中药，老树如何发华枝——“中医中药中国行”京郊见闻	江　娜　杨园园	农民日报
	感知中医药　受益中医药——“中医中药吉林行”大型科普活动启动	孙春艳	吉林日报
	“中医中药中国行”活动座谈会在京举行	张　竣　赵　恩	玉溪日报
	中医中药中国行系列报道（摄影作品）	巨　峰	中国中医药报
	“共铸中国心”健康关爱行动走进内蒙古	贺　勇　易　清	人民日报
	部长进村问医	柴　玉	中国中医药报

（续表）

奖项级别	作品名称	作者	刊播媒体
三等奖（10件）	与时俱进铸辉煌　继往开来谱新篇——宁夏回族自治区中医医院（中医研究院）20年巡礼	马　力　黄　涌	中国中医药报
	得天独厚　多民族医药百花竞放　传承创新　云南中医药跨越发展——云南省中医药事业发展概览	云南省卫生厅中医处	中国中医药报
	中医药专家在新疆现场普及保健知识	王　蓓　蔡丽娟　崔志坚	天山网

附件2　“以岭杯”第九届全国中医药好新闻评选活动优秀组织奖名单

中国中医药报社
广东省中医药局
上海市卫生局、上海市中医药发展办公室
福建省卫生厅
山东省中医药管理局
广西中医药管理局
宁夏卫生厅中医药管理局

关于加强中医药知识产权工作的指导意见

国中医药科技发〔2011〕2号

各省、自治区、直辖市卫生厅局、中医药管理局、知识产权局，新疆生产建设兵团卫生局，中国中医科学院：

中医药知识产权是我国知识产权战略的重要领域，中医药知识产权工作是中医药行业在新形势下的一项新的重要任务。中医药知识产权既包括利用现行知识产权制度可获得的权利，也包括无法直接利用现行知识产权制度实现保护的中医药传统知识相关权益。

根据党的“十七大”关于“实施知识产权战略”和《国务院关于扶持和促进中医药事业发展的若干意见》中“加强中医药法制建设和知识产权保护”的精神，为贯彻落实《国家知识产权战略纲要》，提高中医药行业对知识产权的创造、运用、管理和保护能力，制定本意见。

一、指导思想

（一）以科学发展观为指导，以维护国家利益和充分发挥中医药优势特色为核心，以贯彻实施国家知识产权战略纲要为重点，按照激励创造、有效运用、依法保护、科学管理的方针，通过政府引导，多方协调，促进中医药知识产权保护和利用，建立、健全符合中医药发展规律和自身特点的知识产权法制和管理体系，使中医药的独特优势转化为现实价值，促进中医药事业可持续发展。

二、总体目标

（二）进一步完善现行知识产权制度，逐步建立符合中医药自身特点的中医药传统知识和中药资源等专门保护制度，形成中医药知识产权综合保护与利用体系，提高中医药行业知识产权创造、运用、保护和管理能力。

三、基本原则

（三）现行制度运用与专门制度建设相结合。充分运用现行知识产权制度对中医药创新成果进行保护，并在实践中不断探索、研究建立中医药传统知识专门保护制度。加强中医药知识的源头保护，实现两种制度的有效衔接和对传统知识的完整保护。

（四）加强保护与合理利用相结合。协调中医药知识产权保护与继承创新、中医药传统知识保护与鼓励利用、中药资源保护与产业发展的关系，推动中医药知识的运用和发展。

（五）国际合作与权益保护并重。推动中医药国际交流与合作要注重加强权益保护，建立和完善中医药知识产权预警和维权援助机制，维护国家和民族利益。

四、主要任务

（六）加强中医药知识产权法制建设。中医药和知识产权行政管理部门要加强与有关部门的沟通与协调，推动中医药知识产权相关法律、法规的立法进程。制定并落实中医药知识产权相关政策与措施，促进中医药产业、科技、教育、贸易等政策与中医药知识产权政策相衔接。

（七）加强中医药知识产权工作指导与服务。知识产权行政管理部门要加强对中医药行业知识产权工作指导，中医药管理部门要完善与中医药知识产权相关的公共服务。

（八）加强中医药知识产权创造和运用。有关部门要在相关政策、项目资金和创新成果知识产权化等方面，引导和支持市场主体创造和运用中医药知识产权。强化中医药科技创新活动中知识产权政策的导向作用，完善中医药科技成果权利归属和利益分享机制。

（九）加强中医药传统知识的保护。支持中医药传统知识的整理和传承，研究建立中医药传统知识管理、保护和利用机制。加强对传统制药、民间医药、道地药材以及民族医药等传统知识富集领域的有效保护，实现中医药传统知识可持续发展。

五、工作措施

（十）建立、健全中医药知识产权保护制度。推动中医药立法进程，建立中医药传统知识专门保护制度，促进地方出台地方性中医药传统知识管理规定。进一步推动中医药知识产权在政府定价、药品招标、金融支持、税收优惠、贸易促进等方面相关政策的落实。

（十一）开展中医药知识产权保护理论、政策与法制研究。开展中医药知识特点与知识产权保护的适应性研究和中医药传统知识保护专门制度的理论研究。完善中药发明专利审查标准并尽快纳入我国的专利审查实践。

（十二）完善中医药知识产权管理机制。中医药管理部门以及中医药企、事业单位应有专门部门或专人负责知识产权工作；建立、健全中医药知识产权管理规章制度，设立专项资金支持知识产权工作。

（十三）培养中医药知识产权人才队伍。鼓励中医药院校开设知识产权相关课程。支持有条件的院校逐步设立相应专业，有计划、有步骤地培养中医药知识产权复合型、国际化人才。

（十四）培育中医药知识产权服务机构。引导知识产权代理机构、科技中介机构以及信息服务机构开展中医药知识产权服务，促进中医药知识产权的获得与转化，满足经济社会发展需求。加强中医药知识产权学术研究和交流，支持成立全国性中医药知识产权学术团体或行业协会。

（十五）强化中医药科研全过程的知识产权管理。中医药科技项目申请立项、过程实施和验收考核评价要将中医药知识产权作为重要指标纳入。中医临床研究基地、重点研究室（实验室）和重点学科等认定、考核要将知识产权创造、运用、保护和管理能力作为重要内容。

（十六）开展中医药传统知识保护技术研究。逐步建立中医药传统知识保护名录、中医药特有标志和符号名录，进一步开展中医药老字号等中医药特殊领域的保护研究。

（十七）加强道地药材的保护、开发与利用。充分发挥相关制度在道地药材保护中的重要作用，促进具有地方特色的、与中医药有关的自然、人文优势资源转化为地方现实生产力。逐步建立道地药材认证制度。

（十八）加强中医药国际合作与贸易中的知识产权管理。建立、健全国际合作和贸易中的知识产权保护部门协作机制，不断完善中医药领域的外商投资和特定技术出口政策。建立、健全中医药国际合作中的知识产权审核、监督制度，防止中医药传统知识和创新成果的不当公开和流失。

（十九）推动中医药知识产权保护的国际进程。鼓励企业和科研机构深入研究并充分运用主要贸易和合作国家或者地区的知识产权制度，在对外贸易合作中有效保护中医药传统知识和创新成果。加强国际交流与合作，积极探索建立中医药国际合作中利益双赢机制，积极参与制定与中医药知识产权保护有关的国际规则和标准，推动中医药知识产权保护的国际化进程。

（二十）开展中医药知识产权相关知识的宣传普及工作。各地要通过举办培训班、研讨会、继续教育和相关试点等方式，大力宣传普及知识产权基本知识，提高中医药行业的知识产权创造、运用、保护和管理能力。

国家中医药管理局
二〇一一年一月十九日

国家中医药管理局关于确定中央单位2010年全国名老中医药专家传承工作室建设项目专家名单的通知

国中医药人教发〔2011〕3号

各有关单位：

为加强名老中医药专家学术思想传承工作，探索建立中医药学术传承、推广应用和中医药人才培养的有效方法和创新模式，经研究，确定中央单位国医大师及“十五”、

"十一五"名老中医传承研究项目专家王玉川等32位同志为中央单位2010年全国名老中医药专家传承工作室建设项目专家（具体名单见附件1）。现将有关事项通知如下：

一、名老中医药专家传承工作室是传承名老中医药专家学术思想和临床经验，培养中医药传承人才的重要载体，各项目负责部门和承担单位要高度重视，加强领导，为项目建设的实施提供有力保障。

二、各项目负责部门要切实加强对建设项目的组织领导和有效管理，及时开展评估、考核和指导工作。

三、项目承担单位要根据《2010年全国名老中医药专家传承工作室建设项目管理方案》的要求，认真组织实施，强化管理，积极提供便利条件和必要支持，保证项目建设的顺利完成。

四、各项目负责部门和承担单位需按要求填报《2010年全国名老中医药专家传承工作室建设项目任务书》（见附件2）一式5份（A4纸打印、普通装订），并加盖公章，于2011年1月30日前寄送至我局人教司师承继教处，同时将任务书电子版文档发送至受理电子邮箱。此通知、项目任务书格式已在国家中医药管理局政府网站（http：//www.satcm.gov.cn）上发布。

五、联系方式

国家中医药管理局人事教育司师承继教处

通信地址：北京市东城区工体西路1号

邮政编码：100027

电子邮箱：scjjc@satcm.gov.cn

联 系 人：张欣霞　吴厚新

联系电话：010-59957647、59957643

附件：1. 中央单位2010年全国名老中医药专家传承工作室建设项目专家名单

2. 全国名老中医药专家传承工作室建设项目任务书（略）

国家中医药管理局

二〇一一年一月十二日

附件1　中央单位2010年全国名老中医药专家传承工作室建设项目专家名单

一、国医大师（8人）

王玉川　北京中医药大学

王绵之　北京中医药大学

李辅仁　北京医院

陆广莘　中国中医科学院

唐由之　中国中医科学院

程莘农　中国中医科学院

路志正　中国中医科学院

颜正华　北京中医药大学

二、中国中医科学院（12人）

谢海洲　陈可冀　马继兴

孙树椿　许建中　周霭祥

田从豁　周绍华　房定亚

李维贤　刘志明　原思通

三、北京中医药大学（6人）

刘弼臣　吕仁和　施汉章

王子瑜　孔光一　聂惠民

四、卫生部中日友好医院（5人）

焦树德　许润三　张代钊

晁恩祥　李佩文

五、北京协和医院（1人）

郭赛珊

国家中医药管理局关于转发《电子病历系统功能规范（试行）》的通知

国中医药医政发〔2011〕4号

各省、自治区、直辖市卫生厅局、中医药管理局，新疆生产建设兵团卫生局，中国中医科学院，北京中医药大学：

为规范医疗机构电子病历管理，明确医疗机构电子病历系统应当具有的功能，更好地发挥电子病历在医疗工作中的支持作用，促进以电子病历为核心的医院信息化建设工作，卫生部组织制定了《电子病历系统功能规范（试行）》，现转发给你们。请在工作中参照执行，并就有关事项通知如下：

一、中医电子病历系统应符合《中医病历书写基本规范》、《中医电子病历基本规范（试行）》和《电子病历基本架构与数据标准（试行）》等规范性文件的相关要求。

二、中医电子病历系统应能体现中医特色，满足中医临床工作需要，在《电子病历系统功能规范（试行）》基础上，具有反映中医临床诊疗活动、开展中医医疗质量监测等功能，如：

（一）具有自动生成并显示二十四节气的功能；

（二）提供本医院常用协定处方列表功能，包括协定处方药物组成、药物剂量等，并提示药品价格、库存情况等相关信息；

（三）按照《中药处方格式及

书写规范》要求，对所有类型医嘱的中药处方进行审核并提示的功能；

（四）提供针灸、推拿等中医诊疗技术的录入、处理与执行等功能；

（五）具备中医病历质量管理与控制、中医医疗费用监控等功能。

三、各省级中医药管理部门可根据《电子病历系统功能规范（试行）》和本通知要求制订本辖区相关实施细则。

四、中西医结合电子病历功能规范参照本通知执行。民族医电子病历功能规范由有关省、自治区、直辖市中医药管理部门参照本通知另行制定。

工作中有何意见和建议，请及时与我局医政司联系。

联 系 人：国家中医药管理局医政司医疗管理处 部 帅 邴媛媛

电　　话：010-59957689、59957687

传　　真：010-59957684

电子邮箱：yizhengsiyichu@126.com

国家中医药管理局

二〇一一年一月二十七日

国家中医药管理局关于印发2011年中医药工作要点的通知

国中医药法监发〔2011〕5号

各省、自治区、直辖市及计划单列市、副省级省会城市卫生厅局、中医药管理局，新疆生产建设兵团卫生局，局各直属单位，北京中医药大学：

现将《2011年中医药工作要点》印发给你们。请结合本地区、本单位工作实际，认真贯彻落实，并及时将工作进展情况报告我局。

国家中医药管理局

二〇一一年二月十五日

2011年中医药工作要点

2011年中医药工作的总体要求是：以邓小平理论和“三个代表”重要思想为指导，深入学习实践科学发展观，全面贯彻党的十七大，十七届三中、四中、五中全会，中央经济工作会议和全国卫生工作会议精神，正确把握中医药改革发展面临的形势和任务，围绕卫生工作的总体部署和“十二五”中医药发展总体思路、目标任务，抓住机遇，奋发有为，全面推进中医药事业又好又快发展。

一、全面落实《若干意见》，认真做好“十二五”规划编制工作

（一）以党的十七届五中全会通过的《中共中央关于制定国民经济和社会发展第十二个五年规划的建议》为指导，以推动和实现中医药事业科学发展为主题，以在深化医改中全面贯彻落实《国务院关于扶持和促进中医药事业发展的若干意见》（以下简称《若干意见》）为主线，认真做好中医药“十二五”规划编制工作，科学设置规划目标、指标、重点工程和项目，真正做到目标围绕主题主线确定、任务围绕主题主线展开、政策针对主题主线设计、措施紧扣主题主线安排。规划的编制，既要紧紧围绕经济社会发展规划和卫生发展规划大局，又要积极将中医药内容纳入经济社会发展规划和卫生发展规划中去，使“十二五”中医药的发展与经济社会发展相协调，与卫生发展相衔接，真正体现中央要求，反映行业特点，符合地方特色。

（二）贯彻落实《若干意见》，充分发挥中医药工作协调机制作用，加强协调，争取支持，完善相关政策，解决重大问题。积极协调有关部门，研究制定中医药发展中长期规划、中医药服务体系建设专项规划、中医药人才队伍建设专项规划、中医药继承创新专项规划、中医药标准化发展专项规划和中医药文化发展专项规划；加强与教育部协调，积极推进中医药院校教育改革；加强与工业和信息化部协调，推动制定中药产业发展规划；加强与国家食品药品监督管理局协调，制定中药饮片炮制规范；加强与发展改革委、商务部、国家食品药品监督管理局等部门协调，加强对中药材和中药饮片质量、价格及流通的监管及调控，提高中药饮片质量，稳定中药材价格，保障中药材及中药饮片市场供应，启动并开展中药资源普查工作。围绕中医药改革发展中的重大理论和实践问题，深化中医药发展规律、中医药服务提供与利用的激励机制、中医药服务的组织形态等方面的专题研究，提出具体政策措施。

（三）利用《若干意见》发布两周年之机，进一步做好《若干意见》精神宣传工作，采取多种形式，及时总结贯彻落实《若干意见》的好经验、好做法，特别是结合深化医药卫生体制改革探索的新思路、新举措，认真提炼，加以推广。

二、积极参与实施医改各项重点任务

（四）抓好基本药物制度实施工作。加强对中药基本药物的宣传，巩固和扩大实施范围，推广中成药基本药物临床应用指南，加强配备和使用管理。开展中药饮片质量标准和价格、生产供应保障、配备使用管理等专题研究。会同卫生部制定《国家基本药物目录（其他医疗卫生机构配备使用部分)》中成药卷。

（五）加快推进公立中医医院改革。继续审核公立医院改革试点城市工作方案，及时掌握公立医院改革试点动态。开展中医药服务财政补偿试点工作，探索按病种收费等中医药服务收费方式。抓好中医临床路径和诊疗方案制订，开展中医临床路径实施试点。做好中医医院中医电子病历试点工作。鼓励和引导社会资本举办中医医疗机构。

（六）落实基本医疗保障制度的相关政策。抓好新农合统筹补偿方案中提高使用中医药有关费用补偿比例政策的落实，引导农民应用中医药适宜技术。探索制定鼓励提供和利用中医药服务的城镇医保政策。

（七）加强城乡基层中医医疗服务体系建设。开展中医医疗资源配置及基层医疗卫生机构中医药人员建设规划研究，抓好县级公立中医医院建设及乡镇卫生院、社区卫生服务中心的中医科及中药房建设工作。

（八）在基本公共卫生服务中发展中医药服务，将应用中医药预防保健技术和方法、发挥中医药在公共卫生服务中的作用，纳入基本公共卫生服务绩效考核体系并作为重点指标予以考核。抓好《国家基本公共卫生服务规范》中有关中医药内容的实施，推进中医药基本公共卫生服务综合配套试点工作。

三、加强中医医疗与预防保健服务

（九）巩固发展城乡基层中医药服务。全面贯彻落实《农村中医药工作近期重点实施方案（2010～2011年)》。继续抓好农村医疗机构中医特色专科，县级中医医院中药房、急诊急救能力等项目建设，开展全国基层医疗卫生机构中医药综合服务区建设试点。举办《农村中医药工作指南》培训班，对全国县（市）卫生局局长进行中医药工作培训。加大中医药适宜技术推广力度，加强省级和县级培训基地建设和师资培训，分层分类进行推广培训，探索建立长效机制，继续编写《基层中医药适宜技术手册》系列丛书。继续开展全国农村和社区中医药工作先进单位创建活动，开展农村、社区中医药工作评价。制定加强民间医药工作的意见，推动民间医药的挖掘整理、总结提高、推广利用，促进民营中医医疗机构健康持续发展。做好药品零售企业设置中医坐堂医诊所工作，继续推动农村具有中医药一技之长人员纳入乡村医生管理工作。

（十）继续做好应对突发公共卫生事件和重大疾病中医药防治工作。进一步完善中医药参与卫生应急工作的机制，加强中医药应急救治体系建设，开展中医医院应急能力建设，完善中医医院应急工作预案，加强中医药防控传染病和应急救治专业技术队伍建设，完善重大传染病中医药防治技术方案和突发公共事件应急救治技术方案。做好传染病国家科技重大专项，加强中医药应对新发、突发传染病防治临床科研体系建设，健全中医药参与重大传染病防治应急网络和临床科研同步机制。继续做好手足口病和甲型H1N1流感等传染病的中医药防治工作。做好中医药治疗艾滋病试点项目，扩大救治规模，对新增项目省份进行督导。召开中医药应急救治暨传染病防治工作座谈会。组织开展“十一五”重点专科建设项目评审验收，启动中医优势病种临床协作中心建设，继续做好中医诊疗方案和临床路径的研究制定并组织实施。

（十一）推进中医预防保健服务体系建设。继续做好“治未病”健康工程的实施，总结“治未病”预防保健服务试点工作经验。扩大“治未病”预防保健服务的试点范围，推动区域中医预防保健服务体系建设。加强服务技术方法及其相关产品的研究开发，形成具体的服务项目，建立明确的服务规范，探索实施慢性病“治未病”干预菜单式服务。开展中医预防保健服务机构、服务人员规范管理试点。

（十二）加强中医医院管理。深入开展“以病人为中心，以发挥中医药特色优势为主题”的中医医院管理年活动。修订《中医医疗机构基本标准》，制定中医医院评审标准，完善中医医院的评价、监测、预警和警示制度。加强中医医院中医护理工作，继续开展优质护理服务示范工程。

（十三）加强中医医疗机构中药服务管理。推进《关于加强医疗机构中药制剂管理的意见》、《中药处方格式及书写规范》的落实。继续推广使用小包装中药饮片和新型煎药机，对小包装中药饮片推广应用工作进行阶段性总结。

（十四）继续实施中医诊疗设备促进工程。对第一批推广的中医诊疗设备进行评价，开展第二批中医诊疗设备遴选工作。研究提出中医诊疗设备准入标准和注册审批标准的建议。开展中医诊疗设备生产示范基地建设，制定建设标准并开展评选工作。

四、做好中西医结合与民族医药及综合医院中医药工作

（十五）继续做好民族医药工作。抓好《全国民族医药工作近期重点实施方案（2010～2012年)》的贯彻落实。做好医院管理年活动民族医医院检查评估工作。制定民族医医疗机构管理指南和标准。做好重点民族医医院建设项目的评审验收。研究制定民族医纳入国家医师资格考试标准和程序。做好民族医药文献整理，完成一批重要文献的校勘、注释和出版，筛选并推广一批民族医药适宜技术。

（十六）继续做好中西医结合工

作。印发《中西医结合医院工作指南》，开展推广培训和交流。做好医院管理年活动中西医结合医院检查评估工作。做好重点中西医结合医院建设项目的验收工作。

（十七）进一步加强综合医院中医药工作。重点促进中医药科室规范化建设，落实中医药服务基本要求。会同卫生部、总后卫生部继续开展全国综合医院中医药工作示范单位创建活动。印发《综合医院中医药工作指南》，对部分综合医院进行培训。

五、加强中医药科技支撑体系和能力建设

（十八）加强中医药临床科研体系建设，完善科技组织管理模式和机制。加强国家中医临床研究基地建设，深化业务建设和重点病种研究，完善资源整合和顶层设计，建立基地良性运行模式及机制。加强中医药应对新发、突发传染病防治临床科研体系建设，探索慢性非传染性疾病防治科研体系组织模式和机制。做好传染病国家科技重大专项的统筹协调工作。深化重点研究室内涵建设，在具有优势科技资源和特色技术的重点单位特别是中药企业建设一批重点研究室。加强科技组织管理和质量管理，召开科技管理工作会议，印发《关于加强中医药科技管理工作的指导意见》，建设科技信息服务、临床科研信息共享和临床研究伦理审查等公共平台，建立健全专家咨询体系。

（十九）做好中医药传承研究及重大项目组织实施。做好400部中医古籍整理出版工作，建立综合信息数据库和珍贵古籍名录，适时开展古籍普查登记。继续加强名老中医研究型传承，提炼并推广成果。做好重大研究项目的规划与论证，积极争取“十二五”科技支撑。继续组织实施“973”中医专题，研究重大基础理论问题。启动2011年行业专项，深化中医药防治慢性非传染性疾病研究。

（二十）促进中医药科技成果转化和传统知识保护。发挥技术转移机构的作用，总结推广“十一五”重大疑难疾病、常见病及针灸、中药等方面的研究成果。加强中医临床诊疗技术研究，推行中医诊疗技术筛选研究工作规范。总结道地药材、中药老字号等知识产权保护研究成果，开展中医药传统知识文献数据库建设，推进中医药传统知识保护、使用、管理和传承等专门制度的建立。

（二十一）强化中药产业发展的科技支撑。推进全国中药资源普查，完善普查实施方案并开展普查试点。加强中药种质资源库建设。落实《国务院关于发展和培育战略性新兴产业的决定》，继续与发改委共同组织实施现代中药高技术产业发展专项，扶优扶强，促进中药新药产业化，促进濒危、大宗常用中药材生产，促进中药制药技术水平提高，促进中药产业技术联盟形成。

六、加大中医药人才培养力度

（二十二）加强高层次人才培养和师承教育工作。落实领导有关批示，会同教育部共同研究探索建立将中医药师承纳入高等中医药教育体系中，制定相关政策措施。做好第四批全国老中医药专家学术经验继承工作、第二批全国优秀中医临床人才研修项目、全国名老中医药专家传承工作室（基地）建设和中医学术流派传承工作室（基地）建设，加强项目管理，落实工作方案。

（二十三）抓好基层人才培养。建立健全农村中医药人员培训制度，抓好农村中医药人员学历教育。印发中医类别全科医师规范化培训管理办法、培训大纲和基地认可办法及标准，做好中医类别全科医师转岗培训和规范化培训，建立中医类别全科医师规范化培训制度。

（二十四）推进院校教育和毕业后教育。继续做好中医药院校教育改革研究及试点工作，开展中医药院校教育质量监控试点工作。推进中医药重点学科建设工作，召开新一轮中医药重点学科建设工作会议，组织制定《中医药重点学科建设中长期规划》，继续推进中医药重点学科共享管理平台建设等各项工作。开展中医住院医师规范化培训试点工作，建立中医住院医师规范化培训制度。

（二十五）加强继续教育。加强继续教育项目质量监管，规范继续教育学分证书发放。审定公布2011年度中医药继续教育项目。抓好各级中医药继续教育基地建设与管理。

（二十六）发展职业教育。开展中医药职业教育现状调研，研究提出中等中医药院校和中医药高职高专转型、开展职业教育的相关政策措施。加强中医药特有工种职业技能培训工作，制定培训大纲、培训基地标准，规范职业技能培训与鉴定工作。

七、推动中医药文化建设

（二十七）推动中医药文化科普和中医药机构文化建设。组织实施好“中医中药中国行——进乡村 进社区 进家庭”活动。加强中医药知识及文化传播网络建设，抓好宣传教育基地建设，组织开展中医药文化科普巡讲。继续做好中医医院中医药文化建设试点，推动中医药院校等其他中医药机构的文化建设，开展中医药文化建设经验交流活动。

（二十八）加强中医药新闻宣传与非物质文化遗产保护。加大新闻发布工作力度，完善新闻发布制度，及时发布中医药行业的重大新闻。加强与主流媒体合作，拓展宣传渠道，加强正面引导，扩大社会影响。做好中医药非物质文化遗产保护传承工作，加大对列入非物质文化遗产名录项目的保护力度。

八、推进中医药法制化、标准化、信息化建设

（二十九）加强中医药法制建设。加快推进《中医药法》的立法进程，开展中医药立法有关问题的专题研究和调研工作，配合卫生部做好草拟稿的修改完善，促进《中医药法》早日出台。积极参与相关法律、法规、规章的制修订，以更好地体现中医药特点。加强中医药规范性文件的制修订。推进地方中医药法制建设。做好中医药行业“五五”普法工作总结，制定“六五”普法规划。认真做好行政复议和行政应诉工作。

（三十）加强中医药监督工作。加强对中医医疗机构和中医医疗服务质量安全的监管，规范中医类别医师执业行为。强化对虚假违法中医医疗广告的监测和查处，严厉打击假冒中医名义的非法行医行为。开展监督人员中医药专业知识和相关法律、法规培训，提高执法监督水平。

（三十一）推进中医药标准化建设。在完成中医药标准化发展战略研究的基础上，组织制定并实施“十二五”中医药标准化发展规划，推进中医药标准体系建设，加紧完成已立项的国家标准、行业标准的研究制订，加强中医药标准制定方法学及共性技术的研究，不断提高标准制定质量。加强对中华中医药学会等相关团体组织研究制定标准的组织指导，改革创新中医药标准化管理体制和工作机制，成立中医药标准化专家委员会，抓好第一批中医药标准研究推广基地（试点）建设工作，切实加强中医药标准化工作支撑体系建设。

（三十二）加快中医药信息化建设。组织制定并实施“十二五”中医药信息化建设规划。积极参与医药卫生信息化建设，加强中医药信息标准规范的制定，开展信息技术培训与推广，积极推进公共卫生信息资源的共享。

九、巩固发展中医药对外交流与合作

（三十三）加强中医药对外交流与合作的总体规划。开展中医药国际战略研究，适时召开中医药对外交流与合作工作会议，进一步明确发展思路、目标任务和重点工作。成立中医药对外交流与合作专家咨询委员会，建立和完善中医药国际发展专家咨询机制。加强中医药对外合作基地与外向型专家队伍建设。

（三十四）加强多边合作。继续加强与世界卫生组织合作，积极参与国际疾病分类传统医学部分的制定。加强与国际标准化组织的合作，协调中医药国际标准的申报工作。加强与世界教科文组织合作，争取中医古籍申报世界记忆遗产代表作名录。

（三十五）推进双边交流合作。继续推动与外国政府的务实合作，落实已签署的合作协议，深化合作项目，推进医疗、科研、教育、产业等内容的海外发展。组织研究论证、加强沟通协调，推动中医药企业取得成果。落实“南宁宣言”，加快中国－东盟传统医学合作。

（三十六）深化中医药对外文化交流与服务贸易。开展中医药对外文化宣传活动，在双边、多边贸易谈判中推动中医药服务贸易，服务于国家服务贸易战略并积极发挥中医药的作用。

（三十七）深化与港澳台地区的交流与合作。完善内地与港澳的三地中医药高层协调机制，落实内地与香港、澳门中医药合作协议，推动港澳地区中医药服务发展。落实海峡两岸医药卫生合作协议，实施两岸中医药交流合作重点项目。

十、强化中医药队伍自身建设

（三十八）加强干部队伍建设，推进人事制度改革。以《国家中医药管理局关于贯彻落实〈2010～2020年深化干部人事制度改革规划纲要〉的实施意见》为指导，深入贯彻落实《2010～2020年深化干部人事制度改革规划纲要》，进一步健全人事工作制度，探索推行干部竞争性选拔，加大干部交流轮岗力度，坚决维护干部选拔任用工作公信度。统筹直属单位领导班子建设，健全局管干部管理体制。建立干部学习培训机制，推动落实干部监督工作制度，不断加强干部队伍建设，切实改进工作作风，狠抓各项任务的落实，切实提高干部行政管理水平和工作效率。

（三十九）深入开展创先争优活动。紧密结合实际，围绕中心，立足岗位，创先争优。开展公开承诺、领导点评、群众评议等活动。开展好“先进基层党组织、优秀共产党员和优秀党务工作者”表彰活动，做好先进典型的发现树立、充分运用和广泛宣传等工作，以评选表彰先进基层党组织、优秀共产党员和优秀党务工作者，带动行业创先进、争优秀，努力营造学习先进、争当先进、赶超先进的良好氛围，把受人民群众欢迎的中医药工作干得让人民群众更加满意。

（四十）深入开展学习型组织、服务型机关（单位）、和谐团队“三项建设”。充分利用各种学习阵地，多种形式地做好学习培训工作，不断提高干部职工的能力和素质。进一步增强服务意识，改进工作作风，提高服务质量和水平。加强单位文化建设，用丰富多彩的活动不断增强队伍的凝聚力和战斗力，内增素质，外树形象，打造奋发有为、能当重任的坚强和谐团队。

（四十一）大力加强行业精神文明建设。深入开展职业道德教育，完善医德医风教育制度，总结推广各地在加强行风建设方面的经验。弘扬大医精诚的优良传统，发扬救死扶伤的人道主义精神和无私奉献精神。

（四十二）抓好党风廉政建设和反腐败工作。加强中医药系统惩治和预防腐败体系建设，深入开展反腐倡廉经常性教育，加强对项目和资金的监管，继续深入治理医药购销领域商业贿赂，坚决纠正行业不正之风。

国家中医药管理局关于进一步做好第四批全国老中医药专家学术经验继承工作的通知

国中医药人教发〔2011〕6号

各省、自治区、直辖市卫生厅局、中医药管理局，中国中医科学院，各专业学位授予单位：

为进一步加强第四批全国老中医药专家学术经验继承工作（以下简称“第四批继承工作”）的管理和指导，我局在全国组织开展了第四批继承工作的中期检查督导，并于2010年12月召开了全国第四批继承工作经验交流会议。为贯彻落实会议精神，确保第四批继承工作扎实推进，现将有关要求通知如下：

一、加强学习，提高认识，突出继承特色

（一）各省级中医药管理部门要高度重视第四批继承工作，认真组织各相关单位、指导老师和继承人学习《全国老中医药专家学术经验继承工作管理规定（试行）》（国人部发〔2008〕32号）、《第四批全国老中医药专家学术经验继承工作实施方案》（国中医药发〔2008〕7号）等相关文件，领会精神，充分认识继承工作的重要性。

（二）要牢牢把握继承发展指导老师学术思想、注重培养临床实践能力这一特色和主线，并贯穿到继承工作的各个环节。在结业考核、论文答辩和专业学位授予等工作过程中，既要注重把握继承特色，继承好老中医药专家的学术思想和临床经验，又要充分发挥院校教育的作用，严格保证继承工作和临床医学（中医师承）专业学位质量，使第四批继承工作真正落到实处。

二、加强协调，明确责任，规范继承管理

（一）做好第四批继承工作是各级中医药管理部门、学位授予单位及带教单位的共同责任，既要各司其职，积极参与，又要加强沟通协调，认真配合，共同努力，确保第四批继承工作顺利进行。

省级中医药管理部门负责继承工作的管理，并会同学位授予单位做好继承工作与临床医学专业学位衔接工作。

学位授予单位负责继承人学位课程的组织实施、日常学位教学管理。要根据中医药学专业特点与要求，把握第四批继承工作特色，做好授课、开题与答辩等工作，严把专业学位授予质量关。

带教单位负责本单位继承工作的组织实施和日常管理。

（二）细化管理措施，提高过程管理质量。各省级中医药管理部门要会同带教单位加强对跟师笔记、月记、医案等相关继承文书格式和质量的规范管理，细化管理措施，对相关材料进行登记、存档，并注意对原始材料的保存，完善档案管理。

（三）严格考核标准，完善淘汰机制。第四批继承工作平时考核由指导老师负责，主要考核继承人平时学习情况。年度考核由省级中医药管理部门负责，考核必须以原始材料为依据，按照年度考核内容和要求逐项检查和考核。年度考核不合格者，应予以淘汰。结业考核与专业学位授予工作由我局委托各省级中医药管理部门牵头，与学位授予单位共同组织实施。

三、明确要求，加强教学，提高继承质量

（一）尚未组织集中理论学习的有关省（市、区），省级中医药管理部门应尽快组织安排集中学习，保证集中理论学习的时间和质量。

（二）带教单位要加强教学管理，定期或不定期地对指导老师和继承人的教学过程进行督查考核。

（三）指导老师要增强责任意识，严格保证带教时间，及时批阅继承人撰写的学习心得、临床体会和医案等，并针对其中的问题予以指导，批语每篇宜100字以上，且应提高指导性和针对性，以保证带教质量。

（四）继承人必须按第四批继承工作要求，保证每周跟师学习不少于1.5天和每周独立临床实践时间不少于2天，及时记录整理跟师笔记，认真撰写学习心得、临床医案等。要注重经典理论学习，精读《内经》、《伤寒论》、《金匮要略》及《温病学》等中医经典，学习1部与所从事专业密切相关的专科经典，完成各项学习任务。

四、落实经费，专款专用，发挥专项资金效益

（一）各省级中医药管理部门应统筹安排，保障第四批继承工作专项经费落实到位。

（二）各学位授予单位和带教单位要加强经费管理，设立专项经费账本，确保专项经费用于继承教学、带教津贴和继承工作管理等方面。

五、把握时间，明确任务，保证继承工作顺利完成

（一）各省级中医药管理部门和学位授予单位要按照实施方案要求，结合本地实际进岗情况，把握时间节点，保证继承和专业学位授予工作如期完成。

（二）为了兼顾全国各省（市、区）的实际进岗和专业学位授予工作开展时间，同时有利于第四批继承工作的总结及下一批继承工作的开展，全国第四批继承工作临床结业考核及论文答辩工作完成时间统一截止为2011年12月31日，专业学位授予完成时间截止为2012年6月30日。各省级中医药管理部门和学位授予单位，要严格按照《第四批全国老中医药专家学术经验继承工作结业考核及专业学位授予实施办法》（国中医药人教发〔2011〕7号）认真组织实施。

（三）各省级中医药管理部门和学位授予单位需在结业考核、专业学位授予工作结束后20天内，将本省区结业考核和专业学位授予工作总结、各继承人考核结果及论文报送国家中医药管理局老中医药专家学术经验继承工作办公室。

国家中医药管理局
二〇一一年三月二日

国家中医药管理局关于印发第四批全国老中医药专家学术经验继承工作结业考核及专业学位授予实施办法的通知

国中医药人教发〔2011〕7号

各省、自治区、直辖市卫生厅局、中医药管理局，中国中医科学院，各专业学位授予单位：

为加强对第四批全国老中医药专家学术经验继承工作的评估和管理，切实做好结业考核和专业学位授予工作，确保第四批继承工作质量，根据《全国老中医药专家学术经验继承工作管理规定（试行）》（国人部发〔2008〕32号）和《第四批全国老中医药专家学术经验继承工作实施方案》（国中医药发〔2008〕7号）的有关要求，我局组织制定了《第四批全国老中医药专家学术经验继承工作结业考核及学位授予实施办法》，并附有考评手册，现予印发，请参照执行。在执行中有何意见和建议，请及时与我局人事教育司师承继教处联系。此通知及考评手册格式同时在国家中医药管理局政府网站（www. satcm. gov. cn）上发布。

联 系 人：张欣霞　吴厚新

联系电话：010-59957647、59957643

电子邮箱：scjjc@ satcm. gov. cn

国家中医药管理局
二〇一一年三月二日

第四批全国老中医药专家学术经验继承工作结业考核及专业学位授予实施办法

为加强对第四批全国老中医药专家学术经验继承工作（以下简称“第四批继承工作”）的评估和管理，进一步明确结业考核指标、结业考核和专业学位申请的方法及程序，切实做好结业考核和专业学位授予工作，确保第四批继承工作质量，根据《全国老中医药专家学术经验继承工作管理规定（试行）》（国人部发〔2008〕32号）和《第四批全国老中医药专家学术经验继承工作实施方案》（国中医药发〔2008〕7号）的有关要求，制定本实施办法。

一、考核内容与程序

结业考核内容包括继承人日常继承表现、继承实绩、临床（实践）技能考核、论文答辩4项内容。考核程序如下：

（一）继承人填写《继承人结业考核资格审核表》（表1），经指导老师、带教单位及继承人所在单位审核同意后参加结业考核；

（二）带教单位及继承人所在单位职能部门按照《继承人日常继承表现考核表》（表2）要求，对继承人的日常继承表现进行考核；

（三）各省级中医药管理部门和学位授予单位负责组织专家，依据本办法对继承人的继承实绩（表3）、临床（实践）技能（表4～6）、论文答辩（表7～11）进行考核，填写《继承人结业考核综合评分表》（表12）；

（四）通过结业考核者，由人力资源和社会保障部、国务院学位委员会、教育部、卫生部和国家中医药管理局颁发出师证书，同时对指导老师颁发荣誉证书。通过结业考核和专业学位论文答辩者，由学位授予单位的学位评定委员会审核批准，授予相应的临床医学（中医师承）专业学位。

二、申请结业考核、专业学位的条件与要求

（一）不申请专业学位的继承

人，申请结业考核必须同时具备以下条件与要求：

1. 进岗后跟师学习满3年；

2. 完成跟师时间不少于180个工作日，独立临床实践时间不少于250个工作日，平时考核和年度考核合格；

3. 跟师3年中参加累计不少于5个月的集中理论学习并考核合格；

4. 提交1篇结业论文。

（二）具有申请专业学位资格并申请专业学位的继承人，必须同时具备以下条件与要求：

1. 结业考核合格；

2. 临床医学硕士/博士专业学位课程成绩合格；

3. 提交1篇以上（申请博士学位须提交2篇以上）在ISSN或CN上发表的继承、总结指导老师学术思想和技术专长的学术论文；

4. 申请硕士专业学位的继承人须提供两位从事中医临床工作、具有高级专业技术职务的专家推荐书（其中一位应是学位授予单位临床医学专业学位研究生硕士导师）；申请博士专业学位的继承人须提供两位从事中医临床工作、具有正高级专业技术职务的专家推荐书（其中一位应是学位授予单位临床医学专业学位研究生博士生导师）。

继承人如实填写《继承人结业考核资格审核表》（表1），经指导老师同意、带教单位及继承人所在单位审核后，向所在省中医药管理部门申请参加结业考核。

通过结业考核和专业学位论文答辩的继承人，可向相关的学位授予单位申请相应的临床医学（中医师承）专业学位。

三、考核方法

结业考核采用定量与定性相结合的方法，实行积分制，总分100分。其中日常继承表现、继承实绩、临床（实践）技能考核、论文答辩等单项成绩按不同的权重比例计入总分。

不申请专业学位的继承人结业考核工作，由省级中医药管理部门组织相关专业人员成立专家考核组，按相应的考核指标和方法进行结业考核。

申请专业学位者，由各省级中医药管理部门和学位授予单位共同组织专家考核组，负责具体的考核工作。

专家考核组成员要求不少于3人，并设组长1名，具有正高级专业技术职务，熟悉继承工作和学位授予工作。

（一）日常继承表现（15%）。

由带教单位及继承人所在单位职能部门通过查阅继承人的跟师笔记、平时考核表、年度考核表，听取指导老师、同行或科室（单位）负责人评议等形式，对继承人的职业道德、工作态度及劳动纪律、师徒关系、跟师临床（实践）时间、独立临床（实践）时间等日常继承表现进行量化考核，并填写《继承人日常继承表现考核表》（表2）。

本项考核满分为100分，在结业考核总分中的权重为15%。

（二）继承实绩（30%）。

1. 中医（中西医结合、民族医）专业继承人提交本人独立完成的，能反映指导老师临床经验和专长，并全面完整体现诊疗疾病全过程的典型临床医案60份；中药（民族药）专业继承人提交反映指导老师加工、炮制、制剂工艺、鉴别经验等方面的特色技艺材料60份；

2. 指导老师批阅后的不少于1 000字的每月学习心得36篇；

3. 结合跟师临床（或药事工作）学习经典和专著的心得体会；

4. 跟师笔记（每半天的笔记为1次）；

5. 在ISSN或CN杂志上公开发表的继承总结指导老师学术思想和技术专长的论文1篇以上（申请博士学位者2篇以上）；

6. 参加集中理论学习的课程考核成绩或合格证书；

7. 在继承学习期间，与继承有关的科研项目、成果、专著及诊疗新方案、新技术、新发明。

由专家考核组根据继承人提交的上述材料，根据《继承实绩考核表》（表3）对继承人的继承实绩进行考核。

本项考核满分为100分，在结业考核总分中的权重为30%。（第7条为加分项，不计入总分）

（三）临床（实践）技能考核（25%）。

临床（实践）技能考核分为门诊考核和病房考核。

1. 门诊考核。在门诊现场选择3例指导老师擅长诊治的典型病例（病人对师生的主诉须相同），采取双盲法由指导老师和继承人分别诊疗并撰写病历（表4－1和4－2）。专家考核组根据《门诊或中药（实践）技能考核表》（表4）考核继承人诊疗思路及用药特色与指导老师的符合率。

中药（民族药）实践技能考核亦采取双盲法，选择3项指导老师擅长的实践操作项目，由指导老师与继承人分别进行操作。专家考核组根据《门诊或中药（实践）技能考核表》（表4）现场考核继承人中药炮制、调剂、正伪品鉴别等操作过程和实践结果与指导老师的符合率。

本项考核满分为100分，在结业考核总分中的权重为15%。

2. 病房考核。在病房现场选择1例指导老师擅长诊治的典型病例，由继承人按照首诊要求进行临床查房并书写首次病程记录。专家考核组根据《病房实践技能考核表》（表5）对继承人的查房操作进行独立实践技能评价，并通过临床答辩、查阅首次病程记录等，考核继承人的临床诊疗水平、病房工作能力及继承、运用指导老师学术思想和临床经验的实际能力。

中药（民族药）专业继承人则选择1项指导老师最为擅长的技术操作项目（或中药炮制或调剂或正伪品鉴别或中药栽培养殖技术等），由继承人进行现场操作，并按规定写出操作记录或报告。专家考核组根据《中药（民族药）操作技能考核表》（表6）对继承人的现场操作进行独立实践技能评价，并通过技能答辩、查阅操作记录或报告等，考核继承人的操作水平、中药（民族药）相关岗位工作能力及继承、运用指导老师学术思想和技术经验的实际能力。

本项考核满分为100分，在结业考核总分中的权重为10%。

（四）论文与答辩（30%）。

1. 内容要求。

继承人提交不少于2万字（申请博士学位者不少于3万字）的论文和2 000字的论文摘要（少数民族文字的论文应附2 000汉字的论文摘要）。

不申请专业学位继承人的结业论文至少应包括两部分：①对指导老师学术思想和临床经验（或药事工作经验）尽可能全面的总结；②针对指导老师某一独特的学术思想或独到的临床经验（或药事工作经验），并结合自己的临床（或药事工作）实践在继承的基础上进行深入的分析研究，提出自己的创新观点。论文应具有一定的学术价值和临床（实践）意义。

申请硕士专业学位还须符合以下要求：①应紧密结合临床实际，既要体现导师的临床实践经验和学术思想，又要有继承人自己的新观点，具有一定的学术价值和临床意义；②内容主要是指导老师学术思想渊源及临床经验、特色的整理与挖掘；③应达到临床医学硕士专业学位论文水平；④应表明继承人已经掌握临床科研的基本方法。

申请博士专业学位还须符合以下要求：①应紧密结合临床实际，既要体现导师的临床实践经验和学术思想，又要有继承人自己的创新观点，具有较高的学术价值和临床意义；②内容主要是指导老师的学术思想渊源，相关各流派、各家的观点概要（附参考文献），指导老师临床经验及特色的整理、挖掘、深化和升华，继承人提出的具有一定学术价值及临床意义的新观点、新方法；③应达到临床医学博士专业学位论文水平；④应表明继承人具有从事临床科研的能力。

2. 论文评阅。

不申请专业学位的继承人结业论文的评阅工作由各省级中医药管理部门组织。

申请专业学位的继承人结业（专业学位）论文的评阅由省级中医药管理部门和学位授予单位共同组织。申请硕士学位者需送交2名、申请博士学位者需送交3名相关专业专家按《论文评阅意见书》（表7）评阅并提出修改意见。

评阅不合格者，继承人应按评阅专家提出的修改意见进行修改，修改后再次送交专家评阅，合格者方能参加论文答辩；仍不合格者，取消论文答辩资格。

3. 论文答辩。

论文答辩参照研究生答辩方式和程序进行。

不申请专业学位的继承人，可由省级中医药管理部门组织3名相关专业专家按照《结业论文答辩考核表》（表8）进行结业论文答辩。

申请专业学位的继承人，其学位论文答辩与结业论文答辩合并进行，由省级中医药管理部门和学位授予单位共同组织。专业学位论文答辩委员会组成需经学位授予单位学位评定委员会审核批准。

专业学位论文答辩委员会由相关专业的3～5名正高级专业技术职务专家、研究生导师和师承指导老师组成（博士学位答辩委员会应由相关专业的博士生导师和师承指导老师5～7人组成）。答辩委员会专家根据《临床医学（中医师承）专业学位论文答辩考核表》（表9或表10）对继承人的论文答辩进行考核打分。

本项考核满分为100分，在结业考核总分中的权重为30%。

专业学位论文答辩不合格者，经答辩委员会同意，可在一年内修改论文，重新答辩一次，再次不合格者，不授予专业学位。

（五）考核综合得分。

由专家考核组填写《继承人结业考核综合评分表》（表12），根据考核总分结业分为4个等级：总分（不计加分）在90分（含）以上者为优，80～89.9分者为良，60～79.9分为合格，不满60分者为不合格。

（六）继承与创新加分。

由继承人自愿提交在继承学习期间对指导老师的独特经验、学术思想或特色实践操作技能进行整理、总结和研究，与继承有关的科研项目、成果、专著及诊疗新方案、新技术、新发明等资料。由专家考核组根据《继承实绩考核表》（表3）中的加分指标酌情加分。

此项分数总分为20分，不计入考核总分，但可以作为各项表彰奖励依据。

四、考核要求

1. 结业考核及专业学位授予应坚持公正公平、实事求是和严格规范的原则，按照本办法中规定的程序、方法和指标执行。

2. 继承人所在单位、带教单位、指导老师及继承人所提供的各项资料应做到真实可信。弄虚作假者将取消继承人出师资格和学位申请资格，并追究相关人员的责任。

3. 考核项目中继承实绩、临床（实践）技能考核、论文答辩均为重点考核项目，凡单项成绩不满60分者为考核不合格，不予结业。

五、考核工作实施

（一）组织管理。

国家中医药管理局老中医药专家学术经验继承工作办公室负责第四批全国老中医药专家学术经验继承人结业考核和专业学位授予的组织实施工作。

各地结业考核和专业学位授予工作由各省（市、区）中医药管理部门会同学位授予单位共同组织实施，省级中医药管理部门需在实施前20个工作日，将本省区的具体实施时间和要求报国家中医药管理局老中医药专家学术经验继承工作办公室备案。

各有关部门和单位要严格按照本考核办法进行结业考核和专业学位授予，不得擅自降低考核标准，保证继承工作和临床医学（中医师承）专业学位的质量，确保达到继承老中医药专家学术经验与培养造就高层次中医临床人才和中药技术人员的目的。

国家中医药管理局会同人力资源和社会保障部、国务院学位委员会、教育部和卫生部对结业考核和专业学位授予工作的关键环节进行重点督查。

（二）完成时间与结果上报。

各地应根据本地区的进岗时间及时组织结业考核工作，并于2011年12月31日前完成结业考核和论文答辩工作，2012年6月30日前完成专业学位授予工作。

各省级中医药管理部门和学位授予单位需在结业考核、专业学位授予工作结束后20天内，将本省区结业考核和专业学位授予工作总结、《第四批全国老中医药专家学术经验继承工作结业考核及专业学位授予情况汇总表》（附1）、《第四批全国老中医药专家学术经验继承工作指导老师、继承人基本情况表》（附2）、《继承人结业考核综合评分表》（表12）各2份（加盖公章）、继承人的结业（专业学位）论文1份，报送国家中医药管理局老中医药专家学术经验继承工作办公室，并将上述材料的电子版发至电子邮箱scjjc@ satcm. gov. cn。

国家中医药管理局将会同人力资源和社会保障部、国务院学位委员会、教育部、卫生部等有关部门对各地结业考核及专业学位授予工作进行审核、验收和评优表彰。

附：1. 第四批全国老中医药专家学术经验继承工作结业考核及专业学位授予情况汇总表（略）

2. 第四批全国老中医药专家学术经验继承工作指导老师、继承人基本情况表（略）

3. 第四批全国老中医药专家学术经验继承工作考评手册（略）

关于印发综合医院中医药工作指南（试行）的通知

国中医药医政发〔2011〕14号

各省、自治区、直辖市卫生厅局、中医药管理局，新疆生产建设兵团卫生局，军队各有关单位：

为指导各地进一步做好综合医院（含专科医院，下同）中医药工作，在总结军地综合医院中医药工作特别是全国综合医院中医药工作示范单位建设经验的基础上，卫生部、国家中医药管理局、总后勤部卫生部组织制定了《综合医院中医药工作指南》（试行）。现印发给你们，请结合实际，在工作中参考使用。试行过程中有何意见和建议，请及时反馈卫生部医政司、国家中医药管理局医政司、总后勤部卫生部医疗管理局。

卫生部
国家中医药管理局
总后勤部卫生部
二〇一一年五月三日

综合医院中医药工作指南（试行）

前　言

为贯彻落实《国务院关于扶持和促进中医药事业发展的若干意见》（国发〔2009〕22号）和国家中医药管理局、卫生部和总后勤部卫生部联合印发《关于切实加强综合医院中医药工作的意见》（国中医药发〔2008〕14号），进一步提高综合医院中医药工作水平，在总结军地综合医院中医药工作特别是全国综合医院中医药工作示范单位建设经验的基础上，卫生部、国家中医药管理局、总后勤部卫生部组织制定了《综合医院中医药工作指南（试行）》（以下简称《指南》），用于指导各级各类综合医院（含专科医院）的中医药工作。

《指南》编制分为资料收集、素材整理、实地调研、分类编写、修改完善、专家论证等几个阶段，历经2年左右的时间。其间，广泛听取各级卫生、中医药行政部门、综合医院、有关专家的意见和建议。《指南》分为前言、组织领导及管理措施、中医临床科室功能定位与设置、中医专病（专科）建设、中药房建设、中医药人才培养、中医药科学研究、中医临床科室与其他临床科室之间建立协作机制、中医药科室中医药文化建设共9个方面，对综合医院如何开展中医药工作做了详尽的介绍，力争在内容上适应需求、突出重点，体现《指南》的指导性和可操作性。

本次《指南》编写工作属于首次尝试。受水平所限，《指南》中难免有不足之处，请各地卫生、中医药行政部门、综合医院和有关专家提出宝贵意见，以便对《指南》做进一步修改完善。

组织领导及管理措施

一、组织领导

（一）医院应有熟悉中医药政策

和知识的院长或副院长分管中医药工作，负责组织制定医院中医药发展的措施与办法，协调解决中医药工作遇到的困难和问题，督促有关中医药政策措施的落实。

（二）医院在业务管理部门安排专人负责全院中医药业务管理，或在业务管理部门中按照分工安排人员负责其职责范围内的中医药业务管理，并指导和检查相关临床医技科室的中医药工作。

（三）中医临床科室应有中医、中西医结合专业背景的人员担任科室负责人，负责本科室的中医医疗、教学、科研、预防及行政管理工作；组织制订本科室中医药发展计划，建立、健全并严格执行各项规章制度、岗位职责、诊疗规范与技术操作规程，保证医疗质量及医疗安全；组织开展中医药特色技术与方法，开发中医服务项目与特色中药制剂；在医院统一安排下，负责组织全院中医药业务指导和培训，参与医院中药用药规范的制定工作等。

（四）其他

医院应当根据工作需要将中医临床科室和中药房的负责人、业务管理部门分管中医药人员作为医院管理委员会、学术委员会、医疗质量管理委员会、病案管理委员会、药事管理与药物治疗学委员会、职称评定委员会、医疗事故鉴定委员会等相关管理委员会的成员，定期参加会议和活动。

二、管理措施

（一）把中医药发展纳入医院整体发展规划，并根据自身实际确定中医药业务重点发展方向，统筹规划中医药工作。

（二）保证对中医药科室建设的投入，在诊疗设施设备、人才培养等方面进行重点建设，改善中医药科室的工作条件，保证中医药科室与其他科室同步发展。

（三）制定鼓励和支持中医临床科室与其他临床科室开展业务合作的措施，建立有效协作机制，为中医药服务拓展到医院其他临床科室提供制度保障。

（四）在职称晋升、进修学习和学术交流等方面为中医药人员创造条件，保证与西医药人员同等待遇；对中医药人员技术职称的评聘要实行同行评议；对已取得高级专业技术职称的中医药人员，聘任指标要实行单列。

（五）制定中医医疗质量控制措施与方法，加强中医医疗质量的管理，保证医疗质量和医疗安全。

（六）加强中药质量的控制与监测，规范中成药、中药饮片的质量管理，建立中药临床使用不良反应监测、报告制度。

（七）制定鼓励各临床科室提供中医药服务的补偿措施和办法，积极支持临床科室开展中医药服务。

（八）建立中医药服务绩效考核制度，将中医药服务提供情况纳入医院各临床科室及其管理人员年度工作考核目标。要注重从中医药服务的数量、质量和产生的社会效益等方面对各临床科室进行绩效考核，避免以单一的经济指标作为考核依据。要将中医病案书写甲级率、中药处方书写合格率、辨证论治优良率、中成药辨证使用率、中医药治疗率、门诊中药饮片处方占本科室门诊处方总数的比例、治愈好转率等纳入相应科室和医师绩效考核指标体系。

中医临床科室功能定位与设置

一、功能定位

（一）中医临床科室是综合医院提供中医药服务的主体，应该发展成为带有全科性质的临床科室，根据临床需要能够提供中药饮片、中成药、针灸、推拿等不少于 4 种中医药服务。

（二）紧密结合医院的发展重点和优势专科（专病），发挥中医特色优势，加强中医专科（专病）建设，形成特色和专长，并将中医药服务拓展到医院其他临床科室。

（三）注重发挥中医“治未病”优势，传播“未病先防、既病防变、瘥后防复”理念，积极开展中医预防保健、养生康复等服务。

二、科室设置

（一）中医临床科室应作为医院的一级临床科室。

（二）设立中医病床，床位数不低于医院标准床位数的5%。具备一定规模的医院，可根据实际需要设立独立病区。

（三）设立中医门诊，三级医院门诊开设中医专业不少于 3 个，二级医院门诊开设中医专业不少于 2 个。开设中医专业为内科、外科、妇科、儿科、针灸科、推拿科、骨伤科、皮肤科等任选专业。

（四）中医诊室可以与中医治疗室、中药房一起集中设置，形成相对独立的中医药综合服务区。

三、人员配备

（一）中医病房每床至少配备 0.4 名中医类别医师和 0.4 名护士。

（二）中医门诊根据患者对中医药服务的需求和工作量的大小，合理配备一定数量和层次的中医类别医师。承担中医临床带教任务的中医临床科室，可适当增加中医类别医师的数量。

（三）三级医院至少有 1 名主任医师专业技术职务任职资格的中医类别医师。二级医院至少有 1 名副主任医师专业技术职务任职资格的中医类别医师。

（四）三级医院中医临床科室主任应当具有中医类别副主任医师以上专业技术职务任职资格，从事中医临床专业 10 年以上。二级医院中医临床科室主任应当具有中医类别主治医师以上专业技术职务任职资格，从事相关专业工作 6 年以上。

（五）中医临床科室的护士应当接受过中医药知识技能的岗位培训，能够开展辨证施护和运用中医护理技术。

（六）主管中医病房的护士长应当系统接受过中医药知识技能的岗位培训，能够指导护士开展辨证施护和运用中医护理技术。

四、医疗用房

（一）门诊诊室的面积应满足开展业务的需求。三级医院净使用面积不少于 90 平方米；每诊室净使用面积不少于 9 平方米。二级医院净使用面积不少于60平方米；每诊室净使用面积不少于9平方米。

（二）病房每床建筑面积不少于40平方米，或不低于医院临床科室平均每床建筑面积；每床净使用面积不少于6平方米，或不低于医院临床科室每床平均净使用面积。

五、设备配置

（一）基本设备：诊断床、听诊器、血压计、温度计、治疗推车、脉枕、针灸器具、火罐、电冰箱、计算机等。

（二）按照国家中医药管理局《关于促进中医诊疗设备发展的意见》的有关要求，积极配备中医诊疗设备。根据中医药业务工作的需要，可以配备针灸治疗床、推拿治疗床、TDP神灯、中药雾化吸入设备、电针仪、艾灸仪、智能通络治疗仪、颈腰椎牵引设备、中药熏蒸设备等中医诊疗设备。

（三）根据专科业务工作的需要，配备相应的专科诊疗设备。

（四）承担中医药临床教学任务的中医临床科室，应配备与教学相关的仪器设备。

六、规章制度

严格执行《中医病历书写基本规范》、《中医电子病历基本规范（试行）》、《中药处方格式及书写规范》、《中医病证诊断疗效标准》、《中医临床路径》、《中医诊疗方案》、《中医护理工作指南》等中医药行业标准规范，制定各项规章制度，有国家制定或认可的中医医疗护理技术操作规程，并成册可用。

中医专病（专科）建设

一、专病（专科）的确定

根据综合医院的发展重点、现有中医药工作的基础、中医药治疗有优势的病种以及当地居民疾病谱等方面因素来综合考虑医院中医专病（专科）建设方向。综合医院重点发展专病，有条件的综合医院也可以发展专科。

二、基础条件建设

（一）设立中医病床，床位数不低于中医临床科室开放床位的1/3。

（二）设立中医门诊，专病门诊至少有1个固定的诊室，专科门诊至少有2个固定的诊室。

（三）根据业务工作的需要，配备相应的诊疗设备，包括配备必要的中医诊疗设备。

（四）对中医建设综合医院应按计划投入专项经费，做到专款专用。

（五）建立中医数据信息库，内容包括业务工作信息、病人信息、医疗质量监测信息以及本医学文献信息等。

三、临床能力建设

（一）中医专病（专科）擅长治疗的优势病种。综合医院中医专病应规划并培育出1个以上擅长治疗的优势病种，优势病种门诊量应占中医临床科室门诊量的1/3以上。中医专科应规划并培育出2个以上擅长治疗的优势病种，优势病种门诊量应占中医临床科室门诊量的1/3以上，住院病人也应以此类病种为主。

（二）针对优势病种确定特有的诊疗方法。针对确定的优势病种，应坚持中医药特色的治疗。每个病种应至少有2项有明显疗效的特色治疗方法，同时积极应用中医非药物疗法，重视中医药康复。优势病种门诊中医药治疗率达到85%以上，住院中医药治疗率达到70%以上。针对优势病种研究制定中医诊疗常规，突出中医药诊疗方法的综合运用；定期对优势病种的疗效及中医药特色优势进行年度分析、总结和评估，不断优化治疗方案，并保证优化的治疗方案在临床全面应用；梳理专病（专科）中医治疗的难点，研究提出中医解决难点的思路和方法。

（三）中医特色护理。开展辨证施护，建立具有中医特色的专病（专科）护理常规，并对中医特色护理进行评价并制定改进措施。

（四）特色中药制剂。有条件的综合医院要根据卫生部、国家中医药管理局、国家食品药品监督管理局《关于加强医疗机构中药制剂管理的意见》等有关规定，开发并生产用于专病（专科）治疗的医院中药制剂。没有生产条件的，可与有条件和能力的医院或制药企业联合生产院内中药制剂。医院中药制剂品种数量专科应大于2种，专病应大于1种。使用率应占重点病种诊疗人次的50%以上。

（五）认真学习并执行专病（专科）的《中医临床路径》和《中医诊疗方案》。

四、人员配备

对于综合医院确定重点发展的中医专科，应配备3人以上的学术团队，中医专病应配备2人以上的学术团队。团队的职称水平、学历水平应明显高于中医临床科室的平均水平，以突出重点。同时，团队的年龄结构合理，形成梯队。必须确立专病（专科）的学术带头人，学术带头人应该是在本院该专病（专科）领域造诣最深者。

五、科学研究

综合医院应制订中医专病（专科）科研的计划，对于已经明确发展的中医专病（专科），要优先保证其科研资金的投入。团队成员均应主持或参加与中医专病（专科）相关的科学研究项目，并努力申报省级、国家级的科研课题。

科研内容主要为中医优势病种诊疗规范、中医优势病种诊疗方案优化、名老中医专家学术思想和临床经验传承的研究，特色中药制剂的研发与疗效观察等。

六、宣传

有针对性地进行宣传，宣传对象既包括本院的各科室，也包括社会公众。

（一）面向院内的宣传。

主要宣传中医临床科室治疗的重点病种或优势病种或某些病种的优势环节、中医特色治疗方法和特色中药制剂等内容。

（二）面向社会公众的宣传。

主要宣传中医临床科室专病（专科）建设的成果。宣传方式包括：发放宣传资料；发表与专病（专科）相关的科普文章；参与当地电视台、电台的健康教育类节目；定期组织医师深入基层开展义诊、咨询、健康教育活动等。

中医临床科室应将以上各种宣传方式纳入科室发展计划，有系统地长期开展宣传，以扩大中医专病（专科）的影响力。可以尝试将宣传的各项工作纳入医院考核内容，以保持宣传推广的可持续性。

中药房建设

一、功能要求

能够提供中药饮片调剂、中成药调剂和中药饮片煎煮等服务。中药品种、数量应当与综合医院的规模和业务需求相适应，常用中药饮片品种应在400种左右。

二、部门设置

至少设有中药饮片库房、中药饮片调剂室、中成药库房、中成药调剂室、周转库、中药煎药室。有条件的综合医院可按照有关标准要求设置中药制剂室。

三、人员配备

（一）应配备中药专业技术人员或经中医药知识与技能培训并考核合格的药学专业技术人员。

（二）中药专业技术人员占药学专业技术人员比例至少达到20%。具有大专以上学历的中药人员，三级医院不低于50%，二级医院不低于40%。

（三）中药房负责人，三级医院应当有副主任中药师以上专业技术职务任职资格的人员；二级医院应当有主管中药师以上专业技术职务任职资格的人员。

（四）中药饮片调剂组、中成药调剂组、库房采购组负责人，至少应具备主管中药师以上专业技术职务任职资格。

（五）中药饮片质量验收负责人，应为具有中级以上专业技术职务任职资格人员和中药饮片鉴别经验的人员或具有丰富中药饮片鉴别经验的老药工。

（六）中药饮片调剂与复核人员，应为中药专业技术人员或经过中医药知识与技能培训并考核合格的药学专业技术人员。

（七）煎药室负责人，应为具有中药师以上专业技术职务任职资格的人员，煎药人员应为中药学专业人员或经培训取得相应资格的人员。

（八）有条件的综合医院应有临床药学人员，可聘请经验丰富的老药工参与中药饮片质量维护。

四、房屋

（一）中药房的面积应当与综合医院的规模和业务需求相适应。

（二）中药饮片调剂室的面积，三级综合医院不低于100平方米，二级综合医院不低于80平方米；中成药调剂室的面积，三级综合医院不低于60平方米，二级综合医院不低于40平方米。

（三）中药房应当远离各种污染源。中药饮片调剂室、中成药调剂室、中药煎药室应当宽敞、明亮、地面、墙面、屋顶应当平整、洁净、无污染、易清洁，应当有有效的通风、除尘、防积水以及消防等设施。

五、设备（器具）配置

中药房的设备（器具）应当与医院的规模和业务需求相适应。

（一）中药储存设备（器具）。

药架、除湿机、通风设备、冷藏柜或冷库。中药架药物名称清晰，无歧义，便于辨明。

（二）中药饮片调剂设备（器具）。

药斗（架）、调剂台、称量用具（药戥、电子秤等）、粉碎用具（铜缸或小型粉碎机）、冷藏柜、新风除尘设备（可根据实际情况选配）、贵重药品柜、毒麻药品柜。

（三）中成药调剂设备（器具）。

药架（药品柜）、调剂台、贵重药品柜、冷藏柜。

（四）中药煎煮设备（器具）。

煎药用具（煎药机或煎药锅）、包装机（与煎药机相匹配）、饮片浸泡用具、冷藏柜、储物柜。煎煮室应备有量杯（筒）、过滤装置、计时器、贮药容器、药瓶架等。

（五）临方炮制设备（器具）。

根据实际情况选配：小型切片机、小型炒药机、小型煅炉烘干机、消毒锅、标准筛。

六、中药药品管理

（一）中药饮片的采购、验收、保管、调剂、临方炮制、煎煮等，应按照《医院中药饮片管理规范》、《国家中医药管理局关于中药饮片处方用名和调剂给付有关问题的通知》以及《医疗机构中药煎药室管理规范》等有关规定进行管理，保证中药饮片和煎煮中药的质量。

（二）按照麻醉药品管理的中药饮片和毒性中药饮片的采购、存放、保管、调剂等，必须按照《麻醉药品和精神药品管理条例》、《医疗用毒性药品管理办法》等有关规定进行管理，保证这些中药饮片的用药安全和质量。

（三）中药饮片和中成药的采购以及淘汰，应听取中医临床科室的意见。

七、规章制度

（一）制定人员岗位责任制、药品采购制度、药品管理制度、在职教育培训制度等各项规章制度。

（二）执行《医院中药房基本标准》、《医院中药饮片管理规范》、《医疗机构中药煎药室管理规范》等中医药行业标准规范，有国家制定或认可的中药技术操作规程和管理规范，并成册可用。

中医药人才培养

一、培养对象

主要为综合医院门诊、病房提供中医药服务的中医类别医师、临床类别医师、口腔类别医师、中药和药学专业技术人员、护理专业人员等。

二、培养方式与内容

（一）学历（学位）教育。

采取全脱产或半脱产等方式，参加高等学校中医药专业学历（学位）教育，系统学习中医药基础理论、基本知识、基本技能，提高在职中医药人员的学历层次与知识水平。

（二）师承教育。

师承教育以跟师临床实践为主，

着重提高中医药理论水平与临床实践能力。医院应根据培养对象的实际情况，配备名老中医为指导老师，重点学习指导老师的学术思想、临床经验和技术专长等。

（三）继续教育。

采取全脱产或半脱产或业余学习等形式，主要培养职业道德、传承中医药学术、学习中医药及相关领域的新理论、新技术、新方法、新信息，注重继承与创新相结合，不断提高中医药工作人员的临床实践能力、教学能力、科研能力等。

（四）其他方式。

其他方式包括岗位培训，规范化培训，外出进修，参加研修班、学术讲座、学术研讨会等。根据培养对象的不同和特点，开展医务人员行为规范、医学伦理、中医经典理论、中医药基本知识、基本技能、临床实践能力、教学能力、科研能力以及中医药适宜技术、“治未病”技术、中成药合理应用、中药材辨识、中药饮片调剂、中医辨证施护等方面内容的培训。

三、具体培养要求

（一）中医类别医师。

1. 住院医师。

主要通过中医住院医师规范化培训，重点掌握所属科室常见病种（病证）的诊断标准和主要病种诊疗方案与基本诊疗技能，熟悉常见病种（病证）的常用方剂和常用诊疗技术操作。

2. 主治医师。

主要通过参加学习班、进修、跟师学习等方式，重点培训常见病和疑难病的中医诊疗技术方法、新技术、新方法、名老中医专家的学术经验等。对部分病种具有较高的中医诊疗水平，对临床常见的疑难病形成系统的中医诊疗思路，积累丰富的诊疗经验，具备较高的中医诊疗能力，并能指导下级医师开展中医诊疗工作。

3. 副主任、主任医师。

主要通过参加高级研修班、学术会议、跟师学习等方式，学习名医学术思想、临床诊疗经验并掌握本学科临床前沿新进展，重点培养疑难、危重病的中医诊疗技术方法。具备较高的中医理论素养与丰富的实践经验以及应用中医诊疗技术方法处理疑难、危重病症的能力，并且具备对本科室重要治疗方案作出最终决策的能力。

（二）临床类别、口腔类别医师。

主要通过岗位培训等方式，重点学习《中成药临床应用指导原则》、《国家基本药物临床应用指南（中成药）》和《中药注射剂临床应用指南》、中医药基本理论和中医药适宜技术，使综合医院临床类别和口腔类别医师熟悉中医药基本理论与知识，能够正确、合理使用中成药（包括中药注射剂）和中医药适宜技术。

（三）中药和药学专业技术人员。

主要通过岗位培训、继续教育等方式，使中药和药学专业技术人员熟练掌握药材辨识、中药配伍、中药饮片炮制与调剂、中成药临床应用、中药饮片煎煮等方面的知识和技能。

（四）护理专业人员。

主要通过岗位培训、继续教育等方式，学习中医药基本知识与技能，使中医临床科室的护士能够掌握常见病、多发病的中医护理常规、操作规程，能够开展辨证施护和中医特色护理，提供具有中医药特色的康复和健康指导。

四、制度建设

（一）推行学术带头人制度。

综合医院中医临床科室应推行学术带头人制度。学术带头人作为中医临床科室的学术权威，应在专业领域具有较高的学术地位。学术带头人负责指导本科室中医特色的传承和创新工作，组织研究确定本科室中医学术发展方向，指导重点项目的制定与实施。

（二）建立培训考核制度。

综合医院应建立培训考核制度，将各类人员的培训纳入考核指标体系，根据培养对象的不同，制定相应的考核内容和办法，并将考核情况与医院的岗位聘任、职称晋升、医师执业等相结合。承担中医药教学任务的人员，还应将中医药教学情况纳入其考核内容。

（三）建立保障激励制度。

综合医院应制订中医药人才配置、梯队建设方案以及人才培养激励制度。在职称晋升、进修学习和学术交流等方面为中医药人员创造条件，与西医药人员同等待遇。综合医院的岗位聘任制度和绩效考核制度应有利于中医药人才培养。在综合医院教育经费中，安排一定比例的经费专门用于中医药人才培养。

中医药科学研究

一、研究定位

（一）综合医院应鼓励和支持开展中医药科学研究，为开展中医药科学研究创造条件。

（二）要以提高临床疗效为目标，以进一步丰富中医药诊疗思想、方法、技术，提升中医药临床防病治病能力为重点。

（三）要在坚持中医药自身规律和特点的基础上，充分利用综合医院人才、技术、学术及现代设施设备条件，注重多学科参与，结合医院具有优势的现代医学相关领域，积极开展中西医结合的科学研究。

二、研究内容

在国家中医药科技研究战略指导下，综合医院开展中医药科研的研究内容应适应需求、坚持特色、把握重点。根据医院的实际，着重开展以下方面的研究。

（一）常见病、多发病中医诊疗规范的研究。

（二）具有中医药治疗优势的病种诊疗方案优化的研究。

（三）名老中医专家学术思想、临床经验和技术专长的传承研究。

（四）针对临床疗效确切的经验方，开展协定处方以及中药制剂的开发和应用的研究。

（五）疑难病、危急重症、重大传染病等疾病的中医防治方法和技术研究。

（六）临床专科（专病）中医

治疗难点解决的思路和方法的研究。

（七）借鉴现代临床研究的原理和方法，开展评价方法研究。

三、支撑条件

要将中医药科研纳入医院科研工作计划中，为中医药科学研究创造支撑条件。

（一）配套经费。

对国家、军队、省部级中医药科研课题按照一定比例配套科研经费，设立奖励基金。院内课题要落实科研经费，对其他课题给予积极扶持。为中医药重点研究室或专病（专科）的科研配套专项资金。

（二）配套设施。

1. 综合医院应完善图书馆，实验室等基础条件建设，增加各类学术资源，丰富获取各类学术资源的手段，创造学术资源交流共享平台。如实验室、研究室对中医临床科室科研人员开放。

2. 综合医院应积极支持中医药科研所需的实验仪器和设备的购置配备。

3. 综合医院应积极建立与社会、高等院校、研究机构、相关企业等机构的科研资源共享渠道，配备相应设备设施，保障多方面的科研资源共享。

四、制度保障

综合医院应建立科研保障制度，保证中医、西医科室同等对待，协调发展。

（一）科研课题管理制度。

按照卫生部、国家中医药管理局和总后勤部卫生部的要求，完善课题申报、课题评审、经费保障、课题验收、人员管理、奖惩制度等科研制度。

（二）科研人员考核激励机制。

在综合医院综合考核指标体系中，应根据中医药科研特点和中医临床科室的具体情况，单独建立中医临床科室科研的考核制度和鼓励中医药科研的激励机制，促进中医药科研团队和梯队建设。

五、科研成果认定及推广应用

综合医院科研管理部门应积极做好院内的中医药科研成果总结和论证等前期工作，按照相关科研成果鉴定要求，做好相应的协调申报工作。在科研成果获得正式鉴定后，积极组织推广应用。对优化的中医诊疗方案尽快推广运用到临床；对名老中医学术思想和临床病案的总结和研究成果应编辑出版并推广使用。

中医临床科室与其他临床科室之间建立协作机制

一、协作机制建立的目的

中医临床科室与其他临床科室之间建立协作机制，其目的是为了充分发挥中西医两种医学优势，提高临床疗效，缩短疾病进程，减少医疗费用。通过加强中西医合作，将中医药服务拓展到医院各临床科室，使患者在综合医院接受西医药服务的同时也能够享受到安全、有效、及时、方便的中医药服务。

二、协作的主要方式

（一）会诊转诊。

建立并落实中西医相互会诊、转诊制度。在明确中医、西医治疗各自的优势病种、优势环节的基础上，中医、西医临床科室之间应主动向对方临床科室请求会诊或转诊。

（二）诊疗方案制订。

建立中医药参与诊疗方案制定制度。综合医院要集中全院力量，针对中医药治疗有优势的病种，通过专家共识、临床路径、诊疗方案等方式，找准中医药切入点和介入时机，明确中医药参与治疗的方案。中医临床科室要主动参与医院各临床科室常见病和重点病种的诊疗方案制订，发挥中医药在优势病种和优势环节上的治疗作用。

（三）病例讨论。

建立中西医共同参与病例讨论制度。在对急危重症、疑难病等疾病进行病例讨论、确定治疗方案时，西医临床科室应针对中医药治疗有优势的病种或优势环节，主动邀请中医临床科室参与本科室急危重症、疑难病等疾病讨论，听取中医临床科室的意见与建议，发挥中医药在优势病种和优势环节上的治疗作用。

（四）卫生应急。

建立中西医共同参与卫生应急制度。中医、西医临床科室要积极参与突发公共卫生事件的应急救治工作，加强沟通协作，共同制订中西医参与卫生应急的技术方案，提高医院卫生应急救治能力和水平。

（五）学习交流。

建立中西医相互学习交流制度。学习交流内容根据对方科室的需要，以临床实用为主。中医可以定期到西医临床科室介绍中医诊治疾病的理念、诊疗思路以及中医药的特色优势，讲授中医药基本理论、基本知识、中成药合理应用以及针灸、推拿等中医适宜技术等；西医可以定期到中医临床科室介绍现代医学的新理论、新技术、新方法、新成果等。中医、西医临床科室的医师可以到对方科室轮转一定时间，相互学习，增进了解。

（六）科研协作。

建立中西医科研协作制度。重点要针对临床上单纯的中医或西医治疗效果都不明显的疑难病、急危重症等疾病，中医临床科室与其他临床科室之间进行联合攻关，开展中西医结合防治方法和技术的研究以及中药的研发等。可以采取共同申报科研课题等方式。

三、保障措施

（一）综合医院要制定中医药参与全院会诊（转诊）、诊疗方案、病例讨论、卫生应急、学习交流、学术讲座以及科研协作等医院管理制度，为拓展中医药服务领域提供制度保障；要采取多种形式，为中医临床科室与其他临床科室之间搭建沟通协作平台。

（二）中医临床科室与其他临床科室之间协作机制的建立应以制度为保障，可以通过科室之间建立相应的制度，保证科室之间能够长期有效地开展业务合作。

中医药科室中医药文化建设

一、中医药文化建设的目的

中医药科室通过开展中医药文

化建设，营造中医药文化氛围，使人民群众从诊疗环境、就诊方式、服务态度等方面切实感受到独特的中医药服务，进一步了解中医药，提高对中医药的认知度；同时，以中医药文化建设来促进中医药科室的建设、技术服务、学术研究、人才培养以及科学管理等各项工作水平的不断提高。

二、中医药文化建设的主要内容与方法

（一）核心价值体系建设。

核心价值体系是人们精神理念、价值取向、道德观念的总和，是全体员工信奉和遵守的共同观念。

中医药文化的核心价值是中医药文化的灵魂，大家普遍认为，中医药文化的核心价值主要体现为以人为本、医乃仁术、天人合一、调和致中、大医精诚等理念。在中医药科室的核心价值体系建设中，应结合自身特点，将中医药文化的核心价值融入中医药科室宗旨、行为规范以及环境形象等方面加以体现。

（二）行为规范体系建设。

行为规范是中医药文化在中医药科室的执行方式，是保障中医药科室人员的行为遵循和体现中医药文化的主要手段，也是中医药文化的核心价值观在从业人员行为上的具体体现。在行为规范体系建设中，应将中医药文化融入中医药科室各项规章制度和工作规范，从诊疗行为、服务方式、服务流程、言语仪表、教学传承、同道相处以及特定礼仪等方面，形成具有中医药特色的服务文化和管理文化。同时，应通过以下方式加强规范的落实和执行：

1. 建立制度。建立、健全保障中医药特色优势发挥的各项规章制度，将各种行为规范通过制度固定下来，可以形成具体明确、切实可行的员工手册。

2. 教育培训。将员工手册作为重要内容纳入中医药科室人员培训中，并注重培训形式的多样性、趣味性，增强培训效果。

3. 实施考核。将行为规范的执行情况纳入目标管理，制定考核指标，建立奖惩办法，落实考核结果。

4. 树立典型。树立执行行为规范的先进典型，立身边标杆，发挥先进的模范带动作用。

（三）环境形象体系建设。

中医药科室环境形象是中医药文化的物质载体，是展示与传播中医药文化的重要方面。在环境形象体系建设中，应在中医门诊、中医病房以及中药房等区域内的设施和内部装修、标识、科室简介等方面体现中医药文化风格与特色，形成浓郁的具有中医药特色的文化氛围。要在遵循全院要求、充分体现科室宗旨、突出中医药文化特色、坚持统筹规划的基础上，注意把握大众化、个性化、实用性、审美性的原则。

1. 中医门诊部。

在全院统筹规划的基础上，可以考虑将中医门诊部设置在便于门诊患者就医和取药的楼层。建筑及装修元素中可使用突出中医药文化特征性、象征性的符号，如具有强烈自然感的水、木、沙石等建筑外形结构设计。

2. 中医病房。

中医病房可以建设中医药文化走廊，内容可包括以下几个方面。

营造视觉效果，装修设计元素中可以采用具有中医药文化内涵的图标、格言、挂饰、壁画、雕塑、肖像等。设置生药标本展示、针灸外治器具展示，本科室特色简介，专家特长介绍等项目。

营造听觉效果，可在病区走廊，播放轻柔的中国传统乐曲或中医五行音乐等作为背景音乐。

营造嗅觉效果，可使用具镇静安神效果的香薰以及种植药物性花草。

3. 中药房。

依托医院品牌、名老专家形象进行中药房形象建设，树立兼具古朴浓郁中国传统医药气息以及具有合格、高效、卫生的现代化中药学硬件形象。

中药房内部装修、药斗、调剂台面等可采用木结构传统设计；药物包装纸可以设计具有传统医学形象感的图纹。候药区可以通过悬挂名老中医箴言，置放多宝阁展示中草药标本、中药材优劣对比展示；设置中药宣传手册架等，装修中可采用古色古香的窗棂、靠椅等加强传统中医药文化气氛。

4. 全院形象建设。

全院宣传栏中中医临床科室简介应体现中医药文化风格与特色，可进行养生保健等中医科普知识宣教，及时公告中医临床科室最新动态。

国家中医药管理局关于支持西藏自治区藏医药事业发展的意见

国中医药办发〔2011〕23号

西藏自治区人民政府：

为认真贯彻落实中央第五次西藏工作座谈会精神，全面推进《国务院关于扶持和促进中医药事业发展的若干意见》（国发〔2009〕22号）以及《关于切实加强民族医药事业发展的指导意见》（国中医药发〔2007〕48号）的实施，探索民族医药事业发展新模式，促进西藏自治区藏医药事业又好又快发展，现提出如下意见：

一、指导思想和基本原则

（一）指导思想。高举中国特色社会主义伟大旗帜，以邓小平理论和"三个代表"重要思想为指导，深入贯彻落实科学发展观，全面贯彻落实中央第五次西藏工作座谈会精神，遵循藏医药发展规律，推动藏医药继承与创新，促进藏医藏药协调发展，充分发挥藏医药特色优势，积极支持西藏自治区探索体现科学发展观要求、符合西藏实际情况的民族医药事业发展的新路子，为提高西藏人民群众健康水平服务，为西藏经济社会跨越式发展，确保国家安全和西藏长治久安，建设小康西藏、平安西藏、和谐西藏和生态西藏发挥积极作用。

（二）基本原则。解放思想，转变观念，坚持继承与创新的辩证统一，既要保持和发扬藏医药特色优势又要利用现代科技，丰富和发展藏医药；坚持统筹兼顾，推进藏医药医疗、保健、科研、教育、产业、文化全面发展；坚持局区联合共建，由中央和地方共同投资、共同建设、共同探索、共同管理；坚持民族区域自治，发挥地方政府主导作用，动员各方面力量共同推进西藏自治区藏医药事业发展。

二、重点任务

（一）建立、健全西藏藏医药服务体系。

健全农牧区藏医药服务网络。"十二五"期间，争取国家发展改革委、财政部、卫生部支持，继续加强地市级和县级藏医院建设，力争在地市和县实现藏医药机构、人员、设施"三配套"，不断提高藏医院综合服务能力，充分发挥藏医药特色和优势。支持综合医院藏医科和藏药房的标准化建设，在有条件的乡（镇）卫生院设置藏医科、设立藏药房、配备藏医技术人员。到"十二五"末，基本形成以区（市）为龙头、县为枢纽、乡村服务点为网底的藏医医疗服务网络。

（二）提升藏医药服务能力和水平。

1. 加强藏医药服务能力建设。藏医医疗机构坚持以藏医藏药为主，加强专科（专病）建设，做到"院有专科、科有专病、病有专药"，大力推广和使用安全、有效、简便、价廉的藏医适宜技术和藏药制剂，突出藏医药特色服务。支持开发以藏医药理论为指导的疾病预防保健技术和产品，提升藏医药对突发公共卫生事件、突发传染病、重大疾病的预防、控制和医疗救治能力。支持开展藏医药临床路径等试点工作。

2. 建设藏医药重点专科。国家中医药管理局在西藏自治区开展藏医药重点专科（专病）项目建设，力争在地（市）级以上藏医院建成7~9个国家级藏医重点专科，并形成重点专科（专病）优势病种诊疗方案，经临床验证后予以推广。

3. 支持符合条件的藏药逐步纳入《国家基本药物目录》。与国务院有关部门协调，将符合条件的藏药逐步纳入《国家基本药物目录》。支持西藏自治区制定《基本用药藏药目录》，增加自治区职工医疗保险和农牧区医疗药物目录中的藏药品种。

4. 建立藏医药适宜技术推广基地，推广藏医药适宜技术。支持西藏自治区建立藏医药适宜技术推广基地，由区藏医药管理机构筛选确定部分简单、方便、价廉、安全、有效的藏医药适宜技术，纳入基层常见病、多发病适宜技术省级推广项目目录，编写基层藏医药适宜技术手册，依托藏医药适宜技术推广基地，分类分层推广藏医药适宜技术。

5. 建立局区对口支援机制。国家中医药管理局直属单位要对口支援西藏自治区重点藏医药建设单位，安排知名专家分批到援建单位进行专题讲座、临床带教、科研指导，接收受援单位派员进修学习。在安排民族医药人员国内外进修、短期培训时，对西藏自治区予以倾斜。

（三）加强藏医药人才队伍建设。

1. 建立和完善藏医药继续教育制度。国家中医药管理局在西藏自治区建立国家藏医药继续教育基地，支持区藏医药管理部门建立多层次的继续教育基地，采取多种方式，开展面向基层医生的藏医药基本知识与适宜技术培训，积极为农牧区培养实用型藏医药人才。在对西藏自治区实施国家中医药人才培养教育项目时予以倾斜。

2. 积极开展藏医药师承教育工作。将西藏自治区列为藏医药师承教育工作的试点区，开展区、市、县三级藏医药师承教育工作。连续2批，每批从省、市级名藏医和乡村名藏医等优秀藏医药人员中遴选100名作为指导教师，每人配备1~3名学生，进行为期3年的师承教育。国家中医药管理局每年给予一定的经费支持。鼓励和支持名老藏医药专家带徒授业，传授其学术思想、技术方法和临床经验，总结藏医师承教育工作经验，并制定和落实相关政策措施。

3. 积极支持藏医药院校教育工作。协调相关部门，加强西藏藏医学院的基础设施建设，扩大藏医药研究生教育，稳定本科教育，创造条件开办留学生教育。加强对藏医学院办学方向、教学质量等方面的宏观指导，扶持藏医学院藏医药重点学科、重点专业和实践教学基地建设。支持把藏医学院建设成博士学位授权单位，不断提高办学水平和能力，在条件成熟时更名为"西藏藏医药大学"。

（四）推动藏医药科技继承与创新。

1. 积极推进藏医药重点研究室、重点实验室建设工作。支持建设藏医药特色技术和方药筛选评价中心。支持多学科结合，开展藏医药理论的系统研究。支持以提高临床疗效为核心的藏医药临床应用研究，加强临床疗效评价体系研究，促进藏医药临床科研体系建设。

2. 明确藏医药科研方向和重点。指导西藏自治区制定和实施藏医药科学研究中长期规划，支持其开展藏医药古典文献整理、校勘、注释、出版工作，并将其中重要著作汉译出版，编著藏医药文献目录。继续做好藏医药特有药材的炮制工艺研究，制定炮制规范。切实加强藏医药信息化建设。支持西藏藏医药研究院建设，使之成为藏医药研究和开发的重要基地。

3. 积极推进国家中医临床研究基地（民族医药）建设。“十二五”期间，进一步加大对西藏国家中医临床研究基地（民族医药）建设的支持力度。加强资源整合和顶层设计，推动基地按照项目要求开展建设，力争建设成为基础设施完备、功能结构合理、研究方向明确、科技优势突出、藏医药特色明显、临床疗效显著和具有很强藏医药临床研究能力、成果转化能力及技术辐射能力的现代化综合性藏医院，在国家藏医药服务和科技创新体系中发挥示范带动作用。

（五）开展藏药资源保护与利用和藏医药知识产权保护研究。

国家中医药管理局支持西藏自治区开展本辖区内藏药资源情况调查研究，开展藏药中的濒危动植物药材的保护利用和珍稀藏药材资源的人工栽培技术及类效品研究，争取中央财政对藏药药源基地建设给予投入。重视藏医药知识产权保护研究，指导制定藏医药知识产权保护政策。

（六）加强藏医药法规和标准化建设。

支持西藏自治区根据《民族区域自治法》及有关民族医药规定，结合本地实际情况，制定地方性法规，推动藏医药学的保护、传承和发展及管理步入规范化法制化轨道。指导西藏遵循藏医特点，开展藏医药标准化、规范化建设，逐步建立规范、统一和科学的藏医药标准体系。国家中医药管理局支持西藏自治区筹建藏医药标准化研究推广基地，并加强对藏医药专家标准化知识的培训。

（七）加强藏医药文化建设。

支持西藏自治区采取有效措施保护和利用藏医药文化遗产，开展藏医药古籍和文化遗产普查登记，做好藏医药非物质文化遗产保护和传承工作。大力加强藏医药科学知识的宣传普及工作，充分发掘藏医药文化资源，开发藏医药文化产品，打造藏医药文化品牌，建立藏医药文化园。

（八）扩大藏医药对外交流与合作。

支持西藏自治区开展多渠道、多层次的藏医药国内外交流与合作，推动藏医药政府及民间的合作，积极与世界各国特别是周边国家开展医疗、教育和科研合作，通过人员交流、召开国际学术会议、出版外文藏医药学术刊物等，加强藏医药特色诊疗技术、科研成果对外宣传和交流，不断扩大藏医药的国际影响。积极支持西藏藏医药学习、吸收、运用国内外先进技术和管理经验，进行藏医药研究开发，促进藏医药的发展。

（九）制定藏医药事业发展“十二五”规划。

支持并指导西藏自治区制定全区藏医药事业发展“十二五”规划。

三、保障措施

（一）紧密协作，分步实施。国家中医药管理局相关部门应将实施计划列入“十二五”中医药事业发展规划和局年度工作要点。西藏自治区应加强藏医药管理部门建设，及时向国家中医药管理局通报项目实施情况，定期报告项目实施效果。国家中医药管理局适时对相关项目实施效果进行评价，不断总结经验，推动工作。

（二）强化指导，提高效率。国家中医药管理局和西藏自治区互派管理人员进行挂职锻炼，组织专家或联系发达地区加强对西藏自治区的项目培训、人才培养和技术指导，加强项目执行检查督导。西藏自治区负责项目的具体组织实施，规范项目和专项资金管理，确保项目质量和实施进度，提高资金使用效益。

（三）明确分工，共同推进。国家中医药管理局办公室负责将本意见中所涉及的任务分解到有关部门和单位。有关部门和单位要根据任务分解表，制订任务落实方案，并与西藏自治区有关方面及时衔接，共同推进任务的落实。

国家中医药管理局

二〇一一年四月二十二日

国家中医药管理局关于在全国中医药系统开展“三好一满意”活动的通知

国中医药医政发〔2011〕24号

各省、自治区、直辖市卫生厅局、中医药管理局，新疆生产建设兵团卫生局，中国中医科学院：

为贯彻党的十七大、十七届五中全会和中央纪委第六次全会精神，落实深化医药卫生体制改革工作要求，深入开展创先争优活动，加强行业作风建设，我局决定在全国中医药系统开展“服务好、质量好、医德好，群众满意”活动（以下简称“三好一满意”活动）。现将有关事宜通知如下：

一、充分认识开展“三好一满意”活动的重要意义

在全国中医药系统深入扎实开展“三好一满意”活动，切实加强行业作风建设，着力解决医疗卫生服务和行业作风方面存在的突出问题，是中医药系统贯彻落实科学发展观和“以人为本、执政为民”理念的具体实践；是确保深化医疗卫生体制改革顺利进行，维护医疗卫生事业公益性，保证“十二五”期间医疗卫生改革发展成果惠及亿万人民群众的客观需要；是充分发挥中医药特色优势，推进中医医院医疗质量管理和医院内涵建设的重要手段；是深入开展创先争优活动的重要载体；是加强医德医风建设，树立中医药行业良好形象的重要举措。

各级中医药管理部门、中医医院（含中西医结合、民族医医院，下同）以及中医药系统全体干部职工要统一思想，深刻认识开展“三好一满意”活动的重要意义，增强做好中医药工作的责任感和紧迫感，将“三好一满意”活动作为中医药系统的“品牌工程”，凝聚人心、振奋精神，精心组织、周密部署，切实抓紧、抓实、抓出成效。

二、开展“三好一满意”活动的指导思想和主要目标

（一）指导思想。按照党的十七大、十七届五中全会以及中央纪委第六次全会精神，结合深化医药卫生体制改革和创先争优活动，贯彻落实科学发展观，坚持以人为本、执政为民，以“三好一满意”活动为平台，将“三好一满意”活动与深化医药卫生体制改革、创先争优活动、医院管理年活动、中医医院文化建设、纠正行业不正之风和行风评议及中医医院的具体实际情况紧密结合，切实加强中医药系统行业作风建设，不断提升服务水平，持续改进医疗质量，大力弘扬高尚医德，构建和谐医患关系，争创人民满意医院，努力为人民群众提供安全、有效、方便、价廉的医疗卫生服务。

（二）主要目标。通过“三好一满意”活动，达到“服务好、质量好、医德好，群众满意”的目标。

1. 服务好。服务态度热情周到，服务行为文明规范，服务流程科学合理，服务措施便民利民，服务环境舒适安全，服务信息公开透明。中医医院要真正做到“以病人为中心”，时时处处为患者着想，为患者提供方便、快捷、高效、温馨的医疗服务，完善患者纠纷投诉处理机制，构建和谐医患关系。充分发挥中医护理特色优势，推广优质护理服务，并将治疗和预防、养生、保健、康复服务结合起来，努力形成中医特色的多元化综合服务模式，满足人民群众多层次、多方面的中医药服务需求。

2. 质量好。开展“以病人为中心，以发挥中医药特色优势为主题”的中医医院管理年活动是推进中医医院医疗质量管理和内涵建设的重要手段。通过临床科室建设和重点专科建设，规范医务人员的诊疗行为，规范中医临床路径实施，优化完善中医诊疗方案，促进中医临床疗效不断提高；通过加强人员配备、培训和药事管理，为中医院特色优势的发挥提供人力资源和条件保障，确保医疗质量和医疗安全。

3. 医德好。要爱岗敬业，遵纪守法，廉洁行医，坚决抵制商业贿赂等行业不正之风；尊重患者权利，关爱患者，因病施治，严谨求实。加强医德医风和纪律法制教育，大力弘扬“大医精诚、仁心仁术”的高尚医德理念，完善和落实医德医风制度规范，认真开展医德考评，坚决查处损害群众利益的突出问题，严肃行业纪律。

4. 群众满意。中医药行业形象持续提升，不断满足人民群众多层次、多方面的中医药服务需求，医疗费用不合理增长得到有效控制，社会满意度有较大幅度提高。

三、总体要求

（一）加强领导，明确责任。按照分级负责、属地管理的原则，国家中医药管理局负责对全国中医药系统开展“三好一满意”活动的统一领导，地方各级中医药管理部门负责对辖区内所有中医医院“三好一满意”活动的统一组织领导、统一安排部署、统一督查指导。国家中医药管理局成立“三好一满意”活动办公室，负责活动组织工作。各级中医药管理部门和中医医院主要负责人作为本单位“三好一满意”活动的第一责任人，要按照《全国中医药系统“三好一满意”活动2011年工作方案》（见附件）要求，切实加强组织领导，明确专门的组织领导机构，精心组织，周密安排，把本单位“三好一满意”活动开展情况与单位负责人绩效考核、综合目标考核和评优评先工作充分结合，层层落实责任制。切实把“三好一满意”活动抓实、抓细、抓出成效。

（二）纠建并举，注重实效。地方各级中医药管理部门和中医医院要坚持纠建并举、重在建设、注重实效的原则，实事求是地深入查找人民群众不方便、不放心、不满意的问题。对存在的问题，要制定有效措施，全面整改提高。要把“三好一满意”活动作为自我教育、自我改进、自我提高的有效手段，健全各项规章制度，促进各项工作制度化、规范化，让人民群众真切地感受到中医药服务的新变化。

（三）加强宣传，营造氛围。要高度重视舆论宣传工作，加大宣传报道力度，充分利用报刊、广播、电视、互联网等多种媒体形式，大力宣传“三好一满意”活动的内容、目的和意义，及时宣传各地区各单位好的做法、经验和先进典型，树立中医药行业的良好形象，为活动开展营造良好舆论氛围，奠定坚实的群众基础。

（四）加强督导，报送信息。要采取行政检查与专家检查相结合、明察与暗访相结合的方式，加强日常检查和集中督导。请各省级中医药管理部门将本辖区“三好一满意”活动实施方案于5月20日前报我局医政司。同时，请将活动进展情况和重要活动及时报送我局医政司。

联 系 人：国家中医药管理局医政司　闫秀丽　董云龙

联系电话：010-59957796、

59957688

电子邮箱:yizhengsiyichu@126.com

附件：全国中医药系统开展“三好一满意”活动 2011 年工作方案

国家中医药管理局

二〇一一年五月五日

附件　全国中医药系统开展“三好一满意”活动 2011 年工作方案

根据《卫生部关于在全国医疗卫生系统开展“三好一满意”活动的通知》精神，我局制订本方案。

一、2011 年工作目标

充分发挥中医药特色优势，加强医疗服务、质量、安全等内涵建设，紧密结合深化医药卫生体制改革和创先争优活动，以人为本，以病人为中心，以人民群众满意为出发点和落脚点，着力提升医疗服务水平，持续改进医疗质量，大力弘扬高尚医德，加强行业作风建设，保障人民群众健康权益，推进医改顺利进行，促进社会和谐。

二、活动范围

全国各级各类中医医疗机构，重点是二级以上公立中医医院（含中西医结合、民族医医院，下同），结合实际组织开展“三好一满意”活动。

三、2011 年工作内容和要求

（一）改善服务态度，优化服务流程，不断提升服务水平，努力做到“服务好”。

1. 普遍开展预约诊疗服务。全国所有三级甲等中医医院实行多种方式预约诊疗，城市社区卫生服务机构转诊预约的优先诊疗。到 2011 年底，城市社区转诊预约占门诊就诊量的比例达到 20%，本地患者复诊预约率达到 50%。

2. 优化医院门急诊环境和流程。贯彻落实《关于进一步改善医疗机构医疗服务管理工作的通知》（卫医政发〔2010〕12 号），围绕“以病人为中心”的服务理念，将改善人民群众看病就医感受作为加强医疗服务工作的创新点和突破点，落实便民、利民措施，通过预约挂号、合理安排门急诊服务、简化门急诊和出入院服务流程、提供方便快捷的检查结果查询服务等，积极探索、创新，有计划、有重点地推进各项改善医疗服务的措施，做到安排合理、服务热情、流程顺畅，不断促进医疗服务水平的提高。

3. 广泛开展便民门诊服务。全国有条件的三级中医医院开展双休日及节假日门诊，充实门诊力量，延长门诊时间。鼓励、支持三级中医医院医务人员到基层中医医疗机构开展执业活动。加强对社区中医药技术的指导力度，在双向转诊的基础上对社区卫生服务中心提供各种帮助。组织专家下社区进行义诊、培训等活动。

4. 推广优质护理服务。按照《中医医院中医护理工作指南》、《中医护理常规技术操作规程》的有关要求，各级中医药管理部门和中医医院要把发挥中医护理特色优势作为推广优质护理服务和发挥中医药特色的重要组成部分，加强护理管理部门和其他职能部门之间的协调配合。护理人员要进一步保持和发挥中医护理特色优势，拓展中医护理服务领域，加强中医专科护理和特色护理，充分利用各种中医药技术和方法提高护理质量和水平。积极开展“优质护理服务示范工程”活动，创建具有医院特色的“优质护理服务示范病区（每家医院开展 1～5 个病区不等）”，提高临床护理质量。

5. 积极发展中医预防保健服务。各省级中医药管理部门在做好“治未病”健康工程试点工作总结的基础上，扩大中医预防保健服务的单位和范围，努力探索构建中医预防保健服务体系；各中医医院要结合自身实际，按照服务模式、服务规范的要求，积极开展中医预防保健工作，提供高水平、规范的中医预防保健服务。

6. 建立、健全医疗纠纷第三方调解机制和医疗责任保险制度，认真落实医疗投诉处理办法，严格执行首诉负责制，深入开展创建“平安医院”活动，严厉打击“医闹”，加强对“医托”、“号贩”、“药贩”治安问题的管理，构建和谐医患关系。

（二）加强质量管理，保持发挥中医药特色优势，改进医疗质量，努力做到“质量好”。

1. 与开展“以病人为中心，以发挥中医药特色优势为主题”的中医医院管理年活动相结合，进一步提高医院内涵建设和中医药特色服务水平，持续改进医疗质量。

2. 加强临床科室和重点专科内涵建设。各中医医院要按照国家中医药管理局印发的《中医医院临床科室建设与管理指南》、《中医病历书写基本规范》、中医临床路径和诊疗方案等相关要求，进一步加强科室的建设与管理，规范医务人员的诊疗行为，积极参与中医临床路径、电子病历等医改重点工作，优化完善中医诊疗方案，促进中医临床疗效不断提高。

3. 切实加强中药药事管理。国家中医药管理局印发的《中成药临床应用指导原则》、《关于加强医疗机构中药制剂管理的意见》、《中药处方格式及书写规范》等文件，对中药房建设、中药饮片管理、煎药室管理和中药饮片调剂给付等都提出了明确要求。各级中医医院要严格按照要求，加强基础设施设备建设、人员配备和医疗质量管理，提高中药煎药质量、调剂质量、处方书写质量和制剂质量，保障中医临床疗效。使用小包装中药饮片的单位，要按照《医疗机构小包装中药饮片应用指南》的要求，积极稳妥地推广应用小包装中药饮片；使用散装中药饮片的，要加强监管和核查的力度，切实降低分剂量误差。

4. 加大人员配备和培训力度。各级中医药管理部门和中医医院要继续高度重视人员结构的调整，采取各种措施加大中医药人员配备力度，制定实施中医药人员队伍建设规划和计划，积极开展临床类别医师的中医药知识和技能培训，加强中医类别执业医师基本知识和基本技能培训，强化临床专科能力建设和医务人员培训，加强医疗服务过程中重点环节、重点区域、重点人员管理，持续改进医疗质量。

（三）加强医德医风教育，积极开展中医药文化建设，严肃行业纪律，努力做到“医德好”。

1. 积极开展中医药文化建设。将“三好一满意”活动与中医医院文化建设相结合，大力弘扬大医精诚、仁心仁术的医德医风理念，体现仁、和、诚的道德观念。各级中医医院要紧紧围绕核心价值、行为规范和环境形象3个体系加强中医药文化建设，不断提升中医药文化建设的内涵和水平，把文化建设和优化就诊环境，改善服务态度，规范服务行为，提高服务水平结合起来，形成富有中医药文化特色的服务和管理风格，促进构建和谐医患关系。各中医医院要坚持以正面教育为主，继续培养和树立一批先进典型，加大对医德高尚、医术精湛、敬业奉献先进典型的宣传表彰力度，结合中医药行业特点，深入开展宗旨意识、职业道德和纪律法制教育，引导广大医务人员树立良好的医德医风。

2. 制定、完善医德医风制度规范。制定中医医疗机构从业人员行为准则，协调有关部门出台《医疗卫生管理违纪违法行为处分规定》，研究制定《执业医师法》等医疗卫生法律、法规中有关罚则条款的实施办法，切实加大对医疗卫生领域违法违纪行为的惩戒处罚力度。继续认真抓好医德考评制度的落实，进一步细化工作指标和考核标准，建立对医务人员有效的激励和约束机制。

3. 坚决查处医药购销和医疗服务中的不正之风案件，严肃行业纪律。严肃查处乱收费、收受或索要“红包”、收受回扣、商业贿赂等典型案件，充分发挥办案的警示作用。注意发挥查办案件的治本功能，推动完善制度、堵塞漏洞，净化医药卫生体制改革的社会环境。围绕开单提成、收受“红包”、回扣等问题，认真落实整改，做好纠风专项治理工作。

4. 与创先争优活动相结合。按照“创先争优”的活动要求，积极倡导刻苦钻研、精益求精的学风，立足本职工作，让精湛的医术和良好的医德赢得人民群众更多满意。

（四）深入开展行风评议，积极主动接受社会监督，努力做到“群众满意”。

1. 要认真开展患者满意度调查和出院患者回访活动，征求意见和建议，有针对性地改进服务。

2. 继续以开展民主评议行风作为推进卫生纠风工作、维护群众利益的重要载体，积极组织、主动参与民主评议行风活动，以评促纠、注重整改。继续发挥行风监督员的作用，高度关注并积极参与政风行风热线，认真倾听群众呼声，及时解决群众反映的突出问题，努力让社会满意。要积极探索建立科学的卫生行风评价机制，更加客观、公正地反映卫生行风状况。积极开展政风行风自查自纠，对所属单位全体员工开展医德医风教育，采用各种形式引导、提醒领导干部从政治和全局的高度，提高政治思想素质，严格遵守纪律，认真履行职责，增强领导干部廉洁自律意识，促进党风政风的建设。

3. 全面推行医院院务公开制度，进一步落实院务公开各项要求以及《医疗机构院务公开监督考核办法（试行）》，增强中医医疗机构院务公开意识，推动中医医疗机构进一步优化服务流程和内部民主管理决策。公开医疗服务信息、医疗服务收费规范、本行业服务规范、社会承诺等信息。公开本行业的投诉、举报、监督电话和设立意见箱等。

四、活动步骤和安排

按照阶段性与长期性相结合的原则，与中医医院的具体实际相结合，2011年活动总体分为学习宣传、查找问题、整改提高3个环节，一方面要有所侧重，集中时间解决突出矛盾和主要问题；另一方面，3个环节要有机结合，边学、边查、边改、边建，统筹兼顾，有序推进，不断取得阶段性成效。

（一）学习宣传环节。国家中医药管理局召开“三好一满意”活动视频会议，对全国中医药系统开展“三好一满意”活动进行全面动员部署。地方各级中医药管理部门和中医医院要迅速组织行动，明确组织机构，制订实施方案，细化工作措施，明确责任要求。要通过广泛深入的宣传和思想发动，统一思想、提高认识，引导广大干部职工充分认识开展“三好一满意”活动的重大意义，切实增强参与活动的积极性和主动性。要组织干部职工认真学习领会中央有关会议及文件精神，加强社会主义荣辱观、社会公德、职业道德教育。要加大对医德高尚、医术精湛、敬业奉献先进典型的宣传力度，充分发挥示范带头作用。

（二）查找问题环节。地方各级中医药管理部门要采取多种形式深入基层、深入群众调查研究，广泛征求意见，全面了解中医医疗服务和行业作风建设方面存在的问题。各中医医院要摸清行风建设现状，深入了解和掌握患者对医疗服务的意见和建议。通过召开座谈会、设置意见箱、开通热线电话和网上沟通等多种方式，主动征询群众意见、建议，找准群众对医疗服务中不方便、不放心、不满意的主要问题。

（三）整改提高环节。中医医院根据查找的突出问题，要制订整改方案，提出整改措施，限定整改时限，落实整改责任，扎扎实实把整改措施落到实处。特别是对一些涉及群众切身利益、影响行业形象的突出问题，要集中精力一项一项地进行重点整改，务求取得实效。整改方案、整改措施、整改效果要报中医药管理部门备案。整改方案和整改情况要在一定范围内公开，充分听取群众意见，接受群众监督。对具备整改条件能够解决的问题，要马上解决；对通过努力能够解决的问题，要限期解决；对那些应该解决但由于受客观条件限制一时解决不了的问题，要向群众说明情况，并通过深化改革，积极创造条件逐步加以解决。在整改过程中，要在解决突出问题的基础上，认真总结经验，积极探索规律，对现行的规章制度按照新要求进行修订完善，不断提高医疗服务水平和医院管理水平。

各省级中医药管理部门要组织对本辖区中医医疗机构“三好一满意”活动开展情况进行指导、检查，及时总结工作中存在的问题和不足，推广“三好一满意”活动的好经验、好做法和好典型，有序推进，确保成效。国家中医药管理局适时组织对部分省（区、市）“三好一满意”活动开展情况进行不定期抽查和阶段性的督导检查。

国家中医药管理局关于成立开展“三好一满意”活动办公室的通知

国中医药医政发〔2011〕25号

各省、自治区、直辖市卫生厅局、中医药管理局，新疆生产建设兵团卫生局，局机关各部门，局直属有关单位：

为保障全国中医药系统“服务好、质量好、医德好，群众满意”的“三好一满意”活动的顺利开展，经研究，我局决定成立国家中医药管理局开展“三好一满意”活动办公室，以加强对活动的组织领导，确保各项工作落实到位，达到预期目标。

办公室设在局医政司，负责办公室日常工作。下设综合协调组、宣传信息组、督导检查组3个工作组（成员名单见附件）。

联系人：国家中医药管理局医政司医疗管理处 董云龙

电　　话：010-59957688

传　　真：010-59957684

E-mail：yizhengsiyichu@126.com

附件：国家中医药管理局开展“三好一满意”活动办公室及各工作组成员名单。

国家中医药管理局

二〇一一年五月六日

附件　国家中医药管理局开展“三好一满意”活动办公室及各工作组成员名单

主　任：许志仁　国家中医药管理局医政司司长

副主任：查德忠　国家中医药管理局政策法规与监督司司长

杨　锐　国家中医药管理局机关党委常务副书记

李怀荣　国家中医药管理局直属机关纪委书记

赵　明　国家中医药管理局办公室副主任

武　东　国家中医药管理局规划财务司副司长

蒋　健　国家中医药管理局医政司副司长

陈贵廷　中国中医药报社社长

范吉平　中国中医科学院副院长

成　员：刘文武　国家中医药管理局政策法规与监督司处长

杨荣臣　国家中医药管理局医政司处长

陈梦生　国家中医药管理局直属机关党办主任

刘群峰　国家中医药管理局规划财务司副处长

欧阳波　国家中医药管理局办公室新闻办副调研员

朱亚春　中国中医科学院医院管理处处长

马　骏　中国中医药报社记者部主任

各工作组成员

1. 综合协作组：

组　长：蒋　健　国家中医药管理局医政司副司长

成　员：杨荣臣　国家中医药管理局医政司处长

陈梦生　国家中医药管理局直属机关党办主任

2. 宣传信息组：

组　长：赵　明　国家中医药管理局办公室副主任

成　员：欧阳波　国家中医药

管理局办公室新闻办副调研员

马　骏　中国中医药报社记者部主任

3. 督导检查组：

组　长：李怀荣　国家中医药管理局直属机关纪委书记

成　员：刘文武　国家中医药管理局政策法规与监督司处长

刘群峰　国家中医药管理局规划财务司副处长

董云龙　国家中医药管理局医政司副主任科员

朱亚春　中国中医科学院医院管理处处长

国家中医药管理局关于进一步加强政务公开工作的意见

国中医药办发〔2011〕26号

局机关各部门：

根据《中华人民共和国政府信息公开条例》（以下简称《条例》）和《中共中央办公厅、国务院办公厅关于进一步推行政务公开的意见》的要求，为进一步加强和规范局机关各部门政务公开工作，切实做好政务公开工作，建设服务型、法治型机关，促进中医药事业发展，现就做好局政务公开工作提出如下意见。

一、切实增强做好政务公开工作的责任感和紧迫感

推行政务公开是坚持立党为公、执政为民，提高科学执政、民主执政、依法执政能力和水平的重要举措，对于建立、健全惩治和预防腐败体系，形成行为规范、运转协调、公正透明、廉洁高效的行政管理体制具有十分重要的作用和现实意义。

认真贯彻施行《条例》，保障公民、法人和其他组织依法获取政务信息是政府部门的重要职责，是国家工作人员的重要责任，是主动接受社会监督，更好地为公众服务的具体体现。各部门要充分认识做好政务公开工作的重要性，切实增强责任感和紧迫感，不断提高主动性和自觉性，采取扎实有效的措施，把本部门政务公开工作不断推向深入，共同努力推动我局政务公开工作。

二、政务公开的指导思想和基本原则

（一）指导思想：以“三个代表”重要思想和科学发展观为指导，认真贯彻《条例》和《国务院关于印发〈全面推进依法行政实施纲要〉的通知》（国发〔2004〕10号）精神，以保障公民的民主权利、维护人民群众享有中医药服务的权益为出发点和落脚点，提高中医药行政行为的透明度和办事效率，强化对中医药行政权力的监督，促进依法行政，更好地为改革发展大局服务。

（二）基本原则：坚持严格依法、全面真实、及时便民的原则。严格按照法律、法规和有关政策规定，除涉及国家秘密和依法受到保护的商业秘密、个人隐私之外，如实公开各类中医药行政管理和中医药服务信息。按照有关程序，对应主动公开的信息，采取方便、快捷的方式及时公开。所有公开信息要客观公正，充分反映实际情况。

三、政务公开的基本要求

（一）政务公开主要内容

各部门在制定重大方针、政策文件、规范性文件和行业标准过程中，要主动征求和采纳社会公众的意见和建议。要把人民群众普遍关心、反映强烈、涉及人民群众切身利益、防止滋生腐败等问题作为政务公开的重要方面，围绕局中心工作和行政决策、执行、监督的程序、方法、结果等事项，主动开展政务公开。

1. 国家中医药管理局领导成员、机构设置、职能范围、人事任免；

2. 中医药工作的配套法规、相关规章、规范性文件以及需要社会广泛知晓的其他文件；

3. 中医药事业发展规划、专项计划、相关政策、文件和统计信息；

4. 中医药服务、技术、管理标准和规范；

5. 中医药部门预算、决算以及审计情况，基建、科研、文化、信息等项目招标、采购、实施、验收等情况；

6. 中医药重大或突发公共事件的发布及应急预案、应对措施等情况；

7. 中医药重点项目和基地建设、中医药技术和设备推广、学术和对外交流等有关情况；

8. 国家中医药管理局考试录用公务员的条件、程序、结果等情况；

9. 中医执业医师（护士）资格、专业技术资格等考试、注册等情况，中医药职业技能鉴定批准、培训合格及相关规定等情况；

10. 中医药执法监管对象情况，违法（违规）中医医疗机构、非法行医、非法中医广告等有关情况；

11. 信访、投诉、举报部门联系方式；

12. 法律、法规、有关规定应当主动公开的其他政务信息。涉及公民、法人或者其他组织切身利益的，或需要社会公众广泛知晓或参与的其他信息。

（二）政务公开分工及职责

1. 局政务公开工作领导小组领导局机关政务公开工作。局政务公开工作领导小组办公室（简称局政务公开办）具体负责政务信息公开的指导、协调和制度建设，局政府网站政务公开专栏的管理和维护，对依申请公开的政务信息审核及组织协调答复，起草和公布政府信息公开年度工作报告。

2. 各部门负责各自业务范围内政务信息的收集、审批、申请受理和主动公开工作。

3. 局保密委员会办公室（简称保密办）根据政务信息公开保密审查制度，负责拟公开政务信息的保密审查工作。

4. 局信息工作办公室（简称信息办）负责政务信息的网站发布、更新和登记备查工作，开展中医药科普、文化、养生以及转载类信息等的收集、审核、发布工作；负责定期整合政府网站信息资源、更新网页内容，制（修）订网站信息报送管理办法、网站安全管理和应急预案等制度，做好网站管理与维护工作。

5. 局新闻办按照局新闻发布制度规定的程序和方式，负责协调、组织通过新闻媒体等形式发布政务信息。

6. 局纪检监察室对政务公开信息要进行全程跟踪，严格履行督促检查、行政监察职责，将政务公开作为党风廉政建设责任制的一项重要内容。

（三）政务公开工作程序

1. 各部门要按照局政务信息公开目录和内容，在各自职责范围内对政务信息进行整理和归类，以与公民、法人和其他组织关系密切的政务信息为重点，在政务公开专栏提出本部门主动公开政务信息的内容。凡属局政务信息公开目录中的内容，均应主动公开。

2. 主动公开的政务信息先由承办处室提出具体公开的方式，报本部门负责人审批，送保密办审查后公开。

3. 在公文处理中，文件拟（核）稿部门，要在发文稿纸首页对主动公开、依申请公开、不予公开等项进行选择标注。

4. 凡需主动公开的政务信息，根据信息性质和类别，应按以下时限公开。

（1）主动公开的公文，应在签发后3日内，通过局政府网站政务公开专栏公开。

（2）会议、事件、新闻类政务信息应于当日公开。

（3）经常性政务信息应定期公开，处在办理过程中的可分阶段进行公开。

（4）阶段性政务信息可一次性公开。

（5）社会及群众反映强烈的热点问题所涉及的政务信息，应及时公开。

（6）部门预算公开应每年一次，专项支出应及时公开。

5. 依申请公开的政务信息，经局政务公开办审核并提出办理意见，局有关受理部门在收到《局政府信息公开申请表》后，一般应于15个工作日内提供所申请公开信息，由局政务公开办统一办理。

（四）政务公开工作方式

1. 通过局政府网站公开各类政务信息；

2. 通过新闻发布会、新闻通报会、记者通气会、报刊、广播、电视、宣传资料、有关网站等多种形式发布政务信息，充分发挥新闻媒体在政务公开中的作用；

3. 通过局政府网站在线访谈等栏目，逐步扩大政务信息的网上查询、咨询等公开方式；

4. 通过公示有关草案或征求意见稿，组织有关方面专家进行论证、咨询，邀请群众旁听会议等方式，对应当公开的政务信息予以公开；

5. 通过“两会”建议和提案的办理工作，组织各部门保质、保量、及时答复和反映政务信息；

6. 通过信访渠道，宣传中医药政策。通过网站设立局长信箱，公开相关政务信息，倾听群众意见和诉求；

7. 通过在局机关办公楼设置公告栏、电子显示屏等设施设备，公开政务信息。

四、切实加强组织领导，抓好各项工作的落实

各部门要切实加强组织领导，把政务公开工作列入重要议事日程，按照“谁分管、谁负责”的原则，指定专门处室具体负责政务公开日常工作，及时、准确、全面公开属于主动公开范围的政务信息。

（一）围绕社会广泛关注、事关群众切身利益的重大事项，逐步扩大主动公开信息量，做好各部门政务信息公开目录的及时更新，增强公开的时效性。

（二）加强对政务公开工作的指导和培训，针对政务公开工作中存在的问题，抓紧完善内部相关制度，增强公开程序的可操作性。

（三）完善依申请政务信息公开的受理机制，加强内部协调配合，确保该公开的政务信息都能够公开，保障申请人的合法权益。

（四）加强局政府网站建设，把网站作为政务信息公开的重要途径。局政务信息公开目录系统完成改版升级后，要通过专门培训，充分利用目录系统，全面系统公开政务信息。

（五）建立健全政务公开工作的考核制度和责任追究制度，定期对各部门政务信息公开工作进行考评、评议。

国家中医药管理局
二〇一一年五月九日

关于印发国家中医药管理局2011年“小金库”专项治理和财务检查工作实施方案的通知

国中医药规财发〔2011〕27号

局机关各部门、局各直属（管）单位：

为深入贯彻落实党的十七届四中全会和十七届中央纪委第六次全会精神，继续深化“小金库”专项治理工作，根据中央纪委、监察部、财政部、审计署、国资委、民政部、银监会、证监会、保监会制订的《2011年“小金库”专项治理工作实施方案》（中治金〔2011〕2号）有关要求，我局研究制订了《国家中医药管理局2011年“小金库”专项治理和财务检查工作实施方案》。

现印发给你们，请遵照执行。

国家中医药管理局
二〇一一年五月十日

国家中医药管理局2011年“小金库”专项治理和财务检查工作实施方案

为深入贯彻落实党的十七届四中全会和十七届中央纪委第六次全会精神，继续深化“小金库”专项治理工作，根据中央纪委、监察部、财政部、审计署、国资委、民政部、银监会、证监会、保监会《2011年“小金库”专项治理工作实施方案》（中治金〔2011〕2号）意见和我局工作，2011年继续在局机关和局直属（管）单位、局业务主管的社会团体、局直属（管）单位管理的国有及国有控股企业（以下简称国有企业）及社会团体范围开展“小金库”专项治理工作，同步开展财务检查（包括预算执行情况检查）工作。具体工作方案如下：

一、工作目标

根据中央的统一部署，在中央治理“小金库”工作领导小组的领导下，落实综合治理、纠建并举、注重预防的原则，继续全面深入推进“小金库”专项治理工作，进一步巩固专项治理成果，构建和完善防治“小金库”及财务预算管理督导长效工作机制。此次治理和检查工作要全面深入推进“小金库”专项治理，重点解决工作不重视、走过场问题，坚决扫除专项治理工作死角，彻底清理“小金库”，强化整改落实，更加注重源头防治；并进一步加强预算执行管理、银行账户监管、单位发票管理检查和经营性资产管理、节约和控制行政成本支出、规范津补贴和绩效工资等财务相关工作。

各单位按照我局统一部署，12月底前完成这次专项治理检查工作任务，以“小金库”专项治理和规范财务管理的实际成效取信于民。

二、组织领导

按照分级负责、分口把关、统筹兼顾、整体推进的要求，我局继续负责局机关、局直属（管）单位、有关国有企业和社会团体的“小金库”专项治理和财务检查工作；局直属（管）单位负责其管理的国有企业、社会团体治理工作。

我局“小金库”专项治理和财务检查工作统一由局治理“小金库”和财务检查工作领导小组组织领导。组长由卫生部副部长、国家中医药管理局局长王国强担任；副组长由国家中医药管理局副局长吴刚担任；领导小组成员为局人事教育司司长姜在旸、局直属机关纪委书记李怀荣、局规划财务司副司长武东；日常工作机构设在局规划财务司预算财务处。

各单位要将已设立的“小金库”治理和财务检查领导小组和日常工作机构相关情况及本单位2011年“小金库”专项治理和财务检查工作实施方案，于2011年5月15日前上报我局“小金库”专项治理和财务检查工作领导小组。

三、工作重点

各单位要巩固成果，防止反弹，特别是自查自纠“零申报”的单位，要认真组织复查。对于存在的问题要抓好整改落实，限期整改到位。各单位要注重总结专项治理经验，建立、健全长效机制，探索从源头上根治“小金库”的有效途径。

四、时间步骤

我局2011年“小金库”专项治理和财务检查工作，时间从本方案下发之日起至2011年12月底结束，分为全面复查、督导抽查、整改落实、机制建设和总结验收5个阶段。

（一）全面复查（截至2011年5月20日）

凡列入“小金库”专项治理和财务重点检查范围的单位，都要认真组织复查，复查面必须达到

100%。局机关和局直属（管）单位的复查要结合2009年和2010年自查自纠、重点检查、“回头看”、摸底排查整改等情况进行；有关国有企业、社会团体的复查要在2010年自查自纠的基础上开展“回头看”。

各单位负责人对全面复查工作负完全责任，要在复查中落实公示制、承诺制和问责制，将复查情况在单位内部以会议传达、张贴公告和内网公示等不同形式公示，承诺整改和完善长效机制时限，明确责任追究的规定，接受群众监督。统一样式见附件1、附件2。

复查及重点抽查工作结束后，各单位要填报全面复查情况报告，同时填报《“小金库”全面复查报告表》（见附件3）并附文字说明（含“小金库”资金购买各类消费卡问题、以会议费和培训费套取资金设立“小金库”问题、以假发票套取资金设立“小金库”的重点说明）、《“小金库”问题举报核查情况统计表》（见附件4）逐级上报。上述材料必须于5月20日前报局治理“小金库”和财务检查工作领导小组办公室，同时将电子版发送至cwjj_ zyj@163. com。逾期未报的视为全面复查“零申报”单位。

（二）督导抽查（截至2011年7月20日）

我局将于2011年5月至6月抽调专门力量组织开展对各单位复查情况的督导抽查。中央治理“小金库”工作领导小组也将于6~7月对我局纳入治理范围的单位进行抽查。

督导抽查过程中要认真梳理分析近年来治理工作中暴露出来的“小金库”突出问题和共性问题，主要包括以假发票套取资金设立“小金库”、虚列会议费和培训费套取资金设立“小金库”、以资产出租和处置设立“小金库”、虚列成本费用转出资金设立“小金库”和使用“小金库”款项购买消费卡等。

督导抽查工作重点关注范围：

1. 以前年度未接受过重点检查的单位；

2. 宾馆、培训中心、招待所、出版社、报社、杂志社和社会团体等与党政机关和事业单位有隶属关系的单位；

3. 管理链条较长、分支机构多的单位；

4. 以前年度检查发现财务管理问题较多和存在“小金库”问题的单位；

5. 有群众举报的单位；

6. 2009年以来自查自纠“零申报”，特别是复查措施不得力、工作走过场的单位。

督导抽查发现的“小金库”问题将从重、从严处理，并视情节和性质不同，进行公开曝光或内部通报。对复查不重视、走过场甚至失职、渎职的，严格执行问责制，将予以通报批评并责令其重新复查，还将依据《设立“小金库”和使用“小金库”款项违法违纪行为适用〈中国共产党纪律处分条例〉若干问题的解释》(中纪发〔2009〕20号)、监察部等4部门印发的《设立“小金库”和使用“小金库”款项违法违纪行为政纪处分暂行规定》等法律、法规，严肃追究责任。

（三）整改落实（截至2011年8月20日）

对于专项治理过程中发现的问题，要按照“统一政策、集中审理、分别处理”的原则，由相关部门根据各自职能分工依法进行处理处罚和责任追究。

各单位首先要抓好专项治理工作中发现“小金库”问题、审计工作中发现“小金库”问题的处理处罚和责任追究工作，并针对2011年全面复查和督导抽查工作中发现的问题，制定具体整改措施，做到资金资产处理到位、财务会计管理整改到位、违纪责任人员处理到位，确保治理工作成效。要杜绝重检查、轻处理，重财政财务处理、轻责任人行政纪律处分和组织处理的现象发生，将处理事与处理人结合起来，真正将处理处罚工作落到实处。对触犯刑律的要移送司法机关查处，对于检查中发现的其他违纪、违法案件线索，要按照有关规定和程序办理移交。局治理“小金库”和财务检查工作领导小组办公室将对整改落实情况进行督查。

各单位“小金库”治理和财务检查日常工作机构要抓紧完成处理处罚等整改落实工作，形成整改落实情况报告，同时填报《“小金库”问题整改落实情况统计表》（见附件5），于10月20日前报局治理“小金库”和财务检查工作领导小组办公室。

（四）机制建设（截至2011年11月20日）

防治“小金库”长效机制建设是专项治理的根本任务。为巩固“小金库”专项治理成果，各单位要按照边治理、边研究、边总结、边完善的思路，将长效机制建设贯穿治理工作始终。要深入分析“小金库”专项治理中暴露出的突出问题，注重从实际出发，进一步推动完善和建立、健全防治“小金库”长效机制。

各单位要按照中央有关要求并结合治理工作经验，将“小金库”专项治理工作与加强和完善内部监管相结合，研究提出源头治理的措施，抓紧制定完善防治“小金库”长效机制。各单位要形成长效机制建设报告，同时填报《防治“小金库”长效机制建设统计表》（见附件6），于11月20日前报局治理“小金库”和财务检查工作领导小组办公室。

各单位纪检监察部门组织填报《日常监督发现“小金库”问题统计表》（见附件7），于11月30日报局直属机关纪委。

（五）总结验收（2011年12月）

各单位要认真做好“小金库”专项治理工作总结、评价和验收，不仅要全面汇总成效、梳理经验，而且要查找不足、积极完善。上级治理机构要对下级治理工作进行检查、评价和验收。检查、评价和验收过程中要通过资料分析、报表审核和现场检查等方式全面了解治理工作情况，要通过问卷调查、座谈了解等方式，在一定范围内进行满意度调查，保证以实实在在的治理成果取信于民。局治理“小金库”

和财务检查工作领导小组办公室将对有关单位治理工作进行检查、评价和验收。

各单位要形成2011年“小金库”专项治理工作总结，需要调整或补充的相关报表于12月10日前报局治理“小金库”和财务检查工作领导小组办公室。

五、工作要求

（一）认真学习宣传，进一步提高思想认识

党中央、国务院高度重视“小金库”治理工作。党的十七届四中全会明确提出要彻底清理“小金库”。中央纪委第四次、第五次和第六次会议对“小金库”治理工作提出了明确要求。中央领导同志多次对做好“小金库”专项治理工作作出重要指示。各单位要认真组织学习，统一思想，提高认识，把思想行动统一到中央的决策部署上来，切实抓好治理工作。

各单位要加大宣传工作力度，在加强综合成效和正面典型宣传的同时，要适当曝光典型案例，内部通报发现的“小金库”问题，充分表明局党组坚决贯彻、落实党中央和国务院的政策和惩治“小金库”问题的决心，以人民群众满意不满意为工作最高标准，切实取信于民。

（二）加强组织领导，完善工作机制

各单位要切实加强组织领导，把握工作规律，“小金库”治理和财务检查日常工作机构要按照力度不减、机构不撤、队伍不散的要求，切实履行职责，认真抓好“小金库”治理和财务检查的具体组织落实工作。各单位主要负责人要切实担负起“小金库”治理工作的领导责任，把“小金库”治理工作摆在重要位置，做到亲自部署、亲自过问、亲自协调、亲自督办，认真抓好本单位的治理工作。

（三）坚持政策规定，进一步加大问责力度

要重奖举报有功人员和单位，自查从宽、被查从严，严惩顶风违纪行为。要鼓励复查，支持复查，复查发现“小金库”问题及时纠正的，原则上视同为自查自纠，适用从轻、从宽政策，但属顶风违纪的，应区别情况、严肃处理。督导抽查发现的“小金库”问题要从重、从严处理，原则上都要追究责任人员的责任。应当给予党纪、政纪处分的，要严格执纪执法，坚决查处；对相关责任人员的组织处理，组织人事部门要及时办理；涉嫌犯罪的，要移送司法机关处理。

（四）注重源头防治，进一步建立、健全长效机制

各单位要按照更加注重治本、更加注重预防、更加注重制度建设的要求，把防治“小金库”长效机制建设作为今年的根本任务积极推进，从健全法制、完善制度、深化改革、加强监督、注重教育等方面入手，有针对性地出台制度、采取制度、推进改革，建立和完善防治“小金库”的长效机制。

2011年的“小金库”专项治理工作时间紧、任务重，各个阶段均有明确的工作重点，不容拖沓。各单位要按照本方案要求的时限，及时上报各个阶段的报告和报表材料，确保全年治理工作任务的顺利完成，实现预期工作目标。

附件：1. 关于“小金库”治理工作的承诺（统一样式）

2. 关于“小金库”治理工作的公示（统一样式）

3. “小金库”全面复查报告表（略）

4. “小金库”问题举报核查情况统计表（略）

5. “小金库”问题整改落实情况统计表（略）

6. 防治“小金库”长效机制建设统计表（略）

7. 日常监督发现“小金库”问题统计表（略）

附件1　关于“小金库”治理工作的承诺

为深入贯彻落实党中央、国务院的部署和要求，解决“小金库”这个人民群众反映强烈突出问题，建立防治“小金库”机制，坚决防范和杜绝“小金库”，本单位按照国家中医药管理局治理“小金库”和财务检查工作领导小组的要求开展全面复查等“小金库”治理工作，并郑重承诺如下：

一、严格按照规定步骤，扎实推进治理工作，不走过场，坚决扫清工作死角。

二、严格执行本次“小金库”治理的政策规定，认真落实各项治理措施，务求实效。

三、严格遵照要求准时上报“小金库”全面复查报告表等报表，并保证数据完整、真实、全面、准确、不虚报、不瞒报、不漏报。

本单位承诺愿意主动接受广大干部职工监督。若承诺不实，愿意承担责任，并自愿接受处理。

单位负责人签字：

纪检负责人签字：

财务负责人签字：

单位（盖章）

二〇一一年　月　日

附件2　　关于“小金库”治理工作的公示

按照中央的部署和要求，2011年我单位的“小金库”治理工作将严格按照全面复查、督导抽查、整改落实、机制建设和总结验收的步骤开展，根据国家中医药管理局治理“小金库”和财务检查工作领导小组关于2011年“小金库”治理工作必须进行公示的要求，现将我单位全面复查阶段发现的“小金库”情况公示如下：

…………

除上述问题之处，我单位再无“小金库”。请广大干部职工监督。如发现还存在“小金库”问题，请举报。

公示时间：　年　月　日—　年　月　日

举报电话：010-59957660（国家中医药管理局）

（本单位举报电话）

举报邮箱：cwjj_ zyj@ 163. com（国家中医药管理局）

（本单位举报邮箱）

通信地址：北京市东城区工体西路1号国家中医药管理局治理“小金库”和财务检查工作领导小组办公室

邮政编码：100027

本单位通讯地址及邮政编码：

二〇一一年　月　日

国家中医药管理局关于印发2011年“中医中药中国行——进乡村　进社区　进家庭”活动方案的通知

国中医药办发〔2011〕28号

各省、自治区、直辖市卫生厅局、中医药管理局，新疆生产建设兵团卫生局，局各直属单位：

由国家中医药管理局、中宣部、卫生部等23个部门和单位联合主办的“中医中药中国行”活动，取得了广泛而深远的社会影响，已经成为中医药文化科普宣传的品牌活动。为巩固活动成果，进一步传播中医药知识，我局决定2011年至2013年将继续开展“中医中药中国行——进乡村　进社区　进家庭”活动。现将《2011年“中医中药中国行——进乡村　进社区　进家庭”活动实施方案》印发给你们。请结合本地实际，认真组织，创新形式，开展内容丰富、百姓喜闻乐见的中医药文化科普宣传活动，进一步推动中医药全面参与医改，为中医药事业发展营造良好的社会氛围。

联 系 人：欧阳波　孙　漪

联系电话：010-59957626、59957624

国家中医药管理局

二〇一一年五月十二日

2011年“中医中药中国行——进乡村　进社区　进家庭”活动实施方案

为进一步弘扬中医药文化，传播中医药知识，国家中医药管理局与中宣部、卫生部等23个部委于“十一五”期间联合组织的“中医中药中国行”大型科普宣传活动，在全国产生了广泛的影响。为巩固“中医中药中国行”活动成果，在深化医改中推动中医药更好地服务于健康，国家中医药管理局将继续联合有关部门深入开展“中医中药中国行——进乡村　进社区　进家庭”活动，推动中医药文化科普宣传工作逐步走向科学化、规范化、常态化。

一、指导思想

高举中国特色社会主义伟大旗帜，以邓小平理论和“三个代表”重要思想为指导，深入贯彻落实科学发展观，结合落实《国务院关于扶持和促进中医药事业发展的若干意见》和深化医改关于保基本、强基层、惠民生的任务要求，全面准确地把握中医药文化科普工作面临的形势和任务，解放思想，实事求是，开拓创新，促进中医药文化大发展、大繁荣，让广大人民群众共享中医药事业改革发展成果。

二、活动目的

通过开展“中医中药中国行——进乡村　进社区　进家庭”

活动，使广大人民群众进一步了解中医药文化科普知识，掌握中医药“治未病”理念和养生保健基本方法；使城市社区和乡村卫生人员进一步掌握并运用中医药文化科普知识和基层常见病、多发病诊治技术，更好地为百姓健康服务；探索建立中医药文化科普工作的长效机制，让中医药惠及千家万户。

三、活动主题

传承中医国粹 传播优秀文化 共享健康和谐。

四、活动运作模式

“中医中药中国行——进乡村 进社区 进家庭”活动，是向广大人民群众宣传普及中医药知识与文化的公益性活动，采取“政府主导、部门配合、行业牵头、社会支持、百姓受益”的运作模式，深入持久地开展“中医中药中国行”活动。

五、活动内容

（一）中医药进乡村

各级中医药管理部门要会同相关部门，充分利用各级广播网络、各种传播媒体以及集市等，向乡村百姓普及中医药科学知识，并发放中医药科普宣传资料；面向乡村医生培训中医药适宜诊疗技术和中医药文化科普知识的传播方法以及为村卫生室配备中医常用诊疗器材。

“中医中药中国行”组委会办公室将联合部分省级中医药管理部门，组织开展“中医药大篷车”进革命老区、国家级贫困县等经济欠发达地区，开展送医送药、培训乡村医生等活动，同时开展乡村中医药认知度调查。

（二）中医药进社区

各级中医药管理部门要会同相关部门，在社区卫生服务中心（站）设立中医药文化科普知识宣传栏，有目的、有计划地组织开展中医药文化科普知识讲座等活动；开展社区卫生人员的培训，使其掌握和应用中医药养生保健的方法以及中医治疗常见病的诊疗技术；有条件的地区可在城市社区设立中医药文化主题公园，开展群众性中华传统中医健身活动等。

“中医中药中国行”组委会办公室负责组织制作《中华传统中医健身术集锦》宣传片，通过各省级中医药管理部门发放到社区并组织推广。

（三）中医药进家庭

各级中医药管理部门要会同相关部门，通过各种途径、采取各种方式，把中医药科普读物等送进家庭；有条件的地区可联合当地媒体，组织开展面向家庭的中医药养生保健与知识普及类节目，或向家庭配送中医药保健器材等，或可面向养老院、孤儿院等特殊家庭群体，开展形式多样的科普宣传活动。

（四）中医药文化科普宣传周活动

确定每年的 9 月 17 ~ 25 日为“中医中药中国行”文化科普宣传周。各地也可根据实际情况做出具体安排。“中医中药中国行”组委会选择一个省（自治区、直辖市），举行中医药文化科普宣传周启动仪式。各省级中医药管理部门可结合本地实际情况，面向基层开展中医药文化知识普及、义诊咨询、健康讲座、基层中医师培训、展览展示、科普资料发放等为主要内容的科普宣传活动。各地中医药文化宣传教育基地要免费开放，面向基层百姓，传播中医药文化科普知识。

（五）中医药文化科普巡讲活动

各省级中医药管理部门要针对基层不同人群，按照国家中医药管理局的总体部署，结合实际，组织、协调、引导媒体等相关机构开展中医药文化科普知识讲座。国家中医药管理局将联合部分省级中医药管理部门开展专题巡讲，并进行中医药文化科普巡讲员等师资队伍培训活动。

（六）全国万名基层中医师读报活动

面向乡镇卫生院、社区卫生服务中心（站）、村卫生室的基层中医师，赠阅《中国中医药报》，开展送政策、送知识、送文化、送信息下基层活动。各省级中医药管理部门负责提供受赠基层中医师名单。中国中医药报社负责组织编辑适宜基层中医师阅读的报纸栏目内容，并落实送报的具体工作。

（七）中医药科普知识服务公共交通活动

各级中医药管理部门要针对不同群体，面向乡村、社区居民，探索开展形式多样的中医药文化科普知识走进地铁、走进出租车等服务公共交通活动。

“中医中药中国行”组委会办公室协调中国民用航空局，共同组织“中医药科普上飞机”活动启动仪式，以《中国中医药报》为载体，广泛传播中医药文化科普知识。中国中医药报社组织编辑《中医中药中国行科普特刊》，在“中医药科普上飞机”活动中，力争使中医药科普文章的可读性强、实用性广，满足不同群体对中医药文化科普知识的需求。

（八）中医药知识技能大赛活动

中医药知识技能大赛以弘扬中医药文化、普及中医药知识、展示中医药技能、锻炼中医药队伍为比赛宗旨，提高为基层服务的意识和能力。竞赛主要内容是经典背诵、针灸、脉诊、中草药识别、中医保健手法、中医药文化和中医“治未病”等。各省级中医药管理部门负责组织实施本地区的竞赛活动。“中医中药中国行”组委会办公室将择期组织实施全国总决赛。

（九）结合实际，自行组织

各省级中医药管理部门可根据“中医中药中国行——进乡村 进社区 进家庭”活动的总体部署，围绕活动目的和主题，结合本地区实际，开展其他形式的中医药文化科普宣传活动。

六、活动要求

（一）提高认识，加强领导

各级中医药管理部门要高度重视今年的活动，要将其作为推进中医药医疗、保健、教育、科研、产业、文化“六位一体”全面发展的重要内容，统筹协调，加强领导，健全组织，狠抓落实，在总结“中医中药中国行”活动经验的基础上，结合推进医改进行周密部署，细致安排，达到预期效果。

（二）统筹规划，因地制宜

各级中医药管理部门要研究中

医药“进乡村 进社区 进家庭”的工作目标、任务和措施，将中医药文化建设纳入本地区“十二五”中医药事业发展规划和年度工作计划；要统筹各方面力量，形成推动中医药文化建设与科学普及的强大合力；活动要重心下移，落到基层，把中医药送到乡村、社区和百姓家庭。

（三）创新形式，丰富内容

要根据本地区实际和群众需求，组织开展中医药文化科普宣传周、中医药文化科普巡讲、中医养生保健方法推广等百姓喜闻乐见的活动；要针对乡村和城市社区的实际需求，不断创新服务内容和形式；要研究创作真正贴近实际、贴近生活、贴近群众的中医药科普读物，为百姓提供科学、准确、权威的中医药科普知识。

（四）建设队伍，完善机制

要大力挖掘和培养中医药文化科普人才，造就一支能力强、水平高、受欢迎的科普宣传队伍；要加强中医药文化宣传教育基地建设，使其成为文化科普的展示窗口和有效载体；要推进中医药机构文化科普工作制度和机制建设，使其成为中医药文化科普宣传的主力军。逐步探索建立中医药文化科普工作长效机制。

（五）总结经验，加强管理

要认真总结、及时推广中医药文化科普活动中的好做法、好经验、好成果；要加强项目经费管理，对社会捐助财物要严格按照有关制度规范运作，自觉接受监督；“中医中药中国行”活动组委会办公室将适时组织交流活动，提高中医药科普宣传工作效果。各省级中医药管理部门要将2011年活动的开展情况于年底前报国家中医药管理局新闻办公室。

（六）拓展领域，扩大影响

各省级中医药管理部门要结合实际，不断拓展中医药文化科普宣传领域，组织开展中医药进学校、进机关、进企业等活动，进一步扩大中医药社会影响，使中医药更好地惠及民生。

国家中医药管理局关于贯彻落实《国务院关于加强法治政府建设的意见》的实施意见

国中医药法监发〔2011〕29号

各省、自治区、直辖市卫生厅局、中医药管理局，新疆生产建设兵团卫生局：

为全面贯彻落实《国务院关于加强法治政府建设的意见》（国发〔2010〕33号，以下简称《意见》），进一步推进中医药系统依法行政工作，结合中医药工作实际，提出如下实施意见。

一、提高思想认识，进一步增强依法行政的自觉性和主动性

1. 贯彻依法治国基本方略，推进依法行政，建设法治政府，是我们党治国理政从理念到方式的革命性变化，具有划时代的重要意义。自2004年3月，国务院发布《全面推进依法行政实施纲要》以来，中医药系统按照国务院的要求和部署，结合中医药工作特点和实际，加强领导、狠抓落实，依法行政工作取得了积极进展。但从总体上看，中医药系统的依法行政能力和水平，与当前中医药事业蓬勃发展的新形势还不相适应，与建设法治政府的新要求还存在较大差距。各级中医药管理部门要充分认识建设法治政府的重大意义，切实增强依法行政的使命感、紧迫感和责任感，把贯彻落实《意见》作为当前和今后一个时期的一项重要任务，抓紧，抓好，抓出实效。

二、建立法律知识学习培训制度，提高依法行政意识和能力

2. 建立完善领导干部学法制度。将法律知识列入各级中医药管理部门领导干部集中（集体）学习及培训内容中，重点学习新颁布的法律、法规和与中医药工作密切相关的法律、法规等。探索建立领导干部任职前法律知识学习培训制度。

3. 健全中医药管理部门工作人员学法制度。各级中医药管理部门要积极组织工作人员，参加相关法律知识培训、专门法律知识轮训和新法律与法规专题培训，并把培训情况、学习成绩作为年度考核重要内容，纳入新任公务员和干部上岗前的教育内容。

4. 强化中医药行政执法人员培训。重点培训中医药专门法律、法规及与中医药相关的法律、法规，提高其依法行政的能力和水平。

三、加强和改进制度建设，提高制度建设质量

5. 突出制度建设重点。遵循中医药发展规律，体现中医药自身特点，以扶持和促进中医药事业发展为宗旨，加快推进《中医药法》的立法进程。在坚持国家法制统一的前提下，从中医药特点和工作实际出发，研究制定中医药立法规划，增强立法的科学性和针对性，逐步建立和完善中医药法规制度体系。

6. 提高制度建设质量。切实增强中医药法律制度的科学性和可操作性，着力解决中医药发展中的普遍性问题和深层次矛盾。完善公众参与立法的制度和机制，保证人民群众的意见得到充分表达，合理诉求和合法利益得到充分体现。建立、健全专家咨询论证制度，充分发挥专家学者在立法中的作用。探索开展制度建设成本效益分析、社会风险评估、实施情况后评估等工作。

7. 依法制定规范性文件。各级中医药管理部门要严格依法制定规范性文件。各类规范性文件不得设定行政许可、行政处罚、行政强制等事项，不得违法增加公民、法人和其他组织的义务。制定对公民、法人和其他组织的权利义务产生直接影响的规范性文件，要公开征求意见，并进行合法性审定。探索建立规范性文件有效期制度。加强对规范性文件的清理，对不符合中医药事业发展要求，与上位法相抵触、不一致，或者相互之间不协调的规范性文件，要及时修改或者废止。建立规范性文件定期清理制度，一般每隔 2 年清理一次，清理结果要向社会公布。

四、建立、健全决策机制，坚持依法科学民主决策

8. 规范重大行政决策程序。各级中医药管理部门要科学合理界定重大行政决策范围，要将与群众切身利益密切相关的中医药政策、中医药发展中长期规划等列入重大决策范围。要健全重大行政决策规则，把公众参与、专家论证、风险评估、合法性审查和集体讨论决定作为重大决策的必经程序。重大决策事项应当进行合法性审查，未经合法性审查或者经审查不合格的，不能提交讨论、作出决策。

9. 完善行政决策风险评估机制。对于重大政策、重大项目等决策事项，要建立完善部门论证、专家咨询、公众参与、专业机构测评相结合的风险评估工作机制，对决策可能引发的各种风险进行科学预测、综合研判，确定风险等级并制订相应的化解处置预案。要把风险评估结果作为决策的重要依据，未经风险评估的，一律不得作出决策。

10. 加强重大决策跟踪反馈和责任追究。各级中医药管理部门作出重大决策并组织实施后，要主动跟踪决策的实施情况，全面评估决策执行效果，并根据评估结果决定是否对决策予以调整或者停止执行。对违反决策规定、出现重大决策失误、造成重大损失的，要按照谁决策、谁负责的原则严格追究责任。

五、依法履行职责，严格规范公正文明执法

11. 严格依法履行职责。围绕群众关心的中医药服务问题，各级中医药管理部门要切实履行职责，将受人民群众欢迎的中医药工作干得让人民群众更加满意，使人民群众能够切实享受到中医药改革发展的成果。要加强中医药执法检查力度，严厉查处非法行医、虚假违法广告以及其他危害人民群众健康、损害中医药声誉的违法行为。认真执行行政许可法，深化行政审批制度改革，进一步规范行政审批，推进政府职能转变和管理方式创新。

12. 规范行政执法行为。强化程序意识，严格按程序执法。加强程序制度建设，细化执法流程，明确执法环节和步骤，保障程序公正。科学合理细化、量化行政裁量权，严格规范裁量权行使。健全行政执法调查规则，规范取证活动。加强中医药行政执法队伍监管，认真执行行政执法责任制的相关规定，狠抓执法纪律和职业道德教育，全面提高执法人员素质。定期清理、确认执法权限、机构、岗位、人员和责任，并向社会公布。严格落实行政执法责任制。

13. 完善行政执法体制和机制。继续推进在大卫生行政执法体制下的中医药执法体系建设，合理界定中医药执法权限，明确中医药执法责任。改进和创新中医药执法方式，坚持管理与服务并重、处置与疏导结合，实现法律效果与社会效果的统一。加强中医药行政执法信息化建设，推行执法流程网上管理，提高执法效率和规范化水平。

六、加大信息公开，推进办事公开

14. 加大信息公开力度。各级中医药管理部门要认真贯彻实施政府信息公开条例，加大主动公开力度，以公开为原则、不公开为例外，及时、准确、具体公开中医药管理信息。对人民群众申请公开的信息，要依法在规定时限内予以答复，并做好相应服务工作。建立、健全信息公开的监督和保障机制，定期对信息公开工作进行评议考核。

15. 推进办事公开。各级中医药管理部门要把公开透明作为基本制度，拓宽办事公开领域，全面推进办事公开。进一步规范和监督中医药服务单位的办事公开工作，依法公开办事依据、条件、要求、过程和结果，充分告知办事项目有关信息，重点公开岗位职责、服务承诺、收费项目、工作规范、办事纪律、监督渠道等内容。

16. 创新公开方式。进一步加强电子政务建设，充分利用现代信息技术，建设好互联网信息服务平台。

七、强化行政监督，严格行政问责

17. 自觉接受社会监督。各级中医药管理部门要拓宽群众监督渠道，完善群众举报投诉制度。高度重视舆论监督，支持新闻媒体对违法或者不当的中医药行政行为进行曝光。对群众举报投诉、新闻媒体反映的问题要认真调查核实，及时依法作出处理，并将处理结果向社会公布。

18. 强化行政监督和问责。建立健全对下级中医药管理部门的经常性监督制度，做好对下级中医药管理部门依法行政的监督检查和中医药执法监督。保障和支持审计、监察等部门依法独立行使监督权。严格执行行政监察法、公务员法、行政机关公务员处分条例和关于实行党政领导干部问责的暂行规定，坚持有错必纠、有责必问，对有令不行、有禁不止、行政不作为、失职渎职、违法行政等行为，导致发生重大责任事故、事件或者严重违法行政案件的，要依法依纪追究相关人员责任。

八、加强投诉管理和行政复议应诉，依法防范化解社会矛盾

19. 健全社会矛盾纠纷调解机制。各级中医药管理部门要充分发挥行政机关在化解行政争议和民事纠纷中的作用，积极与有关部门配合，大力推进医疗纠纷第三方调解和医疗责任保险制度的建立和完善，推动建立行政调解与人民调解、司法调解相衔接的大调解联动机制，实现各类调解主体的有效互动，形成调解工作合力。加强对中医药服务机构投诉管理的监督指导，做好中医药服务机构投诉管理和医疗纠纷人民调解工作的衔接。认真实施人民调解法，积极开展中医药行业矛盾纠纷排查工作，争取主动调解。

20. 做好行政复议、应诉工作。各级中医药管理部门要加强行政复议、应诉工作的研究，切实提高行政复议、诉讼质量和效率。完善行政复议与信访的衔接机制。完善行政应诉制度。探索通过调解、和解等多样化结案方式，及时有效化解行政争议。

九、加强组织领导，确保依法行政工作取得实效

21. 强化组织领导。实行依法行政工作行政首长负责制。各级中医药管理部门要高度重视法治政府建设工作，主要负责同志要作为全面推进法治政府建设第一责任人，切实加强领导，把贯彻落实《意见》列入重要工作日程，认真研究制定加强依法行政工作的工作规划，务求各项工作取得实效。

22. 加强督促检查。切实加强对法治政府建设的监督检查，对带有普遍性或倾向性的问题要及时组织研究，加以解决。加强依法行政工作考核，制订可行方案，将考核结果作为对干部综合考核评价的重要内容。

23. 营造良好氛围。进一步加强普法宣传教育，创新宣传形式，丰富教育内容，强化宣传效果，进一步提高中医药行业广大干部职工法律素质和法律水平，努力营造学法、尊法、守法的良好氛围。

国家中医药管理局
二〇一一年五月三日

国家中医药管理局印发关于支持新疆生产建设兵团中医药事业跨越式发展的指导意见的通知

国中医药办发〔2011〕30号

各省、自治区、直辖市及计划单列市卫生厅局、中医药管理局，新疆生产建设兵团卫生局，局各直属单位，北京中医药大学：

新疆生产建设兵团（以下简称兵团）肩负着屯垦戍边的重大历史使命，在维护边疆稳定、促进民族团结、发展新疆经济中发挥着重要作用。为认真贯彻落实中央新疆工作座谈会和全国对口支援新疆工作会议精神，指导各地中医药管理部门和有关单位进一步加强对兵团中医药工作的支持力度，充分发挥中医药工作在推进兵团卫生事业跨越式发展和实现新疆长治久安中的积极作用，我局研究制定了《关于支持新疆生产建设兵团中医药事业跨越式发展的指导意见》。现印发给你们，请遵照执行。

国家中医药管理局
二〇一一年五月十七日

关于支持新疆生产建设兵团中医药事业跨越式发展的指导意见

促进新疆生产建设兵团（以下简称兵团）中医药事业跨越式发展，是中医药系统认真贯彻中央新疆工作座谈会和全国对口支援新疆工作会议精神的具体措施，也是兵团乃至全国中医药事业发展的必然要求。现就今后一个时期进一步推动和加强全国中医药系统对口支援兵团中医药工作提出以下指导意见。

一、指导思想

以邓小平理论和“三个代表”重要思想为指导，深入贯彻落实科学发展观，按照中央关于新疆工作的总体部署，以深化医药卫生体制改革、认真贯彻落实《国务院关于扶持和促进中医药事业发展的若干意见》为契机，立足当前、谋划长远、因地制宜，进一步加大工作力度，拓宽工作范围，突出中医药工作特点，构建工作长效机制，努力为兵团广大职工群众提供更加优质的中医药服务，为实现兵团卫生事业跨越式发展和新疆长治久安提供坚强保障。

二、基本原则

（一）以人为本，科学发展。以保障兵团广大职工群众健康为中心，以充分发挥中医药特色优势、促进中医药事业科学发展为目标，优先解决影响和制约兵团中医药事业发展的最直接、最现实、最紧迫的关键问题，把维护和实现兵团广大职工群众的健康权益作为对口支援工作的出发点和落脚点。

（二）因地制宜，突出重点。对口支援工作要充分考虑兵团各类事业机构分布广、人员编制紧、服务半径大、工作成本高的特点，重点加强中医药人才培养、中医机构建设、适宜技术推广和中药产业发展等工作。

（三）统筹协调，整体规划。兵团卫生行政部门要坚持中西医并重的方针，科学制定中医药事业发展“十二五”规划和对口支援兵团中医药工作专项规划，注重促进地区之间、兵团与自治区之间、兵团与西部地区乃至全国中医药事业协调发展。各地中医药管理部门和有关单位要主动与兵团各级卫生行政部门和受援单位加强沟通协调，制定对口支援兵团中医药工作规划。

（四）多方支持，明确责任。国家中医药管理局负责综合协调、指导各地对口支援兵团中医药工作。兵团卫生局负责对口支援专项规划编制工作，协调解决对口支援的具体问题。10 个对口支援兵团的省（市）中医药管理部门要积极争取本省（市）对兵团中医药工作的支持，将受援地区中医药项目纳入本省（市）对口支援兵团的规划中。受援地区的卫生部门要科学制定对口支援专项规划。其他省（区、市）中医药管理部门和局属（管）单位也要对兵团中医药工作给予支持。

（五）立足当前，谋划长远。对口支援兵团中医药工作要立足当前紧迫的人才、技术、管理和项目需求，将对口支援与可持续发展相结合，通过人才培养、技术支持、管理培训等有效形式，充分调动受援地区中医药工作者的积极性、主动性和创造性，全面提高自我发展能力，促进兵团中医药事业可持续发展。

（六）加强协作，促进双赢。支援省（市）中医药管理部门要把中医药对口支援工作作为自身工作的重要组成部分，选派挂职干部，促进学术交流，加强科研合作，切实加大支持力度。受援地区卫生部门要主动配合工作，提供必要的工作条件。对口支援双方要按照平等协商、互利互惠的原则，加强协作沟通，不断拓宽合作渠道、创新合作方式、完善合作机制，实现互利双赢。

三、工作阶段及目标

对口支援兵团中医药工作期限为 2011 年至 2020 年，共分 3 个阶段组织实施。

第一阶段：打基础（2011 ~ 2012 年）。2011 年上半年为工作准备时期，主要任务是：明确结对关系，开展调查研究，制定专项规划，明确对口支援的目标、任务、项目和标准，并开展试点。到 2012 年，初步建立起覆盖全兵团的中医药服务体系。

第二阶段：上水平（2013 ~ 2015 年）。到 2015 年，缩小与内地中医药事业发展差距，中医医疗机构、综合医院中医科、团场医院中医门诊基础设施明显改善，中医药专业技术人员素质明显提高，医疗保健服务能力明显增强。

第三阶段：大发展（2016 ~ 2020 年）。到 2020 年，中医药服务网络更加健全，中医药各级各类医疗机构基础设施与服务能力接近全国平均水平，实现兵团中医药事业跨越式发展。

四、结对关系

（一）10 个支援省（市）中医药管理部门按照中央已经确定的结对关系，对口支援兵团 12 个师（市）的中医药工作。

（二）北京中医药大学、北京中医药大学附属东方医院和东直门医院分别对口支援石河子大学医学院中医药专业、兵团建工师、兵团十二师。支援方重点在中医药人才、基层中医药适宜技术培训等方面给予支持。

（三）建立国家中医药管理局直属（管）单位与兵团卫生局直属事业单位及兵团现有的中医医疗机构的对口支援关系。由中国中医科学院安排 4 所直属医院及其他 3 所二级院所分别对口支援兵团中医医院、兵团医院中医科、二师库尔勒中西医结合医院、奎屯中医医院、一师阿拉尔中医院、兵团机关门诊部、一家兵团中药材种植或研发企业。中国中医药科技开发交流中心对口支援建设一个中医药继续教育基地。局其他直属单位也要主动加强与兵团卫生局的沟通联系，协商落实对口支援兵团中医药工作相关事宜。

五、重点领域

（一）加强中医药服务体系建设。

1. 进一步完善现有 4 所中医医院基础设施建设和医技、辅助科室功能配置，增加设备投入，加强中医特色专科建设，提高临床水平。

2. 加强 15 个二级以上综合医院、65 个县级建设团场医院的中医科建设，改扩建中医门诊、病房、中药房，增加设备配置。加强 110 个一般团场医院中医门诊建设。

3. 在连队卫生室和社区卫生服务站加强中医药适宜技术推广力度，争取用有限的资金投入，有效提升连队卫生室和社区卫生服务站医务人员应用中医药适宜技术的能力和水平。

（二）加强龙头示范单位建设。

1. 在石河子大学医学院开设中医专业，培养中医药人才，并将现有的中医医院建设为中医专业学生实习基地。

2. 进一步建设兵团中医医院，使之成为石河子大学医学院附属医院，依托大学的教学、科研优势，作为兵团融医、教、研于一体的中医药龙头示范单位。

3. 加强中医药重点研究室建设，继续建好中医药防治传染病重点研究室，加强中医药防治肿瘤、中医药健康教育与“治未病”、中医药治疗心脑血管疾病等研究方向的科研队伍和能力建设。

（三）加强中医药人才培养。

制订对兵团中医药人才培养的对口支援专项计划，开展人才培养工作。

1. 加强中医药适宜技术培训。对兵团各中医医疗机构、各综合医院的中医科或中医门诊部、各中西医结合医院、各连队卫生室的医务人员进行适宜技术培训。

2. 组织医务人员对兵团进行技

术援助。各对口支援省（市）每年选派名专家或业务骨干到兵团受援医院进行为期3个月以上的技术援助。

3. 接收兵团中医药人员进修培训。内地各对口支援省（市）每年接收兵团管理或专业技术人员到该省（市）中医学院、中医医院、专科医院，进行为期6个月以上的进修培训。

4. 加强中医药重点学科建设。争取将符合条件的中医药学科，列入国家中医药管理局重点学科建设。

5. 扩大国家中医药管理局优秀中医临床人才研修项目的人员名额。

6. 培养和吸收中医药人才。通过定向培养的方式，为兵团培养和输送中医药专业人才。鼓励内地高等中医药院校毕业生到兵团有关医院就业或进行志愿者服务。

（四）加强中药、民族药研发力度。

帮助兵团中药企业提高中药产业可持续发展能力，逐步形成中药种植、加工、科研、新产品研发和销售的中药产业链。

六、保障措施

（一）健全机构，加强领导。国家中医药管理局成立对口支援兵团中医药工作领导小组，指导协调全国中医药系统对口支援兵团中医药工作。兵团、对口支援省（市）、受援师（市）卫生局成立相应机构，明确牵头部门，落实相关工作。

（二）主动协调，争取支持。各对口支援省（市）中医药管理部门要主动协调本省（市）有关部门，将受援师（市）中医药建设项目优先纳入专项规划。

（三）加强监管，狠抓落实。加强对口支援规划和项目执行情况的监督检查，明确任务分工，加强管理，充分发挥项目的示范带动作用。

（四）表彰先进，扩大宣传。结合创先争优活动，将对口支援兵团中医药工作纳入活动主题范围，对表现突出的先进集体和个人给予表彰，对对口支援兵团中医药工作中的典型做法和典型经验进行宣传报道，营造良好的工作氛围，切实推动对口支援兵团中医药工作的开展。

国家中医药管理局关于印发《中西医结合医院工作指南（2011年版）》的通知

国中医药医政发〔2011〕31号

各省、自治区、直辖市卫生厅局、中医药管理局，新疆生产建设兵团卫生局：

为指导各地进一步做好中西医结合医院管理和建设工作，充分发挥中西医结合的特色和优势，我局组织制定了《中西医结合医院工作指南（2011年版）》。现印发给你们，请参照执行。

国家中医药管理局

二〇一一年五月二十七日

中西医结合医院工作指南（2011年版）

前　言

自2003年国家中医药管理局重点中西医结合医院建设工作开展以来，中西医结合医院建设得到进一步加强，在医院管理和业务发展等多方面取得了明显成效，积累了许多有益的经验。为了系统总结两批共22所重点中西医结合医院建设的工作经验，提炼规律性、规范性做法，指导中医药管理部门和中西医结合医院更好地开展医院管理和建设，充分发挥中西医结合的特色和优势，根据深化医药卫生体制改革和贯彻落实《国务院关于扶持和促进中医药事业发展的若干意见》（国发〔2009〕22号）和《国家中医药管理局关于进一步加强中西医结合工作的指导意见》（国中医药发〔2003〕52号）精神，国家中医药管理局组织制定了《中西医结合医院工作指南》（以下简称《指南》）。

《指南》编制分为资料收集、素材整理、实地调研、分类编写、修改完善、专家论证等几个阶段，历经2年多的时间。期间，广泛听取各级中医药管理部门、中西医结合医院、有关专家的意见和建议。《指南》对中西医结合医院工作的核心要素进行归纳提炼，从医院管理、人才培养、科室设置、专科建设、临床研究、药事管理、护理、文化建设、预防保健等九个方面提出了体现中西医结合医院自身工作特点的要求，力求突出《指南》的实用性、指导性和可操作性。

本《指南》适用于各级各类中西医结合医院。由于中西医结合在概念内涵、学科发展方向、医院运行模式等方面都需要进一步探索完善，因此希望各地结合《指南》，加强实践，不断探索，总结经验。我局将在各地中西医结合医院工作实践的基础上，不断修订完善《指南》，逐步提高我国中西医结合医院的管理水平。

第一部分 医院管理

中西医结合医院应认真贯彻执行国家有关法律、法规，始终坚持中西医结合的办院方向，吸收中医、西医两种医学特长，突出中西医结合特点，发挥中西医结合的特色优势，加强医疗、教学、科研、人才建设，不断提高临床疗效、医疗质量和管理绩效，促进中西医结合医院可持续发展。

一、制订人力资源配置方案，落实岗位聘任制，卫生专业技术人员学历和专业结构合理，中西医结合人员应达到规定的比例。中医、中西医结合人员占医师比例不低于60%，中医类别执业医师占执业医师比例不低于30%。

根据医院的等级和规模，合理配备医院领导班子人员。领导班子中中医药、中西医结合人员的比例应不低于60%；其余成员中医药、中西医结合知识培训率达到100%。

医院医务、护理、科研、教育等主要职能部门负责人中，中医药、中西医结合人员的比例应低于60%；其余成员中医药、中西医结合知识培训率达到100%。

临床科室负责人中中医、中西医结合人员的比例应不低于60%，其余临床科室负责人接受中医药、中西医结合知识培训率达100%。

临床科室医师中中医、中西医结合人员的比例不低于60%，逐步提高中西医结合人员比例；中药专业技术人员占药学专业技术人员总数不低于40%；临床科室护理人员系统接受中医药、中西医结合知识和技能岗位培训（培训时间不少于100学时）的比例不低于70%。

医院学术委员会中，中西医结合专家比例应达到2/3以上，委员会指导、审核和研究中西医结合的学科建设和学术发展。

本《指南》中中西医结合人员特指具备以下条件之一者：

1. 中西医结合专业医师执业资格。

2. 中西医结合专业技术职务任职资格。

3. 临床类别医师，同时具有中医或中西医结合专业的学历或学位；或系统学习中医（西学中班）一年以上并取得结业证书；或入选地市级以上中医或中西医结合人才培养项目并结业。

4. 中医类别医师，同时具有中西医结合专业或临床专业的学历或学位。

二、建立并不断完善中西医结合医院管理的运行机制和保障机制。医院的中长期发展规划和年度工作计划要突出中西医结合内涵建设，有保障措施并组织实施。建立符合中西医结合医院科学管理的制度和流程，根据本院的特点不断完善、深入贯彻执行。

实行院科两级管理，制定年度综合目标，完善综合评价体系，体现中西医结合特点，建立以中西医结合临床疗效为核心、以服务能力与绩效为基础的考核和激励制度。

有教学任务的医院可设置中西医结合临床教研室，开展中西医结合临床教学。有条件的医院设置研究所（室）等机构，建立专职或兼职的研究人员队伍，积极开展中西医结合科学研究。

三、建立中西医结合医院质量管理体系，遵守相关法律、法规、规章制度，加大指导、培训和监督力度，探索质量管理的长效机制。严格执行医疗核心制度，规范医疗技术准入和应用，完善中西医结合诊疗、护理技术规范，落实对医疗技术、医疗服务、医疗保障的全面质量管理，促进中西医结合医院质量管理的持续改进。

四、制定信息化持续发展的规划，推动中西医结合医院的数字化、信息化建设，保证人员和经费的必要投入。逐步建立、完善中西医结合电子病历系统，并为中西医结合临床和科研提供信息支撑。积极推动信息技术的开发和应用，逐步构建完善的信息平台，为中西医结合医院建设和发展提供信息和决策支持。

五、探索形成中西医结合医院核心价值观，创造中医、西医相互尊重、相互学习、和谐发展、共同提高的中西医结合学术环境和人际氛围。

建立体现中西医结合内涵的院徽、院旗、院歌、院训等文化标识，建立完善的行为规范体系，形成以开放、创新、包容、和谐等为特色的中西医结合服务文化和管理文化。

积极开展中西医结合健康促进活动，深入基层，为广大群众服务。通过院刊、网站等多种文化载体广泛宣传，扩大社会对中西医结合的认知。

六、运用卫生经济学等分析和评价方法，科学评价管理绩效，不断提高医院管理水平，体现中西医结合综合优势。

第二部分 人才培养

中西医结合人才队伍是开展中西医结合医疗、教学、科研工作及学科建设的重要保证。中西医结合医院应采取多种措施加强各类人员中西医结合知识与技能培训。

一、西医学习中医

临床类别医生应积极参加各种形式的中医知识和技能的学习，鼓励参加有关部门和单位举办的一年以上的系统学习。鼓励临床类别医师参加中医、中西医结合学历（学位）教育。

（一）全脱产学习班

临床类别执业医师学习中医理论课程两年以上，完成不少于10～14门的中医必修课程，总学时数不少于850课时；临床实习时间不得少于半年工作日。

办学资质达到要求，即中医理论课程必须由中医药类普通高校教学部门及其教师承担；临床实习必须由具备中医药类普通高校教学实习资质的教学医院承担。西医学习中医全脱产学习班需省级以上中医药管理部门认可。

（二）半脱产学习班

临床类别执业医师在职半脱产系统学习中医理论课程一年，完成10～14门中医必修课程，总学时数不少于750课时；临床实习时间不得少于3个月工作日。中医理论课程必须由中医药类普通高校教学部门及其教师承担；临床实习必须由具备中医药类普通高校教学实习资质的教学医院承担。

（三）业余学习班

在职业余时间系统学习中医理论课程1年，不少于8门中医必修课程，总学时数不少于550课时；临床实习时间不得少于3个月工作日。中医理论课程应当由中医药类普通高校教学部门及其教师承担；临床实习医院的资质不限，临床带教必须由具备中级以上中医、中西医结合人员资质的医师承担。

二、师承培养

培养继承和保持中医、中西医结合学术流派特色和技能的中西医结合医师。

建立名医（中医、中西医结合）工作室，以名医带徒的模式，采取“请进来，派出去”的办法，研读中医（中西医结合）经典著作、撰写读书笔记，跟随名医临诊、分析病案、总结学术思想和临床经验。

三、专项人才培养

积极选送人才参加国家、地方、医院立项或举办的专项人才培养项目或培训班。如国家中医药管理局的“优秀中医临床人才研修项目”、“省（市）级名老中医（中西医结合专家）经验继承班”等。

四、护理人员中医知识培养

按照《中医护理常规技术操作规程》要求，开展中医药、中西医结合知识和技能岗位培训，培训时间不少于100学时。

五、现代医学理论知识与技能培训

鼓励中医药、中西医结合人员参加国内外专业学术团体举办的现代医学进展讲座、技能培训、学术交流等，到国内外相关医疗机构或专业研究机构研修本专业（学科）新技术、新知识，定期组织专家举办现代医学知识专题讲座和技能培训。

六、保障激励机制

根据国家、地方相关规定要求，医院制订相关专业的中西医结合人才配置、梯队建设方案，建立中西医结合人才培养、激励、考核制度，建立中西医结合人员的专业技术档案并组织实施。建立中西医结合学科学术带头人（含后备学科学术带头人）选拔、使用机制。医院岗位聘任、工作绩效考核、分配制度要有利于激励中西医结合人才的培养。医院年度职工在职教育经费中60%的经费用于中西医结合人才培养经费支出。

第三部分 临床科室设置与建设

中西医结合医院的临床科室设置，应以中西医结合科室为主，同时设立针灸、推拿等中医（民族医）特色科室。体现中西医结合特色的临床科室应具备符合要求的人员结构、诊疗技术及服务能力，占医院临床科室总数的比例不低于60%，其床位数占医院总床位数的比例不低于60%。

一、基本要求

规范中西医结合临床科室命名。临床科室名称应不含“中西医结合”、“西医”字样，也可参考中医医院科室名称规范。采用疾病名称或症候名称作为专科（或专病）名称时，应参照《中医病证分类与代码》（TCD）命名。三级医院临床科室不少于12个（急诊科、内科、外科、妇产科、儿科、耳鼻喉科、口腔科、眼科、皮肤科、针灸科、麻醉科、预防保健科等）；二级医院临床科室不少于6个。

建立科室行政管理制度，包括科室建设发展规划、人员岗位职责、人才培养制度、档案管理制度、科研/教学管理制度、考核制度、奖惩分配制度等。建立各项医疗规章制度，包括三级查房制度、交接班制度等医疗核心制度，并备有国家制定或认可的医疗护理技术诊疗操作规范、科室优势病种诊疗规范以及各项突发事件应急预案等。

二、人员结构

科室负责人原则上三级中西医结合医院应当具备正高级专业技术职务任职资格，二级中西医结合医院应当具备副高级以上专业技术职务任职资格。

临床科室医师中中医、中西医结合人员的比例不低于60%，其中高级专业技术职务人员中中医、中西医结合人员的比例不低于70%，中级专业技术职务人员中中医、中西医结合人员的比例不低于60%。个别以手术为主的临床科室比例可适当降低。

病房护士长应接受过系统中医知识技能岗位培训，能够指导护士开展辨病辨证施护和运用中、西医护理技术。

三、诊疗技术

制订病种诊疗常规、操作规程，建立、实施、评估和改进流程。技术应用符合医院感染控制、医疗质量控制规范，定期考核、评估。对于科室长期应用、疗效显著的中西医结合技术及时进行总结完善，并加以推广。开展中医临床路径应用推广工作。

制定中西医结合诊疗技术规范、操作规程，探索中西医结合新技术、新方法。总结简便易行、安全有效的诊疗技术向基层推广。

挖掘整理总结本科室及本地区名老中医、中西医结合专家临床经验，提炼具有规律和特色的中西医结合内容，不断提高中西医结合医疗服务水平。

中医、中西医结合临床科室执行《中医病历书写基本规范》和《中医电子病历基本规范（试行）》，中药处方格式及书写符合相关规定。严格执行《中成药临床应用指导原则》。

四、服务能力

充分发挥并整合中医、西医两种手段在疾病诊疗过程中的优势。中西医结合科室应配置必要的中医诊疗设备，开展中医药特色诊疗。有一定数量的医疗机构中药制剂并积极使用；门诊处方中，中药处方比例应占40%以上，中药饮片处方占门诊处方总数的比例应占20%以上。80%以上病例接受中西医结合诊疗服务。

开展优势病种建设，可根据当地地域特点和科室技术能力确定2～3个优势病种，确定的优势病种应具有明显的中西医结合特色，积极开展相关临床研究，探索中西医结合最佳诊疗方案。

围绕提高中西医结合临床疗效、方便病人，探索先进的医疗管理模式。根据疾病特点，遵从诊疗规范，建立围绕明确治疗目标的医疗综合管理体系，进行“疾病单元”、“整合门诊”等管理模式的探索，持续开展单病种质量管理、临床路径管理研究，逐步建立和完善若干重点疾病的中西医结合最优化诊治方案，充分体现中西医结合在病种管理方面的优势。

第四部分　专科建设

中西医结合医院应依据其在区域卫生规划中的功能与定位、中西医结合诊疗服务的条件与水平等基础情况、中西医结合建设工作目标与任务，分层次、分阶段开展专科建设。专科建设应突出中西医结合手段和方法的运用，体现中西医结合的优势，不断提高临床疗效，以专科建设带动医院整体中西医结合工作的发展。

一、分级管理

三级中西医结合医院中省级以上重点中医、中西医结合专科数不少于3个，二级中西医结合医院中地市级以上重点中医、中西医结合专科数不少于2个。

医院可根据专科发展水平分为重点、培育、扶持3个层次进行建设与管理。

重点专科应对每年的建设情况做出总结，重点病种具有明显的中西医结合优势，临床疗效突出，其影响力辐射至区域外，医院应当集中力量进行重点建设。

培育专科应对建设情况做出总结，重点病种具有明显的中西医结合优势，临床疗效突出，在区域内有一定影响力，医院应当增加投入，争取在3～5年后成为重点专科。

扶持专科应对建设情况做出初步的总结，重点病种疗效确切，医院应当创造条件，争取在3～5年后成为培育专科。

二、专科遴选

专科项目遴选应结合医院功能定位和发展规划，综合评价该专科中西医结合诊疗服务能力与水平、人员结构、临床研究的现状与前景、诊疗方案的中西医治疗优势和疗效水平、学术经验的继承与创新、医疗质量改进的机制与措施、基础设施设备条件等因素。

医院医疗管理部门与学术委员会应依据国家级、省级、地市级、院级等不同级别专科项目的建设标准与要求，评估医院现有专科的中西医结合工作基础以及专科重点病种中西医结合诊疗方案，对专科进行遴选确定。

三、建设目标

专科建设应以提高临床疗效为核心，以中西医结合临床实践为依托，围绕重点病种，通过总结、对比中西医治疗方法在不同的疾病和疾病发展不同阶段的治疗优势，进行最优化组合运用，达到提高疗效、缩短疗程、减少毒副反应、改善卫生经济学指标的目标。

医院应巩固各级专科建设项目成果，保持中西医结合重点专科在区域内或全国专业覆盖面广、运行机制良好、规模效益明显的优势，发挥其在技术指导、人员培训和成果推广等方面的作用，使其成为区域内或全国的中西医结合医疗中心。

四、临床工作

专科项目应根据既往工作基础确定2～3个重点病种。重点病种研究应具有鲜明的中西医结合特色并保持相对稳定，专科的主要学术研究方向与重点病种相一致。

重点病种的中西医结合诊疗方案，以提高中西医结合临床疗效为目的，体现本专科的历史积累与创新；体现中西医治疗方法对不同疾病和疾病发展不同阶段的治疗优势，并利于临床运用；体现药物与非药物疗法的综合运用。

重点病种的临床研究要通过梳理重点病种的中西医结合诊疗现状、疗效水平、治疗难点和解决思路等问题，在总结老一辈名中医与中西医结合专家学术思想和临床经验的基础上，不断提高临床疗效；引进先进技术和设备，为中西医结合研究工作提供新的借鉴和条件；同时针对治疗难点，积极开展中西医特色诊疗方法与医疗机构中药制剂的多中心协作研究，逐步优化、完善诊疗方案。

针对专科发展的现状和需要，建立中西医结合医疗质量控制体系，在组织机构、人员设置、病种管理、临床药事、医院感染、医疗安全等方面设定标准，保证专科医疗质量的持续改进。其中，应重点评价中、西医方法针对疾病发展主要矛盾相互配合的有效干预能力、实际诊疗过程与中西医结合诊疗方案的符合率、辨证论治的优良率、中西医结合诊疗技术、中药饮片和医疗机构中药制剂的使用率、中西医结合诊疗质量控制标准的应用率等指标。

专科项目建设应明确将开展中西医结合切入点的寻找与求证作为临床研究的重点方向。学术研究应集中在对本专业疑难、复杂临床问题的破解上，进而推进中西医结合临床诊疗规律的系统研究，并逐步促进中西医结合方法学的创新，从而对本专业的中西医结合工作起到积极的示范作用。

鼓励专科项目建设的成果积极申报政府或专业学术团体的奖励。

五、人才建设

专科中中医、中西医结合人员占60%以上。

专科学术带头人应具备高级中医药、中西医结合医学专业技术职务任职资格，在区域内该专业领域中享有一定知名度，受聘区域内二级（含）以上学术团体的委员/理事（含）以上职务，熟悉本专业国内外进展和学术前沿动态，获得同行认可。二级医院可适当降低要求。

专科应充分发挥老一辈名中医或中西医结合专家的业务指导作用，

继承、发扬老一辈名中医及中西医结合专家的学术经验，可聘请老中医药专家和中西医结合专家担任专科的业务顾问。

专科的人才梯队建设合理，专科学术继承人有扎实的中、西医专业基础知识和丰富的临床经验，对本专业的学术建设有创新思路，具有解决本专业临床工作中复杂和疑难问题的能力。专科其他人员应全面熟练掌握专科中西医结合临床诊疗方案和诊疗技术规范。

专科应建立人才培养规划，积极参与各级人才培养项目，合理安排专科人员继续教育、进修，定期开展中西医结合学术讲座与技能交流，提高全科人员掌握、运用中西医结合诊疗方法的能力。

六、信息及宣传

逐步建立专科信息库、专科诊疗模块及专科数据统计分析模块，运用数字信息手段，保存及应用数据信息，为中西医结合临床疗效的评价提供支持。建立信息网络，开展远程会诊。通过多种媒体形式开展宣传，展现中西医结合的技术创新与临床成果。

七、协作交流

各级专科应积极参加各级各类的协作交流，以协作组等形式开展临床研究工作。国家级重点专科应开展重点专科协作组制定的中医诊疗方案应用和验证工作。

协作开展研究的范围包括：重点病种中西医结合诊疗方案的整理、验证、完善、优化、提高与推广工作；中西医结合临床科室名称、病种名称的规范问题；中西医结合临床科室中医诊疗设备、现代设备配备标准等有关问题；中西医结合临床药物、技术、诊断方法的范围和内涵等有关问题。协作工作还应包括构建学术、技术交流平台，开展学术交流、技术协作、技术指导、技术推广和科学研究，促进专科临床技术创新和学术进步。

专科充分发挥人才优势、学术优势、技术优势，通过举办学习班、培养研究生、接收进修人员等多种途径，面向区域或全国培养高水平、高层次的专科人才，促进相关中西医结合专业人员技术水平的提高。

八、保障措施

各级专科应制定并实施建设发展规划、工作计划和发挥中西医结合特色的具体措施，并在建设过程中逐步满足各级项目在业务规模、设施设备、人才结构、诊疗方案、学术研究、经验继承等方面所设定的条件。

医院应通过医务等职能部门对专科工作进行业务指导，制定相应的管理条例与考核制度，并对照计划定期对专科业务发展、经费使用、人才培养、中西医结合诊疗方案应用、学术研究、对外协作与信息网络建设等完成情况进行考核。

医院应优先满足重点专科的病房和门诊设置、人员配备、经费投入、设施设备配置等要求，符合建设项目的规划与实际需求，逐步使其成为医院发挥中西医结合特色的示范科室。

第五部分　临床研究

中西医结合临床研究是促进中西医结合医院可持续发展的基本动力。中西医结合临床研究以提高疗效为核心，提升中西医结合临床服务能力为宗旨。

一、目标和定位

中西医结合临床研究的总体目标是以继承传统中医药特色，发挥中医、西医两种医学的优势，探索中西医诊疗的最佳结合点，完善中西医结合诊疗方案，逐步形成中西医结合临床诊疗体系，在疾病诊疗和研究方面处于国际或国内领先水平。

三级中西医结合医院是中西医结合临床研究的重要力量，不但要承担中西医结合临床应用研究，还应围绕临床关键问题加强中西医结合基础和理论研究，逐步成为中西医结合临床研究的主体。

二、原则和方法

中西医结合临床研究应围绕临床需求，紧密结合临床工作，重视临床诊疗数据积累，探索和提炼中医、西医方法在疾病发展不同阶段的应用指征、联合应用的时机及合并症应用的选择，寻求中西医结合的最佳形式与时机，研究中西医结合最佳诊疗方案。

采用辨病与辨证相结合、宏观与微观相结合的研究思路，强化中医药理论指导、以多学科协作及方法应用为手段，以提高临床疗效为核心，探索中西医结合临床研究模式，促进中西医结合学术创新。

三、方向和重点

围绕临床常见病、多发病以及严重危害人类健康的重大、疑难疾病，结合医院确有疗效的诊疗方法和技术，开展临床研究。

研究中西医结合临床诊疗方案和临床路径，提炼总结中西医结合优势突出的病种的诊疗规律和模式，研究建立科学合理的疾病疗效评价方法和体系。

继承传统中医药精华，重视名家学术经验传承研究，开展临床疗效明显的经验方和特色制剂的研制及开发应用研究。

针对临床关键问题开展中西医结合基础研究，揭示中西医结合防治疾病的作用规律和疗效机理，为疾病的防治提供新的思路与方法，推动中西医结合在理论上的创新与突破。

促进临床研究成果转化，形成具有中西医结合特色的诊疗方法、技术和药物，积极应用和推广。

四、科研管理

围绕本院中西医结合临床研究目标，制订体现中西医结合优势的研究工作规划和年度计划，保证规划和计划的组织实施和落实。

建立符合中西医结合科学研究规律和发展的各项管理制度，包括课题申报、评审立项、过程管理、实验记录、经费使用、资料归档、考核奖惩、成果鉴定及验收等，通过制度和机制保障促进中西医结合临床研究高效运行。

创造良好的科技创新环境，鼓励和吸引多学科高端人才参与中西医结合临床及应用基础研究，保持、培养和造就结构合理、高素质、高水平的中西医结合专兼职临床研究人才队伍。

加强中西医结合临床研究平台建设，提供能满足临床需求的科研服务。抓好研究室（所）、实验室的规划和建设，有条件的医院争取创建省部级以上的重点研究室和实验室。

拓展符合中西医结合医院特点的临床成果转化途径，展现中西医结合的技术创新与临床成果，促进中西医结合新技术、新方法、新药物的临床推广使用。

五、考评和激励

健全科研业绩考评制度，建立符合中西医学结合特点的临床和科研相结合的综合绩效考核体系。根据从事研究工作量和研究成绩（包括学术论文、科技奖励、科技成果、承担项目、申请专利、成果转化等），建立结果考核与过程评价相统一、业绩考核与奖惩紧密挂钩的业绩考核制度。加强科研激励机制，制定有利于中西医结合临床研究的科研优惠和奖励政策。

第六部分　药事管理

中西医结合医院的药事管理以提供安全洁净、质量可靠、调剂科学的中西药物为核心，以满足临床需要为宗旨。

一、药房设置

中西医结合医院的药房包括中药房、中成药房和西药房。中成药房和西药房可以设在一起，但应分区域，面积符合规定，并满足医院临床需要。

中药房设置达到《医院中药房基本标准》，应设有中药饮片库房、中药饮片调剂室、中成药库房、中成药调剂室、周转库、中药煎药室。中药房应当远离各种污染源，有有效的通风、除尘、防积水以及消防等设施。中药房、中成药房、中药饮片调剂室面积应当与医院的规模和业务需求相适应。中药饮片调剂室面积，不低于100平方米；中成药调剂室面积，不低于60平方米。中药房的设备（器具）应当与医院的规模和业务需求相适应。中药房主任或副主任中，应有副主任中药师以上专业技术职务任职资格。中药饮片质量验收负责人应为具有中级以上专业技术职务任职资格和中药饮片鉴别经验的人员或具有丰富中药饮片鉴别经验的老药工。中药饮片调剂复核人员应具有主管中药师以上专业技术职务任职资格。煎药室负责人应为具有中药师以上专业技术职务任职资格的人员，煎药人员须为中药学专业人员或经过中医药管理部门、学术团体或医院等部门培训后取得相应资格的人员。

二、中药饮片管理

中药饮片的管理严格执行《医院中药饮片管理规范》，中药采购制度、进货渠道要符合相关规定。建立有健全的中药饮片验收制度并认真落实。建立有中药饮片储存管理规范，拥有保证质量的管理制度和设施条件。建立有中药饮片调剂制度（包括散装中药饮片和小包装中药饮片），严格处方审核，调剂复核率100%，每剂重量误差应在±5%以内。按要求使用小包装中药饮片。并且小包装中药饮片的色标和规格符合相关要求。

三、中药煎药室管理

中药房需设立中药煎药室，为患者提供代煎药物的服务，煎药室的管理要严格执行《医疗机构中药煎药室管理规范》。根据各单位的实际情况，建立中药煎药室工作制度，对煎药机等相关设备，建立并执行标准化操作程序，严格煎药的质量控制、监测工作。药剂科负责人要定期（每季度至少一次）对煎药工作质量进行评估、检查，征求医护人员和住院病人意见，并建立质量控制、监测档案。煎药室要布局合理，煎药室工作区和生活区应当分开，工作区内应当设有储藏（药）、准备、煎煮、清洗等功能区域，配备完善的煎药设备、设施和辅助用具，流程合理。煎药室面积与本单位的业务规模（煎药工作量）相适应。煎药操作方法符合要求。待煎药物先行浸泡时间不少于30分钟，每剂药一般煎煮2次，煎煮时间根据方剂的功能主治和药物的功效确定。凡注明有先煎、后下等特殊要求的，按照要求或医嘱操作。煎药室应当定期消毒，并进行消毒记录，要建立煎药设备设施、容器的清洁规程，要对每日的清洁状况记录清洁记录，以确保临床使用的清洁。煎药机、煎药设备等要具有二煎、先煎后下的功能（2009年4月份之前购买的煎药机可以达不到二煎、先煎后下要求）。

四、中药调剂与给付

中药调剂要严格执行《关于中药饮片处方用名和调剂给付有关问题的通知》。

五、中药制剂管理

中药制剂管理要按照《关于加强医疗机构中药制剂管理的意见》要求开展相关工作。

第七部分　中医护理

中医护理是中西医结合医院工作的重要内容，是实现中西医结合治疗的重要途径。中西医结合医院要根据国家有关护理工作的规范和要求，开展具有中医内涵的护理工作。

一、原则和目标

中西医结合医院的中医护理要坚持从临床实际出发，以患者为中心，充分发挥中医药特色和优势，促进中医护理工作的持续改进，不断提高中西医结合医院的护理水平。

二、组织实施

中西医结合医院要参照《中医医院中医护理工作指南（试行）》开展中医护理工作。要结合医院的具体情况和发展目标，在医院的年度工作计划中制订贯彻落实《指南（试行）》的计划和措施。对护理管理部门的职能和护理管理人员的职责要有明确界定。不断加强护理工作的规范化建设。定期开展中医特色护理质量评价工作。

每个科室要结合自身特点，开展2项以上的中医特色护理。根据《中医护理常规技术操作规程》，积极开展辨证施护。实施中医护理常规并开展专科（专病）中医特色护理，建立专科（专病）护理规范，提供具有中医药特色的康复和健康指导。

三、人员管理

病区护理人员结构合理，实有床

位数与在岗护士人数的比例不低于1∶0.4。根据护理人员的水平和特点，制订护理人员中医培训计划并建立落实措施；根据各临床科室的特点，编制本科《常见病中医护理常规和中医护理基本操作》。护士要熟练掌握本科常见病的中医护理常规和中医护理基本操作，能够提供具有中医药特色的康复和健康指导。

第八部分　文化建设

中医药文化是中华民族优秀传统文化的重要组成部分，中西医结合医院是中医药文化继承和创新、展示和传播的重要场所。加强中医药文化建设，有利于体现中西医结合医院的基本特征，有利于巩固中西医结合为主的发展方向，有利于更好地发挥中西医结合特色和优势。

一、原则和目标

中医药文化建设范围非常广泛，内涵十分丰富，主要包括了价值观念、行为规范、环境形象等方面。在建设中，要坚持突出特色，以中医药文化为主体，融合时代文化特征，在继承传统的基础上创新发展，与时俱进，充分体现中医药文化特色；坚持统筹规划，中医药文化建设与医院总体发展规划相衔接，与医院文化建设相结合，做到价值观念、行为规范、环境形象的有机统一；坚持因地制宜，按照总体要求，从医院实际出发，制定切实可行的措施，使建设工作充分体现医院个性特征和区域文化特征；坚持促进发展，紧紧围绕医院改革发展的中心工作，以中医药文化建设促进科室建设、技术服务、学术研究、人才培养以及科学管理等各项工作水平的不断提高。通过中医药文化建设，使人民群众从诊疗环境、就诊方式、服务态度等方面切实感受到独特的中医药服务。

二、主要内容

中医药文化的价值观念是中西医结合医院中医药文化的内在精神和根本，主导着中西医结合医院的基本特征和基本方向。在医院核心价值体系建设中，应结合医院自身特点以及民族文化、地域文化等特点，通过将中医药文化的核心价值融入医院宗旨、发展战略、院训、院歌等方面加以体现。

行为规范是中医药文化在中西医结合医院的执行方式，是保障医院及其职工的行为遵循和体现中医药文化的主要手段。在中西医结合医院行为规范体系建设中，应将中医药文化融入各种规章制度、工作规范及员工手册的制定和实施过程中，从语言、举止、礼仪以及服务方式、服务流程等方面，建立并不断完善行为规范体系，促进服务价值、服务质量和服务效率的提升。

环境形象是中医药文化的物质载体，是医院展示与传播中医药文化的重要途径。中西医结合医院要从建筑风格、内部装潢、诊疗环境、形象识别等方面入手，充分利用庭院、大堂、走廊、候诊区、诊室等区域，全面展示中医药文化，在全院形成浓郁的中医药文化氛围。

三、组织实施

中西医结合医院要以战略的眼光、科学的态度、务实的作风，制定和实施中医药文化建设规划。要将中医药文化建设规划作为医院总体发展规划的有机组成部分，坚持近期与长远结合，立足自身历史传承、建设发展情况及实际，明确发展目标，突出建设重点，细化建设要求，做到指标量化、职责明确。

中西医结合医院要采取有效措施，对从事中医药文化建设工作的人员进行必要的培训，不断提高其工作能力。加强对职工尤其是青年医护人员的中医药文化以及中华民族传统文化的培训，努力提高全员的中医药文化素养。

第九部分　预防保健

预防保健是中医药学的重要组成部分，以“治未病”为核心理念的中医预防保健服务是落实党的十七大坚持预防为主、中西医并重的卫生工作方针，实现人人享有基本医疗卫生服务目标的重要举措。积极发展中医预防保健服务，有利于促进中医药全面继承与创新，进一步彰显中医药特色优势，拓展对中医药的新需求，扩大中医药服务的新领域。

一、基本要求

中西医结合医院应开展中医预防保健服务工作，制订具有针对性和可操作性的工作计划，明确具体措施，建立并执行基本服务规范和技术操作规范。

中西医结合医院应按照《中医预防保健服务提供平台建设基本规范》，合理设置和建设“治未病”服务提供平台，做好整体规划，加强基础设施条件建设，完善服务区域设置和相关设备、设施的配备。明确定位健康状态辨识及其风险评估区域、健康咨询与指导区域、健康干预区域、辅助区域等。配置健康状态信息管理、健康状态辨识及风险评估、健康咨询与指导教育、健康干预等设备。

二、服务内容

中西医结合医院应按照《中医特色健康保障－服务模式服务基本规范》，规范开展中医预防保健服务。中医预防保健科（“治未病”中心）应适时、实时采集服务对象健康状态信息，建立健康管理数据库，开展中医体检和健康评估，运用中医预防保健技术，提供个性化、系统、全程、递进的干预服务，防范服务对象健康风险的发生、发展和变化，积极开展中医预防保健服务效果评估工作。

三、人才队伍

人员配备满足“治未病”服务功能的需要，应当包括中医执业医师、“治未病”服务职业技能人员、医技人员、中药师、护理人员、管理人员等。专职医护人员应当不少于6人，中医类别人员不低于70%，其中应当有一名具备副主任以上专业技术职务任职资格的中医类别执业医师。中医预防保健科（“治未病”中心）要利用各种形式开展全员培训，尤其是常用中医预防保健技术的培训，使全体医务人员理解中医“治未病”理念的主要内涵、了解发展中医预防保健服务的意义、掌握中医预防保健服务的主要内容及基本技能。

国家中医药管理局关于确定广东中医药博物馆为全国中医药文化宣传教育基地的通知

国中医药办发〔2011〕34号

广东省中医药局：

在收到你局报送的《关于推荐广东中医药博物馆申报国家中医药文化宣传教育基地的请示》（粤中医函〔2011〕99号）后，我局组织专家赴广东对广东中医药博物馆进行了实地考察。

专家组认为，广东中医药博物馆设有医史馆、中药馆、针灸养生馆、广州中医药大学校史馆、中草药种植园区、岭南名医壁等，馆藏文物丰富，中药标本多样，岭南中医药特色突出，面向社会开展了丰富多彩的中医药科普活动，较好地发挥了宣传普及中医药知识的作用。全国中医药文化宣传教育基地专家委员会讨论后认为，广东中医药博物馆符合全国中医药文化宣传教育基地的要求。

经研究，我局同意确定广东中医药博物馆为全国中医药文化宣传教育基地。请你局会同广东中医药博物馆加强对现有馆藏文物的管理、保护和研究利用，并根据专家组的意见进行完善，以满足不同人群对中医药文化科普知识的需求。

国家中医药管理局

二〇一一年五月三十一日

国家中医药管理局关于加强民间医药工作的意见

国中医药医政发〔2011〕35号

各省、自治区、直辖市卫生厅局、中医药管理局，新疆生产建设兵团卫生局，局各直属单位：

民间医药是我国中医药（含民族医药，下同）的组成部分。《国务院关于扶持和促进中医药事业发展的若干意见》（国发〔2009〕22号）提出，要“挖掘整理民间医药知识和技术，加以总结和利用”。为充分发挥民间医药在保障人民群众健康中的特色和作用，根据深化医药卫生体制改革的总体要求，现提出以下意见：

一、充分认识民间医药工作的重要性和紧迫性

我国民间医药源远流长，是中华民族长期以来生活实践和与疾病作斗争中积累的防病、治病经验，不仅是中医药学形成的重要来源，而且不断丰富着中医药学的内容，为保障我国各族人民健康发挥了重要作用。许多民间医药技术、方法、方药和器械在民间长期使用，对一些常见病、多发病和疑难杂症疗效独特，具有挖掘潜力和开发价值，是中医药自主创新的独特领域。有些民间医药技术和方法经过筛选评价、科学论证，已经成为中医药的新技术、新成果，在部分医疗机构临床实践中得到应用；有些民间方药经过研究开发，已经成为具有自主知识产权的中药新药。加强民间医药工作，做好民间医药挖掘、整理和总结、利用，对于丰富中医药诊疗技术手段，发展中医药理论与实践，提高中医药临床疗效，将中医药原创优势转化为知识产权优势，更好地发挥中医药特色优势，更好地满足广大人民群众日益多元化、多层次的中医药服务需求，都具有十分重要的意义。

当前民间医药工作仍面临着一些困难和问题，主要表现在对民间医药的挖掘整理、筛选评价重视不够，民间医药知识产权持有人的知识产权没有得到很好的保护，民间医药捐献相关政策不到位、渠道不够畅通。不及时解决这些困难和问题，民间医药将面临失传的危险。各级卫生、中医药行政管理部门要加强对民间医药工作重要性和紧迫性的认识，把民间医药工作作为中医药工作的组成部分认真抓好、抓实。

二、主要任务

民间医药工作要坚持挖掘、整理与总结、利用并重，传承保护与开发推广结合，政府扶持引导与发挥市场机制作用并举。现阶段主要任务是挖掘、整理流传在民间、尚未得到政府指定机构认证的诊疗技术、方法、方药和器械，并加以总结规范和推广利用。

（一）加强民间医药挖掘整理工作

各级卫生、中医药行政管理部门按照分级负责的原则，指定或委托专门机构开展民间医药挖掘整理工作，重点加强历代文献没有记载或记载较少，或者技术持有人无合法行医资格、无法在现有的医疗卫生体系中合法应用的有资料或实践显示安全有效的民间医药诊疗技术、方法、方药、器械的挖掘整理。国家中医药管理局将修订《国家中医药管理局受理中医药无偿捐献管理办法（试行）》，进一步调动民间献方献技的积极性，并在各省（区、市）收集整理的基础上建设全国民间医药信息数据库。

（二）探索多方力量共同参与民间医药筛选评价和开发利用

国家中医药管理局将重点建设1个国家级中医药特色技术和方药筛选评价中心，各省（区、市）要依托省级中医医疗、科研、教育机构建立1个以上省级中医药特色技术和方药筛选评价中心。

各级卫生、中医药行政管理部门要按照成本分担、效益共享的原则，探索建立民间医药筛选评价和开发利用的长效机制，通过政策引导，充分发挥市场机制作用，鼓励社会力量和资本特别是大中型中医药企业参与，积极将民间特色中医诊疗技术、单验秘方和器械研发为中医药适宜技术、医院中药制剂、中药新药、中医诊疗设备等。

要积极与科技等相关部门开展合作，争取科研立项开展民间医药的筛选评价，以具体项目为载体推动民间医药筛选评价工作。

有条件的地区应多渠道融资建立基金，鼓励和支持民间医药的开发利用。

鼓励中医医疗机构特别是省级以上中医重点专科、重点学科结合各自的专业和优势，将安全有效的民间医药技术、方法、方药和器械吸收利用到本专科或中医优势病种诊疗方案中，进一步丰富中医药诊疗手段，提高临床疗效。国家中医药管理局将制定中医医疗技术临床应用管理办法、中医医疗技术目录、中医医疗技术管理规范，建立中医医疗技术准入和管理制度，将经过筛选评价确定安全有效的民间医药技术进行规范后在各级各类医疗机构中推广应用。

（三）做好人员行医资格管理工作

各省级中医药管理部门要根据《传统医学师承和确有专长人员医师资格考核考试办法》（卫生部令52号）有关规定，鼓励和引导尚未取得有效行医资格但掌握部分民间医药技术和方法的人员通过参加出师考核和确有专长考核取得中医类别执业助理医师资格考试资格。

各级卫生、中医药行政管理部门要根据《国务院关于扶持和促进中医药事业发展的若干意见》中有关"将农村具有中医药一技之长的人员纳入乡村医生管理"的要求，积极探索推进将符合条件的民间具有中医药一技之长人员通过考核和评议纳入乡村医生管理工作。

各级卫生、中医药行政管理部门可通过试点，探索将掌握部分民间医药保健技能但未取得中医类别医师资格或乡村医生资格的人员通过参加中医职业技能考试取得从事中医预防保健服务资格。

三、加强组织管理

（一）切实加强组织领导

各级卫生、中医药行政管理部门要进一步提高认识，将民间医药工作列入本地区中医药事业发展的总体规划。

国家中医药管理局成立民间医药工作领导小组并下设办公室，负责指导全国民间医药工作，研究制定相关政策措施，协调解决工作中的重大问题。成立民间医药工作专家指导组，负责开展民间医药调查研究，指导开展民间医药筛选评价，提供民间医药工作的学术咨询，提出发展建议。协调并会同有关部门进一步完善中医药专利审查标准，逐步建立中医药传统知识保护相关制度，研究制定中医药传统知识保护名录，进一步加强对民间医药知识产权所有人合法权益保护。

各省级中医药管理部门要成立民间医药工作领导小组，安排一定的专项资金，定期研究和解决民间医药工作中存在的困难和问题，落实国家有关民间医药的政策措施，促进本地区民间医药工作的健康发展。

（二）充分发挥民间医药社会团体的作用

充分发挥民间医药学术团体在引导学术发展、促进学术交流、加强行业自律等方面的积极作用。各民间医药社会团体要积极开展形式多样的学术活动，加强学术交流，开展宣传推广，鼓励学术创新，提高学术水平。

积极利用学术团体的优势，加强对尚未取得有效行医资格但掌握部分民间医药技术和方法的人员相关法律、法规的宣传培训，提高遵纪守法意识，鼓励他们参加国家医师资格考试取得合法行医资格；要加强民间医药与各级各类医疗机构特别是中医医疗机构之间的学习和交流。

国家中医药管理局

二〇一一年六月八日

国家中医药管理局关于地市级以上地区申请全国基层中医药工作先进单位有关工作的通知

国中医药医政发〔2011〕36号

各省、自治区、直辖市卫生厅局、中医药管理局，新疆生产建设兵团卫生局：

根据《国家中医药管理局关于印发全国基层中医药工作先进单位建设工作管理办法的通知》（国中医药医政发〔2010〕46号）要求，现将地市级以上地区申请全国基层中医药工作先进单位的有关事宜通知如下：

一、申请条件

具备下列条件的地区（主要包括地级市、副省级城市、直辖市，下同）可申请全国基层中医药工作先进单位：

（一）被授予全国农村中医药工作先进单位和全国社区中医药工作先进单位［包括原全国农村中医工作先进县（市、区）和全国中医药特色社区卫生服务示范区］荣誉称号的县（市、区）占所在地区县（市、区）数量80%以上，并均在5年有效期内的地区（地市级以上，下同），可申请“全国基层中医药工作先进单位”。

（二）被授予全国农村中医药工作先进单位（包括原全国农村中医工作先进县（市、区））荣誉称号的县（市、区）占所在地区县（市）和以农村居民为主的区（农村居民占居民总数50%以上，下同）数量80%以上，并均在5年有效期内的地区，可申请“全国农村中医药工作先进单位”。

（三）被授予全国社区中医药工作先进单位（包括原全国中医药特色社区卫生服务示范区）荣誉称号的市辖区占所在地区市辖区（不含以农村居民为主的区）数量80%以上，并均在5年有效期内的地区，可申请“全国社区中医药工作先进单位”。

二、申报程序

（一）拟申请的地区达到上述申请条件后，根据《国家中医药管理局关于印发全国农村中医药工作先进单位建设标准的通知》（国中医药医政发〔2010〕47号）、《国家中医药管理局关于印发全国社区中医药工作先进单位建设标准的通知》（国中医药医政发〔2010〕48号）对已获得先进单位荣誉称号的县（市、区）进行复核，确保均达到先进单位建设标准；

制订本地区加强基层中医药工作的5年工作规划及实施方案，并经市人民政府批准或同意。5年工作规划和实施方案应重点包括基层中医药服务网络建设、基层中医药服务能力建设、中医药人才队伍建设、中医药参与基本公共卫生服务以及中医药政策保障和经费安排等内容。

（二）上述工作完成后，经市人民政府同意后，向省级中医药管理部门提出申请（申请表格样式见附件2），同时报送复核报告和本地区加强基层中医药工作的5年工作规划及实施方案。

（三）省级中医药管理部门对申请地区条件和5年工作规划及实施方案予以审核，审核同意后向国家中医药管理局提出申请。

（四）拟申请的直辖市达到申请条件的，经直辖市人民政府同意后，由直辖市中医药管理部门向国家中医药管理局提出申请，并按上述要求报送申请材料（申请表格样式见附件1）。

三、审核确定

国家中医药管理局收到省级中医药管理部门申请后将采取以下方式对申请地区进行评估：

（一）对申请材料进行形式审查。

（二）赴申请地区进行间接评估，主要指标为居民中医药知识知晓率、中医药服务满意率和基层医疗卫生机构中医药适宜技术应用率。

（三）与申请地区人民政府和卫生、中医药行政管理部门进行研究讨论，对申请地区5年工作规划和实施方案进行完善，对申请地区基层中医药工作重点指标进行实地考察（重点指标见附件3）。

评估合格后，国家中医药管理局将分别授予“全国基层中医药工作先进单位”、“全国农村中医药工作先进单位”、“全国社区中医药工作先进单位”荣誉称号，自发文之日起5年内有效。

获得荣誉称号的地区应在3个月内正式印发实施5年工作规划和实施方案。

全国基层中医药工作先进单位（地市级及以上）建设工作是基层中医药工作典型示范经验由点到片再到面上推广的重要环节。各级中医药管理部门要高度重视，精心组织，周密安排，确保创建活动取得实效。获得荣誉称号的地区要加强对所辖尚未达到先进单位建设标准的县（市、区）的建设力度，力争所辖县（市、区）100%达到全国基层中医药工作先进单位建设标准。省级中医药管理部门要督促协调相关地区安排专项经费用于辖区内全国基层中医药工作先进单位建设工作，并在项目安排、政策试点、经费投入等方面要优先考虑获得先进单位荣誉称号的地区。国家中医药管理局也将在项目安排、政策试点、经费投入等方面予以优先考虑。

附件：1. 全国基层中医药工作先进单位申请表（直辖市用）（略）

2. 全国基层中医药工作先进单位申请表（地级市及副省级城市用）（略）

3. 全国基层中医药工作先进单位（地市级及以上）实地考察重点指标

国家中医药管理局
二〇一一年六月九日

附件3　全国基层中医药工作先进单位（地市级及以上）实地考察重点指标

一、制定扶持和促进中医药事业发展的政策措施，包括将中医药纳入本地区经济社会发展规划和政府工作目标，在城镇职工、居民医疗保险和新型农村合作医疗中提高中医药报销比例，加大中医药经费投入等

二、基层中医药服务网络

（一）申请全国农村中医药工作先进单位的地区：

所辖县（市）和以农村居民为主的区均设置县级中医医院，且均达到二级甲等以上中医医院要求，中医药特色优势突出；

100%乡镇卫生院设立中医科、中药房，90%以上设立相对独立中医药综合服务区；

100%村卫生室配备电针仪、TDP神灯等中医诊疗设备，40%以上的村卫生室能够提供中药饮片服务。

（二）申请全国社区中医药工作先进单位的地区：

100%社区卫生服务中心设立中医科、中药房，90%以上设立相对独立中医药综合服务区；

40%以上的社区卫生服务站以提供中医药服务为主。

三、基层中医药人员队伍

（一）申请全国农村中医药工作先进单位的地区：

乡镇卫生院中医药人员占医药人员总数比例20%以上；

每个村卫生室至少有1名以中医为主或能中会西的乡村医生。

（二）申请全国社区中医药工作先进单位的地区：

社区卫生服务中心配备中医类别医师（包括执业注册或执业地点备案在社区卫生服务中心执业的大中型医疗机构在职和退休中医人员）占医师总数不低于25%；

不低于40%的社区卫生服务站配备中医类别医师，其他社区卫生服务站至少有1名临床类别医师系统接受过中医药知识与技能培训。

四、中医药服务能力

（一）申请全国农村中医药工作先进单位的地区：

县级中医医院：门诊处方中中药（中药饮片、中成药、中药制剂）处方比例不低于60%，中药饮片处方比例不低于30%；常年应用的医疗机构中药制剂不少于10种，三级中医医院不少于30种。

乡镇卫生院：门诊中医处方（包括中药饮片、中成药和中医非药物疗法）数占全院处方总数比例不低于30%。

村卫生室：中医处方（包括中药饮片、中成药和中医非药物疗法）数占处方总数比例不低于30%。

（二）申请全国社区中医药工作先进单位的地区：

社区卫生服务机构门诊中医处方（包括中药饮片、中成药和中医非药物处方）数占处方总数比例不低于30%。

五、开展中医药基本公共卫生服务项目

（一）在孕产妇、老年人、儿童等重点人群和高血压、2型糖尿病等慢病患者健康管理中积极运用中医药技术和方法，大力开展中医药健康教育，运用中医体质辨识开展养生保健的人群范围逐步扩大。

（二）将中医药内容作为基本公共卫生服务项目考核的重要内容，占有一定分值。

★申请“全国基层中医药工作先进单位”的地区，上述重点指标均需达到。

国家中医药管理局关于印发农村中医药工作指南（试行）的通知

国中医药医政发〔2011〕38号

各省、自治区、直辖市卫生厅局、中医药管理局，新疆生产建设兵团卫生局：

全国农村中医工作先进县（市、区）建设工作自1990年开展以来，各地积极开展农村中医药工作，取得了成效，积累了许多有益的经验。为指导各级卫生、中医药行政管理部门和县级中医医院、基层医疗卫生机构更好地开展农村中医药工作，我局对各先进县（市、区）农村中医药工作规律性经验和规范性做法进行提炼、整理，制定了《农村中医药工作指南（试行）》。现印发给你们，请结合各自实际情况，在工作中参考使用。在使用过程中有何意见和建议，请及时反馈国家中医药管理局医政司。

国家中医药管理局
二〇一一年六月三十日

农村中医药工作指南（试行）

第一部分 农村中医药工作政策措施

农村中医药工作是我国农村卫生工作的重要组成部分，要充分发挥各级党委、政府及相关部门的作用，落实“中西医并重”的卫生工作方针，完善农村中医药工作各项政策措施，动员社会各方面共同参与，扶持和促进农村中医药事业快速发展。

一、组织领导

（一）将中医药工作纳入本县经济社会发展规划、卫生事业发展规划和县政府年度工作目标。

（二）制定本县中医药事业发展规划，主要包括建设好1所县中医医院、在县综合医院和每个乡镇卫生院建设好中医科和中药房、提高村卫生室中医药服务能力以及加强农村中医药人才队伍建设等方面的内容。

（三）建立县乡政府及卫生、发展改革、财政、人事、药监等相关部门组成的共同推动中医药工作的协调机制。

（四）中医药事业费实行财政预算单列，占全县卫生总事业费10%以上，用于中医药基本建设、服务能力建设、人才培养等方面的工作。

（五）县卫生局有分管中医药工作的局长，设立中医药工作管理机构或配备专职干部，分管局长和专职干部要熟悉中医药政策、中医药管理知识和全县中医药工作情况，每年参加省级以上中医药管理部门组织的中医药相关培训。

（六）加快农村中医药基层人才和技术骨干的培养，制订切实可行的实施方案和培养计划。建立政府表彰和社会评价相结合的农村中医药人才激励机制。

（七）建立县中医医院、县综合医院、乡镇卫生院、村卫生室中医药服务工作考核机制，并纳入对其管理人员年度工作的考核指标，具体指标可根据本《指南》其他部分制定。

二、在深化医药卫生体制改革中发挥中医药作用

（一）新型农村合作医疗。

1. 县中医医院应为新农合定点医疗机构，将乡镇卫生院设立中医科、村卫生室提供中医药服务作为纳入新农合定点医疗机构的必备条件。

2. 将中药品种（包括中药饮片、中成药、医疗机构中药制剂）、针灸和治疗性推拿等中医非药物诊疗技术纳入新农合补偿范围。有条件的地区应将乡村中医药技术人员自采、自种、自用中草药纳入新农合补偿范围。

3. 贯彻落实卫生部、国家中医药管理局等5个部委局《关于巩固和发展新型农村合作医疗制度的意见》（卫农卫发〔2009〕68号）有关提高中医药报销比例的要求，重点提高在新型农村合作医疗政策范围内属于国家基本药物和地方增补药品的中药有关费用的报销比例。

4. 制定提高补偿比例等鼓励政策，引导参合农村居民选择应用中医药服务。

（二）基本药物制度。

按照《国家基本药物目录（基层医疗卫生机构配备使用部分）》为县、乡、村三级医疗卫生机构配备中成药和中药饮片，并以临床类别医师和以西医为主的乡村医生为重点，开展《国家基本药物临床应用指南（中成药）》和《中成药应用指导原则》培训。

（三）基本公共卫生服务均等化。

在县、乡、村三级医疗卫生机构中落实《国家基本公共卫生服务规范》对中医药服务的要求，在孕产妇、老年人、儿童等重点人群和高血压、2型糖尿病等慢病患者健康管理中积极运用中医药技术和方法，加大中医药健康教育力度，逐步扩大在中医体质辨识基础上开展养生保健的人群范围。

有条件的地区应积极开展基本公共卫生服务中医药服务项目试点工作，在基本公共卫生服务中设计具体中医药服务项目和内容（即中医药服务包），以提供一至数次专门中医健康指导的形式，分别对儿童、孕产妇、老年人等重点人群及高血压、2型糖尿病等慢病患者提供中医药预防保健服务项目，发挥中医药在健康促进中的优势和作用。

有条件的地区应探索将中医药防治在校学生和老年人等易感和聚集人群呼吸道和肠道传染病列入重大公共卫生项目。

（四）基层卫生服务体系建设。

在安排县级医院基本建设项目时，将县中医医院与县综合医院同等对待、统筹考虑，保证县中医医院同步建设与发展。

在乡镇卫生院和村卫生室建设时，要将中医药基础条件建设和服务能力建设作为重要内容，并将中医药科室建设和中医药服务提供作为乡镇卫生院和村卫生室绩效考核的重要内容。

（五）公立医院改革。

加强运行管理，建立以公益性和中医药特色为核心的中医医院监管制度。在推进医药分开、逐步取消药品加成、增设药事服务费、调整医疗服务价格、逐步实现由服务收费和政府补助进行补偿时，落实政府对公立中医医院在投入上予以倾斜的政策，研究制定有利于公立中医医院发挥中医药特色优势的具体补助办法，完善有利于发挥中医药特色优势的补偿机制。

有条件的地区要积极开展县级医院综合改革试点工作，充分发挥县级中医医院城乡纽带作用和县域内的龙头作用；积极开展对针灸、推拿等中医非药物疗法财政补贴试点工作，以补偿机制改革为切入点，推进县级中医医院体制机制综合改革。

三、其他政策措施

（一）加强中医药全行业管理，将县综合医院、乡镇卫生院和村卫生室中医药工作作为本地区中医药工作的重要内容。

（二）各级各类医疗机构中医药科室应严格执行相关中医药标准规范。

（三）建立全县中医药工作档案，包括中医药机构、科室、人员、服务等基本情况以及中医药学术和科研情况等。

（四）中草药资源丰富的地区，要研究制定鼓励乡村中医药技术人员自种、自采、自用中草药的政策，并研究开展中草药标准化种植。

第二部分　县级中医医院建设

县级中医医院是基层医疗卫生服务体系的重要组成部分，是当地农村中医药工作的龙头，是农村中医药医疗、预防、保健中心，承担农村中医药预防保健、基本医疗等任务，接受乡、村两级卫生机构的转诊，承担中医药诊疗技术的挖掘整理和适宜技术推广、乡村中医药人员培训及业务指导等任务。

一、基本任务

加强县级中医医院基本条件建设和服务能力建设，完善服务功能，保持发挥中医药特色优势，强化对县级中医医院的管理和考核，充分发挥县级中医医院的龙头作用。

二、基本条件建设

参考《中央预算内专项资金项目县中医医院建设指导意见》（卫办规财发〔2009〕98 号）的有关要求，开展县级中医医院基础设施建设，重点加强中医药特色优势突出的临床科室基础条件建设；积极配备现代诊疗设备，特别注重加强中医诊疗设备的配置（参考国家中医药管理局推荐的中医诊疗设备目录）。

三、内涵建设

（一）科室设置。

一级临床科室达到 10 个以上（内科、外科、妇科、儿科、骨伤科、眼科、针灸科、推拿科、肛肠科、皮肤科等），临床科室命名规范，符合《国家中医药管理局关于规范中医医院与临床科室名称的通知》（国中医药发〔2008〕12 号）要求。有条件的一级临床科室进行二级专业分科或设专业组，根据国家中医药管理局印发的《中医医院临床科室建设与管理指南》开展建设。急诊科应成为当地急诊急救网络的主体或重要成员单位，积极运用中医药技术方法开展救治工作，提高医院综合服务能力。按照《卫生部、国家中医药管理局关于印发医院中药房基本标准的通知》（国中医药发〔2009〕4 号）设置中药房，面积应当与医院的规模和业务需求相适应，有条件的医院可设置中药制剂室。

（二）人员配备。

按照《国家中医药管理局关于中医医院发挥中医药特色优势加强人员配备的通知》（国中医药函〔2009〕148 号）的要求，合理配备人员。院级领导班子中医药专业技术人员的比例应不低于 60%；中医类别医师占医师比例不低于 60%；中药专业技术人员占药学专业技术人员的比例不低于 60%。医务、护理、科研、教育等主要职能部门和临床科室、药剂部门负责人任职条件应符合要求。

重点（特色）专科（专病）学术带头人应具有高级专业技术职务任职资格，学术继承人为高年资主治医师以上专业技术人员。

（三）中医药特色建设。

重点建设 2 个以上中医特色专科，并以专科为依托，推广国家中医药管理局重点专科协作组制订的中医临床诊疗方案，逐步实施常见病、多发病中医临床路径。积极应用中医非药物疗法，鼓励创新中医药特色诊疗技术。严格执行《中医病历书写基本规范》和《中医电子病历基本规范（试行）》，要使用中医病名和中医术语。

按照《国家中医药管理局关于积极发展中医预防保健服务的实施意见》（国中医药发〔2009〕20 号）等文件要求，设立中医预防保健科室（“治未病”中心），积极开展中医预防保健服务，并加强对乡镇卫生院和村卫生室“治未病”工作的指导。

（四）中药药事管理。

按照《卫生部、国家中医药管理局、总后勤部卫生部关于印发医疗机构药事管理规定的通知》（卫医政发〔2011〕11 号）、《国家中医药管理局、卫生部关于印发医院中药饮片管理规范的通知》（国中医药发〔2007〕11 号）、《卫生部、国家中医药管理局关于印发医疗机构中药煎药室管理规范的通知》（国中医药发〔2009〕3 号）、《关于印发中成药临床应用指导原则的通知》（国中医药医政发〔2010〕30 号）和《卫生部、国家中医药管理局、国家食品药品监督管理局关于印发加强医疗机构中药制剂管理意见的通知》（国中医药医政发〔2010〕39 号）的要求，提供中药饮片调剂、煎煮以及中药制剂服务，合理使用中成药。根据《国家中医药管理局办公室关于印发小包装中药饮片医疗机构应用指南的通知》（国中医药办发〔2008〕34 号）的要求，推广应用小包装中药饮片。鼓励有条件的县中医医院研制医院中药制剂。中药房设置达到《卫生部 国家中医药管理局关于印发医院中药房基本标准的通知》（国中医药发〔2009〕4 号）的要求。

（五）中医药文化建设。

按照《国家中医药管理局关于加强中医医院中医药文化建设的指导意见的通知》(国中医药发〔2007〕54号)和《国家中医药管理局关于印发中医医院中医药文化建设指南的通知》(国中医药发〔2009〕23号)的要求,结合医院自身特点以及民族和地域文化特点,开展中医药文化建设,建立中医药文化核心价值体系、行为规范体系、环境形象体系。通过诊疗行为、教学传承以及医院建筑设计、装修装饰等方面,体现"仁、和、精、诚"的理念。

(六)中医药信息化建设。

在县中医医院信息化建设中,要充分体现中医的特色和要求,逐步建立中医电子病历体系,提高医院信息化水平。

四、中医药业务指导

建立县级中医医院基层指导长效机制,强化县级中医医院与乡镇卫生院中医药业务协作,包括对口支援、双向转诊等,并作为考核和评价县级中医医院的重要指标。有条件的县探索实行县、乡中医药管理一体化。

设立基层指导科,配备专职人员,建立健全相关规章制度,制定指导规划,实施目标管理责任制,对乡镇卫生院、村卫生室开展中医药业务指导和中医药适宜技术推广。基层指导科应配备必要的办公、交通设备,保证工作能够正常开展。

第三部分　乡镇卫生院中医药服务能力建设

乡镇卫生院是农村三级卫生服务网络的枢纽,在开展基本医疗和公共卫生服务过程中,通过加强中医药服务能力建设,发挥中医药特色优势,为农村居民提供安全、有效、方便、价廉的中医药服务。

一、基本任务

加强乡镇卫生院中医药科室建设,使其具备提供中医药服务的能力,应用中医药适宜技术等方法,积极开展中医预防、医疗、保健、康复服务,对村卫生室中医药服务进行指导和人员培训。

二、中医科建设

(一)中医药科室设置。

按照《卫生部、国家中医药管理局关于印发乡镇卫生院中医科基本标准的通知》(国中医药发〔2010〕3号)的要求,设置中医科和中药房。

中医科作为乡镇卫生院一级临床科室独立设置,无床型卫生院设立1个以上中医诊室,有床型卫生院和中心卫生院设立1个以上中医诊室和1个以上中医康复治疗室。有条件的乡镇卫生院可设置中医病床。

中医诊室集中设置,形成相对独立的区域,每中医诊室净使用面积不低于乡镇卫生院每诊室平均净使用面积。通过文字、图片、实物、塑像、宣传版面、电子屏等多种形式的中医药文化建设,宣传介绍中医药适宜技术、养生保健等健康教育知识。有条件的可设置农村名老中医工作室,充分发挥当地名老中医特长,开设中医特色专科(专病)服务。

中药房面积应当与乡镇卫生院规模和业务需求相适应。配置包括国家基本药物目录规定品种在内的中成药和中药饮片,允许中医药技术人员自种、自采、自用中草药。有条件的乡镇卫生院可设置中药库和中药炮制室。

(二)人员配备。

中医人员和中药人员总编制根据乡镇卫生院编制意见确定,其中中医类别医师人数占乡镇卫生院医师总数不低于25%。每个中医诊室至少配备2名中医类别医师,每个中医康复治疗室至少配备1名中医类别医师。负责中药房的药剂人员应当为具有中专以上学历的中药人员,或具有丰富中药饮片鉴别经验的中药人员。

(三)设备配置。

1. 基本设备:诊断床、听诊器、血压计、温度计、治疗推车、电冰箱、计算机等。

2. 中医设备:针灸器具、拔罐器具、刮痧器具、电针仪、艾灸仪、经络导平设备、颈腰椎牵引设备、中药熏蒸设备、TDP神灯、中药雾化吸入等设备。

3. 设置中医康复治疗室的,应配备针灸治疗床、推拿治疗床等设备。

4. 根据专科业务工作需要,配备相应的专科诊疗设备。

5. 中药房设备:中药饮片柜(药斗)、药架(药品柜)、调剂台、药戥、电子秤、小型粉碎机、小型切片机、小型炒药机、消毒锅、标准筛、煎药机、包装机、冷藏柜。

三、中医药服务能力建设

(一)中医预防保健。

根据《国家基本公共卫生服务规范》的要求,在中医药理论指导下,按照未病先防、既病防变、瘥后防复的"治未病"原则,能在健康档案中记录中医体质辨识内容;能运用中医理论针对不同体质指导农村居民养生保健,并在健康档案中记录。积极运用中医药理论知识,在饮食起居、食疗药膳、情志调摄、运动锻炼等方面,对农村居民开展养生保健知识宣教等中医健康教育。应用中医药方法开展优生优育、生殖保健和孕产妇孕期、产褥期、哺乳期保健服务,为老年人提供养生保健、疾病防治等健康指导,对高血压、2型糖尿病等慢病患者开展中医药健康管理服务,积极参与传染病的防控工作。

(二)中医医疗。

乡镇卫生院提供基本的中医医疗服务,通过门诊、住院、出诊、家庭病床等多种服务形式,运用中医理论辨证处理常见病、多发病和慢性病,开展针灸、推拿、拔罐、刮痧等不少于10种中医药适宜技术服务,并逐步形成1~2个中医特色专科(专病)服务。

(三)中医康复。

针对不同疾病和康复服务对象,制订个体化的中医康复方案,运用针灸、推拿、刮痧、熏蒸、拔罐、敷贴、中药等多种中医药技术方法,对身体、心理和社会功能障碍者开展中医康复服务。

四、中医药业务指导

建立乡镇卫生院对村卫生室中医

药业务指导的长效机制，乡镇卫生院有部门或专人负责，通过组织乡村医生月（周）会、进修培训和业务骨干轮流下派、技术协作等多种方式，对村卫生室中医药业务进行指导。

第四部分 村卫生室中医药服务能力建设

村卫生室是农村三级卫生服务网络的网底，是农村居民接受中医药服务的重要场所，对于提高农村居民中医药服务的可及性和可得性发挥着重要作用。

一、基本任务

广泛开展对乡村医生中医药知识与技能的培训，配置中医药设备，积极应用中医药适宜技术等方法手段开展常见病、多发病的诊疗服务和基本公共卫生服务。

二、人员配备

村卫生室应配备至少1名以中医为主或能中会西的乡村医生，有条件的村卫生室应配备执业助理以上资格的中医类别医师。

三、中医药设备配置

应配备电针仪、TDP神灯、中医治疗包（箱）（含针灸器具、罐具、刮痧板、艾条等）等中医诊疗设备。有条件的村卫生室可配备中药柜、中药饮片柜（药斗）。

四、中医药服务能力建设

（一）中医预防保健。

根据《国家基本公共卫生服务规范》的要求，在中医药理论指导下，开展中医健康教育等基本公共卫生服务。

（二）中医医疗。

通过门诊、出诊、家庭病床等多种服务形式，开展常见病、多发病和慢性病的中医药诊疗服务，能提供4种以上中医药适宜技术服务。允许乡村医生自种、自采、自用中草药。

五、中医药文化建设

设置中医药文化和科普知识宣传栏，倡导村卫生室在装修、装饰上体现中医药文化。

第五部分 农村中医药人才培养

农村中医药人才是发展农村中医药事业的关键所在，是促进农村中医药事业可持续发展的重要基础和前提。农村中医药人才培养要突出实用性的特点，不断满足农村居民对中医药服务的需求。

一、基本任务

农村中医药人才培养，要以胜任岗位要求为基础，以学习中医药基本理论与基本技术为主要内容，通过院校教育、毕业后教育、继续教育、跟师学习等多种形式，不断提高中医药专业技术人员业务水平和职业道德素质，特别注重培养中医全科医生，并引导农村西医人员学习和运用中医药。

二、培养目的

为农村培养留得住、用得上的实用型中医药人才。

三、培养方式

（一）统筹不同形式的中医药人才培养方式，建立脱产与半脱产相结合，在职与学历教育相结合，岗位培训与进修相结合，师承教育与学校教育相结合，理论学习与实践学习相结合，普通与重点相结合、长期与短期相结合的农村中医药人才培养机制。

（二）根据培养对象、培养条件、培养内容，采用现代信息化手段，对农村中医药各级各类专业技术人员开展中医药基本知识、基本技能、中医全科知识、中医药适宜技术等全方位的培训，提高农村中医药人员的服务技能、服务质量和服务水平。

（三）采用与中医药院校联合办班、选送上级医院进修学习、专家讲座、专项技术培训、诵读中医药经典著作，举办中医药知识技能竞赛及电视（电台）专题讲座、网络远程视频教育等方式方法，开展农村中医药人才培训。

四、培养要求

（一）乡村医生培养。

1. 根据《乡村医生从业管理条例》和《国家中医药管理局印发关于农村中医药人才培养和队伍建设的实施意见的通知》（国中医药发〔2004〕15号）、《卫生部、国家中医药管理局关于印发乡村医生中医药知识与技能基本要求的通知》（国中医药发〔2006〕15号）的要求，按照“缺什么补什么”的原则，把中医药知识与技能的培训纳入乡村医生在岗培训计划。其中，以中医药知识与技能为主的乡村医生每两年要接受100学时以上培训。

2. 实施乡村医生中医专业中专学历教育项目。鼓励开展农村在职在岗中医药人员中医专业大专学历教育。

3. 实施《传统医学师承和确有专长人员医师资格考核考试办法》（卫生部令52号），鼓励中医师承人员参加中医执业助理医师资格考试。

4. 省级中医药管理部门会同省级卫生行政部门根据本地区需求实际，参照《将农村具有中医药一技之长人员纳入乡村医生管理工作方案》，通过考核和农民评议等程序将农村一技之长中医、民族医人员纳入乡村医生管理。

（二）乡镇卫生院中医药人才培养。

1. 每个乡镇卫生院至少培训一名能够熟练运用中医药诊疗技术的中医临床技术骨干。乡镇卫生院中医药人员均应经过中医药继续教育培训。

2. 通过招考录用、公开招聘、对口支援等方式补充中医药人员短缺。

（三）县级中医医院骨干人才培养。

县级中医医院重点培养中医骨干人才，按“院有优势、科有特色、人有专长”和实施“名院、名科、名医”战略，选送中高级职称中医技术骨干到省级以上中医医院进修培训，聘请全国或省市知名中医药专家带教，通过强化中医理论培训和临床各科培训，提高县级中医临床技术骨干的中医药服务能力。

（四）其他类别医师。

1. 重点按照《国家基本药物临床应用指南（中成药）》开展中成药合理应用培训，提高应用水平。

2. 临床广泛应用、简易、安全的中医药适宜技术。

（五）中药人员。

除加强中药基本知识和常用技

能培训外，中药调剂人员重点掌握中药饮片的识别、炮制、鉴定等知识；制剂人员重点掌握中药制剂的基本知识和操作技能等知识。

（六）中医护理人员。

开展以《中医医院中医护理工作指南（试行）》为主要内容的培训。

第六部分　中医药适宜技术推广及应用

中医药适宜技术是针对常见病、多发病的诊治以及预防疾病、增进健康的一种技术方法，具有安全、有效、方便、经济、实用、成熟、易于掌握和可持续的特点，对于提高农村中医药服务能力具有重要作用。

一、基本任务

加强县级中医药适宜技术推广基地建设，提高基层常见病、多发病中医药适宜技术推广能力，完善中医药适宜技术筛选机制，建立中医药适宜技术推广长效机制，分层分类对县级医院、乡镇卫生院、村卫生室推广应用中医药适宜技术。

二、推广能力建设

县级中医药适宜技术推广基地设在县级中医医院，有使用面积不低于150平方米的示教室及相关设备，有专门从事中医药适宜技术推广管理的行政科室及专人，有相对固定的从事中医药适宜技术推广的师资团队。

加强中医药适宜技术推广平台建设，配置视频会议系统、录音录像、投影仪、电视、印刷设备、视音频采集编辑、计算机系统等设备，完善适宜技术多媒体教学、远程教学、视频会议系统及网络培训等功能。加强师资队伍建设，遴选确定10人左右并相对固定的师资队伍，通过外出进修、临床实习、教学能力培养等方式提高师资水平和能力。设立针灸、推拿、骨伤、刮痧、拔罐、敷贴、熏洗等临床实践科室。

三、技术筛选

适宜技术来源包括国家中医药管理局制定的《基层中医药适宜技术手册》系列丛书和地方各级卫生、中医药行政管理部门筛选确定的中医药适宜技术。

地方筛选确定的中医药适宜技术应经过省级中医药管理部门组织专家进行安全性、有效性和适用性评价并合格，原则上不超过本地区筛选推广的中医药适宜技术总数的30%。

四、推广培训

（一）针对基层医疗卫生机构西医人员，重点推广《基层中医药适宜技术手册》第一册系列丛书，包括临床广泛应用、简易、安全的中医药适宜技术和中成药合理应用知识。

（二）针对基层医疗卫生机构中医人员，重点推广《基层中医药适宜技术手册》第二册系列丛书，包括一般针法、一般灸法、刮痧、拔罐、敷贴、推拿、熏洗、耳针等临床常用的中医药适宜技术，开展辨证施治能力培训。

（三）针对县级中医医院和县级综合医院中医类别医师，重点推广《基层中医药适宜技术手册》第三册系列丛书，包括平衡针、热敏灸、针刀等中医药新技术新方法。

（四）《基层中医药适宜技术手册》系列丛书应做到每个适用对象人手一册。

（五）通过组织乡村医生月（周）会、进修、培训等多样化方式，采取集中学习、现场示范操作和轮训方式，向乡村医生推广简单、易学、安全、有效、方便、价廉的中医药适宜技术、中成药合理应用知识等，也可采取网上远程教育和发放教学光盘等方式。

（六）全国中医药适宜技术推广视频网络建立后，可将网络连接延伸至乡镇卫生院和村卫生室，通过视频网络推广《基层中医药适宜技术手册》系列丛书所列各项中医药适宜技术。

五、组织管理

（一）县级卫生、中医药行政管理部门成立中医药适宜技术推广工作办公室，负责中医药适宜技术推广组织实施工作；成立中医药适宜技术专家小组，设立专家库，选配师资开展技术指导，参与绩效评价。

（二）经培训考核合格者发给中医药适宜技术合格证书，纳入中医类别医师和乡村医生及其他人员的继续教育项目，作为上岗和考核聘用的参考依据。

（三）通过制作张贴画、播放视频资料等形式宣传中医药适宜技术，提高农村居民对中医药适宜技术的知晓率和应用率。

六、绩效考核办法与指标

（一）按照《基层常见病、多发病中医药适宜技术推广项目考核标准及评分细则》开展基层常见病、多发病中医药适宜技术推广项目考核，农村医疗机构（县级中医医院、乡镇卫生院、村卫生室）中医药适宜技术推广覆盖率100%；每个村卫生室至少有1人掌握不少于4项中医药适宜技术；每个乡镇卫生院至少有1人掌握不少于10项中医药适宜技术。

（二）中医药适宜技术推广应用工作实行目标责任制管理，列入县中医医院、县综合医院、乡镇卫生院、村卫生室年度工作目标及考核内容。中医药适宜技术的应用应作为中医类别医师和乡村医生年度工作考核和执业注册的重要内容。

第七部分　农村中医药健康教育

本着科学易懂、形式多样、突出中医特色、广泛参与、普及提高的原则，根据《国家基本公共卫生服务规范》的有关要求，通过有组织、有计划的健康教育，采取集体和个体的形式普及中医药基本知识及养生保健方法，提高农村居民对中医药服务的知晓率和认知度。

一、基本任务

运用中医药理论知识和方法，在饮食起居、情志调摄、食疗药膳、运动锻炼等方面，对农村居民开展养生保健知识宣教等中医药健康教育。通过印刷资料、音像资料、宣传栏以及专题讲座、咨询活动等，开展广泛而深入的中医药健康教育活动，引导农村居民采取健康的生活方式和科学的养生保健方法。

二、服务内容

（一）运用中医理论知识和方法，开展四时养生、饮食起居、食疗药膳、运动锻炼和体质调养等方面的中医药健康教育。

（二）开展高血压、糖尿病、胸痹、哮喘、乳腺癌、结核病、流感、手足口病等常见病、多发病和重点疾病防治的中医药健康教育。

（三）结合老年人、妇女、儿童和残疾人等重点人群健康管理的特点，开展有针对性的中医药健康教育。

三、服务形式

（一）提供中医药健康教育资料。

1. 发放中医药健康教育印刷资料。

在县中医医院、乡镇卫生院、村卫生室的候诊室、咨询台等处发放中医药健康教育印刷资料，包括健康教育处方、运动处方、中医药科普知识手册等。每个机构每年提供不少于10种中医药内容的印刷资料。

2. 播放中医药健康教育音像资料。

在县中医医院、乡镇卫生院、村卫生室等医疗机构设置健康教育广播、视频系统，现场播放中医药健康教育音像资料。每个机构每年播放中医药健康教育音像资料不少于5种。

（二）设置中医药健康教育宣传栏。

每个机构至少设1个以上宣传栏，包括图片、中药标本、模型、中医标语、中医宣传画等内容。每个机构每季度至少更换1次中医药健康教育宣传栏内容。

（三）举办中医药健康知识讲座。

定期举办中医药健康知识讲座，乡镇卫生院至少每季度举办1次中医药健康知识讲座，村卫生室至少每半年举办1次中医药健康知识讲座。

（四）开展中医药健康咨询活动。

结合时令性疾病防治、法定卫生日等活动，开展广泛而有针对性的中医药健康咨询。县中医医院、乡镇卫生院至少每年举办4次中医药健康咨询活动，村卫生室可结合本村实际情况经常性地开展中医药健康咨询活动。

（五）其他形式。

有条件的地区可根据本地区实际情况，开展中医药健康知识竞赛和个性化中医药健康教育指导、咨询等活动。

四、服务流程

通过农村居民中医药健康需求调查，了解农村居民对健康保健和中医药基本知识与技能需求情况。开展流行病学调查，掌握当地常见病、多发病和重点病种的基本情况，摸清本地区主要健康问题及影响健康的主要危险因素，确定健康教育的重点对象和重点内容。

五、服务要求

（一）建立起以“政府领导、部门合作、机构执行、农民参与”为特点的农村中医药健康教育和健康促进工作组织管理网络。

（二）县中医医院、乡镇卫生院和村卫生室有专人负责中医药健康教育工作，每年接受中医药健康教育专业知识和技能培训不少于4学时。

（三）县中医医院、乡镇卫生院和村卫生室应制订中医药健康教育年度工作计划，建立、健全相关保障措施，确保有关计划得到贯彻落实。

（四）应有完整的中医药健康教育活动记录和资料，包括文字、图片、影音文件等并存档保存，做好年度中医药健康教育工作的总结评价。

（五）加强与乡镇政府、村委会等辖区内其他单位的沟通与协调，共同做好中医药健康教育工作。

国家中医药管理局关于印发基层常见病、多发病中医药适宜技术推广省级基地建设标准的通知

国中医药医政发〔2011〕39号

各省、自治区、直辖市卫生厅局、中医药管理局，新疆生产建设兵团卫生局：

为进一步做好中医药部门公共卫生专项资金基层常见病、多发病中医药适宜技术推广项目实施工作，确保项目取得实效，根据《基层常见病、多发病中医药适宜技术推广能力建设项目管理方案》的要求，我局组织制定了《基层常见病、多发病中医药适宜技术推广省级基地建设标准》。现印发给你们，请遵照执行。在执行过程中，有何意见和建议请及时反馈我局医政司。

附件：基层常见病、多发病中医药适宜技术推广省级基地设备参考目录

国家中医药管理局

二〇一一年八月四日

基层常见病、多发病中医药适宜技术推广省级基地建设标准

基层常见病、多发病中医药适宜技术推广省级基地（以下简称省级基地）是根据《基层常见病、多发病中医药适宜技术推广能力建设项目管理方案》，由中央财政给予专项补助经费，专门面向基层开展常见病、多发病中医药适宜技术推广培训的基地。

省级基地是国家中医药适宜技术推广网络的枢纽，也是各省（区、市）中医药适宜技术推广的龙头。省级基地一般设在省级中医医院（含中西医结合医院、民族医医院），由省级中医药管理部门和基地所在省级中医医院共同建设。

一、组织管理

（一）成立省级基地工作领导小组，由省级中医药管理部门分管医政工作的领导和医院主要领导共同任组长，医院分管院长任副组长，相关行政科室和临床科室负责人共同参与，负责组织实施基地建设，研究工作中出现的困难和问题。有专门行政科室和人员具体负责中医药适宜技术推广工作。

（二）由省级中医药管理部门和省级基地共同制订具体工作方案，纳入医院年度工作计划并组织实施，相关工作方案及时报送国家中医药管理局备案。

（三）设立专项经费，并作为经常性支出项目列入医院年度预算。

（四）制定严格的基地工作程序，建立、健全管理制度，并逐级落实到位。

（五）建立中医药适宜技术推广评价考核制度，进行年度考核，保证教学质量。

（六）成立中医药适宜技术推广专家指导组，用于指导开展本地区中医药适宜技术推广工作。

二、基本功能

（一）网络视频能力。

1. 有使用面积不低于200平方米的适宜技术推广示教室，并配备一定的设施设备（设备清单见附表）。

2. 网络视频会议系统功能齐全，对上连接全国中医药适宜技术推广网络视频终端，对下连接本地区县级基地，能够开展远程培训、远程会议、远程会诊、远程示教等，并能够在本地区相对独立使用网络视频功能。

3. 能够将网络视频功能扩展至乡镇卫生院和社区卫生服务中心，有条件的地区可扩展至村卫生室和社区卫生服务站。

（二）临床带教能力。

1. 根据省级、县级培训实际情况，建立相对固定的从事中医药适宜技术推广的省级师资库（师资以基地所在医院为主，所有师资均要与基地签订相关合同和协议），专业领域覆盖内科、外科、妇科、儿科、针灸、推拿、骨伤等，每个专业至少有1名副主任以上医师；每人至少参加过1次国家中医药管理局举办的省级师资培训班，接受两项以上中医药适宜技术培训并在临床中熟练应用。

2. 至少确定内科、外科、妇科、儿科、针灸、推拿、骨伤等专业临床实践科室，各科室均有专门办公场所，临床带教制度健全，具备临床带教能力。

（三）筛选评价能力。

建立中医药适宜技术筛选评价制度，能够对中医特色诊疗技术以及验方、秘方等进行筛选，开展安全性、有效性、适用性评价，将成熟的中医药技术转化为适宜技术进行推广。

三、主要任务

（一）推广适宜技术。

通过视频网络推广国家中医药管理局印发的《基层中医药适宜技术手册》系列丛书所列中医药适宜技术。

1. 第一册主要针对基层医疗卫生机构西医人员，第二册主要针对基层医疗卫生机构中医人员，基地可结合本地区疾病谱，编写教程和课件，由本基地师资通过网络视频集中授课推广，第一册授课每年不少于20个学时，第二册授课每年不少于40个学时。

2. 第三册主要针对县级及以上中医医院中医人员，一是由全国中医药适宜技术推广网络视频终端统一授课；二是结合本地区疾病谱从第三册中选择确定本地区重点推广技术，由本基地邀请技术持有人或起草人对本地区单独授课，每年不少于5项。

3. 民族医药管理部门按照本民族医药的实际情况，由民族医药管理部门和省级基地共同选择确定本地区重点推广的民族医药适宜技术，并参照《基层中医药适宜技术手册》系列丛书起草本地区《民族医药适宜技术手册》。

（二）培训县级师资。

通过临床带教等方式开展基层常见病多发病中医药适宜技术推广县级师资培训工作。省级基地应制定县级师资培训规划，用3年时间为每个县级基地培训8名县级师资，每个县级师资至少临床实践30天以上、轮转2个专业。

（三）指导和评价县级基地建设。

1. 负责指导县级基地建设和业务开展，并每年派出省级师资赴各县级基地进行业务指导、临床带教，每个县级基地不少于5个工作日。业务指导、临床带教可与城市对口支援农村和社区相结合。

2. 受省级中医药管理部门委托，负责指导和管理县级基地网络视频会议系统连接、使用。

3. 受省级中医药管理部门委托，具体承担县级基地建设信息收集、项目评价等工作。

附表 基层常见病、多发病中医药适宜技术推广省级基地设备参考目录

硬件设备和软件名称		数 量
多媒体示教系统建设	电脑	2（台）
	视频会议系统	1（套）
	投影仪	1（台）
	等离子电视	1（台）
	功放、音箱、话筒	1（套）
	视频采集服务器	1（台）
	投影设备控制系统	1（套）
	机柜	1（台）
	交换机	1（只）
	笔记本电脑	2（台）
	复印机	1（台）
	打印机	1（台）
	传真机	1（台）
	数码摄像机	1（台）
多媒体示教系统平台建设	网站服务器	1（只）
	点播服务器	1（只）
	直播服务器	1（只）
	数据库服务器	1（只）
	磁盘阵列柜	1（只）
	防火墙	1（套）
	交换机	1（只）
	Oracle 10G 用户（标准版）	1（套）
	机柜	1（只）

国家中医药管理局关于印发第二批全国优秀中医临床人才研修项目结业考核实施办法的通知

国中医药人教发〔2011〕40号

各省、自治区、直辖市卫生厅局、中医药管理局，中国中医科学院：

为做好第二批全国优秀中医临床人才研修项目结业考核工作，根据《第二批全国优秀中医临床人才研修项目实施方案》（国中医药发〔2008〕8号），我局组织制定了《第二批全国优秀中医临床人才研修项目结业考核实施办法》，现印发给你们。

请各省级中医药管理部门严格按照结业考核内容与要求，认真组

织实施本省（区、市）结业考核工作，确保结业考核工作质量。在执行中有何意见和建议，请及时与我局人事教育司师承继教处联系。

联 系 人：张欣霞　吴厚新

联系电话：010-59957647

附件：1. 第二批全国优秀中医临床人才研修项目结业考核审核表（略）

2. 第二批全国优秀中医临床人才研修项目平时考核表（略）

3. 第二批全国优秀中医临床人才研修项目结业论文考评表（略）

4. 第二批全国优秀中医临床人才研修项目结业论文书写要求（略）

5. 第二批全国优秀中医临床人才研修项目策论撰写要求（略）

6. 第二批全国优秀中医临床人才研修项目中医临床科研设计方案设计要求（略）

7. 第二批全国优秀中医临床人才研修项目研修学员结业考核综合评分表（略）

国家中医药管理局

二〇一一年八月十八日

第二批全国优秀中医临床人才研修项目结业考核实施办法

为切实做好第二批全国优秀中医临床人才研修项目结业考核工作（以下简称“第二批优才结业考核工作”），进一步明确结业考核内容、考核程序和考核指标，确保结业考核工作质量，根据《国家中医药管理局关于印发第二批全国优秀中医临床人才研修项目工作实施方案》及《培训大纲》（国中医药发〔2008〕8号）的有关要求，制定本实施办法。

一、考核内容与程序

结业考核内容包括研修学员平时考核、结业论文、中医经典理论考试、中医临床医案、策论、中医临床科研设计方案6项内容。

考核程序如下：

（一）研修学员填写《第二批全国优秀中医临床人才研修项目结业考核审核表》（附件1），一式3份，经所在单位、省级中医药管理部门审核同意后，报国家中医药管理局中医药继续教育委员会审核备案；

（二）省级中医药管理部门组织专家考核组按照《第二批全国优秀中医临床人才研修项目平时考核表》（附件2），对研修学员进行平时考核；

（三）省级中医药管理部门组织专家考核组对研修学员的结业论文进行考评；

（四）省级中医药管理部门负责收集本省（区、市）研修学员的中医临床医案、策论、中医临床科研设计方案，报国家中医药管理局中医药继续教育委员会；

（五）国家中医药管理局中医药继续教育委员会负责组织中医经典理论闭卷考试等相关工作，并对研修学员的中医临床医案、策论、中医临床科研设计方案进行集中考评。

二、考核对象

第二批全国优秀中医临床人才研修项目研修学员申请结业考核须具备下列条件：

（一）完成个人研修计划和《第二批全国优秀中医临床人才研修项目培训大纲》中要求的研修内容；

（二）年度考核合格，并经所在单位、省级中医药管理部门审核同意。

三、考核方法

结业考核采用定量与定性相结合的方法，实行积分制，总分300分，其中平时考核（100分）、结业论文考评（30分）、中医经典理论考试（50分）、中医临床医案考评（50分）、策论考评（50分）、中医临床科研设计方案考评（20分）。各单项考评成绩总和，为结业考核综合得分。

省级中医药管理部门组织的专家考核组成员要求不少于3人，并设组长1名，具有正高级中医药专业技术职务，熟悉全国优秀中医临床人才研修项目工作及要求。

（一）平时考核（100分）。

1. 考核内容：主要考核研修学员3年研修期间的理论学习、临床实践、跟师学习情况及其科研能力和医疗水平的提高。

2. 考核方法：由省级中医药管理部门组织专家考核组实施。通过查阅研修学员的研修学习笔记、年度考核表等资料，听取指导老师、同行或科室（单位）负责人评议等形式，对研修学员的理论学习、临床实践、跟师学习、科研能力及医疗水平进行量化打分，并填写《第二批全国优秀中医临床人才研修项目平时考核表》（附件2）。

本项考核总分为100分。

（二）结业论文考评（30分）。

1. 考评内容：研修学员提交1篇不少于1万字的论文和500字至1 000字的论文摘要（少数民族文字的论文应附1 000汉字的论文摘要）。结业论文具体要求见《第二批全国优秀中医临床人才研修项目结业论文书写要求》（附件4）。

2. 考评方法：由省级中医药管理部门组织专家考核组，根据《第二批全国优秀中医临床人才研修项目结业论文考评表》（附件3）对研修学员的结业论文进行考评打分。

本项考核总分为30分。

（三）中医经典理论考试（50分）。

国家中医药管理局中医药继续教育委员会负责组织专家考评组命题，主要考核内容以《中医经典必读》为主，体现研修学员学习《内经》、《伤寒论》、《金匮要略》、温病学专著的水平。中医经典理论考试为闭卷考试形式，时间初步定在2011年11月下旬。

本项考核总分为50分。试卷总分为100分，按50%的权重计入结业考核总分。

（四）中医临床医案考评（50分）。

1. 考评内容：研修学员从3年研修期间提交的90篇医案中精选3篇医案。所选医案应能反映所从事专业疾病的诊疗过程，能够体现学员对中医经典理论原则的领悟及中医临床思辨过程，也可对漏诊、误诊、失治、误治案例进行深刻分析和总结。

2. 考评方法：国家中医药管理局中医药继续教育委员会组织专家考评组集中考评，对研修学员的中医临床医案考评并打分。

本项考核总分为50分。

（五）策论考评（50分）。

1. 考评内容：策论由国家中医药管理局中医药继续教育委员会组织专家考评组命题，研修学员选择题目，开卷完成1篇字数为3 000～5 000字的策论。要求结合中医经典理论、指导老师学术思想、个人临证实际经验等综合解答，体现本人的原创思维，做到言之有理，理必有据。策论撰写具体要求见《第二批全国优秀中医临床人才研修项目策论撰写要求》（附件5）。

2. 考评方法：国家中医药管理局中医药继续教育委员会组织专家考评组进行集中考评，对研修学员的策论进行考评并打分。

本项考核总分为50分。

（六）中医临床科研设计方案考评（20分）。

1. 考评内容：按照本人确定的研修内容及方向，针对临床上确有心得的病证、疗法等，完成1项能够突出中医临床科研思维的研究方案。研究方案既要体现中医理论特点，又要思路清晰，设计合理。具体要求见《第二批全国优秀中医临床人才研修项目中医临床科研设计方案设计要求》（附件6）。

2. 考评方法：国家中医药管理局中医药继续教育委员会组织专家考评组进行集中考评，对研修学员的中医临床科研设计方案进行考评并打分。

本项考核总分为20分。

四、考核要求

1. 结业考核应坚持公正公平、实事求是和严格规范的原则，按照本办法中规定的程序、方法和指标执行。

2. 研修学员所在单位以及研修学员本人所提供的各项资料应做到真实可信。弄虚作假者将取消研修学员结业资格，并追究相关人员的责任。

3. 考核项目中结业论文、中医经典理论考试、中医临床医案、策论、中医临床科研设计方案均为重点考核项目，凡单项成绩未过总分60%者，为考核不合格，不予结业。

4. 结业考核总分为300分，及格线为200分，达不到及格线的研修学员不予结业。

五、考核工作实施

（一）研修学员所在单位。

1. 收集本单位研修学员的结业论文（5份）、3篇中医临床医案（各5份）、策论答卷（5份）和中医临床科研设计方案（5份），并同时提供电子版；

2. 对研修学员填写的《第二批全国优秀中医临床人才研修项目结业考核审核表》（附件1）相关内容进行审核，一式3份，提出审核意见加盖公章。

2012年2月15日前，将上述材料一并报所在省级中医药管理部门。

（二）省级中医药管理部门。

1. 收集本省（区、市）研修学员的3篇中医临床医案（各5份）、策论答卷（5份）、中医临床科研设计方案（5份）及结业论文（3份），于2012年2月29日前报国家中医药管理局中医药继续教育委员会。电子版同时发送至国家中医药管理局人事教育司师承继教处邮箱（scjjc@satcm.gov.cn）。

2. 审核《第二批全国优秀中医临床人才研修项目结业考核审核表》（附件1）中的相关内容，提出审核意见。

3. 组织专家考核组对符合结业考核条件的本省（区、市）研修学员的平时考核、结业论文进行考核打分，结业论文考评分数将作为评选优秀结业论文的依据。

4. 将本省（区、市）研修学员的《第二批全国优秀中医临床人才研修项目结业考核审核表》（附件1）、《第二批全国优秀中医临床人才研修项目平时考核表》（附件2）、《第二批全国优秀中医临床人才研修项目结业论文考评表》（附件3）各1份、《第二批全国优秀中医临床人才研修项目研修学员结业考核综合评分表》（附件7）3份，于2012年2月29日前报国家中医药管理局中医药继续教育委员会。同时对本省（区、市）研修学员研修情况、项目管理情况、经费配套及使用情况、结业考核情况进行总结，提出对该项目的意见与建议。

（三）国家中医药管理局中医药继续教育委员会。

1. 负责组织对中医经典理论考试进行统一命题，对研修学员进行中医经典理论考试，完成相关考务、阅卷、分数统计等工作。

2. 组织专家考评组对研修学员的中医临床医案、策论答卷、中医临床科研设计方案进行考评、评分，提出考评意见。考评分数将作为评选优秀中医临床医案、优秀策论、优秀中医临床科研设计方案的依据。

3. 会同省级中医药管理部门汇总研修学员结业考核的各项成绩，填写《第二批全国优秀中医临床人才研修项目研修学员结业考核综合评分表》（附件7），提出结业考核意见，于2012年3月30日前完成研修学员结业考核工作。

4. 对结业考核成绩及格者，授予“第二批全国优秀中医临床人才”称号，并对结业考核成绩优异者予以表彰。

国家中医药管理局关于确定2011年全国名老中医传承工作室建设项目专家名单的通知

国中医药人教发〔2011〕41号

各省、自治区、直辖市卫生厅局、中医药管理局：

为深入贯彻落实《医药卫生中长期人才发展规划（2011～2020年）》，切实做好名老中医专家学术思想传承工作，探索建立中医药学术传承和推广应用的有效方法和创新模式，根据《财政部、国家中医药管理局关于下达2011年中医药部门公共卫生专项资金的通知》（财社〔2011〕76号）要求，我局确定了200名2011年全国名老中医传承工作室建设项目（以下简称建设项目）专家（具体名单见附件1）。现将有关事项通知如下：

一、各省、自治区、直辖市中医药管理部门要切实做好建设项目的组织领导，并会同财政部门加强项目经费管理，及时开展评估、考核和指导工作。

二、各建设项目依托单位要根据《全国名老中医传承工作室建设项目管理方案》的要求，认真组织实施，为工作室的建设提供便利条件和必要支持，保证建设项目的顺利完成。

三、各项目省、自治区、直辖市中医药管理部门和各建设项目依托单位需按要求填报《全国名老中医传承工作室建设项目任务书》（附件2）一式5份（A4纸打印、普通装订），并加盖公章，于2011年9月9日前寄送至我局人教司师承继教处，同时将任务书电子版文档发送至受理电子邮箱。此通知、项目任务书格式已在国家中医药管理局政府网站（www. satcm. gov. cn）上发布。

四、联系方式：

国家中医药管理局人事教育司师承继教处

通信地址：北京市东城区工体西路1号

邮政编码：100027

电子邮箱：scjjc@ satcm. gov. cn

联 系 人：吴厚新　张欣霞

联系电话：010-59957647

附件：1. 2011年全国名老中医传承工作室建设项目专家名单

2. 全国名老中医传承工作室建设项目任务书（略）

国家中医药管理局

二〇一一年八月二十二日

附件1　2011年全国名老中医传承工作室建设项目专家名单

北京市

温振英　首都医科大学附属北京中医医院

许心如　首都医科大学附属北京中医医院

危北海　首都医科大学附属北京中医医院

陈文伯　北京市鼓楼中医医院

许彭龄　北京中医药大学附属护国寺中医医院

张炳厚　首都医科大学附属北京中医医院

李乾构　首都医科大学附属北京中医医院

李　贵　首都医科大学附属北京友谊医院

陈昭定　首都医科大学附属北京儿童医院

周德安　首都医科大学附属北京中医医院

天津市

张伯礼　天津中医药大学第一附属医院

韩　冰　天津中医药大学第二附属医院

高金亮　天津市中医药研究院附属医院

阮士怡　天津中医药大学第一附属医院

董国立　天津中医药大学第二附属医院

刘文峰　天津中医药大学第二附属医院

张柏林　天津市第一医院

陈宝贵　天津中医药大学附属武清中医院

韩景献　天津中医药大学第一附属医院

栗锦迁　天津市中医药研究院附属医院

河北省

杨牧祥　河北省中医院

薛　芳　石家庄市中医院

李延芳　邯郸市中医院

任琢珊　保定市第一中医院

范振域　秦皇岛市中医医院

山西省

肖汉玺　山西省中医院

张玉芬　山西省中医院

吕景山　山西中医学院第三中医院

白兆芝　山西中医学院中西医结合医院

畅　达　山西省运城市中医医院

内蒙古自治区

阿古拉　内蒙古自治区国际蒙

医医院

明根巴雅尔 内蒙古自治区国际蒙医医院

牛兴东 内蒙古自治区中蒙医医院

宋一亭 内蒙古自治区中蒙医医院

包金山 内蒙古民族大学附属医院

辽宁省

郭恩绵 辽宁中医药大学附属医院

张静生 辽宁中医药大学附属医院

李德新 辽宁中医药大学附属医院

郭振武 辽宁中医药大学附属第二医院

田振国 辽宁中医药大学附属第三医院

吉林省

阎洪臣 长春中医药大学附属医院

王 烈 长春中医药大学附属医院

南 征 长春中医药大学附属医院

于作盈 吉林省中医药科学院

全炳烈 延边中医医院（延吉市中医医院）

黑龙江省

董清平 黑龙江中医药大学附属第一医院

马宝璋 黑龙江中医药大学附属第一医院

李令根 黑龙江中医药大学附属第一医院

孙伟正 黑龙江中医药大学附属第一医院

郭文勤 黑龙江省中医研究院

上海市

施 杞 上海中医药大学附属龙华医院

陆德铭 上海中医药大学附属龙华医院

刘嘉湘 上海中医药大学附属龙华医院

陈湘君 上海中医药大学附属龙华医院

马绍尧 上海中医药大学附属龙华医院

严世芸 上海中医药大学附属曙光医院

石印玉 上海中医药大学附属曙光医院

蔡 淦 上海中医药大学附属曙光医院

柏连松 上海中医药大学附属曙光医院

黄振翘 上海中医药大学附属岳阳中西医结合医院

彭培初 上海中医药大学附属岳阳中西医结合医院

王霞芳 上海市中医医院

沈自尹 复旦大学附属华山医院

夏 翔 上海交通大学医学院附属瑞金医院

叶景华 上海市第七人民医院

江苏省

许芝银 江苏省中医院

单兆伟 江苏省中医院

诸方受 江苏省中医院

邹燕勤 江苏省中医院

刘沈林 江苏省中医院

盛灿若 江苏省中医院

徐福松 江苏省中医院

王德明 江苏省中西医结合医院

李柏年 南京市中医院

刘永年 南京市中医院

吴新欲 无锡市中医医院

周玉祥 常州市中医医院

任光荣 苏州市中医医院

龚正丰 苏州市中医医院

邵荣世 南通市中医院

浙江省

徐志瑛 浙江省中医院

陈 意 浙江省中医院

何嘉琳 杭州市中医院

王 晖 宁波市中医院

范永升 浙江省新华医院

安徽省

梁文珍 安徽中医学院第一附属医院

韩明向 安徽中医学院第一附属医院

张道宗 安徽中医学院附属针灸医院

张炳秀 六安市中医院

郑梅生 芜湖市中医医院

福建省

陈民藩 福建中医药大学附属人民医院

曾章超 福建中医药大学附属人民医院

吕绍光 福建省立医院

戴舜珍 漳州市中医院

卢太坤 厦门市中医院

江西省

喻文球 江西中医学院附属医院

谢 强 江西中医学院附属医院

傅淑清 江西中医药高等专科学校附属医院

欧阳枝磊 新余市中医院

丁德秭 九江市中医医院

山东省

程益春 山东中医药大学附属医院

姜兆俊 山东中医药大学附属医院

周翠英 山东中医药大学附属医院

尹常健 山东中医药大学附属医院

单秋华 山东中医药大学附属医院

林慧娟 山东中医药大学附属医院

浦家祚 济南市中医医院

周兆山 青岛市中医医院

王法德 潍坊市中医院

刘启廷 临沂市中医医院

谷越涛 聊城市中医医院

河南省

唐祖宣 邓州市中医院

刘学勤 开封市中医院

闻善乐 河南省洛阳正骨医院

郑启仲 河南中医学院第一附属医院

侯士良 河南中医学院第三附属医院

湖北省

王伯祥 湖北省中医院

李今庸 湖北中医药大学国医堂

刘云鹏 荆州市中医医院

张介眉 武汉市中西医结合

医院

叶世登 武汉市中医医院

湖南省

王行宽 湖南中医药大学第一附属医院

杨秉秀 湖南中医药大学第一附属医院

潘敏求 湖南省中医药研究院附属医院

袁长津 湖南省中医药大学第二附属医院

李四文 衡阳市中医医院

广东省

李丽芸 广东省中医院

黄春林 广东省中医院

邱志楠 广东省中西医结合医院

陈镜合 广州中医药大学第一附属医院

劳绍贤 广州中医药大学第一附属医院

陈纪藩 广州中医药大学第一附属医院

刘庆思 广州中医药大学附属骨伤科医院

陈宝田 南方医科大学中西医结合医院

骆继杰 深圳市中医院

沈英森 江门市五邑中医院

广西壮族自治区

黄瑾明 广西中医学院第一附属医院

李锡光 广西中医学院第一附属医院

韦贵康 广西中医学院附属瑞康医院

荣远明 广西中医学院附属瑞康医院

韦立富 南宁市中西医结合医院

海南省

辜孔进 海南医学院附属医院

杨世忠 海南医学院附属医院

张永杰 海南省中医院

李成光 琼海市中医院

刘德喜 三亚市中医院

重庆市

张西俭 重庆市中医院

郭剑华 重庆市中医骨科医院

周天寒 重庆市江津区中医院

付灿鋆 重庆市北碚区中医院

王辉武 重庆市永川区中医院

四川省

陈绍宏 成都中医药大学附属医院

熊大经 成都中医药大学附属医院

郭志雄 四川省中西医结合医院

陈学忠 四川省第二中医医院

张世明 四川省骨科医院

王晓东 成都市中西医结合医院

冯志荣 自贡市中医医院

李 培 绵阳市中医院

汤一新 乐山市中医医院

旦 科 四川省若尔盖县藏医院

贵州省

傅汝林 贵阳中医学院第一附属医院

路绍祖 贵阳中医学院第一附属医院

何成瑶 贵阳中医学院第二附属医院

李声岳 贵阳中医学院第二附属医院

凌湘力 贵阳中医学院第二附属医院

云南省

吴生元 云南省中医医院

张 震 云南省中医中药研究院

管遵惠 昆明市中医医院

张良英 云南省中医医院

林艳芳 西双版纳傣族自治州傣医医院

陕西省

刘云山 宝鸡市中医医院

高上林 西安市中医医院

雷忠义 陕西省中医医院

殷克敬 陕西中医学院第二附属医院

杨 震 西安市中医医院

甘肃省

张士卿 甘肃中医学院附属医院

刘宝厚 甘肃中医学院附属医院

宋贵杰 甘肃中医学院附属医院

赵健雄 甘肃中医学院附属医院

何天有 甘肃中医学院附属医院

裴正学 甘肃省肿瘤医院

刘国安 甘肃省中医院

廖志峰 甘肃省中医院

慈智木 甘南藏族自治州藏医药研究院附属藏医院

刘东汉 甘肃中医学院附属医院

青海省

尼 玛 青海省藏医院

桑 杰 青海省藏医院

邓尔禄 青海省中医院

朋 毛 黄南藏族自治州藏医院

久 美 河南蒙古族自治县蒙藏医院

宁夏回族自治区

陈卫川 宁夏回族自治区中医研究院

贾占清 宁夏回族自治区中医研究院

马浩亮 银川市中医医院

杨学信 银川市中医医院

李淑英 宁夏医科大学总医院

新疆维吾尔自治区

阿西热江·斯迪克 喀什地区维吾尔医医院

买买提艾力·阿吉 喀什地区维吾尔医医院

巴克·玉素甫 新疆维吾尔自治区自治区维吾尔医医院

买买提哈斯木·斯地克 新疆维吾尔自治区维吾尔医医院

肉孜巴克·阿布都瓦依提 墨玉县维吾尔医医院

国家中医药管理局关于确定中央单位2011年全国名老中医传承工作室建设项目专家名单的通知

国中医药人教发〔2011〕42号

中国中医科学院、北京中医药大学、中日友好医院：

为深入贯彻落实《医药卫生中长期人才发展规划（2011～2020年）》，切实做好名老中医专家学术思想传承工作，探索建立中医药学术传承和推广应用的有效方法和创新模式，经研究，我局确定了26名中央单位2011年全国名老中医传承工作室建设项目（以下简称建设项目）专家（具体名单见附件1）。现将有关事项通知如下：

一、名老中医传承工作室是传承名老中医专家学术思想和临床经验，培养中医药传承人才的重要载体，各项目负责部门和依托单位要高度重视，加强领导，为建设项目的实施提供有力保障。

二、各项目负责部门要切实加强对建设项目的组织领导和有效管理，及时开展评估、考核和指导工作。

三、各建设项目依托单位要根据《全国名老中医传承工作室建设项目管理方案》的要求，认真组织实施，强化管理，为工作室的建设提供便利条件和必要支持，保证建设项目的顺利完成。

四、各项目负责部门和各建设项目依托单位需按要求填报《全国名老中医传承工作室建设项目任务书》（附件2）一式5份（A4纸打印、普通装订），并加盖公章，于2011年10月15日前寄送至我局人教司师承继教处，同时将任务书电子版文档发送至受理电子邮箱。此通知、项目任务书格式已在国家中医药管理局政府网站（www. satcm. gov. cn）上发布。

五、联系方式。

国家中医药管理局人事教育司师承继教处

通信地址：北京市东城区工体西路1号

邮政编码：100027

电子邮箱：scjjc@ satcm. gov. cn

联 系 人：吴厚新　张欣霞

联系电话：010-59957647

附件：1. 中央单位2011年全国名老中医传承工作室建设项目专家名单

2. 全国名老中医传承工作室建设项目任务书（中央单位）（略）

国家中医药管理局

二〇一一年八月二十二日

附件1　中央单位2011年全国名老中医传承工作室建设项目专家名单

一、中国中医科学院（11人）

翁维良　中国中医科学院西苑医院
邓成珊　中国中医科学院西苑医院
蔡连香　中国中医科学院西苑医院
安效先　中国中医科学院西苑医院
周乐年　中国中医科学院西苑医院
孙桂芝　中国中医科学院广安门医院
陈鼎祺　中国中医科学院广安门医院
张　涛　中国中医科学院广安门医院
薛伯寿　中国中医科学院广安门医院
胡荫奇　中国中医科学院望京医院
王永炎　中国中医科学院中医临床基础医学研究所

二、北京中医药大学（13人）

王　沛　北京中医药大学东方医院
杜怀棠　北京中医药大学东直门医院
周平安　北京中医药大学东方医院
刘燕池　北京中医药大学
田德禄　北京中医药大学东直门医院
陈淑长　北京中医药大学东方医院
肖承悰　北京中医药大学东直门医院
郭志强　北京中医药大学东直门医院
武维屏　北京中医药大学东直门医院
郭维琴　北京中医药大学东直门医院
王　琦　北京中医药大学
谷世喆　北京中医药大学
孙光荣　北京中医药大学

三、中日友好医院（2人）

梁贻俊　中日友好医院
史载祥　中日友好医院

国家中医药管理局关于表彰中医基本现状调查工作优秀组织、先进个人的决定

国中医药法监发〔2011〕43号

各省、自治区、直辖市卫生厅局、中医药管理局，新疆生产建设兵团卫生局：

中医基本现状调查是新中国成立以来第一次在全国范围内开展的中医现状调查，是新时期实现中医药事业科学发展的一项重要举措。本次调查基本摸清了我国中医事业发展的基本状况，有力促进了中医药事业发展规划及有关政策措施的科学制定，极大营造了社会各界关心、支持、参与中医药发展的良好社会氛围。调查工作从方案设计到具体实施的2年多来，各级中医药管理部门精心组织、扎实推进，各级各类医疗机构密切配合、认真填报，广大调查工作者及许多专家倾注了大量精力，付出了许多辛劳，涌现出了一批表现突出的优秀组织和先进个人。

为调动广大中医药工作者的积极性和创造性，我局决定对在中医基本现状调查工作中表现突出的优秀组织和先进个人进行表彰，授予北京市中医管理局办公室等98个单位“中医基本现状调查优秀组织”荣誉称号，王磊等500位同志“中医基本现状调查先进个人”荣誉称号，卫生部统计信息中心等9个单位和个人“中医基本现状调查特别贡献奖”荣誉称号（名单见附件）。希望受表彰的单位和个人珍惜荣誉，再接再厉，在本职工作岗位上再创新佳绩。

广大中医药工作者要以先进典型为榜样，学习他们真抓实干、不断探索的进取精神，实事求是、大胆实践的工作作风，不畏艰险、坚韧不拔的钢强斗志，齐心协力、共谋发展的优秀品质，坚定理想信念，树立责任意识，努力开拓进取，不断提高中医药服务水平和服务能力，共同推动中医药事业健康有序发展，为实现人人享有基本医疗卫生服务的目标作出应有的贡献！

附件：中医基本现状调查工作表彰名单

国家中医药管理局

二〇一一年八月三十日

附件　中医基本现状调查工作表彰名单

一、优秀组织（98个）

（一）北京（3个）

北京市中医管理局办公室

朝阳区卫生局

房山区卫生局

（二）天津（3个）

河西区卫生局

西青区卫生局

蓟县卫生局

（三）河北（3个）

河北省中医药管理局

保定市第一中医院

玉田县卫生局

（四）山西（3个）

晋中市卫生局

运城市卫生局

交城县卫生局

（五）内蒙古（3个）

包头市卫生局

赤峰市卫生局

呼伦贝尔市卫生局

（六）辽宁（3个）

辽宁省中医药管理局

大连市卫生局中医处

朝阳市卫生局

（七）吉林（2个）

长春市中医药管理局

长春中医药大学附属医院

（八）黑龙江（3个）

哈尔滨市卫生局

鸡西市卫生局

黑河市卫生局

（九）上海（3个）

黄浦区卫生局

长宁区卫生局

浦东新区卫生局中医药发展与科教处

（十）江苏（3个）

江苏省中医医疗质量监测中心

扬州市卫生局

昆山市卫生局

（十一）浙江（3个）

浙江省中医药管理局

浙江省中医药信息监测中心

杭州市拱墅区卫生局

（十二）安徽（3个）

安徽省中医院

铜陵市中医院

宣城市卫生局

（十三）福建（3个）

漳州市卫生局

龙岩市卫生局

福建中医药大学图书馆

(十四) 江西 (3个)

江西省中医院

九江市卫生局

赣州市卫生局

(十五) 山东 (3个)

山东省卫生厅中医药综合处

济南市中医管理局

枣庄市中医药管理局

(十六) 河南 (3个)

河南省中医管理局综合处

郑州市卫生局

洛阳市卫生局

(十七) 湖北 (3个)

湖北省中医药管理局

武汉大学公共卫生学院

宜昌市中医医院

(十八) 湖南 (3个)

岳阳市卫生局

永州市卫生局

怀化市卫生局

(十九) 广东 (3个)

广东省中医院

广州市卫生局中医处

深圳市卫生和人口计划生育委员会中医处

(二十) 广西 (3个)

广西中医药管理局

广西中医学院第一附属医院

柳州市卫生局

(二十一) 海南 (3个)

海南省卫生厅中医处

儋州市卫生局

文昌市卫生局

(二十二) 重庆 (3个)

重庆市卫生局中医二处

九龙坡区卫生局

云阳县卫生局

(二十三) 四川 (3个)

四川省中医药管理局办公室

四川省中医药科学院信息所

资阳市中医药管理局

(二十四) 贵州 (3个)

贵阳中医学院第一附属医院

遵义市卫生局

大方县卫生和食品药品监督管理局

(二十五) 云南 (3个)

云南省中医管理局

曲靖市中医医院

楚雄州卫生局

(二十六) 西藏 (3个)

西藏藏医药管理局

日喀则地区卫生局

林芝地区卫生局

(二十七) 陕西 (3个)

陕西省中医药管理局医疗科研处

陕西省中医医疗质量监测中心

榆林市卫生局

(二十八) 甘肃 (3个)

兰州市卫生局

武威市卫生局

礼县卫生局

(二十九) 青海 (3个)

青海省中医院

青海省藏医院

海东地区卫生局

(三十) 宁夏 (3个)

宁夏中医医疗质量监测中心

宁夏卫生信息中心

固原市卫生局

(三十一) 新疆 (3个)

新疆中医民族医药管理局医政处

喀什地区卫生局

伊犁州卫生局医政处

(三十二) 兵团 (3个)

石河子大学医学院培训中心

石河子大学医学院一附院

新疆生产建设兵团医院

(三十三) 有关单位 (3个)

中国中医科学院望京医院

北京中医药大学管理学院

上海中医药大学附属曙光医院中医医疗服务评估重点研究室

二、先进个人（500名，各省以姓氏笔画排序）

(一) 北京 (10名)

王　磊　顺义区卫生局

王会玲　北京市中医管理局

石新德　丰台区卫生局

史慧敏　昌平区卫生局

李　刚　通州区永乐店卫生院

任　蕊　大兴区卫生局

张　燕　西城区卫生局

赵玉海　北京市中医管理局

高　亮　北京市中医药对外交流与技术合作中心

魏红彦　东城区卫生局

(二) 天津 (8名)

王恒和　天津中医药大学第一附属医院

王福菊　天津市卫生局

杨　旭　南开区卫生局

陈子震　天津市卫生局

张春柳　滨海新区大港管委会卫生局

姜　瑞　西青区卫生局

赵旻鹏　津南区卫生局

徐顺生　河北区卫生局

(三) 河北 (26名)

马　军　河北省医学情报研究所

王久玉　保定市中医院

王其红　沧州市中西医结合医院

王志辉　宁晋县卫生局

王松鹤　秦皇岛市卫生局

王根民　井陉县中医院

王艳波　河北省中医药管理局

刘晓艳　沧州市中医院

李德亮　邯郸市卫生局

张　茹　唐山市中医院

张金栋　衡水市第三人民医院

张雪峰　承德市卫生局

吴伟民　保定市卫生局

陈秋香　廊坊市卫生局

杨洪庆　沧州市卫生局

姜　维　廊坊市医学科学情报站

郝兰兰　邢台市卫生局

赵洪林　张家口市中医院

胡逢明　邢台县卫生局

徐卫华　河北省中医药管理局

梁丽珍　唐山市卫生局

盛莉莉　衡水市卫生局

程丽丽　张家口市卫生局

程顺达　河北省中医院

董艳辉　保定市北市区卫生局

窦生杰　涉县中医药管理局

(四) 山西 (18名)

弓晓雯　晋中市卫生局

牛　伟　山西省中西医结合医院

邓小英　洪洞县卫生局

史朋朋　临汾市卫生局

付海宏　忻州市卫生局

刘小军　阳城县中医院

吉照瑞　太原市卫生局

张　力　山西省卫生厅信息管理中心
李迎春　朔州市卫生局
李菊炎　山西省活血化瘀研究所
苏　伟　吕梁市卫生局
杨春芳　忻州市原平市卫生局
张晓东　山西省卫生厅中医药管理局
郭秀峰　大同市卫生局
侯建树　山西省卫生厅中医管药理局
赵海霞　长治市卫生局
高　丽　阳泉市卫生局
谭康敏　运城市卫生局
（五）内蒙古（16名）
王成亮　内蒙古自治区卫生信息中心
王金瑞　呼和浩特市卫生局
扎拉嘎呼　内蒙古自治区蒙中医药管理局
孙洪升　呼伦贝尔市卫生局
孙建英　巴彦淖尔市卫生局
苏　平　乌海市卫生局
杨　峰　内蒙古自治区中蒙医医院
张国斌　内蒙古自治区卫生信息中心
张美华　兴安盟卫生局
张黎明　鄂尔多斯市蒙中医药管理局
岳红娟　内蒙古自治区蒙中医药管理局
呼格吉勒图　锡林郭勒盟卫生局
海　霞　阿拉善盟卫生局
贾学斌　乌兰察布市卫生局
梅迎红　赤峰市卫生局
温　艳　包头市青山区卫生局
（六）辽宁（16名）
王泓杰　锦州市卫生局
王翼飞　营口市卫生局
齐　明　朝阳市卫生局
许　建　盘锦市中医医院
刘大力　抚顺市卫生局
刘新范　阜新市卫生局
李　俊　丹东市卫生局
李　鹏　辽宁省中医药管理局
张　岩　大连市中医医院信息中心
张　悦　沈阳市中医管理局
沈一竹　葫芦岛市卫生局
杨铁兵　铁岭市卫生局
金　岩　辽宁中医药大学网络中心
栾德宁　辽阳市中医院
唐　辉　海城市卫生局
魏　巍　本溪市卫生局
（七）吉林（14名）
王永梅　白山市卫生局
王松林　安图县卫生局
王贵亮　吉林省中医药管理局
史丽颖　松原市中医药管理局
刘庆新　通化市中医药管理局
刘雅杰　四平市中医医院
刘鑫宇　白城市卫生局
狄　鹤　吉林市卫生局
张振洲　四平市中医药管理局
何勇健　长春市中医药管理局
柏雯晶　延边州卫生局
胡景良　辽源市卫生局
高　源　长春市南关区卫生局
谢晓霞　舒兰市卫生局
（八）黑龙江（14名）
马晓峰　哈尔滨卫生局
孔　镭　黑龙江省中西医结合研究所
王　娜　伊春市卫生局
王春红　鸡西市卫生局
王胜军　齐齐哈尔市卫生局
孙　斌　黑龙江省中医药管理局
孙伟毅　黑龙江省中西医结合研究所
李　楠　齐齐哈尔市中医医院
李胜林　大兴安岭地区卫生局
杨　威　黑河市卫生局
杨　静　七台河市卫生局
张东福　鹤岗市卫生局
贺景华　绥化市卫生局
裴　红　佳木斯市卫生局
（九）上海（8名）
艾　静　上海市中医医疗质量控制中心
刘　璐　上海市卫生局信息中心
陈文英　松江区卫生局
张文芳　宝山区卫生局
陶一众　卢湾区瑞金二路街道社区卫生服务中心
谢　黎　徐汇区卫生局
管红叶　上海市中医药发展办公室
廖　颖　闸北区卫生局
（十）江苏（16名）
马　郁　苏州市卫生局
王玢琪　江苏省中医院
田华萍　扬州市卫生局
石小妹　徐州市卫生局
朱　云　泰州市卫生局
朱利文　连云港市卫生局
张　波　宿迁市卫生局
陈　燕　江苏省中医药局
陈　霞　南京市卫生局
吴西霆　苏州市中医医院
徐　衢　盐城市卫生局
顾九贤　淮安市楚州市卫生局
顾志强　南通市卫生局
高志芬　常州市卫生局
倪晓琴　镇江市卫生局
葛伟民　无锡市惠山区人民医院
（十一）浙江（16名）
王　健　绍兴市卫生局
王纪兴　浙江省新华医院
王淑艳　舟山市卫生局
江志勇　台州市卫生局
陈　磊　金华市卫生局
陈　静　湖州市中医院
陈巧莉　丽水市卫生局
沈剑锋　浙江省卫生厅信息中心
张怡怀　温州市卫生局
张勤梅　嘉兴市中医院
季聪华　浙江省中医院
罗燕斐　杭州市卫生局
施　翔　浙江省中医药管理局
高土龙　衢州市开化县卫生局
倪淑红　浙江省立同德医院
虞晓红　宁波市海曙区卫生局
（十二）安徽（16名）
王　鹏　黄山市屯溪区卫生局
叶　庆　马鞍山市卫生局
邢　飞　安庆市卫生局
刘春颖　宿州市卫生局
刘隆盛　池州市卫生局
刘素林　淮南市卫生局
张为民　安徽省卫生厅信息中心
陈怀勤　阜阳市卫生局

杨东林　蚌埠市卫生局
宋劲松　滁州市卫生局
周　泉　淮北市卫生局
周云静　芜湖市卫生局
赵少刚　亳州市卫生局
董学明　合肥市卫生局
薛定胜　巢湖市卫生局
霍鹏程　六安市卫生局

（十三）福建（16名）

王富珠　南平市卫生局
许玖华　龙岩市新罗区卫生局
张　乐　福清市卫生局
吴文忠　漳浦县农村卫生协会
苏永南　福建医科大学
陈连华　宁化县卫生局
陈祥意　宁德市卫生局
陈晓芩　福建省卫生厅
杨翠玥　福建医科大学
陆顺意　福建中医药大学附属第二人民医院
洪如龙　泉州市卫生局
柯朝晖　莆田市卫生局
施婉玲　福建中医药大学附属人民医院
黄才茂　福建省卫生厅
曾允萱　厦门市中医院
谢志平　南安市卫生局

（十四）江西（18名）

兰　昊　萍乡市卫生局
刘希伟　江西省中医管理局
陈俊友　宜春市袁州区卫生局
陈丽娟　鹰潭市卫生局
何文英　抚州市卫生局
吴金旺　景德镇市卫生局
张晓鸿　赣州市卫生局
郑林华　江西省中医管理局
罗燕萍　吉安市卫生局
姜　磊　江西省中医院
江共涛　南昌市洪都中医院
梁友秋　萍乡市卫生局
黄左陈　都昌县卫生局
黄慧英　新余市卫生局
章德华　上饶市弋阳县卫生局
舒　静　南昌市卫生局
韩泽标　上饶市鄱阳县中医院
熊建华　南昌市卫生局

（十五）山东（22名）

马俊峰　临沂市卫生局
王梦远　泰安市中医药管理局
尹桂清　聊城市卫生局
刘清明　山东省卫生厅
孙经杰　山东省卫生教育培训中心
杨　楚　寿光市卫生局
张万友　淄博市中医药管理局
张玉峰　东营市卫生局
汪运富　青岛市中医药学会
杨彦华　日照市中医医院
肖振良　山东中医药大学附属医院
杨艳红　滨州市中医药管理局
周胜红　山东省中医药研究院
姚俊红　菏泽市中医医院
郭通道　济南市中医管理局
唐长冬　济宁市卫生局
倪铁英　烟台市卫生局
袁景艳　德州市卫生局
秦满意　枣庄市卫生局
韩爱红　莱芜市人民医院
綦云霞　威海市中医院
冀春亮　山东省卫生教育培训中心

（十六）河南（24名）

丁宝兰　许昌县卫生局
王东政　三门峡市卫生局
王晓娜　淮滨县卫生局
李庆磊　河南中医学院
李树涛　济源市中医院
杜胜利　商丘市卫生局
张　焱　周口市中医管理办公室
张小琴　南阳市中医管理局
张秀琴　新乡市卫生局
杨延军　安阳市中医药学校附属医院
何雪萍　开封市卫生局
杨慧君　信阳市平桥区卫生局
和　琳　焦作市中医管理局
武亚东　郑州市卫生局
罗红昱　鹤壁市中医院
范东升　平顶山市中医管理局
段　涛　河南中医学院
徐　晶　濮阳市卫生局
栗二平　上蔡县中医院
黄保民　河南省中医药研究院
黄怡博　河南中医学院第一附属医院
焦　歌　洛阳市卫生局
雷　颀　河南中医学院第一附属医院
黎艳丽　漯河市中心血站

（十七）湖北（16名）

万　亮　孝感市云梦县卫生局
刘清芳　十堰市茅箭区卫生局
李京合　黄石市卫生局
芦　好　湖北省中医药管理局
杨　涛　鄂州市卫生局
杨祖旺　恩施土家族苗族自治州卫生局
张路路　襄阳市保康县卫生局
林　燕　荆州市卫生局
金镇源　咸宁市卫生局
姚康群　湖北省中医院
梁冬波　随州市卫生局
梁　刚　武汉市医学科学研究所
曾侠林　荆门市卫生局
熊　林　黄冈市卫生局
蔡　毅　武汉大学公共卫生学院
戴立清　宜昌市卫生局

（十八）湖南（22名）

左学军　衡阳市卫生局
朱战雄　张家界市卫生局
刘春华　怀化市卫生局
李　勇　郴州市卫生局
李传淑　常德市卫生局
何　林　邵阳市卫生局
张　镭　岳阳市卫生局
邱卫东　岳阳市平江县卫生局
杨文洲　湖南省中医药管理局
林江伟　湖南省会同县农村合作医疗管理办公室
罗建国　娄底市卫生局
周　君　怀化市辰溪县卫生局
周菲菲　湘潭市卫生局
欧阳德群　永州市卫生局
赵水秀　湖南中医药高等专科学校附属第一医院
贺学先　株洲市卫生局
胡铁骊　湖南中医药大学第一附属医院
徐　红　益阳市卫生局
唐玉生　永州市卫生局
黄跃平　长沙市卫生局
谭　韦　湖南省卫生信息管理中心
蔡　萌　湘西土家族苗族自治州卫生局

（十九）广东（18名）

冯而标　阳江市中医院
叶伟坚　东莞市卫生局
叶志球　云浮市卫生局
卢剑辉　揭阳市卫生局
刘汉平　佛山市卫生局
李　戈　梅州市卫生局
余　玲　汕尾市卫生局
苏汉平　茂名市卫生局
杨业春　广州中医药大学第一附属医院
陈佩贞　江门市五邑中医院
肖树江　韶关市卫生局
杨萍芳　惠州市卫生局
吴强辉　清远市卫生局
林芳晓　珠海市卫生局
郑黎明　潮州市中医医院
翁素冰　汕头市卫生局
梁　元　肇庆市卫生局
谢国志　河源市卫生局

（二十）广西（16名）

于　晖　桂林市卫生局
马晓伟　来宾市卫生局
冯　战　北流市民乐中心卫生院
付佳颖　柳州市卫生局
卢健棋　广西中医学院第一附属医院
李　宁　崇左市卫生局
陈　源　北海市卫生局
吴　燕　贵港市卫生局
何志成　钦州市卫生局
郑　红　百色市卫生局
周　琳　柳州市中医院
杨　鑫　桂林市医学情报所
党海松　钟山县卫生局
黄粤飞　梧州市中医医院
董　彤　贵港市中医医院
潘海庭　马山县卫生局

（二十一）海南（7名）

王正成　昌江黎族自治县卫生局
关义芳　乐东黎族自治县卫生监督所
李友聚　三亚市卫生局医学会
吴育玲　万宁市卫生局
郑智超　海南省中医院
高允锁　海南省人民医院
谢敏湖　临高县卫生局

（二十二）重庆（14名）

艾旭茂　巴南区卫生局
白晓燕　秀山县卫生局
刘　瑶　酉阳自治县卫生局
张　玲　荣昌县卫生局
杨　洋　大渡口区卫生局
何登禄　丰都县卫生局
贺显万　石柱县卫生局
唐丽灵　重庆市卫生局
唐正琴　武隆县卫生局
徐忠明　涪陵区卫生局
蔡继祥　南川区卫生局
焦俊秋　九龙坡区卫生局
魏全胜　铜梁县卫生局
魏运清　沙坪坝区卫生局

（二十三）四川（24名）

马维光　资阳市中医药管理局
王　[illegible]　四川省中医药科学院
石友宜　巴中市卫生局
刘　云　攀枝花市卫生信息中心
陈　平　资中县卫生局
李　果　宜宾市兴文县中医医院
李俊宏　自贡市中医药管理局
邱亚莉　泸州市卫生局
张　刚　德阳市卫生局
张　颖　成都市中医药管理局
张远国　雅安市卫生局
张耀辉　遂宁市卫生局
杜欣颖　四川省中医药科学院
杨利民　广安市中医药管理局
罗文理　眉山市卫生局
罗德英　凉山州卫生局
哈　姆　阿坝州卫生局
胡　强　广元市中医医院
郭新苗　南充市中医药管理局
贾建勋　四川省中医药管理局
喻照明　达州市卫生局
廖丽娟　乐山市卫生局
颜成高　绵阳市卫生局
戴宗栋　甘孜州卫生局

（二十四）贵州（14名）

马绍松　黔东南州卫生局
刘　盘　六盘水市卫生局
孙常青　贵阳市小河区卫生和食品药品监督管理局
孙素栾　贵阳中医学院第一附属医院
张　敏　江口县卫生和食品药品监督管理局
吴小宇　贵阳市卫生局
张仁璋　威宁县卫生和食品药品监督管理局
冷高红　玉屏侗族自治县卫生和食品药品监督管理局
罗　震　遵义县卫生和食品药品监督管理局
袁维真　贵阳中医学院第二附属医院
黄　健　遵义市卫生局
黄中湖　独山县中医院
彭万本　安顺市卫生局
戴晓牧　黔西南州卫生局

（二十五）云南（14名）

邓园媛　普洱市卫生局
龙江涛　玉溪市卫生局
许　素　经河州卫生局
邱　冬　昭通市卫生局
李　波　德宏州卫生局
李陈玲　临沧市卫生局
张冬梅　昆明市卫生信息中心
杨友樟　迪庆州藏医院
依　香　西双版纳州卫生局
赵　薇　保山市中医医院
姚丽明　怒江州卫生局
梁　丹　大理州卫生局
谢从益　云南省中医院
缪　虹　文山州卫生局

（二十六）西藏（8名）

扎西次仁　山南地区藏医院
尼　玛　西藏藏医药管理局
加　措　林芝地区卫生局
申志信　那曲地区聂荣县卫生局
次　旦　阿里地区改则县卫生服务中心
穷　达　日喀则地区卫生局
罗布次仁　拉萨市堆龙德庆县卫生服务中心
梁玉勇　昌都地区卫生局

（二十七）陕西（16名）

卜小江　延安市卫生局
卢　棣　陕西省中医医院
冉书为　汉中市卫生局
李航洲　咸阳市卫生局
花旭茂　西安市户县卫生局
张　君　榆林市卫生局
张　鑫　陕西省中医药管理局
张建玲　铜川市卫生局
尚　斌　渭南市卫生局
赵　琳　陕西省中医医疗质量监测中心
袁若华　陕西省中医医疗质量

监测中心
袁瑞华 陕西省中医药管理局
黄 斌 陕西省中医药管理局
董红梅 商洛市卫生局
熊晓芳 安康市卫生局
（二十八）甘肃（16名）
马月英 甘肃省中医药管理局
马亚丽 金昌市卫生局
才让吉 甘南州卫生局
王新军 陇南市武都区卫生局
成 昕 嘉峪关市卫生局
刘 聪 庆阳市卫生局
许顺武 陇西县卫生局
杨 征 兰州市卫生局
肖彦成 白银市卫生局
李积英 张掖市卫生局
李耀一 天水市卫生局
郝志军 金塔县卫生局
胡兆蓉 临夏州中医医院
胡宏举 平凉市卫生局
根 桑 天祝藏族自治县藏医药开发研究所
彭 涛 甘肃中医学院附属医院
（二十九）青海（8名）
丁玉澜 海东地区卫生局
李 存 海西州卫生局
沈海存 海东地区循化县新型农村合作医疗办公室
张维和 海南藏族自治州卫生局
卓 玛 青海省藏医院
赵 源 黄南藏族自治州卫生局
赵文琦 西宁市卫生局
殷得林 青海省中医院
（三十）宁夏（8名）
马晓芸 泾源县卫生局
刘建平 银川市中医医院
杨 静 宁夏回族自治区卫生信息中心
杨 茜 银川市卫生局
杨文君 石嘴山市卫生局
沙利荣 宁夏卫生厅中医药管理局
赵云成 中卫市卫生局
董 涛 吴忠市卫生局
（三十一）新疆（10名）
王 伟 塔城地区卫生局
王汉喜 阿克苏地区拜城县维吾尔医医院
杨 洁 乌鲁木齐市卫生局
李 博 昌吉回族自治州卫生局
张晓霞 克孜勒苏柯尔克孜自治州卫生局
阿米娜·阿地力 和田地区卫生局
苟 舞 哈密地区卫生局
武爱国 吐鲁番地区鄯善县农合办
段景梅 博尔塔拉蒙古自治州精河县卫生局
黄 亮 新疆维吾尔自治区中医民族医药管理局
（三十二）兵团（8名）
白 鸽 六师卫生局
吕 亮 一师卫生局
苏刚强 石河子大学医学院
宋国平 哈密红星医院中医分院
李彩云 七师卫生局
孟 凯 十师卫生局
蕾 蕾 石河子市卫生局
魏董梅 四师卫生局
（三十三）有关个人（23名）
丁利伟 石家庄市长安区卫生局
马 强 无极县卫生局
马 利 湖北中医药大学
王 平 湖北中医药大学
王胜杰 国家统计局
卞 丽 湖北中医药大学
毛树松 湖北中医药大学
付文娇 湖北中医药大学
杨海丰 湖北中医药大学
李 庚 湖北中医药大学
李金芳 湖北中医药大学
张 铭 上海中医药大学附属龙华医院
冷荣久 吉林省中医药管理局
张书金 石家庄市中医院
吴振海 井陉县卫生局
周 婷 湖北中医药大学
郑格琳 中国中医科学院望京医院
洪宝林 北京中医药大学
祖亮华 上海中医药大学
高 洁 上海中医药大学附属龙华医院
聂海洋 长春中医药大学
崔志伟 湖北中医药大学
曾洁玲 湖北中医药大学
三、特别贡献奖（9个）
卫生部统计信息中心
吉林省中医药管理局
石家庄市卫生局
湖北中医药大学信息工程学院
李安明 武汉大学
竺丽明 上海中医药大学附属曙光医院
陈珞珈 中国中医科学院望京医院
房耘耘 北京中医药大学
赵 臻 湖北中医药大学

国家中医药管理局关于印发中医医院肺病科等10个科室建设与管理指南（试行）的通知

国中医药医政发〔2011〕44号

各省、自治区、直辖市卫生厅局、中医药管理局，新疆生产建设兵团卫生局，中国中医科学院，北京中医药大学：

为加强中医医院临床科室建设与管理，我局组织制定了《中医医院肺病科等10个科室建设与管理指南（试行）》（以下简称《指南》）。现印发给你们，请参照执行。

《指南》电子版可在国家中医药管理局政府网站下载(www.satcm.gov.cn)。

工作中有何意见和建议，请及时与我局医政司联系。

国家中医药管理局

二〇一一年九月十四日

国家中医药管理局关于命名河北省井陉县等44个地区为全国基层中医药工作先进单位的决定

国中医药医政发〔2011〕45号

各省、自治区、直辖市和计划单列市、副省级省会城市卫生厅局、中医药管理局，新疆生产建设兵团卫生局：

为切实推动基层中医药事业发展，充分发挥典型示范带动作用，营造全社会共同参与和支持基层中医药事业发展的良好氛围，经国务院纠正行业不正之风办公室批准，自2010年起，我局决定开展全国基层中医药工作先进单位建设工作。根据2011年工作总体安排，经以县（市、区）为单位创建评估、所在省（区、市）中医药管理部门审核推荐和我局组织专家检查评估，我局决定将河北省井陉县等35个县（市、区）命名为全国农村中医药工作先进单位，将黑龙江省哈尔滨市道外区等9个区命名为全国社区中医药工作先进单位。先进单位荣誉称号自发文之日起生效，有效期5年。

希望获得先进单位荣誉称号的地区进一步贯彻落实《国务院关于扶持和促进中医药事业发展的若干意见》（国发〔2009〕22号）精神，根据《国家中医药管理局关于印发全国基层中医药工作先进单位建设工作管理办法的通知》（国中医药医政发〔2010〕46号）有关要求，制定加强基层中医药工作的5年工作规划，认真总结经验，巩固创建成果，不断探索中医药在基层卫生服务中充分发挥作用的新思路、新方法、新机制，提高建设水平与质量，为保障人民群众健康、促进基层中医药服务发展作出新贡献。5年工作规划需经同级人民政府批准、省级中医药管理部门审核同意后，于2012年4月底前报国家中医药管理局备案后实施。

各有关省级中医药管理部门要加强对先进单位的指导、监督和管理，注重推广先进单位的经验，发挥典型示范作用，以点带面，进一步推动农村和社区中医药服务的发展。

附件：全国基层中医药工作先进单位名单

国家中医药管理局

二〇一一年九月十五日

附件 全国基层中医药工作先进单位名单

全国农村中医药工作先进单位：

河北省井陉县
河北省内丘县
辽宁省大连市金州区
辽宁省清原县
吉林省抚松县
吉林省镇赉县
黑龙江杜蒙县
黑龙江肇源县
江苏省如皋市
浙江省海宁市
安徽省阜南县
山东省新泰市
山东省滕州市
山东省淄博市张店区
山东省青州市
河南省宝丰县
河南省郸城县
河南省林州市
河南省罗山县
广东省新兴县
广东省郁南县
贵州省凤冈县
甘肃省高台县
甘肃省陇西县
甘肃省山丹县
陕西省宝鸡市陈仓区
陕西省高陵县
陕西省华县
陕西省蒲城县
陕西省石泉县
青海省贵南县
青海省河南县
青海省互助县
青海省乐都县
宁夏回族自治区中宁县

全国社区中医药工作先进单位：

黑龙江省哈尔滨市道外区

江苏省泰州市高港区
安徽省合肥市包河区
山东省济宁市任城区
山东省济南市天桥区
河南省郑州市上街区
河南省焦作市山阳区
重庆市九龙坡区
重庆市沙坪坝区

国家中医药管理局关于印发《中医医院信息化建设基本规范》和《中医医院信息系统基本功能规范》的通知

国中医药办发〔2011〕46号

各省、自治区、直辖市卫生厅局、中医药管理局，新疆生产建设兵团卫生局，有关单位：

为进一步加强和规范中医医院信息化建设，提高中医医院信息化水平，推进中医药信息化发展，我局在《中医医院信息化建设基本规范（试行）》（国中医药发〔2003〕53号）的基础上，组织制定了《中医医院信息化建设基本规范》和《中医医院信息系统基本功能规范》，现印发执行（规范文本在国家中医药管理局网站下载）。

国家中医药管理局
二〇一一年十月十二日

国家中医药管理局关于表彰全国中医药文化建设先进单位和先进个人的通知

国中医药办发〔2011〕47号

各省、自治区、直辖市卫生厅局、中医药管理局，新疆生产建设兵团卫生局，局各直属单位，北京中医药大学：

2007年以来，全国中医药文化建设和科学普及工作取得显著成绩，有力地推动了中医药事业的全面发展。组织开展了“中医中药中国行”等一系列内容丰富、百姓喜闻乐见的文化科普宣传活动，提高了广大人民群众的健康意识，涌现出了一批表现突出的先进单位和先进个人。

为调动广大中医药工作者的积极性和创造性，进一步深入开展中医药文化建设和科普宣传工作，我局决定授予北京市东城区卫生局等107个单位“全国中医药文化建设先进单位”荣誉称号，授予赖南沙等200人“全国中医药文化建设先进个人”荣誉称号（详见附件）。希望受表彰的单位和个人努力工作，再创佳绩，为中医药文化建设和科学普及工作作出更大的贡献。

附件：全国中医药文化建设先进单位和先进个人名单

国家中医药管理局
二〇一一年十月十六日

附件 全国中医药文化建设先进单位和先进个人名单

一、先进单位名单（共计107家单位）

北京市东城区卫生局
北京中医药学会
北京中医药大学附属护国寺中医医院
天津中医药大学第一附属医院
天津市南开区卫生局
天津市武清区中医医院
河北省石家庄市卫生局
河北省保定市卫生局
河北省迁安市中医医院
山西中医学院第二中医院
太原市中医医院
运城市卫生局
内蒙古自治区国际蒙医医院
鄂尔多斯市蒙医研究所
乌海市蒙中医院
辽宁中医药大学附属医院
辽宁中医药大学附属第二医院
辽阳市中医院
吉林省中医药管理局

长春中医药大学
辽源市中医院
黑龙江省中医药管理局
黑龙江省中医研究院
齐齐哈尔市中医医院
上海中医药博物馆
上海中医药大学附属曙光医院
上海童涵春堂药业股份有限公司
江苏省中医药局
苏州市中医医院
如东县中医院
富阳市中医骨伤医院
温岭市中医院
杭州市拱墅区卫生局
安徽中医学院第一附属医院（安徽省中医院）
亳州市卫生局
太和县中医院
福建中医药大学
福建省晋江市中医院
福建省龙岩市中医院
萍乡市中医院
新建县中医医院
江西省樟树市中医医院
山东省中医药管理局
山东中医药大学附属医院
泰安市中医医院
河南省洛阳正骨医院
郑州市大肠肛门病医院
河南省睢县中医院
武汉市中医医院
湖北省襄阳市中医医院
红安县中医医院
岳阳市中医医院
衡阳市中医医院
浏阳市中医医院
广东中医药博物馆
广东省中医院
广东省中山市中医院
广西壮族自治区药用植物园
广西中医学院第一附属医院
南宁市中医院
海南省中医院
海口市中医医院
海南省三亚市中医院
重庆市沙坪坝区卫生局
大足县中医院
重庆市北碚区中医院
四川省中医药管理局
泸州医学院附属中医医院
兴文县中医医院
贵阳中医学院一附院
黔南州中医院
黔西南州中医院
云南省中医医院
腾冲县中医医院
西双版纳州民族医药研究所
西藏自治区藏医院
西藏山南地区藏医院
西藏林芝地区藏医院
陕西中医学院附属医院
榆林市中医医院
户县中医医院
甘肃省中医院
酒泉市中医院
临洮县中医院
青海省中医院
青海省海南藏族自治州藏医院
海西蒙古族藏族自治州蒙藏医医院
宁夏回族自治区中医研究院
石嘴山市中医医院
同心县回民中医医院
新疆维吾尔自治区中医民族医药管理局
新疆维吾尔自治区中医医院
新疆维吾尔自治区维吾尔医药研究所
新疆生产建设兵团医院
新疆生产建设兵团农十三师红星医院
新疆生产建设兵团农四师六十二团医院
中国中医科学院
中华中医药学会
中国中医药出版社
中国中医药报社
北京中医药大学
世中联(北京)远程教育科技发展中心
文化部外联局国际处
当代中医药发展研究中心
中国健康教育中心
中央电视台中华医药栏目
健康报社

二、先进个人名单（共计200人）

赖南沙　陈　詰　徐希胜　韩　平
张　杨　于铁成　邹澍宣　侯荣惠
李　强　何安月　周文平　曹东义
武洪民　高秀敏　朱立春　冯五金
王　旭　赵启红　武瑞平　董海原
杭盖巴特尔　纳贡毕力格　罗朝淑
赵　焱　宋玉林　胡日查　张明雪
柳越冬　李明哲　许　森　王保卫
孟庆彬　张晓明　朱桂祯　孙艳静
李景华　曲　峰　刘世斌　苗钱森
马庆华　冯世刚　严世芸　马俊坚
周　端　金利国　王杰宁　薛明新
虞鹤鸣　陈园桃　王心力　汤红芳
黄　琦　杨　勇　陈永灿　宫温虹
马高祥　薛西林　李　平　李　琼
项小明　许国银　李灿东　林应华
余光清　徐福东　吴　剑　程兆盛
蒋小敏　林家坤　陈日新　陈光来
赵吉来　赵国磊　葛　明　刘更生
耿　杰　郭光俊　庞国明　吕建峰
唐显东　崔书克　王顺华　陈　军
郑国本　向大安　柯昌桥　隋国庆
何清湖　王诚喜　陈福如　巫绍中
古展群　赖洪康　李　朝　吴志强
林晓生　庞　军　李敏智　梁　健
杨　渊　黄　科　张永杰　羊金灵
文惠妃　李百良　吴文珍　马有度
刘明怀　冉启华　幸亨泽　吴文超
覃　珊　刘小凡　马烈光　贾天贵
孟　炼　张培琴　孙　波　胡建山
蒋贵平　罗　洪　张　竣　侯　宾
王　健　丁一先　杨本雷　巴　桑
德　吉　次旦央吉　扎西次仁
阿旺单增　杨晓航　焦振廉
安军明　李清林　童嘉龙　杜维成
张　伟　李莲英　张天德　史建林
高　鹏　李梅琴　索南措　项欠本
才亨嘉　王孟妍　杨柏健　邝　群
刘东鹏　张万昌　张太芳
阿力甫·吐尔地　刘景国　武继先
多力昆江·祖农　边文贵　何念善
李彩云　班新能　梁　军　柳长华
杨金生　王　奕　贺　娟　毛嘉陵
王国辰　刘维忠　张镜源　房书亭
王　琦　王　键　刘宏岩　孙光荣
李经纬　张其成　钱超尘　温长路
樊正伦　陈贵廷　靳　琦　梁永宣
王燕平　刘剑峰　王　宜　欧阳波
宋志华　兰　静　王汉杰　邹启山
洪勇刚　王君平　王　茜　曾利明
赵洪涛　吕　芸　李　斌　贾勇强
田雅婷　韩　霁

国家中医药管理局关于印发《全国中医药行业开展法制宣传教育第六个五年规划（2011～2015 年）》的通知

国中医药法监发〔2011〕48 号

各省、自治区、直辖市中医药管理局，卫生厅局中医处，局直属单位：

为认真贯彻落实《中共中央、国务院关于转发〈中央宣传部、司法部关于在公民中开展法制宣传教育的第六个五年规划（2011～2015 年〉的通知》（中发〔2011〕7 号）和十一届全国人大常委会《关于进一步加强法制宣传教育的决议》精神，进一步发挥法制宣传教育在落实依法治国基本方略、维护社会和谐稳定方面的重要作用，促进中医药行业法治化管理水平的提高，形成中医药事业科学发展的良好法治环境，我局制定了《全国中医药行业开展法制宣传教育的第六个五年规划（2011～2015 年）》，现印发你们，并提出以下要求：

一、中医药行业各级领导干部和广大职工要从全面落实科学发展观、保障和促进中医药改革与发展的高度，进一步提高加强法制宣传教育工作重要性的认识，切实增强做好法制宣传教育工作的自觉性和使命感。

二、各级中医药管理部门要根据全国中医药行业开展法制宣传教育的第六个五年规划确定的指导思想、目标任务、步骤安排等内容和要求，结合当地实际，制订具体的法制宣传教育计划，落实各项法制宣传教育工作任务和安排，针对不同对象深入开展法制宣传教育。

三、各级中医药管理部门要加强对“六五”普法工作的领导，成立普法领导小组，落实责任机构和人员，落实普法经费，建立和实行法制宣传教育工作责任制，明确职责，量化标准，实行目标管理。

四、省级中医药管理部门要尽快制订当地的普法工作计划，并于 2011 年 12 月 31 日前报我局政策法规与监督司备案。

联 系 人：侯卫伟

联系电话：010-59957675

附件：国家中医药管理局“六五”法制宣传教育工作领导机构及具体职责分工

国家中医药管理局

二〇一一年十一月七日

附件　全国中医药行业开展法制宣传教育第六个五年规划（2011～2015 年）

为进一步加强中医药行业法制宣传教育，推进中医药法制建设，全面提高中医药行业法治化管理水平和中医药行业人员的法律素质，为中医药发展创造良好的法治环境，根据《中共中央、国务院转发〈中央宣传部、司法部关于在公民中开展法制宣传教育的第六个五年规划（2011～2015 年）〉的通知》和十一届全国人大常委会《关于进一步加强法制宣传教育的决议》的要求，结合卫生部《卫生系统开展法制宣传教育的第六个五年规划（2011～2015 年）》和中医药普法工作实际，制定本规划。

一、指导思想、主要目标和工作原则

（一）指导思想。高举中国特色社会主义伟大旗帜，以邓小平理论和“三个代表”重要思想为指导，深入贯彻落实科学发展观，围绕“十二五”时期经济社会发展的目标任务，按照全面落实依法治国基本方略和加强法治政府建设的新要求，立足于推动中医药事业科学发展，坚持法制宣传教育与社会主义核心价值体系教育相结合、与社会主义法治理念教育相结合、与社会主义公民意识教育相结合、与中医药文化建设相结合、与中医药行业法治实践相结合，进一步加强中医药行业法制宣传教育，深入推进依法治理，大力弘扬社会主义法治精神，为中医药事业发展营造良好的法治环境。

（二）主要目标。适应中医药行业法制建设和广大干部职工对法律知识的现实需求，通过深入扎实的法制宣传教育和法治实践，进一步提高中医药行业广大干部职工学法尊法守法用法的意识和素质。深入开展社会主义法治理念教育，进一步提高中医药管理部门公务员依法办事的能力和水平，增强中医药行业依法治理的自觉性，提高法治化管理水平。

（三）工作原则。坚持围绕中心、服务大局，围绕卫生工作重点和中医药“十二五”规划的中心工作，深入开展法制宣传教育，服务中医药事业发展；坚持以人为本、服务群众，着眼于实现好、维护好和发展好人民群众的健康权益，根据中医药行业广大干部职工的实际法律需要，开展法制宣传教育；坚持分类指导、注重实效，根据地域、对象的不同和中医药行业的特点，确定法制宣传教育的重点内容，增强工作的针对性和实效性；坚持学用结合、普治并举，坚持法制宣传教育与中医药法治实践相结合，深入推进中医药事业的依法治理；坚持与时俱进、改革创新，把握中医药行业法制宣传教育工作规律，创新工作理念，完善工作机制，改革工作方法。

二、主要任务

（一）深入学习宣传宪法、中国特色社会主义法律体系和国家基本法律。将深入学习宣传宪法作为中医药法制宣传教育工作的基础性、根本性工作，全面深刻理解宪法的基本原则和精神，进一步增强中医药行业广大干部职工崇尚宪法、遵守宪法、维护宪法权威的意识。加强中国特色社会主义法律体系的学习宣传，深入学习宣传其形成的重要意义、基本经验及基本构成、基本特征，坚定走中国特色社会主义法治道路的决心和信心。深入学习宪法相关法、行政法、社会法、诉讼与非诉讼程序法等方面的法律，形成学法、守法、用法的良好法治氛围，充分发挥法律在扶持、促进和规范中医药事业发展中的作用。

（二）深入开展社会主义法治理念教育。加大社会主义法治理念的宣传教育力度，深入学习社会主义法治理念的基本特征、本质属性和基本内容，牢固树立并自觉践行依法治国、执法为民、公平正义、服务大局、党的领导的理念，切实提高中医药行业广大干部职工的政治意识、大局意识和法治意识，使社会主义法治理念逐步深入人心。

（三）围绕卫生及中医药中心工作开展法制宣传教育。深入学习宣传深化医药卫生体制改革相关政策措施，使广大医务人员和人民群众能够正确认识、参与和支持医改。重点学习宣传医疗卫生、食品药品安全、公共卫生和中医药方面的法律、法规，促进中医药事业发展与经济社会发展相协调。围绕群众关切、反映强烈的问题，深入开展以打击非法行医、制售假冒伪劣中医药产品为重点的法制宣传教育，切实维护医疗服务秩序和群众就医安全。

（四）结合中医药行业的工作实际，全面贯彻落实中医药相关法律、法规。以继续贯彻落实《中华人民共和国中医药条例》等法律、法规以及中医药地方性法规等专门性法规为重点，系统学习中医药医疗服务、科研、教育、国际交流合作等规章、规范性文件。同时，要重视学习中医药相关法律、法规，使中医药行业广大干部职工了解国家关于中医药的政策措施和法律制度，熟悉掌握中医药管理各方面的具体规定，形成遵规守法、加强自律的良好氛围。

（五）深入推进中医药行业依法治理。坚持中医药法制宣传教育与中医药法治实践相结合，积极探索和推进中医药行业依法治理的实践形式。认真贯彻《全面推进依法行政实施纲要》和《国务院关于加强法治政府建设的意见》，健全行政执法程序，规范行政执法行为，强化行政监督和问责，完善执法责任制、执法公示制和执法过错责任追究制，积极推进法律的有效实施，不断提高公信力和执行力，进一步提高中医药行业依法治理水平。

（六）围绕和谐医患关系开展法制宣传教育。学习宣传社会治安综合治理、突发事件应急管理相关法律、法规，提高社会化管理水平；学习宣传信访、投诉、调解等法律、法规，促进中医药管理部门和中医医疗机构依法化解矛盾纠纷；学习宣传行政复议与诉讼、侵权责任、医疗纠纷调处等法律、法规，引导公民依法有序表达利益诉求。

（七）深化“法律进机关、进单位”中医药法制宣传教育主题活动。立足提高公务员社会主义法治理念，深入开展“法律进机关”活动，把法律、法规作为中医药管理部门领导干部学习的重要内容。为公务员学法提供条件、搭建平台，建立和落实公务员学法制度，逐步实现法律知识考试考核工作的规范化。深入开展“法律进单位”活动，围绕提高中医医疗服务质量和服务水平，保障医疗安全，促进法治化、规范化管理，组织开展形式多样的法制宣传教育活动。结合中医药工作实际开展社会性公益法制宣传，做好“12·4”全国法制宣传日活动，利用法律宣传月、宣传周、纪念日等，利用各种媒体，采用多种形式，开展面向社会的中医药法制宣传教育活动，营造良好的中医药事业发展的法制环境。

三、对象和要求

（一）对象。

中医药法制宣传教育的对象是全国中医药行业广大干部职工以及中医药行政管理相对人，重点加强对各级中医药管理部门和事业单位的领导干部、公务员的法制宣传教育。

（二）要求。

1. 切实加强领导干部学法、守法、用法。各级领导干部要带头学法、用法，树立在宪法和法律范围内活动的观念，提高依法管理中医药事务的能力，规范决策、管理和服务行为。大力推进领导干部法制教育制度化、规范化，继续坚持和完善党委（党组）理论学习中心组集体学法制度、领导干部法制讲座制度、法律知识年度考试考核制度，并把掌握法律知识和学法、守法、用法的情况作为领导干部年度考核和任前考察时的重要内容。

2. 大力推进公务员学法、守法、用法。将公务员学法、守法、用法作为公务员培训的内容，进一步促进中医药行政管理部门公务员以及行政执法人员的依法行政能力和水平提高。加强基本法律知识和履行职责相关的专门法律知识学习，定期开展社会主义法治理念教育、专门法律知识轮训和新颁布法律、法规专题培训。坚持和完善法律知识考试考核制度，将公务员依法办事情况作为任职、晋升的重要依据。加强廉政法制教育，促进惩治和预防腐败体系建设，培养公务员树立有权必有责、用权受监督、违法要追究的观念。

3. 扎实开展中医药专业技术人员的法制宣传教育。继续开展在岗人员的法律知识学习，采取多种形式，结合工作需要，开展法制教育和法制培训，培养中医药专业技术人员遵守法律、法规，遵循技术规范，依法开展执业活动的自觉意识，增强其懂法、用法，善于运用法律知识和手段，维护自身和保障患者合法权益的能力。

4. 广泛开展面向人民群众的中医药法制宣传教育。各级中医药管理部门要采取群众喜闻乐见的形式向社会宣传中医药方面的法律、法规，使社会各界特别是中医药行政管理相对人了解中医药法律、法规，提高自觉遵守中医药法律、法规的意识。要充分利用各种资源和手段加强中医药法制宣传教育阵地建设。

四、工作步骤和安排

宣传发动阶段：各地中医药管理部门要按照规划确定的内容和要求，结合本地区的实际，制订当地中医药“六五”普法实施计划或将中医药普法内容纳入当地卫生“六五”普法实施计划，于2011年12月31日前报国家中医药管理局备案。同时，做好当地中医药法制宣传教育的组织、宣传、发动工作。

组织实施阶段：2011年下半年至2015年，各级中医药管理部门要根据规划确定的目标任务和要求，结合地方实际，制订年度工作计划，突出年度工作重点，采用灵活多样的形式，利用各种媒介，立足本行业，面向全社会开展法制宣传教育活动。切实做到部署及时、措施有效、指导有力、督促到位，将规划的各项任务要求落到实处。2013年，国家中医药管理局对各地中医药法制宣传教育情况进行中期督导检查和评估。

检查验收阶段：2015年下半年。各地中医药管理部门要按照规划确定的目标、任务和要求，对本地区“六五”普法规划的实施情况进行自查，做好查漏补缺和总结验收工作。国家中医药管理局将组织对各地中医药管理部门“六五”普法进行全面考核验收、总结和评比。

五、组织领导和保障措施

（一）国家中医药管理局成立“六五”法制宣传教育工作领导小组，由领导任组长，办公室设在政策法规与监督司。省级中医药管理部门要在当地党委、政府的领导下，健全本地区中医药行业的普法依法治理领导机制，明确领导职责，要指定一名主要领导负责“六五”普法工作，并成立相应的“六五”普法领导机构和工作机构，并报国家中医药管理局备案。

（二）各级中医药管理部门要继续加强中医药普法工作机构的建设，根据实际情况统筹安排相关经费，保证普法工作正常开展。要推进普法阵地建设，完善中医医院等机构场所的法制宣传教育设施，利用报刊、网络等媒体开展法制宣传教育，办好普法专栏，组织编写高质量的普法刊物。

（三）各级中医药管理部门要建立、健全中医药法制宣传教育考核评价机制。建立、健全中医药法制宣传评估运行机制，完善评估考核指标体系，开展规划实施的年度和阶段性考核工作；建立、健全激励监督机制，开展法制宣传教育表彰奖励工作。

（四）各级中医药管理部门要落实中医药普法工作责任制，明确有关部门和人员的职责，实行目标量化管理，对中医药普法工作定期进行检查、督促。

附件　国家中医药管理局“六五”法制宣传教育工作领导机构及具体职责分工

一、国家中医药管理局“六五”法制宣传教育工作领导机构

（一）领导小组

组　长：王国强

副组长：于文明

成　员：王志勇　王　炼　姜在旸　武　东　查德忠　许志仁　苏钢强　王笑频　杨　锐　陈贵廷

（二）办公室

主　任：麻　颖

成　员：余海洋　侯卫伟　张庆谦

二、具体职责分工

办公室：负责全国中医药行业法制宣传教育大型宣传活动的策划和实施，负责在局政府网站设置中医药法制宣传教育专题栏目和中医药法律、法规上网公布工作。

人事教育司：负责建立完善领导干部学法制度，探索建立领导干部任职前法律知识学习培训制度。健全中医药管理部门工作人员学法制度，负责公务员法制培训考核工作。

规划财务司：负责统筹安排相关专项经费，保障法制宣传教育工作的经费需求。

政策法规与监督司：负责组织全国中医药行业“六五”普法规划的制定及实施工作，组织编印全国中医药行业“六五”普法教材，强化中医药行政执法人员培训。

医政司：负责医护人员的法制宣传教育，培养医护人员遵守法律、法规，遵循技术规范，依法开展执业活动的自觉意识，增强其懂法用法，善于运用法律知识和手段，维护自身合法权益的能力。重点加强非公有制中医医疗机构人员的法制宣传教育。

直属机关党委：负责局机关和直属单位普法工作的组织实施。

卫生部、国家中医药管理局关于印发《中医药对外交流与长期合作中长期规划纲要（2011～2020）》的通知

国中医药国际发〔2011〕50号

各省、自治区、直辖市卫生厅局、中医药管理局，新疆生产建设兵团卫生局，各有关单位：

为贯彻落实《中华人民共和国国民经济和社会发展第十二个五年规划纲要》和《国务院关于扶持和促进中医药事业发展的若干意见》（国发〔2009〕22号）精神，进一步加强和指导中医药对外交流和合作工作，促进中医药事业科学发展，为国家经济建设和社会发展服务，为人类健康服务，卫生部与国家中医药管理局联合制定了《中医药对外交流与合作中长期规划纲要（2011～2020）》。现印发给你们，请在对外交流与合作中贯彻落实。

卫生部

国家中医药管理局

二〇一一年十二月二十三日

中医药对外交流与合作中长期规划纲要（2011～2020）

为贯彻落实《中华人民共和国国民经济和社会发展第十二个五年规划纲要》和《国务院关于扶持和促进中医药事业发展的若干意见》，进一步加强和指导中医药对外交流与合作工作，促进中医药事业科学发展，为国家经济建设和社会发展服务，为人类健康服务，制定本规划。

一、现状与趋势

进入新世纪以来，我国综合国力大幅提升，国际地位显著提高，中医药事业取得长足发展。多种形式的中医药对外医疗保健服务向全世界展示了中医药在医药卫生和人类健康促进中的独特优势，多途径、多形式、多层次的中医药国际教育合作已具有一定规模，一些中医药国际科技合作项目在国际医学界引起广泛关注，中药企业走向国际市场步伐加快，中医药产品和服务贸易稳步发展。目前，我国与外国政府及有关国际组织已签订了含有中医药合作内容的双边政府间协议96个，专门的中医药合作协议49个。第62届世界卫生大会通过了《传统医学决议》，敦促各成员国推动将传统医学纳入国家卫生服务体系中予以发展。国际标准化组织中医药（暂定名）技术委员会已经成立。“中医针灸”已列入“人类非物质文化遗产代表作名录”，《本草纲目》和《黄帝内经》已列入“世界记忆名录”。60多个国家和地区的200多个团体会员参加了世界针灸学会联合会和世界中医药学会联合会两个国际中医药学术组织，世界针灸学会联合会已与世界卫生组织建立正式关系。对香港、澳门特别行政区和台湾地区的中医药交流与合作不断得到加强。中医药在国际医学界的地位越来越重要，中医药对外交流与合作工作已成为我国外交工作和中国特色医药卫生事业发展中富有特色且不可或缺的重要组成部分。

随着健康观念和医学模式的转变，中医药的整体思维、辨证论治、“治未病”等核心思想，正逐步得到国际社会及多学科的认可和接受。近年来，中医药在卫生应急和重大疾病防治方面的特色和优势作用正被越来越多的国家和地区所认识。中医药已传播到世界上160多个国家和地区，许多国家明确了中医药（特别是中医针灸）的法律地位，将中医药纳入医疗保险范畴，部分国家成立了专门的中医药管理机构，中医诊所、针灸中心已成为许多国家提供传统医药服务的主要模式和场所。中医药正处在快速走向世界的战略机遇期。

同时，中医药对外交流与合作还面临着不少困难和问题。中医药科学内涵、地位和作用还没有得到国际社会的广泛理解和认可。许多国家的政策性、技术性壁垒限制了中医药为世界各国人民医疗保健服务能力的发挥。中医药在海外发展过程中存在良莠不齐的客观实际。科技支撑能力、人才队伍和中药企业国际竞争力和影响力还不能满足中医药对外交流与合作及中医药走向世界的需要。中医药对外交流与合作工作的任务仍十分艰巨。

二、指导思想、基本原则和发展目标

（一）指导思想

以邓小平理论和“三个代表”重要思想为指导，深入贯彻落实科学发展观，遵循中医药发展规律，充分利用国内、国外两种资源、两个市场，着眼于创新合作方式、建立合作机制、拓展合作领域、提高合作效益，统筹推进中医药医疗、保健、教育、科研、文化和产业的对外交流与合作，扩大中医药应用范围和国际影响，推动中医药理论

和实践在世界范围内的丰富和发展，为国家总体外交和中国特色医药卫生事业发展服务。

（二）基本原则

政府引导，社会参与。发挥政府在中医药对外交流与合作中的指导作用，统筹规划，搭建平台。巩固民间交流与合作基础，形成社会各方参与中医药对外交流与合作的格局。

以内促外，以外强内。加强中医药的继承与创新，不断提高中医药在境外的发展实力。充分利用国际管理、科技、人才和资金等优势资源，推进中医药现代化发展。

突出特色，文理兼顾。重视中医药文化传播和科普宣传在中医药对外交流与合作中的先导作用，促进国际社会对中医药理论和医疗保健服务作用的认同，推进中医药的海外应用。

因地制宜，分类指导。根据世界各国具体情况和对中医药的实际需求，结合国内各对外合作单位的资源优势，以务实、灵活、高效的合作模式，推进中医药对外交流与合作。

平等合作，互利共赢。尊重世界各国传统医学和当地风俗习惯，求同存异，相互包容，平等开展交流与合作，提高合作实效，推进世界传统医学、生命科学和医学科学的丰富和发展。

（三）发展目标

到 2015 年，与国际组织和外国政府间合作得到进一步巩固和拓展；中医药对外医疗、教育、科研合作的规模不断扩大，效益显著提高；中药产品出口额继续稳步增长，在中成药能够以药品形式进入国际医药市场方面取得进展；中医药国际标准制定取得突破，中医药文化的国际影响力明显增强；中医药民间对外交流与合作进一步得到加强，一批高水平中医药对外交流与合作基地基本建成，高素质中医药外向型人才队伍逐步形成。初步建立起适应中医药对外交流与合作的保障体系。

到 2020 年，中医药发展的国际环境得到明显改善，中医药医疗保健服务被更多国家或地区纳入医疗保健服务体系和医疗保险体系，中医药国际标准被更多国家认同，中医药文化传播和科普范围更加广泛，中医药对外服务范围和服务领域进一步扩大，对外交流与合作工作对中医药事业发展的贡献率显著提高。

三、主要任务

（一）加强与国际组织间的交流与合作

建立与相关国际组织的长效工作机制，深化与世界卫生组织、国际标准化组织、联合国教科文组织等国际组织的合作，积极参与国际组织发展战略、运行规则、政策动态和标准规范的研究与制定，推动建立有利于中医药发展的国际规则体系。

（二）巩固和拓展与外国政府间的交流与合作

建立政府间稳定的交流合作对话机制，密切高层接触和往来，加强传统医学政策法规、人员资质、产品注册、市场准入、质量安全监管等方面的对话沟通和经验分享。促进相互理解与合作，为有条件的中医医疗机构、科研院所、高等院校和中药企业“走出去”搭建平台，营造良好的合作环境。

（三）大力发展多种形式的中医对外医疗合作

巩固现有中医对外医疗合作基础，鼓励有条件的中医医疗机构和社会资本与国外医疗机构、社会团体合作，在境外建立一批高水平中医医疗机构，提供中医医疗和养生保健服务。大力发展与旅游业相结合的对外医疗保健服务产业，鼓励有条件的中医医疗机构申请获得国际知名保险机构的认证。在援外工作中进一步发挥中医药作用。

（四）全面推进多层次中医药国际教育合作

鼓励中医药高等院校、社会团体等机构与国外著名大学合作，扩大境外中医药学历教育和继续教育规模。优化教育结构，提高教育质量，推进中医药教育的国际标准建设。支持有条件的中医药院校拓展国际市场，吸引更多海外留学生来华接受学历教育。鼓励国内具有资质的中医药机构为国际中医药人员提供来华短期培训和进修。支持中医药院校开展对外非学历远程教育，提高中医药从业人员的素质和水平。

（五）深入开展高水平中医药国际科技合作

支持有条件的中医医疗机构、科研院所、高等院校和中药企业与国际科研机构、知名企业、名牌大学开展科技合作。利用国际先进的现代科学技术和方法，联合开展中医药基础理论、临床和中药产品等重点领域研究。加强中药资源和知识产权保护。不断提高我国中医药自主创新能力，为中医药进入国际主流医药市场发挥支撑引领作用。

（六）扩大中医药产品和服务贸易

采用政府引导与市场机制相结合的方式，整合国内外资源，支持中药企业在海外建立研究基地和营销网络，鼓励举办对外产品推介会、招商会及展览会，支持中药产品海外注册，依托行业组织，扩大中药产品的国际贸易规模，积极拓展海外市场。

建立以跨境支付、境外消费、商业存在和自然人流动四种国际服务贸易提供方式协调发展的中医药服务贸易体系。实施中医药服务贸易多元化战略，建设一批集中医药医疗保健、教育培训、文化传播等功能于一体的中医药服务贸易示范机构。加强中医药服务贸易信息平台建设，建立和完善中医药服务贸易统计体系。利用多边、双边自由贸易区谈判，推动中医药服务贸易发展。

（七）积极参与中医药国际标准制定

积极参与中医药医疗保健、教育教学、科学研究和生产销售的技术标准和管理规范的制定。

在国际社会普遍认可的标准体系下，逐步开展中医医疗机构设置、中医药教育、中医从业人员资质及中药出口企业资质的国际认证认可工作。

（八）推动中医药科普知识和文化国际传播

利用现代信息技术和传播手段，推动中医药科普知识和文化的国际传播。推动将中医药科普知识和文化传播工作纳入国家对外文化工作相关规划，积极利用各种平台和方式，开展中医药文化海外推广工作。针对不同国家营造中医药医疗、保健、教育、科研、产业等侧重点不同的市场发展环境。继续开展中医药项目申报“人类非物质文化遗产代表作名录”和“世界记忆名录”工作。组织开展中医药海外文化推介和科普宣传工程，在境外举办中医药文化巡展和巡回科普宣传。

（九）密切与港澳台交流合作

通过设立和支持内地与港澳地区具体合作项目，加强政策法规、医疗保健、教育培训、科学研究、医药产品、文化传播、科普宣传等各领域的交流与合作。扩大与台湾地区的中医药交流与合作，增加交流人次、提高合作层次、拓宽合作领域，推进务实合作，提高海峡两岸中医药服务能力。举办海峡两岸及港澳地区中医药学术交流大会，推进中医医疗、科研、教育、产业及管理等全方位的合作，实现海峡两岸及港澳地区中医药事业的共同发展。

四、保障措施

（一）组织保障

发挥中医药部际协调机制的作用，加强政府对全国中医药对外交流与合作工作的领导，统筹协调全国中医药对外交流与合作工作。成立国家中医药管理局对外交流合作专家咨询委员会。聘请有国际交流与合作经验及影响力的专家、知名人士作为中医药对外交流与合作顾问。建立中医药对外交流与合作信息收集和分享平台。地方各级中医药管理部门建立健全组织管理机构，配备专、兼职外事管理人员，负责本地区中医药对外交流与合作工作的统筹和协调。建立执行和追踪评估机制，保障规划的有效实施。

（二）政策保障

积极推动将中医药对外交流与合作纳入国家外交、卫生、教育、科技、产业、文化、贸易等发展战略中，建立、健全中医药对外交流合作的法规体系。创造条件，对积极参与中医药对外交流与合作的机构和专业技术人员给予支持。进一步加强出国（境）管理，规范对外交流与合作项目的实施，保障中医药对外交流与合作工作的有序开展。

（三）资金保障

通过多种方式筹措资金，支持中医药对外交流与合作。各级中医药管理部门积极争取地方财政支持。争取国家对中医药国际交流与合作专项资金的投入，引导、鼓励和带动社会各界加大对中医药对外交流与合作项目的投入力度，形成投资主体多元化、投资方式多样化的中医药对外交流与合作格局。

国家中医药管理局关于加强中医药文化建设的指导意见

国中医药办发〔2011〕51号

各省、自治区、直辖市卫生厅局、中医药管理局，新疆生产建设兵团卫生局，局各直属单位：

中医药（民族医药）文化是本质体现中医药特色优势的精神文明与物质文明的总和，是中华优秀文化传承体系的重要组成部分。为贯彻落实《中共中央关于深化文化体制改革、推动社会主义文化大发展大繁荣若干重大问题的决定》（以下简称《决定》）和《国务院关于扶持和促进中医药事业发展的若干意见》（以下简称《若干意见》），切实加强中医药文化建设工作，充分发挥中医药文化对中医药事业改革发展的引领和推动作用，提升中医药文化在经济社会发展中的贡献度，实现中医药文化大发展大繁荣，提出以下意见。

一、充分认识加强中医药文化建设的重要性和紧迫性

党和政府历来高度重视运用文化引领前进方向，凝聚奋斗力量，团结带领全国各族人民不断以思想文化新觉醒、理论创造新成果、文化建设新成就推动党和人民事业向前发展。改革开放特别是党的十六大以来，文化建设成为党和国家的一项重要战略任务，党的十七届六中全会要求坚持中国特色社会主义文化发展道路，努力建设社会主义文化强国。《决定》明确指出：“文化是民族的血脉，是人民的精神家园。在我国五千多年文明发展历程中，各族人民紧密团结、自强不息，共同创造出源远流长、博大精深的中华文化，为中华民族发展壮大提供了强大精神力量，为人类文明进步作出了不可磨灭的重大贡献。”优秀传统文化凝聚着中华民族自强不息的精神追求和历久弥新的精神财富，是发展社会主义先进文化的深厚基础，是建设中华民族共有精神家园的重要支撑，建设优秀传统文化传承体系是我们的历史责任。

中医药文化核心价值体系和以中华优秀传统文化为基础的社会主义核心价值体系有着共同的思想道德基础和价值取向，集中体现了中华民族的人文精神和优良品质。中医药文化是中医药学的根基和灵魂，是中医药事业持续发展的内在动力，是中医药学术创新进步的不竭源泉，也是中医药行业凝聚力量、振奋精神、彰显形象的重要抓手。我们要增强传承和发展中医药文化的自觉性和主动性，从发展繁荣社会主义文化、建设社会主义文化强国的全局来认识和把握加强中医药文化建设的重大意义。

《若干意见》强调要“繁荣发展中医药文化”，提出了加强中医药文物、古迹保护，做好中医药非物质文化遗产保护传承工作；推进中医药机构文化建设，弘扬行业传统职业道德；开展中医药科学文化普及教育，加强宣传教育基地建设；加强中医药文化资源开发利用，打造中医药文化品牌等具体任务和工作要求，推动了中医药文化建设工作健康有序开展。目前，已经逐步建立促进中医药文化传承发展的良性运行机制，初步形成中医药文化与医疗、保健、教育、科研、产业以及对外交流与合作全面协调发展的新格局。中医药文化建设初显成效，文化产品惠及百姓。但是，中医药文化建设工作仍处于起步阶段，中医药文化的发展现状与人民群众的需求尚有差距，高效顺畅的中医药文化发展和创新体系需要进一步健全，中医药文化发展规律和特点尚需深入研究，中医药文化专业队伍有待继续充实和加强。

二、明确中医药文化建设工作的指导思想、基本原则和建设目标

（一）指导思想。高举中国特色社会主义伟大旗帜，以邓小平理论和“三个代表”重要思想为指导，深入贯彻落实科学发展观和十七届六中全会精神，坚持社会主义先进文化前进方向，以继承发展为主题，以树立中医药文化核心价值观为根本任务，以满足人民群众中医药文化需求为出发点和落脚点，以传承与创新、传授与保护、传播与交流为主线，以彰显中医药文化特色优势为重点，弘扬中医药文化，推动中医药事业科学发展。

（二）基本原则。坚持以人为本、面向大众，满足人民群众对中医药文化的需求，让中医药文化发展成果惠及全社会；坚持继承创新、科学发展，突出原创性、保持民族性、体现时代性，加快中医药文化发展步伐；坚持围绕中心、服务全局，发挥文化对医疗、保健、教育、科研、产业、对外交流与合作的引领作用，促进中医药事业全面协调发展；坚持统筹兼顾、突出重点，充分利用文化资源，推动中医药文化事业与文化产业同步发展。

（三）建设目标。中医药文化核心价值体系建设深入推进，中医药人员素质明显提高；中医药文化与医疗、保健、教育、科研、产业及对外交流与合作等工作之间关系协调，中医药文化传承、保持、发扬的管理体制和工作机制进一步完善；高素质中医药文化建设专业人才队伍发展壮大，中医药文化发展繁荣的人才保障更加有力；中医药医疗、教育、科研、产业等机构文化建设工作进一步加强，充分彰显中医药文化特色；公有制为主体、多种所有制共同发展的现代中医药文化产业体系和产业格局基本形成；中医药文化对外传播与交流的途径和方法不断拓宽，中医药文化的海外影响进一步扩大。

三、做好中医药文化传承与保护

（一）中医药核心价值体系构建。总结研究中华民族对生命、健康和疾病的认识与理解，从精神、行为、物质等层面提炼中医药文化核心价值和精神实质。深入探讨中医药文化核心价值体系的建设内容和方法，传承创新，建设具有中国特色、中医特点、行业特征并体现时代精神的中医药文化核心价值体系。

（二）中医药文化源流及内涵研究。开展中医药文献、文物、古迹资源普查工作，系统研究中医药典籍、文物、古迹和古今名医学术思想及其文化素养。梳理中医药文化源流脉络，挖掘、整理、研究中医药文化内涵和原创思维，为搭建中医药文化理论构架提供资源和依据。

（三）中医药非物质文化遗产保护与传承。持续做好特色理论、技术、疗法、方药等非物质文化遗产的挖掘、整理、研究、应用等工作，为非物质文化遗产中医药项目代表性传承人创造良好传习条件，推动中医药项目列入国家级非物质文化遗产名录、“人类非物质文化遗产代表作名录”和“世界记忆名录”，切实加强中医药非物质文化遗产的保护与传承。

四、推进中医药机构文化建设

（一）中医医疗、保健机构文化建设。研究、制定有利于各级各类中医医疗、保健机构开展文化建设的政策与措施。遴选一批中医医疗、保健机构作为试点，开展中医药文化核心价值、行为规范、环境形象等方面的研究、建设工作。

（二）中医药科研机构文化建设。鼓励中医药科研机构加强文化建设和开展中医药文化研究。增强中医药科研工作者文化底蕴，在从事科学研究工作过程中实现科学态度和人文精神有机结合，提升科技创新能力。将中医药文化研究作为科研工作任务，设立专项课题，组织联合攻关，多出具有影响力的中医药文化研究成果，为中医药文化发展提供学术支撑。

（三）中医药教育机构文化建设。强化教育机构在文化传承中的重要责任，发挥教育机构知识密集、人才密集和文化氛围浓厚的优势，研究探索中医药文化人才培养与传承的思路和方法。建设富有中医药特色的校园文化，在人才培养的全过程中融入中医药文化理念与实践，逐步构建中医药教育机构文化体系。推进中医药文化知识进学校、进课堂，培养具备文化素养的中医药专业技术人才。

（四）中药产业机构文化建设。调查分析国内中药企业文化建设现状，鼓励中药产业机构加强文化建设。筛选一批有中医药文化特色的企业作为试点单位，建设成为中医药文化建设示范基地，全面带动中药产业机构文化建设，研发具有文化内涵的中医药名牌产品。

五、促进中医药文化传播与普及

（一）中医药文化精品创作。汇

集古代中医药文化精华，融合当代科学文化和中医药学术最新成果，创作包括图书、影视、音像、电子读物、动漫等形式多样、科学实用、健康向上的中医药文化精品，广泛传播中医药文化知识。

（二）中医药文化宣传普及。继续实施中医药文化科普项目，深入推进“中医中药中国行——进乡村 进社区 进家庭”活动，广泛开展中医药文化科普巡讲，建立中医药文化科普长效机制。加强与大众传媒合作，面向社会广泛普及中医药知识，促进全社会形成“信中医药、爱中医药、用中医药”的浓厚文化氛围。

六、加强中医药文化人才队伍建设

（一）中医药文化人才培养与队伍建设。加紧培养中医药文化专业人员，制订和实施人才培训计划，建设一支涵盖研究、教学、传播、推广、科普宣传、管理等方面，专业结构合理、业务素质较高、思想作风过硬的中医药文化建设专业队伍。注重高层次领军人才培养，造就一批人民群众喜爱、在行业内外有广泛影响力的中医药文化名家大师。

（二）中医药文化人才制度建设。设立中医药文化专职岗位和固定编制，保障中医药文化建设工作顺利开展。探索建立中医药文化专业技术职务系列，激发中医药文化人才建设的积极性和创造性。建立有利于中医药文化工作者潜心研究的政策和制度，对高水平中医药文化创新团队和个人给予大力支持。建立国家中医药文化工作者荣誉称号制度，表彰在中医药文化领域有突出贡献的单位与个人。

七、加快中医药文化机构设施建设

（一）中医药文化宣传教育基地建设。进一步完善基地建设标准，建设一批全国中医药文化宣传教育基地及省级中医药文化宣传教育基地，使之成为展示和传播中医药文化、培养中医药科普人才、普及中医药知识的重要阵地。

（二）中医药文化专门机构建设。积极推动中医药文化研究与传播专门机构建设，开展培训和学术交流等活动。结合文化体制改革，探索中医药类报刊社和出版社等文化机构发展新模式，鼓励社会力量参与中医药文化机构建设工作。充分利用社会和民间文化机构开展中医药文化建设工作。

八、推动中医药文化产业发展

（一）打造中医药文化产业链。整合中医药文化资源，优化中医药文化产业结构。开发中医药文化科普创意产品，打造中医药文化产业链和中医药文化品牌。以市场需求为导向，开发富有特色的主题旅游产品、主题公园、专题会展、生态园区、音像出版物等中医药文化及其衍生产品，逐步形成中医药文化产业链。

（二）发展中医药文化新兴业态。吸收数字化、信息化、网络化等高新技术，促进中医药文化产业结构升级。积极发展文化创意、数字出版、移动多媒体、动漫游戏等新兴文化业态。

九、加强中医药文化对外交流与合作

（一）建设中医药文化对外传播载体。加强中医药文化对外传播载体建设，制定中医药名词术语翻译标准，做好中医药教材、古典医籍、音像制品和现代研究成果的翻译工作。编写一批高质量的中医药文化宣传外文读本，规范中医药文化海外传播内容，提高中医药文化海外传播与交流质量。

（二）健全中医药文化对外传播与交流体系。加强与外国政府、国际组织、地区组织、非政府组织和海外中医药机构合作，拓展中医药文化对外交流渠道。开展形式多样的中医药文化国际交流活动，扩大中医药文化对外服务领域。鼓励在海外创办“中医孔子学院”或“岐黄学院”，促进世界各国人民对中医药文化理解、认同和接受。

十、加大对民族医药文化的保护与传承

研究、制定民族医药文化保护传承优惠政策，在人才培养、队伍建设、基地建设和资源配置等方面给予重点扶持。设立民族医药文化保护传承专项经费，组织实施民族医药文化建设重大项目和重点课题，积极开展濒临失传的民族医药文化遗产的抢救性保护工作。

十一、完善中医药文化建设保障措施

（一）提高认识，加强领导。制定中医药文化发展规划，把中医药文化建设目标任务纳入中医药事业发展整体规划，统一部署，同步实施，实现中医药文化建设与其他中医药工作并重并举、共同发展。建立、健全中医药文化建设工作机制和管理模式，把中医药文化建设作为评价中医药工作的重要内容。制定支持中医药文化发展的优惠政策及相关配套措施，为中医药文化建设营造良好的政策环境和制度环境。

（二）统筹协调，形成合力。中医药文化工作涉及卫生、文化、新闻出版、广播电视、财政、教育、科技、外事等多个部门，应统筹规划，相互配合，充分利用各种社会文化资源，搭建政府主导、市场引导、部门合作、共同推进中医药文化建设工作的平台，形成全社会广泛关注、人民群众踊跃参与的中医药文化建设新局面。

（三）加大投入，提供保障。逐步加大中医药事业经费中文化建设经费的比例，建立多渠道、多方式的中医药文化建设公共财政长效投入机制，积极鼓励和引导社会资金参与中医药文化建设。重点扶持公益性中医药文化事业发展、中医药文化创新、中医药文化遗产保护，支持重大中医药文化项目建设。

（四）完善机制，强化管理。加强中医药文化发展制度建设，创新管理体制，拓展工作思路，明确工作职责和内容。研究建立从业机构和人员的准入、执业及退出机制。进一步规范中医药文化市场，逐步建立有利于中医药文化大发展大繁荣的市场监管体制，加大监督管理力度，确保为人民群众提供科学、适宜、健康、实用的中医药文化服务，正确引导人们的健康文化消费，维护人民群众的中医药文化权益。

国家中医药管理局
二〇一一年十二月二十二日

国家中医药管理局关于命名北京市通州区等95个地区为全国基层中医药工作先进单位的决定

国中医药医政发〔2011〕52号

各省、自治区、直辖市卫生厅局、中医药管理局：

为切实推动基层中医药事业发展，充分发挥典型示范带动作用，营造全社会共同参与和支持基层中医药事业发展的良好氛围，经国务院纠正行业不正之风办公室批准，自2010年起，我局开展了全国基层中医药工作先进单位建设工作。根据2011年工作总体安排，经以县（市、区）为单位创建评估、所在省（区、市）中医药管理部门审核推荐和国家中医药管理局组织专家检查评估、社会公示等程序，我局决定将北京市通州区等56个县（市、区）命名为全国农村中医药工作先进单位，将天津市河北区等39个区命名为全国社区中医药工作先进单位。先进单位荣誉称号自发文之日起生效，有效期5年。

希望获得先进单位荣誉称号的地区进一步贯彻落实《国务院关于扶持和促进中医药事业发展的若干意见》（国发〔2009〕22号）精神，认真总结经验，巩固创建成果，不断探索中医药在基层卫生服务中充分发挥作用的新思路、新方法、新机制，提高建设水平与质量，为保障人民群众身体健康、促进基层中医药服务发展作出新贡献。要制定加强基层中医药工作的5年工作规划，经同级人民政府批准，于2012年1月底前经省级中医药管理部门审核同意后，于2012年2月中旬前报国家中医药管理局备案后实施。

各有关省级中医药管理部门要加强对先进单位的指导、监督和管理，注重推广先进单位的经验，发挥典型示范作用，以点带面，进一步推动农村和社区中医药服务的发展。

附件：全国基层中医药工作先进单位名单

国家中医药管理局
二〇一一年十二月二十八日

附件 全国基层中医药工作先进单位名单

全国农村中医药工作先进单位：

北京市通州区
北京市怀柔区
北京市密云县
北京市平谷区
北京市延庆县
北京市昌平区
北京市门头沟区
山西省阳城县
山西省翼城县
山西省芮城县
山西省平遥县
山西省孝义市
辽宁省兴城市
辽宁省凌海市
吉林省通化县
吉林省东丰县
黑龙江省肇州县
江苏省仪征市
江苏省太仓市
江苏省邳州市
江苏省金湖县
江苏省大丰市
浙江省桐庐县
安徽省怀远县
安徽省太和县
福建省罗源县
福建省尤溪县
江西省武宁县
江西省靖安县
江西省会昌县
江西省兴国县
山东省平阴县
山东省广饶县
山东省临邑县
山东省邹平县
山东省东平县
湖北省郧县
广西壮族自治区容县
广西壮族自治区永福县
四川省金堂县
四川省三台县
四川省梓潼县
四川省南溪县
四川省珙县
云南省会泽县
陕西省泾阳县
陕西省眉县

陕西省陇县
陕西省凤翔县
陕西省镇安县
陕西省城固县
陕西省洋县
陕西省靖边县
甘肃省天祝藏族自治县
甘肃省灵台县
甘肃省岷县

全国社区中医药工作先进单位：
天津市河北区
天津市河东区
天津市河西区
山西省长治市城区
辽宁省沈阳市东陵区（浑南新区）
吉林省长春市朝阳区
吉林省长春市宽城区
黑龙江省哈尔滨市香坊区
黑龙江省哈尔滨市松北区
黑龙江省哈尔滨市阿城区
黑龙江省大庆市大同区
黑龙江省大庆市让胡路区
黑龙江省大庆市萨尔图区
黑龙江省大庆市红岗区
黑龙江省大庆市龙凤区
上海市闵行区
上海市青浦区
上海市松江区
江苏省南京市白下区
江西省南昌市青山湖区
山东省烟台市芝罘区
山东省威海市环翠区
湖北省武汉市江汉区
湖北省武汉市江岸区
湖北省武汉市武昌区
湖北省武汉市汉阳区
广东省佛山市南海区
广东省云浮市云城区
广东省广州市花都区
四川省成都市金牛区
四川省成都市成华区
四川省成都市锦江区
四川省成都市高新技术产业开发区
陕西省西安市新城区
陕西省宝鸡市金台区
陕西省榆林市榆阳区
甘肃省兰州市七里河区
宁夏回族自治区银川市金凤区
新疆维吾尔自治区乌鲁木齐市沙依巴克区

国家中医药管理局关于命名北京市等13个地区为全国基层中医药工作先进单位（地市级以上地区）的决定

国中医药医政发〔2011〕53号

各省、自治区、直辖市卫生厅局、中医药管理局：

为切实推动基层中医药事业发展，充分发挥典型示范带动作用，营造全社会共同参与和支持基层中医药事业发展的良好氛围，经国务院纠正行业不正之风办公室批准，自2010年起，我局开展了全国基层中医药工作先进单位建设工作。按照总体安排，所辖县（市、区）80%以上已经创建为全国基层中医药工作先进单位（县级）的地市级以上地区，可以申请全国基层中医药工作先进单位（地级市以上地区）荣誉称号。

经各申请地区自我评估、所在地区人民政府和省级中医药管理部门审核同意，我局组织专家对申请资料进行形式审查、对基层中医药工作进行间接评估，召开由我局和申请地区政府共同参加的创建工作座谈会等程序，我局决定将北京市等13个地区命名为全国基层中医药工作先进单位（地市级以上地区）（见附件）。先进单位荣誉称号自发文之日起生效，有效期5年。

希望获得先进单位荣誉称号的地区进一步贯彻落实《国务院关于扶持和促进中医药事业发展的若干意见》（国发〔2009〕22号）精神，认真总结经验，巩固创建成果，不断探索中医药在基层卫生服务中充分发挥作用的新思路、新方法、新机制，提高建设水平与质量，为保障人民群众身体健康、促进基层中医药服务发展作出新贡献。要制定加强基层中医药工作的5年工作规划，经同级人民政府批准，于2012年1月底前经省级中医药管理部门审核同意后，于2012年2月中旬前报我局备案后实施。直辖市工作规划经市人民政府同意直接报我局。

各有关省级中医药管理部门要加强对先进单位的指导、监督和管理，注重推广先进单位的经验，发挥典型示范作用，以点带面，进一步推动农村和社区中医药服务的发展。

附件：2011年全国基层中医药工作先进单位（地市级以上地区）名单

国家中医药管理局
二〇一一年十二月二十八日

附件

2011年全国基层中医药工作先进单位（地市级以上地区）名单

全国基层（社区和农村）中医药工作先进单位：

北京市
上海市
浙江省杭州市
黑龙江省大庆市
江苏省泰州市
广东省云浮市

全国社区中医药工作先进单位：

天津市
辽宁省沈阳市
吉林省长春市
黑龙江省哈尔滨市
湖北省武汉市
四川省成都市

全国农村中医药工作先进单位：

江苏省苏州市

国家中医药管理局关于修订中医住院病案首页的通知

国中医药医政发〔2011〕54号

各省、自治区、直辖市卫生厅局、中医药管理局，新疆生产建设兵团卫生局，中国中医科学院，北京中医药大学：

为进一步发挥中医药特色优势，提高中医医疗机构管理水平，加强医疗质量管理与控制工作，完善病案管理，我局组织专家对2001年下发的中医住院病案首页进行了修订，现印发给你们。请于2012年2月1日起开始使用（可从国家中医药管理局政府网站下载）。非中医医疗机构的中医临床科室可参照执行。有关工作情况请及时反馈我局医政司。

联 系 人：国家中医药管理局医政司 郦媛媛

电　　话：010-59957687

传　　真：010-59957684

电子邮箱：yizhengsiyichu@126.com

国家中医药管理局

二〇一一年十二月三十一日

附

中医住院病案首页

医疗机构＿＿＿＿＿＿＿＿＿＿＿＿（组织机构代码：＿＿＿＿＿＿＿＿）

医疗付费方式：□

中 医 住 院 病 案 首 页

健康卡号：　　　　　　　　第　　次住院　　　　　病案号：

姓名＿＿＿＿＿＿性别 □1. 男 2. 女　出生日期＿＿＿＿年＿＿月＿＿日　年龄＿＿＿国籍＿＿＿

（年龄不足1周岁的）年龄＿＿＿＿月　新生儿出生体重＿＿＿＿克　新生儿入院体重＿＿＿＿克

出生地＿＿＿＿＿省（区、市）＿＿＿市＿＿＿县　籍贯＿＿＿＿省（区、市）＿＿＿市　民族＿＿＿＿＿

身份证号＿＿＿＿＿＿＿＿＿＿＿＿职业＿＿＿＿＿　婚姻 □1. 未婚 2. 已婚 3. 丧偶 4. 离婚 9. 其他

现住址＿＿＿＿省（区、市）＿＿＿市＿＿＿县＿＿＿＿电话＿＿＿＿＿＿＿邮编＿＿＿＿＿＿＿

户口地址＿＿＿＿省（区、市）＿＿＿市＿＿＿县＿＿＿＿＿＿＿＿＿＿邮编＿＿＿＿＿＿＿

工作单位及地址＿＿＿＿＿＿＿＿＿＿＿＿＿单位电话＿＿＿＿＿＿＿＿＿邮编＿＿＿＿＿＿＿＿

联系人姓名＿＿＿＿＿＿　关系＿＿＿＿＿　地址＿＿＿＿＿＿＿＿＿＿＿＿＿　电话＿＿＿＿＿＿＿

入院途径 □1. 急诊　2. 门诊　3. 其他医疗机构转入　4. 其他

治疗类别 □1. 中医（1.1 中医　1.2 民族医）　2. 中西医　3. 西医

入院时间＿＿＿＿＿年＿＿月＿＿日＿＿时　入院科别＿＿＿＿病房＿＿＿＿　转科科别＿＿＿＿＿＿

出院时间＿＿＿＿＿年＿＿月＿＿日＿＿时　出院科别＿＿＿＿病房＿＿＿＿　实际住院＿＿＿天

门（急）诊诊断（中医诊断）＿＿＿＿＿＿＿＿＿＿疾病编码＿＿＿＿＿＿＿＿＿＿

门（急）诊诊断（西医诊断）＿＿＿＿＿＿＿＿＿＿疾病编码＿＿＿＿＿＿＿＿＿＿

实施临床路径：□1. 中医　2. 西医　3. 否　使用医疗机构中药制剂：□1. 是　2. 否

使用中医诊疗设备：□1. 是　2. 否　使用中医诊疗技术：□1. 是　2. 否　辨证施护：□1. 是　2. 否

（续表）

出院中医诊断	疾病编码	入院病情	出院西医诊断	疾病编码	入院病情
主病			主要诊断		
主证			其他诊断		
入院病情：1. 有，2. 临床未确定，3. 情况不明，4. 无					

损伤、中毒的外部原因________________疾病编码__________

病理诊断：________________疾病编码__________

____

____

________________病理号__________

____

药物过敏 □1. 无 2. 有，过敏药物：________________死亡患者尸检 □ 1. 是 2. 否

血型 □ 1. A 2. B 3. O 4. AB 5. 不详 6. 未查 Rh □ 1. 阴 2. 阳 3. 不详 4. 未查

科主任__________ 主任（副主任）医师__________ 主治医师__________ 住院医师__________
责任护士__________ 进修医师__________ 实习医师__________ 编码员__________

病案质量 □1. 甲 2. 乙 3. 丙 质控医师__________ 质控护士__________ 质控日期______年____月____日

手术及操作编码	手术及操作日期	手术级别	手术及操作名称	手术及操作医师			切口愈合等级	麻醉方式	麻醉医师
				术者	Ⅰ助	Ⅱ助			
									/
									/
									/
									/
									/
									/
									/
									/

离院方式 □ 1. 医嘱离院 2. 医嘱转院，拟接收医疗机构名称：________________
3. 医嘱转社区卫生服务机构/乡镇卫生院，拟接收医疗机构名称：__________
4. 非医嘱离院 5. 死亡 6. 其他

是否有出院 31 天内再住院计划 □ 1. 无 2. 有，目的：________________

颅脑损伤患者昏迷时间：入院前____天____小时____分钟 入院后____天____小时____分钟

（续表）

住院费用（元）：总费用________（自付金额：________）
1. 综合医疗服务类：(1) 一般医疗服务费：________（中医辨证论治费：________中医辨证论治会诊费：________）(2) 一般治疗操作费：________ (3) 护理费：________ (4) 其他费用：________
2. 诊断类：(5) 病理诊断费：________ (6) 实验室诊断费：________ (7) 影像学诊断费：________ (8) 临床诊断项目费：________
3. 治疗类：(9) 非手术治疗项目费：________（临床物理治疗费：________）(10) 手术治疗费：________（麻醉费：________手术费：________）
4. 康复类：(11) 康复费：________
5. 中医类（中医和民族医医疗服务）(12) 中医诊断：________ (13) 中医治疗________（中医外治：________中医骨伤：________针刺与灸法：________中医推拿治疗：________中医肛肠治疗：________中医特殊治疗：________）(14) 中医其他：________（中药特殊调配加工：________辨证施膳：________）
6. 西药类：(15) 西药费：________（抗菌药物费用：________）
7. 中药类：(16) 中成药费：________（医疗机构中药制剂费：________）(17) 中草药费：________
8. 血液和血液制品类：(18) 血费：________ (19) 白蛋白类制品费：________ (20) 球蛋白类制品费：________ (21) 凝血因子类制品费：________ (22) 细胞因子类制品费：________
9. 耗材类：(23) 检查用一次性医用材料费：________ (24) 治疗用一次性医用材料费：________ (25) 手术用一次性医用材料费：________
10. 其他类：(26) 其他费：________

说明：（一）医疗付费方式 1. 城镇职工基本医疗保险；2. 城镇居民基本医疗保险；3. 新型农村合作医疗；4. 贫困救助；5. 商业医疗保险；6. 全公费；7. 全自费；8. 其他社会保险；9. 其他。

（二）凡可由医院信息系统提供住院费用清单的，住院病案首页中可不填写“住院费用”。

附件2　住院病案首页部分项目填写说明

一、基本要求

（一）凡本次修订的病案首页与前一版病案首页相同的项目，未就项目填写内容进行说明的，仍按照《国家中医药管理局关于修订印发中医住院病案首页的通知》（国中医药发〔2001〕6号）执行。

（二）签名部分可由相应医师、护士、编码员手写签名或使用可靠的电子签名。

（三）凡栏目中有“□”的，应当在“□”内填写适当阿拉伯数字。栏目中没有可填写内容的，填写“－”。如：联系人没有电话，在电话处填写“－”。

（四）疾病编码：指患者所罹患疾病的标准编码。目前中医诊断按照《中医病证分类与代码》（GB/T15657-1995）编码执行，西医诊断按照全国统一的ICD-10编码执行。

（五）病案首页背面中空白部分留给各省级卫生、中医药行业管理部门结合医院级别类别增加具体项目。

二、部分项目填写说明

（一）“医疗机构”指患者住院诊疗所在的医疗机构名称，按照《医疗机构执业许可证》登记的机构名称填写。组织机构代码目前按照WS218－2002卫生机构（组织）分类与代码标准填写，代码由8位本体代码、连字符和1位检验码组成。

（二）医疗付费方式分为：1. 城镇职工基本医疗保险；2. 城镇居民基本医疗保险；3. 新型农村合作医疗；4. 贫困救助；5. 商业医疗保险；6. 全公费；7. 全自费；8. 其他社会保险；9. 其他。应当根据患者付费方式在“□”内填写相应阿拉伯数字。其他社会保险指生育保险、工伤保险、农民工保险等。

（三）健康卡号：在已统一发放“中华人民共和国居民健康卡”的地区填写健康卡号码，尚未发放“健康卡”的地区填写“就医卡号”等患者识别码或暂不填写。

（四）“第N次住院”指患者在本医疗机构住院诊治的次数。

（五）病案号：指本医疗机构为患者住院病案设置的唯一性编码。原则上，同一患者在同一医疗机构多次住院应当使用同一病案号。

（六）年龄：指患者的实足年龄，为患者出生后按照日历计算的历法年龄。年龄满1周岁的，以实足年龄的相应整数填写；年龄不足1周岁的，按照实足年龄的月龄填写，以分数形式表示：分数的整数部分代表实足月龄，分数部分分母为30，分子为不足1个月的天数，如“2 月”代表患儿实足 $\frac{15}{30}$ 年龄为2个月又15天。

（七）从出生到28天为新生儿期。出生日为第0天。产妇病历应当填写“新生儿出生体重”；新生儿期住院的患儿应当填写“新生儿出生体重”、“新生儿入院体重”。新生儿出生体重指患儿出生后第一小时内第一次称得的重量，要求精确到10克；新生儿入院体重指患儿入院时称得的重量，要求精确到10克。

（八）出生地：指患者出生时所在地点。

（九）籍贯：指患者祖居地或原籍。

（十）身份证号：除无身份证号或因其他特殊原因无法采集者外，住院患者入院时要如实填写18位身份证号。

（十一）职业：按照国家标准《个人基本信息分类与代码》（GB/T2261.4）要求填写，共13种职业：11. 国家公务员；13. 专业技术人员；17. 职员；21. 企业管理人员；24. 工人；27. 农民；31. 学生；37. 现役军人；51. 自由职业者；54. 个体经营者；70. 无业人员；80. 退（离）休人员；90. 其他。根据患者情况，填写职业名称，如：职员。

（十二）婚姻：指患者在住院时的婚姻状态。可分为：1. 未婚；2. 已婚；3. 丧偶；4. 离婚；9. 其他。应当根据患者婚姻状态在“□”内填写相应阿拉伯数字。

（十三）现住址：指患者来院前近期的常住地址。

（十四）户口地址：指患者户籍登记所在地址，按户口所在地填写。

（十五）工作单位及地址：指患者在就诊前的工作单位及地址。

（十六）联系人“关系”：指联系人与患者之间的关系，参照《家庭关系代码》国家标准（GB/T4761）填写：1. 配偶；2. 子；3. 女；4. 孙子、孙女或外孙子、外孙女；5. 父母；6. 祖父母或外祖父母；7. 兄、弟、姐、妹；8/9. 其他。根据联系人与患者实际关系情况填写，如：孙子。对于非家庭关系人员，统一使用“其他”，并可附加说明，如：同事。

（十七）入院途径：指患者收治入院治疗的来源，经由本院急诊、门诊诊疗后入院，或经由其他医疗机构诊治后转诊入院，或其他途径入院。

（十八）治疗类别：指对该患者采用何种类别医学方法治疗。

1. 中医：是指针对病人的主病主证，主要以中药（或民族药）各种剂型、各种途径进行治疗和/或以中医（或民族医）非药物疗法进行治疗的方法。［注：选中医治疗时，需明确是采用中医（1.1）或民族医（1.2），不能填写阿拉伯数字1］。

2. 中西医：是指针对主要疾病和主要症状、体征，结合运用中医和现代医学的技术方法以及在中西医结合研究中不断创造的中西医结合理论方法所进行的治疗。

（十九）转科科别：如果超过一次以上的转科，用“→”转接表示。

（二十）实际住院天数：入院日与出院日只计算一天，例如：2011年6月12日入院，2011年6月15日出院，计住院天数为3天。

（二十一）门（急）诊诊断：指患者在住院前，由门（急）诊接诊医师在住院证上填写的门（急）诊中医病证诊断、西医诊断。

（二十二）临床路径：应当根据对患者选择的临床路径实际情况在“□”内填写相应阿拉伯数字。

（二十三）医疗机构中药制剂：医疗机构中药制剂是医疗机构根据本单位临床需要经批准而配制、自用的固定的中药处方制剂。包括本院注册的医疗机构中药制剂以及省级食品药品监督管理局批准的外院调剂使用的中药制剂。

（二十四）中医诊疗设备：中医诊疗设备（含民族医诊疗设备）是指在诊疗活动中，在中医理论指导下应用的仪器、设备、器具、材料及其他物品（包括所需软件）。具体品种可以参考国家中医药管理局中医诊疗设备评估选型推荐品目。

（二十五）中医诊疗技术：中医诊疗技术是以中医理论为指导的，以简、便、廉、验为特点的，能发挥中医药特色优势的临床实用技术。

（二十六）辨证施护：指根据临床辨证的结果，针对某种（类）疾病、症状（体征）在临床护理中的突出问题，采取相应的中医护理措施。

（二十七）出院诊断：指患者出院时，临床医师根据患者所做的各项检查、治疗、转归以及门急诊诊断、手术情况、病理诊断等综合分析得出的最终中医主要病证诊断、西医诊断。

1. 主病：指患者在住院期间确诊的主要中医病名。

2. 主证：指患者所患主病的主要证候。

3. 主要诊断：指患者住院过程中对身体健康危害最大，花费医疗资源最多，住院时间最长的西医疾病诊断。外科的主要诊断指患者住院接受手术进行治疗的疾病；产科的主要诊断指产科的主要并发症或伴随疾病。

4. 其他诊断：除主要诊断及医院感染名称（诊断）外的其他西医诊断，包括并发症和合并症。

（二十八）入院病情：指对患者入院时病情评估情况。将“出院诊断”与入院病情进行比较，按照“出院诊断”在患者入院时是否已具有，分为：1. 有；2. 临床未确定；3. 情况不明；4. 无。根据患者具体情况，在每一出院诊断后填写相应的阿拉伯数字。

1. 有：对应本出院诊断在入院时就已明确。例如，患者因“乳腺癌”入院治疗，入院前已经钼靶、针吸细胞学检查明确诊断为“乳腺癌”，术后经病理亦诊断为乳腺癌。

2. 临床未确定：对应本出院诊断在入院时临床未确定，或入院时该诊断为可疑诊断。例如：患者因“乳腺恶性肿瘤不除外”、“乳腺癌?”或“乳腺肿物”入院治疗，因缺少病理结果，肿物性质未确定，出院时有病理诊断明确为乳腺癌或乳腺纤维瘤。

3. 情况不明：对应本出院诊断在入院时情况不明。例如：乙型病毒性肝炎的窗口期、社区获得性肺炎的潜伏期，因患者入院时处于窗口期或潜伏期，故入院时未能考虑此诊断或主观上未能明确此诊断。

4. 无：在住院期间新发生的，入院时明确无对应本出院诊断的诊断条目。例如：患者出现围手术期心肌梗死。

（二十九）损伤、中毒的外部原因：指造成损伤的外部原因及引起中毒的物质，如：意外触电、房屋着火、公路上汽车翻车、误服农药。不可以笼统填写车祸、外伤等。应当填写损伤、中毒的标准编码。

（三十）病理诊断：指各种活检、细胞学检查及尸检的诊断，包括术中冰冻的病理结果。病理号：填写病理标本编号。

（三十一）药物过敏：指患者在本次住院治疗以及既往就诊过程中，明确的药物过敏史，并填写引发过敏反应的具体药物，如：青霉素。

（三十二）死亡患者尸检：指对死亡患者的机体进行剖验，以明确死亡原因。非死亡患者应当在“□”内填写“-”。

（三十三）血型：指在本次住院期间进行血型检查明确，或既往病历资料能够明确的患者血型。根据患者实际情况填写相应的阿拉伯数字：1. A；2. B；3. O；4. AB；5. 不详；6. 未查。如果患者无既往血型资料，本次住院也未进行血型检查，则按照“6. 未查”填写。“Rh”根据患者血型检查结果填写。

（三十四）签名。

1. 医师签名要能体现三级医师负责制。三级医师指住院医师、主治医师和具有副主任医师以上专业技术职务任职资格的医师。在三级医院中，病案首页中“科主任”栏签名可以由病区负责医师代签，其他级别的医院必须由科主任亲自签名，如有特殊情况，可以指定主管病区的负责医师代签。

2. 责任护士：指在已开展责任制护理的科室，负责本患者整体护理的责任护士。

3. 编码员：指负责病案编目的分类人员。

4. 质控医师：指对病案终末质量进行检查的医师。

5. 质控护士：指对病案终末质量进行检查的护士。

6. 质控日期：由质控医师填写。

（三十五）手术及操作编码：目前按照全国统一的 ICD-9 - CM - 3 编码执行。表格中第一行应当填写本次住院的主要手术和操作编码。

（三十六）手术级别：指按照《医疗技术临床应用管理办法》（卫医政发〔2009〕18 号）要求，建立手术分级管理制度。根据风险性和难易程度不同，手术分为 4 级，填写相应手术级别对应的阿拉伯数字：

1. 一级手术（代码为 1）：指风险较低、过程简单、技术难度低的普通手术；

2. 二级手术（代码为 2）：指有一定风险、过程复杂程度一般、有一定技术难度的手术；

3. 三级手术（代码为 3）：指风险较高、过程较复杂、难度较大的手术；

4. 四级手术（代码为 4）：指风险高、过程复杂、难度大的重大手术。

（三十七）手术及操作名称：指手术及非手术操作（包括诊断及治疗性操作，如介入操作）名称。表格中第一行应当填写本次住院的主要手术和操作名称。

（三十八）切口愈合等级，按以下要求填写：

切口分组	切口等级/愈合类别	内　涵
0 类切口		有手术，但体表无切口或腔镜手术切口
Ⅰ类切口	Ⅰ/甲	无菌切口/切口愈合良好
	Ⅰ/乙	无菌切口/切口愈合欠佳
	Ⅰ/丙	无菌切口/切口化脓
	Ⅰ/其他	无菌切口/出院时切口愈合情况不确定
Ⅱ类切口	Ⅱ/甲	沾染切口/切口愈合良好
	Ⅱ/乙	沾染切口/切口愈合欠佳
	Ⅱ/丙	沾染切口/切口化脓
	Ⅱ/其他	沾染切口/出院时切口愈合情况不确定
Ⅲ类切口	Ⅲ/甲	感染切口/切口愈合良好
	Ⅲ/乙	感染切口/切口欠佳
	Ⅲ/丙	感染切口/切口化脓
	Ⅲ/其他	感染切口/出院时切口愈合情况不确定

1. 0 类切口：指经人体自然腔道进行的手术以及经皮腔镜手术，如经胃腹腔镜手术、经脐单孔腹腔镜手术等。

2. 愈合等级“其他”：指出院时切口未达到拆线时间，切口未拆线或无需拆线，愈合情况尚未明确的状态。

（三十九）麻醉方式：指为患者

进行手术、操作时使用的麻醉方法，如全麻、局麻、硬膜外麻等。

（四十）离院方式：指患者本次住院出院的方式，填写相应的阿拉伯数字。主要包括：

1. 医嘱离院（代码为1）：指患者本次治疗结束后，按照医嘱要求出院，回到住地进一步康复等情况。

2. 医嘱转院（代码为2）：指医疗机构根据诊疗需要，将患者转往相应医疗机构进一步诊治，用于统计“双向转诊”开展情况。如果接收患者的医疗机构明确，需要填写转入医疗机构的名称。

3. 医嘱转社区卫生服务机构/乡镇卫生院（代码为3）：指医疗机构根据患者诊疗情况，将患者转往相应社区卫生服务机构进一步诊疗、康复，用于统计“双向转诊”开展情况。如果接收患者的社区卫生服务机构明确，需要填写社区卫生服务机构/乡镇卫生院名称。

4. 非医嘱离院（代码为4）：指患者未按照医嘱要求而自动离院，如：患者疾病需要住院治疗，但患者出于个人原因要求出院，此种出院并非由医务人员根据患者病情决定，属于非医嘱离院。

5. 死亡（代码为5）。指患者在住院期间死亡。

6. 其他（代码为9）：指除上述5种出院去向之外的其他情况。

（四十一）是否有出院31天内再住院计划：指患者本次住院出院后31天内是否有诊疗需要的再住院安排。如果有再住院计划，则需要填写目的，如：进行二次手术。

（四十二）颅脑损伤患者昏迷时间：指颅脑损伤的患者昏迷的时间合计，按照入院前、入院后分别统计，间断昏迷的填写各段昏迷时间的总和。只有颅脑损伤的患者需要填写昏迷时间。

（四十三）住院费用：总费用指患者住院期间发生的与诊疗有关的所有费用之和，凡可由医院信息系统提供住院费用清单的，住院病案首页中可不填写。已实现城镇职工、城镇居民基本医疗保险或新农合即时结报的地区，应当填写“自付金额”。

住院费用共包括以下10个费用类型：

1. 综合医疗服务类：各科室共同使用的医疗服务项目发生的费用。

（1）一般医疗服务费：包括诊查费、床位费、会诊费、营养咨询等费用。

中医辨证论治费参照《全国医疗服务价格项目规范》新增和修订项目（2007年）执行。

（2）一般治疗操作费：包括注射、清创、换药、导尿、吸氧、抢救、重症监护等费用。

（3）护理费：患者住院期间等级护理费用及专项护理费用。

（4）其他费用：病房取暖费、病房空调费、救护车使用费、尸体料理费等。

2. 诊断类：用于诊断的医疗服务项目发生的费用。

（1）病理诊断费：患者住院期间进行病理学有关检查项目费用。

（2）实验室诊断费：患者住院期间进行各项实验室检验费用。

（3）影像学诊断费：患者住院期间进行透视、造影、CT、磁共振、B超、核素扫描、PET等影像学检查费用。

（4）临床诊断项目费：临床科室开展的其他用于诊断的各种检查项目费用。包括有关内镜检查、肛门指诊、视力检测等项目费用。

3. 治疗类：

（1）非手术治疗项目费：临床利用无创手段进行治疗的项目产生的费用。包括高压氧舱、血液净化、精神治疗、临床物理治疗等。临床物理治疗指临床利用光、电、热等外界物理因素进行治疗的项目产生的费用，如放射治疗、放射性核素治疗、聚焦超声治疗等项目产生的费用。

（2）手术治疗费：临床利用有创手段进行治疗的项目产生的费用。包括麻醉费及各种介入、孕产、手术治疗等费用。

4. 康复类：对患者进行康复治疗产生的费用。包括康复评定和治疗。

5. 中医类（中医和民族医医疗服务）：利用中医或民族医技术和方法进行治疗产生的费用。

6. 西药类：包括有机化学药品、无机化学药品和生物制品费用。

（1）西药费：患者住院期间使用西药所产生的费用。

（2）抗菌药物费用：患者住院期间使用抗菌药物所产生的费用，包含于“西药费”中。

7. 中药类：包括中成药和中草药费用。

（1）中成药费：患者住院期间使用中成药所产生的费用。

（2）医疗机构中药制剂费：患者住院期间使用医疗机构中药制剂所产生的费用，包含于“中成药费”中。

（3）中草药费：患者住院期间使用中草药所产生的费用，包括中药饮片和中药配方颗粒。

8. 血液和血液制品类：

（1）血费：患者住院期间使用临床用血所产生的费用，包括输注全血、红细胞、血小板、白细胞、血浆的费用。医疗机构对患者临床用血的收费包括血站供应价格、配血费和储血费。

（2）白蛋白类制品费：患者住院期间使用白蛋白的费用。

（3）球蛋白类制品费：患者住院期间使用球蛋白的费用。

（4）凝血因子类制品费：患者住院期间使用凝血因子的费用。

（5）细胞因子类制品费：患者住院期间使用细胞因子的费用。

9. 耗材类：当地卫生、物价管理部门允许单独收费的耗材。按照医疗服务项目所属类别对一次性医用耗材进行分类。“诊断类”操作项目中使用的耗材均归入“检查用一次性医用材料费”；除“手术治疗”外的其他治疗和康复项目（包括“非手术治疗”、“临床物理治疗”、“康复”、“中医治疗”）中使用的耗材均列入“治疗用一次性医用材料费”；“手术治疗”操作项目中使用的耗材均归入“手术用一次性医用材料费”。

（1）检查用一次性医用材料费：患者住院期间检查检验所使用的一次性医用材料费用。

（2）治疗用一次性医用材料费：患者住院期间治疗所使用的一次性医用材料费用。

（3）手术用一次性医用材料费：患者住院期间进行手术、介入操作时所使用的一次性医用材料费用。

10. 其他类：

其他费：患者住院期间未能归入以上各类的费用总和。

附件 3　住院病案首页项目修订说明

一、“医院”名称修订为“医疗机构”名称，并增加了“组织机构代码”项目。

二、“医疗付款方式”修订为“医疗付费方式”。

三、增加了“健康卡号”、“新生儿出生体重”、“新生儿入院体重”。增加了“现住址”及“电话”、“邮编”，方便对患者随访及统计患者来源等信息。

四、增加了“入院途径”。

五、“病室”修订为“病房”。

六、增加了门（急）诊诊断（中医诊断）“疾病编码”。

七、增加了门（急）诊诊断（西医诊断）“疾病编码”。

八、删除了“入院时情况”、“入院诊断”、“入院后确诊日期”。

九、增加了“实施临床路径”。

十、增加了“使用医疗机构中药制剂”。

十一、增加了“使用中医诊疗设备”。

十二、增加了“使用中医诊疗技术”。

十三、增加了“辨证施护”。

十四、调整“出院诊断”表格，将出院诊断分为“中医出院诊断”和“西医出院诊断”两列填写；充分利用有限的版面，增加“其他诊断”的填写空间；删除了表格中“出院情况”栏目，修订为“入院病情”有关项目；“ICD-10”修订为“疾病编码”。

十五、增加了损伤、中毒的“疾病编码”。

十六、删除了“医院感染名称”。

十七、增加了“病理诊断”的填写空间，增加了“疾病编码”、“病理号”项目。医疗机构可根据医疗实际，适当增加“肿瘤形态学编码”等项目。

十八、“药物过敏”增加了“有、无”选项。

十九、删除了“HBsAg”、“HCV－Ab”、“HIV－Ab”。

二十、将“尸检”修订为“死亡患者尸检”，并提前至第一页。

二十一、将“血型”、“Rh”项目调整至第一页，并对填写内容进行修改。

二十二、将“主（副主）任医师”修订为“主任（副主任）医师”，删除了“研究生实习医师”签名项。

二十三、增加了“责任护士”项目，以适应责任制护理服务示范工程的需要。

二十四、对与手术相关的项目进行了修订，并在顺序上进行了调整，“手术、操作”均修订为“手术及操作”；增加了“手术级别”项目；对“切口愈合等级”进行了调整。

二十五、增加了“离院方式”有关项目。

二十六、增加了“是否有出院 31 天内再住院计划”。

二十七、增加了“颅脑损伤患者昏迷时间”统计项目。

二十八、删除了“手术、治疗、检查、诊断为本院第一例”、“随诊”、“随诊期限”、“示教病例”、“输血反应”、“输血品种”等项目。

二十九、对住院费用统计项目进行了调整，统一标准，便于统计分析。

国家中医药管理局办公室关于印发脾胃科 7 个病种中医临床路径的通知

国中医药办医政发〔2011〕1 号

各省、自治区、直辖市卫生厅局、中医药管理局，新疆生产建设兵团卫生局，中国中医科学院：

为贯彻落实《中共中央、国务院关于深化医药卫生体制改革的意见》和《医药卫生体制五项重点改革 2010 年工作安排》中的有关要求，提高中医临床疗效，规范中医诊疗行为，我局研究制定了胃痞病（功能性消化不良）等脾胃科 7 个病种的中医临床路径。现印发给你们，供中医医疗机构开展脾胃科疾病临床诊疗工作时参照执行。

请各省中医药管理部门组织试点中医医疗机构根据当地医疗工作

实际情况，在我局印发的中医临床路径基础上，制定试点中医医疗机构具体实施的中医临床路径，并及时总结试点工作经验，将有关情况和建议反馈我局医政司。

联 系 人：国家中医药管理局医政司医疗管理处　董云龙　崔咏梅

电　　话：010-59957688、59957977

国家中医药管理局办公室

二〇一一年一月六日

国家中医药管理局办公室关于印发肺病科、心血管科、针灸科、急诊科、肿瘤科等9个病种中医临床路径的通知

国中医药办医政发〔2011〕2号

各省、自治区、直辖市卫生厅局、中医药管理局，新疆生产建设兵团卫生局，中国中医科学院：

为贯彻落实《中共中央、国务院关于深化医药卫生体制改革的意见》和《医药卫生体制五项重点改革2010年工作安排》中的有关要求，提高中医临床疗效，规范中医诊疗行为，我局研究制定了哮病（支气管哮喘）等9个病种的中医临床路径。现印发给你们，供中医医疗机构开展肺病科、心血管科、针灸科、急诊科、肿瘤科等疾病临床诊疗工作时参照执行。

请各省中医药管理部门组织试点中医医疗机构根据当地医疗工作实际情况，在我局印发的中医临床路径基础上，制定试点中医医疗机构具体实施的中医临床路径，并及时总结试点工作经验，将有关情况和建议反馈我局医政司。

联 系 人：国家中医药管理局医政司医疗管理处 董云龙 崔咏梅

电　　话：010-59957688、59957977

国家中医药管理局办公室

二〇一一年一月十日

国家中医药管理局办公室关于印发传染科、肝病科7个病种中医临床路径的通知

国中医药办医政发〔2011〕3号

各省、自治区、直辖市卫生厅局、中医药管理局，新疆生产建设兵团卫生局，中国中医科学院：

为贯彻落实《中共中央、国务院关于深化医药卫生体制改革的意见》和《医药卫生体制五项重点改革2010年工作安排》中的有关要求，提高中医临床疗效，规范中医诊疗行为，我局研究制定了时行感冒（甲型H1N1流感）等7个病种的中医临床路径。现印发给你们，供中医医疗机构开展传染科、肝病科疾病临床诊疗工作时参照执行。

请各省中医药管理部门组织试点中医医疗机构根据当地医疗工作实际情况，在我局印发的中医临床路径基础上，制定试点中医医疗机构具体实施的中医临床路径，并及时总结试点工作经验，将有关情况和建议反馈我局医政司。

联 系 人：国家中医药管理局医政司医疗管理处 董云龙 崔咏梅

电　　话：010-59957688、59957977

国家中医药管理局办公室

二〇一一年一月十二日

国家中医药管理局办公室关于印发脑病科、精神科8个病种中医临床路径的通知

国中医药办医政发〔2011〕4号

各省、自治区、直辖市卫生厅局、中医药管理局，新疆生产建设兵团卫生局，中国中医科学院：

为贯彻落实《中共中央、国务院关于深化医药卫生体制改革的意见》和《医药卫生体制五项重点改革2010年工作安排》中的有关要求，提高中医临床疗效，规范中医诊疗行为，我局研究制定了中风病（脑梗死）等8个病种的中医临床路径。现印发给你们，供中医医疗机构开展脑病科、精神科疾病临床诊疗工作时参照执行。

请各省中医药管理部门组织试点中医医疗机构根据当地医疗工作实际情况，在我局印发的中医临床路径基础上，制定试点中医医疗机构具体实施的中医临床路径，并及时总结试点工作经验，将有关情况和建议反馈我局医政司。

联系人：国家中医药管理局医政司医疗管理处　董云龙　崔咏梅

电　话：010-59957688、59957977

国家中医药管理局办公室

二〇一一年一月二十五日

国家中医药管理局办公室关于印发肾病科4个病种中医临床路径的通知

国中医药办医政发〔2011〕5号

各省、自治区、直辖市卫生厅局、中医药管理局，新疆生产建设兵团卫生局，中国中医科学院：

为贯彻落实《中共中央、国务院关于深化医药卫生体制改革的意见》和《医药卫生体制五项重点改革2010年工作安排》中的有关要求，提高中医临床疗效，规范中医诊疗行为，我局研究制定了劳淋（再发性尿路感染）等肾病科4个病种的中医临床路径。现印发给你们，供中医医疗机构开展肾病科疾病临床诊疗工作时参照执行。

请各省中医药管理部门组织试点中医医疗机构根据当地医疗工作实际情况，在我局印发的中医临床路径基础上，制定试点中医医疗机构具体实施的中医临床路径，并及时总结试点工作经验，将有关情况和建议反馈我局医政司。

联系人：国家中医药管理局医政司医疗管理处　董云龙　崔咏梅

电　话：010-59957688、59957977

国家中医药管理局办公室

二〇一一年一月二十五日

国家中医药管理局办公室关于印发儿科7个病种中医临床路径的通知

国中医药办医政发〔2011〕6号

各省、自治区、直辖市卫生厅局、中医药管理局，新疆生产建设兵团卫生局，中国中医科学院：

为贯彻落实《中共中央、国务院关于深化医药卫生体制改革的意见》和《医药卫生体制五项重点改革2010年工作安排》中的有关要求，提高中医临床疗效，规范中医诊疗行为，我局研究制定了小儿紫癜（过敏性紫癜）等儿科7个病种的中医临床路径。现印发给你们，供中医医疗机构开展儿科疾病临床

诊疗工作时参照执行。

请各省中医药管理部门组织试点中医医疗机构根据当地医疗工作实际情况，在我局印发的中医临床路径基础上，制定试点中医医疗机构具体实施的中医临床路径，并及时总结试点工作经验，将有关情况和建议反馈我局医政司。

联 系 人：国家中医药管理局医政司医疗管理处 董云龙 崔咏梅

电　　话：010-59957688、59957977

国家中医药管理局办公室
二〇一一年一月二十五日

国家中医药管理局办公室关于印发血液科4个病种中医临床路径的通知

国中医药办医政发〔2011〕7号

各省、自治区、直辖市卫生厅局、中医药管理局，新疆生产建设兵团卫生局，中国中医科学院：

为贯彻落实《中共中央、国务院关于深化医药卫生体制改革的意见》和《医药卫生体制五项重点改革2010年工作安排》中的有关要求，提高中医临床疗效，规范中医诊疗行为，我局研究制定了急性非淋巴（髓）细胞白血病等血液科4个病种的中医临床路径。现印发给你们，供中医医疗机构开展血液科疾病临床诊疗工作时参照执行。

请各省中医药管理部门组织试点中医医疗机构根据当地医疗工作实际情况，在我局印发的中医临床路径基础上，制定试点中医医疗机构具体实施的中医临床路径，并及时总结试点工作经验，将有关情况和建议反馈我局医政司。

联 系 人：国家中医药管理局医政司医疗管理处 董云龙 崔咏梅

电　　话：010-59957688、59957977

国家中医药管理局办公室
二〇一一年一月二十五日

国家中医药管理局办公室关于印发《中医临床路径管理试点工作方案》的通知

国中医药办医政发〔2011〕8号

各省、自治区、直辖市卫生厅局、中医药管理局，新疆生产建设兵团卫生局，中国中医科学院：

为贯彻落实《中共中央、国务院关于深化医药卫生体制改革的意见》和《国务院关于扶持和促进中医药事业发展的若干意见》，根据《国务院关于印发医药卫生体制改革近期重点实施方案（2009～2011年）》有关要求，我局将在国家中医药管理局“十一五”重点专科建设单位开展中医临床路径管理试点工作。现将《中医临床路径管理试点工作方案》印发给你们，并就有关事项通知如下：

一、统一思想，提高认识

中医临床路径管理试点工作是公立中医医院改革的重要内容之一，是统筹兼顾医疗质量管理和效率管理、促进医院改革的具体探索。各省中医药管理部门、重点专科协作组、病种协作组牵头单位和试点医院、试点科室要充分认识开展试点工作的重要意义，切实加强组织领导，以高度负责的态度组织实施，确保试点工作的顺利开展。

二、落实责任，务求实效

各试点医院要紧密结合本单位实际，认真进行调查研究，选择有代表性的专业和病种，按照我局下发的各病种中医临床路径、中医诊疗方案，制订详细的试点方案，确定具体工作目标和实施步骤，切实落实工作责任，做到责任到人、指标到人。同时要认真组织开展对相关临床科室试点工作开展情况和效果的检查、监督和考核工作，保证试点工作顺利开展，务求试点工作取得实效。各省中医药管理部门、重点专科协作组、病种协作组牵头单位要积极指导、帮助试点医院开展试点工作，定期对各试点医院试点工作开展情况进行督导检查和评估分析，我局医政司将适时组织对各试点医院试点工作开展情况进行督导检查。

三、积极探索，总结提高

中医临床路径管理工作是一项全新的工作任务，各试点医院要在试点工作中认真学习，深入研究，加强交流，大胆探索，勇于创新，不断总结，及时研究解决试点工作中遇到的困难和问题，为研究建立我国中医医院临床路径管理的制度和工作长效机制积累宝贵经验。

在试点工作开展过程中，有何意见和建议请及时反馈我局医政司。

联 系 人：国家中医药管理局医政司　董云龙　崔咏梅

联系电话：010-59957688、59957797

国家中医药管理局办公室
二〇一一年一月二十五日

中医临床路径管理试点工作方案

为贯彻落实《中共中央、国务院关于深化医药卫生体制改革的意见》、《国务院关于扶持和促进中医药事业发展的若干意见》等文件精神，我局自2009年启动开展了中医临床路径制定工作。根据2011年中医药工作有关安排，我局将在全国选择部分中医医院的部分科室开展中医临床路径管理试点工作。为保障中医临床路径管理试点工作顺利实施，制订本方案。

一、指导思想

以病人为中心，以保持发挥中医药特色优势、提高临床疗效为根本出发点，进一步规范中医临床诊疗行为，不断提高中医医疗服务质量临床疗效，为人民群众提供安全、有效、方便、价廉的中医药服务。

二、工作目标

利用1年左右的时间，通过在国家中医药管理局重点专科协作组成员单位范围内开展中医临床路径管理试点工作，探索建立适合中医药的临床路径管理制度、工作模式、运行机制以及质量评估和持续改进体系，为在全国范围内推广中医临床路径管理积累经验并提供实践依据，对已颁布实施的中医临床路径的科学性、规范性、先进性和可操作性进行论证和进一步完善，使之能够更好地推广并为临床工作服务。

三、工作任务

（一）国家中医药管理局医政司

国家中医药管理局医政司负责中医临床路径管理试点工作的组织和管理，包括确定试点方案并组织实施，组织制定试点病种中医临床路径，确定试点单位和试点病种，并组织对试点工作开展情况进行监督、指导和评估。

成立国家中医药管理局中医临床路径技术审核专家委员会，具体负责审定各试点病种中医临床路径，对各试点医院工作进行专业指导。

（二）省级中医药管理部门

各省级中医药管理部门成立本省中医临床路径管理试点工作领导小组和专家工作组，负责组织本辖区试点医院开展试点工作，对各试点医院试点工作开展情况进行监督和指导，并开展中医临床路径管理相关研究工作，分别于2011年6月底、9月底之前向国家中医药管理局医政司报送本辖区试点工作情况。

（三）国家中医药管理局重点专科协作组、病种协作组

国家中医药管理局重点专科协作组、病种协作组负责组织各病种临床路径制定参与单位开展试点工作。按照国家中医药管理局医政司要求制订各病种中医临床路径试点工作实施方案，组织对各试点单位进行培训，指导各试点单位开展试点工作，定期组织各试点单位进行中医临床路径实施效果的评估与分析，分别于2011年4月底、7月底、9月底之前向国家中医药管理局医政司报送试点工作开展情况相关信息等。

（四）试点医院、试点科室

各试点医院应成立中医临床路径管理试点工作领导小组，由院长任组长，分管院长任副组长，各试点专业科室、医务管理、护理管理、药学管理、信息统计、病案管理、经济管理等部门负责人任成员。领导小组负责制定本院具体试点工作目标和实施方案并组织实施，研究制定试点工作相关管理制度，完善试点工作机制，组织对相关试点科室医务人员进行培训，指导并监督各试点科室开展工作。

各试点医院试点科室成立中医临床路径管理试点工作实施小组，由科室主任任组长，医疗、护理、临床药学人员和相关科室的负责人任成员。实施小组具体负责本专业相关病种中医临床路径的实施和临床路径相关资料的收集和整理工作，根据本科实际情况，在试点病种中医临床路径和诊疗方案的基础上，制定本科相关试点病种中医临床路径和诊疗方案，组织中医临床路径实施效果评估与分析，并根据中医临床路径管理试点工作的实际需要对科室医疗资源进行合理调整，定期向各省级中医药管理部门和重点专科协作组、病种协作组、牵头单位报送试点工作进展情况。

四、试点范围

（一）试点医院、试点科室

国家中医药管理局“十一五”重点专科协作组建设单位成员单位329家医院的765个临床科室（见附件1）。

（二）试点专业、试点病种

1. 首批22个专业95个病种的中医临床路径（见附件2）。

2. 每个科室至少参加一个病种中医临床路径的试点工作，专科协作组、病种协作组牵头单位可根据情况参加2个以上病种的试点工作，各医院和科室可根据实际情况增加试点病种。

五、实施步骤

试点工作自2011年1月至2012年2月。

（一）试点启动阶段（2011年1月~2011年2月）

1. 印发试点工作方案。

2. 国家中医药管理局组织召开中医临床路径管理试点工作视频会议。

3. 各省级中医药管理部门、重

点专科协作组、病种协作组、和试点医院和试点科室制订具体试点实施方案。

（二）组织实施阶段（2011 年 2 月～2011 年 11 月）

1. 国家中医药管理局组织各重点专科协作组、病种协作组和各试点医院对召开各病种中医临床路径进行培训。

2. 各省级中医药管理部门、重点专科协作组、病种协作组、各试点医院和试点科室组织实施试点工作。

3. 各试点科室每月组织对本科中医临床路径管理试点工作开展情况进行分析评估。

4. 各重点专科协作组、病种协作组每 2 个月组织对中医临床路径试点工作开展情况进行分析评估，定期召开本协作组中医临床路径管理试点工作会议，就试点工作开展情况进行研讨，交流经验。

5. 各省级中医药管理部门定期每 3 个月召开辖区内各试点医院试点工作会议，对试点进展情况进行监督、指导。

6. 国家中医药管理局不定期对各地试点工作开展情况进行抽查，组织对试点工作开展情况进行分析评估。

（三）实施工作评估总结（2011 年 11 月～2012 年 2 月）

1. 各试点科室对本科中医临床路径管理试点工作开展情况进行总结，并于 2011 年 11 月中旬前将总结材料报送各省级中医药管理部门和重点专科各协作组、病种协作组牵头单位。

2. 各省级中医药管理部门、重点专科各协作组召开试点工作总结会，对各试点科室试点工作情况进行分析、评估、总结，形成总结评估报告，于 2011 年 12 月底前报送国家中医药管理局医政司。

3. 国家中医药管理局对各试点单位中医临床路径工作开展情况进行综合分析评估和总结。组织召开中医临床路径管理试点工作经验交流会，宣传、推广好的经验和做法，研究部署下一步中医临床路径管理相关工作。

附件：1. 首批中医临床路径各试点医院和科室名单

2. 首批中医临床路径试点专业和病种目录

附件 1　首批中医临床路径各省试点医院和科室名单

省份	单位	专科	病种
北京市	北京按摩医院	骨伤科	项痹病（神经根型颈椎病）
	北京长青肛肠医院	肛肠科	脱肛病（直肠脱垂）
	北京大兴区中医院	糖尿病科	瘿病眼病（甲状腺相关性眼病）
	北京地坛医院	传染科	手足口病
			时行感冒（甲型 H1N1 流感）
			急性病毒性肝炎
		肝病科	慢性乙型肝炎
	北京市怀柔区中医医院	心血管科	心悸（心律失常－室性早搏）
	北京市通州区中医医院	脑病科	中风病（脑梗死）
	北京市宣武区中医医院	脾胃科	久痢（溃疡性结肠炎）
			泄泻病（腹泻型肠易激综合征）
	北京佑安医院	传染科	手足口病
		肝病科	慢性乙型肝炎
	北京中医药大学第三附属医院	骨伤科	踇外翻
		脑病科	痴呆（血管性痴呆）
	北京中医药大学东方医院	耳鼻喉科	慢喉痹（慢性咽炎）
		妇科	盆腔炎
		精神科	不寐（失眠）
			郁病（抑郁症）
		脑病科	痴呆（血管性痴呆）
		肾病科	劳淋（再发性尿路感染）
		外科	脱疽（闭塞性动脉硬化）
			脱疽（糖尿病性足病）
		心血管科	心悸（心律失常－室性早搏）
		眼科	青风内障（原发性开角型青光眼）
			青盲（视神经萎缩）
		心血管科	心悸（心律失常－室性早搏）

（续表）

省份	单位	专科	病种
北京市	北京中医药大学东直门医院	肛肠科	脱肛病（直肠脱垂）
		急诊科	外感发热（上呼吸道感染）
		脑病科	头痛（偏头痛）
			中风病（脑梗死）
		脾胃科	鼓胀病（肝硬化腹水）
		肾病科	消渴病肾病（糖尿病肾病）
		外科	脱疽（糖尿病性足病）
			脱疽（闭塞性动脉硬化）
	北京中医药大学附属护国寺中医医院	骨伤科	膝痹病（膝关节骨性关节炎）
	解放军总医院第二附属医院结核病研究所	肝病科	非酒精性脂肪性肝炎
	首都医科大学附属北京儿童医院	儿科	小儿泄泻（小儿腹泻病）
	首都医科大学附属北京中医医院	皮肤科	白疕（寻常型银屑病）
			蛇串疮（带状疱疹）
		脾胃科	胃痞病（功能性消化不良）
		肾病科	劳淋（再发性尿路感染）
		针灸科	肩凝症（肩关节周围炎）
		肿瘤科	肺癌
		心血管科	心悸（心律失常－室性早搏）
	卫生部北京医院	糖尿病科	消渴病（2型糖尿病）
	卫生部中日友好医院	风湿科	骨痹（骨关节病）
			大偻（强直性脊柱炎）
		肿瘤科	肺癌
	中国中医科学院广安门医院	风湿科	大偻（强直性脊柱炎）
			尪痹（类风湿性关节炎）
		肛肠科	脱肛病（直肠脱垂）
			痔病（混合痔）
		急诊科	外感发热（上呼吸道感染）
		皮肤科	粉刺（痤疮）
			蛇串疮（带状疱疹）
		糖尿病科	瘿病眼病（甲状腺相关性眼病）
			消渴病（2型糖尿病）
		心血管科	心悸（心律失常－室性早搏）
		肿瘤科	肺癌
		精神科	不寐（失眠）
	中国中医科学院望京医院	风湿科	尪痹（类风湿性关节炎）
		骨伤科	项痹病（神经根型颈椎病）
		肾病科	消渴病肾病（糖尿病肾病）
	中国中医科学院西苑医院	肺病科	哮病（支气管哮喘）
		脾胃科	吐酸病（胃食管反流病）
			胃脘痛（慢性胃炎）
		血液病科	慢性髓劳病（慢性再生障碍性贫血）
			急性非淋巴细胞白血病
		肿瘤科	肺癌
		心血管科	心悸（心律失常－室性早搏）
	中国医学科学院北京协和医院	糖尿病科	消渴病痹症（糖尿病周围神经病变）
	中国中医科学院眼科医院	眼科	青风内障（原发性开角型青光眼）

（续表）

省份	单位	专科	病种
北京市			视瞻昏渺（年龄相关性黄斑变性）
	首都医科大学附属北京友谊医院	急诊科	外感发热（上呼吸道感染）
	北京皇城股骨头坏死专科医院	骨伤科	骨蚀（股骨头坏死）
天津市	天津市长征医院	皮肤科	蛇串疮（带状疱疹）
	天津市传染病医院	传染科	时行感冒（甲型 H1N1 流感）
			手足口病
			急性病毒性肝炎
		肝病科	慢性乙型肝炎
	天津市红桥中医医院	精神科	不寐（失眠）
			郁病（抑郁症）
	天津市南开医院	急诊科	外感发热（上呼吸道感染）
		脑病科	痴呆（血管性痴呆）
		脾胃科	胃疡（消化性溃疡）
	天津市中医研究院附属医院	脾胃科	胃疡（消化性溃疡）
	天津市中医医院	肾病科	肾风（IgA 肾病）
		针灸科	面瘫病（面神经炎）
	天津中医药大学第二附属医院	肺病科	咳嗽（感冒后咳嗽或感染后咳嗽）
		妇科	盆腔炎
			痛经
		脑病科	痴呆（血管性痴呆）
		外科	股肿（下肢深静脉血栓形成）
	天津中医药大学第一附属医院	儿科	小儿反复呼吸道感染
		风湿科	燥痹（干燥综合征）
		骨伤科	项痹病（神经根型颈椎病）
		急诊科	外感发热（上呼吸道感染）
		肾病科	肾风（IgA 肾病）
		血液病科	急性非淋巴细胞白血病
		针灸科	面瘫病（面神经炎）
		肿瘤科	肺癌
河北省	河北承德市中医院	脑病科	中风病（脑梗死）
	河北省保定市第一中医院	心血管科	心悸（心律失常－室性早搏）
		肾病科	消渴病肾病（糖尿病肾病）
		糖尿病科	消渴病（2 型糖尿病）
		外科	脱疽（闭塞性动脉硬化）
			脱疽（糖尿病性足病）
	河北省沧州市中西医结合医院	肾病科	消渴病肾病（糖尿病肾病）
		糖尿病科	消渴病痹症（糖尿病周围神经病变）
	河北省承德医学院附属医院	妇科	盆腔炎
	河北省邯郸市中医院	脑病科	中风病（脑梗死）
	河北省京东中美医院	肾病科	肾衰病（慢性肾功能衰竭）
	河北省廊坊市中医院	血液病科	紫癜病（免疫性血小板减少性紫癜）
	河北省秦皇岛市中医医院	肾病科	消渴病肾病（糖尿病肾病）
		糖尿病科	消渴病痹症（糖尿病周围神经病变）
		外科	脱疽（闭塞性动脉硬化）
			脱疽（糖尿病性足病）

（续表）

省份	单位	专科	病种
河北省	河北省石家庄平安医院	血液病科	急性非淋巴细胞白血病
	河北省石家庄市第五医院	传染科	流行性出血热
	河北省石家庄市中医院	皮肤科	蛇串疮（带状疱疹）
	河北省唐山市中医医院	心血管科	心悸（心律失常－室性早搏）
		肛肠科	肛裂病（肛裂）
	河北省邢台市人民医院	脑病科	中风病（脑梗死）
	河北省邢台市眼科医院	眼科	青盲（视神经萎缩）
	河北省中医院	脾胃科	吐酸病（胃食管反流病）
		针灸科	面瘫病（面神经炎）
	河北医科大学第三医院	肿瘤科	肺癌
		肝病科	非酒精性脂肪性肝炎
	河北中医肝病医院	肝病科	慢性乙型肝炎
山西省	山西省太原市类风湿病医院	风湿科	尪痹（类风湿性关节炎）
	山西省中医药研究院	脾胃科	鼓胀病（肝硬化腹水）
		肝病科	慢性乙型肝炎
	山西省中医院	传染科	急性病毒性肝炎
		妇科	盆腔炎
		肝病科	慢性乙型肝炎
		肾病科	肾衰病（慢性肾功能衰竭）
		肿瘤科	肺癌
	山西中医学院第二中医院	肛肠科	肛漏病（肛瘘）
	山西中医学院第三中医院	脑病科	中风病（脑梗死）
内蒙古自治区	内蒙古自治区巴彦淖尔市中医院	肝病科	慢性乙型肝炎
		皮肤科	粉刺（痤疮）
	内蒙古自治区包头市蒙医中医医院	脾胃科	胃痞病（功能性消化不良）
	内蒙古自治区赤峰市中蒙医医院	肾病科	劳淋（再发性尿路感染）
	内蒙古自治区中蒙医医院	肛肠科	痔病（混合痔）
		心血管科	心悸（心律失常－室性早搏）
辽宁省	大连市中西医结合医院	骨伤科	膝痹病（膝关节骨性关节炎）
	辽宁省鞍山市铁东区中医院	脑病科	中风病（脑梗死）
			眩晕病
		糖尿病科	消渴病（2型糖尿病）
	辽宁省大连市皮肤病医院	皮肤科	湿疮（湿疹）
	辽宁省大连市中西医结合医院	脑病科	中风病（脑梗死）
	辽宁省大连市中医医院	脑病科	中风病（脑梗死）
	辽宁省大连医科大学附属第一医院	外科	股肿（下肢深静脉血栓形成）
			臁疮（下肢皮肤溃疡）
			乳痈（急性乳腺炎）
			脱疽（闭塞性动脉硬化）
	辽宁省丹东市中医院	骨伤科	项痹病（神经根型颈椎病）
	辽宁省抚顺市中医院	骨伤科	跗外翻
	辽宁省肛肠医院	肛肠科	肛裂病（肛裂）
			肛痈（肛管直肠周围脓肿）
	辽宁省海城市正骨医院	骨伤科	桡骨远端骨折
	辽宁省沈阳市传染病院	肝病科	慢性乙型肝炎
		肿瘤科	肺癌

（续表）

省份	单位	专科	病种
辽宁省	辽宁省沈阳市精神卫生中心	精神科	不寐（失眠）
			郁病（抑郁症）
	辽宁省沈阳市中西医结合医院	皮肤科	白疕（寻常型银屑病）
	中国医科大学附属第一医院	肛肠科	肛裂病（肛裂）
	中国医科大学附属盛京医院	脾胃科	胃痞病（功能性消化不良）
	辽宁血栓病中西医结合医疗中心	脑病科	眩晕病
			中风病（脑梗死）
	辽宁中医药大学附属第二医院	肺病科	哮病（支气管哮喘）
		脑病科	中风病（脑梗死）
	辽宁中医药大学附属医院	儿科	肺炎喘嗽（肺炎）
			小儿紫癜（过敏性紫癜）
			五迟、五软、五硬（脑性瘫痪）
			斜颈
		耳鼻喉科	暴聋（突发性聋）
		急诊科	外感发热（上呼吸道感染）
		脾胃科	胃脘痛（慢性胃炎）
			胃疡（消化性溃疡）
		糖尿病科	消渴病（2 型糖尿病）
		外科	臁疮（下肢皮肤溃疡）
			脱疽（糖尿病性足病）
		心血管科	心悸（心律失常－室性早搏）
吉林省	吉林省白城市中医院	糖尿病科	消渴病（2 型糖尿病）
	吉林省白山市中医院	骨伤科	项痹病（神经根型颈椎病）
	吉林省长春市中医院	骨伤科	单纯胸腰椎骨折
	长春中医药大学附属医院	儿科	小儿泄泻（小儿腹泻病）
			小儿紫癜（过敏性紫癜）
		肛肠科	肛裂病（肛裂）
		骨伤科	膝痹病（膝关节骨性关节炎）
			项痹病（神经根型颈椎病）
		急诊科	外感发热（上呼吸道感染）
		脑病科	中风病（脑梗死）
		眼科	瞳神紧小（虹膜睫状体炎）
		心血管科	心悸（心律失常－室性早搏）
	吉林省吉林市中西医结合肛肠医院	肛肠科	肛痈（肛管直肠周围脓肿）
	吉林省吉林中西医结合医院	肺病科	咳嗽（感冒后咳嗽或感染后咳嗽）
	吉林省辽源市中医院	骨伤科	项痹病（神经根型颈椎病）
	吉林省四平市中医医院	针灸科	面瘫病（面神经炎）
	吉林省松原市中医院	骨伤科	桡骨远端骨折
	吉林省延吉市中医医院	脑病科	中风病（脑梗死）
	吉林省中医药科学院	儿科	小儿哮喘（支气管哮喘）
		脑病科	眩晕病
	吉林省肿瘤医院	肿瘤科	肺癌

（续表）

省份	单位	专科	病种
黑龙江省	黑龙江神志医院	精神科	不寐（失眠）
			郁病（抑郁症）
	黑龙江省大庆市中医医院	儿科	小儿紫癜（过敏性紫癜）
	黑龙江省大庆中医骨伤病医院	骨伤科	骨蚀（股骨头坏死）
	黑龙江省哈尔滨市骨伤科医院	骨伤科	桡骨远端骨折
	哈尔滨市中医院	儿科	斜颈
		肛肠科	肛漏病（肛瘘）
		脑病科	眩晕病
	黑龙江省佳木斯市中医院	糖尿病科	消渴病（2型糖尿病）
	黑龙江省牡丹江市中医医院	传染科	流行性出血热
		儿科	肺炎喘嗽（肺炎）
		肝病科	慢性乙型肝炎
	黑龙江省齐齐哈尔市中医医院	儿科	小儿哮喘（支气管哮喘）
		肛肠科	痔病（混合痔）
		急诊科	外感发热（上呼吸道感染）
	黑龙江省伊春市中医院	骨伤科	桡骨远端骨折
	黑龙江省中医研究院	皮肤科	白疕（寻常型银屑病）
		肾病科	劳淋（再发性尿路感染）
		心血管科	病毒性心肌炎
	黑龙江省中医医院	针灸科	面瘫病（面神经炎）
	黑龙江中医药大学附属第二医院	脑病科	中风病（脑梗死）
			假性延髓麻痹
	黑龙江中医药大学附属第一医院	妇科	盆腔炎
		外科	股肿（下肢深静脉血栓形成）
			脱疽（糖尿病性足病）
		心血管科	心悸（心律失常－室性早搏）
		血液病科	慢性髓劳病（慢性再生障碍性贫血）
			紫癜风（过敏性紫癜）
上海市	复旦大学附属华山医院	肺病科	哮病（支气管哮喘）
	复旦大学附属肿瘤医院	肿瘤科	肺癌
	上海光华中西医结合医院	风湿科	痛风
	上海交大医学院第九人民医院	耳鼻喉科	慢喉喑病（慢性喉炎）
	上海浦东新区传染病医院	肝病科	慢性乙型肝炎
	上海市第六人民医院	骨伤科	项痹病（神经根型颈椎病）
	复旦大学附属中山医院	脑病科	中风病（脑梗死）
	上海市黄浦区中心医院	骨伤科	项痹病（神经根型颈椎病）
	上海市普陀区中医医院	脑病科	中风病（脑梗死）
	上海市中西医结合医院	外科	脱疽（闭塞性动脉硬化）
			脱疽（糖尿病性足病）
	上海中西医结合医院奚九一医院	外科	股肿（下肢深静脉血栓形成）

（续表）

省份	单位	专科	病种
上海市	上海中医药大学附属龙华医院	风湿科	阴阳毒（系统性红斑狼疮）
		骨伤科	项痹病（神经根型颈椎病）
		急诊科	外感发热（上呼吸道感染）
		肾病科	肾风（IgA 肾病）
		外科	蝮蛇咬伤
			乳痈（急性乳腺炎）
			臁疮（下肢皮肤溃疡）
		眼科	青风内障（原发性开角型青光眼）
		肿瘤科	肺癌
	上海中医药大学附属普陀医院	肿瘤科	肺癌
	上海中医药大学附属上海市中医院	儿科	小儿反复呼吸道感染
			小儿哮喘（支气管哮喘）
		外科	臁疮（下肢皮肤溃疡）
	上海中医药大学附属曙光医院	传染科	急性病毒性肝炎
		肝病科	非酒精性脂肪性肝炎
			慢性乙型肝炎
		骨伤科	膝痹病（膝关节骨性关节炎）
		急诊科	外感发热（上呼吸道感染）
		脑病科	中风病（脑梗死）
		脾胃科	胃脘痛（慢性胃炎）
		肾病科	肾衰病（慢性肾功能衰竭）
		糖尿病科	消渴病痹症（糖尿病周围神经病变）
		外科	脱疽（闭塞性动脉硬化）
			脱疽（糖尿病性足病）
		针灸科	肩凝症（肩关节周围炎）
			面瘫病（面神经炎）
	上海中医药大学附属岳阳中西医结合医院	儿科	小儿泄泻（小儿腹泻病）
		风湿科	痛风
		妇科	绝经前后诸证（更年期综合征）
			痛经
		骨伤科	项痹病（神经根型颈椎病）
		脑病科	中风病（脑梗死）
		脾胃科	吐酸病（胃食管反流病）
		血液病科	慢性髓劳病（慢性再生障碍性贫血）
			紫癜病（免疫性血小板减少性紫癜）
		针灸科	面瘫病（面神经炎）
江苏省	江苏省常州市中医医院	骨伤科	项痹病（神经根型颈椎病）
		心血管科	心悸（心律失常－室性早搏）
	江苏省昆山市中医院	妇科	绝经前后诸证（更年期综合征）
	江苏省连云港市中医院	脑病科	中风病（脑梗死）
			眩晕病
	江苏省南京市中医院	妇科	绝经前后诸证（更年期综合征）
		肛肠科	肛裂病（肛裂）
		脑病科	中风病（脑梗死）
			眩晕病
		肛肠科	肛裂病（肛裂）
			肛痈（肛管直肠周围脓肿）

（续表）

省份	单位	专科	病种
江苏省	江苏省南通市良春风湿病医院	风湿科	痛风
			大偻（强直性脊柱炎）
	江苏省南通市中医院	外科	蝮蛇咬伤
	江苏省苏州市中医医院	骨伤科	单纯胸腰椎骨折
		脾胃科	胃疡（消化性溃疡）
	江苏省泰州市中医院	骨伤科	桡骨远端骨折
	江苏省无锡市中西医结合医院	外科	烧伤
	江苏省无锡市中医医院	骨伤科	膝痹病（膝关节骨性关节炎）
		心血管科	心悸（心律失常－室性早搏）
	江苏省徐州市中医院	心血管科	心悸（心律失常－室性早搏）
	江苏省盐城市中医院	肿瘤科	肺癌
	江苏省扬州市中医院	肿瘤科	肺癌
	江苏省中西医结合医院	骨伤科	膝痹病（膝关节骨性关节炎）
		心血管科	心悸（心律失常－室性早搏）
	江苏省中医院	耳鼻喉科	鼻鼽病（变应性鼻炎）
			暴聋（突发性聋）
		妇科	绝经前后诸证（更年期综合征）
			痛经
		急诊科	外感发热（上呼吸道感染）
		脾胃科	胃脘痛（慢性胃炎）
			久痢（溃疡性结肠炎）
		肾病科	劳淋（再发性尿路感染）
		外科	蝮蛇咬伤
		眼科	白涩症（干眼病）
		心血管科	心悸（心律失常－室性早搏）
浙江省	杭州市第三人民医院	皮肤科	粉刺（痤疮）
	浙江老年关怀医院	脑病科	中风病（脑梗死）
	浙江省富阳市中医骨伤医院	骨伤科	桡骨远端骨折
	浙江省杭州市萧山区中医院	骨伤科	附骨疽（慢性骨髓炎）
	浙江省杭州市中医院	妇科	胎动不安（早期先兆流产）
		骨伤科	单纯胸腰椎骨折
		肾病科	肾风（IgA 肾病）
		心血管科	心悸（心律失常－室性早搏）
	浙江省湖州市中医院	外科	蝮蛇咬伤
	浙江省立同德医院	精神科	不寐（失眠）
			郁病（抑郁症）
		针灸科	肩凝症（肩关节周围炎）
	浙江省宁波市中医院	糖尿病科	消渴病（2 型糖尿病）
		外科	脱疽（闭塞性动脉硬化）
			脱疽（糖尿病性足病）
	浙江省温州市中医院	妇科	胎动不安（早期先兆流产）
	浙江省义乌市中医院	脑病科	中风病（脑梗死）
		风湿科	阴阳毒（系统性红斑狼疮）
		妇科	盆腔炎
		肝病科	慢性乙型肝炎

（续表）

省份	单位	专科	病种
浙江省	浙江省中医院	儿科	小儿哮喘（支气管哮喘）
		肺病科	咳嗽（感冒后咳嗽或感染后咳嗽）
		骨伤科	骨蚀（股骨头坏死）
		急诊科	外感发热（上呼吸道感染）
		脑病科	中风病（脑梗死）
		外科	乳痈（急性乳腺炎）
		血液病科	紫癜病（免疫性血小板减少性紫癜）
			慢性髓劳病（慢性再生障碍性贫血）
		肿瘤科	肺癌
	浙江省舟山市中医骨伤联合医院	骨伤科	膝痹病（膝关节骨性关节炎）
	浙江中医药大学附属第二医院	风湿科	大偻（强直性脊柱炎）
			阴阳毒（系统性红斑狼疮）
		肝病科	积聚（肝硬化代偿期）
		骨伤科	项痹病（神经根型颈椎病）
	浙江中医药大学附属第三医院	儿科	小儿泄泻（小儿腹泻病）
		骨伤科	项痹病（神经根型颈椎病）
			膝痹病（膝关节骨性关节炎）
		针灸科	肩凝症（肩关节周围炎）
	浙江中医药大学附属嘉兴中医院	眼科	暴盲（视网膜静脉阻塞）
			青盲（视神经萎缩）
安徽省	安徽省安庆市中医医院	妇科	盆腔炎
	安徽省滁州市中西医结合医院	脑病科	痴呆（血管性痴呆）
	安徽省六安市中医院	肾病科	肾风（IgA 肾病）
	安徽省宿州市中医医院	肝病科	慢性乙型肝炎
	安徽省铜陵市中医院	骨伤科	项痹病（神经根型颈椎病）
	安徽省芜湖市中医医院	心血管科	心悸（心律失常－室性早搏）
	安徽中医学院第一附属医院	传染科	手足口病
		耳鼻喉科	暴聋（突发性聋）
		骨伤科	项痹病（神经根型颈椎病）
		脑病科	痴呆（血管性痴呆）
			肝豆状核变性
		肾病科	肾风（IgA 肾病）
		心血管科	心悸（心律失常－室性早搏）
		针灸科	面瘫病（面神经炎）
	安徽中医学院附属针灸医院	脑病科	痴呆（血管性痴呆）
		针灸科	面瘫病（面神经炎）
福建省	福建省福州市传染病医院	传染科	急性病毒性肝炎
		肝病科	慢性乙型肝炎
	福建省福州中西医结合医院	骨伤科	附骨疽（慢性骨髓炎）
	福建省龙岩市中医院	骨伤科	桡骨远端骨折
			项痹病（神经根型颈椎病）
	福建省厦门市中医院	传染科	急性病毒性肝炎
		儿科	小儿反复呼吸道感染
		肝病科	慢性乙型肝炎
		肛肠科	肛漏病（肛瘘）
		脾胃科	胃脘痛（慢性胃炎）

（续表）

省份	单位	专科	病种
福建省	福建省漳州市中医院	骨伤科	项痹病（神经根型颈椎病）
	福建中医学院附属第二人民医院	骨伤科	膝痹病（膝关节骨性关节炎）
			项痹病（神经根型颈椎病）
		脑病科	中风病（脑梗死）
		脾胃科	久痢（溃疡性结肠炎）
	福建中医学院附属人民医院	肾病科	肾风（IgA肾病）
		外科	蝮蛇咬伤
		眼科	青风内障（原发性开角型青光眼）
江西省	江西省赣州市中医院	骨伤科	附骨疽（慢性骨髓炎）
	江西省景德镇市中医院	针灸科	面瘫病（面神经炎）
	江西省九江市中医院	骨伤科	项痹病（神经根型颈椎病）
		肾病科	肾衰病（慢性肾功能衰竭）
	江西省南昌市洪都中医院	骨伤科	踇外翻
	江西省南昌市中西医结合医院	骨伤科	膝痹病（膝关节骨性关节炎）
		脑病科	中风病（脑梗死）
	江西省萍乡市中医院	糖尿病科	消渴病（2型糖尿病）
	江西省新余市中医院	妇科	胎动不安（早期先兆流产）
	江西省宜春市中医院	外科	蝮蛇咬伤
	江西省鹰潭市中医院	骨伤科	项痹病（神经根型颈椎病）
	江西中医学院附属医院	肺病科	咳嗽（感冒后咳嗽或感染后咳嗽）
		风湿科	尪痹（类风湿性关节炎）
		妇科	胎动不安（早期先兆流产）
			痛经
		骨伤科	项痹病（神经根型颈椎病）
		急诊科	外感发热（上呼吸道感染）
		外科	臁疮（下肢皮肤溃疡）
			脱疽（糖尿病性足病）
			蝮蛇咬伤
		针灸科	面瘫病（面神经炎）
山东省	山东济南市中医院	针灸科	面瘫病（面神经炎）
	山东省莱芜市中医医院	肿瘤科	肺癌
	山东省临沂市人民医院	针灸科	肩凝症（肩关节周围炎）
	山东省临沂市中医院	肛肠科	肛漏病（肛瘘）
	山东省千佛山医院	风湿科	大偻（强直性脊柱炎）
		骨伤科	膝痹病（膝关节骨性关节炎）
			项痹病（神经根型颈椎病）
		脑病科	痴呆（血管性痴呆）
		针灸科	面瘫病（面神经炎）
	山东省青岛市中医医院	脑病科	中风病（脑梗死）
		针灸科	面瘫病（面神经炎）
		肺病科	哮病（支气管哮喘）
	山东省青岛中西医结合医院	外科	脱疽（糖尿病性足病）
	山东省日照市中医医院	脑病科	中风病（脑梗死）
	山东省泰安市中心医院	针灸科	面瘫病（面神经炎）
	山东省泰安市中医院	肝病科	慢性乙型肝炎
		脑病科	中风病（脑梗死）
			头痛（偏头痛）

（续表）

省份	单位	专科	病种
山东省	山东省威海市中医院	肾病科	肾风（IgA 肾病）
	山东省潍坊市中医院	骨伤科	踇外翻
		脑病科	中风病（脑梗死）
	山东省烟台市中医医院	肿瘤科	肺癌
	山东省枣庄市中医医院	肝病科	慢性乙型肝炎
	山东中医药大学第二附属医院	针灸科	面瘫病（面神经炎）
			肩凝症（肩关节周围炎）
	山东省淄博市中医医院	心血管科	心悸（心律失常－室性早搏）
	山东文登整骨医院	骨伤科	单纯胸腰椎骨折
	山东中医药大学第二附属医院	脑病科	痴呆（血管性痴呆）
			中风病（脑梗死）
		眼科	白涩症（干眼病）
			瞳神紧小（虹膜睫状体炎）
	山东中医药大学附属医院	肛肠科	痔病（混合痔）
		骨伤科	项痹病（神经根型颈椎病）
		急诊科	外感发热（上呼吸道感染）
		外科	乳痈（急性乳腺炎）
			股肿（下肢深静脉血栓形成）
		心血管科	心悸（心律失常－室性早搏）
		肿瘤科	肺癌
		针灸科	面瘫病（面神经炎）
河南省	河南洛阳正骨医院	骨伤科	附骨疽（慢性骨髓炎）
	河南省安阳市中医院	儿科	小儿泄泻（小儿腹泻病）
			五迟、五软、五硬（脑性瘫痪）
	河南省开封市中医院	糖尿病科	消渴病痹症（糖尿病周围神经病变）
		外科	脱疽（糖尿病性足病）
	河南省洛阳市第二中医院	脑病科	眩晕病
	河南省洛阳市第一中医院	外科	股肿（下肢深静脉血栓形成）
	河南省漯河市中医院	肛肠科	痔病（混合痔）
	河南省南阳市中医院	儿科	小儿泄泻（小儿腹泻病）
			五迟、五软、五硬（脑性瘫痪）
	河南省平顶山市妇幼保健院	儿科	五迟、五软、五硬（脑性瘫痪）
	河南省平顶山市中医院	儿科	肺炎喘嗽（肺炎）
			五迟、五软、五硬（脑性瘫痪）
	河南省濮阳市中医院	骨伤科	桡骨远端骨折
	河南省三门峡市中医院	骨伤科	桡骨远端骨折
	河南省郑州市大肠肛门病医院	肛肠科	痔病（混合痔）
	河南省郑州市颈肩腰腿痛医院	骨伤科	膝痹病（膝关节骨性关节炎）
			项痹病（神经根型颈椎病）
	河南省郑州市中医院	脑病科	中风病（脑梗死）
			眩晕病
	河南省中医药研究院附属医院	心血管科	心悸（心律失常－室性早搏）

（续表）

省份	单位	专科	病种
河南省	河南省中医院	骨伤科	项痹病（神经根型颈椎病）
		急诊科	外感发热（上呼吸道感染）
		精神科	不寐（失眠）
		脑病科	痴呆（血管性痴呆）
		心血管科	病毒性心肌炎
		肿瘤科	肺癌
	河南省周口市中医院	肝病科	慢性乙型肝炎
		传染科	急性病毒性肝炎
	河南省驻马店市中医院	脑病科	眩晕病
	河南中医学院第三附属医院	针灸科	面瘫病（面神经炎）
			肩凝症（肩关节周围炎）
	河南中医学院第一附属医院	儿科	五迟、五软、五硬（脑性瘫痪）
			小儿紫癜（过敏性紫癜）
		肺病科	风温肺热病（非重症社区获得性肺炎）
		肝病科	非酒精性脂肪性肝炎
		肛肠科	肛裂病（肛裂）
		脑病科	痴呆（血管性痴呆）
			眩晕病
		外科	臁疮（下肢皮肤溃疡）
			脱疽（糖尿病性足病）
		心血管科	心悸（心律失常－室性早搏）
湖北省	湖北省鄂州市中医医院	肝病科	非酒精性脂肪性肝炎
		脑病科	中风病（脑梗死）
	湖北省洪湖市中医院	风湿科	尪痹（类风湿性关节炎）
	湖北省黄石市中医医院	儿科	小儿泄泻（小儿腹泻病）
		骨伤科	项痹病（神经根型颈椎病）
	湖北省荆门市中医院	妇科	盆腔炎
	湖北省荆州市中医医院	妇科	胎动不安（早期先兆流产）
		脾胃科	久痢（溃疡性结肠炎）
	湖北省十堰市中医医院	肝病科	非酒精性脂肪性肝炎
		精神科	不寐（失眠）
			郁病（抑郁症）
	湖北省随州市中医医院	传染科	急性病毒性肝炎
		脑病科	头痛（偏头痛）
	湖北省武汉市中西医结合医院	脑病科	中风病（脑梗死）
		皮肤科	蛇串疮（带状疱疹）
			粉刺（痤疮）
		脾胃科	胃痞病（功能性消化不良）
		肾病科	肾衰病（慢性肾功能衰竭）
		针灸科	面瘫病（面神经炎）
	湖北省武汉市中医医院	骨伤科	骨蚀（股骨头坏死）
		急诊科	外感发热（上呼吸道感染）
		脑病科	中风病（脑梗死）
	湖北省咸宁市中医医院	肝病科	非酒精性脂肪性肝炎
	湖北省襄樊市中医医院	骨伤科	桡骨远端骨折
		脑病科	中风病（脑梗死）

（续表）

省份	单位	专科	病种
湖北省	湖北省宜昌市中医院	外科	烧伤
		心血管科	心悸（心律失常－室性早搏）
	湖北省中医院	传染科	急性病毒性肝炎
		肝病科	慢性乙型肝炎
			非酒精性脂肪性肝炎
		脑病科	中风病（脑梗死）
		肾病科	肾风（IgA 肾病）
		针灸科	面瘫病（面神经炎）
	湖北中医学院附属医院	传染科	急性病毒性肝炎
		肝病科	慢性乙型肝炎
湖南省	湖南省长沙市中医医院	骨伤科	膝痹病（膝关节骨性关节炎）
	湖南省常德市第一中医院	骨伤科	桡骨远端骨折
	湖南省郴州市中医院	骨伤科	桡骨远端骨折
	湖南省妇幼保健院	妇科	胎动不安（早期先兆流产）
	湖南省邵阳市中医医院	肿瘤科	肺癌
	湖南省湘潭市中医院	骨伤科	踇外翻
	湖南省永州市中医院	针灸科	面瘫病（面神经炎）
	湖南省岳阳市中医院	骨伤科	项痹病（神经根型颈椎病）
	湖南省中南大学湘雅医院	病科	中风病（脑梗死）
	湖南省中医药研究院附属医院	脑病科	中风病（脑梗死）
		肿瘤科	肺癌
	湖南中医药大学第二附属医院	妇科	胎动不安（早期先兆流产）
		肛肠科	脱肛病（直肠脱垂）
		骨伤科	膝痹病（膝关节骨性关节炎）
		皮肤科	湿疮（湿疹）
	湖南中医药大学第一附属医院	传染科	急性病毒性肝炎
		儿科	肺炎喘嗽（肺炎）
		肝病科	慢性乙型肝炎
		骨伤科	项痹病（神经根型颈椎病）
		眼科	消渴目病（糖尿病视网膜病变）
		心血管科	心悸（心律失常－室性早搏）
	湖南中医药高等专科学校附属第一医院	传染科	急性病毒性肝炎
		肝病科	慢性乙型肝炎
		针灸科	面瘫病（面神经炎）
			肩凝症（肩关节周围炎）
广东省	广东省第二中医院	脑病科	中风病（脑梗死）
	广东省东莞市中医院	脾胃科	胃痞病（功能性消化不良）
	广东省佛山市中医院	骨伤科	单纯胸腰椎骨折
		脑病科	中风病（脑梗死）
			头痛（偏头痛）
			眩晕病
		糖尿病科	消渴病痹症（糖尿病周围神经病变）
		外科	脱疽（闭塞性动脉硬化）
			脱疽（糖尿病性足病）

（续表）

省份	单位	专科	病种
广东省	广东省广州市第八人民医院	传染科	急性病毒性肝炎
			时行感冒（甲型 H1N1 流感）
		肝病科	慢性乙型肝炎
	广东省广州市中医医院	脾胃科	鼓胀病（肝硬化腹水）
		肿瘤科	肺癌
	广东省江门市五邑中医院	肝病科	慢性乙型肝炎
		脑病科	中风病（脑梗死）
		传染科	急性病毒性肝炎
	南方医科大学附属南方医院	风湿科	骨痹（骨关节病）
		脑病科	头痛（偏头痛）
	广东省深圳平乐骨伤科医院	骨伤科	桡骨远端骨折
	广东省深圳市中医院	肝病科	积聚（肝硬化代偿期）
		肾病科	肾风（IgA 肾病）
		针灸科	面瘫病（面神经炎）
		肿瘤科	肺癌
	广东省肇庆市中医院	肾病科	肾衰病（慢性肾功能衰竭）
	广东省中西医结合医院	针灸科	面瘫病（面神经炎）
	广东省中医院	耳鼻喉科	暴聋（突发性聋）
			慢喉喑病（慢性喉炎）
		肺病科	咳嗽（感冒后咳嗽或感染后咳嗽）
		妇科	痛经
			绝经前后诸证（更年期综合征）
		急诊科	外感发热（上呼吸道感染）
		脾胃科	鼓胀病（肝硬化腹水）
		肾病科	消渴病肾病（糖尿病肾病）
			肾衰病（慢性肾功能衰竭）
		外科	乳痈（急性乳腺炎）
		肿瘤科	肺癌
	广东省中医院大学城医院	肝病科	积聚（肝硬化代偿期）
	广东省中医院芳村医院	肺病科	风温肺热病（非重症社区获得性肺炎）
	广东省中医院珠海医院	骨伤科	项痹病（神经根型颈椎病）
		心血管科	心悸（心律失常－室性早搏）
	广州荔湾区中医医院	妇科	胎动不安（早期先兆流产）
	广州医学院第一附属医院	肺病科	咳嗽（感冒后咳嗽或感染后咳嗽）
			风温肺热病（非重症社区获得性肺炎）
	广州中医药大学第一附属医院	耳鼻喉科	鼻鼽病（变应性鼻炎）
			耳鸣
		妇科	胎动不安（早期先兆流产）
		骨伤科	骨蚀（股骨头坏死）
			骨蚀（儿童股骨头坏死）
		急诊科	外感发热（上呼吸道感染）
		糖尿病科	消渴病痹症（糖尿病周围神经病变）
		肿瘤科	肺癌
		心血管科	心悸（心律失常－室性早搏）
	广州中医药大学附属骨伤科医院	骨伤科	膝痹病（膝关节骨性关节炎）
	广州中医药大学附属中山市中医院	脑病科	中风病（脑梗死）

（续表）

省份	单位	专科	病种
广西壮族自治区	广西骨伤医院	骨伤科	附骨疽（慢性骨髓炎）
			锁骨骨折
	广西南宁市中医院	脑病科	中风病（脑梗死）
	广西中医学院第一附属医院	传染科	急性病毒性肝炎
		儿科	小儿反复呼吸道感染
		肝病科	积聚（肝硬化代偿期）
			慢性乙型肝炎
		脑病科	中风病（脑梗死）
			眩晕病
		针灸科	面瘫病（面神经炎）
		心血管科	心悸（心律失常－室性早搏）
		儿科	肺炎喘嗽（肺炎）
	广西中医学院附属瑞康医院	骨伤科	骨蚀（股骨头坏死）
		脑病科	中风病（脑梗死）
		脾胃科	泄泻病（腹泻型肠易激综合征）
		肿瘤科	肺癌
	广西壮族自治区桂林市中医医院	外科	乳痈（急性乳腺炎）
		脑病科	中风病（脑梗死）
		肿瘤科	肺癌
	广西医科大学第一附属医院	脑病科	中风病（脑梗死）
	广西壮族自治区柳州市中医院	骨伤科	单纯胸腰椎骨折
		脾胃科	吐酸病（胃食管反流病）
	广西壮族自治区南宁市中西医结合医院	针灸科	面瘫病（面神经炎）
	广西壮族自治区人民医院	骨伤科	项痹病（神经根型颈椎病）
	广西壮族自治区玉林市骨科医院	骨伤科	单纯胸腰椎骨折
	广西壮族自治区玉林市中医医院	脑病科	中风病（脑梗死）
海南省	海南省海口市中医院	肺病科	哮病（支气管哮喘）
	海南省三亚市中医院	骨伤科	项痹病（神经根型颈椎病）
	海南省中医院	骨伤科	踇外翻
		糖尿病科	消渴病痹症（糖尿病周围神经病变）
重庆市	重庆市北碚区中医院	脑病科	中风病（脑梗死）
	重庆市涪陵区中医院	脑病科	中风病（脑梗死）
	重庆市九龙坡区第一中医院	骨伤科	附骨疽（慢性骨髓炎）
	重庆市铜梁县中医医院	骨伤科	桡骨远端骨折
	重庆市万州区中医院	骨伤科	桡骨远端骨折
	重庆市中西医结合医院	脑病科	中风病（脑梗死）
		皮肤科	湿疮（湿疹）
	重庆市中医院	妇科	盆腔炎
			痛经
		肾病科	肾风（IgA 肾病）
		针灸科	面瘫病（面神经炎）
		肿瘤科	肺癌
	重庆医科大学附属第一医院	风湿科	尪痹（类风湿性关节炎）
	重庆中医骨科医院	骨伤科	项痹病（神经根型颈椎病）

（续表）

省份	单位	专科	病种
四川省	四川大学华西医院	外科	蝮蛇咬伤
	成都中医药大学附属医院	传染科	急性病毒性肝炎
		耳鼻喉科	鼻鼽病（变应性鼻炎）
		妇科	痛经
			盆腔炎
		肝病科	慢性乙型肝炎
		骨伤科	项痹病（神经根型颈椎病）
		急诊科	外感发热（上呼吸道感染）
		脑病科	中风病（脑梗死）
		肾病科	肾衰病（慢性肾功能衰竭）
		眼科	暴盲（视网膜静脉阻塞）
			消渴目病（糖尿病视网膜病变）
	川北医学院附属医院	肛肠科	肛漏病（肛瘘）
	四川省骨科医院	骨伤科	桡骨远端骨折
			膝痹病（膝关节骨性关节炎）
	四川省乐山市中医院	肝病科	积聚（肝硬化代偿期）
		肿瘤科	肺癌
	四川省泸州市中医医院	骨伤科	桡骨远端骨折
	四川省泸州医学院附属中医医院	耳鼻喉科	鼻鼽病（变应性鼻炎）
	四川省绵阳市中医院	针灸科	面瘫病（面神经炎）
			肩凝症（肩关节周围炎）
	四川省内江市中医院	骨伤科	桡骨远端骨折
	四川省攀枝花市中西医结合医院	眼科	白涩症（干眼病）
	四川省中西医结合医院	肺病科	哮病（支气管哮喘）
		肿瘤科	肺癌
		心血管科	心悸（心律失常－室性早搏）
	四川省中医药科学院中医研究所	脑病科	眩晕病
贵州省	贵州省毕节地区中医院	传染科	急性病毒性肝炎
		肝病科	积聚（肝硬化代偿期）
	贵阳中医学院第二附属医院	耳鼻喉科	慢喉喑病（慢性喉炎）
		肺病科	风温肺热病（非重症社区获得性肺炎）
		糖尿病科	消渴病（2型糖尿病）
		外科	脱疽（闭塞性动脉硬化）
			脱疽（糖尿病性足病）
	贵阳中医学院第一附属医院	脑病科	中风病（脑梗死）
			头痛（偏头痛）
		糖尿病科	瘿病眼病（甲状腺相关性眼病）
		外科	脱疽（闭塞性动脉硬化）
			脱疽（糖尿病性足病）
		眼科	视瞻昏渺（年龄相关性黄斑变性）
云南省	云南省保山市中医医院	肛肠科	痔病（混合痔）
	云南省昆明市中医医院	骨伤科	单纯胸腰椎骨折
	云南省曲靖市中医医院	针灸科	面瘫病（面神经炎）
			肩凝症（肩关节周围炎）
	云南省玉溪市中医院	骨伤科	桡骨远端骨折

（续表）

省份	单位	专科	病种
云南省	云南省中医医院	传染科	急性病毒性肝炎
		风湿科	阴阳毒（系统性红斑狼疮）
			骨痹（骨关节病）
		肝病科	慢性乙型肝炎
		骨伤科	项痹病（神经根型颈椎病）
		急诊科	外感发热（上呼吸道感染）
		肿瘤科	肺癌
	云南省中医中药研究所	传染科	急性病毒性肝炎
陕西省	陕西省安康市中医医院	骨伤科	膝痹病（膝关节骨性关节炎）
	陕西省宝鸡市中医医院	针灸科	面瘫病（面神经炎）
	陕西省商洛市中医医院	肿瘤科	肺癌
	陕西省西安市第五医院	风湿科	骨痹（骨关节病）
	陕西省西安市中医医院	肛肠科	脱肛病（直肠脱垂）
			肛漏病（肛瘘）
		脑病科	中风病（脑梗死）
	陕西省西安中医脑病医院	儿科	五迟、五软、五硬（脑性瘫痪）
	陕西省榆林市中医医院	妇科	盆腔炎
	陕西省中医院	肝病科	非酒精性脂肪性肝炎
		脑病科	中风病（脑梗死）
		肾病科	劳淋（再发性尿路感染）
		针灸科	面瘫病（面神经炎）
	陕西中医学院附属医院	传染科	流行性出血热
		肝病科	慢性乙型肝炎
		骨伤科	膝痹病（膝关节骨性关节炎）
		脑病科	中风病（脑梗死）
		肿瘤科	肺癌
甘肃省	甘肃省白银市中医医院	针灸科	面瘫病（面神经炎）
	甘肃省陇南市武都区中医院	眼科	青盲（视神经萎缩）
	甘肃省庆阳市中医医院	血液病科	急性非淋巴细胞白血病
	甘肃省天水市中西医结合医院	针灸科	肩凝症（肩关节周围炎）
	甘肃省天水市中医医院	脑病科	中风病（脑梗死）
			眩晕病
		糖尿病科	消渴病痹症（糖尿病周围神经病变）
	甘肃省武威市中医院	肛肠科	肛漏病（肛瘘）
	甘肃省中医院	骨伤科	项痹病（神经根型颈椎病）
		脑病科	中风病（脑梗死）
		脾胃科	鼓胀病（肝硬化腹水）
	甘肃中医学院附属医院	儿科	小儿紫癜（过敏性紫癜）
青海省	青海省中医院	肝病科	非酒精性脂肪性肝炎
		肛肠科	痔病（混合痔）
		糖尿病科	消渴病（2 型糖尿病）
		外科	脱疽（闭塞性动脉硬化）
			脱疽（糖尿病性足病）

（续表）

省份	单位	专科	病种
宁夏回族自治区	宁夏回族自治区石嘴山市中医医院	骨伤科	膝痹病（膝关节骨性关节炎）
	宁夏回族自治区银川市中医医院	肛肠科	肛漏病（肛瘘）
	宁夏自治区中医医院	骨伤科	项痹病（神经根型颈椎病）
		肾病科	肾风（IgA肾病）
新疆维吾尔自治区	新疆昌吉自治州中医院	脑病科	中风病（脑梗死）
		针灸科	面瘫病（面神经炎）
	新疆维吾尔自治区中医医院	骨伤科	膝痹病（膝关节骨性关节炎）
		急诊科	外感发热（上呼吸道感染）
		皮肤科	白疕（寻常型银屑病）
		糖尿病科	瘿病眼病（甲状腺相关性眼病）
		心血管科	心悸（心律失常－室性早搏）
	新疆乌鲁木齐市中医医院	糖尿病科	消渴病（2型糖尿病）
		外科	脱疽（闭塞性动脉硬化）
			脱疽（糖尿病性足病）
	新疆伊犁哈萨克自治州中医医院	眼科	白涩症（干眼病）

附件2　首批中医临床路径试点专业和病种目录

专业	路径名称
脑病科	痴呆（血管性痴呆）
	肝豆状核变性
	假性延髓麻痹
	头痛（偏头痛）
	眩晕病
	中风病（脑梗死）
急诊科	外感发热（上呼吸道感染）
心血管科	病毒性心肌炎
	心悸（心律失常－室性早搏）
精神科	不寐（失眠）
	郁病（抑郁症）
肺病科	风温肺热病（非重症社区获得性肺炎）
	咳嗽（感冒后咳嗽或感染后咳嗽）
	哮病（支气管哮喘）
骨伤科	单纯胸腰椎骨折
	附骨疽（慢性骨髓炎）
	骨蚀（儿童股骨头坏死）
	骨蚀（股骨头坏死）
	踇外翻
	桡骨远端骨折
	锁骨骨折
	膝痹病（膝关节骨性关节炎）
	项痹病（神经根型颈椎病）
针灸科	肩凝证（肩关节周围炎）
	面瘫（面神经炎）

（续表）

专业	路径名称
糖尿病科	消渴病（2 型糖尿病）
	消渴病痹症（糖尿病周围神经病变）
	瘿病眼病（甲状腺相关性眼病）
肾病科	劳淋（再发性尿路感染）
	肾风（IgA 肾病）
	肾衰病（慢性肾功能衰竭）
	消渴病肾病（糖尿病肾病）
外科	蝮蛇咬伤
	股肿（下肢深静脉血栓形成）
	臁疮（下肢皮肤溃疡）
	乳痈（急性乳腺炎）
	烧伤
	脱疽（闭塞性动脉硬化，糖尿病性足病）
风湿科	大偻（强直性脊柱炎）
	骨痹（骨关节病）
	痛风
	尫痹（类风湿性关节炎）
	阴阳毒（系统性红斑狼疮）
	燥痹（干燥综合征）
皮肤科	白疕（寻常型银屑病）
	粉刺（痤疮）
	蛇串疮（带状疱疹）
	湿疮（湿疹）
肿瘤科	肺癌
血液科	急性非淋巴细胞白血病
	慢性髓劳病（慢性再生障碍性贫血）
	紫癜病（免疫性血小板减少性紫癜）
	紫癜风（过敏性紫癜）
眼科	白涩症（干眼病）
	暴盲（视网膜静脉阻塞）
	青风内障（原发性开角型青光眼）
	青盲（视神经萎缩）
	视瞻昏渺（年龄相关性黄斑变性）
	瞳神紧小（虹膜睫状体炎）
	消渴目病（糖尿病视网膜病变）
肝病科	非酒精性脂肪性肝炎
	积聚（肝硬化代偿期）
	慢性乙型肝炎
传染科	急性病毒性肝炎
	流行性出血热
	时行感冒（甲型 H1N1 流感）
	手足口病
肛肠科	肛裂病（肛裂）
	肛漏病（肛瘘）
	肛痈（肛管直肠周围脓肿）
	脱肛病（直肠脱垂）
	痔病（混合痔）

（续表）

专业	路径名称
脾胃科	鼓胀病（肝硬化腹水）
	久痢（溃疡性结肠炎）
	吐酸病（胃食管反流病）
	胃痞病（功能性消化不良）
	胃脘痛（慢性胃炎）
	胃疡（消化性溃疡）
	泄泻病（腹泻型肠易激综合征）
儿科	肺炎喘嗽（肺炎）
	五迟、五软、五硬（脑性瘫痪）
	小儿反复呼吸道感染
	小儿哮喘（支气管哮喘）
	小儿泄泻（小儿腹泻病）
	小儿紫癜（过敏性紫癜）
	斜颈
耳鼻喉科	暴聋（突发性聋）
	鼻鼽（变应性鼻炎）
	耳鸣
	慢喉痹（慢性咽炎）
	慢喉瘖（慢性喉炎）
妇科	绝经前后诸证（更年期综合征）
	盆腔炎
	胎动不安（早期先兆流产）
	痛经

关于成立国家中医药管理局对外交流合作专家咨询委员会的通知

国中医药办国际发〔2011〕10号

各省、自治区、直辖市卫生厅局、中医药管理局，新疆生产建设兵团卫生局，局各直属单位：

为进一步贯彻落实《国务院关于扶持和促进中医药事业发展的若干意见》，汇集专家群体智慧优势，发挥中医药相关专家群的“智库”作用，准确研判中医药对外交流合作面临的国际和国内形势，对中医药行业国际交流与合作中重大问题进行决策建议和咨询，以内促外，以外强内，促进中医药“六位一体”全面发展，我局决定成立国家中医药管理局对外交流合作专家咨询委员会（委员名单见附件）。

委员会实行聘任制，委员每届任期4年。希望有关单位积极支持他们的工作，共同做好中医药对外交流与合作工作。

委员会办公室设在国家中医药管理局传统医药国际交流中心，负责委员会日常工作。

国家中医药管理局办公室

二○一一年二月十五日

国家中医药管理局对外交流合作专家咨询委员会委员名单

一、主任委员：张伯礼、陈凯先

副主任委员：高思华、徐志伟、吴勉华、谢建群、范昕建、刘保延

二、顾问：王永炎、樊代明、刘德培、陈可冀、李振吉、房书亭、李大鹏、吴以岭、石学敏、李连达、吴咸中、肖培根、姚新生、刘昌孝、胡之璧、曾毅

三、秘书长：王笑频

四、委员（按姓氏笔画排序）

（一）主要中医药院校负责人

1. 王之虹　长春中医药大学校长
2. 王　华　湖北中医药大学校长
3. 王　键　安徽中医学院院长
4. 尼玛次仁　西藏藏医学院院长
5. 匡海学　黑龙江中医药大学校长
6. 李玛琳　云南中医学院院长
7. 李金田　甘肃中医学院院长
8. 杨关林　辽宁中医药大学校长
9. 吴勉华　南京中医药大学校长
10. 张伯礼　天津中医药大学校长
11. 陈立典　福建中医药大学校长
12. 陈凯先　上海中医药大学校长
13. 范永升　浙江中医药大学校长
14. 范昕建　成都中医药大学校长
15. 欧阳兵　山东中医药大学校长
16. 周永学　陕西中医学院院长
17. 周　然　山西中医学院院长
18. 郑玉玲　河南中医学院院长
19. 徐志伟　广州中医药大学校长
20. 高思华　北京中医药大学校长
21. 唐　农　广西中医学院院长
22. 梁光义　贵阳中医学院院长
23. 傅克刚　江西中医学院院长
24. 谢建群　上海中医药大学书记
25. 廖端芳　湖南中医药大学校长

（二）国家中医临床研究基地主要负责人

26. 马　融　天津中医药大学第一附属医院院长
27. 占　堆　西藏自治区藏医院院长
28. 卢　勇　新疆维吾尔自治区中医医院院长
29. 吕玉波　广东省中医院院长
30. 吕　宾　浙江省中医院院长
31. 刘沈林　江苏省中医院院长
32. 李　真　河南中医学院第一附属医院院长
33. 杨传华　山东省中医院院长
34. 杨关林　辽宁中医药大学附属医院院长
35. 杨　骏　安徽省中医院院长
36. 宋柏林　吉林省中医院院长
37. 郑　锦　上海中医药大学附属龙华医院院长
38. 赵映前　湖北省中医院院长
39. 钟　森　成都中医药大学附属医院院长
40. 郭鲁义　黑龙江中医药大学附属第一医院院长
41. 谭元生　湖南中医药大学第一附属医院院长

（三）部分具有国际交流合作经验的专家

42. 王北婴　国家中医药管理局中医师资格认证中心主任
43. 王承德　国家中医药管理局对台港澳交流中心主任
44. 朱勉生　世界中医药学会联合会常务理事
45. 刘张林　中国医药保健品进出口商会副会长
46. 刘保延　中国中医科学院常务副院长
47. 刘　良　香港浸会大学中医药学院院长
48. 沈志祥　国家中医药管理局国际合作司原司长
49. 沈毓龙　国家中医药管理局传统医药国际交流中心主任
50. 张小瑞　国家中医药管理局国际合作司原司长
51. 陈士林　中国医学科学院药用植物研究所所长
52. 莫用元　国家中医药管理局科技开发交流中心主任

（四）部分外向型企业负责人

53. 曲宏伟　烟台渤海制药集团有限公司董事长
54. 闫希军　天津天士力集团有限公司总裁
55. 许冬瑾　广东康美药业股份有限公司副董事长
56. 李　刚　中国医药保健品股份有限公司总裁
57. 李楚源　广药集团总经理
58. 肖　伟　连云港康缘集团有限公司董事长
59. 宋健平　广东新南方青蒿科技有限公司总经理
60. 秦玉峰　山东东阿阿胶股份有限公司总经理
61. 梅　群　北京同仁堂（集团）有限责任公司总经理

办公室设在国家中医药管理局传统医药国际交流中心，办公室主任由沈毓龙同志兼任。

国家中医药管理局办公室关于印发2011年中医医政工作要点的通知

国中医药办医政发〔2011〕12号

各省、自治区、直辖市及计划单列市、副省级省会城市卫生厅局、中医药管理局，新疆生产建设兵团卫生局，局各直属单位，北京中医药大学：

根据2011年全国中医药工作会议精神和2011年中医药工作要点，我局制定了《2011年中医医政工作要点》，现印发给你们。请结合本地区、本单位工作实际，认真贯彻落实，并及时将工作进展情况报我局医政司。

国家中医药管理局办公室
二〇一一年三月四日

2011年中医医政工作要点

2011年，全国中医医政工作以邓小平理论和“三个代表”重要思想为指导，深入学习实践科学发展观，全面贯彻党的十七届五中全会精神，按照2011年全国中医药工作会议部署和2011年中医药工作要点，全力推进和落实深化医药卫生体制改革中中医药各项政策措施和任务，继续完善中医医疗和预防保健服务体系，进一步提高基层中医药服务能力和可及性、可得性，充分发挥中医药防治常见病、多发病和新发传染病的特色和优势，全面推进中医医政各项工作。

一、认真做好深化医药卫生体制改革5项重点工作

（一）加快推进公立中医医院改革试点。做好公立中医医院改革试点动员部署和组织实施工作，加大公立中医医院改革试点的指导力度，开展督导检查，及时解决试点中的重大问题，总结和推广好的做法和成熟经验。对试点中医医院开展监测，继续开展公立中医医院体制机制改革相关政策研究。

与卫生部联合制定出台建立医院与城乡基层医疗卫生机构的分工协作机制的指导性意见。参与推进中医医院收费结算和医保支付方式的改革。参与公立中医医院治理机制改革的研究，推动试点城市探索建立公立中医医院法人治理结构，理顺公立中医医院所有者与管理者责权。研究建立公立中医医院以公益性和中医药特色为核心的绩效考核制度。研究制定中医医院院长资格管理办法，建立职业化、专业化的中医医院院长培训考核体系，继续举办中医医院院长培训班。

继续制定印发100个病种中医临床路径。开展中医临床路径实施试点，在全国50%三级甲等中医医院开展不少于5个病种的临床路径管理，在全国20%二级甲等中医医院开展不少于2个病种的临床路径管理。

抓好中医医院信息化建设，选择部分中医医院开展中医电子病历试点工作，实施《电子病历基本规范》和《电子病历功能规范》；推进中医优势病种远程会诊试点工作。

实施《中医医院中医护理工作指南》，继续在中医医院开展优质护理服务示范工程，全国所有三级中医医院推行优质护理服务工作，二级中医医院中，各省（区、市）根据实际，确定一定比例的中医医院开展优质护理服务，其中地市级中医医院比例不低于40%，县级中医医院不低于20%。

继续推进各项便民惠民措施，三级中医医院普遍开展预约诊疗服务，优化医院门急诊环境和流程，广泛开展便民门诊服务。

鼓励和引导社会资本举办中医医疗机构。

（二）做好基本药物制度实施工作。加强中药基本药物配备和使用管理，推广《中成药基本药物临床应用指南》、《中成药临床应用指导原则》和《中药注射剂临床应用指南》，制作并推广国家基本药物临床应用指南（中成药）视频资料，广泛开展宣传和培训，指导基层医务人员合理使用中成药。会同有关部门制定《国家基本药物目录（其他医疗卫生机构配备使用部分）》中成药卷。开展中药饮片生产供应保障和配备使用管理等专题研究。

（三）落实基本医疗保障制度的相关政策。抓好新农合统筹补偿方案中提高使用中医药有关费用补偿比例政策的落实，力争所有参合县均提高10%以上，将推拿等中医诊疗技术和符合要求的医疗机构中药制剂纳入新农合报销范围，引导农民应用中医药适宜技术。探索制定鼓励提供和使用中医药服务的城镇医保政策。

（四）在基本公共卫生服务中发展中医药服务。抓好《国家基本公共卫生服务规范》中居民健康档案、健康教育以及老年人、孕产妇和高血压、2型糖尿病患者健康管理中有关中医药内容的实施。参与修改确定新增国家基本公共卫生服务项目，在病毒性传染病防治中将中医药技术方法作为重要手段。将应用中医药预防保健技术和方法纳入基本公共卫生服务绩效考核体系并列为重点指标予以考核。推进中医药基本公共卫生服务综合配套试点工作。

（五）加强城乡基层医疗卫生服务体系建设。认真贯彻落实《健全农村医疗卫生服务体系建设方案》，将中医药科室建设和中医诊疗设备配备作为基层医疗卫生机构建设的重要内容，力争设置中医科的乡镇卫生院比例达到90%以上。选择部分乡镇卫生院和社区卫生服务中心开展全国基层医疗卫生机构中医药综合服务区建设试点。对基层医疗卫生机构卫生技术人员开展中医药适宜技术推广和知识培训，力争90%以上的村卫生室和社区卫生服务站接受培训。继续组织实施“万名医师支援农村卫生工程”，进一步做好城市三级医院对口支援县级医院工作，确保10%的县级中医医院接受支援。

二、做好中医药应急和新发传染病防治工作

（六）进一步完善中医药应急和防治新发传染病工作机制。开展中医医院应急能力建设和第三批国家中医药管理局中医、中西医结合防治传染病临床基地建设。制订中医医院应急工作预案。完善中医药应急救治技术方案和新发传染病中医药防治技术方案。加强中医药应急和防治新发传染病专业技术队伍建设。适时召开中医药应急暨传染病防治工作座谈会。

（七）继续开展传染病中医药防治工作。继续做好手足口病和甲型H1N1流感等传染病的中医药防治工作，继续开展中医药治疗艾滋病试点项目，进一步扩大救治规模，并适时对新增项目省份进行督导。

三、巩固发展城乡基层中医药服务

（八）继续实施《农村中医药工作近期重点实施方案（2010～2011年）》，抓好《乡镇卫生院中医科基本标准》贯彻实施。实施基层中医药服务能力推进工程，以推进基层常见病与多发病中医药适宜技术推广、农村医疗机构中医特色专科等基层中医药服务能力项目实施并取得实效为主要内容，适时开展项目绩效评估暨农村和社区中医药工作评价，以进一步提高基层中医药服务能力和可及性、可得性。继续开展农村和社区中医药服务监测。

（九）加大基层中医药适宜技术推广力度，探索建立中医药适宜技术推广长效机制。继续开展省级和县级中医药适宜技术培训基地建设，加强省级和县级师资培训；继续出版《基层中医药适宜技术手册》系列丛书，分层分类对县级中医医院、乡镇卫生院和社区卫生服务中心、村卫生室和社区卫生服务站中西医人员进行中医药适宜技术推广培训。

（十）加大典型示范推广力度。加强对农村中医药服务工作的指导，印发《农村中医药工作指南》，举办农村中医药工作培训班，对全国县（市）卫生局局长进行轮训。

（十一）继续开展全国基层中医药工作先进单位创建活动，上半年和下半年各完成一批候选地区检查评估工作，重点完成原全国农村中医工作先进县建设单位的检查评估。命名一批直辖市级和地市级全国基层中医药工作先进单位。对获得全国农村中医工作先进县和全国中医药特色社区卫生服务示范区荣誉称号满5年的地区开展重点复核。

（十二）参与制定《乡镇卫生院管理办法》、《村卫生室管理办法》以及乡镇卫生院、社区卫生服务机构绩效考核的指导性意见，充分发挥中医药在基层医疗卫生服务机构中的作用。

四、加强中医医院中医药特色优势建设

（十三）加强中医医院管理。继续深入开展“以病人为中心、以发挥中医药特色优势为主题”的中医医院管理年活动，适时组织开展检查评估和总结评优。

（十四）印发《中医医院评审管理办法》、《中医医院评审标准》及实施细则和《中医医院评审专家库管理办法》。修订《中医医院基本标准》，继续制定中医医院内设科室建设与管理指南，加强中医医院诊疗科目准入管理。

（十五）加强重点中医专科建设。开展“十一五”重点中医专科项目建设检查评估，启动“十二五”重点中医专科建设，继续印发并推广一批中医优势病种临床诊疗方案。启动中医优势病种临床协作中心建设。继续推动中医重点专科视频网络平台建设。

（十六）加强中医医疗机构药事管理。推进《关于加强医疗机构中药制剂管理的意见》、《中药处方格式及书写规范》的落实。继续推广使用小包装中药饮片和新型煎药机，规范小包装中药饮片规格和色标，对小包装中药饮片试点应用工作进行阶段性总结。

（十七）继续实施中医诊疗设备促进工程。对第一批推广的中医诊疗设备进行评价，开展第二批“推广一批、改造一批、提升一批、开发一批”中医诊疗设备遴选和评审工作。研究提出中医诊疗设备准入标准和注册审批标准的建议。开展中医诊疗设备生产示范基地建设，制定建设标准并开展评选工作。

五、加强中医预防保健服务体系建设

（十八）继续做好“治未病”健康工程的实施，总结“治未病”预防保健服务试点工作经验。扩大“治未病”预防保健服务试点范围，积极推进区域中医预防保健服务体系建设，选择20个以上市辖区开展试点。

（十九）研究中医预防保健服务机构、服务人员准入标准并开展试点。

（二十）积极推广运用《中医养生保健技术操作规范》，加强服务技术方法及其相关产品研究开发，探索制定10种慢性病“治未病”菜单式服务，形成具体的服务项目。

六、做好中西医结合与民族医药工作

（二十一）继续做好中西医结合

工作。印发《中西医结合医院工作指南》，开展推广培训和交流。做好中西医结合医院管理年活动检查评估工作。制定中西医结合医院评审标准。做好重点中西医结合医院建设项目检查评估，启动“十二五”重点中西医结合医院建设项目。

（二十二）继续做好民族医药工作。抓好《全国民族医药工作近期重点实施方案（2010~2012年）》贯彻落实。做好民族医医院管理年活动检查评估工作。制定民族医医院评审标准。研究制定民族医纳入国家医师资格考试标准和程序。开展“十一五”重点民族医医院和民族医重点专科项目建设检查评估，启动“十二五”重点民族医医院和民族医重点专科项目建设，印发并推广一批民族医优势病种诊疗方案。

七、进一步推动综合医院中医药工作

（二十三）进一步贯彻落实《关于切实加强综合医院中医药工作的意见》，督促各地落实好《综合医院中医临床科室基本标准》、《医院中药房基本标准》等标准规范，参与制定综合医院评审标准、基本标准中有关中医药内容。

（二十四）印发《综合医院中医药工作指南》，并开展培训与交流。

（二十五）与卫生部、总后卫生部继续开展全国综合医院中医药工作示范单位创建活动。

八、其他

（二十六）贯彻落实全国民间医药暨民营中医医疗工作座谈会精神，印发《关于加强民间医药工作的意见》。抓好《中医坐堂医诊所管理办法》和基本标准贯彻落实。

（二十七）进一步抓好《传统医学师承和确有专长人员考核办法》（卫生部令第52号）的落实，督促各地按要求组织实施好师承人员出师考核和确有专长人员考核工作；研究探索将掌握中医保健技能的民间医药人员纳入中医职业技能考试。

（二十八）继续完善中医类别医师执业范围相关规定，加强中医类别医师定期考核。与卫生部共同扩大乡镇执业助理医师考试试点。推进农村具有中医药一技之长人员纳入乡村医生管理工作。

（二十九）做好中医技术和现代技术的管理，开展中医药治疗技术整理、规范、准入和推广工作。积极探索现代技术在中医医疗机构的准入和推广机制。

（三十）深入开展创先争优活动。紧密结合中医医政工作实际，围绕中心，立足岗位，创先争优。在各级各类中医医院普遍开展公开承诺活动，做好先进典型的发现树立、充分运用和广泛宣传等工作，带动中医医疗行业创先进、争优秀，努力营造学习先进、争当先进、赶超先进的良好氛围，把受人民群众欢迎的中医药工作干得让人民群众更加满意。

国家中医药管理局办公室关于印发内分泌科、外科4个病种中医临床路径的通知

国中医药办医政发〔2011〕13号

各省、自治区、直辖市卫生厅局、中医药管理局，新疆生产建设兵团卫生局，中国中医科学院，北京中医药大学：

为贯彻落实《中共中央、国务院关于深化医药卫生体制改革的意见》和《医药卫生体制五项重点改革2010年工作安排》的有关要求，提高中医临床疗效，规范中医诊疗行为，我局研究制定了消渴病（2型糖尿病）等4个病种的中医临床路径。现印发给你们，供中医医疗机构开展内分泌科、外科疾病临床诊疗工作时参照执行。

请各省中医药管理部门组织试点中医医疗机构根据当地医疗工作实际情况，在我局印发的中医临床路径基础上，制定试点中医医疗机构具体实施的中医临床路径，并及时总结试点工作经验，将有关情况和建议反馈我局医政司。

联系人：国家中医药管理局医政司医疗管理处　董云龙　崔咏梅

电　　话：010-59957688、59957977

国家中医药管理局办公室

二〇一一年三月四日

国家中医药管理局办公室关于开展中医电子病历试点工作的通知

国中医药办医政发〔2011〕14号

各省、自治区、直辖市卫生厅局、中医药管理局，中国中医科学院：

为贯彻落实《中共中央、国务院关于深化医药卫生体制改革的意见》、《国务院关于印发医药卫生体制改革近期重点实施方案（2009～2011年）的通知》和《国务院办公厅关于印发医药卫生体制五项重点改革2010年度主要工作安排的通知》的有关要求，做好中医电子病历试点工作，我局制订了《中医电子病历试点工作方案》（见附件1），并在全国遴选了北京中医医院等50家中医医院（含中西医结合医院、民族医医院）作为中医电子病历试点单位（名单见附件2）。现就试点工作提出如下要求：

一、统一思想，提高认识

电子病历试点工作是公立医院改革的重要内容，是医疗机构实现信息化管理的基础，是兼顾医疗质量管理和效率管理的有效探索和有益实践。各省级中医药管理部门和试点中医医院要充分认识开展试点工作的重要意义，切实加强组织领导，以高度负责的态度组织实施，确保试点工作的顺利开展。

二、精心组织，务求实效

各省级中医药管理部门要积极协助辖区内试点中医医院开展本次试点工作，定期对辖区内各试点中医医院试点工作开展情况进行评估和督导检查。各试点中医医院要紧密结合本地区医疗实际情况，认真组织调查研究，制订详细的试点方案，确定具体工作目标和实施步骤，切实落实责任，确保措施到位，保证试点工作顺利开展，务求试点工作取得实效。国家中医药管理局将适时组织对试点工作开展情况进行评估和督导检查。

三、积极探索，总结提高

各试点中医医院要在试点工作中认真学习，深入研究，加强交流，大胆探索，勇于创新，不断总结，及时研究解决试点工作中遇到的困难和问题，为研究建立我国中医医院以中医电子病历为核心的信息化管理系统积累宝贵经验。

在试点过程中有何问题和建议，请及时反馈国家中医药管理局医政司医疗管理处。

联 系 人：国家中医药管理局医政司医疗管理处　邰　帅　董云龙

联系电话：010-59957689、59957688

电子邮箱：yizhengsiyichu@126.com

附件：1. 中医电子病历试点工作方案

2. 中医电子病历试点单位名单

国家中医药管理局办公室

二〇一一年三月二十一日

附件1　中医电子病历试点工作方案

为贯彻落实《中共中央、国务院关于深化医药卫生体制改革的意见》、《国务院关于印发医药卫生体制改革近期重点实施方案（2009～2011年）的通知》和《国务院办公厅关于印发医药卫生体制五项重点改革2010年度主要工作安排的通知》等文件精神，推进中医电子病历试点工作顺利实施，结合我国中医医疗机构电子病历发展实际情况，制订本方案。

一、指导思想

中医电子病历试点工作坚持以人为本、充分发挥中医药特色优势的原则，落实深化医药卫生体制改革相关工作，在“十二五”中医药信息化建设统一规划框架内，通过中医电子病历试点工作，在中医医院建立和完善以中医电子病历为核心的医院信息系统，与居民电子健康档案有效衔接，促进区域医疗信息交换与共享，提高中医医疗机构信息化管理水平，有效利用医疗资源，进一步提高医疗质量，保障医疗安全，发挥中医药特色优势，为人民群众提供安全、有效、方便、价廉的中医药服务。

二、试点工作主要目标和内容

通过在部分中医医院（含中西医结合医院、民族医医院，下同）开展1年左右的电子病历试点工作，探索建立适合我国国情的中医电子病历系统；建立完善中医电子病历应用管理制度、工作模式、运行机制以及质量评估和持续改进体系；探索中医医院现有医疗信息系统的集成方法，建立区域中医电子病历数据中心；逐步建立区域内安全共享的中医电子病历信息管理系统和远程医疗系统；对卫生部和我局已发布实施的电子病历相关规范与标准的科学性、先进性和可操作性进行论证和进一步完善，使之能够更好地推广并带动全国以电子病历为核心的中医医院信息化建设。

三、组织管理

国家中医药管理局医政司负责组织和管理中医电子病历试点工作，包括确定试点方案并组织实施，确定试点医院，组织对试点工作开展情况进行指导、评估和监督，并组织专家开展相关技术文件制订、对试点单位进行技术指导、信息收集和分析等工作。

各省级中医药管理部门成立本级中医电子病历试点工作领导小组和专家工作组，负责组织本辖区试点医院开展试点工作，对各试点医院试点工作开展情况进行指导、评估和监督，并积极开展中医医院信息化管理相关研究工作，定期向国家中医药管理局医政司报告本辖区试点工作开展情况相关信息等。

各试点医院成立中医电子病历试点工作领导小组，由院长任组长，分管院长任副组长，医务管理、信息管理、护理管理、药学管理、病案管理、经济管理等部门负责人任成员。领导小组要根据本院实际情况，制定本院具体试点工作目标和实施方案并组织实施，研究制定试点工作相关管理制度，完善试点工作机制，组织对相关医务人员进行培训，指导并监督试点工作开展，组织本院中医电子病历实施效果的评估与分析，定期向本省中医电子病历试点工作领导小组和专家工作组报告试点工作开展情况相关信息等。

四、试点范围

根据公立中医医院改革试点工作要求，按照统筹兼顾东、中、西部地区分布的原则，结合试点医院所在地区对试点工作的重视程度和积极性，以及当地中医医院前期基于中医电子病历的医院信息化管理工作开展情况，在全国选取50家中医医院作为我局中医电子病历试点单位。

五、实施步骤

试点工作自2011年3月开始，至2012年3月结束。具体实施步骤如下：

（一）试点启动阶段（2011年3月）

1. 印发试点工作方案。

2. 各省级中医药管理部门和试点中医医院制订试点实施方案。

（二）组织实施阶段（2011年4月～2012年3月）

1. 各省级中医药管理部门和试点中医医院开展试点工作。

（1）按照《国家中医药管理局关于印发中医电子病历基本规范（试行）的通知》（国中医药发〔2010〕18号）、《电子病历基本架构与数据标准（试行）》（卫办发〔2009〕130号）和《卫生系统电子认证服务规范（试行）》等文件要求，建立完善中医电子病历应用管理制度、工作模式、运行机制以及质量评估和持续改进体系。

（2）建立、健全基于中医电子病历的医疗质量和医疗安全管理模式。

（3）探索中医医院现有医疗信息系统的集成方法，提高中医医院信息化管理水平。

2. 各试点中医医院每季度组织对本院电子病历试点工作开展情况进行分析评估。

3. 各省级中医药管理部门每季度对辖区内试点中医医院试点工作开展情况进行分析评估，并向国家中医药管理局报送试点工作季度报告；定期召开本省（区、市）中医电子病历试点工作会，就试点工作开展情况进行研讨，交流经验。

4. 国家中医药管理局适时组织召开中医电子病历试点工作研讨会，对试点工作有关问题进行研究；不定期对各地试点工作开展情况进行抽查，组织对各试点中医医院上报的试点工作开展情况等相关信息进行分析评估。

（三）中期评估（2011年10月）

1. 各试点中医医院对本医院中医电子病历试点工作开展情况进行中期总结，并于2011年10月中旬将总结材料报省级中医药管理部门和国家中医药管理局医政司。

2. 各省级中医药管理部门对本省（区、市）试点工作开展情况进行中期总结评估，并于2011年10月底前将中期总结评估材料报国家中医药管理局医政司。

3. 国家中医药管理局适时组织对各省（区、市）及各试点中医医院试点工作开展情况进行督导检查和评估。

（四）试点工作评估总结（2012年3月～2012年4月）

1. 各试点中医医院对本医院中医电子病历试点工作开展情况进行总结，并于2012年3月中旬将总结材料报省级中医药管理部门和国家中医药管理局医政司。

2. 各省级中医药管理部门对本省（区、市）试点工作开展情况进行总结，并于2012年3月底前将中期总结评估材料报国家中医药管理局医政司。

3. 国家中医药管理局于2012年4月底前对各试点单位中医电子病历工作开展情况进行总结，组织召开中医电子病历试点工作经验交流会，宣传、推广好的做法和先进经验，研究部署下一步中医电子病历相关工作。

附件2　　中医电子病历试点单位名单

省份	试点单位	合计
北京市	北京中医医院	1
天津市	武清区中医医院	2
	北辰区中医医院	
河北省	河北省中医院	2
	石家庄市中医医院	
山西省	山西省中医医院	1
内蒙古自治区	兴安盟蒙医医院	2
	准格尔旗中蒙医院	
辽宁省	辽宁省中医院	1
吉林省	长春中医药大学附属医院	2
	延边州中医院	
黑龙江省	黑龙江中医药大学附属第一医院	1
上海市	上海中医药大学附属龙华医院	3
	上海中医药大学附属曙光医院	
	上海中医药大学附属岳阳中西医结合医院	
江苏省	江苏省中医院	3
	无锡市中医医院	
	昆山市中医医院	
浙江省	浙江省中医院	3
	浙江省立同德医院	
	嘉兴市中医医院	
安徽省	安徽省中医院	2
	芜湖市中医医院	
福建省	福建中医药大学附属人民医院	2
	厦门市中医医院	
江西省	九江市中医医院	1
山东省	山东省中医院	2
	山东省中西医结合医院	
河南省	河南中医学院第一附属医院	2
	洛阳正骨医院	
湖北省	襄阳市中医医院	1
湖南省	湖南中医药大学第一附属医院	1
广东省	广东省中医院	3
	广东省中西医结合医院	
	江门市五邑中医医院	
广西壮族自治区	广西中医学院第一附属医院	1
海南省	海南省中医医院	1
重庆市	重庆市中医医院	1
四川省	成都中医药大学附属医院	3
	泸州医学院附属中医医院	
	绵阳市中医医院	
贵州省	黔南州中医医院	1
云南省	云南省中医医院	1

（续表）

省　份	试点单位	合　计
西藏自治区	西藏自治区藏医院	1
陕西省	陕西省中医医院	1
甘肃省	甘肃中医学院附属医院	1
青海省	青海省藏医院	1
宁夏回族自治区	宁夏回族自治区中医医院	1
新疆维吾尔自治区	新疆维吾尔自治区中医医院	1
局直属管医院	中国中医科学院广安门医院	1

国家中医药管理局办公室关于印发小包装中药饮片规格和色标的通知

国中医药办医政发〔2011〕18号

各省、自治区、直辖市卫生厅局、中医药管理局，新疆生产建设兵团卫生局，中国中医科学院，北京中医药大学：

为提高中药饮片调剂质量，我局于2008年8月印发了《国家中医药管理局办公室关于推广使用小包装中药饮片的通知》（国中医药办发〔2008〕34号），在全国推广使用小包装中药饮片。在实际工作中，由于没有统一的规格和色标，各使用单位分别设定本院标准，这不利于小包装中药饮片的规范化管理，也增加了生产企业的成本。为此，我局在总结小包装中药饮片使用单位经验的基础上，广泛征求了中医医院和生产企业等各方面的意见，研究制定了《小包装中药饮片规格和色标》，现印发给你们，请组织使用单位在实际工作中参照执行。

我局将通过中医医院管理年活动、中医医院评审等工作对各使用单位执行情况进行督导检查。各地在执行过程中有何问题和建议，请及时反馈我局医政司。

国家中医药管理局办公室

二〇一一年三月三十日

小包装中药饮片规格和色标

一、规格

1g，3g，5g，6g，9g，10g，12g，15g，30g。

小包装中药饮片的产品规格不得超出以上9种规格。

二、色标

根据同一规格不同品种使用同一种颜色和避免使用含有特殊意义颜色的原则，采用国际通用的潘通色卡（PANTONE solid coated），拟定红桦色（8062C）、青色（312C）、薄绿色（355C）、淡钢蓝色（8201C）、利休鼠色（8321C）、蓝色（299C）、晒黑色（8021C）、薄花色（7474C）、银鼠色（8100C）9种颜色作为小包装中药饮片色标。

色卡编号	使用颜色	实物样品	规格
8062C	红桦色	——	1g
312C	青　色	——	3g
355C	薄绿色	——	5g
8201C	淡钢蓝色	——	6g
8321C	利休鼠色	——	9g
299C	蓝　色	——	10g
8021C	晒黑色	——	12g
7474C	薄花色	——	15g
8100C	银鼠色	——	30g

关于印发国家中医药管理局医药卫生体制5项重点改革2011年度主要工作及分工安排的通知

国中医药办医政发〔2011〕19号

局医改领导小组办公室各成员单位：

根据局机关"三定"方案职责和局医改办成员单位职责分工,我们拟订了《国家中医药管理局医药卫生体制5项重点改革2011年度主要工作及分工安排》(以下简称《分工安排》),已经局医改领导小组审核同意,现印发给你们。请结合实际,认真组织实施。

2011年是实施近期医改重点工作的攻坚之年，在深化医改工作中充分发挥中医药作用，对中医药事业发展意义重大。《分工安排》围绕《国务院办公厅关于印发医药卫生体制5项重点改革2011年度主要工作安排的通知》和卫生部落实工作安排的意见，进一步细化了国家中医药管理局在深化医药卫生体制改革中的主要工作和分工安排，各成员单位要按照《分工安排》，高度重视，狠抓落实，切实做好2011年度深化医药卫生体制改革的各项工作，确保取得实效。

国家中医药管理局办公室

二〇一一年三月三十日

国家中医药管理局医药卫生体制5项重点改革2011年度主要工作及分工安排

一、推进公立医院改革试点

1. 积极参与16个国家联系的公立医院改革试点城市和省级试点城市推进综合改革，在改革中注重发挥中医药作用，中医医院、综合医院中医科要体现中医药特色优势。

牵头部门：医政司。

2. 积极参与县级公立医院综合改革，选择30个县级中医医院推进综合改革，明显提升其中医药服务能力，充分发挥县级中医医院城乡联动的纽带作用和县域内的龙头作用，探索有利于发挥中医药特色优势、科学合理的县级中医医院补偿机制，形成维护公益性、调动积极性的高效运行机制。

牵头部门：医政司、规财司。

协调卫生部司局：卫生部医管司。

3. 参与制定强化区域卫生规划工作的指导意见和公立医院布局结构调整的指导意见，体现中医医疗机构特点，鼓励社会力量投资兴办中医医院。

牵头部门：规划财务司、医政司。

协调卫生部司局：卫生部规划财务司、医政司。

4. 做好中医诊疗服务技术价格等调整工作，体现中医药特点和价值。

牵头部门：规划财务司。

协调卫生部司局：卫生部规财司。

5. 继续做好城市三级医院对口支援县级医院工作，保证10%的县中医医院接受支援，支援过程中注重强化中医药服务能力，切实提高县中医医院的管理和服务水平。

牵头部门：医政司。

鼓励各地采取多种方式建立基层医疗卫生机构与县级及以上中医医疗机构合作的激励机制，引导主治医师以上的中医师到基层医疗卫生机构开展执业活动。探索建立长期稳定、制度化的协作机制，逐步形成基层首诊、分级医疗、双向转诊的服务模式。组建医疗小分队，为边远地区提供巡回医疗服务。

牵头部门：医政司。

6. 开展国家临床重点专科建设。制订建设方案并开展评审工作。

牵头部门：医政司。

协调卫生部司局：卫生部医政司。

继续开展国家中医药管理局重点专科建设，在临床实践的基础上，不断优化提高中医临床诊疗方案，协作解决中医治疗难点，提高中医临床疗效。

牵头部门：医政司。

7. 推进中医临床路径管理，开展中医临床路径试点工作。2011年，全国50%三级甲等中医医院至少选择5个病种实施中医临床路径管理，20%二级甲等中医医院至少选择2个病种实施中医临床路径管理。到2011年底，制定下发的中医临床路径数量增加到200个，进一步扩大常见病、多发病中医临床路径的覆盖面。

牵头部门：医政司。

8. 继续推动中医医院信息化建设和中医电子病历试点工作，按照统一的项目安排，在16个公立医院改革国家联系试点城市的中医医院建立与区域卫生信息系统衔接的、以电子病历建设和医院管理为重点的医院信息化网络。在50个中医医院试点基于中医电子病历医院信息平台建设。

继续开展专科管理与协作网络平台建设工作，在已有300多家重点专科建设单位开通重点专科管理与协作视频网络平台的基础上，在部分地市级中医医院和县级中医医院建设特色专科视频网络平台，开展远程培训、远程会议等工作，加强协作和交流，提高工作效率。

继续开展中医医疗工作监测，进一步完善中医医疗工作监测评估体系数据库，全面、动态、科学、适时监测中医医疗信息，为医政管理提供决策支持。

牵头部门：医政司、办公室。

9. 在中医医院全面实行预约诊疗服务，丰富预约形式，加强出诊管理，引导群众主动通过预约得到诊疗服务；延长门急诊时间，开展双休日及节假日全天门诊，广泛开展优质护理服务。

牵头部门：医政司。

10. 在中医医院开展优质护理服务，并将《中医护理工作指南》纳入优质护理服务内容，发挥中医护理特色优势，为患者提供全程、全面的优质护理服务。

牵头部门：医政司。

协调卫生部司局：卫生部医政司。

11. 加强行业自律，治理医药领域商业贿赂，控制医疗费用，在中医医院深入开展中医医院中医药文化建设，大力弘扬大医精诚的医德医风，营造特色鲜明、内涵丰富的中医药文化氛围。

牵头部门：医政司。

配合部门：纪检监察室。

12. 促进医务人员合理流动，在城市社区卫生服务中心、坐堂医诊所开展中医执业医师第二执业地点执业试点的基础上，扩大中医执业医师多点执业范围。

牵头部门：医政司。

协调卫生部司局：卫生部医政司。

二、初步建立国家基本药物制度

1. 研究完善国家基本药物目录（基层使用部分），更好地适应基层对基本药物的需求。

参与制定《国家基本药物目录（其他医疗卫生机构配备使用部分）》，保证纳入一定数量的中成药。

牵头部门：医政司。

协调卫生部司局：卫生部药政司。

2. 开展中药饮片生产供应保障和配备使用管理等专题研究，在中药饮片管理“暂按国务院有关部门关于中药饮片定价、采购、配送、使用和基本医疗保险给付等政策规定执行”的基础上，研究探索与基本药物制度实施相衔接的办法。

牵头部门：医政司。

3. 加强中药基本药物配备和使用管理，推广《中成药临床应用指导原则》、《基本药物（中成药）临床应用指南》和《中药注射剂临床应用指南》，制作并推广国家基本药物临床应用指南（中成药）视频资料，广泛开展宣传和培训，指导基层医务人员合理使用基本药物。在基本药物监管信息系统建设中，体现中医药特点与要求。

牵头部门：医政司。

配合部门：办公室。

三、健全基层医疗卫生服务体系

1. 在前两年支持300余所县中医院建设的基础上，今年再支持50余所县中医院标准化建设。

牵头部门：规划财务司。

协调其他部门司局：发展改革委员会社会司。

2. 选择部分乡镇卫生院和社区卫生服务中心开展全国基层医疗卫生机构中医药综合服务区建设试点，将中医药科室集中设置，统一规划，更好地提供中医基本公共卫生服务和基本医疗。

牵头部门：医政司。

3. 在实施《健全农村医疗卫生服务体系建设方案》中，将中医药科室建设和中医诊疗设备配备作为基层医疗卫生机构建设的重要内容，并列为项目督导和考核的重要指标，督促未设置中医科的乡镇卫生院设置中医科。

牵头部门：医政司。

配合部门：规财司。

协调卫生部司局：卫生部农卫司、规财司。

4. 参与基层医疗卫生机构人员编制标准的制定工作，体现中医药特点和要求。指导基层医疗卫生机构在深化人事制度改革中，配备使用一定比例的中医药人员；在完善分配激励机制改革中，体现中医药特点，调动中医药人员积极性。

牵头部门：人事教育司。

协调卫生部司局：卫生部人事司。

5. 加强中西部地区基层常见病、多发病中医药适宜技术推广基地建设，提高基层中医药适宜技术推广能力，鼓励基层医疗卫生机构提供中医药适宜技术等中医药服务，逐步提高乡镇卫生院和社区卫生服务机构中医门诊量所占比例，2011年能提供中医药服务的村卫生室和社区卫生服务站达到70%以上。

牵头部门：医政司。

配合部门：规财司。

协调卫生部司局：卫生部农卫司、妇社司。

6. 参与修订基层医疗卫生机构绩效考核办法及标准，推进基层医疗卫生机构开展中医药服务。

牵头部门：医政司。

协调卫生部司局：卫生部妇社司、农卫司。

7. 继续开展全国基层中医药工作先进单位创建工作，营造全社会共同关心支持和参与基层中医药事业发展的良好氛围。

牵头部门：医政司。

四、促进基本公共卫生服务逐步均等化

1. 修订《国家基本公共卫生服务规范（2011年版）》，增加和细化中医药服务要求。

牵头部门：医政司。

协调卫生部司局：卫生部妇社司。

2. 开展中医药参与基本公共卫

生服务综合配套试点，在地方增加基本公共卫生服务专项经费安排、中医药参与基本公共卫生服务项目和内容、提供中医药服务的机构和科室建设以及加强中医药内容考核等方面探索中医药参与基本公共卫生服务的模式和政策措施。

牵头部门：医政司。

3. 研究制定标准化、规范化、菜单式的孕产妇、儿童、老年人等重点人群和高血压、2 型糖尿病等 10 种慢性病患者健康管理中医药预防保健技术方案，力争按照严格的服务流程为上述 13 种人群和患者提供中医体质辨识、中医健康评估和健康干预等服务。

牵头部门：医政司。

4. 协调将应用中医药技术和方法纳入基本公共卫生服务绩效考核体系并列为重点指标予以考核。

将具有中医药内涵的居民电子健康档案数据资源库纳入城乡居民健康档案规范化电子建档体系建设内容。

牵头部门：医政司、办公室。

协调卫生部司局：卫生部妇社司。

五、加快推进基本医疗保障制度建设

在新型农村合作医疗政策范围内使用中医药有关费用要提高报销比例 10% 以上，并将医疗机构针灸、推拿等中医诊疗项目和医疗机构中药制剂纳入新农合报销范围。

牵头部门：医政司。

协调卫生部司局：卫生部农卫司。

六、加强人才培养

1. 制定中医住院医师规范化培训管理办法、培训大纲和基地认可办法及标准，建立一批中医住院医师和中医类别全科医师规范化培训基地，开展中医住院医师和中医类别全科医师规范化培训工作。

牵头部门：人事教育司、规划财务司。

协调卫生部司局：卫生部科教司。

2. 为中西部地区乡镇卫生院招收定向免费医学生，中医学生达到 1 000名。

牵头部门：人事教育司。

协调卫生部司局：卫生部科教司。

3. 继续开展中等中医类专业招生工作，解决农村基层中医药人员不足等问题。

牵头部门：人事教育司。

协调其他部门司局：教育部职成教司。

4. 重点加强县级中医医院人才培养和能力建设，安排 200 家县中医医院的 600 名（每所医院遴选 3 名）骨干医师和专业技术人才到三级中医医院进修学习。

牵头部门：人事教育司、规划财务司。

七、加强对深化医改进展的监测与评估

对公立中医医院改革试点和基本药物制度建设等工作进行监测，定期总结医改进展，做好评估工作。

牵头部门：医政司。

配合部门：局医改办其他成员单位。

八、年度医改任务组织协调、综合推进

各有关部门要按照分工安排，制订具体的工作方案，认真抓好落实。每项工作排在第一位的牵头部门承担第一责任，其他部门要按照自身职能予以协助。各有关部门要加强协调，密切沟通，认真负责，确保完成今年医改各项工作任务。

医改办要全面掌握中医药参与医改工作进展，及时分析工作中的问题，沟通信息，定期检查各部门的工作进度，适时组织局医改办公室会议，针对关键问题，研究思路和办法，推动各项任务落实。

国家中医药管理局办公室关于调整国家中医药管理局政务公开领导小组及办公室组成人员的通知

国中医药办综发〔2011〕20 号

局机关各部门：

根据工作需要和人员变动情况，我局决定对国家中医药管理局政务公开工作领导小组及办公室组成人员进行调整。现将调整后的组成人员名单通知如下：

一、领导小组

组　长：王国强

副组长：吴　刚　马建中

成　员：王　炼　姜在旸　查德忠　许志仁　苏钢强　王笑频　杨　锐　李怀荣　武　东

二、领导小组办公室

主　任：王　炼

副主任：徐皖生

联络员：陈　伟

领导小组办公室设在局办公室。

国家中医药管理局办公室

二〇一一年三月三十一日

国家中医药管理局办公室、教育部办公厅关于进一步做好中等中医类专业招生工作的通知

国中医药办人教发〔2011〕8号

各省、自治区、直辖市教育厅（教委）、招生委员会办公室、办公厅局、中医药管理局，新疆生产建设兵团教育局，有关部门（单位）教育（人事）司（局）：

自2007年规范中等中医类专业招生工作以来，调整优化了中医类专业结构，提高了中等中医类专业生源质量，较好地解决了基层中医药人员不足的问题，为进一步做好中等中医类专业招生工作，现就有关问题通知如下：

一、自2011年起，各省（区、市）可根据本省中医人才需求实际情况，选择1～2所中等中医类学校举办中等中医学专业继续招生。举办中等中医学专业学校原则上应为省级以上重点学校，每所学校年招生规模应控制在500人以内，招生范围为本省生源，招生时限截止到2015年。

二、招生学校资格及其每一年度的招生计划，须经省级中医药管理部门、省级教育行政部门审定同意后，报国家中医药管理局、教育部备案。未经备案的学校不得招生。

三、经审批备案后招收的中等中医类专业毕业生所取得的学历，可作为参加中医类别医师资格考试的学历依据。自2011年起，除上述经审批备案招收的中等中医类专业毕业生外，违规超过备案招生计划招收的中等中医类专业毕业生，或其他学校违规招生入学的中等中医类专业毕业生，其学历均不作为报名参加医师资格考试的学历依据。

四、中等中医类专业毕业生考取执业助理医师资格后，须到乡镇卫生院、村卫生室等基层医疗机构执业，申请到其他医疗机构执业的，卫生、中医药行政管理部门不予受理。

五、上述经审批备案允许招生的学校，在招生时应明确向报考学生告知该专业的培养目标和执业的医疗机构范围。

六、民族地区的中等民族医（藏医、蒙医、维医等）类专业因地区人才需求可以保留，但须经省级中医药（民族医药）管理部门同意、省级教育行政部门审批并报国家中医药管理局、教育部备案登记后，方可以继续举办。

七、按有关审批程序批准开设中等中医类专业的学校，2006年底以前入学的中等中医类专业毕业生参加医师资格考试按照有关规定执行；2007～2010年入学的中等中医类专业毕业生参加医师资格考试按照《教育部办公厅、国家中医药管理局办公室关于中等中医类专业招生有关问题的通知》（教职成厅〔2007〕2号）要求执行。

请各地按上述规定认真执行并做好专业调整工作。

国家中医药管理局办公室
二〇一一年四月一日

关于印发《国家中医药管理局关于聘请国际合作高级顾问的实施办法（暂行）》的通知

国中医药办国际发〔2011〕22号

局机关各部门：

为充分发挥中医药复合型人才在中医药对外交流与合作中的重要作用，夯实国内基础，应对国际挑战，维护中医药在国际范围的话语权，我局制定了《国家中医药管理局关于聘请国际合作高级顾问的实施办法（暂行）》，已经局长会议审议通过，自印发之日起执行。

附件：《国家中医药管理局关于聘请国际合作高级顾问的实施办法（暂行）》

国家中医药管理局办公室
二〇一一年四月二十一日

国家中医药管理局关于聘请国际合作高级顾问的实施办法（暂行）

为进一步提高中医药国际交流与合作水平，充分利用中医药在国际组织平台中的复合型人才，加强我国在国际传统医药领域的话语权与主导权，全面提升中医药开展对外交流与合作的能力和应对国际竞争的实力，结合中医药对外交流与合作规划，就国家中医药管理局聘请国际合作高级顾问的聘任、管理事宜，制定本暂行办法。

一、聘用原则

按照"按需聘用、保证质量、注重实效"原则进行聘任。根据目前中医药国际交流与合作的发展需要，有针对性地聘请熟悉国外传统医学发展情况、了解国际组织工作原则、在国际平台能够积极推动中医药发展的高水平专家担任国家中医药管理局国际合作高级顾问，对中医药参与国际事务进行业务指导或开展实质性工作，维护我国国家利益，推动中医药走向国际。

二、管理原则

实行聘任制，坚持局司两级管理原则，参照卫生部对"深化医药卫生体制改革专家咨询委员会"管理机制予以管理。

三、工作职责

（一）积极推动中医药在国际范围的传播与交流；

（二）在我局委派下，参与我局与世界卫生组织、国际标准化组织及其他国际组织开展的交流与合作项目等相关工作；

（三）对我局参与国际传统医药交流与合作或具体课题和项目提供咨询和建议。

四、聘用程序

（一）国家中医药管理局国际合作司提出拟聘意见，附简历及相关材料报局人事教育司；

（二）人事教育司进行资格审查后报局领导审批；

（三）经局领导批准后，报人事教育司审核备案；

（四）颁发聘书。

五、聘任期限

国际合作高级顾问的聘任期限为3年，期满后自动终止或根据实际需要顺延续聘。

六、保密要求

对于我局提供的资料和信息，未经我局同意，高级顾问不得交第三方或者对外发表、公布、使用。

七、待遇

国家中医药管理局国际合作高级顾问无工资待遇。高级顾问在我局委派下，代表我局参加国际或国内相关会议时，由我局按照有关财务规定承担其相应职务级别标准的国际、国内旅费和食宿费用、出差公杂补助。

八、本暂行办法由国家中医药管理局国际合作司和人事教育司负责解释，自印发之日起施行。

国家中医药管理局办公室关于开展中医药文化科普巡讲活动的通知

国中医药办新发〔2011〕23号

各省、自治区、直辖市卫生厅局、中医药管理局，新疆生产建设兵团卫生局，局各直属单位，北京中医药大学，中国中药协会：

为加大中医药文化科普宣传力度，向人民群众传播科学、正确的中医药养生理念，满足人民群众对中医药文化科普知识的需求，我局决定2011年至2013年，在全国范围内深入开展中医药文化科普巡讲活动。现将有关要求通知如下。

一、意义与目的

培养造就一支中医药文化科普宣传队伍，占领中医药文化科普宣传的主阵地，更好地传播中医药文化科普知识，使人民群众认识中医药、相信中医药、使用中医药、受惠中医药，不断提高人民群众健康水平。

二、活动内容

（一）组织中医药文化科普知识讲座

宣传中医药文化的科学内涵，以及中医药在养生、保健中的作用。各省（自治区、直辖市）全年至少要安排10场以上的中医药文化科普讲座，受益群众不少于1 000人次。

（二）加强中医药文化科普宣传

队伍建设

培训各个层次的中医药文化科普宣传人员。各省（自治区、直辖市）举办中医药文化科普宣传人员培训班不少于 3 场，每次培训不少于 50 人次。

（三）积极向当地主流媒体推荐中医药文化科普专家

各地要积极向本地区主流媒体（包括电视、广播、报纸、期刊、网络等）推荐中医药文化科普巡讲专家，传播科学、准确的中医药文化科普知识。

三、活动形式

（一）科普讲座

各地组织的中医药文化科普讲座活动要面向乡村、社区、家庭，面向机关、部队、学校；针对不同人群的需求，挑选好讲座专家，精心组织好讲座内容。

（二）专题巡讲

我局计划在部分地区的城市社区或农村乡镇，联合当地中医药管理部门，开展中医药文化科普知识的专题讲座（具体安排详见附件 3）。专家队伍由我局中医药文化建设与科学普及专家委员会的专家、局中医药文化科普巡讲团成员和各地区中医药专家共同组成，并提前发布巡讲内容。各省（自治区、直辖市）也可根据实际情况，与我局商定专题巡讲活动安排。

（三）科普专家培训

专题巡讲活动每到一个地方，都要在当地举办中医药文化科普专家培训。被培训人员由当地中医药管理部门负责遴选，积极协助各地区培养中医药文化科普宣传人才。

四、有关要求

（一）高度重视，加强领导

各级中医药管理部门要深刻认识中医药文化科普宣传工作的重要性，把中医药文化科普巡讲活动作为一项宣传中医药、推广中医药的利民工程，并纳入本地区中医药重点工作之中，要加强领导，狠抓落实，使活动得到扎实、有效、健康、深入地开展。

（二）健全机制，强化管理

要强化对中医药文化科普巡讲活动的管理，确保巡讲活动的正确方向，使巡讲活动不“变味”、不“走调”。在开展巡讲活动的同时，探索建立和完善中医药文化科普宣传工作的长效机制，积极鼓励中医药文化科普宣传人员参与科普宣传活动，科学引导群众正确认识中医药文化与科学知识。

（三）加强培训，提高能力

要认真组织中医药文化科普宣传人员的培训，切实加强中医药文化科普宣传人才的培养，不断提高其专业技术水平和科普宣传能力，使其尽快成长为广为群众欢迎的中医药文化科普专家。

（四）及时总结，推广完善

各地中医药管理部门要根据本地区中医药文化科普工作的实际组织开展好本地中医药文化科普巡讲活动，并要及时总结经验，不断改进工作。我局也将适时组织交流活动，对巡讲活动中涌现的好经验、好方法及时推广。请各省、自治区、直辖市及新疆生产建设兵团中医药管理部门将每年活动的开展情况于年底前报国家中医药管理局新闻办公室。

五、联系方式

国家中医药管理局新闻办公室

通信地址：北京市东城区工体西路 1 号（邮编：100027）

联 系 人：王绍纲　欧阳波

电　　话：010-59957616、59957626

传　　真：010-59957627

电子邮箱：zhongyikepu@126.com

附件：1. 国家中医药管理局中医药文化建设与科学普及专家委员会专家名单

2. 国家中医药管理局中医药文化科普巡讲团专家名单

3. 国家中医药管理局 2011 年至 2013 年中医药文化科普专题巡讲活动安排

国家中医药管理局办公室

二〇一一年四月二十八日

附件 1　国家中医药管理局中医药文化建设与科学普及专家委员会专家名单

（按姓氏笔画为序）

序　号	姓　名	所在单位
1	王　琦	北京中医药大学
2	王　键	安徽中医学院
3	占　堆	西藏自治区藏医院
4	刘宏岩	长春中医药大学

（续表）

序　号	姓　名	所在单位
5	孙光荣	中华中医药学会
6	李经纬	中国中医科学院
7	何清湖	湖南中医药大学
8	张其成	北京中医药大学
9	赵　霖	解放军总医院
10	郑守曾	北京中医药大学
11	钱超尘	北京中医药大学
12	蒋力生	江西中医学院
13	温长路	中华中医药学会
14	樊正伦	中国中医药出版社

附件2　国家中医药管理局中医药文化科普巡讲团专家名单

序号	姓　名	所在单位	从事专业
1	贺　娟	北京中医药大学基础医学院	中医内科·脑病
2	韩　平	北京市监狱局中心医院	中医外科·肛肠
3	王国玮	首都医科大学附属北京中医医院	中医内科·肝病
4	王　宜	中国中医科学院广安门医院	营养学
5	张国玺	中国中医科学院西苑医院	中医养生保健
6	张宏伟	中国中医科学院望京医院	中医内科·急诊
7	马　洁	天津天士力集团研究院	中药学
8	于铁成	天津中医药大学第一附属医院	中医内科、中医文化
9	殷东风	辽宁中医药大学附属医院	中医内科·肿瘤
10	姜德友	黑龙江中医药大学基础医学院	中医基础理论
11	王伟明	黑龙江省中医研究院	中药学
12	王庆其	上海中医药大学	中医基础理论
13	崔　松	上海中医药大学附属曙光医院	中医内科·心血管
14	金宏柱	南京中医药大学针灸推拿学院	针灸推拿

（续表）

序号	姓 名	所在单位	从事专业
15	林淑琴	福建中医药大学附属人民医院	中医五官科
16	李 平	安徽省立医院	中医内科·肿瘤
17	蒋小敏	江西中医学院附属医院	中医内科
18	刘更生	山东中医药大学中医文献研究所	中医医史文献、中医文化
19	王新志	河南中医学院第一附属医院	中医内科·脑病
20	袁长津	湖南省中医药管理局	中医内科
21	罗 仁	南方医科大学中医药学院	中医内科·肾病
22	杨志敏	广东省中医院	中医内科·神经
23	孙荃荟	广西中医学院附属瑞康医院	中医妇科
24	王力宁	广西中医学院第一附属医院	中医儿科
25	马烈光	成都中医药大学基础医学院	中医养生保健
26	张新渝	成都中医药大学基础医学院	中医诊断
27	刘 瑶	贵阳中医学院第一附属医院	中医养生保健
28	宋云娟	云南省第二人民医院	中医内科·心脑
29	扎 西	西藏自治区藏医院	藏医药
30	张景明	陕西中医学院基础医学院	中医基础理论
31	吴卫平	陕西省西安市中医医院	中医外科·皮肤
32	李盛华	甘肃省中医院	中医骨伤科
33	高如宏	宁夏回族自治区中医研究院	中医外科·皮肤
34	张星平	新疆医科大学中医学院	中医内科·男科
35	阿里甫·恩提	新疆维吾尔自治区维吾尔医医院	维吾尔医

附件3 国家中医药管理局2011年至2013年中医药文化科普专题巡讲活动安排

一、2011年拟安排地区

北京、内蒙古、吉林、江苏、山东、湖北、广东、四川、宁夏、新疆。

二、2012年拟安排地区

天津、山西、黑龙江、浙江、安徽、河南、广西、贵州、西藏、陕西、青海。

三、2013年拟安排地区

河北、辽宁、上海、福建、江西、湖南、海南、云南、重庆、甘肃。

国家中医药管理局办公室关于开展中医药科技资源现状调查工作的通知

国中医药办科技发〔2011〕24号

各省、自治区、直辖市中医药管理局，中国中医科学院，各有关单位：

为掌握我国中医药科技资源现状，了解中医药科研水平，为科学制定中医药发展规划提供准确的基本数据，我局决定开展中医药科技资源现状调查工作，并设立了《中医药科技资源状态调查及中医药服务科技支持体系建设研究》项目，委托北京中医药大学具体实施并负责调查数据的汇总分析工作。本次调查由国家中医药管理局统一制订调查方案，各省级中医药管理部门具体负责组织实施。为降低各地组织工作的难度和被调查单位的工作负担，本次调查将充分利用科技统计年报、全国中医现状调查及相关部委重大项目报告的相关信息，被调查机构仅做补充调查。

一、调查目的

了解中医医院、高等中医药院校、中医药科研院所的科研基础条件、科研团队和科研产出现状，分析其中医药继承创新体系建设水平及科技创新能力。了解大型中药企业研发投入、产出现状，分析中药企业中药研发能力。

二、调查对象

本次调查主要针对各省（部局）、地市属中医医院、高等中医药院校和地市及以上级别中医药科研机构。具体调查机构参见各省调查机构清单（附件1）。中药企业科技资源情况将通过其他渠道调查。

三、调查内容

调查中医医疗机构、高等中医药院校和中医药科研机构科研的科研经费投入，科研实验室和研究室基本情况，科研设备情况，承担课题的数量、类型、研究方向、其他科研产出及科研团队等。

四、组织实施

（一）各省级中医药管理部门负责本辖区内调查工作的组织实施。请各省级中医药管理部门根据本省调查机构清单，组织有关单位填写调查表，按时完成本辖区内调查表的汇总、审核和报送工作。请各省级中医药管理部门确定1名调查工作联系人，并将联系人的姓名及联系方式于5月30日前报至我局科技司。

（二）被调查单位请根据调查表填写要求认真填报，并按时将调查表报送省级中医药管理部门。

（三）为保证数据质量，我们将对部分地区进行现场调查，届时请有关中医药管理部门和被调查单位予以支持和配合，做好相关工作。

五、调查工作时间安排

基层单位调查表填写：5月25日~6月15日。

各省级中医药管理部门汇总、审核：6月15~20日。

调查表报送：6月30日前将调查表报送至我局科技司，电子版请发送至manxw@126.com。

六、调查表

本次调查工作的调查表主要包括：全国高等中医药院校机构调查表、中医药科研机构调查表、中医医院机构调查表、省部及以上级别课题负责人调查表和省部及以上级别课题汇总表（附件2）。调查表分为纸质版和电子版，请从国家中医药管理局网站下载。被调查单位必须填写纸质版，电子版可选填。

七、联系人

国家中医药管理局科技司：邱岳 010-59957711

北京中医药大学管理学院：满晓玮 010-64286470

洪宝林 010-64287411

联系地址：北京市东城区工体西路1号

邮　编：100027

附件：1. 调查机构清单（分省表）（略）

2. 全国中医药科技资源调查表——全国高等中医药院校机构调查表（略）

国家中医药管理局办公室

二〇一一年五月十八日

国家中医药管理局办公室关于印发“十一五”重点专科（专病）项目建设评审验收细则的通知

国中医药办医政发〔2011〕29号

各省、自治区、直辖市卫生厅局、中医药管理局，新疆生产建设兵团卫生局，中国中医科学院，北京中医药大学：

为做好国家中医药管理局“十一五”重点专科（专病）项目建设评审验收工作，我局组织制定了《国家中医药管理局“十一五”重点专科（专病）项目建设评审验收细则（中医、中西医结合）》和《国家中医药管理局“十一五”重点专科（专病）项目建设评审验收细则（民族医）》（以下简称《细则》）（见附件1、2），现印发给你们。请各省级中医药管理部门按照《细则》的有关要求，组织辖区内各建设单位认真做好评审验收准备工作。

部分重点专科的评审验收工作将于2011年6月下旬与2010年中医医院管理年活动检查评估工作同步开展，请相关医院提前做好准备工作。

联系人及联系电话：

国家中医药管理局医政司医疗管理处：崔咏梅　董云龙

联系电话：010-59957797、59957688

传　　真：010-59957684

国家中医药管理局医政司中西医结合与民族医药处：王　瑾

联系电话：010-59957686

传　　真：010-59957694

附件：1. 国家中医药管理局“十一五”重点专科（专病）项目建设评审验收细则（中医、中西医结合）

2. 国家中医药管理局“十一五”重点专科（专病）项目建设评审验收细则（民族医）

国家中医药管理局办公室

二〇一一年六月十三日

附件1　国家中医药管理局“十一五”重点专科（专病）项目建设评审验收细则（中医、中西医结合）

一、科室建设（280分）

评价指标		评价方法	评分细则	分值
(一)科室名称	专科科室命名符合《国家中医药管理局关于规范中医医院医院与临床科室名称的通知》的有关规定。	现场考察。	科室命名不符合规定不得分。	10
(二) 规划、计划及措施	1. 按照要求制定并实施专科建设发展规划，规划中体现中医特色，并与“十一五”重点专科总体目标一致。 2. 制订并实施年度重点专科工作计划，计划与协作组每年工作要求一致。 3. 制定并实施本专科发挥中医药特色优势的具体措施（可体现在年度工作计划中）。	查阅2008～2010年专科工作计划及相关材料，现场访谈并抽查落实情况。	1. 未制定专科建设发展规划，扣5分；未实施，扣5分；专科建设发展规划体现不出中医特色，内容不完整或实施不到位，酌情扣分； 2. 未制订年度工作计划，每少1年扣2分，未实施，每少1年扣2分；工作计划不符合专科建设要求，内容不完整或实施不到位，酌情扣分； 3. 未制定本专科发挥中医药特色优势的具体措施，扣5分；未实施，扣5分；具体措施实施不到位，酌情扣分。	30

（续表）

评价指标		评价方法	评分细则	分值
（三）专科中医药文化建设	门诊候诊区、病房走廊设立专科中医药文化宣传栏，介绍本专科中医药治疗特色、中医药疗效等内容，宣传内容中使用中医病名和中医术语。	现场考察。	1. 门诊候诊区未设立专科中医药文化宣传栏扣15分，无介绍本专科中医药治疗特色内容扣5分；无介绍中医药疗效内容扣5分；宣传内容中中医病名和中医术语不规范扣5分。 2. 病房走廊未设立专科中医药文化宣传栏扣15分；无介绍本专科中医药治疗特色内容扣5分；无介绍中医药疗效内容扣5分；宣传内容中中医病名和中医术语不规范扣5分。	30
（四）门诊情况	1. 建设周期内门诊量逐年增加。 2. 优势病种（3个以上）的门诊量明显增加。 3. 中医治疗比例总体不低于60%。 4. 优势病种中医治疗比例不低于80%。	查阅2007、2008、2009、2010年门诊相关资料。	1. 建设周期内门诊量未逐年增加，酌情扣10分、5分。 2. 优势病种（3个以上）的门诊量未明显增加，酌情扣10分、5分。 3. 中医治疗比例总体低于60%，扣10分。 4. 优势病种中医治疗比例低于80%，扣10分。	40
（五）住院情况	1. 床位数。 ①不低于40张，或者不低于医院设置病床的临床科室平均床位数； ②与“十一五”重点专科建设前期相比，是否有所增加。 2. 建设周期内出院人数逐年增加。 3. 优势病种（3个以上）的收治人数较建设前有所增加。 4. 中医治疗比例总体不低于60%。 5. 优势病种中医治疗比例不低于70%。 6. 区域外住院患者比例达到30%以上（备注：区域外患者是指户籍或常住地不在本省市的患者）。 7. 护理（考察3个优势病种） ①开展辨证施护； ②建立具有中医药特色的专科护理常规； ③对中医药特色护理进行评价并制定改进措施。	查阅2007、2008、2009、2010年相关资料及现场考察。	1. 床位数（10分）。 ①床位数低于40张，或者低于医院设置病床的临床科室平均床位数：根据医院级别及科室特点酌情扣分； ②床位增加，在2007年原有基础上增加10%以上：加5分★。 2. 建设周期内出院人数未逐年增加，扣10分。 3. 优势病种（3个以上）的收治人数低于建设前，每个病种扣5分。 4. 中医治疗比例总体低于60%，扣20分。 5. 优势病种中医治疗比例低于70%，扣20分。 6. 区域外住院患者比例达到30%以上，加5分★。 7. 护理（12分）。 ①未开展辨证施护，每个病种扣1分； ②未建立具有中医药特色的专科护理常规，每个病种扣1分； ③未对中医药特色护理进行评价，每个病种扣1分；未制定改进措施，每个病种扣1分。	70

（续表）

评价指标		评价方法	评分细则	分值
(六)设备配备	1. 诊疗设备是否满足临床工作需要（参考中医医院科室建设与管理指南）。 2. 专科中医诊疗设备配备情况（部分参考《国家中医药管理局办公室关于推荐第一批中医诊疗设备的通知》国中医药办函〔2009〕116号）。	现场考察设备配备情况。	1. 诊疗设备不能满足临床工作需要，酌情扣15分、10分、5分。 2. 未配备专科中医诊疗设备，扣10分；配备不足，酌情扣分。	25
(七)经费投入	1. 建设经费做到专款专用。 2. 地方与单位投入经费总额不低于国家投入的经费总额。 3. 地方政府或单位对重点专科建设额外投入专项经费。	查阅相关资料。	1. 建设经费未做到专款专用按比例酌情扣分：50%以上扣15分，50%以下扣10分。 2. 地方与单位投入经费总额低于国家投入的经费额按比例酌情扣分：50%以上扣5分，50%以下扣10分。 3. 地方政府或单位对重点专科建设额外投入专项经费，加10分★。	25
(八)人员结构、学术带头人及专科负责人	1. 人员结构。 ①医师类别结构：中医药类别执业医师占执业医师的比例达到70%以上； ②医师职称结构：高级的比例，三级医院占30%，二级医院占20%； ③医师学历（学位）结构：三级医院硕士以上学位应占30%以上；二级医院本科学历应占70%以上。 2. 学术带头人。 ①能把握本专科建设要求、发展方向，指导本专科制定建设规划； ②专业水平得到同行认可（在省级以上学术团体任职）； ③指导专科建设，发挥中医特色，提高中医临床疗效； ④确定学术继承人。 3. 专科负责人。 ①组织制定并实施专科建设规划； ②至少半年召开一次专科工作会议； ③组织落实学术带头人及名老中医临床经验的继承工作； ④专科病种的健康教育宣传，组织制定专科教育处方、专病门诊。	查阅相关资料，现场访谈。	1. 人员结构（18分）。 ①医师类别结构不符合要求，每低于1个百分点，扣0.5分； ②医师职称结构不符合要求，每低于1个百分点，扣0.5分； ③医师学历（学位）结构不符合要求，每低于1个百分点，扣0.5分。 2. 学术带头人（12分）。 ①未发挥指导作用，扣3分； ②专业水平未达到要求，扣3分； ③专科中医特色不突出，扣3分； ④未确定学术继承人，扣3分。 3. 专科负责人（20分）。 ①未组织实施专科建设规划，扣5分； ②未定期召开专科工作会议，扣5分； ③未组织落实学术带头人及名老中医临床经验的继承工作，扣10分； ④专科病种的健康教育宣传，有专科教育处方、专病门诊，加5分★。	50

二、特色优势（330分）

评价指标		评价方法	评分细则	分值
(九)诊疗方案	1. 本专科明确3个以上稳定的优势病种。 2. 优势病种中、西医病名符合重点专科建设的病名要求， 3. 诊疗方案体现中医临床思维且规范、可行： ①中、西医诊断标准明确； ②理法方药完整； ③治疗方法具有中医特色； 4. 诊疗方案中纳入中医特色疗法、中医诊疗设备、适宜技术、中成药、现代技术、收费项目等内容。 5. 对诊疗方案的掌握、应用情况： ①在疾病诊治的整个过程中中医思维理念的体现； ②在治疗过程中能用中医药解决的问题，首选中医药解决； ③中医技术、方法等应用情况。 6. 本科的治疗方法被纳入协作组诊疗方案中。 7. 临床路径：开展中医临床路径应用推广工作。	1. 查阅相关资料及病历。 2. 现场访谈不少于3名医师（包括专科负责人、主治医师、住院医师等）。 3. 笔试：三级医院不少于4人，二级及以下医院不少于2人。	1. 本专科明确的稳定的优势病种少于3个，每少1个，扣3分。 2. 优势病种的病名不符合要求，每个病种扣3分。 3. 诊疗方案制订： ①中、西医诊断标准不明确，每个病种扣1分； ②理法方药不完整，每个病种扣1分； ③治疗方法中医特色不突出，每个病种扣1分。 4. 诊疗方案中未纳入中医特色疗法、中医诊疗设备、适宜技术、中成药、现代技术、收费项目等内容，每个病种扣1分；内容不全面，酌情扣分。 5. 对诊疗方案的掌握、应用情况： ①查阅病历：30分（门诊：10分，住院20分）； ②现场访谈：60分； ③笔试：100分。 6. 本科的治疗方法未被纳入协作组诊疗方案中，扣10分。 7. 未实施中医临床路径，扣10分。	240
（十）医院中药制剂	品种数量，重点专科不少于3种，重点专病不少于2种。	现场考察。	品种数量，重点专科每少1种，扣10分；重点专病每少1种，扣15分。 三级医院大于5种、二级医院大于2种，加5分★。	30
（十一）临床科研	建设周期内围绕提高优势病种临床疗效开展科研工作。 1. 建设周期内围绕提高优势病种中医临床疗效、解决难点、开展科研工作。三级医院至少有省部级以上（含省部级）在研课题2项，二级医院应有省部级以上（含省部级）在研课题1项。 2. 建设周期内以优势病种临床诊疗方案的应用为主题的研究成果获得国家级、省部级成果。	查阅相关资料。	1. 三级医院没有省部级以上（含省部级）在研课题，扣20分；缺1项，扣10分；二级医院没有省部级以上（含省部级）在研课题，扣20分。 2. 未获得国家级、省部级成果，扣10分。 3. 获得国家级科技奖励，加5分★。 4. 承担国家级课题，加5分★。 5. 获得省（市）、部级科技奖励，加5分★。 6. 承担省（市）、部级课题，加5分★。 7. 获得地、市级科技奖励，加5分★。 8. 承担地、市级课题，加5分★。	30

（续表）

评价指标		评价方法	评分细则	分值
（十二）创新	建设周期内围绕优势病种在中医药理论、技术、药物及设备、器械等方面有创新。 1. 本专科的治疗方法被诊疗方案或指南采纳。 2. 理论创新（理法方药得到专家认同，在核心期刊发表或出版专著）。 3. 新批准的医院制剂（提供药监部门批件）。 4. 新技术、新疗法、新设备（提供专利证书）。 5. 有本专科中医特色疗法或创新点，并有明显临床效果。有特色疗法治疗室。（中医特色疗法是指有别于常用的、一般的中医治疗方法且有确切疗效。）	现场考察并查阅相关资料。	1. 本专科的治疗方法未被诊疗方案或指南采纳，扣30分；未明确采纳酌情扣分。 2. 理论创新符合要求，加5分★。 3. 有新批准的医院制剂，加5分★。 4. 有新技术、新疗法、新设备，加5分★。 5. 有本专科中医特色疗法或创新点，并有明显临床效果，加5分★，有特殊疗法治疗室，加5分★。	30

三、中医疗效（270分）

评价指标		评价方法	评分细则	分值
（十三）疗效评价	1. 优势病种（3个）疗效明显（包括：主要症状、体征、理化指标的改善等）。 2. 每年至少对一个优势病种诊疗方案中的治疗方法进行疗效评价，对治疗方法优势、不足等进行分析、总结，不断优化诊疗方案，临床疗效有所提高。 3. 将协作组验证的诊疗方案与本科诊疗方案进行对照，分析每个方案的优势特色。	查阅相关资料。	1. 无中医疗效评估报告，每个病种扣10分。 2. 评估结果不客观，每个病种扣10分。 3. 中医疗效不明显，每个病种扣10分。 4. 缺乏年度中医临床疗效评价，扣40分；未对治疗方法进行分析、总结，扣20分；总结、分析、评估不到位，酌情扣分。 5. 未进行诊疗方案对照、分析，每个病种扣10分，对照、分析不到位，酌情扣分。	180
（十四）难点分析	分析优势病种（3个）中医治疗的难点并提出解决难点的思路和措施。 1. 提出的难点符合临床实际。 2. 难点针对性强。 3. 通过中医方法有解决的可能性。 4. 难点解决措施符合临床实际。	查阅相关资料。	1. 未开展中医难点分析工作，每个病种扣10分。 2. 提出的中医难点不符合临床实际，酌情每个病种扣3～5分。 3. 难点针对性不强，酌情每个病种扣3～5分。 4. 通过中医方法不能解决或不能完全解决，酌情每个病种扣3～5分。 5. 难点解决措施不符合临床实际，酌情每个病种扣3～5分。	90

四、协作组工作（120 分）

评价指标		评价方法	评分细则	分值
（十五）协作组日常工作情况	1. 日常参会情况： ①国家中医药管理局召开的年度工作会议； ②参加本专科协作组、协作分组工作会议（经国家中医药管理局重点专科办公室批准的会议）。 2. 2008 年诊疗方案梳理情况。 3. 参加协作组验证工作情况。按照协作组要求进行优势病种诊疗方案的验证工作，并完成分配的验证病例数，写出验证总结。 采用多中心随机验证方法。 4. 优势病种诊疗方案和临床路径的制定。 ①参与优势病种诊疗方案和临床路径的制定； ②起草优势病种诊疗方案和临床路径。	查阅或访谈参会情况，并与重点专科项目办公室记录情况对照；查阅优势病种临床诊疗方案的专家审核结果汇总表；查阅或访谈参与协作组病种验证情况，并与牵头单位确认；查阅或访谈临床路径制定参与情况，并与牵头单位确认。	1. 日常参会情况（20 分）： ①每缺席一次会议扣 5 分； ②未参加本专科协作组、协作分组工作会议，每项扣 3 分。 2. 2008 年诊疗方案梳理情况（25 分）： “优”得 25 分； “良”得 15 分； “中”得 10 分； “差”不得分。 3. 参加协作组验证工作情况（25 分）： 未按照要求开展验证工作，扣 20 分；未完成分配的病例数，酌情扣分。采用多中心随机验证方法，加 5 分★。 4. 优势病种诊疗方案和临床路径的制定（20 分）。 ①未参与优势病种诊疗方案的制订，扣 10 分；未参与临床路径的制订，扣 10 分； ②起草优势病种诊疗方案和临床路径，加 10 分★。	90
（十六）网络平台建设	2009 年开通视频网络平台及参会情况。	查阅视频网络中心参会记录	未开通视频网络平台不得分；每缺席一次视频会议扣 5 分。	30

说明：1. 以上 4 部分内容总分：1 000 分，加分项：100 分。

2. 每项指标评分时只在本项指标分数范围内扣分，扣完为止，不倒扣分。

3. 标“★”为加分项，单独计算，不计入总分。

五、关键性指标

评价指标	编号	检查记录
（一）专科中医理念、中医药特色优势	—	汇报材料内容未体现中医思维理念，中医优势不突出 [1] 有　[2] 无
（二）科室名称（不包括中西医结合医院）	1.1	科室名称不符合有关规定 [1] 是　[2] 否
（三）专科中医药文化建设	1.3	专科中医药文化建设不符合有关规定 [1] 是　[2] 否
（四）诊疗方案	2.9.3	诊疗方案理法方药不完整 [1] 是　[2] 否
	2.9.3	诊疗方案中医特色不突出 [1] 是　[2] 否
（五）优势病种的疗效评价	3.13.1	中医疗效优势不明确 [1] 是　[2] 否
（六）专科难点分析	3.14.2	提出的难点针对性不强 [1] 是　[2] 否

附件 2　国家中医药管理局"十一五"重点专科（专病）项目建设评审验收细则（民族医）

一、科室建设（280 分）

评价指标		评价方法	评分细则	分值
（一）科室名称 10 分	专科科室命名参照《国家中医药管理局关于规范中医医院医院与临床科室名称的通知》的有关规定执行。	现场考察。	科室命名不规范，酌情扣分。	10
（二）规划、计划及措施 30 分	1. 按照要求制定并实施专科建设发展规划，规划中体现民族医药特色，并与"十一五"重点专科总体目标一致。	查阅 2008～2010 年专科工作计划及相关材料，现场访谈并抽查落实情况。	1. 未制定专科建设发展规划，扣 5 分；未实施，扣 5 分；专科建设发展规划体现不出民族医药特色，内容不完整或实施不到位，酌情扣分。	10
	2. 制订并实施年度重点专科工作计划，计划与协作组每年工作要求一致。		2. 未制定年度工作计划，每少 1 年扣 2 分，未实施，每少 1 年扣 2 分；工作计划不符合专科建设要求，内容不完整或实施不到位，酌情扣分。	10
	3. 制定并实施本专科发挥民族医药特色优势的具体措施（可体现在年度工作计划中）。		3. 未制定本专科发挥民族医药特色优势的具体措施，扣 5 分；未实施，扣 5 分；具体措施实施不到位，酌情扣分。	10
（三）专科民族医药文化建设 30 分	门诊候诊区、病房走廊应有专科民族医药文化建设相关内容，并有本专科民族医药治疗特色、疗效等介绍，使用民族医病名和民族医术语。	现场考察。	1. 门诊候诊区无专科民族医药文化建设相关内容扣 15 分；无本专科民族医药治疗特色内容介绍扣 5 分；无民族医药疗效内容介绍扣 5 分；宣传内容中民族医病名和民族医术语不规范扣 5 分。	15
			2. 病房走廊无专科民族医药文化建设相关内容扣 15 分；无本专科民族医药治疗特色内容介绍扣 5 分；无民族医药疗效内容介绍扣 5 分；宣传内容中民族医病名和民族医术语不规范扣 5 分。	15
（四）门诊情况 40 分	1. 建设周期内门诊量逐年增加。	查阅 2007、2008、2009、2010 年门诊相关资料。	1. 建设周期内门诊量未逐年增加，酌情扣分。	10
	2. 优势病种（2 个以上）的门诊量明显增加。		2. 优势病种（2 个以上）的门诊量未明显增加，酌情扣分。	10
	3. 民族医治疗比例总体不低于 60%。		3. 民族医治疗比例总体低于 60%，扣 10 分。	10
	4. 优势病种民族医治疗比例不低于 80%。		4. 优势病种民族医治疗比例低于 80%，扣 10 分。	10

（续表）

评价指标		评价方法	评分细则	分值
(五)住院情况 70分	1. 床位数： ①三甲医院不低于40张，二甲医院不低于医院设置病床的临床科室平均床位数； ②与“十一五”重点专科建设前期相比，是否有所增加。	查阅2007、2008、2009、2010年相关资料及现场考察。	1. 床位数（10分）： ①床位数低于40张，或者低于医院设置病床的临床科室平均床位数，根据医院级别及科室特点酌情扣分； ②床位增加，在2007年原有基础上增加10%以上，加5分★。	10
	2. 建设周期内出院人数逐年增加。		2. 建设周期内出院人数未逐年增加，扣10分。	10
	3. 优势病种（2个以上）的收治人数较建设前有所增加。		3. 优势病种（2个以上）的收治人数低于建设前，每个病种扣5分。	10
	4. 民族医治疗比例总体不低于60%。		4. 民族医治疗比例总体低于60%，扣15分。	15
	5. 优势病种民族医治疗比例不低于70%。		5. 优势病种民族医治疗比例低于70%，扣15分。	15
	6. 区域外住院患者比例达到15%以上。备注：区域为机构所在社区的市级行政区划（含直辖市）范围。		6. 区域外住院患者比例达到15%以上，加5分★。	
	7. 护理（考察2个优势病种）： ①建立具有民族医药特色的专科护理常规； ②对民族医药特色护理进行评价并制定改进措施。		7. 护理（10分）： ①未建立具有民族医药特色的专科护理常规，每个病种扣2分； ②未对民族医药特色护理进行评价，每个病种扣2分；未制定改进措施，每个病种扣1分。	10
(六)设备配备 25分	1. 诊疗设备是否满足临床工作需要（参考中医医院科室建设与管理指南）。	现场考察设备配备情况。	1. 诊疗设备不能满足临床工作需要，酌情扣分。	15
	2. 专科民族医、中医诊疗设备配备情况［部分参考《国家中医药管理局办公室关于推荐第一批中医诊疗设备的通知》（国中医药办函〔2009〕116号］。		2. 未配备专科民族医、中医诊疗设备，扣10分；配备不足，酌情扣分。	10
(七)经费投入 25分	1. 建设经费做到专款专用。	查阅相关资料。	1. 建设经费未做到专款专用按比例酌情扣分：50%以上扣15分，50%以下扣10分。	15
	2. 地方与单位投入经费总额不低于国家投入的经费总额。		2. 地方与单位投入经费总额低于国家投入的经费额按比例酌情扣分：50%以上扣5分，50%以下扣10分。	10
	3. 地方政府或单位对重点专科建设额外投入专项经费。		3. 地方政府或单位对重点专科建设额外投入专项经费，加10分★。	

（续表）

评价指标		评价方法	评分细则	分值
(八)人员结构、学术带头人及专科负责人 50分	1. 人员结构： ①医师类别结构：中医类别民族医或中医专业执业医师占执业医师的比例达到60%以上； ②医师职称结构：高级的比例，三级医院占25%，二级医院占10%； ③医师学历（学位）结构：三级医院硕士以上学位应占15%以上；二级医院本科学历应占30%以上。	查阅相关资料，现场访谈。	1. 人员结构（18分）： ①医师类别结构不符合要求，每低1%扣0.5分； ②医师职称结构不符合要求，每低1%扣0.5分； ③医师学历（学位）结构不符合要求，每低1%扣0.5分。	18
	2. 学术带头人： ①能把握本专科建设要求、发展方向，指导本专科制定建设规划； ②专业水平得到同行认可［副高级（含）以上专业技术职务］； ③指导专科建设发挥民族医药特色、提高民族医临床疗效； ④确定学术继承人。		2. 学术带头人（12分）： ①未发挥指导作用，扣3分； ②专业水平未达到要求，扣3分； ③专科民族医药特色不突出，扣3分； ④未确定学术继承人，扣3分。	12
	3. 专科负责人： ①组织制定并实施专科建设规划； ②至少半年召开一次专科工作会议； ③组织落实学术带头人及名老民族医临床经验的继承工作； ④专科病种的健康教育宣传，组织制定专科处方、专病门诊。		3. 专科负责人（20分）： ①未组织实施专科建设规划，扣5分； ②未定期召开专科工作会议，扣5分； ③未组织落实学术带头人及名老民族医临床经验的继承工作，扣10分； ④专科病种的健康教育宣传，有专科处方、专病门诊，加5分★。	20

二、特色优势（330分）

评价指标		评价方法	评分细则	分值
(九)诊疗方案 240分	1. 本专科明确2个（含）以上的优势病种。	1. 查阅相关资料及病历。 2. 现场访谈不少于3名医师（包括专科负责人、主治医师、住院医师等）。 3. 笔试：三级医院不少于4人，二级及以下医院不少于2人。	1. 本专科明确的优势病种少于2个，每少1个，扣5分。	10
	2. 优势病种病名符合重点专科建设的病名要求。		2. 优势病种的病名不符合要求，每个病种扣5分。	10
	3. 诊疗方案体现民族医临床思维且规范、可行： ①诊断标准明确； ②治疗方法具有民族医药特色。		3. 诊疗方案制订。 ①诊断标准不明确，每个病种扣2.5分。 ②治疗方法民族医药特色不突出，每个病种扣2.5分。	10
	4. 诊疗方案中纳入民族医药特色疗法、民族医和中医诊疗设备、适宜技术、民族药制剂和民族药成药、现代诊疗技术、收费项目等内容。		4. 诊疗方案中未纳入民族医药特色疗法、民族医和中医诊疗设备、适宜技术、民族药制剂和民族药成药、现代诊疗技术、收费项目等内容，每个病种扣5分；内容不全面，酌情扣分。	10

（续表）

评价指标		评价方法	评分细则	分值
(九)诊疗方案 240分	5. 对诊疗方案的掌握、应用情况。 ①疾病诊治体现民族医基础理论； ②治疗过程中使用民族医药和民族医技术、方法等。		5. 对诊疗方案的掌握、应用情况。 ①查阅病历：30分（门诊：10分，住院20分）； ②现场访谈：60分； ③笔试：100分。	190
	6. 本科的治疗方法被纳入协作组诊疗方案中。		6. 本科的治疗方法未被纳入协作组诊疗方案中，扣10分；	10
(十)医院民族药制剂 30分	品种数量，重点专科不少于10种，重点专病不少于3种。	现场考察。	品种数量，重点专科每少1种，扣2分；重点专病每少1种，扣1分。 三级医院大于15种、二级医院大于10种，加5分★。	30
(十一)临床科研 30分	1. 建设周期内围绕提高优势病种民族医临床疗效、解决难点、开展科研工作。三级医院至少有省部级以上（含省部级）在研课题1项，二级医院至少有地市级以上（含地市级）在研课题1项。	查阅相关资料。	1. 三级医院没有省部级以上（含省部级）在研课题，扣15分；二级医院没有地市级以上（含地市级）在研课题，扣15分。	15
	2. 建设周期内以优势病种临床诊疗方案的应用为主题的研究成果获得国家级、省部级成果。		2. 未获得国家级、省部级成果，扣15分；获得国家级科技奖励，加5分★；承担国家级课题，加5分★；获得省（市）、部级科技奖励，加5分★；承担省（市）、部级课题，加5分★；获得地、市级科技奖励，加5分★；承担地、市级课题，加5分★。	15
(十二)创新 30分	建设周期内围绕优势病种在民族医药基础理论、技术、药物及设备、器械等方面有创新。 1. 本专科的治疗方法被诊疗方案或指南采纳。 2. 理论创新（辨证施治得到专家认同，在核心期刊发表或出版专著）。 3. 新批准的医院制剂（提供药监部门批件）。 4. 新技术、新疗法、新设备（提供专利证书）。 5. 有本专科民族医药特色疗法或创新点，并有明显临床效果，有特色疗法治疗室。（民族医药特色疗法是指有别于常用的、一般的民族医药治疗方法且有确切疗效。）	现场考察并查阅相关资料。	1. 本专科的治疗方法未被诊疗方案或指南采纳，扣30分；未明确采纳酌情扣分。 2. 理论创新符合要求，加5分★。 3. 有新批准的医院制剂，加5分★。 4. 有新技术、新疗法、新设备，加5分★。 5. 有本专科民族医药特色疗法或创新点，并有明显临床效果，加5分★；有特殊疗法治疗室，加5分★。	30

三、民族医疗效（270分）

评价指标		评价方法	评分细则	分值
（十三）疗效评价 180分	1. 优势病种（2个）疗效明显（包括主要症状、体征、理化指标的改善等）。	查阅相关资料。	1. 无疗效评估报告，每个病种扣15分；评估结果不客观，每个病种扣15分；疗效不明显，每个病种扣15分。	90
	2. 每年至少对一个优势病种诊疗方案中的治疗方法进行疗效评价，对治疗方法优势、不足等进行分析、总结，不断优化诊疗方案，临床疗效有所提高。		2. 缺乏年度临床疗效评价，扣50分；未对治疗方法进行分析、总结，扣25分；总结、分析、评估不到位，酌情扣分。	50
	3. 将协作组验证的诊疗方案与本科诊疗方案进行对照，分析每个方案的优势特色。		3. 未进行诊疗方案对照、分析，每个病种扣20分；对照、分析不到位，酌情扣分。	40
（十四）难点分析 90分	1. 分析优势病种（2个）民族医治疗的难点并提出解决难点的思路和措施。	查阅相关资料。	1. 未开展难点分析工作，每个病种扣15分。	30
	2. 提出的难点符合临床实际。		2. 提出的难点不符合临床实际，每个病种酌情扣3～7分。	15
	3. 难点针对性强。		3. 难点针对性不强，每个病种酌情扣3～7分。	15
	4. 通过民族医药方法有解决的可能性。		4. 通过民族医方法不能解决或不能完全解决，每个病种酌情扣3～7分。	15
	5. 难点解决措施符合临床实际。		5. 难点解决措施不符合临床实际，每个病种酌情扣3～7分。	15

四、协作组工作（120分）

评价指标		评价方法	评分细则	分值
（十五）协作组日常工作情况 90分	1. 日常参会情况： ①国家中医药管理局召开的年度工作会议； ②参加本专科协作组、协作分组工作会议（经国家中医药管理局重点专科办公室批准的会议）。	查阅或访谈参会情况，并与重点专科项目办公室记录情况对照；查阅优势病种临床诊疗方案的专家审核结果汇总表；查阅或访谈参与协作组病种验证情况，并与牵头单位确认；查阅或访谈临床路径制定参与情况，并与牵头单位确认。	1. 日常参会情况（20分）： ①每缺席一次会议扣5分； ②未参加本专科协作组、协作分组工作会议，每项扣3分。	20
	2. 2008年诊疗方案梳理情况。		2. 2008年诊疗方案梳理情况（25分）： “优”得25分； “良”得15分； “中”得10分； “差”不得分。	25
	3. 参加协作组验证工作情况。按照协作组要求进行优势病种诊疗方案的验证工作，并完成分配的验证病例数，写出验证总结。采用多中心随机验证方法。		3. 参加协作组验证工作情况（25分）：未按照要求开展验证工作，扣25分；未完成分配的病例数，酌情扣分。采用多中心随机验证方法，加5分★。	25
	4. 优势病种诊疗方案的制订。 ①参与优势病种诊疗方案的制订； ②起草优势病种诊疗方案。		4. 优势病种诊疗方案的制订（20分）。 ①未参与优势病种诊疗方案的制订，扣20分； ②起草优势病种诊疗方案，加10分★。	20

（续表）

评价指标		评价方法	评分细则	分值
（十六）网络平台建设 30 分	2009 年开通视频网络平台及参会情况。	查阅视频网络中心参会记录。	未开通视频网络平台不得分；每缺席一次视频会议扣 5 分。	30

说明：1. 以上 4 部分内容总分：1000 分，加分项：100 分。

2. 每项指标评分时只在本项指标分数范围内扣分，扣完为止，不倒扣分。

3. 标“★”为加分项，单独计算，不计入总分。

关于印发《第一批中医药标准研究推广基地（试点）建设方案》的通知

国中医药办法监发〔2011〕30 号

各省、自治区、直辖市卫生厅局、中医药管理局，新疆生产建设兵团卫生局，中医药标准研究推广基地：

为进一步加大中医药标准研究和应用推广力度，指导中医药标准化研究推广基地（试点）建设工作，我局组织制订了《第一批中医药标准研究推广基地（试点）建设方案》，并提出了各中医药标准研究推广基地参与制（修）订、推广、评价的任务（见附件），现予印发执行。

附件：中医药标准研究推广基地参与制（修）订、推广、评价项目任务分配表（第一批）

国家中医药管理局办公室

二〇一一年六月十三日

附件 中医药标准研究推广基地参与制（修）订、推广、评价项目任务分配表（第一批）

单位名称	合计	中医内科											外科	妇科	儿科	眼科	耳鼻喉科	皮肤科	肛肠科	骨伤科	肿瘤	针灸	推拿
		呼吸疾病	传染病	心血管病	脑血管病	脾胃病	肝胆病	肾病	内分泌	风湿病	糖尿病	血液病											
中国中医科学院西苑医院	8	√		√		√			√			√			√		√				√		
中国中医科学院广安门医院	21	√	√	√	√	√	√	√	√	√	√		√	√	√	√	√	√	√	√	√	√	√
北京中医药大学东直门医院	11	√	√	√	√		√	√	√		√	√	√						√				
北京中医药大学东方医院	22	√	√	√	√	√	√	√	√	√	√	√	√	√	√	√	√	√	√	√	√	√	√
首都医科大学附属北京中医医院	15	√		√	√	√	√	√		√			√	√	√			√	√	√	√	√	

（续表）

单位名称	合计	中医内科											外科	妇科	儿科	眼科	耳鼻喉科	皮肤科	肛肠科	骨伤科	肿瘤	针灸	推拿
		呼吸疾病	传染病	心血管病	脑血管病	脾胃病	肝胆病	肾病	内分泌	风湿病	糖尿病	血液病											
天津中医药大学第一附属医院	14	√		√	√			√		√	√	√		√	√			√		√	√	√	√
河北省中医院	7				√	√	√	√	√			√										√	
山西省中医院	6					√		√	√			√		√							√		
辽宁中医药大学附属医院	8			√	√	√			√		√			√	√							√	
长春中医药大学附属医院	9	√		√	√										√	√			√	√		√	√
黑龙江中医药大学附属第一医院	5								√			√		√	√			√					
上海中医药大学附属曙光医院	22	√	√	√	√	√	√	√	√	√	√	√	√	√	√	√	√	√	√	√	√	√	√
上海中医药大学附属龙华医院	15		√		√	√	√	√	√	√	√		√		√	√			√	√	√	√	
江苏省中医院	9		√			√		√					√	√	√	√	√				√		
浙江省中医院	6	√				√						√						√		√	√		
安徽中医学院第一附属医院	10	√	√	√	√			√		√	√			√				√				√	
安徽中医学院附属针灸医院	8				√	√				√	√					√				√		√	√
福建中医药大学附属人民医院	5							√			√		√						√	√			
江西中医学院附属医院	8	√		√						√			√	√			√			√		√	

（续表）

单位名称	合计	中医内科											外科	妇科	儿科	眼科	耳鼻喉科	皮肤科	肛肠科	骨伤科	肿瘤	针灸	推拿
		呼吸疾病	传染病	心血管病	脑血管病	脾胃病	肝胆病	肾病	内分泌	风湿病	糖尿病	血液病											
山东中医药大学附属医院	22	√	√	√	√	√	√	√	√	√	√	√	√	√	√	√	√	√	√	√	√	√	√
河南中医学院第一附属医院	11	√	√	√	√	√	√	√			√		√		√				√				
湖北省中医院	6		√				√	√						√	√							√	
武汉市中医医院	9				√		√			√	√			√			√	√		√			√
湖南中医药大学第一附属医院	7			√			√						√		√	√				√		√	
湖南省中医药研究院附属医院	5			√	√														√	√	√		
广州中医药大学第一附属医院	21	√	√	√	√	√	√	√	√	√	√	√	√	√	√	√	√	√		√	√	√	√
广东省中医院	14	√	√	√	√	√	√	√					√	√			√	√		√	√	√	
广西中医学院第一附属医院	5			√			√								√			√				√	
海南省中医院	5				√				√		√										√	√	
重庆市中医院	11		√		√		√	√	√					√			√	√	√		√	√	
成都中医药大学附属医院	5						√		√		√					√	√						
贵阳中医学院第一附属医院	10	√			√	√			√		√					√		√	√	√		√	
云南省中医医院	21	√	√	√	√	√	√	√	√	√	√		√	√	√	√	√	√	√	√	√	√	√

（续表）

单位名称	合计	中医内科											外科	妇科	儿科	眼科	耳鼻喉科	皮肤科	肛肠科	骨伤科	肿瘤	针灸	推拿
		呼吸疾病	传染病	心血管病	脑血管病	脾胃病	肝胆病	肾病	内分泌	风湿病	糖尿病	血液病											
陕西中医学院附属医院	17		√	√	√	√	√	√	√	√	√		√	√				√	√	√	√	√	√
甘肃省中医院	18	√		√	√	√		√	√	√	√		√	√	√	√		√	√	√	√	√	√
宁夏回族自治区中医医院	18	√		√	√	√	√	√	√	√	√		√	√	√			√	√	√	√	√	√
新疆维吾尔自治区中医医院	5	√		√							√							√		√			
新疆生产建设兵团中医院	9	√	√	√	√	√		√	√		√								√				
合计	428	21	16	24	26	22	20	23	21	16	23	11	18	21	20	14	13	20	18	23	20	25	13

注：民族医药标准研究推广基地根据本民族医药标准化实际情况，暂自行安排参与标准制（修）订、推广、评价的任务。

第一批中医药标准研究推广基地（试点）建设方案

为推进中医药标准化建设，建立中医药标准研究制定、应用推广、评价反馈相结合的工作机制，建设好第一批中医药标准研究推广基地（试点）。根据工作需要，制订本方案。

一、建设目标

贯彻实施国家标准化发展战略，以省、自治区、直辖市行政区划为依托，在全国遴选一批具有中医药标准化工作基础和专业人才的单位，建立中医药标准研究制定、推广应用、评价反馈紧密结合的工作机制，不断提高中医药标准化的研究水平，提高中医药标准制修订质量，促进中医药标准化的推广与应用。经过建设，逐步建成覆盖医疗、保健、科研、教育、中药、信息、文化等领域的中医药标准研究制定、推广应用与评价体系。

二、建设周期

第一批中医药标准研究推广基地（试点）建设周期为3年，2011～2013年。

——2011年项目全面启动。

——2012年中期检查评估。

——2013年评审验收。

三、建设内容

中医药标准研究推广基地（试点）建设工作从中医药标准化工作的实际出发，按照“统筹规划、分步实施、全面覆盖、突出重点”的原则，主要开展以下几个方面的建设工作：

（一）中医药标准研究制定

中医药标准研究推广基地（试点）建设单位结合本单位实际，系统总结有关工作进展和研究成果，开展中医药标准立项可行性研究，并提出中医药标准项目建议。建立与在研中医药标准项目、新立项中医药标准项目牵头单位的协作工作机制，作为起草单位重点参与5项以上中医药标准的制修订工作，并承担起草过程中的技术验证工作，对标准草案中的技术要求和技术指标实施验证，提交有关工作报告和技术材料。

（二）中医药标准应用推广

在国家中医药管理局和省级中医药管理部门的组织指导下，中医药标准研究推广基地（试点）建设单位组织牵头构建本省中医药标准应用推广网络，建立省、地、县三级工作协作机制，确定专门机构和专人，开展中医药标准的实施应用，负责所有中医药标准的推广工作。同时，根据基地单位的工作基础和学术优势，按照统一规划和分工，在本单位重点组织推广5项以上中医药标准。

（三）中医药标准评价反馈

成立标准评价工作机构、组建专业团队，建立评价分析的常态工作机制，确保评价工作质量和水平。在统一规划和组织分工下，中医药标准研究推广基地（试点）建设单位根据本单位工作基础和学术优势领域，重点应用和评价现行的5项以上中医药标准，并提交有关工作报告和技术材料。（具体评价办法另行制定）

（四）中医药标准技术指导

按照国家中医药管理局和省级中医药管理部门的要求，建立中医药标准化技术工作指导组，组织开展中医药标准应用推广和评价工作的技术指导，负责指导本地区中医医疗机构应用推广中医药标准。并通过开展技术培训等多种形式，培养本地区中医药标准应用推广人才。

四、建设要求

（一）加强组织领导

中医药标准研究推广基地（试点）建设工作按照属地化管理的原则，在国家中医药管理局和省级中医药管理部门的指导和管理下开展建设工作。省级中医药管理部门要加强领导，要有职能机构和专人负责管理。中医药标准研究推广基地（试点）建设单位要成立由主要负责人担任组长的建设工作领导小组。

（二）加强机构建设

中医药标准研究推广基地（试点）建设单位要成立中医药标准化工作机构，安排专人负责组织管理，并提供相应的房屋、设备等办公条件，保障建设工作的顺利进行。

（三）加强人才队伍建设

中医药标准研究推广基地（试点）建设单位要做好有关人员的遴选工作，做好相应的人才队伍建设工作计划，将能够积极参与中医药标准化工作、业务精通、熟悉标准化知识的人员纳入人才队伍建设范围予以重点培养，建立本单位标准化研究团队和中医药标准推广应用人才队伍。

（四）加强信息平台建设

省级中医药管理部门和中医药标准研究推广基地（试点）建设单位要按照国家中医药管理局统一的设计要求，建设覆盖全省中医医院等中医医疗机构的省级中医药标准研究推广信息平台，以信息化手段进一步促进中医药标准的应用推广和人员培训工作。

（五）建设协作网络

省级中医药管理部门和中医药标准研究推广基地（试点）建设单位要在本省遴选中医工作基础较好、优势重点领域突出、能够积极参与中医药标准化工作的医疗机构作为基地协作单位，开展中医药标准推广运用网络建设。各协作单位也要相应成立领导机构，由专人负责。

五、建设管理

（一）中期检查

国家中医药管理局将在建设工作的中期阶段，组织有关专家，按照中医药标准研究推广基地（试点）建设的目标和要求，对建设单位整体进行一次检查评估。重点督促检查建设工作进展情况，对检查评估合格的建设单位将及时拨付有关建设经费。对未能通过中期评估的建设单位将要求其限期整改并进行复评。

（二）评审验收

中医药标准研究推广基地（试点）建设单位按照建设的目标和要求完成建设任务后，建设单位开展自评工作，评估各项工作任务的落实情况，并上报建设工作总结报告。国家中医药管理局将组织专家对建设情况进行评审验收。对验收合格的建设单位，将正式授牌奖励。未能通过验收的建设单位将限期整改并进行复评。

国家中医药管理局办公室关于开展基本公共卫生服务中医药服务项目试点工作的通知

国中医药办医政发〔2011〕40号

各省、自治区、直辖市卫生厅局、中医药管理局：

为探索在基本公共卫生服务中充分发挥中医药作用的有效途径和模式，在人均基本公共卫生服务经费标准逐步提高过程中，设计中医药服务项目和内容，并逐步列入基本公共卫生服务项目，充分发挥中医药在健康促进中的优势和作用，根据卫生部、国家中医药管理局《关于在深化医药卫生体制改革工作中进一步发挥中医药作用的意见》（卫办发〔2011〕57号）总体部署，我局决定开展基本公共卫生服务中医药服务项目试点工作。现将有关事宜通知如下：

一、试点地区

经县（市、区）自愿申报、省级中医药管理部门遴选推荐等程序，我局确定甘肃省武威市等4个地级市和北京市东城区等70个县（市、区）为基本公共卫生服务中医药服务项目试点地区（见附件1）。

二、试点内容

（一）中医药服务项目。试点地区可从《基本公共卫生服务中医药服务项目（供试点参考使用）》（见附件2）中选择1至2个项目作为本地区试点内容，也可在此之外自行研究确定中医药服务项目。

（二）中医药服务项目经费标准。主要根据不同服务项目及内容测算确定人均经费标准。

（三）中医药服务的实施者以及服务流程。

（四）中医药服务项目考核。

三、工作要求

（一）各省级中医药管理部门要高度重视，将试点工作摆上重要议事日程，与其他各项工作统筹规划，共同推进。要积极协调有关部门，主动参与当地公共卫生服务均等化相关政策措施的制定工作，及时提出和制定有关中医药政策措施。要切实加强对试点地区试点工作的督促与指导，确保试点工作取得实效。

（二）各试点地区要根据基本公共卫生服务中医药服务项目试点工作启动会议精神，结合本地区实际，尽快确定本地区试点开展的中医药服务项目，并制订切实可行的工作方案。工作方案至少要包括中医药服务项目具体内容、中医药服务项目人均经费标准测算、中医药服务的实施者以及服务流程和中医药服务项目考核等内容。

（三）我局将组建孕产妇和儿童中医药健康指导、老年人中医药健康指导、慢病患者中医药健康管理和中医药健康教育等协作组，制定各类中医药服务项目的技术规范，促进各试点地区的工作交流。

（四）我局将适时组织对试点工作进行调研和督导，开展试点工作动态数据报送工作，对试点开展的中医药服务项目有效性和可行性进行阶段性评估。

附件：1. 基本公共卫生服务中医药服务项目试点地区名单

2. 基本公共卫生服务中医药服务项目（供试点参考使用）

国家中医药管理局办公室

二〇一一年八月一日

附件1　基本公共卫生服务中医药服务项目试点地区名单

省份	试点地区
北京	东城区，西城区，顺义区，丰台区，海淀区，房山区，石景山区，昌平区
天津	南开区，红桥区
河北	迁安市，邯郸市复兴区
山西	太原市杏花岭区、尖草坪区
内蒙古	呼和浩特市玉泉区，准格尔旗
辽宁	沈阳市东陵区
吉林	长春市南关区
黑龙江	哈尔滨市道里区
上海	浦东新区，长宁区，闸北区
江苏	南京市秦淮区，苏州市相城区，泰州市高港区，盐城市盐都区
浙江	杭州市拱墅区，慈溪市
安徽	泾县，合肥市包河区
福建	福州市仓山区
江西	南昌市西湖区，景德镇市珠山区，九江市浔阳区
山东	枣庄市峄城区，青岛市市南区、李沧区、黄岛区，淄博市张店区
河南	郑州市金水区，焦作市解放区
湖北	武汉市硚口区、青山区
湖南	湘潭市雨湖区，岳阳市岳阳楼区
广东	广州市荔湾区、越秀区、南沙区，佛山市顺德区、南海区，新兴县，郁南县
广西	鹿寨县，永福县

（续表）

省份	试点地区
四川	成都市青羊区、双流县
重庆	渝中区，垫江县，沙坪坝区
贵州	贵阳市小河区
云南	腾冲县，大理市
西藏	拉萨市，林芝地区
陕西	西安市未央区、新城区
甘肃	武威市，白银市，兰州市城关区
青海	西宁市城北区
宁夏	银川市金凤区，中宁县
新疆	乌鲁木齐市沙依巴克区、米东区

附件2　基本公共卫生服务中医药服务项目（供试点参考使用）

根据卫生部新增服务项目或内容应遵循的5点原则（即：一是体现均等化理念，不同地区、不同人群能够平等受益；二是项目干预措施有效；三是项目有明确的服务对象、内容和标准，群众能够直接受益；四是新增项目应与城乡基层医疗卫生机构职能相匹配，且城乡基层医疗卫生机构普遍有能力实施；五是有专项经费或其他渠道支持的项目不挤占国家基本公共卫生服务项目经费），研究提出拟通过试点纳入基本公共卫生服务项目的中医药服务项目如下：

一、0～6岁儿童中医健康指导内容（每个儿童每两年"看"一次中医）

分别在6月～1岁期间、1～3岁期间、3～6岁期间各进行一次中医健康指导（共3次），运用中医四诊合参对儿童健康状态进行辨识，提供儿童饮食调养、起居活动和中成药合理应用等进行指导，传授足三里、涌泉等10个穴位按揉、腹部推拿、捏脊等适宜居民自行操作的中医技术，对各年龄段儿童常见疾病或潜在因素有针对性地提供中医干预方案或给予转诊建议，并记录在健康档案中。

6月～1岁期间的婴儿重点干预泄泻、湿疹、厌食、积滞、疳证。

1～3岁期间的幼儿重点干预反复呼吸道感染、慢性咳嗽、厌食、积滞、疳证、便秘。

3～6岁期间的学龄前儿童重点干预反复呼吸道感染、慢性咳嗽、哮喘、多发性抽搐症、遗尿、肥胖症、厌食。

二、孕产妇中医健康指导内容（每个孕产妇孕中、产后各"看"一次中医）

对每个孕产妇孕中、产后各进行一次中医健康指导：

1. 孕早期（从诊断怀孕到孕12周）：运用中医四诊合参对孕妇健康状态进行评估，主要提供减轻或减少妊娠反应、中成药应用指导等方面的中医健康指导，并记录在健康档案中。

2. 产后1周到6周期间：运用中医四诊合参对产妇产后健康状态进行评估，根据产后多虚多瘀，易寒易热的病理变化，运用产后三审原则，指导运用中医药方法帮助子宫复缩、排除恶露、益气养血、通络下乳，并记录在健康档案中。

三、老年人中医健康指导内容（每个老年人每年"看"一次中医）

对每个65岁以上老年人每年进行一次中医健康指导，运用中医体质辨识理论进行健康状态评估，根据不同体质和健康状态提供中医养生保健和疾病防治等健康指导，并记录在健康档案中。

四、高血压患者中医健康干预内容（每个高血压患者每年"看"一次中医）

每个高血压患者每年进行一次中医健康干预，运用中医四诊合参对健康状态进行评估，对合理应用中成药、生活起居、调摄情志、合理膳食、运动导引等进行指导，综合运用中医技术和方法指导改善临床症状及提高生活质量、防治并发症，并记录在健康档案中。

五、2型糖尿病患者中医健康干预内容（每个2型糖尿病患者每年"看"一次中医）

每个2型糖尿病患者每年进行

一次中医健康干预，运用中医四诊合参对健康状态进行评估，对合理应用中成药、生活起居、调摄情志、合理膳食、运动导引等进行指导，综合运用中医技术和方法指导改善临床症状、提高生活质量及防治并发症，并记录在健康档案中。

六、在健康教育中明确中医健康教育次数、具体内容

通过印刷健康教育资料、播放音像资料、制作宣教栏、开展讲座和咨询活动，对中医药基本理念、养生文化以及儿童、老年人、孕产妇、青春期、更年期人群中医养生保健进行健康宣教。

国家中医药管理局办公室关于做好市县级中医医院、民族医医院能力建设项目实施工作的通知

国中医药办医政发〔2011〕41 号

各省、自治区、直辖市卫生厅局、中医药管理局，新疆生产建设兵团卫生局：

为提高市县级中医医院、民族医医院综合服务能力和中医药服务能力，2011 年中央财政安排医药卫生体制改革补助资金，实施市县级中医医院、民族医医院能力建设项目。根据《财政部、国家中医药管理局关于下达医药卫生体制改革补助资金的通知》（财社〔2011〕121 号）要求，为进一步做好项目实施工作，现将有关事宜通知如下：

一、各级中医药管理部门和项目医院要充分认识项目建设的重要意义，高度重视项目实施工作，精心组织，周密安排，确保按照项目要求按时保质地完成各项工作。各省级中医药管理部门要成立以主要负责同志任组长、医政工作分管领导和规划财务工作分管领导共同参加的项目实施领导小组或办公室；要制订工作实施方案，安排专人负责项目全过程管理，根据项目要求制定执行进度表，确保按时保质实施好、执行完项目；要加大项目督导力度，确保专款专用，确保资金使用安全和使用效益。

各省级中医药管理部门请于 8 月 15 日前将工作实施方案及项目具体负责人名单报送我局医政司和规划财务司备案，并及时报送相关工作进展情况。

我局将开展项目执行情况监测，编制简报定期通报各地执行进度，对执行不力、进度缓慢的省份通报批评，必要时进行约谈。项目预算执行情况将作为今后中央补助地方公共卫生中医药专项资金分配的重要依据，建立项目预算执行与预算安排相挂钩的工作机制。我局将适时与财政部共同开展专项督导，对项目预算执行和预算绩效有关情况进行督查考核。

二、严格按照要求落实项目单位。在各省级中医药管理部门认真调查摸底和确认的基础上，我局汇总形成了分省的市县级中医医院、民族医医院能力建设项目医院库（见附件 1），并已报送财政部审核备案。该医院库将作为实施《财政部、国家中医药管理局关于下达医药卫生体制改革补助资金的通知》的重要依据，各地必须严格执行，不得自行调整项目医院库中的项目单位名单。

三、认真完成项目各项工作任务。

（一）项目实施的主要目标是改善市县级中医医院、民族医医院医疗设备条件，加强医院自身的设备更新及维修改造建设。每个县级中医医院、民族医医院补助 200 万元，每个地市级中医医院、民族医医院补助 400 万元。

（二）要按照“突出重点、填平补齐、工作必备、适当提高”的原则，开展设备配备工作；加强中医药、民族医药特色诊疗设备配备，提高中医药服务能力；根据当地疾病谱和医院实际情况，加强临床重点专科和特色专科建设，提高综合服务能力。

（三）各省级中医药管理部门要结合《财政部、国家中医药管理局关于下达医药卫生体制改革补助资金的通知》附件中《县级中医院、民族医院设备选购参考清单》、《地市级中医院民族医院设备选购参考清单》，对本省（区、市）县级和地市级中医医院、民族医医院设备购置需求进行调查摸底，协调财政等相关部门按照《中华人民共和国政府采购法》有关规定，加快设备招标采购工作进度，年底前完成设备招标采购和安装调试。

（四）切实强化预算执行责任制，按时完成各阶段工作目标。各省级中医药管理部门是本省项目预算的执行主体，各项目医院主要负责人是本单位项目预算执行的第一责任人，要切实建立起预算执行责任制并层层强化落实。请各省级中医药管理部门于 8 月 15 日前将项目预算执行目标及责任承诺书（见附件 2）报送我局规财财务司和医政司。

附件：1. 市县级中医医院、民族医医院能力建设项目医院库（分省印发）（略）

2. 2011 年中央补助地方公共卫生中医药项目预算执行目标及责任承诺书（略）

国家中医药管理局办公室关于确定2011年基层常见病、多发病中医药适宜技术推广能力建设项目单位的通知

国中医药办医政发〔2011〕42号

有关省、自治区、直辖市卫生厅局、中医药管理局，新疆生产建设兵团卫生局：

根据《财政部、国家中医药管理局关于下达2011年中医药部门公共卫生专项资金的通知》(财社〔2011〕76号）要求，我局对各地等额申报的基层常见病、多发病中医药适宜技术推广能力建设项目遴选单位进行审核，确定了项目单位名单（见附件，分省印发)。现将有关事项通知如下：

一、各项目省级中医药管理部门要认真按照项目工作任务方案（另行印发）和我局关于加强项目预算执行进度的具体要求，会同本地财政部门，切实加强对项目实施的组织领导、监督管理和考核评估，务求项目实施取得实效。

二、各项目单位要严格按照项目工作任务方案要求和项目建设计划进度，开展设备采购等工作，强化预算约束，规范加快预算执行，保证按期完成建设任务。

三、国家中医药管理局将适时组织对基层常见病、多发病中医药适宜技术推广能力项目的建设情况开展督导检查。

四、项目完成后，各省（区、市）中医药管理部门和新疆生产建设兵团卫生局要及时会同财政部门将项目总结评估报告分别报送我局和财政部。

项目实施过程中有何意见和建议，请及时反馈我局医政司基层服务管理处。

联 系 人：国家中医药管理局医政司　严华国　王琳琅

电　　话：010-59957795、59957692

传　　真：010-59957693

附件：2011年基层常见病、多发病中医药适宜技术推广能力建设项目单位名单（分省印发）(略)

国家中医药管理局办公室

二〇一一年八月十五日

国家中医药管理局办公室关于印发2011年中医药部门公共卫生专项资金项目工作任务方案的通知

国中医药办规财发〔2011〕43号

各省、自治区、直辖市卫生厅局、中医药管理局：

根据《财政部、国家中医药管理局关于下达2011年中医药部门公共卫生专项资金的通知》(财社〔2011〕76号）要求，现将2011年中医药部门公共卫生专项资金项目工作任务方案印发你们。

请各项目省、自治区、直辖市中医药管理部门按照项目工作任务方案要求，制定相应的实施办法，安排使用好项目资金。要加快项目执行进度，2011年项目预算及工作任务必在年底前执行完成。同时要积极开展项目执行情况绩效考评工作，及时将项目总结评估报告报送我局和财政部。

附件：1. 2011年全国名老中医传承工作室建设项目工作任务方案

2. 2011年基层常见病、多发病中医药适宜技术推广能力建设项目工作任务方案

3. 2011年中医药人才能力培训项目工作任务方案

4. 2011年中医药知识宣传普及项目工作任务方案

5. 2011年国家基本药物所需中药原料资源调查和监测项目工作任务方案

国家中医药管理局办公室

二〇一一年八月十九日

附件1　2011年全国名老中医传承工作室建设项目工作任务方案

为进一步做好名老中医药专家学术思想传承工作，培养高层次中医临床人才，提高中医药学术水平，探索建立中医药学术传承和推广应用的有效方法和创新模式，加强中医药的继承与创新，2011年中央财政继续安排专项资金，支持开展全国名老中医传承工作室建设。

一、项目目标

通过项目实施，建立起一批规范的具备较好条件的名老中医传承工作室（包括名老中医临床经验示教诊室、资料室和名老中医临床经验共享平台），整理并推广名老中医学术思想、临床经验，探索名老中医诊疗疾病经验和学术思想传承的有效方法和创新模式，逐步建立名老中医典型医案共享平台，提供全国学习和讨论。

二、项目范围及内容

（一）项目范围

在2010年已安排的214个名老中医传承工作室（含中央单位）建设的基础上，在我局开展的第四批全国老中医药专家学术经验继承项目中，2011年遴选200名老中医药专家（含民族医药专家），为每名专家在其所工作的地市级以上中医医院（含中西医结合、民族医医院，下同）建设好一个名老中医传承工作室，推进名老中医学术传承工作，提升名老中医学术传承水平。

（二）项目内容

中央财政按每个工作室50万元的标准给予补助，主要用于：

1. 工作室功能区域建设和条件改善：工作室主要包括名老中医临床经验示教诊室、名老中医示教观摩室、名老中医资料室（阅览室）。

2. 开展名老中医研究型继承工作：结合名老中医临床经验和学术思想，重点选择名老中医平时擅长治疗的3～5个常见病、疑难病进行系统的总结研究，形成相应的临床诊疗方案和方法，推广应用于临床。

3. 进行临床资料的整理分析：对名老中医临床资料，重点是回顾性临床资料进行挖掘整理研究，提炼形成临床思想，出版专著等。

4. 培养临床、科研人才：通过临床研究总结，结合名老中医传承指导和现代科研分析，建立起中医临床科研一体化的机制，逐步探索并形成有效的中医临床科研方法。

三、项目组织实施

（一）组织形式

1. 国家中医药管理局名老中医传承工作室建设领导小组和专家委员会，负责对项目的领导、组织协调和管理，进行监督检查和绩效评价。

2. 各省级中医药管理部门负责组织符合条件的地市级以上中医医院申报工作，并对项目实施进行监督和评估。

3. 各项目承担单位的每个工作室组织建立起一支由名老中医本人、中医临床、计算机软件及信息网络等多学科工作者组成的团队，共同开展工作室建设。

（二）资金安排

中央财政安排每个全国名老中医传承工作室建设专项资金50万元，补助200个工作室共计1亿元。重点用于对工作室功能区域建设和条件改善、开展名老中医研究型继承工作、进行临床资料的整理分析、培养临床科研人才等给予补助。省级中医药管理部门、财政部门要共同制定补助经费管理办法。

（三）招标采购

各项目省（区、市）根据《中华人民共和国政府采购法》等有关规定规范组织招标采购工作，结合本地的实际情况，合理制订计划购买的品目、规格和数量，并将采购结果报国家中医药管理局、财政部备案。

四、项目执行时间

2011年10月底前完成设备招标、采购，2011年年底前完成项目工作任务，项目经费预算全部执行到位。具体工作任务详见《2011年全国名老中医传承工作室建设项目工作任务表》（财社〔2011〕76号）。

五、项目监督与管理

1. 各项目省（区、市）要加强项目的组织领导，落实专人负责；要研究制定检查、监督和考核办法，引进绩效考核机制，建立起推广模式。

2. 各项目省（区、市）要切实加强项目经费管理，做到专款专用，不得挪作他用。

3. 项目承担单位要结合自身情况，进一步加大投入，改善工作室的工作环境，为临床研究提供便利条件。

4. 项目完成后3个月，省级中医药管理部门要会同财政部门将项目总结评估报告报国家中医药管理局、财政部。

5. 国家中医药管理局将根据项目实施初期各项目承担单位制定的建设计划书对项目建设过程进行动态管理和环节管理，根据项目目标制定项目建设绩效考评表，对项目建设的成效进行评估和总结。

6. 国家中医药管理局和财政部将按照有关规定，对项目经费使用情况进行考核，并将各地项目执行的实际效果作为今后安排相关资金的依据。

附表：2011年全国名老中医传承工作室设备清单参考表

附表：名老中医传承工作室设备清单参考表

设备名称
诊室单向玻璃
写字台
高级声像录制同步传送系统
数码摄像机
数码相机
录音笔
台式电脑
笔记本电脑
投影仪及电动屏幕
DVD刻录机
手写输入系统
移动硬盘
资料柜
临床科研辅助开发系统

附件 2 基层常见病、多发病中医药适宜技术推广能力建设项目工作任务方案

为充分发挥中医药适宜技术在基层防治常见病、多发病中的优势和作用，保护人民群众身体健康，缓解广大基层人民群众“看病难、看病贵”问题，2011 年中央财政继续安排专项资金，用于支持开展基层常见病、多发病中医药适宜技术推广能力建设。

一、项目目标

计划用 5 年时间重点加强中西部地区（包括新疆生产建设兵团）基层常见病、多发病中医药适宜技术推广基地建设，逐步建立起省、县两级基层常见病、多发病中医药适宜技术推广网络，形成中医药适宜技术推广长效机制，切实加强中医药适宜技术的推广与应用，充分发挥中医药适宜技术在基层防治常见病、多发病中的优势和作用。

二、项目范围和内容

（一）项目范围

在 2010 年先行选择 22 个省级中医医院开展省级基层常见病、多发病中医药适宜技术推广能力建设的基础上，2011 年在新疆生产建设兵团选择 1 个省级项目单位开展省级基层常见病、多发病中医药适宜技术推广能力建设，在中西部地区选择 320 个县级项目单位开展县级基层常见病、多发病中医药适宜技术推广能力建设。

（二）项目条件

省级项目单位条件：

1. 省级中医药机构。

2. 有使用面积不低于 200 平方米的适宜技术推广示教室，并配备一定的设施设备。

3. 有开展中医药适宜技术推广临床实践活动的场所和专门的管理制度，近 3 年安排过不少于 100 人 3 000学时的中医药适宜技术临床实践活动。

4. 有专门从事中医药适宜技术推广管理的行政科室，并配备专人负责。

5. 有相对固定的从事中医药适宜技术推广的团队。

6. 近 3 年承担国家和省级中医药适宜技术推广任务不少于 3 项。

县级项目单位条件：

1. 县级中医药机构，原则上以县级中医医院（含民族医医院）为主。

2. 有使用面积不低于 150 平方米的适宜技术推广示教室，并配备一定的设施设备。

3. 有开展中医药适宜技术推广临床实践活动的场所和专门的管理制度，近 3 年安排过不少于 30 人 900 学时的中医药适宜技术临床实践活动。

4. 有专门从事中医药适宜技术推广管理的行政科室，并配备专人负责。

5. 有相对固定的从事中医药适宜技术推广的团队。

6. 近 3 年承担各级卫生中医药、行政管理部门交办的中医药适宜技术推广任务不少于 3 项。

（三）项目内容

中央财政分别按照省级项目 90 万元/个和县级项目 50 万元/个的标准给予补助，主要用于：

1. 省级中医药适宜技术推广平台建设：按照“填平补齐”的原则，为每个项目单位配置包括网络服务器、视频会议系统、摄像机、录音录像、投影仪、电视、印刷设备、视音频采集编辑系统、编辑处理软件、计算机系统及适宜技术网站接口等设备，完善适宜技术多媒体教学、远程教学、视频会议及网络培训等功能。中央按照 70 万元/个的标准给予补助。

2. 县级中医药适宜技术推广平台建设：按照“填平补齐”的原则，为每个项目单位配置包括网络服务器、视频会议系统、投影仪、电视、印刷设备、视音频采集编辑、计算机系统及适宜技术网站接口等设备，完善适宜技术多媒体教学、远程教学、视频会议及网络培训等功能。县级设备在规格上可适当降低，中央按照 30 万元/个的标准给予补助。

3. 基层常见病、多发病中医药适宜技术研究与筛选：对本省或本县区域内基层常见病、多发病中医药适宜技术进行系统整理、研究与筛选。在 3 年建设周期内，省级基层常见病、多发病中医药适宜技术，推广基地应筛选不少于 10 项适宜技术，并完成安全性、有效性和适用性评价；每个县级基层常见病、多发病中医药适宜技术，推广基地应筛选不少于 10 项适宜技术并完成安全性、有效性和适用性评价，向基层推广实施。中央财政均按照 20 万元/个的标准给予补助。

三、项目组织实施

（一）组织形式

1. 国家中医药管理局负责项目实施的宏观管理与总体评估，确定项目单位名单。

2. 省级中医药管理部门负责组织本省有关单位进行项目的申报，并对项目实施进行监督管理和评估工作。

（二）资金安排

2010 年已经先行安排 1 980 万元。

2011 年安排基层常见病、多发病中医药适宜技术推广能力建设专项资金16 090万元，重点用于对中医药适宜技术推广平台建设和基层常见病、多发病中医药适宜技术研究与筛选等给予补助。省级中医药管理部门、财政部门要共同制定补助经费管理办法。

（三）招标采购

各项目单位应根据项目补助的设备种类，合理制定采购品目、规格和数量，按照《中华人民共和国采购法》等有关法律、法规的规定，完成招标采购工作，并将采购结果报省级中医药管理部门和财政部门备案。设备目录详见《2011年基层常见病、多发病中医药适宜技术推广能力建设省级项目单位设备参考表》、《2011年基层常见病、多发病中医药适宜技术推广能力建设县级项目单位设备参考表》（财社〔2011〕76号）。

四、项目执行时间

设备招标、采购于2011年10月底前完成，2011年11月底前完成设备的安装、调试和试验，并投入正常运行。2011年年底前完成项目工作任务，项目经费预算全部执行到位。具体工作任务详见《2011年基层常见病、多发病中医药适宜技术推广能力建设项目工作任务表》（财社〔2011〕76号）。

五、项目监督与管理

（一）各项目省（区、市）要加强项目的组织领导，落实专人负责。项目省（区、市）要研究制定项目考核办法，探索绩效考核机制，经费补助要与建设绩效挂钩。

（二）各项目省（区、市）要切实加强项目经费管理，做到专款专用，不得挪作他用。

（三）项目完成后3个月内，省级中医药管理部门要会同财政部门将项目总结评估报告报国家中医药管理局、财政部。

（四）国家中医药管理局和财政部将按有关规定，对项目经费使用情况进行考核，并将各地项目执行的实际效果作为安排今后相关项目资金的依据。

附件3　2011年中医药人才能力培训项目工作任务方案

一、中医类别全科医师转岗培训

为加强基层中医药人才培养工作，充分发挥中医药在基层卫生服务工作中的作用，2011年中央财政安排专项资金，用于做好中医类别全科医师转岗培训。

（一）项目目标

对从事基层卫生服务的中医执业医师开展转岗培训，达到中医类别全科医师岗位执业的基本要求，逐步建立一支能够满足基层中医药服务需求的中医类别全科医师队伍。

（二）项目范围和内容

1. 项目范围。

覆盖全国中、西部地区22个省、自治区、直辖市。

2. 项目内容。

选择2 200名在基层卫生服务机构（包括乡镇卫生院、社区卫生服务中心、社区卫生服务站等）工作的在岗中医医师进行转岗培训。

3. 培训内容与要求。

转岗培训时间为1年。其中理论培训不少于1个月（160学时），临床培训不少于10个月，基层实践培训不少于1个月，全部培训内容在1~2年内完成。

培训内容按照《中医类别全科医师转岗培训大纲》（另外发文）执行。

培训方式应结合本地区实际情况，采取按需分程、必修与选修相结合的方式，具体可采用集中、分段或远程式理论培训、科室轮转、基层实践等形式，在具备开展基层中医药知识与技能培训条件的机构开展理论授课、临床实践与基层实践培训工作，突出实践技能培训，合理使用现代化教学手段，提高教学效果。

（三）项目组织实施

1. 组织形式。

（1）国家中医药管理局负责项目实施的组织、协调、监督工作，并对项目进行总体评估。

（2）省级中医药管理部门负责项目的具体实施与日常管理，确定培训机构，遴选培养对象，并进行培训工作的管理与考核。转岗培训人员由省级中医药管理部门统一组织考核。考核内容分为理论考试和实践技能考核两部分。考试考核合格者，由省级中医药管理部门颁发国家中医药管理局统一格式的《中医类别全科医师转岗培训合格证书》。

2. 资金安排。

2011年财政部、国家中医药管理局安排专项经费对人员培训给予补助。培训经费补助标准：0.8万元/人。

（四）项目执行时间

2011年年底前经费预算全部执行到位，所有培训对象均到岗参加培训。具体工作任务详见《2011年中医类别全科医生转岗培训项目工作任务表》（财社〔2011〕76号）。

（五）项目监督与管理

1. 各培训机构应严格执行培训内容及要求，确保培训质量，妥善保存培养对象花名册、教学计划、考试（考察）记录及其他教学资料，以备检查。

2. 各省、自治区、直辖市在确保实现中央确定的项目目标的基础上，可根据当地经济社会发展情况、社区卫生服务机构和人员数量及其他工作基础，合理确定各地培训规模。

3. 严格按照国家有关专项资金管理的规定执行，加强项目经费管理，提高资金使用效益。

4. 下达各省、自治区、直辖市的项目经费必须专款专用，不得挪作他用。项目完成后，省级中医药管理部门会同财政部门将项目总结评估报告报国家中医药管理局。

5. 国家中医药管理局和财政部将按有关规定对项目经费使用、项目实施效果等进行考核，并将各地项目执行的实际效果作为安排下一年度相关项目资金的依据。

二、县级中医临床技术骨干培训

为贯彻落实卫生部《医药卫生中长期人才发展规划（2011～2020年）》（卫人发〔2011〕15号），进一步加强基层中医临床人才的培养，2011年中央财政安排专项资金用于开展县级中医临床技术骨干培训。

（一）项目目标

通过项目实施，培养一批系统掌握中医药基础知识，临床能力较强，医德高尚，同行广泛认可，具有较大社会影响，胜任县级中医院中医（含中西医结合、民族医，下同）临床科室的中医技术骨干。

（二）项目范围与内容

1. 项目范围。

培训对象必须同时具备以下条件：

（1）在县级中医院从事中医临床工作，获得主治医师以上职称。担任临床科室负责人优先。

（2）中医专业大专以上学历，年龄50岁以下，累计从事临床工作10年以上。

（3）遵守职业道德，无违规违纪行为，5年内未发生承担主要责任的医疗事故，受到群众广泛认可。

（4）身体健康，未担任院级行政领导职务，有脱产学习条件。

2. 项目内容。

培训项目分强化理论培训、临床进修和考核总结3个阶段。

（1）强化理论培训。时间1个月。由省级中医药管理部门委托高等中医药院校或三级甲等中医院组织强化理论培训。内容以中医临床基础及经典讲座、临床各科讲座以及国家、省级中医药继续教育项目为主，并讲授临床综述性论文的撰写要求。同时布置自学计划及自学要求，内容为中医经典选读、历代医案选读、中药、方剂等。

（2）临床进修。时间11个月。在省级以上中医院或实力较强的地市级中医院（包括中西医结合医院和民族医院）进修学习，可跨省学习进修。要求至少在3个相近的临床科室转科，其中门诊学习进修时间不少于2个月。

进修期间实行临床导师制，导师负责培训对象在院学习期间的业务指导。导师要求副主任医师以上职称，可从全国优秀中医临床人才研修项目学员、已经出师的全国名老中医药专家学术继承人、省级以上中医重点学科带头人、专科（含建设单位）学术带头人中遴选，由所在医院推荐，省级中医药管理部门确认。每位导师指导培训对象不超过3名。

（3）考核总结。完成两阶段学习内容后进行考核总结。培训对象撰写一篇本专业临床总结性论文，省级中医药管理部门组织结业考核。

（三）项目组织实施

1. 组织形式。

（1）国家中医药管理局负责项目宏观管理、总体评估和协调监督工作。

（2）省级中医药管理部门负责项目的具体实施与日常管理。包括遴选培养对象、组织制定培训大纲、组织理论学习，协调安排临床进修，并进行管理与结业考核。

（3）临床进修单位负责培训对象的临床进修日常管理及临床进修考核。

（4）各省、自治区、直辖市在确保中央确定的项目目标实现基础上，根据国家中医药管理局确定的培训规模，合理使用项目资金。

2. 资金安排。

中央财政补助标准为每人0.8万元。培训2 375人，共计1 900万元。主要用于集中理论培训、进修费用、指导老师津贴、培训对象住宿交通补助、教材编写、师资培训及考核评估等。由省级中医药管理部门、财政部门共同制定补助经费管理办法。

（四）项目执行时间

2011年年底前经费预算全部执行到位，所有培训对象均到岗参加培训。具体工作任务详见《2011年县级中医临床技术骨干培训项目工作任务表》（财社〔2011〕76号）。

（五）项目监督与管理

1. 严格按照国家有关专项资金管理的规定执行，加强项目经费管理，提高资金使用效益。

2. 下达各省、自治区、直辖市的项目经费必须专款专用，不得挪作他用。

3. 省级中医药管理部门应有专人负责项目管理，建立管理档案，加强对培训过程的监督管理，指导培训单位对培训对象进行考核。

4. 各培训单位应严格执行培训方案和培训大纲，确保培训质量。妥善保存培训对象花名册、教学计划、考核记录、专题讲座讲稿及其他教学资料，以备检查。

5. 项目完成后，省级中医药管理部门会同财政部门将项目总结评估报告报国家中医药管理局、财政部。

6. 国家中医药管理局和财政部将按有关规定对项目经费使用、项目实施效果等进行考核。

三、中医医院财务管理骨干培训

为保障新《医院会计制度》、《医院财务制度》在全国中医药行业的顺利实施，提高中医医院骨干财务人员的业务素质，加强中医医院骨干财务人员对制度的深入理解和掌握应用，2011年中央财政安排专项资金，开展中医医院财务管理培训。

（一）项目目标

对中医医疗机构的骨干财务人员（每医院财务负责人、财务业务骨干各1人），按照新出台的《医院财务制度》、《医院会计制度》要求，开展中医财务、会计及相关管理培训。

（二）项目范围及内容

1. 项目范围。

覆盖全国中、西部地区22个省、自治区、直辖市。

2. 项目内容。

（1）培养对象：各中医医疗机构的骨干财务人员（财务负责人、财务业务骨干各1名）。

（2）培养人数：4 642名。

（3）培养周期：3天。

（4）培养方式：国家中医药管理局会同财政部共同组织培训工作。各省中医药管理部门负责遴选对象，分期分批组织参加全国培训。

（三）项目组织实施

1. 组织形式。

（1）国家中医药管理局会同财政部有关部门统一组织培训工作。负责项目实施的宏观管理与总体评估，并负责项目实施的组织、协调、监督工作，组织制订全国培训方案。

（2）省级中医药管理部门负责遴选培养对象，组织参加培训和考核。

2. 资金安排。

中央财政补助标准为每人0.12万元，培训4 642人，共计559万元。主要用于财务培训、指导老师津贴、培训对象住宿交通补助等。

（四）项目执行时间

2011年年底前完成项目工作任务，项目经费预算全部执行到位。具体工作任务详见《2011年中医医院财务管理骨干培训项目工作任务表》（财社〔2011〕76号）。

（五）项目监督与管理

1. 严格按照国家有关专项资金管理的规定执行，加强项目经费管理，提高资金使用效益。

2. 下达各省、自治区、直辖市的项目经费必须专款专用，不得挪作他用。

3. 省级中医药管理部门应有专人负责项目管理，建立管理档案，加强对培训过程的监督管理，指导培训单位对培训对象进行考核。

4. 项目完成后，省级中医药管理部门会同财政部门将项目总结评估报告报国家中医药管理局、财政部。

5. 国家中医药管理局和财政部将按有关规定对项目经费使用、项目实施效果等进行考核。

附件4　2011年中医药知识宣传普及项目工作任务方案

为贯彻《国务院关于扶持和促进中医药事业发展的若干意见》，落实《“十一五”中医药事业发展思路》有关要求，加强中医药传统文化和科学知识宣传普及工作，使广大人民群众充分认识和利用中医药防病治病的基本理念、基本知识和基本方法，使中医药的优势特色更好地为维护群众健康服务，营造全社会尊重保护中医药传统知识和关心支持中医药事业发展的良好氛围，中央财政继续安排专项资金，用于中医药知识宣传普及工作。

一、项目目标

通过组织实施中医药知识宣传普及项目，开展形式多样的中医药知识宣传普及活动，建立中医药文化科普专家队伍，建设中医药文化宣传教育基地，推出中医药知识宣传普及示范作品，构建中医药知识宣传普及长效机制，大力弘扬中医药文化，普及中医药知识，加深人民群众对中医药的理解和认识，维护人民群众对中医药的知情权和选择权，不断满足广大人民群众日益增长的中医药医疗保健知识和科普文化需求，维护人民群众身体健康。

二、项目范围和内容

（一）项目范围

覆盖全国31个省、自治区、直辖市及新疆生产建设兵团。

（二）项目内容

1. 培养建立中医药文化科普专家队伍，加大科普宣传力度。

开展中医药科普宣传人才培训工作，每省（区、市）培训人员不少于50人；组建中医药文化科普巡讲团，采取巡回讲演的形式，为机关、部队、院校（中小学）、企业等大型单位以及老少边穷地区群众开展巡讲活动，各地每年集中组织巡讲活动不少于3场。

在中医药文化科普巡讲活动的基础上，创作中医药文化科普影像作品；出版中医药文化科普系列丛书；编印中医药科普知识宣传材料；刻制中医药文化科普专家讲座光盘，每省（区、市）不少于3种。

中央财政按照每省（区、市）、新疆生产建设兵团40万元标准给予补助，共计1 280万元。

2. 组织开展“中医中药中国行——进乡村　进社区　进家庭”活动。

在9月17～25日（时间供参考），举办全国中医药科普宣传周活动，面向基层开展以中医药文化知识普及、义诊咨询、健康讲座、基层中医师培训、展览展示、科普资料培训发放等为主要内容的科普宣传活动。组织“中医药大篷车”进革命老区、国家级贫困县等经济欠发达地区，开展送医送药、培训乡村医生等活动（不少于10个乡村）。开展以经典背诵、针灸、脉诊、中草药识别、中医保健手法、中医药文化和中医“治未病”等为主要内容的中医药知识技能大赛活动（不少于1次）。

中央财政按照每省（区、市）40万元标准给予补助，共计1 280万元。

3. 建设一批中医药文化宣传教育基地。

通过开展本地中医药文化资源普查，选择具有中医药人文古迹、文物资料和展览展示功能的场所进行建设，每省（区、市）确定至少1个省级中医药文化宣传教育基地，使之成为中医药文化展示教育的场所和中医药知识宣传普及的平台；以中医药文化宣传教育基地为依托，开展5次中医药文化科普活动，编印1本中医药文化宣传教育基地宣传册，弘扬中医药文化，普及中医药知识，引导民众科学利用中医药知识养生防病，提高群众健康水平。

中央财政按每省（区、市）20万元的标准给予补助，共计640万元。

三、项目组织实施

（一）组织形式

1. 国家中医药管理局负责项目实施的宏观管理与总体评估，组织专家对各地的项目组织实施方案进行审核，对实施结果进行检查和评估。

2. 省级中医药管理部门负责项

目组织实施工作，结合本省实际情况制订本省具体的项目组织实施方案，报国家中医药管理局审核同意后认真组织实施。

（二）资金安排

2011年中央财政安排中医药知识宣传普及专项资金3 200万元，重点用于组织开展中医药文化科普巡讲活动、“中医中药中国行——进乡村　进社区　进家庭”活动和中医药文化宣传教育基地建设等给予补助。省级中医药管理部门、财政部门要共同制定补助经费管理办法。

四、项目执行时间

2011年年底前完成项目工作任务，项目经费预算全部执行到位。具体工作任务详见《2011年中医药知识宣传普及项目工作任务表》（财社〔2011〕76号）

五、项目监督与管理

（一）国家中医药管理局负责审核各地的项目组织实施方案，对项目组织实施情况进行监督管理。

（二）各项目省（区、市）及新疆生产建设兵团要加强对本地项目的组织领导，落实专人负责。

（三）严格按照国家财政专项资金管理的规定要求，加强项目经费管理，提高资金使用效益。年度项目执行情况将作为今后安排相关资金的重要因素加以考虑。

（四）下达的项目经费必须专款专用，不得挪作他用。

（五）加强项目绩效考评工作。在项目执行过程中，要进行年度考核与评价。项目完成后3个月内，省级中医药管理部门要会同财政部门对项目总体执行情况进行考核与评价，并将项目总结评估报告报国家中医药管理局、财政部。

附件5　2011年国家基本药物所需中药原料资源调查和监测项目工作任务方案

根据国务院《关于扶持和促进中医药事业发展的若干意见》（国发〔2009〕22号）、《中共中央、国务院关于深化医药卫生体制改革的意见》确定的重点任务，为逐步完善国家基本药物制度，保障基本药物中药原料的生产和供应，更好地满足人民群众对中医药服务的需求，中央财政安排专项资金用于开展国家基本药物所需中药原料资源调查和监测。

一、项目目标

根据基本药物目录（2009年版基层部分）中中药饮片和中成药对临床常用和大宗中药材的需求，开展野生中药材资源调查，掌握重要中药材资源的生产及供需现状，建立中药材资源数据库、动态监测网络和预警体系，达到保障基本药物目录中中药饮片和中成药原药材供应以及促进地方经济发展的目的。具体目标包括：

（一）开展6个试点省（区）部分地区的中药材资源调查，对国家基本药物所需中药材资源的基本情况进行摸底

（二）建立中药材资源数据库、动态监测网络和预警体系，实时掌握中药材资源的变化情况

二、项目范围及内容

（一）项目范围

综合考虑社会经济发展状况，区域特色、中药材资源的类型和分布，以市县为单位，在安徽、湖北、湖南、四川、云南、新疆6个试点省（区），开展国家基本药物所需中药原料资源调查和监测。

（二）项目内容

项目核心内容涉及野生中药材资源的保护和合理利用调查以及中药材资源的监测预警系统建设。主要包括：

1. 开展6个试点省（区）部分地区重要中药材资源、生产、供应现状调查。通过系统的调查研究，获得中药材资源、生产和供应的现状数据。建立不同类型野生和人工种（养）植（殖）中药材资源的调查方法和标准，对参加工作人员开展软硬件使用、野外调查方法、标本采集、数据采集、数据整理等培训，并在6个试点省（区）选定区域开展野外调查并收集、保存数据和标本。在全面掌握中药资源供需情况及储量的基础上，组织专家完成国家基本药物所需重要中药材资源保护和利用发展规划建议，为国家基本药物供应、地方经济发展和中医药事业发展提供服务。

2. 建立中药材资源数据库、动态监测网络和濒危预警系统。建立基于地理信息系统的重要中药材资源数据库及网络化共享平台。选取重要中药材资源集中分布的地区作为固定观测点；以遥感、全球卫星定位系统、地理信息系统技术为支撑，建立监测技术体系；以基本药物目录中重点中药材资源为对象，并依托地方科研院所、大专院校和中药生产企业等进行定期实地调查，以此为基础建立固定的监测网点。结合卫星影像分析成果和市场供求信息开展监测的具体工作，形成区域性中药材资源动态监测网络和濒危预警系统。实施掌握国家基本药物目录中中药材资源的变化情况，为国家基本药物制度相关政策法规的制定提供依据。

三、项目组织实施

（一）组织形式

1. 国家中医药管理局负责提出项目实施的管理方案，负责项目实施的组织、协调、监督工作，并对项目进行总体评估。

国家中医药管理局与省级中医药管理部门联合，通过项目招标或委托的形式进行项目任务分配。

2. 省级中医药管理部门负责项目在省内的组织、协调、监督工作，并对项目进行评估。

3. 项目承担单位负责项目的具

体实施与日常管理。

（二）资金安排

按照60万元/县的标准补助，总经费预算为7 980万元。

（三）招标采购

1. 各项目省级中医药管理部门、财政部门成立采购工作组，负责本省（区）采购工作。

2. 各项目省（区）结合本地的实际情况，合理制订计划购买的品目、规格和数量，根据《中华人民共和国政府采购法》等有关规定组织招标采购工作，并将采购结果报国家中医药管理局、财政部备案。设备目录详见《2011年国家基本药物所需中药原料资源调查和监测项目设备参考表》（财社〔2011〕76号）。

四、项目执行时间

2011年年底前完成项目工作任务，项目经费预算全部执行到位。具体工作任务详见《2011年国家基本药物所需中药原料资源调查和监测项目工作任务表》（财社〔2011〕76号）。

五、项目监督与管理

（一）国家中医药管理局根据项目承担单位的建设计划书制定项目考核评估表，对项目执行情况进行动态管理，对项目建设的成效进行评估和总结。

（二）各省（区）要加强对项目的组织领导，由省级中医药管理部门牵头，联合相关部门成立组织领导机构，落实专人负责，要研究制定项目监督和考核办法，加强绩效考核机制。

（三）项目承担单位要建立、健全项目管理及财务管理制度，保证项目经费专款专用，并为项目的执行提供便利条件。

（四）项目完成后3个月内，省级中医药管理部门要会同财政部门对项目总体执行情况进行考核与评估，并将项目总结评估及经费使用情况报告报国家中医药管理局。国家中医药管理局将于3个月内对项目进行评估验收。

（五）国家中医药管理局和财政部将按照有关规定，对项目经费使用情况进行监督管理及验收，并将各地项目执行的实际效果作为安排下一年度相关资金的依据。

国家中医药管理局办公室关于印发颤病等14个病种中医临床路径（试行）的通知

国中医药办医政发〔2011〕45号

各省、自治区、直辖市卫生厅局、中医药管理局，新疆生产建设兵团卫生局，中国中医科学院，北京中医药大学：

为贯彻落实《中共中央、国务院关于深化医药卫生体制改革的意见》和《医药卫生体制5项重点改革2011年工作安排》中的有关要求，提高中医临床疗效，保持发挥中医药特色优势，规范中医诊疗行为，根据中医临床路径管理试点工作的整体部署，我局继续组织制定了颤病（帕金森病）等14个病种的中医临床路径（试行）。现印发给你们，请中医医疗机构开展该病种临床诊疗工作时参考执行。

请各省级中医药管理部门组织中医临床路径试点中医医院根据当地医疗工作实际情况，在我局印发的中医临床路径基础上，制定试点中医医院具体实施的中医临床路径，并及时总结试点工作经验，将有关情况和建议反馈我局医政司。

联系人：国家中医药管理局医政司医疗管理处　崔咏梅　董云龙

电　　话：010-59957797、59957688

国家中医药管理局办公室

二〇一一年十月十八日

国家中医药管理局办公室关于成立中药资源普查试点工作专家指导组的通知

国中医药办科技发〔2011〕48号

有关省、自治区、直辖市卫生厅局、中医药管理局：

为加强对中药资源普查试点工作的专业指导，保证普查试点工作的质量，我局现决定成立全国中药资源普查试点工作专家指导组。

一、主要职责

指导试点省（自治区、直辖市）中药资源普查试点的技术工作；对试点省（自治区、直辖市）中药资源普查试点工作实施方案进行论证并提出调整、完善建议；编写中药资源普查试点培训教材；参与制定普查试点工作管理规范等相关文件；为普查试点工作决策提供咨询和建议等。

二、组成人员

顾　问：肖培根　中国医学科学院药用植物研究所　院士/研究员

王永炎　中国中医科学院　院士/教授

张伯礼　中国中医科学院　院士/教授

组　长：黄璐琦　中国中医科学院　研究员

副组长：陈士林　中国医学科学院药用植物研究所　研究员

钟国跃　重庆市中药研究院　研究员

赵润怀　中国药材集团公司　研究员

成　员（按姓氏笔画排序）：

马小军　广西药用植物研究所　研究员

王　平　湖北中医药大学　教授

王　键　安徽中医学院　教授

王文全　北京中医药大学　教授

曲晓波　长春中医药大学　教授

孙汉董　中国科学院昆明植物研究所　院士/研究员

孙成忠　中国测绘科学院　高级工程师

肖小河　解放军302医院全军中药研究所　研究员

张　辉　长春中医药大学　教授

张本刚　中国医学科学院药用植物研究所　研究员

邵湘宁　湖南省中医药管理局　教授

林瑞超　中国食品药品检定研究院　研究员

帕尔哈提·克里木　新疆维吾尔自治区中医民族医药管理局　研究员

郑贵森　甘肃中医学院　教授

赵军宁　四川省中医药科学院　研究员

段金廒　南京中医药大学　教授

钱忠直　国家药典委员会　研究员

高文远　天津大学　教授

郭兰萍　中国中医科学院中药研究所　研究员

蔡少青　北京大学　教授

魏建和　中国医学科学院药用植物研究所海南分所　研究员

国家中医药管理局办公室

二〇一一年十一月七日

国家中医药管理局办公室关于印发《国家中医药发展综合改革试验区工作机制》的通知

国中医药办新发〔2011〕49号

甘肃省、北京市东城区、上海市浦东新区政府：

为进一步贯彻落实《国务院关于扶持和促进中医药事业发展的若干意见》，积极推进甘肃省建设国家中医药发展综合改革试验省、北京市东城区和上海市浦东新区国家中医药发展综合改革试验区（以下简称“试验区”）各项工作，现将《国家中医药发展综合改革试验区工作机制》印发给你们。请你们根据本地区有关工作实施方案，做好国家中医药发展综合改革试验省区的建设工作。

国家中医药管理局办公室

二〇一一年十一月二十九日

国家中医药发展综合改革试验区工作机制

为进一步贯彻落实《国务院关于扶持和促进中医药事业发展的若干意见》，建立有效的工作协调机制，积极推进甘肃省建设国家中医药发展综合改革试验省、北京市东城区和上海市浦东新区国家中医药发展综合改革试验区（以下简称“试验区”）的各项工作，特建立以下机制：

一、成立试验区工作协调领导小组

组　长：王国强

副组长：李大宁

成　员：王　炼　姜在旸　查德忠
许志仁　苏钢强　王笑频
杨　锐　武　东　赵　静
沈远东　甘培尚

二、试验区工作协调领导小组的职责

加强对试验区中医药发展综合改革试验工作的指导，研究促进试验区中医药发展综合改革试验的相关事宜，协调解决试验区中医药事业发展的关键问题，督促检查试验区中医药发展综合改革试验工作的落实情况。

三、试验区工作联系部门

甘肃省建设国家中医药发展综合改革试验省的联系沟通工作由局政策法规与监督司负责。

北京市东城区国家中医药发展综合改革试验区的联系沟通工作由局办公室负责。

上海市浦东新区国家中医药发展综合改革试验区的联系沟通工作由局科技司负责。

各负责联系司办要紧紧围绕我局"十二五"时期的总体工作目标和阶段性工作任务，每年研究、提出1～2个能够为全国示范的中医药发展综合改革试验重点议题，指导、督促该议题的改革试验工作，并随时向分管局领导报告各试验区改革试验工作情况，使各试验区改革试验工作切实做到围绕中心、突出主线、抓住关键、先行先试、推广全国。

四、建立试验区工作会议制度

1. 试验区工作协调会议。由各负责联系司办联系试验区，每半年召开一次；交流试验区改革试验工作经验与体会，研究并提出阶段性中医药改革试验重点议题；指导试验区改革试验工作。

2. 试验区工作报告会议。根据各试验区工作分管局领导意见，每年召开一次；由各试验区报告一年来改革试验工作情况，研究讨论改革试验区重大工作计划，明确改革试验工作目标和方向，安排部署具体改革试验工作任务。

国家中医药管理局办公室关于印发基层常见病、多发病中医药适宜技术推广基地建设实施方案的通知

国中医药办医政发〔2011〕50号

各省、自治区、直辖市卫生厅局、中医药管理局，各基层常见病、多发病中医药适宜技术推广能力建设项目单位：

为进一步做好基层常见病、多发病中医药适宜技术推广能力建设项目，同时依托基层常见病、多发病中医药适宜技术推广省级基地和县级基地建设全国中医药适宜技术推广视频网络平台，我局组织制定了《基层常见病、多发病中医药适宜技术推广基地建设实施方案》。现印发给你们，请在开展基层常见病、多发病中医药适宜技术推广能力建设项目时遵照执行。

附件：全国中医药适宜技术推广视屏网络平台系统基本配置

国家中医药管理局办公室

二〇一一年十二月一日

基层常见病、多发病中医药适宜技术推广基地建设实施方案

为充分发挥中医药适宜技术在基层防治常见病、多发病中的优势和作用，保护人民群众身体健康，缓解人民群众"看病难、看病贵"问题，中央财政安排专项资金，用于支持开展基层常见病、多发病中医药适宜技术推广能力项目，重点建设基层常见病、多发病中医药适宜技术推广省级基地和县级基地。为了更好地加强基地建设，确保项目取得实效，根据财政部、国家中医药管理局关于项目建设的总体目标和要求，制订本实施方案。

一、项目目标

用5年时间加强基层常见病、多发病中医药适宜技术推广基地建设，逐步建立起全国中医药适宜技术推广网络，形成中医药适宜技术推广长效机制，切实加强中医药适宜技术的推广与应用，充分发挥中医药适宜技术在基层防治常见病、多发病中的优势和作用。

二、项目条件

推广基地分为省级基地和县级基地。

（一）省级基地是国家中医药适宜技术推广网络的枢纽，也是各省（区、市）中医药适宜技术推广的龙头。省级基地一般设在省级中医医院（含中西医结合医院、民族医医院），由省级中医药管理部门和基地所在省级中医医院共同建设。

（二）县级基地是国家中医药适宜技术推广网络的核心，也是各县（市、区）中医药适宜技术推广的龙头。县级基地一般设在县级中医医院（含中西医结合医院、民族医医院），由县级卫生、中医药行政管理部门和基地所在县级中医医院共同建设。

部分未设置中医医院的地区，县级基地可设在中医药学校、县级综合医院及中医药特色突出的中心乡镇卫生院、社区卫生服务中心。

部分未设置区级中医医院的市辖区，县级基地可设在辖区内地市

级以上中医医院。

三、主要内容

（一）全国中医药适宜技术推广视频网络平台建设：

1. 依托省级基地和县级基地建设全国中医药适宜技术推广视频网络平台，开展远程会议、培训、交流及会诊等工作。全国中医药适宜技术推广视频网络平台视频会议系统配置基本要求见附件，会诊系统配置基本要求另行制定。

2. 国家中医药管理局委托中华中医药学会医院管理分会组织开展全国中医药适宜技术推广视频网络平台建设和管理工作，并依托平台按照基层常见病、多发病中医药适宜技术推广基地建设总体要求开展相关服务工作。

（二）临床带教能力建设：

1. 省级基地和县级基地均建立相对固定的从事中医药适宜技术推广的师资库（师资以基地所在医院为主，所有师资均要与基地签订相关合同和协议），专业领域覆盖内科、外科、妇科、儿科、针灸、推拿、骨伤等。

2. 至少确定内科、外科、妇科、儿科、针灸、推拿、骨伤等专业临床实践科室，各科室均有专门带教场所，临床带教制度健全，具备临床带教能力。

（三）筛选评价能力建设：

建立中医药适宜技术筛选评价制度：

1. 能够从《基层中医药适宜技术手册》系列丛书中筛选确定适宜在本地区推广使用的中医药适宜技术，原则上不低于本地区推广技术总数的70%。

2. 能够对本地区中医特色诊疗技术进行筛选，开展安全性、有效性、适用性评价，将成熟的中医药技术转化为适宜技术进行推广，原则上不高于本地区推广技术总数的30%。

（四）业务指导能力建设：

省级基地和县级基地成立中医药适宜技术推广专家指导组，用于指导开展本地区中医药适宜技术推广工作。

四、基地主要任务

（一）通过视频网络平台推广国家中医药管理局印发的《基层中医药适宜技术手册》系列丛书所列中医药适宜技术。

1. 第一册主要针对基层医疗卫生机构西医人员，第二册主要针对基层医疗卫生机构中医人员。可由省级基地结合本地区疾病谱，编写教程和课件，由省级基地师资通过视频网络平台集中授课推广，第一册授课每年不少于20个学时，第二册授课每年不少于40个学时。

2. 第三册主要针对县级及以上中医医院中医、中西医结合人员。一是由全国中医药适宜技术推广视频网络平台终端统一授课；二是由省级基地结合本地区疾病谱从第三册中选择确定本地区重点推广技术，邀请技术持有人或起草人对本地区单独授课，每年不少于5项。

3. 民族医药适宜技术的推广，由民族医药管理部门和省级基地共同选择确定。

（二）临床带教基层中医药人员。

1. 省级基地应通过临床带教等方式开展基层常见病、多发病中医药适宜技术推广县级师资培训工作。省级基地应制定县级师资培训规划，用3年时间为每个县级基地培训8名县级师资，每个县级师资至少临床实践120个学时以上、轮转2个专业。

县级基地应通过临床带教等方式对基层医疗卫生机构中医药人员进行培训，用3年时间，为每个乡镇卫生院和社区卫生服务中心培训1名中医人员，每人至少临床实践80个学时以上，掌握乡镇卫生院、社区卫生服务中心常见病、多发病常用中医药适宜技术；为每个村卫生室和社区卫生站培训1名医疗卫生人员，每人至少临床实践40个学时以上，掌握村卫生室和社区卫生服务站常见病、多发病常用中医药适宜技术。

（三）指导和评价基层中医药工作。

1. 受国家中医药管理局委托，省级基地负责指导县级基地建设和业务开展：

（1）每年派出省级师资赴各县级基地进行业务指导、临床带教，每个县级基地不少于5个工作日。业务指导、临床带教可与城市对口支援农村和社区相结合。

（2）负责指导和管理县级基地视频网络平台会议会诊系统连接、使用。

（3）具体承担县级基地建设信息收集、项目评价等工作。

2. 县级基地要负责指导基层医疗卫生机构中医药适宜技术推广和使用。

五、组织管理

（一）省级基地和县级基地均成立工作领导小组，由省级中医药管理部门分管医政工作的领导（县级卫生、中医药行政管理部门分管领导）和医院主要领导共同任组长，医院分管院长任副组长，相关行政科室和临床科室负责人共同参与，负责组织实施基地建设，研究工作中出现的困难和问题。

（二）有专门行政科室和人员具体负责中医药适宜技术推广工作。要有专人负责视频网络平台连接、使用及管理。

（三）由卫生、中医药行政管理部门和基地共同制订具体工作方案，纳入医院年度工作计划并组织实施，相关工作方案及时报送上级中医药管理部门备案。

（四）设立专项经费，并作为经常性支出项目列入医院年度预算。

（五）制定严格的基地工作程序，建立、健全管理制度并逐级落实到位。

（六）建立中医药适宜技术推广基地评价考核制度，进行年度考核，保证建设成效。

附件 全国中医药适宜技术推广视频网络平台视频会议系统配置基本要求

一、基本配置要求

适宜技术推广平台基本的配置可分为：PC（会议电脑终端）、网络、音频设备、视频采集、显示设备。如图：

（一）PC（会议电脑终端）

适宜技术推广平台通过PC与音频设备、视频采集、显示设备连接。PC需要满足一定的硬件配置要求（见下表），才能确保平台的正常运作。同时，需要在PC上安装杀毒软件（例如：360杀毒）来防止各类病毒和木马的入侵，进而影响平台运行。另外，建议PC预装Windows操作系统以及常见的Office 2003或2007、Media Player 11.0等软件。

（二）网络

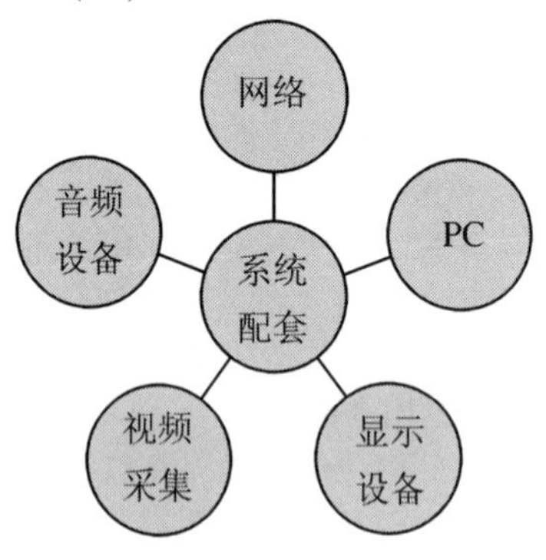

推广平台通过互联网与总服务器连接，并通过网络传输音频、视频、数据共享等内容。为了满足平台上的多个应用，需要在平台带宽上有充分的保障。要求各会议室通过至少独享的2M带宽（上下行都要保障）与总服务器连接。

对于会议室的带宽保障有两种做法，一个是通过单独申请独立的2M专有线路直接连接到PC；另外一个办法是通过路由器或防火墙的流量控制功能单独在已有网络中划出2M以上的带宽来保障平台运行。

（三）音频设备

音频的输入输出是平台顺畅运作的前提条件，平台所涉及的音频设备包括全向麦、麦克风、音箱功放、数字音频处理器、调音台等设备。传统会议室一般采用调音台、功放、音箱、麦克等传统模拟设备，无法解决可能出现的回声和噪声问题。为了解决这些问题，可以在已有调音台、音箱、麦克等配置上增加数字音频处理器。这样，音频控制更加方便简洁，且更利于集成控制、管理，不仅可以最大限度地保留原有设备，又可以解决视频会议中可能碰到的回声和噪声问题。

在麦克选择方面，建议大培训室选择U段无线话筒与鹅颈麦相结合的方式。在音箱和功放方面，需要考虑房间面积、高度、装修材料等各个因素来配置，以确保音频的质量和有效覆盖。

由于发言、扩声等设备的现场效果与实际会议室的面积、布局密切相关，所以在音频设备的配置应根据会场现场来设计，确保达到最佳效果。

（四）显示设备

适宜技术推广平台可以采用多种显示设备相结合的办法来确保推广效果。主要由投影仪、智能交互平板、液晶、等离子电视机等组成，在大会议室中一般由投影仪与液晶电视或智能交互平板来配合使用。

投影仪和幕布是常见的显示设备，为确保效果，需要选择高亮度和高分辨率投影仪。投影仪的优点是可以提供65寸以上的大屏幕、高性价比显示；缺点是投影仪的灯泡寿命一般在2 000～5 000小时，需要及时检查更换。

针对中小会场，可以使用智能交互平板。智能交互平板是在普通平板基础上支持了触摸交互功能，极大地增强了其交互效果，更适用于现场培训或教学使用。

在150平方米以上的特大型会场中，建议采用投影仪与智能交互平板或液晶电视相结合的方案。对于后排、侧面的与会者可以通过放置在会场周边的辅助显示设备更清晰的观摩推广内容。

（五）视频采集

会议中视频采集一般采用会议摄像机和视频采集卡的方式，会议摄像机可根据会场具体情况采用吊装或正装。

视频网络会议系统设备配置参考表

类 别	名 称	图 片	相关参数	参考厂商
网络	互联网接入	无	至少满足上下行2M独享带宽，2M以上更好。	联通； 电信。
	防火墙或路由器		支持100M及以上； 支持流量管理和控制，能够设置会议室或培训室流量优先和带宽保障。	H3C；天融信；星网瑞捷；Juniper等。
	交换机		两层交换机； 支持100M及以上； 全双工； 支持对会议室或培训室网络分离管理。	H3C；D-Link友讯；TP-LINK；思科等。

（续表）

类别	名称	图片	相关参数	参考厂商
显示设备	投影仪	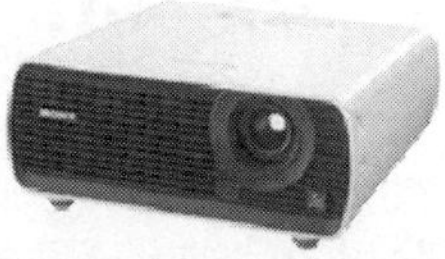	3 500流明及以上用于面积 30 ~ 80 平方米； 5 000流明及以上用于 80 ~ 150 平方米以上； 6 000流明及以上用于 150 平方米以上； 分辨率支持 1024 × 768 及以上。	日立；NEC；Sony；爱普生等常见品牌。
	投影	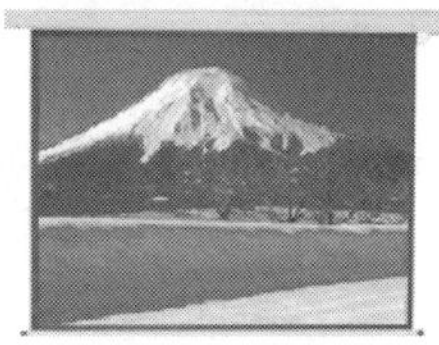	幕 84 ~ 100 英寸应用于 50 平方米以下； 100 ~ 120 英寸用于 50 ~ 100 平方米； 120 ~ 150 英寸用于 80 ~ 150 平方米； 150 平方米以上根据会议室高度选择 150 英寸或 200 英寸； 支持电动控制； 投影比例 4∶3 或者 16∶9，并与投影仪配套。	红叶；美观；锐普；白雪等常见品牌。
显示设备	液晶或等离子电视	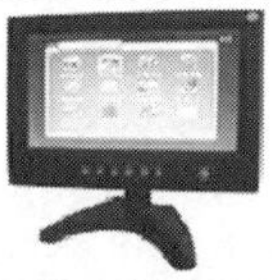	46 寸用于 10 ~ 30 平方米； 65 寸用于 30 ~ 50 平方米； 在 50 平方米及以上一般与投影仪配套和 PC 配套使用。	索尼；海尔；海信；三星；等常见品牌。
	智能交互平板	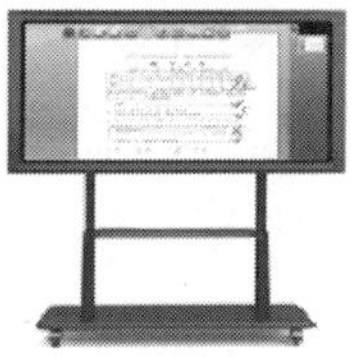	55 寸用于 30 ~ 50 平方米； 65 寸用于 50 ~ 80 平方米； 内置 WindowsXP 或 Win7 操作系统； 支持触摸交互功能； 在 50 平方米及以上一般与投影仪配套使用； 建议配套无线键盘和鼠标，方便远距离操作。	视睿（希沃 TH55-C03 或希沃 TH65-C03）；鸿合；威创等。
视频采集	摄像头	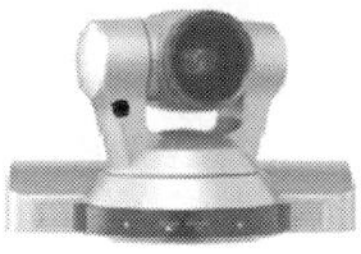	10 ~ 30 平方米可选用高端 USB 摄像头； 30 平方米以上选择安装型会议专用摄像头。 该类型摄像头需要具有全方位云台； 支持正装和吊装； 水平清晰度达到 470TV Lines 以上； 支持 720 × 576 分辨率及以上。	红杉树；Sony；罗技等。
	采集卡	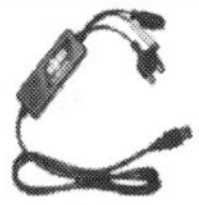	支持标清及以上视频采集，和安装型摄像头配套使用，和面积大小无关。	宝狮；圆刚；红杉树等。
音频设备	全向麦	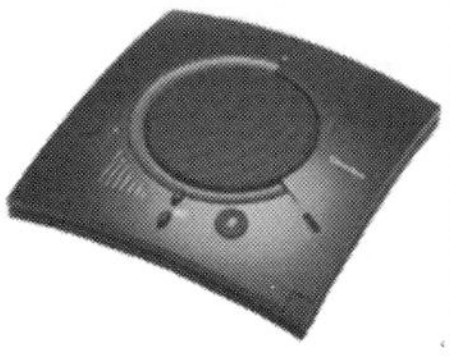	10 ~ 30 平方米选择单个或级联全向麦； 支持全双工音频通信； 支持 USB 连接； 360 度拾音； 内置喇叭； 内置回声和噪声处理功能； 30 平方米以上需选择安装型会议音频处理器以及配套麦克音箱等使用。	ClearOne(Chat 160)；Pheonix 等。
	麦克	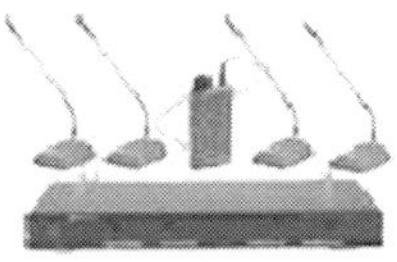	培训室以鹅颈麦和无线麦为主； 鹅颈麦根据会场需求规划，每个主讲者配置一个； 建议鹅颈麦带开关控制； 无线话筒选用支持 UHF 频段； 无线麦至少在 2 个以上； 话筒选择主要与现场布置和使用场景相关。	海翼；铁三角；海天等。
	音箱和功放	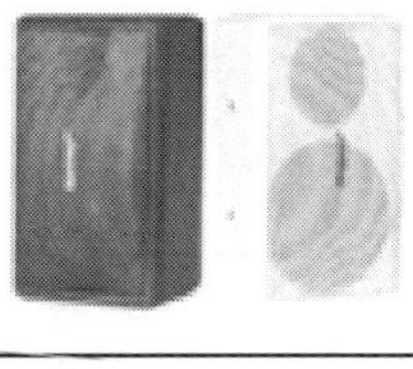	2 只 50 ~ 100W 用于 30 ~ 50 平方米； 2 ~ 4 只 80 ~ 150W 用于 50 ~ 80 平方米； 4 ~ 6 只 100 ~ 300W 用于 80 ~ 150 平方米； 6 ~ 8 只 150 ~ 300W 用于 150 平方米以上面积； 配套相应的功放； 具体根据会议室的布局设计相关进行调整。	海翼；Bose 等常见品牌。

（续表）

类　别	名　称	图　片	相关参数	参考厂商
音频设备	音频处理器		30～80平方米选用8×9数字音频处理器（含4个麦输入）； 80～150平方米选用12×13数字音频处理器（含8个麦输入）； 150平方米以上12×13及以上的数字音频处理器； 支持分布式回声消除、噪声抑制； 内置电话接口； 支持USB接口、以太网接口、RS232串行接口； 支持GPIO接口； 支持多路音频的输入和输出； 提供控制软件，能够自定义应用需求。	ClearOne Converge Pro 840T或880T；Phoenix等。
	调音台		30平方米以上使用； 30～80平方米选用4路及以上输入； 80～150平方米选用8路及以上输入； 150平方米以上根据需要选择8路及以上输入，支持立体声。	海翼；声艺；Yamaha等。
PC	电脑		最低配置： 硬盘：250G及以上内存：2G及以上； CPU：酷睿双核i5以上（建议4核）； 显卡：独立显卡，显存1G； 声卡：独立声卡； 操作系统：XP或32位Win7；建议预装360杀毒软件。	联想；Dell；HP等品牌机。

二、会议室或培训室环境要求

视频会议系统要达到好的效果，会议室的合理设计非常重要。对于会议室的装修，有如下建议：

（一）会议室的环境

设计完整的视频会议室除了可提供舒适的会议环境外，还可真实地反映现场（会场）的人物和景物等，使接收端的与会者有现场感，以达到视觉与语言交流的良好效果，由会议室传送出来的图像包括人物、景物、图表、文字等清晰可辨。

（二）会议室的布局

影响画面质量的另一因素，是会场四周的景物的颜色。一般忌用“白色”、“黑色”之类的色调，这两种颜色对人体将产生“反光”及“夺光”的不良效应。故无论墙壁四周、桌椅均应采用浅色色调，如米黄色、浅绿色或浅咖啡色等。

对摄像背景（被摄人物背后的墙）不宜挂有山水画等景物，否则将增加摄像对象的信息量，会影响图像的质量。

从观看效果来看，液晶电视或投影常放置在相对于与会者中心的位置，距地面高度大约一米，人与液晶电视或投影的距离大约为屏幕的6倍高度的距离。对于小型会议室（10～30平方米）采用46寸液晶电视即可，大会议室中的某一局部区域也可以采用液晶电视；对于大型会议室应以投影机为主，最好置于会议室正前方。

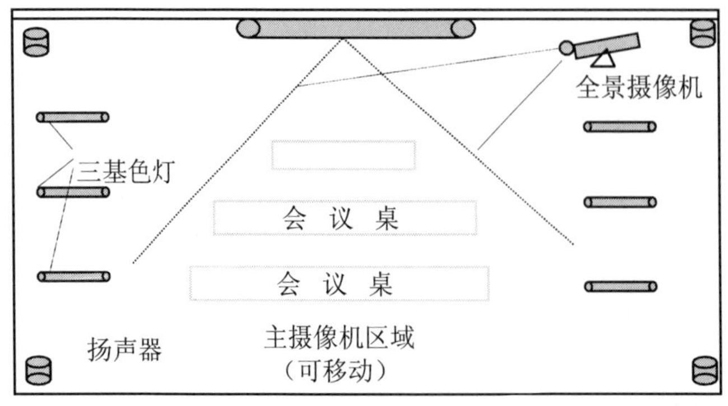

会议室的布局

（三）会议室的照度

灯光照度是会议室的基本必要条件。摄像机均有自动彩色均衡电路，能够提供真正自然的色彩，从窗户射入的光（色温约5 800K）比日光灯（3 500K）或三基色类（约3 200K）偏高，如室内有这两种光源（自然及人工光源），就会产生有蓝色投影和红色阴影区域的视频图像。此外，召开会议的时间不同，上午、下午的自然光源照度与色温均不一样，因此会议室应避免采用自然光源，而采用人工光源，所有窗户都应用深色窗帘遮挡。在使用人工光源时，应选择冷光源，诸如“三色基灯”（R、G、B）效果最佳。避免使用热光源，如高照度的碘钨灯等。会议室的照度，对于摄像区，诸如人的脸部应为500LUX，为防止脸部光线不均匀（眼部鼻子和颌下阴影），三基色灯应放置在适当的位置；对于液晶电视及投影，他们周围的照度不能高于80LUX，否则将影响观看效果。

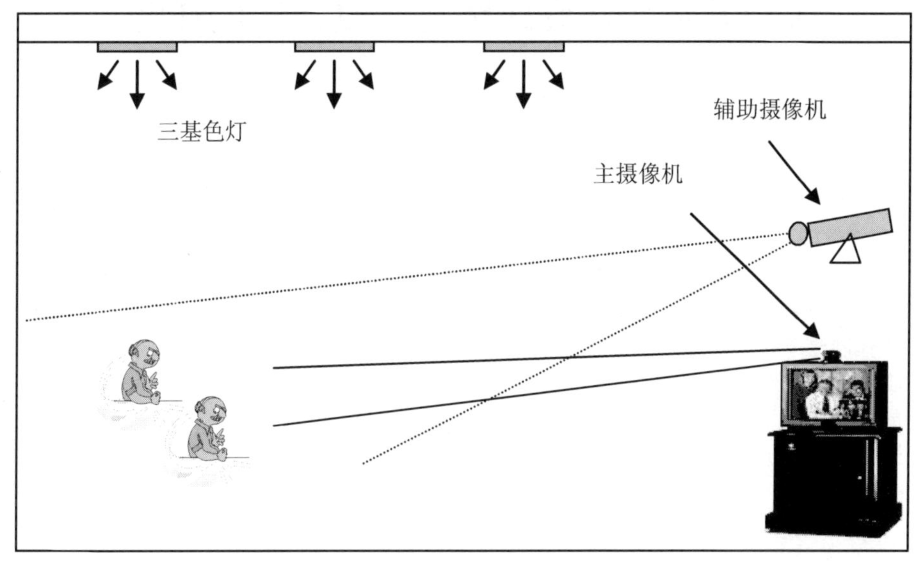

会议室的照度

（四）会议室声学要求

为保证声绝缘与吸声效果，室内一般需要铺地毯、挂遮光窗帘、配置吸音吊顶、包门等，同时吸声不要过量，避免声音干涩。

扬声器的布置应使会议室得到均匀的声场，且能防止声音回传。

扩声系统的功率放大器应采用数个小容量功率放大器集中设置在同一机房的方式，用合理的布线和切换系统，保证会议室在一台功放损坏时，不会造成会场声音中断。

声音信号输入功率放大器之前，应采用数字音频处理器进行处理，以提高声音信号的质量。

同时使用尽可能少的麦克风，因为麦克风越多，引入的背景噪音会越强。

（五）会议室供电系统

为了保证会议室供电系统的安全可靠，以减少经电源途径带来的电气串扰，应采用三套供电系统。第一套供电系统作为会议室照明用电；第二套供电系统作为整个终端设备、控制室设备的供电，并建议采用不间断电源系统（UPS）；第三套供电系统用于空调设备等的供电。

接地是电源系统中比较重要的问题。控制室或机房、会议室所需的地线，宜在控制室或机房设置的接地汇流排上引接。如果是单独设置接地体，接地电阻不应大于4欧姆；设置单独接地体有困难时，也可与其他接地系统合用接地体。

必须强调的是采用联合接地方式，保护地线必须采用三相五线制中的第五根线，与交流电阻的零线必须严格分开，否则零线不平衡电源将会对图像产生严重的干扰。

交流电源应接一级负荷供电。电压波动超过交流用电设备正常工作范围时，应采用交流稳压或调压设备。重要场合应采用不间断电源。

音频设备、视频设备应采用同相电源。

在会议室、控制室、传输室应设置专用分路配电盘，每路容量宜为15～25A。应专为会议设备提供一个电源插座，不要和其他外围设备，特别是大功率设备，如空调、功放等共用。

在摄像机、监视器、大屏幕投影、液晶等设备附近均应设置220V三蕊电源插座，每个插座的容量不小于2kW。

交流电源的干扰电压不应大于100mV。

保护地线应符合下列要求：

1. 保护地线必须采用三相五线制中的第五根线，与交流电源的零线必须严格分开，防止零线不平衡电流对会议电视产生严重的干扰影响。

2. 保护地线的接地电阻值，单独设置接地体时，不应大于4欧姆；采用联合接地体时，不宜大于0.5欧姆。

3. 保护地线的干扰电压不应大于25mV。

4. 接地系统应采用单点接地式。

（六）传输线路布置

要求把网络线布到终端设备放置的地方。

会议室内信号线、网络线、视频线、音频线、电源线及其他控制线应考虑使用线槽、线管。

国家中医药管理局办公室关于印发急性咳嗽病等10个病种中医临床路径（试行）的通知

国中医药办医政发〔2011〕51号

各省、自治区、直辖市卫生厅局、中医药管理局，新疆生产建设兵团卫生局，中国中医科学院，北京中医药大学：

为贯彻落实《中共中央、国务院关于深化医药卫生体制改革的意见》和《医药卫生体制5项重点改革2011年工作安排》中的有关要求，提高中医临床疗效，保持发挥中医药特色优势，规范中医诊疗行为，根据中医临床路径管理试点工作的整体部署，我局继续组织制定了急性咳嗽病等10个病种的中医临床路径（试行）。现印发给你们，请中医医疗机构开展该病种临床诊疗工作时参考执行。

请各省级中医药管理部门组织中医临床路径试点中医医院根据当地医疗工作实际情况，在我局印发的中医临床路径基础上，制定试点中医医院具体实施的中医临床路径，并及时总结试点工作经验，将有关情况和建议反馈我局医政司。

联 系 人：国家中医药管理局医政司医疗管理处　崔咏梅　董云龙

电　　话：010-59957797、59957688

国家中医药管理局办公室

二〇一一年十二月七日

国家中医药管理局办公室关于印发基层中医药适宜技术手册第三册第二分册的通知

国中医药办医政发〔2011〕52号

各省、自治区、直辖市卫生厅局、中医药管理局，新疆生产建设兵团卫生局：

为进一步做好中医药部门公共卫生专项资金基层常见病、多发病中医药适宜技术推广项目实施工作，根据国家中医药管理局关于基层常见病、多发病中医药适宜技术推广工作的总体部署，我局继续组织编写了《基层中医药适宜技术手册》第三册第二分册（以下简称《手册》）。现印发给你们，并就有关事宜通知如下：

一、该《手册》主要内容包括从我局发布的四批中医药适宜技术中遴选的眼针、腹针、浮针等具有创新性的中医药适宜技术，适用于县级以上医疗机构中医（中西医结合）人员。我局将为各省（区、市）免费发放50册，并提供电子版（请在国家中医药管理局网站www.satcm.gov.cn下载）。

二、各省级中医药管理部门要把《手册》发放、培训及应用工作作为实施基层常见病、多发病中医药适宜技术推广项目的重要抓手抓好抓实，要做到适用对象人手一册。中西部地区可从已拨付各省（区、市）的基层常见病、多发病中医药适宜技术推广项目经费中列支印制经费，东部地区自行解决。

联 系 人：国家中医药管理局医政司　张坤木

联系电话：010-59957796

传　　真：010-59957693

国家中医药管理局办公室

二〇一一年十二月七日

重要会议篇

重要会议篇

【2011 年全国中医药工作会议(2011 年 1 月 13 ~ 14 日)】 2011 年 1 月 13 ~ 14 日，2011 年全国中医药工作会议在北京召开。此次会议是在中医药行业深化医改和全面贯彻落实《国务院关于扶持和促进中医药事业发展的若干意见》(简称《若干意见》)、中医药事业进入“十二五”新的发展关键时期召开的一次重要会议。会议的主题是：深入贯彻党的十七大，十七届三中、四中、五中全会，中央经济工作会议和全国卫生工作会议精神，以邓小平理论和“三个代表”重要思想为指导，深入学习实践科学发展观，回顾总结“十一五”中医药事业发展成就和 2010 年中医药工作进展，正确把握中医药改革发展面临的形势和任务，以推动和实现科学发展为主题，以在深化医改中全面贯彻落实《若干意见》为主线，明确“十二五”中医药发展总体思路、目标和任务，部署 2011 年中医药重点工作，抓住机遇，奋发有为，全面推进“十二五”中医药事业又好又快发展。卫生部副部长、国家中医药管理局局长王国强在会上作了题为《贯彻主题 落实步伐 全面推进“十二五”中医药事业又快又好发展》的主报告。会议由国家中医药管理局副局长吴刚主持，国家中医药管理局副局长于文明、李大宁、马建中，局党组成员王志勇出席。全国各省、市、自治区主管中医药工作的卫生厅（局）长，国家中医药管理局各司办及局直属单位负责人以及中央和国家机关有关部门代表共 240 多人参加了会议。

（高 欣）

【“973”计划中医理论专项 2010 年度交流会（2011 年 1 月 15 ~ 16 日)】 2011 年 1 月 15 ~ 16 日，“973”计划中医理论专项 2010 年度交流会在上海举行。“973”计划中医理论基础研究专项自 2005 年启动以来，取得重要进展，已开展 21 个专项研究，其中 7 个已通过项目验收，国家财政已累计投入 3.47 亿元经费支持。国家中医药管理局副局长李大宁出席会议，对下一步工作开展提出建议。会议由科技部基础司和国家中医药管理局科技司主办，由上海中医药大学和“973”计划中医理论专项办公室承办。21 个研究项目的首席科学家和研究团队、相关领域科学家共 300 多人出席，交流“973”计划中医理论专项实施以来取得的科研工作经验和成果，对“十二五”期间中医基础理论研究的重点关注方向和热点问题等进行研讨。

（向 佳）

【全国中医药对外交流与合作工作会议暨专家咨询委员会成立大会(2011 年 2 月 22 日)】 2011 年 2 月 22 日，全国中医药对外交流与合作工作会议暨专家咨询委员会成立大会在江苏南京召开。会议以邓小平理论和“三个代表”重要思想为指导，深入贯彻科学发展观，回顾总结近年来中医药对外交流与合作工作的成绩与经验，科学研判中医药对外交流与合作工作面临的形势，进一步明确新时期中医药对外交流与合作的总体思路、目标和任务，研究部署下一阶段重点工作。卫生部副部长、国家中医药管理局局长王国强在会议上作了工作报告，国家中医药管理局副局长于文明作了总结讲话。江苏省副省长何权出席会议并致辞。会议由国家中医药管理局副局长于文明主持。商务部服务贸易司司长胡景岩、科技部国际合作司副司级参赞刘志明分别在会上作了题为《中医药服务贸易政策研究及前景》、《中医药国际科技合作推动中医药走向世界》的专题报告。全国各省（区、市）主管中医药工作的卫生厅（局）长、国家中医药管理局各司办及局直属单位负责人以及中央和国家机关有关部门代表和对外交流合作专家咨询委员会委员参加了会议。与会代表讨论了大会报告和《中医药对外交流与合作中长期规划（2011 ~ 2020)》(征求意见稿)。中国中医科学院等 12 个单位在会上作了经验交流。

（陈斐然）

【国家中医药管理局对外交流合作专家咨询委第一次会议（2011 年 2 月 23 日)】 2011 年 2 月 23 日，国家中医药管理局对外交流合作专家咨询委员会第一次会议在江苏南京召开。与会委员学习了 2011 年中医药对外交流与合作工作会议精神和委员会工作规则，研讨了《中医药对外交流与合作中长期规划（2011 ~ 2020)》(征求意见稿）并提出意见，为下一步工作建言献策。卫生部副部长、国家中医药管理局局长王国强出席并讲话。国家中医药管理局对外交流合作专家咨询委员会是在国家中医药管理局领导下，由国内外相关领域的著名专家组成，旨在发挥群体智慧优势，提高决策科学化、民主化水平，对中医药行业国际交流与合作中的重大问题进行决策建议、咨询和论证。专家咨询委员会实行聘任制，委员每届任期4年。本届专家咨询委员会由61名委员组成，包括主任委员2名，副主任委员6名，顾问16名。专家咨询委员会办公室设在国家中医药管理局传统医药国际交流中心，办公室主任由沈毓龙兼任。

（陈斐然）

【2011年全国中医医政工作会议（2011年2月24日）】 2011年2月24日，2011年全国中医医政工作会议在湖南长沙召开。会议以邓小平理论和“三个代表”重要思想为指导，深入学习实践科学发展观，全面贯彻落实2011年全国卫生工作会议和全国中医药工作会议精神，回顾总结“十一五”中医医政和2010年中医医政工作进展，认真分析中医医政工作面临的新形势，研究部署2011年中医医政工作。国家中医药管理局副局长马建中在会议上作了讲话。会上，国家中医药管理局对河北省迁安市等20个全国农村中医药工作先进单位和北京市石景山区等13个全国社区中医药工作先进单位予以表彰，国家中医药管理局副局长马建中等领导向各单位授牌。此外，会议还就《基层中医药服务能力推进工程活动方案》、《中医医疗机构评审办法》、《三级中医医院评审标准》等内容进行了讨论。来自全国各省（区、市）中医药管理部门负责人、医政处处长及获表彰的先进单位代表160多人参加了会议。

（高新军）

【世界卫生组织传统医学国际疾病分类项目研讨会（2011年2月28日~3月1日）】 2011年2月28日~3月1日，由国家中医药管理局国际合作司主办，上海市中医药发展办公室和中国中医科学院中医药信息研究所承办的世界卫生组织传统医学国际疾病分类项目研讨会在北京召开。国家中医药管理局副局长于文明和世界卫生组织传统医学国际疾病分类项目组成员参会。

国际疾病分类第11次修订本（ICD-11）中将把传统医学独立设为一章，将实现传统医学参与ICD的零突破。世界卫生组织传统医学国际疾病分类项目（ICTM）已于2010年5月正式启动，已明确以我国中医药标准为基础，利用世界卫生组织平台和机制，建立国际传统医学标准的指导思想和原则。此项目已获得国务院批准的专项经费支持。

ICD是由世界卫生组织负责主持编制、维护、修订和更新的用于描述居民基本健康状况包括疾病和死亡原因、损伤和中毒及其外部原因的国际标准统计分类。ICD-11将于2011年完成Beta版并试行，2014年定稿并整合纳入世界卫生组织国际疾病分类家族，2015年贯彻使用。

（陈斐然）

【国家中医药管理局2011年党的工作会议暨纪检工作会议（2011年3月1日）】 2011年3月1日，国家中医药管理局召开2011年党的工作会议暨纪检工作会议。卫生部副部长、国家中医药管理局党组书记、局长王国强出席会议并讲话，强调党的工作必须坚持党的根本宗旨和群众观点、群众路线，始终把实现最广大人民群众的根本利益作为做好工作的出发点和落脚点，为发展中医药事业、满足人民群众需要提供坚强保证。局党组成员、副局长马建中主持会议。局党组成员、中国中医科学院党委书记王志勇，监察部驻卫生部监察局副局长申红中等出席会议。局直属机关党委常务副书记杨锐代表直属机关党委会作了工作报告，回顾了2010年工作，部署了2011年工作。会议书面印发了《国家中医药管理局直属机关2010年纪检监察暨纠风工作报告》。局机关和直属单位党委（总支、支部）书记、纪委书记（纪检委员）等70余人参加了会议。

（杨　锐）

【贯彻落实加强医疗机构中药制剂管理的意见视频会议（2011年3月2日）】 2011年3月2日，卫生部、国家中医药管理局和国家食品药品监督管理局召开了贯彻落实加强医疗机构中药制剂管理的意见视频会议，卫生部副部长、国家中医药管理局局长王国强和国家食品药品监督管理局副局长吴浈发表了讲话。除主会场外，各地卫生行政部门分管负责同志、中医药管理局和食品药品监督管理局负责同志、中医（中西医结合、民族医）医院业务副院长和药剂科主任参加了视频会议。

（高　欣）

【国家中医临床研究基地业务建设工作会（2011年3月10~11日）】 2011年3月10~11日，国家中医药管理局在浙江杭州召开了国家中医临床研究基地（以下简称基地）业务建设工作会议。会议通报了2010年基地业务建设工作督导情况，总结了2010年基地业务建设工作。国家中医药管理局科技司就基地临床科研信息共享系统实施、基地临床科研规范、基地临床科研人才培训、基地业务建设科研专项管理和基地科研协作等重要工作进展的情况进行了说明。同时就2011年业务建设工作重点征求了与会代表的意见。会议明确了国家中医药管理局对2011年基地业务建设工作的总体部署，进一步统一了思想，深化了认识，明确了重点任务。国家中医药管理局副局长李大宁出席并讲话。

（向　佳）

【全国中医医院信息化示范工作座谈会（2011年3月23~24日）】 2011年3月23~24日，全国中医医院信息化示范工作座谈会在海南海口举行。会议总结了2010年中医医院信息化示范工作经验，深入分析了中医药信息化面临的新情况、新问题，研究提出了中医医院信息化发展的思路和方法。国家中医药管理局副局长吴刚参加了座谈会并作了重要讲话。

（黄　铮）

【国家中医药管理局中医临床路径管理试点工作会（2011年3月24~25

日)】 2011年3月24~25日，国家中医药管理局在广东珠海召开中医临床路径管理试点工作会，部署中医临床路径管理试点工作及重点专科协作组相关工作，并就相关病种的中医临床路径和诊疗方案对试点医院进行了培训。此次试点工作将分启动、组织实施、评估总结3个阶段进行。第一阶段制订具体试点实施方案；第二阶段进行相关培训，组织实施试点工作，并对开展情况分析评估、督导、抽查；第三阶段对试点情况进行总结、分析、评估，国家中医药管理局将对好的经验和做法宣传、推广。

（高新军）

【2011年全国中医药学会秘书长工作会议暨2010年度中华中医药学会科技奖励颁奖大会（2011年4月12日）】 2011年4月12日，2011年全国中医药学会秘书长工作会议暨2010年度中华中医药学会科技奖励颁奖大会在陕西西安召开。会上99项科研成果分获学会科学技术一、二、三等奖，4人获得李时珍医药创新奖，70部著作获学术著作奖。卫生部副部长、国家中医药管理局局长、中华中医药学会会长王国强出席并就学会工作讲话。本次会议由中华中医药学会主办、陕西盘龙制药集团承办。

（冯　磊）

【全国高等中医药院校党建和思想政治工作研讨会六届三次理事会暨第二十次年会（2011年4月18日）】 2011年4月18日，全国高等中医药院校党建和思想政治工作研讨会六届三次理事会暨第二十次年会在安徽黄山召开。卫生部副部长、国家中医药管理局局长王国强出席，并就加强中医药教育、深化党建和思想政治工作发表讲话。教育部思想政治工作司副司长王光彦，国家中医药管理局人事教育司巡视员、副司长、全国中医药高等教育学会理事长洪净到会并讲话。会议由安徽中医学院承办，来自全国28所高等中医药院校和民族医药院校的85名代表参会。

（吴成海、王继学）

【2010年中医医院管理年活动检查评估工作部署视频会议（2011年4月21日）】 2011年4月21日，国家中医药管理局召开2010年中医医院管理年活动检查评估工作部署视频会议。根据部署，将在50天里对全国县级及以上各级各类中医医院（含中西医结合、民族医医院）进行检查评估。国家中医药管理局副局长马建中出席，全国各省、地市共有400余个分会场，共计1万多人参加会议。

（高新军）

【全国中医药系统创先争优活动工作交流视频会议（2011年5月13日）】 2011年5月13日，国家中医药管理局召开全国中医药系统创先争优活动工作交流视频会议。部分地区和单位作了大会交流发言。卫生部副部长、国家中医药管理局局长、局创先争优活动领导小组组长王国强在会上总结了中医药系统创先争优活动的主要进展和成效，并对下一步工作进行部署。会议由国家中医药管理局副局长、局创先争优活动领导小组副组长马建中主持，局党组成员、中国中医科学院党委书记王志勇出席。中央创先争优活动办公室、全国医药卫生系统创先争优活动办公室、国家中医药管理局机关各部门及各直属单位、北京中医药大学等单位主要负责人，局创先争优活动领导小组及办公室成员参加主会场会议。各地卫生厅（局）设分会场，相关负责人1 000多人参加了会议。

（高新军）

【全国中医药管理部门办公室工作会议（2011年5月24~25日）】 2011年5月24~25日，全国中医药管理部门办公室工作会议在甘肃兰州召开。会议以邓小平理论和“三个代表”重要思想为指导，深入贯彻落实科学发展观，贯彻落实《国务院关于扶持和促进中医药事业发展的若干意见》和2011年全国中医药工作会议精神，按照“整体思维、系统运行、三观互动、科学发展”的要求，总结办公室工作，交流经验，分析当前办公室工作面临的形势，研究理清工作思路，安排落实下一步主要工作，加强中医药管理部门办公室能力与水平建设，促进中医药事业科学发展。卫生部副部长、国家中医药管理局局长王国强致信会议代表。国家中医药管理局副局长吴刚出席会议并作了重要讲话。甘肃省卫生厅厅长刘维忠在会上介绍了甘肃医改经验，北京、吉林、广东、四川、甘肃等省、市中医药管理部门以及中国中医药出版社交流了工作经验。全国31个省、自治区、直辖市的中医药管理部门的负责人约80人参加会议。

（马　骏）

【全国中医药科研院所科技创新工作座谈会（2011年6月2~3日）】 2011年6月2~3日，国家中医药管理局与中国中医科学院在北京联合召开全国中医药科研院所科技创新工作座谈会。会议提出，中医药科研院所应“推倒围墙”，资源共享，携手共进，和合共赢。卫生部副部长、国家中医药管理局局长王国强出席会议并讲话。国家中医药管理局党组成员、中国中医科学院党委书记王志勇，中国中医科学院院长张伯礼院士、名誉院长王永炎院士等出席会议。国家中医药管理局科技司、全国33家中医药科研院所、中国中医科学院各院所的有关负责人以及部分学科带头人100多人参加会议，并对大会的议题进行了讨论。

（高新军）

【2011中药欧盟注册高层应对研讨会（2011年7月3日）】 2011年7月3日，以“机遇·挑战·使命”为主题的2011中药欧盟注册高层应对研讨会在甘肃兰州举办，会议发表《中药国际化兰州宣言》。卫生部副部长、国家中医药管理局局长王国强，商务部外贸司、世贸司

等相关部委和行业协会的负责人，兰州市人民政府领导，国内高校和科研院所的中医药专家以及国内外中药企业代表参会。会议就如何利用欧盟颁布传统草药简化注册指令契机、实现中药以药品身份进入欧盟医药市场展开研讨，提出了中药欧盟注册新的思路和对策。会议由中国医药保健品进出口商会、中国中药协会、兰州市人民政府等主办，兰州佛慈制药股份有限公司承办。

（张东风）

【基本公共卫生服务中医药服务项目试点工作启动会议（2011年7月12日）】 2011年7月12日，国家中医药管理局在浙江杭州召开了基本公共卫生服务中医药服务项目试点工作启动会议，具体部署试点工作。卫生部副部长、国家中医药管理局局长王国强出席会议并讲话，卫生部妇幼保健与社区卫生司领导应邀参加会议，各省、自治区、直辖市和部分计划单列市、副省级省会城市卫生厅局分管中医药工作的厅局长、中医药管理局局长、卫生厅局中医处处长和中医药管理局医政处处长，以及73个被推荐参加试点工作的地区卫生局局长、社管中心主任、部分基层医疗卫生机构代表参加了会议。

（高　欣）

【国家中医药管理局2011年暑期办公会（2011年7月21日）】 2011年7月21日，国家中医药管理局召开2011年暑期办公会，局机关各部门和局各直属单位对半年工作进行了总结汇报。卫生部副部长、国家中医药管理局局长王国强出席并讲话。国家中医药管理局副局长吴刚、于文明、李大宁和局党组成员、中国中医科学院党委书记王志勇出席。

（高新军）

【2011年全国中医药工作厅局长座谈会（2011年8月9～10日）】 2011年8月9～10日，2011年全国中医药工作厅局长座谈会在云南昆明召开。出席座谈会的有各省、自治区、直辖市及计划单列市、副省级省会城市卫生厅（局）分管中医药工作的厅（局）长、中医药管理局局长和国家中医药管理局全体局领导、各部门负责同志及局各直属单位主要负责同志。卫生部副部长、国家中医药管理局局长王国强出席会议并讲话，国家中医药管理局副局长吴刚对会议进行了总结。这次会议围绕在深化医改中进一步发挥中医药作用，结合2011年全国中医药工作会议确定的各项工作任务，回顾总结了2011年上半年中医药工作进展情况，就中医药系统全面贯彻落实卫生部、国家中医药管理局联合印发的《关于在深化医药卫生体制改革工作中进一步发挥中医药作用的意见》和做好重大项目的实施等进行了深入研讨，对2011下半年中医药重点工作任务进行了部署，并就切实做好下半年工作提出了要求。会上，财政部社保司副司长宋其超、国家中医药管理局规划财务司和医政司负责人介绍了市县级中医医院、民族医医院能力建设项目和国家临床重点专科项目的有关情况，国家中医药管理局政策法规与监督司介绍了中医基本现状调查情况，昆明市卫生局就该市公立中医医院改革工作进行了交流。近百名参会代表就如何进一步在深化医改中发挥中医药作用、执行好两个中央财政项目进行了讨论。

（高新军）

【中医药标准化战略研讨会（2011年8月24日）】 2011年8月24日，由国家中医药管理局和国家标准化管理委员会共同主办的中医药标准化战略研讨会在河北北戴河召开。卫生部副部长、国家中医药管理局局长王国强出席并讲话。国家标准化管理委员会副主任石保权、国家中医药管理局副局长于文明、中国工程院院士王永炎等出席。会上，国家中医药管理局各司办、国家标准化管理委员会以及中华中医药学会等单位和部门负责人就中医药标准化工作的国内国际形势、战略研究、工作进展作了汇报。来自部分省（区、市）主管中医药工作的厅局长、中医药高等院校负责人与中医药标准化方面专家共100多人参加了讨论。

（高新军）

【2011年全国中医医政工作座谈会（2011年9月5～6日）】 2011年9月5～6日，2011年全国中医医政工作座谈会在安徽黄山召开。会议总结了2011年上半年中医医政工作进

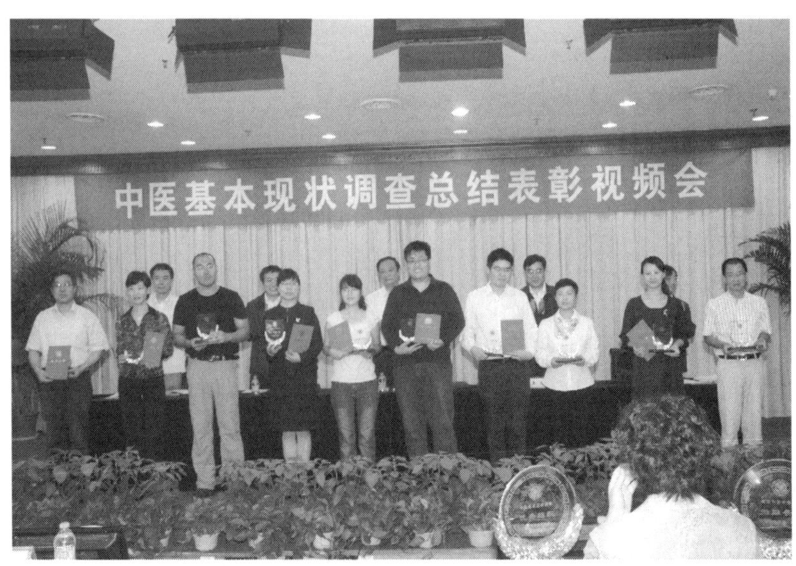

2011年9月15日，国家中医药管理局在北京召开中医基本现状调查总结表彰会

展情况，研究部署了2011年下半年中医医政工作，国家中医药管理局副局长马建中出席并作了讲话。安徽省中医药管理局局长董明培，黄山市政府副市长叶长萌出席并致辞。来自全国30多个省、市（区）卫生厅、中医药管理局的领导和中医医政工作负责人及有关临床、科研和学会代表100余人参会。

（陈小飞）

【中医基本现状调查总结表彰视频会（2011年9月15日）】 2011年9月15日，国家中医药管理局召开中医基本现状调查总结表彰视频会，表彰了此项工作中表现突出的先进单位和个人。卫生部副部长、国家中医药管理局局长王国强出席并讲话。国家中医药管理局副局长于文明主持会议。会上宣读了表彰决定，授予北京市中医管理局办公室等98个单位“中医基本现状调查优秀组织”荣誉称号，王磊等500位个人“中医基本现状调查先进个人”荣誉称号，卫生部统计信息中心等9个单位和个人“中医基本现状调查特别贡献奖”。王国强、于文明等领导为获表彰代表颁发了奖杯和证书。

（高新军）

【中医药防治艾滋病科研工作座谈会（2011年9月21～23日）】 2011年9月21～23日，由国家中医药管理局主办、中国中医科学院中医药防治艾滋病研究中心和新疆维吾尔自治区中医民族医药管理局承办的中医药防治艾滋病科研工作座谈会在新疆伊犁州伊宁召开。国家中医药管理局副局长李大宁、中国CDC性病艾滋病中心副主任汪宁、中国中医科学院中医药防治艾滋病中心常务副主任王健以及新疆、河南、广东、广西、四川、云南、北京等艾滋病高流行地区的中医药管理部门、中医防治艾滋病科研单位、传染病医院、疾病预防与控制中心等机构的领导及科研人员100余人参会。本次座谈会的主要议题是在充分听取各省中医药艾滋病科研情况、广泛听取专家意见的基础上，国家中医药管理局制定和部署今后一段时期中医药防治艾滋病科研工作思路；讨论筹建中医药防治艾滋病科研联盟工作。

（向　佳）

【全国中医医院“三好一满意”活动经验交流会（2011年10月28日）】 为认真学习贯彻党的十七届六中全会精神，国家中医药管理局于2011年10月28日在山西太原召开了全国中医医院“三好一满意”活动经验交流会。全国各省（自治区、直辖市）卫生厅局、新疆生产建设兵团卫生局“三好一满意”活动办公室主要负责同志以及全国部分中医医院院长、山西省太原市中医药医教研单位代表300余人参加了会议。卫生部副部长、国家中医药管理局党组书记、局长、创先争优活动领导小组组长王国强出席会议并作重要讲话。会上，山东省兖州市中医院等8家医院结合多媒体演示，图文并茂地作了大会交流，介绍了各自在开展“三好一满意”活动中的先进经验。会议总结了中医药系统前一阶段活动的开展情况，并对下一步工作作了部署。

（董云龙）

【第二届世界中医药教育大会（2011年10月29日）】 2011年10月29日，由世界中医药学会联合会主办、北京中医药大学与世界中医药学会联合会教育指导委员会联合承办的第二届世界中医药教育大会在北京开幕。教育部副部长郝平，卫生部副部长、国家中医药管理局局长王国强，世界中医药学会联合会主席佘靖、副主席兼秘书长李振吉等领导出席并讲话。大会以“人才决定未来”为主题，分设“中医药人才培养”、“医疗需求与中医师准入标准”、“传统医药的共性与特性”、“传统医药国际化建设”等论坛。大会期间，世界中医药学会联合会考试与测评委员会举行成立大会，北京中医药大学校长高思华任世界中联考试与测评委员会会长。

（陈斐然）

【2011北京中医药国际发展与合作交流会议（2011年10月30日）】

2011年10月30日，由北京市人民政府、国家中医药管理局、中国医药卫生事业发展基金会共同主办的2011北京中医药国际发展与合作交流会议在北京召开。卫生部部长陈竺，卫生部副部长、国家中医药管理局局长王国强，北京市人民政府副市长丁向阳，中国医药卫生事业发展基金会理事长王彦峰，世界卫生组织驻华代表处总代表蓝睿明等领导出席了开幕式。来自世界卫生组织以及英国、美国、法国、新加坡、澳大利亚、香港等19个国家和地区的40多名卫生官员及专家学者出席会议，外国在京留学生、中医药社区卫生服务人员、中医药科技工作者和文化学者等400余人参会。

与会的卫生官员、专家学者以十七届六中全会提出的加强文化建设，促进文化大发展、大繁荣为契机，依托首都雄厚的中医药资源，共同构建中医药国际交流的高端平台，围绕社区卫生中医药发展、中医药文化传承与科技发展、中医药健康服务3个方向，以专题演讲、展览展示、参观考察等形式进行交流，力求通过交流、研讨合作，宣传推广中医药，促进中医药在世界范围内的发展，维护人类安康。

会上，北京市中医管理局、英国保柏公司与中国中医科学院广安门医院三方签署了合作谅解备忘录；中国中医科学院与英国伦敦南岸大学签署了谅解备忘录。

（朱海东）

【全国中医药文化建设工作会议（2011年11月1～2日）】 2011年11月1～2日，国家中医药管理局在四川成都召开了全国中医药文化建设工作会议，全面总结近年来中医药文化建设工作进展，研究部署“十二五”中医药文化建设工作。卫生部副部长、国家中医药管理局局长王国强出席并讲话。四川省副省长陈文华出席会议开幕式并讲话，国家中医药管理局副局长吴刚主持会议，国家中医药管理局办公室主任王炼作了中医药文化建设工作报告。文化部、卫生部、解放军总后卫生部等部门的相关负责人以及全国各省、自治区、直辖市中医药机构及管理部门的相关负责人参加会议，北京市中医管理局、北京中医药大学等14个单位作了中医药文化建设经验交流。与会代表还分组讨论了《全国中医药文化建设“十二五”规划》(征求意见稿)。

(陈斐然)

【中国中医科学院2011科技工作大会（2011年11月15日)】 2011年11月15日，中国中医科学院在北京召开了中国中医科学院2011科技工作大会，全面总结了中国中医科学院“十一五”中医药科技工作，研究部署了“十二五”中医药科研发展任务，并表彰奖励了屠呦呦等为中医药科技事业作出突出贡献的科学家。科技部副部长王伟中，卫生部副部长、国家中医药管理局局长王国强出席会议并作了重要讲话。会上还宣读了全国人大常委会副委员长、全国妇联主席陈至立，全国政协原副主席宋健，中国科学院院长白春礼等领导祝贺屠呦呦研究员获得拉斯克奖的贺信。国家中医药管理局党组成员、中国中医科学院党委书记王志勇主持会议，中国中医科学院院长张伯礼院士作了科技工作报告。

(高新军)

【国家中医药管理局加强廉政风险防控规范权力运行工作会议（2011年11月30日)】 2011年11月30日，国家中医药管理局在局机关召开了国家中医药管理局加强廉政风险防控规范权力运行工作会议，传达了卫生部加强廉政风险防控规范权力运行工作会议精神，研究部署在局机关各部门和各直属单位全面推行加强廉政风险防控规范权力运行工作。会议由国家中医药管理局副局长马建中主持，监察部驻卫生部监察局副局长申红中、局机关全体工作人员、各直属单位主要负责人参加了会议。国家中医药管理局副局长吴刚作了加强廉政风险防控规范权力运行工作动员讲话。

(刘 灿)

【2011年中国-东盟传统医学高峰论坛暨传统医药展（2011年12月8日)】 2011年12月8日，由国家中医药管理局、国家民族事务委员会和广西壮族自治区人民政府共同主办的2011中国-东盟传统医药高峰论坛暨传统医药展在广西南宁召开，来自东盟国家以及中国香港、澳门、台湾地区的近300名嘉宾参加了会议。论坛以“传统医药创新发展”为主题，与会嘉宾共同就加强中国-东盟传统医学合作交流了经验，探索建立中国-东盟传统医药合作长效机制。卫生部副部长、国家中医药管理局局长王国强，国家民族事务委员会副主任丹珠昂奔，广西壮族自治区副主席李康出席高峰论坛开幕式并致辞。

开幕式期间，王国强分别会见了东盟秘书处副秘书长米斯然·卡梅和柬埔寨卫生部国务秘书欧库·摩娜，就推动中国和东盟国家传统医学交流与合作、建设好温家宝总理在第十四次中国-东盟（10+1）领导人会议上倡议设立的中国-东盟传统医药交流合作中心，共同交换意见与建议。

2011年12月8日下午，来自东盟十国和中国香港、澳门和台湾地区传统医学领域的官员和专家学者共同出席了政府论坛。国家中医药管理局副局长于文明出席会议并作工作报告。他分析了中国和东盟国家在新形势下面对的机遇和挑战，强调双方要以“相互尊重、优势互补、循序渐进、互利共赢、共促发展”为基本原则，在《南宁宣言》框架下，充分利用“领导人、部长、高官和工作组”等中国-东盟合作机制，进一步探索创新传统医学“产、学、研、用”诸领域合作，实现研究成果的转化、推广及应用，提高传统医学防病治病能力，为保障人民卫生健康服务。

同期举办的2011中国-东盟传统医药展在广西药用植物园举办，集中展示了中医药和东盟各国传统医药在医疗、教育、研究、产业、文化和保健等领域的优秀成果，系统介绍了各自传统医药的发展历史、最新成就以及发展趋势，为中国和东盟各国加强了解、充分沟通、促进合作搭建了平台，建立了渠道。

(朱海东)

【卫生部、国家中医药管理局、北京市对口帮扶青海省医疗卫生工作座谈会（2011年12月14日)】 2011年12月14日，卫生部、国家中医药管理局、北京市对口帮扶青海省医疗卫生工作座谈会在北京召开。中国中医科学院与青海省藏医药研究院签订了对口支援协议，以整体帮扶青海省藏医药研究院发展，力争将青海省藏医药研究院建设成为国家级藏医药研究院。卫生部部长陈竺、党组书记张茅，卫生部副部长、国家中医药管理局局长王国强，卫生部副部长马晓伟，青海省委书记强卫、省长骆惠宁，北京市副市长丁向阳等出席会议。此外，卫生部医管司、北京市卫生局、北京大学人民医院分别和青海卫生厅签订了帮扶协议。卫生部20所部属部管医院、北京市属医院、行业医院、部队医院和医学研究院以及青海省10所受援医院的负责人参加了座谈会。

(向 佳)

【国家中医药管理局新闻宣传工作座谈会（2011年12月28日)】 2011年12月28日，国家中医药管理局召开新闻宣传工作座谈会。卫生部副部长、国家中医药管理局局长王国强出席并讲话。国家中医药管理局副局长吴刚出席，并介绍了2011年中医药新闻宣传工作。中宣部新闻局、卫生部办公厅、国家新闻出版总署报刊司有关负责人及人民日报、新华社、中央电视台等9家中央媒体记者20多人结合工作实际就中医药新闻宣传工作建言献策。

(高新军)

【第六届著名中医药学家学术传承高层论坛（2011 年 2 月 26 日）】

2011 年 2 月 26 日，第六届著名中医药学家学术传承高层论坛在广东广州举行。卫生部副部长、国家中医药管理局局长王国强出席并讲话。卫生部原副部长朱庆生，世界中医药学会联合会主席佘靖，全国人大外事委员会副主任委员、广东省科协主席卢钟鹤，广东省人大常委会副主任钟阳胜，广东省副省长雷于蓝等约 500 人参加了论坛。本届论坛以“中医药传承与创新”为主题。

国医大师陆广莘对近年来开展的著名中医药学家学术传承高层论坛作了总结，并对近些年的中医药传承工作给予了高度评价。中国中医科学院常务副院长刘保延作了《中医传承创新发展模式的挑战和机遇》的讲座。论坛上，由王国强主编的《国医大师》一书正式发布。贵州百灵企业集团制药股份有限公司成为中华中医药学会中医药防治心脑血管疾病继续教育基地。该论坛由邓铁涛、任继学、朱良春等 10 多位全国著名中医药学家联合发起，旨在推动全国中医学术交流，让中医药学薪火相传，发扬光大。

（冯　磊）

【国家中医药发展论坛（“珠江论坛”）第二届学术研讨会 2011 年 4 月 8 ~ 9 日】 2011 年 4 月 8 ~ 9 日，国家中医药发展论坛（“珠江论坛”）第二届学术研讨会在广东广州召开。针对目前中药创新面临的技术瓶颈和发展挑战，论坛以“中药创新发展的战略目标和任务”为主题，以理清中药创新发展思路，统一思想认识，提出中药新药创制可行的途径和方法，尤其是确定“十二五”重大新药创制专项中药研究的重点领域和方向，从而有效集成相关资源，进行中药的创新研究和发展，实现中药创新与发展中关键问题的重大突破。国家中医药管理局副局长李大宁，中国工程院院士、中国中医科学院院长张伯礼担任论坛执行主席，中药研究及相关领域专家共 40 多人参加了研讨。

珠江论坛是由科技部、国家中医药管理局和广东省人民政府共同主办的关于中医药行业发展的学术研讨会议，是立足于推动我国中医药事业全面、协调、可持续发展，搭建政府、中医药行业和专家、学者互动的高层平台。论坛由广东省科技厅、广东省中医药局、广东省中医药科学院和广东省中医院承办。

（向　佳）

【中医院药房文化建设高端论坛（2011 年 4 月 14 日）】 2011 年 4 月 14 日，中医院药房文化建设高端论坛在山东泰安举办。国家中医药管理局副局长吴刚出席论坛，并参观了泰安市中医院药房文化建设情况。论坛由中国中医药科技开发交流中心主办，泰安市中医院和北京同仁堂（亳州）饮片有限责任公司承办。来自全国部分县、市级中医院院长以及北京同仁堂（亳州）饮片有限责任公司负责人等近百人参会，并针对医院药房工作中存在的问题及文化建设方向进行了深入交流。

（向　佳）

【国家中医药发展论坛（“珠江论坛”）第三届学术研讨会（2011 年 5 月 10 ~ 11 日）】 2011 年 5 月 10 ~ 11 日，国家中医药发展论坛（“珠江论坛”）第三届学术研讨会以“‘病证结合’”的中医临床研究为主题在广东广州召开。本届论坛由中国中医科学院陈可冀院士、刘保延教授担任执行主席，重点围绕如何凸显中医的优势特色，就中医临床研究切入点的选择和实施进行了深入研讨。科技部社会发展司副司长杨哲，国家中医药管理局科技司副司长李昱，广东省发改委副主任张力军，广东省科技厅副厅长钟小平，广东省中医药局副局长曹礼忠、张英哲等领导及相关领域的专家学者共 30 余人出席了会议。本届论坛对“病证结合”临床研究的切入点、目标和任务、病种选择的原则等主题展开了充分讨论，并就“十二五”“病证结合”的中医临床研究达成共识。

（贺晓路）

【2011 海峡两岸中医药发展与合作研讨会（2011 年 6 月 12 日）】

2011 年 6 月 12 日，第三届海峡论坛·2011 海峡两岸中医药发展与合作研讨会在福建厦门开幕。来自国家中医药管理局、国务院台湾事务办公室、台湾工业技术研究院等两岸嘉宾 300 多人参会。福建省政协副主席郑兰荪出席开幕式并讲话。会上两岸签署了 5 项中医医疗、中药研发、学术交流方面合作项目。国家中医药管理局副局长于文明出席。研讨会由国家中医药管理局和厦门市政府共同主办，自 2006 年起，已成功举办 6 届，连续 3 年纳入海峡论坛。海峡两岸中医药界专家与学者、中医基层从业人员等 300 余人参会，其中台湾代表 197 人。

（崔朝阳）

【2011 中美中医药肿瘤学术研讨会（2011 年 7 月 9 ~ 10 日）】 2011 年 7 月 9 ~ 10 日，为落实 2008 年中美签署的在整合医学和中医药领域合作的谅解备忘录和中美战略与经济对话中医药交流与合作成果内容，由国家中医药管理局和美国人类与健康服务部共同主办，中国中医科学院肿瘤研究所、中国中医科学院广安门医院、美国国立癌症研究所补充与替代医学办公室（OCCAM）承办的 2011 中美中医药肿瘤学术研讨会在北京召开。此次研讨会以“中西贯通，融合创新，搭建中美中医药合作桥梁”为主题，与会专家、学者从中美中医药研究领域的科技合作概况及展望、政府在国际科技合作交流中的作用、中美中医药肿瘤研究领域国际科技合作样板展示等方面展开了研讨。

卫生部副部长、国家中医药管理局局长王国强出席会议并讲话。他建议：一、把握机遇，深化合作。二、整合资源，发挥优势。三、突

家中医药管理局局长王国强出席培训班并作了题为《如何当好一名中医医院院长》的报告。培训班内容包括医院管理知识和技术、中医药文化建设及“治未病”试点工作经验介绍等。来自全国29个省、市、自治区，369家医院的院长及相关人员共650多人参加了培训。

（胡　彬、潘　欣）

【全国中医医院信息管理与信息技术培训班（2011年5月19~20日）】

2011年5月19~20日，由国家中医药管理局主办、湖北中医药大学信息工程学院承办的全国中医医院信息管理与信息技术培训班在湖北武汉举办。培训班共安排了12场专题讲座，包括中医药信息化建设“十二五”规划编制思路、电子病历的研究重点和面临挑战、中医医院信息化系统架构设计与项目管理、中医医院信息化建设基本方案、中医药标准化建设等。

（陈　伟）

【第二期医院管理培训研讨班（2011年7月18~24日）】 2011年7月18~24日，根据《内地与香港中医药领域合作协议》，国家中医药管理局与香港方面积极协调，在香港举办了第二期医院管理培训研讨班，部分省、市中医医院院长及国家中医药管理局相关人员共29人参加了此次培训。此次培训班是专门针对中医医院管理工作举办的交流研讨班。

（高　欣）

重要活动篇

重要活动篇

一、医药卫生体制改革

（一）相关文件

【2011年医药卫生体制改革部分文件目录】

1. 国务院办公厅关于印发医药卫生体制5项重点改革2011年度安排（国办发〔2011〕8号）

2. 国务院办公厅关于印发2011年公立医院改革试点工作安排的通知（国办发〔2011〕10号）

3. 国家发展改革委、卫生部关于开展按病种收费方式改革试点有关问题的通知（发改价格〔2011〕674号）

4. 国务院关于建立全科医生制度的指导意见（国发〔2011〕23号）

5. 国务院办公厅转发发展改革委、财政部、卫生部关于清理化解基层医疗卫生机构债务意见的通知（国办发〔2011〕32号）

6. 国务院办公厅关于进一步加强乡村医生队伍建设的指导意见（国办发〔2011〕31号）

（二）中医药参与医药卫生体制改革专题

【中央与地方落实扶持中医药政策】

2011年，卫生部和国家中医药管理局联合出台《关于在深化医药卫生体制改革工作中进一步发挥中医药作用的意见》，对深化医改5项重点工作中如何发挥中医药作用以及加强中医药人才培养等进行了全面部署。

在基本医疗保障制度建设中，鼓励提供和利用中医药服务。新型农村合作医疗制度要求提高对中医药的补偿比例，调动了农民使用中医药的积极性。纳入医保支付范围的中医医疗服务项目和中药品种不断增加，大多数省（区、市）明确将医疗机构中药制剂纳入医保支付范围。

在基本药物制度建设中，坚持中西药并重原则，鼓励中药的使用。102种中成药和颁布了国家标准的中药饮片被纳入《国家基本药物目录》，各地积极推动中药品种纳入增补目录，不少地方增加的品种数超过了西药。

积极推进中医药预防保健技术和方法的应用，启动了基本公共卫生服务中医药服务项目试点工作。甘肃在全省疾病预防控制机构设置中医科，并将中医“治未病”内容纳入基本公共卫生服务项目，要求中医药内容在居民健康档案和健康教育中分别不少于20%和30%。山东青岛按照人均10元标准安排专项资金用于55岁以上老年人中医体质辨识，河北石家庄要求不低于10%的公共卫生服务项目经费用于中医药，浙江杭州拱墅区将每人25元公共卫生费用中的10元用于中医药服务项目。

在城乡基层医疗卫生服务体系建设中，382所县级中医医院得到改造，一大批社区卫生服务中心和乡镇卫生院中医科、中药房进行了标准化建设。安徽、广西开展的农村中医药工作县乡村一体化管理探索取得成效；云南投入1 230万元为4 100所村卫生室配备中医诊疗设备；湖北在全省所有乡镇卫生院开展“三堂一室”（国医堂、名医堂、中医养生堂和知名中医工作室）建设；天津在社区卫生服务中心和乡镇卫生院全面推进“国医堂”建设；宁夏针对基层4种常见病制定并推广10个中药饮片处方和10项中医适宜技术。

各地积极探索有利于中医药特色优势发挥的投入机制和补偿机制。北京、内蒙古、陕西等省（区、市）对公立中医（民族医）医院人员工资实行全额预算管理，浙江宁波对政府办医院的中医门诊和住院分别按每人次8元和每床日15元的标准给予财政补助。中医临床路径的制定与实施试点逐步展开，中医临床路径总数达到210个。

同时，中西医结合与民族医药工作不断加强，在总结经验基础上制定了中西医结合医院工作指南。完成了对10所重点民族医医院项目建设单位验收，开展了民族医医师资格考试开考标准调研。综合医院中医药工作继续推进，93所综合医院创建为中医药工作示范单位。印发了加强民间医药工作意见，进一步推动民间医药发掘整理工作。

（徐雪莉）

【京沪中医药改革试验区合作启动】 2011年2月19日，首届京沪“国家中医药发展综合改革试验区”合作论坛在北京召开。期间，北京、上海签署了《北京市东城区、上海市浦东新区“国家中医药发展综合改革试验区”战略合作协议书》，全面开启两地“试验区”的合作与交流。国家中医药管理局副局长李大宁出席论坛。

协议提出，除加强政府、企业、研究机构间合作外，两地还在中医药医疗、保健、教育、科研、产业、文化、国际发展以及信息交流、旅游、商贸、人才等领域开展多种形式合作交流。

会上，京沪两地分别对“试验区”成立以来开展的各项工作进行了全面总结，并对未来工作进行了整体规划。北京东城区将健全医疗服务体系作为工作重点之一。将加快医药卫生体制改革，构建中医药管理体系，并且加强中医药资源整合和基层中医药建设。此外，加强中医药产业发展也将成为东城“试验区”的新目标。上海浦东新区计划加强中医预防保健建设，在浦东新区范围内，建设中医预防保健服务体系，探索建设相关组织架构、管理职责、实施和监管方案、机制与经费保障等，为社区居民提供中医药预防保健服务和干预。

此外，北京市东城区与上海市浦东新区“国家中医药发展综合改革试验区”合作工作委员会、京沪“试验区”建设专家指导委员会同时宣告成立。

（胡　彬）

【公立医院改革试点工作安排确定推进中医院改革发展】 国务院办公厅印发的《2011年公立医院改革试点工作安排》提出，继续推进公立中医（含民族医药）医院改革发展。完善公立中医医院服务体系，促进中医药进社区、进基层、进农村，充分发挥中医药特色优势。加强国家中医重点专科建设，提高中医临床疗效。落实政府对公立中医医院投入倾斜政策，研究制定有利于公立中医医院发挥中医药特色优势的经济政策。中央2011年再支持300所以上含中医医院在内的县级医院标准化建设。

对于2011年的工作任务，工作安排提出，一是开展重大体制、机制综合改革试点。二是推进公立医院服务体系建设发展。三是在全国推行惠民、便民措施。四是充分调动医务人员积极性。五是推进形成多元化办医格局。

（黄　心）

【中医药在深化医改中的作用得到进一步发挥】 根据国务院办公厅印发的《医药卫生体制5项重点改革2011年度主要工作安排》和卫生部的统一安排，国家中医药管理局于2011年初制定了《国家中医药管理局医药卫生体制5项重点改革2011年度主要工作及分工安排》。在全年工作中紧紧围绕医药卫生体制5项重点改革，切实把中医药系统医改工作当作中医医政工作的核心抓紧、抓好，确保中医药工作在医改中不缺位、有特色、见成效，有效组织和引导全行业在自觉推进医改实践的过程中更好地促进行业自身发展。

一是加强政策协调，统筹推进中医药参与医改工作。2011年卫生部和国家中医药管理局联合出台了《关于在深化医药卫生体制改革工作中进一步发挥中医药作用的意见》（卫办发〔2011〕57号）。这是继《若干意见》之后又一重要文件，对当前及今后一段时期在深化医改中加强中医药工作进行了全面部署，从统筹做好公立中医医院改革试点工作、贯彻落实基本医疗保障制度中鼓励利用中医药服务政策、进一步加强基层中医药服务网络建设、在基本公共卫生服务中进一步发挥中医药作用、在建立国家基本药物制度中体现中药特点、加强中医药人才培养等6个方面，对各级卫生行政部门、中医药管理部门进一步重视和充分发挥中医药在医改工作中的作用提出了明确要求。

二是积极推进公立中医医院改革试点，注重体现中医药特色优势。国家中医药管理局积极推进公立医院改革国家联系试点城市的中医医院改革试点工作，加大了指导力度，开展督导检查，及时总结和推广好的做法和成熟经验。组织制订了《县级中医医院综合改革试点工作方案》，遴选了30个县中医医院作为综合改革试点，确定了以对针灸、推拿等中医非药物疗法进行财政补贴等补偿机制改革为切入点，推进县级中医医院体制、机制综合改革的试点工作思路。积极与卫生部沟通协调，在参与《县级医院综合改革试点工作方案》制订中体现了中医药特点。与卫生部规财司合作，顺利完成了全国中医医疗服务价格项目规范的修订工作，与西医项目比较，中医劳务技术价值在此次修订中得到了体现和照顾。与卫生部联合印发实施了《关于加强医疗机构内部价格管理暂行意见》，第一次明确了新增中医医疗服务价格项目由省级中医药管理部门负责审核，进一步规范和加强了中医医疗服务价格项目管理。继续做好城市三级医院对口支援县级医院工作，支援过程中注重强化中医药服务能力，切实提高县中医医院的管理和服务水平。继续推动中医医院信息化建设和中医电子病历试点工作，在中医医院广泛开展优质护理服务示范工程，进一步规范中医病历书写，修订中医病案首页。

三是在基本公共卫生服务逐步均等化工作中，积极推进中医药预防保健技术和方法的应用。《国家基本公共卫生服务规范（2011版）》中，除了2009年版中医药相关内容予以保留外，新增了儿童保健的中医药服务要求，进一步细化了高血压、2糖尿病患者健康管理中医药服务要求，制定了儿童、孕产妇、老年人及高血压、2型糖尿病患者中医健康管理技术规范。国家中医药管理局遴选了5个地级市和70个县（市、国家中医药管理局区）开展基本公共卫生服务中医药服务项目试点工作，探索中医药服务项目、人均经费标准、服务流程等中医药参与基本公共卫生服务的有效途径和模式。积极参与卫生部、财政部2010年度国家基本公共卫生服务项目考核工作，将“中医药应用”作为重要指标列入考核范围。各地也积极将中医药纳入基本公共卫生服务之中，甘肃在全省疾病预防控制机构设置中医科，并将中医“治未病”内容纳入基本公共卫生服务项目，要求中医药内容在居民健康档案和健康教育中分别不少于20%和30%；山东青岛按照人均10元标准安排专项资金用于55岁以上老年人中医体质辨识；河北石家庄要求不低于10%的公共卫生服务项目经费用于中医药；浙江杭州拱墅区将每人25元公共卫生费用中的10元用于中医药服务项目。

四是加大城乡基层医疗卫生服务体系建设力度，提高中医药服务可及性。国家中医药管理局开展了市县级中医医院、民族医医院能力建设项目，加强中医民族医诊疗设备配备，提高综合服务能力和中医药特色服务能力，共计投入经费42.12亿元，覆盖中西部地区所有的县级中医医院、民族医医院，东部地区扶贫县、陆路边境县、少数民族县和原中央苏区县、革命老区县的县级中医医院、民族医医院，西部地区和享受西部地区政策的地区地市级中医医院、民族医医院，共计1 960所医院。国家中医药管理局与国家发展改革委、卫生部等部门沟通协调，大力推进县级中医医院标准化建设，国家中医药管理局县级中医医院建设项目数由原定的369所增加到382所，增加了13所，增加投资2亿元。2011年争取中央专项资金10.22亿元，支持全国70所县中医医院标准化建设。继续推进基层医疗卫生机构中医科和中药房建设，国家中医药管理局在《关于在深化医药卫生体制改革工作中进一步发挥中医药作用的意见》中明确提出将中医药科室建设和中医药服务提供作为乡镇卫生院、社区卫生服务中心等基层医疗卫生机构绩效考核的重要内容，力争用3年时间使大多数乡镇卫生院和90%以上的社区卫生服务中心建立标准化的中医科和中药房，大多数村卫生室和社区卫生服务站能够提供中医药适宜技术服务。

五是在国家基本药物制度建设中，坚持中西药并重原则，注重鼓励中药的应用。国家中医药管理局组织制定、印发了《中药注射剂临床应用指南》，制作并推广国家基本药物临床应用指南（中成药）视频资料，广泛开展宣传和培训，指导基层医务人员合理使用基本药物。国家中医药管理局与国家食品药品监督局共同召开中药制剂视频会议，卫生部副部长王国强和国家食品药品监督副局长吴浈出席会议并就贯彻落实《关于加强医疗机构中药制剂管理的意见》提出明确要求。

六是落实基本医疗保障制度落实相关政策，注重鼓励提供中医药服务。在部局联合印发的《关于在深化医药卫生体制改革工作中进一步发挥中医药作用的意见》中明确提出，各省级卫生行政部门要切实贯彻落实卫生部、国家中医药管理局等5部门印发的《关于巩固和发展新型农村合作医疗制度的意见》有关提高中医药报销比例的要求，结合当地实际适当提高在新型农村合作医疗政策范围内属于国家基本药物和地方增补药品的中药有关费用的报销比例；将针灸和治疗性推拿等中医非药物诊疗技术纳入新农合报销范围，引导应用中医药适宜技术；在制定省级新农合报销目录时，应当适当考虑将符合条件的医疗机构中药制剂纳入目录。2010年农村中医药服务监测显示，参合县中，51.44%提高了中医医院报销比例，42.79%将中医药与西医药服务分开核算并提高中医药服务报销比例，22.60%降低中医医院服务报销起付线，14.42%降低以中医药治疗为主的病种报销起付线，38.94%提高中医药适宜技术报销比例，17.79%将中医药优势病种纳入门诊大病统筹并提高报销比例。

（中国中医药报）

【基本公共卫生服务中医药服务项目试点工作启动】 为探索在基本公共卫生服务中充分发挥中医药作用的有效途径和模式，在人均基本公共卫生服务经费标准逐步提高过程中，设计中医药服务项目和内容并逐步列入基本公共卫生服务项目，为城乡居民免费提供效果明显、特色突出的中医药服务，充分发挥中医药在健康促进中的优势和作用，国家中医药管理局2011年7月启动了基本公共卫生服务中医药服务项目试点工作。

经县（市、区）自愿申报、省级中医药管理部门遴选推荐等程序，国家中医药管理局确定湖北省石家庄市等5个地级市和北京市东城区等70个县（市、区）为基本公共卫生服务中医药服务项目试点地区。这些试点地区均为全国中医药特色社区卫生服务示范区、全国农村中医工作先进县以及全国基层中医药工作先进单位所在地区，当地基层中医药服务网络健全，政府高度重视中医药工作，能够安排一定的工作经费用于开展中医药基本公共卫生服务。国家中医药管理局研究提出了0~6岁儿童、孕产妇、65岁以上老年人3个重点人群中医药健康指导，高血压、2型糖尿病2个慢病患者中医药健康管理，以及中医药健康教育等共6个中医药服务项目供各地开展试点工作时参考选用。试点地区主要对中医药服务项目内容、中医药服务项目人均经费测算、提供中医药服务项目的人员和机构以及服务流程和中医药服务项目考核等进行探索。

（中国中医药报）

二、中医药“治未病”健康工程

【积极推进区域“治未病”预防保健服务试点工作】　2011年，国家中医药管理局组织开展了第二批“治未病”预防保健服务试点地区申报和评审工作，确定了51个地区为第二批“治未病”预防保健服务试点地区。在总结上海长宁区、闸北区等第一批中医预防保健服务试点地区工作开展情况的基础上，制定了区域“治未病”预防保健服务试点工作方案，从指导思想、工作目标、基本条件、组织领导、主要内容和工作步骤等方面对第二批“治未病”预防保健服务试点地区试点工作提出了明确要求，探索以区域为单位开展中医预防保健服务工作的方法、途径、机制和模式及将中医预防保健服务工作与基本公共卫生服务工作有机结合的途径。

（王　瑾）

【继续扩大“治未病”预防保健服务的试点范围】　2011年，国家中医药管理局组织开展了第四批“治未病”预防保健服务试点单位申报和评审工作，确定了70家单位为第四批“治未病”预防保健服务试点单位，范围涉及县级中医医院（含中西医结合医院、民族医医院）、各级疾病预防控制机构、妇幼保健机构、乡镇卫生院、社会养生保健机构等，进一步探索在基层医疗机构、预防保健机构、社会养生保健机构中开展中医预防保健服务工作的方法、途径、机制和模式。

（王　瑾）

【开展中医养生保健服务机构准入试点工作】　为规范中医养生保健服务市场，加强社会中医养生保健服务机构管理，促进中医养生保健事业的健康发展，在认真调研、充分论证的基础上，2011年，国家中医药管理局研究制定了中医预防保健服务机构标准和服务人员准入标准（试用稿），同时在全国范围内确定了21个地区为中医养生保健服务机构准入试点地区并开展试点工作，探索开展中医养生保健服务机构准入工作的方法、途径、机制和模式。

（王　瑾）

【国家中医药管理局《中医养生保健机构标准》讨论会召开】　为了加强非医疗性质中医养生保健机构的规范化管理，促进中医养生保健事业的健康发展。2011年4月27日，国家中医药管理局医政司在河北省保定市胜利召开《中医养生保健机构标准》讨论会。会议由国家中医药管理局医政司主办，河北省保定市卫生局承办，中和亚健康服务中心协办。

参加此次会议的人员有各省、市卫生局领导、专家、中和亚健康服务中心及各部门的领导、中和亚健康服务中心各大学的培训基地的领导、中和亚健康服务中心战略合作单位的主要领导。

此次中医养生保健机构标准讨论会围绕国家中医药管理局医政司起草的《中医养生保健服务机构基本标准讨论稿》进行了深入的探讨，本标准讨论稿主要是为了解决如何在不以治疗为目的（非医疗性质）的独立机构，运用中医养生保健的理论、理念及其方法和手段，开展保养身体、减少疾病、增进健康、延年益寿等服务活动。讨论非医疗性质保健机构的准入标准，主要包括开展的服务项目、场所与环境、设备设施、人员配备、管理等内容。

会议还就如何选择有关试点城市在非医疗性质的中医养生保健机构开展准入试点工作进行了前期的研讨。会上保定市卫生局就本市在全国率先开展非医疗性质中医养生保健机构标准准入试点工作进行了交流发言，会后大家参观考察了河北省保定市开展非医疗性质的中医养生保健机构，大家就保定市批准成立试点的保健机构给予了充分的肯定。各省、市卫生局的领导在此次会上积极发言，准备组织当地相关机构开展关非医疗性质的中医养生保健机构准入标准试点工作。中和亚健康服务中心主任孙涛在此次会议讲话，指出中和亚健康服务中心应发挥社团组织的作用，积极配合国家中医药管理局医政司开展中医养生保健机构标准的相关工作，积极组织相关亚健康学会的专家、就有关养生保健机构标准里面涉及的服务项目、人才培训等方面给予各个试点城市最大的支持。

（朱　嵘）

【第五届国学国医岳麓论坛在长沙举办】　由中华中医药学会和中和亚健康服务中心主办的第五届国学国医岳麓论坛于2011年5月21～22日在湖南长沙举办。论坛主题为中医药“治未病”、道家养生与亚健康。来自中国大陆、香港、美国、日本、加拿大、马来西亚、泰国等国内外的国学国医学者与从业人员1 000余人参加了此次盛会。

国家中医药管理局副局长吴刚、国家中医药管理局机关服务局局长孙涛、中华中医药学会秘书长李俊德、湖南省中医药管理局局长邵湘宁、中和亚健康服务中心副主任朱嵘等领导出席会议。

论坛设立一个主论坛和国学论坛、国医论坛、亚健康论坛、少儿亚健康论坛、养生与新媒体论坛、书画与养生6个专题论坛。

论坛举办了国内首套《亚健康音乐调理基础》教材、《国医年鉴》2011卷、《走出亚健康》系列丛书的发行仪式，首次发布《亚健康社区服务规范》、《亚健康音乐调理规范》、《少儿亚健康调理规范》等系列服务规范，首次从行业高度为国内亚健康服务提供了服务规范指导。本次论坛同时举办亚健康调理技术及产品展览会及书画展。

（朱　嵘）

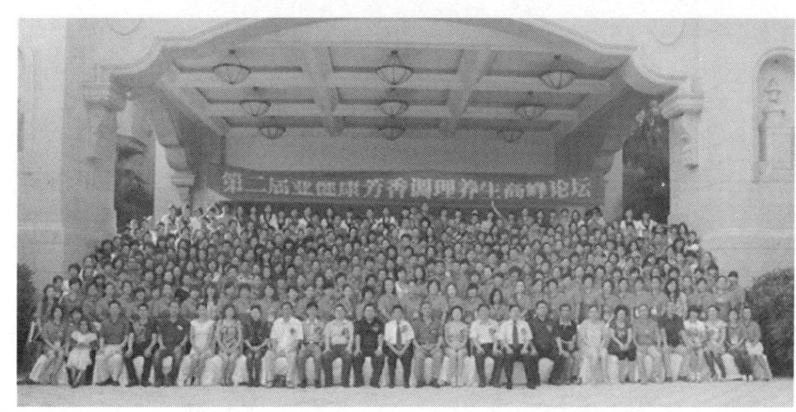

第二届亚健康芳香调理养生高峰论坛合影

【首届中日传统医药与亚健康学术论坛在厦门举办】 为了促进中日两国在传统医药、中医“治未病”与亚健康方面的学术交流，进一步建立长远的学术合作伙伴关系，为两国学者提供一个相互沟通、交流的机会和平台，2011 年 5 月 27～29 日，由中华中医药学会、中和亚健康服务中心和日本中医药普及协会在福建厦门联合举办了首届中日传统医药与亚健康学术论坛。论坛主题为传统医药、中医药“治未病”与亚健康。

国家中医药管理局机关服务局局长、中和亚健康服务中心主任孙涛，中华中医药学会副秘书长曹正逵，中华中医药学会国际部主任孙永章，中和亚健康服务中心副主任朱嵘，日本 EM 健康中心日本亚健康研究所所长柯彬，日本亚健康研究所教授伊藤研一，辽宁中医药大学中医文献研究院院长鞠宝兆等领导和国际知名专家、学者就中医“治未病”与亚健康相关问题作了报告，传达中日两国最新的养生保健与亚健康防治资讯。

（朱　嵘）

【全国第二届中医“冬病夏治”高峰论坛会在北京举办】 2011 年 6 月 24～26 日，全国第二届中医“冬病夏治”高峰论坛会在北京怀柔召开。卫生部副部长、国家中医药管理局局长王国强部长致开幕词。来自全国三级医院、二级医院、民营医院、基层医疗单位的专家近 500 人参加了此次会议。

王国强副部长对“冬病夏治”提出 4 点希望：一要加强挖掘整理和继承创新，总结研究历代文献中和各地行之有效的实践方法，系统梳理、归纳分析和提炼，积极开展科学研究，力争在“冬病夏治”的中医药科学内涵诠释、中医药理论与技术创新等方面有新突破；二要加强规范，坚持辨证论治，坚持体质辨识，各相关学术团体要在组织开展科学研究和协作攻关的基础上，制定好“冬病夏治”的诊疗规范和操作流程；三要加强管理和总结提高，及时做好临床观察和总结统计分析，建立回访制度，做好相关人员培训，及时交流和推广成熟项目和经验。四要做好科普宣传，让更多百姓受惠于“冬病夏治”。

本次会议主题是“继承创新，深化改革，科学发展”。会上，10 余位专家分别作了学术交流，并深入分析研究中医“冬病夏治”的发展现状、存在问题，提出了发展思路和措施。会议还对第二届全国“冬病夏治”学术交流大会先进单位和先进人予以表彰。

（朱　嵘）

【第二届亚健康芳香调理养生高峰论坛举办】 2011 年 8 月 18 日，由中和亚健康服务中心和中华中医药学会亚健康分会共同主办，广州市力欣国际贸易有限公司承办的第二届亚健康芳香调理养生高峰论坛在广东广州举办。本次论坛主题为中医“治未病”与亚健康芳香调理。亚健康芳香调理养生行业 600 余人出席了论坛。

（朱　嵘）

【第三次全国亚健康经络调理学术交流会在北京召开】 2011 年 10 月 30 日，第三次全国亚健康经络调理学术交流会在北京钓鱼台国宾馆举行。国家中医药管理局副局长吴刚、国家中医药管理局机关服务局局长孙涛等领导出席会议。本次论坛主题为中医“治未病”与亚健康经络调理。

本次大会分亚健康经络调理服务规范首发仪式、专题报告、“治未病”与亚健康干预技术推广单位授牌 3 个环节。会上国家中医药管理局领导为中医“治未病”亚健康干预技术推广单位授牌。

（朱　嵘）

【首届国际亚健康咨询师培训班举办】 2011 年 11 月 28 日～12 月 3 日，首届国际亚健康咨询师培训班在

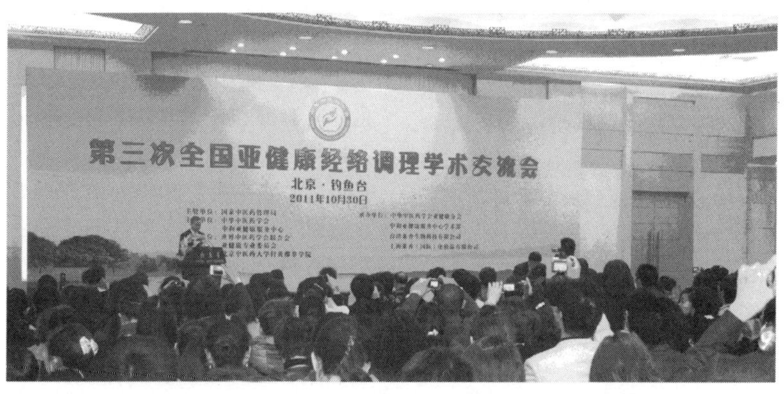

2011 年 10 月 30 日，第三次全国亚健康经络调理学术交流会在北京召开

韩国首尔开班，此次培训班由中国中和亚健康服务中心联合韩国亚健康振兴协会共同举办。参加此次培训班的学员来自首尔医疗门诊、养生保健机构的从业人员及相关行业的亚健康人群等。学员通过严格考试取得中国中和亚健康服务中心颁发的亚健康咨询师从业资格证书，成为专业的亚健康咨询师，更好为韩国亚健康人群提供咨询及干预技术。

（朱　嵘）

【百项亚健康中医调理技术项目名单公布】　经中华中医药学会和中和亚健康服务中心的征集和评选，2011年11月22日，2010年度百项亚健康中医调理技术项目名单公布，中和亚健康音乐调理技术等24项技术成为首批入选技术。

本次评审经形式、内容和学术3方面评选，中和亚健康音乐调理技术、多功能艾灸亚健康调理技术、中药药罐亚健康调理技术、宇泉多功能罐疗亚健康调理技术、扶阳罐对失眠多梦亚健康状态的调理技术、岐伯堂血糖异常中医经络技术、中医平衡疗法亚健康调理技术、孙云汉牌虫草软胶囊调理亚健康技术等24项亚健康中医调理技术以其创新性、科学性、安全性、有效性及可推广性方面的优势，在100多项申报技术中脱颖而出。

（朱　嵘）

【第三届“治未病”及亚健康防治论坛暨2011年中华中医药学会亚健康分会年会召开】　2011年12月10日，中华中医药学会亚健康分会第三届年会在海南海口举行，中华中医药学会副秘书长谢钟致辞，国家中医药管理局机关服务局局长孙涛、亚健康分会主任孙涛作年度工作报告及工作计划，湖南省中医药大学副校长何清湖主持会议，200多位来自海内外的专家、学者参加了会议。论坛主题是中医“治未病”中心与亚健康学科体系建设。

（朱　嵘）

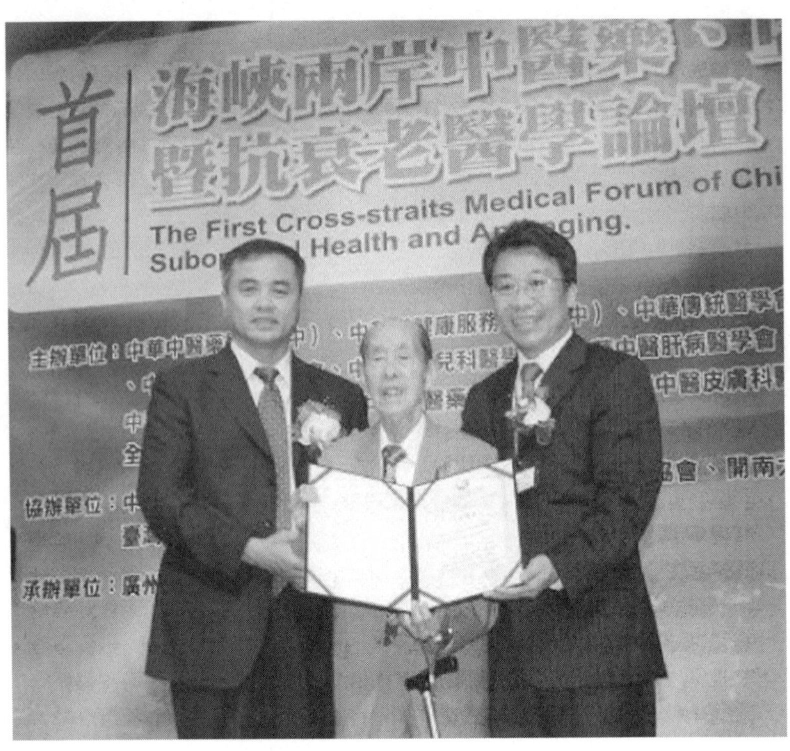

2011年8月6日，首届海峡两岸中医药、亚健康暨抗衰老医学论坛在台北召开

【两岸携手话杏林——首届海峡两岸中医药、亚健康暨抗衰老医学论坛召开】　2011年8月6日，由中华中医药学会和中和亚健康服务中心、中华中医抗衰老医学会共同举办的、由广州四季康美集团承办的首届海峡两岸中医药、亚健康暨抗衰老医学论坛在台湾台北召开。本次论坛的主题是：学科与标准、科研与技术、服务与产业。来自海峡两岸的医学、亚健康学及相关从业人员300余人参加了此次盛会。

（朱　嵘）

【亚健康“型态-证-体质”三位一体分型课题研究取得世界卫生组织认可】　“制定中医药干预亚健康人群的适用标准和评估方法”是2010～2011中国/世界卫生组织卫生技术合作项目，该课题于2010年3月3日正式启动，旨在制定中医药干预亚健康人群的适用标准和评估方法。作为该项目的承担单位，中和亚健康服务中心组织成立了由技术委员会、专家顾问委员会、联络组、工作小组、编译委员会组成的研究团队，按照研究计划安排进行该项目的研究。

在前期工作的基础上，“中医药干预亚健康的适用标准和评估方法”项目研究团队采用亚健康“型态-证-体质”三位一体分型课题研究成果，已经制定出《“性-生殖”型态亚健康适用标准和评估方法》、《“排泄”型态亚健康适用标准和评估方法》、《“认知-应对-关系”型态亚健康适用标准和评估方法》、《“营养代谢”型态亚健康适用标准和评估方法》、《“感知”型态亚健康适用标准和评估方法》、《“活动-休息”型态亚健康适用标准和评估方法》。

“中医药干预亚健康的适用标准和评估方法”项目已经通过世界卫生组织初步验收，取得了阶段性成果。

（朱　嵘）

【慢性病防治知识进社区活动启动】　2011年2月15日，由全国政协教科文卫体委员会、中国农工民主党中央委员会、卫生部、民政部、国家中医药管理局5部门共同主办的慢性病防治知识进社区系列宣传活动启动仪式在北京举行。慢性病防治知识进社区系列宣传活动2011年2~5月在北京、武汉、南京、福州、大连5个城市开展100场社区宣传活动，再逐步向全国推广。活动通过赠阅《慢性病防治知识手册》、开展慢性病专题讲座、组织有奖问卷调查等多种方式传播慢性病防治知识，倡导健康生活理念，同时邀请专家为居民提供面对面咨询服务，指导居民科学预防慢性病，提高健康水平。

（李秋博）

三、中医药参与重大突发事件和重大活动

【中医药应急和新发传染病防治工作取得新进展】 中医药应急和防治新发传染病工作机制进一步完善。2011年国家中医药管理局组织申报并遴选了第三批国家中医药管理局中医、中西医结合防治传染病临床基地，并公布了122个国家中医药管理局中医、中西医结合防治传染病临床基地名单。《中医医院应急工作预案》和《关于加强突发公共事件中医药应急工作的意见》待印发实施。

国家中医药管理局继续做好手足口病和甲型H1N1流感等传染病的中医药防治工作。组织制订了肠出血性大肠杆菌的中医药防治方案。继续开展中医药治疗艾滋病试点项目，进一步扩大救治规模，对“十一五”期间中医药治疗艾滋病试点项目进行了总结。

（董云龙）

【重大疾病防治工作得到进一步巩固提高】 国家中医药管理局制定印发了《国家中医药管理局“十一五”重点专科建设项目评审验收细则》，完成了所有654个国家中医药管理局“十一五”重点专科建设项目的评审验收。

开展国家临床重点专科（中医专业）的遴选评估工作。国家中医药管理局确定了147个国家临床重点专科（中医专业）建设项目。2011年建设项目已经启动。

国家中医药管理局组织开展局“十二五”重点专科建设项目申报和评审工作。在原有专业的基础上新增了临床药学、护理学、预防保健、重症医学4个专业，经过评审，国家中医药管理局确定了572个国家中医药管理局“十二五”重点专科建设项目和283个国家中医药管理局“十二五”重点专科培育项目。

继续推动中医重点专科管理与协作视频网络平台建设。国家中医药管理局在已有300多家重点专科建设单位开通视频网络平台的基础上，扩展到了部分地市级中医医院和县级中医医院，为开展远程培训、远程会议等工作打下坚实基础。

（董云龙）

【卫生部对舟曲医疗救援评估指出应用中医药急救防疫具有推广价值】 卫生部委托北京大学公共卫生学院、北京大学卫生应急管理中心对舟曲医疗卫生救援工作进行了外部评估。评估报告指出，中医药在舟曲救灾中发挥了巨大作用，甘肃因地制宜，充分应用中医药于急救和防疫的经验具有推广价值。

在舟曲的紧急医学救援行动中，中医药扮演了不容忽视的角色：160.5吨大蒜用于防治传染病，200斤花椒用于预防腹泻，2吨黄花菜用于预防心理抑郁，5吨黄柏、苍术、苦参饮片、滑石粉和院内中药制剂用于皮肤病。

评估报告指出，首先值得肯定和借鉴的是充分利用和发挥本地优势的“因地制宜”思维模式。其次，中医药在本次救援中一改人们通常对中医药所持有的“中药起效慢，作用缓，主要在于滋补和调理”的习惯印象，表现出其对紧急救治、防疫方面的强大功能，具有推广价值，值得进一步研究、探索和利用。在今后一段时期，相关部门应加大对中医药的关注与投入，积极探索对中医药疗效进行科学评价的方法，使中医药的功效能更进一步发挥其应有的作用，在以后的灾害救援中参考使用。

对于中医药参与突发事件救援的经验，评估报告认为，实践表明三级中医院完全有能力参加救援，现场救治中中医药的“简、便、效”等特点突出，可以救治一些危重病人。甘肃卫生行政部门领导高度重视，给中医药以发挥独特作用的空间，并保障中医药的供给，知名中医专家临阵指挥，为中医药在医疗救援中作用的发挥提供了有力保障。另外，建立中药汤剂效果和副作用的信息反馈机制，有利于专家组根据人群症候调整方剂，在一定程度上保障了中医药在大规模人群中使用时的有效性。

评估报告认为，在目前的各项应急预案中，均没有以规定的形式明确中医药在应对突发灾害事件时的救治地位及启动方式，造成部分中医医疗机构在遭遇突发事件后反应相对缓慢。而且卫生部尚无统一的中医系统处理突发灾害事件中各种疾病的中医处理规范和标准。各级卫生行政主管部门应在各类灾害的应急预案中明确中医药的地位，明确哪些事件中医药可以参与以及如何参与等问题。同时，需要制定中医药参与突发事件救治工作的中医行业自身标准和相应的单病种治疗规范。

（王 倩、郑访江）

【甘肃正宁重大交通事故中西医结合卫生救援工作取得重大成效】 2011年11月16日，甘肃省庆阳市正宁县榆林子镇发生特大交通事故，导致21名幼儿死亡，43名幼儿受伤。当地迅速组织国家、省、市各级中西医专家参与受伤孩子救治，坚持中西医并重施治原则，采用中西医结合治疗、食疗、心理治疗、亲情治疗等综合方法开展抢

救，猪蹄汤、黄花菜水、针灸、艾灸、外用中药膏、情志疏导一系列中医特色疗法的采用，收到了意想不到的良好效果。多名患儿由于中医药参与治疗而“起死回生”，创造了生命的奇迹。中医药再一次在突发公共事件应急救援中展示了自己的特色和优势。

（徐雪莉）

【中医药参与第26届世界大学生运动会医疗服务】 2011年8月12日，第26届世界大学生运动会在深圳举行。大运村综合诊所作为大运村内唯一对持证人员开放的医疗服务场所，担负起了提供基础医疗服务的重任。其中来自深圳市中医院、罗湖区中医院等的21名针灸、推拿医师、技师组建起了该诊所最大诊室——康复科。

康复科是大运村综合诊所中面积最大的科室，配备有14张康复理疗床，每天最多可容纳200多名病人接受治疗。诊所还推出了康复科的预约服务，分开时段、尽量满足大运村“村民”的就医需求。

康复科共有21名医师、技师，其中有抽调于深圳市中医院、罗湖区中医院、福田区中医院、宝安区中医院等的12名针灸、推拿医师。他们业务娴熟，具有针灸或推拿专业主治医师以上职称，并具备一定的英语口语沟通能力，其余9人来自于深圳市第二人民医院。

（徐雪莉）

四、中医基本现状调查工作

【中医基本现状调查工作完成】 中医基本现状调查是新中国成立以来第一次在全国范围内开展的中医现状调查，是新时期实现中医药事业科学发展的一项重要举措。本次调查于2009年启动，经过两年时间的调查、汇总、分析，中医基本现状调查工作完成。2011年9月14日，国家中医药管理局在北京举行新闻发布会，公布了《2009中医基本现状调查报告》。报告显示，全国医疗机构中，能够提供中医医疗服务的占59.6%；每万人口有中医师3.06人；全国中医门急诊年总服务量9.07亿人次。国家中医药管理局副局长于文明发布报告。此次调查内容包括中医医疗服务资源状况、中医药服务提供情况、中医医疗机构运营情况、中医药特色优势发挥情况、医疗机构中医药从业人员基本情况、医疗机构中医药科研基本情况、中医药发展有关政策落实情况等方面。国家中医药管理局副局长于文明表示，通过此次调查，显示出中医药发展存在的一些困难和问题：一是中医药事业的发展水平在地区间和省间不均衡；二是城乡基层中医医疗服务网络还不够健全；三是中医类别医院的基本条件与中医特色服务能力参差不齐；四是各地扶持中医药措施差别大，补偿机制尚未建立和完善，特色优势难以发挥；五是中医医疗资源配置、服务提供与行政管理体系不匹配。

（高新军）

【《2009中医基本现状调查报告》概述】 为了全面掌握我国中医药事业发展基本现状，科学制定中医药发展规划，合理配置中医药资源，完善相关政策措施，更好地贯彻落实《中共中央、国务院关于深化医药卫生体制改革的意见》及《国务院关于扶持和促进中医药事业发展的若干意见》，在深化医药卫生体制改革中充分发挥中医药作用，满足人民群众对中医药服务的需求，在国家中医药管理局及各地区卫生行政部门、中医药管理部门组织实施下，完成了2009年全国中医基本现状调查。

本次调查是新中国成立以来首次在31个省（区、市）和新疆生产建设兵团进行的中医基本情况的全面调查，被调查机构涉及各级、各类医疗机构，包括医院、门诊部、诊所、社区卫生服务中心（站）、乡镇（街道）卫生院、卫生所、医务室、村卫生室、妇幼保健院、疗养院等。此项工作从前期论证、方案制订、软件设计、预调查、正式调查实施，到数据录入、整理、分析及调查报告撰写等，前后历时两年，获得了全国中医发展基本现状的第一手信息。

一、中医医疗服务资源

（一）提供中医医疗服务的机构

1. 机构数。

本次调查涉及各类医疗机构共计73.96万个。其中，能够提供中医医疗服务的机构有44.07万个，占调查机构59.6%。

提供中医医疗服务的医疗机构包括中医类别（指中医、中西医结合、民族医，下同）的医院、门诊部、诊所；77.7%的综合医院、75.6%的社区卫生服务中心、66.5%的乡镇卫生院、51.6%的社区卫生服务站、57.5%的村卫生室；专科医院等其他医疗机构中，也有一定比例的机构提供了中医医疗服务。

2. 提供中医医疗服务的各类机构构成。

在提供中医医疗服务的各类机构中，中医类别的医院、门诊部和诊所占8.5%；乡镇卫生院和村卫生室占82.6%；综合医院、社区卫生中心、社区卫生服务站及其他医疗机构占8.9%。

（二）中医床位

1. 中医床位数。

中医床位数包括中医类别医院床位数和综合医院、专科医院（不包括中医类别专科医院，下同）中医科的床位数。

在本次调查的中医类别医院和综合医院、专科医院中，共有床位310.08万张。其中，中医床位52.06万张，占医院总床位的16.8%。

2. 中医床位在各类机构中的分布。

中医医院、中西医结合医院、民族医医院的中医床位分别占中医总床位的77.0%、6.7%和2.6%，综合医院和专科医院分别占11.5%和2.2%。

3. 万人口中医床位数。

全国平均每万人口中医床位数为3.94张。

（三）中医药人员

1. 中医药人员数。

中医药人员包括中医类别执业医师（含执业助理医师，下同）、见习中医师、中药人员。

本次调查的各类医疗机构中，共有中医药人员51.74万人。其中，中医类别执业医师40.86万人，见习中医师2.01万人，中药人员8.86万人。

中医类别执业医师占执业医师总数的20.8%。

2. 中医类别执业医师在各类医疗机构中的分布。

中医类别执业医师在中医类别医院、门诊部、诊所中占35.3%，综合医院占18.3%，社区卫生服务中心及乡镇卫生院分别占5.3%、21.0%，社区卫生服务站占4.1%，其他医疗机构占16.0%。

3. 万人口中医类别执业医师数。

每万人口中医类别执业医师数为3.06人。

二、中医服务

（一）门诊服务

中医门诊服务包括中医类医院、门诊部和诊所的门、急诊服务；综合医院、专科医院、社区卫生服务中心、乡镇卫生院的中医科的门诊服务；社区卫生服务站、村卫生室以及其他医疗机构的中医诊疗服务。

1. 门诊服务量。

本次调查各类医疗机构（不含村卫生室）中医门急诊服务总量为6.71亿人次，占各类医疗机构门急诊服务总量的19.2%。

村卫生室提供中医诊疗服务2.36亿人次。

综合医院、社区卫生服务中心、乡镇卫生院门、急诊总人次中，中医门诊人次分别占5.7%、11.9%和10.9%。

社区卫生服务站、村卫生室总诊疗人次中，中医诊疗人次分别占14.6%和15.6%。

2. 各类机构提供的中医门诊服务。

中医门诊服务由中医类别医疗机构提供62.4%，综合医院及专科医院提供13.4%，社区卫生服务中心和乡镇卫生院分别提供5.1%和13.5%，社区卫生服务站及其他机构提供5.6%。

（二）住院服务

中医住院服务由中医类别医院和综合医院、专科医院的中医科提供。

1. 住院服务量。

本次调查中医类别医院、综合医院和专科医院中医科出院总人数为1 357万，占各类医院总出院人数的16.1%。

综合医院、专科医院提供的中医住院服务占其住院服务总量的比例分别为2.0%和3.5%。

2. 各类医院提供的中医住院服务。

中医住院服务由中医类别医院提供89.0%，综合医院和专科医院中医科提供11.0%。

三、中医特色疗法、技术的普及应用

（一）各类医疗机构中药饮片使用

各类医疗机构中药饮片处方占总处方数的比例为9.5%，中成药处方占总处方数的比例为17.4%。

中医医院、中西医结合医院、民族医院中药饮片处方占总处方数的比例分别为24.2%、19.1%、20.8%，中成药处方占总处方数的比例分别为29.5%、31.7%、38.5%。

（二）各类医院院内中药制剂使用

在设置了中药制剂室的各类医院中，通过审批的中药制剂品种数的院均值分别为中医医院21.83种、中西医结合医院28.90种、民族医院63.06种、综合医院35.92种、专科医院11.04种。

（三）中医疗法在基层医疗卫生机构的普及应用

能够运用针刺、灸法、推拿、拔罐、敷贴、刮痧、熏洗等常用中医疗法的基层医疗卫生机构占同类机构的比例，社区卫生服务中心、乡镇卫生院分别为81.7%、65.6%，社区卫生服务站、村卫生室分别为51.6%和65.0%。

（四）中医药参与基层医疗卫生机构“六位一体”服务

在社区卫生服务中心中，61.0%的机构能够运用中医药技术和方法开展传染病预防服务；高血压、糖尿病、冠心病的中西医结合防治一体化服务开展率分别达到了90.1%、86.2%和74.3%；55.6%的机构在居民健康档案中体现中医内容。

60.7%的社区卫生服务中心、42.6%的乡镇卫生院在重点和亚健康人群保健方案中体现了中医内容。

73.0%的社区卫生服务中心、44.0%的乡镇卫生院开展了中医康复服务。

74.9%的社区卫生服务中心、53.1%的乡镇卫生院开展了中医药保健知识健康教育。

48.7%的社区卫生服务中心、36.7%的乡镇卫生院可运用中医药知识开展孕产妇保健咨询及指导服务。

四、各类医院中医药科研投入

2006~2009年中医类别医院中医药科研到位经费累计达到61.32亿元，其中自筹经费占24.7%；综合医院及专科医院中医药科研到位经费累计25.77亿元，其中自筹经费占42.5%。

五、中医人力需求

未来5年，各级各类医疗机构对中医药专业技术人员的意向需求为51.76万。其中，医院占36.6%，社区卫生服务中心（站）占6.5%，乡镇卫生院占14.7%，村卫生室占37.0%。

六、中医药行政管理及相关政策落实

31个省（区、市）均设有省级中医药行政管理机构。有17.8%的地（市）卫生局加挂了中医药管理局名称，69.9%的地（市）卫生局设有中医处（科）。21.6%的县（市、区）卫生局设有中医科（股）并有中医药管理专职人员，9.5%的县（市、区）未设中医科（股）但有中医药管理专职人员。

有19个省（区、市）和47.9%的地（市）中医经费实行了计划财政单列。

在城镇职工医保制度相关政策规定中，26.7%的地（市）相对提高了中医诊疗项目报销比例；分别有92.6%和72.1%的地（市）将中药饮片和医疗机构中药制剂纳入药品报销目录；24.5%的地（市）提高了中成药报销比例。

在新农合相关政策规定中，44.6%的县（市、区）相对提高了中医诊疗报销项目的报销比例；分别有82.4%和60.5%的县（市、区）将中药饮片、医疗机构中药制剂纳入基本用药目录；42.4%的县（市、区）提高了中成药报销比例；19.3%的县（市、区）对中医医院住院降低了报销起付线，38.6%的县（市、区）提高了中医医院住院报销比例。

在城镇居民医保制度相关政策规定中，有29.1%地（市）相对提高了中医诊疗项目报销比例；分别有92.0%和71.5%的地（市）将中药饮片和医疗机构中药制剂纳入报销目录；23.3%的地（市）提高了中成药报销比例。

七、存在的主要问题

1. 中医药管理机构设置、相关政策落实在不同省（区、市）有较大差异。

省级中医药管理机构的级别、编制、处室设置差别很大，有副厅级局，也有卫生厅内设中医处；人员编制数最多的省份有31人，而最少的仅有3人；处室设置最多的有7个，最少的仅为1个。地市级卫生管理机构中，中医管理人员独立编制数最多的省（区、市）共有55人，最少的为零。县级设置中医管理科室并有专人管理的县（市）比例最高的省（区、市）接近60%，最低的为零。

财政对中医机构的投入方面，人均财政拨款最高的省（区、市）为63.41元，第2位为27.26元，最低的仅为3.79元，最高是最低的16.7倍。

各省（区、市）实行中医经费计划财政单列的地（市）的比例，最高达到80.0%，最低的为零。

2. 中医医疗资源配置在不同省（区、市）存在明显的不均衡。

每万人口中医床位数最高的省（区、市）为6.87张，最低仅为2.30张，最高是最低的3.0倍。

每万人口中医类别执业（助理）医师数，最高的省（区、市）为5.65人，最低的仅为1.45人，最高是最低的3.9倍。

3. 农村基层中医医疗服务网点还不够健全。

在农村，乡镇卫生院和村卫生室为农村居民中医服务的最主要的提供者，但是目前尚有33.5%的乡镇卫生院和42.5%村卫生室不能提供中医医疗服务，影响了所在乡镇、村的居民接受中医服务的可及性。

4. 村卫生室具有中医类别执业资质的人员明显不足。

能够提供中医诊疗服务的村卫生室总数有33.94万个，每月开出的中药饮片处方3 500万张，但是村卫生室中具有中医类别执业（助理）医师资格的人员仅有4.76万人，村卫生室中从业人员的资质与大量的中医诊疗服务提供相比，明显不相称。

（黄　莹）

【国家中医药管理局表彰中医基本现状调查工作优秀组织、先进个人】 2011年9月15日，为表彰在中医基本现状调查工作中作出突出贡献的优秀组织和先进个人，国家中医药管理局召开中医基本现状调查总结表彰视频会议，对在中医基本现状调查工作中表现突出的优秀组织和先进个人进行表彰，授予北京市中医管理局办公室等98个单位“中医基本现状调查优秀组织”荣誉称号，王磊等500位同志“中医基本现状调查先进个人”荣誉称号，卫生部统计信息中心等9个单位和个人“中医基本现状调查特别贡献奖”荣誉称号。

五、屠呦呦获生物医学大奖“拉斯克奖”

【屠呦呦获生物医学大奖“拉斯克奖”】 2011年9月12日，2011年度拉斯克奖（The Albert Lasker Medical Research Awards）揭晓，80岁的中国中医科学院屠呦呦教授获得临床医学奖，以表彰其在青蒿素研究中的贡献。青蒿素是治疗疟疾的重要药物，挽救了全球尤其是发展中国家数百万人的生命。

拉斯克奖是生物医学领域仅次于诺贝尔奖的一项大奖。因其不少得奖者会在随后的几年中获得诺贝尔奖，该奖项在医学界又素有“诺贝尔奖风向标”之称。

屠呦呦，1930年12月生于浙江宁波，1955年毕业于北京医学院药学系，同年到卫生部中医研究院（现中国中医科学院）中药研究所工作，曾脱产两年半参加卫生部委托中医研究院举办的“西医学习中医班”学习结业。长期从事中药和中西药结合研究。

青蒿素发现始于半个世纪前我国组织的抗疟疾药物研发“523任务”。该任务是1967年5月23日启动的一项举国体制的抗疟新药研发，遍布全国60多个单位的500多名科研人员组成了抗疟新药研发大军。当时在中医研究院中药研究所工作的屠呦呦是这支队伍中的关键人物之一。

典籍记载青蒿可以治疗疟疾，但是大量实验发现，青蒿提取物抗疟效果并不理想，其他科研机构也得出类似结论。屠呦呦领导的课题组经长期反复实验，首次采用乙醚为溶剂，制备出具有明显抗疟效果的青蒿提取物。用乙醚提取这一步，是保证青蒿素有效制剂的关键所在。

在此基础上，课题组与全国多个研究团队深入开展研究，蒿甲醚、复方蒿甲醚等青蒿素类抗疟药先后诞生，让人类利用青蒿素抗疟达到新高度。

屠呦呦提出用乙醚提取，对于发现青蒿的抗疟作用和进一步研究青蒿都至关重要，保证了整个研究的不断进展。

（仲　科）

六、《本草纲目》、《黄帝内经》成功入选联合国教科文组织《世界记忆名录》

【《本草纲目》、《黄帝内经》成功入选联合国教科文组织《世界记忆名录》】 联合国教科文组织世界记忆工程国际咨询委员会（IAC）在2011年5月召开的第十次会议批准中国申报的中医古籍文献《黄帝内经》、《本草纲目》列入《世界记忆名录》。

此次申报的《黄帝内经》为公元1339年胡氏古林书堂印刷出版，是世界上保存最早、最完好的版本，目前由中国国家图书馆收藏。《本草纲目》为1593年金陵胡承龙刊刻的原始木刻本，也是该书的原始版本，是迄今为止唯一一个由李氏家族自己编纂的版本。这两部中医药典籍，无论是从它们的成书年代、学术价值、档案文献的珍贵稀有性、世界影响力，还是从对维护人类健康所作出的巨大贡献，可以说都是传统医学著作的最杰出代表。

卫生部副部长、国家中医药管理局局长王国强指出，评审委员会对两部文献的独创性及其历史、科学和文化价值给予极高评价；称这是中国传统医药典籍文献进入世界文献遗产保护工程的重要成果，对中医药走向世界具有重大意义。

（朱海东）

专业工作篇

专业工作篇

一、中医药政策法规与监督

【概述】 按照中医药工作总体部署和有关要求，2011年中医药立法进程进一步加快，政策研究工作得到加强，中医药标准体制和机制进一步完善，中医药监督工作扎实推进。

（侯卫伟）

【立法工作进程加快】 2011年，在中医药行业的共同努力和有关部门的大力支持下，中医药立法工作取得令人振奋的积极进展：

一是进一步征求意见建议。配合卫生部政策法规司，国家中医药管理局完成征求中央24个部门、卫生部各有关司局及地方中医药管理部门的意见，在全面梳理、认真研究各方面提出的意见建议的基础上，进一步研究、修改、完善了《中医药法（草拟稿）》。

二是组织开展专题研究。针对立法中的部分重点、难点问题，国家中医药管理局全面启动了由局有关司及部分地方中医药管理部门、高等中医药院校等承担的中医药事业发展投入保障机制等10个专题研究项目，为《中医药法》的制定提供支撑。

三是通过卫生部部务会议审议。在进一步与卫生部各有关司、国家食品药品监管局沟通，国家中医药管理局对重点、难点问题进行深入研究协调，对《中医药法（草拟稿）》及其起草说明进行反复修改后，于2011年11月21日提请卫生部第12次部务会议审议并获原则通过。

四是做好报送国务院的工作。根据卫生部部务会议意见，国家中医药管理局配合卫生部政策法规司对《中医药法（草拟稿）》进一步修改后形成了《中医药法（草案送审稿）》，于2011年12月15日上报国务院。

（侯卫伟）

【中医药行业普法工作和法制政府建设顺利推进】 《全国中医药行业开展法制宣传教育第六个五年规划（2011～2015年）》（以下简称《规划》）印发并实施。《规划》明确了中医药行业“六五”普法工作的指导思想，提出了主要目标、工作原则和主要任务，对中医药行业普法工作进行了部署。

国家中医药管理局印发了《关于贯彻落实〈国务院关于加强法制政府建设的意见〉的实施意见》，深入贯彻落实依法治国基本方略，全面推进依法行政。

（侯卫伟）

【中医基本现状调查工作完成】 见重要活动篇。

【政策研究和综合调研督导工作继续深入开展】 积极推进相关研究课题的实施。国家中医药管理局以工作进度和研究质量为重点，加强对研究项目承担单位的督促和相互间的配合，开展中医药政策体系框架、中医药发展规律、中医药服务提供与利用激励机制、中医药综合改革试点等专题研究。

继续开展中医药工作综合调研督导。由国家中医药管理局局领导带队，组成6个调研督导组，赴12个省、市开展调研督导，督导报告已汇编成册印发有关部门。

（张峘宇、张庆谦）

【中医药标准化工作体制和机制进一步完善】 2011年中医药标准化工作以完善中医药标准体系、强化中医药标准化支撑体系为重点，以解决影响和制约中医药标准化发展的关键问题、进一步夯实中医药标准化工作基础为着力点，以在中医药标准化发展战略研究基础上、制定并实施“十二五”中医药标准化发展规划为抓手，全面发挥中医药标准化在中医药事业发展中的引领和支撑作用。

开展中医药标准化中长期发展规划的研究制定。在中医药标准化发展战略研究基础上，国家中医药管理局组织召开了中医药标准化战略研讨会，进一步提高认识，统一思想，明确了今后一个时期中医药对外交流与合作的重大战略方向和工作思路。组织研究编制了中医药标准化中长期发展规划纲要，并广泛征求局各司办、中医药各专业标准化技术委员会、中医药社会团体及有关专家的意见建议，已完成了规划草案，形成了项目计划。规划草案提出了2011～2020年中医药标准化发展的指导思想和基本原则，提出了发展的主要目标，明确了主要任务和主要措施。以需求性和可行性为基本原则，提出了重点开展中医药名词术语、中医药信息等领域基础标准的制定；中医临床诊疗、中医养生保健康复、中药等领域技术标准的制定；中医医疗保健机构、中医药从业人员、医疗质量安全等领域管理标准的制定。

加强了中医药标准体系建设。国家中医药管理局组织开展了中医药标准体系表研究制定，以“十五”、“十一五”相关研究成果为基础，确定中医药标准体系结构，形成中医药标准制修订的总体规划和中医药标准体系表草案，进一步论证完善后发布。组织开展了中医外科、妇科、儿科等常见病诊疗指南和中医古籍整理规范等195项中医药标准的审定。加强中医药标准制修订关键技术的研究，组织开展了中医标准制修订通则和制修订技术方法的研究，以对中医药标准的格式、体例等基本框架和名词术语、临床诊疗指南、技术操作规范制定中的关键技术点进行规范。

加强了标准化支撑体系建设。在组织协调体系建设方面，国家中医药管理局以筹备成立中医药标准化委员会为重点，加强中医药标准化组织建设，并已完成组建方案。在技术支撑体系建设方面，开展第一批中医药标准研究推广基地（试点）建设工作，印发了基地建设指导方案，完成了“临床诊疗指南评价方案（草案）”的起草工作。在人才队伍体系建设方面，以实施中医药标准化项目、建设标准研究推广基地（试点）以及举办标准化人才培训班为依托，开展了标准化工作相关人员的培训。在制度保障体系建设方面，进一步理顺中医药标准化管理体制和运行机制，明确职责定位，组织完成了中医药标准管理办法的修订起草。进一步加强中医药标准化政策研究，组织研究起草了加强中医药标准化工作的指导意见。

加快推进中医药标准国际化。在国际标准化组织（ISO）平台上，国家中医药管理局组织研究提出了5个新项目提案，为在ISO/TC249第二次会议上成立工作组（WG）、我国获得3个国际工作组召集人席位争取了主动。在世界卫生组织（WHO）平台上，积极推进国际疾病分类代码（ICD-11）传统医药部分的研究制定工作，我国提出的技术方案已被WHO采纳。

（李钟军）

【开展中医药监督专题研究】 研究提出加强中医药监督工作的意见、建议。在对中医药监督工作的主要范围、国家中医药管理局的主要职责、面临的主要问题和困难等进行全面梳理基础上，国家中医药管理局召开西南片区监督工作交流会，就加强中医药监督工作，征求部分省（市）中医药管理部门、卫生监督部门及有关专家的意见。

对“微博问诊”、“血燕”、“养生教母”等问题进行专题调研，国家中医药管理局邀请有关部门和专家对中医养生保健监管的内涵、现状、问题和难点等进行深入研究。

（张岖宇、黄 莹）

【开展虚假违法中医医疗广告监测】 虚假违法中医医疗广告情况监测。全年监测都市类、文摘类、综合经济类和老年、妇女、青年、工人、残疾人类报纸4批，共监测到虚假违法中医医疗广告1 718次。监测大众医学、医药、保健类和医学、卫生类杂志共3批，监测到虚假违法中医医疗广告100条次。

虚假违法中医医疗广告的查处。在各省（区、市）中医药管理部门和卫生监督机构的共同努力和配合下，全国共警告、批评教育及罚款医疗机构52家，撤销中医《医疗广告审查证明》7家，停业整顿21家，吊销医疗机构相关涉案诊疗科目8家，取缔5家。

互联网监测。对互联网虚假中医药机构网站进行了4次监测，共监测到虚假中医药机构网站80家，并按照有关工作机制及时向有关部门通报。

对虚假违法中医医疗广告的特征做了详尽的归纳和总结，给广大人民群众以警示，防止消费者上当受骗，多家权威新闻媒体进行报道和转载，在社会上引起积极反响。

（张岖宇、黄 莹）

二、医政管理

【概述】 2011年中医医政工作以邓小平理论、“三个代表”重要思想和科学发展观为指导，深入贯彻党的十七大、十七届六中全会和中央经济工作会议精神，以增强中医药服务能力为核心，全力落实深化医药卫生体制改革中医药各项工作任务，推动中医药在医改中发挥更大的作用，深入开展“以病人为中心，以发挥中医药特色优势为主题”的中医医院管理年活动，持续推进中医医院内涵建设，不断提高基层中医药服务的可及性和可得性，进一步建立和完善中医医疗和预防保健服务体系，充分发挥中医药特色和优势，取得了明显成效。

（王 瑾）

【中医药应急和新发传染病防治工作取得新进展】 见重要活动篇“中医药参与重大突发事件和重大活动”。

【重大疾病防治工作得到进一步巩固提高】 见重要活动篇“中医药参与重大突发事件和重大活动”。

【中医诊疗设备促进工程收到明显成效】 国家中医药管理局对第一批推广的中医诊疗设备进行了评价，开展了第二批申报和遴选工作。经过评审，确定了《中医诊疗设备评估选型推荐品目（2011版）》，涵盖了中医诊断、治疗、中药等各个领域，基本包含了国内优秀的中医诊疗设备，对于推动中医诊疗设备产业发展和临床应用发挥了积极作用。

为指导中医医院合理配置医疗设备，促进中医诊疗设备的应用，提高中医临床疗效，国家中医药管理局组织制定了《中医医院医疗设备配置标准（试行）》，供二级中医医院和三级中医医院（含中西医结合医院）参考执行。

（董云龙）

【全国中医医院“三好一满意”活动经验交流会召开】 见重要会议篇。

【“以病人为中心，以发挥中医药特色优势为主题”的中医医院管理年活动深入开展】 各级中医药管理部门进一步加强对中医医院发挥中医药特色优势工作的指导、监督和检查。围绕中医医院管理年活动8项重点工作，国家中医药管理局组建了由300余名专家参加的专家评估检查组，完成了对局直属管医院和全国省级以上综合性中医医院及部分地市级和区县级中医医院共计120余家的检查评估，对检查评估情况特别是12项关键性指标评估情况进行了总结和分析，并将有关情况通报全国。在此基础上，部署开展了整改督导工作，进一步指导中医医院针对存在的问题做好整改，充分发挥中医药特色优势。

（邴媛媛）

【中医预防保健服务体系建设工作继续推进】

• 积极推进区域“治未病”预防保健服务试点工作。

• 继续扩大“治未病”预防保健服务的试点范围。

• 开展中医养生保健服务机构准入试点工作。

具体内容见重要活动篇“中医药‘治未病’健康工程”。

【中西医结合与民族医药工作不断加强】 完成“十一五”重点中西医结合医院和重点民族医医院建设项目的评估验收工作。国家中医药管理局组织专家对“十一五”期间9个重点中西医结合医院和10个重点民族医医院项目建设单位进行了实地评估验收。项目建设期间，国家加大了投入，在相关项目、资金、规划和政策等方面给予重点支持，地方政府和各项目建设单位积极加强投入，扩大了医院规模，切实改善了就医条件，增强了建设单位的综合服务能力。各项目建设单位通过4年建设周期，进一步明确了医院的功能定位，理顺了发展思路和目标；不断优化医疗资源配置，专科实力不断增强，以专科建设带动医院整体发展；积极完善人才培养、梯队建设、选拔使用等机制，中西医结合和民族医药人才队伍不断壮大，人员素质普遍提高；积极加强医院管理，从资源配备、质量控制、病种管理、绩效考核、技术准入、职称晋升等方面，建立完善有利于发挥特色优势的内部运行机制和保障制度，同时注重医院文化建设和职业道德教育，为医院的可持续发展奠定了基础。

组织开展国家中医药管理局第三批重点中西医结合医院和第二批重点民族医医院建设单位申报和评审工作。国家中医药管理局确定了18家中西医结合医院为国家中医药管理局第三批重点中西医结合医院，确定了12家民族医医院为国家中医药管理局第二批重点民族医医院，力争通过4年建设周期，建成一批特色突出、专科优势明显、临床疗效显著、管理科学、具有示范带动作用的中西医结合医院和民族医医院。

通过对前两批重点中西医结合医院建设工作经验的系统总结和梳理，组织制定了《中西医结合医院工作指南》，国家中医药管理局对中西医结合医院工作的核心要素进行归纳提炼，从医院管理、人才培养、科室设置、专科建设、临床研究、药事管理、护理、文化建设、预防保健9个方面提出了体现中西医结合医院自身工作特点的要求，突出了实用性、指导性和可操作性，用于指导各地中医药管理部门和中西医结合医院更好地开展医院管理和建设，充分发挥中西医结合的特色和优势。

举办全国中西医结合医院和民族医医院管理培训班。全国97所中西医结合医院的178名中西医结合医院院长和医务科科长参加了中西医结合医院管理培训班，全国18个省（区、市）的171名民族医院院长和医务科科长参加了全国民族医医院管理培训班，涉及藏、蒙、维、傣、壮、朝、苗、瑶、回、侗、哈萨克等12个民族医医院，搭建了相互交流与学习的平台，明确了工作开展的思路和方法，促进了医院进一步加强内涵建设。

（王　瑾）

【中医类别执业医师准入工作不断推进】 为充分发挥中医药特色和优势，提高中医药服务能力，国家中医药管理局指导各级中医药管理部门和各级中医医院（含中西医结合医院、民族医医院）进一步做好中医类别医师定期考核工作，规范考核内容，联合卫生部印发了《关于印发中医医院中医类别医师定期考核内容的通知》。文件明确要求中医医院中医类别医师定期考核在业务水平测试、工作成绩评定、职业道德评定等方面均重点体现中医药特色。

在卫生部医考委的统一领导和安排下，国家中医药管理局进一步加强与相关部门的沟通与协调及对保密工作的领导，提高考务人员和考官的责任意识、法律意识和保密意识，完善各项规章制度，强化监督，责任到人，加强对考前、考中、考后各个环节的监督检查，做好考务组织管理的各项工作，顺利完成了2011年全国中医类别医师资格考试工作，并与卫生部共同扩大了乡镇执业助理医师考试试点范围。

国家中医药管理局联合中国残联、卫生部、人力资源社会保障部等部门顺利完成了2011年全国盲人医疗按摩人员考试工作，并完善了相关工作制度，规范了工作程序。

（王　瑾）

【联合开展慈善医疗济困行动】 为进一步提高基层中医医疗机构装备水平，国家中医药管理局与中华慈善总会于2011年1月联合开展了2011年度“慈善医疗济困行动”，向全国基层中医医院捐助医疗仪器设备，共捐助1 095台医疗设备，总价值24 579.7万元，减免金额总计16 996.02万元。2011年11月，再次联合中华慈善总会开展第四期“慈善医疗济困行动”，向全国中医医院捐助、捐赠远程移动监护诊断系统、CT、DR、彩超、救护车、血液透析机等大型医疗设备。

（王　瑾）

【2011年全国中医医政工作会议和全国中医医政工作座谈会召开】 2011年2月24～25日，国家中医药管理局在湖南长沙召开了全国2011年中医医政工作会议，回顾总结了"十一五"中医医政和2010年中医医政工作进展，认真分析了中医医政工作面临的新形势，研究部署了2011年中医医政工作。2011年9月5～6日，国家中医药管理局在安徽黄山召开了2011年全国中医医政工作座谈会，总结了2011年上半年中医医政工作进展，研究部署了2011年下半年中医医政工作。

（王　瑾）

【中医医院管理不断加强】 2011年，国家中医药管理局继续开展"以病人为中心，以发挥中医药特色优势为主题"的中医医院管理年活动。各级中医药管理部门进一步加强对中医医院发挥中医药特色优势工作的指导、监督和检查。围绕中医医院管理年活动8项重点工作，国家中医药管理局组建了由300余名专家参加的专家评估检查组，完成了对局直属管医院和全国省级以上综合性中医医院及部分地市级和区县级中医医院的检查评估，共计120余家，对检查评估情况特别是12项关键性指标评估情况进行了总结和分析，并将有关情况通报全国。在此基础上，部署了整改工作，开展了整改督导工作，进一步指导中医医院针对存在的问题做好整改。同时，将检查评估结果与重点专科等项目安排结合，加大推动力度。

围绕突出特色、提高疗效、促进发展、深化改革为中心，国家中医药管理局加强对中医医院内涵建设的引导和指导。组织开展了《中医医院评审暂行办法》、《三级中医医院评审标准》和《三级中医医院评审标准实施细则》的制订工作。印发了肾病科等10个临床科室建设与管理指南，并起草肝病科等6个科室建设与管理指南。开展中医电子病历试点工作，推动中医医院以电子病历为核心的信息化系统建设，召开了中医电子病历试点座谈会，举办中医电子病历培训班。修订中医病案首页，并配合卫生部修订《电子病历基本架构与数据标准》。

加强中医医疗机构药事管理，推进《关于加强医疗机构中药制剂管理的意见》、《中药处方格式及书写规范》的落实。国家中医药管理局继续推广使用小包装中药饮片和新型煎药机，印发了小包装中药饮片规格和色标，规范小包装中药饮片应用，召开中药药事管理经验交流会暨小包装中药饮片应用阶段性总结会，全国400多家中医医院的主管院长和药房主任参加了会议。

贯彻落实《2011年公立医院改革试点工作安排》关于"推广优质护理服务"的部署和要求，国家中医药管理局继续组织开展优质护理服务。积极推进中医医院中医药文化建设，起草中医医院环境形象范例。

（郝媛媛）

【中医临床路径工作继续开展】 2011年，国家中医药管理局继续开展中医临床路径的制定和实施工作。2011年制定完成了105个优势病种的中医临床路径和诊疗方案，并在国家中医药管理局重点专科范围内试行，截至2011年底，已制定完成200个病种的中医临床路径和诊疗方案。

国家中医药管理局组织中医临床路径试点单位对已发布并实施的95个中医临床路径试点工作进行总结。对国家中医药管理局"十一五"重点专科协作组建设单位和成员单位329家医院的765个临床科室的临床路径试点工作初步总结后显示，中医临床路径在降低医疗费用、提高中医临床疗效、促进中医医院保持发挥中医药特色优势等方面显示出明显优势。

国家中医药管理局计划2012年底完成300个病种的中医临床路径和诊疗方案制订工作，并继续开展中医临床路径试点工作，在试点工作的基础上对中医临床路径进一步优化，优化完成后将在全国范围内推广使用。

（郝媛媛）

三、人事与教育管理

【人事工作概述】 2011年，国家中医药管理局人事教育司在局党组的领导下，以科学发展观为指导，紧紧围绕2011年中医药中心工作，结合迎接建党90周年和"创先争优"活动，深入贯彻落实党的十七届六中全会、全国人才工作会议、全国组织部长会议、全国人力资源社会保障工作会议和全国公务员管理工作会议精神。以贯彻落实《2010～2020年深化干部人事制度改革规划纲要》为重点，以医药卫生体制改革和事业单位分类改革为契机，通过落实完善干部人事工作制度，推行干部竞争上岗和公开选拔，加大干部交流轮岗力度，加强干部培养和监督，强化对直属单位干部人事工作的指导和引导，不断深化干部人事制度改革，进一步提高了国家中医药管理局干部人事工作制度化、规范化和科学化水平。

（闫　冰）

【2011年局机关干部人事制度改革工作座谈会召开】 2011年3月，国家中医药管理局人事教育司组织召开了局机关干部人事制度改革工作座谈会，局机关各部门负责同志和干部代表近20名同志参加了会议。与会同志对国家中医药管理局局近年来的干部人事工作给予了充分肯定，对下一步如何深入推进局干部人事制度改革、提高组织工作满意度提出了建设性意见和建议。

（闫　冰）

【以"深化干部人事制度改革，提高组织工作满意度"为主题的专题调研活动取得良好效果】 2011年8

月，国家中医药管理局人事教育司组织开展了以“深化干部人事制度改革，提高组织工作满意度”为主题的专题调研活动，局人事教育司工作人员分赴各直属单位就干部队伍建设、事业单位分类改革等内容进行了调研。

（闫 冰）

【局机关领导干部竞争上岗工作顺利完成】 2011 年 10 ~ 12 月，国家中医药管理局在局机关和局直属单位范围内，通过竞争上岗方式选拔产生了 1 名办公室副主任和 1 名国际合作司副司长。

（闫 冰）

【局直属单位领导干部公开选拔试行】 2011 年 11 ~ 12 月，国家中医药管理局在驻京卫生和中医药系统机关事业单位及中医药高等院校范围内，通过公开选拔方式，选拔产生了中国中医药科技开发交流中心主任和国家中医药管理局中医师资格认证中心副主任各 1 名。

（闫 冰）

【国家中医药管理局干部人事制度体系进一步完善】 2011 年，国家中医药管理局党组先后制定、印发了《国家中医药管理局干部工作重大事件及时向有关上级部门报告的规定》和《国家中医药管理局 2011 ~ 2015 年公务员教育培训实施方案》，国家中医药管理局人事教育司印发了《国家中医药管理局直属事业单位公开招聘工作实施办法》，进一步完善了国家中医药管理局干部人事制度体系。

（闫 冰）

【国家中医药管理局干部交流轮岗力度进一步加强】 2011 年，国家中医药管理局干部交流轮岗力度进一步加强，一是推进局机关与地方干部交流。选派了 1 名司级干部赴广东省中医院挂职锻炼。二是推进局机关和直属单位“双向挂职任职”。选派了 1 名司级干部到直属单位任职，从直属单位调任了 1 名局级干部到机关任职。安排 3 名机关处级干部和 7 名科级干部到基层单位挂职锻炼，选调直属单位 1 名司级干部和 1 名处级干部到机关挂职 1 年。三是推进直属单位间局管干部交流任职。选调中国中医科学院 1 名局级干部到机关服务中心任职，从机关服务中心提任 1 名局级干部到中国中医科学院任职。四是加大部委间选调干部工作力度。从团中央调任 1 名局级干部到机关任职，从中组部调任 1 名干部到中华中医药学会任职。

（闫 冰）

【2011 年新录用工作人员初任培训班在北京举行】 2011 年 9 月，国家中医药管理局人事教育司组织了新录用工作人员初任培训班，首次将直属单位新录用工作人员纳入培训范围。卫生部副部长、国家中医药管理局局长王国强为培训班讲授了第一课。

（闫 冰）

【局机关处级以上以及直属单位部分试用期满干部集体谈心谈话活动取得较好效果】 2011 年 9 月，国家中医药管理局人事教育司组织召开了局机关处级以上及直属单位部分试用期满干部集体谈心谈话。卫生部副部长、国家中医药管理局局长王国强代表局党组与大家进行了座谈交流。

（闫 冰）

【国家中医药管理局干部人事档案通过中央组织部检查验收】 2011 年 5 ~ 8 月，按照中央组织部要求，国家中医药管理局人事教育司集中开展了干部人事档案清查整理和干部“三龄一历”审核确认工作。2011 年 9 月，顺利通过了中央组织部的检查验收。

（闫 冰）

【事业单位分类改革工作正式启动】 按照中央关于事业单位分类改革工作要求和中编办关于事业单位清理规范工作部署，2011 年 9 月，国家中医药管理局成立了国家中医药管理局事业单位分类改革工作领导小组。2011 年 10 月，局各直属单位进行了事业单位清理规范自查。2011 年 12 月，正式向中央编办报送了国家中医药管理局事业单位清理规范意见。

（闫 冰）

【国家职业分类大典职业信息修订工作正式启动】 按照人力资源社会保障部、国家质检总局和国家统计局有关要求，国家中医药管理局人事教育司组织开展了国家职业分类大典中医药行业职业信息修订工作。在国家中医药管理局职业技能鉴定指导中心的具体参与下，对拟修订和新增职业种类进行了论证，完成了职业信息调研和信息采集工作。

（闫 冰）

【教育管理概述】 2011 年中医药教育工作深入贯彻党的十七大以及十七届五中、六中全会、全国人才工作会议精神，深入贯彻落实科学发展观，积极参与医药卫生体制改革，认真贯彻落实《国务院关于扶持和促进中医药事业发展的若干意见》，按照“整体思维、系统运行、三观互动、六位一体、统筹协调、科学发展”的要求，以“强基层，优结构，抓骨干”为重点，积极推进中医药院校教育、毕业后教育、继续教育，积极探索师承教育，大力发展职业教育，为中医药事业发展提供人才保障和智力支持。

认真贯彻落实《医药卫生中长期人才发展规划（2011 ~ 2020 年）》的要求，国家中医药管理局启动了“中医药继承与创新人才工程”项目。积极推进中医药教育改革，国家中医药管理局组织起草了《关于加强中医药教育改革与发展的指导意见》；继续保留部分中等中医药学校中等中医学专业招生资格，2011 年共招生6 000余人；中西部地区农村订单定向医学生免费培养工作招生1 093人；继续做好新一轮中医药重点学科建设。稳步推进以培养高层次人才为目的的第四批老中医药专家学术经验继承、第二批优秀中医临床人才研修等项目；加强了师承工作与专业学位衔接的管理；建立了226个全国名老中医药专家传承工作室；探索了“中医大师班”培养高层次人才的经验。加强基层人才培养，培训县级中医临床技术骨干2 375名；大力推进中医类别全科医生培养和住院医师规范化培训，启动了中医类别全科医生转岗培训，2 200余名基层医疗卫生机构中医人员进岗学习。加快推进职业教育，成立了全国中医药职业教育教学指导委员会，举办了第一届全国中医药职业教育技能比赛。强化继续教育，发挥中医药优势学科继续教育基地、城市社区和农村中医药知识与技能培训示范基地作用，继续教育质量和覆盖率都得到提高。

（周景玉）

【中等中医类专业招生工作继续开展】 为解决基层中医药人员不足的问题，规范中等中医类专业招生工作，国家中医药管理局会同教育部印发了《国家中医药管理局办公室、教育部办公厅关于进一步做好中等中医类专业招生工作的通知》，自2011年起，各省（区、市）可根据本省中医人才需求实际情况，面向基层选择部分中等中医类学校举办中等中医学专业继续招生。举办中等中医学专业学校原则上应为省级以上重点学校，每所学校年招生规模应控制在500人以内，招生范围为本省生源，招生时限截止到2015年。其中，2011年共有19个省、32个学校招收中等中医学专业学生6 000余名。

（周景玉）

【中医学专业农村订单定向医学生免费培养工作开展】 为贯彻落实国家发展改革委等6部门制定的《以全科医生为重点的基层医疗卫生队伍建设规划》，加强农村卫生人才队伍建设，2011年国家中医药管理局继续组织实施农村订单定向医学生免费培养项目。经与卫生部、教育部等部门沟通、协调，在2011年中央财政支持的农村订单定向医学生免费培养计划中增加5年制中医学本科生。2011年中西部地区共计招生1 093人。

（周　杰）

【第一届全国中医药职业院校技能大赛举办】 为推进中医药职业教育教学改革，加强中医药职业院校技能培养工作，由国家中医药管理局人事教育司指导，全国中医药职业教育教学指导委员会、全国中医药职业技术教育学会主办，安徽中医药高等专科学校承办的第一届全国中医药职业教育技能大赛——2011′针灸推拿技能大赛于2011年11月12～13日在安徽芜湖举行。大赛共有18所中医药职业院校、19支代表队共76名选手参赛，经过激烈地角逐，共产生173个奖项。本次比赛坚持“以赛促学、以赛促练、以赛促教、以赛促改”的原则，突出“展示技能，促进交流”的主题，通过针灸技术、推拿手法、推拿练功、保健按摩和画经点穴等竞赛项目，充分展示了针灸推拿专业建设和教学改革的成果，推动了职业院校强化实践教学，促进了杏林学子专业技能、综合素质的提升。

（周景玉）

【“中医药传承与创新人才工程”项目建设开展】 根据全国卫生人才工作会议精神及《医药卫生中长期人才发展规划（2011～2020年）》要求，围绕与中医药人才培养工作密切相关的重点工作，国家中医药管理局对中医药人才培养工作进行梳理和分工，制定了《〈医药卫生中长期人才发展规划（2011～2020年）〉中医药人才培养工作任务分工方案》，进一步明确牵头部门和配合支持部门，并紧密结合《中医药事业发展“十二五”规划》的研究制定工作，将“中医药传承与创新人才工程”细化为多个子项目，认真研究制订实施方案，明确了相关工作任务分工，努力保证中医药传承与创新人才工程的全面落实。

（吴厚新、张欣霞）

【第四批全国老中医药专家学术经验继承结业考核工作组织实施】 2011年，国家中医药管理局印发《第四批全国老中医药专家学术经验继承工作结业考核及专业学位授予实施办法》，并联合人力资源和社会保障部、国务院学位委员会、教育部等相关部委对江苏省、广东省开展的第四批全国老中医药专家学术经验继承结业考核和专业学位授予工作进行督查，形成督查报告，为“十二五”期间继续深入开展全国老中医药专家学术经验继承工作提供思路和政策依据。

（吴厚新、张欣霞）

【全国名老中医药专家传承工作室建设项目开展】 2011年，国家中医药管理局进一步规范了2010年全国名老中医药专家传承工作室的建设和管理。启动2011年全国名老中医药专家传承工作室建设项目，投入专项经费1亿元，建立了226个全国名老中医药专家传承工作室（其中中央单位26个）。

（吴厚新、张欣霞）

【第二批全国优秀中医临床人才研修项目开展】 2011年，国家中医药管理局举办了第二批全国优秀中医临床人才研修项目第五期、第六期培训班，分别以《本经》及经典名方名药的解读及其临证应用、中医药名著研读及其临证应用与疑难病证治为主题，邀请部分国医大师和20多位全国著名中医药专家进行专题讲授。对全体研修学员第二阶段的研修学习资料信息进行总结分析，并进一步完善网络管理系统功能。印发了《第二批全国优秀中医临床人才研修项目结业考核实施办法》，组织中医经典理论集中考试，222名研修学员于2011年12月参加了以中医四大经典为主要内容的中医经典理论闭卷考试。

（吴厚新、张欣霞）

【县级中医临床技术骨干培训项目启动】 为加强农村中医药人才队伍

建设，强化县级中医院在农村中医药工作中的龙头作用，提高基层中医人员的业务水平，2011年国家中医药管理局启动了县级中医临床技术骨干培训项目，培训时间1年，分强化理论培训、临床进修和总结提高3个阶段进行培训，共培训县级中医临床技术骨干2 375人，投入专项经费1 900万元。

（吴厚新、张欣霞）

【国家级中医药继续教育项目管理不断加强】 2011年，国家中医药管理局组织开展各省区“十一五”中医药继续教育总结；组织修订了国家级中医药继续教育项目申报表，对中医药继续教育网络管理系统进行修改完善；开展了2011年度国家级中医药继续教育项目申报及2010年度国家级中医药继续教育项目总结，审定并公布了2011年度国家级中医药继续教育项目753项；做好国家级中医药继续教育学分证书的统一印制、发放和管理，共发放学分证书6万多份。

（吴厚新、张欣霞）

【中医药临床骨干人才能力建设培训班举办】 2011年，国家中医药管理局举办了国家人力资源和社会保障部专业技术人才知识更新项目工程2011年高级研修项目计划中医药临床骨干人才能力建设培训班，以中医药经典名著研读与临证应用为主题，培训了全国中医临床骨干50余人。

（吴厚新、张欣霞）

四、科技管理

【概述】 在全局统一部署下，2011年中医药科技工作坚持科学发展观，以深化医改、全面贯彻落实国务院22号文件为主线，落实《中医药创新发展规划纲要》的任务，运用三观互动方法，坚持“一手抓体系能力，一手抓项目任务”的基本思路，坚持“需求导向、顶层设计、统筹资源、专家机制、提高能力”的工作原则，以国家中医临床研究基地建设为科技工作的重要抓手，依靠重点学科、重点研究室、重点专科等科技骨干力量，实施重大项目，提供公共产品，强化科技成果的凝练和转化，努力发挥科技对中医临床和中药产业的引领和支撑作用。

国家中医药管理局积极创新科技管理模式，加强科技管理制度建设，探索建立专家评估及监督机制；积极配合科技部等有关部门，加强对国家重大中医药科技项目的组织实施和管理，注重在工作实践中锻炼科技管理队伍，提升管理能力，并积极为科学家团队和科研人员营造良好的科研环境。

各类重点工作部署和进展情况：

一、深入开展中医药传承研究，推进各类传承项目建设

中医药基础理论及传承研究工作切实加强。

国家中医药管理局通过召开第4届“国家中医药发展论坛”（珠江论坛）等形式，广泛深入地讨论中医理论建设研究问题，推进名老中医研究型传承工作，不断加强中医理论建设与研究；召开“973”计划中医理论专项2010年度交流会及专题联席会，交流中医药基础研究成果和进展，2012年形成了4项“973”项目建议，起草《“973”计划中医理论专题“十二五”发展规划纲要初稿（讨论稿）》，协助科技部完成中医基础理论方面的发展规划。

国家中医药管理局积极推进2010年公共卫生资金中医药古籍保护与利用项目，抓好建国以来第三批中医药古籍（400种）整理工作，通过项目建设凝聚中医药古籍文献研究队伍，充实古籍文献研究机构力量；积极推进2010年公共卫生资金民族医药文献整理及适宜技术筛选和推广项目，2011年度已经完成一批重要民族医药文献研究工作，筛选推广多项民族医药适宜技术。

二、中医药临床和科研结合更加紧密，临床研究规范化建设取得进展

国家中医临床研究基地建设工作取得阶段成果。国家中医药管理局将国家中医临床研究基地建设工作列为2011年全局工作重点，通过找准中医药临床科研的切入点，落实财政部行业专项经费，支持国家中医药临床研究基地深入开展重点病种研究和临床科研规范化建设，16家国家中医临床研究基地建设工作稳步推进。

国家中医药管理局中医药伦理专家委员会正式成立。2011年7月23日，国家中医药管理局成立了国家中医药管理局中医药伦理专家委员会，进一步规范中医药科研行为，保护受试者和研究者合法权益。2011年11月18日，国内第一家医学伦理审查学术交流平台——世界中医药学会联合会伦理审查委员会成立。

平战结合，组织中医药防治传染病临床科研见成效。国家中医药管理局从理论、临床、药物等方面组织队伍开展中医药防治传染病的系统研究，中医药救治甲流的基础研究证明，中药复方多靶点的作用途径为更广泛地推广运用中医药治疗病毒性流感和开发新药提供科学证据。

中医临床科研组织管理进一步规范。2011年7月，国家中医药管理局制定发布《临床科研规范建设指导意见》、《临床研究伦理审查平台建设规范强化科研质量管理》、《临床研究基地骨干培训大纲》、《临床科研信息共享系统建设指南》等文件，在建立符合中医药特点的科研组织管理模式创新方面取得进展。

三、着力开展中药研究多项基础工作，服务医改工作，促进中药产业发展

参与和落实医改相关的重点工作。国家中医药管理局会同卫生部相关部门共同完成了国家基本药物目录中成药分类研究，形成了“以功效为主，科别为辅，病证补充”的适合于基本药物的中成药分类方法，为修订国家基本药物目录提供了科学依据。

国家中医药管理局与国家食品

药品监督管理局共同组织提出全国中药炮制技术规范研究项目建议，研制适合全国通用、基本涵盖各地饮片炮制规范共性技术的《全国中药饮片炮制规范》，为药品监督管理部门制定、实施饮片批准文号管理提供了科学依据。

积极推进欧盟药品注册和相关研究工作。国家中医药管理局成立了中药欧盟注册专家指导组，组织国内企业和专家与欧洲药品质量管理局（EDQM）探讨中药材质量专论合作；国家中医药管理局成立了中药质量控制重点研究室，设立了中药欧盟注册项目秘书处，开展与EDQM 秘书处的工作对接，协助组织和开展国内中成药欧盟注册工作。

中药资源普查试点工作启动。国家中医药管理局组织 6 个试点省开展中药资源普查试点工作，制订和完善全国中药资源普查实施方案，成立中药资源普查试点工作组织机构，两个省已正式启动普查试点，为全国中药资源普查奠定了良好基础。

四、做好顶层设计，切实加强重大项目的组织实施管理

国家中医药管理局与科技部、卫生部等 9 部门联合制定《医学科技发展“十二五”规划》。《医学科技发展“十二五”规划》进一步明确“自主创新、重点前移、重心下移、加强转化、系统整合”的原则，把充分发挥中医原创优势作为我国医学科技发展指导思想；在“十二五”期间，国家中医药管理局将着力推进医学发展向健康促进转变，组织模式向协同研究转变，医疗服务向整合集成转变，产业发展向自主创新转变。

加强项目审计工作，进一步规范项目经费管理。2011 年 1 月，国家中医药管理局配合审计署完成“十一五”国家科技支撑计划部分中医药（民族医药）项目抽查工作；2011 年 3 月，国家中医药管理局与财政部相关部门共同组织召开中医药科技经费管理培训会，促进各级项目承担单位健全完善财务制度和工作规范，建立科技与财务部门协调合作的工作机制。

五、做好成果梳理，加强成果推广

国家重大科技计划项目取得成果并积极进行推广。国家中医药管理局组织梳理总结“十一五”国家科技支撑计划项目的多项成果，一批重大疑难疾病、常见病、针灸、标准、中药等方面的研究成果已得到提炼和推广。

国家中医药管理局在甘肃省开展科技成果转化推广试点工作，制订了“十一五”国家科技支撑计划中医药科技成果推广项目工作方案，转化推广“十一五”国家科技支撑计划“重大疑难疾病中医防治研究”和“中药资源可持续利用及产业共性技术”项目科技成果，为临床工作和当地经济服务。

（李　昱）

【科技部、卫生部与国家中医药管理局等 9 个部门联合制定、发布《医学科技发展“十二五”规划》】 2011 年 11 月，国家中医药管理局与科技部、卫生部等 9 个部门联合制定的《医学科技发展“十二五”规划》（以下简称《规划》）正式公布。《规划》坚持“自主创新、重点前移、重心下移、加强转化、系统整合”的基本原则，把发挥中医原创优势写入我国医学科技发展指导思想，明确了“十二五”期间我国医学的战略目标和重点任务，着力推进医学发展向健康促进转变，组织模式向协同研究转变，医疗服务向整合集成转变，产业发展向自主创新转变。《规划》对加快我国医学科技发展，对于满足人民群众日益增长的健康需求，提高公众健康保障水平，支撑医疗卫生体制改革的顺利实施，培育发展生物医药战略性新兴产业，切实改善民生服务，以及完善国家创新体系，建设创新型国家具有重要意义。

（陈榕虎、王思成）

【2011 年国家中医临床研究基地建设工作深入推进】 2011 年，国家中医药管理局根据国家中医临床研究基地建设的总体目标，坚持“一个核心、一体两翼”的工作思路和 6 个方面的重点工作，指导基地建设工作按照“打基础、谋长远、建机制、见成效”基本工作思路，建立顶层设计、整合优势资源的有效机制，发挥专家指导组和督导组的有效指导监督作用，深入推进了基地建设的各项工作。

一是完善基地相关制度规范建设，“一体两翼”工作取得显著效果。以基地临床科研信息共享系统建设为主体，以实施国家中医临床研究基地科研规范和基地高水平人才骨干培养为两翼，提升能力建设。组建专家组，共同进行研究，2011 年 7 月 6 日发布《国家中医临床研究基地中医医疗与临床科研信息共享系统建设基本要求（试行）》，首次建立了信息共享系统规范；组织制定发布《国家中医临床研究基地临床研究规范建设指导意见》，首次系统提出了基地临床科研规范，通过建立围绕国家中医临床研究基地重点病种的临床研究规范和技术指南，为基地科学设计、加强临床研究过程的质量管理、开展高质量和高水平的临床研究提供指导，大大提升了各基地临床科研管理的规范水平；发布《国家中医临床研究基地临床科研骨干能力培训大纲（试行）》，提供基地临床科研人才培训大纲和工作计划。为确保国家中医临床研究基地开展的科研项目更为规范、研究成果更易获得认可，保护受试者的权益和健康，促进高质量的临床研究，组织制定、发布《中医药临床研究伦理审查平台建设规范》。2011 年 7 月 19 日，成立了国家中医药管理局信息共享系统专家组，协调各基地衔接开展研究和建设。2011 年 8 月、10 月、12 月 3 次组织大规模基地临床科研人才培训，1 000余人次参加了高水平、系统化的临床科研能力培训，帮助各基地培养了一批临床科研骨干。

二是深化了重点病种研究的核心任务，把基地临床研究工作提升至一个新的水平。为突出基地病种研究这个根本，进一步优化病种研究的切入点，提升病种研究水平，2011年9月28日，局科技司邀请不同领域行业的著名专家，对各基地重点病种研究的思路、布局和工作计划，特别是重点课题的方案，进行了客观评估，明确基地重点病种中医药治疗的优势环节和科研的关键问题，并将专家评估意见及时反馈给基地，对研究目标不清、研究工作开展不力的基地提出批评并限期整改。评估工作有力地推动了基地病种研究工作，对确保基地业务建设成效产生了积极作用，一方面进一步推进了研究工作、较大幅度提升了病种研究的水平，另一方面相关病种研究工作得到国内中西医同行的认可。

三是结合基地建设，国家中医药管理局组织相关专家设计和开展科学研究，提升基地建设的理论指导和管理水平。多次组织论证，提出《全国中医医疗与临床科研信息共享关键技术及应用研究》、《30种疾病中医临床评价规范与复杂干预评价共同路径研究》、《中医临床研究伦理审查能力与平台建设》、《中医临床研究水平及能力提升模式研究》等研究课题，成功申报了2012年行业专项，将对基地业务建设和临床研究管理工作发挥重要作用。

四是活跃学术，拓展能力，推动交流，促进转化，使各基地在国内外产生很大的影响。国家中医药管理局组织各基地积极参加国家中医药发展论坛（“珠江论坛”）、2011年中美中医药肿瘤学术研讨会及首届澳洲中西医结合国际研讨会展览会；经国家外国专家局批准，组织各基地和重点单位一行18人赴法国进行临床研究基地建设培训考察，取得多方面成果，指导基地建设。整合资源，加强协作，推进基地联盟建设。在肝病联盟的基础上，国家中医药管理局成立了艾滋病联盟、糖尿病联盟，促进了相关重点单位的协作交流。

五是充分发挥专家指导作用，组织完成基地督导工作。国家中医药管理局制定了基地建设督导工作重点和考核要点，总结基地建设取得的成绩，研究解决存在的问题，向基地反馈督导意见，有效地促进了基地整体建设工作。

（刘淑云、王思成）

【中医药防治传染病体系建设取得阶段性进展】 2011年，国家中医药管理局全面落实《中医药防治传染病临床科研体系建设实施方案》，成立了突发公共事件中医药应急专家委员会，并通过组织实施2009年度行业专项项目，全面梳理总结了中医药防治甲流基础与临床研究成果，注重相关成果的转化、推广。

2011年，中医药防治传染病临床科研体系建设取得阶段性进展。在前两批中医药防治传染病重点研究室（临床基地）建设的基础上，国家中医药管理局继续在全国范围内开展第三批中医药防治传染病临床基地的申报与审批工作，并注重中医药防治传染病人才队伍建设及西部地区中医药防治传染病能力提高，形成了覆盖全国的从临床到基础、从科研到应用的中医药防治传染病一体化网络。2011年12月，国家中医药管理局成立了突发公共事件中医药应急专家委员会，为进一步加强中医药应对突发公共事件的能力奠定了坚实基础。

对甲流防治工作进行全面总结。在2009年中医药防治甲流工作中，国家中医药管理局全面统筹、充分准备，及时抓住了甲流在国内流行的高峰期，科学系统地开展了高质量的基础与临床研究。2011年在对中医药防治甲流研究成果进行全面分析、总结的基础上，更加注重研究成果的推广与转化，建立了中医药防治疫病信息平台与防治传染病中药筛选平台。尤其是以王永炎院士为首的中医药专家根据本次甲流特点制定的金花清感方，在与奥斯他韦比较的临床研究中显示了肯定的疗效，相关结果在美国内科学年鉴（Annals of Internal Medicine）发表，引起广泛的关注与良好的国际反响。卫生部部长陈竺特发贺信，对中医药治疗甲流的作用给予肯定。

（张　茗、王思成）

【国家中医临床研究伦理审查平台首次建立】 国家中医药管理局高度重视国家中医临床研究基地中医药临床研究伦理审查平台建设，按照2011年国家中医临床研究基地业务建设工作总体部署，根据卫生部《涉及人的生物医学研究伦理审查办法（试行）》等文件精神，结合中医药自身特点和各基地的实际情况，2011年7月6日，国家中医药管理局正式发布《中医药临床研究伦理审查平台建设规范（试行）》，并要求国家中医临床研究基地业务建设督导组依据规范适时对各基地落实情况进行督导检查，积极推动各国家中医临床研究基地中医药临床研究伦理审查平台建设，取得了良好成效。

2011年11月18日，局科技司在江苏南京召开国家中医临床研究基地中医药临床研究伦理审查平台建设工作会议，组织有关专家组听取了16家基地建设单位伦理审查平台建设进展情况的汇报，进行点评，提出合理化建议，并对各基地伦理平台建设下一步工作提出了要求：第一，要加强各基地伦理审查平台内涵建设，完善组织机构，提高伦理审查能力；第二，要加强各基地伦理审查制度建设，依据相关法规，完善相关管理制度、指南和标准操作规程；第三，要加强各相关机构之间联合协作能力，提高伦理审查工作效率，建立临床研究伦理审查良性运行机制。

2011年11月19日，世界中医药联合会伦理审查委员会成立，并召开了第一届理事会，选举产生会长、副会长、秘书长、常务理事、理事等。

2011年11月19～20日，世界中医药联合会伦理审查委员会举办了中医药临床研究伦理审查培训会（第一届学术年会）。培训会邀请国内外优秀的伦理专家莅临授课。

（熊智波、王思成）

【中医理论基础研究继续深化】 组织讨论关于中医理论建设研究问题。

2011年7月，国家中医药管理局在广东广州召开第4届国家中医药发展论坛（“珠江论坛”），以“中医基础理论研究的目标与任务”为主题，围绕中医基础理论研究的意义与作用、方向与任务、组织机制与政策措施等中心议题进行广泛深入的讨论。通过讨论和交流，力求统一认识，在理念、思路、方法上形成共识，为坚定信念，为实现全面建设具有中国特色卫生保健体系的宏伟目标，加深紧迫感和责任感，加强中医理论建设与研究，用发展的中医理论指导新的实践。

继续组织中医理论基础研究。国家中医药管理局召开“973”计划中医理论专项2010年度交流会、“973”计划中医理论专题联席会等多次会议，交流成果和进展，研讨关键性问题，并针对“十二五”期间重点研究方向和新思路、新方法，在全国范围内广泛征求意见，凝聚共识，多次论证，最终形成了4项2012年“973”项目建议；起草了《“973”计划中医理论专题“十二五”发展规划纲要初稿（讨论稿）》，协助科技部完成中医基础理论方面的规划；“治疗心血管疾病有效方剂组分配伍规律研究”、“经穴效应循经特异性规律及关键影响因素基础研究”、“基于微血管病变性疾病的营卫‘由络以通、交会生化’研究”3个项目立项，获得计划经费8 800万元；2007年立项的“基于临床的针麻镇痛的基础研究”、“中药药性理论相关基础问题研究”、“基于中医特色疗法的理论基础研究”3个项目顺利通过课题和项目验收。

（顾晓静、王思成）

【国家科技支撑计划中医药项目实施】　2011年，国家中医药管理局组织对“十一五”国家科技支撑计划8个研究项目进行了课题财务和技术验收，并对课题研究成果进行了梳理。其中，“重大疑难疾病中医防治研究”、“中药资源可持续利用及产业共性技术研究”、“针灸诊疗方案和评价研究”、“中医‘治未病’及亚健康中医干预研究”、“名老中医临床经验学术思想传承研究”、“中医药标准规范技术体系研究”6个项目顺利通过项目验收，并整理出版了6本项目成果图册。国家中医药管理局向科技部提出5项“十二五”项目建议，其中“针灸疗效国际多中心临床评价研究”项目和“中医诊疗与康复设备示范研究”项目已通过论证，即将启动，经费预计约为6 000万元，另有1项即将组织项目论证。

（顾晓静、王思成）

【2010年公共卫生资金中医药古籍及民族医药项目实施积极推进】

中医药古籍保护与利用能力建设项目第二期业务培训会议顺利召开。2011年5月9～13日，国家中医药管理局科技司在上海组织召开2010年公共卫生资金中医药古籍保护与利用能力建设项目第二期业务培训会议。培训会议由中医药古籍保护与利用能力建设项目办公室主办、上海中医药大学中医文献研究所承办。局科技司副司长李昱、项目专家组组长余瀛鳌、上海市中医药学会会长严世芸及上海中医药大学党委书记、常务副校长谢建群出席开幕式并讲话。培训会议会期5天，来自华东师范大学、复旦大学、中国中医科学院、北京中医药大学、南京中医药大学、山东中医药大学、上海中医药大学的古籍整理专家严佐之、吴格、余瀛鳌、钱超尘、段逸山、严季澜、黄龙祥、王振国、张如青、潘朝曦、梁永宣、刘更生、沈澍农、郭永秉14位教授从版本、目录、训诂、标点、校注等各方面作了专题讲座；会议还结合项目执行过程中具体业务工作进行了重点培训。来自全国9个项目承担单位的中青年骨干和部分相关领域的学员共200余人参加了本次培训。

民族医药文献整理及适宜技术筛选推广项目专家组会议起草并修订项目工作指南。2010年公共卫生资金医药文献整理及适宜技术筛选推广项目专家组成员、有关项目负责人及省局科技负责人30余人参加了项目专家组会议。代表们和项目专家共同讨论了项目涉及的共性技术和组织管理，并就项目办组织起草的民族医药文献整理及适宜技术筛选推广项目共性技术进行了修订，形成了《民族医药文献整理及适宜技术筛选推广项目工作指南》，为项目的组织实施提供了技术保障。

民族医药文献整理及适宜技术筛选推广项目首期培训会成效显著。2011年4月12～17日，2010年公共卫生资金民族医药文献整理及适宜技术筛选推广项目办公室在四川举办了民族医药文献整理及适宜技术筛选推广项目首期培训会。培训会议邀请项目专家及业内知名专家就项目实施过程中的主要技术环节、有关问题进行了讲解和培训。来自11个省区的项目负责人和技术骨干共60余人参加了培训。业务培训会议进一步明确了项目目标、实施内容和技术要点，规范了研究人员的技术要求，提高了研究人员的技术水平，为项目的顺利实施打下坚实的基础。

民族医药文献整理及适宜技术筛选推广项目中期汇报和交流会顺利召开。2011年12月29日，国家中医药管理局科技司在云南召开2010年公共卫生资金项目民族医药文献整理及适宜技术筛选推广项目中期汇报和交流会。11个项目承担省区项目执行负责人及技术骨干共70余人到会。局科技司副司长李昱参加会议并强调了中期汇报和交流会承上启下的重要意义，提出“提高认识、注重实效”的要求。项目专家组组长孙塑伦教授、副组长莫用元主任以及项目专家柳长华、黄福开、王映辉、伊河山等教授听取11个项目省区项目执行报告，并对各项目省区推进情况进行综合点评。会议对项目后续推进工作作了部署，项目办组织专家分省区对项目业务和财务工作进行指导，同时对进一步做好民族医药文献出版工作进行规范和管理，并邀请民族医药专家进一步梳理总结民族医药发展的科技问题，草拟并论证1～2项支撑计划项目。

（陈榕虎、王思成）

【"量化针刺手法治疗中风后遗症"等50项中医特色临床诊疗技术规范化的示范研究项目通过验收、鉴定】

中医药行业科研专项项目——"量化针刺手法治疗中风后遗症"等50项中医特色临床诊疗技术规范化的示范研究项目经过3年多的研究，按照项目实施方案完成了任务书规定的研究任务，在国家中医药管理局科技司的组织下，分别于2011年3月、4月和5月对立项研究的诊疗技术课题和横向研究课题进行了验收；在自愿申请的原则下，国家中医药管理局于2011年8月对已通过验收的课题进行了技术鉴定工作。在项目办公室的严格组织管理下，所有立项研究的诊疗技术和横向课题全部通过验收，并有40项技术通过了专家鉴定。国家中医药管理局对通过鉴定的40项技术进行了通告，40项技术都拍摄了教学课件，并通过了专家的审核，技术操作规范文本经过整理出版。

该项目在中医诊疗技术研究项目的组织管理和研究方式方面取得了一定的成绩：一是把更多的基层单位、实用的技术纳入了研究，培养了一批研究队伍；二是对适宜技术的研究方案进行了改进，进一步探索了推广型、验证型研究的方式，规范了诊疗技术整理和研究的流程，发挥了示范作用；三是研究的组织管理方式创新，探索大范围协作、多区域合作，探索课题承担单位组织第三方验证、协作单位实施方案优化和质量控制、数据处理中心实施第三方统计的管理机制。

（葛常祝、王思成）

【中药资源普查试点工作启动】 为贯彻《国务院关于扶持和促进中医药事业发展的若干意见》精神，切实履行国务院赋予国家中医药管理局"组织开展中药资源普查，促进中药资源的保护、开发和合理利用"的职责，国家中医药管理局积极组织筹备开展第四次全国中药资源普查。本次资源普查是要全面掌握我国中药资源家底，提出中药资源管理、保护及开发利用的总体规划建议，为建立中药资源动态监测机制奠定基础，促进中药资源的可持续发展，满足人民健康需要。同时，资源普查工作还要与地方区域经济发展紧密结合，普查成果要为地方制定中药资源保护与合理利用、中药产业发展政策规划提供科学依据。

2011年8月，为保证普查顺利进行，国家中医药管理局选择重庆、吉林、安徽、湖北、湖南、海南、四川、云南、甘肃、新疆10个省（自治区、直辖市）先期开展试点工作。在财政部的支持下，通过公共卫生项目、2012年公益性行业科研专项落实经费共计1.3亿元，以项目任务和普查试点工作相结合、项目资金支撑试点工作的方式组织开展试点工作。国家中医药管理局成立中药资源普查试点工作领导小组和普查试点工作技术专家指导组，完成了全国中药资源普查实施方案、全国中药资源普查技术方案、全国重点品种调查资源目录、野外调查所需的装备目录和技术指标、中药资源分类代码、全国中药资源普查县级单位的考核指标确定原则等技术准备工作。各试点省（区、市）也相应成立了以省级主管领导为组长的普查试点领导小组和省级中药资源普查试点专家组。湖北、湖南、四川、云南等省相继启动了本省的普查试点工作。

（赵宇平、陆建伟）

【"十一五"科技支撑计划"中药资源可持续利用与产业共性技术研究"项目通过验收并总结推广研究成果】

2011年4月，由国家中医药管理局科技司实施的"十一五"科技支撑计划"中药资源可持续利用与产业共性技术研究"项目通过了科技部组织的专家验收。

该项目根据中药产业链的特点，从药材资源环节的优良品种选育、种植适宜区域选择、种植地土壤改良和立地条件修复、种植期病虫害防治、药材采收、初加工、贮藏、饮片传统炮制技术原理阐明和相关生产设备研制到中成药生产全过程各环节中的关键技术问题开展研究。验收专家组认为该项目从整体性、系统性出发，选择中药生产全过程中的关键环节开展研究，形成和突破了一批具有自主知识产权和推广应用价值的共性关键技术群，建立和提升了一批产业技术标准，创制和改进了一批符合中药产业特点的技术装备，解决了中药资源可持续利用及产业发展中的若干关键共性技术和瓶颈问题，促进了中药产业的技术进步和发展。

同时，国家中医药管理局科技司对"中药资源可只持续利用与产业共性技术研究"项目成果进行梳理，编制了成果汇编画册，并将研究成果分类分批通过《中国中医药报》进行宣传，并按需进行推广。

（赵宇平、陆建伟）

【国家中医药管理局与国家知识产权局联合印发《关于加强中医药知识产权的指导意见》】 为落实国家知识产权战略纲要和国家知识产权战略第12专题提出的主要任务的具体落实，2011年1月19日，国家中医药管理局与国家知识产权局联合印发《关于加强中医药知识产权的指导意见》，指导意见确立了现行制度运用与专门制度建设相结合、加强保护与合理利用相结合、国际合作与权益保护并重3项基本原则，提出了加强中医药知识产权法制建设、加强中医药知识产权的工作指导与服务、加强中医药知识产权创造和运用、加强中医药传统知识的保护4个主要任务，并提出了11项具体措施。

（赵宇平、陆建伟）

【13项中医药成果荣获2011年度国家科技奖】 中医药类项目参加2011年度国家科技奖评审，13项中医药成果分获1项国家技术发明奖二等奖，12项科学技术进步奖二等奖。其中，由中国科学院上海药物所宣利江等人完成的"丹参多酚酸盐及其粉针剂"项目获得国家技术发明奖二等奖；获得国家科学技术进步奖二等奖的项目分别为：中国

中医科学院中药研究所黄璐琦等人完成的“道地药材形成机理研究及应用”项目、北京中医药大学高思华等人完成的“肝脾肾同治法辨证治疗 2 型糖尿病临床研究”项目、南京中医药大学段金廒等人完成的“中药资源化学研究体系建立及其应用”项目、中国人民解放军第三〇二医院肖小河等人完成的“面向临床的中药药性与品质评价模式和方法”项目、广东省中医研究所涂瑶生等人完成的“中药配方颗粒产业化关键技术研究与应用”、天津中医药大学张伯礼等人完成的“芪参益气滴丸对心肌梗死二级预防的临床试验”项目、吉林农业大学张连学等人完成的“人参新品种选育与规范化栽培及系列产品开发”项目、上海中医药大学附属龙华医院王拥军等人完成的“益气化瘀法治疗椎间盘退变性疾病的基础研究和临床应用”项目、中国中医科学院广安门医院仝小林等人完成的“代谢综合征的中医认识及整体治疗”项目、石家庄以岭药业股份有限公司贾振华等人完成的“中药连花清瘟治疗流行性感冒研究”项目、浙江中医药大学范永升等人完成的“从毒瘀虚论治系统性红斑狼疮的增效减毒方案构建与应用”项目以及中国人民解放军第二军医大学凌昌全等人完成的“人参皂苷新作用靶点及其临床应用”项目。

（赵宇平、陆建伟）

【围绕行业需求继续做好中医药行业科研专项中药类项目组织工作】
论证提出 2012 年度中医药行业科研专项方向及项目，5 项研究获得批复。2011 年年度中药类研究方向将中药资源可持续利用和临床用药质量保证作为重点，结合推动国家中医药综合改革试验区建设有关需求和与国家食品药品监督管理局工作机制的落实，论证确定研究方向和项目建议，并通过整合优势资源，开展集成研究，为支撑中医药临床、科研和产业发展提供公共服务产品。

国家中医药管理局组织完成首批（2007 年度）中医药行业专项中药类项目的验收，并对研究成果进行梳理以促进转化。通过验收的 7 个项目共获得专利成果 11 项，计算机软件著作权 1 项；发表论文 238 篇，其中 SCI 论文 65 篇；出版学术专著 1 本；获省部级科技奖励 7 项。通过项目的实施，形成了 3 类新标准、7 项新技术方法，创制了 1 项新产品，部分成果或已纳入国家药典，或已成为行业标准，或已转化应用。

（荆志伟、陆建伟）

【企业重点研究室建设工作开展】
为完善中医药科技创新体系，推动中医药科研平台建设，积极引导企业成为科技创新的主体，增强企业的创新发展能力，2011 年国家中医药管理局决定在具有优势科技资源和特色技术领域的企业中建设一批重点研究室。结合行业和企业需求，在国内 4 家中药重点企业开展了重点研究室建设。通过重点研究室这一平台，推动了企业与科研机构、高校的联合，为产、学、研技术联盟的形成开拓了新的途径。同时，促进企业更加注重在具有一定优势和特色的领域加大投入，加强创新，提高核心竞争力和科技研发能力。在对 4 家企业重点研究室组织申报论证的基础上，结合局重点研究室实施的总体情况，对《国家中医药管理局重点研究室建设项目管理暂行办法》进行了修订完善，进一步明确了对企业建设重点研究室的要求和导向。

（荆志伟、陆建伟）

【中医药科研三级实验室中期评估开展】　国家中医药管理局组织开展了科研三级实验室中期评估。本次评估是对各三级实验室在评估 1 年后建设情况的摸底和督导，以进一步达到以评促建的效果。评估工作通过中医药科研实验室信息交流平台进行，388 个三级实验室的人员、设备、科研等有关情况都直接录入信息交流平台数据库，提高了科研管理信息化、规范化管理水平，同时节约成本、提高效率。评估工作对各实验室的建设效果进行了总结，梳理了问题，为做好建设期满的换证评估工作奠定了基础。

（荆志伟、陆建伟）

【国家基本药物中成药分类原则和方法研究完成】　为配合落实医改任务，完善国家基本药物制度，国家中医药管理局科技司会同卫生部药物政策司共同组织开展“中成药基本功效分类模式及分类方法研究”项目。该项目通过对药品分类方法及基本药物中成药品种、基层医疗机构常见病的调研分析，形成了“以功效为主，科别为辅，病证补充”的中成药分类方法。该分类方法有利于进一步完善基本药物遴选和调整机制，将为修订国家基本药物目录提供科学依据。该项目在研究过程中形成的中成药应用查询数据库，可以实现分类、查询、应用三位一体功能，对于临床应用、药事管理、教学科研具有重要的实用价值。

（荆志伟、陆建伟）

【中药欧盟注册和相关研究工作不断推进】　国家中医药管理局落实多项工作，推进中药在欧盟注册的进程。一是成立了中药欧盟注册专家指导组，从战略高度对我国中药欧盟注册做顶层设计，整合资源，组织国内企业和专家共同研究与欧洲药品质量管理局（EDQM）探讨中药材质量专论的合作，签订合作协议书。同时，与欧洲药品评价局（EMA）、欧盟成员国德国及荷兰药监局官员就中成药欧盟注册 15 年/30 年应用历史等关键问题开展了讨论，探讨了中成药欧盟注册的可行性。二是成立了以扬子江药业为依托的国家中医药管理局中药质量控制重点研究室，并在该研究室设立了中药欧盟注册项目秘书处，负责与 EDQM 秘书处的工作对接。三是支持前期工作基础较好的企业及其品种开展欧盟注册的研究工作，组织专家指导、完善其研究方案和技术路线。

（荆志伟、陆建伟）

五、国际交流与合作

【概述】 2011年，中医药对外交流与合作工作以胡锦涛总书记在庆祝中国共产党成立90周年大会上的讲话和中央纪委十七届六次会议、中共中央十七届六中全会精神为主线，深入贯彻《中共中央关于深化文化体制改革，推动社会主义文化大发展大繁荣若干重大问题的决定》，以“创先争优”，加强党员队伍建设和基层支部建设为依托，立足于贯彻落实科学发展观和《国务院关于扶持和促进中医药事业发展的若干意见》，以服从服务于国家外交工作方针和医药卫生及中医药事业发展大局为宗旨，坚持“先内后外、先民后官、先文后理、先药后医、先易后难、先点后面”工作原则，深入研判中医药发展的国际环境，科学规划中医药对外交流与合作工作，按照2011年重点工作计划，全面推进中医药在医疗保健服务、教育培训、科学研究、产业合作、文化传播等方面的对外交流与合作，不断开创中医药对外交流与合作工作科学发展新局面。

总体来看，中医药国际交流与合作工作取得显著进展。一是召开了全国中医药对外交流与合作工作会议，国家中医药管理局与卫生部共同颁布《中医药对外交流与合作中长期规划纲要（2011～2020）》，进一步明确新时期中医药对外交流与合作工作的指导思想、目标原则和主要任务。二是推动《本草纲目》和《黄帝内经》两部中医药学典籍成功入选联合国教科文组织《世界记忆名录》，中医药文化在国际上的影响力得到提升。三是中医药国际标准制定工作得到扎实推进。国际疾病分类代码传统医学章节明确了以中医药学为主体的结构框架；ISO中医药技术委员会（TC249）第二次会议启动了中医针灸、器械、中药等技术标准的制定工作。四是与世界卫生组织等多边组织的合作取得新进展。积极推动WHO西太区制定并通过新一轮《传统医学区域发展战略（2011～2020）》，探讨与WHO总部在中医药防治重大疾病领域的技术合作；与欧盟就推动中药产品的注册等问题搭建机制性交流平台；与东盟共同召开“第二届中国—东盟传统医学合作研讨会暨展览会”；与北京市人民政府共同举办“中医药在社区——北京中医药国际发展与合作论坛”。五是政府间合作得到进一步加强。围绕中外政府间双边协议的落实与拓展，我国与美国、俄罗斯、德国、英国、卢森堡、韩国、马来西亚、坦桑尼亚等的合作有了新的进展。与美国卫生部共同举办中美中医药肿瘤学术会议，与俄罗斯卫生发展署共同成立中俄中医药合作工作组，与韩国保健福祉部共同召开中韩第十二次合作协调委员会会议，与俄罗斯自然灾害部、马来西亚卫生部签署中医药合作协议。六是中医药国际交流更加丰富，民间交流更加活跃。在英国伦敦主办的世界中医药学会联合会第八届世界中医药学术大会，在北京举办的第二届世界中医药教育大会、世界针联2011巴西针灸学术研讨会等在参会规模、学术水平、人员层次上都有极大提高。七是充分利用各类平台，进一步推动中医药服务贸易工作。积极争取把“中医药服务”纳入了我国《国民经济和社会发展第十二个五年规划》第51章“优化对外贸易结构”部分，并纳入我国服务贸易发展“十二五”规划。八是围绕落实内地与港澳中医药合作协议，海峡两岸医药卫生合作协议落实，实施交流合作重点项目，有力促进了两岸四地中医药共同发展。九是成立国家中医药管理局国际交流与合作专家咨询委员会、聘请国家中医药管理局国际合作高级顾问，建立中医药国际交流合作的专家指导工作机制。十是围绕中医药行业需求，充分利用国际资源，加强中医药“引智工作”。举办中医药管理人员赴新加坡培训、中医院院长赴香港培训以及国家外专局项目赴德国卫生体制培训、赴法国临床研究基地培训等国外培训交流项目。十一是进一步加强因公出国（境）管理，落实中央有关规定。妥善协调中医药走向国际的专业需求与严控因公出国的工作要求之间的关系，突出重点，严格审批。同时继续加强外事项目申报和管理工作。

（王笑频）

【世界卫生组织西太平洋区域委员会第62届会议通过《西太平洋区域传统医学战略》和《传统医学决议》】 2011年10月10～14日，世界卫生组织（WHO）西太平洋地区委员会第62届会议在菲律宾首都马尼拉举行。由卫生部、国家食品药品监督管理局、国家中医药管理局等组成的中国代表团出席会议。

经过充分协商，作为指导未来10年西太区传统医学发展的纲领性文件，《传统医学战略》获得大会一致通过。大会制定了5大战略目标，即：视情况将传统医学纳入国家医疗体系、促进传统医学的安全和有效利用、扩大利用安全和有效的传统医学、促进传统医学资源的保护和可持续使用、加强传统医学知识和技能生成与共享方面的合作。新的10年战略更加强调在初级卫生保健体系中推广使用传统医学，鼓励各成员国开展交流与合作，提高传统医学的安全、质量和疗效，为西太区成员国最大限度地将传统医学纳入国家卫生服务体系提供了指导。

在《传统医学战略》的基础上，大会审议并通过了《传统医学决议》，敦促成员国根据各国情况采取行动，将传统医学以适当方式纳入国家卫生体系，促进传统医学的可持续使用，依据《传统医学战略》为框架，推动各国传统医学发展。

（魏春宇）

【全国中医药对外交流与合作工作会议召开并制定《中医药对外交流与合作中长期规划纲要》】 2011年2月22日，全国中医药对外交流与合作工作会议暨专家咨询委员会成立大会在江苏南京召开。

卫生部副部长、国家中医药管理局局长王国强在讲话中总结了近年来中医药对外交流与合作工作取得的新成绩，分析了中医药走向世界面临的新机遇与新挑战，部署了下一阶段重点工作任务。王国强副部长表示，未来10年是实现中医药全面走向国际、在世界范围获得丰富与发展的关键时期，必须科学研判形势，明确“6个坚持”的指导思想与“六先六后”的工作原则，把中医药发展纳入国家发展战略框架，发挥中医药对外交流与合作的优势和作用，并强调在开展合作时要突出重点、统筹兼顾、讲求方法，处理好6个先后关系：先内后外，以外促内；先民后官，官民并举；先文后理，以文带理；先药后医，医药互动；先易后难，循序渐进；先点后面，点面结合。

会议期间成立了对外交流合作专家咨询委员会，召开了咨询委员会第一次工作会议。王国强副部长为委员代表颁发了聘书，勉励委员们充分发挥专家作用，为中医药对外交流与合作工作提供咨询、意见与建议。

商务部服务贸易司司长胡景岩、科技部国际合作司副司级参赞刘志明分别在会上作了题为《中医药服务贸易政策研究及发展前景》、《中医药国际科技合作推动中医药走向世界》的专题报告。

大会分组讨论了王国强副部长的工作报告和《中医药对外交流与合作中长期规划》，就未来10年中医药对外交流与合作工作的工作原则、发展目标和主要任务广泛征求业界意见与建议，以期进一步达成共识，形成指导开展中医药对外交流与合作工作的纲领性文件，共同开创中医药对外交流与合作工作的新局面。

全国各省（区、市）主管中医药工作的卫生厅（局）长、国家中医药管理局各司办及局直属单位负责人以及中央和国家机关有关部门代表和对外交流合作专家咨询委员会委员参加了会议。中国中医科学院等12个单位在会上作了经验交流。

（朱海东）

【《本草纲目》、《黄帝内经》成功入选联合国教科文组织《世界记忆名录》】 见重要活动篇。

【国际标准化组织ISO/TC249第二次全体大会召开】 见重要会议篇。

【2011北京中医药国际发展与合作交流会议在北京召开】 见重要会议篇。

【国家中医药管理局与广西壮族自治区政府、国家民委共同主办2011年中国-东盟传统医学高峰论坛暨传统医药展】 见重要会议篇。

【2011年中美中医药肿瘤学术研讨会在北京召开】 见重要会议篇。

【中俄卫生分委会中医工作组第一次会议召开】 2011年12月12日，为落实中俄卫生分委会第十次会议纪要精神，推动中俄中医药领域的务实合作，国家中医药管理局与俄联邦卫生与社会发展部在北京联合举办中俄卫生分委会中医工作组第一次会议。国家中医药管理局副局长马建中出席会议，俄联邦卫生与社会发展部副部长斯科沃尔佐娃率代表团参会。局传统医药国际交流中心、中国中医科学院、中国医药保健品进出口商会、河南洛阳正骨医院、山东省中医药研究院、黑龙江中医药大学、天津天士力集团等国内对俄合作有基础的单位参加了会议。

马建中副局长、斯科沃尔佐娃副部长分别致辞。马建中副局长在讲话中指出，自2000年中俄卫生分委会成立以来，中医药合作一直是分委会的重要议题之一，并在历次重大活动中扮演着重要角色。在国家中医药管理局与俄卫生与社会发展部的共同努力下，双方已在中医药领域成功开展了一系列的合作。当前，俄罗斯民众对传统医学有较大需求，双方的合作有着巨大的潜力，但合作中也存在着中医在俄行医许可和中药在俄注册困难等问题。两国主管部门有义务做好中医药合作，努力满足广大民众对中医药的需求。希望通过工作组搭建合作平台、创新合作机制、开发合作项目，使中医药更好地造福两国人民。斯科沃尔佐娃副部长在致辞中指出，俄罗斯非常重视医疗合作，中医药在俄罗斯人民的疾病预防和康复等方面发挥着重要作用，希望中医工作组能促进双方的务实合作。

会议听取了国内参会单位对下一步开展对俄中医药合作的设想，并初步探讨了中医工作组的工作机制。中俄双方商定2012年在俄召开中医工作组第二次会议。会后，国际合作司司长王笑频代表国家中医药管理局与俄方签署了会议纪要。

（马宁慧）

【卫生部副部长、国家中医药管理局局长王国强率代表团出访韩国、新西兰、澳大利亚并签署相关协议】 2011年6月9～19日，为进一步促进中国与新西兰、澳大利亚中医药领域交流与合作，卫生部副部长、国家中医药管理局局长王国强率代表团赴韩国、新西兰、澳大利亚访问。

2011年6月9日，第十二届中韩传统医学协调委员会会议在韩国大邱市召开。中国卫生部副部长、国家中医药管理局局长王国强为团长的中国代表团与韩国保健福祉部次官崔元永为团长的韩国代表团出席了会议。双方经过友好的协商和讨论，对下一步合作计划达成共识，并由双方团长签署了第十二届中韩传统医学协调委员会合作备忘录。

在新西兰期间，代表团参加了由世界中医药学会联合会主办、新西兰中医针灸学会承办的大洋洲中医药论坛，王国强副部长进行了开幕致辞。代表团与新西兰卫生部副部长Johnathan Coleman就进一步加强两部门间交流与合作进行了会谈，并与新西兰当地中医药团体就中医药在新发展举办了圆桌会议。

在澳大利亚期间，代表团与新南威尔士州政府就进一步落实已签备忘录，加强对共同支持的悉尼中西医结合中心的建设进行了沟通，并参观了维多利亚州议会和皇家墨尔本理工大学中医孔子学院等机构。

（马宁慧）

【卫生部副部长、国家中医药管理局局长王国强作为中国政府特使出席密克罗尼西亚联邦领导人联合就职庆典】 2011年7月29日，中国政府特使、卫生部副部长王国强在密克罗尼西亚联邦首都帕利基尔出席了密总统莫里及第17届国会议员联合就职庆典，并在密期间分别会见莫里总统、菲吉尔议长和斯基林卫生部长。

王国强特使转达了中国领导人对密新一届政府和国会领导人的问候，代表中国政府和人民祝贺密领导人就职，积极评价中密建交22年来两国关系的发展，赞赏密方坚持一个中国政策，表示中方愿与密方一道，进一步密切各级别交往，深化多领域务实合作，加强在国际地区问题上的沟通与协调，不断推进中密友好关系迈上新台阶。

莫里总统等密领导人欢迎王国强特使出席联合就职庆典，感谢中国政府长期以来为密经济社会发展提供的援助，表示密方高度重视发展对华关系，继续坚定奉行一个中国政策，期待与中方加强各领域的交流合作，推动两国关系不断向前发展。

在密期间，王国强特使同派驻丘克州的中国医疗队全体队员座谈，并参观考察了中方援建的波纳佩州政府大楼、中密友好体育中心和示范农场等项目。

（马宁慧）

【国家中医药管理局副局长吴刚率代表团访问加拿大、墨西哥】 应加拿大卑诗省中医针灸管理局和墨西哥卫生部邀请，国家中医药管理局副局长吴刚率中国中医药代表团一行6人于2011年10月13~22日对两国卫生部门进行了工作访问。

代表团先后与加拿大不列颠哥伦比亚省中医管理局、墨西哥卫生部、墨西哥国立科技大学举行了正式会谈，代表团还参观考察了中医诊所、中医学院、天然植物药公司，并与当地有关中医药社团进行了座谈交流。通过会谈、考察和交流，代表团较全面地了解到加拿大中医药管理法律、法规及传统药物、天然药物生产、质量控制等相关法律法规发展变化情况以及墨西哥传统医学发展情况。

（朱海东）

【国家中医药管理局副局长于文明访问柬埔寨、新加坡】 2011年4月6~14日，国家中医药管理局副局长于文明率中医药代表团访问了柬埔寨、新加坡，与柬埔寨卫生部部长Dr. Mam Bunheng和新加坡卫生部副部长Prof. Satku进行工作会谈，分别就中柬、中新中医药合作总结经验与成绩，商讨进一步拓展合作领域、扩大合作成果。

在与柬埔寨卫生部的会谈中，柬埔寨卫生部部长Dr. Mam Bunheng介绍了中医药在柬抗击疟疾工作取得的成绩，高度评价了广州中医药大学与柬埔寨国家疟疾控制中心合作实施的青蒿素类药快速消灭疟疾传染源的“快速控疟法”，希望国家中医药管理局今后继续给予支持，帮助柬埔寨更多省份清除疟疾。同时，柬卫生部部长Dr. Mam Bunheng对中柬签署中医药合作协议提出期望，双方讨论了具体合作内容，原则同意文本草案，将报经外交渠道审批后正式签署。

在与新加坡卫生部副部长Prof. Satku的会谈中，双方回顾了多年来中新中医药合作取得的成绩，并探讨了在新开展中西医结合治疗的可行性模式。代表团在新期间还考察了南洋理工大学、宝中堂、中华医院等相关机构。

（魏春宇）

【国家中医药管理局副局长于文明率代表团出访巴西、西班牙】 2011年11月~12日，国家中医药管理局副局长于文明率中医药代表团访问了巴西、西班牙，出席了2011巴西国际针灸学术研讨会。2011国际针灸学术研讨会由世界针灸学会联合会和中国中医科学院共同主办，巴西传统中医药针灸学会承办。

代表团在巴西期间还参观了巴西当地医院、中医门诊部等，并就中巴中医药的发展与当地中医药学会座谈；代表团在西班牙期间参观了西班牙欧洲中医基金会驻马德里的门诊部、学校以及西班牙皇家M&C大学等相关机构。

（李亚婵）

【国家中医药管理局副局长李大宁率代表团访问法国、德国、荷兰】 应欧盟药品和医疗保健质量管理局及法国、德国、荷兰药监部门邀请，国家中医药管理局副局长李大宁于2011年6月19~30日率团访问了上述三国和欧盟药品管理机构等。

在法国期间，李大宁副局长率代表团访问了法国工程院，并就以下内容开展了讨论并达成初步共识：①双方以我国中医临床研究基地为主体，开展临床科研的交流；②双方就今后委员会的发展应进一步讨论；③就欧盟传统草药注册事宜通报了中方工作进展情况和下一步设想，并考察医院；④建议中法委员会专家可以与欧洲理事会的药品和医疗保健质量管理局（EDQM）的专家进行交流，包括政策法规方面的交流与沟通；⑤加强中方医院与巴黎公立医院的交流。

随后，代表团主要就欧盟传统草药注册法规及相关科技合作等问题访问了欧洲理事会的药品和医疗保健质量管理局（EDQM）、欧洲药物管理局（EMA）、德国药监局以及荷兰药监局，拜访各相关部门负责人。通过深入交流与协商，代表团比较直接地了解了欧盟颁布2004/24/EC草药简化注册指令缓冲期过后，欧洲官方和旅欧中医对中草药欧盟注册的基本态度，比较准确地掌握了欧盟传统草药注册法规的要义和细节，为更好地引导国内企业正确理解此法规获得了第一手资料。

代表团与EMA就合作事宜进行交流，并与EDQM签署了合作协议。

（吴振斗）

【国家中医药管理局副局长李大宁率代表团出席2011澳洲中西医结合国际研讨会暨展会】 应2011澳洲中西医结合国际研讨会暨展会组委会的邀请，国家中医药管理局副局长李大宁于2011年10月21～26日率团访问了澳大利亚，出席了2011澳洲中西医结合国际研讨会暨展会。

会议的主题为“中西医结合的学术研究”和“弘扬中医文化，推动中医药走向世界”。来自中澳两国的政府官员、高等院校和科研机构的专家、学者以及企业界人士共计200余人出席了会议。中澳两国中西医界共同探讨了建立符合中医药特点的科技创新体系、评价体系和管理体制。两国的多家医药企业就药物研发、中药产品在澳洲注册上市等达成了多个合作意向。

（张咏梅）

【国家中医药管理局副局长马建中率代表团出访德国、俄罗斯】 应德国魁茨汀中医院、俄罗斯卫生部和紧急救灾部邀请，国家中医药管理局副局长马建中于2011年7月20～29日率团访问了上述两国。

在德国期间，马建中副局长率团出席了德国巴伐利亚州魁茨汀中医院建院20周年庆典活动和第一届中欧中医药论坛开幕式，并代表中国国家中医药管理局讲话。随后，与巴伐利亚州环境卫生部副部长等进行了会谈，就国家中医药管理局与巴州环境卫生部关于在中医药教育、科研、理疗领域协商签署备忘录事宜达成一致意见，分别会见了我驻法兰克福和慕尼黑总领事，考察了中医药在德国发展情况。

在俄国期间，马建中副局长率团访问了俄罗斯卫生部和紧急救灾部，与两部国际合作司、卫生与社会发展监督局和医疗心理保障局、全俄急救和辐射医疗中心官员分别就中俄中医工作组第一次会议有关事宜与中医药技术和疗法引入俄紧急救灾体系等进行了认真磋商，并与紧急救灾部副部长亚历山大·伊万诺维奇先生共同签署《中华人民共和国国家中医药管理局与俄罗斯联邦紧急救灾部中医药领域合作谅解备忘录》，随后考察访问了有关医疗机构与全俄医疗和辐射中心，探讨了在该中心建立中医诊所的可能性。

（吴振斗）

【卫生部副部长、国家中医药管理局局长王国强会见伊朗德黑兰医科大学代表团】 2011年3月2日，卫生部副部长、国家中医药管理局局长王国强会见了伊朗驻华大使迈赫迪·萨法里和伊朗德黑兰医科大学校长拉里扎尼一行，双方就进一步加强在中医药教育、科研等领域的合作进行了交流与商讨。王国强副部长表示，中伊两国在文化、贸易等方面有着悠久的交流历史，两国在传统医药领域的交流与合作也日益加强，在中伊相关部门的推动下，中医药必将为两国人民健康福祉作出更大的贡献。伊朗驻华大使和德黑兰医科大学对此积极回应，中医药在伊朗受到广泛欢迎，伊朗有关部门期待与中方保持密切合作，就中医药教育、科研等领域开展深入交流与合作，为中东地区建立示范模板。

（朱海东）

【卫生部副部长、国家中医药管理局局长王国强会见世界卫生组织卫生系统管理和服务运行司司长】 2011年9月14日，卫生部副部长、国家中医药管理局局长王国强会见了世界卫生组织卫生系统管理和服务运行司司长WIM教授，双方就加强传统医学合作进行了会谈。王国强副部长表示，中国将继续积极参与世界卫生组织传统医学疾病分类项目，开展与世界卫生组织在传统医学临床诊治规范、疗效评价标准方面的合作，支持其于澳门建立的传统医学合作中心工作。WIM司长对中国大力支持世界卫生组织传统医学工作表示感谢，提出世界卫生组织将制定新一轮的传统医学全球战略，计划在合适的时间召开相关国际会议。同时希望中国给予帮助，特别是在相关信息的分享和战略制定上共同开展合作。

（朱海东）

【卫生部副部长、国家中医药管理局局长王国强会见新西兰卫生部结合医学首席顾问】 2011年10月31日，卫生部副部长、国家中医药管理局局长王国强会见了来访的新西兰卫生部结合医学首席顾问大卫·圣乔治先生，并就中新两国深化中医药合作进行了探讨。双方就两国签署中医药领域合作谅解备忘录一事进行了探讨。王国强副部长表示可通过签署协议或备忘录的形式建立双边长效沟通机制，开展中医药相关人员交流与培训，选取重点病种开展联合临床研究，并共同系统总结新西兰当地中医药从业人员执业经验。大卫·圣乔治先生表示将继续致力于促进两国建立沟通机制，推动中医药在新西兰结合医学体系内的发展。

（马宁慧）

【卫生部副部长、国家中医药管理局局长王国强会见瑞典国家药品署主席马茨·拉尔森】 2011年11月24日，卫生部副部长、国家中医药管理局局长王国强在北京会见了来访的瑞典国家药品署主席马茨·拉尔森先生等一行。拉尔森向中方解释了瑞典国家药品署的职能及其与欧洲药品管理局的关系。王国强副部长向来宾充分说明了中成药的特殊性，重点解释了中成药如何在中医理论指导下进行配伍和使用等，并对今后双方交流与合作提出了具体建议。双方一致同意，由中国国家中医药管理局与瑞典国家药品署共同成立联合工作小组，并以此为平台，在信息共享、人员交流、联合科研以及为中国企业赴瑞开展注册申请提供帮助和指导等方面开展合作。

（陆烨鑫）

【国家中医药管理局与马来西亚卫生部签署传统医学领域合作谅解备忘录】 2011年11月7日，卫生部副部长、国家中医药管理局局长王国强会见了马来西亚卫生部部长廖中莱一行。双方就中马两国在传统医学领域的合作以及建立“传统医学卓越中心”一事进行了充分的交流与沟通。会谈结束后，王国强与廖中莱分别代表中马双方签署了《中华人民共和国政府和马来西亚政府关于传统医学领域合作的谅解备忘录》。备忘录内容涵盖了传统医学交流的政策法规、教育培训、科学研发、信息交流等诸多领域，为中马建立两国传统医学长效合作机制奠定了基础。

（朱海东）

【国家中医药管理局副局长于文明会见美国纽约医学院代表团】 2011年4月27日，美国纽约医学院代表团一行6人访问国家中医药管理局。国家中医药管理局副局长于文明会见代表团并主持工作会谈，全面介绍了中国扶持和发展中医药的相关经验与做法，尤其是中医药院校管理政策与发展现状，探讨中美在传统医学与补充替代医学教育领域的交流与合作。纽约医学院健康科学和医疗事务副校长 Barbara Ross-Lee 女士集中介绍了美国骨科医学的发展。纽约医学院正在与北京中医药大学洽谈合作，探讨共同开展课程培训、交换学者等交流与合作。应副校长 Barbara Ross-Lee 女士的要求，于文明副局长表示国家中医药管理局将对双方合作给予必要支持，以推动中美在传统医学以及骨科医学领域的共同发展。

（李亚婵）

【国家中医药管理局副局长于文明会见欧洲药品管理局草药药品委员会代表团】 2011年10月13日，国家中医药管理局副局长于文明会见了来访的欧洲药品管理局草药药品委员会主席维纳·克诺斯博士一行。双方就中药产品欧盟注册问题的有关情况交换了意见，并达成了双方未来在此领域开展交流与合作的共同意向。经磋商，双方一致同意建立中国国家中医药管理局与欧洲药品管理局草药药品委员会之间的交流机制，互派人员往来，促进欧盟有关官员对中国中医药的深入了解，同时积极为中国中医药产业界提供信息服务和实务培训，并在此基础上搭建合作平台，共同组织双方专家合作编纂部分中药产品欧盟植物药安全性和有效性专论，为中药产品欧盟注册提供技术支撑，也最终推动中药产品在欧洲的安全、有效应用。

（陆烨鑫）

【国家中医药管理局副局长于文明会见由卢森堡大使率领的卢森堡国立健康研究院代表团】 2011年11月1日，国家中医药管理局副局长于文明会见了卢森堡大公国驻华大使柯意赫先生及中国－卢森堡商会主席弗朗西斯·胡润先生等一行，我驻卢森堡大使曾宪柒出席并见证了会谈。于文明副局长向对方简要介绍了我国中医药事业发展情况，并表示中国政府重视与卢森堡的中医药交流与合作，希望在中成药产品欧盟注册、中卢医药产业界合作、共同资助青年科学家交流及防治新发传染病药物联合研发等方面优先开展合作。柯意赫大使与胡润主席均表示希望与中方在中医药领域开展交流与合作，并对于文明副局长的建议表示赞同，愿意在此过程中提供最大支持。

（陆烨鑫）

【国家中医药管理局副局长于文明会见越南卫生部副部长并签订会谈纪要】 2011年11月1日，国家中医药管理局副局长于文明会见了越南卫生部副部长高明光一行，就中越两国在传统医学医、教、研、产领域共同关心的话题进行了充分的交流与沟通，就进一步加强合作交换了意见。会谈结束后，中越双方签订了会谈纪要。经磋商，中越双方一致同意在传统医学法律与法规、医疗管理、教育培训、中药材科学研究、资源保护以及药材基地可持续发展研究等领域加强合作。会谈期间，双方同意适时签署中越传统医学领域合作备忘录，进一步拓展两国传统医学合作渠道和途径。

（魏春宇）

【国家中医药管理局副局长于文明会见美国代表团】 2011年12月1日，美国卫生与公众服务部(HHS)卫生副部长高级政策顾问 Rosie Henson 女士率团访问国家中医药管理局，国家中医药管理局副局长于文明会见了代表团一行。中国中医科学院及中国中医科学院针灸研究所、广安门医院等分别就中国中医科学院的发展概况、中医药针灸戒烟、中医药在肿瘤防治中的作用等与美国代表团进行交流。同时，美方从本国戒烟政策的制定以及如何将中医药戒烟研究的科技成果成功转化并通过政策应用实施造福民众等方面和与会专家进行了交流。

（李亚婵）

【坦桑尼亚卫生部代表团访华】 2011年3月2日，中国中医科学院与应邀来访的坦桑尼亚卫生和社会福利部政策和计划司司长 Regina Lucian Kikuli 签署了《中华人民共和国中国中医科学院与坦桑尼亚联合共和国莫西比利国立医院合作谅解备忘录》，并于其后派遣中医专家组赴坦工作，开始中坦中医药试治艾滋病第八阶段合作。

（陆烨鑫）

【国家中医药管理局组织赴新加坡培训考察】 2011年12月11～17日，由国家中医药管理局人事教育司副司长卢国慧任团长，国家中医药管理局有关部门、部分省中医药管理部门、部分中医药大学和中医医院领导一行15人组成的培训考察团赴新加坡进行了为期1周的培训考察。按照考察培训日程安排，考察团访问了新加坡卫生部、保健促进局和卫生科学局，听取了关于“新加坡医疗系统的规管制度”、“新加坡医疗融资”、“新加坡辅助医疗保健管理”等专题讲座，了解了新加坡卫生部、保健促进局和卫生科学局的职能定位和工作任务，参观考察了新加坡中央医院、心理卫生学院、邱德拔医院、仁慈社区医院、新加坡保健服务集团红山综合诊疗所5家不同类型和层次的医疗机构。

（宋丽娟）

六、内地与港澳台地区交流与合作

【第二期医院管理培训研讨班在香港举办】 见重要会议篇。

【卫生部副部长、国家中医药管理局局长王国强率代表团赴台湾访问】 应台湾工业技术研究院和中国医药大学的邀请，经国务院台湾事务办公室批准，卫生部副部长、国家中医药管理局局长王国强以中华中医药学会会长身份率大陆中医药代表团于2011年4月23～30日赴台湾访问。

访台期间，代表团与中国国民党荣誉主席吴伯雄、台湾海基会董事长江丙坤就两岸医药学界和中医药交流发展、两岸如何优势互补共同促进中医药的发展以及进一步加强两岸中医药合作，落实好两岸医药卫生合作协议进行了会谈。

王国强副部长还率领约60名大陆中医药界知名院士、国医大师和教育、医疗、管理、产业界人士出席了2011年4月26日在台北举行第三届两岸中草药合作及技术交流论坛和2011年4月29日在台中举行的两岸中医药学术研讨会。

王国强副部长就进一步加强两岸中医药交流与合作提出4点建议：第一，把握机遇，深化合作。第二，整合资源，发挥优势。第三，重视教育，培养人才。第四，突出特色，提升能力。访台期间，王国强副部长还率代表团参观访问了台湾中医药医疗、教育、科研、产业等相关机构，深入了解了台湾中医药发展现状及发展中遇到的问题，并与台湾经济、卫生主管部门的主要负责人以及台湾各大医药界公会、学会的主要负责人就两岸中医药发展的现状、存在的问题以及未来的发展方向，尤其是中药材品质安全管理等方面进行了深入的沟通与交流，并提出了意见和建议。

（李亚婵）

【卫生部副部长、国家中医药管理局局长王国强访问香港、澳门】 应香港和澳门特区政府邀请，卫生部副部长、国家中医药管理局局长王国强率代表团于2011年11月27日至12月6日赴香港、澳门进行了工作访问。此次出访全面了解了香港特别行政区的法律制度、立法会功能、廉政工作、财经及工贸发展以卫生、中医药领域的情况。在港期间，王国强副部长率代表团先后会见了香港立法会主席曾钰成，分别了解了香港立法会的组成、职权和立法会会议情况。访问了财经事务及库务局，与常任秘书长区璟智就香港作为金融中心的优势、内地与香港的金融合作以及近期改革措施进行沟通。会见了香港中央政策首席顾问刘兆佳，针对世界经济前景、香港经济结构调整以及特区政府未来力推的6大新兴产业进行了深入探讨。与香港商务及经济发展局局长苏锦樑进行工作会谈，系统了解了商务及经济发展局的职能和香港与内地的经贸关系。访问香港廉政公署、香港律政司、香港食物环境卫生署，并参观了香港政府化验所、香港家庭计划指导会，深入体验和了解了香港特区的政府构架和各主要领域的管理情况。

在澳期间，王国强副部长和澳门特区行政长官崔世安进行了工作会谈。崔世安充分肯定了中医药的独特疗效和保健作用，介绍了澳门社区卫生服务中的中医、针灸等内容在基层保健中发挥的重要作用。双方表示将继续大力支持中医药发展，倡导产业结构多元化，推动粤澳横琴岛中医药产业园合作结出硕果。王国强副部长还会见了全国政协副主席、澳门特区前任特首何厚铧，就中医药在健康事业中的作用深入交换了意见。

（李亚婵）

【2011海峡两岸中医药发展与合作研讨会举办】 见重要会议篇。

【卫生部副部长、国家中医药管理局局长王国强会见香港卫生署代表团】 2011年9月5日，卫生部副部长、国家中医药管理局局长王国强会见到访的香港卫生署代表团，并向香港医院管理委员会主席范佐浩颁发国家中医药管理局国际合作高级顾问聘用证书，任期3年。为适应中医药发展全球化的趋势，进一步提高国家中医药管理局中医药国际交流与合作水平，充分利用中医药领域复合型人才，国家中医药管理局于2011年4月颁布国家中医药管理局国际合作高级顾问的实施办法，以聚集贤能，博采众长，推动中医药事业的国际发展。

（李亚婵）

【卫生部副部长、国家中医药管理局局长王国强会见香港医院管理局代表团】 2011年2月21日，卫生部副部长、国家中医药管理局局长王国强，国家中医药管理局副局长于文明会见了香港医管局胡定旭主席和梁栢贤行政总裁一行8人。双方表示将充分利用各自的优势，进一步加强中医药的交流与合作，以期达到信息互通、资源共享、优势互补，共同促进中医药事业的发展。

（李亚婵）

【卫生部副部长、国家中医药管理局局长王国强会见澳门卫生局代表团】 2011年8月17日，澳门卫生局局长李展润率团访问国家中医药管理局。卫生部副部长、国家中医药管理局局长王国强，国家中医药管理局副局长于文明会见了代表团一行。在与澳门卫生局局长李展润的会谈中，王国强副部长对澳门卫生局一行的来访表示欢迎，对澳门卫生局长期以来重视中医药的发展表示赞赏。王国强副部长表示中医药在澳门的发展具有深厚的基础和条件，深受各阶层人士的欢迎。澳门与世界卫生组织签署的传统医药合作计划以及横琴中医药科技产业园的开发必将大大推动澳门中医药的发展，促进澳门经济适度多元发展。他还强调了澳门与内地在中医药交流与合作中应重视如何更好地利用中医药，让中医药走进澳门社区，应思考如何让民众得到更多的实惠。

（李亚婵）

七、中医药文化建设

【概述】 2011年，中医药文化建设开展了形式多样的中医药文化科普活动，大力普及中医药科学知识，深入开展“中医中药中国行——进乡村 进社区 进家庭”活动；在北京等10省区组织开展了中医药文化科普巡讲活动；继续组织实施中医药知识宣传普及项目。

（欧阳波）

【中医药文化建设呈良好发展态势】

背景：基于对中医药文化重要性的认识和思考，2007年以来，国家中医药管理局党组以十七大精神为指导，深入贯彻落实科学发展观，深刻分析中医药事业发展面临的形势和任务，准确把握中医药学发展的客观规律，明确提出了“整体思维、系统运行、三观互动、六位一体、统筹协调、科学发展”的中医药工作新理念，坚持以人为本，以满足人民群众对中医药服务需求为出发点和落脚点，把中医药文化建设列入中医药事业发展的重要内容，作出了促进中医药医疗、保健、科研、教育、产业、文化“六位一体”全面发展的战略决策。

2009年4月，国务院出台《国务院关于扶持和促进中医药事业发展的若干意见》(简称《若干意见》)，阐述了中医药文化建设的重要意义，提出了繁荣发展中医药文化的重要任务，对中医药文化建设作了明确部署。

2011年11月1日，卫生部副部长、国家中医药管理局局长王国强在全国中医药文化建设工作会议上讲话时，回顾了“十一五”期间中医药文化建设的情况，指出几年来各级党委、政府按照十七大“坚持中西医并重”，“扶持中医药和民族医药事业发展”的要求，认真贯彻落实《若干意见》，经过各级卫生行政部门和中医药管理部门以及广大中医药工作者的共同努力，中医药文化建设工作呈现出良好的发展态势，取得了显著成绩。

一、中医药文化工作机制基本形成

各地卫生行政部门和中医药管理部门坚持中医药事业科学发展的理念，充分认识中医药文化建设的重要性，把中医药文化建设纳入中医药工作的重要议事日程，制定了一系列中医药文化建设的政策，采取积极有效的措施，推动了中医药文化建设健康有序开展。有的省还成立了中医药文化建设工作领导小组，加强了对中医药文化建设工作的领导，制定了文化建设与医、教、研、产同步发展的总体规划，有计划、有目标、有步骤地开展了内容丰富、形式多样、效果显著的中医药文化建设工作。国家中医药管理局成立了中医药文化建设与科学普及专家委员会，加强了对全行业中医药文化建设和科普工作指导、研究、咨询和评价工作。

二、中医药文化工作基础普遍加强

随着医改的逐步深入，中医药事业发展的基础设施得到了普遍改善，中医药的服务能力显著提高，人民群众的健康意识普遍增强，对中医药的服务需求不断增长。这些都为中医药文化建设工作的开展创造了良好的机遇和条件。在推进医、教、研、产等机构中医药文化工作同时，还建成了12个国家级中医药文化宣传教育基地和一大批具有地方特色的博物馆、展览馆、纪念馆等中医药文化宣传教育设施，成为中医药文化传承、发展、创新的重要场所，有的还成为当地文化旅游的重要窗口，为弘扬中医药文化和中华文化发挥了积极作用。

三、中医药文化工作经费得到保障

中央和地方在逐年增加中医药事业投入的同时，专门增设了中医药文化建设项目经费，从2008年开始，中央财政每年安排专项资金3 100万元，平均每省100万元，组织实施了中医药知识宣传普及项目，对中医药文化建设工作起到了积极的引导促进作用。同时各地也增加了对中医药文化建设的资金投入，并初步形成了多渠道、多形式的中医药文化建设融投资机制。据初步统计，3年来各级政府用于中医药文化建设的经费达5亿多元，为中医药文化建设提供了必要的物质保障。

四、中医药文化工作成效初步显现

由卫生部、国家中医药管理局等23个部门联合主办的“中医中药中国行”活动在各级地方政府和卫生、中医药管理部门的大力支持和配合下，走遍了31个省、自治区、直辖市和新疆生产建设兵团，走进了香港、澳门特区和军营，是一次规模最大、覆盖面最广、内容最丰富的大型中医药文化科普宣传活动，对中医药文化传播、宣传产生了深远的影响。组织开展了中医药文化科普巡讲活动，深入到农村、牧区、厂矿、学校、部队、机关、社区等基层单位，为广大人民群众提供了科学、实用、方便的养生保健、适宜技术、科普咨询等中医药文化知识和健康服务。编辑出版了一大批形式多样的中医药文化科普作品，对于增强人们的健康意识、引导正确的健康消费、传播中医药文化和知识起到了积极作用。积极开展中医药非物质文化遗产保护工作，“中医针灸”列入《人类非物质文化遗产代表作名录》，《黄帝内经》和《本草纲目》被列入《世界记忆名录》，充分证实了中医药文化在世界文化中的地位和影响。开展了首届“国医大师”评选表彰活动，评选出了30名“国医大师”。通过对医术精湛、医德高尚的名医名家进行表彰和大力宣传，起到了凝聚行业力量、树立行业形象、引领行业发展

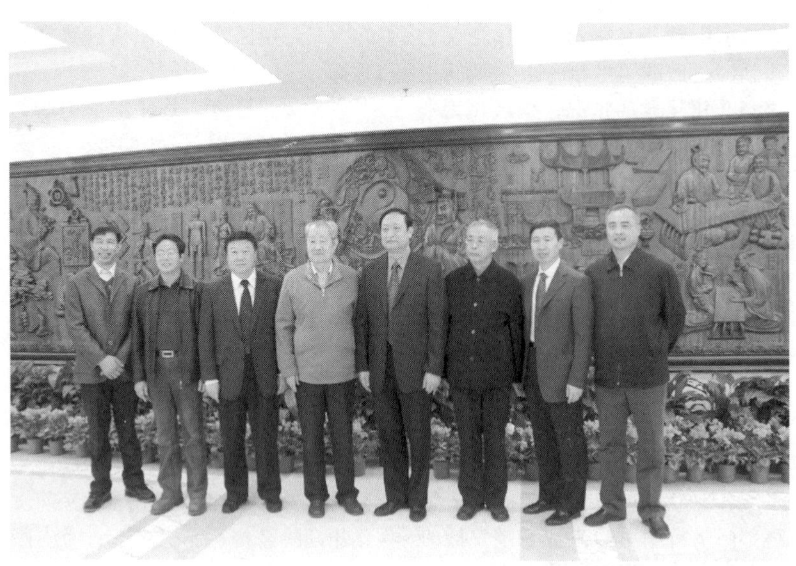

201年11月17日，卫生部副部长、国家中医药管理局局长王国强，国家中医药管理局副局长吴刚，国家中医药管理局党组成员、中国中医科学院党委书记王志勇等领导和专家为岐黄之光浮雕揭幕

的作用，形成了尊重、关心、重视中医药人才的氛围，产生了良好的社会影响。

（向　佳）

【全国中医药文化先进单位和个人获表彰】　2011年11月1日，在全国中医药文化建设工作会议上，北京市东城区卫生局、中国中医药报社等107个单位和赖南沙等200名个人分别被授予“全国中医药文化建设先进单位”和“全国中医药文化建设先进个人”荣誉称号。

2007年以来，全国中医药文化建设和科普工作取得了显著成绩，也涌现出一批表现突出的先进单位和先进个人。为了进一步调动广大中医药工作者的积极性和创造性，进一步深入开展中医药文化建设和科普宣传工作，国家中医药管理局决定表彰先进单位和先进个人，以鼓励他们再创佳绩，为中医药文化建设和科普工作作出更大贡献。

（向　佳）

【全国中医药文化建设工作会议召开】　见重要会议篇。

【国家中医药管理局《岐黄之光》浮雕揭幕】　2011年11月17日，卫生部副部长、国家中医药管理局局长王国强，国家中医药管理局副局长吴刚，国家中医药管理局党组成员、中国中医科学院党委书记王志勇为国家中医药管理局名为《岐黄之光》的浮雕揭幕。局机关服务中心主任孙涛介绍了浮雕的有关情况。

该浮雕由中医药文化建设专家胡春福设计，内容以中国医学史的典故人物、学术成就和人文文化为主要内容，雕有神农尝百草、岐黄问对、扁鹊望诊、张仲景坐堂行医、华佗麻醉手术、孙思邈《大医精诚》、王惟一修铸针灸铜人、李时珍采药、叶天士坐论温病等。

（高　欣）

【《岐黄之光》浮雕简介】

一、《岐黄之光》内容介绍

中间图解：黄帝、岐伯席地问对医道和坐镇青龙、白虎、朱雀、玄武四神像；中间穿插阴阳太极图、木火土金水五行和夔龙底纹及“岐黄问对”阴阳印章注解；右上“阴阳者，天地之道也，万物之纲纪”书法和仙鹤延年及“天人合一”琼楼玉宇配景；左上行楷书法《大医精诚》选录和印章题款。

右半图解：浮雕题记；上古神农尝百草“一日遇七十二毒”和神鹿；周代食医和“药食同源”；书法注解“伏羲制针、比类取象，神农尝草、药有寒凉，轩岐问难、钦定纲常……”；神医扁鹊望诊图和“望闻问切”瓦当篆印；东汉张仲景坐堂行医和汉代建筑、中药香薰、书简补景；东汉华佗麻醉手术图和酒爵配图；中医经典《神农本草经》、《黄帝内经》、《伤寒杂病论》著作插图。

左半图解：唐代孙思邈诊治图和《千金方》；唐代太医署图景；鉴真坐像和东渡船帆图；铜人模型和宋代针灸医学家王惟一及《铜人腧穴针灸图经》；金元四大家学术争鸣图示；藏医《四部医典》和蒙元医药图示；明代李时珍和《本草纲目》；清代叶天士坐论温病和《临证指南医案》、《温热论》；中药加工炮制图景。

二、《岐黄之光》设计说明

国家中医药管理局搬入新办公楼后，为了在局办公大楼内充分体现中医药历史悠久、博大精深的文化，制作《岐黄之光》浮雕，浮雕设计方案由卫生部副部长、国家中医药管理局局长王国强审定，局机关服务中心孙涛主任担任策划，中医药文化建设专家胡春福设计。《岐黄之光》广泛征求了中医药史学、理论、宣传、科普、美术和国医大师等十几位专家、领导的意见，由北京国艺堂雕刻完成。

《岐黄之光》是一幅用缅甸进口的金丝柚木雕刻的大型浮雕，在筹备、设计、创作、审定、雕刻、监制、安装等程序工艺方面历时将近两年。该浮雕以中医代称“岐黄”和文礼教化作用而确定为《岐黄之光》，缘由中医药学是中华民族几千年来认识生命、防治疾病、维护健康的智慧、知识、技术的结晶，它既是我国传统医药科学技术，又是中华民族优秀的传统文化！所以浮雕在内容选择和形式设计上以弘扬我国传统医药为宗旨，坚持科学求真、人文求善、艺术求美的原则，突出作品的史料性、学术性、文化性、艺术性。

在史料上敬天尊祖，强化中医药历史文化人物，以中医药发展史实为依据，推崇德业双修、贡献卓著的古代医学家。表现或提及的历史人物有伏羲、神农、黄帝、岐伯、扁鹊、张仲景、华佗、孙思邈、鉴真、王惟一、李时珍、叶天士，同时兼顾藏医、蒙医、中外医药交流内容。

在学术上弘扬经典，阐扬精粹，维护中医药学术的主体性。突出中医药阴阳五行学说，提及“望、闻、问、切”；学科涉及内、外、妇、儿、针灸、骨伤、温病、预防、养生、制药、教育；著作有《神农本草经》、《黄帝内经》、《伤寒杂病论》、《千金方》、《本草纲目》、《温热论》等。

在文化上敬重先哲精神，以中医药学术成就和典故展示文化核心价值。如：通过阴阳五行和书法经文表现中医药学阴阳平衡的生命观和整体观、系统观、辩证观等；通过“天人合一”、“药食同源”文化理念表达中医药学的自然观；通过岐黄问对坐镇四神像展示礼贤下士文风和中医学术安生四方信念；通过神农尝百草和“大医精诚”图文表达问民疾苦和仁术传妙手、厚德载圣贤的中医人文道德理念等等。

在艺术上坚持真、善、美原则，通过体现中医药行业特点和传统美术元素而提高观赏性。首先以岐黄问对、医家诊疗、著述、论说、采药、制剂等形式表现中医药行业特征，丰富人物造型；其次以设计作者的楷、行、隶、篆不同书法字体和印章及诗文注解图画，体现图文并茂、相得益彰；再次以我国传统楼阙、器具、服饰、图纹、祥云、鹿鹤等人文美术元素补景，并结合木雕反映我国传统工艺和民族特色。最注重的是在设计中没有完全按照时间去勾勒中医药文化发展史实，而是以成就中医药学理论基石的阴阳五行学说和岐黄问对典故作为主图，提高中医药文化美术的观赏性和影响力。

（孟庆云）

【中医药知识宣传普及项目开展】 中医药知识宣传普及项目是新中国成立以来第一次由中央财政安排专项资金支持开展的中医药文化科普项目。3 年共计9 300万元。项目实施3 年来，各地投入项目配套资金9 000余万元，开展了科普讲座、义诊咨询、健身演示、文艺演出、知识竞赛等内容丰富、形式多样、群众喜闻乐见的中医药科普宣传活动，直接受益群众达到 2.3 亿人次。发放科普宣传图书、资料近 2 亿人次。推进项目各项工作落到实处，真正惠及百姓。为全面了解 2008 ~ 2010 年度项目执行和资金使用情况，总结各地在项目实施过程中的好经验、好做法，国家中医药管理局组织开展了项目执行情况检查工作，并选择项目实施的先进单位在全国文化建设工作会议上进行了交流，由于此项目成效显著，已获得中央财政继续支持 3 年。

（欧阳波）

【“中医中药中国行”活动深入开展】 2011 年，国家中医药管理局组织各地中医药管理部门深入开展“中医中药中国行——进乡村　进社区　进家庭”活动，开展了形式多样的中医药文化科普活动，让中医药知识深入乡村、社区和家庭，受到了群众的普遍欢迎。国家中医药管理局中医药文化科普巡讲团先后在北京市、天津市、内蒙古自治区、山东省、广东省、广西壮族自治区等省、市开展了丰富多彩的中医药文化科普巡讲活动；深入外国人社区、军营和边疆为驻华使领馆工作人员、边防战士、武警官兵和基层群众等讲解中医药文化科普知识。活动开展 1 年来，举办各类型讲座 50 余场，直接受益群众近 10 万人，受到了普遍欢迎。

为了更好地向群众普及中医药知识，创办了中医药文化科普网（域名 www.zykpw.com），包含中医药文化科普活动动态、中医药文化科普焦点新闻、中医药文化科普小常识等 10 个栏目。

（欧阳波）

【中医药文化宣传教育基地建设积极推进】 为进一步规范中医药文化宣传教育基地评审工作，研究制定了《“十二五”中医药文化宣传教育基地建设工作方案和全国中医药文化宣传教育基地标准》，各地也结合实际，开展省级宣教基地建设。北京、天津、江苏、河南、陕西、广东等地已建设了一批省级中医药文化宣教基地和设施。2011 年，共新增 2 家全国中医药文化宣教基地，并有 2 家单位成为建设单位。2011 年已建成 12 个中医药、民族医药博物馆、展览馆、纪念馆等全国中医药文化宣传教育基地。各基地结合实际，开展了各具特色的中医药文化科普宣传活动，深受广大人民群众的喜爱，成为中医药科普知识宣传的重要阵地。

（欧阳波）

【中医药文化科普研究开展】 为提升中医药文化科普工作水平，国家中医药管理局积极组织局中医药文

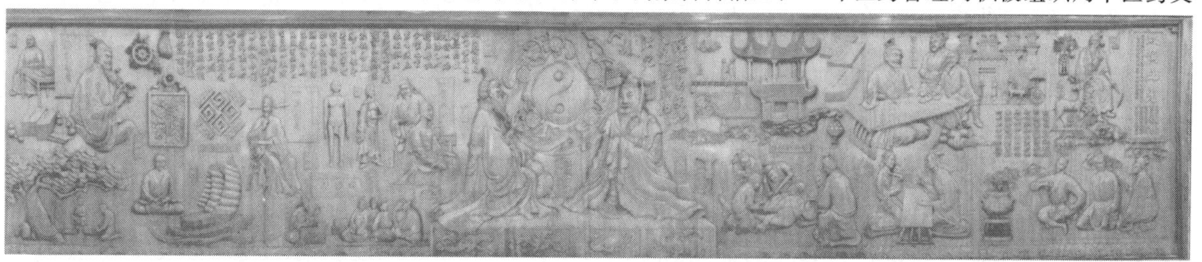

岐黄之光浮雕

化建设与科学普及专家委员会开展了相关课题研究。2011年，完成了“中医药科普需求和宣传研究”、“中医药古籍、文物、古迹资源普查方案研究”、“中医医德推广、评价体系研究”、“中医药养生文化普及性研究”、“中医药产业机构文化建设指导意见研究”、“中医药教育机构文化建设指导意见研究”6项中医药文化科普研究系列课题的研究工作，已顺利通过专家组验收，各项研究成果为进一步开展中医药文化科普工作提供了有力的理论支撑。

（欧阳波）

【“相约北京——中医针灸展”暨大型秦腔历史剧《皇甫谧》汇报演出在北京举行】 为扩大“中医针灸”列入联合国教科文组织《人类非物质文化遗产代表作名录》后的宣传推广工作，由国家中医药管理局主办，中国中医科学院针灸经络研究所承办的“相约北京——中医针灸展”暨大型秦腔历史剧《皇甫谧》汇报演出于2011年5月8～18日在北京举行。此次活动迎来众多的中外参观者，为提高中医针灸的社会认知度、弘扬中医药文化发挥了积极作用。

（李亚婵）

【首届全国优秀中医药文化科普图书推荐活动启动】 为给广大人民群众提供优秀的中医药文化科普读物，向大众传播科学准确的中医药养生保健知识和方法，提高其自我强身健体能力，使中医药更好地服务于人民群众的身体健康，同时进一步激励广大中医药文化与科普工作者创作出更多更好的科普作品，新闻出版总署与国家中医药管理局于2011年9月1日共同启动了首届全国优秀中医药文化科普图书推荐活动。

此次活动的推荐范围是新闻出版总署公布的具备养生保健类出版资质的出版单位2008年1月至2011年6月出版的中医药文化科普图书，计划将评选出的优秀图书推荐给广大群众。

（欧阳波）

【传统医药4项目入选第三批国家级非物质文化遗产名录公布】 国务院批准文化部确定的第三批国家级非物质文化遗产名录（共计191项）和国家级非物质文化遗产名录扩展项目名录（共计164项），并予以公布。第三批国家级非物质文化遗产名录入选的传统医药项目有4项，分别是壮医药（壮医药线点灸疗法）、彝医药（彝医水膏药疗法）、傣医药（睡药疗法）、维吾尔医药（维药传统炮制技艺、木尼孜其·木斯力汤药制作技艺、食物疗法、库西台法）。此外，民间文学李时珍传说、传统体育项目华佗五禽戏也一并列入第三批国家级非物质文化遗产名录。

此次公布的国家级非物质文化遗产扩展项目名录中有传统医药项目7项，它们是中医诊法（葛氏捏筋拍打疗法、王氏脊椎疗法、道虎壁王氏中医妇科、朱氏推拿疗法、张一帖内科疗法）、中医传统制剂方法（达仁堂清宫寿桃丸传统制作技艺、定坤丹制作技艺、六神丸制作技艺、致和堂膏滋药制作技艺、季德胜蛇药制作技艺、朱养心传统膏药制作技艺、漳州片仔癀制作技艺、夏氏丹药制作技艺、马应龙眼药制作技艺、罗浮山百草油制作技艺、保滋堂保婴丹制作技艺、桐君阁传统丸剂制作技艺）、针灸（陆氏针灸疗法）、中医正骨疗法（武氏正骨疗法、张氏骨伤疗法、章氏骨伤疗法、林氏骨伤疗法）、藏医药（藏医骨伤疗法）、蒙医药（蒙医传统正骨术、蒙医正骨疗法、血衰症疗法）、苗医药（癫痫疗法、钻节风疗法）。

第三批国家级非物质文化遗产名录的申报和评审从2009年开始，此次入围的355项（新增191项，扩展164项）是在文化部组织有关专家按照评审标准对全国31个省、自治区、直辖市和新疆生产建设兵团、香港特别行政区、澳门特别行政区及中直单位申报的3 136个项目进行认真的审议最终产生的。

（黄　心）

八、新闻出版与宣传

【概述】 2011年，中医药新闻宣传和文化建设工作紧紧围绕局中心工作，坚持正面宣传，加强新闻舆情监测，牢牢把握舆论导向，不断提高引导能力。组织开展了系列新闻发布活动，宣传中医药事业的新发展、新面貌、新成就；加强报刊管理，完善审读制度，积极推进文化体制改革。为促进中医医疗、保健、科研、教育、产业、文化六位一体全面发展营造了良好氛围。

（欧阳波）

【加强正面宣传主动引导舆论】 2011年，国家中医药管理局组织召开新闻发布会3次、新闻通气会1次，组织媒体宣传报道中医药热点事件及国家中医药管理局重大活动7次，接待安排新闻单位对局有关领导采访达90余次。及时发现引起社会关注的中医药热点、焦点问题，快速反应，引导舆论。

一、《本草纲目》、《黄帝内经》入选《世界记忆名录》新闻通气会

2011年5月23～26日，在英国曼彻斯特召开的联合国教科文组织世界记忆工程国际咨询委员会（IAC）第十次会议上，《本草纲目》和《黄帝内经》成功入选《世界记忆名录》。2011年6月1日，国家中医药管理局与国家档案局共同召开了《本草纲目》、《黄帝内经》入选《世界记忆名录》新闻通气会，介绍了《本草纲目》和《黄帝内经》入选《世界记忆名录》及联合国教科文组织“世界记忆工程”的相关情况。会议由国家中医药管理局国际合作司司长王笑频主持，卫生部副部长、国家中医药管理局局长王国强，国家档案局副局长李明华，国家中医药管理局副局长于文明，中国中医科学院中医药信息研究所薛清录教授出席了此次会议。来自中央电视台、人民日报、健康报、中国中医药报等50多家媒体的记者参加了通气会。

二、中医基本现状调查工作新闻发布会

2011年9月14日，国家中医药管理局组织召开了中医基本现状调查工作新闻发布会，公布《2009年中医基本现状调查报告》。这是我国首次在31个省（区、市）和新疆生产建设兵团进行中医基本情况调查，有利于全面掌握我国中医药事业发展基本现状。国家中医药管理局办公室主任王炼主持发布会，国家中医药管理局副局长于文明、政策法规与监督司司长查德忠出席发布会并回答了记者提问，共计40余家媒体的记者参加了本次发布会。

三、大型高清纪录片《中医》开机新闻发布会及庆典晚会

2011年10月12日，国家中医药管理局在太庙与中央电视台联合举办了大型高清纪录片《中医》开机新闻发布会暨庆典晚会。该片将通过多种角度展示中医，让国人乃至世界更加了解中医药文化。新闻发布会后，举行了以中医阴阳五行为主线，表现我国古代中医发展史的庆典晚会。全国人大法律委员会副主任委员洪虎，卫生部副部长、国家中医药管理局局长王国强，国家中医药管理局副局长吴刚，中央电视台副台长高峰等领导出席了发布会。发布会还吸引了50余家媒体的关注与参与。

四、《中华中医昆仑》丛书新闻发布会暨捐赠仪式

2011年10月25日，在人民大会堂新闻发布厅，国家中医药管理局与当代中医药发展研究中心联合召开《中华中医昆仑》丛书新闻发布会暨捐赠仪式。该书遴选了我国近百年来对中医药事业作出突出贡献的150位杰出代表，历时3年编撰完成。开创了我国为著名中医药学家大规模撰写传记的先河，为中医药能够绵延不断地造福人类、在继承创新基础上继续发扬光大、将中华民族优秀的医学财富传承下去起到了积极的作用。第十届全国人大常委会副委员长顾秀莲，第十一届全国政协副主席郑万通，卫生部副部长、国家中医药管理局局长王国强，国务院原副秘书长、当代中医药发展研究中心理事长张镜源出席发布会及捐赠仪式。40余家报刊、网络媒体参与了此次发布会。

五、加强与主流媒体的合作，不断拓展宣传渠道

国家中医药管理局与中央电视台联合摄制大型纪录片《中医》，以全新的视觉设计和表现手法来反映中医药的历史文化，其英文版《中医中药》已纳入文化部2011～2012年度对外文化宣传重点项目；组织编辑2011年《中国新闻·两会特刊·中医药事业报道专辑》，在“两会”期间送给参会代表和委员。多方位、多形式、多途径的向国内外观众宣传中医药取得的新成就和新进展。

（欧阳波）

【加强中医药新闻舆情监测工作】 2011年，国家中医药管理局共制作日常平面媒体新闻监测50期，视频新闻监测12期，中医药新闻专题26期。对有关中医药的医疗、保健、教育、科研、产业、文化、对外交流等相关新闻进行分析和研判。同时，监测与中医药相关的微博内容，并对“微博”这种灵活迅速的新兴媒体传播形式进行调研，为下一步利用其作为中医药宣传沟通平台打下基础。组织中央电视台等媒体对虚假中医医疗广告进行系列报道，向百姓普及基础知识，提高民众对虚假中医医疗广告的鉴别能力，得到社会的好评。

（欧阳波）

【2011年度中医药十大新闻评选活动开展】 2012年1月16日，由国家中医药管理局新闻办公室和中国中医药报社共同主办的2011年度中医药十大新闻评选结束揭晓。2011年度中医药十大新闻是：

一、国家“十二五”规划纲要首次将中医药单列一节，开局之年中央财政投入59亿元支持中医药发展

《中华人民共和国国民经济和社会发展第十二个五年规划纲要》首次将支持中医药发展单节列出，作为“完善基本医疗卫生制度”6项重点任务之一，凸显中医药在经济社会发展中的地位进一步提升。在“十二五”开局之年，中央财政投入专项资金达59亿元，进一步加大了对中医药事业发展的支持力度。

二、屠呦呦获2011年度拉斯克临床医学奖

中国中医科学院研究员屠呦呦因在青蒿素研究中的杰出贡献获美国拉斯克奖（临床医学奖项）。她受中医典籍青蒿治疗疟疾的启发，首次发现采用乙醚低温提取方法制备的青蒿提取物具有显著抗疟效果，这对青蒿素有效制剂的研发起到了至关重要的作用。青蒿素用于治疗疟疾至今已挽救了全球尤其是发展中国家数百万人的生命。

三、《黄帝内经》、《本草纲目》入选《世界记忆名录》

2011年5月23～26日，在英国曼彻斯特召开的联合国教科文组织世界记忆工程国际咨询委员会第十次会议上，通过由中国申报的《黄帝内经》、《本草纲目》入选《世界记忆名录》。这标志着国际社会对我国中医药文化价值的广泛认同。

四、中医药在深化医改中发挥积极作用，中医药政策得到落实

卫生部、国家中医药管理局印发《关于在深化医药卫生体制改革工作中进一步发挥中医药作用的意见》，中医药在深化医改5项重点工作中进一步发挥重要作用。《国务院关于扶持和促进中医药事业发展的若干意见》确定的政策措施从中央到地方得到全面落实。

五、中医药文化建设开创新局面，中医药科普知识受群众欢迎

国家中医药管理局首次召开全国中医药文化建设工作会议，印发加强中医药文化建设工作指导意见。开展首届全国优秀中医药文化科普图书推荐活动，养生保健类图书出版秩序得到规范。弘扬“大医精诚”等中医药文化核心价值观。一些媒体的中医养生保健栏目成为品牌。“中医中药中国行——进乡村　进社

区进家庭”及“中医药科普巡讲”活动深入开展。

六、首次全国中医基本现状调查报告公布，每年9亿人次看中医

《2009中医基本现状调查报告》公布，新中国成立以来首次全面摸清家底，为中医药事业发展提供了科学依据。报告显示，全国中医门急诊年总服务量9.07亿人次，全国医疗机构中能提供中医医疗服务的占59.6%，每万人口有中医师3.06人。

七、创建局省联动工作机制，甘肃建设首个中医药综合改革示范省

国家中医药管理局与甘肃省政府签署建设中医药发展综合改革试点示范省协议，该省在创建中力补中医短腿，坚持中西医并重发展，走出了一条符合省情的医改之路，在全国具有示范效应。国家中医药管理局还与海南省、江苏省、河南省政府签署局省共建合作协议，共同推动中医药事业发展。

八、中药材价格上涨引社会关注，国家有关部门采取平抑措施取得成效

中药材价格出现非理性上涨引发连锁反应，国家有关部门积极采取措施，对中药材市场状况全面调查，整顿流通秩序，依法查处囤积炒作行为，遏制游资炒作势头，使主要中药材品种价格逐步回落，在检测的500多个品种中超半数价格下降，上百个品种降幅达21%~50%。

九、“挖掘民间医药，用好民间中医”提至政策层面，民间中医药焕发活力

针对民间医药发展面临的困难和问题，国家中医药管理局出台《关于加强民间医药工作的意见》，加强民间医药挖掘整理，做好人员行医资格管理。各地采取“杏林寻宝”等措施，挖掘民间诊疗技术和方法，帮助确有专长的民间中医取得合法行医和中医预防保健服务资格。

十、山东兖州市中医院“先看病后付费”模式、山西中医学院附属医院“有钱无钱，救命第一”的理念在行业及社会引起强烈反响

两家中医医院在深化医改和“创先争优”、“三好一满意”活动中，以人为本，大胆创新服务模式和理念，提升了服务质量，促进了医患和谐，创造了新的经验，成为中医药乃至卫生改革发展的亮点。

（欧阳波）

【非时政类报刊体制改革积极推进】 国家中医药管理局组织局主管的6家报刊被列为首批转企改制单位的报刊及其主办单位召开首批转企改制非时政类报刊出版单位工作研究会，制定国家中医药管理局报刊出版单位转制工作机制，成立以卫生部副部长、国家中医药管理局局长王国强为组长的报刊出版单位体制改革工作领导小组，明确国家中医药管理局报刊出版单位转制工作主要任务与协调联系部门，并建立报刊出版单位转制工作协调会议制度。前一批转制的6家报刊的主办单位均已成立体制改革工作领导小组，本着有利于杂志社发展、有利于中医药事业发展、有利于改善职工工作待遇的原则，推动体制改革工作的进行，提出了转制实施方案。

（欧阳波）

九、规划财务管理

【《中医药事业发展“十二五”规划》编制完成】 2011年底，国家中医药管理局编制完成《中医药事业发展“十二五”规划》（简称《规划》）。《规划》编制工作根据国家“十二五”规划编制统一部署和要求进行，从2009年5月份启动，通过最初的规划思路、草案，到最后形成规划定稿，前后历时近两年多时间。

为做好编制工作，卫生部副部长、国家中医药管理局局长王国强亲自牵头，成立了以局规划财务司为主体的编制工作机构，并组织开展了10个方面的专题研究。编制过程中，编制工作机构多次召开咨询和论证会议，认真听取有关人大代表、政协委员、地方中医药管理部门和行业内外专家意见，注重与国家“十二五”规划纲要和卫生事业发展“十二五”规划衔接。《规划》编制还得到了中医药部际联席会议各成员单位的大力支持。《规划》无论在体例、形式，还是在具体内容方面，较好地体现了中医药事业发展新时期的新特征和新需求，充分体现了国家中医药管理局带领中医药行业开创新局面的时代特征和创新精神。

《规划》以推动和实现中医药事业科学发展为主题，以在深化医药卫生体制改革中全面贯彻落实《国务院关于扶持和促进中医药事业发展的若干意见》（国发〔2009〕22号）为主线，把满足人民群众对中医药服务的需求作为中医药工作的出发点和落脚点，全面总结了“十一五”期间中医药工作取得的成绩，分析了中医药事业发展存在的问题和困难，明确了“十二五”期间中医药事业发展的指导思想、基本原则和发展目标，并确定了中医医疗服务体系建设、中医预防保健服务、中医药应急和重大疾病防治网络建设、中医药科技继承与创新、中医药人才队伍建设、中药可持续发展、民族医药和中西医结合发展、中医药文化、中医药法制和标准化信息化建设、中医药对外交流与合作、促进中医药服务贸易11项重点任务，提出了61项重大项目（工程）。《规划》是“十二五”时期我国中医药事业发展的纲领性文件，是政府履行制度、规划、筹资、服务、监管等方面职责的重要依据。《规划》中一些重点项目，包括中医（民族医）医院服务能力建设等已从2011年开始得到财政支持并落实。

（刘群峰）

【中央财政支持全国中医药事业发展创历史新高】 2011年，中央财政对中医药投入力度进一步加大，支持全国中医药事业发展专项资金达到59.5亿元，创新中国成立以来新高。“十一五”以来，尤其是2009年深化医药卫生体制改革正式启动后，国家发展改革委、财政部等有关部门不断加大中医药投入力度，中央财政支持全国中医药事业发展专项资金从2006年的5.8亿元持续增长到2011年的近60亿元。中央财政投入力度之大，覆盖范围之广，是国家中医药管理局成立20多年来前所未有的，充分体现了党中央、国务院高度重视和扶持中医药事业发展。

2011年中央财政用于支持全国中医药事业发展的专项资金，一是安排中央预算内专项资金10.22亿元支持全国70所县级中医医院标准化建设，2009～2011年全国共计380余所县级中医医院得到标准化建设，深化医改第一阶段县级中医医院标准化建设任务顺利完成。二是安排深化医改专项资金42.12亿元，组织实施市县级中医院、民族医院能力建设，共支持县级中医医院1 814所，包括中西部地区22个省（区、市）和新疆生产建设兵团1 663所；东部地区9省（市）陆路边境县、少数民族县、扶贫县及福建省原中央苏区县、革命老区151所，另外还支持地市级中医医院146所。三是安排中医药部门公共卫生专项资金7.12亿元，支持全国名老中医传承工作室建设、基层常见病与多发病中医药适宜技术推广能力建设、中医药人才能力培训、中医药知识宣传普及、国家基本药物所需中药原料资源调查和监测以及中医临床重点专科建设。

（刘群峰）

【县级中医医院建设项目顺利实施】 2011年，国家发展改革委、国家中医药管理局继续组织实施县级中医医院（含民族医医院）建设项目，安排中央专项资金10多亿元，支持70所县级中医医院基础设施建设，顺利完成了深化医改县级中医医院建设项目投资计划。

在深化医改健全基层医疗卫生服务体系建设中，国家发展改革委、国家中医药管理局从2009年开始，启动实施了县级中医医院建设项目。项目规划建设周期为3年，规划建设县级中医医院369所。从2009～2011年，中央安排专项资金共计56多亿元，实际支持全国380多所县中医医院进行基础设施改造与建设。与此同时，一大批社区卫生服务中心和乡镇卫生院中医科、中药房进行了标准化建设。随着深化医药卫生体制改革的深入推进，基层中医药服务能力建设明显增强，为广大人民群众提供了更多优质的中医药服务。

（刘群峰）

【中医医疗服务价格管理工作得到加强】 从2011年3月开始，国家发展改革委牵头成立联合组织检查组，开展了全国医药卫生服务价格大检查，国家中医药管理局积极参与并顺利完成了有关中医医疗服务价格的检查工作，与国家发展改革委等部门联合印发实施《关于严肃查处医药价格违法行为整顿规范医药价格秩序的通知》。

配合医药卫生服务价格大检查工作，卫生部、国家中医药管理局联合印发实施了《关于加强医疗机构内部价格管理暂行意见》，首次明确了由省级中医药管理部门负责新增中医医疗服务价格项目的管理和审核。在《全国医疗服务价格项目规范》修订工作中，国家中医药管理局作为承担单位之一，成立专门课题组，顺利完成了中医医疗服务价格项目的修订工作。

（刘群峰）

【进一步做好援藏援疆、定点扶贫工作】 国家中医药管理局积极配合卫生部组织召开2011年全国卫生系统对口支援新疆工作协调推进会，对国家中医药管理局2010年全国卫生系统对口支援新疆工作座谈会以来支持新疆和生产建设兵团中医、民族医药发展有关情况进行总结，大力推进新疆生产建设兵团对口支援工作。大力推进对口支援西藏工作，研究提出国家“十二五”支持西藏医药发展重大项目规划方案调整意见，参加国家发展改革委对口援藏规划审议工作会议，认真开展国家中医药管理局自中央第五次西藏工作座谈会以来对口支援西藏工作的有关情况总结，并将意见和报告及时反馈国家发展改革委。在国家中医药管理局对口支援山西五寨工作方面，编制完成了《关于做好2011年山西省五寨县定点扶贫工作的报告》，确定今后对口支援五寨工作重点。中国中医科学院中医药信息研究所党委书记彭春龙被国务院扶贫开发领导小组评为2011年全国扶贫开发先进个人。

（孙晓明）

【中央转移支付中医药项目专项资金投入取得新突破】 经国家中医药管理局大力协调，中央财政2011年对地方转移支付中医药方面项目资金总额达到49.234 9亿元。其中，医药卫生体制改革补助资金42.12万元，用于支持县级中医医院，地市级中医医院、民族医医院能力建设。中医药部门公共卫生专项资金4.114 9亿元，用于全国名老中医传承工作室建设、基层常见病与多发病中医药适宜技术推广能力建设、中医药人才能力培训、中医药知识宣传普及、国家基本药物所需中药原料资源调查和监测5方面建设项目。中央财政2011年对地方转移支付中医临床重点专科建设项目补助资金约3亿元，专项用于解决疾病诊疗问题为核心的专科能力建设，具体包括关键设备购置、相关人员培训和临床诊疗（护理）技术开发等。

（王振宇）

【继续深化预算执行管理和强化资金监管】 2011年，国家中医药管理局进一步创新预算执行管理方式，优化和完善项目资金动态监控管理，建立健全规范、安全、有效的预算执行管理机制。

强化中央部门预算执行管理。一是进一步加强部门预算执行管理，继续将年度预算执行情况纳入年终考核指标，切实加强考核机制建设；二是继续加强各单位预算执行进度的通报；三是加大统筹力度，设立“拟扣减额度”，起到巨大警示作用；

四是继续狠抓落实，切实强化预算执行责任制；五是进一步强化预算执行与预算统筹安排相挂钩的工作机制；六是进一步加强预算执行约谈制度；七是抓好预算执行工作的同时，不放松财务纪律和规范工作。

强化中医药全国性专款预算执行管理。一是构建了中医药全国性专款5年的滚动项目库。二是对项目支出内容进一步细化，做到可操作。三是实行项目执行进度目标和责任追踪制，项目责任落实到项目负责人、有关业务处室。四是强化预算安排与预算执行相挂钩的管理机制。五是在《中医药事业发展“十二五”规划》的框架下，提前编制完成2012年度中医药全国性专款预算细化方案，并经局党组会议审议原则通过，报财政部备案待批。

强化中央对地方转移支付预算执行管理。一是建设并启动了“国家中医药管理局中央转移支付中医药项目经费预算执行监控通报平台”建设工作，强化了对中央转移支付中医药项目预算执行的动态监控作用，有效地推动了中央转移支付地方中医药项目的预算执行管理。二是召开中央转移支付中医药项目预算执行中期检查工作会议，实时了解项目执行情况，进一步加强对中央转移支付中医药项目经费执行情况的管理，规范项目预算执行，加快项目执行进度，充分发挥财政资金使用效益。

（王振宇）

【积极稳妥推进部门预算、三公经费、决算信息主动公开工作】 按照财政部关于部门预算、“三公经费”［因公出国（境）费、公务用车购置及运行费、公务接待费］和决算信息主动公开的各项具体要求，结合国家中医药管理局实际情况，国家中医药管理局拟定了2011年部门预算、“三公经费”主动公开及2010年决算信息主动公开的相关方案。经局人事教育司、局政务公开领导小组办公室、局保密办等部门系统审核后，分别于2011年5月20日、2011年7月8日、2011年9月28日在局政府网站上向全社会公开，总体情况平稳。

（王振宇）

【积极落实审计署卫生药品审计局2010年预算执行及财务收支情况审计的整改工作】 根据审计署卫生药品审计局对国家中医药管理局2010年预算执行及财务收支情况审计工作的《审计报告》和《审计执行决定》，国家中医药管理局认真组织反馈和整改工作。2011年3月，根据局党组的决议和要求，局规财司多次组织会议，根据《审计报告》开展整改落实工作，以实事求是的态度对审计报告中所提出的有关问题进行积极整改。

主动协调，配合做好审计署对王国强同志任职期间经济责任审计工作。2011年4月11日，审计署派出审计组进驻国家中医药管理局，对卫生部副部长、国家中医药管理局局长王国强任职期间经济责任履行情况进行审计。国家中医药管理局专门召开审计配合工作动员会，要求局各司（办）、局各直属（管）单位做好相关准备工作，积极配合审计工作。期间，同审计署加强协调，对交办的事项及提出的有关工作要求认真落实。现已组织完成对经济责任审计征求意见稿的反馈工作，并积极开展相关问题的整改落实。

（王振宇）

【扎实稳妥开展项目绩效评价试点工作】 按照财政部有关要求，国家中医药管理局扎实稳妥地开展项目绩效评价试点工作，获财政部好评。

继续做好中医（民族）医院绩效评价试点项目的绩效考评和申报工作。一是2011年5月，完成了财政部批复的2个2010年度绩效评价试点项目的绩效考评工作，相关工作获得财政部预算司、社保司的好评。二是根据财政部2011年绩效评价试点项目确认批复表，国家中医药管理局严格按照财政部印发的《财政支出绩效评价管理暂行办法》（财预〔2011〕285号）的有关要求，认真组织，规范程序，开展财政部批复的2个2011年度绩效评价试点项目的绩效考评工作。三是通过2012年部门预算“二上”申报了3个绩效评价试点项目，进一步扩大绩效评价试点范围。

开展中医药全国性专款绩效评价工作，选取2011年度局医政司专款项目作为国家中医药管理局项目绩效评价试点项目。

（王振宇）

【全面开展2011年部门预算编制有关动员、培训和编审工作】 为保障国家中医药管理局2012年部门预算编制工作顺利开展，从严落实各项预算编制要求，进一步加强报表编制的规范化，国家中医药管理局规财司结合财政部2012年部门预算编制的有关重点要求，于2011年6月全面开展了部门预算编制动员、培训工作。按照财政部预算编制的有关要求，国家中医药管理局及时高效完成了2012年中央部门预算和住房改革支出预算。

（王振宇）

【按时高质量完成中央部门决算、企业财务决算、财政性资金投资基本建设项目决算工作】 国家中医药管理局精心组织、认真部署，并按时高质量完成中央部门决算、企业财务决算、财政性资金投资基本建设项目决算工作。根据财政部2012年的有关通报，国家中医药管理局获得中央部门决算优秀、中央部门企业会计报表财务决算先进两项通报表扬。国家中医药管理局已经连续10年获得财政部开展的相关财务决算工作先进表彰。

（王振宇）

【中医类别医师资格考试笔试和实践技能考试单独立项收费，执业医师考试专项财政补助资金额度大幅提升】 经过积极努力协调，财政部、国家发展改革委2011年9月29日联合下发了《关于调整执业医师资格考试收费等有关事项的通知》（财综〔2011〕94号），对国家中医药管理局中医师资格认证中心所承担的中医类医师资格考务费管理相关工作进行了规范，解决了该中心多年的实际困难。卫生部副部长、国家中医药管理局局长王国强作重要批示“多年难办的事终于解决了”。国家中医药管理局争取审计署、财政部的大力支持，根据审计署在国家中医药管理局开展审计工作过程中特发《关于国家中医师资格考试项目经费不足请财政部予以重视的转送函》（审办转函〔2011〕71号）文件，财政部按有关补偿的原则，批复国家中医药管理局中医师资格认证中心2012年项目预算执业医师考试专项补助经费从150万增加到415万元。

（王振宇）

【配合做好医疗卫生机构财务会计制度实施工作】 2010年12月31日，财政部印发了《医院会计制度》、《医院财务制度》，制度要求自2011年7月1日起在公立医院改革联系试点城市施行，自2012年1月1日起在全国施行。为了贯彻落实医疗卫生机构财务会计制度，深化中医领域医院财务会计制度改革，国家中医药管理局规财司立足于中医药行业实际情况，组建中医药领域财务专家队伍，编纂专门针对中医医院的新财务会计制度讲解教材，会同国家中医药管理局人教司，在北京国家会计学院举办了首期中医医院财务管理骨干培训班，对基层中医医院财务管理骨干人员进行中医财务、会计管理培训。

此外，国家中医药管理局规财司还分别会同财政部社保司、卫生部规财司共同组织召开医疗卫生机构财务会计制度培训会议。

（王振宇）

【为局直属（管）单位提供优质高效的财务资产管理服务和制度保障】 国家中医药管理局大力协调争取财政部的支持，继续保障做好局机关第三步规范津贴、补贴和规范中央事业单位退休人员津贴、补贴工作。按照国家统一标准，局本级一次性补发规范津补贴资金169.40万元（其中，在职公务员80.48万元、离休人员5.6万元、退休人员83.32万元），并取得了财政部津贴、补贴新增水平经费缺口的补助。按照人社部〔2011〕2号、〔2011〕3号文件关于规范中央事业单位退休人员津贴、补贴的有关要求，国家中医药管理局组织各直属（管）事业单位开展规范中央事业单位退休人员津贴、补贴工作；国家中医药管理局将各单位2010年度和2011年度所需新增资金缺口汇总审核后上报财政部，现已争取到财政部增补事业单位离退休经费5 650.42万元。

建设服务型机关，推进局机关购房补贴核定与发放工作。为贯彻落实卫生部副部长、国家中医药管理局局长王国强关于“建设服务型机关”指示精神，国家中医药管理局成立了机关购房补贴核定领导小组，领导小组组长由副局长吴刚担任，副组长由规财司、人教司、服务中心领导担任；局机关各部门的具体工作人员组成核定工作小组。在领导小组的统一组织和领导下，工作组按照既定工作程序组织开展了2010年1月～2011年8月机关职工购房补贴核定工作。经过系统清理、签字确认、张榜公示，此次共计有12位职级变动的有房老职工享受到一次性级差补贴；有30位职工享受到按月补贴；有6位职工享受到按规定标准补发以前年度（调入国家中医药管理局前）购房补贴；有1位职工享受到住房未达标补贴。

建章立制，积极创新，营造规范、透明、安全的会计服务环境。一是经过2010年试点，“预算财务三级审核”现已全面展开。二是国家中医药管理局规财司正在开展《国家中医药管理局会议费、差旅费、专家咨询费、劳务费4项财务管理制度》研究制定工作。三是为了满足本局自身管理的需求，国家中医药管理局规财司根据局预算的实际管理模式、业务流程进行了设置、改造，全面更新并试点实施了研发预算执行实时监控系统，变原来的事后分析为事前预测、事中控制，实现预算和费用的集中控制管理，达到全面预算的管理功能。

进一步加强资产管理相关工作，探索改革管理的新模式。一是国家中医药管理局为财政部确定的进口仪器设备网上审批试点单位，2011年继续按照相关精神积极落实试点工作，做好各单位进口仪器网络编审、上报、批复工作。二是审核并批复北京中医药大学东直门医院、中国中医科学院广安门医院等局直属（管）单位的资产报废申请。三是为严格程序，规范国有资产处置收入和出租、出借收入的管理，国家中医药管理局规财司发专函向财政部行政政法司申请开设国家中医药管理局中央财政汇缴专户，将国家中医药管理局国有资产处置收入和出租、出借收入缴入中央财政汇缴专户。四是为规范和加强国家中医药管理局资产配置环节的管理，保证合理配置资产，减少资产配置的随意性，国家中医药管理局规财司与局办公室（保密办）、局机关服务中心的相关管理部门经多次认真研究，设计了国家中医药管理局机关新增资产购置申请的审核流程及工作机制，并研究制定《国家中医药管理局资产配置预算管理办法》。

同时还做好工资管理、公积金核定、经费报销、政府采购计划编报等工作。

（王振宇）

十、党建工作与群众工作

【2011年思想教育工作概况】 2011年，国家中医药管理局各级党组织坚持把理论武装工作放在首位，以建设学习型党组织和“三项建设”为载体，不断加强党的思想政治建设。一是继续推进党支部书记抓理论学习责任制和考核制，采取集体学习、脱产进修、辅导讲座、个人自学等多种方式推进学习。二是组织广大党员干部深入学习中国特色社会主义理论体系，特别是科学发展观，学习《党史》（两卷），学习

社会主义核心价值体系，学习党组“整体思维、系统运行、三观互动、六位一体、统筹协调、科学发展”的工作理念和运行机制，切实把党员干部的思想统一到中央对形势的科学判断上来，引导党员干部进一步坚定理想信念，推动科学工作，促进了党员干部思想政治素质的提高。三是2011年共有15名处级以上领导干部到各级党校、行政学院、国防大学参加脱产进修，为推进落实2011~2015年领导干部脱产进修5年规划起了个好步、开了个好局。

（刘　灿）

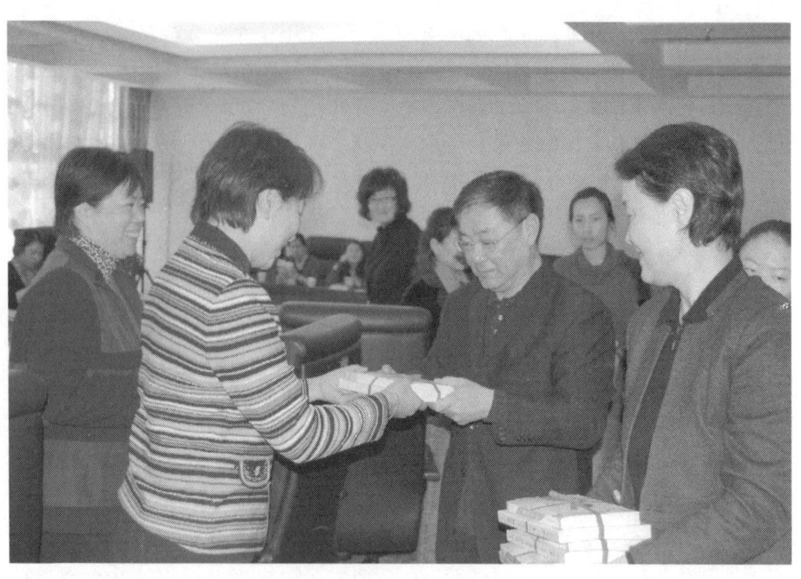

2011年3月，国家中医药管理局举办“三八”妇女节座谈会，并向局机关女干部职工赠书

【2011年组织工作概况】　各级党组织以贯彻落实《基层组织工作条例》为契机，加大抓基层打基础的力度。一是通过改选、增补委员，健全了直属机关党委所属的全部党委、总支、支部。二是深入推进以学习型党组织建设为龙头的“三项建设”活动，坚持“三会一课”制度（即支委会、支部会、小组会和党课）等党内基本工作制度，多种形式开展“5个日常5个一”等基层组织活动（即理论学习、维护稳定、组织发展、总结宣传、廉政建设和一次集中办班、一次讲授党课、一次主题活动、一次高质量生活会、一次民主评议党员），进一步增强了各级党组织的生机与活力，增强了基层党支部的凝聚力战斗力。全年局机关和直属单位新发展党员58名，转正党员99名。三是督促各部门各单位党组织全力加强思想政治工作和做好维护稳定工作，开好本部门、本单位年度党员领导干部专题民主生活会和领导干部过好双重组织生活。四是“七一”前夕，组织了中央国家机关、卫生部和国家中医药管理局三级“两优一先”评选工作。此外，全年还有11个先进集体和14名先进个人获得党群口16个省部局级奖项的表彰和奖励。

（刘　灿）

【创先争优活动取得阶段性成效】　局创先争优活动办公室一手抓推进局机关和直属单位的创先争优活动，一手抓推进行业创先争优活动。一是及时印发（转发）有关文件，召开有关工作会议，提出具体工作要求，编发交流简报（已经编发180期），加强对创先争优活动的指导。二是认真做好亮明身份、公开承诺、领导点评、群众评议、深入基层等工作，有效地推动了创先争优活动的不断深入。三是组织宣传学习杨善洲同志先进事迹，树立学习本单位的身边先进典型，报社及时宣传报道了一大批行业先进典型，营造了学习先进、崇尚先进、争当先进、赶超先进的浓厚氛围。四是加强对行业创先争优活动的指导，召开了全国中医药系统创先争优活动工作交流视频会议，与局医政司共同召开了全国中医医院“三好一满意”活动经验交流会，推动全国中医药行业“为民服务创先争优”活动的深入开展。截至2011年底，中国共产党新闻网、人民网、《中国中医药报》和中央、卫生部创先争优活动领导小组办公室简报等宣传阵地，先后对中医药行业的21个先进集体和10名先进个人的优秀事迹进行了总计47次专题报道宣传，彰显先进、树立形象、弘扬正气。

（刘　灿）

【国家中医药管理局开展建党90周年庆祝活动】　国家中医药管理局各级党组织结合实际开展了主题鲜明、丰富多彩的建党90周年纪念庆祝活动。一是采取举办报告会、专题培训班、演讲会和知识竞赛等形式，组织党员干部认真学习胡锦涛总书记“七一”重要讲话精神，学习党的理论、党的历史和党的路线方针政策。二是通过文艺汇演、歌咏比赛等形式，大力唱响共产党好、社会主义好、改革开放好、伟大祖国好、各族人民好的主旋律。三是组织开展主题党日活动，到爱国主义教育基地和革命传统教育基地接受爱国主义、革命传统教育，开展义诊、服务群众等，自觉做到为党尽责、为民奉献，以一流业绩向党的生日献礼。四是2011年工委《紫光阁》网站共刊登国家中医药管理局党建工作和各种活动报道129篇，营造了奋发向上、推动工作的浓厚政治氛围。

（刘　灿）

【开展中央国家机关、卫生部直属机关、国家中医药管理局直属机关“两优一先”评选表彰活动】　2011年“七一”前夕，国家中医药管理局直属机关党委组织了中央国家机关、卫生部和国家中医药管理局三级“两优一先”评选工作，共有1名中央国家机关优秀党务工作者，7个卫生部先进基层党组织、49名卫生部优秀共产党员和14名卫生部优秀党务工作者受到表彰，并表彰授予国家中医药管理局医政司党支部等13个基层党组织“国家中医药管理局直属机关先进基层党组织”荣誉称号；授予欧阳波等59名同志“国家中医药管理局直属机关优秀共产党员”荣誉称号；授予陈梦生等20名同志“国家中医药管理局直属机关优秀党务工作者”荣誉称号。

【2011年群团工作概况】 工青妇组织充分发挥自身特点和优势，围绕党组中心工作，开展丰富多彩的活动，促进“三项建设”，凝聚干部职工人心。2011年10月25日，国家中医药管理局直属机关工会举办第六届职工保龄球比赛，有31支代表队参赛。2011年10月24日，局机关工会举行第四届局机关干部职工“健步走”活动，卫生部副部长、国家中医药管理局局长王国强及国家中医药管理局副局长吴刚、于文明、马建中等局领导积极带头参加。2011年12月6～7日，组织局机关干部职工学做第九套广播体操，受到干部职工普遍欢迎，并已经在局机关和直属单位推广开展。2011年5月3日，局直属机关团委与中国侨联直属机关团委联合举办庆祝“五四”青年节联谊活动，两单位共有80余名青年参加。2011年5～6月，组织局机关8个部门的11名青年公务员参加了中央国家机关青年“百村调研”实践活动，深入四川、河北等5省，与农民同吃、同住、同劳动，进一步了解国情社情和民情，增强了群众观念，锤炼了工作作风，提升了工作能力。2011年10月28日，受邀参加国家人口计生委在北京西站北广场举办的2011年第八届“你在他乡还好吗”服务流动人口、关注男性健康大型宣传活动，制作了以“宣传党的中医药政策，介绍中医药伟大成就，弘扬中医药优秀文化”为主题的展板，组织中国中医科学院广安门医院、西苑医院、眼科医院及针灸医院的8名中医药专家为广大农民工和普通百姓进行现场咨询和义诊服务，发放中医药科普图书宣传资料千余册。2011年3月7日，直属机关妇工委举行以“巾帼创新业，建功十二五，发展中医药”为主题的庆祝“三八”妇女节赠书活动，国家中医药管理局副局长马建中出席活动并发表讲话勉励大家。2011年10月开始，在局机关和直属单位女干部职工、妇女组织中开展了“为民服务 巾帼争先”活动，并制订工作方案，以深入基层办实事为载体，改进作风、心系群众，充分发挥中医药作用，努力实现提升服务能力、满足群众需求、促进社会和谐的目标。2011年11月15～16日，承办中央国家机关妇女工作第三联络片工作研讨会，交流研讨各部门开展“为民服务 巾帼争先”活动的经验和亮点，以及机关妇女组织如何在推动社会主义文化大发展大繁荣中发挥作用等问题。

（刘 灿）

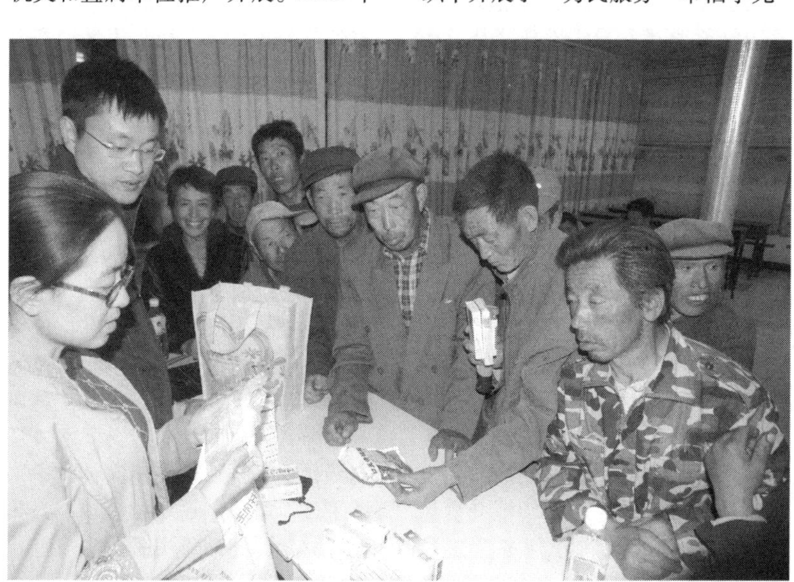

2011年5～6月，国家中医药管理局机关青年公务员参加“百村调研”实践活动，与农民同吃、同住、同劳动

【中央组织部调研中医药系统窗口单位】 2011年10月25日，由中央组织部干部三局副局长杨春光带队的中组部“为民服务创先争优”活动窗口单位调研组来到中国中医科学院广安门医院调研。国家中医药管理局副局长马建中、局直属机关党委常务副书记杨锐等陪同。

调研组一行参观了医院中药房、肿瘤科病房、名医工作室、国际医疗部、煎药室等处，听取了院长、书记王阶关于创先争优活动的情况汇报，并与部分医务人员进行座谈。杨春生对该院创先争优活动特别是开展为民服务活动以来取得的成效给予充分肯定，并提出了3点要求：

一是要以更好地为民服务为重点，切实解决社会关注、群众关切的突出问题。努力实现4个明显变化，即服务意识明显增强、服务作风明显改进、服务效能明显提高、服务能力明显提升。要在实践中不断改进服务态度，提高医疗水平；弘扬传统中医文化，多出大师、名师；加强重点专科建设，提高科研水平；进一步加强信息化管理系统建设；继续开展便民服务、优质服务，做好中医保健服务，提高人民生活质量。

二是要以群众满意为导向，让群众切实感受到为民服务创先争优活动带来的变化。中医医院直接为群众服务，要坚持群众满意的评价标准，为群众提供优质的中医医疗服务。

三是在创先争优活动中，探索新形势下的党建工作。要推进党务公开，促进信息化建设，以“三亮、三比、三评”为载体，不断激发基层党组织和党员的创争积极性和活力。

（紫光阁）

十一、反腐倡廉工作与行风建设

【概述】 2011年，在国家中医药管理局党组和国家中医药管理局直属机关党委的领导下，在驻卫生部纪检组的指导下，根据第十七届中央纪委第五次全会和国务院廉政工作会议的部署，国家中医药管理局直属机关纪委和各级纪检监察机构积极推进反腐倡廉建设，把党风廉政建设和纠风工作纳入本单位的整体工作之中，与深化医改、创先争优活动等紧密结合，狠抓任务落实，在加强领导干部廉洁自律工作、制度建设、纠正损害群众利益的不正之风和治理商业贿赂专项工作等方面取得了一定成绩。

（李怀荣、霍蕊莉）

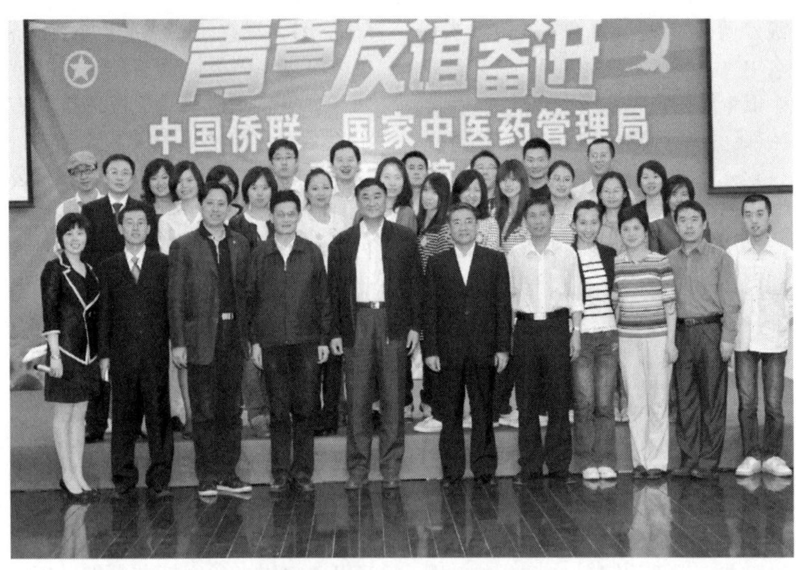

2011年5月，国家中医药管理局与中国侨联直属机关团委共同举办庆祝五四青年节“青春 友谊 奋进”联谊活动

【贯彻落实中央有关重大决策部署】 国家中医药管理局直属机关纪委继续加强对中央扩大内需促进经济增长政策落实情况的监督检查。推进工程建设领域突出问题专项治理，局直属机关纪委和局规划财务司共同参加了卫生部对天津、吉林、安徽、福建、贵州、浙江等部分省、市的督导检查；局规划财务司牵头，成立包括局直属机关纪委和有关专家组成的检查组，对中国中医科学院、西苑医院、广安门医院、望京医院、东方医院5个单位的重点工程建设项目进行了春季和秋季检查，促进了工作落实。

（李怀荣、霍蕊莉）

【加强领导干部作风建设和廉洁自律工作】 2011年，国家中医药管理局机关按照中央“4个大兴”的要求，着力加强领导干部党性修养，树立和弘扬良好作风。以“贯彻落实《中国共产党党员领导干部廉洁从政若干准则》、切实加强领导干部作风建设”为主题，召开领导干部民主生活会，大力加强领导干部作风建设；认真落实中央关于厉行节约、反对铺张浪费的规定，进一步精简会议和文件。

局各直属（管）单位结合实际，切实加强领导干部作风建设和廉洁自律工作。各单位通过发放学习文件、书籍，举办专题讲座、知识测试，学习先进典型，开展警示教育等，深入开展理想信念、法律法制、廉洁从政、优良传统教育和正反两方面典型教育。认真贯彻落实《中国共产党党员领导干部廉洁从政若干准则》和《关于领导干部报告个人有关事项的规定》等重要党内法规，进一步增强广大党员干部的廉洁从政意识。

（李怀荣、于文俊）

【行风建设进一步加强】 国家中医药管理局机关各部门、各直属（管）单位认真学习、执行卫生部制定的《关于进一步加强和完善卫生纠风工作责任制的意见》。局直属机关纪委起草，并经局党组讨论通过，印发了《国家中医药管理局2011年党风廉政建设和纠风工作任务分工意见》。局机关各部门、各直属（管）单位根据自己承担的工作任务，明确责任领导、责任部门和责任人，有针对性地制订了工作计划和工作措施，纠风工作的领导体制和工作机制进一步完善。

6家医疗机构以长效机制为重点，认真加强职业道德和法律、法规教育，组织观看驻部组局组织拍摄的警示教育片《警钟长鸣》，提高了广大职工依法依规职业意识；认真执行医务人员医德考评制度，健全了激励和约束机制；严格实施医疗纠纷投诉处理办法，深入开展创建“平安医院”活动，有效促进了医患和谐；开展院务公开、不当处方院内公示点评、药品用量动态监测和超常预警、检测检验结果互认共享、不良行为记录等工作，有力促进了合理用药。

各单位按照卫生部下发的《关于进一步深化治理医药购销领域商业贿赂工作的通知》要求，进一步健全完善治理商业贿赂的长效机制。6家医疗机构严格执行《医疗机构药品集中采购工作规范》和《药品集中采购监督管理办法》，其纪检监察部门认真履行职责，会同本单位药剂科、采供部进一步完善集中采购平台，加强工作机构建设，强化监督制约，药品集中采购的规范化水平进一步提高。

（李怀荣、于文俊）

【不断健全监督制约机制】 2011年，国家中医药管理局直属机关纪委组织召开党风廉政建设工作会议，对党风廉政建设和加强监督检查工作作出安排部署，年内重点开展了以下工作。

一是加强对领导班子和领导干部的监督。各单位纪检监察部门协助领导班子健全完善议事规则，重要事项都要通过领导班子会议集体研究决定。通过参加党委（总支、支部）会议和行政领导班子会议，对领导班子执行议事规则和工作规划、科学民主决策情况加强监督。局直属机关纪委连续几年在直属单位狠抓“三重一大”事项集体讨论决定制度的落实，规范议事决策程序，有效地防止了决策失误、权力失控和行为失范。

二是加强对惩治和预防腐败体系建设的监督。在2009年基础上，局直属机关纪委组织有局党组成员和司局级干部带队的检查组，对局机关各部门、各直属（管）单位贯彻落实国家中医药管理局党组印发的《惩治与预防腐败体系2008～2012年工作规划》的具体分工方案的落实情况开展了重点抽查，实现了国家中医药管理局直属机关及直属单位检查的全覆盖，有力地促进了惩防体系建设。

三是加强对干部选拔任用工作的监督。认真落实干部选拔任用前征求纪检监察机构意见和对新任职干部进行廉政谈话的制度。对国家中医药管理局党组2011年提拔任用的干部均按规定书面征求了驻部组局的意见；对2011年新任职干部，局直属机关纪委开展了廉政谈话。

（李怀荣、于文俊）

【认真查办违法违纪案件】 国家中医药管理局直属机关纪委与各级纪检监察部门不断健全办案制度，严格依纪依法查办商业贿赂案件，同时注意发挥办案的治本功能，认真开展案件剖析和警示教育。

2011年，局直属机关纪委共受理各类信访举报80件。其中内容重复43件，已初核了结10件，其余按分级管理规定转办。通过查处违法违纪案件，教育了广大党员干部，完善了制度建设，震慑了违纪人员。

（李怀荣、霍蕊莉）

【加强纪检监察和纠风工作组织建设】 综合开展创先争优活动，认真巩固学习实践活动和主题实践活动成果，大力加强纪检监察和纠风工作机构自身建设。

一是加强局直属单位纪检监察组织建设。局党组制定并印发了《关于加强国家中医药管理局直属单位纪检监察组织建设的意见》（国中医药党〔2011〕24号），对直属单位纪检监察的机构设置、人员岗位和干部职级等作出了明确规定。

二是加强纪检监察干部业务培训。2011年，共组织局各直属单位和局属、局管单位纪检监察部门工作人员16人分批参加了中央纪委监察部、国家机关纪工委及驻卫生部纪检组举办的以综合业务为主要内容的培训班。

（李怀荣、于文俊）

十二、信息管理

【国家中医药管理局积极推进中医药政务公开工作】

一、进一步加强对政务公开工作的领导

一是健全组织机构。2011年4月，根据工作需要和人员变动情况，对国家中医药管理局政务公开工作领导小组及办公室组成人员进行了调整，调整的情况通过局政府网站及时向社会公开。二是完善规章制度。2011年5月，制定并印发《国家中医药管理局关于进一步加强政务公开工作的意见》（国中医药办发〔2011〕26号）。组织修订了《国家中医药管理局政务信息公开办法》。三是开展业务培训。2011年6月，举办了政府信息公开专题培训班。

二、积极推进中医药信息主动公开

一是加强政府网站建设。完善网站信息公开指南、目录、诉求应答等多个信息公开栏目，积极拓展网上申请、网上查询、局长信箱、公众留言、在线调查、在线访谈、网上政策解读等便民服务窗口，扩大网上服务功能。2011年正式启用局政府网站信息公开目录系统。2011年1月1日至12月31日，累计主动公开政府信息3 212条，完成2011年全国中医药工作会议、2011年两会、全国中医药管理部门办公室工作会议等8个专题，在线调查10期；电子图书栏目《中医经络与保健》、《献血指南》、《中医科普知识手册》等4本，共计图片223张；局英文网站信息整理、发布90条，英文翻译共71 225字。局政府网站在2011年中国社科院组织的国务院48个部门政府门户网站绩效评估中排名第12位，主动公开信息工作突出。

二是拓宽新闻发布渠道。做好日常新闻发布，在局政府网站的“综合新闻”栏目中，及时对局重要新闻进行报道，在中国中医药报等报刊上，及时和定期报道和宣传中医药工作的重要决策部署、工作进展情况以及公众关注的新闻热点等。建立新闻发布机制，组织召开新闻发布会3次，新闻媒体通气会1次，宣传报道中医药热点事件及局重大活动7次，安排和接待新闻媒体对局有关领导采访达90余次。

三是不断丰富公开内容。国家中医药管理局将便民利民作为基本要求，细化公开内容，强化对行政管理的监督，将中医药相关政策措施和公共事务等社会所关注的、关系群众切身利益的重要事项，及时向社会公开信息或征求意见，保障人民群众的知情权、参与权，有效促进了局有关各部门职能转变和管理创新。

四是开展公开利用工作。定期组织编制和印发《中医药工作简报》、《中医药政务通报》、《中医药工作文件汇编》等，及时发布中医药政务信息。

五是做好配合和协调工作。配合国家预防腐败局办公室和卫生部政务公开办公室，对深化电子政务应用和加强政务服务的《关于开展依托电子政务平台加强县级政府政务公开和政务服务试点工作的通知》组织研究修订。

三、进一步推动依申请公开

一是探索依法做好依申请公开制度规范建设，在《国家中医药管理局关于进一步加强政务公开工作的意见》中，明确局政务公开工作领导小组办公室具体负责对依申请公开的政务信息审核及组织协调答复，各部门担负业务范围内政务信息的收集、审批、申请受理和主动公开职责。二是申请公开处理情况及时平稳。国家中医药管理局申请公开与信访相结合，有些申请人以信访的方式申请信息公开。在办理上述依申请公开工作中，均未向申请人收取任何费用。没有因政务信息公开而被提起行政复议或行政诉讼。截至 2011 年 12 月 31 日，共受理政务信息依申请公开电子邮件形式 9 件，主要为信息查询和业务咨询，已全部按时答复。

（陈　伟、黄　铮）

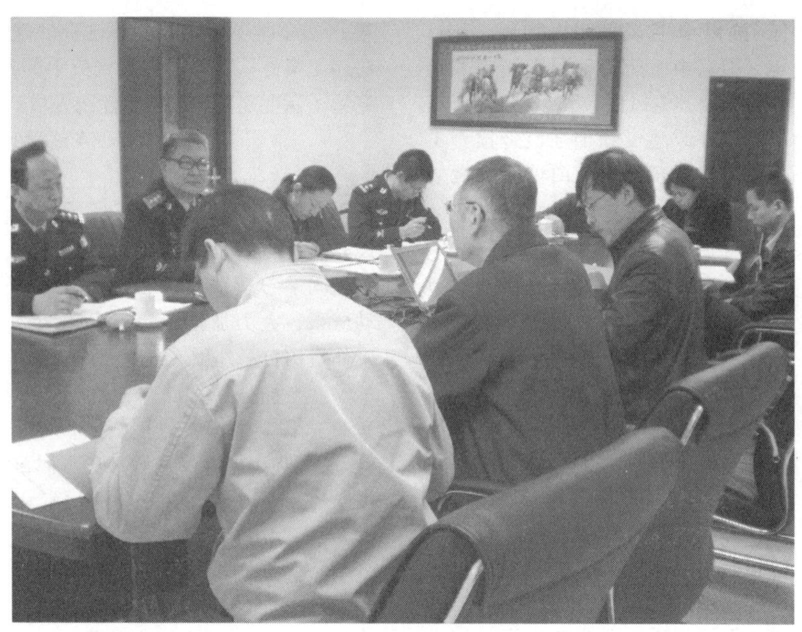

2011 年 11 月 22 日，公安部和北京市公安局“等级保护联合检查组”来国家中医药管理局督查指导

【国家中医药管理局出台中医医院信息化基本规范】 国家中医药管理局在 2003 年发布的《中医医院信息化建设基本规范（试行）》基础上，2011 年 10 月修订出台了《中医医院信息化建设基本规范》和《中医医院信息系统基本功能规范》（以下简称《建设规范》和《功能规范》）。

《建设规范》是针对中医医院信息化建设的机构人员、组织实施、基础设施、应用系统、运行维护和信息安全的整体性规范，充分融合现代管理和信息技术，突出中医药特色，是实现医院内部和区域之间信息资源的高效统一、系统整合、互联互通、信息共享，提高医疗服务质量和效率，优化服务流程的基础建设指导。

《功能规范》规定了中医医院信息化基础功能，确定了医院信息集成平台的数据共享模式和接口规范，具体定义了临床服务部分和医院管理部分 43 个分系统在中医医疗活动各阶段产生的数据进行采集、储存、处理、分析、传输及交换的标准，从而对中医医院的人流、财流、物流进行综合管理，为中医医院的整体运行提供全面的、自动化的管理及各种服务。

中医医院信息集成平台建设首次成为国家中医药管理局信息化建设的指导文件内容，规范了临床服务和医院管理各分系统之间、院内信息系统和院外第三方业务系统之间数据交换和业务协同的共享平台架构。

临床服务部分包括中医电子病历、门（急）诊医生工作站等 26 个分系统，其中中医电子病历、中医临床研究分析、名老中医经验传承、中医辅助诊疗、中医特殊治疗管理 5 个分系统极具中医药特色。

两项规范第一次系统地提出了中医医院信息化建设的目标、原则、组织、管理、运行等方面的要求，以及有关基础设施、应用开发、信息安全等方面设计、开发、应用、运维的要求，突出了中医药特色，是中医医院开展信息化建设工作的重要依据。

（陈　伟、黄　铮）

【全国中医医院信息化培训班和中医骨伤医院信息化建设座谈会召开】 见重要会议篇。

【国家中医药管理局信息安全等级保护工作成效显著】 国家中医药管理局党组高度重视网络信息安全管理工作，卫生部副部长、国家中医药管理局局长王国强在新办公楼网络建设情况报告上批示“以新办公楼网络建设及启用为契机，进一步加强保密技术防范，做好全体干部职工的保密技术培训。同时也要进一步加强机关外网与内网的建设，强化手段，在确保国家安全前提下，进一步提高信息公开和资源共享以及信息更新、维护的水平与质量”。

2011 年，国家中医药管理局充分利用等级保护测评与安全自查为契机，按照公安部《信息安全等级保护测评过程指南》等文件要求，组织开展了等级保护测评工作。国家信息技术安全研究中心于 2011 年 5 月正式提交国家中医药管理局信息系统安全等级保护测评报告，国家中医药管理局及时对基本符合等级保护要求的系统进行了再次安全加固，重点强化应用系统的自身安全功能；对不符合等级保护要求的系统暂停运行，“十一五”重点专科、专病系统按照等级保护要求进行重新设计与开发，继续教育管理系统在组织专家反复论证的基础上进行全面安全整改，并将测评报告于2011年6月报送北京市公安局备案，得到了北京市公安局的肯定。

由国家信息安全等级保护工作协调小组办公室编印的《信息安全等级保护工作简报》第99期，题为《烟草专卖局、知识产权局、中医药管理局认真落实国家信息安全等级保护制度成效显著》，对国家中医药管理局信息安全等级保护工作提出表扬。

（陈 伟、黄 铮）

【《中华人民共和国国民经济和社会发展第十二个五年规划纲要》将国家中医药管理局列入医药卫生信息化建设工程负责部门】 十一届全国人大四次会议审议批准的《中华人民共和国国民经济和社会发展第十二个五年规划纲要》提出完善基本医疗卫生制度的主要目标，并将目标分解为完善重大疾病防控等专业公共卫生服务网络、加强城乡医疗服务体系建设、积极稳妥推进公立医院改革等7个任务，其中实施全科医生培养基地、医药卫生信息化建设工程任务由卫生部、中医药局、发展改革委和财政部负责。

（陈 伟、黄 铮）

十三、信访、建议与提案办理

【认真做好信访工作】 2011年，国家中医药管理局共接待群众来访124批次189人次，处理群众来信524封，答复局长信箱2 030件，信访总量主要集中在北京、四川、河南、湖北、山东、湖南、浙江、河北、江西、江苏10省、市，所反映的内容主要是民间中医执业、农村中医药人才培养、执业医师资格考试政策、中医执业准入要求、中医民族医医药事业发展等方面。同时，加强与政策制定部门的联系，通过局门户网站向社会公布中医药政策，对网上群众留言问题逐一解答，针对群众来信来访的重点、难点问题，协商相关部门明确答复内容。加强与各地中医药管理部门的沟通协调，重点来访各司积极配合，共同做好群众来访工作。根据国家信访局有关要求，全面总结国家中医药管理局“十一五”期间信访工作有关情况，通报群众来信来访反映的热点、难点问题，认真分析信访工作中存在的问题，并提出完善中医药信访工作机制、重视基层农村中医药信访工作、畅通信访渠道等建议，不断改进和完善局受理、办理信访事项的工作方法，切实做好中医药信访工作。另外，认真研究分析局长信箱系统平台需求，组织开展相关调研活动，完善局长信箱系统平台建设。

（张印生、李 恒）

【人大代表建议和政协委员提案答复工作完成】 2011年，国家中医药管理局承办十一届全国人大四次会议代表建议70件（其中主办46件，协办18件，参阅6件），全国政协十一届四次会议提案72件（其中主办53件，会办18件，转信1件）。内容主要涉及加快中医药立法进程，加强县级中医医院基础建设，充分发挥中医药的优势和作用，规范中医养生保健市场，将中医药事业纳入国家“十二五”规划之中等。按照全国人民代表大会常务委员会办公厅《关于交办十一届全国人大四次会议代表建议的通知》（联〔2011〕12号）和政协全国委员会办公厅《关于办理全国政协十一届四次会议提案的实施意见》（政全厅字〔2011〕17号），及时印发《国家中医药管理局办公室关于办理全国人大代表建议和全国政协委员提案的通知》（国中医药办信函〔2011〕64号），从具体分工、办理要求、审签程序、起草格式、办理期限、办理总结等各个环节都提出了明确要求。各承办部门加强领导，明确责任，统筹安排，严格程序，及早动手，按时办结，于2011年9月底全部办理答复完毕，圆满完成了全国人大代表建议和全国政协委员提案办理答复工作。同时组织编印了《全国政协第十一届委员在四次会议上有关卫生与中医药的发言摘编》，并及时发放给中医药界全体政协委员、人大代表局机关全体干部和省市中医药管理局。

（张印生、李 恒）

【积极开展局重点建议调研活动】 2011年4月20日，根据卫生部副部长、国家中医药管理局局长王国强“认真学习‘两会’精神，创新办理答复思路”的指示，国家中医药管理局副局长吴刚主持召开局长办公会议，研究部署“两会”代表建议和委员提案办理工作。会议确定了国家中医药管理局2011年重点建议“关于大力扶持宁夏吴忠回族医药事业发展的建议”（第4760号），重点提案“关于开展中药资源普查，确保可持续发展的提案”（第2401号），分别由局医政司和局科技司牵头，局办公室及相关司室配合。2011年5月30日至6月3日，由国家中医药管理局副局长马建中亲自带队并邀请全国人大代表唐祖宣、图雅，全国人大常委会办公厅联络局、工业和信息化部、财政部、农业部等有关部委同志，以及国家中医药管理局办公室、规财司、医政司、科技司有关人员共同组成调研组，赴宁夏就“如何扶持宁夏吴忠回族医药事业”进行了专题调研。调研期间，调研组通过实地考察、调研、座谈等形式，对宁夏回族自治区及吴忠市的回族医药发展现状、存在的问题等有了进一步的了解掌握，对宁夏回族医药扶持政策、回医医院建设、回族医药人才队伍培养、重点专科设置、回族医药产业发展等方面提出了具体的建议。国家中医药管理局将在“十二五”期间，协调有关部委，加大对回医药教育、医疗、科研、产业等方面的扶持力度，扶持建设规模适度的公立回医医院，加强政府举办的民族医药机构基础设施条件建设，加快民族医药重点专科建设，积极推广民族医药适宜技术。

（张印生、李　恒）

【开展“两会”优秀复文评选】为进一步加强和改进人大建议和政协提案的办理答复工作，全面总结、交流办理工作经验和体会，提高办理工作的积极性和办理质量，国家中医药管理局办公室组织对2011年承办的142件建议和提案复文进行（复文、个人、组织）评选活动，并将获得优秀的复文展示交流，以发挥示范带头作用。卫生部副部长、国家中医药管理局局长王国强对2011年“两会”评选活动非常重视，批示指出“向受表彰的部门和个人表示祝贺的同时，各司办同志要认真学习经验，确实把‘两会’办理工作做得更好。”

根据国家中医药管理局2011年“两会”办理工作部署和王国强副部长对2011年“两会”办理工作“认真总结经验，不断提高办理人大代表建议和政协委员提案的水平和质量”的批示精神，2011年12月20日召开了国家中医药管理局2011年“两会”办理工作总结暨表彰会议。会上，国家中医药管理局副局长吴刚向受到表彰的优秀个人和优秀组织部门颁发了荣誉证书，并就进一步做好人大代表建议和政协提案办理工作提出意见。

会议之前，局办公室组织了2011年“两会”复文展示和办理工作座谈会。

（张印生、李　恒）

【强化安全保卫工作】　2011年，国家中医药管理局安全保卫和社会治安综合治理工作以创建“平安单位”为载体，以消防安全“4个能力”建设为重点，从切实维护稳定、促进社会和谐发展的高度出发，坚持“预防为主、单位负责、突出重点、保障安全”的原则，全面落实安全保卫各项任务，确保局机关和各直属单位各项工作的正常运转，2011年没有发生重大刑事案件。

2011年12月21日，国家中医药管理局组织召开了2012年安全保卫工作会议，局机关各部门、各直属单位主管安全保卫工作领导和负责安全保卫工作人员参加了会议。会议传达和学习中共中央、国务院有关加强综合治理、治安防范、消防安全、巩固稳定等方面文件精神，并邀请北京市公安局文保总队第四大队领导对当前北京市安全保卫工作的形势进行了全面分析；局办公室副主任赵明对2011年安全保卫工作作了总结，部署了2012年局系统安全保卫工作。局党办常务副书记杨锐分析了维稳和综合治理形势，并对下一步工作提出明确要求。国家中医药管理局副局长吴刚在总结中再次强调了加强安全保卫工作的重要性。

（张印生、李　恒）

中药篇

中 药 篇

【东阿阿胶通过日本检测】 山东东阿阿胶出口的阿胶原粉经日本厚生劳动省指定检测机构检测，243 项农残、兽药残留、重金属、二氧化硫、环拉酸等项目均为零检出。这与东阿阿胶坚持采用优质独特的原料和炼制工艺密切相关。东阿阿胶是行业内唯一拥有国家级非物质文化遗产东阿阿胶制作技艺代表性传承人的企业，制定了全国第一部阿胶生产工艺规程，自 20 世纪 70 年代以来在胶类中药行业首创智能控制阿胶常年生产工艺、蒸馏提取、自动控制提取工艺、远红外烘干及微波干燥技术等 20 多项专有技术。领先的炼制工艺和严格的质量控制使东阿阿胶轻松通过日本最严格检测机构的检测。

（向 佳）

【东阿阿胶成首个道地动物药材保护生产基地】 2011 年 12 月 10 日，在 2011 中国冬至阿胶文化节开幕式上，山东东阿阿胶股份有限公司被国家中医药管理局授予道地药材保护与规范化生产基地。首批基地共有 8 家，东阿阿胶为唯一一个动物药材保护与规范化生产基地。基地挂牌后，东阿阿胶将在驴皮原料基地建设、东阿地下水的研究与保护等方面继续开展道地药材保护与规范化生产工作。

（向 佳）

【冬虫夏草人工培植工程通过验收】 国家发改委现代中药产业化专项计划“冬虫夏草人工培植高技术产业化示范工程建设”项目在重庆通过国家验收。自 1979 年开始，重庆市中药研究院（当时为四川省中药研究所）已立项开展“冬虫夏草人工培植研究”。通过几十年的研究，该院已全面掌握了冬虫夏草室内人工培植和产地半野生抚育两项模式的各项关键技术。

2003 年该院与重庆市中医药高科技发展有限公司共同承担国家发改委现代中药产业化专项计划“冬虫夏草人工培植高技术产业化示范工程”项目，在四川甘孜藏族自治州实施，在当地冬虫夏草产区建立了 2 500 多平方米的室内培植车间和 2 000 多亩的半野生培植基地。经过几年的实施，已先后在室内生产出与野生冬虫夏草形态特征无异、化学成分相近的 6 批人工冬虫夏草；在四川康定 3 800 多米的雪山草地规模性地半野生培植出冬虫夏草，每平方米达 2 株以上。

（龚 亮、李 黎）

【山东莱芜白花丹参获国家地理标志证明商标】 2011 年，山东莱芜白花丹参获国家地理标志证明商标，地域保护范围为莱芜市境内，主要涉及苗山、和庄等 15 个镇、56 个行政村，总面积 3 万亩。

莱芜市自 21 世纪初开始对濒临灭绝的白花丹参进行抢救，通过研发、培育、种植、建立基地等措施以及政府制定鼓励种植等优惠政策，调动了药农的积极性，使其大面积推广并初步形成白花丹参产业链。

（田洪顺）

【调脂中药血脂康美国 FDA 二期临床启动】 中药血脂康为在美国 FDA 注册而开展的二期临床研究已在中美两国同时启动。这是中国内地医疗机构首次参与中药申请 FDA 的国际多中心临床研究，对于未来中国本土的临床研究数据更多获得国际认可起到重要推动作用。研究被科技部列为“重大新药创制”科技重大专项“十二五”计划项目，并给予资金支持。

（刘之椰）

【中药欧盟注册专家指导组成立】 2011 年 5 月实施的欧盟《传统植物药指令》规定，未经注册的中药将不得在欧盟市场上作为药品销售和使用。国内中药产品要想以药品身份进入欧盟国家，必须完成注册。国家中医药管理局成立中药欧盟注册专家指导组，将为国内企业提供相关指导，以推进“重大新药创制”国家重大科技专项有关中药国际注册内容的实施，落实和欧洲药品与保健品质量管理局签署的科技合作协议。

专家指导组组长由中国中医科学院叶祖光研究员担任。专家指导组将统筹指导中草药专论的研究和编写，提出品种目录和推荐参加编写的专家；深入研究我国中药在欧盟注册的相关问题，向管理部门提出工作建议，协调国外专家参加具体品种的编写工作；还将对有关企业开展中药欧盟注册工作提供技术指导、咨询及相关业务服务。专家组秘书处设在国家中医药管理局中药质量控制重点研究室。

（高新军）

【3 部门发通知加强中药饮片监管】 国家食品药品监督管理局、卫生部、国家中医药管理局联合发布《关于加强中药饮片监督管理的通知》，要求各级卫生行政、食品药品监管和

中医药管理部门依法加强辖区内中药饮片的生产、经营和使用各环节的监管，切实保障中药饮片质量。

通知严禁生产企业外购中药饮片半成品或成品进行分包装或改换包装标签等行为。严禁经营企业从事饮片分包装、改换标签等活动；严禁从中药材市场或其他不具备饮片生产经营资质的单位或个人采购中药饮片。严禁医疗机构从中药材市场或其他没有资质的单位和个人违法采购中药饮片调剂使用。

通知要求各省级食品药品监管、卫生行政和中医药管理部门应进一步加强领导，落实责任，将中药饮片监管列为重点工作，结合本地实际情况，制订加强监管工作方案并开展监督检查。发现医疗机构违反规定，使用不符合要求饮片的，卫生行政、中医药管理部门应按照有关规定予以严肃处理。

（张东风）

【创新中药研发有了基础性平台】 中国人民解放军第二军医大学张卫东教授领衔的“基于中医药特点的中药样品库的建立与新药研究”项目，采用现代科学技术手段对中药进行系统研究并研发出9个现代中药，为创新中药研发开辟了光明前景，该项目获得2010年度国家科学技术进步奖二等奖。该项目以基于中医药特点的现代中药研究为总体思路，整合化学、分析、药理及生命科学技术，以中药样品库建设、药理活性追踪筛选和化学物质组整体表征为重点内容，以创新中药研制为目标，构建了基于中医药特点的中药新药研究模式，成功研制9个现代中药，其中3个一类新药，有效部位新药4个，复方新药2个。研究成果在中药企业中得到推广应用。基于该课题，该项目建立了国内较大规模中药样品库和数据库，建成了涵盖8 000种中药提取物，6 000个中药单体成分，100个中药有效部位和200个中药复方的样品库；建立了中药信息数据库以及中药化合物数据库。这些样品库、数据库及基于其建立的中药多维信息平台和相关软件将可以作为基于中医药特点的新药研究的基础性平台。

研究人员从150种中草药中共分离鉴定了4 460个化合物，有效部位100个，其中国际上首次发现的新成分454个，新骨架10个，9个化合物被《Natural Product Reports》评为国际热点化合物。本研究不仅极大地丰富了本项目建立的中药化合物样品库，还为进一步开展作用机制、质量控制、新药研究提供了科学依据和物质基础。

该研究共发表论文312篇，其中SCI论文176篇，他引501篇次，总影响因子316，单篇影响因子最高5.34；申请国内外发明专利46项，其中已获专利授权28项，国际专利2项。复方新药均已转让企业，累计产生1.4亿元的经济效益。

（冯　磊）

【中药治疗甲型H1N1流感研究成果在《内科学年鉴》发表】 2011年8月16日，国际权威医学期刊《内科学年鉴》发表了我国学者的临床研究结果。这一研究显示，中药汤剂可以显著降低甲型H1N1流感发热持续时间，其效果与达菲相仿或有更加优效趋势。

该研究由首都医科大学附属北京朝阳医院、北京呼吸疾病研究所、卫生部北京医院王辰教授领衔，国内11家医院组成课题组，完成了关于奥司他韦（达菲）和传统中药汤剂（麻杏石甘汤和银翘散加减方）治疗新型甲型H1N1流感的临床研究。

该研究是国际上首次以严格的随机对照试验证实达菲对于新甲流有效，该项研究以科学的方法向世界展示了中医药在人类应对新发呼吸道传染病和突发公共卫生事件中的作用，并得到了国际上的认同与关注。研究成果在《内科学年鉴》的发表，标志着国际权威医学刊物对我国中医药学研究的认可。经中国医学科学院医学信息研究所初步检索，该论文是中国内地地区采用随机对照试验方法评价中药汤剂的第一篇登载于国际著名SCI期刊的研究论文。

该研究采用规范、严格的现代循证医学研究方法，将410例确诊为轻症甲流的成年患者随机分为4组：对照组、达菲组、中药组（应用麻杏石甘汤和银翘散加减方汤剂）、达菲加中药组。统计分析显示，3个用药组的发热时间均显著短于对照组，中药汤剂可以显著降低甲流发热持续时间。

文章发表后受到国际主流媒体的广泛关注。美国《纽约时报》、英国路透社等进行了报道。报道发表后2天内，国际上已有逾3.25万个网站对其进行了转载，其中包括美国卫生部网站及美国新闻、雅虎、微软等国际主流网站。

《内科学年鉴》创刊于1927年，是美国内科医师学院的官方杂志，为世界权威医学杂志，被公认为国际内科学领域“第一刊”。

（胡　彬）

【商务部发布我国首个药品流通行业发展规划纲要】 2011年5月5日，商务部发布《全国药品流通行业发展规划纲要（2011～2015年）》（以下简称《规划纲要》），这是新中国成立以来首次制定有关药品流通行业的发展规划。《规划纲要》提出，建立中成药、中药材重点品种的市场运行信息监测、预警体系；建立中药材重点品种储备制度；整顿规范中药材市场，加强有害物质残留和质量检验；建立中药统一编码、中药材商品等级等相关标准体系。

截至2009年底，我国共有药品批发企业1.3万多家；药品零售连锁企业2 149家，零售药店门店总数达38.8万多家。2009年，全国药品流通行业从业人员约400万人；全国药品批发企业销售总额达到5 684亿元。其中，全国医药商业企业销售额过百亿的企业有8家，药品零售百强连锁企业销售额占零售企业销售额的39%，连锁门店数占1/3。

《规划纲要》提出的目标是：到2015年，形成1～3家年销售额过千亿的全国性大型医药商业集团，20家年销售额过百亿的区域性药品流通企业；药品批发百强企业年销售额占药品批发总额85%以上，药品零售连锁百强企业年销售额占药品零售企业销售总额60%以上；连锁药店占全部零售门店的比重提高到2/3以上。县以下基层流通网络更加健全。骨干企业综合实力接近国际分销企业先进水平。全国药品流通行业的发展适应经济社会发展的总体目标和人民群众不断增长的健康需求，形成网络布局合理，组织化程度显著提升，流通效率不断提高，营销模式不断创新，骨干企业竞争力增强，市场秩序明显好转，城乡居民用药安全便利，以及满足公共卫生需要的药品流通体系。

《规划纲要》提出了提高行业集中度，调整行业结构；发展药品现代流通和经营方式，加强对外交流合作；规范药品流通秩序，加强行业信用建设；加强行业基础建设，提升行业服务能力等8大任务。

（任　壮）

【中国非处方行业发展蓝皮书显示中成药在自我药疗中发挥重要作用】 2011年5月25日，中国非处方药物协会举行新闻发布会，《中国非处方行业发展蓝皮书》显示，在国家非处方药目录中，中药非处方药品种大约占整个非处方药的80%左右，市场销售占该市场份额的50%以上，中药非处方药在整个行业中地位重要，在公众自我药疗中也发挥着重要作用。

中药非处方药涵盖内、外、妇、儿、骨伤、皮肤、五官等数十种病证，数量多、品种较为齐全，为公众的自我药疗选择提供了方便。消费者调研也显示，对于常见症状，中药非处方药是首选品种。公众对中药非处方药的疗效、价格是比较满意和可接受的。

（周　颖）

【6省区启动第四次全国中药资源普查试点】 2011年，全国中药资源普查工作筹备情况进展顺利，先期在安徽、湖北、湖南、四川、云南、新疆6个省、区，以普查试点工作和项目任务相结合的方式启动试点工作。从2011年11月开始，各试点省份将陆续举行普查试点工作的启动大会，为全国开展中药资源普查积累新经验、探索新路径、研究新方法，发现问题并提出应对策略，确保我国中药资源的安全。

（向　佳）

【传统名优中药保护与生产示范基地产生】 2011年7月28日，中国中药协会在广东广州向六神丸等9个品种10家企业授予“传统名优中药保护与生产示范基地”证书及牌匾。

9个品种10家企业是：六神丸（上海雷允上药业有限公司、苏州雷允上药业有限公司）、六味地黄丸（河南省宛西制药股份有限公司）、云南白药系列（云南白药集团股份有限公司）、同仁牛黄清心丸（北京同仁堂股份有限公司）、片仔癀（漳州片仔癀药业股份有限公司）、速效救心丸（天津中新药业集团股份有限公司第六中药厂）、麝香保心丸（上海和黄药业有限公司）、华佗再造丸（广州奇星药业有限公司）、消渴丸（广州中一药业有限公司）。

由国家中医药管理局组织、中国中药协会具体负责实施的“传统名优中药保护与生产示范基地建设及试点”项目，2010年通过国家中医药管理局组织的专家组验收。专家组认为，获牌品种处方有文献记载及悠久的历史，产品疗效稳定、质量可靠，无市场不良反应与不良记录，3年内单品种销售收入均过亿元。获牌企业均获有“驰名商标”或“著名商标”，大部分企业获“中华老字号”称号，并列入行业百强企业，在长期的历史沿革中做了大量的产品改进与提高工作，重视原药材的研究、关键技术的提升及全过程的质量控制，促进了中成药的质量标准水平提高。同时，获牌品种都进行了产品安全性、有效性和临床疗效的再评价工作，为临床最佳药物疗法、指导和规范临床合理用药提供了科学依据；通过产品的二次开发，为扩大品种功能主治范围和今后的市场开拓提供理论依据与支持。

（张东风）

【7家企业在中药行业首批信用评价中被评级为AAA级】 2011年8月10日，首批中药行业信用评价结果公布，7家中药企业信用评价级别为AAA级。

经向商务部申报，中国中药协会获得中药行业信用评价试点资格，并于2010年4月正式启动了中药行业首批企业信用评价试点工作，参评企业共11家。

中国中药协会成立了行业信用体系建设领导小组，下设信用评价办公室和专家评价委员会，研究制定了《中药行业信用评价指标体系》和《中药行业信用评价工作方案》。中药企业信用评价级别划分为4类10级，经过10天公示，首批信用评级结果现已确定：华润三九医药股份有限公司、江苏康缘药业股份有限公司、昆明制药集团股份有限公司、天津中新药业集团股份有限公司、云南白药集团股份有限公司、中国神威药业集团有限公司、河南省宛西制药股份有限公司为AAA级；哈尔滨圣泰制药股份有限公司、江西汇仁药业有限公司为AA级；常熟雷允上制药有限公司、浙江九旭药业有限公司为A级。

（张东风）

直属单位篇

直属单位篇

【国家中医药管理局机关服务中心2011年工作概况】

一、打造学习型党支部、加强思想建设工作

按照局直属机关党委关于《国家中医药管理局直属机关2011年党建工作要求》的要求，中心深入把握学习型理念，认真理解贯彻《国务院关于扶持和促进中医药事业发展的若干意见》这条主线，宣传中医药事业发展“十二五”规划的目标任务，认真学习胡锦涛总书记“七一”重要讲话和十七届六中全会公报及决定精神，贯彻落实《关于创先争优活动中深入开展党员公开承诺的通知》及局创先争优活动领导小组2011年工作重点，把思想行动统一到中央精神上来。

二、积极推进反腐倡廉建设工作

积极开展党风廉政警示教育，全面落实党风廉政责任制，中心中层管理干部签订了《中层管理人员党风廉政建设责任书》，形成防止和惩治腐败的合力。增强党员干部反腐倡廉的意识和工作责任感，提高党员干部廉洁从政意识。坚决贯彻执行“三重一大”事项集体讨论决定制度，定期召开主任办公会、中层领导干部工作会，通报近期中心工作动态，落实具体工作事项，理顺各项工作程序，良好有效保证工作运转，提高工作执行力。

三、强化内部管理，提高工作执行力

加强制度建设，强化规范管理。强化规范管理是消除隐患最为行之有效的举措之一，局机关服务中心结合工作中出现的各类情况，不断完善修改各项规章制度、岗位职责、应急预案，共制定了13项工作制度、5项岗位职责、12项应急预案（措施）。在日常工作中不定期地对相关人员进行岗位责任教育和安全分析教育，通过分析事故原因，吸取经验，加强安全防范工作，做到未雨绸缪，大大提高了工作人员突发事件的快速应变能力。

加强宣传教育，落实安全责任制。为了切实做到安全工作不落空，增强广大干部职工“安全第一、预防为主、综合治理”的安全理念，局机关服务中心与相关部门及有关人员签订了《消防安全责任书》、《交通安全责任书》等，达到了有效预防提高安全意识的作用。在日常工作中加强宣传教育工作，多次组织宣传活动，通过各种方式的宣传、普及安全知识，杜绝一切安全隐患。为局机关每位职工家庭配备灭火器及灭火手册，将安全防范落到实处，将安全保障送进家庭。

加强协调沟通，和谐办公氛围。办公楼由国家中医药管理局与中国侨联两家单位共用，物业管理工作由国家中医药管理局承担。中心领导明确指示，物业管理工作必须兼顾双方利益，做到公正透明，工作时要讲原则，处理问题时要讲究方式方法，出现矛盾时要积极化解。在两家相继搬入新办公楼后，经过反复磨合，在实践中摸索出了一套行之有效的工作方法，保证了物业管理工作健康有序开展。

“岐黄之光”浮雕工作。中心在时间紧、任务急的情况下，时刻以“早施工、细拆装、精改造、多沟通、保安全”的精神，利用双休日时间进行施工改造，在保证施工安全的前提下，巧妙运用技术手段，有条不紊地实施安装，在30名员工的共同努力下，将2米高、9.6米长、近1 000多公斤重的金丝柚木浮

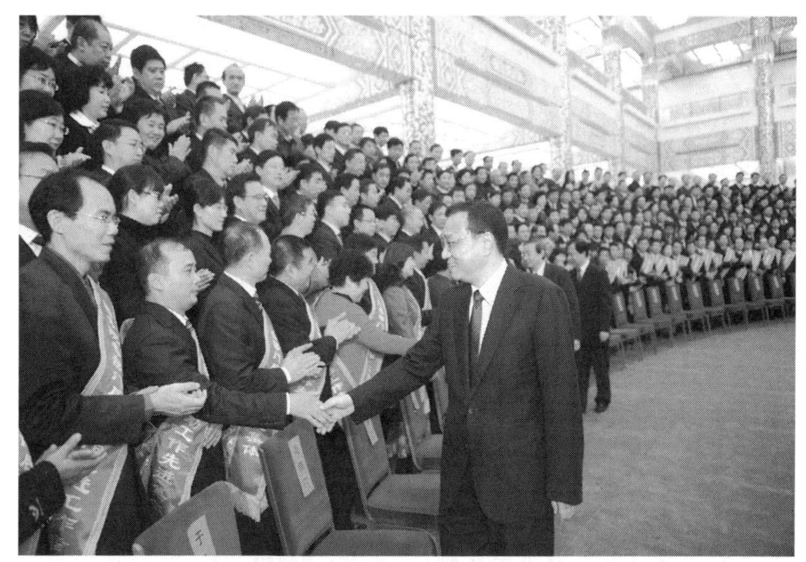

2011年，国家中医药管理局机关服务中心被评为中央和国家机关事务工作先进集体。图为2011年11月18日，国务院副总理李克强在人民大会堂会见获得中央和国家机关事务工作先进集体的代表

雕一步步移入办公楼内。在没有外包装、没有设备协助、场地狭小的情况下，圆满完成了浮雕安装任务，确保了浮雕揭幕仪式按期进行。

加强优质服务，做好后勤保障工作。局机关服务中心始终优化工作流程，加强管理，完善规章制度，在安全消防保卫、义务献血、计划生育、爱国卫生、政府采购、固定资产管理、节能管理、物业管理、文印工作、会议服务、车辆安全、医务收发等方面精益求精，达到4个100%：保持设备完好率100%，机关办公楼安保率100%，消防设备安好率100%，机器设备正常运转率100%。2011年，局机关服务中心共获得各项集体和个人表彰11项。

四、解放思想，开拓创新，做好局委托管理的工作

配合局办公室做好信息化建设工作。局机关服务中心积极强化政府网站各方面管理工作，及时全面地向社会公开发布各类政务信息和工作信息，并重点加强国家中医药管理局重大新闻事件、行业信息、中医药养生保健、通知公告等内容的发布。2011年度国家中医药管理局政务门户网站在绩效评估中名列第12位（48个副部级部委中排名）。

配合局政策法规与监督司做好中医医疗广告监测工作。局机关服务中心开展虚假违法中医医疗广告情况监测、虚假违法中医医疗广告的查处、对互联网虚假中医药机构网站进行广告监测和整治虚假违法广告行动专项督查工作，并配合国家工商行政管理总局开展对虚假违法广告整治工作。

配合局科技司完成科技部组织的项目验收工作。局机关服务中心完成科技部项目验收所需材料的整理，积极与各总课题负责人联系，完成科技部组织“十一五”国家科技支撑计划项目的验收工作，“重大疑难疾病中医防治研究”、“中医‘治未病’及亚健康中医干预研究”、“针灸诊疗方案和评价研究”顺利通过项目验收。

配合局国际合作司做好外事项目管理工作。局机关服务中心强化服务，有效推进各项工作，长期坚守在外事服务的一线，严把出国审批、审核的每一道关口，得到了外交部、局国际合作司的肯定。配合局国际合作司圆满完成了中医药外事人才队伍培养、科技部国际项目等专项工作，为中医药事业“引进来、走出去”奠定了夯实的基础，有效保障了中医药系统外事工作的顺利开展。

（黄　铮）

【中国中医科学院2011年工作概况】

一、明确思路，编制完成“十二五”规划

在“十二五”开局之年，在局党组的直接指导下，中国中医科学院新一届领导班子将“十二五”规划的编制作为头等大事来抓，本着求真务实、开拓创新、勇于担当的理念，采用上下结合方式，在深入调查研究、认真总结梳理、客观分析评判的基础上，完成了中国中医科学院发展“十二五”规划的编制。规划全面总结了“十一五”以来取得的成绩和经验，深刻分析了制约快速发展的四大主要问题，本着“引领、攻坚、整合、转化”的科技工作思路，确定了“十二五”期间将要建立起与中国中医科学院所肩负任务相适应的规模、条件和实力，形成先进高效、富有活力的体制和机制，造就结构合理、胜任继承创新任务的人才队伍，使科研、临床水平显著提高，综合实力明显增强，攻坚克难、解决实际问题的能力整体提升，成为名副其实的“国家队”。规划确定了“十二五”期间中国中医科学院调整和完善学科结构、加强人才队伍建设、搭建共性技术平台、整合院内外资源，争取实现科技重大突破，以及积极参与医改、提升研究生教育水平、构建科技转化产业基地等50余项重点任务。

二、科研工作

中国中医科学院2011年将调整科技发展理念、组织策划和完成好国家重大项目作为科技工作的重点。相继召开了学科带头人工作会、全国中医药科研院所科技创新工作座谈会以及科技工作大会等重要会议。紧紧围绕“服务国家重大需求，引领中医科技发展”以及“打破院所及地域的壁垒，探索科研院所运行的新体制、新机制，搭建开放的、流动的合作交流平台，实现学科和领域的整合重组，建立真正意义上的大科研院所”的理念，进行了认真的学习和广泛讨论，明确了中国中医科学院科技工作思路，将通过推倒围墙、敞开大门、海纳百川、和合共进，整合资源、着力解决制约中医药发展的关键科学问题的途径和方法，为在“十二五”能够站在行业发展的高度组织策划大项目、争取大成果、营造大市场奠定了思想基础。

中国中医科学院面向国家重大需求，引领整合相关学科与机构，组织、策划、申报了一系列“十二五”重大科技计划项目，包括传染病临床研究体系建设、慢病临床研究体系建设、国家临床研究基地临床科研信息共享系统建设、中医药标准化体系建设、重大新药创制、中药资源普查试点、针灸多中心临床评价、中医诊疗与康复设备、病证结合临床示范研究等国家计划项目，为在“十二五”中医药科技发展中发挥引领和先导作用，力争取得重大突破奠定了基础。

全院共申报各级各类科研课题835项，比2010年增加177项。中标课题255项，获资助总额8 000万元（不含自主选题项目）。其中：“重大新药创制”科技重大专项11项，国家重点基础研究发展计划（“973”计划）、“艾滋病和病毒性肝炎等重大传染病防治”科技重大专项各2项，国家高技术研究发展计划（“863”项目）1项。国家自然科学基金项目72项，其中重点项目2项，再创历史新高，在中医药行业排名第一。中国中医科学院第五批基本科研业务费自主选题项目立项95项。拥有各级在研课题共计860项，在研经费累计6.9亿元。

科研成果丰硕。中国中医科学

院中药研究所屠呦呦终身研究员因发现了治疗疟疾的药物青蒿素荣获美国2011年度拉斯克临床医学研究奖。这是我国医学工作者首次获得此项大奖，是中医药走向世界的一项荣誉，也是中国中医科学院中医药科学研究史上的里程碑。评奖委员会高度评价屠呦呦领导的团队凭借“洞察力、视野和顽强信念”，将古老的中医疗法转化为最强有力的抗疟疾药，将其中最宝贵的内容带入21世纪的巨大贡献。为表彰屠呦呦研究员的突出成就，中国中医科学院授予屠呦呦研究员杰出贡献奖，奖励屠呦呦青蒿素研究团队100万元，号召广大科技工作者学习他们不计名利、甘于奉献、潜心研究、持之以恒的科学精神。中国中医科学院在政府和社会力量设立的奖项中，也取得了骄人的成绩。由黄璐琦、仝小林分别主持完成的“道地药材的道地性形成机理研究及应用”、“代谢综合征的中医认识及整体治疗”2项科研成果荣分别获国家科技进步二等奖。中国中医科学院作为第二完成单位获得国家科技进步二等奖3项。获得北京市2010年科学技术奖4项，中国中西医结合学会科学技术奖5项，中华中医药学会科学技术奖10项。林洪生领衔的“以中医治则统领的治疗非小细胞肺癌队列研究”和王永炎领衔的“缺血性中风早期康复和避免复发中医方案研究”、唐旭东领衔的“通降理论治疗胃食管反流病的理论及临床应用研究”分别荣获两类奖项的一等奖。2011年评选出中国中医科学院科学技术奖21项，其中王永炎领衔的“中医药防治甲型H1N1流感系统研究与体系建设”、梁爱华领衔的“中药注射剂的安全性关键问题研究”、高昕妍领衔的“耳针激活耳——迷走神经调节内脏功能的效应及机制研究”、朱立国领衔的“中医综合疗法治疗神经根型颈椎病的临床和基础研究”4个项目均获得一等奖。中国中医科学院唐氏中药发展奖授予了姜廷良研究员与中国科学院上海有机化学研究所周维善院士，该奖已经过4届评选，在行业内外产生了良好的社会影响。2011年，共申请专利66项，已获专利16项、新药证书1项。屠呦呦终身研究员、张伯礼院士当选2011年度中医药新闻人物，仝小林主任医师荣获2011年度何梁何利奖。

学术进步推动明显。全院共有252项科研课题结题或通过结题验收，较好地完成了既定的研究任务。“十一五”期间承担的5项“艾滋病和病毒性肝炎等重大传染病防治”科技重大专项课题全部通过评估，并部分获得滚动资助。该类研究系统揭示了艾滋病证候演变规律，初步形成的中医药治疗方案，使HAART后艾滋病患者免疫重建的有效率从21.4%提高到34.5%，为深入研究奠定了基础。“十一五”科技支撑计划项目的实施深化了临床研究，形成了一批中医药治疗方案和诊疗规范，提高了中医药治疗疑难病、常见病的临床疗效。931例非小细胞肺癌临床研究，证实了中医药综合治疗方案在改善患者临床症状，提高生活质量，减少放化疗不良反应，减少复发，延长总生存期方面的确切疗效。中药治疗胃癌前病变，其病灶异型增生消失率达42.7%。中西医综合干预介入后急性冠脉综合征使1年内终点事件发生率降低了3.50%～6.80%。个性化深刺天枢穴，使40%的便秘患者解除了病痛，部分病人疗效维持3个月以上。另外，通过研究还形成了2型糖尿病合并冠心病中医药综合治疗方案、强直性脊柱炎中医辨证论治方案、神经根型颈椎病中医药综合疗法等临床方案，提高了相关病变的治疗效果。建立了名老中医药学术思想临证经验现代分析挖掘研究平台及脉诊信息获取分析平台，为深入研究、继承名老中医药专家学术思想和临证经验提供了方法学和技术支撑。国家综合性中药新药研究开发技术大平台初步构建了中药新药研发技术体系。中药研究所承担的中药安全评价平台经过多年的建设，于2011年10月通过国家食品药品监督管理局药物非临床研究质量管理规范（GLP）认证，使中药新药研发的技术服务能力大幅提升。黄莪胶囊和急咳停颗粒分别获得新药证书批件和新药注册受理。新药维脑康胶囊临床前研究、塞络通胶囊国际多中心2期临床研究，为中药的国际注册奠定基础，成为中药现代化、国际化的典范。在国际标准化组织（ISO）正式立项的针灸针、人参种子种苗两项国际标准，在中国中医科学院牵头组织下其草案已经分别在ISO/TC249的WG1、WG3工作组会议上讨论通过，有望成为ISO中最先通过的中医药国际标准。科技成果的转化和科技平台共享服务能力得到进一步改善和加强。中国中医科学院与北京市政府共建的首都科技条件平台中国中医科学院研发实验服务基地，在医学实验中心及各院所的共同努力下，形成了院属各二级院所之间的联动机制，已开放仪器设备累计669台/套，总价值约2.93亿元。2011年共完成共享服务合同271项，合同总额达3 917万元，极大地提高了资源共享和技术服务能力。中药质量控制技术国家工程实验室围绕中药产品质量和过程控制，已建立国家和行业标准50个、中药质量控制关键技术20个，完成了孵化基地和研发平台建设。医学实验中心中医药防治重大疾病基础研究室、西苑医院中药药理室、中药研究所道地中药材功能基因组研究室入选北京市第三批重点实验室。西苑医院中药药效研究平台为国内外50多家企业提供了技术服务，获得直接经济效益5 000多万元。中医药临床科研信息一体化研究成果已成为国家中医临床研究基地的重要技术支撑，并得到推广应用，已有117家医疗单位的临床科室、30多位名老中医经验传承项目在应用。自主研发的临床研究中央随机和数据管理系统已为110多项临床研究课题提供了技术服务，明显提升了临床研究水平和质量。国家中医药管理局依托中国中医科学院建立的“中医药防治传染病专家工作委员会”办公室、“中医药防治艾滋病研究中心”以及“中医药标准化办公室”、“ISO/TC249技术对口单位”等在组织全国力量、推动传染病防治以及标准化工作方面发挥了积极作用。

学术交流丰富多彩。2011年，中国中医科学院共举办各种学术交流会议203次，先后与海内外相关部门或机构主办/承办了2011北京中医药国家发展与合作交流会议、第二届中韩传统医学基础理论学术研讨会、2011年中美中医药肿瘤学术研讨会、中药质量与安全评价国际学术研讨会、GCP及相关平台建设和全国中医药博士生论坛等具有相当影响力的学术交流活动，强化和扩大了中国中医科学院的学术地位和影响，深化了与国内外的学术交流与合作，有力地推动了中医药学术进步。发表学术论文2 070篇，国内发表论文数居全国研究机构之首，SCI（含SCI－E）论文158篇，较之2010年的84篇翻了近一番。全院主办/承办的18种科技期刊，除文摘类、科普类等3种外，被国际著名检索系统SCI－E收录2种（《中国结合医学杂志》与《中医杂志》英文版），MEDLINE、CA收录各7种；中国科学引文数据库（CSCD）收录7种，科技论文统计源期刊10种。《中医杂志》荣获第二届中国出版政府奖期刊提名奖及新闻出版总署“走出去”先进单位称号。院办期刊已成为具有相当影响力的中医药科技期刊群，为推动中医药学术进步、促进中医药科技发展作出了积极的贡献。

三、医疗工作

全院4所三级甲等医院西苑医院、广安门医院、望京医院和眼科医院门（急）诊总量再创历史最高水平，达到514万人次，同比增长13.62%；出院人数44 353人，同比增长2.86%。西苑医院克服基本建设工作带来的服务面积严重不足等实际困难，在保证医疗质量和安全的前提下，创造了门急诊服务总量提高12.65%新业绩。广安门医院狠抓精细化管理，服务能力与水平持续提高，工作效率不断提升，门急诊总量已达到242万，在北京地区中医医院中排名第一，病床周转达到24.6次，平均住院日降为15.7天。望京医院积极采取措施，使中药饮片使用率与中医特色疗法等特色优势在短期内明显增强。眼科医院组织全院职工，梳理问题，出谋划策，凝聚力量，重聚人心，破解困局，管理成效显著，门诊与住院人数大幅度提高，业务增长势头良好。针灸医院、中医门诊部积极发挥自身优势，在常见病、多发病治疗方面的特色更加突出，实力明显提升，两个效益和贡献率良好。中医门诊部接诊患者7.5多万人次，医疗总收入2 325万，比上年增长了15%。

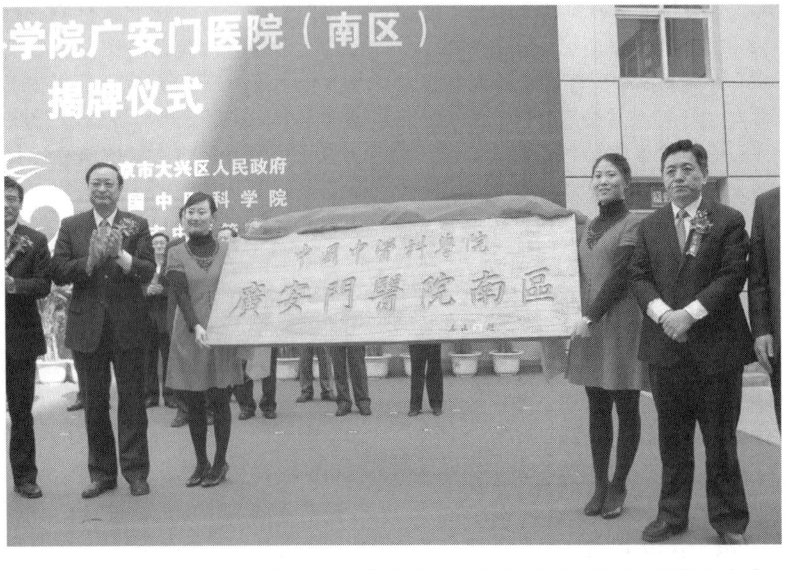

医院管理年活动取得较好成绩。按照国家中医药管理局活动方案要求，经过努力，院属4家医院管理的水平再上新台阶，中医特色优势明显提高，服务能力、服务水平和效率稳步提升，文化建设初见成效，医院管理更加科学。西苑医院在医院管理年活动检查评估中名列前茅。广安门医院荣获医院质量监测工作一等奖。

中医“治未病”工作进一步加强。西苑医院利用北京中医药文化节、膏方养生文化节，打造以膏方为主的“治未病”预防保健平台初见成效。广安门医院坚持开展“冬病夏治”穴位敷贴，已形成品牌特色。眼科医院以青少年近视防治工作为重点，顺利通过北京市“治未病”诊疗中心的验收。

专科（专病）建设稳步推进。广安门医院心血管科、风湿免疫科，西苑医院脾胃科、心血管科，望京医院肾病科，眼科医院眼科6个科室被卫生部与国家中医药管理局确定为国家临床重点专科。包括2010年获准建设的血液科、肿瘤科以及骨伤科，在建国家临床重点专科已达到9个。在建的国家中医药管理局20个重点专科均完成了建设要求，诊疗水平与知名度得到明显提升。

主动参与医改，探索发挥中医药的作用和途径。中国中医科学院率先与北京市大兴区政府合作，创新机制，积极探索，在大兴区中医院基础上建立广安门医院南区，采取一院两址、统一管理、单独核算的管理方式，实现了实质性合作与融合。运行半年来，广安门医院南区门急诊人数同比增长50.33%，实力和服务能力提升明显。已经成为中央属医院支持地方医院改革的典型，经验已被逐步推广。

积极完成对口支援工作。按照卫生部、国家中医药管理局党组要求，中国中医科学院及所属医疗机构高度重视对口援助工作，克服医疗资源紧张困难，坚决完成支援任务，援助范围涉及内蒙、新疆、西

2011年3月29日，中国中医科学院广安门医院（南区）揭牌仪式在大兴区中医医院举行

藏和湖北4个省（自治区）的3个省级医院和16个区县医院，以实际行动贯彻落实王国强副部长和国家中医药管理局党组对直属单位服务基层的指示精神。对口支援西藏自治区藏医院的工作，免费培养医疗技术人员10名，派出技术专家5人组赴藏医院举办讲座，受到欢迎。针灸研究所派出技术专家6人，赴新疆实施对口支援任务。西苑医院与陕西府谷县中医医院对口支援已有20多位专家到当地参与和指导诊疗，并建立了长效帮扶机制，为中央属医院对口支援西部县级中医院起到了示范作用。

加强医院职业管理人才和高等护理人才培养。中国中医科学我院牵头，联合北京中医药大学、天津中医药大学等，举办的中医院现代职业化管理素质提升高级培训班，王国强副部长、张伯礼院长参加开班仪式并为首届学员上课，授课8次共48学时，院内学员有30多人，为医院向职业化管理转化奠定了基础。首届中医护理人员研究生课程进修班开班，15名一线护理人员参加学习，为推进护理队伍建设和中医护理学科发展，提高护理管理水平和突出中医药特色护理打下基础。

加强护理工作，推进“优质护理服务示范工程”。西苑医院结合已经开展的“春风工程”，制订优质护理规范化服务方案，以奖励政策和激励机制促进护理服务质量持续改进。广安门医院心血管病房荣获中国共青团青年文明号称号，ICU护理组获得“巾帼文明岗”荣誉称号。望京医院积极开展评选10名“患者心中最美的护士”活动。眼科医院开展“中医特色护理示范岗建设”活动，提高了护理人员素质与服务质量。

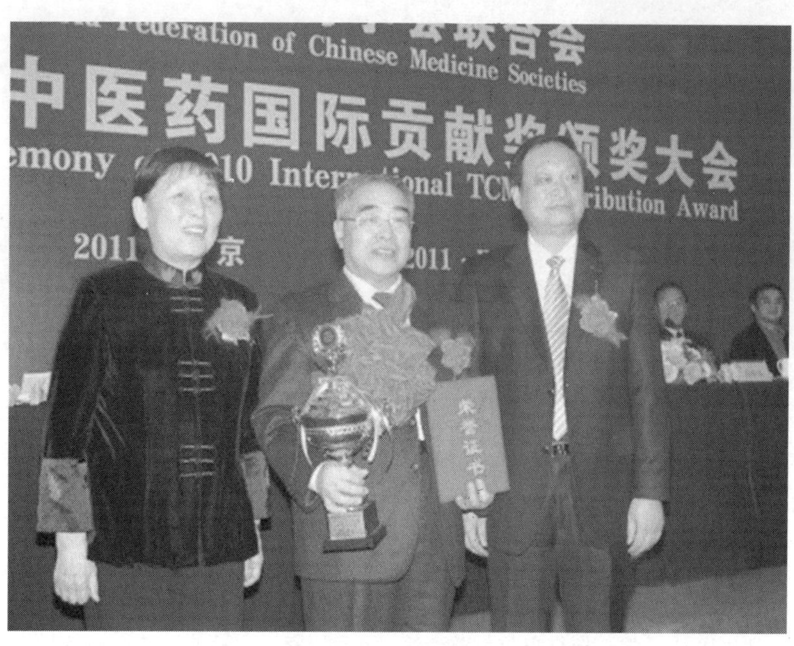

2011年2月21日，第四届中医药国际贡献奖在北京召开。中国中医科学院院长张伯礼被授予第四届中医药国际贡献奖

四、教育与教学工作

2011年，中国中医科学院共有147名研究生毕业，其中国内生139名，港澳台生1名，外国留学生7人。吕爱平研究员指导、吕诚博士完成的《类风湿关节炎寒热证候分类的系统生物学基础》博士学位论文被评为北京市优秀博士学位论文，并推荐参评全国百篇优秀博士学位论文。研究生导师唐由之、余瀛鳌、孙树椿、于智敏、张启明5位同志获得2011年度中国中医科学院“岐黄中医药基金会传承发展奖”。主办的全国中医药博士生创新发展学术论坛，搭建了研究生学术交流平台。国家中医药管理局委托举办的中医药信息管理班结业；北京市中医管理局委托举办的首届西学中高级研修班，进入临床教学。援疆项目中医学（民族医药）研究生课程进修班完成了3期集中学习，为扩大研究生培养规模、办出研究生培养特色积累了经验。

陆广莘、唐由之、程莘农、路志正、谢海洲、陈可冀、马继兴、孙树椿等15位专家全国名老中医药专家传承工作室的建设项目进展顺利。全院完成了2011年43项国家级中医药继续教育项目，组织申报2012年度国家级中医药继续教育项目72项。完成了北京市“回归扎根工程”培训任务，第一批共培训123人，第二批共培训学员130人，共计253人。完成了“薪火传承3+3工程”结题验收。

五、人才队伍建设工作

2011年中国中医科学院全面贯彻全国人才工作会议精神，落实人才强院、人才兴业战略，全院人才队伍质量与水平进一步提高，人才体系初步形成，以院士/国医大师、首席研究员、学科带头人、学科骨干组成的高层次、高水平的科技人才队伍进一步完善。制定了首席研究员、学科带头人的管理办法，完成了第一批63名学科带头人的遴选工作，并举办了学科带头人工作会议。

从高层次人才资源库建设和管理的角度，调整了博士后管理体制，加强博士后人员的管理和遴选。2011年进站博士后52人，出站42人，在站博士后研究人员已达到223人。获得中国博士后科学基金28项，博士后特别资助6项。

为了充分发挥现有人才的作用，激励大家的积极性，回应广大科技人员和干部职工反映强烈的问题，在职称聘任、绩效工资兑现等方面均有新的举措，人均年收入较2010年大幅度提升。2011年新进职工130名，其中专业技术人员27人，应届硕士、博士86人。

六、国际交流与合作

2011年，全院派出国外学术交流50批次、138人次。共接待28个国家和地区987人次的访问，其中部长级以上5批次。接受国外学员培训392人次。

2011年，中国中医科学院积极落实以往合作协议，深入推进合作任务的实施。组织选派在职博士、博士后20余人次赴奥地利进行合作研究；针灸研究所和中药研究所接受奥地利科研人员进修，得到了两国政府的大力支持。派出了新一批中医专家工作组赴坦桑尼亚执行与坦莫西比利国立医院《关于开展第八阶段中医药治疗艾滋病合作备忘录》的合作工作。继续推进与东京药科大学合作的研究人才培养项目和香港医院管理局联合实施的“访问学者计划”等项目。2011年与第一所中医孔子学院挂靠单位伦敦南岸大学以及韩国韩医学研究院、英国保柏集团等7个国外机构签订、续签了合作谅解备忘录，促进中医药多层次的实质性合作。国际科技合作范围不断扩大，领域不断拓宽，有5个国际科技合作项目得到科技部批准。正在开展的国际科技合作项目24项，合作伙伴涉及十余个国家和地区。如：中药研究所与南非开展合作的“中国南非珍稀濒危药用植物保护及可持续利用研究”、“中国南非药用芦荟不同功效及其物质基础的研究”，与捷克合作的“针对炎症免疫网络的中药新药发现方法及技术平台建立”、与奥地利合作的“黄连解毒汤治疗老年痴呆的活性组分新药研究”、与WHO合作的“中药材简便快速鉴定技术的整理、完善及其推广”等进展顺利。西苑医院与美国新泽西医科和牙科大学合作发现一种肌特异蛋白，在心肌缺血的治疗中起关键性作用，该成果在《JBC》等著名期刊上发表。

2011年，中国中医科学院主办或承办高水平国际会议13次，涉及中医医疗、科研、针灸、中药、标准等诸多领域。承办的第六次世界卫生组织传统医学合作中心主任会议，组织工作获得WHO总部和西太区办公室的高度赞扬。承办的中国-东盟中医药（传统医药）防治重大卫生事件研讨会等，搭建了高层次中医药国际交流平台，扩大了国际影响。中医药信息研究所牵头组织申报的中医古籍文献《黄帝内经》、《本草纲目》成功入选联合国教科文组织《世界记忆名录》，推动了中医药国际的进程。

七、产业工作

2011年，中国中医科学院与华润北药集团强强联合，签署了战略合作框架协议，与“华润三九”、“东阿阿胶”签署了合作意向书。

实验药厂、华神制药公司与华润三九合资建立新药研发基地的工作有了明显的推进。实验药厂获得国家发明专利1项，申报急咳停颗粒新药证书和生产批件已被受理。获得东城区新兴产业企业项目120万元的资助。科技合作中心领导班子进行调整。

中医古籍出版社包括所属北京上工印刷厂的转制工作已经基本完成。清产核资、事业法人注销、工商注册、国有资产产权登记以及人员身份转换工作均已完成。中医古籍出版社荣获第二届中国出版政府奖图书奖提名奖。中药复方新药研发国家工程研究中心扭转了连年亏损，达到了收支平衡，完成了国家或企业各类研究课题62项，并通过国家发改委的年度评估工作，为争取国家的继续支持奠定了良好基础。

八、基建和行保工作

全院在建及规划项目建筑规模20多万平方米，总投资15.9亿元，中医药科学研究基地科研综合楼工程完成了主体及二次结构工程、外幕墙工程部分亮相，被评为北京市结构长城杯金奖及北京市优质工程奖，完成投资1.48亿元。中医药信息研究所加层工程，已完成规划审批手续。广安门医院门诊楼工程已经开工，正在进行市政电缆、天然气管道、污水池迁移、基础护坡桩工程施工，完成投资6 800万元。西苑医院门诊医技楼，完成主体及二次结构工程，并被评为北京市结构长城杯金奖，完成投资2.1亿元。眼科医院热力站工程已建设完成并投入使用，完成投资480万元。完成了大兴实验药厂的办公及实验楼的验收工作。完成大白楼采暖更新改造项目的结算工作。各级领导高度重视安全工作，被北京市公安局授予集体三等功。

九、党建工作

党建工作以深入开展创先争优活动为主线，以纪念建党90周年为契机，认真学习胡锦涛“七一”重要讲话和党的十七届六中全会精神，贯彻落实全国“两会”精神和国务院《若干意见》，加强党史教育和开展主题教育实践活动，不断加强党的先进性建设，为保障“十二五”开好局充分发挥了政治核心作用。

着力以党的先进性建设促进基层党组织建设，中国中医科学院开展了党组织和领导逐级点评、党组织和党员公开承诺，医院突出“三好一满意”，科研单位突出树立良好科研作风，教育机构突出为人师表，管理岗位突出服务基层一线，产业单位突出发展壮大中药产业，在创先争优活动中涌现出了17个先进基层党组织、148名优秀共产党员和20名优秀党务工作者，其中5个先进基层党组织、36名优秀共产党员和7名优秀党务工作者受到卫生部直属机关党委表彰，有1名优秀党务工作者受到中央国家机关工委表彰，带动了更多的单位和个人创先争优，营造了争一流业绩、创一流成果的良好氛围。

着力以党的先进性建设促进领导班子和干部队伍建设，领导班子建设突出贯彻民主集中制，召开了领导班子民主生活会，调整充实了7个二级单位以及科技合作中心的领导班子；坚持用好的作风选人、选作风好的人，严格按照党政干部选拔任用有关规定，公开、公平、公正、择优选拔干部，在所有二级单位和院直、后勤服务中心、科技合作中心共997人参与民主推荐干部，加大干部交流轮岗力度，调整充实院直职能部门负责人，在广安门医院试点总会计师制度，全年共提职任用30人，有18名同志交流任职、3名同志挂职锻炼，为事业发展提供了有力的组织保证。

着力以党的先进性建设促进党

风廉政和行业作风建设，中国中医科学院开展了党风廉政教育和医疗行业作风调研，修订完善了《党风廉政建设责任制实施办法》，制定了《关于医疗行风建设工作责任制的规定》，重点加强了对“三重一大”经集体讨论决定的制度，以及基建工程、财务管理、人事管理等重点岗位、关键环节的监督，全年收到20件（次）举报，对西苑医院行政处私设“小金库”、望京医院人事处违反规定的相关责任人进行了严肃查处，努力创造廉洁自律、风清气正的发展环境。

着力以党的先进性建设促进群团工作开展，中国中医科学院组织开展了丰富多彩的文体活动，特别是近600人参加的庆祝建党90周年文艺演出等活动，强化了团队意识和集体荣誉感。安排从事有毒有害作业职工进行疗养，开展了困难职工、困难党员和劳模、老专家慰问走访活动，共走访慰问81人，发放中央国家机关工委、国家中医药管理局和院三级的慰问金共23.8万元，让职工深切感受到了党组织的温暖和关爱。团委紧密结合青年特点开展青年文明号和青年文明岗位能手创建等活动，扩大覆盖面和影响力。涌现出了西苑医院血液科护理组“全国巾帼文明岗”、广安门医院林洪生“全国三八红旗手”、望京医院韩雪“2009～2010年度卫生系统青年岗位能手”等先进，共有9个集体、8名个人分别受到全国妇联、中央国家机关妇工委、中央国家机关团工委等单位的表彰。同时，切实加强了社会综合治理和安全稳定工作，加大对重大活动期间和敏感时期的督导检查力度，为完成全院中心任务提供安全环境。

重视做好离退休干部工作。中国中医科学院现有1 600多名离退休同志。新一届领导班子充分认识到离退休干部工作是党的组织工作、干部工作的重要组成部分，关心离退休干部就是关心党的事业、关心社会和谐，在上一届班子工作的基础上不断推进，召开了离退休干部工作会议，并多次召开专题会议研究解决具体问题，积极创造条件制定和落实对困难老同志的帮扶、重大节日走访慰问、定期通报工作征求意见、组织外出参观学习等制度，协调落实有关政策，为老干部工作开展想办法提供经费等各方面的保障，并将老干部工作纳入二级单位领导班子考核。老干部的待遇有了明显的改善，各位老同志身体力行，更加关心和支持改革发展的各项工作，共同开创了老干部工作的新局面。

十、中医药文化建设工作

中国中医科学院提出“打破院所及地域的壁垒，探索科研院所运行的新体制、新机制，搭建开放的、流动的合作交流平台，实现学科和领域的整合重组，建立真正意义上的大科研院所”的发展思路及科技创新文化。西苑医院、广安门医院、望京医院、眼科医院，通过医院文化建设，将中医药文化的核心价值融入医院宗旨、发展战略、院训、院歌以及行为规范、环境形象等方面加以体现，让社会各界，特别是患者感知医院文化，达到医患同心，减少纠纷的目的。中国医史博物馆成为中医药文化传播窗口，积极组织开展传统医药非物质文化遗产保护工作，针灸研究所举办“相约北京——中医针灸展”，对“中医针灸”成功申遗和扩大“中医针灸”列入联合国教科文组织《人类非物质文化遗产代表作名录》后的宣传推广工作有所助益。多次举办中医药文化论坛和研讨会议，开展中医文化养生知识的科普活动，中医临床基础医学研究所、中医药信息研究所、西苑医院、眼科医院等单位积极进行中医文化的科学普及，针对不同人群的需求，为提高百姓的文化健康素养提供帮助。

（李爱军）

【中华中医药学会2011年工作概况】

一、学术交流质量与学科建设水平进一步提高

2011年，学会共举办全国性学术活动95次，参会人员14 000余人，交流论文9 500余篇。

努力提高学术交流水平，充分发挥学术引领作用。以科协年会为平台，扩大中医药学科的国际影响力，成功申办了第十三届科协年会第4分会场中医药发展国际论坛。以提高临床疗效为出发点，探索学术交流与科研合作新形式，召开了国际中医药临床研究学术会议暨全国第二届中医临床研究学术会议，在第五届国际中医糖尿病大会上成立了国家中医临床研究基地中医药防治糖尿病临床研究联盟。以脉络学说为抓手，推动中医药创新，召开了脉络学说构建及其指导血管病变防治研究高峰论坛暨络病学科建设研讨会、第七届国际络病学大会。以学科发展研究项目为依托，推动中医药学科健康发展，积极申请承担了中国科协的学科发展研究项目——2011年度中医药学科发展研究报告，综合报告及14个专题报告已经完成。以科协学术沙龙为载体，推动中医药创新，召开了中国科协第61期新观点、新学说学术沙龙。以学术年会为契机，积极推动学术进步，先后召开了外科分会2011年学术年会、全国第二次疼痛高峰论坛暨中华中医药学会疼痛学分会年会、2011年度中华中医药学会编辑出版分会年会等会议。

弘扬名老中医学术经验，促进中医药学的继承与发展。联合中国中医科学院广安门医院在北京召开国医大师路志正从医70周年学术思想研讨会、第六届著名中医药学家学术传承高层论坛。

以“治未病”思想为指导，充分发挥中医药特色优势。召开了第五届国学国医岳麓论坛、首届中日传统医药与亚健康学术会议、第二届全国冬病夏治学术交流大会、全国第三次中医膏方交流会。

以中医原创理论研究为重点，推动中医药继承发展。先后召开了中医原创思维与认知理论研讨会、第二届全国经方论坛暨国际经方学术会议、首届国际五运六气理论临床学术会议、首届国际扶阳论坛、国际中医脉学大会等学术会议。

强化学术期刊质量，全面扩大编辑出版交流。学会多次组织专家召开中医药期刊标准化研讨会，起草了《中医药期刊编辑规范》草案，承办了由国家中医药管理局主办的第四期全国中医药期刊主编（社长）及编辑部负责人培训班；完成了2011年度局主管中医药期刊的日常审读、集中审读工作，并组织专家对中医古籍出版社拟出版的涉及文革类图书进行审读；协助《求医问药》、《按摩与康复医学》、《西部中医药》杂志加入学会主办系列杂志，壮大了学会主办期刊队伍。

规范学术会议管理，提高学术会议质量。根据中共中央办公厅、国务院办公厅等有关部门通知精神，学会严格控制学术会议的数量，提高学术会议质量，并向各专科分会下发了《关于进一步规范和加强学术会议管理提高会议质量的通知》。

二、学会组织建设与队伍建设得到进一步加强

学会召开常务理事会和秘书长工作会议，及时研究部署工作。加强组织建设，研究组建新的分会，加强原有分会管理，及时进行换届，并积极引入竞争机制。年内先后成立了补肾活血法分会和肺系病分会，年内共组织实施了继续教育、肛肠、血栓病等11个分会的换届改选工作。以会员为主体，竭诚为广大会员做好服务。截止到2011年底，学会已发展个人会员188 600余人，团体会员190余家。

三、科普宣传与继续教育工作成效显著

围绕“健康中医药”主题，学会组织形式多样的科普活动。配合国家中医药管理局“中医中药中国行”活动，与浙江、陕西、河南等地方政府合作，举办养生保健讲座24场，受众达3万余人。与步长集团联合开展“同心·共铸中国心——西藏行”活动，走进西藏的5个地区的13个县、20个乡、8个寺庙和5个哨所等，跋涉近2万多公里，义诊、巡诊近10万人次，捐献药品775万元。同时，专家志愿者团队为阿里地区捐献价值40万元的远程诊疗系统，并支付了先期远程诊疗费。专家团队还开展了“糖尿病防治”、“高血压防治”、“临床合理用药”等42场有针对性的讲座。与深圳市文明办、深圳市关爱办等多家单位共同举办“幸福人生大讲堂”大型科普公益活动，进一步满足了社会大众对健康保健知识了解的需求。积极承办“科学家与媒体面对面”——《中医与科学养生》活动。组织有关专家围绕普通公众如何分辨正确的养生方法与错误的养生方法、如何在日常生活中进行自我保健和医疗等问题与媒体记者开展面对面的交流。再次推出马有度、孙光荣等17位中华中医药学会首席健康科普专家，并联合人民军医出版社对他们的临床经验、科研成果进行整理，拟于2012年出版《首席专家话健康》。此外，在国家中医药管理局的支持下，学会还建设中华中医药学会中医药科普网络信息平台，已完成科普知识、科普动态、科普书籍、健康讲座、典型示范、专家库6个版块内容的设计，该信息平台已经进入试运行阶段。

举办多层次继续教育班，中医药人才素质得到提升。2011年共完成继续教育项目60项，受训人员6 500余人。重点做好全科医生以及《临床技术操作规范》的培训工作。一是联合华润三九等相关单位开展全科医生暨适宜技术推广培训班。二是学会结合临床各科指南以及规范的出台，开展了心病、骨伤、肛肠多个病种的规范化高级培训班。此外，还举办了“四大经典学习班”，“全国名老中医治疗疑难病临床经验高级学习班”等培训项目。

四、科技评价与人才推荐工作再上新台阶

认真做好奖励评审，积极促进科技创新。2011年度中华中医药学会科学技术奖共收到申报项目173项，形式审查合格167项，经过公示、初评和终审，评选出一等奖10项，二等奖39项，三等奖60项。2011年度李时珍医药创新奖评选出北京中医医院刘红旭主任医师，湖南中医药大学尤昭玲教授，香港浸会大学刘良教授3位人选。此外，2011年进一步完善了中华中医药学会科学技术奖评审专家库，增补专家310位，目前评审专家库中专家数量达到1 300人。对2003～2007年一等奖获奖项目进行了跟踪调查，进一步了解获奖项目的应用情况，为有针对性地促进成果转化奠定基础。2011年学会直接向国家科学技术奖励工作办公室推荐了由中国中医科学院广安门医院仝小林等完成的“代谢综合征的中医认识及整体治疗”和石家庄以岭药业股份有限公司贾振华等完成的“中药连花清瘟治疗流行性感冒研究”两项成果，顺利通过国家科学技术进步奖二等奖评审。另外，通过国家中医药管理局推荐的3项成果也通过国家科学技术进步二等奖评审。

培养并推出人才。在第六届著名中医药学家学术传承高层论坛上，学会对106名在中医药基础、临床、开发研究等领域取得突出成绩的中青年中医药工作者进行表彰，并授予“中华中医药学会科技之星”称号。开展了向“人民健康好卫士”郭春园同志学习的活动，召开学习郭春园同志事迹经验交流会，并对表现突出者进行表扬。按照中国科协的统一部署，学会向贵州省科协推荐了包括李连达院士、张伯礼院士在内的10位专家，并组织院士专家参加了贵州工业强省院士专家论坛暨引聘科技专家活动，得到了中国科协和贵州省科协的高度评价。

五、中医标准化工作取得重要进展

出版发布《中医养生保健技术操作规范脊柱推拿》等8项行业标准；审查通过《中医外科常见病诊疗指南》等195项行业标准和《中医四诊操作规范》等4项国家标准；修订完成《中医临床诊疗术语》等3项国家标准；启动《中医外科技术操作规范》等35项国家标准、《中医神志病临床诊疗指南》等20项行业标准的制修订工作；组织各分会向国家中医药管理局申报常见病诊疗指南、技术操作规范等共13类、927项标准；召开全国中医标准化技术委员会工作会议，与会委员审议通过《全国中医标准化技术委员会章程》；组织召开中医标准化工作经验交流会暨培训班，部分标准起草人介绍标准化工作经验，参会代表深入探讨工作方法，交流工作经验；完成中国科协创新发展示范项目第三阶段的工作任务，在中国科协创新发展示范项目中期检查中获得“优秀”。

六、中医药文化建设工作有序推进

学会组织“全国中医药文化书画大奖赛”，征集到书画作品上千幅；在三艾堂国医馆开设中华养生文化大讲堂；在铜川协办了由国家中医药管理局、陕西省人民政府主办的药王孙思邈中医药文化高层论坛。

七、促进产业发展，为经济建设提供技术支持

学会先后与三九医药、以岭药业、步长集团、贵州百灵药业、扬子江药业、安徽济人药业、无限极中国、百事可乐公司、上海家化、联合利华、广州宝洁、加多宝集团等多家知名企业开展了科技合作。

八、积极申报相关项目，认真完成上级部门交办的工作

学会成功申报中国科协课题7项，共获资助经费87万元；由学会提交给中国科协的针灸、中药炮制技术、人痘接种术3项名录已经通过国家文物的初选；学会积极承办第九届全国中医药好新闻评选活动，最终评出“好新闻奖”获奖作品51件、“中医中药中国行特别报道奖”获奖作品16件；完成《国家职业分类大典（99版）》修订工作中10个已有职业和6个新增职业的调研、修订工作，中医康复医师、中医全科医师、中医营养医师、中医护理4个新增职业顺利通过初审。

九、国际和地区间的学术交流与合作不断扩大

积极开展国际学术交流，扩大中医药的国际影响力。学会先后组织了第十五届中韩中医药学术研讨会，分别组织相关专家赴澳大利亚、新西兰以及美国、加拿大参加国际中医药学科建设专家研讨会及 中医药临床研究国际学术会议，就中医药临床各科的现状、问题、对策、未来发展战略等问题进行深入交流。加强海峡两岸中医药学术交流，促进海峡两岸中医药合作。学会先后在台湾和昆明召开了海峡两岸中医药合作发展论坛和海峡两岸中医药与医保政策研讨会。接待美国、芬兰等国中医药团体来访。继续与国际组织开展中医药系统控烟合作项目。与国际防痨与肺部疾病联合会合作开展了“创建20所无烟中医医院”项目，与世界卫生组织合作开展“推动实施100%无烟化全国计划，搭建无烟医院宣传平台”合作项目。

十、积极开展“争先创优活动”，迎接建党90周年

学会3位秘书长分别结合学会工作讲了党课，学会党支部还开展了公开承诺活动，全体干部职工参加了“建党90周年唱红歌活动”，全体干部职工齐聚一堂，欢唱红歌，喜迎中国共产党90岁的生日。联合中国中西医结合学会，河北以岭药业集团，启动了“白衣天使红路行”专题活动，组织万名医务工作者赴老区参观学习。据不完全统计，此次活动共举行义诊活动3次，服务群众达到300多人次；举行科普讲座6场，听众达千余人；向老区群众和相关单位捐赠书刊500余册，捐赠价值共140万元的药品及其他健康物资。

（朱　桂）

【中国中医药报社2011年工作概况】

一、以“创先争优”为抓手推进报社党建和各项工作

继续深入开展以“深入学习实践科学发展观为主题，创建先进党支部、先进部室和争做优秀共产党员、先进工作者”（三先一优）活动，报社围绕中心工作，坚持与部门开展“学习型组织、服务型报社、和谐团队”3项建设结合起来；坚持与党员干部职工参加集体活动和学习情况结合起来；坚持与党员干部职工完成本职工作争创佳绩结合起来；坚持与党员干部职工遵纪守法、遵守报社各项规章制度（包括劳动纪律考勤）情况结合起来；坚持与党员干部职工所作贡献及获表彰奖励情况结合起来；坚持与党员干部职工弘扬正气、爱岗敬业、关心集体、团结协作等结合起来（6个坚持6个结合），明确争创条件，对评出的先进部室和个人予以表彰奖励。

2011年2月21日，报社召开全社大会，评选出报社2010年度“三先一优”集体和个人，并予表彰奖励。报社第二党支部还被推荐为国家中医药管理局先进基层党组织，宋连均、厉秀昀被评为优秀共产党员，海霞被评为优秀党务工作者。宋连均和海霞还分别被卫生部评为优秀共产党员和优秀党务工作者。

二、以多种方式开展活动庆祝中国共产党建党90周年

一是专题研究策划了庆祝建党90周年活动的宣传报道。二是结合“中医中药中国行”活动开展庆祝建党90周年活动。2011年6月，报社在西柏坡隆重举行了“庆祝建党90周年暨中医中药中国行走进西柏坡”主题活动；在京郊怀柔区举行了“庆祝建党90周年暨中医中药中国行走进怀柔”主题活动；组织党员和职工参观了“艰难与辉煌——纪念中国共产党成立90周年馆藏珍贵历史文献展”。三是以多种形式组织党员职工开展庆祝建党90周年活动。2011年4月15～16日，组织全社党员干部职工赴河北省保定市顺平县深入基层开展党建活动，参观涿州市中医医院。报社党总支为各支部购买了《中国共产党历史》等书籍。四是发展新党员1名，对多名入党积极分子和发展对象进行考察。

三、以提高素质能力为目的加强学习型报社和党组织建设

2011年，报社继续把队伍建设放在各项工作的突出位置，下大力气提高报纸质量。一是坚持每周一次的集体学习和评报制度，传达学习有关文件精神，学习新闻及中医药专业知识，邀请社外领导和专家讲座辅导，开展评报，报社领导结合业务和工作指导点评，总结安排报社工作等。二是深入学习了党的十七届四、五、六中全会精神和深化医改文件及国务院22号文件，重点学习了胡锦涛总书记在建党90周年大会上的讲话，《中共中央关于深化文化体制改革 推动社会主义文化大发展大繁荣若干重大问题的决定》等，与开展“走、转、改”等工作紧密结合起来。三是严格执行编辑流程，建立了采编人员工作质量档案，由新闻研究室对报纸“付印前清样”审读和记录差错，并提出考评意见，对每个版面和每篇稿件评分，作为发放绩效工资的依据。上半年还开展了“阿胶杯中国中医药报优秀采编质量奖”评选，分别给予了奖励和表彰。

四、以强烈的责任感为中医药发展营造良好舆论氛围

2011年，按照《中国中医药报2011年新闻宣传报道计划》，报社坚持正确的办报方向和舆论导向，围绕中心、服务大局；面向行业、服务需求；面向社会、服务大众，为我国“十二五”中医药事业开好局、迈好步呼号。

一是关注报道了与中医药事业发展密切的重点新闻事件，如全国卫生和中医药工作会议；全国“两会”代表委员声音；《关于国民经济和社会发展第十二个五年规划纲要》、《国家“十二五”科学和技术发展规划》、《“十二五”卫生事业发展规划》、《“十二五”中医药事业发展规划》报道解读；党和国家及有关部门新颁布的中医药政策法规以及中医立法和标准化建设；全国各地落实国务院22号文件进展；各地中医药工作改革与发展的先进典型经验等。二是把握舆情，反应迅速，关注报道了中医药行业的热点新闻事件。如应对中药欧盟限令、《黄帝内经》和《本草纲目》申忆成功、第四届中医药国际贡献奖颁发、屠呦呦获得拉斯克奖、甘肃号召三千中医开微博、规范中医药养生科普、不要把“治未病”庸俗低俗化、两岸三地及对外合作交流等热点报道等。三是与中国中药协会合作，从2010年底开始，每周在本报定期推出“中药产业专版”，拓宽了报道领域并提升了本报在中药企业的影响力。以本报近一半的版面向农村基层和广大人民群众提供了大量中医药服务信息。四是积极响应中宣部等5部门关于在全国新闻战线开展“走基层、转作风、改文风”活动，报社记者走进基层，深入一线，采写了一些鲜活报道。如广安门中医院、广东省中医院等全国“创先争优”的典型，上海针灸麻醉降低费用，山西中医学院附院“有钱没钱救命第一”及规范诊疗流程，赴吉林采访基层村医先进人物陈祥义等。五是从2010年11月至2011年4月，根据中宣部等5部门《关于深入开展“杜绝虚假报道，增强社会责任，加强新闻职业道德建设”专项教育活动的通知》要求，以及国家中医药管理局召开的专门会议精神和部署，制订了报社开展此项工作的方案，有效杜绝了虚假报道。六是协助中国记协邀请中国中医科学院艾滋病防治中心常务副主任王健，围绕“中医治疗艾滋病的研究现状”主题，向50多位境内外记者介绍了中医对于艾滋病研究治疗上取得的成绩和进展。中国记协专门编发第46期简报，报送中央领导、中央各有关部门和各省、区、市委宣传部。

截至2011年11月底，报社共编辑出版报纸191期，1 528个版，约12 500千字。评选出本报年度新闻人物，与国家中医药管理局新闻办共同开展了“2010年度中医药十大新闻”评选及发布活动。

五、以“三进”为主题“中医中药中国行”活动再启程

一是以“进农村 进社区 进家庭”为主题的后3年“中医中药中国行”活动于2010年9月宣布启动。“七一”前夕，组织开展了“庆祝建党90周年暨‘中医中药中国行’活动走进西柏坡、走进怀柔”主题活动，为革命老区和京郊农村捐赠药品及医疗器械，折合人民币共计1 500多万元，开展义诊，慰问军烈和贫困户，发放中国中医药报及其他健康宣传资料等，举行了“基层医师培训”和“中医大篷车进乡村”启动仪式等。2011年5月22日，在“纪念柯玉井诞辰500周年暨太安堂中医药文化科普公益活动”启动仪式上，太安堂集团向“中医中药中国行”组委会捐赠了电视剧《太安堂·玉井传奇》光盘和价值约300万元人民币的中成药。三是与广西梧州中恒集团有限公司合作，为全国2万名城镇社区、乡镇卫生院和乡村中医师订阅了2011年《中国中医药报》，这项活动建立起了读者与报纸的紧密联系，其意义深远，特别是对于巩固乡镇社区与中医药事业的社会基础更具有重要意义。

六、经营、发行、办公楼改扩建、转制等取得新进展

一是抓紧推进实施报社办公楼改扩建工程。2011年7月5日，报社已正式取得了《北京市规划委员会建设项目规划条件》意见书。争取2012年“五一”节前开工。二是2011年是本报创刊后发行量最多的一年。2011年10月本报发行数为40 388份，达到了报纸创刊以来发行数的最高点。三是记者站和驻地记者管理渐趋规范。报社现正式注册记者站28个，共有驻地记者134人，持证驻地记者55人，占41%。2011年10月19～20日，在西安召开的中国中医药报社通联工作会暨理事年会，总结了一年来的通联工作，交流了记者站工作经验。甘肃等8家记者站、杨敬科等16名驻地记者、胡文颖等40名通讯员获表彰。四是广告经营收入稳定。由中医药企事业单位组成的理事会，成员已达170多个，报社广告经营收入保持稳定。五是报社改革拉开序幕，提交了《中国中医药转制工作方案》。

（孙 浩）

【中国中医药出版社2011年工作概况】

一、以邓小平理论和“三个代表”重要思想为指导，贯彻落实科学发展观，以纪念建党90周年为契机，深入开展创先争优活动，扎实做好党建工作

2011年，中国中医药出版社深

入扎实地开展创先争优活动，将“三项建设”继续推进，认真学习并贯彻党的十七届六中全会精神；在抓好业务工作的同时，切实做好新形势下的思想政治工作，在全社范围内深入开展党风廉政教育；采取多种形式，精心组织中国共产党成立90周年纪念活动，增强全社职工爱党爱国意识；通过开好每年一度的领导班子专题民主生活会，增强领导班子的凝聚力。同时做好日常各项党务工作，认真组织好第三次直属机关党代表大会大会代表和新一届党委会、纪委会委员人选的推选工作。

二、稳妥处理改革、发展和稳定的关系，扎实推进转制后续工作

2011年作为转制后的开局之年，转制的各项后续工作也加紧进行，中国中医药出版社基本做到了稳妥处理改革、发展和稳定的关系，做到改革促发展而思想不动摇，人心不乱，人心不散。2011年重点做好以下几项工作：研究政策，全员签订劳动合同；以档案整理为重点，做好退休人员的社保对接工作；积极用好政策，做好减免税工作；落实职工权益保障；加紧制定出版社中长期发展规划；筹划适应转制后现代企业发展的薪酬管理体系。

三、各项业务工作稳步发展

中国中医药出版社坚持了一贯的精品意识，严格把好图书产品的质量关，尤其对于宣传中医药文化的科普图书的高质量要求决不放松。在2011年国家新闻出版总署公布的53家具有养生保健图书出版资质的出版社名单中，中国中医药出版社榜上有名，确立了中国中医药出版社在中医药养生保健类图书市场的权威地位。

在局人教司的领导下，中国中医药出版社充分发挥教材办公室的作用，利用高等中医药教材建设研究会的良好平台，积极稳妥地推进中医药行业“十二五”规划教材建设工作。同时，中国中医药出版社还与局中医师资格认证中心密切合作，顺利出版了2011版中医药专业技术职称考试辅导用书，为广大考生提供了权威的应试工具书。

为落实“三名”战略，2011年中国中医药出版社加大投入，启动了《实用中医工具书系列》丛书的编写工作。该丛书由中医药界名家担任各分册主编，具有较高的学术价值。为落实国家对于民族医药的扶持政策，中国中医药出版社还出版了藏医藏药丛书等。

2011年，在期刊编辑室全体同志的努力下，中国中医药出版社《中国民间疗法》杂志按期完成12期的出版任务，《中国中医药年鉴》（行政卷）出版工作顺利进行。《中国民间疗法》杂志的发行量稳定，在基层作者和读者中的知名度不断提高，稿源充足，稿件质量逐年提高，在全国中医药类期刊的经营中处于较好的水平。

随着全国图书发行市场改革的不断深入，很多图书销售企业进行了重组并发生经营模式的转变，2011年面临的总体形势比较严峻。尽管遇到了很多的困难，通过发行部全体人员的努力，中国中医药出版社圆满完成了年初制定的各项任务指标，保证了出版社全年效益目标的顺利实现。

针对图书发行市场的巨大变动，发行部积极主动地适应市场，一方面通过加强内部管理，使发行工作管理水平逐步提高，业务流程不断规范，经营风险得到有效控制，在震荡中把市场逐步做得更加扎实。同时，发行部想方设法开拓市场，积极参与国家惠民工程“农家书屋”以及中小学馆配等图书采购招标，全年此类图书实现发行码洋900余万元，及时补充了市场变化带来的缺口。2011年开展了社店交流活动以及基层书店业务员的中医药图书知识培训，不仅扩大了图书销售，对于利用图书传播中医药文化也起到了良好的推介作用。

2011年，中国中医药出版社圆满完成湖南、广州两所高等中医药院校的“知名作家校园行”活动，受到师生的热烈欢迎；“万名学子教材捐助活动”继续顺利开展，从2006年至2011年已累计向全国万余名优秀贫困学子捐助中国中医药出版社教材价值共计130余万元，产生了良好的社会反响。同时，中国中医药出版社推出以“运动给人健康、书籍给人智慧”为主题的中医药院校运动会冠名宣传活动，并且已经在辽宁、福建和广西三地的中医药院校成功举办。这些工作有效地扩大了中国中医药出版社在中医

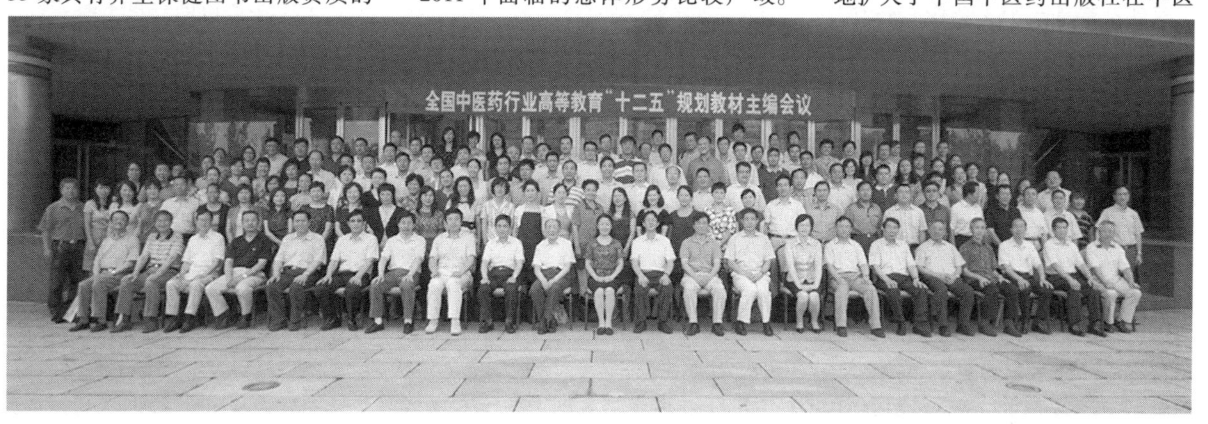

2011年7月28日，全国中医药行业高等教育“十二五”规划教材主编会议在北京召开

药院校的影响和品牌知名度。

中国中医药出版社还承担了国家中医药管理局中医药文化建设与科学普及专家委员会办公室的工作，协助局新闻办完成了多项文化建设与科学普及局级专项课题的结题工作，承担了多次会议的会务工作，圆满完成了上级交办的各项任务。

四、着力构建和谐团队

中国中医药出版社在2011年按照中央关于转制的要求，为所有职工完善了各项社会保险，解除了职工的后顾之忧；按照国家规定提高职工福利水平，使得全社职工的整体待遇较上年有明显提升。通过定期开展各项集体活动，增进了团队的凝聚力和向心力，保证了中国中医药出版社发展拥有坚实的团队基础。

（罗会斌）

【中国中医药科技开发交流中心2011年工作概况】

一、深入开展“创先争优”活动，全面提升中心人员素质

在局直属机关党委的领导下，中心2011年继续在党员干部中深入开展“创先争优”活动。以建党90周年为契机，全面实施以“抓好支部建设，提高党员素质，推动全面发展”为主要内容的相关主题活动。中心支部认真组织全体党员干部学习党的十七届六中全会审议通过的《中共中央关于深化文化体制改革，推动社会主义文化大发展大繁荣若干重大问题的决定》的文件。

中心支部还认真组织全体党员干部学习了卫生部副部长、国家中医药管理局局长王国强到中心调研时所做的重要讲话精神，中心班子深入研究和分析中心的形势，统一思想，理清思路，抓住机遇，查找制约中心发展的不利因素，做好中心的定位和发展方向。

中心支部要求每名共产党员保持共产党员先进性，时时处处发挥党员的先锋模范作用，立足本职工作，创造一流业绩。结合庆祝中国共产党建党90周年，先后组织全体党员开展形式多样、健康向上、积极有意义的活动：一是继续开展“读一本好书”的活动；二是组织了部分党员干部参观了“西柏坡革命纪念馆”；三是组织参观了四川汶川地震抗震救灾纪实展览；四是组织参与了纪念建党90周年的知识答题活动；五是通过中心网站开展了十七届六中全会精神及中医药文化建设的有关宣传。

二、加强党风廉政建设，认真治理“小金库”工作

根据卫生部、国家中医药管理局贯彻执行《中国共产党党员领导干部廉洁从政若干准则》情况专项检查工作方案的要求，中心认真贯彻落实相关精神，加强组织领导、学习宣传、廉政建设，从源头上遏制和防止腐败。开展自查自纠、健全完善制度、监督检查考核，建立长效机制，确保廉政准则落实工作日常化、常态化。

按照国家中医药管理局《关于印发国家中医药管理局“小金库”专项治理和财务检查工作实施方案的通知》的文件要求，中心领导高度重视，成立了“小金库”专项治理和财务检查领导小组。及时召集中心全体中层领导和财务人员，传达了文件精神以及动员大会的相关要求，做好全面思想动员，并制订出中心“小金库”专项治理工作的实施方案。按照综合治理、纠建并举、注重预防的原则，把深入推进“小金库”专项治理工作摆上重要议事日程。中心领导认真落实公示制、承诺制和问责制，将自查自纠情况在中心全体大会上传达和公示，自觉接受群众监督。

中心已制定出《防治“小金库”长效机制》，并与各部门负责人签订《禁设“小金库”承诺保证书》，使“小金库”专项治理工作常抓不懈。

三、围绕中心发展目标，积极完成各项任务

（一）承担、参与有关项目管理和委托职能工作

1. 在国家中医药管理局科技司领导下，组织、参与有关科研项目的研究和管理工作。

中心承担的中医药行业科研专项、科技支撑计划项目进入结题阶段。财政部中医药行业科研专项项目——50项中医特色临床诊疗技术规范化的示范研究经过3年多的研究，按照项目实施方案完成了任务书规定的研究任务。在局科技司的组织下，完成了对52个技术课题和8个横向研究课题验收工作；对已通过验收的该课题进行了技术鉴定工作。在自愿申请的原则下，有40项技术通过了专家鉴定。国家中医药管理局对通过鉴定的40项技术进行了通告，40项技术都拍摄了教学课件，召开了课件审查会，并着手准备光盘制作，技术操作规范文本经过整理即将出版。

中心承担的“十一五”国家科技支撑计划“民族医药发展关键技术示范研究”项目“10个尚未挖掘整理的民族医药抢救性研究”课题。课题研究进入结题阶段，课题组积极汇总材料，编写结题资料汇编，准备技术验收和财务验收资料。2011年7月，国家中医药管理局组织课题验收，顺利通过验收并获得好评。

中心协助开展“十一五”国家科技支撑计划“农村中医适宜技术研究与应用”课题结题验收工作，顺利通过了科技部组织的课题验收。

中心是局委托的“十一五”国家科技支撑计划“民族医药发展关键技术示范研究”项目协管单位。中心协助组织了项目年度经费决算情况申报工作。为做好项目结题验收工作，中心协助局里组织召开了项目结题筹备会议，会议强调了项目结题验收的重要性，讲解了课题结题资料的整理编写工作要点及注意事项，讨论部署了项目课题结题验收的工作方案。2011年7月，中心协助国家中医药管理局开展了课题验收。课题验收后，积极组织各课题组根据验收意见进行课题整改，2011年12月参加科技部组织的项目验收。

中心承担的“民间医药挖掘整理及评价方法研究”课题是“十一五”科技支撑计划名老中医项目中

的分课题，2010 年通过了国家中医药管理局组织的课题验收。2011 年 7 月，中心协助名老中医项目组完成了科技部组织的名老中医支撑计划项目的验收工作，获得好评。

中心牵头实施国家中医药管理局中医药行业专项——“三进”工作中医药科技成果转化与应用试点。该项目与浙江、广西、江西联合实施，开展基层中医临床人员的培训以及中医药科普宣传工作。结题工作进展顺利。

中心合作申报了“十二五”科技支撑备选项目“蒙医药现代化发展关键技术示范研究”等；申报了中医药科技成果推广应用平台建设项目。

2. 在国家中医药管理局医政司领导下，继续开展国家中医药管理局“十一五”重点专科建设项目的组织、实施和日常管理工作。

中心组织国家中医药管理局重点专科建设单位和协作组成员单位开展了 95 个病种的中医临床路径的试点工作。进行了第二批 100 余个中医临床路径的制定工作。2011 年 12 月组织专家对“十一五”重点专科 654 个建设单位进行建设期满后的终期评审验收工作。制定出台卫生部国家临床重点专科（中医）建设项目的评审标准、评审方法、评估工作方案等。完成了卫生部国家临床重点专科 2011 年度的评审工作。制订出台了国家中医药管理局“十二五”重点专科评审工作方案、细则。组织对“十二五”重点专科建设新的申报单位进行评估。

3. 在国家中医药管理局人事教育司领导下，继续开展国家重点学科日常管理工作。

中心协助局人事教育司实施对重点学科的日常管理工作。参加了 2010 年重点学科答辩会，对所有资料进行归纳、整理、修改，已全部达到答辩专家的要求。

根据“十二五”中医药卫生事业管理总体规划，预将学科建设总数设定为 500 个建设点，中心根据要求起草了“十二五”重点学科建设增补方案，在原 323 个基础上再增加 177 个，原则针对现有学科目录空缺项、现有目录建设点不足项、中西部地区及民族医药类开展。

中心参与了局全科医师规范化培训、住院医师规范化培训、全国中医药博士点授权、中央财政补助中西部地区定向培养、江苏及河南省局共建等多项工作。

4. 积极推进公共卫生资金项目组织实施工作。

中心组织召开“民族医药文献整理及适宜技术筛选推广”项目共性技术修订会，项目专家组成员、有关项目负责人及省、局科技负责人 30 余人参加了会议。代表就项目涉及的共性技术和组织管理进行了认真的讨论，并就项目办组织起草的民族医药文献整理及适宜技术筛选推广项目共性技术进行了修订，经过讨论修订，形成了《民族医药文献整理及适宜技术筛选推广项目工作指南》，为项目的组织实施提供了技术保障。

中心组织召开项目首期技术培训会，提高项目研究人员水平和能力。举办了民族医药文献整理及适宜技术筛选推广项目首期培训会，邀请项目专家及业内知名专家就项目实施过程中的主要技术环节、有关问题进行了详细的讲解和培训。来自 11 个省区的项目负责人和技术骨干 60 多人参加了培训。

中心组织协调国家中医药管理局民族医药文献整理及适宜技术筛选推广项目——民族适宜技术课件的拍摄和制作工作。完成了四川省凉山地区彝族技术 6 项技术拍摄工作，并初步完成了后期制作。

中心督导各省、区开展民族医药适宜技术培训工作，推进培训推广进度，新疆、广西、内蒙古、四川、吉林等省、区均开展了技术培训推广工作，为 2012 年的技术推广做准备工作。

（二）积极开展中医药科技开发、科技交流和成果推广工作

1. 开展健康相关产品的研究开发和科技评价。

中心积极推进“肝力保胶囊Ⅱ”临床试验研究。完成补肾排毒颗粒的临床研究数据统计。完成“中风星蒌通腑胶囊”国家“十一五”重大新药院内制剂课题的中期验收工作。完成“桑仙降压颗粒”申报国家“十一五”重大新药院内制剂课题项目。完成 2011 年度北京市援助和田科技攻关及产业化计划项目申报工作。与内蒙古赤峰中蒙创新药物研究所有限公司签订合作协议，合作组建中国中医药科技开发交流中心创新蒙药研发中心，致力于蒙医药的创新研究与开发。开展了全营养配方膳食研究工作及糖尿病治疗仪、多功能组合理疗床、生物神针疗法的临床评价设计。

2. 开展中医药科技成果转化和技术推广工作。

中心在《乡村医药杂志》以连载形式刊登中医药诊疗技术，2011 年度连载 12 期，详细刊登了 11 项中医药诊疗技术的适应证、禁忌证、操作方法和注意事项。

中心根据基层医疗机构的需求，开展肿瘤专科技术的推广工作，依托局重点专科技术，通过专科共建的形式，进一步推进基层专科建设项目的推广。在做好河北、山西、陕西基层中医院肿瘤科建设的同时，相继启动了内蒙、河南、辽宁 3 个省基层中医院肿瘤科建设工作，有 50 多家项目医院已经成立或者正在准备成立肿瘤科，已经安排进修的医护人员 42 名，开展学术活动 10 余次，派专家到项目医院支持近 30 次。同时筹建中医肿瘤专科建设技术支持远程会诊的平台建设和网站的建立。

为提高基层医生的学术水平，2011 年中心在北京分别与首都医科大学附属北京中医医院肿瘤科、卫生部中日友好医院中西医结合肿瘤科、北京中医药大学附属东方医院肿瘤治疗中心联合举办有关肿瘤的学术培训班。与内蒙古中蒙医院肿瘤科合作在内蒙古呼和浩特市举办有关肿瘤的培训班。在河南和辽宁分别举办肿瘤专科的启动仪式及肿瘤学术交流培训活动。以上累计培训肿瘤专科技术人员1 340人次。

中心与中国光华科技基金会成

立“中国中医药人才基金”，共同发起倡导社会力量促进中国中医药人才发展计划，并拟定《中国中医药人才发展公益促进计划纲要》极其实施办法。

2011年8月，局外事司委派中心参加了由香港贸促会组织举办的国际现代化中医药及保健品产品展览会。

中心承担了国家中医药管理局中医药无偿捐献的受理工作，负责进行无偿捐献的受理以及日常事务的处理，同时进行了受理资料的分类整理工作。准备开展已受理和收集的中医药特色技术与方药的筛选论证工作，为2012年开展评价奠定了基础。

中心积极与北京时珍堂医院、广州宜圣温灸棒有限公司、湖南补天药业等单位就中医药适宜技术推广、诊疗器械推广、新药研发、药材种植等进行有效沟通，开展合作，共同发展。

中心对通过临床应用和验证后具有中医药特色、疗效明显、易于推广并得到行业认可的项目，如“中医针法手术治疗软组织伤病（骨伤骨病）”项目、“麒麟褥疮烧烫伤疗法”项目、“中医既食又药肿瘤辅助疗法”项目、“章光101红豆杉养生保健枕”项目等分层次、分步骤进行了立项推广。

中心为了更好地做好科技成果推广工作，对以往组织专家评定的科技中心推广项目进行了规范管理，对具有明显的中医药特色，临床疗效好、可操作性强、易于推广的科技成果在推广中得到了基层很多中医院的认可。

经过不断实践和摸索，中心总结出一套比较成熟可行的科技成果推广合作模式，配套制定出了《科技成果推广项目合作管理办法》。

3. 结合市场需求，积极开展中医药宣传和项目合作。

中心积极开展对外合作，在广西建立中国-东盟传统医药养生基地。2011年初，在北京与广西防城港市政府签署了框架协议，成功注册项目公司，并得到广西防城港市委、市政府的肯定和支持，在广西防城港市发改委成功立项。

2011年作为中印交流年，外交部确定了中心牵头的传统医药方案，作为国家重点项目。外交部亚洲司请中心从中医药行业的角度出发，针对2011年的中印交流年提出一些活动建议。中心认真研究制订了中印传统医药合作方案（中方）草案。该方案就中印双方提供传统医药相关法规及相关管理条例等，加强管理方面的了解，传统医学和传统药物领域的合作，传统医药文化交流等方面进行了探讨，并建议各自成立了中印传统医药合作办公室，置于双方主管部门之下。对口交流，举办传统医药峰会，每年互派管理人员、医生及研究者学习培训，并选择大学及附属医院作为交流基地，并分别成立中医药研究中心（印度）和印度传统医药研究中心（中国）。外交部确定了该方案。

为促进我国中医院药房的健康发展。中心与同仁堂开展药房文化建设，成功在山东泰安、河南洛阳、安徽黄山和广州举行了4期全国中医院中药房文化建设论坛。

积极推动中医文化工程。中心成功开办了中医文化高端班，为有效传播中医文化进行了摸索。该班有别于社会上的各类养生班和国学班，也不同于现代院校教育，是根据中医文化特色制定的名医带徒，名师授课，并兼具高端健康管理与个性化助学服务相结合的精品课程。

开展医疗旅游项目。中心在2011年10月参加了在云南昆明举办的中国国际旅游交易会，并与多家国内医疗机构取得联系，对以后医疗旅游的长期合作达成共识，组建国内的医疗旅游合作联盟；与国际多位买家进行了接触，就中医养生旅游和国际医疗旅游等项目合作进行了深入的洽谈，推广中医药特色医疗旅游和养生保健项目，并与有意进入医疗旅游领域的国内外专业机构就相关具体问题进行了深入的探讨，并达成共识，为以后合作发展医疗旅游打下了坚实的基础。

在大医精诚（北京）医院管理有限公司的支持下，中心与沈阳市有关部门和相关领导进行沟通，加快辽宁健康管理医院的建设工作。医院已在2011年12月2号正式开业。该医院定位为中老年慢病人群（心血管病、糖尿病、肿瘤、风湿骨病、慢阻肺等）提供24小时健康管理服务、名医专家会诊服务、医疗信息决策服务以及抗衰老4大类服务。

围绕名老中医授课光盘编辑工作。中心增加苹果、安卓系统平台的软件开发，目标为出品名老中医授课及相关书籍的各系统软件；多语种字幕的编辑录入工作；在改进内容编辑方式，即由讲习班录像为主题转换到由病种专题内容为主题的编辑模式；经过大量编排核对工作推出了适应中医药读者需求的产品，也取得市场认可；多方合作，开始产品细分推新；尝试推出高容量蓝光版本及流媒体网络播放版本。

继续教育培训工作。中心重视培训内容与基层实际需求紧密结合，在中药培训交流方面已经形成以中药和天然药物研究领域技术交流为特色的系列化活动，重点以中药质量控制专题研讨及培训为主线，相继举办了中药及天然药物资源的科学利用与可持续发展交流研讨会、全国中草药与天然药物提取关键技术及提取物产业应用研讨会、全国中药制剂发展研究及生产技术交流研讨会、药用植物化学研究与中草药提取技术专题研讨会、全国中成药研究与开发及科研成果推广应用交流会，出席会议专家和学者约300余人。

根据局发布的优势病种诊疗规范，中心举办了骨伤科优势病种中医诊疗方法培训班，参加培训的各医疗机构专业医疗人员约70人，其中减免了15名西部地区学员的培训费用，切实为基层医药机构从业人员减轻了培训负担。

（三）加强内部管理建设，提高中心服务水平

完成财务电算化管理程序工作。中心针对审计部门给中心提出的问

题，及时进行了改进，财务记账实行了电算化管理，提高了工作效率。同时还制定了《科技中心科研经费管理办法》，增强了财务工作的规范性。

完成政府采购登记注册和办理采购工作。2011 年中心根据要求，完成了政府采购登记注册手续，制定了《科技中心办公用品采购及管理办法》，已正式办理了政府采购业务。

加强了网站建设，利用网站做好中医药宣传工作。中心配备专门人员，加强了网站建设，优化了网站布局，开辟了中医药科技成果交流平台。与有关单位合作，在凤凰网、新浪网开设了中医频道。已经发布了国家中医药管理局通告的 120 项适宜技术和国家中医药管理局推荐的诊疗设备信息以及获奖的中医药科技成果部分信息，完成了国家中医药管理局重点专科视频网络平台的管理和维护工作，及时发布了中心有关通知、公告等各类信息。另外，还制定信息安全保密管理制度，加强了网站的安全防护工作。

（四）完成国家中医药管理局交办的其他相关工作

根据国家中医药管理局医政司要求，中心组织、整理、编写适用于乡村医生和乡镇卫生院医师的《基层中医药适宜技术手册》系列丛书。在完成了第一册、第二册第一分册、第三册第一分册的基础上，已完成《基层中医药适宜技术手册》第三册第二分册的整理、编印和发放。完成中医临床适宜技术的拍摄工作，在局科技司的指导下，共拍摄国家中医药管理局通告项目“中医临床适宜技术”管灸疗法为主治疗疱疹病毒性面神经炎技术等共 65 项，组织课件鉴定一次，完成对所有课件的鉴定工作，并着手准备光盘制作。

中心参与局国家临床研究基地科研培训工作方案的拟订，并组织开展了中医临床研究基地临床科研人员能力培训。

（刘　穗）

【国家中医药管理局传统医药国际交流中心 2011 年工作概况】

一、中心党支部工作

积极推进学习型支部建设。中心党支部制订了具体的学习计划和多样化的学习内容，书记带头，每位党员撰写学习体会并进行支部大会交流。

深入开展创先争优活动。中心党支部召开全体党员干部职工大会，在会上公开承诺做到“六个一”，并在全中心党员群众中公示传阅签字认可，接受党员群众的监督。每位党员也结合工作实际，根据自身岗位特点和职责要求，对照党员的义务要求和创先争优活动的目标也进行了书面公开承诺。在创先争优活动中，中心党支部被评为国家中医药管理局先进基层党组织，党支部书记沈毓龙被评为国家中医药管理局、卫生部先进党务工作者，党支部组织委员黄琳被评为国家中医药管理局、卫生部先进共产党员。

重视支部自身建设和党员自身素质的不断提高。中心与局国合司党支部联合组织主题党日活动，缅怀革命先烈光辉业绩，迎接中国共产党成立 90 周年。两支部共同举行了庄严的新党员宣读入党誓词、老党员重温入党誓词的宣誓仪式。激励全体党员立足本职工作，发挥率先垂范作用，切实落实公开承诺，为中医药事业发展再立新功。

学习胡锦涛“七一”讲话。中心党支部制订学习计划，分为 3 个阶段：第一阶段支部书记、支部委员带头学习；第二阶段党员中层以上干部积极展开学习；第三阶段全体党员干部职工深入学习，并结合工作实际撰写心得体会。党支部召开全体党员干部大会交流学习体会，重点在于学以致用，为实现中国特色社会主义美好前景，实现中华民族的伟大复兴作出各自的贡献。

选举中国共产党国家中医药管理局直属机关第三次代表大会代表。中心党支部按照要求和程序，召开全体党员会，经过充分讨论酝酿，采用无记名投票方式差额选举代表人选，出席局第三次党代会。

选举中国共产党第十八大代表。根据局机关党委部署，中心党支部按照要求和程序，召开全体党员会，通过充分协商，一致举手表决通过推荐卫生部副部长、国家中医药管理局局长王国强为十八大党代表。

业务学习和讲座。中心党支部鼓励中心全体干部职工除政治学习外，根据工作需要及个人特点，加强业务学习，并根据各自特点每季度举办一次业务讲座，内部挖潜，互教互学，共同提高。

二、专项治理工作

“小金库”治理和财务检查专项工作。中心领导高度重视，成立以沈毓龙为组长的领导小组，制订实施方案，开展自查自纠，进一步规范和完善财务规章制度，重申中心将严格按照中央要求绝不设立小金库。

清理和规范庆典、研讨会、论坛活动及公务用车问题专项治理。中心成立以沈毓龙为组长的领导小组，按照中央文件要求，开展自查自纠工作，进一步规范和修订中心公务用车有关规定。

专项保密工作检查。中心保密工作领导小组组长沈毓龙按照要求，组织有关保密人员认真学习文件，开展专项保密自查，并填报自查表及工作总结。召开全中心干部职工大会学习保密工作文件，并再次强调保密工作的重要性。

加强廉政风险防控规范权力运行工作。根据中纪委和卫生部加强廉政风险防控工作的要求，按照局党组工作部署，中心成立了以沈毓龙为组长的领导小组，认真做好中心廉政风险防控工作，进一步推进反腐倡廉建设和勤政建设。

三、干部竞争上岗，优化队伍结构

中心在对中层干部进行考核、在征求广大干部职工意见的基础上，经中心领导班子研究酝酿，中心办公会讨论通过，报局人事教育司同意，2011 年 7 月对中心全部中层干部进行了重新聘任，保证了中心工作健康、有序的发展。

为优化干部队伍结构，提高干部队伍素质，在局人教司大力支持下，中心2011年招收了3名应届大学生。

四、承担局交办工作

全国中医药对外交流与合作工作会。中心积极配合局国合司筹备全国中医药对外交流与合作工作会，派出3名同志协助局国合司负责会议的前期筹备工作及会议期间的会务工作，获得好评。

中医药在社区——北京中医药国际发展与合作交流会议。中医药在社区——北京中医药国际发展与合作交流会议于2011年10月30～31日在北京召开。大会由北京市人民政府、国家中医药管理局、中国医药卫生事业发展基金会主办。中心承担了中医药健康服务分会，共邀请瑞士、泰国、俄罗斯、美国、澳大利亚、欧中基金会和原世界卫生组织高级官员及商务部服务贸易和商贸服务业司领导作为大会发言嘉宾，并配合大会组委会做好本次论坛的外宾接待工作，获得了与会外宾和北京市中医管理局领导的高度赞扬。

国家中医药管理局对外交流合作专家咨询委员会。2011年2月在全国中医药对外交流与合作工作会上成立了国家中医药管理局对外交流与合作专家咨询委员会。办公室设在中心。主要开展了以下工作：①召开办公室工作会议。②征集委员们对于中医药对外交流合作工作中存在的热点、难点问题和对办公室工作的建议和意见。③印发《国家中医药管理局对外交流合作专家咨询委员会办公室简报》、《中医药国际合作工作简讯》和《2010年国家中医药管理局局领导出访报告汇编》等材料，分别邮寄给各委员。④组织部分专家参与《WHO西太区传统医学战略2011～2020》规划讨论，并用网络征求了全体委员的意见和建议。⑤组织部分专家参加局国合司召开的欧盟草药指令过渡期到期后应对的措施和办法座谈会。⑥组织在京部分委员召开座谈会，讨论修改《国家中医药管理局对外交流与合作专家咨询委员会工作规则（试行）》，已报局国合司审定并已正式公布。⑦各位委员提出具有共性的8条建议：加强中医药国际合作基地建设；中医药海外教育调研；加强中医孔子学院建设；欧盟草药指令应对措施；境外使用中药突发事件的应对；制定中医药国际标准化；中医药国际医疗合作与服务体系新模式探索；开展中医药对外服务贸易。

与俄罗斯萨哈雅库特共和国进行医疗合作。2009年11月，俄罗斯萨哈雅库特共和国卫生部代表团访问国家中医药管理局，会后与中心洽谈合作办医事宜。

波恩项目。中心协助接待前欧盟主席、前意大利总理普鲁迪先生，并就2012年5月10～12日在意大利召开中医药国际论坛——中医药文化与人类健康对话工作方案进行探讨和磋商。协助富凯鸿（苏州）股份有限公司考察和调研国内中药材及保健品市场，并对该项目的整体设计规划进行评估，提出修改意见。首届京交会定于2012年5月28日～6月1日举办，由商务部和北京市联合成立京交会组委会，由商务部部长和北京市市长共同担任主任。为促进中医药服务贸易发展，京交会设立了中医药专题版块内容，为中医药专题版块提供近500平方米的展位。国家中医药管理局作为大会的支持单位，中心作为2012京交会中医药板块的承办单位，中心已将筹备进展情况和工作方案上报国家局，卫生部副部长、国家中医药管理局局长王国强对此高度重视并作了重要批示：同意。请国合司支持中心全力办好，总结经验，拓宽领域，形成新的发展重点。

五、落实政府合作协议项目

澳大利亚合作项目（中西医结合医疗中心）。澳大利亚新南威尔士州卫生科技厅、康平国际医疗集团、中医药世界联盟和中心于2011年10月21～23日在澳大利亚悉尼共同主办首届澳洲中西医结合国际研讨会展览会。中心组织来自国内医、教、研单位的专家学者50多人和澳大利亚及国外专家学者共200多人参加了会议。澳大利亚新南威尔士州副州长和威洛比市市长、副市长，中国驻悉尼总领事馆总领事段洁龙、国家中医药管理局副局长李大宁共同出席大会开幕式并做了重要讲话，大会取得圆满成功。

六、中心开展的工作

捷克项目。由于中捷关系原因，政府间协议难以签署，中心正与捷有关合作方商谈，希望先从民间合作开始，等时机成熟后再由两国政府部门签署合作协议。

美国项目。北京中医药大学一行4人已于2011年1月赴美国奥克兰大学、奥克兰大学医学院、波芒特医院进行学术交流和讲座。第一阶段的讲学工作进展顺利。

瑞士项目。中心与瑞方经过16年的合作，在8个城市开设了中医诊所，截止到2011年11月，中心共从全国16个省市选派了143人次中医专家赴瑞士工作。

俄罗斯项目。自2002年2月至2011年底，中心共派出赴俄工作医师51人。

七、拓宽合作

瑞士合作领域工作。在中心的帮助下，瑞方已与中心的合作伙伴富凯鸿（苏州）股份有限公司签署了在中医药、保健品国际贸易、招商、中医药宣传领域进行全方位合作的协议书。

泰国合作领域工作。中心接待了泰国卫生部东亚医学研究院院长等一行人。在医疗和学术交流合作的基础上，双方进一步开展了在中医药及中药保健品的国际贸易方面的合作。双方探讨并起草了合作协议书，应泰方要求在合适的时机赴泰国签署协议。

建立与欧洲及美国的植物药和保健品生产企业之间的联系。中心与包括德中友协、美国保健品协会及美国辉瑞公司等一些欧美相关单位和企业进行了对接，对常熟项目的模式及内容进行介绍并得到认可，有些国外企业已向中心提供了相关产品的详细介绍。中心将随着常熟项目的工作进展，逐步、逐项的进行具体落实。

（刘　洋）

【国家中医药管理局对台港澳中医药交流合作中心2011年工作概况】

一、以政治学习为依托，实现思想领域新跨越

（一）加强思想建设

一是通过加强学习坚定信念。中心组织党员干部认真学习领会十七届五中、六中全会精神，结合建党90周年的契机，学习党史并进行深入研讨。及时组织学习一系列重要讲话和重要会议精神，重点是持续深入地学习领会《中共中央、国务院关于深化医药卫生体制改革的意见》、《国务院关于扶持和促进中医药事业发展的若干意见》，教育干部不断坚定理想信念，增强做好中心工作的紧迫感、责任感。全年来，共开展专项理论学习15次。同时，利用业余时间组织党员干部走出去，参观古北口镇，学习先烈精神，进一步坚定理想信念。

二是深入开展宣传营造氛围。创建争优活动开展以来，中心党支部坚持以务实的作风深入开展各项工作，务求实效。开展针对性强、形式多样的宣传活动，加大宣传力度，着力营造创先争优氛围，广泛宣传创先争优的积极意义，在每一件小事中创先争优，积极发现创先争优典型，设立专栏及时宣传报道，在中心范围内形成“人人知创争，人人想创争，人人在创争”的良好局面。按照创先争优“五个好”、“五带头”的基本要求，把创先争优具体细化到每一个人的每一项工作中，落实责任，把活动开展的效果、工作的进展情况纳入年度考核。年初开展了点评活动、党支部及党员公开承诺活动，围绕建党90周年组织了学习杨善洲同志先进事迹的专题学习会及征文活动，年中组织广大党员干部认真学习了胡锦涛总书记在庆祝中国共产党成立90周年大会上的重要讲话，通过党史学习，组织全体干部群众参加党史知识竞赛，“七一”前召开了“如何发挥党员的模范带头作用，做好本职工作”的纪念建党90周年座谈会，有力地推动了中心各项工作的开展。

（二）狠抓作风建设

一是加强原则性教育，强化纪律观念。党支部始终把加强党性、原则性和组织纪律性作为对党员干部进行教育的重要内容。一方面按照中组部的部署深入开展“讲党性、重品行、做表率”教育活动，一方面严格贯彻党员领导干部廉政准则和关于党风廉政建设的重要讲话，加强廉政教育。定期召开有关廉政工作会议。年初召开一次党风廉政专题会议，研究部署全年党风廉政工作，以达到有效警醒和预防的作用。进一步健全教育、制度、监督并重的惩治和预防腐败体系。完善各项规章制度和监督机制，强化监察。全年，在干部人事工作、小金库治理工作中没有出现违法违规现象。

二是丰富载体化建设，提升中心形象。中心认真组织各项活动，提升意识和水平，切实履行工作职责。中心要求全体干部职工要奋勇争先，着力在提高能力素质、办事效率，遵守廉洁自律守则，增强工作效能，树立良好形象等方面下狠工夫，增强工作责任感，改进工作方法，切实把各自职责履行好，全面推动反腐倡廉建设。

二、以突出实效为导向，创造交流合作新辉煌

（一）友好往来提高层次

2011年4月25日~5月2日，由卫生部副部长、国家中医药管理局局长王国强带队，由中医药界院士、国医大师、著名中医药学家以及科研、教育、医疗、管理及产业界精英人士共60人赴台进行了为期8天的交流考察，在台湾得到中医药界的热情接待，通过参会、参访、座谈等活动，双方在科研、教育、医疗、产业等方面顺利达成了合作与对接的项目或意向，获得了台湾中医药界对中医药文化的认同、对大陆中医药政策的认知、对大陆中医药专家团队的认可等丰硕成果，圆满成功地完成了此次赴台的中医药健康文化之旅。此次“2011大陆中医药参访团”参加了第三届两岸中草药合作及技术交流论坛、2011两岸中医药学术研讨会、2011大陆中医药参访团记者见面会；举行了两岸中医药工作推动小组闭门会议；参访了工业技术研究院、台湾中国医药研究所、长庚纪念医院·林口总院、秀传医院、顺天堂制药厂、庄松荣制药厂、台湾中药商业同业公会全联会、海峡两岸企业家交流协会等科研单位、医疗机构、制药企业及行业协会。其中第三届两岸中草药合作及技术交流论坛于2011年4月25日在台北圆山大饭店隆重召开。两岸500多位医药界官、产、学、研等方面的专家、学者及企业家代表出席会议。王国强副部长作了题为《携手共进　再创辉煌》的主旨报告，系统地阐述了中医药的特色、优势、面临的机遇与严峻的挑战以及发展的方向，强调了中医药的发展必须是在继承中创新。他明确指出：ECFA和《海峡两岸医药卫生合作协议》的签署，为两岸中医药事业发展创造了良好的机遇和条件，并提出了建议。2011年4月29日，2011两岸中医药学术研讨会在台北中医药大学召开。

（二）加强合作发挥优势

2011海峡中医药发展与合作研讨会作为第三届海峡论坛配套活动之一，于2011年6月12~13日在福建厦门举办。国家中医药管理局副局长于文明、国务院台湾事务办公室交流局局长程金中、福建省政协副主席郑兰荪、厦门市人民政府副市长潘世建、台湾财团法人工业技术研究院生物医学与医疗器材所所长邵耀华等海峡两岸中医药界的知名专家、学者、企业人士以及中医基层从业人员、中医爱好者300余人参会，其中台湾代表197人。此次研讨会主题为“加强两岸中医药交流合作，保持发挥中医药特色优势”，并就中医医院管理、中医药文化、教育培训和科研合作现状、前景及具体措施等议题进行了高层次、多角度、全方位的研讨。研讨会期间举行了5个两岸中医医疗、中药研发、学术交流方面合作项目的签约仪式，通过签约将更加有效务实地推进两岸中医药的交流与合作，促进两岸中医药事业的发展。此外，研讨会还安排了两个配套活动。一是海峡两岸中医药博物园区奠基仪式。该园区占地面积158.58公顷，将秉持“传承慈济文化，促进两岸交流”的主题，以翔实生动的内容展现博大精深、庇护两岸百姓安康的中医药文化，将建设成为海峡两岸中医药文化展览和交流基地、中医药产业及养生基地、青少年中医药科普教育基地和保生大帝文化旅游基地。二是在厦门市中医院举办的中医特色诊疗体验活动，体验活动共安排了刮痧疗法、腹针疗法、中医整脊疗法等10个项目，广大市民踊跃参与，100余人亲身体验了中医特色疗法的神奇疗效，活动取得良好效果，深受市民好评。

为了倡导健康生活理念，推广健康生活方式，由中心和世界生活方式促进会联合总会共同主办的第二届生活方式与健康国际论坛暨世界健康生活方式促进会联合总会第二次大会于2011年10月18～20日在四川成都举办。本次论坛邀请了来自美国、加拿大、智利、澳大利亚、中国内地和台港澳地区近40个国家和地区的200多位专家、学者、政府及企业界人士出席大会并发表演讲。本次论坛以“心态是健康的灵魂，行为是健康的基石”为主题，围绕健康教育、慢性病预防、生物医药、目标疾病、世界民间传统保健方法等多个议题展开主题演讲及学术交流。同时召开了世界健康生活方式促进会联合总会第二次大会，大会增补了主席、副主席、顾问、理事会理事等。

（三）着眼交流，稳步推进

应台湾中国医药大学的邀请，中心组织了赴台2011年中医师考察团。考察团共30人，于2011年6月11～18日赴台湾进行了为期8天的考察。

2011年11月28日～12月5日，应台湾台北医学大学的邀请，中心组织大陆地区中医医院院长、医务管理人员36人赴台参加2011年中医医院管理考察团，实地考察了长庚纪念医院、台北医学大学附设医院、中国医药大学、高堂中医院等医疗机构，就全面健康保险制度改革、医院绩效考核、医院成本核算、医院信息化建设等方面与台湾医院管理专家进行交流培训。

2011年12月3～10日，应台湾医疗产业管理发展学会邀请，中心组织大陆地区各省、市人力资源社会保障厅19人赴台参加2011年医疗健保团，实地考察台湾医疗健保署、新光保险公司和新光医院，就台湾健保制度及大陆医疗保险制度进行了高层次、多角度、全方位的研讨。

（四）顺应发展搭建平台

两岸搭桥专项。两岸中医药合作经过多次磋商，通过两岸提出的科研、产业、临床合作项目的初步沟通及探讨，确定了实质性合作项目，两岸搭桥专案的框架基本形成。

海峡中医药合作发展中心。充分利用厦门市独特的人文、地理优势打造立足两岸、面向亚太的中医药界长效的交流合作新平台，主要开展中医药人才培训、医疗活动、中药研发、养生保健、食疗药膳、投资贸易、会议旅游等活动，逐步形成服务两岸、面向亚太的中医药合作交流与投资商贸交易中心。

海峡两岸中医药交流协会（成立已进入实质性阶段）。成立后有利于弘扬中医药传统文化，推动海峡两岸中医药事业发展，搭建两岸中医药交流桥梁。

三、以服务大局为指针，推动两岸感情更融洽

2011年3月和6月，中心接待台湾中华中医药生物技术发展协会理事长尹台膨率领的两个中医要考察团，共计50多人，协助联络参访大陆相关机构。

2011年3月，中心接待台湾工业技术研究院生医所副所长李连滋一行5人，双方就在台举办第三届中草药交流及技术合作研讨会事宜进行了充分的沟通，并协助联络中国中医科学院中药所相关科研人员沟通合作项目的进展情况。

2011年4月，中心接待台北医学大学教授陈辞修一行6人，协助安排参观考察中国药材集团，并就药材采购相关事宜达成初步共识。

2011年5月，中心接待台湾华联生物技术公司董事长李圣婉一行5人，就其与科技部相关合作项目的事宜进行了沟通协调。

中心积极联络沟通台北医学大学医务管理研究所、台湾医务管理发展学会、阳明大学医务管理系等相关机构，初步建立了联络渠道，就赴台进行医疗管理培训活动达成了共识。

2011年8月，中心接待台湾行政院卫生署中医药委员会主任委员黄林煌、台湾中国医药研究发展基金会董事长陈介甫一行8人，就卫生框架协议进行了交流。

2011年8月15日，台湾中华中医药生物技术国际发展协会组织的2011推动两岸中医药产业交流合作参访团一行21人访问北京，中心接待了访问团全体成员，主要对进一步两岸中医药交流与合作进行探讨。中心安排台湾同胞参观了北京同仁堂集团博物馆，国家中医药管理局副局长于文明、港澳台办主任王笑频接见台湾同胞，台湾访问团还拜会了国务院台办，台办副主任郑立中接见了台湾访问团全体成员。

2011年12月12日，中心接待台湾财团法人工业技术研究院生物医学与医疗器材所所长李连滋一行5人，就其与搭桥专案的推进事宜达成共识。

2011年12月14日，中心接待自然疗法协会董事长曾纽朗一行5人，主要对中医药在养生保健方面的作用进行了交流。

2011年，中心全年共接待参访团体10余家，接待人次200余人。

四、以实体建设为依托，促进中心事业迈向新高

扎实做好广安中医门诊部工作，提供良好就医服务。广安中医门诊部在2011年的工作中，严格执行上级主管部门的要求和规定，认真做好医疗工作，规范医疗服务行为，健全各项管理制度。实行门诊医生工作站管理，定期进行医疗保险相关政策培训，并按时督促检查医保工作执行情况，完成了前期计算机系统改造、人员培训、病人讲解等工作。在医保工作中，注重多个环节加强监督管理，杜绝不合理用药、超量开药等违反医保规定的行为，控制了医保费用的不合理增长，提高了医疗保险基金的使用效益。保证医保基金的平稳运行。2011年门

诊部全年门诊约 76 650 人次。

积极推进广安医药联合中心改革进程，促进经济新增长。广安医药联合中心坚持“依法经营、质量第一、诚信为本、优质服务”的经营原则，经过多方面的共同努力，销售比 2010 年有所增长。及时更换业务软件系统，使服务质量和服务水平有了不同程度的提高，在药监局的抽查中得到表扬。广安中医门诊部、广安医药联合中心全年营业收入 10 792 万元（其中广安中医门诊部收入 2 412 万元，广安医药联合中心收入 8 380 万元），其他业务收入 504 万元，成本费用支出11 010万元（其中门诊部支出 2 618 万元，广安医药联合中心支出 8 392 万元），纳所得税 8 万元，利润 286 万元。

（张　博）

【国家中医药管理局中医师资格认证中心 2011 年工作概况】

一、深入开展创先争优活动，全面加强党支部先进性建设

深入开展创先争优活动，加强党支部先进性建设。根据中央和国家中医药管理局的统一部署，认证中心党支部紧密结合工作实际，继续深入开展创先争优活动，不断加强党支部先进性建设，为实现中医药考试发展“十二五”规划良好开局，促进中医药考试工作持续、健康、科学发展，迎接中国共产党建党 90 周年提供坚强有力的政治保证。中心党支部组织开展了创先争优活动点评工作，组织了党员公开承诺活动，认真学习杨善洲同志的先进事迹，努力成为爱党敬业的好党员、好干部。认真做好卫生部、国家中医药管理局“两优一先”评选表彰活动的推荐工作，按照要求认真组织推举中国共产党国家中医药管理局直属机关第三次代表大会代表。

继续深入开展学习型党组织建设为龙头的“三项建设”。继续开展以学习型党组织建设为龙头的学习型组织、服务型单位、和谐团队“三项建设”，坚持“三会一课”制度等党内基本工作制度，以庆祝中国共产党建党 90 周年为契机，积极开展多种形式的学习培训、参观考察活动。

做好党支部组织建设，为考试工作提供坚强有力的政治保证。为进一步加强党对中心各项工作的领导，严格按照规定程序，选举了两名支部委员，并使选举工作成为全体党员了解党内生活、行使民主权利的生动过程。继续加强党员发展工作，鉴于部分入党联系人已经退休，重新确定了中心入党积极分子的联系人，确定了党员发展对象，加强了对他们的教育培养，争取把中心党员培养成业务骨干，把中心业务骨干发展为党员。

加强党风廉政教育，着力加强三大优良作风建设。及时召开全体党员会议，认真学习贯彻中央纪委六次全会精神，把中心业务建设和党的思想作风、工作作风建设有机结合起来。加强领导干部廉洁自律工作，着力监督检查党员干部在党性、党风、党纪方面存在的突出问题。继承和发扬理论联系实际、密切联系群众、批评与自我批评三大优良作风，组织完成“坚持以人为本执政为民理念，发扬密切联系群众优良作风”专题民主生活会，通过批评与自我批评，达到新的团结。

二、加强中心各项基础建设

（一）抓住机遇，加强与各有关部委联系，基本解决了中医类别医师资格考试经费渠道问题

中医类别医师资格考试预算账户及经费渠道问题多年来一直制约着中医类别医师资格考试的发展，局领导也一直非常重视，局规划财务司等部门也给予了大力支持，经财政部审核同意，认证中心破纳为国家中医药管理局国库管理制度改革基层单位，并于 2011 年 4 月开设了财政拨款授权支付银行账户（零余额账户）。

在各有关方面长期努力的基础上，2011 年中心抓住机遇，坚持不懈与国家发改委等有关部门进行沟通协调，推动实践技能收费立项与医师资格考试（包括实践技能考试和医学综合笔试）分户预算事宜取得了实质性进展，中医类别医师资格考试纳入了国家财政预算管理，彻底解决了多年来经费渠道不畅的问题，这对规范中医类别医师资格考试工作具有重要意义。2011 年 10 月，财政部、国家发改委联合发文《关于调整执业医师资格考试收费等有关事项的通知》（财综〔2011〕94 号），将医师资格考试（包括实践技能考试和医学综合笔试）的收费主体除卫生部国家医学考试中心外，增加了国家中医药管理局中医师资格认证中心，并同意对实践技能考试进行收费立项。

（二）完成中心办公用房搬迁

认证中心于 2011 年 4 月正式搬迁至北三环中路 3 号 1 幢。在装修

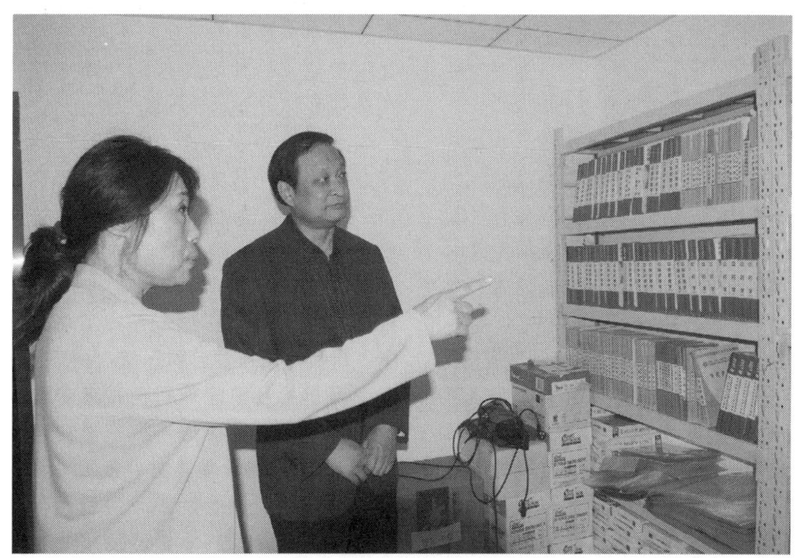

2011 年，卫生部副部长、国家中医药管理局局长王国强到国家中医药管理局中医师资格认证中心视察

过程中，围绕房屋规划，将近期需要和中长期建设结合起来，并充分考虑了保密、安全、防火、防盗等方面的要求，严格按照国家有关规定进行招投标等程序，同时在装修的各个环节节约资金。

（三）内设机构调整完成

2010年报经局人事教育司批复同意，中心内设机构原由综合处、命题处、考务处3个处调整为综合处、医师资格考试处、职业技能鉴定处、技术资格考试处、信息统计处5个处，并在2011年1月正式以新的内设机构组织开展各项工作，各部门人员调整到位及工作妥善交接后，各项工作平稳有序开展。

（四）推进人事制度改革，加强干部队伍建设

为落实国家中医药管理局关于2010~2020年深化干部人事制度改革规划纲要，进一步健全人事工作制度，依据国家《党政领导干部选拔任用工作条例》及《国家中医药管理局党政领导干部选拔任用工作条例》，结合中心工作实际，2011年探索了中心处级干部竞争性选拔工作，4名正处级干部按照程序选拔任用。

中心进一步探索多渠道人才凝聚机制，坚持重视人才能力、素质、潜力为指导的选人方针，公开招聘了工作人员，并在招聘中进行笔试、面试、技能考核等多项测试。通过内部广泛培养人才，进入高校吸引人才，面向社会招聘人才等各种方式，为中心的发展筹备良好的人才队伍。

（五）做好“十二五”期间5年规划的编制

2011年初，结合中医药事业发展，根据《中华人民共和国国民经济和社会发展第十二个五年规划纲要》、《中医药事业发展“十二五”规划（草案）》，中心以推动中医药考试工作科学发展为主题，以深入贯彻落实《国务院关于扶持和促进中医药事业发展的若干意见》为主线，编制了认证中心“十二五”规划（草案）。

三、将保密工作列为重中之重，继续强化工作环节保密管理

（一）加强了中心保密技防建设

在中心办公用房搬迁过程中，在保密要害部位及公共区域启动了保密“安防系统、电视监控”的同步建设，从技术上为中心各项考试工作提供了有力的安全保障。设置专门机构、专人对中心监控系统进行管理，规范了出入保密场所制度，严格日常登记审核，及时查找问题，提高技防水平，保证了保密要害部位的安全。同时为进一步规范和加强中心涉密部位及安防系统的管理，出台了相应的管理制度。

（二）加强中心安全保密的培训与考核工作

在日常工作中，重点加强对国家一系列保密制度和规定的贯彻落实；组织全体工作人员集中签订了保密承诺书。为进一步加强职工保密意识，以新入职人员安全保密意识教育为契机，对中心全体人员做了保密警示教育与典型案例分析教育。对国家安全保密知识的相关内容进行了梳理、汇总，编制了安全保密知识测试试卷，开展了对入职转正人员和全体正式职工的安全保密知识的考核工作，并将成绩合格与否作为对员工评价和新入职人员转正的重要条件。

（三）继续强化工作环节保密管理

不断加强命题、考务各个环节的保密管理，对办公用计算机定期进行全面安全检查，认真查找隐患，及时采取应对措施。命审题工作中，继续加强命审题工作用电脑等的保密管理，在命题会议中还尝试了审卷环节严格限定试卷知悉范围，加强试卷打印、专家审卷方式等具体环节管理，以加强试题安全保密。在考务管理工作中，加强宣传教育和保密知识培训，不断增强考官、考务人员保密责任意识。认真贯彻落实一部两局《国家医学考试安全保密工作管理办法》要求，会同相关部门，积极落实国家医学考试试卷保密室保密环境、设施、值班人员管理、保密安全制度等进行安全保密抽查工作。

四、以科学发展为动力，顺利完成常规考试工作任务

（一）完成2011年中医类别医师资格考试有关工作

2011年，中心组织完成了中医类别医师资格考试实践技能考试、医学综合笔试的各项命题、审题、组卷、审卷工作。完成了中医中西医结合实践技能考试三站考试试题的命制及三站考试试卷题卡组合。完成了中医中西医结合医学综合笔试试题命制及试卷的组卷。完成了藏医、蒙医、维医、傣医、中医（朝医）专业、中医（壮医）专业6个民族医师资格医学综合笔试试题及试卷的形式审核及印刷任务。从实践技能和综合笔试巡考和考试值班反馈的信息表明，没有出现错字、错题等技术性问题，各考试科目试卷相关性较好。

根据2011年中医类别医师资格考试的具体情况对2010年版《考生指导手册》及《考务管理手册》中医部分做了相应修订，并予以公布实施。组织对青海、广西、福建3个考区10余个考点的巡考及对实践技能考务管理基地进行评估。派员对西藏、甘肃、宁夏、云南等考区进行了督导、保密室检查工作。受国家局医政司委托，对吉林省中医药管理局报送的《朝医出师考核和确有专长考核实施方案（试行）》和《朝医出师考核和确有专长考核大纲（试行）》进行了形式审核，提出了书面修改意见。

2011年乡镇执业助理医师考试的试点工作由2010年的江西、贵州、云南、甘肃4省扩大至全国范围。中心在2010年首次组织乡镇助理医师考试的基础上，进一步完善了乡镇助理医师考试工作方案，完成了乡镇助理医师考试实践技能考试三站命审题及综合笔试的组卷工作。

2011年中医类别医师资格考试总体情况：2011年全国执业医师实践技能考试报考人数为750 839人，其中：西医类别（临床、口腔、公卫）考生582 963人，中医类别（中医、中西医结合、民族医）考生167 876人，与2010年相比，中医类别报考人数减少16 567人。中医报考类别共设有30个，2011年中医朝医专业、中医壮医专业师承和确有专长类别没有考生报考，因此全国实际共有26个类别有考生报考。

2011 年实践考试通过人数为 112 938 人，未通过考试人数为 44 901 人，实践技能考试通过率为 71.55%；综合笔试考试人数为 111 712 人，通过人数为 47 278 人，笔试通过率为 42.32%。中医类别医师资格考试总通过率为 29.95%，其中执业医师通过人数为 29 331 人，执业助理医师通过人数为 17 947 人。

（二）圆满完成 2011 年中医药专业技术资格考试命题、组卷、审卷任务

中心组织完成了 2011 年临床中医学、中西医结合医学、中药学、中医护理学专业中级技术资格考试的命题、组卷、审卷及终审任务。圆满完成了 20 个专业 50 个学科试卷、试题的遴选、初审、复审、审卷工作。

在组织的职称考试命审题工作中，依据人力资源和社会保障部新增加的考试单元通过率的要求精神，中心首次采用考试通过率升降幅度比率数据，并设定预估通过率目标把握试题难度的方法，以加强单元试卷通过率的要求，并对需重点调整专业学科试题内容进行跟踪抽查，以保证落实。从卫生部组织的巡考和考试值班反馈的信息表明，没有出现错字、错题等技术性问题，4 个考试科目试卷相关性较好。据统计，参加 2011 年中医药专业技术资格考试实考人数44 716人。合格人数19 763 人，通过率 44.14%。与 2009～2010 年度卫生专业技术资格考试总体通过率相比，稳中有升。

（三）积极开展中医药行业特有工种技能鉴定工作

积极开展考评人员认证考核工作。2011 年，中心对相关人员培训、考核并颁发证书，签订《考评员聘任合同》，为职业技能鉴定准备了考官队伍。组织专家按照要求对位于北京中医药大学护理学院中医刮痧师考场等 5 个考场进行了验收。截至 2011 年底共有中医刮痧师技能考场7 个，中药调剂员考场 2 个，为中医刮痧师、中药调剂员的鉴定考试准备了考试场地。2011 年继续按照相关要求分别在北京、山东、河北、河南、浙江、甘肃组织成功组织实施了 10 次考试，其中中医刮痧师 8 次考试，此外还组织了中药调剂员和中药检验工的鉴定考试。

（四）顺利完成香港中医执业资格考试技术服务工作

受国家中医药管理局国际合作司委托，2011 年中心继续为香港特别行政区中医执业资格考试提供命题技术服务，这是中心第 6 次承担此项工作。香港中医执业资格考试涉及中医内科、外科、妇科、儿科、针灸、骨伤 6 个临床学科。命审题会议加强了与专家的沟通交流，进一步调整、改进了命题方式，从而使试题更加贴近考试目的，进一步提高试题质量，并顺利通过了香港卫生署及中医管理委员会的专家验收。中心还对香港中医执业资格考试的题库建设、考试标准、考试用书等提出了建设性意见，得到了香港特区政府卫生署及中医药管理委员会专家的高度评价。

（五）完成国家中医药管理局“优秀中医临床人才研修项目”结业理论试卷考核工作

2011 年 12 月，中心协助国家中医药管理局人事教育司完成了第二批“全国优秀中医临床人才研修项目”结业考核的命题、审题、组卷、执考工作。

（六）开展中医类医师资格认证工作，推动中医师资格国际认证标准

为进一步落实国家中医药管理局颁布的《出国中医药类专业技术人员资格认定管理办法（试行）》，2011 年在国家中医药管理局国际合作司领导下，中心进一步加强了与有关国家和地区的政府间联系和沟通，继续开展了在国外的中国中医药专业技术人员的资格认定工作，对有需求的专业技术人员的相关证书进行了认定，同时积极对此项工作进行宣传。

五、深化改革，不断提高中医药考试工作科学管理水平

（一）完成了中医药专业技术资格考试大纲修订及考试用书编写工作

2011 年，中心组织了中医药专业技术资格 20 个专业，涉及中医、中西医结合、中药、中医护理 4 大类考试大纲和考试用书的修订工作，2012 年将正式启用。

大纲审批后，认证中心又组织全国 250 余位专家编写了考试用书《大纲细则》，该书兼容了现行中医药高等（专科）院校本科、七年制、研究生教材等实用临床教材，出版后将作为考试命题及考生复习备考的依据。

（二）加强中医类别医师资格考试考务管理，综合笔试首次采用“一卷多式”模式

加强和国家医学考试中心的配合，尽可能同步开展相关的考试管理工作；在考务管理系统设置试卷用量一栏增加了限定条件，有效防止考点虚报、多报试卷用量。2011 年中医类别医学综合笔试形式上全部实行“一卷多式”，实现了与医学考试中心形式上的统一。2011 年还首次实现了蒙医实践技能考试全国统一命题、试卷印制及发送工作。

对 2010 年综合笔试雷同率情况进行了较为详尽的统计分析，在 2011 年综合笔试开考前向全国各考区进行通报。在组织的中医类别医师资格实践技能考试培训会议上，首次增加了第二站技能考试模拟演示，会议还组织了考官座谈会，及时了解考务管理工作中存在的问题，对 2011 年全国实践技能考试的顺利完成起到了积极的促进作用。

（三）进一步做好各类考试的信息统计分析工作

2011 继续健全和完善医师考试信息管理系统工作，在完成《中医类别医师资格实践技能考试统计分析报告》、《中医类别医师资格综合笔试统计分析报告》等常规统计的基础上，中心还开展了针对各类考试的专项统计分析，首次研究分析并撰写完成了《中医类别医师资格实践技能考试各站情况统计分析报告》、《中医类别医师资格考试专项统计分析报告》。进一步与有关单位协调，开展专业技术资格考试、中医药行业职业技能鉴定的数据统计分析工作，撰写了《中医药专业技术资格考试综合统计分析报告》、《中医药职业技能鉴定综合统计分析

报告》，逐步构建了较为完整的中医类别信息统计系统，通过信息的综合梳理、分析、反馈，为进一步改善和加强命审题、考试管理等工作提供了帮助。

2011年中心首次开展向考生及各院校提供《医师资格考试学科成绩报告》的有偿性服务工作。

（四）合理扩展考试工作基地，探索有效的管理机制和运行机制

2011年在完成对北京中医药大学申请成为考试工作基地的审批后，认证中心的考试工作基地已达到10所高等中医药大学。

六、积极贯彻落实《国务院关于扶持和促进中医药事业发展的若干意见》，稳步开展并推进相关工作

（一）继续开展国家职业标准修订、题库建设、证书查询等工作

国家职业标准制定工作。中心与人力资源和社会保障部职业技能鉴定中心标准处积极协调，组织专家修改、完善了《中药炮制与配制工国家职业技能标准》，2011年9月获颁布批准。修改完善了《中药购销员国家职业技能标准》，已进行最终审定。制定了《中药材生产管理员国家职业技能标准》，正在筹备中期审定。组织完成了中药炮制与配制工教材的编写，并通过了终审，交付出版社发行。同时还组织完成了《中医刮痧师》教材的再版工作。

国家职业技能鉴定题库建设工作。经过1年多的摸索和使用，基本上形成了完整的试题组卷、审定、制题、印刷、保管等工作题库日常运行流程。进一步完善了国家职业技能鉴定题库，完成了中药调剂员（初、高级）操作技能及中药检验工（初、高级）理论知识试题的命审题工作。2011年6月通过了人力资源和社会保障部职业技能鉴定中心组织的国家职业技能鉴定题库验收后，人力资源和社会保障部办公厅下发《关于启用2011年版职业技能鉴定国家题库的通知》，确定并公布“中药调剂员（五、四、三级）”为2011版国家题库。

考务管理工作。随着中医药行业特有工种职业技能鉴定试点工作的不断深入，不断完善职业技能鉴定考务工作的制度建设，在总结2010年完成的相关制度等20个文件的基础上，逐步编辑成册，形成制度手册，使考务管理工作不断制度化、规范化，使工作做到有据可依、有法可循。根据人力资源和社会保障部职业技能鉴定中心关于国家职业资格证书信息化建设的要求，于2011年11月启用了国家职业资格证书联网查询平台，并已将2010年6月至2011年8月间由中心颁发的国家职业资格证书数据上传至证书联网查询平台，用户可通过登录网站（www. zsxc. nvq. net. cn）进行证书查询。

（二）积极落实《中华人民共和国职业分类大典》中医药行业信息修订相关工作

为进一步贯彻落实《国家中长期人才发展规划纲要（2010～2020年）》，客观、准确反映我国社会职业发展变化情况，构建符合我国国情的科学规范的现代职业分类体系，人力资源和社会保障部、国家质检总局、国家统计局于2011年1月正式启动职业分类大典修订工作。

国家中医药管理局领导高度重视大典修订工作，在局领导的指示下，组建了国家职业分类大典中医药职业修订工作委员会和国家职业分类大典中医药职业修订专家委员会，工作委员会由卫生部副部长、国家中医药管理局局长王国强任组长，局有关领导任副组长，局各司及相关学会、部门领导任委员，工作委员会办公室设在国家中医药管理局人事教育司。专家委员会由中医、中西医结合、中药方面的院士及全国中医药各领域的知名专家组成，专家委员会办公室设在中心。局人事教育司牵头负责并全面委托中心负责国家职业分类大典中医药行业职业信息修订的各项组织工作。

中心申领、承担了25个中医药行业职业的修订工作，积极与国家中医药管理局人事教育司及人力资源和社会保障部沟通相关工作方案、流程和要求等，顺利完成了相关工作。中心组织对拟修订和新增职业种类进行了职业调查，征求了行业内专家、学者关于职业大典修订相关工作的意见和建议，制订了详细的中医药行业职业大典职业描述信息采集工作方案，并重点做好与“六位一体”中“保健、产业、文化”有关的新增职业的调研工作。召开了国家职业分类大典修订中医药行业职业描述信息采集技术培训会，分为15组对56个职业进行信息采集。按照修订的要求，将调研过程中收到的信息采集表进行整理，利用国家职业分类大典修订网上平台分析、汇总数据，编制各职业描述信息建议表。

据统计，已收集信息采集表总数达18 700余份，采集地区涉及全国31各省级行政区域，对每个职业均进行实地调研，参与调研专家130余人次，信息采集单位900余家。

（三）认真落实“积极发展中医预防保健服务”相关工作，探索中医预防保健职业技能人员试点考核工作

在国家中医药管理局医政司的领导下，中心积极落实“治未病”预防保健服务职业技能人员队伍建设相关工作。受局医政司委托，中心按照《中医预防保健服务调理师行业职业标准（试行）》开展“中医预防保健调理师”试点考试。2011年中心组织完成了中医预防保健调理师（中级）理论知识和操作技能考试命题，并于2011年11月进行了中医预防保健调理师（中级）第一次试点考试，报名人数41人，通过人数31人，初步积累了此类人员考核的经验。

（刘陆阳）

地方篇

地 方 篇

【北京市2011年中医药工作概况】

一、圆满完成2011年北京市医改中医药任务

积极探索公立中医医院改革的新模式。北京市中医管理局促成了中国中医科学院广安门医院整体托管大兴区中医医院、北京中医药大学东直门医院和通州区中医医院合并，形成了由城区大医院和区县政府合作的“一院二区，管办分开”的创新模式，有序引导优质中医药服务资源向城外疏解，满足了当地百姓对优质中医药服务的需求，实现了多效双赢、共同发展。

完善推进北京中医医院绩效考核工作。根据北京市中医管理局与市财政局共同制定的《北京市中医、中西医结合医院绩效考核管理办法》要求，北京市中医管理局完善了北京中医医院绩效考核工作方案和考核标准，将体现中医医院特色优势的相关指标纳入中医医院绩效考核工作中，并会同北京市财政局组织专家共同完成了北京中医医院绩效考核工作。

合理布局中医药特色服务资源。北京市中医管理局组织实施北京市政府折子工程“北京市中医药特色服务双十工程”项目，建立了中医儿科、妇科、肛肠科、眼科、推拿科、耳鼻喉科等14个中医特色诊疗中心，丰富了北京市中医药特色服务的内容，促进了中医传统优势专科的发展。首次将区县二级综合医院和平里医院成功转型为中西医结合医院，探索了医疗资源丰富的区县将实力较强、中医药服务水平较高的综合医院转型为中西医结合医院的有效途径。

深入开展中医预防保健服务。北京市中医管理局扩大北京地区中医“治未病”试点单位，从原来的7家增设至10家，在9个区、县进行公共卫生服务项目试点工作，将中医药服务项目纳入基本公共卫生服务包。

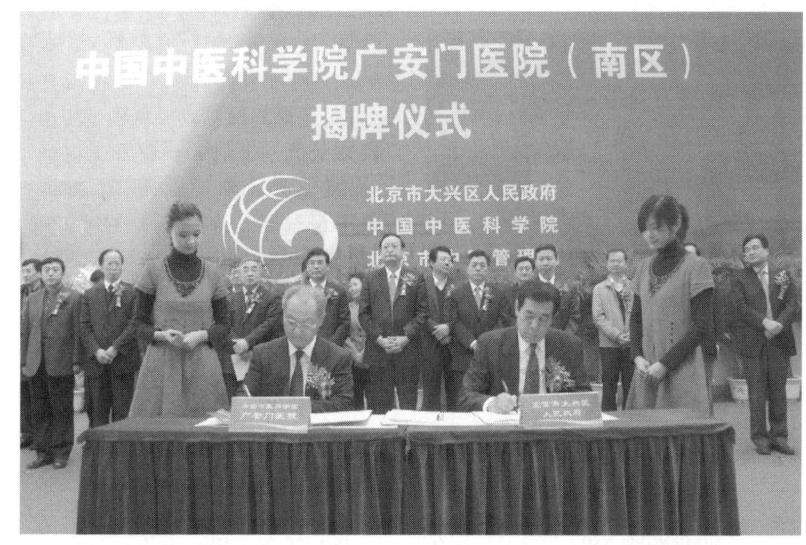

2011年3月29日，北京市大兴区区长李长友、广安门医院院长王阶签订《北京市大兴区人民政府委托中国中医科学院广安门医院管理北京市大兴区中医医院协议书》

认真做好服务部队的工作。北京市中医管理局组织开展首都中医药工作军民融合式发展战略合作，与总后卫生部医疗管理局签署了合作框架协议，围绕人才培养、科技创新、专科协作等三大平台开展融合发展，共同建立功能完备、形式多元、优势明显、效益较高的首都中医药学科、技术、人才、科技、文化、服务六位一体军民融合式发展平台。21家军地单位参加11个项目合作，携手打造中医药事业军民融合发展的样板和范例，基本达到了北京中医药事业发展无盲点。

积极促进中药产业发展。北京市中医管理局与12个委办局联合，形成政府集成、政策集成和资金集成等多部门支持的中医药产业研发平台。首个由北京市政府直接领导、政府多部门联合推进的中药“十病十药”研发专项顺利实施，第一批入选的12个品种，已有7个项目获得市科委、市经信委2 650万元的经费支持，4个项目分别与企业签约，签约额达700万元。

科技创新取得成效。由北京市中医管理局与北京市卫生局、北京市科委等部门促成的关于奥司他韦（达菲）和传统中药汤剂（麻杏石甘汤和银翘散加减方）治疗新型甲型H1N1流感（以下简称甲流）的临床研究科研立项取得了成效。研究显示，中药汤剂在缓解甲流引起的发热症状方面与达菲同样有效。2011年8月16日，国际权威医学期刊《内科学年鉴》发表了项目的研究

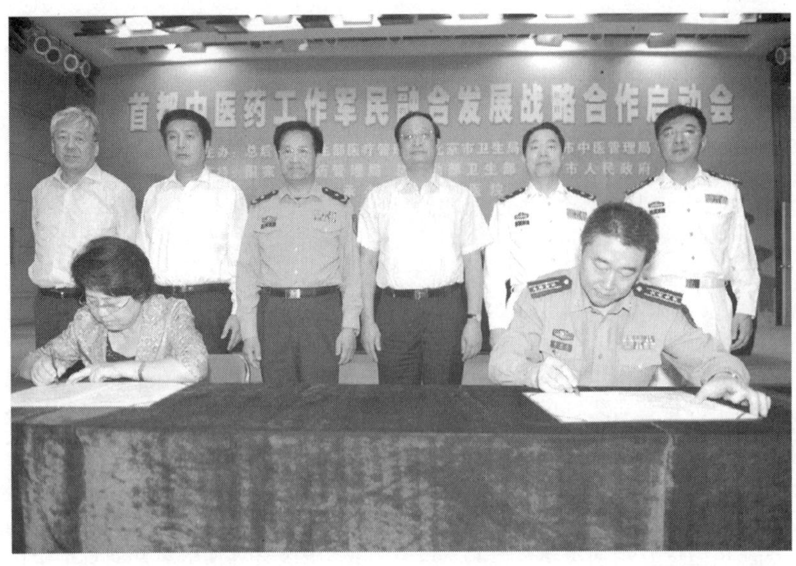

2011年9月28日，总后卫生部医疗管理局与北京市中医管理局签订了首都中医药工作军民融合发展战略合作框架协议

成果，该论文是中国内地地区采用随机对照试验方法评价中药汤剂的第一篇登载于国际著名SCI期刊的研究论文。文章发表后受到国际主流媒体的广泛关注，美国《纽约时报》、英国路透社等立即进行了报道，包括美国卫生部网站及美国新闻、雅虎、微软等在内32 500多个国际网站对此进行了转载。

完善全市中医药管理体制。北京市市、区两级中医药管理体制基本完善，16个区、县卫生行政管理部门中，有14个区、县卫生局加挂了中医管理局或设置了中医管理科，其余2个也设立了专职管理人员，形成了全市上下一体、较为完整的中医药管理体制，为首都中医药事业的发展提供了组织保障。

二、积极推进北京中医药重点工作

顺利完成了中医医院管理年检查活动。北京市中医管理局制订完善了检查评估的实施方案，强化了“以病人为中心，以发挥中医药特色优势”的主题，组织完成了北京地区28家二、三级中医医院管理年检查评估工作，并与2011年公立中医医院中医药特色服务绩效考核和“三好一满意”活动密切结合。北京市管理年活动综合得分居全国首位，并取得实效，北京地区中医药特色服务各项指标监测数据均比2010年同期有了明显增长。

基层中医药服务工作全面达到先进单位的标准。全市16个区县实现了全国社区中医药工作先进单位和农村中医药工作先进单位两个100%，为此北京市中医管理局率先向国家中医药管理局提出争创基层中医药服务工作先进市的目标。

推进中医药文化普及和国际交流。一是以十七届六中全会提出的加强文化建设，促进文化大发展、大繁荣为契机，打造中医药国际交流的高端平台，成功举办了以社区卫生中医药发展为主题的2011北京中医药国际发展与合作交流会议，通过专题演讲、展览展示、参观考察等形式，来自英国、美国等国家和地区的外国政府卫生官员及专家、学者与外国在京留学生、中医药社区卫生服务人员、中医药科技工作者、文化学者进行了交流。二是组织第三届地坛中医药健康文化节，通过义诊咨询、科普讲座、中医适宜技术体验和中医科普知识宣传册的发放，8万余人次的参与活动，扩大了文化科普宣传的普及面，逐年提升文化节宣传的影响力。三是举办第二届北京中医药膏方节，以“普及秋冬保健知识，宣传传统膏方文化”为主题，传播集传统中药文化、现代膏方保健于一身的中医药健康文化理念，并通过社区讲座、电视等媒体宣传向公众普及膏方知识。四是组织首都第二届中青年名医评选工作，推出一批医德高尚、技术精湛的中青年中医人才，在全社会形成争当名中医、尊重名中医的良好氛围。五是开展纪念《北京市发展中医条例》颁布实施10周年系列活动。成功举办了25家中医医院参加的唱响中医药文化《院歌比赛》和《精诚仁和·国医京韵》文艺演出；“十年十事”的评选，展现了10年来首都中医药事业取得的辉煌成就；“一百个精彩瞬间”的展示，反映了首都中医人爱岗敬业、无私奉献、救死扶伤的大医精诚精神；中医医院院歌、院训的集结成册，展示了北京地区中医医院传承岐黄文化、共谱中医华章的深厚文化底蕴。六是由北京市中医管理局与北京市科协联合主办的北京中医药数字博物馆（www.tcm-china.info)，代表中国赛区角逐“电子环境与健康”组别大奖，从105个联合国成员国推荐的460个参赛作品中脱颖而出，被评为该组别的5个最优秀作品之一，获得“2011世界信息峰会大奖”，成为本届世界信息峰会中唯一为祖国争得殊荣的两个项目之一。

落实卫生部、国家中医药管理局“三好一满意”工作部署，在医院管理年中积极推进中医医院开展“三好一满意”活动，特别是房山区中医医院山区巡诊大篷车，得到了群众的好评和社会的赞扬，被评选为中组部创优争先活动先进单位，在全国中医药系统“三好一满意”工作会议上进行了经验交流。

（王会玲）

【天津市2011年中医药工作概况】

一、召开2011年天津市中医工作会议

为进一步推动天津市中医药事业全面协调发展，天津市卫生局争取社会各界对天津市中医药工作的支持。2011年3月在天津市召开2011年天津市中医工作会议。卫生

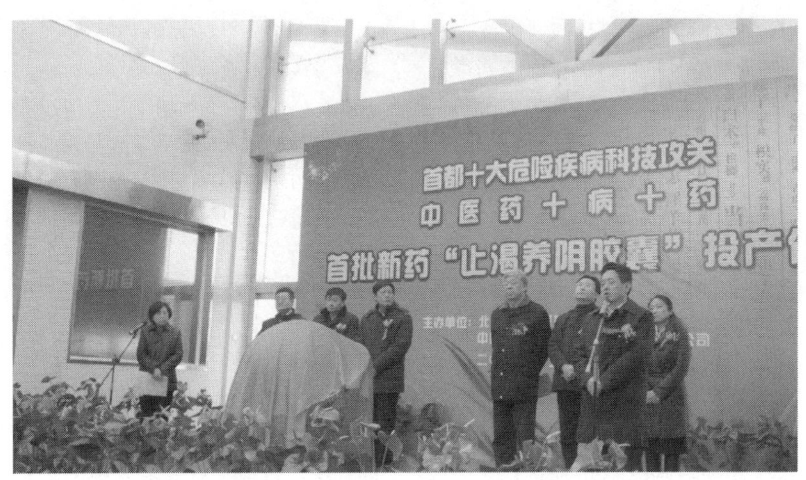

2011 年 12 月 16 日，北京中医药“十病十药”项目首批新药“止渴养阴胶囊”在同仁堂集团正式投产

部副部长、国家中医药管理局局长王国强，天津市副市长张俊芳出席会议并作了重要讲话。王国强副部长在充分肯定天津成绩的基础上，也提出了殷切希望。他指出天津中医药工作要在继续深化医改、做好“十二五”规划的编制、完善中医医疗预防服务体系、继承创新、发挥中医药特色优势、加强人才队伍建设、发展中药产业、弘扬中医药文化等方面加强探索，发挥优势，作出示范。天津市卫生局副局长林立军作了题为《统一思想　明确思路　为“十二五”开好局起好步而努力》的工作报告，提出天津中医药工作在“十二五”期间的工作思路。天津市政协副主席张大宁、中国工程院院士张伯礼、国家中医药管理局和天津市卫生局的有关领导出席了会议。

二、完善中医药服务体系，加快网底建设步伐

进一步完善中医药服务体系，重点加快网底建设步伐，提升中医药基层服务能力。天津市中医药事业发展已纳入《天津市“十二五”卫生事业发展规划》。继续构建以天津中医一附院为医学中心，以天津中医二附院、南开医院、天津中医药研究院为区域中心，以区县中医医院、综合医院中医科为骨干，以遍布全市社区卫生服务中心（乡镇卫生院）的“国医堂”为网底的中医医疗服务体系。为促进中医药服务基层社区和农村，解决低收入人群“看病难、看病贵”问题，开展在基层卫生服务机构创建体现中医药“简、便、验、廉”优势的“国医堂”。2011 年全市城区又有 43 个社区卫生服务中心建成“国医堂”，并通过专家组验收。实现年底城区社区卫生服务中心全部创建“国医堂”任务。各涉农区县也完成了各自的年度 30% 的创建进度。为规范“国医堂”日常管理，确保“国医堂”长期、稳步发展，天津卫生局与天津市财政局联合印发了《关于进一步开展创建国医堂的实施意见》和《天津市国医堂建设标准（试行）》；制定了《天津市国医堂建设评审验收细则》、《天津市国医堂管理办法》、《天津市国医堂考核指标及评分细则》。为解决“国医堂”中医人才缺乏的现状，天津市卫生局起草并下发了中医人才扎根工程实施方案。

积极开展中医药适宜技术推广工作，充分发挥中医药适宜技术在基层防治常见病、多发病中的优势，缓解广大基层人民群众“看病难、看病贵”，天津市成立了“天津市适宜技术推广基地”，并挂靠在天津市中医药研究院附属医院，承担全市中医药适宜技术的培训工作。现已举办 4 期培训班，全市基层医疗机构中 500 余中医骨干参加了培训。同时还印刷了《基层中医药适宜技术培训手册》，发放到全市基层医疗单位。针对基层临床医师举办了“中成药临床应用指导原则”学习班，全市共 300 余人参加学习。

积极推动社区中医药工作先进单位建设工作。为着力推动基层中医药事业发展，发挥典型示范带头作用，天津市自 2010 年起开展天津市基层中医药工作先进单位建设工作。按照国家中医药管理局有关创建先进单位的工作程序和要求，天津市河北区、河西区和河东区经过申报、评审验收后确定为天津市社区中医药工作先进单位。2011 年根据国家中医药管理局《全国基层中医药工作先进单位建设工作管理办法》和《全国社区中医药工作先进单位建设标准》等相关文件要求，天津市开展创建全国社区中医药工作先进单位活动。天津市河北区、河西区和河东区 3 个区通过国家中医药管理局专家组验收复核。

三、提高中医药服务能力，加强中医医院管理

完成 2010 年中医医院管理年活动的目标和任务。天津市“以病人为中心，以发挥中医药特色优势”

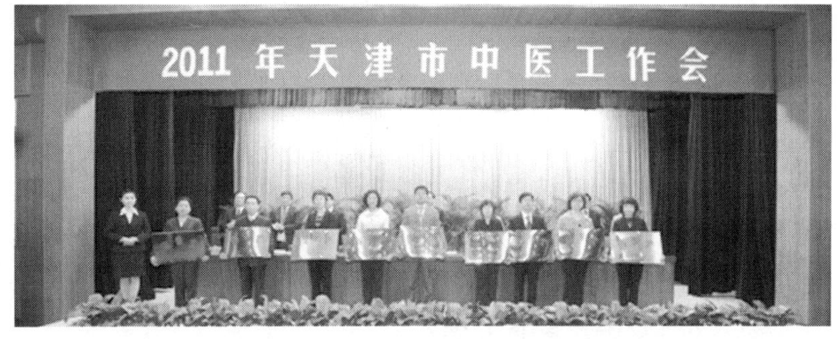

2011 年 3 月 20 日，天津市中医管理局在天津中医工作会上为 33 家“国医堂”颁发铜牌

为主题的中医医院管理年活动，得到了领导的高度重视，在精心组织和统一部署下取得了令人满意的成绩。各中医医疗机构积极参与，在活动中规范管理，充实内涵，强化中医药特色，完善服务措施，提高了服务能力。天津市卫生局及时组织专家对全市各级中医医疗机构进行督导检查，对存在管理不到位，中医药优势特色不突出的单位进行重点帮扶。在2011年6月国家中医药管理局的检查评估中，天津中医药大学第二附属医院、南开中医院、武清中医院3所抽查医院的检查结果获得专家组的一致好评。

督促专科建设，促进医疗服务水平提高。天津市积极推进各单位重点专科建设，以此带动其他学科的发展，从而促进天津市整体中医医疗服务水平的提高。经遴选天津市中医一附院针灸科、儿科，天津市中医二附院肺病科和南开医院中西医结合外科被列为卫生部的国家临床重点专科项目建设单位，获得900万元资金资助。天津市18个“十一五”重点专科建设项目通过国家中医药管理局的评审验收；积极组织开展国家中医药管理局“十二五”重点专科建设项目申报工作，天津市29个专科成为“十二五”重点专科建设项目备选项目，上报国家中医药管理局。另外，组织专家对市级33个重点专科（专病）进行了年度检查，针对建设单位计划落实情况进行督导。

推动综合医院中医药工作。根据卫生部、国家中医药管理局、总后勤部卫生部关于开展全国综合医院中医药工作示范单位创建活动的总体部署，北京、天津地区相关行业专家共5人组成了天津市全国综合医院中医药工作示范单位评估专家组，对天津市蓟县人民医院进行了实地评估。经评估蓟县人民医院符合申报资格，待国家中医药管理局发文确认。

加强药事管理。为加强中药处方及中药饮片调剂管理，保障患者用药安全，提高临床疗效，天津市组织专家研究制定了《天津市医院中药饮片处方管理及调剂规范（试行）》，填补了天津市在中药药事管理方面的空白。充分发挥中医药剂质量控制中心作用，提高全市医疗机构中药房管理上水平。以天津市中医药研究院中药房为标杆，以点促面，推广天津市中医药研究院药房规范化管理。在全市范围内开展“中药房达标建设”以及“达标药房的审核验收”，制定年度达标率并进行现场验收，10家单位通过验收。举办煎药人员上岗培训班，共计举办了8期煎药人员培训班，受训人员达600余人，经考试合格授予上岗证的550余人。受训人员覆盖全市136个医疗单位。

规范非医学院校毕业人员申报中医医师资格程序。根据《传统医学师承和确有专长人员医师资格考核考试办法》（卫生部令52号）及相关配套文件，天津市制定并印发了《天津市传统医学师承和确有专长人员医师资格考核考试办法实施细则》。全市共有12名师承人员跟师学习。

四、加强中医药人才队伍建设，提高中医药队伍整体素质

强化高层次人才培养和师承教育。做好第四批全国老中医药专家学术经验继承工作的管理。天津市转发《国家中医药管理局关于印发第四批全国老中医药专家学术经验继承工作结业考核及专业学位授予实施办法的通知》，做好结业考核工作。组织有关人员参加国家中医药管理局第二批全国优秀中医临床人才研修项目第五期培训班，并组织专家对参加培训的人员进行年度考核，天津市10人顺利通过考核。继续做好天津市优秀中医临床人才研修项目，共有28人顺利完成本期培训计划。

加强国家中医药管理局全国名老中医药专家传承工作室建设项目的管理。为切实做好名老中医药专家学术思想传承工作，探索建立中医药学术传承和推广应用的有效方法和创新模式，依据国家中医药管理局“2010年全国名老中医药专家传承工作室建设项目管理方案”，天津市制定下发天津市全国名老中医药专家传承工作室建设项目管理方案和经费使用办法。

加强天津市中医传承工作室管理，天津市中医药管理局对本市中医传承工作室建设情况进行督导，督促其完成年度工作进度。

开展增补天津市“名中医”工作。为大力营造名医辈出的良好氛围，结合天津市实际情况，天津市制定并下发《天津市“名中医”评选管理办法（试行）》和《天津市“中医大师”评选管理办法（试

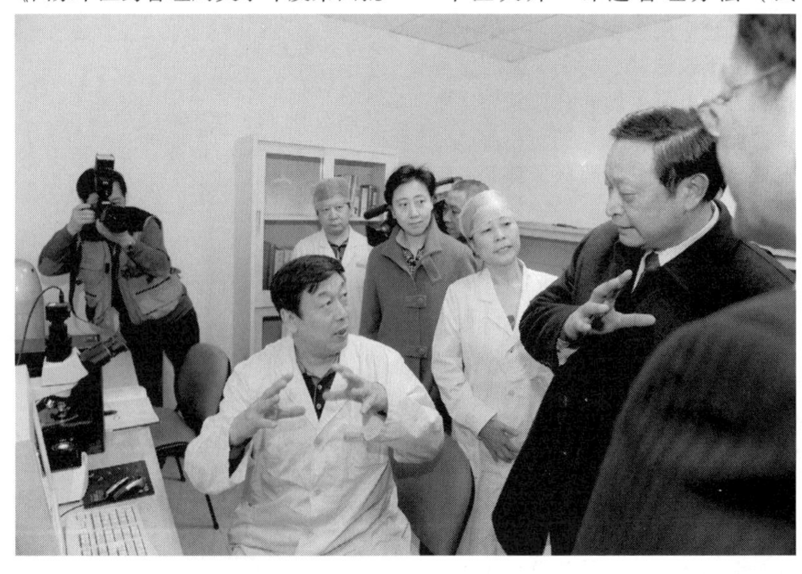

2011年3月23日，卫生部副部长、国家中医药管理局局长王国强一行视察天津市中医药研究院附属医院药房

行)》。下发《关于增补天津市名中医的通知》，开展增补名中医工作。制订天津市中青年名中医评选方案(草案)。

推进中医类别全科医师规范化培训，做好中医住院医师规范化培训工作。依据国家中医药管理局会同卫生部组织制定的《中医类别全科医师岗位培训管理办法（试行)》的要求，天津市开展了中医类别全科医师转岗培训工作，培训工作结束后，共505人参加考试，发放合格证书478个。已有38人完成中医全科医师规范化培训并回到原单位发挥作用。起草《天津市中医全科医生规范化培训示范基地认定标准》。

做好天津市住院医师规范化培训首次结业考核工作，天津市完成考核人员申报，考核基地认证并组织专家建立考试题库。在此基础上顺利完成考核工作。2011年中医类别住院医师规范化培训招生工作已完成。受国家中医药管理局的委托，起草《中医住院医师规范化培训基地认定办法》和《中医住院医师规范化培训基地标准》。

加强重点学科建设。天津市制订并下发了《天津市全国中医临床重点学科建设项目管理方案》。

促进中医药职业教育发展。公布天津市2011年度国家级中医药继续教育项目，共18项。

五、加强科技平台建设，促进中医药科技进步

天津市中医药管理局督促天津中医药大学第一附属医院国家中医临床研究基地建设年度建设目标的完成。基地新址的建设已列入《天津市卫生事业发展“十二五”规划》，为天津市卫生资源调整的重点项目之一，按进度施工。天津市积极配合国家中医药管理局对基地业务建设的督导检查并督促基地落实督导意见，完善运行模式和机制，对基地重点科室采取放宽课题申报项目限制的有利政策，并积极协助其申报国家级、省部级科研课题。积极组织基地单位申报并获批6个全国名老中医药专家传承工作室，进一步提高了基地建设单位的影响力。

强化重点研究室和重点实验室的管理。天津市配合国家中医药管理局完成国家中医药管理局重点研究室建设项目2010年度考核。天津市的4家重点研究室顺利通过考核。

加强对各级各类科研项目的管理。为激发学术氛围，促进天津市中医中西医结合科研水平的提高，天津市发布了《天津市中医药管理局关于开展中医中西医结合科研专项资金2011～2012年度项目招标的通知》，开展局级课题申报工作。通过两轮评审最终确定了立项课题112项，重点支持专科（专病）所在科室、重点研究室和实验室等开展科学研究，内容涉及中医药基础理论、诊疗技术、疗效评价、“治未病”等方面。完成2011年天津市科学技术奖中医、中西医结合类申报和2012年天津市科技计划应用基础与前沿技术研究计划项目申报等各类省级科技项目的申报工作。

天津市及时组织专家对已完成课题的研究成果进行总结和梳理，2011年共组织完成中医、中西医结合类科研成果认定27项。

天津市对承担的16项2000～2007年度国家中医药管理局中医药科学技术研究专项课题进行系统分析和总结，从课题分布、课题经费、研究成果及应用、对人才培养和学科建设的影响等几方面分析了课题的实施效果和相关影响，为“十二五”期间的课题研究提供了重要的参考依据。

六、加强中医药文化建设，搭建中医药文化宣传平台

天津市建立了天津市中医药文化建设与科学普及专家委员会，并适时调整了委员会成员，制订了《天津市中医药文化建设与科学普及工作3年行动计划（2011～2013年)》。

搭建中医药文化建设平台。天津市组织专家对天津市京万红药业有限公司“乐家老铺药酒工坊”（即药酒文化博物馆）、天津中医药研究院“津门医粹——中医药文化博物馆”、达仁堂制药厂“达仁堂中药文化展览馆”、天津中医药大学第一附属医院“中医药文化科普基地”等进行实地考察，并申报2011年全国中医药文化宣传教育基地建设单位。另外，充分利用天津市卫生局为基层卫生服务机构“国医堂”配备平板电视，大力宣传中医药文化、养生保健知识和本市中医药专科（专病）优势特色等内容。2011年天津市组织拍摄了《蓬勃发展的天津市中医药事业》等10部宣传短片，并在国医堂滚动播放。充分利用天津市各个中医医院的阵地，组织不同类型的中医药文化宣传周，开展义诊、

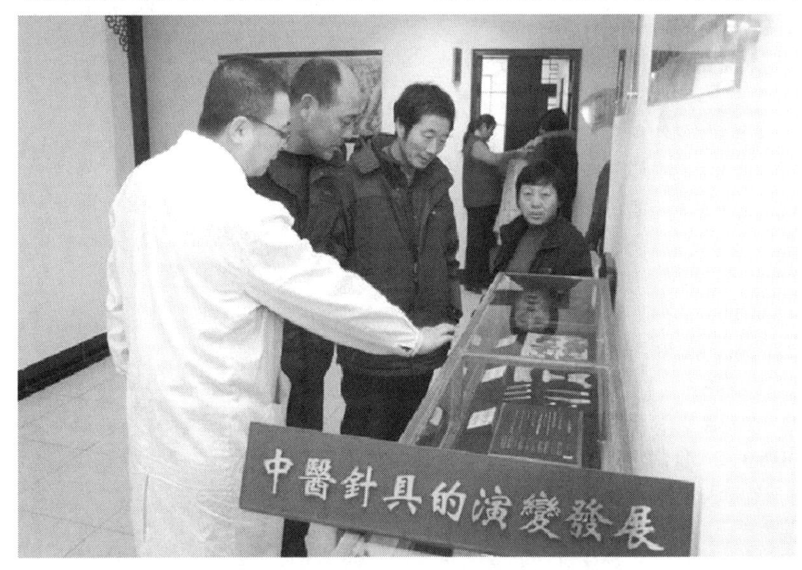

天津市积极开展中医药知识宣传

讲座等中医药文化科普宣传活动。

建立中医药文化宣传骨干队伍。天津市印发了《天津市卫生局中医药进乡村、进社区、进家庭活动工作方案》，面向各区县卫生局培训了100名中医养生保健巡讲团成员，作为中医药进乡村、进社区、进家庭的师资骨干。深入基层传播中医药文化科普知识，普及中医“治未病”理念，增强群众的自我保健意识，推动中医药文化建设工作走向常规化、制度化。

举办各类内容丰富的中医科普讲座。继成立“中医药专家宣讲团”后，2011年天津市在全市挑选临床经验丰富、中医药文化知识深厚；语言表达能力优秀的专家组成宣讲团，深入18个区县开展“健康与我同行——中医药养生保健专家宣讲团系列讲座”活动，历时9个月，举办中医药健康讲座20余场，深受群众欢迎。

七、加强中央补助地方项目资金管理，规范专项基金使用制度

为加强中央补助地方项目资金管理，合理使用项目资金，落实资金执行进度，顺利完成中央布置的各项工作任务，天津市卫生局与市局财务处共同召开天津市中央补助地方公共卫生和中医药专项资金管理培训班。对各具体项目资金管理、绩效考评、监督检查作出详细部署和要求。

（马　杰）

【河北省2011年中医药工作概况】

一、中医药发展环境明显改善

面对深化医药卫生体制改革的新要求，面对人民群众对中医药需求的新期待，河北省省委、省政府把发展中医药事业摆上了重要议程，省政府多次召开专题会议研究中医药工作，副省长孙士彬还亲自带队赴广东、四川两省进行考察学习，进一步找准了差距，理清了思路。在此基础上，河北省省政府于2011年8月24日制定印发了《河北省人民政府关于振兴中医药事业的决定》，明确了今后一个时期中医药事业改革与发展的总体思路和政策措施。2011年12月3日，河北省省委、省政府召开了高规格的全省振兴中医药事业大会，省委书记张庆黎作出重要批示，省委副书记、代省长张庆伟和卫生部部长陈竺作了重要讲话，省政府副省长孙士彬作工作报告，省卫生厅、省发改委、省财政厅作表态发言。省委常委、常务副省长杨崇勇，省委常委、宣传部长艾文礼，省人大副主任马兰翠，省政协副主席段惠军、王刚，省长助理、省政府秘书长尹亚力出席大会。国家中医药管理局副局长马建中、卫生部办公厅副主任邓海华应邀出席大会。各设区市市长、分管副市长，省直53个部门主要负责同志，河北省名中医，医药卫生系统有关代表等共360余人参加会议。会议把振兴河北中医药事业作为贯彻落实党的十七届六中全会和省第八次党代会重要精神，构建经济强省、和谐河北的重要战略，明确提出了建设中医药强省的宏伟目标，全面部署了未来5年的工作任务。

二、中医药服务能力稳步提高

深入开展中医医院管理年活动，突出抓好中医药人员配备、科室建设等8项重点工作，河北省组织144名中医药专家完成对全省158所中医医院的督导检查，有效纠正了中医医院不姓“中”的问题。大力实施重点中医专科建设，河北省中医院脾胃病科、沧州中西医结合医院内分泌科、河北以岭医院心血管科3个中医专科被确定为卫生部临床重点专科，河北省中医院肾病科等21个专科顺利完成国家中医药管理局“十一五”重点专科建设任务，创建了一批有影响的中医特色专科品牌。开展了95个优势病种中医临床路径试点工作，河北省建成了10个全国中医药防治传染病临床基地。抓住深化医药卫生体制改革的有利时机，河北省争取国家补助专项资金2.74亿元，用于全省136所县级中医医院设备更新和房屋维修改造。内丘县、井陉县成功创建为全国农村中医药工作先进单位，石家庄市长安区、辛集市、徐水县等7个县（市、区）被确定为全省基层中医药工作先进单位建设单位，基层中医药服务网络进一步完善。继续推进综合医院中医药工作，河北联合大学附属医院、张北县医院、玉田县医院、内丘县人民医院和邢台县医院5家单位被评为全省综合医院中医药工作示范单位。

三、中医药人才培养和科技创新力度不断加大

开展名老中医药专家学术经验继承和优秀中医临床人才培养项目，完成项目学员结业考核。河北省启动了杏林千人培养工程，首批近200名学员开始了为期一年的进修学习。实施了乡村医生中医专业中专学历教育项目和中医类别全科医师岗位培训项目，累计培养中医专业乡村医生5 086名、中医类别全科医师750名。为薛芳、范振域、李延芳、任琢珊、杨牧祥5位全国名老中医和薛芳、吴以岭、王国三、王顺道、陈益昀5位河北省名中医建设了名中医传承工作室，为系统研究名老中医药专家的学术思想、临证经验和

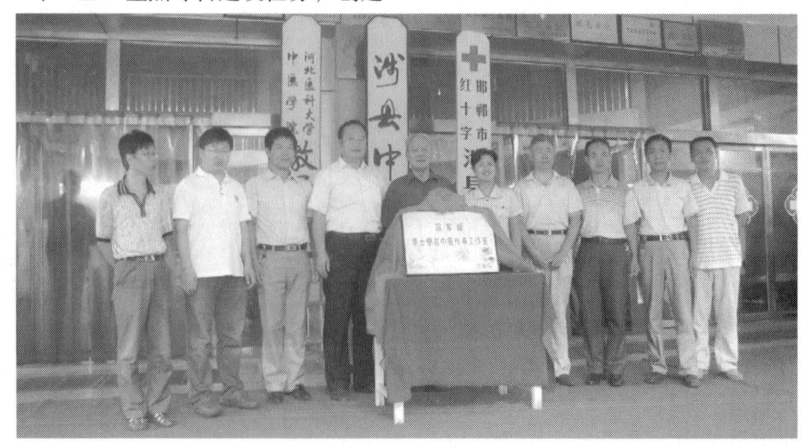

2011年8月2日，李士懋名中医传承工作室涉县站挂牌成立

技术专长提供了必要的工作条件。新启动了溃疡性结肠炎浊毒证、皮肤外治特色疗法临床评价、消渴病肾病化瘀通络、糖尿病血管病变痰瘀证、颈动脉粥样硬化痰瘀证、中风病后遗症、男性不育肾虚证、脑血管病后遗症、慢阻肺、血证、慢性肾脏病11个省级中医药重点研究室建设，初步建立了一批基于中医药学科特点、代表全省中医药科研水平的研究基地，为中医药理论、临床和产业发展提供了支撑。中药饮片山药的规范化生产和过程控制、中药制药过程数字化控制与全程质量监测2项高技术产业化示范工程获得国家发展改革委立项支持，大力推动中药产业结构优化升级。全年共有20项课题列入省科技厅研究项目，203项课题列入国家中医药管理局科研计划；连花清瘟胶囊获得国家科技进步二等奖，4项成果获得省科学技术奖，242项成果获得省中医药学会科学技术奖。

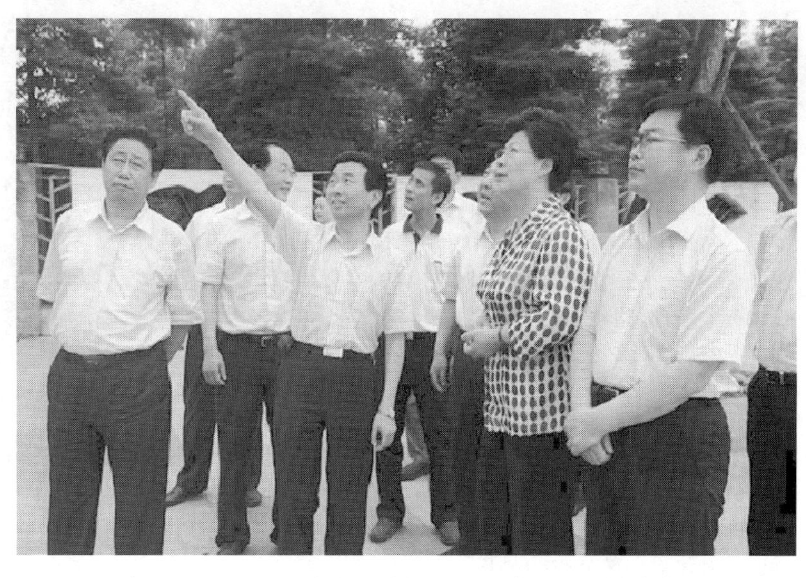

2011年5月26日，河北省政府副省长孙士彬带队赴四川考察中医药工作

四、中医药文化氛围日益浓厚

在建党90周年之际，河北省启动了中医药走进西柏坡和中医药文化科普宣传周活动，采取义诊咨询、健康讲座和送医送药等多种形式传播中医药知识，受到了社会各界的普遍关注和热烈欢迎。2011年8月28～31日，河北省中医药管理局联合农工党省委等部门成功举办了冀港澳台首届中华传统医药文化论坛，把名家报告、实地考察、主题研讨、项目推介融为一体，开创了两岸四地中医药文化交流合作的先例。农工党中央副主席张大宁，中共河北省委常委、统战部部长刘永瑞，河北省政府副省长孙士彬，河北省政协副主席段惠军出席开幕式。以《河北日报》和《燕赵都市报》为平台，面向社会组织了中医药科普知识竞赛活动，对成绩突出的120名人员进行了奖励，增进了广大群众对中医药工作的了解和认同。石家庄市卫生局、保定市卫生局、迁安市中医院3家单位获得全国中医药文化建设先进单位称号，曹东义、周文平、武洪民、高秀敏、朱立春5人获得全国中医药文化建设先进个人称号。

（王艳波）

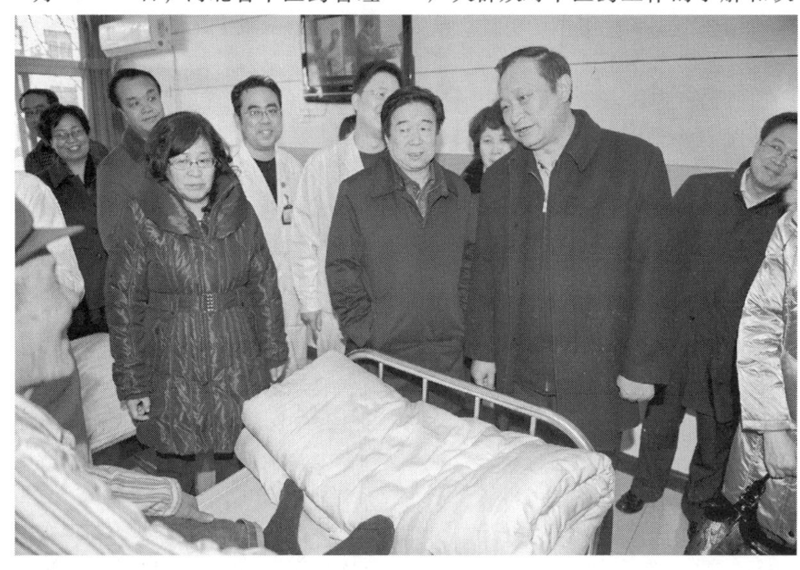

2011年2月12日，卫生部副部长、国家中医药管理局局长王国强到河北廊坊调研慰问，河北省卫生厅副厅长于素伟陪同

【山西省2011年中医药工作概况】

一、中医药服务体系进一步完善

（一）加强基础设施建设，中医药“硬实力”明显提升

实施国家重点中医院项目和市县级中医院项目。截至2011年底，中央财政投入资金31 945万元支持山西省26个市、县级中医院建设。6个交付使用，13个基本完工，7个正在建设。此外，投资1.5亿元的山西省中医院新住院大楼和投资9 000万元的山西中医学院附属医院新门诊楼、住院楼加层投入使用。

实施县级中医院能力建设项目。中央财政下达医改补助资金2.26亿元用于山西省113个县级中医院设备更新和维修改造，项目资金已分配各市招标采购。

实施中医药公共卫生项目。山西省县级中医院11个中医药房项目和70个针灸理疗康复项目设备招标采购基本结束，待投入使用。

（二）狠抓先进单位创建，中医药“影响力”日渐提高

开展基层中医药工作先进单位创建活动。孝义市、平遥县、芮城县、翼城县、阳城县和长治市城区成为全国基层中医药工作先进单位。全省全国基层中医药工作先进单位达到 10 个，占全省县级行政区划数的 8.4%。古交市等 11 个县（市）成为省级农村中医药工作先进单位。通过创建先进单位，各地政府对中医药的重视程度和投入力度前所未有。怀仁县投入 3 000 多万元用于中医院建设，孝义市投入 100 万元用于改善中医院基础设施和加强中医特色专科建设，翼城县投入 105 万元为村卫生室配备中医诊疗设备，并将农村居民中医院住院费用纳入新农合全部报销。

开展综合医院中医药工作示范单位创建活动。山西医科大学第一医院、山西医科大学第二医院、太原市第三人民医院、运城市中心医院、长治医学院附属和平医院、吕梁市人民医院、晋中市第二人民医院 7 所医院成为全国综合医院中医药工作先进单位。临汾市人民医院、大同市人民医院等 15 所医院成为全省首批综合医院中医药工作示范单位。

（三）发展预防保健服务，中医药“治未病”潜力充分发挥

“治未病”试点工作取得新成效。山西省中医院等 3 家国家“治未病”试点单位积极探索、大胆实践，取得初步成效。临汾市、运城市成为国家首批中医养生保健服务机构准入试点地区。太原市中医院、大同市城区西街社区卫生服务中心等 5 家单位成为国家第四批“治未病”试点单位。阳泉市盂县成为国家第二批“治未病”试点地区。同时，山西省启动了省级“治未病”试点工作，2011 年有 28 家单位申报。

基本公共卫生服务中医药服务试点工作取得新进展。太原市杏花岭区和尖草坪区成为国家基本公共卫生服务中医药服务项目试点区，孕产妇和儿童健康干预、老年人中医健康指导等项目卓有成效。

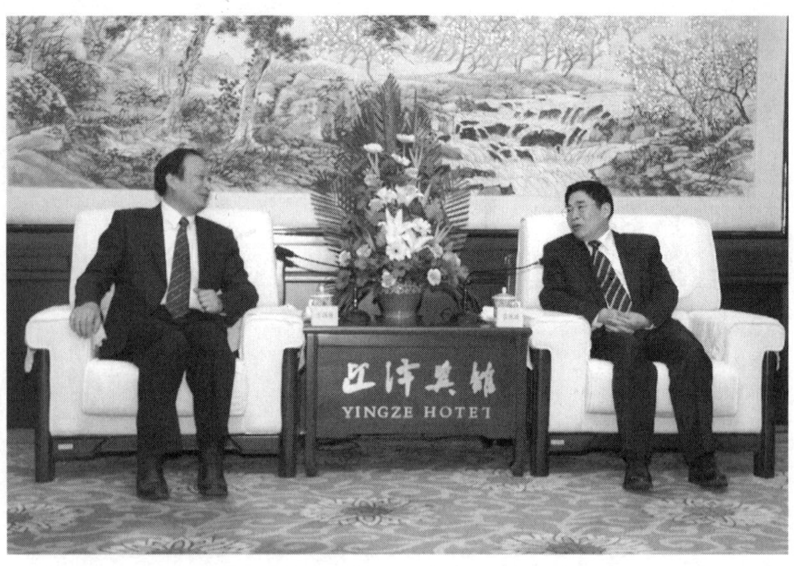

2011 年 10 月 28 日，山西省省委书记袁纯清会见了卫生部副部长、国家中医药管理局局长王国强

二、中医药服务能力进一步提升

（一）中医院内涵建设持续推进

深化中医院管理年活动。根据国家中医药管理局安排，山西省对全省中医院管理年活动进行了检查评估，加强督导检查和整改落实。经过近 3 年的管理年活动，中医院“西化”趋势得到有效遏制，中医药特色优势淡化的状况初步改善。

开展中医院等级评审工作。山西省 90 所中医院达到二级以上标准，山西中医学院第三中医院晋级三甲，晋中市中医院、忻州市中医院、长治市中医院、长治市中研附属医院迈入三级行列。此外，山西省中医院开展了全国三级中医院试评审工作。

（二）中医药重点专科建设取得突破

山西省中医院肿瘤科、山西中医学院中西医结合医院脑病科成为国家临床重点专科。13 家单位的 25 个专科成为国家中医药管理局“十二五”重点专科建设项目和培育项目。山西省中医院脾胃病科等 7 个专科通过了国家中医药管理局“十一五”重点专科验收，顺利进入“十二五”重点专科强化建设序列。此外，省级重点专科达到 110 个。

（三）中医药适宜技术全面推广

基层常见病、多发病中医药适宜技术在各地全面推广，乡镇卫生院和村卫生室 35 415 名医务人员参加了培训。

（四）中医药卫生应急和防治传染病能力逐步提升

山西省组织开展了县级中医院急诊急救技能培训。太原市第三人民医院等 6 所医院成为国家第三批中医药防治传染病基地。

（五）中医药人才队伍日益壮大

加强高层次人才培养。山西省完成了第四批全国老中医药专家学术经验继承人员结业考核，26 名学员全部通过考核。同时，为肖汉玺等 5 名老专家建立了传承工作室。

加强基层人才和技术骨干培养。山西省开展了中医类别全科医师岗位、转岗培训，举办了“西学中”培训班，中医肾病高级培训班等 3 个国家中医药管理局继续教育项目顺利开展，共培训 1 000 余人次。

推动院校教育改革发展。山西省卫生厅中医药管理局与山西省卫生厅科教处合作完成农村订单定向免费培养本科医学生（中医）50 人。山西省中医学校、晋中市卫校招收中等中医专业学生 196 人。山西中医学院积极探索人才培养模式改革，构建了模块化知识体系，编写了系列教材，

教学改革实验班正式开课。

三、中医药文化建设进一步加强

中医药文化科普宣传不断深入。山西省开展了“中医药文化科普宣传周”和“中医药科技文化进校园”活动，全省中医药系统广泛参与，中医药的社会认知度进一步提高。

中医院中医药文化建设成效显著。山西中医学院附属医院作为全国中医院中医药文化建设试点单位，在全省中医药文化建设中起到了引领示范作用，被确定为首家省级中医药文化宣传教育基地。该院与运城市卫生局、太原市中医院被评为全国中医药文化建设先进单位。

中医药文化专业队伍日益壮大。山西省举办了中医药文化科普宣讲人员培训班和中医药工作宣传信息（通讯）员培训班。

四、中医药行业形象进一步提升

全省中医药行业为民服务创先争优，“三好一满意”活动有序推进。2011 年 10 月 28 日，全国中医医院“三好一满意”活动经验交流会在山西太原召开，卫生部副部长、国家中医药管理局局长王国强出席会议并作了重要讲话，山西中医学院附属医院作了大会主题发言。该院开展“三好一满意”活动的做法受到全行业广泛好评，“有钱无钱、救命第一”的理念和实践引起强烈的社会反响，入选 2011 年度全国中医药工作“十大新闻”。

此外，中医临床路径和电子病历试点、中医医疗广告审批、中医药服务监测等多项工作顺利开展。

（赵红娟）

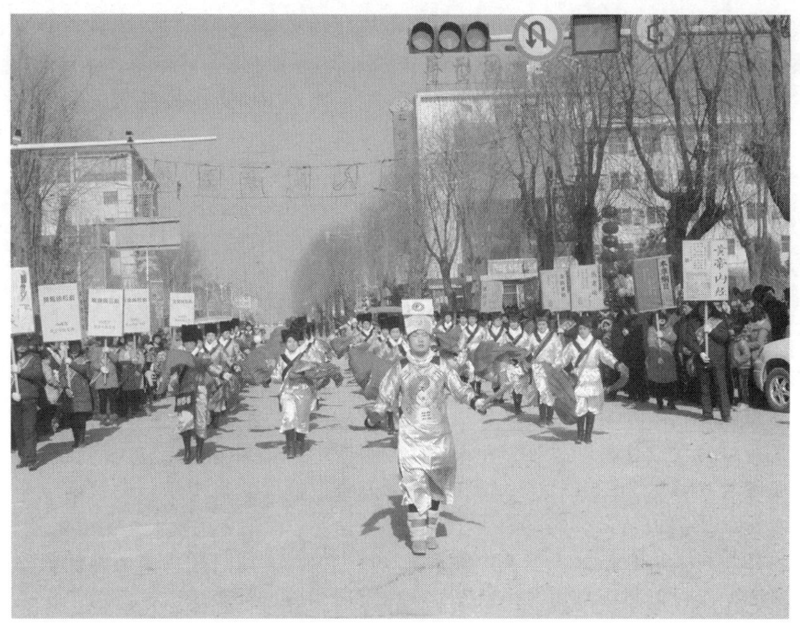

国家中医药文化宣传项目县：山西省灵丘县中医院中医药文化宣传

【内蒙古自治区 2011 年中蒙医药工作概况】

一、推进公立蒙医中医医院改革试点。

内蒙古自治区积极稳妥推进鄂尔多斯、通辽市公立蒙医中医医院改革试点工作，加大对公立蒙医中医医院改革试点的指导和督查力度，加强试点医院蒙医中医服务能力建设和特色专科建设。督促落实在基层医疗服务体系建设中实施的旗县级蒙医中医医院建设项目。

二、在新农合、医保中充分发挥蒙医药中医药的作用

在 2010 年将蒙中药纳入《内蒙古自治区基本药物增补目录》的基础上，2011 年内蒙古自治区将 469 种中成药和 216 种蒙药纳入《内蒙古自治区新型农村牧区合作医疗报销药品目录（2011 年版）》，民族药（蒙药）在原报销比例基础上提高比例不低于 15%。《内蒙古党委办公厅、政府办公厅印发〈关于深化医药卫生体制改革 5 项重点工作 2011 年实施方案〉的通知》要求，在定点蒙医中医医疗机构就医，报销起付线降低 20%，报销比例在原有基础上提高 15% ~20%，最高不超过 95%。针灸、放血、火针、针刺、熏蒸、整骨术、震脑术、手法推拿、药浴、敷疗、拔罐、蒙中医清肠术等蒙医中医诊疗技术列入报销范围。蒙药饮片按照甲类药品管理。

三、开展基本公共卫生服务蒙中医药服务试点工作

按照《国家中医药管理局办公室关于开展基本公共卫生服务中医药服务项目试点工作的通知》要求，内蒙古自治区确定呼和浩特市玉泉区和鄂尔多斯市准格尔旗为基本公共卫生服务蒙中医药服务项目试点地区，并纳入相应的协作组展开工作，探索在基本公共卫生服务中充分发挥蒙中医药作用的有效途径和模式。

四、推进蒙医中医电子病历试点工作

按照国家中医药管理局工作整体部署，兴安盟蒙医医院和鄂尔多斯市准格尔旗中蒙医医院被确定为国家蒙医中医电子病历试点单位，内蒙古自治区探索蒙医中医医院现有医疗信息系统的集成方法，逐步建立区域蒙医中医电子病历数据中心和区域内安全共享的蒙医中医电子病历信息管理系统和远程医疗系统，提高蒙医中医医疗机构信息化管理水平，有效利用医疗资源，提高医疗质量，保障医疗安全。

五、探索蒙中医药县、乡、村一体化管理模式

内蒙古自治区在鄂尔多斯市准格尔旗推行蒙中医药人才县、乡、村一体化管理试点工作，以循环调配的形式使蒙中医药专业人员在旗县级蒙医中医医院、苏牧乡镇卫生院和嘎查村卫生室间合理流动，探索乡村卫生一体化管理的模式，从而提高农村牧区乡镇、嘎查村两级

医疗机构的蒙中医药服务能力的。

六、健全蒙中医药服务体系

按照《内蒙古自治区卫生资源配置标准》和《内蒙古自治区公立医院改革试点实施意见》要求，内蒙古自治区逐步健全蒙医中医医疗服务体系，2011年全区旗县级及以上蒙医中医医疗机构增加到122所。加强基层蒙中医药工作，按照国家中医药管理局《农村中医药工作指南（试行）》要求，指导县级中医医院、基层医疗卫生机构更好地开展农村牧区蒙中医药工作。在全区范围内开展基层中医药（民族医药）县级单位创建活动。通过努力，基本建立起了以自治区级蒙医中医医院为龙头，以盟市级蒙医中医医院为骨干、以旗县级蒙医中医医院为基础、以其他各级各类医院蒙医中医科为补充、以城市社区卫生服务机构和苏木乡镇卫生院嘎查村卫生室为网底的比较完善的蒙医中医医疗服务体系。

七、开展蒙医中医医院评价和管理年活动检查评估工作

在2010年开展“以病人为中心，以发挥蒙中医药特色优势为主题”的蒙医中医医院管理年活动的基础上，2011年内蒙古自治区重点加强对蒙医中医医院管理年活动的检查评估及督查整改，同时开展蒙医中医医院评价工作，截止到2011年11月，完成对全区34所蒙医中医医院的评价工作。

八、加强蒙医中医医院内涵建设

在注重蒙医中医医院数量规模与综合能力提高的同时，内蒙古自治区加强蒙医中医重点专科、特色专科建设。圆满完成内蒙古中蒙医医院五疗科、内蒙古民族大学血液科等11个国家“十一五”重点专科建设任务，并于2011年9月底顺利通过国家评审验收。内蒙古中蒙医医院肛肠科等4个专科被列为国家临床重点专科建设项目的同时，积极申报国家中医药管理局“十二五”中医（民族医）重点专科建设项目。通过建设，逐步形成专业覆盖齐全、层次分布合理、服务优势明显、规模效益较好、创新能力较强的蒙中医药专科群体。

九、加快重点民族医医院建设步伐

在国家和自治区的大力支持下，内蒙古国际蒙医医院即将落成，拟定2011年年底开业。建成后的国际蒙医医院将是一所集医疗、教学、科研等功能齐全现代化综合性的三级甲等医院，是8省区蒙医药医疗、科研、教学指导中心及蒙医药国际交流中心，拥有国家蒙医药技术骨干培训基地和国家蒙药制剂中心，同时也是内蒙古医学院蒙医药临床医学院、内蒙古民族大学教学医院。首批国家级重点民族医医院建设项目顺利通过评审验收。组织申报第二批重点民族医医院和重点中西医结合建设单位。

十、积极发展蒙医中医预防保健服务

在总结推广内蒙古中蒙医医院、呼和浩特市玉泉区社区卫生服务中心2个“治未病”蒙中医药预防保健试点单位经验的同时，内蒙古自治区组织召开“蒙医心身医学整体健康互动疗法应用研究”课题论证会，充分肯定了蒙医在预防保健领域的作用。

十一、积极申报蒙医中医临床传染病基地

在原有蒙医中医临床传染病基地的基础上，内蒙古自治区鼓励包头市传染病医院、通辽市传染病医院、赤峰市蒙医中医医院和赤峰市传染病医院、乌兰察布市蒙医中医医院、乌兰察布市传染病医院、阿拉善盟蒙医医院、阿拉善盟传染病医院申报国家中医药管理局第三批中医药传染病临床基地，实现全区58%的盟市建有蒙医中医临床传染病基地，完善了蒙医中医应急保障机制，确保蒙医中医人员在第一时间参与传染病医疗救治。

十二、开展农村牧区和社区蒙中医药管理局数据监测

内蒙古自治区整理分析2010年农村牧区和社区蒙中医药服务监测报告，开展2011年农村牧区和社区蒙中医药管理局监测工作，全面、及时、动态地掌握基层蒙中医药医疗信息，为各部门科学决策和宏观调控提供可靠依据，逐步推进基层医疗卫生服务水平。

十三、加强人才队伍建设

按照《内蒙古自治区人民政府办公厅关于重视解决全区蒙医药中医药人才紧缺问题的通知》精神，内蒙古自治区多途径、多层次加强人才培养，完善梯队建设。加强蒙中医药高层次人才和基层工作人员培养工作。通过京蒙对口支援渠道，选派69名蒙医中医医院的专业技术人员赴驻京部队医院参加培训，选派30名骨伤针灸专业人员赴京进修，选派专业技术人员赴四川、湖南知名中医整骨医院进修学习。90名乡镇卫生院蒙医中医专业技术人员参加了免费大专学历教育。继续开展乡村医生蒙医中医中专学历教育。通过工作室建设开展名医带徒师承活动，2011年在全区范围内选拔122名老蒙中医药专家，为其选派231名继承人，开展经验继承工作，继承、研究、整理名蒙医名中医丰富的临床经验和独特的诊疗技术，培养一批高层次蒙中医药人才。在自治区财政厅、人事厅的支持下开展了自治区首批基层名老蒙医中医评选工作，在全区旗县以下选拔出158名名蒙医、名中医。完成2011年蒙医中医专业高级技术资格评审工作。

十四、实施民族医药文献整理和适宜技术推广项目

2010年国家中医药管理局公共卫生资金专项民族医药文献整理及适宜技术筛选推广项目中，内蒙古自治区的20项文献整理和20项适宜技术推广项目按计划进行，按照国家中医药管理局的要求召开了文献整理及适宜技术推广项目培训会，协调依托管理单位（内蒙古国际蒙医医院）将各子项目经费拨至各项目单位；和北京臻睿胜科技有限责任公司签署蒙医药适宜技术推广项目的课件拍摄合作协议。

十五、开展首批老蒙医药中医药专家学术经验继承工作

内蒙古自治区分期开展苏荣扎

布、吉格木德等名老蒙医药专家学术经验传承视频讲座，促进蒙医药中医药的继承与创新。国家第四批师承工作进展顺利。

十六、建设名老蒙医中医工作室

国医大师苏荣扎布传承工作室和朱宗元名老中医传承工作室2个名老蒙中医药专家传承工作室建设完成，通过国家验收。2011年包金山等5名老蒙中医药专家工作室获得立项。同时，整理了苏荣扎布、白宝玉、都格尔扎布、额尔敦毕力格4名老蒙中医药专家学术思想和临床诊疗经验。

十七、组织编纂多媒体《中华医学百科全书》蒙医学分卷

将蒙医中医传统与现代人类文明成果有机结合，提升蒙医中医科研竞争力。内蒙古自治区积极做好国家重点出版工程——多媒体《中华医学百科全书》蒙医学分卷的编纂工作；做好2个国家级重点研究室和1个三级实验室建设工作；在财政支持下，做好以内蒙古国际蒙医医院、内蒙古医学院蒙医药学院和内蒙古民族大学附属医院为建设基地，蒙药复方制剂临床药效学评价研究工作进展顺利，争取在2011年研制成功7个品种；做好国家“十一五”科技支撑计划“蒙医药关键技术示范3个课题的研究”及“名老蒙医临床经验学术思想传承研究”结题验收工作；争取申报国家级项目，做好继续申报国家级及自治区级科研课题，鼓励蒙医药中医药人才积极投身于科研工作。

十八、推进蒙医药标准化建设

第二轮蒙医药标准化项目稳步进行，努力将蒙医药标准化项目提升为国家标准。2011年内蒙古自治区出版了《中国蒙医骨伤学》，《蒙医护理标准》已经进入最后统稿阶段。在呼和浩特市召开国家药典委员会民族药标准提高项目技术培训暨蒙药材标准增修订项目论证会，研究讨论了民族药标准化研究的有关技术问题，确定了蒙药及其他民族药标准化研究策略及方法，解决了民族医药有关标准的技术提高问题。

十九、加强蒙中医药文化建设

内蒙古自治区开展内蒙古蒙医中医文化科普巡讲活动，邀请国家中医药管理局中医文化科普巡讲专家团先后在呼伦贝尔市、兴安盟、呼和浩特市、包头市、鄂尔多斯市的社区、学校、机关进行了12场讲座，向广大人民群众提供正确、科学、权威的蒙中医药科普知识，并宣传推广蒙医中医“治未病”的理念，从而满足人民群众对蒙中医药养生保健知识的需求。以开展“2011年中医中药中国行·蒙医蒙药内蒙古行·进苏木乡镇嘎查村、进社区、进家庭”活动为平台，促进蒙医药中医药文化传播，推进蒙医药中医药服务深入基层、惠及千家万户。同时加强巴彦淖尔市中医院、鄂托克旗蒙医院2个蒙医药中医药文化试点建设工作。2011年自治区3所蒙医中医医疗机构和5名蒙医中医工作人员分别获得全国中医文化建设先进单位和先进个人荣誉称号。开展《蒙医药民间医疗保健故事科普读物》审稿、论证和出版工作。

二十、加强学术交流和对外宣传

一是组织开展学术交流，充分发挥内蒙古蒙医药学会和中医药学会在学术交流中的“桥梁”和“纽带”作用。协助中央电视台《大家》栏目，做好国医大师苏荣扎布教授专题节目摄制工作。在呼和浩特电视台的支持下，录制播出的《蒙中医说病》栏目，受到广大观众的好评。以内蒙古国际蒙医医院作为涉外诊疗平台，通过以蒙医药优质的服务和精湛的技艺为国外患者提高良好的医疗服务，提高蒙医药在国内外的知名度和声誉，强化对蒙古、俄罗斯等周边国家的辐射带动作用。2011年中央电视台《中华医药》栏目、安徽电视台《人与健康》栏目、辽宁新华社记者、超星图书馆采访内蒙古自治区蒙中医药事业、国医大师、名老蒙中医药专家。内蒙古自治区蒙医药在临床、科研等方面与蒙古国开展合作交流。二是收集整理内蒙古自治区蒙中医药事业发展60周年以来的图片、文件等资料。完成《蒙医药民间医疗保健故事科普读物》审稿、论证和出版工作。三是国家级非物质文化遗产生产性保护示范基地建设实地考察。内蒙古中蒙医医院、内蒙古自治区内蒙古国际蒙医医院和通辽市蒙医整骨医院被评为国家级非物质文化遗产生产性保护示范基地单位。四是在《中国蒙医药》杂志座谈会上，安排部署2011年工作任务，并努力将《中国蒙医药》杂志由双月刊改为月刊，同时积极申报《中国蒙医药》杂志为核心期刊。

二十一、开展京蒙对口支援工作

2011年7月22日，内蒙古自治区在锡林浩特市召开北京市-内蒙古自治区蒙中医药对口支援工作会议，会议确定《京蒙蒙中医药对口支援2011年行动计划》，即京蒙蒙中医药对口支援工作将实施“163”行动计划，即突出“做强一个专科，带出一支队伍”的工作重心，落实好“一对一”结对子、人员派驻、技术帮扶、人员进修、巡诊医疗、远程会诊6项内容，实施北京市对支援医院、内蒙古自治区对受援医院和支、受援医院内部3项考核。北京市和内蒙自治区将进一步加强对京蒙蒙中医药对口支援工作的管理，合力推进对口支援工作落到实处。

（岳红娟）

【辽宁省2011年中医药工作概况】

一、继续深入贯彻落实《国务院关于扶持和促进中医药事业发展的若干意见》精神，统筹全省中医药事业发展

《国务院关于支持和促进中医药事业发展的若干意见》出台后，辽宁省省委、省政府高度重视，经多方调研及征求意见，于2011年3月11日正式印发了《辽宁省人民政府关于扶持和促进中医药事业发展的实施意见》，从完善服务体系、发挥特色优势、推进继承与创新，提高科研能力和水平、加强人才队伍建设、支持中药产业发展、加强文化建设与国际交流及切实加强对中医药工作的领导等方面对辽宁省中医药事业的发展进行了全面的部署。同时，辽宁省卫生厅积极协调各相关厅局，为辽宁省中医药事业的发展提供政策、资金等方面的支持。辽宁省财政厅安排4 500万元作为辽宁省中医药事业发展专项补助经费，主要用于中医药临床重点学（专）科能力建设、农村基层人员中医专业成人高等学历教育、基层常见病与多发病中医药适宜技术推广、县级中医特色专科、急诊急救能力建设、综合医院中医科建设、县级中医专科骨干培训等方面。

中医药工作也得到了各市政府部门的高度重视。2011年，沈阳市出台了《沈阳市人民政府关于扶持和促进中医药事业发展的实施意见》，营口市卫生局经请示市政府印发了《营口市扶持和促进中医药事业发展实施意见》，为本地区的中医药事业发展提供了政策上的保障。沈阳、大连、锦州还加大了对中医药工作的支持和投入力度，在中医药人才培养、各级中医医疗机构建设等方面进行了重点支持。

二、积极参与医药卫生体制改革，在深化医改工作中发挥中医药作用

全省中医系统按照卫生部和国家中医药管理局联合印发的《关于在深化医药卫生体制改革工作中进一步发挥中医药作用的意见》要求，围绕在深化医改5项重点工作中发挥中医药作用这一主线，积极参与医改工作。在基本医疗保障制度建设中，辽宁省注重鼓励提供中医药服务，提高在新农合中中医药的报销比率。沈阳市将列入新农合报销目录中的中医治疗费用及传统中药饮片费用在原有基础上提高报销比例10个百分点。锦州市参合人在门诊统筹中中药报销补偿比例提高10%，在住院统筹中报销比例补偿起付线降低100元，住院报销补偿比例提高10%，纳入管理的慢性病报销补偿比参照门诊、住院报销补偿办法执行。在基本药物制度建设中，辽宁省坚持中西药并重的原则，注重鼓励中药的使用，积极推动中药品种纳入增补目录。在公共卫生服务逐步均等化工作中，辽宁省坚持重心前移，注重在预防保健工作中发挥中医药技术的作用，辽宁省已有国家中医药管理局“治未病”试点单位4个，各级中医医疗机构也结合本地区、本单位实际为广大人民群众提供了具有中医药特色的预防保健服务。沈阳市、大连市结合本地区实际，开展了市级中医药适宜技术推广工作，两市共培训基层医务人员3 700人次。在城乡基层医疗卫生服务体系建设中，辽宁省把省财政投入的中医药事业发展专项经费中的3 300万用于农村中医药服务体系建设。重点加强县级中医医院中医药服务能力建设，提升县中医院技术水平和综合服务能力，带动基层中医、民族医医院临床重点专科和特色专科建设，以满足百姓对中医药服务的需求。同时，辽宁省还争取到中央财政项目资金3 600万元，重点支持18个省级扶贫县、陆路边境县、民族自治县的县级中医、民族医医院用来改善医疗设备条件。在公立中医医院改革试点中，鞍山市作为公立医院改革试点城市，在深化医改工作中，坚持中西医并重、中医药与西医药互相补充、协调发展。把公立中医医院作为重点领域，放在优先发展的位置上，在资金投入、资源配置、政策调整上予以倾斜。在公立中医医院中，实行了国家基本药物制度；在财政补贴上实施重点定向投入；在人事制度上全面实行岗位聘任制、用工合同制；在分配制度上实行绩效工资制。沈阳市出台了对市中医院按照门诊患者每人次15元的标准给予补贴的倾斜政策。

三、继续组织开展中医医院管理年活动，全面提升辽宁省中医医疗质量和中医医院管理水平

按照国家中医药管理局统一部署和要求，辽宁省继续开展“以病人为中心，以发挥中医药特色优势为主题”的中医医院管理年活动。辽宁省先后制订了活动方案和检查评估方案，印制了统一的专家手册和《中医医院管理年活动文件汇编》，组织收看了国家中医药管理局中医医院管理年视频会议，召开了省级检查评估专家培训会。2011年5~6月，辽宁省组织了6个评估组、69名专家，采取以市为单位循环检查的方式，对全省57所二级及以上中医医院进行了集中检查评估，并于年底对后续整改工作进行了抽查。辽宁省的“中医医院管理年”工作得到了国家中医药管理局的高度肯定。

与2010年相比较，2011年度辽宁省各级各类中医医疗机构年收治门诊患者916万人次，同比增长7.5%；年收治急诊患者60万人次，同比增长7.3%；年收治住院患者40万人次，同比增长17.9%；年业务收入42.5亿元，同比增长21%。据2011年度全省中医医疗机构业务情况统计报表显示，2010年12月~2011年11月，辽宁省年度总收入超过亿元的中医医疗机构已达10所。其中，辽宁中医药大学附属医院年业务收入超过6个亿，在高水平的起点上继续保持稳定的增长。辽宁中医药大学附属第二医院保持了良好的发展势头，年业务收入增幅达25%。沈阳市中西医结合医院、苏家屯区中医院业务收入超过2亿元。丹东市中医院年业务收入首次突破亿元大关。大连金州区中医院、鞍山海城市中医院、海城正骨医院、丹东凤城市中医院、朝阳北票市中医院5所县级中医院年业务收入也超过或接近9 000万，显示了辽宁省县级中医医疗机构的勃勃生机。

四、扎实推进专科和队伍建设，全面提升中医医院服务能力和水平

把加强重点专科建设作为突出中医特色优势的重点工作。在27个“十一五”国家中医药管理局重点专科建设项目全部通过国家中医药管理局验收的基础上，辽宁省又组织了24个专科申报国家中医药管理局“十二五”重点专科。辽宁中医药大学附属医院内分泌科、心血管科和辽宁中医药大学附属第三医院肛肠科、中国医科大学附属盛京医院脾胃科4个科室在卫生部、国家中医药管理局组织的国家临床重点专科评审中脱颖而出，成功获批。以培养中青年骨干医师作为提升中医医院内涵建设的抓手，组织了全省中医药知识技能和青年中医师基本技能竞赛。

五、完善基层中医药服务网络，着力推进基层中医药工作

通过创建基层中医药工作先进单位工作，辽宁省大力加强基层中医药服务能力建设。大连市金州区、抚顺市清原县、锦州凌海市、葫芦岛兴城市被批准为全国农村中医药工作先进单位。沈阳市东陵区（浑南新区）被批准为全国社区中医药工作先进单位。沈阳市于2011年12月通过了国家中医药管理局对其创建全国社区中医药工作先进市的考核。丹东东港市等4个县被批准为辽宁省中医工作达标县，营口市站前区等3个区被批准为辽宁省中医药特色社区卫生服务示范区。

辽宁省共有全国社区中医药工作先进单位5个，全国农村中医药工作先进单位10个，辽宁省中医药特色社区卫生服务示范区12个，农村中医工作达标县19个，辽宁省农村中医工作先进县、达标县覆盖率近60%。

六、贯彻落实国家中医药管理局等部门文件精神，推进综合医院中医药事业发展

认真贯彻落实《关于切实加强综合医院中医药工作的意见》。辽宁省批准辽宁省人民医院、辽宁中医药大学附属医院成立了辽宁省中西医结合心血管病治疗中心，批准大连医科大学附属二院成立了辽宁省中西医结合糖尿病足治疗中心。通过横向整合医疗资源，扩大了中医药服务覆盖面。同时积极开展全国综合医院中医药工作先进单位创建活动，辽宁省现有全国综合医院中医药工作示范单位1个，2所综合医院正在开展创建工作。

七、加强中医药人才队伍建设，完善中医药人才培养体系

辽宁省组织开展“农村基层人员中医专业成人高等学历教育项目”，招收500名基层中医药人员接受免费教育。加强对“二批优才”和“四批师承”工作的日常监督管理工作。组织开展了3期针对以上两类学员的研修培训班。完成了对辽宁省56名“四批师承”学员继承工作实绩的结业考核工作。推荐辽宁中医药大学附属医院郭恩绵教授等5名专家申报第二批全国名老中医药专家传承工作室并获得批准。获批20项国家级中医药继续教育项目。审批实施省级中医药继续教育项目136项，培训省内外相关人员2万余人次。

八、进一步加强中医药继承创新工作，提高中医药临床服务能力

辽宁省组织开展了2011年度辽宁省中医药临床学（专）科能力建设项目，评选出“基于个性化诊疗群体小儿肺炎易感危险因素调查及中医综合防治方案干预临床疗效评价能力建设”等11个项目进行立项资助。

辽宁中医药大学附属医院的国家中医临床研究基地建设工作开展顺利，完善了重点病种研究方案；搭建了临床科研信息共享系统平台；制订了临床科研骨干和团队培养计划和中医临床科研管理规范；建立了中医药临床研究伦理审查体系。在国家中医药管理局督导检查中获得了“组织有力，扎实推进，进展显著，成效突出”的高度评价。辽宁省中医药研究院近年来通过转变科研理念，改善科研环境，整体水平有了显著提高，已经建成了3个国家中医药管理局三级实验室，1个省临床中药工程技术研究中心，7个省级重点实验室，1个省中医药管理局重点研究室和1个的SPF级试验动物中心所组成的中药新药研究开发平台和中药新药临床评价平台。

省级中医医、教、研机构共获得国家级课题20项，省市级课题69项，纵向课题经费超过1亿元，横向合作经费约3 000万元。获得辽宁省科技进步一等奖1项、二等奖2项、三等奖3项；沈阳市科技进步一等奖1项、二等奖2项、三等奖6项。辽宁中医药大学杨关林教授主持的“痰瘀论治动脉粥样硬化性疾病的系列研究”项目获省科技进步一等奖，这是自2005年后辽宁省中医药行业再次获此殊荣。由中医、西医、计划生育3个系统共同完成的公益性课题“辽宁省农村卫生适宜技术推广示范研究项目”荣获省科技进步二等奖。

九、加强中医药文化建设，创建良好的中医药发展社会环境和人文环境

辽宁省组织辽宁中医药大学附属二院、彰武县中医医院开展了中医医院文化建设工作。组织大连庄河市、鞍山海城市、抚顺清原县、营口大石桥市、铁岭开原县6县（市）中医医院开展了中医药知识宣传普及活动。印制《辽宁省中医知识宣传手册》小折页版5 000套共50 000册，《中医养生保健300问》12 000册，联合中国中医药出版社印制《辽宁省中医养生保健手册》16 000册，委托辽宁中医药大学附属医院印制各种宣传单20种共计20万张，免费下发全省。同时，在北国网《健康频道》开设了《辽宁省中医药文化科普宣传专栏》，开放了中医药科普全省行、中医药信息速递和中医养生保健知识竞赛等子专栏。

辽宁省组织开展“中医中药中国行——进乡村　进社区　进家庭”活动。制订并印发了活动实施方案，于2011年9月20日在沈阳市东陵（浑南新区）组织开展了“中医中药中国行科普宣传周”活动启动仪式，活动以“传承中医国粹，传播优秀文化，共享健康和谐”为主题，得到沈阳市卫生局、东陵（浑南新区）卫生局的大力支持，共有15所驻省会城市中医医疗机构参加义诊咨询活动，共出动车辆34台次，参加义诊专家68人，接受义诊群众2 100人次，咨询、义诊群众2 100人次，发放宣传资料25 728份（册），制作宣传版59块，赠送药品558盒。各市也根据方案安排，在本地区组织了宣传周启动仪式。活动期间，还开展了“中医中药大篷车走进乡村活动”，由30名专家分3组到3个乡镇开展义诊活动，受到当地群众的热烈欢迎。

辽宁省举办全省中医药科普巡讲专家培训班，全省中医系统共120

人参加了培训，通过培训、考核和评议，初步选定鞠宝兆等31名专家为辽宁省中医药科普巡讲团成员。

十、坚持依法行政，切实做好其他职能工作

2011年，辽宁省共有5 986人报名参加中医类别执业医师考试，经审查合格4 637人，其中4 473人参加了实践技能考试，3 263人顺利通过实践技能考试，通过率为72.94%。对省内276名通过资格审查认定的确有专长人员和37名传统医学师承人员进行了考试考核，共认定106人为辽宁省传统医学师承和确有专长人员。

为全面提升辽宁省中医高级专业技术资格评审水平，辽宁省中医药管理局于2011年5月对辽宁省中医高级专业技术资格评审专家库进行更新，以此来提高评审水平，完善评审制度。2011年9月，辽宁省开展了2011年卫生系列中医类别高级专业技术职务评审答辩工作，共报评235人，审查、评审合格170人，通过率72.3%。

2011年，辽宁省共审批中医医疗广告33件，其中不合格中医医疗广告2件，对涉嫌违法发布中医医疗广告的13家中医医疗机构进行了查处，并及时将有关医疗广告监测和查处情况通报工商管理部门。

（张宏邈）

【吉林省2011年中医药工作概况】

一、中医药领导机制和医改工作

一是协调领导机制，管理体系进一步完善。吉林省政府建立了中医药工作部门联席会议制度，确定了20个部门扶持和促进中医药事业发展的职责任务，明确了年度工作安排及部门分工。吉林、辽源、松原等地积极发挥协调领导机制作用，推动了中医药重点任务的完成。截至2011年底，全省已有54个县（市、区）政府在卫生局加挂了中医药管理局的牌子，长春、四平、通化、白城、辽源、白山6个市、州实现了县级中医药管理机构全覆盖。

二是“十二五”期间中医药发展得到全面规划。在《吉林省国民经济和社会发展第十二个五年规划纲要》中，吉林省提出要“依托我省中医药资源优势，大力发展中医药事业，加强国家中医临床研究基地建设，推进县级重点中医院建设”，“大力发展集健康保健、养生康复与健康旅游为一体的健康产业”，为中医药提升能力、拓展领域、发挥特色优势提供了重要保障。各市、州在编制地区卫生事业发展规划过程中，将中医药融入大卫生工作，吉林市以政府名义印发了中医药事业发展规划，延边州还协调制定了朝医药规划。

三是《吉林省人民政府关于扶持和促进中医事业发展的实施意见》（简称《实施意见》）确定的政策措施逐步落实。吉林省政府召开了全省中医药发展大会，部署了“十二五”期间中医药发展任务，全面落实《实施意见》；省委书记孙政才、省长王儒林在会议期间均作出重要指示，卫生部副部长、国家中医药管理局局长王国强，吉林省副省长马俊清到会作了重要讲话。辽源、长春、吉林市政府先后出台了《扶持和促进中医药事业发展的实施意见》，长春市政府还召开了全市中医药发展大会。

四是中医药在深化医改中的作用进一步发挥。各市、州中医药部门在深化医改5项重点中，认真落实卫生部、国家中医药管理局关于在医改中发挥中医药作用的意见，取得了积极进展。在基本医疗保障制度建设中，更加注重鼓励中医药服务的提供和利用，推动了新农合和城镇医保中医药倾斜政策的落实。在基本药物制度建设中，坚持中西药并重原则，落实临床中成药配备使用规定，加强医疗机构中药饮片质量管理。在公共卫生服务均等化中，长春市南关区开展了项目试点，探索了中医药参与老年人健康管理和居民健康教育的有效模式。在公立医院改革中，确定农安、延吉、镇赉、乾安4个县中医院为全省公立医院改革试点单位；开展了中医医疗机构临床路径实施试点，推进了22个专业95个病种中医诊疗方案的实施。

二、中医医疗和预防服务保健工作

一是基层中医药服务能力进一步增强。抚松、镇赉、东丰、通化县和长春市朝阳区、宽城区分别被命名为全国农村、社区中医药工作先进单位，长春市被确定为全国首批13个地市级社区中医药工作先进单位之一。长春中医药大学附属医院和8家县级中医医院成为全国省级、县级中医药适宜技术推广基地。

二是市县级中医医院能力建设项目稳步实施。56个市县级中医医院和民族医医院能力建设项目落户吉林省，获得中央补助资金1.14亿元。项目单位需求的1 559台件国产设备已完成招标和签约供货，61%的采购资金已执行完毕；41台件进口设备已完成招投标，计划于2012年2月底前完成供货。

三是预防保健服务体系和能力建设积极开展。长春中医药大学附属医院、吉林中西医结合医院作为国家第一批“治未病”试点单位，长春市绿园区、南关区被确定为国家第二批“治未病”试点地区，双辽市被确定为中医养生保健服务机构准入试点地区，前郭县中医院等4家医疗机构被确定为国家第四批“治未病”试点单位。

四是中医医院管理和专科、专病建设得到加强。“以病人为中心，以发挥中医药特色优势为主题”的中医医院管理年活动深入开展。长春中医药大学附属医院推拿科、吉林省中医药科学院老年病科、吉林省肿瘤医院中西医结合科被确定为国家临床重点专科（中医专业）建设项目，获得中央补助资金900万元；23个国家中医药管理局“十一五”重点专科（专病）通过验收，26个项目申报了国家中医药管理局“十二五”建设项目；122个项目被确定为吉林省中医药管理局“十二五”重点专科（专病）建设项目。

五是中医药防治传染病和重大疾病能力得到强化。长春市传染病

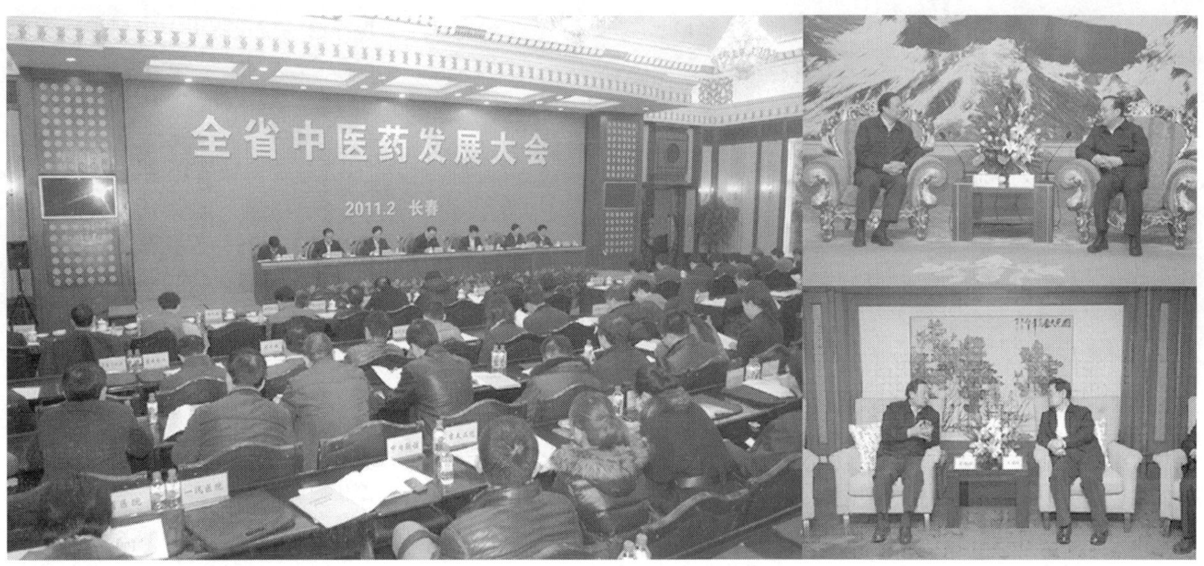

2011年2月，吉林省召开全省中医药发展大会，全面部署中医药工作任务。期间，吉林省省委书记孙政才（右上图）、省长王儒林（右下图）分别会见了卫生部副部长、国家中医药管理局局长王国强

医院被确定为国家中医药防治传染病临床基地和防治艾滋病基地。四平市传染病医院被确定为国家中医药防治传染病临床基地建设单位。吉林市船营区关爱医院作为吉林省中医药防治艾滋病定点医院，深化临床研究，强化试点管理和业务培训，2011年累计治疗艾滋病患者73名。

六是民族医和综合医院中医药工作有效推进。延边朝医医院通过了全国重点民族医医院建设验收；图们、安县、珲春、龙井市中医医院均加挂了朝医医院牌子，设立了朝医病区，其他部分中医医院也设立了朝医科。继续开展全国综合医院中医药工作示范单位创建活动，吉林省医院、吉林大学一汽总医院、长春市人民医院、长春市传染病医院通过了国家检查评估，中医药成为综合医院发展的重要内容。

七是中医医师准入管理进一步加强。继续加强考务管理，严肃考风考纪，强化对实践技能考试和综合笔试的巡考工作，有效降低了综合笔试雷同率，吉林、白城、白山地区雷同率均在10%以下。朝医医师资格考试正式纳入国家考试范围，又有43人通过综合笔试。3年来已有124人获得朝医医师资格。启动了传统医学师承人员出师考核，4人通过考试并达到国家标准。

三、中医药人才培养工作

一是高层次人才培养稳步推进。吉林省制定了人才培养“十二五”规划；强化了项目规范化管理，完成了全国第四批师承学员结业考核，开展了省级师承和优秀中医临床人才研修项目中期评估。加强了省级中医药重点学科规划和建设。与卫生部党校联合举办现代医院职业院长EMBA课程精华班，53名中医药管理干部参加了年度学习。

二是基层人才培养模式不断创新。吉林省深入实施城市社区中医类别全科医师岗位培训项目，260人参加了培训，249人考核合格。启动了县级中医临床技术骨干培训项目，计划在1年内为每个县级中医医院培养1名中医临床技术骨干。“长白山杏苑新林”人才培养项目正式实施，探索跨省师承教育模式方法，辽源站工作有序开展。实施了“西学中”人才培养项目，首期培训在伊通如期举办。松原市将“四大经典”确定为中医药继续教育公共必修课，成为继续教育年度考核、医师定期考核必备条件。

三是学历教育扎实开展。吉林省继续开展乡村医生中医专业中专学历教育，94名2009年入学学员取得中专学历。经国家中医药管理局批准，省内2所中专学校恢复中医专业招生，年度招收233人。实施了国家农村订单定向免费中医专业医学生培养项目，8个市、州和28个县、市、区的50个乡镇卫生院落实了定向培养任务，48人被长春中医药大学录取并在读。

四是名老中医药专家学术传承得到加强。2011年国家批准阎洪臣、王烈、南征、于作盈、全炳烈5名专家为工作室建设项目专家，签署了建设任务书。3个省级名老中医药专家传承工作室建设有序推进。启动了《吉林省名中医》系列丛书编写工作。

五是中医住院医师规范化培训全面筹备。成立了吉林省毕业后中医药教育委员会，依托长春中医药大学附属医院组建了办公室；制定了省中医住院医师规范化培训基地认定及管理办法和标准，确定5家三级中医医院为省级培训基地。

四、中医药科研工作

一是国家中医临床研究基地建设稳步推进。2011年，基地新争取科研立项78项，获得经费1 700余万元，获各级科技进步奖9项；参与了9个病种的国家中医药标准制（修）订、推广和评价，新开展临床试验项目38项；承办了国家基地业务建设北片座谈会和全省中医临床方法学高级研讨会；改扩建后新增面积1.2万平方米、床位227张。

二是科研平台建设和科研能力进一步提高。吉林省中医药科学院承担的吉林省创新医药公共服务平台建设扎实推进，2011年度投入700万元完善基础设施，SPF级动物室正式运营，中试车间完成建设；强化了与大中型医药企业的项目合作，签订服务项目19项、合作研发项目35项，开展网络咨询服务140余次、检索查新服务89项。完成138个省中医药管理局二级实验室、研究室换证登记，新增14个。

三是启动了国家中药资源普查试点工作。吉林省积极争取第四次全国中药资源普查试点项目，吉林省被确定为10个试点省之一。吉林省政府成立了以副省长马俊清为组长的试点工作领导小组，组建了专家指导委员会，确定长春中医药大学为技术依托单位，并批准在敦化、抚松、集安等18个县（市）重点开展资源普查工作。

四是文献整理及适宜技术筛选扎实开展。落实国家民族医药文献整理及适宜技术筛选推广项目任务，10部民族医药文献、5项适宜技术纳入项目研究计划，各项工作有序推进。启动了民间医药知识和技术挖掘整理工作。

五、中医药文化建设和行风建设

一是文化建设日益受到重视。吉林省举办了全省中医药系统院歌大赛暨文化建设图文展评活动，阶段性总结和展示了院歌、院徽、院报、办院理念等文化建设成果。进一步推进6所全国中医医院中医药文化建设试点单位内涵建设，示范带动作用得到强化。长春中医药大学被确定为省级中医药文化宣传教育基地，论证提出了基地建设任务和发展目标。

二是文化科普宣传活动形成品牌。吉林省中医药学会面向基层和群众持续开展“中医大讲堂”、“名中医讲堂”巡讲活动，现场听众2 000余人次。各级中医药管理部门和中医医院注重创新模式方法，落实“中医药文化科普宣传周”活动任务，集中向百姓传播中医药文化科普知识，扩大了行业影响。强化了中医药文化科普宣讲能力培训，培养品牌活动宣讲骨干。

三是“三好一满意”活动深入开展。各地区、各单位将“三好一满意”活动与创先争优、中医药文化建设及医院内涵建设、促进中医药特色优势发挥的机制建设等紧密结合，营造比学习、比工作、比奉献和学先进、赶先进、当先进的良好氛围，涌现了陈祥义等一批先进典型，推动了和谐医患关系构建和医疗服务质量提升，得到了国家中医药管理局肯定。

（孟庆彬）

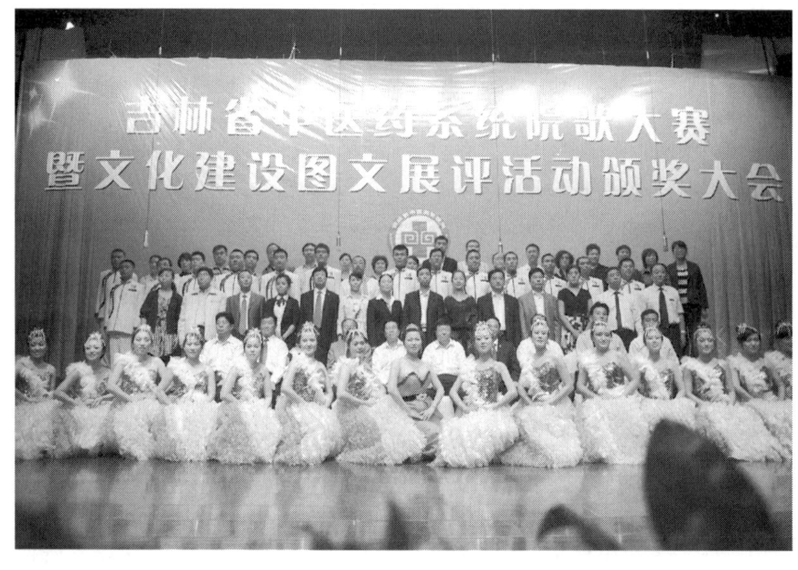

吉林省召开全省中医药系统院歌大赛暨文化建设图文展评活动

【黑龙江省2011年中医药工作概况】

一、出台《黑龙江人民政府关于扶持和促进中医药事业发展的实施意见》，实现《国务院关于扶持和促进中医药的事业发展的若干意见》的龙江化

为使《国务院关于扶持和促进中医药的事业发展的若干意见》的实施更加条理化、系统化，增加可操作性，增强执行力，黑龙江省政府于2011年7月出台了《黑龙江省人民政府关于扶持促进中医药事业发展的实施意见》（简称《实施意见》），将《国务院关于扶持和促进中医药的事业发展的若干意见》的宏观纲领化为具体的政策措施，并吸收了此前各省出台的扶持中医药事业发展的研究成果，可以说是目前对中医药事业扶持力度最大、保障水平最高的一个文件。

一是明确了黑龙江省中医药事业发展的目标。结合实际，《实施意见》确立了在“十二五”末建成中医药大省、2020年建成中医药强省的发展目标，并对医、教、研、健、文、产都作出了具体规划。要求到“十二五”末，要建成覆盖街道和村的中医药服务网络。乡镇卫生院和社区卫生服务中心的中医药人员数不低于25%，村卫生所（室）和社区卫生服务站全部能够提供中医药服务。基层中医药适宜技术推广率达到95%。每个县（市、区）要建立1个中医“治未病”基地。要完善中医药队伍建设，发挥师承教育优势，培养高徒200人，培养基层中医业务骨干1 000人，乡村中医5 000人。要加强继承创新，提高中医药科研水平。要求地市级以上中医医院要设立不低于业务收入千分之一的科研基金。整合资源建立符合国际规范，开放共享的中医药科研平台。实施龙派中医研究工程。要做强中药产业，发展医药经济。按照名厂、名店、名药的思路，培养5个年产值超过10亿元的中药大品种，10个年产值10亿元的中药特色品种。到2015年黑龙江省中成药销售额要超过200亿元；到2020年实现年销售额600亿元。并形成符合中医药学术特点的中药管理体制。要繁荣中医药文化，加强对外系统合作。在继续加强中医药知识宣传普及的基础上，“十二五”期间要建设一个省级中医药博物馆，要建立起中医药对外交流合作的经常性渠道，利用地缘优势大力发展对俄中医药服务。

二是强化中医药工作的领导。黑龙江省要求建立、健全中医药工作部门联席协调领导机构，充分发挥作用，共同推进中医药事业发展。各级政府要将发展中医药事业目标任务列入各级政府年度考核指标，实行逐级考核。要按照中医药的自身特点和规律，管理中医药。各级政府要进一步理顺和完善中医药管理体制，强化各部门的中医药管理责任。卫生、中医药部门统筹规划，综合协调；发展改革部门做好专项规划；工信部门推进医药产业合理布局，抓好中药企业技术改造与技术创新；科技部门牵头推进中药现代化科技产业基地快速发展，加快构建中医药科技创新平台，加大对中医药科研立项和资金支持力度；财政部门加大中医药投入，安排专项资金将中医医院与综合医院同等对待，并适当给予倾斜；人力资源和社会保障部门在基本医疗保障、职称评定、高层次人才培养等方面对中医药给予扶持。黑龙江省经贸委、农业、林业部门加强中药材生产发展规划，促进中药材产业发展，加强中药材原产地保护工作。食品药品监督管理部门要加强药品质量管理，建立对创新中药审批的优先服务机制，支持医疗机构中药特色制剂研制。国土资源部门对列入国家和地方国民经济和社会发展规划的中医医院基本建设项目，符合国土资源部划拨用地目录的可采取划拨方式用地。知识产权部门制定有利于中医药知识产权保护、成果转化的政策措施。物价部门制定体现中医药技术价值的基本医疗服务项目和传统制剂项目的收费标准。教育部门鼓励中医药院校探索符合中医药人才成长规律的教育改革，支持中医药重点学科建设。文化部门要重视中医药文物保护与利用工作，充分发挥其宣传中华优秀传统文化的载体作用。台办、外事部门支持中医药对台、对外交流与合作。

三是制定了一系列扶持中医药事业发展的政策。在投入方面，对公立中医医院的大型医疗设备购置、重点学科建设、重点专科建设，人才培养以及符合国家规定的离退休人员费用及政策性亏损等项补贴，由本级政府承担，其承担的公共卫生服务等项任务，由本级政府给予专项补助。对国家和省的重点项目，应确保资金投入。市县级政府要加大对中医药事业的投入，对国家和省级安排的建设项目，要按照相关规定和要求，落实应当由本级政府承担的责任和资金。在落实公立中医医院政府补助政策方面，制定有利于促进公立中医医院发挥中医药特色和优势的具体补偿办法。完善相关财政补助政策，逐步提高财政补助比例和补助资金数额。适当提高中药饮片、中医院院内制剂加成率。通过适当增加中医非药物诊疗项目，合理提高医疗保障基金、结算报销比例，鼓励医疗机构使用中药饮片、中医院内制剂、中医非药物疗法，提供中医药适宜技术和服务。在基本医疗保障政策方面，要求制定和实施引导参保人员有效使用中医药服务、医疗卫生机构积极提供中医药服务的政策措施。要将符合条件的中医医疗机构纳入城镇医保、新型农村合作医疗和工伤保险、生育保险、社会救助定点医疗机构范围，将符合条件的中医诊疗项目、中药品种和医疗机构中药制剂纳入报销范围。对新农合与城镇医保费用结算支付标准，将中医综合医院与同级西医综合医院等同对待。要完善中医药价格政策，建立起体现中医药服务成本和技术劳务价值的价格体系，适当调整特色突出的中医诊疗技术、中药品种和医疗机构中药制剂价格标准，促进中医药特色优势发挥。

四是根据《实施意见》，各有关部门出台了一系列扶持中医药发展的政策。一是根据黑龙江省政府赋予黑龙江省中医药管理局的中药管理职能，黑龙江省中医药管理局先后草拟了《黑龙江省道地药材管理办法》、《黑龙江省中药饮片招标采购办法》等文件，与省法制局协调，计划以规范性文件的形式颁布实施。二是黑龙江省财政在连续3年保持中医事业费30%以上增长的同时，专门在2011年财政预算中增加了200万元的中药管理职能开办费，并将省直中医医院的财政补助标准由平均水平的每床4 000元提高到每床7 000元。三是黑龙江省人事厅则在事业单位改革，编制冻结的大环境下，专门为扩建后增设床位的3所省级中医医院增加了260个编制。

二、围绕重点工作，提升中医药服务能力

（一）以国家重点项目为契机，完善了中医药服务体系建设

中医药发挥作用，完善的诊疗条件是必不可少的保障。黑龙江省中医药管理局积极筹措资金，针对不同需求，开展了中医药服务支撑条件建设。2008～2011年，黑龙江省新建、改扩建11所地市级以上重点中医医院。总建设规模23.36万平方米，总投资达6.06亿元。经过本轮建设，黑龙江省12所地市级中医医院和3所省级中医医院全部完成了新建和改扩建。黑龙江省将基层中医药服务能力建设纳入了基层卫生服务体系建设中。明确提出社区卫生服务站和村卫生所必须提供中医药服务，村医要会中西医两法，社区卫生服务站要有中医全科医师，以中医为主的卫生所和社区卫生服务站要具备40种以上的中成药，200种以上的中药饮片和脉枕、刮痧板、火罐、针灸针、牵引器等简易的中医治疗设施。社区卫生服务中心和乡镇卫生院必须设立中医科、中药房，配备中药柜、牵引床、神灯等较大的诊疗设施，并且利用省财政的专项资金逐步予以配齐。

（二）以医院管理年活动为抓手，强化中医医院内涵建设

黑龙江省采取全面培训、联合督导、专项指导等方式对黑龙江省中医医院管理年活动进行了全面推进。国家中医药管理局组织专家组于2011年7月对黑龙江省2010～2011年开展管理年活动进行了验收评估，并给予高度评价：黑龙江省中医医院管理年活动工作成效显著，有力地促进了政府对中医药事业进一步重视和支持；中医药特色优势淡化的状况得到明显改观，中医医院的办院方向进一步明确；重点专科建设、中医护理、中医药预防保健、药事管理及中医药文化建设等工作得到完善和提高。评估的总体得分在2010年全国排名第一的基础上，又获得全国第一的殊荣。

为突出中医药特色优势，黑龙江省2011年还加强了重点专科建设。黑龙江省中医研究院肾病专科等24个国家中医药管理局“十一五”重点专科建设项目全部通过国家中医药管理局专家组评审验收，成为黑龙江省近年来获得国家级重点专科数量最多的一次。另有黑龙江中医药大学妇科等5个专科获批卫生部重点专科。

（三）先进县（区）建设为引领，农村中医药工作全面推进

黑龙江省有14个县、区申报创建全国基层中医药工作先进地区称号，经国家中医药管理局组织4个专家组对创建地区进行评估验收，哈尔滨市道外区、大庆市肇源县、杜蒙自治县3个县（区）顺利通过验收，被任命为全国基层中医药工作先进地区。

黑龙江省还加强了中医药适宜技术推广工作。在继黑龙江省中医药学校成为全省中医药适宜技术推广基地之后，黑河市嫩江县等19个县（市）中医院批准为县级中医药适宜技术推广视频网络平台建设单位，承担该地区基层中医药适宜技术推广工作。至2011年底，黑龙江省将完成近万名乡镇卫生院、村卫生所及社区卫生服务机构的中医药人员、卫生技术人员的中医药适宜技术培训。

黑龙江省完成了国家中医药管理局指派的《中医药适宜技术手册》第二册第二分册编写任务，并付印8 000册。截至2011年底，中医药适宜技术15 340名培训任务已基本完成，实现了覆盖率100%的工作目标。

（四）以管理办法出台为标志，中医药涉外工作进一步展开

黑龙江对外中医药交流合作有着良好的基础。在英国伦敦成立了中医药孔子学院，黑龙江省政府将中医药纳入对外推介重点内容，支持开展了以体验中医药服务为主的中俄健康游。2011年为规范对俄中医药服务，黑龙江省又出台了《关于加强对俄医疗合作的通知》。

三、以继续教育项目为依托，培养了中医药人才

一是全年共完成省级中医药继续教育项目41项，近千人参加了学习。二是继续组织开展了省级中医师承教育工作。制订黑龙江药专业师承继续教育实施方案。合格者将给予助理医师报考资格或大专、中专学历。哈尔滨市已在全市12个县级中医院选定25名指导老师和50名继承人。三是完成了第四批全国老中医药专家学术经验继承工作的出师考核，并协调有关单位做好学位衔接人员的学位授予工作。四是启动了黑龙江省中医类别全科医师转岗培训和县级中医临床技术骨干培训项目。

同时为解决基层对中医药人才的需求，黑龙江省政府协调省教育厅在黑龙江省中医药学校重新开设中医专业，2011年招生240名。协调黑龙江中医药大学完成了50名2011年农村订单定向中医医学生的招生。

四、以临床研究基地建设为核心，科研能力水平全面提升

黑龙江完成了临床研究基地的基本建设。根据规划，临床研究基地基本建设投资3.5亿元。建设方面已确定重点病种为多囊卵巢综合征和冠心病不稳定性心绞痛。先期投入启动资金107万元，共完成1 500例多囊卵巢综合征中医证候规律的临床流行病学调查，投资近千万元，开展了信息化建设，完成了HIS系统软件工程和网络交换设备、小型机、服务器、台式电脑、数据库等政府采购招标，完成综合网络布线和机房装修。加大了高层次人才队伍建设，先后派出3名妇科青年骨干到芬兰进修，引进龙江学者、客座教授2名、主任医师2名、副主任医师1名、博士28名、硕士56名。黑龙江省人事编制委员会专门为基地下达60个全额事业编制，黑龙江省财政厅从2009年开始，每年拨款300万元用于研究人员工资及奖金。以临床研究基地为核心，黑龙江省中医药支撑条件全面改善，分布在黑龙江中医药大学的“方剂配伍法则研究室”、“中药血清药物化学重点研究室”“不孕症痰瘀证治重点研究室”和黑龙江省中医研究院的“慢性肾病补脾益肾重点研究室”4个国家中医药管理局第一批重点研究室建设项目。组织专家对黑龙江中医药大学附属第二医院申报“药物临床试验机构”进行资质认定的前期审查。

黑龙江省有4个项目参评国家科技进步奖，有19个项目参评黑龙江省政府科技进步奖，2011年已立项国家局2010、2011年中医药科研专项慢病项目1项，资助项目经费1 000万元。黑龙江省科技厅中药多途径给药技术服务平台项目1项，资助项目经费500万元。

五、以哈洽会为工作重点，中医药文化建设成果喜人

在第二十二届中国哈尔滨国际经济贸易洽谈会上，黑龙江省政府破例设置了300米中医药展区，设有医疗、教育、科技、保健、产业5个模块，播撒了“名贵、古雅、神奇、自然”的中国风。5天的哈洽会，中医药展区接待境内外客商5 000余人次。为1 500余人进行了诊疗和咨询。为30余名外国政要提供了养生保健服务。将国家中医药管理局提供的预防流感处方制成中药香囊，在展区发放5 000余个。与俄罗斯萨哈林州、弗拉基米尔州、阿穆尔州、滨海边疆区4个省级行

政区划的政府达成在当地设置中医药机构、学术互访的协议。

以此为带动，黑龙江省开展中医药文化建设。黑龙江省中医药管理局与黑龙江省电台联合举办了“天灸节”和“膏方节”活动，哈尔滨市直接参与人群达万人次以上。举办各类中医药养生保健讲座30余场，听众近万人次。并与黑龙江省经济报联合开办了《弘扬中医药文化，增进百姓健康》的专栏，栏目已试运行出版3期。

六、深化体制改革，拓展中医药发展空间

2011年，黑龙江组织了3次对全省医改工作的督导，全省基本药物制度已实现乡村两级全部实施，县级医疗机构将在2012年初全面实施。参与了医改政策的制定，要求乡镇卫生院和社区卫生服务机构“中医药人员应占卫生技术人员总数的25%以上”，“每个村卫生所要有一名中医或会用中西医两法诊疗疾病的医生”，并明确了核定的编制是基层卫生服务机构聘用人员和核拨经费的依据。这使基层中医药服务队伍建设有了政策保障，基层中医药队伍将更加稳定。借助此次黑龙江省政府对乡村医疗机构人员构成比例的强制规定，黑龙江省的中医药服务实现了全覆盖。在设计基本药物的补偿制度时，黑龙江省将全部的中药饮片和中医药适宜技术纳入了基本药物的政府补偿范围，并提高了社区卫生服务机构、乡镇卫生院和村卫生所等基层医疗卫生机构应用中医药服务的补偿比例。积极倡导中医药要积极参与公共卫生服务，规定乡镇卫生院和社区卫生服务机构的基本职能之一是“充分发挥中医药特色优势，在公共卫生和基本医疗中提供相关的中医药服务”。在公立医院改革试点方案中完善顶层设计，规定要“将公立中医医院纳入区域卫生规划中，公立中医医院不撤销、不合并、不转型”，要求“在科学合理核定公立中医医院人员编制的基础上，优化卫生技术人员结构，配备充实中医药人员。中医药人员比例要符合《国家中医药管理局关于中医医院发挥中医药特色优势、加强人员配备的通知》的要求”。

七、牢记服务宗旨，创新中医药工作方法

黑龙江省将“三好一满意活动”黑龙江与创先争优相结合，在不断提升医疗质量，优化服务流程，改善医德医风的同时，选准乡镇卫生院这个切入点，黑龙江省中医药管理局与黑龙江省卫生厅、省委宣传部、省新农村建设领导小组办公室、团省委、省食品药品监督管理局联合开展了“帮扶农村卫生先锋行动”。

活动以帮扶乡镇卫生院为主要形式。这一行动将在“十二五”时期，围绕全省899个乡镇卫生院，从省、市两级卫生行政部门的处级领导干部和省直、市直、县直医疗卫生单位的主要负责人中，选派899名领导干部，每名领导干部联系和帮扶一个乡镇卫生院，每年深入帮扶单位4次以上，确保蹲点帮扶不少于15天，一帮5年。主要任务有“十帮”：帮政策水平提高、帮规划任务落实、帮农村医改推进、帮服务体系完善、帮基础能力建设、帮人员素质提升、帮技术能力提高、帮对村业务指导、帮保障机制建立、帮医德医风改善。2011年，重点完成乡镇卫生院基础能力建设（基础设施、设备装备、内部环境）、基本药物制度建立、基本公共卫生服务、基本医疗服务、基层医疗机构综合改革、基层人才培养等具体帮扶任务。

2011年3月5日，黑龙江省卫生厅、省委宣传部、省新农村建设领导小组办公室、团省委、省食品药品监督管理局和黑龙江省中医药管理局联合召开了1 900余人参加的省“帮扶农村卫生先锋行动”启动实施大会。

2011年，共有829名帮扶领导干部深入所帮扶乡镇卫生院，完成了第一次对接。据初步统计，广大帮扶领导干部在医疗设备、药品、办公用品、基础设施等方面投入近100万元；组织免费为乡镇卫生院进行培训50余次，培训医务人员1 000余人；组织专家义诊40余次，诊疗患者3 200余人次；为乡镇卫生院业务人员提供进修学习300余人次；提供疾病预防控制技术资料10 000余册。

（于黎明、靳万庆、赵海滨、曲　峰）

【上海市2011年中医药工作概况】

一、认真贯彻国务院22号文件以及卫生部、国家中医药管理局《关于在深化医药卫生体制改革工作中进一步发挥中医药作用的意见》文件精神，编制《上海市中医药事业发展“十二五”规划》

上海市积极贯彻落实国务院、卫生部、国家中医药管理局有关文件精神，中医药工作坚持与医改的5项重点工作相结合，与上海市的医改方案相结合。在深化医改工作中积极落实中医药扶持和促进政策，充分发挥中医药的作用，取得阶段性成果。上海努力探索在深化医改背景下符合上海实际的中医药发展战略思路，经调研和广泛听取各方面意见的基础上，制定了《上海市中医药事业发展“十二五”规划》并首次列入市级专项规划，明确“十二五”期间上海中医药发展的指导思想、目标、任务和考核指标。

二、积极推进《上海市人民政府关于进一步加快上海中医药事业发展的意见》和《上海市进一步加快中医药事业发展3年行动计划(2010～2012年)》的落实

2011年，上海市先后召开了上海市中医药工作会议、上海市中西医结合工作会议和上海市加强针灸临床学科建设研讨会，全面总结本市中医药、中西医结合和针灸工作，部署加强上海中医药、中西医结合和针灸工作任务。在相关会议上分别颁发了有关加强本市中西医结合工作、加强针灸临床学科工作意见等文件。

2011年11月7日，上海市召开了上海市中医药事业发展领导小组会议，就加强区县中医药管理体制建设、建立中医医疗机构补偿机制、推进浦东国家中医药综合改革试验区、龙华医院国家中医临床研究基地建设和完善中医医疗机构建设等问题，进一步加强与相关委办局联系和协调，争取相关政策和扶持措施。

经市政府专题会议讨论通过，确定本市中医药发展3年行动计划项目经费6大类（中医药传承与创新建设、中医药人才队伍建设、中医药文化建设、中医药国际合作与交流、中医药服务能力建设、项目执行与管理）共23个项目，投入经费为24 784万元。

三、中医药参与深化医药卫生体制改革取得积极进展

在国家中医药管理局的支持下，上海市中医药发展办公室充分利用浦东新区国家综合改革试验区的有利条件，与新区政府共同筹划中医药发展综合改革方案，在试验区探索突破现有体制机制约束、加快中医药事业发展的途径和方式。配合浦东新区开展制定符合中医药发展的中医药服务补偿机制、区域内中药院内制剂多点使用规范化管理方案和开展中医预防保健服务（“治未病”）模式和标准等工作。经协调，上海市食品药品监管局同意在浦东新区开展中药制剂区内多点临床验证等试点工作。

上海市中医药发展办公室先后与医保等多部门联合出台了《关于开展本市中医坐堂门诊部纳入医保定点试点工作的通知》、《关于特定中药饮片“柜台方”纳入医保结算的通知》、《关于将门诊煎药费纳入本市基本医疗保险支付范围的通知》等多项中医药改革便民举措，对改善民生、推进医改的顺利实施，充分发挥了中医药在医改中的特色和优势，起到良好效果。

进一步推进中医“医联体”和公立中医医院改革。在巩固和推广曙光医院在宝山、浦东、松江等区开展的中医医疗联合体的建设经验的基础上，建立了上海市中医医院—闸北中医联合体；上海中医药大学附属曙光医院被列为国家公立中医医院改革试点单位。

中医药进一步参与基本公共卫生服务等工作。上海市已建立3个“治未病”试点区和15个国家中医药管理局试点单位，在全市二级以上中医医疗机构全面开展中医预防保健服务工作；闸北区、长宁区、浦东新区分别确定为全国基本公共卫生服务慢病患者中医健康管理和中医健康教育试点地区；上海市公共卫生临床中心建立上海市中医药防治艾滋病及新发突发传染病的临床救治平台，并入选第三批国家中医药管理局中医药防治传染病临床基地；上海市浦东新区传染病院（曙光医院传染病分院）的国家中医药管理局中医、中西医结合传染病临床基地建设项目通过国家中医药管理局验收，初步形成慢性乙型肝炎、新发传染病等中医诊疗、中药制剂的研制和应用的中心。

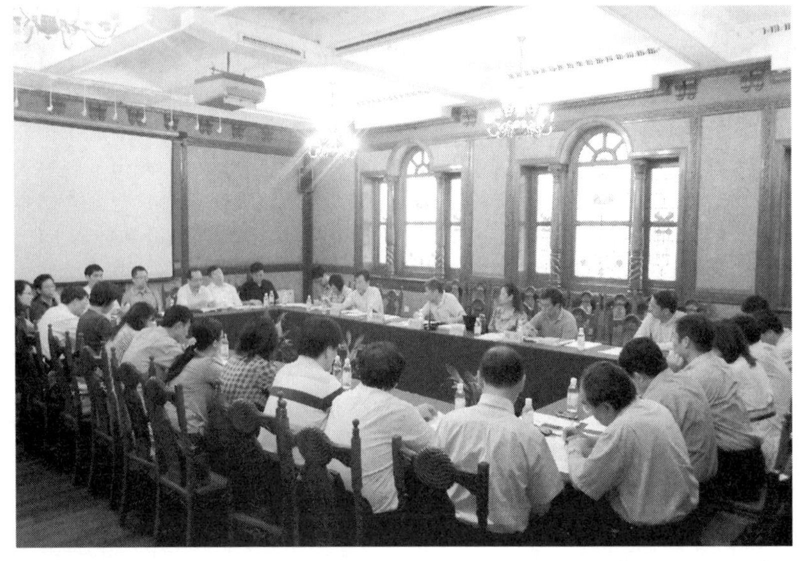

2011年11月17日，上海市副市长沈晓明主持召开上海市中医药事业发展领导小组会议第一次会议

四、中医药服务网络进一步完善，中医药服务能力不断强化

上海市制定了《上海市中医医疗机构设置规划》，启动了4所中西医结合医院重点建设项目。积极推动综合医院中医药工作，3所医院顺利通过国家中医药管理局全国综合医院中医药工作示范单位评估；对上海市15家（2008年度确定）综合医院中医科达标建设情况进行检查验收，其中14家通过了验收；确定了上海市第三批9家入选综合医院达标中医科建设单位。

加快实施中医“三名”（名医、名科、名院）战略。开展上海市名中医评选工作，确定了2011年上海市名中医31名，推出新一批在社会有较高知名度的中医临床专家。重点专科（专病）建设取得积极进展。上海市12个中医重点专科进入国家临床重点专科（中医）建设项目；全市19个国家中医药管理局“十一五”重点专科（专病）顺利通过项目验收。确定20家单位开展“传统型临床学科”建设，设置传统中医综合或专科病区，充分发挥中医药传统优势和特色。龙华医院国家中医临床研究基地工作进展顺利。

五、基层中医药工作成效显著

深入开展创建全国基层中医药工作先进单位工作。为做好全国社区中医药工作先进单位的创建工作，松江、青浦、闵行3个区根据国家中医药管理局的建设标准，实施了投入倾斜政策、医保扶持政策、人才培养等政策，完善了社区中医药服务网络，营造了良好的社区中医药工作氛围，顺利通过创建国家中医药管理局的评估，被授予全国社区中医药工作先进单位。根据《国家中医药管理局关于地市级以上地区创建全国基层中医药工作先进单位有关工作的通知》，上海市在14个中心城区通过全国社区（农村）

中医药工作先进单位检查评估的基础上，申报创建全国基层中医药工作先进单位工作，被授予全国基层（社区和农村）中医药工作先进单位。

上海市开展2011年中医药特色示范社区卫生服务中心建设，共有40家社区卫生服务中心获得立项建设。组织对第四批上海市社区中医药服务达标建设单位进行评估验收，35家建设单位通过评估验收，确认为上海市社区中医药服务达标单位，使达标点的中医药服务能力和覆盖面得到了进一步提升和扩大。新确定2011年度上海市社区中医药服务达标建设项目单位6家。

六、中医药传承与创新建设不断加强

上海市积极推进中医药传承与创新建设。2011年，上海又有15名专家被确定为全国名老中医传承工作室建设项目；新一批上海市名中医（中西医结合名医）工作室建设方案已经形成，共有37名专家被确定为上海市名老中医传承工作室建设项目。积极推进海派中医流派学术研究和临床传承工作，石氏伤科和顾氏外科被确定为海派中医流派传承研究基地试点；确定2010～2011年度上海市卫生局中医药科研基金第二批（师承类）课题，共有32项课题列入计划；开展医疗机构特色中药制剂研究专项招标，共有45项课题列入研究计划；经评审筛选有28项列为中医、中西医结合重大研究项目。第二届上海中医药科技奖共评选出各级奖项17项。

七、中医药人才队伍建设有力推进

2011年，上海市进一步加大中医药人才培养力度，中医药人才队伍建设得到了多层面、多形式的推动。积极推进中医住院医师规范化培训工作，2011年共招录358名中医住院医师，其中基地研究生55名；第一批11名学员通过考核，顺利结业。加强中医师承人才的培养，上海市老中医药专家学术经验继承高级研修班学习期满，经考核20名学生均圆满出师，13人获得博士学位；全国第四批老中医药专家学术经验继承班进行了结业考核，其中18名学员申请硕士学位，7名学员申请博士学位；启动“中医紧缺专科、特色诊疗技术传承人才”专项培养，9个项目入选；全国第二批优秀中医临床人才研修项目进展顺利。加大对青年人才的培养，实施上海市优秀青年中医临床人才培养计划，50名青年中医入选。加强管理人才的培养，举办第二期中医、中西医结合医院管理干部培训班，来自全市中医医疗机构的71名管理人员参加了学习。加强基层中医药队伍建设，举办上海市社区卫生服务中心“治未病”预防保健培训班，来自全市基层社区的620余人参加了本次培训班，为今后将以“治未病”理念指导下的中医药预防保健技术和方法更好地融入社区基本公共卫生服务打下基础；继续开展中医类别全科医师岗位培训工作，2010年度的培训共有84名学员结业，2011年又有63人参加培训；2008级中医专科委培班顺利结业，来自社区卫生服务中心、乡村卫生室和部分区级中医医院的47名学员顺利完成学业，获得毕业证书。

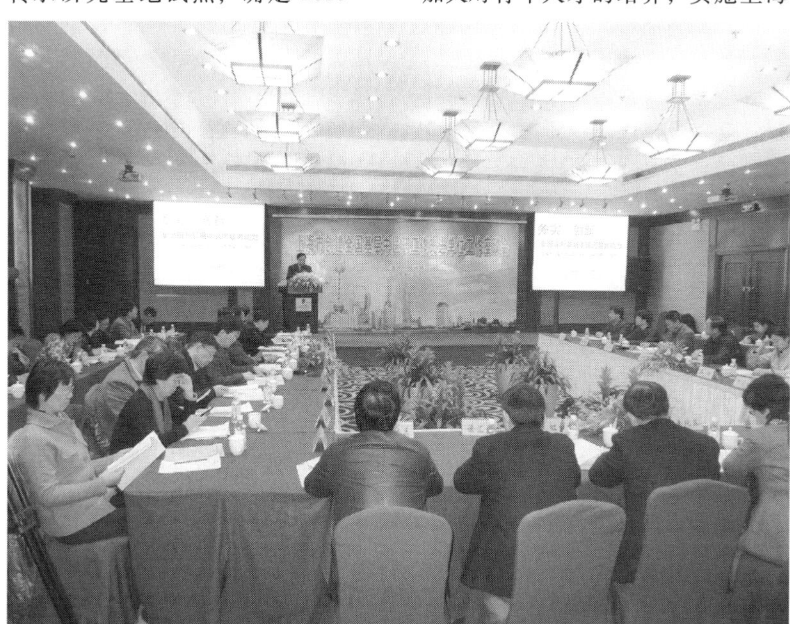

2011年12月15～16日，卫生部副部长、国家中医药管理局局长王国强率检查组来沪检查上海市全国基层中医药工作先进单位（城市）创建工作，并召开上海市创建全国基层中医药工作先进单位（城市）座谈会

八、中医药科普和文化宣传工作出现新局面

根据国家中医药管理局的要求，上海市深入开展“中医中药中国行——进乡村　进社区　进家庭”活动，宣传普及中医药文化和科普知识，努力让中医药走进千家万户。上海3家单位5名个人荣获全国中医药文化建设先进称号。上海有3项传统医药项目被列入上海市非物质文化遗产名录，2项传统医药项目列入上海市非物质文化遗产拓展名录，1项传统医药项目列入上海市非物质文化遗产扩展项目名录的民俗项目。

九、中医药国际标准化高地初步形成

上海市积极构筑中医药国际标准化高地。国际标准化组织ISO/TC249秘书处自落户上海，顺利运作。2011年5月在荷兰召开了第二次全体成员国大会，秘书处受理标准化提案5项，其中3项来自中国，以上海中医药专家为主承担的WHO传统医学国际疾病分类（ICTM）项目进展顺利，中方提交的病证结合框架方案已被确定采纳为ICD－11版第23章的框架，开展标准制定工作；上海利用ISO/TC249和WHO项目平台，已经逐渐形成一支既有相关专业背景又有国际交流与合作经验的中医药国际化人才队伍。

（聂爱国）

【江苏省2011年中医药工作概况】

一、中医药积极参与深化医药卫生体制改革

江苏省将中医药工作内容纳入医改考核指标。进一步明确要抓好新农合统筹补偿方案中提高使用中医药有关费用补偿比例政策的落实。全省县、市中医药有关费用补偿比例普遍提高10%～15%，高邮等地区还在此基础上再提高10%以上，激励老百姓及基层医疗卫生机构选择和提供中医药服务。南京市白下区多措并举发展中医药服务进社区的经验得到了省政府领导的批示肯定。4个市辖区开展基本公共卫生服务中医药服务项目试点。在重点人群和慢病中实施中医药健康管理技术，探索发挥中医药在基本公共卫生服务中作用的具体途径。协助相关部门完善中药基本药物使用政策，加强中药基本药物的宣传，巩固和扩大实施范围，加强配备和使用管理。推进公立中医院改革，以提高能力、突出特色、加强协作、转变机制为重点，积极指导镇江市加强公立中医医院改革试点。推荐3家单位作为国家县级中医医院综合改革试点单位。全面开展中医医院预约诊疗服务，探索建立中医电子病历系统，积极开展中医临床路径管理试点。确定15家医院28个临床科室作为首批中医临床路径试点单位。鼓励多形式办医，全面开展多点执业，建立市、县中医医院和基层医疗卫生机构对口支援指导关系，加快形成基层首诊、分级诊疗、双向转诊的服务模式。

二、科学编制江苏省中医药事业发展“十二五”规划

为在新的历史时期营造中医药事业发展的良好开端，江苏省中医药局在全面了解全省中医药行业发展现状和发展需求的基础上，认真开展“十二五”发展规划起草、编制工作，广泛征求各界意见，积极开展座谈研讨，研究论证发展目标和重点项目任务，规划正在进一步修改审定中。为加强和规范中医医院规划建设，江苏省中医药局联合省发展改革委和省住建厅等部门开展《江苏省中医医院建设标准》编制工作。通过组建编制组、召开启动会议、拟订编制方案，现已完成标准（包括正文及条文说明）起草工作，报送待批。

三、加快完善中医药服务体系建设

推进国家中医临床研究基地（江苏省中医院）建设。基地建设依托的南扩工程和门急诊楼改扩建工程进展顺利，截至2011年11月底，江苏省累计完成投资7.94亿元，总建筑面积11.75万平方米。2011年底前，南扩工程病房大楼已正式启用。推动地市级重点中医医院建设，江苏省被列入建设项目的14所中医医院中，竣工并投入使用11所，在建3所，累计完成投资28.36亿元，总建筑面积67.06万平方米。扶持和加快县级中医医院建设，江苏省有22所县级中医医院被列入“十一五”农村医疗卫生服务体系建设备选项目库。2011年，竣工并投入使用项目8个，在建项目11个，累计完成投资8.83亿元，总建筑面积59万平方米，其中新增58.37平方米。推进中医预防保健服务体系建设，全省所有三级中医医院都设立了预防保健科或“治未病”中心；新增2个全国“治未病”预防保健服务试点地区、4家“治未病”预防保健服务试点单位。继续加强综合医院中医药工作，5家医院获全国综合医院中医药工作示范单位称号。

四、努力提升中医药服务能力

按照“强基层、保基本、建机制”的医改战略，江苏省继续扎实推进中医药服务能力建设，努力实现中医医院人员、房屋、设备、技术、管理“五配套”。加强县级中医院设备标准化建设。江苏省中医药局与省财政厅一道，遴选32家经济薄弱地区县级中医院，由省级财政投入专项资金对医院设备配备进行补助。通过建设，32家医院共配置设备2 618台件，医院基本医疗设备明显改善。稳步推进县级中医医院能力建设。16所县级中医院入选国家县级中医医院能力建设项目，共获得中央财政资金3 200万。通过加强领导、明确责任、严格招标、强化监督，项目建设有序推进。继续组织实施第三批中医医院中药房建设和中医药应对突发公共卫生事件能力建设项目，2011年分别遴选确定建设单位4家和5家。江苏省财政投入的国医大师学术经验传承研究室建设项目进展顺利。

五、中医医疗机构管理进一步加强

扎实推进以“弘扬白求恩精神，争创群众满意卫生”为主题、以“三好一满意”为目标的窗口服务单位活动，江苏省充分发挥中医药的特色优势，努力提升中医医疗机构服务水平，更好地服务发展、服务群众、服务基层。深入开展中医医院管理年活动，狠抓各项措施的落实，中医药特色优势建设的长效机制初步形成。2011年，全省中医医疗机构中医类别执业医师数较2010年增长5.71%、非药物中医技术治疗人次数增长12.54%、中药饮片处方数增长15.19%。下发《江苏省中医医院评审补充标准》，稳步开展县级中医医院创建三级医院试点工作。新增7所三级乙等中医医院、1所二级甲等中西医结合医院。认真执行《江苏省中医病历书写基本规范》，积极实施优质护理服务示范工程。新增全国重点中西医结合医院1家、建设单位1家。

六、基层中医药工作取得新成绩

江苏省制订下发《江苏省乡镇卫生院示范中医科创建活动实施方案》，继续开展省中医药特色社区卫生服务中心建设工作，新确定30家乡镇卫生院示范中医科和22家中医药特色社区卫生服务中心建设单位，新命名10家中医药特色社区卫生服务中心。深入推进基层中医药工作先进单位创建活动，着力调动地方政府及全社会支持和关注基层中医

药发展的积极性。新增5家省级社区中医药工作先进单位、10家全国基层中医药工作先进单位，其中苏州市、泰州市成为全国首批地级市基层中医药工作先进单位。总结评估3个省级中医药适宜技术推广试点地区工作经验，研究建立中医药适宜技术推广的长效机制。新增全国中医药适宜技术省级推广基地1个、县级8个。

七、中医药人才培养成效显著

第四批全国老中医药专家学术经验继承工作进展顺利，62位学员顺利通过结业考核，共32人获得硕士、博士学位。制订了第二批全国优秀中医临床人才研修项目结业考核方案。43名省优秀中青年中医临床人才经过3年的培养顺利结业。继续举办西医学习中医研究生课程进修班，新招学员100名。871人参加了住院医师规范化培训考试考核，1 600多人完成了中医类别全科医师岗位培训任务。继续推进“青苗培养工程”，大力提高青年医师中医临床能力和学术水平。新建全国名老中医药专家传承工作室15个、省级30个。认真抓好国家和省级中医药人才培养项目的组织管理，举办国家级继续教育项目39项。

八、中医药继承创新能力持续增强

2011年，江苏省获得国家科技进步二等奖和江苏省政府科技进步一等奖各1项，评审确定江苏中医药科学技术奖21项。全省中医系统获国家自然科学基金项目数有了较大幅度增长。新增国家中医重点临床专科4个，19个国家中医药管理局重点专科、专病顺利通过验收，新确定33个省级中医重点临床专科。正式启动新一轮省级中医重点专科建设工作。开展中医优势病种调查，遴选出一批在防治常见病、多发病以及重大疑难疾病方面独具疗效并有广泛社会影响的中医优势病种。设立中医临床研究基地开放课题，大力推进中医临床研究基地建设。中医临床研究基地顺利通过年度考核。完成了省中医药局和康缘基金科技项目新一轮的招标工作。国家中医药管理局中医药科技资源现状调查工作和古籍文献整理项目进展顺利。新增国家中医药管理局重点研究室1个、中医药防治传染病研究基地建设单位3家。

九、中医药对外交流合作再上新台阶

坚持立足江苏、面向全国、走向世界，江苏省加强中医药对外交流合作平台建设，2011年取得了突破性的进展和丰硕的成果。在江苏省省委、省政府组织的苏港现代服务业推介会上，江苏省中医药局与香港有关部门签订了《苏港中医药服务合作备忘录》，为今后苏港两地中医界的密切合作提供了更新的平台。与新西兰中医药界签订了中医药战略合作框架协议，在合作办学、人才培养、学术交流等多个方面建立合作。积极参与澳门江苏周中医药产业对接会。

十、中医药文化建设全面深入开展

2011年，江苏省有3家单位、5位同志分别被评为全国中医药文化建设工作先进单位和个人。圆满完成中医药知识宣传普及项目。据统计，项目过程中，全省共开展各类中医药文化宣传活动约1 800场次，直接受益人数372.64万人次，编印发放各类中医药科普宣传资料约1 607万册页，出版书籍专著40余种，媒体报道2 868篇次，开设专题专栏161个，极大地推动了中医药知识在广大群众中的普及和传播。中医药文化科普宣传教育基地建设取得新进展。常州市中医院被确定为全国中医药文化科普宣传教育基地。推进中医药“三名三进”，组织开展“中医药就在你身边”全省中医药文化科普巡讲活动，中医药科普知识的认知度和普及率进一步提高。做好中医药信息宣传工作。2011年，各地报送简报、院报1 300余份，局网站信息平台报送信息1 652篇，向《中国中医药报》投稿2 088篇，同比增长39.2%。截至2011年12月，网站访问量已超过27万人次，为促进中医药行业内外交流发挥了积极的作用。

（张小凡）

【浙江省2011年中医药工作概况】

一、落实《浙江省发展中医条例》，中医药事业有了新的发展

2011年，浙江省人大把推进中医药事业发展作为重要工作内容之一，制订了《关于听取和审议省政府促进中医药事业发展情况报告的工作方案》。浙江省人大副主任吴国华率各专门委员会主任委员专题听取了省发改、财政等相关部门关于中医药工作汇报，并赴衢州、湖州、宁波、杭州以及广东调研，就贯彻

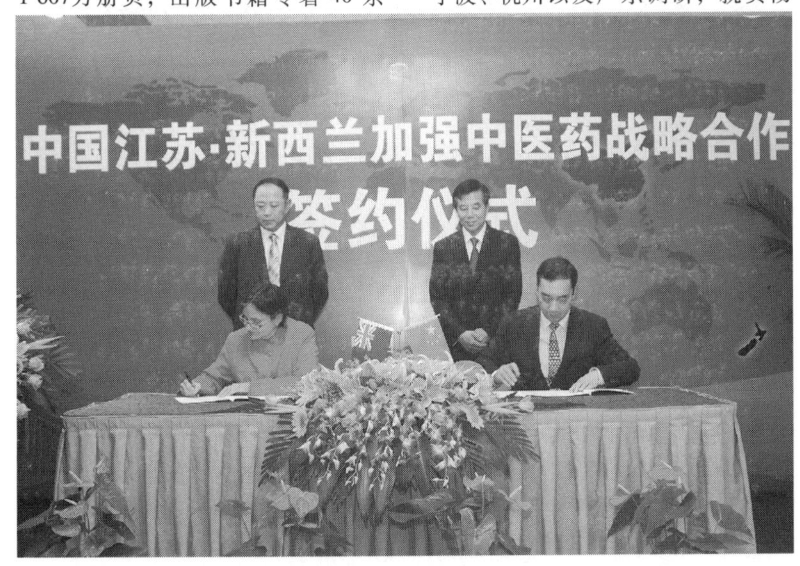

2011年9月29日，江苏省和新西兰加强中医药战略合作框架协议签约仪式在江苏南京举行

落实《浙江省发展中医条例》，加快中医药事业发展等情况广泛听取意见和建议。为做好此次审议工作，浙江省副省长郑继伟、副秘书长马林云及浙江省卫生厅厅长杨敬、副厅长张平等领导分别到中医医疗机构、中药生产企业实地调研，认真分析浙江省中医药事业发展情况，郑继伟副省长向省人大作了《关于促进中医药事业发展情况的报告》，肯定了浙江省不少工作继续走在全国前列。2011年12月，浙江省人大向省政府印发了《关于促进中医药事业发展情况报告的审议意见》，提出要充分认识中医药发展的紧迫性和重要性，认真落实国家与省相关政策法规，大力支持中医药传承创新，不断完善中医医疗服务体系，提升中药现代化水平。根据审议意见，省长夏宝龙、副省长郑继伟分别作出批示，要求相关部门提出处理意见，省政府适时研究。在省人大听取和审议全省中医药发展情况的过程中，按照省政府的有关要求，浙江省中医药管理局积极献计献策，通力配合，确保审议工作顺利开展。

二、积极参与医改，中医药作用有了新的发挥

2011年，浙江省公立中医医院全部实现了住院和门诊均次费用零增长，所有三级中医医院开展了预约诊疗服务。嘉兴市中医院以开展临床路径为抓手，公开诊疗过程及费用改革，2011年1～11月，10个病种的平均住院日从7.63天下降到6.36天，药费同比下降1.71个百分点，为29.5%。杭州市卫生局实施了中医处方合理施治要求，较好地控制了费用。磐安县中医院按照基本药物制度要求，制订了本院的实施方案，全年门诊药品均次费用从52.15元下降到40.43元，降幅达到22.47%，住院药品均次费用由2 189元下降到1 805元，降幅达到17.54%。遂昌县中医院继续实施县、乡、村一体化管理，基层中医药服务能力得到进一步提升。宁波市、嘉兴市出台并落实中医诊疗服务经济补偿政策，有力地调动了中医医务人员的积极性。杭州拱墅区、宁波慈溪市积极推进中医药参与基本公共卫生服务工作，成为国家中医药管理局基本公共卫生服务中医药服务项目试点地区。

积极发挥中医药在防治常见病、多发病的作用，浙江省在全国率先把中医药防治哮喘病、高血压列入医改责任书，完成了3 300例的防治任务。2011年全国中医药工作会议上，卫生部部长陈竺，卫生部副部长、国家中医药管理局局长王国强对浙江省中医药参与医改、开展公共卫生和慢病防治工作给予了充分肯定。

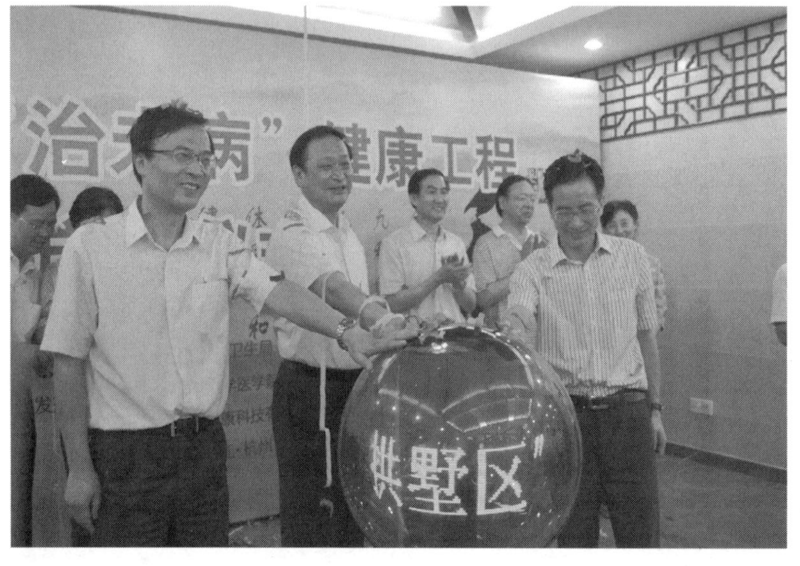

2011年7月12日，浙江省杭州市拱墅区“治未病”健康工程启动仪式在浙江省拱墅区米市巷街道社区卫生服务中心举行。卫生部副部长、国家中医药管理局局长王国强出席

三、加强“三名三进”建设，中医药服务能力有了新的提升

2011年，通过调查研究，浙江省制订了《浙江省中医药提升工程实施方案》，重点推进中医“强基固本”计划和“三名三进”计划，建设好35家中医名院。2011年1～11月，全省93家中医医院总诊疗人次达到3 588.53万人次，比2010年全年的3 398.03万人次增长了5.61%；总出院人次64.26万人次，比2010年全年的61.48万人次增长了4.52%。

根据浙江省卫生厅整体工作安排，组织专家对全省29家医院开展了等级评审。经过努力，达到三级甲等标准的中医、中西医结合医院由5家增加到10家，市级中医院全部达到三级乙等以上水平。等级医院评审进一步规范了中医院的诊疗行为，提高了中医院的综合实力。

加强中医药重点学科、专科、示范中医科建设，浙江省有8个中医专科分别列入国家临床重点专科建设项目，建设数量居全国第4位，首批建设资金1 400万元已经到位；在建的14个国家中医药重点学科运行情况良好；中医肾病等41个专科申报了国家中医药管理局“十二五”重点专科建设项目；杭州市余杭区第一人民医院、湖州市第一人民医院、金华市中心医院、海宁市人民医院被评为2011年全国综合医院中医药工作示范单位。国家中医药临床重点专科杭州市中医院中医肾病专科，2011年门诊量和出院病人分别达到83 666人次和3 383人次，区域外出院病人占50%以上，服务量居省内所有医疗机构的前列。富阳市中医骨伤医院作为一家中医专科医院，以其独特的疗法和疗效，深受广大患者的信赖。为提高县级中医院综合服务能力，改善诊疗条件，浙江省争取到国家局设备专项资金4 600万元，用于23家县中医院的能力建设。据统计，中医系统全年累计获得国家建设资金9 612

万元。

以创建中医药基层先进单位为载体，浙江省充分调动各级政府支持中医药工作的积极性，推动中医药服务“三进”工作，提升基层中医药服务能力。杭州市成为首批全国地市级基层中医药工作先进单位，其经验在全国中医药工作会议上介绍。海宁市、桐庐县被命名为全国基层中医药工作先进单位，浙江省先进单位总量达到31个，居全国前列。全省综合医院和社区卫生服务中心（乡镇卫生院）中医科设置率分别达到95%、90%，比全国平均分别高出18%和15%。30个社区卫生服务中心列为省级中医药特色社区卫生服务示范中心。大力加强中医药适宜技术在基层医疗机构的推广应用，建设了19个省级中医药适宜技术示范基地，组织专家到全省各地推广成熟安全有效的适宜技术60项，培训学员千余人，促进了中医药进农村、进社区、进家庭。

四、重视继承创新，中医药科技水平和人才素质有了新的提高

2011年，浙江省以基地建设、项目研究为主要抓手，不断提升科技创新整体实力。浙江省中医院承担的国家中医临床研究血液病基地综合能力建设和重点病种取得明显进展，顺利通过国家督导组的评估检查；国家中医药重点研究室、重点学科、实验室、创新平台建设有序推进；完成中医药科教管理网络化平台建设。加大全省中医药科技优势资源整合和重点领域攻关，首次设立了浙江省中医药防治重大疾病攻关计划，开展中医药防治肺癌、胃癌、糖尿病和脑血管病后遗症的临床研究，每项研究经费达100万元以上。争取到国家、省部级以上项目150余项，获国家级科技奖励1项、省部级科技奖励13项、厅局级科技奖励61项，其中获国家科学技术进步奖二等奖、浙江省科学技术奖一等奖各1项。

2011年，浙江省以学术传承、临床实践和综合能力培养为重点，着力培养高层次人才、中青年临床骨干和基层中医药人员3个层次的人才队伍。有5位名中医被列为全国名老中医药专家，国家中医药管理局为他们建立名老中医传承工作室，投入建设资金250万元；第四批全国老中医药专家学术经验继承人经过3年培养，45名学员已顺利通过国家组织的结业考核，其中18名获得博士学位、11名获得硕士学位；16名第二批全国优秀中医临床研修人才已顺利完成所有课程，并取得较好成绩；启动实施了中医住院医师规范化培训计划，制定了《浙江省中医住院医师规范化培训基地认定和管理办法（试行）》、《浙江省中医住院医师规范化培训基地学科标准（2011版）》、《浙江省中医住院医师规范化培训大纲》等文件，已上报中医住院医师规范化基地216个；加强中医药继续教育管理，获国家中医药继续教育项目56个，开办继续教育培训班108个，培训人员达11 223人；重视基层中医药人才队伍建设，657人获得了中医类别全科医师岗位证书、384人获得农村中医骨干称号，并开设西学中班7次，培训学员近千人。

五、弘扬中医文化，中医药软实力建设有了新的进展

2011年5月，浙江省省委书记赵洪祝赴台湾开展“富春合璧、两岸同缘——浙台文化交流之旅”活动，参加了浙台两地中医药文化交流，并就中医药文化建设作了精彩演讲，提出要深入挖掘中医药文化价值，深刻理解中医药文化的内涵实质，全面推广“大医精诚”等核心价值理念，普及应用中医“治未病”的模式。

认真贯彻落实国家中医药管理局的有关要求，在各级中医院开展文化建设，浙江省现有全国中医医院中医药文化建设试点单位8家，建立中医药文化博物馆15家；5个中医药项目入选国家级非物质文化遗产名录，9个中医药项目入选省级非物质文化遗产名录；成立了省中医药文化学术专业委员会，整理中医古籍文献40本，编著出版了《一代良医叶熙春》和《林乾良医学丛书》；浙江省中医药管理局与浙江省旅游局联合制订了中医药文化旅游方案，建设中医药文化养生旅游示范基地。

（施　翔）

【安徽省2011年中医药工作概况】

一、编制、实施《安徽省中医药事业“十二五”发展规划》

《安徽省国民经济和社会发展第十二个五年规划纲要》提出：“支持中医药事业发展，完善中医药服务体系，加强新安医学研究和发掘。”按照国家中医药管理局和省“十二

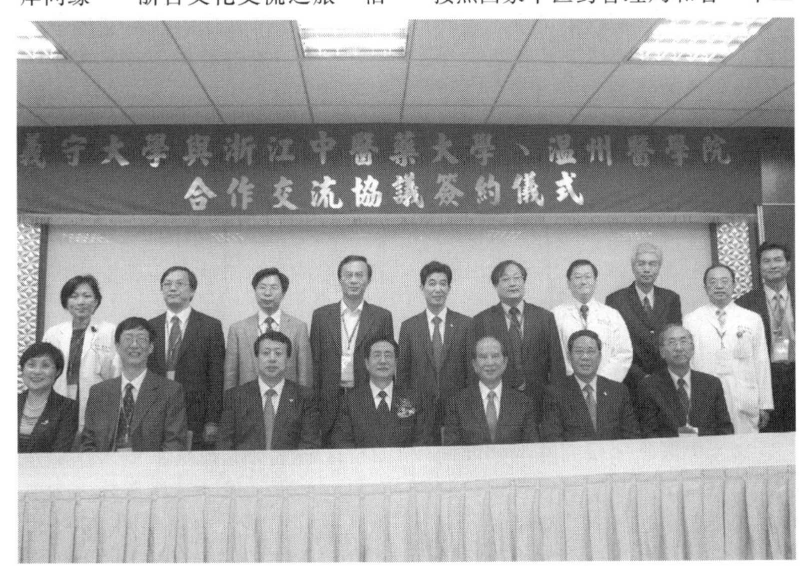

2011年5月28日，台湾义守大学与浙江中医药大学、温州医学院合作交流协议签约仪式在台湾举行，浙江省省委书记、省人大常委会主任赵洪祝出席签约仪式

五”规划精神，结合安徽省经济社会发展的新变化和中医药事业发展的新要求，在全面总结安徽省“十一五”规划实施情况的基础上，安徽省中医药管理局组织制定了《安徽省中医药事业发展“十二五”专项规划》，明确了安徽省“十二五”期间中医药发展的目标任务、对策措施，确定了一批重点建设工程。其主体内容已经纳入“十二五”全省卫生事业发展规划，规划中的部分项目已经开始筹划并组织实施。

二、推进公立中医医院改革试点

安徽省中医药管理局认真贯彻该省7部门颁发的《关于公立中医医院改革试点的实施意见》，指导芜湖、马鞍山市探索中医药服务财政补偿试点，推荐两市的5个县级中医院为国家县级公立中医医院改革试点单位。芜湖市出台了《芜湖市县级医院综合改革实施方案（试行）》，启动县级公立医院改革试点工作，取消辖区4个县公立医院（包括4所中医医院）药品加成，实行零加成销售。马鞍山市制订了《马鞍山市公立中医医院改革试点2011年度工作方案》，要求以公立中医医院中医药服务能力建设和全市中医药服务体系建设为主，落实和完善有利于中医药特色优势发挥的公立中医医院政策体系和补偿机制，按照公立医院改革试点工作的时间节点、任务要求同步推进公立中医医院管理体制和运行机制改革。

继续抓好泾县、怀远、南陵县3个农村中医药工作县、乡、村一体化管理试点工作的同时，2011年新增肥西、繁昌、祁门、天长、东至5个县（市）扩大试点，并要求其他市均要选择一个县开展试点，纳入年度卫生目标任务考核指标。

三、扎实推进国家中医临床研究基地建设

国家中医临床研究基地建设按计划有序推进，在中央资金下达的同时，安徽省已经落实配套资金1亿元。主要在以下几个方面取得显著进展：一是国家中医临床研究基地大楼主体工程正在按计划施工，外装设计招标已经完成，设备采购工作正在进行中。二是重点研究病种——糖尿病病种研究稳步推进，研究型门诊、研究型病房纳入观察病例2 000余份。成功申报重大新药创制（丹蛭降糖胶囊）和国家自然基金等重大项目3项。三是以实验室和研究室为基础的诊疗技术平台、实验技术平台、新药研究与开发平台、信息网络平台、中医药特色技术推广平台、中医药文化展示传播平台6大平台基本建立并逐步完善。四是相关重点学科建设成效显著，现拥有国家中医药管理局重点学科3个，卫生部及国家中医药管理局重点专科（专病）6个。五是近年来基地引进博士5人，博士后1人；培养博士6人，已毕业3人，基地人才梯队渐趋合理。六是引智合作，广泛交流。先后与全美华裔中医联合会、德国高斯海姆医院、法国第六大学等6家国外机构开展合作；与中国中医科学院广安门医院等8家单位和省内15家医疗机构开展科研协作；设立开放性科研基金，重大课题面向全球招标；举办了国家中医临床研究基地重点研究病种糖尿病建设合作研讨会、博士对接会、研究协作工作会议，全力推进重点病种糖尿病研究。

四、强力推进中医名院、名科、名医工程建设

一是安徽省中医药管理局会同省发改委、省财政厅、省人社厅出台了《安徽省中医药“三名”工程实施方案》，组织了“三名”建设项目的申报工作。成立了“三名”建设项目评审领导组及专家组，对全省96所医院申报的198个专科、53个专病和和259名中医临床带头人培养对象进行了严格的评审，最后确定91个专科、38个专病列入“十二五”省级重点专科、专病建设项目，确定了100名“十二五”全省中医临床学术和技术带头人培养对象。二是对48所中医医院“十一五”重点专科、专病项目共60个（其中专科36个，专病24个）进行了现场检查验收。经评估65个建设项目全部达到建设要求。三是开展示范中医医院创建工作，制定了示范中医医院评审管理办法和评审标准，重点强调政府主导、特色优先、管理科学、群众满意，努力打造一批特色鲜明、功能完善、设施先进、服务一流、引领中医医院建设和发展的示范中医院，创建工作正在有序推进。

五、积极促进中医药进农村、进社区、进家庭

安徽省制订印发了《安徽省中医中药“三进”活动执行方案》；积极为基层招募中医药人才，实施农村订单定向中医专业医学生免费培养项目，2011年度录取本科生52名、专科生54名。在省卫生、发改、教育、财政等部门招募大学毕业生到乡镇卫生院工作中，将招募中医类别大学毕业生作为重点。出台了安徽省确有专长和师承中医人员考核考试工作办法，组织了2011年度的考试考核工作。指导支持合肥市包河区、蚌埠市怀远县、阜阳市阜南县和太和县创建全国基层中医药工作先进单位，4个单位已被国家中医药管理局批准为全国基层中医药工作先进单位。

六、切实加强中医医疗机构规范化管理

一是继续深入开展以中医药特色为主题的中医医院管理年活动。组织了对全省78所中医医院的检查评估，通报检查情况，下发整改通知。安徽省有6所中医院接受了国家中医药管理局组织的考评或暗访，成绩优良。二是开展了以消毒供应室、血透室为重点的医疗安全专项督查，对9所中医医院和1所三级中西医结合医院的消毒供应中心组织了检查验收。三是组织全省中医医院开展优质护理示范工程活动，制订了《安徽省中医医院实施“优质护理服务示范工程”活动方案》，对全省6所三级中医医院的优质护理示范工程活动开展情况进行检查。四是严格医疗技术准入管理。经组织专家评估，安徽省中医院、六安市中医院、太和县中医院获准开展相应的心血管疾病介入诊疗技术。五是制订了《安徽省中医临床路径管理试点工作方案》，按照国家中医药管理局制定的22个病种的中医临床路径和诊疗方案开展试点工作，同时探索适宜该省情况的中医优势病种的诊疗方案和临床路径，在全省推广和应用。

七、加强综合医院中医药工作

安徽省认真贯彻落实卫生部、国家中医药管理局和总后卫生部《关于切实加强综合医院中医药工作的意见》，指导综合医院按照《综合医院中医临床科室基本标准》强化建设，指导综合医院中医药示范单位创建工作，组织专家组对申报全国综合医院中医药工作示范单位的3所综合医院进行省级初评并报国家中医药管理局，同时开展省级综合医院中医药工作示范单位创建工作，蒙城县第一人民医院批准为省级综合医院中医药工作示范单位。安徽省立医院重视支持中医药发展的做法受到卫生部、国家中医药管理局领导的肯定和赞扬。

八、鼓励扶持民间医药和民营中医医疗机构发展

一是开展安徽省民间医药和民营中医医疗机构基本现状调查工作。2011年5月，安徽启动了全省民间医药和民营中医医疗机构基本现状调查工作，旨在全面了解掌握该省民间医药和民营中医医疗机构的基本情况，为下一步制定扶持鼓励民间医药和民营中医医疗机构发展的政策措施提供客观依据。为保证调查工作的顺利实施，安徽省卫生厅制订并印发了详细的实施方案，成立了由安徽省卫生厅厅长高开焰任组长的调查工作领导小组，在安徽中医学院设立了专门办公室。首先进行了面上调查，接着由安徽中医学院临床学院、药学院、针灸骨伤学院60名教师和60名学生组成的21个调查小组，分赴全省105个县（市、区），对民间验方、民间特色诊疗技术、民营中医医疗机构进行现场拉网式调查。该项目工作完成民间医疗机构调查表62份，民间验方调查表（涉及膏剂、丸剂、汤剂、熏剂、洗剂等）458份，特色诊疗技术调查表172项，调查报告57份，接受自主献方54人，采集照片3 233余张，拍摄视频38个，还有药品、照片、图书等相关资料。二是出台鼓励民营中医医疗机构发展的政策措施。在2011年省级中医事业发展专项经费项目申报中，首次将民营中医医院纳入申报范围，同时新批准设置2所二级民营中西医结合医院。

九、开展中药资源普查试点

2011年，国家中医药管理局启动全国中药资源普查试点工作，安徽省为6个试点省份之一。安徽省政府领导对此高度重视，立即部署有关部门按照要求做好普查试点的各项前期准备工作。一是成立安徽省中药资源普查试点工作领导小组，组长由安徽省省委常委、省政府常务副省长詹夏来担任，副组长由省政府副秘书长张秋保和省卫生厅厅长高开焰担任，成员由省卫生、食品药品监管、农业、林业、财政、科技等部门和滁州、六安、黄山、亳州、宣城、铜陵市政府分管领导组成。普查试点工作实施部门由安徽省卫生厅牵头，领导小组办公室设在安徽省中医药管理局。同时要求各项目市、县成立相应的普查工作领导组织。二是组建了专业技术队伍。组建了安徽省中药资源普查试点工作专家指导委员会，明确安徽中医学院为普查技术依托单位，确定安徽中医学院副院长彭代银为普查技术责任人。三是编制普查试点工作实施方案，已由安徽省政府办公厅印发实施。四是及时下拨项目经费。

（王继学）

【福建省2011年中医药工作概况】

一、贯彻落实中医药事业发展政策

为进一步贯彻落实《国务院关于扶持和促进中医药事业发展的若干意见》和《福建省人民政府关于扶持和促进中医药事业发展的实施意见》，全省对福州、厦门、三明、龙岩、宁德等地贯彻落实"两个意见"情况开展调研督导，认真了解各地贯彻落实"两个意见"基本情况，及时总结各地的好经验、好做法，不断深化全省中医药工作的机制创新，确保中医药的各项政策落到实处。宁德、龙岩、福州等设区市人民政府相继出台了扶持和促进中医药事业发展的实施意见，罗源、尤溪等部分县级人民政府同时出台了相关政策措施。同时，加强与财政、发改、物价、药监等有关部门的协调沟通，优化提升中医药发展环境，确保中医药各项政策稳步落实。福建省中医药管理局与福建省食品药品监督管理局联合印发《福建省加强医疗机构中药制剂管理的意见》和《福建省食品药品监督管理局、福建省卫生厅关于加强中药饮品监督管理的通知》，规范福建省中药饮片和中药制剂的生产、经营和使用，夯实全省中医医院开展中药制剂协作研发和推广使用的法制基础，促进医疗机构中医制剂的健康发展。福建省中医药管理局与物价部门积极协商，适当调整中医医疗服务收费项目和价格，充分体现服务成本和劳务价格。

2011年3月24～25日，福建省中医药管理局在福建福州召开2011全省中医药工作会议，会议在全面回顾总结全省"十一五"中医药事业发展成就的基础上，部署2011年中医药重点工作，明确"十二五"中医药发展总体思路和目标，正确把握中医药改革发展面临的形势和任务，对促进"两个意见"全面贯彻落实起到了重要作用。

二、推进中医药参与医改实践

在稳步推进公立中医医院改革中，福建省卫生厅积极协调财政等有关部门，加大对中医医院投入。2011年共获得中央项目资金12 100万元、省级项目资金1 160万元，用于支持部分地市、县中医医院基本设备配置和各级重点专科（专病）建设。将公立中医医院纳入公立医院改革试点总体部署。厦门等地将公立中医医院一同纳入新农合单病种付费改革试点，在全省7所医院开展14个病种中医临床路径试点。优化公立中医医院医疗资源配置，搭建中医药卫生服务新体系。在福州大学城新审批设立福建中医药大学附属第三人民医院，三明市尤溪县斥资1.035亿元建成的县中医院新址并已投入使用。

按照《关于巩固和发展新型农村合作医疗制度的意见》等文件中有关提高中医药报销比例的要求，福建省大部分地区的中药有关费用报销比例提高了5～10个百分点，并将针灸和治疗性推拿等中医非药物诊疗技术纳入新农合报销范围，积极引导群众应用中医药适宜技术。

继续加强和完善基层中医医疗机构基础设施建设和设备配置，全省社区卫生服务中心和甲、乙类卫生院均有标准的中医科和中药房。进一步巩固和深化城乡对口支援工作机制，县级中医医院和地市级以上中医医院建立了长期合作帮扶机制。建立和完善双向转诊、分工协作机制，福州和厦门的三级中医医院与社区卫生服务机构建立了长期稳定的分工协作机制。推进有浓厚中医药特色的城市三级康复体系试点建设。为充分发挥中医药在慢病管理和康复医疗中的优势，福州市于2011年9月正式启动城区医院、社区、家庭三级康复体系试点建设。另外，福建省还积极开展基本公共卫生服务中医药服务项目建设，推进福州市仓山区中医药服务项目试点地区建设工作。积极运用中医预防保健服务技术和方法进行健康管理，推进中医"治未病"预防保健服务试点工作。

三、强化中医医疗服务能力建设

福建省各级卫生行政部门和中医医院深入开展"以病人为中心，以发挥中医药特色优势为主题"的中医医院管理年活动，认真执行新的《中医病历书写基本规范》、《中药处方格式及书写规范》和各科室建设与工作指南等规定，进一步加强规范化管理。2011年5～6月，全省开展了2010年中医医院管理年活动检查评估工作，通过坚持"以评促改，以查促建"，各级卫生行政部门和中医医院进一步明确了中医院的发展方向，优化了中医院人员结构，加强了临床科室和重点专科建设，促进了各级中医院又好又快发展。

进一步推进中医专科（专病）建设。各重点专科所在医院高度重视，加大投入，重点扶持基础设施、设备配置和人才引进等方面建设。各专科认真确定具有明显中医特色优势的重点病种，并定期对临床疗效进行评价、分析、总结和改进。通过重点专科（专病）建设，进一步发挥传统中医药特色优势，带动了医院中医药服务水平的提高。2011年全省共有6家医院14个"十一五"重点专科（专病）顺利通过了国家局组织的评估验收，并遴选推荐33个项目申报国家中医药管理局"十二五"重点专科。

继续加强综合性医院中医药的建设与发展。福建省中医药管理局及时转发《综合医院中医药工作指南（试行）》等文件，认真组织2011年综合医院中医药工作示范单位申报评估工作。经过各地申报、组织遴选、省级评估等程序，推荐福州市第一医院等4家综合医院申报全国综合医院中医院工作示范单位。

加强执业准入和中医医疗广告监督工作。福建省认真贯彻执行《执业医师法》及其相关配套文件，精心组织，周密安排，较好地完成了2011年的中医类别医师资格考试工作。2011年共有3 144名考生报名，3 070人通过资格审核，考试通过2 092人次，通过率约为74.0%，同比下降0.8%。严格按照国家中医药管理局政策法规和监督司要求，认真做好中医医疗广告监督工作。2011年，福建省共收到中医医疗广告申请33件，审核通过并颁发审查证明的共7件，并及时查处3件虚假违法中医医疗广告。

四、提高中医药科研能力

加强基地建设和实验室管理。福建省组织推荐龙岩、漳州市中医院和当地同级传染病医院联合申报国家中医药管理局中医药防治传染病临床基地，组织省内外专家对3个国家中医药管理局重点研究室建设项目开展2010年度考核工作，组织9个中医药科研三级实验室开展中期评估工作。福建省人民医院5个标准列入国家中医药管理局第一批中医药标准研究推广基地（试点），建设周期3年。开展中医药科研课题中期评估或结题工作，积极推动"福建省中医临床研究基地中医专科（专病）主要病种临床诊疗优化方案课题"研究。对2010年立项的该项课题由项目负责人分组召开会议，及时调整研究方案，推动课题研究稳步开展。

五、加强中医药人才培养

强化高层次人才培养和师承教育。福建省开展第四批全国名老中医药专家学术经验继承结业考核，筹备第二批优秀中医临床人才研修项目结业考核。组织17名指导老师、33名继承人进行出师考核，与上海中医药大学、福建中医药大学联合开展博士、硕士论文答辩工作。福建省中医药管理局与福建省公务员局、教育厅、药监局联合开展第三批省级老中医药专家学术经验继承工作，继承人遴选工作进展顺利。组织推荐6个项目申报全国名老中医药专家传承工作室建设项目，经国家局审核，最终确定陈民藩等5个工作室为2011年全国名老中医传承工作室建设项目，并获得250万元国家项目资金。

加强中医药继续教育管理，培养中医药人才。福建省组织推荐4个单位申报首批中医全科医生规范化培训示范基地，积极筹备开展省级中医住院医师规范化培训工作。积极申报中医药继续教育项目，有15项列入国家级计划，13项列入省级计划。举办2期中医特色社区康复技术培训班，为福州五城区各社区卫生服务中心培训康复技术人员60多名。举办2期基层中医药适宜技术推广师资班，培训学员150多名。下拨经费15万元支持三明市中西医结合医院举办青草药培训班和西学中班，共培训学员1 098余名。举办了一期全省中医医院院长培训班，共有来自全省54家中医医院的76名院长参加了培训。

六、推进中医药文化科普宣传和对外交流

大力推进中医药文化科普宣传。福建省及时转发国家局下发的《中医中药中国行——进乡村　进社区　进家庭活动方案》和《关于开展中医药文化科普巡讲活动的通知》等文件，部署有关工作，各地都按要求举行了“中医中药中国行科普宣传周”活动，开展了中医药文化科普巡讲活动。全省在以往开展的中医医疗机构文化建设和中医药文化宣传教育基地建设的基础上，积极开展“十二五”中医药文化宣传教育基地建设。2011 年全省有 3 家单位和 5 名专家分别被国家中医药管理局评为全国中医药文化建设先进单位和先进个人。此外，积极组织福建省科学技术出版社遴选 5 部图书参加首届全国优秀中医药文化科普图书推荐活动。

加强中医药国际及港澳台地区的交流与合作。2011 年 4 月，福建省卫生厅副厅长阮诗玮赴台参加第三届海峡两岸中草药合作及技术交流论坛活动。2011 年 6 月，在厦门举办 2011 海峡两岸中医药发展与合作研讨会。2011 年 11 月 5 日在福建晋江举办了第十届中国泉州-东南亚中医药研讨会。这一系列活动促进了福建同港澳台地区以及东南亚各国的中医药交流与合作，推动了中医药的海外发展。福建省援助塞内加尔医疗队在达喀尔工商学院举办的中医传统针灸讲座和在 GASPARD KAMARA 医院的义诊活动受到师生和当地居民热烈欢迎，促进了中医药知识文化在非洲大陆的推广，加深了与第三世界人民的友谊。

（黄则贤）

【江西省 2011 年中医药工作概况】 2011 年，江西省中医院门诊量达 1 000 多万人次，出院病人数 53 万人次，病床使用率达 95% 以上。

中医药参与深化医改继续推进。一是充分发挥中医药在重大民生工程中的作用。江西省中医医院积极参与卫生民生工程，特别是尿毒症免费血透救治工程，第一批定点的中医医院近 30 家。2011 年底，江西省副省长谢茹亲自带领省政府和省卫生厅有关同志赴九江调研中医药工作，在都昌县中医院还亲自看望了正在接受免费血透的尿毒症患者；在湖口县中医院召开的座谈会上，副省长谢茹听取了基层中医药工作者的发言，并就进一步做好中医药工作，特别是要在重大民生工程中充分发挥中医药的作用，提出了明确的要求。二是加强各级中医医院服务能力建设。争取中央财政补助江西省 82 所项目县中医医院资金 1.64 亿元，各项目县卫生局和中医院高度重视，按照“采用分离”的原则，积极落实和完成项目任务。另外，九江、萍乡、赣州等重点中医院建设项目和玉山、湖口等标准化中医院建设项目都先后竣工搬迁，中医医院的就医环境得到明显改善，服务能力得到明显提升。三是实施中医类别全科医师岗位培训。在全省范围内实施了 100 名中医类别全科医师转岗培训，为增进城市社区中医药服务功能提供了人才保证。四是推行中医临床路径和诊疗方案。在全省试点中医医院大力推广中医临床路径和诊疗方案，并选择九江市中医院积极开展电子病历试点工作。五是提高新农合中医药报销比例。积极落实新农合中医药报销提高 10% 的倾斜政策。六是施行基本公共卫生服务中医药服务项目试点工作。组织南昌市西湖区、景德镇市珠山区、九江市浔阳区开展基本公共卫生服务中医药服务项目试点工作，探索基本公共卫生服务中医药服务项目的有效途径和模式。

中医医院发展水平继续提升。一是深入推进中医医院管理年活动。江西省中医医院继续深入开展“以病人为中心，以发挥中医药特色优势为主题”的中医医院管理年活动，各级中医医院做了大量工作，受到国家检查组的充分肯定，检查评估总成绩排名位居全国第八。二是继续开展第二周期中医医院等级评审。组织专家完成对景德镇市、赣州市中医院创建三级甲等中医医院的评审。全年指导各设区市卫生局完成 23 所“二级甲等”中医医院评审。全省共完成 79 所中医医院等级评审。三是开展特色中医医院、重点专科（专病）和专科临床基地检查验收工作。全省共有 37 所特色中医医院、7 个重点中医专科（专病）临床基地和 150 个重点中医专科（专病）达到建设标准。四是组织开展国家重点专科（中医专业）建设项目申报工作。推荐上报江西中医学院附属医院针灸科、妇科、外科和九江市中医院肾病科全部列入国家临床重点专科建设项目，其中针灸科和肾病科已获国家 800 万元的补助资金。五是做好国家中医药管理局“十一五”重点专科（专病）建设项目评审验收工作。全省 17 个国家局“十一五”重点专科（专病）建设项目 2011 年顺利通过了国家中医药管理局专家组的终期评审验收，重点专科（专病）项目建设成效显著。

农村、社区和综合医院中医药工作继续加强。一是积极开展农村中医先进单位创建活动。武宁县、会昌县、兴国县、靖安县 4 县顺利通过全国农村中医药工作先进单位验收。萍乡市湘东区通过省级农村中医工作先进县创建。二是继续开展省级中医药特色社区卫生服务示范区创建工作。南昌市青山湖区、景德镇市昌江区通过省级社区中医药工作先进单位的验收。青山湖区还顺利通过国家社区中医药工作先进单位的验收。三是继续做好中医药适宜技术推广工作。举办了基层常见病、多发病中医药适宜技术推广师资培训班，免费培训 90 个县（市、区）师资 120 余人。向基层推广中医药适宜技术，各地共培训基层医务人员 20 000 余人，免费分发《基层中医药适宜技术手册》丛书两种 40 000 余册。四是开展全国综合医院中医药工作示范单位创建活动。南昌市第三医院等 3 家单位通过国家中医药管理局评审。

中医药人才培养力度继续加大。一是认真实施江西省全国第二批优秀中医临床人才研修项目。指导督促研修人员较好地完成了 3 年学习计划，组织研修人员参加了 6 期全国培训班，为研修人员筹集、落实研修经费 30 万元。二是继续开展全国名老中医传承工作室建设工作。

遴选了5名老中医药专家，设立传承工作室，配备专门人员和设备，落实建设经费250万元，发挥老中医药专家传、帮、带和进行学术研究的作用。三是完成了第四批全国名老中医药专家学术经验继承人的结业考核工作。组织相关人员参加了2期全国培训班，举办了一期赣闽师承工作研讨班，2011年12月进行了结业考核和师承专业学位论文答辩等工作，30名学术继承人全部通过结业考核，其中19人考核为优秀，有17人通过了论文答辩，其中授予博士学位7人，硕士学位10人。四是开展第三批江西省名中医评选工作。联合省人社厅组织开展第三批江西省名中医评选，全省共推荐上报名中医候选人213名。五是做好国家级中医药继续教育项目。2011年共有8个国家级中医药继续教育项目获批准，获批数量为近年来最多。

中医药科研水平继续提高。一是开展中医药科技资源现状调查。江西省组织12所中医医疗机构、2所高等院校以及1所中医药研究机构开展了中医药科技资源现状调查，及时上报了各种调查数据及资料。二是完成了2011年江西省卫生厅中医药科研课题的申报评审工作。全年累计申报课题361项，经专家评审，共确定课题174个。完成科研课题结题121项，鉴定4项。三是加强国家局级中医药重点研究室和三级实验室督导考核工作。加强2个国家中医药管理局中医药重点研究室、1个传染病重点研究室和8个三级实验室的建设督导工作，积极帮助重点研究室和三级实验室争取重大中医药科研课题和高层次人才培养，研究室和实验室累计获得科研项目20多个，经费1 000多万元，并有6人获得全省专业技术二级岗位。四是协助完成国家有关重大中医药科研项目的中期评估和课题验收工作。协助完成“热敏灸临床规律及其机理研究”等国家“973”项目的中期评估，组织完成了中医外治法等8个国家“十一五”科技支撑计划和局级中医药科研课题的预验收和验收工作。

（郑林华）

【山东省2011年中医药工作概况】

一、中医药综合工作

（一）“在深化医改中进一步加快中医药事业发展”综合调研

2011年3~7月，山东省开展了“在深化医改中进一步加快中医药事业发展”专题政策调研。山东省中医药管理局会同山东省政府研究室等10多个部门（单位），研究制订调研方案，细化调研措施，采取全面调查、抽样调查、实地考察、座谈讨论等方式开展系统调研，分赴6个市的12个县（市、区）实地调研。先后召开座谈会30余次，发放调查问卷表2 000余份，记录访谈提纲500余份。在整理汇总和反复论证基础上，形成了36.9万字的调研材料汇编。

（二）编制全省中医药事业发展“十二五”规划

山东省编制了《山东省中医药事业发展“十二五”规划》，提出6项主要指标，提出了“突出一个核心，提升三种能力，打造一支队伍，营造一种氛围”的中医药事业“1311发展战略”。突出一个核心，即全面参与深化医药卫生体制改革；提升三种能力，即提升中医药医疗保健服务能力、科研创新能力和科学管理能力；打造一支队伍，即打造一支继承创新、梯队合理、“山高峰多”的中医药人才队伍；营造一种氛围，即营造浓郁的中医药文化氛围，形成齐鲁中医药文化品牌。

（三）山东省中医药工作会议

2011年3月1日，山东省中医药管理局在山东济南召开了2011年全省中医药工作会议。会议传达了2011年全国中医药工作会议及全省卫生工作会议精神，总结了全省“十一五”中医药事业发展成就和2010年中医药工作进展，部署安排了全省“十二五”中医药发展规划编制和2011年全省中医药工作重点任务。会议为山东省全国名老中医药专家传承工作室和第一批山东省中医药预防保健服务中心授牌。

二、中医药医政工作

（一）中医药服务体系和能力建设

开展国家中医药管理局中医医院管理年活动。2011年5月，山东省中医药管理局组织18个专家组，采取以地市为单位循环检查的方式，对全省县级及以上中医医院和中西医结合医院开展管理年活动省级检查评估工作。2011年6月，组织召开了省级检查评估总结会，听取专家组组长对各单位的检查评估意见，全面了解和掌握各单位活动开展情况。2011年7月，国家中医药管理局组织专家分别对山东省中医院等6家单位进行了调查，对济南市中医医院等8家单位进行了走访抽查，各单位均顺利通过了国家中医药管理局专家组的检查。

2011年3月，山东省中医药管理局组织相关专家编写了《山东省中医病历书写基本规范（2010年版）》，并正式出版发行。

2011年9月，山东省举办了全省中医药系统中医护理岗位技能大赛。各市、省直有关中医药单位经预赛层层选拔的20支代表队、100名选手参加了本次决赛。

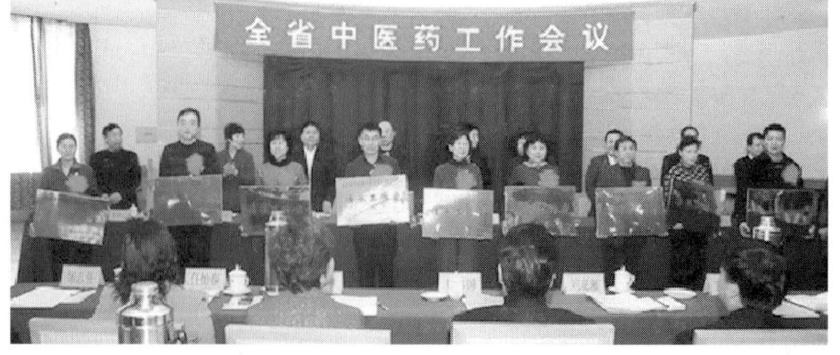

2011年3月1日，山东省中医药管理局在山东济南召开了2011年全省中医药工作会议。图为为全国名老中医药专家传承工作室授牌

2011 年 10 月，青岛市市南区、李沧区、黄岛区，枣庄市峄城区，淄博市张店区 5 个区被确定为国家中医药管理局基本公共卫生服务中医药服务项目试点地区。

2011 年 11 月，山东省首届中医养生膏方节启动仪式暨全省第三届中医膏方临床应用培训班在济南市颐正大厦举行。山东省中医院、山东省中西医结合医院、省立医院、千佛山医院、山东大学第二医院、济南市中医院、济南市中心医院 7 家医疗机构作为膏方节分会场，开展义诊、发放宣传手册及膏方现场熬制展示等活动。培训班邀请上海中医药大学、山东省立医院的教授从不同层面讲授膏方应用知识，全省县级以上中医医院（中西医结合医院）副高级以上中医类别执业医师 100 余人参加培训。膏方节期间还将组织专家走进社区、走进机关，举办中医药养生知识科普讲座，宣传中医药。

2011 年 11 月，山东省中医药管理局与山东省食品药品监督管理局联合下发了《关于进一步贯彻落实加强医疗机构中药制剂管理意见的通知》、《关于遴选调剂使用医疗机构中药制剂品种的通知》，组织各市各单位申报调剂使用中药制剂。

（二）基层中医药工作

2011 年 9 月，济南市天桥区、泰安市新泰市、枣庄市滕州市、淄博市张店区、潍坊市青州市、济宁市任城区被确定为全国基层中医药工作先进单位。

2011 年 12 月，济南市平阴县、东营市广饶县、德州市临邑县、济宁市邹平县、泰安市东平县、威海市环翠区、烟台市芝罘区被确定为全国基层中医药工作先进单位。

2011 年 7 月，山东省中医药管理局制定下发山东省农村中医药工作先进单位、社区中医药工作先进单位、全省中医药特色乡镇卫生院、社区卫生服务中心建设标准和评审细则。

2011 年 12 月，山东省评选出首批 75 个省级中医药特色乡镇卫生院，42 个省级中医药特色社区卫生服务中心。

2011 年 3 月，山东省举办了全省中药注射剂安全使用师资培训班，为全省培训了 40 余名师资。2011 年 4～12 月，在全省范围内召开了 35 场培训班，指导基层医疗人员安全使用中药注射液。

三、中医药教育工作

2011 年 1 月，山东省组织进行了全省中医类别全科医师岗位培训理论结业考试，参加者为山东省第五期中医类别全科医师岗位培训人员。

2011 年 3 月，山东省公布了山东省第三批高层次优秀中医临床人才培养对象名单，确定 32 名同志为山东省第三批高层次优秀中医临床人才培养对象。

2011 年 3 月，山东省举办了第三期全省中医临床技术骨干培训班，对全省 99 名针灸、推拿专业医生进行了培训。

2011 年 4 月，山东省中医药管理局联合省教育厅，发文批准日照市中医医院为由山东中医药大学与当地政府部门实行教学工作双重领导的附属医院，高密市中医院、平邑县中医医院为教学医院。

2011 年 4 月，山东省公布第二期全省中医类别全科医师骨干培训考核合格人员名单，共有 115 人参加考试，114 人合格。

2011 年 4 月，山东省公布了山东省 2011 年国家级和省级中医药继续教育项目名单，16 个项目为 2011 年国家级中医药继续教育项目，105 个项目获准为 2011 年省级中医药继续教育项目。

2011 年 4～5 月，山东省中医药管理局组织申报了全省第一批“西学中”培训基地，为做好中医医院“西医学习中医”培训工作打下了良好基础。

2011 年 5 月，山东省举办了第四期全省中医临床技术骨干培训班，对全省 130 名中医外科、中医骨伤学专业医生进行了培训。

2011 年 5～6 月，山东省举办了全省中医四部经典著作强化学习班，同时针对第四批全国老中医药专家学术经验继承人开展了中医经典理论集中学习，学习结束之后统一进行了考试。

2011 年 6 月，山东省召开了第四批全国老中医药专家学术经验继承工作出师考核部署会，部署安排了“四批师承”结业考核和专业学位授予有关工作。

2011 年 6 月，山东省中医药管理局启动山东省第三批高层次优秀中医临床人才培养计划，并举办了第一期培训班，主要对《内经》、《温病学》进行了培训。

2011 年 7 月，山东省组织申报了第二批中医临床技术骨干培养项目，在公开、公平、客观、公正原

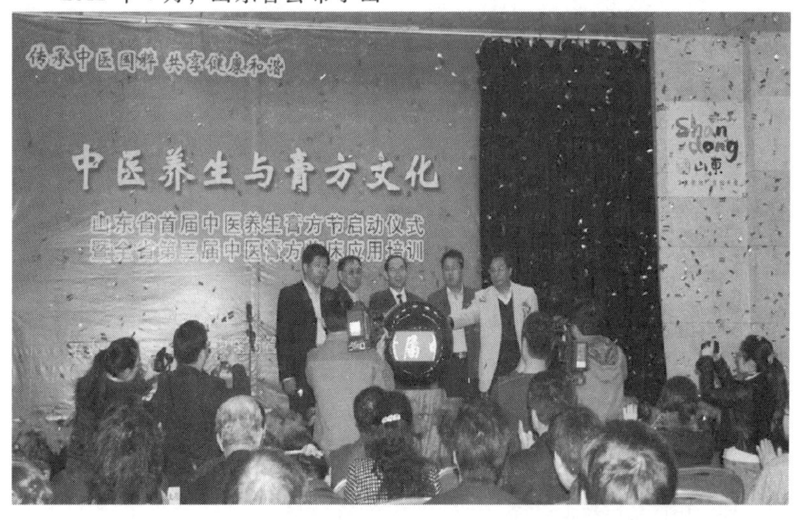

2011 年 11 月，山东省首届中医养生膏方节启动仪式暨全省第三届中医膏方临床应用培训班在山东济南举行

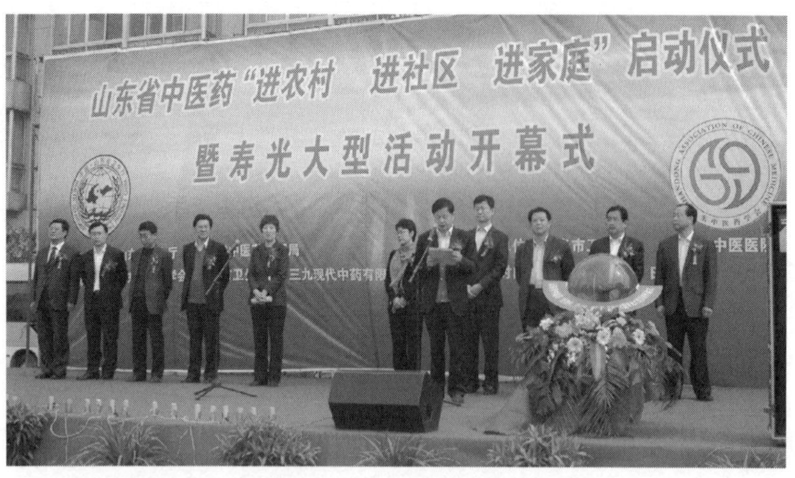

2011年4月25日，山东省中医药管理局在寿光举行了山东省中医药"进农村 进社区 进家庭"启动仪式暨寿光大型活动开幕式

则的基础上，择优选择了388人作为培养对象。

2011年7月，山东省组织实施全省老中医药专家传承工作室建设项目，共有66个单位申报。

2011年9月，山东省中医药管理局在山东济南召开了全省中医医院"西医学习中医"培训工作部署会议，各培训单位总结交流了工作思路，并部署安排了下一步的工作，为做好全省中医医院"西医学习中医"培训工作起到了重要作用。

2011年11月，山东省中医药管理局对2010年全国名老中医药专家传承工作室建设项目进行了年度督导检查。通过听取汇报、现场查看资料等方式，对各工作室项目条件建设、管理制度建设、学术经验继承工作、传承团队建设、信息管理系统建设及经费落实与使用情况等进行了检查。

2011年11～12月，山东省组织申报了2012年度国家级和省级中医药继续教育项目。

2011年12月，对第四批全国老中医药专家学术经验继承工作进行了结业考核，结业考核包括继承人日常继承表现考核、继承实绩考核、临床（实践）技能考核和论文答辩4项内容，48名继承人中有47名通过考核。

四、中医药科技工作

2011年2月，山东省中医药管理局召开了山东省"十二五"及2011～2012年度中医药科技发展计划项目招标指南论证会，广泛听取各方面的意见和建议，使该指南更具科学性、可操作性。

2011年4～6月，山东省中医药管理局开展山东省"十二五"中医药科技攻关和2011～2012年度中医药科技发展计划项目申报工作。

2011年7月，山东省对2009年公布的山东省国家中医药管理局中医药科研实验室（三级）单位进行了中期评估，首先由各实验室负责人进行自我评估，形成自评报告，由山东省中医药管理局进行现场随机抽查评估。

2011年10月，山东省中医药管理局评审公布了山东省"十二五"及2011～2012年度中医药科技发展计划项目，全省确定"十二五"攻关项目4项，普通项目309项。

五、中医药文化宣传工作

2011年1～3月，山东省开展了全省中医药知识宣传普及项目检查工作，检查分为自查和复查两种形式，通过听取工作汇报、组织座谈、查看资料、实地走访等方式进行了，全面了解了2008～2010年中医药知识宣传普及项目的执行情况和资金使用情况。

2011年4月，山东省举办山东省中医药文化科普巡讲专家培训班，对各市及有关单位推荐的巡讲专家进行培训，并遴选山东省中医药文化科普巡讲团成员。

2011年4月，山东省中医药管理局在寿光市举办了山东省中医药"进农村 进社区 进家庭"启动仪式。启动仪式结束后，举行了山东中医药学会第四届五次常务理事会、山东省名中医药专家义诊咨询活动、中医药学术讲座、中医药养生保健科普讲座、中医药适宜技术推广培训，并向群众免费发放了中医药养生保健科普书籍万余册。

2011年6月，山东省中医药管理局组建了山东省中医药文化科普巡讲团，初步选定68名同志为全省中医药文化科普巡讲团备选成员，负责全省的中医药文化科普巡讲事宜。

2011年10月19～22日，山东省开展了国家中医药管理局暨山东省中医药文化科普专题巡讲活动。活动在济南市、临沂市、烟台市举办了7场专题讲座，现场还为群众发放了各类中医科普书籍4 000余册。

2011年11月，山东省中医药管理局在山东济南召开省（部）属单位中医药宣传工作座谈会，会议总结了"十一五"期间全省中医药宣传工作的经验做法，对"十二五"期间如何加强中医药宣传工作进行了深入的探讨与研究。

（王友晓）

【河南省2011年中医药工作概况】

2011年，河南省有各类中医医疗机构2 603个，中医医院291所，其中县（区）中医医院125所，三级甲等19所，二级甲等78所。中医医院总床位数36 149张，中医药从业人员7.4万人，中医类别执业医师37 767人，居全国前列。

一、编制《河南省"十二五"中医事业发展规划》，确定工作重点

为认真贯彻落实国务院和省政府两个22号文件精神，满足人民群众对中医药服务日益增长的需求，河南省制定了《河南省"十二五"中医事业发展规划》。重点工作主要有以下几项：一是省级中医医院建设项目。根据国家《中医临床研究基地建设指导意见》、《中医医院建设标准》等要求，确保如期完成河南中医学院第一附属医院国家中医临床研究基地、河南省洛阳正骨医院郑州医院两个重点建设项目；建设河南省中医药研究院科研综合楼、河南省中医院门急诊综合楼、河南省骨伤临床研究基地。二是县级公立中医医院建设项目。按照《河南省人民政府关于扶持和促进中医药事业发展的意见》要求，依据国家颁布的中医医院建设标准，分期分批对全省100所公立县级中医医院进行重点建设。三是农村中医药工作。建设30所县级综合医院示范中医科、200所社区卫生服务中心和乡镇卫生院示范中医科；建设30个省级农村中医药工作示范单位；建设20个省级社区中医药工作示范单位；建设20个省级综合医院中医药工作示范单位；进一步加强乡镇卫生院、社区卫生服务中心等基层中医工作，多措施、多途径推广中医药适宜技术。四是疑难病、常见病防治研究。以河南中医学院一附院国家中医临床研究基地为平台，对艾滋病和慢阻肺等重大疑难病进行中医药防治研究攻关。同时，选择中医药疗效突出的3~5种常见病，开展中医药诊疗方法研究并加以推广。五是重点学科、专科建设。做大做强“洛阳正骨”品牌，组建“洛阳正骨”医疗集团，使河南省中医骨伤学科保持国内外领先水平；在艾滋病、慢性阻塞性肺病、病毒性肝炎、高血压、肿瘤、糖尿病、小儿肾病、骨质疏松、心脑血管疾病诊疗方面形成独特优势，力争在专科和学科建设上有所突破。六是人才队伍建设。在“十二五”期间，培养50名省级学术带头人；培养县中医临床技术骨干3 000~5 000名；培养500名继承型、西学中、外向型人才。七是中医药文化建设。深入研究河南历代名医、流派的学术思想，开展中医古籍研究整理工作；开展中原中医药文化遗迹和文物研究；在南阳建立张仲景博物馆，继续加强南阳医圣祠、宛西制药两个全国中医药文化宣传教育基地建设。

二、筹备全省中医药发展大会，做好有关委、厅、局的对接工作

2011年2月，河南省中医管理局就贯彻落实22号文件，解决中医事业发展中的关键问题，实现由中医药大省向强省迈进，向省政府作了专题汇报，提出了加强基础设施建设、完善中医药服务补偿政策、实施重点学科建设和重点人才培养项目、增加中医专项经费等问题的建议。常务副省长李克作出重要批示，原则同意河南省中医管理局的建议。河南省政府办公厅于2011年4月2日和8月3日先后两次召开由省发改委、省财政厅、省编办等相关部门参加的协调会，提出了“抓好落实、搞好对接、办好专项、做好亮点”的要求，并责成省卫生厅和省中医管理局从人员编制、项目建设、中医专项和服务价格等方面与相关部门进行沟通对接。相关问题和措施已逐渐明确，省政府择时召开全省中医药发展大会。

三、加快基础设施建设，加大项目监管力度

2007年以来，中央共安排河南省中医医院建设项目38个，投资7.02亿元，省级市县及项目单位配套资金19.8亿元，总投资27亿元，规划总建设面积94万平方米。已完成投资16亿元，累计完成建设面积63万平方米。中央补助建设重点中医院共计19家，总投资16.7亿元，总规划建筑面积44.3万平方米；县级中医院19家，总投资10.5亿元，总规划建筑面积49万平方米。重点中医院到位资金11亿元，已累计完成投资9.3亿元，完成建筑面积27万平方米，13家项目建设单位已完成竣工；县级中医医院建设到位资金8.4亿元，已累计完成投资6.3亿元，完成建筑面积36万平方米，已有11家竣工或主体完工。据统计，从2007年到2011年，共有26家贫困县项目和30家自筹基建，项目总投资9亿元，规划建筑面积46万平方米。河南省对上述项目加强监管力度，实行目标责任制、月报告等制度，全程追踪项目进展情况，力争建设成为优质工程、放心工程、民心工程。

四、围绕中原经济区建设，争取政策和项目支持

根据省发改委《关于请协助提供河南省配合国家制定支持中原经济区建设政策性文件阶段性研究成果的函》的要求，河南省对国家有关支持和促进中医药事业发展以及国家向一些特别功能区和省份给予的倾斜政策进行梳理汇总，围绕中原经济区建设，结合“十二五”规划，河南省中医管理局提出支持县级中医院建设、省市级中医医院内涵建设和支持河南省洛阳正骨医院建设全国骨伤科临床研究基地的建议，并与省发改委进一步沟通协调，争取加大中医事业投入，健全中医药服务体系，完善中医药防治重大疾病和医疗保障等方面的政策，进一步促进河南省中医事业发展，为中原经济区建设提供健康保障。

五、加强准入管理，增强中医医院服务能力

一是加强准入管理，不断提高执业水平。河南省完成2011年度全省中医类别医师资格考试工作，全省中医类别考生达到20 967名。同时完成2010年度全省5 353名中医类别医师资格证制证及发证工作。召开了全省中医师承和确有专长考核小组会议，启动2011年中医师承和确有专长考核工作。制定《河南省基层医疗机构中医执业科目和人员注册暂行规定》，为加强基层中医药服务提供政策支持。对85家中医医院开展了校验及执业变更登记评估工作，批准设置4所省级中医诊疗中心和3所市级中医诊疗中心。下发《河南省中医管理局关于上报2010年度中医医疗机构信息的通知》，汇总全省医疗机构的基本信息、人员信息及设备信息，进一步掌握全省医疗机构的发展现状。委托有关机构对违规发布中医医疗广告的29家医疗机构进行查处。

二是进一步完善中医服务网络，拓宽服务领域。根据2010年中医医院管理年活动的总体部署，河南省开展年度中医医院管理评价活动，配合国家中医药管理局完成对河南省2010年中医医院管理年活动检查评估督导。强化中医医疗机构服务质量与安全管理，有效防范和妥善解决医疗纠纷，建立了中医医疗机构医疗纠纷相关人员约谈制度。9个中医专科入选国家临床重点专科建设计划。完成国家中医药管理局“十一五”重点专科（专病）项目验收工作，全省32个专科全部通过验收。组织申报了国家中医药管理局“十二五”重点专科。为掌握全省中医医院管理重点指标完成情况，河南省中医管理局开展了全省中医医院管理重点内容指标考核工作。推荐4家单位申报国家中医药管理局第四批“治未病”预防保健服务试点单位，5个地区申报第二批“治未病”预防保健服务试点地区，5个地区申报中医养生保健服务机构准入试点地区。

六、中医药继续教育体系进一步完善，中医队伍素质明显提高

河南省中医药管理局举办河南省中医经典理论与临证经验研讨班，组织第四批全国名老中医药专家学术经验继承工作和第二批全国优秀中医临床人才研修项目学员进行经典方与临床应用体会学术研讨，组织第四批全国老中医药专家学术经验继承工作继承人经典理论培训考试。进一步强化县级中医院在农村中医药工作中的龙头作用，开展县级中医医院临床骨干培养工作，培养2 500名系统掌握中医药基础知识、临床技术突出、医德高尚、同行广泛认可、具有较大社会影响的县级中医医院骨干医师，每人资助1.3万元，2011年培养500名。河南省中医药管理局与省教科文卫体工会联合下发《河南省中医药岗位技能竞赛活动方案》，本次活动分为“读经典，背方剂”活动和中药调剂岗位技能竞赛两项内容。委托河南中医学院第一附属医院举办医院中药制剂规范化管理培训班。

七、中医药科技实力稳步提升

做好河南中医学院第一附属医院中医临床研究基地建设的指导工作，河南省中医管理局配合国家中医药管理局在河南召开国家中医临床研究基地科研人员能力培训（第二轮）班。积极开展科研项目工作，多渠道申报课题，2011年河南省共组织申报省部级以上科研项目26项，根据《河南省中医管理局关于颁发2011年度河南省中医药科技成果奖的通知》，2011年度河南省中医药科技成果奖共评出51项，其中一等奖23项，二等奖20项，三等奖8项。河南省中医管理局与河南省医学科学院、河南省计生委等部门联合完成了《河南省农村卫生适宜技术应用示范研究》项目。启动河南省承担的中医药行业专项“慢性阻塞性肺疾病中医药社区康复示范研究”项目和《伤寒杂病论》等中医古籍校注整理项目。进一步规范课题管理，配合国家中医药管理局对河南省承担的部分2000～2007年度国家中医药管理局中医药科学技术研究专项课题进行了验收。对河南省在研课题进行检查，加强质量督导，强化过程管理，提高课题研究质量。做好中医药重点学科及名老中医工作室建设工作，对全省11个国家中医药管理局中医药重点学科和2010年度确定的6个全国名老中医药专家传承工作室（包括国医大师工作室）业务建设工作进行督导考核。

八、以中医医院为宣传窗口，切实加强中医药文化建设

2011年，河南省在《河南日报》等省级媒体集中展示全省中医事业“十一五”取得的成就，共发表15版18篇次文章，取得了良好效果。按照国家中医药管理局《关于加强中医医院中医药文化建设的指导意见》和《中医医院中医药文化建设指南》的要求，参照兄弟省市的经验，河南省编撰《河南省中医机构中医药文化建设形象设计指南》。指南从建筑风格、庭院设计、内部装饰、标识标牌、院徽、院训、院刊等方面营造浓郁的中医药文化氛围，为河南省中医医院文化建设提供依据。协助河南中医学院拍摄《精诚大医》。筹备并组织第十届张仲景医药科技文化节和河南省“中医中药中国行文化科普宣传周”活动，赢得了社会各界的广泛关注和人民群众的普遍欢迎。洛阳正骨医院等3家中医院获得全国中医文化建设先进集体称号，郭光俊等5人获得全国中医文化建设先进个人称号。河南省承担的国家中医古籍保护项目进展顺利，现已完成13个古遗迹、20个老字号的现场采编、实地考察工作。古籍普查、古籍修复、人才培养等各项工作也在有序推进。

（黄怡博）

【湖北省2011年中医药工作概况】

一、2011年湖北中医药工作概况

（一）进一步明确思路，科学谋划“十二五”发展战略

湖北省中医药事业“十二五”发展规划已经完成，制定了建设中医药强省的战略目标。到2015年，建立和完善覆盖全省城乡的中医药服务体系，乡镇卫生院和社区卫生服务中心实现中医药服务全覆盖，65%的村卫生室和70%的社区卫生服务站能够提供中医药服务，中医药服务能力进一步提高，应对突发公共卫生事件和防病治病能力明显增强。100%的市（州）建有市（州）中医医院，10%的县中医医院达到三级中医医院的标准，80%达到二级甲等中医医院水平，建立专业齐全、分布合理和中医特色优势明显的中医药重点专科群。大力发展中医药教育，培养一批全国知名的中医药人才，中医药人才素质明显提高，结构更趋合理。建立符合中医药特点的科技创新体系，推进中医药传承创新。建立中医药文化宣传教育基地，中医药文化资源得到有效利用，中医药文化进一步繁荣。大力发展民族医药事业。

（二）出台医改实施意见，鼓励中医药特色优势的发挥

湖北省出台了《湖北省卫生厅关于在深化医药卫生体制改革工作中进一步发挥中医药作用的实施意见》（鄂卫发〔2011〕49号），将国家对医改的要求和湖北省的实际相结合，提出多项鼓励提供中医药服务的扶持政策。将在新农合范围内属于国家基本药物和地方增补药品的中药有关费用的报销比例提高5%~10%，将针灸和治疗性推拿等中医非药物诊疗技术和将符合标准、质量稳定、疗效确切的院内中药制剂纳入新农合、城镇职工和居民医保报销范围。与114电话服务合作，积极推行预约门诊、分时段门诊等便民、惠民措施，开展中医师多点执业试点，积极促进中医药特色优势的发挥。鼓励发展民营中医医疗机构。

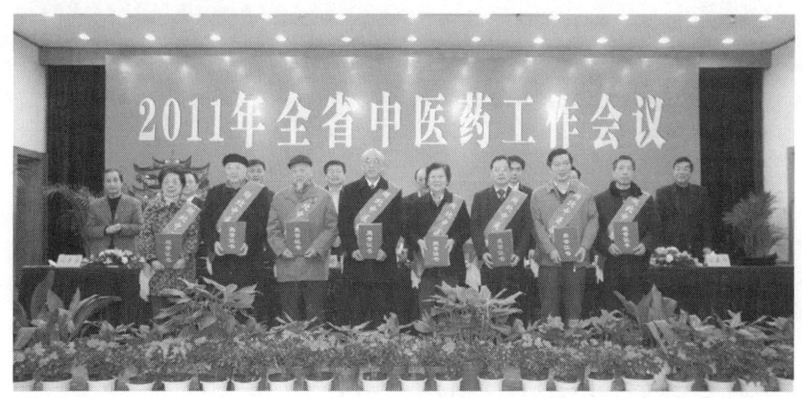

2011年3月23日，湖北省中医药工作会议在湖北武汉召开，会上表彰了湖北省首届“湖北中医大师”和“湖北中医名师”

2010年，国家中医药管理局开始中医临床路径试点工作，并组织专家编写了97个病种的中医临床路径及诊疗方案，2011年全面推开此项工作，国家中医药管理局继续组织制订了200余个中医临床路径及诊疗方案。2011年4月11~12日，全国中医临床路径管理试点工作会议及培训班在湖北宜昌召开。此次会议后，中医临床路径试点工作在全国“十一五”中医重点专科内试行。

（三）推行“三名”战略，中医药服务能力得到提高

全省中医医院基础设施得到改善。2011年又有4家县级中医医院获得国家拉动内需基础设施建设项目，共计8 000万元，资金已经下拨，项目单位正抓紧建设。全省74家县级中医医院和恩施州民族医院获得国家医改资金扶持，每个项目单位获得200万元用于设备改造，共计1.52亿元，全省中医医院基础设施条件得到进一步改善。通过政府资助和医院自筹资金，全省所有地市级中医医院和1/2的县级中医医院加强了基础设施建设，达到国家建设标准。

中医医院管理年活动取得实效。根据国家中医药管理局的统一部署，继续开展“以病人为中心，以发挥中医药特色优势为主题”的2010年中医医院管理年活动。全省各级卫生行政部门和中医医院积极行动，以发挥中医药特色，提高医疗质量为重点，认真组织实施。湖北省于2011年6月正式启动了全省中医医院管理年活动检查评估工作，制订了湖北省检查评估工作方案，检查了核心制度落实情况、院感控制、中医药适宜技术推广工作及各项目的完成情况。省级、地市级及直管市中医医院由湖北省中医药管理局带队，省级专家组负责检查评估工作，县级中医医院由所在地区卫生行政部门带队，地区之间循环交叉检查。

重点专科建设工作进一步加强。一是组织实施了湖北省“十一五”中医重点专科（专病）建设项目中期评估工作。通过听取汇报、查阅资料、现场查看等方式，专家组对全省31个中医重点专科（专病）建设项目进行了中期评估，帮助各专科（专病）建设单位查找问题，提出建议，及时整改，提高整体水平，为评审验收打下良好基础。二是组织了2011年国家临床重点专科（中医类别）项目和国家中医药管理局“十二五”重点专科建设项目的申报工作。共有4个项目被确定为2011年国家临床重点专科，经费已经下达。另通过单位申报、专家评审，推荐45个专科上报国家中医药管理局“十二五”重点专科。三是组织实施了省“十二五”中医重点专科（专病）建设项目的申报和评审，按照专家书面评审和项目单位集中答辩的程序对申报项目进行了两轮评审，入选单位名单即将公布。

继续开展综合医院中医药工作示范单位创建工作。通过各地自愿申报，专家实地评审，湖北省中山医院等9家综合医院被确定为湖北省综合医院中医药工作示范单位。其中，武汉大学中南医院等5家被确定为全国综合医院中医药工作示范单位。

大力宣传中医药名医大家。2010年湖北省卫生厅会同省人社厅启动了首届“湖北中医大师”和“湖北中医名师”评选活动，共评选出首届“湖北中医大师”10名、“湖北中医名师”31名。2011年，为积极宣传这些名医大家，营造中医药事业发展的良好环境，湖北省中医药管理局在《湖北日报》开辟专版对他们进行了宣传介绍，并号召全省卫生系统向他们学习，努力营造湖北省中医药事业发展的良好氛围。湖北省组织编写、出版《湖北中医大师名师传》。为每位名医大师建立了工作室和研究室，配备学术继承人，传承他们的学术思想和诊疗经验。

（四）推进传承创新，中医药科研工作取得新成果

湖北省中医药管理局组织完成了“十一五”期间湖北省中医药、中西医结合科研课题完成情况的调查及梳理工作，为下一步的科研工作提供了依据。组织开展了省“十二五”科研课题申报和评审工作，组织鉴定了中医药、中西医结合科研成果27项，分别达到国内领先水平和国内先进水平。对湖北省承担的“十一五”科技支撑计划民族医药文献整理及适宜技术筛选推广项目进行了梳理及规范性文本的修订工作，同时还完成了国家中医药

管理局组织的民族医药科技情况调查。

湖北省组织推荐十堰市传染病医院、黄石市中医医院、随州市中医医院、黄冈市第二人民医院、宜昌市中医医院5个单位申报国家中医药管理局第三批国家中医药管理局中医传染病临床基地。组织推荐35名专家申报国家中医药科技咨询专家。

湖北省开展了中医药科技资源现状调查工作，调查各级各类中医医疗机构、高等中医药院校及中医药科研机构共计20家，重点调查各单位科研经费投入，科研实验室和研究室基本情况，科研设备情况，承担课题的数量、类型、研究方向、其他科研产出及科研团队等。

2011年，湖北省作为项目单位之一开展了中药资源普查试点工作。成立了以分管副省长张岱梨为组长，各相关厅局领导为成员的领导小组，委托湖北中医药大学作为技术指导，负责全省中药资源普查技术方案的制订和技术指导工作。工作方案已报国家中医药管理局审定，《湖北省中药资源普查试点工作方案》已经下发，年底举行了启动仪式，对150余名调查人员进行了培训。

（五）加强继续教育，中医药人才培养力度加大

湖北省多渠道开展中医药人员培训。举办了全科医师的培训班，有700人参加了培训，完成了2011年城市社区中医类别全科医师培训任务和2011年度中医药继续教育项目的申报及实施工作。完成了全年的国家中医药管理局“优秀中医临床人才研修项目”人员的信息审核、上传等工作。委托湖北中医药大学举办了中医医院院长培训班，湖北省共70多家中医医院院长参加培训。

全面启动湖北省师承工作。湖北省制订了湖北省老中医药专家学术经验继承工作方案，组织专家对方案进行了修订。在各市、州卫生局和有关单位遴选推荐指导老师和学术继承人的基础上，经审核，确定了61名湖北省老中医药专家学术经验继承工作指导老师，109名湖北省老中医药专家学术经验继承工作学术继承人。举办了国家第四批名老中医师承人员读经典学习班，师承工作得到国家中医药管理局的充分肯定。

（六）创建先进单位，基层中医药工作取得新进展

制定出台新的评审标准。根据国家中医药管理局《全国基层中医药工作先进单位建设工作管理办法》，湖北省专门召开了研讨会，组织专家对《湖北省中医药参与社区卫生服务建设标准及评审细则》、《湖北省农村中医工作先进县建设标准与评审细则》进行了修订，制定了《湖北省中医药服务示范区建设标准和评审细则（2011年版）》、《湖北省农村中医工作先进县建设标准与评审细则（2011年版）》，已印发各地实施。

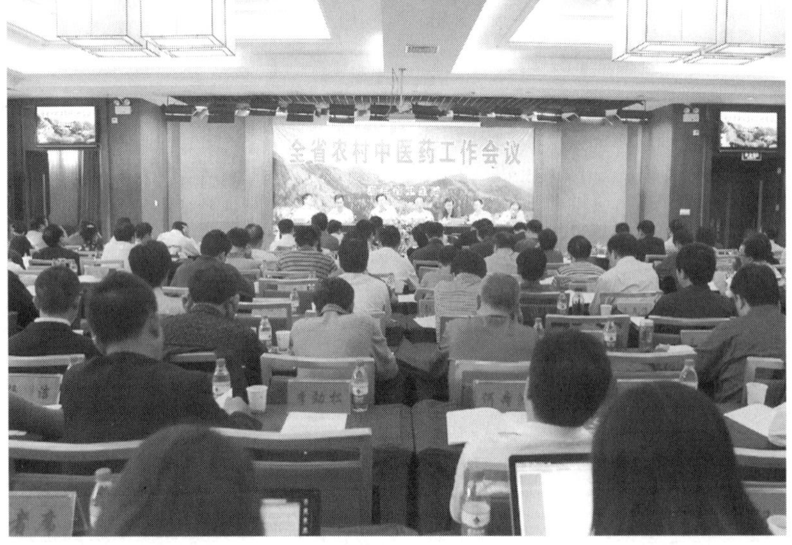

2011年9月27～28日，湖北省农村中医药工作会议在湖北恩施州建始县召开

积极创建基层中医药工作先进单位。湖北省组织专家对武汉市江岸区和江汉区申报省级中医药服务示范区工作进行了评审验收，根据专家意见，确定武汉市江岸区、江汉区和襄阳市襄城区为湖北省中医药服务示范区。2011年11月，武汉市武昌区、江岸区、江汉区和汉阳区顺利通过国家中医药管理局专家组的检查，武汉市有7个城区成为国家中医药服务示范社区，经过国家中医药管理局专家组的复核，批准武汉市为全国地市级基层中医药工作先进单位。通过专家实地评审，恩施州利川市为全省农村中医工作先进县，建始县、宣恩县和广水市为建设单位。郧县申报全国基层中医药工作先进单位的创建工作顺利通过国家局专家组的检查。

创建“十县百镇千村中医药服务示范单位”，建设“三堂一室”。2011年9月，湖北省在恩施州建始县召开了全省农村中医药工作会议，这是湖北省组织召开的第一次农村中医药工作会议。会上明确提出今后农村中医药工作的目标：全省所有的县级中医院达到国家建设标准，80%的县级中医院达到二级甲等中医院水平，鼓励部分县级中医院争创三级中医医院。全省县级综合医院、妇幼保健院和乡镇卫生院都要建立中医科和中药房，实现“两个全覆盖”，即县级医疗机构和乡镇卫生院中医药服务全覆盖。开展“十县百镇千村中医药服务示范单位”创建工作，用1年左右的时间，在全省创建10个湖北省中医药服务示范县级中医院、100个湖北省中医药服务示范乡镇卫生院和1 000个湖北省中医药服务示范村卫生室，湖北省制订了实施方案和评审标准，2012年9月将组织专家评审验收，并给予表彰奖励，树典型，推示范，

加强基层中医药事业的发展。开展“三堂一室”建设工作，湖北省在全省所有县级以上中医院和乡镇卫生院建设“三堂一室”（国医堂、名医堂、中医养生堂和知名中医工作室），整合中医药资源，提高中医药服务能力。把这项工作作为湖北的特色来抓，受到国家中医药管理局表扬。

（七）推广示范单位经验，中医药文化建设成效显著

根据《湖北省中医机构文化建设形象设计指南》，湖北省指导中医院开展中医药文化建设，推动中医药文化建设与医院基础设施建设同步进行。2011年3月在全省中医药工作会议上，对各中医医院的文化建设成果进行了集中展示交流。各级卫生部门和中医医院高度重视中医药文化建设工作，制定和实施中医药文化建设规划，并将其纳入医院目标管理，落实建设责任，加大资金投入，取得了明显成效。红安、远安、罗田、钟祥、枝江和神农架林区等县中医院加强医院的整体规划，注重中医药文化环境形象建设，在建筑风格、内部装饰、诊疗环境、形象识别等方面全面展示中医药文化，形成浓郁的中医药文化氛围。宜都市等中医院积极配合“中医中药荆楚行”活动，大力开展中医药科普知识宣传，利用新闻媒体广泛宣传中医药知识，产生良好的社会影响。武汉市中西医结合医院和襄阳市、洪湖市、松滋市、咸丰县中医院定期编印院刊院报，交流医院信息，弘扬中医药文化，传播中医药知识。2011年，湖北省安排宜昌市、襄阳市中医医院等10个中医药知识宣传普及项目单位，开展中医药文化科普巡讲和中医药文化宣传教育基地建设，推进中医药进乡村、进社区、进家庭，满足广大人民群众日益增长的中医药医疗保健知识和科普文化需求。

湖北省中医药管理局与湖北省台办等单位举办第四届海峡两岸李时珍医药文化与产业论坛。开展中医药文化宣传教育基地建设，批复罗田县为湖北省万密斋中医养生文化宣传教育基地。2011年12月，国家中医药管理局办公室和湖北省人民政府在罗田举办2011·中国（罗田）万密斋中医养生与健康产业发展高峰论坛。开展湖北省中医药文化建设示范单位创建活动。用一年时间在全省各级各类中医医院中评选出10个中医药文化建设示范单位，湖北省印发了《湖北省中医药文化示范单位建设标准》，2012年9月将组织专家对申报的单位进行评审，对达到标准的单位进行表彰奖励，以带动全省中医医疗机构注重中医药文化建设，更好地为人民群众提供优质的中医药服务。

（八）其他中医药工作顺利完成

一是湖北省中医管理学会成功换届。2011年3月22日，湖北省中医管理学会在湖北武汉举行第二次会员代表大会。大会审议并通过《第一届理事会工作报告》和《法人代表任期经济责任报告》，选举产生了学会第二届理事会理事、常务理事和会长、副会长、秘书长。

二是开展湖北省民营中医医疗机构基本现状调查。为掌握全省民营中医医疗机构提供中医药服务的基本情况，湖北省制定相关政策，提供参考依据和建议，开展了此项调查工作，全省民营中医医疗机构（包括民族医和中西医结合）共1 436所，开放床位1 598张，中医类别执业医师2 331人，执业助理医师342人。

三是加强对中医药行业的监管。2011年湖北省审批了2所政府举办的县级中医医院和4所民营医疗机构的设置，完成了62所医疗机构的校验和变更事项，办理了70项执业医师的注册和变更及医师资格网上信息修改工作。对违规发布中医医疗广告的4所民营医疗机构，及时依法进行了严肃查处。

四是做好2011年中医类别执业医师考试工作。2011年湖北省中医类别执业医师资格考试网上报名人数为5 962人，经过考点初审，考区复审，报名合格人员4 575人，不合格1 387人，共没收虚假毕业证7份。2011年6月13日在湖北武汉举办了中医类别医师资格实践技能考试考官培训班，对全省80余名考官进行了培训。

五是评选表彰中医药工作先进集体和个人。根据各地推荐，湖北省共评选出全省中医药工作先进集体21个，城市社区中医药工作先进集体20个，中医药适宜技术推广先进集体20个，全省中医药工作先进个人140名，并在全省中医药工作会议上进行了授牌表彰。

（芦　妤）

【湖南省2011年中医药工作概况】

一、中医药发展环境进一步优化

一是出台《湖南省加快中医药发展5年行动计划（2011～2015）》（以下简称《行动计划》）。以省政府办公厅名义印发的《行动计划》于2011年4月27日正式出台，《行动计划》从当前亟须解决的关键问题和全省中医药事业发展需要出发，提出了今后5年全省中医药事业发展的指导思想、基本原则和总体目标，是指导今后5年湖南省中医药工作的纲领性文件。二是召开全省中医药工作会议。2011年11月，湖南省政府召开了高规格的全省中医药工作会议，湖南省省委常委、副省长郭开朗和国家中医药管理局副局长马建中出席会议并作重要讲话，各市州分管副市州长，市州、县市区卫生局长，县级以上中医医院院长，省直有关单位负责人，共350余人参加了会议。会议系统总结了“十一五”中医药工作经验，安排部署了“十二五”的中医药工作任务，明确了今后5年中医药工作的指导思想、工作重点和重要举措，提出了建设中医药强省的奋斗目标。三是争取了对中医药工作的更大扶持。省财政预算安排2011年全省中医药工作经费从2010年的2 000万元基础上增加到2 200万元，另安排中医药民间单方验方及特色疗法专项经费500万元。

二、中医药在医改中重要作用进一步发挥

一是制定基本医疗保障制度中的中医药服务鼓励政策。湖南省中

医管理局与湖南省卫生厅联合下发了《关于在深化医药卫生体制改革中发挥中医药作用的实施意见》，明确将针灸和治疗性推拿等中医非药物诊疗技术、经省级药监部门审批的医疗机构中药制剂、国家基本药物和省级增补药品的中药、中成药纳入新农合报销范围。对中医药诊疗费用的补偿在原报销比例基础上提高10%；协调省人事和社会保障厅、省财政厅，将基本医疗保险诊疗项目目录中零自付的中医诊疗项目纳入普通门诊统筹；将有关超微饮片系列纳入湖南省基本医疗保险、工伤保险和生育保险药品目录。省药品集中采购联席会议明确将符合条件的中成药和民族药纳入基本药物目录，并占省增补目录的43%以上，在基本药物集中采购、统一配送、配备使用等工作中体现中成药特点。二是开展公立中医医院改革试点。湖南省将公立中医医院纳入公立医院改革总体部署，筹措专项资金2 000多万元，在全省39所中医医院开展电子病历试点，在40所中医医院开展临床路径试点工作。在二、三级中医医院开展优质护理示范工程，分别覆盖20%、30%的病房。将株洲攸县、炎陵县中医医院纳入县级医院综合改革试点范围。三是发挥中医药在基本公共卫生服务中的作用。分别在湘潭市雨湖区、岳阳市岳阳楼区开展基本公共卫生服务中医药服务项目试点，探索基本公共卫生服务中的中医药服务项目和服务模式。

三、中医药服务体系进一步健全

一是推进中医医院基础设施建设。湖南省继续组织实施省、市重点中医医院建设项目，2011年又有湘潭市中医医院、怀化市中医医院、娄底市中医医院、张家界市中医医院项目完工投入使用，还有6所正在建设中。全省列入国家扩大内需项目的23所县级中医医院，已建成并投入使用的有8所，有15所正在建设中。投入资金2.08亿元，用于改善全省所有县级中医医院和湘西土家族苗族自治州民族中医医院包括中医药在内的诊疗设备。二是开展医院管理年和“三好一满意”活动。继续开展“以病人为中心，以发挥中医药特色优势为主题”的医院管理年活动，取得了较好成绩，在2011年全国检查评估中排名第三。三是加强基层中医药工作。永州市的189所乡镇卫生院和10所社区卫生服务中心均开展了中医药技术服务，实现了基层医疗机构中医药服务全覆盖；岳阳楼区整体推进中医药进社区工作，14个社区卫生服务中心中已有10个按“四有一统一”的要求开展了中医药进社区工作。

四、中医药服务能力进一步提升

一是加强重点专科建设。湖南省23个国家中医药管理局“十一五”重点专科全部以优异的成绩通过了国家中医药管理局专家组的评审验收，并完成了35个国家中医药管理局“十二五”重点专科的申报工作。二是切实加强中药工作。为促进中医中药协调发展，在全省各级中医医院开展中药饮片加工炮制和县级中医医院制剂能力建设的基础上，湖南省中医管理局与湖南省药监局共同组织举办了全省中药制剂注册管理培训班，提高了各级医疗机构申报效率。三是扎实推进中医预防保健服务。继续在湖南中医药大学第一附属医院等8所中医医院开展“治未病”试点工作，引起了良好的社会反响。四是开展防治艾滋病项目的试点。2011年完成了500例中医药治疗艾滋病任务，取得了一定的效果。

五、中医药传承创新进一步推进

一是抓好中医药科研平台建设。成立了湖南中医药创新联盟。湖南中医大学第一附属医院国家中医临床研究基地项目建设顺利推进。湖南省对建设中的4个国家级重点研究室、13个三级实验室和6个省级重点研究室进行督导，在湖南中医药大学筹建干细胞中药干预应用实验室。启动5个国家中医药管理局名老中医传承工作室建设项目。二是加强科研计划项目的管理。湖南省对2009、2010年立项的科研课题进行了结题和中期检查。完成了年度省中医药科研计划课题申报、评审和计划下达，共立项141个。三是加大中医药适宜技术推广力度。湖南省落实了18个县级基层常见病、多发病中医药适宜技术推广基地建设单位。2011年，岳阳市培训西医人员2 408人，笔试考核合格率达到100%。湘西自治州举办了《土家医小儿提风疗法治疗小儿走胎病的治疗》等4期民族医适宜技术推广培训班。

六、中医药队伍素质进一步增强

一是开办各类高级研修班。湖南省分别组织开办了肛肠、针灸和肾病3个高级研修班，全省300余名中医骨干参加了研修班，提高了全省中医专业骨干水平。二是组织

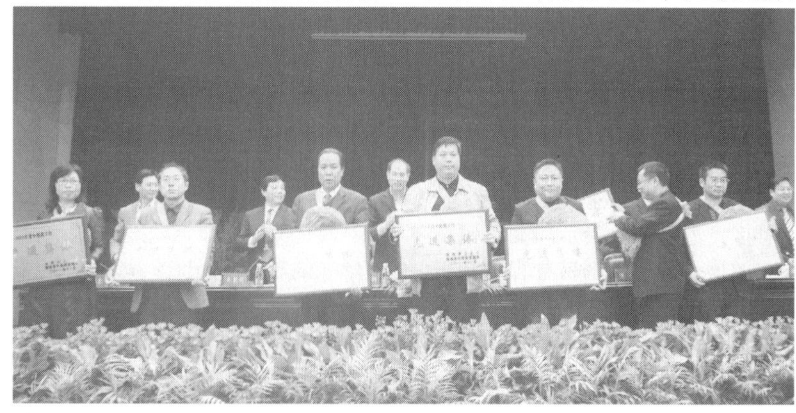

2011年11月，湖南省政府召开了高规格的全省中医药工作会议，会上表彰了“十一五”时期中医药工作先进集体

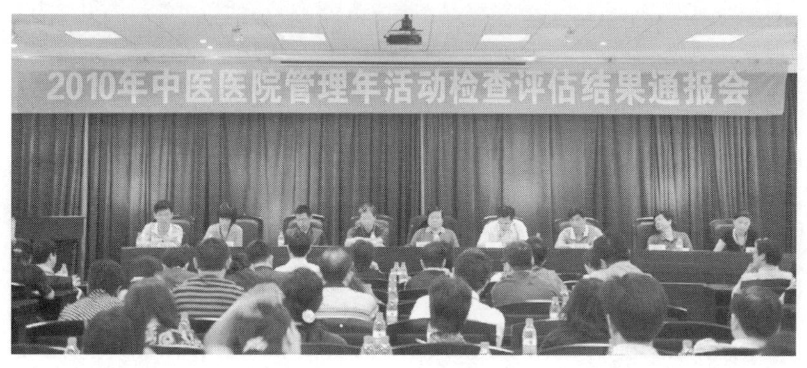

2011 年 5 月，湖南省召开 2010 年中医医院管理年活动检查评估通报会

各类中医技术人员培训。举办了 4 期中医医院中医护理师资培训班，共培训 224 名优秀护理骨干。举办了首届中医医院儿童急救能力培训班，120 名中医医院儿科医师和护理人员参加了培训。举行了全省全科医师培训结业考试，504 名学员参加培训，402 名学员通过考试并颁发了岗位合格证书。三是扎实推进师承教育。召开了关于做好名老医药专家学术经验继承工作出师考核动员会议，推进了不同层次的师承教育。湘乡市中医医院 10 名师承人员向 5 位名老中医拜师学艺。邵阳市全面启动了师承教育工作，确定了“师带徒”关系 29 人。四是引导中医药人才到基层工作。怀化市完成了 8 名中医药院校定向招生任务；湘西自治州认真组织国家订单定向免费培养医学本科生工作，2011 年全州共有 13 名中医本科生与县市卫生局签订就业协议。

七、中医药文化影响进一步扩大

一是加强中医文献的整理。湖南省启动了《湖湘当代名家中医医案精华》系列丛书编纂工作，包括湖南中医五老在内的 49 位湖湘当代名中医医案入选丛书的第一批。怀化市编辑出版了《中国侗族医药》一书，张家界市整理出版了《土家族医药学》。二是推进中医药文化建设。编辑出版《中医养生保健知识》手册，免费发放 10 万册；编辑出版《湖南省中医机构文化建设指南》，印发到全省各级中医机构，加强了对中医机构文化建设的指导；在省内主流新闻媒体开辟了“中医养生保健科普宣传”专栏。三是开展丰富多彩的中医药文化活动。在全省中医药工作会议期间，湖南省在全省中医药系统组织了大型文艺调演。娄底、浏阳等地还分别举办了各具特色的中医药文化节活动。

（熊士敏）

【广东省 2011 年中医药工作概况】

一、深入推进建设中医药强省工作

广东在全国率先作出建设中医药强省战略决策，建立了中医药事业发展的良性机制。国家有关部门和广东省省委、省政府高度重视、支持，为中医药强省建设提供了坚强的政治保障、组织保障、政策保障和经济保障。持续推进中医药强省建设列入广东省医改“十大任务”。广东省省委十届八次全会要求“大力发展中医药事业，加快推进中医药强省建设”。广东省中医药局积极协调和争取有关部门支持，建立、健全政策机制，形成了政府重视、社会广泛参与的良好氛围，努力推动中医药医疗、保健、科研、教育、产业、文化六位一体全面发展。在实现建设中医药强省“3 年初见成效、5 年大见成效”阶段性目标基础上，认真总结工作经验和成效，继续狠抓机制建设，深入推进中医药强省建设，使全省中医药事业走上可持续发展道路。

二、在深化医改中充分发挥中医药作用

积极落实中医药在深化医改中的各项任务，使中医药在深化医改这项惠民工程中，在建设幸福广东中发挥重要作用。一是加快推进公立中医医院改革试点。推荐宝安区中医院为全国县级中医医院综合改革试点候选单位；积极开展中医临床路径实施试点，全国 25 个专业中，广东牵头 2 个，在 95 个中医临床路径试点中，广东牵头 12 个；积极推进中医电子病历试点工作，推进中医优势病种远程会诊，实施《中医医院中医护理工作指南》，100% 的市级以上中医医院和 30% 的县（区）级中医医院开展了优质护理服务示范工程；三级中医医院全部开展了预约诊疗等便民服务；鼓励民营中医医疗机构发展，深入开展医师多点执业试点和坐堂医设置审批工作。二是在基本药物制度建设中突出中医药特色。在国家基本药物目录广东增补药物中，根据广

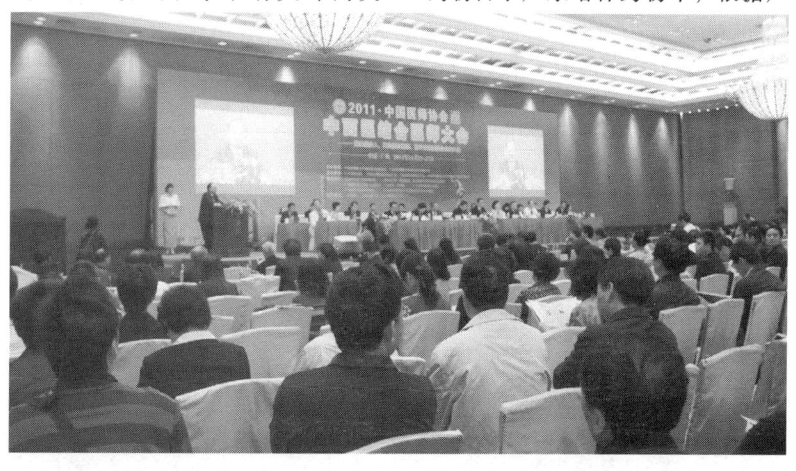

2011 年 11 月 25 ~ 27 日，由广东省中西医结合学会协办的 2011 · 中国医师协会中西医结合医师大会在广东广州召开

东疾病特点，积极开展中成药应用工作。三是在基本医疗保障制度中落实中医药优惠政策。新农合制度中，参合人员在县内住院，使用符合补偿规定的中医药费占住院总费用40%以上的，可提高总费用补偿比例5%；将推拿等中医诊疗技术和符合要求的医疗机构中药制剂纳入新农合报销范围，引导农民应用中医药适宜技术。四是在基本公共卫生服务中发展中医药服务。积极落实《国家基本公共卫生服务规范》中有关中医药内容，认真做好对中医药公共卫生服务项目试点地区的指导工作，有7个县（区）纳入国家基本公共卫生服务项目试点，在孕产妇、老年人、慢病、健康教育等方面积极探索中医药预防保健工作。五是推进基层中医服务体系建设，将基层医疗卫生机构确定为公益类事业单位并全部纳入编制和预算管理，《广东省乡镇卫生院机构编制管理规定》中明确要求“中医类别执业医师应不低于执业医师总数的25%”。全省基层医疗卫生机构中医类别医师达11 959人。中医科、中药房的规范化建设已纳入基层医疗卫生机构建设督导指标体系，促进了乡镇卫生院、社区卫生服务中心中医药科室标准化建设。

三、中医药服务能力进一步提高

巩固中医医院管理年活动成果，广东省以发挥中医药特色优势的措施、加强中医药人员配备、临床科室建设、重点专科建设、中药药事管理、中医护理、中医药文化建设、中医预防保健服务8个方面的工作为重点，持续推进中医药特色优势的发挥，同时推进中医“名院、名科、名医”工程建设，有效增强了中医医院的内涵建设，特色优势进一步发挥，医院管理和服务水平进一步提高。中医药人员配备、中医药知识和技能培训、临床科室规范化建设得到加强。实施了21个中医临床科室建设与管理指南，重点专科建设工作取得明显进展，已建成国家和省的重点专科134个，特色专科33个，中医名科53个。贯彻《关于加强医疗机构中药制剂管理的意见》，加大了中药制剂的研发和应用，推广小包装饮片，加强中药房建设，提高了中药调剂和煎药质量。实施了中医诊疗设备促进工程，丰富了中医药技术和方法。努力推进多元化办医格局，认真贯彻落实省政府《关于加快广东省民营医疗机构发展的意见》，并制定相关实施意见，鼓励社会力量投资举办中医医疗机构；药品零售企业设置中医坐堂医诊所工作扩大到全省各地。建成全国综合医院中医药工作示范单位11个。全省现有中医机构2 017个，其中县级以上中医、中西医结合医院156家。中医医院病床数29 657张，年诊疗人次5 052.7万，住院人次84.1万，较上年分别增长13%、15%。

四、中医预防保健服务网络不断完善

中医药“治未病”工作取得明显成效，大力普及中医药预防保健知识，为人民群众提供安全、有效、优质的中医药预防、保健、医疗服务。一是进一步推进试点工作。试点单位已达35个，覆盖13个市，既有省、市、区三级医疗保健机构，又有中医院、综合医院、妇幼保健院、社区卫生服务机构、民营医疗机构，形成了横向到边、纵向到底的试点网络格局。按照中医医院管理年要求，全省所有三甲中医医院均已开展“治未病”工作，全省62%的地级市开展试点工作。二是注重人才与技术相结合，不断探索“治未病”服务模式。各试点单位立足当前，着眼未来，充分利用现有的人才、技术和设备、设施等资源，将原有的中医健康咨询门诊、亚健康门诊、传统疗法中心与体检中心等有机结合起来，建立中医“治未病”中心，提供具有中医特色优势的，个性化的，预防、保健、养生、康复和医疗相结合的创新型健康服务。三是加强政策保障。延续“治未病”服务项目收费政策，专项经费和政策保障机制进一步完善。“治未病”健康工程纳入政府考核指标，“治未病”项目列入医保门诊报销目录。加强试点单位“治未病”服务平台建设，拓展和规范服务内容，形成了9种体质的调养方案，深受群众欢迎。2011年“治未病”服务量达531万人次。

五、基层中医药服务体系建设不断推进

将增强基层中医药服务能力作为实现医改“保基本”目标的必然途径和有效手段。一是按照《乡镇卫生院中医药服务管理基本规范》和

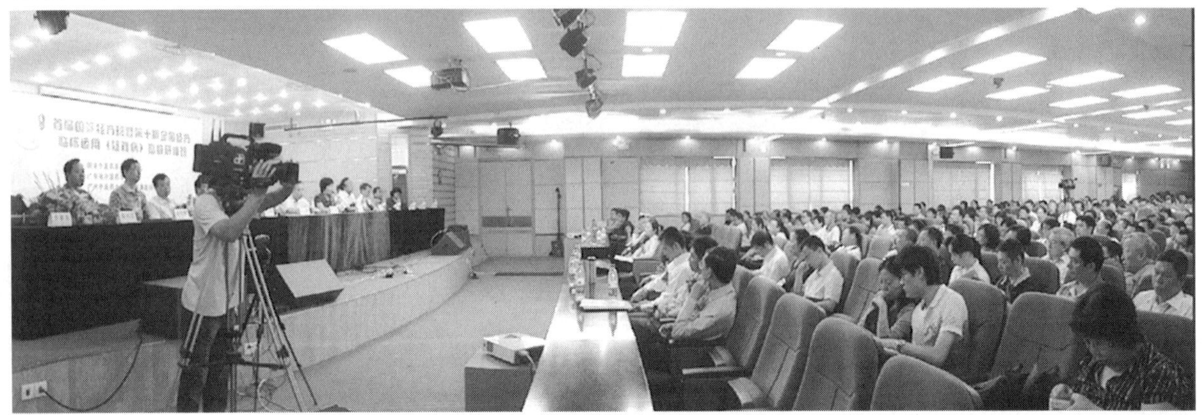

2011年9月21日~25日，首届国际经方班暨第10期全国经方临床运用（疑难病）高级研修班在广东广州开班

《社区卫生服务中心中医药服务管理基本规范》要求，狠抓基层医疗卫生机构的中医药科室标准化建设和中医诊疗设备配备。二是对基层医疗卫生机构卫生技术人员开展中医药适宜技术推广和知识培训。三是组织实施“万名医师支援农村卫生工程”，积极开展城市三级医院对口支援县级医院工作。县级中医医院接受对口支援达到15%。四是开展广东省基层中医药特色示范单位建设，为基层中医药工作提供示范。14个社区卫生服务中心、26个乡镇卫生院被评为广东省基层中医药特色示范单位。五是开展镇村统一配送中药百子柜工作。投入经费在云浮新兴开展镇村统一配送中药百子柜项目，统一材料，统一规格，统一文化格调，达到规范统一，促进了基层中药房规范化建设。六是开展基层中医药工作先进单位建设。按照国家中医药管理局统一部署，在原来创建先进县、区的基础上，按照新标准加强建设，进一步形成了政府重视、社会支持、共谋发展中医药事业的良好局面。已建成农村中医先进单位10个，广东省农村中医工作先进单位17个，全国社区中医药工作先进单位7个。全省95%的社区卫生服务中心和83%的乡镇卫生院设置了中医科、中药房，80%的社区卫生服务站和村卫生室能提供中医药服务。

六、重点建设项目成绩突出

以重点项目为抓手，充分发挥示范效应，促进中医药事业发展。广东省中医药科学院、广东省中医研修院、广东省中西医结合医院、南方中西医结合医院等重大项目相继建成，龙头作用凸显；广东省共有7个地级以上市中医医院纳入国家重点中医医院建设，25个县（区）级中医医院纳入国家、省的医院基础建设规划，总投资115 256万元，建设规模371 988平方米，2011年已有12个项目完工；16个贫困县中医院纳入国家服务能力建设项目，有效改善了基层中医医院医疗设备条件。

七、中医药人才队伍建设有新成效

广东省完善了多层次培训体系，重点提升基层中医药服务能力，培训了200名乡镇卫生院中医临床技术骨干，开展了891名在岗无学历乡村医生中医专业中专学历教育和147名中医类别全科医师岗位培训，对627名基层中医药人员平均普及了4项以上中医药适宜技术。建设一批名老中医药专家传承工作室，举办经典理论和经方临床运用研修班，提高师承人员的理论水平，百名省优秀中医临床人才研修项目进入结业考核阶段。206项国家级和省级中医药继续教育项目通过审批，完成中医药继续教育项目学习1.4万余人次，515人完成中医住院医师规范化培训。

八、中医药科技创新工作有新成绩

通过加强项目管理，推进中医药自主创新。依托广东省中医院的国家中医临床研究基地和8个国家中医药管理局重点研究室建设项目进展顺利。中医药防治传染病临床科研体系初步建立。加强科研项目管理，推动“973”中医基础理论研究项目、“十一五”国家科技重点支撑项目、中医药行业专项等科研项目的实施。1项2010年度中医药行业重大专项落户广东。中医药强省课题立项463项。获省科学技术进步奖15项，其中一等奖2项。广东省中医药局与广东省质监局协同，积极开展中医药服务标准化研究工作。

九、中医药文化建设、行风建设和对外交流工作蓬勃开展

以增强岭南中医药文化辐射力为目标，努力推动中医药文化传播，中医药文化氛围越加浓厚。结合“创先争优”和“三好一满意”活动，不断丰富中医药文化核心价值观。中医药文化建设和科普宣传工作务实推进，新增全国中医医院中医药文化建设试点单位2所，全国中医药文化宣传教育基地1所。广东省中医药局会同广东省旅游局制定《广东省中医药文化养生旅游示范基地评定标准（试行）》，并组织开展示范基地评定工作。在全国率先开发中医药文化养生旅游产业，19家机构被命名为中医药文化养生旅游示范基地，并成功举办中医药文化养生旅游研讨会。广泛开展中医药对外交流合作，中医药成为粤港、粤澳合作协议重要内容，粤澳中医药科技产业园已奠基建设。积极鼓励和引导港澳资金来粤举办医疗机构，2011年香港医疗服务提供者在粤设立中医门诊部1家。

（孙志刚）

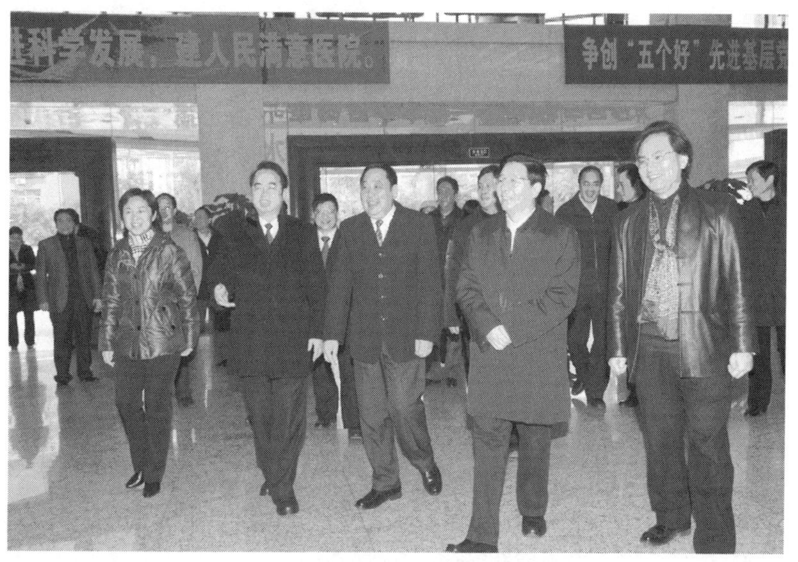

2011年1月，广西壮族自治区党委书记郭声琨（右二）考察广西中医学院第一附属医院

【广西壮族自治区2011年中医药工作概况】

一、自治区人民政府作出加快中医药民族医药发展的重大决策

2011年12月7日，《广西壮族自治区关于加快中医药民族医药发展的决定》(桂政发〔2011〕60号)、《广西壮族自治区壮瑶医药振兴计划(2011~2020年)》(桂政发〔2011〕61号)和《广西壮族自治区中医药民族医药发展十大重点工程实施方案（2011~2015年)》（桂政办发〔2011〕211号）等重要文件。明确了总体目标，即从2011年起，用10年时间，建立起结构合理、功能完善的广西中医药民族医药“311”发展新格局，形成特色优势突出、在全国及东盟有影响力的临床医疗、学科科研、人才培养三大体系，一个世界级药用植物园和一个千亿元产业，中医药民族医药进入西部强省(区）行列，广西成为全国中医药、民族医药面向东盟开放合作交流的新高地。广西人民政府加强了组织领导，成立了高规格的自治区中医药民族医药发展领导小组，组长由自治区常务副主席担任，4位自治区副主席担任副组长，26个部门的分管领导为领导小组的成员，领导小组办公室设在广西卫生厅。

二、积极推进广西医改“5+1”独具民族特色的医疗服务新模式

（一）加大投入，切实加强中医药、壮瑶医药服务体系建设

广西利用中央专项补助2.29亿元和自治区补助1.05亿元，为92个市、县级中医民族医医院配备诊疗设备，建设10个名老中医药专家传承工作室、16个基层常见病与多发病中医药适宜技术推广基地，培训386名的中医全科医师、临床技术骨干和财务管理骨干，自治区按照1 000万元/个的标准支持武鸣等5个县级中医（壮瑶医）医院建设，支持80个基层中医民族医重点专科第二年建设和120名中（壮）医临床优秀人才第二年研修，举办65名院长高级研修班，支持2个自治区级中医壮瑶医临床基地和7个国医堂建设，利用中央以奖代补的经费优先支持乡镇卫生院购置中医诊疗设备。

（二）多措并举，着力提升中医药壮瑶医药服务可及性和可得性

开展基层中医民族医重点专科建设和中（壮）医临床优秀人才研修项目中期评估验收。基层中医民族医重点专科和中（壮）医临床优秀人才研修优良率分别达到60%和65%。开展中医药、民族医药防治艾滋病工作。建立13个防治临床点，研发的“参灵扶正胶囊”等2个院内制剂已经在10个临床点的600多例艾滋病患者中使用，并取得了较好的疗效。重视中医药的宣传和普及工作。卫生部、广西区党委隆重举行追授蓝云同志荣誉称号命名表彰大会暨先进事迹报告会，蓝云利用中草药救治毒蛇咬伤患者的典型事例传为佳话。中国-东盟传统医药展成为南宁市民了解中医药、壮瑶医药的窗口，举办广西中医药文化科普巡讲专家培训班，柳州市开展首届中医药文化节，各市县均开展了形式多样的“进社区　进农村　进家庭”的中医药、壮瑶医药文化科普活动。乡镇卫生院开设中医民族医科的比例较2010年提升10%，78%社区卫生服务中心开设中医民族医科。

（三）先行先试，积极探索医改新模式

开展基层中医药、壮瑶医药服务能力综合改革和中医药、民族医药县、乡、村一体化试点工作。自治区卫生、发改、财政、人社4个部门联合下发《提升基层中医药、壮瑶医药服务能力综合改革试点工作实施方案》，在武鸣县、金秀瑶族自治县、永福县开展综合改革试点，围绕制定和实施有利于促进中医药、壮瑶医药发展的政策措施，完善中医药、壮瑶医药县乡村三级服务网络，提升服务能力，提高中医药服务满意率和知晓率等方面23项指标开展改革试点工作。永福县出台了加快中医药发展的决定，加大了财政扶持力度，形成了浓厚的中医药福寿文化；武鸣中医医院的壮医专科成为当地特色专科，壮医药适宜技术得到广泛群众的喜爱和接受；金秀瑶族自治县100%的乡镇卫生院开设了中医瑶医科，瑶医药技法为乡村千家万户服务。广西卫生厅下发《全区农村中医药、民族医药工作县乡村一体化管理试点实施方案》，鹿寨县等14个县开展试点工作，将乡镇卫生院中医、民族医科和村卫生室中医药、民族医药服务单元能力建设与县中医、民族医医院有机结合，做到“三规范两强化”，即规范培训、规范技术、规范用药，强化预防、

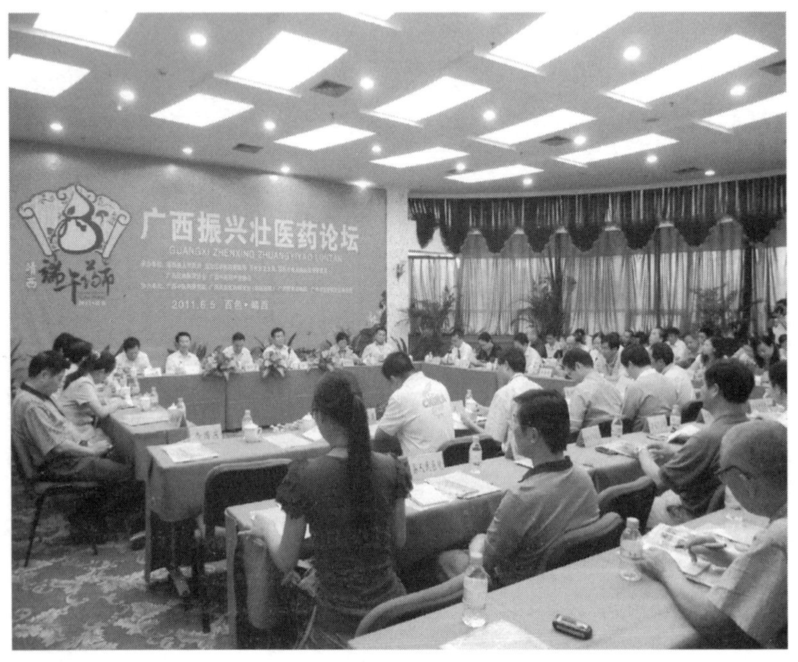

2011年6月5日，广西振兴壮医药论坛在广西靖西县举行

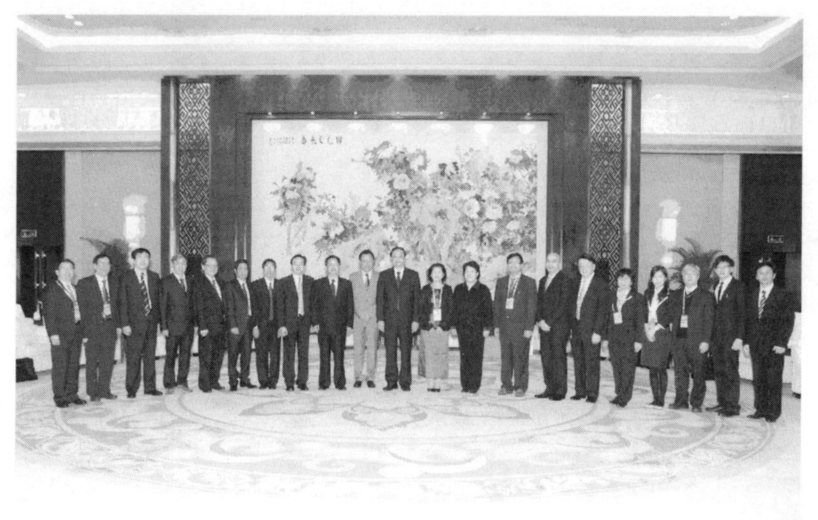

2011年12月8日，中国-东盟传统医药高峰论坛在广西召开

强化宣传。2011年9月，广西在鹿寨县召开全区农村中医药、民族医药服务能力建设现场会，大力推广鹿寨的先进经验，该县角塘村第4代乡村中（壮）医传人施凤莲，医改近3年来利用当地80多种壮药材和10种中（壮）医适宜技术为群众诊治10 000多人次，教群众中医养生、中医防病知识1 000余人次，为群众节省医疗费用20余万元，有效缓解群众“看病贵、看病难”问题。永福县和容县通过了全国农村中医药工作先进单位的专家评估。

三、狠抓中医医院内涵建设质量

（一）不断提高中医医疗服务质量和水平

扎实推进“以病人为中心，以发挥中医药特色优势为主题”的中医医院管理年活动。广西及时出台相关文件，多次召开电视电话会议进行专题部署，2011年7月召开2010年全区中医医院管理年活动检查评估反馈会，广西卫生厅厅长李国坚做了重要讲话和工作部署；各地市卫生局开展定期督查，2011年6月，自治区中医药管理局组织专家分6个组，赴全区14个市37家中医医疗机构开展了管理年活动检查评估工作；国家中医药管理局于2011年7月组织专家对广西进行了抽查评估工作，对广西的工作成效给予了充分的肯定。

（二）国家中医药管理局“十一五”重点专科（专病）顺利通过验收评估

2011年9月，国家中医药管理局组成的检查组通过查阅资料、现场查看、访谈、考试等方式，从科室建设、特色优势、中医疗效、协作组工作4个方面对全区22个重点专科的“十一五”重点专科进行严格而全面的检查与评审，一致认为22个专科均通过评估验收。

（三）扎实开展“创先争优”、“三好一满意”等专题活动

广西各级中医医疗机构以“服务好、质量好、医德好、群众满意”为争创内容，开展了丰富多彩的“树典型”、“学先进”活动，为进一步提升医疗服务质量、提高群众满意度营造了良好的氛围，促进了医院的科学发展。2011年5月13日，广西中医学院附属瑞康医院在全国中医药系统创先争优活动工作交流视频会议上作了题为《立足于“学”、聚焦于“干”、致力于“帮”，争当维护人民健康“五个标兵”》的汇报，展现了瑞康医院在创先争优活动中，围绕“办人民满意医院”的目标，扎实推进创先争优活动上水平、创特色、出成效，被评为广西卫生系统、广西中医学院先进基层党组织，得到各级领导的充分肯定，认为活动有岗位特点、有行业特色。

四、着力构建中医药科技创新体系

（一）加强重大课题和民族医药重大攻关项目的研究力度

2011年广西中医药科技专项课题（项目）通过专家评审、公示等，确定立项普通课题62项，医院制剂课题40项，重大课题7项，民族医药重大攻关项目11项。中医药相关项目再次获得丰硕的成果，荣获广西科技奖一等奖1项，二等奖3项目，三等奖5项，技术发明三等奖1项。

（二）高度重视壮瑶医药的理论、技法和质量标准研究

2011年3月7日，广西召开2010年中医药部门公共卫生专项项目启动会议，组织开展15部民族医药古籍文献（以壮瑶医药为主）的整理，其中抢救类文献2部、实用类文献13部。开展20项民族医药（壮瑶医药为主）适宜技术的筛选工作并编制适宜技术操作规范，制作课件，组织开展适宜技术培训、推广、应用以及评价后规范提高。

开展壮瑶药药材质量标准研究。2011年3月，根据《关于下达2011年第三批广西地方标准制定（修订）项目计划的通知》（桂质监函〔2011〕214号），自治区质监局研究决定，同意将《鸡血藤种苗质量要求》等13项标准制修订项目列入2011年第三批广西地方标准制定（修订）项目计划。广西质量技术监督局批准发布《鸡血藤种苗质量要求》等11项广西壮族自治区地方标准。同时，组织指导开展了“苦玄参种苗繁育技术规程”等23项广西中药材地方标准研究。

（三）全面推进广西药用植物园改造升级项目

2007年，广西壮族自治区人民政府与中国工程院签订了共建广西壮族自治区药用植物园协议，2009年与国家中医药管理局签订了共建广西药用植物园改造升级项目合作协议。2011年，在中国工程院、国

家中医药管理局和自治区政府的共同努力下，广西药用植物园在科研框架构建、技术支撑、人才培养、园区建设等方面已取得阶段性成果。广西药用植物园中本草纲目园、世界知名药物园、民族药物园3个主题园和姜园、苦苣苔园等10个专类园正在施工建设中。在药材品种的选育培育方面，已成功培育出罗汉果优质单株无性系“永青1号”，成为广西第一个通过新品种审定的药用植物品种，每亩实现增收3 000多元，并在产区推广种植500亩。成功选育出多个青蒿新品系，其中“桂蒿Ⅱ”青蒿素平均含量11.3%，最高单株达16.2%，获广西省级品种登记，是当时国内省级品种登记中含量最高的青蒿品种，已推广种植近1万亩。采用“成果+基地+企业”、股份制等成果推广模式，先后在靖西、桂北、八步等地建立了广豆根、罗汉果、千斤拔、青蒿等规范化种植示范基地4万多亩和中药材良种繁育基地5 000多亩，为当地产业发展年增收上亿元。

五、加强中医药、民族医药人才队伍建设

重视中医药、壮瑶医药领军人物的培养。广西药用植物园宋采教授等5位专家入选自治区首批“八桂学者”、“特聘专家”；开展评选首批“桂派中医大师”和“广西乡村名中医”活动。广西中医学院开展师承本科教育试点工作。

继续实施中医类别全科医师培养项目和广西中（壮）医优秀临床人才研修项目。举办中医类别全科医师岗位培训、广西中（壮）医优秀临床人才研修项目第三期培训班。2011年10月15~24日，自治区中医药管理局与中国人民大学培训学院合作，在京举办2011年广西中医医院院长高级研究班，全区70名中医医院的院长参加培训。

六、继续做好中医药文化宣传工作

（一）实施国医大师班秀文等老中医药、民族医药专家宣传工程

对国医大师班秀文等28位德高望重、医术精湛的老中医药、民族医药专家的人生事迹、行医教学经历、学术思想、临床经验等进行整理，为每位老专家撰写报告文学或者传记小说，对每位老专家学术思想和临床经验进行系统整理，形成研究专著，委托中国中医药出版社出版《桂派名老中医丛书》。

（二）扎实推进中医医院文化建设

2011年7月18日，广西召开全区中医医院中医药文化建设现场观摩会。现场参观了广西中医学院第一附属医院的中医药文化建设环境。向各市卫生局和各级中医、民族医机构发放《广西中医民族医文化建设形象设计指南》，该指南收录了大量中医、民族医疗机构的图片资料，对中医民族医机构文化建设在环境形象、医院标识、内部布局、立面设计等方面如何充分融入中医药民族医药文化特色，体现中医药民族医药核心价值和行为规范提出了一些指导性的意见和参考样式，供全区中医、民族医机构学习参考。

七、积极探索中国（广西）与东盟传统医药交流合作新模式

（一）成功举办了2011中国-东盟传统医药高峰论坛暨传统医药展

东盟国家、东盟秘书处官员和中国院士、专家、学者、行业和企业负责人共500人出席论坛。通过传统医药教育与科技合作，传统医药理论传承与创新，传统医药外治法，药用资源可持续利用，传统医药产业发展5个主要议题的分论坛研讨，中国与东盟十国就传统医药合作达成了一致，在传统医学的医疗保健、教育培训、科研开发、文化交流等领域开展广泛交流与合作，共同促进传统医学在中国和东盟国家的健康快速发展。论坛为推动中国和东盟各国传统医药的开发合作提供了崭新的平台，打下了坚实的基础，对促进中国-东盟传统医药事业的发展将产生重要而深远的影响。

（二）桂台医药卫生交流合作成果显著

2011年4月，广西中医药卫生代表团随自治区主席马飚访问台湾，形成系列成果，成功举办了桂台医药卫生恳谈会、中医药学术专题暨壮医经筋推拿手法演示会，参观了慈济医院、花莲县医院、卫生院等。

（刘 畅）

【海南省2011年中医药工作概况】

一、贯彻落实《海南省人民政府关于扶持和促进中医药事业发展的实施意见》，推动局省促进中医药事业发展合作

认真贯彻实施《海南省人民政

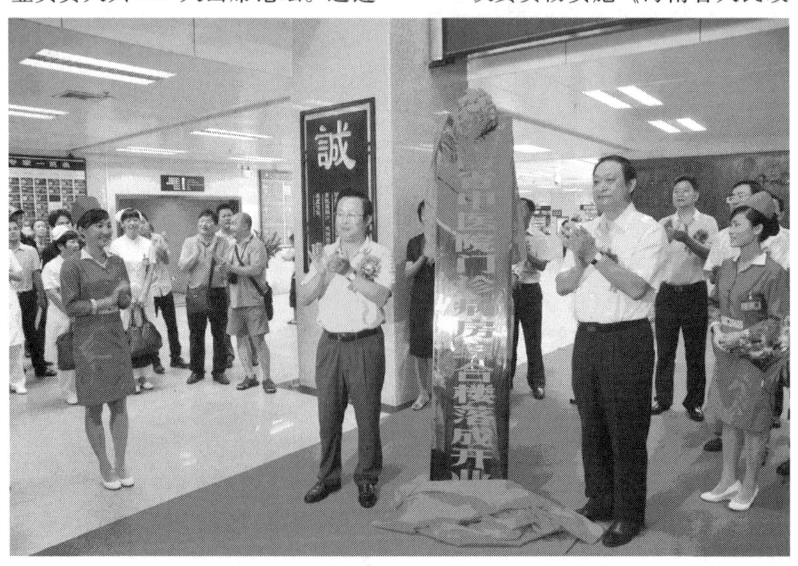

2011年9月17日，卫生部副部长、国家中医药管理局局长王国强在海南省政府副省长林方略陪同下，视察海南省中医院工作，并共同为海南省中医院门诊病房综合楼落成开业揭牌

府关于扶持和促进中医药事业发展的实施意见》，海口市政府出台了《海口市人民政府关于进一步加快中医药事业发展的实施意见》。儋州等市、县政府也积极研究制定促进中医药事业发展实施意见及配套政策，在参与医改中推进中医药事业建设与发展。

适应新形势发展的需要，提出并拟制《国家中医药管理局、海南省人民政府促进中医药事业发展合作协议》。2011 年 9 月 17 日，卫生部副部长、国家中医药管理局局长王国强与海南省副省长林方略代表双方签署了协议，协议包括推进中医服务体系建设、提升中医服务能力、推进中医人才队伍建设、提升中医药科技水平、创建国家级中医康复保健旅游示范基地、支持海南省南药和民族医药开发利用、促进中医药对外交流合作 7 方面的内容，将进一步促进海南省中医药事业加快发展。

为贯彻和落实局省促进中医药事业发展协议和王国强副部长赴海南视察中医药工作的讲话精神，2011 年 10 月，海南省卫生厅在海口召开全省中医药工作座谈会，各市县卫生局局长、各级中医院院长、有关综合医院中医科负责人、海南医学院中医学院负责人以及海南省中医院、海口市中医院职能科室和临床科室的负责人参加了会议，海南省卫生厅巡视员王丽民出席了会议，并就加强专科（专病）建设、健全中医药服务体系、加强人才队伍建设、加强中医院管理工作等作了讲话。会议传达了王国强副部长 2011 年 9 月在海南考察时的讲话精神，同时通报了 2010 年全国中医医院管理年检查情况，部署了下一步的中医药工作。与会代表围绕面对新形势加快海南省中医药事业发展，结合各地实际贯彻落实《海南省人民政府关于扶持和促进中医药事业发展的意见》和《国家中医药管理局、海南省人民政府促进中医药事业发展合作协议》以及加强中医医院管理与内涵建设等问题展开了讨论。

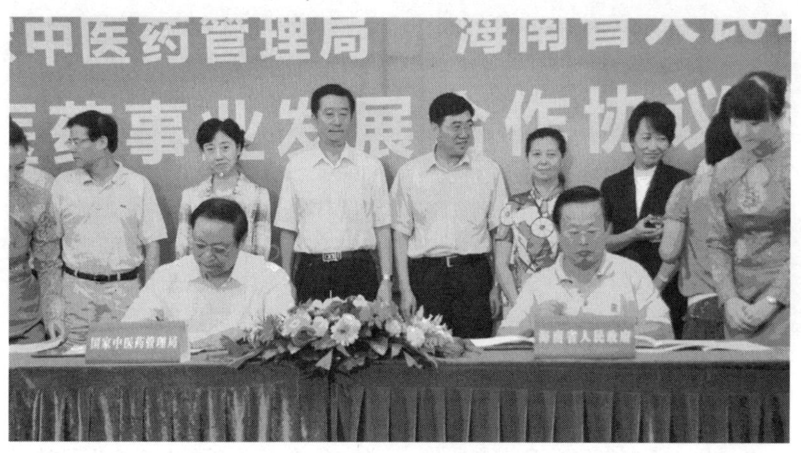

2011 年 9 月 17 日，卫生部副部长、国家中医药管理局局长王国强与海南省政府副省长林方略代表双方在海南海口签署了《国家中医药管理局、海南省人民政府促进中医药事业发展合作协议》

二、开展 2010 年全国中医医院管理年活动工作

根据《2010 年“以病人为中心，以发挥中医药特色优势为主题”的中医医院管理年活动方案》和《国家中医药管理局办公室关于开展 2010 年中医医院管理年活动检查评估工作的通知》的有关要求与安排，海南省组织了全省中医医院管理年活动检查评估工作，成立了中医医院管理年活动检查评估工作领导小组，并组建专家组，开展对省、市、县中医院管理年活动的检查评估工作。

2011 年 5 月 31 日 ~6 月 30 日，海南省卫生局组织专家对全省中医院管理年活动进行检查评估，检查评估内容为《2010 年中医医院管理年活动方案》确定的 8 项重点工作以及《2010 年中医医院管理年活动检查评估细则》，检查评估程序分别按照《2010 年中医医院管理年活动三级中医医院检查评估专家手册》、《2010 年中医医院管理年活动二级中医医院检查评估专家手册》进行，海南省中医院按三级中医医院接受检查评估，其余市县中医医院均按二级中医医院接受检查评估。完成了全省 18 家公立中医院的检查评估工作，并通报了全省中医医院开展管理年活动的工作情况。

2011 年 7 月，由国家中医药管理局统一部署和组织，以四川省中医药管理局副局长冯兴奎为组长的国家专家组一行 9 人，对海南公立中医医院开展中医医院管理年活动进行了抽查评估。抽检了海南省中医医院、海口市中医医院、儋州市中医医院。国家专家组对海南省重视开展 2010 年中医医院管理年活动，发挥中医特色优势，加强医院管理及内涵建设，促进医院的新发展并取得明显成效给予了充分肯定。对海南省中医医院注重中医药人才培养、重点专科及学科建设、医院信息化建设，海口、儋州市中医医院在临床科室建设、中医药特色专科建设等方面的亮点予以了较好的评价。据全国中医医院管理年检查有关关键数据显示，海南省市、县级中医院取得新的进步。海南省中医院跨入了全国三甲中医院中等水平行列，该院发展变化得到国家中医药管理局的充分肯定，并被推荐参加 2012 年全国中医药工作会议作典型发言。

三、加强中医药人才培养工作

（一）开展中医药继续教育

2011 年 4 月，海南省卫生厅委托海南省中医药继续教育基地举办中医医院适宜技术骨干培训班，各市、县中医医院针灸理疗康复科负责人和专业骨干共 46 人参加了培训。

2011 年 6 月，海南省卫生厅举办首届中医医院护理骨干培训班，全省 18 家中医医院 183 名护理骨干参加培训。

2011年7月，海南省卫生厅举办了医学检验治疗控制与临床培训班，全省各级中医院业务院长、医务科主任、检验科负责人及乡镇卫生院和社区卫生机构负责人、检验科负责人共210人参加了培训，首次集中学习医学检验质量控制理论及操作。

2011年8月，海南省卫生厅在海口举办第四批全国名老中医师承人员集中理论学习班。本次学习班，除第四批师承全体继承人为主要学习对象外，还有其他中医药人员共111人参加了学习。学习班由4名第四批师承指导老师授课，讲授中医经典理论。

（二）做好2011年中医类执业医师资格考试工作

按照国家统一部署，海南省认真组织做好2011年度海南省中医类别执业医师资格考试工作。组织举办医师资格实践技能考试考官培训，研究制订《2011年度海南省中医类别执业医师资格考试临床实践技能考试工作方案》和《2011年度海南省中医类别执业医师资格考试综合笔试考试工作方案》，并完成了全省921人参加2011年中医类别执业医师考试的工作。

（三）成立名老中医传承工作室

海南省在海南省中医院、海医附院、三亚市中医院、琼海市中医院建立5个全国名老中医传承工作室，探索中医药学术传承和推广应用的有效方法和创新模式。

（四）完成第四批全国老中医药专家学术经验继承工作和第二批全国优秀中医临床人才研修项目的考核工作

四、加强中医药服务能力建设

（一）加强中医院基础建设

海南省完成省中医院新综合大楼、海口市中医院新院区、三亚市中医院康复中心大楼搬迁启用。推进琼海市中医院新院区，儋州、东方市中医院综合住院大楼项目建设。

全省15家县级中医院获国家中医药管理局县级中医院能力建设项目支持，总投入300万元，提供每家县级中医院项目资金200万元主要用于医疗设备购置。

（二）完成中医预防保健服务试点单位建设申报工作

根据国家中医药管理局有关通知要求，海南省2011年完成了全国“治未病”预防保健服务试点单位及地区的申报工作。海口市中医院、三亚市中医院、儋州市中医院、琼海市中医院4家医院申报了全国第四批“治未病”预防保健服务试点单位，儋州市申报了全国第二批“治未病”预防保健服务试点地区，海口市申报了全国中医养生保健服务机构准入试点地区。

（三）加强农村和社区中医药工作

为推动农村中医药事业发展，海南省及时印发了国家中医药管理局《农村中医药工作指南（试行)》，结合本省实际，提出实施要求，指导各地认真贯彻落实。

抓好基层常见病、多发病的中医药适宜技术推广项目实施前期工作。海南省组织乡镇卫生院、村卫生室、社区卫生服务机构中医和中西医结合人员征订基层中医适宜技术手册，按照人手一册要求，共征订发放3 000册，为培训工作做好准备。

积极开展中医药适宜技术推广试点工作，海南省文昌市中医院、琼海市中医院、昌江县中医院3家中医院被国家确定为常见病、多发病中医药适宜技术推广能力建设项目单位。

五、强化专科（专病）建设

海南省完成了国家中医药管理局专家组对海南省中医院糖尿病科及骨伤科、海口市中医院肺病科、三亚市中医院骨伤科等“十一五”重点专科建设项目的终期评估验收工作。4个重点专科通过验收并得到有关专家好评。组织全省中医医院和综合医院开展国家中医药管理局“十二五”重点专科建设项目申报工作。

海南省启动了综合医院、乡镇卫生院示范性中医科建设申报工作，共有22家单位组织申报；对海南省综合医院和乡镇卫生院中医药服务能力做了深入基础调查，全面掌握情况，在全省建成一批中医药特色鲜明、临床疗效显著、服务手段多样、队伍结构合理的省级示范性中医科，以发挥示范带动作用，提高综合医院和乡镇卫生院的中医药服务能力。

六、促进中医药文化建设与宣传工作

2011年3月，全国中医药知识宣传普及项目中南区专家组在海南进行项目督查工作。考评专家组对海南省中医药文化建设工作成效给予充分的肯定。一是有序开展中医药宣传活动成效显著。二是加强中医药知识宣传普及工作扎实。三是推进中医医院中医药文化建设。近年来琼海、昌江、琼中、乐东县（市）中医医院试点单位开展中医医院中医药文化建设取得较好成效。海南省中医院、海口市中医院、三亚市中医院被评为全国中医药文化建设先进单位，张永杰等5位同志被评为全国中医药文化建设先进个人。

2011年9月，按照国家中医药管理局2011年中医药知识宣传普及项目工作方案要求，海南省在海口市、三亚市、儋州市、文昌市组织开展“中医中药中国行——进乡村 进社区 进家庭”活动，使广大群众进一步了解中医药文化科普知识，掌握中医药“治未病”理念和养身保健基本方法，使城市社区和乡村卫生人员进一步掌握并运用中医药文化科普知识和基层常见病、多发病诊治技术，更好地为百姓健康服务。

为加强海南中医药宣传工作，海南省协调中国中医药报社重新组建中国中医药报海南记者站，记者站正在办理登记手续等有关工作。

完成全国中医基本现状调查工作，海南省共3个组织和7名人员获国家中医药管理局中医基本现状调查优秀组织、先进个人称号。

七、完成国家重点研究室年度考核工作

根据《国家中医药管理局科技司关于做好国家中医药管理局重点

研究室建设项目2010年度考核工作的通知》要求，海南省卫生厅中医处2011年2月组织专家组对国家重点研究室建设项目进行考核。考核项目为海南省中医院海南地区中风病证治研究室，海南医学院附属医院中医肝胆病学重点学科建设项目，海南省人民医院牵头、海南省农垦三亚医院、三亚市中医院联合建设的“国家中医药管理局中医药防治传染病重点研究室”。经过考核，专家组认为，海南地区中风病证治研究室、中医肝胆病学重点学科建设项目实施情况良好，阶段成果明确，建议继续建设；中医药防治传染病重点研究室项目建设进展较缓，预期成果差，建议加快建设进度并针对有关问题认真进行整改。

同时，海南省完成了国家第二批优秀中医临床人才研修项目考核工作。

八、对昌江联系点的督导检查工作

按照有关安排与要求，海南省对挂钩联系点海南省昌江县开展了2011年两轮督导检查工作，就基本药物制度实施情况、医疗服务环境问题、“5+9”项目、新农合资金使用、乡镇卫生院周转房建设、农村改厕项目资金使用、县级医院建设情况等进行了现场督导，完成督导工作任务。

九、启动中医医院信息化工作

2011年3月23~24日，海南省卫生厅协助国家中医药管理局在海南省召开全国中医医院信息化示范工作座谈会。国家中医药管理局副局长吴刚和国家中医药管理局办公室、法监司、医政司有关负责同志出席会议，来自全国各省、市40多位中医药信息化专家和代表参加此次会议。会上，国家中医药管理局办公室介绍了当前我国中医药信息化的进展情况，各中医医院信息化示范单位总结介绍成功经验；全国各省、市的专家和代表还对中医医院信息化示范工作进行了交流、讨论。会后，与会代表参观、指导了海南省中医院的信息化建设。2011年10月，海南省卫生厅向全省各级中医院印发了国家中医药管理局《中医医院信息化建设基本规范》和《中医医院信息系统基本功能规范》，指导各级中医院开展医院信息化工作。

十、完成对政协提案的调研和答复工作

海南省卫生厅认真办理政协提案，调研有关情况，完成了对政协海南省第五届委员会第四次会议提案第0405号提案《关于重视发挥已退休老中医作用的建议》、第0074号《关于充分发挥中医药作用，发展中医医疗保健养生旅游的建议》、第0115号提案《关于传承和发展中医药事业的建议》的答复工作。

（邢伯茹）

【重庆市2011年中医药工作概况】

一、加强协调，中医药参与医改工作取得明显成效

一是基层中医药服务体系建设得到加强。全市44所中医院纳入国家中医药管理局县级中医院能力建设项目，完成项目采购8 800万元。万州、黔江、石柱、秀山和彭水5个中医医院改扩建工程已全部竣工，投入使用5.64万平方米。安排204个标准化乡镇卫生院建设，集中统一打造中医药综合服务区，在改建的700个村卫生室建设中，提供规范的中医药服务。

二是公立中医医院改革试点工作有所突破。重庆市组织召开了公立中医医院改革工作座谈会，提出了《我市公立中医医院改革研究专题报告》，深刻分析和阐述了公立中医医院改革背景、内容、原则和若干理论问题，创新性地提出运用中医理论破解改革难题，指导中医医院正确应对改革。作为重庆市公立医院改革试点的江北区中医院，积极探索管办分离，初步建立起医院管理中心-理事会-院长独立的法人治理结构，建立了岗位管理体制、绩效考核和绩效分配体系。逐步推进临床路径试点工作，确定11所中医医院的26个专科开展38个病种中医临床路径试点，规范了诊疗活动。

三是中医药在基本药物制度和基本公共卫生服务中作用得到发挥。重庆市加强基层中药基本药物配备和使用管理，推广和培训《中成药基本药物临床应用指南》，指导基层医务人员合理使用中成药。在重庆市基本药物增补目录中，增加中成药75种，中成药占比例达34.3%，高于国家目录。将中医体质辨识、健康教育、慢病患者中医药指导等内容纳入全市基本公共卫生服务项目考核指标。渝中区、沙坪坝区、垫江县纳入国家基本公共卫生服务中医药项目试点地区，拿出专项经费150万元，将高血压、糖尿病、孕产妇、老年人中医健康管理及中医健康教育作为试点项目。

二、加强管理，中医医政工作取得新的成效

一是中医医院管理年活动深入推进。全市先后召开了6次中医医院管理年活动工作视频会议，组织专家，对全市42所公立中医医院开展管理年活动情况进行了督导检查。各中医医院在活动中，从中医药政策措施落实、队伍建设、文化建设等方面狠下工夫，优化服务流程，改善就诊环境，持续改进医疗质量，树立良好医德医风。

二是加强中医医院内涵建设。重庆市扎实推进中医医院分级管理工作，制定了《重庆市三级中医院评审细则》。经评审，垫江县中医院达到三级甲等中医院标准，北碚区中医院达到三级乙等中医院标准，巫山、石柱和开县3所医院通过了二级甲等中医院的评审验收。积极举办全市病历书写竞赛。全市39家医疗机构的111人参加了现场病历书写比赛，12个优秀团体进入知识竞答决赛，评出10名优秀个人，有效促进了各级中医院的病历书写质量的提高。积极开展优质护理评比活动，强化中医特色护理技术开展，垫江县中医院等15个医院的10个病区、刘美君等20名个人获表彰。

三是依法开展行业准入管理。严格中医类别医师的准入管理，重庆市对6 800多名报考中医类别医师资格的人员进行了资格审核，通过5 417人；组织中医类别医师技能考试，通过3 524人，通过率70.3%；理论考试通过1 265人，通过率为36.5%。按照卫生部《医师定期考核管理办法》，组织全市中医类医师统一考试。严把医疗广告审查出证关，加强中医医疗广告管理，经过国家中医药管理局和市工商管理局监测，2011年在媒体上没有发现重庆市一起虚假违法中医医疗广告。

三、突出特色，中医服务能力明显提高

一是专科建设取得成效。全市14个国家“十一五”重点专科通过国家中医药管理局评审验收，制订了39个优势病种诊疗方案，开展了一批中医特色疗法，研制了一批工艺独特、安全有效的院内中药制剂，形成了以治疗恶性肿瘤、肾病等疾病为优势的重点专科群。完成72个市级重点专科（专病）验收评估，专科规模较建设前增长了一倍，在中医药防治常见病、多发病方面形成了特色专科群。重庆市中医院皮肤科获卫生部临床重点专科建设项目。组织申报国家中医药管理局“十二五”重点专科27个。

二是基层中医药服务可及性有效提升。沙坪坝区和九龙坡区成功建成国家基层中医药工作先进单位。两区在所有的社区卫生服务中心集中打造了中医药综合服务区，并在社区中医药政策保障和在公共卫生服务中发挥中医药作用等方面取得了明显成效，中医处方率分别为50%和66.4%。石柱等5区县积极创建全国中医药工作先进单位，所有乡镇卫生院设有中医科室，98%的村卫生室能提供中医药服务。加强中医药适宜技术省级平台和5个县级基地建设。举办了中医药适宜技术培训班。

三是“治未病”和中医药防治传染病工作进一步加强。重庆市确定北碚区中医院等2家单位为第四批“治未病”预防保健服务试点单位、渝中区等4个地区为第二批“治未病”预防保健服务试点地区。北碚区中医院设置了“治未病”中心，开展中医体质辨识、中医健康指导及宣传等工作。认真贯彻《艾滋病防治条例》，落实防治项目任务，中医药参与防治艾滋病的人数由50名增至200名。重庆市公共卫生医疗救治中心等3个医院争取到国家中医药防治传染病临床基地建设项目。

四、狠攻薄弱环节，中医药科技能力稳步提升

一是加强科技管理工作。重庆市组织修订了《重庆市中医药科技项目管理办法》，进一步明确项目类别的界定、立项和结题的标准、项目经费的拨付和使用等，使之更具可操作性。开展重点项目中期检查，对项目实施进度、经费使用及项目管理作出评价，提出意见和建议。组织实施开题报告，就重点项目、人才培育项目等进行指导，帮助研究人员进一步理清思路，优化方案，提高研究能力。

二是继续实施中医药行业研究专项。重庆市卫生局受理55家单位219个课题申请，经过初审和专家评审，择优确定立项重点项目4项，一般项目58项，立项率近30%。启动了“中医药优势病种研究专项”。从41家单位申报的60余个病种中，筛选出颈椎病、慢性盆腔炎等4个疾病，开展联合攻关，进一步优化诊疗方案，提高临床疗效。

三是重点学科和科研实验室建设得到推进。重庆市积极推进国家级重点学科建设。配合国家局对中药研究院中药药理学等2个三级实验室进行了中期评估。同时，从14个申请建设二级实验室的单位中，选择出基础条件好、学术方向明、专业团队较强的3个实验室，作为二级实验室建设单位。举办中医药科研实验室培训班，规范实验室管理。

四是中医药科研水平稳步提升。据不完全统计，2011年结题项目在核心期刊等杂志上发表文章86篇，培养硕士、博士研究生38名，获得专利4项，获市科学技术进步奖19项、中华中医药学会科学技术奖4项。其中，“一种催乳药物及其制备方法”等2项中医科研成果获得国家发明专利；“川党参规范化生产技术及质量评价研究”获得2011年市科技进步二等奖，另有3项成果获得三等奖。此外，重庆市卫生局评选出2009～2010中医药科技成果一等奖1项、二等奖5项、三等奖22项，获奖率为65%。

五、强化培训，多层次中医药人才队伍业已形成

一是创办“国医名师大讲堂”。大讲堂以“聚国医名师，扬中华国粹，传中医妙术，造巴渝名医”为宗旨，邀请国医大师、中医药界院士及在全国有较大知名度和影响力的专家来渝讲学，在全市营造信中医、爱中医、学中医的良好氛围。2011年，先后邀请了国医大师郭子光、张学文等9名专家来渝讲学，600余名中医药人员参加了学习。部分中央和地方媒体对讲堂进行了多视角的宣传报道，在全国产生了一定影响。

二是培养造就一批名医。重庆市修订了《重庆市名中医评选管理办法》，开展第三批重庆市名中医评选工作，评选出重庆市名中医20人。推进高级人才培养项目，举办研读“中医经典著作”报告会，对25名高级人才培养对象进行了年度考核。全面完成第四批全国师承结业考核工作，26名学员全部出师。渝中区、丰都县等10个区县开展区县级名中医评选工作。沙坪坝区开展了区级师带徒工作。

三是全面启动国家局人才培养项目。重庆市确定了王辉武、周天寒等5名专家建设全国名老中医药专家传承工作室，全面启动建设工作。制订了中医类别全科医师转岗培训、县级中医临床技术骨干培训项目实施方案，委托重庆医高专、三峡医高专和成都中医药大学分别承担两个项目的集中理论培训任务，共培训人员133人，基本完成项目计划。

四是加强继续教育工作。重庆市卫生局委托复旦大学举办了“中国古代史”为主要内容的第三期中医药管理高级培训班，全国知名历史学家钱文忠、樊树志等为培训班讲课，全市中医药机构主要领导共50余人参加了培训，增强了中医药管理者的历史眼光、综合管理能力和人文素质。开展国家级和市级中医药继教项目236个。

六、中医药文化宣传工作进一步加强

进一步加强了中医医院文化建设。重庆市各中医医院以大力培育和倡导中医药文化的价值观念为核心，把“医乃仁术”、“大医精诚”的内容融入医疗服务中。石柱等中医院新建和改扩建时，在医院环境形象体系建设中体现中医药文化；丰都等中医院在院徽、院训中充分展示中医文化元素；巫山中医院院歌将巫咸文化与中医文化巧妙结合，融古通今，乐曲流畅，在网上点击率很高。垫江借助“牡丹节”和“三峡养生旅游论坛”等活动，宣传中医药文化，扩大了中医药文化的外向影响。举办2011年“特色中医巴渝行—进乡村　进社区　进家庭”大型科普宣传活动，收到较好社会效果。加强了中国中医药报重庆记者站工作。2011年，全市向《中国中医药报》投稿528篇，见报131篇，同比增长2.7倍，投稿数和见报数名列全国前列。重庆记者站被报社评为先进记者站。2011年，重庆市沙坪坝区卫生局等3家单位、马有度等5名个人获得全国中医药文化先进单位和先进个人称号。

（田　波）

【四川省2011年中医药工作概况】

一、深入贯彻落实《国务院关于扶持和促进中医药事业发展的若干意见》

四川省制定完善省配套文件，完成了《四川省人民政府关于扶持和促进中医药事业发展的实施意见（送审稿）》（以下简称《实施意见》）起草报送工作。国务院若干意见出台以来，四川省局一是抓好若干意见的贯彻落实，二是加大推进力度，促进若干意见在全省各地的贯彻落实，各级党委政府对中医药事业发展的重视程度和推进力度明显提高，进一步加强了对中医药事业发展的组织领导，出台了相关政策，有力地促进了当地中医药事业的发展。

二、完成了《四川省中医药事业“十二五”发展规划》编制工作

四川省确定了中医药事业“十二五”发展目标、主要任务。明确了到2015年基本建立起覆盖城乡、服务功能完善、中医药特色突出、与经济社会发展和人民群众需求相适应的中医药服务体系。农村和社区中医药服务量达到40%以上，建成国家级中医重点专科35个，省级中医重点专科100个。建成四川中医名科20个、四川省中医名院10所，把四川省建成全国重要的中医药区域中心，实现中医药大省向中医药强省转变的宏伟目标。

三、完成了中医药深化医改重点工作任务

（一）积极推进公立中医医院改革试点

按照《四川省公立医院改革试点指导意见》，四川省中医药管理局积极协调相关部门，推进全省公立中医院参与医改工作。四川省南充市中医医院纳入了改革试点，实行了管办分离。在全省中医院广泛开展了围绕发挥中医特色优势为主题的中医医院改革，包括大力实施三名战略，强化中医药技术运用，优化服务流程，集中打造中医诊疗区，构建病区中医诊疗室等，已初见成效。组织全省公立中医医院开展了中医临床路径实施试点工作，三级中医医院开展临床路径管理的病种达5个，二级中医医院开展临床路径管理的病种达3个。全省部分中医医院开展了中医电子病历试点工作。

（二）做好基本药物制度实施工作

四川省加强中药基本药物配备和使用管理，结合农村中医药工作先进单位和社区中医药先进单位建设，重点监管中成药、中药饮片使用情况，规范中药处方书写，开展中药处方点评，逐步实施中药处方限方、限价、预警、通报等措施。开展了对《中成药基本药物临床应用指南》、《中成药临床应用指导原则》、《中药注射剂临床应用指南》和中药饮片规范使用的培训和推广，指导基层医务人员合理使用中成药，广泛开展了宣传和培训。协调省卫生厅在制定《国家基本药物目录》中增补中成药58种，四川省基本药物目录中成药与西药达503种，其中中成药160种，占基本药物目录总数的31.8%。

（三）落实基本医疗保障制度的相关政策

四川省中医药管理局协调省卫生厅、省人社厅抓好新农合、城镇医疗保险、统筹补偿方案中提高使用中医药有关费用补偿比例政策的落实，出台相关文件要求提高报销比例10%以上，结合农村中医药工作先进单位及社区中医药工作先进单位创建，将针灸、推拿等中医诊疗技术和符合要求的医疗机构中药制剂纳入新农合或城镇医保报销范围作为考核指标，引导农民或社区居民应用中医药适宜技术。

（四）在基本公共卫生服务中发展中医药服务

四川省将应用中医药预防保健技术和方法纳入基本公共卫生服务绩效考核体系，并列为重点指标予以考核，在100分中占15分。要求各地按照《国家基本公共卫生服务规范》，在居民健康档案、健康教育以及老年人、孕产妇和高血压、2型糖尿病患者健康管理中要有中医药服务内容。在双流县、青羊区中医药基本公共卫生服务试点工作中提出了经费配套的明确要求，并给予了中医药服务试点的工作经费。重点推进中医“治未病”试点工作，在县区中医医院建立了中医药预防保健科室或“治未病”中心，举办了全省“治未病”科室建设培训班，“治未病”投入专项建设经费1 000多万元，构建了“治未病”平台。

四、加强中医医政管理工作

四川省深入开展2011年中医医院管理年活动，组织25个专家组对全省167所中医医院开展了管理年活动的督查工作。继续开展中医医院等级评审和复查工作，对自贡市中医医院等10所中医医院进行了原等级复查。加强各级各类中医重点专科（专病）建设工作。成都中医药大学附属医院脑病科、四川大学华西医院中医外科等4个中医科室成功申报卫生部临床重点专科（中医类）。组织完成了国家中医药管理局26个“十一五”重点专科验收工作。继续加强中医药防治重大疾病与传染病工作。中医药治疗艾滋病项目顺利进行，项目病人达到300例。自贡市传染病院、绵阳市传染病院和广元市传染病院联合当地中医医院申报了国家中医药管理局第三批中医、中西医结合传染病防治基地。加强综合医院中医药工作，达州市中心医院、南充市中心医院和眉山市人民医院建成了国家局和四川省中医药管理局综合医院中医药工作示范单位。加强基层常见病、多发病中医药适宜技术推广工作。加快推进市、县级中医医院、民族医院能力建设项目工作，全省已有13个市、州完成了能力建设项目工作。

五、加强城乡基层中医药服务体系建设

四川省进一步完善区域卫生规划，要求每个县设立一所政府举办的中医医院。认真贯彻落实《健全农村医疗卫生服务体系建设方案》，以创建基层中医药工作先进单位为载体，将中医药科室建设和中医诊疗设备配备作为基层医疗卫生机构建设的重要内容，并纳入了对乡镇卫生院绩效考核重要内容，要求各地除三州外100%乡镇卫生院、社区中心均要设置中医科，三州乡镇和社区设置中医科的比例达到80%以上。村和站均能提供中医药服务。2011年全省各县区设置中医科的乡镇卫生院比例已达到92.8%，能提供中医药服务的社区卫生服务机构达91%，农村中医药服务量达40.16%，社区中医药服务量为41.3%。四川开展了对基层医疗卫生机构卫生技术人员中医药适宜技术推广和知识培训，专题培训5期，培训1 500多人次。组织实施了“万名医师支援农村卫生工程”，全省14家中医院对口支援了30家中医院。在乡镇卫生院、社区卫生服务中心推行中医诊疗区域集中打造试点。2011年，成都230多所乡镇卫生院均已完成建设。认真实施全国农村中医药工作先进单位建设工作，督促四川省全国农村中医药工作先进单位建设单位（金堂县、珙县、三台县、梓潼县、南溪区）加大创建力度，与五县已通过国家中医药管理局检查评估专家组的验收检查。加强“四川省农村中医工作先进县”建设工作，组织专家对温江区、平武县、宣汉县创建四川省农村中医工作先进县工作进行指导并组织评审验收。

六、强化中医药人才队伍建设

四川省认真开展农村和社区中医药基层实用性人才培养。继续抓好乡村医生学历教育的教学质量管理，确保教学质量和教学水平。实施国家级、县级中医临床技术骨干培训项目。落实社区中医类别全科医师转岗培训任务。认真开展师承教育工作，完成全省国家级第四批师承和省级第三批师承共55名继承人员的结业考核。完成国家第二批优秀中医临床人才项目年度工作，重点加强研修学员的平时考核和年度考核。举办了5期专科（专病）培训班，共培养专科骨干277人。组织开展了西医人员学习中医工作，培训学员200余名。举办2期名老中医绝招绝技培训班，共培训骨干210人。启动开展了中医类别住院医师规范化培训工作，确定6家医院作为中医住院医师规范化培训基地。做好四川省民族地区卫生“十年行动计划”相关工作，开展了县、乡镇藏医药人才培训项目。对“四川省首届十大名中医”工作室继承及教学工作进行了考核验收。开展了四川省名中医工作情况年度考核工作。遴选补充92名中医药、民族医药专家进入四川省中医药技术高级职务评审委员会专家库。

七、加强中医药科技管理工作

四川省中药资源普查试点前期工作进展顺利。四川省成立了省中药资源普查试点工作领导小组，筹备召开了全省中药资源普查试点工作动员大会。遴选了7个市（州）的25个县开展中药资源普查的试点工作，并制订了工作方案。完成25个试点县中药品种和基础数据的初步摸底调查工作。组织完成了2011年度归口中医、中西医专业评审组的省科技进步奖评审工作，共组织推荐省科技进步奖项目13项，归口中医、中西医专业评审组的项目共16项。“经穴效应特异性临床评价及生物学基础研究”项目获省科技进步一等奖；“川明参的系统研究”、“基于家系法研究肾阳虚证的遗传属性”、“孕产的生殖健康与肾的相关性研究”、“中药复方释药系统的应用基础研究”4个项目获省科技进步三等奖。加强中医药科技创新体系建设。对成都中医药大学附属医院国家中医临床研究基地业务建设工作进行了督导。参与了国家中医药部门公共卫生专项资金“民族医药文献整理及适宜技术筛选推广”项目共性技术资料的编撰与修订工作。四川省35个项目的前期准备工作全部就绪，召开了四川省民族医药文献整理及适宜技术筛选推广项目启动会，项目进入具体实施阶段。完成电子计量智能中药柜的临床试用工作。完成中医医院辨证论治临床诊疗系统、医院管理系统与患者信息共享平台建设的试点工作。继续组织实施中药煮散颗粒新型饮片科技专项，该项目获得了省科技厅科技支撑计划专项支持。

八、加强中医药对外交流合作

越南卫生部考察团赴四川省考察中医药工作，访问了相关中医药单位，深入了解四川中医药发展现状，交流拓展中越中医药合作模式与渠道。

九、完成中医药知识宣传普及项目复查工作

按照国家中医药管理局关于组织开展中医药知识宣传普及项目检查要求，2011年3月，四川省中医药管理局牵头西南片区项目复查组对四川、云南、贵州、重庆、西藏5省、市、自治区中医药知识宣传普及项目开展情况进行了复查。2011年11月，四川省中医药管理局承办了全国中医药文化建设工作会议，圆满地完成了会议会务工作任务。四川省中医药管理局、泸州医学院附属中医医院和兴文县中医医院3家单位荣获全国中医药文化建设工作先进单位称号，成都中医药大学马烈光教授等5人荣获全国中医药文化建设工作先进个人称号。

十、积极开展创先争优活动

按照省委关于开展创先争优活动的要求，认真组织中医系统基层党组织和党员深入开展创建先进基层党组织、争当优秀共产党员活动，着力引导基层党组织切实履行职责，广大党员立足本职岗位争创一流业绩，掀起了创先争优活动的高潮，为推动四川省中医药事业加快发展凝聚了力量。一是加强组织领导，积极推进四川省局直属机关公开承诺和领导点评活动。二是积极协调配合，做好全省中医系统开展争先创优活动的指导工作。三是突出行业特点，紧紧围绕中医工作大局深入推进创先争优活动，在四川省局属单位积极开展“三好一满意”、争创“示范星”等活动。四是抓好党建工作，推动基层党组织建设进一步巩固和创新。

（章　珊）

【贵州省2011年中医药工作概况】

一、制定起草文件

2011年1月，贵州省中医药管理局起草了《贵州省人民政府办公厅关于进一步加快中医药事业发展的意见（代拟稿、初稿）》和《贵州省“十二五”中医药事业振兴计划（代拟稿、初稿）》。经过相关程序，2011年7月，由贵州省卫生厅印发了《贵州省“十二五”中医药事业振兴计划》，由贵州省政府办公厅印发了《贵州省人民政府办公厅关于进一步加快中医药业发展的意见》。

二、加强中医医院（中西医结合医院、民族医院）基本建设及内涵建设工作

原贵州省黔东南州苗族侗族民族医药研究所民族医院，于2011年5月更名为黔东南民族医药研究所附属苗医医院，病床数由原来28张增加到120张。

开展地县两级中医医院能力建设。由财政部、国家中医药管理局安排，2011年贵州省55家县级中医医院、8家地级中医（中西医结合、民族医）全面开展能力建设，资助每所县级中医医院200万元，资助地市级中医医院400万元，主要用于医院医疗设备装备，共资助经费1.42亿。

深入开展“以病人为中心，以发挥中医药特色优势为主题”的中医医院管理年活动。2011年6月，贵州省局组织了中医医院管理年活动自查工作，对全省63家地、县两级中医院开展了中医医院管理年活动检查评估，并将自查结果报送国家中医药管理局，且根据国家局的反馈意见对有关中医医院存在的问题进行进一步的整改。

三、持续开展中医药教育及培训工作

开展省级名中医师承工作。贵州省制定了《贵州省名中医药学术经验继承工作实施细则（试行）》，启动了贵州省首批贵州省名中医学术思想继承工作，确定了16名贵州省名中医作为指导老师，33名中医临床骨干作为贵州省名中医学术思想继承工作继承人。

2011年9月，贵州省评选出首届贵州省民间名中医。经过各市、州卫生局推荐，贵州省中医药管理局筛选评定、公示等程序，评选出白贵春、申泰富等19名“贵州省民间名中医”。

2011年11月，贵州省下发了《贵州省中医药、民族医药临床重点学科建设实施方案》，2011年12月评选出贵州省第一批省级中医药临床重点学科建设单位14个。

开展各种内容的集中培训。2011年9月，贵州省完成了贵州省第三批100名中医类别全科医师转岗位培训工作的集中理论培训，2011年10月学员进入临床实践，2012年1月完成临床实践，学员获得《中医类别全科医师岗位合格证》。2011年9月举办了贵州省第三期基层常见病、多发病中医药适宜技术推广省级师资培训班，培训对象为全省88个县级以上医疗机构中医药人员，共136人，培训内容主要是中成药临床应用指导原则。2011年7月开办了贵州省中医优质护理骨干培训班，培训人员70人。2011年8月开办了贵州省中医（中西医结合）医院控制医院感染培训班，培训人员70人。2011年9月举办了贵州省中医医院医疗质量管理培训班，培训人员120人。

四、积极开展中医药科研工作

继续开展贵州省中医药管理局中医药、民族医药科学技术研究课题立项工作，2011年7月完成申报工作，2011年11月从299个申请项目中，评选出96项立项课题，其中86项立项资助，10项立项不资助，课题资助金额达120万元。

完成了国家中医药管理局课题清理检查。根据国家中医药管理局的要求，2011年10月，贵州省中医药管理局组织开展了对2004～2007年度国家中医药管理局科研课题清查和验收工作，结果报国家中医药管理局。

开展“贵州民族药省长专项资金项目”工作。2011年11月，贵州省科教办和贵州省卫生厅共同开展了“贵州民族药省长专项资金项目”，经个人申报、单位推荐、专家评审，最后确定立项项目10项，共获资助50万元。

五、加强农村中医药工作

贵州省首个全国农村中医工作先进单位（县）通过国家评审验收。贵州省遵义市凤冈县在开展了全国农村中医药工作先进县创建活动的基础上，于2011年5月通过国家中医药管理局的评审验收，成为贵州省首个农村中医药工作先进单位。

落实扶贫开发帮扶任务。根据《2011～2012年帮扶威宁自治县迤那镇项目细化分解实施方案》，2011年5月，贵州省中医药管理局对该省国家级贫困县威宁的迤那镇和幺站镇开展了专门的基层常见病、多发病中医药适宜技术推广培训，培训乡村医生70名，推广中医药适宜技术12项。

（周　茜）

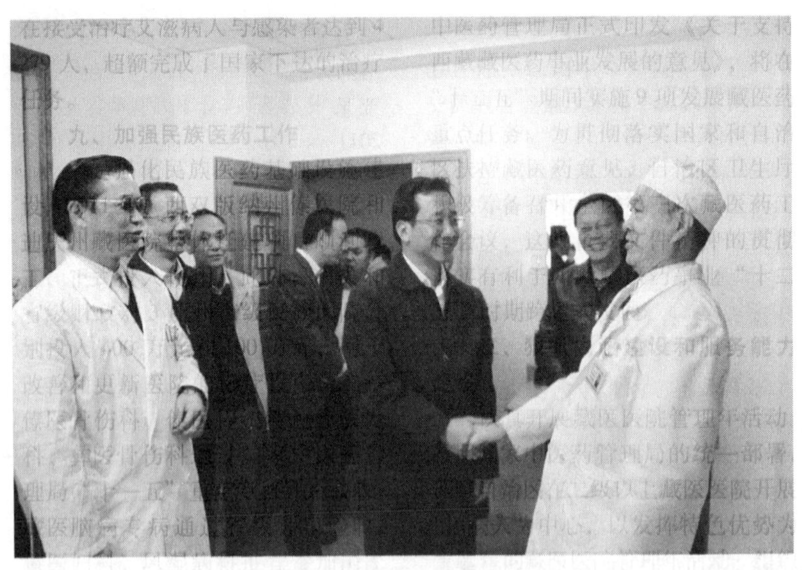
2011 年 2 月 17 日，云南省人民政府副省长高峰参观云南省中医医院吴生元名医工作室，并与吴生元老院长亲切交谈

【云南省 2011 年中医药工作概况】

一、认真贯彻落实两个意见

为认真贯彻落实国家和省政府扶持和促进中医药事业发展的两个意见，云南省卫生厅协调省发改委、省财政厅等相关部门，安排了省、州（市）、县级中医医院基本建设，省中医临床研究基地、省中医民族医药博物馆建设，中医临床重点学科、重点专科（专病）、中药房建设，名老中医药专家工作室建设、人才培养等一批建设项目；指导各州、市出台扶持促进中医药、民族医药事业发展的实施意见，楚雄、红河、保山、大理、西双版纳、曲靖、昆明、文山等州、市政府已出台了当地推动中医药事业发展的实施意见；云南省卫生厅配合云南省人大完成了对 1995 年施行的《云南省发展中医条例》的修订，新修订的《云南省发展中医药条例》已于去年 7 月 1 日起施行。

二、积极参与医药卫生体制改革

一是进一步加快推进中医药服务体系建设，云南省 13 所省、州（市）级中医医院、17 所县中医院纳入国家建设规划项目，共安排中央资金 4.53 亿元，落实地方配套资金 2 亿余元，建设规模达 28 万平方米；纳入国家县级医院，安排中央资金 2.83 亿元，落实地方配套资金 0.79 亿元，建设规模达 11 万平方米。二是开展中医医院预约挂号、开设晚间门诊、缩短候诊及候药时间等便民服务，开展“三好一满意”、优质护理示范及公开承诺活动。三是积极推进中医临床路径试点管理，组织省中医院及昆明、玉溪、曲靖、保山市中医院开展了 12 个病种的中医临床路径试点工作。四是发挥中医药在基本公共卫生服务均等化工作中的作用，将中医药工作的开展作为绩效考核内容之一，大理市、腾冲县被确定为基本公共卫生服务中医药服务项目试点地区。五是开展中医药“治未病”预防保健服务的探索，一方面是引导中医医院积极开展中医非药物特色服务、中医体质辨识、中医健康养生指导、中医康复指导、中医食疗等多形式的预防保健服务；另一方面是鼓励和推荐昆明市中医医院等 3 所医疗机构和宾川县、祥云县申报国家“治未病”预防保健服务试点单位及试点地区，积极探索中医药“治未病”预防保健服务的经验和方法。

三、推进中医药进乡村、进社区、进家庭

一是 2011 年 9 月 17～23 日，云南省在全省范围内深入开展了 2011 年“中医中药中国行——进乡村　进社区　进家庭”活动，受益群众近 10 万人。二是《云南省发展中医药条例》规定每年 10 月 22 日为全省中医药宣传日。在首个云南省中医药宣传日，云南省卫生厅邀请了省人大、省政协、省政府法制办各有关部门、人大代表、政协委员和主流媒体与中医药机构共同开展了丰富多彩的宣传活动。三是扎实推进中医药“三进”工程。积极为城乡基层医疗机构培养中医药人才，开展了乡村医生在职中医中专学历教育；组织实施乡镇卫生院、社区卫生服务中心中医临床技术骨干培

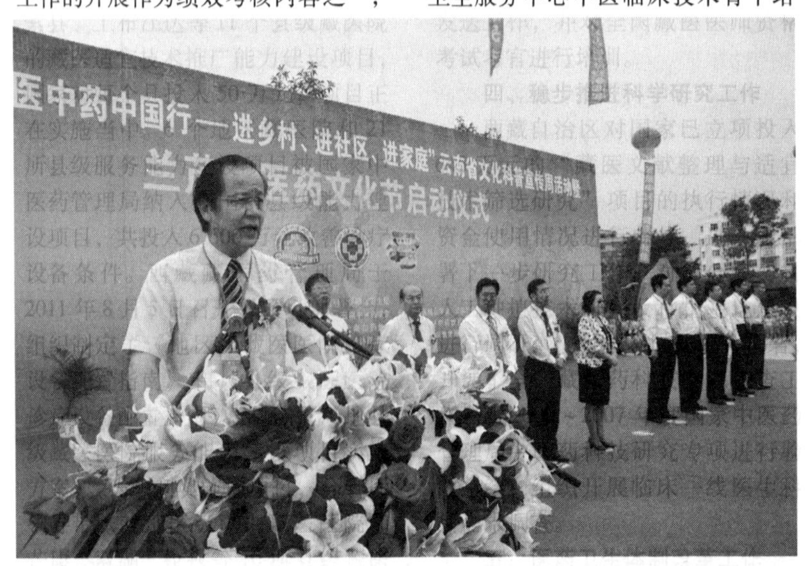

2011 年 9 月 17 日，“中医中药中国行——进乡村　进社区　进家庭”云南省文化科普宣传周活动暨兰茂中医药文化节启动仪式在云南嵩明县举办

训和全科医师岗位培训项目。为全省4 100个村卫生室配置了中医药基本诊疗设备，进一步加大了基层常见病、多发病中医药适宜技术的培训和推广力度，有效地推进了中医药“三进”工程。

四、强化中医药能力建设

强化市县级中医院能力建设。云南省完成全省85所县级中医医院每所200万元、13所州市级中医医院和民族医院每所400万元的设备配置。

推进中医重点专科、专病建设。一是评出省级第四批30个重点中医专科、4个重点专病，并争取到省级财政经费550万元，扶持专科、专病项目建设。二是云南省中医医院推拿科被确定为国家临床重点专科建设项目；组织推荐了19个专科作为申报国家中医药管理局“十二五”重点中医专科候选建设项目；组织推荐云南省传染病专科医院、昆明市传染病医院争取国家中医药防治传染病临床基地立项。三是完成了13个国家重点专科和36个省级重点专科、专病的评审验收。四是完成70个针康科、9个县级中医医院中药房建设。

五、推进中医医院管理年活动

一是制定出台了《中西医结合医院、民族医医院管理年活动检查评估专家手册》，组织各州市卫生、中医药管理部门采取循环检查的方法，开展了80余所中医医院的管理年活动检查评估工作。二是省厅组织专家组对部分省、州、市、县级中医院、民族医院管理年活动进行了复核评估，并及时通报了全省管理年活动的相关情况。三是配合国家中医药管理局完成了对省中医医院、玉溪市中医院及通海县、建水县中医管理年活动检查评估，并得到了国家专家组的一致好评。四是组织各级中医医院开展管理年活动的整改工作。

六、加强农村和社区中医药工作

云南省加强省县两级基层常见病、多发病中医药适宜技术推广能力建设，争取到中央资金1 040万元，支持省中医院和19个县级中医药适宜技术推广基地能力建设；完成了20个县的中医药适宜技术强化推广任务。完成对会泽县创建全国农村中医药工作先进单位及嵩明县创建全省农村中医药工作先进单位的评审验收工作。确定了6所三级中医医院对口支援9所县级中医医院，上海市4所三甲医院支援云南省4所县级中医医院，3所省、市级中医医院对口支援昆明地区7个社区卫生服务中心。举办了农村和社区中医药服务监测培训班，完成了15个农村和社区中医药服务监测点和所有中医医院的监测任务。

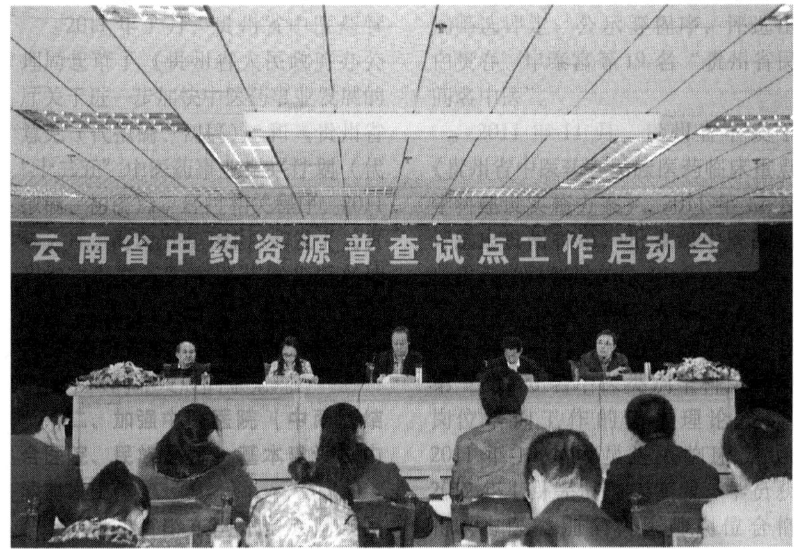

2011年11月13日，云南省中药资源普查试点工作启动会在云南昆明召开

七、强化中医药人才队伍素质建设

一是完成全国第四批、省级第二批师承工作的年度考核和结业考核，国家级第四批有22名继承人，省级第二批30名继承人通过了考核顺利出师。二是实施了8项国家级，34项省级中医药继续医学教育项，完成了对2 500余人的培训任务；三是完成180名中医类别全科医师岗位培训；四是完成了农村订单定向中医学专业免费医学生50名招生工作；五是委托上海市卫生局举办了50名中医医院院长参加的管理干部培训班；六是实施了5个国家级、7个省级名老中医药专家工作室建设，每个工作室制订了建设计划，选拔组建了8～10人的人才梯队，开展了人才团队的培养工作；七是遴选了学科带头人培养对象10人、后备学科带头人培养对象21人、中青年业务骨干培养对象20人，努力培养和造就一批高层次中医药学科和学术带头人，提高中医药队伍整体素质。

八、推进中医药科研工作

云南省组织实施了2个国家中医药管理局重点研究室、5个重点学科和云南省中医临床研究基地的建设项目。加强云南省中医临床研究基地建设，制定了总体建设方案和分方案，确定以艾滋病、前列腺增生症、肺癌、痛风4个优势病种为研究重点。在全省25个县启动实施了全国第3次中药资源普查试点工作，成立了由高峰副省长任组长的云南省中药资源普查工作领导小组和由孙汉董院士任组长的专家委员会，分别召开了全省中药资源普查试点工作启动会和第一期培训会。完成2个中医药科研三级实验室中期评估工作。组织推荐近百名省级中医药科技咨询专家候选人，为建立省级中医药科研工作专家库奠定了基础。中医药治疗艾滋病工作稳步推进，2011年新增了曲靖市为项目治疗基地，2011年12月底，全省14个项目基地、25个县级治疗点正在接受治疗艾滋病人与感染者达到4 279人，超额完成了国家下达的治疗任务。

九、加强民族医药工作

一是强化民族医药基础设施建设。2011年，西双版纳州傣医院和迪庆州藏医院整体迁建项目顺利竣工，正式投入使用。此外，中央和省级财政对3所州市级民族医院分别投入400万元和100万元，用于改善和更新医院的诊疗设备。二是傣医骨伤科、傣医传统特色疗法专科、彝医骨伤科通过国家中医药管理局“十一五”重点专科评审验收；藏医脑病专病通过省级评审验收。傣医妇科、风湿病科推荐参加国家中医药管理局“十二五”重点专科评选。三是省级财政2011年投入100万元用于支持4项文献整理及10项院内制剂研发；完成了国家级10项民族医药适宜技术操作规范的制定，编写了5项哈尼族医药适宜诊疗技术推广项目教材，举办了4次共176人参加的培训班。四是完成傣医医师资格考试工作，2011年傣医医师资格考试在全国开考，共有142人报名参加了傣医资格考试。

十、推进中医药对外合作

一是云南省卫生厅积极参与举办了大湄公河民族医药发展论坛暨第四届湄公河次区域传统医药交流会。二是参加了云南代表团赴泰国举行的云南-泰北合作工作组第四次会议，双方就进一步推动中西医结合疗法以及艾滋病防治领域取得的成果开展信息交流达成共识。三是组织了云南省传统医药代表团赴新、马、泰3国开展交流访问，双方就传统医药学术、科研、人才培养以及合作办医等方面进行了交流。

（张旭芳）

【西藏自治区2011年藏医药工作概况】

一、加强《国务院关于扶持和促进中医药事业发展的若干意见》和《西藏自治区人民政府关于进一步扶持和促进藏医药事业发展的意见》的落实工作

为贯彻落实两个“意见”，国家中医药管理局正式印发《关于支持西藏藏医药事业发展的意见》，将在“十二五”期间实施9项发展藏医药重点任务。为贯彻落实国家和自治区扶持藏医药意见，自治区卫生厅积极筹备召开全区第三次藏医药工作会议，这些重要文件精神的贯彻落实有利于西藏藏医药事业“十二五”时期跨越式发展。

二、狠抓内涵建设和服务能力建设

认真开展藏医医院管理年活动。按照国家中医药管理局的统一部署，西藏自治区在二级以上藏医医院开展“以病人为中心，以发挥特色优势为主题”的藏医医院管理年活动。组织二级以上藏医医院分管领导、医教处主任和护理部主任参加全国民族医医院管理年培训，制定了符合藏医医院特色和优势的《藏医医院管理年检查评估细则》及《评估手册》；组织专家组对7所二级以上藏医医院的医院管理年活动进行检查评估。

狠抓藏医医院服务能力建设项目的申报和督查工作。按照卫生部和国家中医药管理局的统一部署，西藏自治区组织申报国家临床重点专科，经过多方争取和努力，自治区藏医院骨伤专科和肝病专科已列入首批国家临床藏医重点专科，其中肝病专科建设资金300万元已到位，项目正在实施当中。组织申报索县、工布江达等11个县级藏医院的藏医适宜技术推广能力建设项目，国家对每个县投入50万元，项目正在实施当中。6个地区藏医院和21所县级服务能力建设项目被国家中医药管理局纳入全国市县级能力建设项目，共投入6 600万元改善诊疗设备条件。西藏藏医药管理局于2011年8月5日召开了项目部署会，组织制定了《地区级藏医医院诊疗设备配置指南》和《县级藏医医院诊疗设备配置指南》，制订了《地县级藏医医院服务能力建设项目实施方案》。为顺利实施该项目，分管厅领导带队对地区级以上藏医医院和芒康、双湖、拉孜等10所县级藏医医疗机构的“十一五”服务能力建设项目执行情况进行督查，同时对县级藏医医院的现状进行调研，项目正在实施当中。组织申报了2所“十二五”重点民族医医院建设项目和15个国家中医药管理局“十二五”重点专科建设项目。投入60多万元，对有藏医技术人员的乡镇卫生院和社区卫生服务站定制了600套藏医外治器械；组织专家修订《基层藏医适宜技术推广手册》。自治区财政为藏医药事业发展继续安排了1 000万元专项资金，主要用于县乡藏医服务能力建设、适宜技术推广以及制剂筛选研究、专科建设、学术研讨和科普知识普及等项工作。

三、进一步加强人才培养工作

西藏自治区举办了国家中医药管理局民族医适宜技术筛选推广项目培训班；配合国家中医药管理局科技司举办了临床研究基地重点病种研究培训班；安排部署第四批全国老中医药（民族医药）专家学术经验继承工作项目考核出师工作和师承攻读学位毕业考试及论文答辩工作；通过集中考试考核，全区185名基层师承人员获得出师证书；与自治区教育厅和西藏藏医学院协商，2011年度继续招收85名无学历藏医药技术人员参加中专学历函授班和100名无学历藏医药技术人员参加大专学历函授班；完成2011年全国藏医医师资格考试综合笔试和实践技能考试命题、审题和组卷及报送和发送工作，并对全国藏医医师资格考试考官进行培训。

四、稳步推进科学研究工作

西藏自治区对国家已立项投入645万元的“藏医文献整理与适宜技术筛选研究”项目的执行情况和资金使用情况进行督导，进一步部署下一步研究工作；对部分藏药材人工种植技术研究及种植基地建设进行调研；按照国家局的统一部署，开展了全区藏医药科技资源调查工作；对2000～2007年度国家中医药管理局中医药科技研究专项进行验收总结；组织开展临床一线医生科研需求调查。

五、医药卫生体制改革工作

西藏自治区向国家局推荐并确定拉萨市和林芝地区为公共卫生服务藏

医药服务项目试点地区；制订了《2011年度藏医全科医师转岗培训方案》，并举办了2011年度全区藏医全科医师培训班，全区75名基层藏医师参加了培训，同时部署了中医类别全科医师转岗培训工作；组织专家编写并即将出版《西藏自治区基本用药目录藏药处方集》和《西藏自治区基本用药目录藏药临床应用指南》。

六、藏医药科普知识宣传普及工作

西藏自治区组织专家编写出版了《藏医预防保健常识》、《农牧区常见病、多发病藏医药防治手册》、《常用藏药使用指南》；组织举办了首届全区藏医适宜技术推广既藏医药文化建设学术研讨会；接待外国驻华使节和媒体记者等46个团队200余人次参观考察自治区藏医院和藏药厂；选派两名专家赴上海参加多种传统医药和现代医药高级论坛会，并代表西藏藏医药界作大会主报告，取得了良好的宣传效果。

七、积极稳妥地推进自治区藏药厂改制各项工作

西藏自治区成立了卫生厅自治区藏药厂改制领导小组，经过认真调查研究、反复论证，并赴京考察北京同仁堂集团公司，研究提出了符合自治区藏药厂切身利益和西藏自治区藏药产业发展目标的《西藏自治区藏药厂改制方案》。按照自治区人民政府相关专题会议精神，正在推进自治区藏药厂改制各项工作。

（德　吉）

【陕西省2011年中医药工作概况】

一、召开全省发展中医药大会，明确中医药发展目标

2011年6月29～30日，陕西省发展中医药大会在陕西西安召开，陕西省省政府副省长郑小明、陕西省政协副主席张生朝、国家中医药管理局副局长吴刚、陕西省人大以及省政府中医药工作联席会议各成员单位负责同志、各设区市分管副市长（副秘书长）出席会议，陕西省卫生厅机关各处室负责人、各设区市、县（区）卫生局局长等200余人参加了大会。会议全面回顾了陕西省2011年及“十一五”中医药工作，安排部署了“十二五”及今后陕西省的中医药重点工作，与会领导为宝鸡市陈仓区等15个县（区）颁发了陕西省农村中医药工作达标县牌匾。国家中医药管理局副局长吴刚充分肯定了陕西各项中医药工作。副省长郑小明对今后的工作提出了具体要求，希望以此会议有力促进全省中医药事业的大发展，提升服务能力，努力为广大群众提供更加优质、满意的中医药服务，实现陕西省由中医药大省向中医药强省的大跨越。

二、制定出台《陕西省人民政府关于扶持和促进中医药事业发展的实施意见》

为切实贯彻《国务院关于扶持和促进中医药事业发展的若干意见》，陕西省多次召开省政府中医药工作联席会议，讨论和完善本省的具体实施意见。2011年6月，陕西省政府正式印发《陕西省人民政府关于扶持和促进中医药事业发展的实施意见》，明确了“十二五”陕西中医药事业发展的指导思想、基本原则和主要目标，集中力量建设中医药服务体系，突出中医院特色，形成以省级临床研究基地、教学基地和中西医结合基地为龙头，标准化市、县级中医院为主体，综合医院、城乡基层医疗卫生机构中医科（室）为基础，非公立中医医疗机构为补充，医疗、预防、康复、保健、养生功能覆盖城乡的完整体系。各级政府要充分发挥中医药在公共卫生和基本医疗服务中的作用，合理划分政府对中医药事业的投入责任，形成职责明确、分级负担、财力与事权相匹配的投入机制；积极落实公立中医医院投入倾斜政策，设立中医药建设专项资金，重点支持开展中医药特色服务、公立中医院基层设施建设、设备配备、重点学科和重点专科建设，以及中医药人才培养；深化公立中医院改革，试点县区推行中医特色年度绩效考核制度，县中医院实行全额预算管理；鼓励城乡居民看中医、用中药，提高职工、居民和参合农民政策范围内门诊、住院费用的中医药费用报销比例，在现有报销比例基础上提高10%。

三、充分调研论证，制定中医药“十二五”规划

“十二五”期间，陕西省将继续扩大中医药服务城乡覆盖面，推动中医药进农村、进社区、进家庭，实施名医、名科、名院“三名”战略，加快中医药信息化建设，加快培养中医药人才，大力提高中医药创新能力，积极发展中医预防保健服务和中西医结合工作，进一步繁

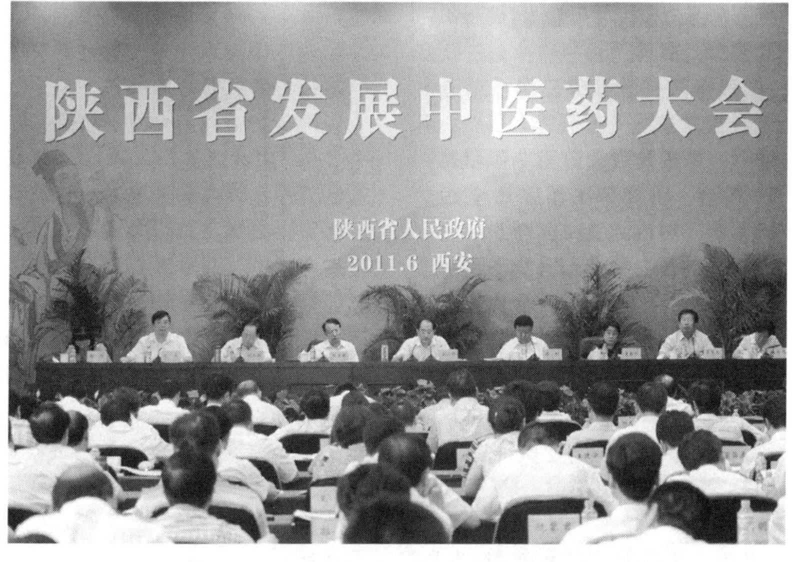

2011年6月29～30日，陕西省发展中医药大会在陕西西安召开

荣中医药文化，健全中医药管理体制。其中，重点创建1个国家级中医临床研究基地，建设1个省级中医药临床教学基地、4所省级中医药临床基地，对5所市级中医医院、61所县级中医医院进行标准化建设；实施“5313”工程——培养500名高层次中医药人才、3 000名“西学中”人才、1 000名县级中医临床骨干、3 000名基层中医药人才；在全省省、市级中医院建设30个重点学科，在全省省、市、县级中医院建设128个重点专科；建设10个中医药重点研究室、20个中医药科研三级或二级实验室；建设中医药防治传染病基地，建成30个中医药“治未病”中心，实现中医药强省战略目标。

四、突出中医药优势，全面参与医改工作

（一）多措并举促进医改，激活基层中医药活力

2011年初，陕西省出台了《陕西省政府办公厅关于卫生管理县镇一体化改革试点工作的指导意见》，明确提出每个县级中医院与1～2个乡镇卫生院实行一体化管理，按照“三个统一、三个不变”的要求，将县镇两级医疗卫生服务连为一体，实现资源共享、统一管理、共同发展。全省46个试点县实施县、镇、乡村一体化管理后，乡镇卫生院和村卫生室的中医药服务能力有了大幅提升，基本满足了群众日益高涨的中医药需求。

同时，为加快公立医院改革，省政府出台《陕西省关于县级公立医院综合改革试点工作的指导意见》，“县级人民政府负责举办一所综合医院、一所中医院、一所妇幼保健院”，进一步明确了中医医院定位，将其与综合医院放在同等地位。全省37个试点县区落实政策要求，加大财政投入，完善各种配套，半数中医院已实行全额预算。各地市政府高度重视中医药工作，制订县级公立医院实施方案时，将中医医院全部纳入公立医院改革范围，并在政策上予以引导和扶持，全省县级中医院改革呈现出覆盖面不断扩大和推进层次增高的趋势。

（二）提高中医药报销比例，群众从医改中得到实惠

2011年3月，陕西省出台《新型农村合作医疗运行管理原则指导意见》，规定中药汤剂和中医针灸的补助标准在现有基础上提升10个百分点，在县、市、省各级医疗机构门诊使用中药汤剂和中医针灸都可列入新农合报销范围，中药汤剂、中医针灸门诊统筹扩大到全省各级医疗机构。为鼓励居民看中医、用中药，提高中医药报销比例正式写入《陕西省人民政府关于扶持和促进中医药事业发展的实施意见》，明确鼓励城乡居民看中医、用中药，提高职工、居民和参合农民政策范围内门诊、住院费用的中医药费用报销比例，在现有基础上提高10%。2011年11月，《2012年新型农村合作医疗指导意见》再次提高中药补偿标准：一般住院一级医院中药补助比例提高到90%，二级医院提高到80%，三级医院提高到60%。省级定点医院中药补助比例实施三级收费标准的补助50%，实施二级收费标准的补助60%。此外，榆林市还率先实行新农合市级统筹，筹资标准提高到300元，进一步降低了群众看病就医负担。此外，随着基本药物制度的建立，药品“三统一”在全省中医医院稳步推进，陕西省基本药物品规中中成药部分大幅增加，共228种品规，占总品规652种的34.9%，全省45%的基层医疗卫生机构配备和使用了中成药，中成药整体降价39.6%。

（三）突出中医药特点，探索公共卫生服务新途径

卫生部、国家中医药管理局下发《关于在深化医药卫生体制改革工作中进一步发挥中医药作用的意见》后，陕西省局及时组织召开省、市中医药管理局，部分省、市、县中医医院院长和省级名老中医，以及省发改委、省财政厅、省医改办参加的座谈会，为进一步发挥中医药作用出谋划策。代表们紧紧围绕有关文件，从不同层次、不同角度深入分析了公立医院改革推进过程中遇到的新情况、新问题，就如何进一步突出中医特色、发挥中医药在医改中的作用、面临的重点和难点问题以及希望国家和省政府支持的重点领域提出了一些有益的建议。其中西安市中医院已先期与社区卫生服务中心开展了中医药治疗高血压、2型糖尿病普查、筛查和治疗合作试点，摸索中医药参与重大公共卫生项目的有益经验，为本省公共卫生项目发挥

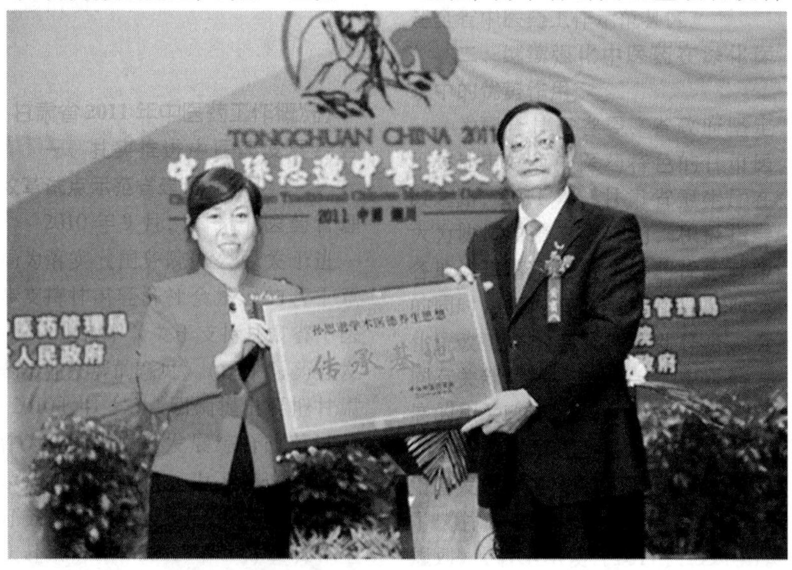

2011年10月18日，首届中国孙思邈中医药文化节在陕西铜川开幕。开幕式上，卫生部副部长、国家中医药管理局局长王国强向铜川市颁发“孙思邈学术医德养生思想传承基地”牌匾

中医药提供了有益的参考和借鉴。

五、注重统筹兼顾，做好中医医院建设工作

（一）落实医改资金，提升市、县中医医院服务能力

2011年9月，国家下达陕西省医改补助资金2.4亿元，用于加强市、县中医院能力建设。为顺利完成任务，一是成立由分管厅长任组长、省财政厅等相关负责人为成员的集中采购领导小组，研究制订《陕西省市、县级中医医院能力建设项目工作实施方案》，并抽调专人负责项目的整体实施；二是按照国家《县级中医院、民族医院设备选购参考清单》、《地市级中医院、民族医院设备选购参考清单》，各市、县中医院结合临床诊疗情况和科室实际需求，组织上报设备采购计划；三是陕西省中医药管理局加强与省财政厅沟通，采取分批采购、整体推进方式，落实设备采购计划，确保按时、保质、保量完成好工作。6个批次设备采购，既整体推进，又穿插进行，大大缩短采购时间。截止到2011年12月，所有设备的招标工作圆满完成。

（二）积极协调争取，抓好各级重点中医医院建设

在各级政府及主管部门的大力支持下，陕西省中医事业的投入逐年增加，中医医疗机构基础设施条件得到明显改善。一是根据省政府会议精神，陕西省中医药管理局积极与省发改委、省财政厅沟通协调，落实陕西省中医医院基建资金5 500万元。督促陕西省中医医院编制了《陕西省中医医院建设规划方案》，对项目建设进展情况从2011年4月起实行月报制度，全力推动陕西省中医医院项目建设工作。二是加强重点中医院建设，积极争取国家、省投资计划，上报并获批子长县、富平县重点中医院建设项目方案，规划建设规模2.91万平方米，总投资5 394万元，其中中央投资3 400万元，地方配套1 994万元。三是认真做好建设项目汇总上报工作。对国家、省已下达的扩大内需、重点中医院建设等项目，按要求收集整理了各单位材料，据实汇报了本省中医类重点项目的进展情况。对正建设项目，严格执行月报制度，并整理上报。

六、强调点面结合，全面提升中医药服务能力

（一）加强行业监管，提高中医药服务质量

一是认真开展以“发挥中医药特色优势”为主题的中医医院管理年活动，组织全省115家中医医院完成自查评估，抽调省、市专家组成12个检查组，采取对调互查、随机抽查的形式，对全省10个设区市、省直属共34家中医医院进行了省级互查，并积极配合国家检查组完成对陕西省11所中医院进行的督导复查。及时召开全省中医医政工作会，对管理年活动情况进行总结回顾，并在全省中医药系统部署开展了“三好一满意”活动，进一步巩固和提升了全省中医医院的服务质量。二是规范中医医疗市场，对局批中医医疗机构进行了年度校验；依法加强中医医疗广告的审查和监管力度，对发布违法中医医疗广告的医疗机构进行了查处。三是做好中医药数据监测和信息报送，全面统计和整理陕西省县级以上中医医院基本情况，较好地完成陕西省农村中医药服务监测、社区中医药服务监测工作，为各级政府和部门制定相关政策提供了依据和参考。四是开展中医临床路径及中医电子病历试点工作，下发《陕西省中医临床路径管理试点工作方案》，进一步完善医疗质量监管体系。

（二）实施中医药专项建设，整体提升中医药能力

陕西省继续实施“三名”战略，获批国家临床重点专科（中医专业）建设项目5个，开展15个国家中医药管理局“十一五”重点专科（专病）建设项目验收工作。启动省级2011年中医药专项建设项目，建设省级中医药重点学科10个、省级重点中医专科（专病）20个、农村中医特色专科（专病）17个、省级农村中医药工作达标县10个、综合医院中医药工作先进单位3个。组织全省优势单位申报国家中医药管理局“十二五”重点专科建设项目，组织专家对国家级、省级重点学科进行了检查督导，各单位完成阶段工作目标。

七、加强科研管理，注重理论与成果相结合

陕西省组织开展陕西省中医药科技资源现状调查工作，面向国家级、省级中医药重点专科组织开展临床一线医生科研需求调查，为今后的科研工作增强临床需求提供了决策和依据。组织有关单位申报2011年陕西省科学技术研究发展计划项目、科技统筹创新工程计划备选项目，分别立项8项、6项；确定9家单位为省级中医药二级实验室；开展局级中医药科研专项招标工作，共有127项课题中标；完成2004～2007年度国家中医药管理局中医药科学技术研究专项课题总结验收；推荐中医药成果申报2011年度陕西省科学技术奖励，获二等奖3项、三等奖3项，中医药科技成果显著。

八、抓好各级人才培养，完善中医药人才体系建设

一是重视名老中医药专家工作室建设。加强全国第一批、省级名老中医工作室建设，组织实施全国第二批名老中医药专家传承工作室建设项目，开展省级名中医工作室建设项目，投入540万元为27名省级名中医建设传承工作室。二是做好高层次中医药人才培养。顺利完成全国第四批、全省第三批老中医药专家学术经验继承及全省第二批全国优秀中医临床人才年度考核工作。三是加强基层中医药人才培养工作。在全省开展县级中医医院中医临床骨干培训工作，选派77名中医临床骨干在省、市级以上中医医院进修学习；组织实施中医类别全科医师岗位培训工作，155名基层中医执业（助理）医师获得中医类别全科医师岗位培训合格证书；协助开展陕西省基层医疗机构万名医生培训工作，培训中医全科医师257人；开展农村订单定向中医类专业医学生免费培养工作，为基层培养了49名中医后备人才。四是强化中医医院西医人员的中医素质，在全省9所市级以上中医、中西医结合

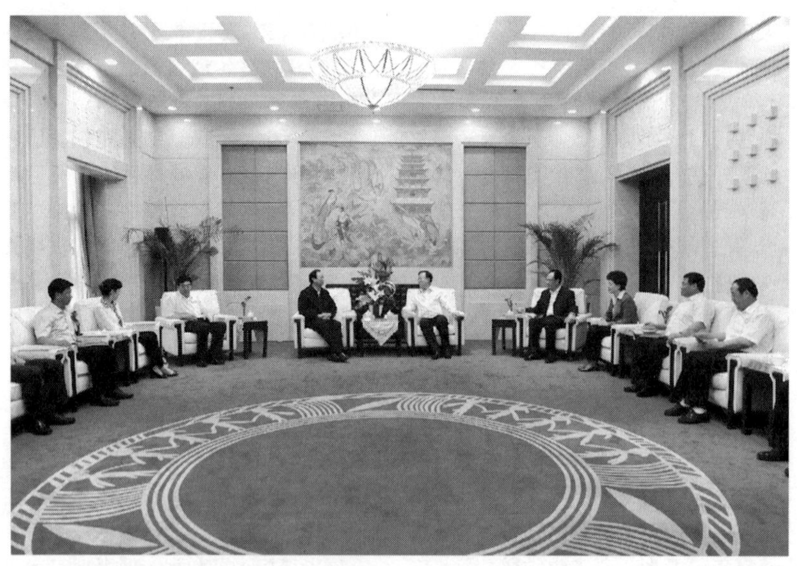

2011年7月5日，卫生部副部长、国家中医药管理局局长王国强专程赴甘参加甘肃省建设国家中医药发展综合改革试点省视频会，与时任甘肃省省委书记陆浩会谈

医院开展“西医师学习中医”培训工作，使677名在岗西医临床医师全面接受中医药知识培训。

九、以活动为载体，进一步弘扬中医药文化

2011年10月，由国家中医药管理局、中国贸促会、陕西省人民政府主办的首届药王孙思邈中医药文化节在陕西铜川隆重举行。卫生部副部长、国家中医药管理局局长王国强，陕西省政府副省长郑小明，国医大师张学文教授出席文化节活动。本次文化节由公祭“药王”孙思邈、孙思邈中医药文化高层论坛、产业博览、经贸洽谈、文艺文化活动等活动组成，近3 000名海内外专家、学者参加了文化节各项活动，为深入开展孙思邈学术思想、医德医风、养生保健的研究，传承中医药文化，开展经贸合作，为发展养生保健产业、打响“药王”品牌、推进铜川资源型城市转型搭建了良好的平台。同时，陕西省局组织20位省级名（老）中医在铜川组织开展了义诊、巡诊活动，为当地群众送去了优质的中医药服务。

为进一步加大中医药宣传力度，陕西省启动了“中医中药中国行——进乡村　进社区　进家庭”文化科普宣传周活动，组织开展了陕西省名（老）中医、千名医师进乡村、进社区、进家庭巡诊、义诊系列活动。2011年6月19日，文化科普宣传周活动在西安正式启动，国医大师张学文参加西安站活动，并与15名省级名（老）中医、50名来自省直中医医疗结构的专家们为西安群众进行了义诊。2011年6月21日，陕西省局再次组织19名省级名（老）中医分别赴安康市、延安市参加了“三进”巡诊、义诊活动。

（余　晴）

【甘肃省2011年中医药工作概况】

一、扎实推进中医药发展综合改革试点示范省建设

2010年9月，国家中医药管理局为落实《国务院办公厅关于进一步支持甘肃经济社会发展的若干意见》，出台了《关于支持甘肃省中医药事业发展的意见》（国中医药办发〔2010〕41号），明确提出要把甘肃作为全国中医药发展综合改革试点示范省进行建设。为了将这一工作任务落到实处，经甘肃省卫生厅多次赴京协调，2011年7月5日，卫生部副部长、国家中医药管理局局长王国强专程赴甘肃参加全省建设国家中医药发展综合改革试点省视频会，同时与甘肃省委书记陆浩交流了中医药事业的发展意见，副省长咸辉代表省政府与王国强副部长签署协议，甘肃建设国家中医药发展综合改革试点示范省工作全面铺开。

协议签署后，甘肃省人民政府办公厅印发了以市、县两级政府为主要实施主体的《甘肃省中医药工作先进和示范市县建设方案》（甘政办发〔2011〕135号）。按照省政府的建设方案的要求，甘肃省卫生厅制订了《甘肃省中医药先进和示范市（州）、县（市、区）建设实施方案》（甘卫发〔2011〕258号）和《关于分解国家中医药发展综合改革试点示范省建设任务的通知》（甘卫办函〔2011〕491号），在甘肃省卫生厅成立了18个中医药示范省建设工作组，每个工作组由具体的厅领导和责任处室负责，对外联系国家中医药管理局和省直相关部门，对下积极指导各地以点带面、分步实施、整体推进，力争在2014年底全面建成中医药发展综合改革示范省。截至2011年底，甘肃省卫生厅已批复兰州市七里河区、武威市古浪县和陇南市武都区、康县、徽县、宕昌县正式创建全省中医药工作先进县区，批复张掖市甘州区、民乐县、山丹县和武威市凉州区、民勤县创建全省中医药工作示范县区。

二、继续强化中医药在深化医改中的优势作用

为配合甘肃省委、省政府坚定不移地走好有中医药特色的甘肃医改之路，2011年，甘肃省卫生厅在大力协调省直有关部门，积极指导各地认真落实既定中医药优惠政策的同时，年内按照国家和省上对深化医改工作的新要求、新任务，会同有关部门进一步完善了中医药发展的相关政策。

一是甘肃省中医药管理局与甘肃省发展和改革委员会制定并下发了《甘肃省中医药发展“十二五”规划》（甘卫中发〔2011〕199号）。二是甘肃省中医药管理局联合甘肃省食药监管部门审批公布了第二批全省调剂使用的中药院内制剂103

种。三是甘肃省中医药管理局联合甘肃省人社厅出台了《关于加强定点医疗机构运用中药材和中医药适宜技术诊疗疾病工作的通知》（甘卫中发〔2010〕543号），要求各地要将中医药机构充分纳入医保和新农合定点医疗机构管理，新农合要对符合条件的中成药、中药饮片、全省调剂使用的院内中药制剂以及以治疗为目的的中医药适宜技术全额报销。医保部门要将符合条件的中成药、中药饮片纳入医保用药甲级目录管理，对医疗机构在本院使用、经人社部门备案的院内中药制剂纳入城镇职工和居民基本医保报销范围。四是经协商，甘肃省财政厅同意下发了《关于将中医"治未病"内容纳入甘肃省基本公共卫生服务项目的通知》（甘卫中发〔2011〕198号），要求全省各地在推进国家基本公共卫生服务项目均等化的过程中，针对中医药基本知识与技能，向城乡居民提供中医药基本公共卫生服务，保证居民健康档案的中医药内容不少于20%，健康教育的中医药内容不少于30%，在提供传染病防治、妇幼保健、慢病防治等基本中医药公共卫生服务时，要优先使用陇药产品。五是协调省林业厅组织专家根据全省的地理环境、气候特征、环境资源等因素，制定了《甘肃省药用木本植物种植指导目录》，下发了《关于加强药用木本植物种植工作的通知》（甘林发〔2011〕248号），要求各地林业和卫生部门联合制定种植规划，合力推进木本中药植物种植工作，进一步提升林药产业附加值，为全省经济社会发展贡献力量。

三、中医医疗服务体系和能力建设稳步推进

（一）中医医院服务能力建设得到加强

一是认真实施中医药项目。2011年，中央财政安排陕西省医药卫生体制改革专项资金1.98亿元，主要用于市县两级中医（含中西医结合、民族医）医院设备配置。经与财政部门协商沟通，制定了专项工作制度，按照国家中医药管理局项目要求，对各医院设备采购名单进行了审核修订，全部达到了中医药诊疗设备占资金总额30%的要求。完成了2010年国家中医药管理局中医药部门公共卫生项目申报、审定与方案制订工作，执行项目资金1 433万元。指导甘肃省中医院、甘肃中医学院附属医院认真执行卫生部重点临床专科（中医）建设项目，执行项目资金800万元。二是狠抓中医医院内涵建设。配合国家中医药管理局评审验收了甘肃省执行的12个国家局级"十一五"重点中医专科（专病）建设项目，向国家中医药管理局申报了20个国家级"十二五"重点中医专科（专病）建设单位。指导中医医院全面贯彻落实省卫生厅22项核心制度，持续开展"以病人为中心，以发挥中医药特色优势为主题"的中医医院管理年活动。三是加强重点工作督查。2011年6月，甘肃省卫生厅组织专家组对14个市、州2010年中医医院管理年的活动成效、国家中医药服务能力建设项目进展和全省重点中医药工作的落实情况进行了重点督查；2011年8月，甘肃省中医药管理局配合国家中医药管理局对全省开展2010年中医医院管理年活动的总体情况进行了抽查评估。

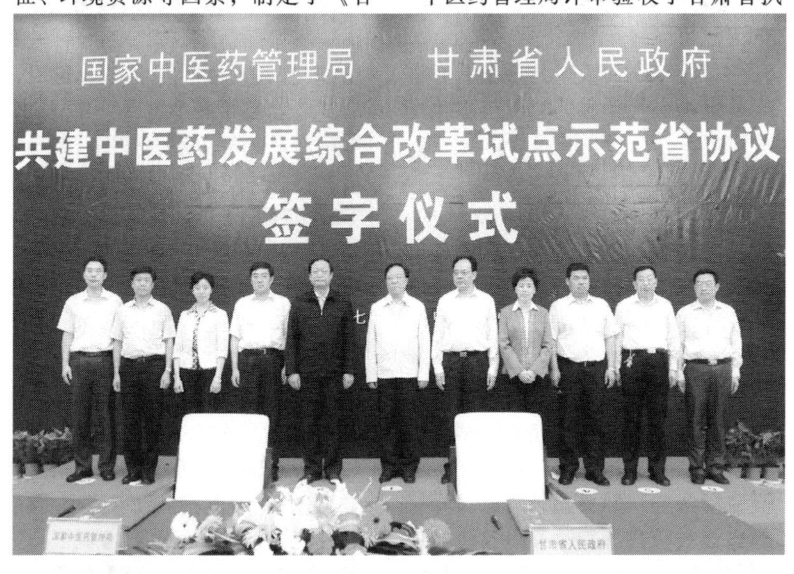

2011年7月5日，国家中医药管理局与甘肃省人民政府签署共建中医药发展综合改革试点示范省协议

（二）综合医院中医药工作进一步强化

按照国家和省有关加强综合医院中医药工作的政策要求，有541家综合医院（占全省综合医院总数的97%）设立了中医科和中医药管理科，建设标准化中药房，设立不少于医院总床位数5%的中医床位。各级综合医院更加注重中医药文化建设，在西医临床科室和重症监护室积极开展中西医结合工作，考核西医临床科室中药消费量和送患者到中医科短期治疗人次及康复治疗量，逐步建立了西医科室与中医科室的协作机制。指导符合条件的综合医院开展全国和全省综合医院中医药工作示范单位创建活动。2011年，甘肃省第二人民医院、庆阳市人民医院、临夏县第二人民医院、秦安县人民医院4所医院成功创建为全国综合医院中医药工作示范单位。

（三）基层中医药工作得到加强

继续开展全国基层中医工作先进单位创建工作。陇西县、山丹县、高台县、灵台县、岷县、天祝藏族自治县通过了全国农村中医工作先进单位验收，兰州市七里河区通过了全国社区中医工作先进单位的验收。在强化基层中医药工作方面，据甘肃省卫生厅卫生监督所中医药监督科的调查统计，截至2011年10月底，全省能够提供中医药服务的乡镇卫生院有1 250家，占乡镇卫生院总数（1 390家）的89.93%；已提供中医药服务的村卫生室有13 229家，占村卫生室总数（16 442）的80.46%。另外，从事中医药方面的诊疗活动的社区卫生服务机构有189家，民营医疗机构114家，4 091家个体医疗机构能够提供中医药服务。

四、中医药人才队伍建设力度加大

（一）“中医学经典、西医学中医”活动扎实开展

甘肃省中医药管理局委托甘肃中医学院举办1期为期6个月的“中医学经典”培训班，培训学员68人。委托甘肃中医学院、甘肃省中医院各举办1期3个月的“西学中”培训班，两期培训学员100人。各市、州分别举办了3个月以上的“西学中”学习班，培训学员600多人。委托甘肃省中医院、甘肃中医学院附属医院举办了全省中医正骨培训班，对县级以上医院骨科医生普及中医正骨技术。委托甘肃中医学院招收2011年农村订单定向医学生免费培养中医专业50人。举办了首期全省中医护理培训班，培训学员180名。举办了首期全省中医蜡疗培训班，培训学员85名。

（二）中医药继续教育工作有序开展

承担国家级及省级中医药继续教育项目工作任务的单位，在甘肃省中医药继续教育委员会的指导下，认真组织实施了5项国家级及50项省级中医药继续教育项目，共有16 144人参加学习。严格了中医药继续教育项目申报、审查及项目执行过程监管，学分管理与审核工作进一步规范。

（三）高层次中医药人才培养全面推进

在扎实开展第四批全国老中医药专家学术经验继承工作和全省五级中医药师承教育工作验收总结、指导甘肃中医学院办好全省首届在职脱产3年“西学中”研究生学习班的基础上，2011年，甘肃省卫生厅协调省教育厅，在甘肃中医学院开设了在职脱产3年“中医学经典”研究生学习班，招收学员50名。国家中医药管理局确定的2名优秀中医临床人才通过考核。

（四）完成名中医评选工作

根据《甘肃省发展中医条例》有关规定，甘肃省卫生厅联合甘肃省人事厅修订了《甘肃省名中医评选管理办法》，评选出了第三批甘肃省名中医63名。在各地推荐、同行评议的基础上，甘肃省卫生厅命名表彰了第二批甘肃省乡村名中医93名，组织开展“甘肃古代十大名中医、近代十大名中医、当代十大名中医、中医世家”评选活动。

（五）开展技术比武活动

在甘肃省卫生厅人事处的大力配合和精心组织下，甘肃省中医药管理局成功举办了全省卫生行业中医护理技能大赛、全省卫生行业中药操作技能大赛等中医药技能比武活动。

五、中医药科研工作得到加强

3个省级重点中医临床研究基地建设工作开始起步。甘肃省承办了国家中医药管理局主办的“十一五”科技成果转化和推广研讨会，同时争取到国家中医药管理局“科技成果转化和推广方式研究”课题1项。审核立项2011年度普通中医药科研课题89项，资助经费193万元。配合甘肃省中医药学会开展了2011年度甘肃省皇甫谧中医药科技奖评选工作，共有26项科研成果获奖，其中一等奖1项、二等奖8项、三等奖17项。

六、统筹做好其他中医药工作

（一）中医药文化建设取得新成果

按照国家中医药管理局《中医医院中医药文化建设指南》，指导试点单位中医医院中医药文化建设试点单位建设。岐伯圣景、皇甫谧陵园等中医药文化宣传教育基地建设列入中医药综合改革试点示范省建设内容。甘肃省中医药管理局协调甘肃省教育厅，同意在庆阳、平凉两市幼儿园、小学开展了背诵中医汤头歌和中医传统文化教育试点工作。在甘肃省中医药研究院成立了甘肃省中医药文化研究基地。

在国家中医药管理局主办的2011年全国中医药文化建设工作会议上，甘肃省进行了交流发言，甘肃省中医院、酒泉市中医院、临洮县中医院3个单位被授予全国中医药文化建设先进单位荣誉称号，刘维忠、杜维成、张伟、李莲英、张天德、史建林6名同志被授予全国中医药文化建设先进个人荣誉称号。为充分宣传甘肃中医药文化，启动了大型秦腔历史剧《皇甫谧》巡演活动，先后在北京、西宁、省属医药卫生单位、省内各市州、各县区进行了巡演，营造了中医药事业发展的良好社会和舆论环境。

（二）民间医药工作初步规范化

一是甘肃省卫生厅制定了《关于加强民间医药工作的实施意见》，在平凉市开展促进民间中医发展试点工作，探索民间中医管理新模式。二是组织开展了“杏林觅宝”活动，甘肃省二院共收到“肝得安胶囊”等4项资料，甘肃省中医药研究院收到验方2个、验方集1本。三是开展民间中医单验方收集整理工作。临夏、定西、张掖、酒泉、金昌和平凉等市收集上报376个验方、验方集4册，已交甘肃省中医药研究院验证。

（三）继续做好行业准入管理

依据《医疗机构管理条例》和《中华人民共和国执业医师法》，办理各级各类医疗机构执业许可证书49次，办理中医师执业注册、变更251人次。对申报2010年中医师资格考试的9 828人的资格进行了审核，组织进行了8 169人参加的中医师资格实践技能考试，核发2008年民族医师资格认定工作医师资格证825本。

（崔庆荣）

【青海省2011年中藏蒙医药工作概况】

一、积极参与医改工作

青海省省委、省政府高度重视中藏医药参与医改工作，加大了中藏医药的改革力度。2011年5月，青海省委、省政府出台的《关于进一步深化医药卫生体制改革的实施

意见》中明确提出："通过基本公共卫生服务项目倾斜，允许自种、自采、自制中草药及中藏医适宜技术增加村医收入。"为基层中藏医药事业发展和增加中藏医人员收入给予了广阔的空间。全省基层医疗机构中，中藏医药人员占医药人员总数的比例达40%以上。在推进公立医院改革试点工作中，积极申报湟源县中医院为国家中医药管理局试点单位，在此基础上，又将门源县中医院和都兰县蒙藏医院列入青海省14所县级公立医院改革试点之中。3所医院按照改革试点工作方案的要求，积极开展人员配备总量核定、落实经费补偿、人事和分配制度改革等各项工作。制定印发了《藏医电子病历基本规范（试行）》和《急性胆囊炎等11个病种藏医临床路径（试行）》，在各级中藏医医院推行中藏医电子病历和临床路径工作。

在加快推进基本医疗保障制度建设工作中，青海省印发了《青海省中药民族药制剂纳入新型农村合作医疗报销药品目录范围暂行管理办法》；向农牧区推广中藏医药适宜技术200余项，使80%以上的乡镇卫生院、社区卫生服务中心（站）和村卫生室掌握5~10项中藏医药适宜技术。在初步建立国家基本药物制度工作中，印发《青海省基层医疗机构基本药物增补药品目录》，增补30种中成药和40种民族药为全省基层医疗卫生机构基本药物目录。在健全基层医疗卫生服务体系工作中，开展200名中藏医人员中藏医类别全科医生培训，妥善解决了乡镇卫生院、村卫生室中藏医人员执业医师资格问题；组织实施了《藏医常见病诊疗规范及疗效标准》；申报西宁市城北区为国家中医药管理局中医药公共卫生服务试点单位。

2011年7月，卫生部副部长、国家中医药管理局局长王国强一行赴青海视察医改和中藏医药工作，对青海的医改和中藏医药工作给予了充分肯定。

二、认真开展中藏医医院医院管理年活动

根据国家中医药管理局的统一部署，青海省在全省各级中藏医医院开展了中藏医医院管理年活动。召开专题会议，成立领导小组，印发医院管理年活动实施细则，进行专项督导。通过组织医院参加视频会议、专题研讨等形式，对管理年活动8项重点工作和12项关键指标进行了反复学习和讲解。各级中藏医医院积极响应，对开展管理年活动进行了全面安排部署，组织召开了动员大会，成立了领导小组，制订了符合医院实际的实施方案，并结合自身情况，本着解决实际问题，方便群众就医的原则，开展了形式多样、内容丰富的活动，把工作的重点放在体现并发挥中藏医特色上。

三、全面实施中藏医药各类项目

国家中医药管理局下达青海省的1.06亿元医药卫生体制改革补助资金，已通过省政府统一招标采购完成8 000万元，剩余资金将在2012年初完成招标采购工作。国家临床重点专科项目正在进行人员培训和诊疗技术开发工作。中医药部门公共卫生专项补助资金全部按时足额到位，各项目单位按照青海省中藏医药管理局制定的《2011年中医药部门公共卫生专项资金项目实施细则》全面组织实施。

四、加强中藏医药特色建设

一是要求各级中医医院认真开展临床路径工作。青海省中医院全面开展试点工作，其余医院要结合实际选择5个以上适宜病种开展试点工作。在全省藏医医院开展了藏医临床路径工作。二是实施了藏医药诊疗有特色优势的共134个病种的《藏医常见病诊疗规范及疗效标准》。三是加强中医药适宜技术推广工作。确定青海省中医院、青海省藏医院为省级中藏医药适宜技术推广基地建设单位；确定互助县中医院等6所县级中藏医医院为县级中藏医药适宜技术推广基地建设项目单位，向基层推广中、藏医药适宜技术各30项。四是建设全国基层中医药工作先进县。加大对互助县等4个县中藏医药工作的指导力度，为4县的县、乡、村医疗机构配备中藏医药特色诊疗设备500余台（件），培训中藏医药人员100余名，使4县在中藏医药特色发挥、中藏医药治疗率、适宜技术推广等方面取得显著成效，并被确定为全国基层中医药工作先进县。五是加强中藏医药文化建设。青海省中藏医药管理局与中藏药生产经营企业联合举办"天然药物专家"学术论坛，介绍中藏医药文化、参观中藏医药医疗、教学、科研、生产单位，开展了形式多样的宣传普及工作。六是申报国家中医药管理局第二批"治未病"试点单位8个，有13所中藏医医院被列为中藏医药知识宣传普及单位。

五、加大人才培养力度

一是加强师承工作。5个名老中藏医药专家传承工作室建设初显成效，在人才培养、学术经验整理等方面取得了显著的成绩。青海省中医院在全省率先开展了院内中医药专家学术经验继承工作，医院确定了一批医、药专家作为医院学术和技术跟师工作的首批指导教师，确定12名学术继承人跟师学习。二是对第四批全国师带徒工作进行了中期评估，各学术继承人在跟师笔记、学习心得、病历书写、论文发表等各方面均达到规定要求。对结业考核、结业论文、临床研究生学历等内容进行了安排部署，在14名继承人中有9人已通过临床医学硕士研究生答辩。三是2名第二批全国优秀中医临床研修人才通过培养即将完成学业。四是组织了200名基层中藏医药人员参加全科医生培训。

六、中藏医药"十二五"规划编制情况

青海省多次组织中藏医药专家、管理人员对"十二五"规划进行论证，同时参考西部省区规划并结合全省中藏医药发展实际，提出了发展指标。在全省中藏医药系统经过两次征求意见，形成了全省"十二五"中藏医药发展规划，提出了发展的指导思想和奋斗目标。

（华旦诺尔桑）

【宁夏回族自治区2011年中医药工作概况】

一、中医药、回医药工作得到了的高度重视

2011年自治区党委、人民政府高度重视中医药、回医药工作，姚爱兴副主席调研期间，对中医药、回医药发展寄予作出了许多明确的指示。为加强中医药管理局的工作，自治区编委将自治区中医药管理局调整为自治区回医药管理局，核定全额预算事业编制10名。自治区财政2011年划拨专项经费500万元。

二、中医药在医改中作用得到群众认可

2011年，自治区卫生厅回医药管理局组织自治区名老中医专家针对自治区基层常见病和多发病拟订了4个常见病种的10个中药饮片处方和十种中医适宜技术，制订并印发了《全区基层医疗机构推行中医药和适宜技术“双十”服务实施方案》，指导全区基层医疗卫生机构推行中医药“双十”服务，建立和完善基层中医药服务网络，提高基层中医药服务能力，满足城乡居民百姓对中医药服务的需求，突显中医药服务优势，降低医药费用，解决群众“看病难、看病贵”的问题。按照自治区方案要求，各县、市已制订方案，开展了小包装中药饮片招标和人员培训，推广使用中医“双十”服务。盐池县投入390万元更新了县、乡、村医疗单位中医设备，协调县人社局、物价局出台配套政策，落实保障措施，完善中医药服务网络，培训中医药人员，严格执行中医协定药品零差率销售，加大宣传力度提高群众知晓率，2011年累计提供“双十”服务4 876人次，其中10种协定处方6 430剂，10种中医药适宜技术1 758人次。

三、回医药工作受到国家高度关注和大力支持

自治区厅党组高度重视全区回医药事业的发展，厅党组书记、厅长刘天锡亲自率团考察我国民族医药发展的情况，通过调研进一步明确回医药的发展思路。一是制订《宁夏回医医院建设方案》和《回医药发展规划》。二是组织全区关心和支持回医药事业发展的有关专家、学者对发展回医药事业发展讨论，形成发展回医药事业的共识。三是向国家中医药管理局汇报宁夏回医药事业发展的情况，王国强副部长给予充分肯定并作出了重要批示，按照批示精神形成《国家中医药管理局、自治区人民政府共同促进宁夏中医药、回医药发展的协议》。四是继续加强回医药文献整理。安排部署国家民族医药文献整理和适宜技术推广项目各项工作任务。举办了张氏回医正骨技术培训班，培训回医药技术骨干100余名。五是向自治区人民政府申报立项自治区回医医院建设项目，同时批准设置张氏回医正骨医院等4家民营回医医院先行发展的思路。

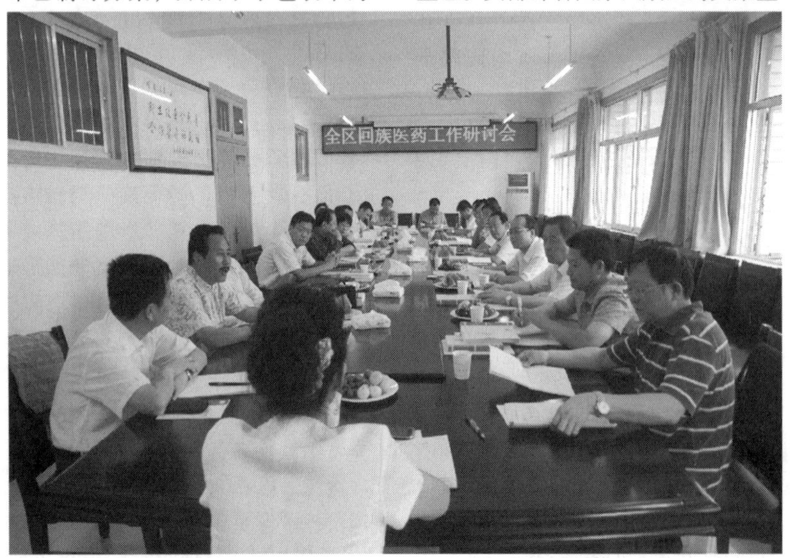

2011年8月17日，宁夏回族自治区卫生厅回医药管理局组织全区各级回族医药医疗、科研、教育机构负责人和回族医药老专家召开全区回族医药工作研讨会

四、中医药机构服务的水平有了进一步的提高

一是根据2010年制定的《中医“三名三进”项目建设管理办法和建设标准》，宁夏开展了2所中医名院、17个中医重点专科、5个扶持专科和30个基层医疗机构中医特色示范单位（社区中心、乡镇卫生院示范中医科、中医药特色社区站、村卫生室）建设。二是为自治区中医院肾病科争取到了国家级重点临床专科，并投资500万元。三是2011年国家中医药管理局安排宁夏回放自治区市、县级中医医院服务能力建设项目资金4 600万元以及600万元项目资金，为18所市县级中医医院购置诊疗设备，其他项目制订了实施方案并在组织实施。

五、基层中医药服务的能力进一步得到加强

大力开展基层中医药工作先进单位和综合中医药工作先进单位创建活动取得了实效。中宁县、银川市金凤区在创建活动中，加大对基层中医药工作的经费投入力度，完善基层中医药服务体系，加强中医药服务能力建设，大力推广中医药适宜技术，宣传普及中医药知识，分别被命名为全国农村中医工作先进单位和全国社区中医药工作先进单位。自治区第三人民医院、银川市人民医院、石嘴山市第二人民医院和固原市原州区人民医院经国家专家组验收，被正式命名为全国综合医院中医药工作示范单位。开展5个乡镇卫生院示范中医科和2个社区卫生服务中心示范中医科、15个中医药特色村卫生室和社区卫生服务站建设，配备中医诊疗设备，培训中医药人员，提升了基层医疗机构中医药服务能力，完善了基层中医药服务网络。

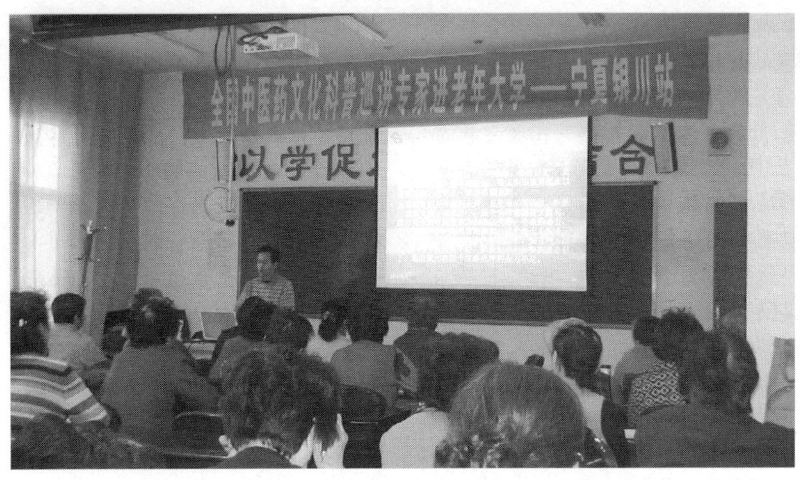

2011 年 12 月 8 日，宁夏回族自治区卫生厅回医药管理局组织国家中医药管理局中医药文化科普巡讲团巡讲专家、宁夏回族医药研究所所长高如宏和自治区中医研究院针灸科冶尕西主任在银川市老年大学开展中医药文化科普巡讲活动

六、开展医院管理年活动，明确办院方向

宁夏回族自治区回医药管理局把中医医院管理年活动作为一项重要工作来抓，按照《中医医院管理年活动方案》的 8 项重点工作和 22 个规范性文件逐一进行培训学习，共 12 期，23 个专题，时间跨度达 2 个月，培训人员达到 2 000 人次以上。自治区卫生厅回医药管理局组织了 5 个检查专家组，于 2011 年 5 月 15 日 ~6 月 15 日对全区中医医院管理年活动进行检查评估，并针对每家中医医院检查评估中发现的问题下发了管理年整改通知，督促各级中医医院进行整改，受到国家专家组的认可和好评。在全国中医医院管理年检查评估中，自治区取得排名全国第二的历史好成绩。

七、中医人才培养和科研工作进一步得到了提升

宁夏卫生厅认真贯彻落实《宁夏回族自治区人民政府关于扶持和促进中医药事业发展的意见》，坚持基础理论与临床并重、继承与创新并重的发展方向，强化基层专业技术人员技能培养，创新中医药人才培养模式。一是推进以培养高层次人才培养为目的的名老中医药专家临床经验继承、优秀临床人才培养、重点学科带头人培养等项目。建立了 6 个全国名老中医药专家继承工作室，编制规划组织开展宁夏优秀中医临床人才研修项目。二是开展了中医药继续教育基地建设和基层适宜技术推广基地建设，大力推进中医药继续教育、中医类别全科医师岗位培训和基层中医药适宜技术培训，加强基层中医药人才培养。三是积极推进 5 个中医药重点学科建设，探索中医药学科带头人和骨干培养模式。四是提升中医药临床创新能力。强化国家中医重点研究室、三级临床实验室建设，搭建中医临床创新平台，推动中医药创新发展。

八、中医药纳入了公共卫生服务受到充分肯定

宁夏组织中宁县和金凤区开展中医药基本公共卫生服务试点工作，选派人员参加试点协作组会议，制订试点方案，确定试点内容，将 0 ~ 6 岁儿童中医健康指导等 6 项中医基本公共卫生服务项目纳入试点地区基本公共卫生服务体系。宁夏将中医药工作纳入基本公共卫生服务和构建中医预防保健服务体系的做法得到了卫生部的充分肯定。

九、加强中医药文化和科普知识的宣传深入人心

为了丰富中医药文化内涵，弘扬“大医精诚”的价值理念，自治进一步加大中医药文化科普宣传力度，按照国家中医药管理局有关要求，宁夏组建了自治区中医药文化科普巡讲人才队伍，组织对全区各级中医机构的 80 余名中医药科普技术骨干进行了中医药文化科普专家培训，通过宁夏卫生网、宁夏中医网、宁夏新闻网等媒体网络，采用中医药知识与文化科普讲座、中医药专家义诊咨询、中医药文化表演、高峰论坛、学术交流、技术培训、中医药基本理论与技能竞赛、宣传资料发放、参观考察、媒体宣传等多种形式，大力宣传和普及中医药知识和文化，扩大了中医药影响力，为中医药、回医药事业发展营造良好的社会和舆论环境。

（王孟妍）

【新疆维吾尔自治区 2011 年中医药工作概况】

一、紧扣重点工作，积极出台自治区深入贯彻落实《国务院关于扶持和促进中医药事业发展的若干意见》（简称《若干意见》）的配套政策

按照国家中医药管理局的统一部署，经过多次、多方征求意见，自治区人民政府编制了《新疆维吾尔自治区关于扶持和促进中医、民族医药事业发展的实施意见》（以下简称《意见》）自治区配套政策。《意见》从完善中医、民族医药服务体系、标准化建设、人才培养、新疆地产中药、民族药产业化、繁荣发展中医民族医药文化等方面提出了贯彻落实《若干意见》的具体措施，为指导自治区中医、民族医药事业跨越式发展保驾护航。

进一步加强中医民族医药行政管理体系建设，强化行业管理。自治区中医民族医药管理局与自治区卫生厅共同印发了《关于进一步加强自治区中医、民族医药管理工作的通知》，通知中要求各级卫生行政部门确定一名主管中医民族医药工作的领导和一名专职工作人员负责中医民族医药日常管理工作，层层抓落实，进一步强化对中医、民族医药的管理工作，确保政令通畅。

二、立足实际，统筹规划，全面贯彻落实《若干意见》

本着立足实际、着眼长远、促

进发展的原则，自治区中医民族医药管理局编制完成了《新疆维吾尔自治区中医民族医药事业“十二五”发展规划》、《新疆维吾尔自治区54所县市级中医、民族医医院“十二五”建设与发展规划》。规划从全区中医、民族医医疗机构的内涵建设，人才培养，科研平台建设，新药研发，地县两级中医、民族医医院标准化建设，设备配置等方面，提出了具体措施和目标任务，通过以上几个方面的建设，将《若干意见》落实到实处。

三、全面落实国家、自治区级中医、民族医药专项，有计划、积极稳妥地完成建设任务

2011年，为加快自治区中医、民族医药事业的发展，进一步发挥中医、民族医药在医改工作中的作用，财政部、国家中医药管理局先后下达了《医药卫生体制改革补助资金的通知》(财社〔2011〕121号)、《2011年中医药部门公共卫生专项资金的通知》(财社〔2011〕76号)、《2011年国家临床重点专科建设项目补助资金的通知》(财社〔2011〕172号)，累计投入项目资金1.990 5亿元，为加快完成建设任务，自治区中医民族医药管理局成立了项目建设领导小组，并会同自治区卫生厅、自治区财政厅召开专题会议进行研究讨论项目实施有关事宜，及时以自治区卫生厅、财政厅、中医民族医药管理局3个政府部门的名义联合下发了项目通知及实施方案，从项目内容、组织实施、执行时间，资金使用和监督评估等方面提出了具体安排和要求。

医药卫生体制改革补助中医、民族医药专项。为进一步做好自治区地、县（市）级中医、民族医医院能力建设项目实施工作，由自治区局领导带队，分3组下基层对项目执行的进度、资金的使用以及设备招标采购等方面进行了督导。2011年自治区所有项目单位均已完成设备采购计划并报自治区中医民族医药管理局备案，71个项目单位中52个已完成设备招标采购工作，项目执行完成率73.2%，其余单位已将招标文件挂网公示，预计年底完成建设任务。

2011年中央补助地方中医药部门公共卫生项目，主要用于全国名老中医传承工作室建设、基层常见病与多发病中医药适宜技术推广能力建设、中医药人才能力培训、中医药知识宣传普及等。各项目按计划方案有效实施中。其中，为摸清中药、民族药药材资源的基本家底，初步建立中药、民族药药材资源数据库，经过前期积极争取，自治区成功获批全国第四次中药资源普查6个试点省（区）、市之一，得到了国家基本药物所需中药原料资源调查和监测项目1 200万元的资助。为做好该项工作，按照国家中医药管理局的要求，自治区人民政府牵头成立了自治区中药民族药材资源普查领导小组、办公室、专家指导委员会及试点地（州）、县中药民族药材资源普查领导小组和办公室，组建了自治区中药民族药材资源普查队伍，完成项目技术方案草稿及《中药资源普查专项经费管理办法》、《中药资源普查野外安全保障管理办法》等11个配套方案和管理办法的起草工作。

2011年国家临床重点专科（专病）建设项目。在自治区卫生厅医政医管处的配合下，按照《国家中医药管理局办公室关于做好2011年国家临床重点专科建设项目（中医）申报工作的通知》，新疆完成了2011年国家临床重点专科建设项目（中医）5个重点专科（专病）的申报和推荐工作，自治区中医医院心血管病专科、自治区维吾尔医医院皮肤病专科被国家中医药管理局确定为2011年国家临床重点专科建设项目（中医）单位，并分别给予300万元资金支持，各项工作有序开展。

自治区中药、民族药产业化提升项目扎实有序开展。一是自治区财政从2010年起，设立中医、民族医医院制剂提升为国药准字产品项目3 000万元专项资金。为加强项目管理，自治区中医民族医药管理局制定了《中医、民族医医院制剂提升为国药准字产品项目管理办法》等相关配套文件，并组织项目专家从1 000余个制剂中筛选出300余个备选处方，通过收集、翻译、考证、整理、论证相关材料，确定了80余个处方进行开发；根据《药品注册管理法》和《中药注册补充管理规定》等法律、法规，对筛选确定的处方分批进行研发。列入第一期启动的30个品种研究工作现已全面展开。57个无法定标准的药材的质量标准研究工作已开展，拟报自治区食品药品监督管理局注册地方药材标准。现对10个制剂品种完成了提取工艺、制备工艺和剂型工艺的研究设计方案，并按计划着手购置试剂、对照物质和中试研究所需设备等。二是根据2010年12月国家食品药品监督管理局药品审评中心在嘉峪关市就新疆维药发展召开维药研发与审评工作座谈会的会议有关精神，自治区中医民族医药管理局组织完成了对仿制《卫生部药品标准——维吾尔药分册》部分品种的摸底调查工作。三是组织开展维吾尔医医疗机构药物临床试验机构资格认定申报工作。自治区中药、民族药的开发主要以维吾尔药的新药研发为主，仅有自治区维吾尔医医院具备从事维吾尔医药临床试验的资格。为解决这一现状，自治区中医民族医药管理局多次与国家食品药品监督管理局沟通、请示，并组织具有典型维吾尔医药特色的3家维吾尔医医疗机构上报药物临床试验机构资格认定资料，并按照《药物临床试验质量管理规范》和《药物临床试验机构资格认定办法》的要求，对上报资料分别进行核查和认真修订。

自治区发展中医、民族医药事业发展专项。自2002年起，自治区每年安排300万元用于发展中医、民族医药事业。2011年，自治区中医民族医药管理局结合实际，将该项经费用于地、州（市）级中医医院重点专科骨干人才培养，自治区中医、民族医药重点学科建设和维吾尔医病名，临床诊断标准及临床疗效评价标准研究项目，各项目按项目实施方案计划有序开展。

强抓项目监督工作，有效发挥结余资金作用。自治区中医民族医药管理局狠抓项目监督管理工作，对在建和已完成的建设项目，严格按照项目实施方案、项目建设周期定期考核。2011年自治区中医民族医药管理局由自治区局领导带队，分3组赴各地州、市、县对历年项目的执行进度、资金使用以及设备招标采购等方面进行了现场督导，并及时完成了2011年国家中医药管理局开展的中央专项中医药项目互联网直报监控通报平台试运行工作。人才培养方面，根据以往项目人员培训的效果，自治区中医民族医药管理局组织有关单位并征求了部分地州级中医医院和县级中医医院相关专业人士的意见，制定了《新疆维吾尔族自治区中医医院中药房建设项目人员培训大纲》和《新疆维吾尔族自治区基层医院针灸理疗康复科建设项目培训大纲》，并分别完成了40人的中药调剂人员培训，31人的中药炮制人员培训工作。计划开始针灸理疗康复科人员培训工作。

为了进一步加强县级中医、民族医医院的卫生应急能力，保障中医民族医医院对急、危、重症患者的转运工作，提升县级中医、民族医医院临床诊断能力，自治区中医民族医药管理局利用2009年以前项目结余资金为28所县级中医、民族医医院采购28辆救护车，为13所县级中医、民族医医院采购13台数字X线摄影系统（DR）。

四、突出改善民生，促进长远发展，加快完善中医民族医医院基础设施建设

领导重视，积极争取资金，加大投入力度。2011年4月，新疆维吾尔自治区人民政府主席努尔·白克力亲临自治区维吾尔医院现场办公，决定再增加投入5 000万元，已累计投入1.43亿元用于建设。乌鲁木齐市米东区人民政府对米东区中医医院门诊综合楼建设投入7 000万元。为突出维吾尔医药的特色，满足制剂生产GPP要求及患者的临床用药需求，自治区人民政府投入1 000万元用于和田地区维吾尔医医院制剂室的建设。2011年国家又将吐鲁番地区托克逊县维吾尔医医院列入标准化医院建设，投入825万元进行综合病房楼的建设。

以对口援疆之契机，助推自治区中医民族医药事业快速发展。自2010年19个省、市对口支援新疆建设工作开展以来，为加快新疆的建设和发展，自治区各级各类中医、民族医医院基础设施得到了19个省、市的大力支持，2010～2015年计划累计投入援建资金59 972万元。如巴州库尔勒市维吾尔医医院得到了河北省对口援建医院综合楼建设项目的支持，总投资17 552万元，总建筑面积49 962平方米。2011年新成立的吉木萨尔县中医院得到福建省对口支援该院综合楼建设项目的支持，完成了建筑面积7 926平方米，总投资3 200万元的建设项目。阿勒泰地区哈萨克医院得到了黑龙江省对口援疆哈萨克医药研发项目的支持，总投资200万元。

抓好基建项目管理，确保项目发挥效益。为确保项目建设进度和工程质量，自治区中医民族医药管理定期对项目单位进行督导并按要求上报在建项目进度统计；完成了国家中医药管理局重点中医医院建设项目实施进展情况调查的工作任务；会同有关部门对自治区维吾尔医医院、自治区中医医院等部分项目单位建设情况进行了现场督导检查。在建项目9个，其中14个重点中医、民族医医院建设项目完工率42.9%。

五、切实加强中医、民族医医院内涵建设，中医、民族医医疗服务能力进一步提升

一是结合“三好一满意”活动等活动，自治区组织开展了“以病人为中心，以发挥中医药特色优势”为主题的中医医院管理年活动。为了让更多的维吾尔医医师能够了解国家的有关政策，自治区完成了《2010年中医医院管理年活动民族医三级医院检查评估细则》、《2010年中医医院管理年活动民族医二级医院检查评估细则》维吾尔文的翻译工作。按照国家中医药管理局的总体部署，完成了对区内3所地州级中医医院和13所县级中医医院2010年管理年活动开展情况、十一五”重点专科（专病）建设情况和“三好一满意”活动开展情况自治区层面上和国家层面上的督导检查，并针对有关问题及时责令整改，由于督导及时得力，自治区第一批重点民族医医院接受国家中医药管理局的现场验收并顺利通过验收。

二是研究制定维吾尔医诊断标准、维吾尔医诊疗方案、疗效评价标准和诊疗技术规范工作。完成了全区维吾尔医专家的征集工作，75名维吾尔医专家入选。按照国家中医药标准化发展规划的要求，基本完成了对维吾尔医特色显著、临床疗效肯定的15个病种的研究；白癜风、银屑病、宫颈糜烂等7个优势病种的维吾尔医临床诊断标准、诊疗指南、临床疗效评价标准已经国家中医药管理局、中国民族医药学会组织专家论证审定待发布。

三是综合医院中医药工作不断完善。自治区启动了2010年综合医院中医科建设项目，新疆医科大学第一附属医院中医科、自治区人民医院中医科获得项目资助。为了支持并做好中医药工作，新疆医科大学召开了综合医院中医科建设项目启动会，各项目陆续有效开展。

四是积极开展“学经典、育名医”活动。自治区印发了《新疆维吾尔族自治区中医民族医药管理局关于在全区开展“学经典、育名医”活动的通知》，2011年4～12月，自治区中医药管理局在全区中医医院和综合医院的中医科组织开展“学经典、育名医”活动，举行“学经典、育名医”大型中医药知识竞赛。

五是积极做好中医临床路径管理试点工作。为组织实施好自治区中医临床路径管理试点工作，按照国家中医药管理局有关要求，自治区中医药管理局印发了《新疆维吾尔自治区中医临床路径管理试点工作实施方案》，成立了试点工作领导小组和专家组，各试点单位也经积极与各病种牵头单位进行联系，开展试点工作。

号），确定到2015年，基本建成“兵团有中医医院、师医院，条件具备的团医院有中医科，团场医院有中医门诊，城市社区和连队卫生室普遍提供中医药适宜技术服务”的中医药卫生服务网络；中医药管理体制和运行机制日趋科学合理，中医医疗服务和应急体系日趋完善，中医预防保健服务体系初步构建，服务能力显著提高；中医药人才素质明显提高，人才结构更加合理；进一步提升和加强中医药学术水平、科研和创新能力；加强中药材产业基地和重要研发能力建设的中医药发展规划目标。

为认真贯彻落实中央新疆工作座谈会和国家中医药管理局《关于支持新疆生产建设兵团中医药事业跨越式发展的指导意见》（国中医药办发〔2011〕30号）的精神，推动兵团中医药事业实现跨越式发展。结合兵团实际，新疆生产建设兵团卫生局制定了关于贯彻落实国家中医药管理局《关于支持新疆生产建设兵团中医药事业跨越式发展的指导意见》实施方案，根据兵团中医药工作发展需求，确定了“坚持以人为本，立足当前，谋划长远，因地制宜，拓宽和扩大中医药对口支援工作范围，通过人才培养、技术支持、管理培训以及学科建设等有效形式，建立起国家及各省（市）对口支援兵团中医药工作的长效机制，使中医药卫生服务网络机构进一步加强；中医药管理体制和运行机制日趋科学合理，中医医疗服务和应急体系日趋完善；中医预防保健服务体系初步构建，服务能力显著提高；中医药人才素质明显提高，人才结构更加合理；进一步提升和加强中医药学术水平、科研和创新能力；加强中药材产业基地和重要研发能力建设。推动中医药医疗、保健、科研、教育、产业、文化全面发展；全面提高自我发展能力，进一步健全兵团中医药服务体系，推进兵团中医药事业持续、健康、跨越式发展”工作目标。各受援单位要主动和支援方加强沟通联系，协商落实好对口支援中医药工作相关事宜。初步确定了北京中医药大学、中国中医科学院西苑医院、中国中医科学院广安门医院、中国中医科学院望京医院、东直门医院、中国针灸研究所门诊部、中药研究所、中国中医药科技开发交流中心等单位对口支援兵团14个师的中医药工作。

优化卫生资源配置，加强兵团中医药卫生服务体系建设。按照总体规划、合理布局，科学设置、突出特色，分步实施、形成体系，分类指导、逐步完善提高的原则，新疆生产建设兵团卫生局进一步加强和完善兵团中医医疗机构建设。一是要求具备条件的师（市）要按照中医医院建设标准和要求，规范中医医院、中西医结合医院和中医专科医院建设，培养队伍，健全学科，推进兵团中医医疗机构的建设与发展。二是加强综合医院中医科建设。二级以上（含二级）综合医院和有条件的中心团场医院要按照《综合医院中医科室基本标准》和《医院中药房基本标准》的要求，设置中医临床科室、中药房，建立中医临床科室与其他科室密切配合的协作机制。加强医疗质量管理，规范中医药服务行为。中医药临床科室设置须具有全面性，根据临床需要提供中医药饮片、中成药、针灸、推拿等多种中医药服务，同时紧密结合综合医院发展的重点和优势专科（专病），形成中医药特色和专长。有条件的综合医院还要加强中药院内制剂室建设，积极研制和开发中医药制剂。三是团场医院和有条件的社区服务中心，要依照满足临床需求、方便病人就医的原则，设立中医药门诊和中草药房，合理配置中医、中药人员，为群众提供方便、快捷、安全、有效、优质、价廉的中医药服务。四是连队卫生室及社区卫生服务站（所），要提供中成药合理应用以及中医理疗、针灸、推拿等中医药适宜技术服务。

建立兵团、师两级基层常见病、多发病中医药适宜技术推广网络。为切实加强中医药适宜技术的推广与应用，新疆生产建设兵团卫生局按照国家中医药管理局的工作部署，加强兵团中医药基层常见病、多发病中医药适宜技术推广基地建设。兵团中医医院、二师库尔勒中西医结合医院、兵团奎屯中医医院、十三师哈密红星医院中医分院得到了2011年中央财政安排兵团中医药部门公共卫生专项资金的支持。强化了兵团中医药基层常见病、多发病中医药适宜技术推广基地建设，为兵团形成基层常见病、多发病中医药适宜技术推广长效机制奠定了基础。

加强兵团、师（市）、团场中医医院和中西结合医医院能力建设。根据国家中医药管理局县级中医医院、中西医结合医院能力建设项目要求，新疆生产建设兵团卫生局加强了兵团农一师阿拉尔市中医医院、农二师库尔勒中西医结合医院、农三师图木舒克市中西医结合医院、农六师五家渠市中西医结合医院、兵团奎屯中医医院、农十师北屯中西医结合医院、农十二师104团中西医结合医院的能力建设。

发展新疆特色道地药材，新疆生产建设兵团卫生局建设现代中药产业制造基地。一师、三师、十师立足本地中医药资源，实施野生甘草管护和发展人工种植，打造中国最大的人工种植甘草基地，已基本建设7万亩中药优质甘草种植基地。

为切实建成“兵团有中医医院，师级医院有中医科，团场医院有中医门诊，城市社区和连队卫生室普遍提供中医药适宜技术服务”的中医药服务体系，2011年新疆生产建设兵团卫生局加大了中医药卫生技术人员的培训力度。一是在兵团中医医院、兵团奎屯中医医院举办4个月的团场中医药卫生技术人员两期，培训人员120名。二是加强中医药“治未病”建设，积极开展中医药“治未病”服务，使中医药在防治常见病、多发病、重大疑难疾病、传染病以及应对突发公共卫生事件等方面发挥作用，探索构建中医药特色的预防保健服务体系；举办中医药“治未病”研讨班1期培训中医药预防保健人员120名。三是采取分级培训的方法，加强对连队卫生技术人员中医药适宜技术的培训，加快兵团中医药适宜技术的推广力度。四是宣传普及中医药科学知识。向居民传授安全、简单、易用的中医药预防保健技术和方法，推进中医药“进连队、进社区、进家庭”。

（孟长征）

【大连市2011年中医药工作概况】

一、继续开展中医医院管理年活动，全面提高全市中医医疗质量和中医医院管理水平

按照国家和辽宁省中医药管理局中医医院管理年活动方案的工作部署，在2010年中医医院管理年活动开展基础上，结合大连市实际，大连市卫生局在全市7所中医、中西医结合医院中继续深入开展医院管理年活动，进一步强化中医护理及中医预防保健服务内容，加强中医医院内涵建设。重点加强市中医医院、中西医结合医院规范化管理。迎检前多次召开了由各中医医院院领导和相关科室人员参加的迎检工作会，部署迎检工作任务。按照辽宁省中医药管理局的工作部署，2011年5~6月，大连市卫生局带队完成了对辽阳、铁岭和盘锦7所中医医院的检查评估工作。2011年6月，圆满完成了辽宁省中医医院管理年活动专家评审组的检查评估工作，得到辽宁省检查组好评，分数在辽宁省较高。

继续加强大连市中西医结合医院国家中医药管理局重点中西医结合医院项目的建设工作。为提高中医、中西医结合医疗水平，按照建设项目的各项目标与要求，大连市进行自查和总结，按照国家统一安排，2011年7月，大连市中西医结合医院接受了全国重点中西医结合医院建设的评审验收，较好地完成了迎检工作。

继续加强重点专科建设。2011年8月，大连市共4个“十一五”重点专科建设单位接受了国家的评审，并顺利通过评审验收。其中大连市中医医院2个，皮肤病医院1个，大连市中西医结合医院1个。大连医科大学附属第一医院的急腹症科也参加了这次评审。

落实中央财政专项资金建设项目。大连市制订了《大连市中央补助地方中医药部门公共卫生专项资金项目实施方案》，对中医药知识宣传普及、全国名老中医药专家传承工作室建设、农村针灸理疗康复专科建设和中医重点专科（专病）建设等项目的建设目标、建设内容、组织实施、资金使用等提出了具体要求，各项目按要求顺利实施。

二、继续加强中医药网络建设，进一步扩大基层中医药服务覆盖面

继续加强乡镇卫生院中医科建设。大连市在全市范围内深入开展乡镇卫生院示范中医科创建活动，按照《大连市乡镇卫生院示范中医科建设标准与评分细则》要求，2011年7月前，大连市15所大连市乡镇卫生院示范中医科创建单位完成了建设和自查工作。2011年8月，大连市卫生局组织专家对15家创建单位进行了评审验收，年底对命名的示范中医科进行了表彰。

按照国家中医药管理局对全国农村中医工作先进单位创建工作新的要求，大连市金州新区完成了全国农村中医工作先进单位的创建工作。2011年6月9日、10日，大连市接受了国家中医药管理局专家组的验收评审，《全国农村中医药工作先进单位检查评估细则》总分1 000分，金州新区实得942分，全省最高分。

继续推进中医药适宜技术推广项目。按照《大连市基层常见病、多发病中医药适宜技术推广项目管理实施方案（2009~2011年）》进度要求，9个适宜技术推广基地于2011年9月完成了推广项目的基层推广培训工作，全市共培训基层医务人员1 700余人，2011年11月末完成了推广项目的考核评估工作。

三、培养高层次人才，加强中医人才队伍建设

进一步加大高层次人才培养工作力度。大连市逐步落实《2010年大连市全国名老中医药专家传承工作室建设项目实施方案》，在大连市中医医院设立了大连市名老中医药专家传承工作室，配备了相对稳定的传承团队。

继续开展名医学术经验继承工作。大连市顺利完成了大连市第四批国家名老中医带徒的出师考核工作；按照《第一批大连市省名中医学术经验继承工作实施方案》的要求，对28名第一批大连市省名中医学术经验继承人进行了日常管理和考核工作，并召开专门会议对考核结果进行了通报和表彰。

四、其他工作

2011年9月，大连市卫生局中医处与大连市局送医下乡义诊活动结合在一起，大连市卫生局组织大连市中医医院、大连市中西医结合医院到金州、普兰店农村进行义诊、科普宣传和健康咨询活动，送医送药到农户，完成了省中医药知识宣传普及项目的工作任务。

大连市完成了全市2011年全国中医执业医师考试的报名、审核、送审、实践技能考试和笔试工作。受理考试人数566人。

根据卫生部《传统医学师承和确有专长人员医师资格考核考试办法》、《传统医学医师考核和确有专长考核实施方案》及《辽宁省传统医学出师考核和实施办法》要求，大连市组织实施了全市确有专长人员考核的报名、审核和考试工作。共受理考试35人。

（王金玉）

【青岛市2011年中医药工作概况】

2011年，青岛市在全国率先开展了中医体质量化辨识与调养指导公共卫生服务项目，被确定为全国基本公共卫生服务中医药服务项目老年人中医健康管理试点地区协作组组长单位并在全国基本公共卫生服务中医药服务项目试点工作启动会议（杭州）和基本公共卫生服务中医药服务项目老年人中医健康指导试点地区协作组第一次会议（青岛）上作了典型发言。青岛市还荣获了全国中医药好新闻评选活动三等奖和“中医中药中国行”最佳科普作品奖。

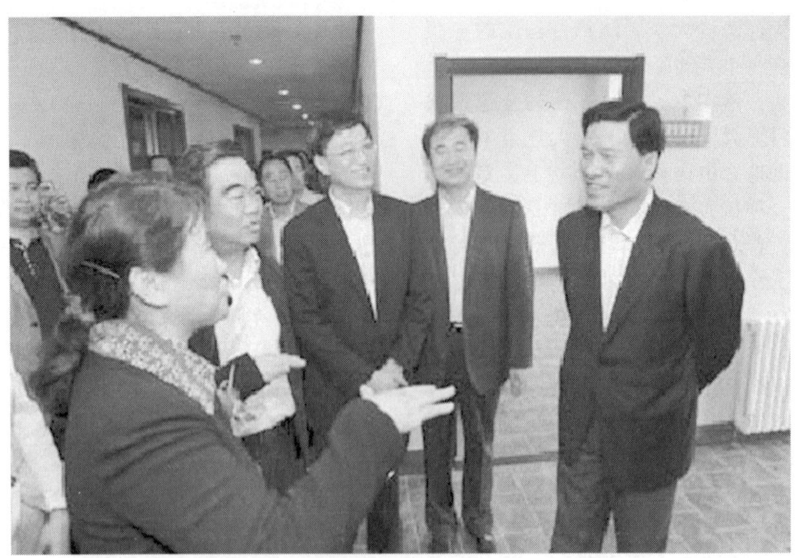

2011 年 5 月 20 日，青岛市举行卫生三大重点工程青岛市中医医院（国医堂）扩建项目等竣工仪式。青岛市市委副书记、市长夏耕（右一）参观了国医堂大楼

一、中医体质辨识与调养指导公共卫生服务项目试点工作取得重大突破

为满足群众日益增长的中医药预防保健服务需求，使其切实感受到医改成果，青岛市经过认真调研分析，专家论证，精心设计，结合中医养生保健的特色和前期工作的基础优势，于 2011 年 5 月在全国率先启动了中医体质量化辨识与调养指导公共卫生服务项目。在试点项目经费不能列入市级财政预算的情况下，青岛市不等不靠，选择经费保障较好的市南、李沧、黄岛作为试点区，得到国家中医药管理局的批准。为提高效率，解决基层卫生机构中医人才匮乏的瓶颈问题，青岛市组织专家研制了中医体质量化辨识与调养指导服务操作系统，制订了调养指导方案、方案解读、服务规范和工作手册、绩效评估方案，对承担服务任务的 312 人进行全员集训。为 56 家服务机构划分了服务片区，统一安装了操作系统，确定了专门的辨识人员与方案解读人员，统一了三区的服务模式和质控机制，稳步推进试点工作。截至 2011 年 12 月底，已完成 70 000 余人次的辨识与指导任务，取得了突破性成果。据阶段统计，调养指导合格率近 90%，辨识指导真实率达 100%，服务满意率达 97%，使试点区 55 岁以上常住居民中医药预防保健知识知晓率提高了 12%，人均感冒发生率与同期相比降低了 0.74 次，身体状态改善率达 26%，疾病治疗首选中医、次选中医的比例分别提高了 5%、1%，第七个养生保健宣传月活动中接受冬病夏治的人次提高了 21%。据分析，青岛市已辨识 55 岁以上人群 9 种体质分布为：阳虚质占 15.09%，阴虚质占 9.52%，气虚质占 20.87%，痰湿质占 9.35%，湿热质占 6.19%，血瘀质占 8.61%，特禀质占 2.08%，气郁质占 6.63%，平和质占 21.66%。这些数据，为进一步做好中医基本公共卫生服务项目、开展中医体质研究和老年人健康管理提供了重要依据，初步显示出了巨大的卫生经济学价值。

二、在推进医改工作中贯彻中医扶持意见

为深入贯彻落实国务院、山东省政府关于扶持和促进中医药事业发展的意见，2011 年，《青岛市人民政府关于扶持和促进中医药事业发展的意见》（以下简称《扶持意见》）经 10 余个部门会签最终以市政府的名义正式出台。该文件明确了今后中医药事业发展的指导思想、目标、任务与保障措施，在完善中医机构补偿机制、提高中医药报销比例、中药制剂调剂使用、中医适宜技术推广、人才培养和构建中医药预防保健服务体系等方面均取得了政策性突破。

为贯彻好《扶持意见》，青岛市将《扶持意见》中的有关内容纳入了该市医改任务的创新性指标，借助医改的力度加以推进（如镇卫生院中医科、中药房建设，基层中医药适宜技术推广项目，全科中医培养项目等纳入了医改任务）。青岛市卫生局、财政局联合制订、下发了《青岛市镇（街道）卫生院中医科、中药房建设实施方案》和《青岛市基层卫生技术人员中医药适宜技术推广项目规范化培训实施方案》，全面完成了 100 所镇（街道）卫生院中医科、中药房建设，投入经费 400 万元，为各卫生院配备了必要的中医诊疗器具和中药；投入经费 406 万元（其中 201 万为国拨经费），完成 3 个国家级重点专科和 1 个国家级名老中医药专家传承工作室建设，培养中医临床骨干 54 人，中医类别全科医师（岗位）149 人；完成了 7 581 名基层医务人员 20 种“简、便、廉、验”的中医药适宜技术推广培训任务，使所有的区市级医院、社区卫生服务中心（站）、镇卫生院、村卫生室都能开展中医药适宜技术，实现基层医疗卫生机构中医药服务全覆盖，使基层中医药服务能力大幅提升。

三、医、教、研各项工作取得新成绩

为提高工作效率，青岛市采取委托学术团体、医疗机构开展工作、承担项目的办法，借力、借智、借资，有条不紊地推进了各项工作。

例如新一周期市级中医重点学科特色专科评审工作，青岛市卫生局委托青岛市中医药学会从省中医药学会邀请专家对重点学科进行了现场评审，组织专家对申报的特色专科进行了集中会审、质疑答辩，效率大为提高。组织申报了辽宁省中医药管理局 39 项“十二五”重点项目和年度普通项目，有 13 项中标。下达市级中医重点项目 5 项、一般项目 19 项、无资项目 15 项。向国家级学会推荐并当选专业委员会主任委员、副主任委员各 1 人，12 人入选委员。承办（举办）了世界中医药学会联合会肾病学术大会、全国中西医结合呼吸病防治新进展研讨会、慢性肾病中西医诊治学术研讨会、第三届全市中西医结合学术交流大会等重大学术活动和 10 次“名师论坛”系列学术活动，完成了 16 个国家级中医药继续教育项目和 15 个省级中医药继续教育项目，全市医务工作者共有5 000余人次参加了学习。开展了优秀中医药论文、中医护理病历、中医病历评选工作。

开展“西学中”培训工作，青岛市卫生局委托青岛市海慈医疗集团设立“西学中”普及班，组织中医（中西医结合）医院的西医临床医师 240 余人报名参训，委托中西医结合医院举办“西学中”研究生班，有 46 人参加学习。完成了第四批全国名老中医药专家学术经验继承工作（2 人）和省级高层次优秀中医临床人才培养项目（5 人）年度任务，开展了第三批山东省高层次优秀中医临床人才培养对象推荐，青岛市 3 人成功入选，占 17 地市入选总数的 17%；对市级高层次优秀中医（中西医结合）临床人才培养对象进行了结业考核工作，22 位顺利结业；青岛市卫生局与青岛市人力资源和社会保障局评审增补了董世华等 19 名青岛市中医继承工作指导老师（青岛市中医药名家）；组织了两次中医四部经典著作强化学习班。

在中医医院管理年活动中，青岛市卫生局委托青岛市中医质控中心开展了自查自纠、纠建结合、整改提高，促进了中医药内涵建设，在山东省中医药管理局组织的检查评估中受到专家组的一致好评。组织开展了以“体质辨识与冬病夏治”为主题的第七个“养生保健宣传月”活动，全市 16 个养生保健基地和 201 个养生保健指导门诊同步为市民提供养生保健指导服务，活动期间为28 000 名55 岁以上的居民免费进行了养生保健指导，发放中医养生、科普宣传材料 2 万余份，举办养生讲座 222 堂，对健康和亚健康人群开展穴位贴敷、穴位注射、针灸、推拿、膏方、药膳等“治未病”服务 8 万人次。

在4 个全国重点专科建设单位和协作组成员单位试点中医临床路径管理工作，在 4 所中医医院推广使用小包装中药饮片。青岛市传染病医院入选全国综合医院中医药工作示范单位，顺利通过了国家中医药管理局组织的专家验收。

推进中医药宣传工作和文化建设。开展了网上科普、网上咨询、网上推介等活动；积极组织稿件，在“青岛中医药网”和中医博客“医路有你 · 健康青岛”上进行报道宣传，扩大了中医药在社会上的影响力；在青岛电视台等媒体上开辟了“健康密码 · 养生专栏”等公益性中医宣传栏目，向群众大力宣传中医养生保健知识和中医药传统文化；每季度编印一期《青岛中医药动态》，及时报道青岛市中医工作新进展；在市纪委编印的《清风苑》月刊中开辟中医养生专栏，宣传葆养浩然之气的养生理念，倡导道德养生。

（范存亮）

【宁波市 2011 年中医药工作概况】

一、积极贯彻落实扶持和促进中医药事业发展的意见

宁波市政府认真贯彻落实党的十七大提出“扶持中医药和民族医药事业发展”的要求，积极实施《宁波市人民政府关于扶持和促进中医药事业发展的意见》，进一步强化政府责任，加大政策扶持，坚持中西医并重的卫生工作方针，充分发挥中医药的优势和作用，促进中医药事业发展。

宁波市各地深入贯彻落实中医药扶持政策。各县（市、区）政府将《宁波市人民政府关于扶持和促进中医药事业发展的意见》列入本年度卫生工作目标管理考核内容；市、县两级财政继续对同级综合医院和中医医院按每中医门诊人次 8 元、每中医住院床日 15 元的标准给予补助。据初步统计，2011 年全市共补助3 557.1万元，其中，市本级中医门诊人次约为 118.3 万人次，予补助 946.5 万元；市本级中医住院床日约为 21.8 万，予补助约 326.5 万元，两项加起来市财政共补助约 1 273 万元，较 2010 年增长 6.1%。2011 年，余姚、慈溪两市财政各对中医诊疗补助经费拨款近 500 万元。各项保障措施落到实处，极大地推进了该市中医事业的发展。

二、积极推动中医药参与城乡社区卫生服务工作

宁波市认真贯彻执行《全国基层中医药工作先进单位建设工作管理办法》、《浙江省中医药参与社区卫生服务示范单位项目建设实施办法》和《宁波市中医药参与社区卫生服务示范单位项目建设实施方案》，继续推广宁波市海曙、江东两区创建全国中医药特色社区卫生服务示范区和慈溪市创建全国中医药工作先进单位的工作经验，在全市积极推进中医药工作先进单位创建活动。各县（市）、区积极开展全国和省级中医药工作先进单位创建活动，完善城乡社区卫生服务机构中医药服务设施和人员配备，加大中医药适宜技术推广应用力度。2011 年初，宁波市江北、北仑、镇海 3 个区正式开展创建省级中医药特色社区卫生服务示范区活动，3 个区以创建为抓手，区委、区政府将创建工作列为年度重点工作计划，多次组织会议，协调落实创建工作部署，扎实推进该项工作。2011 年 11 月，宁波市卫生局组织评估专家组赴上述创建单位，实地查看，翻阅资料。经审核评估上述 3 个区得分均在 90 分以上，为 2012 年创建全国社区中医药工作先进单位工作打下扎实基础。

在开展中医药参与社区卫生服务先进单位创建活动中，宁波市各地积极开展中医药适宜技术推广应用工作，宣传中医药医疗、康复和保健知识，探索中医药融入社区卫生服务的途径和方法，充分发挥中医药在公共卫生服务中作用。2011 年 11 月，余姚市中医医院、江东区中医医院、北仑区中医院顺利通过了浙江省中医药管理局全省基层中医药适宜技术示范基地考核；慈溪市印发《慈溪市中医药参与公共卫生服务健康教育项目实施方案》开展了中医药防治高血压、哮喘项目，通过开展中医药慢性病防治的探索，取得了初步的成效，并被国家中医药管理局确定为“基本公共卫生服务中医药服务项目试点地区”；北仑区印发《北仑区“十二五”中医药事业发展规划》(仑政办〔2011〕94号)，“十二五”期间重点对中医药服务体系建设、人才队伍培养和引进、重点（特色）专科发展、中医药“治未病”工程和中医药文化建设等进行了系统性的规划和部署。

宁波市认真落实医改任务，做好低保特殊病人的中医药适宜技术防治工作。2011年，各县（市）、区求对其辖区内各10名3～7岁低保家庭和60岁以上老年哮喘病人开展穴位敷贴冬病夏治，对60岁以上老年高血压病人开展中医药适宜技术防治。仅宁波市江北区全年为辖区内的儿童和老人提供了118例的中医敷帖防治哮喘和3 630例的中医适宜技术防治高血压服务。

三、继续加强以中医“三名”战略为重点的内涵建设

按照2011年宁波市医政与中医工作要点中的要求，宁波市依据中医“名院”建设标准和等级医院相关标准，从学科建设、人才培养、科研项目等方面入手，重点对该市辖区内6所二级及以上医院（含3所第一批省级中医“名院”项目建设单位）进行监督检查，扎实推进医院内涵建设。同时，认真落实《2010年中医医院管理年活动方案》，对部分中医院重点科室开展了重点指导和检查，对各项医疗护理核心制度和操作规范进行核对与优化，加大了中医医疗质量管理和控制的力度，进一步规范了中医医疗服务行为，完善了中医医疗服务功能，强化了中医医院特色优势建设。几家重点中医医院发展势头良好，业务量增幅明显。其中，宁波市中医院继续保持浓厚的中医药氛围，2011年门诊总量达到93.1万人次，同比增加9%，业务总收入3.4亿，同比增长21%，其中，中药饮片和中成药收入超过了药品总收入的46%以上。2011年，宁波市中医院顺利通过浙江省三级甲等中医院评审，并在2010年中医管理年活动检查中，总成绩966分为全省最高分。

按照浙江省中医“名科”项目建设标准与要求，宁波市卫生局督促各省级中医“名科”建设项目单位和市级中医重点学科（专科，含扶植）单位落实相关配套经费，加强各中医“名科”优势病种研究，促进了中医专科（专病）的建设发展。2011年，宁波市中医院内分泌科以935分通过国家中医药管理局“十一五”重点专科（专病）项目建设评估验收；经审查，宁波市中医院男性科等8家浙江省中医药重点专科，各项指标符合建设标准与要求。同时，宁波市启动新一轮中医重点学科（专科、专病）建设工作，经专家组评估审议，确定宁波市中医院儿科等8家为中医重点（含扶植）学科。与此同时，在加强对中医药科研课题在研项目管理的基础上，精心组织各类科技计划的申报，经过市级评审遴选，2011年入选2011年度浙江省中医药科学研究基金计划20项（7A＋13B）、宁波市科技局研究基金计划1项，获浙江省中医药科学技术奖奖励三等奖4项。

宁波市为进一步加快中医药人才队伍建设，规范宁波市名中医药专家学术经验继承工作，宁波市卫生局制定出台了《宁波市老中医药专家学术经验继承工作管理规定（试行)》(甬卫发〔2011〕181号)。根据全省统一安排，完成传统医学师承和传统医学确有专长考核工作；组织269名中医类别执业（助理）医师参加浙江省中医类别全科医师岗位培训；继续发挥省中医药继续教育分中心的作用，认真开展多项省级、国家级继续教育班，另外，还举办中医名家大讲堂、中医药学术培训和科普讲座等各类学术讲座与沙龙十余次，共有超过千人次的中医药人员接受了中医药理论知识和业务技能的培训，促进了全市中医药人员服务能力和技术水平的提高，取得了积极的社会反响。

同时，宁波市卫生局督促各地从政策上调动基层单位招收中医药毕业生的积极性，并为中医药人才成长提供了有力的支撑。仅江东区2011年就组织两次大规模的公开招考，累计招进7名中医师（均为本科学历及以上，其中2名为研究生学历)、6名中药师（本科学历及以上)。海曙区卫生局会同人事局在全区开展了名中医评选活动，经本人申请、单位推荐、组织审查、群众投票等程序，共评选出楼意楠、叶芹、刘福民3位海曙区“名中医”。

四、大力开展中医药科普宣传和文化传承活动

加强中医健康教育，提高群众中医药知识知晓率。全市积极推广中医健康处方，在宁波市中医院的指导下，各社区卫生卫生中心均制作了高血压、慢支、支气管哮喘等10种社区常见病、多发病的健康处方，分给到各全科门诊及辖区内各社区卫生服务站中，提供给相关病人，积极将中医药技术应用于社区常见病、多发病的治疗与康复之中。其中，江东各社区卫生服务中心充分利用食疗药膳、情志调摄、运动功法、体质调养等特色方法，深入开展中医药保健与健康指导服务。2011，该区在册管理的高血压、糖尿病病人分别为27 913人、6 800人，规范化管理率达89.7%、94.1%，中医药参与率达57.1%、74.5%。

（高　巍）

【深圳市2011年中医药工作概况】

一、认真贯彻《深圳经济特区中医药条例》，促进中医药科学发展

一是多形式、广泛宣传《深圳经济特区中医药条例》（简称《条例》)。面向药品生产、药品批发、连锁企业及卫生监督局执法人员举办《条例》培训班；组织召开《条例》颁布实施一周年座谈会，回顾、总结《条例》实施一年来深圳市中医药事业的推进和发展，交流经验，对以后的工作建言献策；在有关媒体上报道解读《条例》，引导广大市民了解、学习《条例》，运用好《条例》维护和保障自己的合法汉益。

二是制定深圳市中医药发展工作联席会议制度。《条例》规定，中医药发展工作联席会议由市政府分管领导定期召集各相关职能部门，研究拟订促进中医药事业发展的方针政策，协调解决中医药事业发展中的重大问题，督促检查有关政策措施的落实。

三是草拟了深圳市中医药行业协会章程。中医药行业协会是由中医医疗机构、中药企业以及中医药专业技术人员参加的自律组织。

二、大力推进中医药进社区

深圳市遴选20项“一看就会、一学就懂、一用就灵”的中医适宜技术，编辑出版了《深圳中医适宜技术推广手册》，并以此为教材，筛选了拔罐疗法、艾灸疗法等10个中医适宜技术作为推广技术，在全市各辖区举办了6期中医适宜技术进社区推广培训班，加强了社区健康服务机构中医药服务能力建设。同时，探索引用人才准入机制，对取得国家人力资源保障局中级按摩保健师以上资质的人员进行中医实用技术培训，统一准入标准和考核要求，在社区实施中医“治未病”工程。

深圳市制订并印发了《创建全国社区中医药工作示范区活动实施方案》，将在全市积极开展创建全国社区中医药工作示范区活动。全市将分两批进行创建，罗湖区、福田区、南山区、盐田区（复核）、光明新区为第一批创建全国社区中医药工作示范区单位，须在2013年12月前通过国家中医药管理局的评估验收；确定宝安、龙岗、坪山新区为第二批创建全国社区中医药工作示范区单位，须在2015年12月前通过国家中医药管理局的评估验收。

三、推进改革，拓展中医药服务途径

深圳市制定了《深圳市中医馆和中医坐堂医诊所的基本标准》、《深圳市中医馆的设置和中医坐堂医诊所的设置行政许可实施办法》，并印发施行。规范了中医坐堂医诊所和中医馆的医疗服务的设置条件、审批程序、服务范围和法律责任主体。各区卫生行政部门开始受理深圳新增分类的医疗机构——中医馆和中医坐堂医诊所的行政许可。中医馆和中医坐堂医诊所的全面铺开将有效拓展深圳市的中医药服务途径，方便老百姓看中医。

四、中医药标准化建设崭露头角

以《条例》为推手，深圳市加大了中医机构准入标准和中医药规范化技术标准的力度。建立中药饮片编码规则、中药方剂编码规则、中药煎煮标准、中药处方书写规范及中药处方调剂规范、中药采购规范、中药养护规范、中药方剂给付饮片规范、中药饮片煎煮规范、中药饮片在供应链管理中的编码与表示9项中医药系列技术规范。该中医药系列技术规范是《条例》重要的配套技术规范，将为促进中医药标准化和信息化，增加中医药服务的透明度，保障中药用药安全，起到了重要的技术支撑和制度保障作用。

五、加强中医内涵建设，促进中医特色与优势的发挥

中医医院。按照国家中医药管理局2010年中医医院管理年活动方案要求，深圳市狠抓中医医院管理和内涵建设。先后组织市内专家及迎接广东省中医药局对市、各区中医院、中西医结合医院、深圳平乐骨伤科医院的中医医院管理年活动检查评估工作。并根据检查情况，下发整改通知，要求上述医院努力提高中医服务能力和水平，促进中医药特色优势的发挥。深圳市中医院获全国中医医院发挥中医药特色优势特约研究单位称号，并被确定为“优质护理服务示范工程”省级重点联系医院之一；宝安区中医院成功创建为广州中医药大学非直属附属医院；福田区中医院与北京大学深圳医院签订合作签约，北大医院利用妇产科、神经内科、康复科的优势技术力量与福田区中医院妇产科、神经内科（内二科）、康复科开展合作，合作科室挂牌“北京大学深圳医院共建科室”，北大深圳医院定期派出高级医师担任相应科室领导职务，积极参与科室业务管理、查房、会诊、培训及交流。

综合医院。深圳市督导全市各级医院中医科、中药房的建设，引导其确定中医药业务重点发展方向，逐步完成全市各级医院中医科、中药房的达标上等工作，提高综合医院中医药服务能力。深圳市妇幼保健院被确定为全国综合医院中医药工作示范单位，深圳市第二人民医院被确定为广东省综合医院中医药工作示范单位。

六、实施中医药强市人才培训工程

深圳市卫生局联合深圳市发展和改革委员会、市财政委员会、市人力资源和社会保障局、市教育局印发了《实施中医药强市人才培训工程暨名中医药专家学术经验继承工作实施方案》。由政府投入中医师承工作专项经费，有计划、有重点地培养一批有影响的中医临床学科带头人和中青年拔尖人才。

2011年1月，深圳市启动第一批名中医药专家学术经验继承工作，确定了国家级师承老师、广东省名中医黄海龙等9位名老中医为首批师承老师，遴选了继承人15名；2011年11～12月期间，在总结第一批深圳市名中医继承工作经验的基础上启动了第二、三批继承工作，确定了19名市名中医第二批指导老师，21位中医专家为第三批指导老师。中医药学术继承工作正在顺利推进中。

为期2年的深圳市首届西医学习中医培训班顺利结束。完成2年学业的学员并取得培训合格证的学员，符合医师资格考试报名资格有关规定的可申请参加中西医结合执业医师考试。

七、继续抓好中医科研和继续教育

2011年，深圳市承担中标国家自然科学基金3项，广东省中医药强省科研课题39项，获中华中医药科技进步奖3项，中华中医药学会学术著作奖1项，中华中医药学会科技成果奖1项。深圳市中医院肝病科获深圳市“优势医学重点学科群项目”，中医肾病科、针灸科获批市“医学重点学科”。

2011年，深圳市共承担了国家级、省级、市级中医药继续教育项目71项，其中国家级10项，省级16项，市级45项。各中医医院针对不同级别的中医从业人员制订有针对性的培训计划和培训内容，不断推进各级各类中医药专业技术人员和管理人员的继续教育，如深圳市中医院主办的全国名医论坛系列讲座、深圳市中医药学会主办的经典著作临床研读班等，丰富了中医药继续教育内容和形式。

做好住院医师规范化培训理论考试及2011年中医类别医师资格考试工作。2011年深圳市共有101人次参加中医住院医师规范化培训必修课统考，389人报名参加中医类别医师资格考试。

八、积极推进中医“治未病”工程

一是制定并印发《深圳市卫生和人口计划生育委员会关于进一步加强中医“治未病”及其适宜技术培训管理工作的意见》。通过建立全市中医“治未病”及其适宜技术培训基地、实行中医“治未病”及其适宜技术培训规范化管理，积极探索深圳市中医“治未病”及其适宜技术人才培养与执业管理机制，全面开展中医“治未病”及其适宜技术培训与服务管理工作，促进深圳市中医预防保健服务体系持续健康发展，逐步建立以深圳市中医院为龙头，以各区中医院为骨干，以各级综合性医院为网络，以社区健康服务中心、各类社会医疗机构为基础的中医“治未病”及其适宜技术预防保健服务体系，力争到2015年以前，在深圳市实现每个社区健康服务中心都能提供中医“治未病”和5项以上的中医适宜技术服务的目标。

二是大力宣传中医“治未病”理念。从2011年12月21日起，《晶报》将用一年的时间分200余期连载《让你不生病——健康养生治未病》。这是深圳市卫生人口计生委推广中医“治未病”科普工作取得丰硕成果，是中医“治未病”的宣教工作取得的重大突破，也是全市开展中医健康教育与健康促进工作的重要举措。

九、不断强化中医药文化建设

一是注重中医医院院内文化建设。坚持把加强医院文化建设作为促进医院发展的重要战略，狠抓落实，开展形式多样的文化活动，树立中医医院服务文化品牌。二是加强中医药文化宣传。在《深圳特区报》、《深圳商报》、《深圳晚报》及行业报纸《中国中医药报》、《健康报》、《深圳卫生》及深圳市人口与计划生育委员会《简报》宣传和反映深圳市的中医工作动态；开展中医药文化与健康讲座等，受到市民的热烈欢迎和好评。宝安区中医院举办“三地情，岐黄缘”宝安、安康、北碚首届中医药文化节，3 000多人次市民现场感受、体验各项中医药服务，文化节的成功举办受到国家、省、市领导的高度赞扬。三是尝试中医药文化的外延式发展。宝安区中医院被广东省旅游局、广东省中医药局确定为广东省中医药文化养生旅游示范基地。

（武肇玲）

【厦门市2011年中医药工作概况】

一、概况

（一）中医药资源配置

厦门市有三甲中医院1家，二甲中医院1家，中医门诊部7家，中医诊所157家。中医医院总床位数1 500张，综合性医院中医科室床位总数170张。拥有中医类别执业医师1 121人，其中高级职称221人。

（二）中医药人才队伍

全市有国家级名老中医7名，带徒12名；全国优秀中医人才研修项目2名；国家级名老中医学术继承人2名；全国老中医药专家学术经验继承工作指导老师10名，学术经验继承人13名；省级优秀中医人才研修项目6名；2011年省第四批老中医药继承人指导老师4名；市优秀中青年中医后备人才20名。中医在职博士15名、硕士98名，博士生导师1名、硕士生导师27名，形成了结构比较合理的老、中、青人才梯队结构，为中医药事业可持续发展打下了坚实的基础。

（三）中医医疗质量

为进一步加强医疗质量管理，持续改进医疗质量水平，积极实施关键环节医疗质量控制工作。厦门市、区两级中医院积极推进，持续改进医疗质量，落实医疗安全，在手术核查、医学检验、检查“危急值”报告等方面均已建立相关制度并严格执行，有效提高了医务人员的医疗风险意识，积极防范各类医疗安全事件的发生，全市中医医疗质量稳定。

（四）重点专科建设

为促进医、教、研一体化发展，提高医疗总体水平与综合竞争力，厦门出台《厦门市医学中心、重点专科建设规划》、《厦门市实施医疗卫生行业品牌发展战略工作方案》，将中医医院、学科、人才建设纳入整体工作方案中，并对中医系列项目、资金及科研工作给予倾斜。

厦门市建有卫生部临床中医重点专科1个（中医肝科），国家中医药管理局中医重点学科1个（肝胆病学项目）；国家中医药管理局中医重点专科（专病）项目4个（肝病科、脾胃病科、儿科、肛肠科）、省级重点专科2个、市级重点专科4个；国家中医药管理局中医药防治传染病重点研究室1个，国家名老中医工作室1个。

（五）中医药科研平台建设

厦门市中医院与厦门大学合作的“海峡中医药科技平台”列入厦门市重大科技平台项目，同时入选厦门市“十二五”科技计划8个滚动支持备选项目。平台健全了运行管理机制，配备了2名专职人员进行日常管理，采用开放共享机制，吸引大陆和台湾高校、科研机构及医药企业在平台内开展科研合作，除资助承建单位厦门大学、厦门市中医院同台湾方面的科研项目外，还安排了部分开放经费用于面向全国各地对台中医药合作项目招标。

（六）基层中医药服务能力建设

厦门市重视中医药进社区和乡镇卫生院中医科、中药房建设，重视乡镇卫生院中医临床技术骨干和乡村医生学历教育，有效地提高基层中医药人员运用中医方法解决常见病、多发病的能力。全市有农村中医药特色专科（专病）建设项目国家级2个、省级4个、市级3个，乡镇卫生院示范中医科建设项目省级2个，乡镇卫生院中医科、中药房建设项目省级4个、市级6个，“中医药进社区”示范社区卫生服务中心国家级2个、省级4个、市级32个。实现了全市每个社区卫生服务中心和乡镇卫生院均设置中医科和中药房，并配备1名以上的中医执业医师、5种以上基本中医诊疗器具和200种以上的中药饮片或中成药。实现了每个村卫生室有1名以中医为主或能够运用中西医两法开展诊疗服务的乡村医生。

（七）中医文化建设

厦门市积极打造“慈济保生文化”品牌。举办一年一度的海沧慈济文化节活动及闽台中医药文化研讨会。2011年海峡论坛期间为海峡两岸中医药博物园项目举行奠基仪式。博物园择址海沧青礁保生大帝慈济宫景区内，占地面积158.58公顷，设计分为5个区：海峡两岸中医药文化交流展示区、中华医药历史文化展区、中医药综合体验区、养生保健酒店区、百草园区，目标是建成为海峡两岸中医药文化展览和交流基地、中医药产业及养生基地、青少年中医药科普教育基地、保生大帝文化旅游基地。

做好中医药科普文化宣传活动。2011年6月与11月，厦门市组织两次中医药大型科普宣传活动。由厦门市中医药学会、针灸学会、中西医结合学会及厦门市中医院等专家120名，以举办社区讲座、义诊、下乡、发放科普宣传材料、制作电台节目等多种形式，向老百姓宣传中医药文化，取得了良好效果。

加强青少年中医药文化的普及，举办了第三届海峡两岸青少年中医药科普冬令营，活动规模110人，其中金门、台中、台北等地台湾营员50名。举办了海峡两岸三校夏令营，厦门医学高等专科学校、厦门南洋学院、台湾嘉南药理科技大学近有300名学生参加。

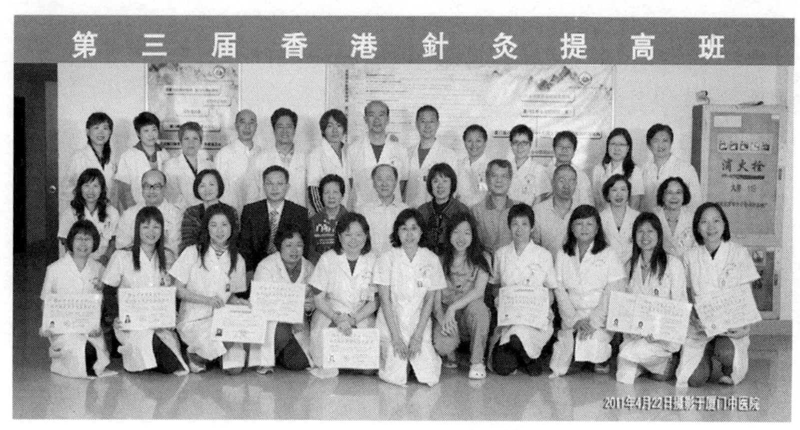

2011年4月22日，第二届香港针灸提高班在福建厦门举办

（八）中医“治未病”工作

厦门市中医院作为全国中医“治未病”工程首批试点单位，积极开展“糖尿病之家”、“哮喘之家”、“风湿病之友”等多种方式的“治未病”体验，将西医体检与中医体质辨识结合，开展中西医结合的特色体检工作。2011年共接待了数百名体质辨识的群众；为近万名高考学生提供了适宜四时气候变化的“治未病”饮食、运动调理和眼护理保健方案；针对亚健康人群与慢性病患者，开设了“治未病”膏方门诊（2011年有300人次开方），深受群众好评。为社区居民免费体检4 000多人次，提供“治未病”健康指导30 000多人次。

二、医院建设

厦门市围绕建设海峡西岸重要医疗卫生中心，打造海西中医名院的目标，加强公立中医院的内涵建设，规范医院各项管理工作。厦门市中医院开放床位1 200张，2011年门诊病人224万多人次（同比增长16%），住院病人3.19万人次（同比增长8%）。市、区两级政府斥资1亿多元异地重建同安区中医院，2011年完成搬迁，开放床位达300张，达到三级乙等中医医院的标准。

市、区中医院不断拓展特色业务，巩固提高中医药在一些疾病、一些关键环节等方面的特色优势。其中厦门市中医院开设了46个特色中医门诊以及中医“治未病”工作，吸引了大量病人。进一步修订中医诊疗常规，提高中医中药参与率，形成了中医院独特的技术优势。开展中西结合特色护理，推行人性化服务。在原有开展整体护理工作的基础上，积极发挥传统医学优势，运用中医整体观念观察病情、辨证施护，将中医护理理念与现代护理模式有机结合，在全市建立了中医特色护理模式，并坚持以病人需求为导向，创造性地为病人提供感动服务，大大提高了病人满意度。

三、中医药海外合作与交流

进一步密切两岸中医药界的交流交往。2011年，厦门市中医药代表团一行12人随国家中医药管理局中医药代表团赴台，参加了两岸中医药工作推动小组闭门会议；参访台北荣民总医院，就其同厦门医疗机构开展医学影像技术交流达成初步合作意向；参访永龄健康基金会及康联生医科技股份有限公司，就在厦门合作开展高端预防体检医学交流事宜进行了沟通；参访长庚纪念医院，就厦门长庚医院发展现状以及未来发展进行了沟通和探讨；参访台湾红崴俊达科技集团总部，就进一步推进中医适宜技术培训合作达成共识；参访台南大学，就其即将开办的医疗照护学院学生培养以及机电系统工程研究所产业硕士班学生的中医临床实习事宜达成初步意向；拜访嘉义中医药学会，同其就开展中医师交流互访达成合作共识。先后接待台湾康世儒“立法委员”办公室、台湾工业技术研究院生医所、台湾中国医药大学、长庚大学、胜昌制药厂、正光制药厂、万国制药厂、顺天生物科技股份有限公司、台湾中药商业同业公会全联会、台湾中华医药产业协会、台湾中华中草药生技发展协会、台湾嘉义县中医药学会等25批次100余人来厦交流考察。

加强对台中医学历教育和技术培训。2011年厦门共举办各类针对海外的培训班31个，培训达1 614人次，先后举办了6期中医临床适宜技术培训班暨针灸经络腧穴养生保健高级研修班和足弓矫正医学高级研修班，还举办了第三届香港针灸提高班，马来西亚、印尼中医骨伤高级研修班，来自台湾及马来西亚的266名基层从业人员和中医爱好者接受了培训。厦门市中医院院还首次接受了台湾中国医药大学药学系9名学生的教学实习，推动了两岸三地的学术交流，扩大了影响力。

2011年，厦门市与海峡两岸（包括上海和台湾地区）、海峡西岸经济区4省（包括福建省、浙江省、广东省、江西省）23个城市的31家单位的院长和有关领导就加强两岸中医医院合作，搭建海西中医医院合作交流的框架及平台、共同开展对台诊疗服务等议题达成共识；同台湾长庚医院、台北市中医院、台中附设医院等台湾医疗机构就医师交流培训进行了磋商，达成了合作意向。计划聘请台湾执业中医师或聘请已取得大陆执业中医师资格的台湾籍医师来厦坐诊，并建立起两岸中医专家名录和开展诊疗服务的有效机制，定期、不定期地邀请来厦提供常见病、疑难病、危重病的优质诊疗服务。

2011年6月12～13日，在厦门市成功举办2011海峡中医药发展与合作研讨会。海峡两岸中医药界的知名专家、学者、企业人士以及中医基层从业人员、中医爱好者300余人参会，其中台湾代表197人。研讨会主题为“加强两岸中医药交流合作，保持发挥中医药特色优势”，主要涉及中医医院管理、中医药文化、教育培训和科研合作现状、前景及具体措施等议题。会议期间，两岸就中医医务管理、中药研发、学术交流方面的5个合作项目进行了签约。

四、中医药杂志

《中医药通报》杂志明确定位，坚持精品办刊，以“突出中医药特色，弘扬中医药文化，让中医走向世界，让世界了解中医”为目标，努力拓展海外市场，经周密布置与协商，抓住机遇，在马来西亚设立了首个“海外发行部”，并在东南亚及台湾等多个地区设立了发行站。杂志已成为香港浸会大学“中医大讲堂”、马来西亚东方中医药进修学院、新加坡中医药学院、澳门中医药学院等东南亚及海外各中医学术团体列为重点推荐的中医药学术期刊和境外中医药学术交流的平台之一，在海内外读者群和作者群中具有较高的知名度。

五、中药产业

厦门市拥有厦门中药厂有限公司、厦门医药采购站、厦门鹭燕制药有限公司、厦门建发制药有限公司、厦门金日制药有限公司、厦门迈克制药有限公司、厦门鹭燕医药有限公司、厦门福满药业有限公司等规模型中药制造、贸易企业。其中厦门中药厂有限公司系国家医药行业著名企业之一，拥有先进的中药材深加工技术，近期建成投产的中药制剂现代化项目（一期），年提取能力可达3 000吨，年产能达6亿元。厦门医药采购供应站成立于1952年，在全国同行业乃至国外市场享有较高的信誉和知名度，建有占地面积100多亩的药物流中心，是闽西南医药物流龙头企业之一。

厦门市将培植发展中药产业，打造“输台中药材物流平台”作为政府的重要工作，积极推进与台湾中药产业合作。争取台湾制药企业在厦门联合采购配额。启动“输台中药材质量检测中心”项目，确保输台药材质量。本地制药企业与台湾部分知名药厂等就代理台方解酒、减肥、降脂产品在大陆的保健品注册和销售达成合作意向，已着手筛选3～5个台湾特有、疗效确切的产品试行申报，对部分输台中药饮片汤剂加工达成合作意向。台湾中药商业同业公会全联会筹划在厦门投资建设饮片加工厂。

（陈学勤）

【沈阳市2011年中医药工作概况】

一、创建全国社区中医药工作先进市（先进区）取得显著成效，沈阳市获得全国社区中医药工作先进单位荣誉称号

2011年12月19～20日，国家中医药管理局医政司司长许志仁率评估专家组，对沈阳市创建全国社区中医药工作先进单位进行了评估，最终被评为全国社区中医药工作先进单位。在创建先进市的同时，东陵区（浑南）荣获了全国社区中医药工作先进区的荣誉称号。

二、出台《沈阳市人民政府关于扶持和促进中医药事业发展的实施意见》和《沈阳市中医药事业发展“十二五”规划》

在沈阳市市委、市政府的高度重视下，沈阳市以市政府名义下发了《沈阳市人民政府关于扶持和促进中医药事业发展的实施意见》和《沈阳市中医药事业发展“十二五”规划》，明确了推进中医事业发展的各项优惠政策和未来发展目标，明确了对中医院按照每门诊15元标准给予补助；新农合对中医药提高10个百分点报销等优惠政策。

三、各级政府对中医药事业投入不断加大

2011年，沈阳市中医药事业争取国家、省、市、区政府的投入资金达到5 433万元。其中争取国家财政资金2 190万元；争取省财政农村中医药服务体系建设补助资金635万元；争取市财政中医专项补助资金608万元。同时，在其他投入和相关政策上，国家、省、市政府也给予中医药大力扶持。

四、“中医适宜技术推广年”工作取得丰硕成果

2011年是沈阳市以“中医适宜技术推广年”活动为抓手，着力进行基层中医药人才培养和技术水平的提升。制发了《沈阳市中医适宜技术推广年实施方案》、《沈阳市中医适宜技术推广目录》和《沈阳市中医适宜技术推广年考核标准》。邀请国家适宜技术推广项目主持人担任讲师，面向全市基层社区卫生服务机构、乡镇卫生院、村卫生室的中医药服务人员，举行了6期、12项技术、2 000人次参加的中医适宜技术推广培训班。经过项目筛选、组织培训，在各区、县（市）卫生局自查基础上，年底前组织专家对全市中医适宜技术推广工作进行了考核验收，共评出2011年度中医适宜技术达标单位59个、基本达标单位23个，同时利用市财政专项经费进行奖励。

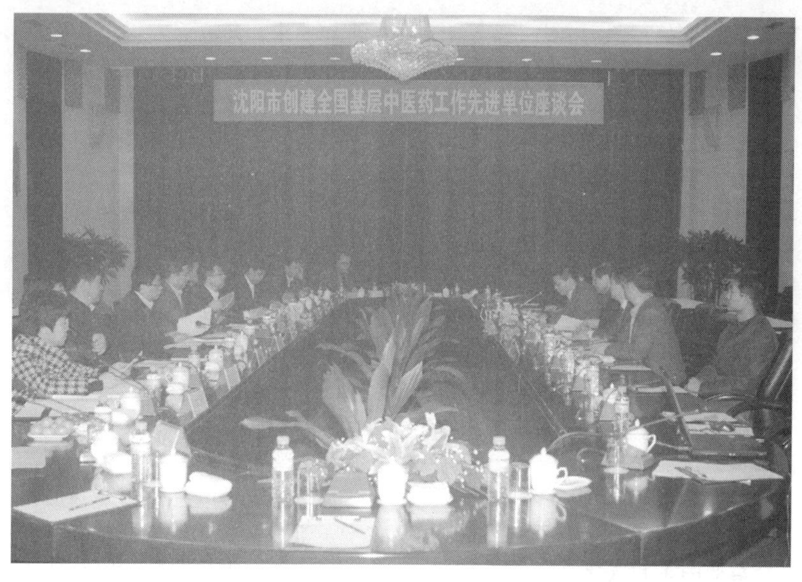

2011年12月20日，沈阳市创建全国基层中医药先进单位座谈会在辽宁沈阳召开

五、中医重点专科建设取得快速进展

以提升中医医疗服务质量为重点，沈阳市开展了“十二五”国家重点中西医结合医院和中医重点专科建设工作，邀请国家中医药管理局专家来沈阳市指导中医重点专科建设工作；沈阳市有肛肠、骨伤、儿童、针灸、皮肤、糖尿病6个专科申报国家中医药管理局“十二五”中医重点专科；沈阳市骨科医院被确定为第三批国家中医药管理局重点中西医结合医院建设单位。

为推动沈阳市“三名”工程建设，沈阳市批准设立了首批10个沈阳市名中医工作室，制定了名中医工作室建设标准，发放了名中医工作室牌匾。继续开展中医医院管理年活动，对全市中医（中西医结合）医院进行医院管理质量检查评估，对检查中发现的问题进行了整改。

开展城市中医医疗机构对口支援农村中医院工作，沈阳市制订对口支援方案，召开对口支援工作座谈会，动员辽宁省中医学院附属二、三院和市属中医院、中西医结合医院及部分民营中医院等9家单位支援沈阳市三县一市中医院。三县一市对口支援双方全部完成对接，新民市和康平县完成了对口支援协议签字和协作分院挂牌仪式，已进入正常对口支援工作，法库、辽中两县中医院的对口支援双方已完成了规划制定和协议制定工作。

六、突出中医药文化特色，开展中医药文化宣传普及工作

继续开展“中医中药中国行文化科普宣传周”及“中医药大篷车进农村、进社区活动”，沈阳市承办了辽宁省暨沈阳市“中医中药中国行文化科普宣传周”活动启动仪式及大型中医药专家义诊活动，省、市、区及部分民营等15所中医（中西医结合）医疗机构共派出70名专家，现场咨询、义诊1 100余人次，发放中医药知识宣传材料2.5万份、药品1 000份。义诊结束后，由省、市、区30名专家分4组分别前往东陵区深井子镇、祝家乡、汪家乡和东湖社区开展义诊活动，咨询500余人次，义诊200人次，发放宣传材料1 000余份。

（张　悦）

【长春市2011年中医药工作概况】

一、认真贯彻落实国家、吉林省中医药工作会议精神，组织召开长春市中医药工作会议

2011年3月2日，长春市中医药管理局召开了2011年全市中医工作会议。会上总结回顾了“十一五”期间中医药事业发展取得的成就，并全面部署了2011年的工作任务，南关区卫生局、绿园区中医院、朝阳区南站社区卫生服务中心、双阳区太平乡镇卫生院分别在会上进行了经验交流。吉林省中医药管理局局长邱德亮及长春市卫生局长齐国华作了重要讲话，对长春市的中医药事业发展取得的成绩给予了充分的肯定。

二、代政府制定《长春市人民政府关于扶持和促进中医药事业发展的意见》，召开长春市中医药发展大会

为了推动医改重点任务的实施，完善政策体系建设，2010年，吉林省印发了《吉林省人民政府关于扶持和促进中医药事业发展的实施意见》，同时要求各地尽快出台相关政策。长春市中医药管理按照国家、吉林省、长春市的要求，从2011年1月起着手起草《长春市人民政府关于扶持和促进中医药事业发展的意见》的各项准备工作，最终形成并通过市政府常务会议审议。2011年7月5日，长春市政府正式出台了《长春市人民政府关于扶持和促进中医药事业发展的意见》。这是建国以来长春市第一个以政府名义印发、指导中医药事业发展的纲领性文件，具有重要的里程碑意义。

为进一步贯彻落实《长春市人民政府关于扶持和促进中医药事业发展的意见》，长春市政府召开了全市中医药发展大会，吉林省卫生厅厅长隋殿军，吉林省卫生厅副厅长、吉林省中医药管理局局长邱德亮，长春市人大副主任龙华，长春市副市长吴兰，长春市政协副主席万之兰，长春市卫生局局长齐国华，长春市卫生局副局长、长春市中医药管理局局长赵福玉等领导出席了本次会议。会上，隋殿军厅长、吴兰副市长对长春市中医药事业发展作了重要指示。同时，长春对评选出的中医名院、名科、名医进行了表彰。

三、突出重点，切实推进中医药各项工作

（一）开展中医医院管理年和“三好一满意”活动

按照国家和吉林省中医药管理局统一部署，继续开展了“以发挥中医药特色优势为主题”的中医医院管理年活动。2011 年 5 月，吉林省中医药管理局安排吉林地区专家组对长春市 10 家中医医院的检查评估；同时，长春市中医药管理局组织专家对松原市 6 家二级中医医院进行了检查指导。按照长春市中医药管理局统一部署，组织中医医院开展了“三好一满意”活动，2011 年 11 月，组织专家对中医医院管理年活动整改情况及“三好一满意”活动开展情况进行了专项督导检查，收到了良好效果。

（二）突出特色，狠抓专科（专病）建设

按照吉林省中医药管理局“十二五”重点专科（专病）建设项目相关要求，长春市中医药管理局积极组织各地申报，长春市共有 33 个专科（专病）申报了吉林省中医药管理局“十二五”重点专科（专病），经过省、市级专家评审验收，已有 18 个专科（专病）被评为吉林省中医药管理局“十二五”重点专科（专病）。

（三）加强中医临床研究，提升科研能力

长春市中医药管理局在全市范围内组织了中医药适宜技术筛选研究工作，共筛选出 12 个项目申报省级中医药适宜技术，长春市中医院等 6 个项目被评为省级中医药适宜技术推广项目。按照吉林省中医药管理局要求，开展深入挖掘民间医药工作。长春市中医药管理局广泛征求民间老中医药人员传统中医药技术和验方，共 59 项申报吉林省中医药管理局。

2011 年，吉林省中医药管理局组织专家对长春市现有 2 个省中医药管理局中医药研究室换证及科研课题进行了中期评估。长春市 2010～2012 年度在研中医药科研课题有 15 项。

（四）加强中医药业务培训，提高中医药服务水平

提高中医病历及中药处方书写水平，加强规范管理。长春市中医药管理局举办了长春市《中医病历书写基本规范》及《中药处方格式及书写规范》培训班，长春市各级中医医院的业务院长、医务科长、病案室主任、临床科室主任、综合医院的中医科主任参加了培训。

贯彻落实《中医医院中医护理工作指南》，提高中医护理水平。长春市中医药管理局举办了中医医院中医护理工作指南学习班、中医护理技术操作培训班，长春市各县（市）区、各级中医医院、综合医院中医科的护理骨干参加了培训。

加强中药药事管理，规范中成药合理使用。长春市中医药管理局举办了长春市中药药事管理与中成药合理使用培训班，对长春市各县（市）区卫生局、中医院主管领导、药剂科主任、临床科室主任、部分综合医院药剂科主任、社区卫生服务中心负责人等共计 100 余人进行了培训。

（五）开展长春市中医（中西医结合）医院年度校验工作

2011 年，长春市中医药管理局依据《长春市中医医院校验标准》和《长春市中西医结合医院校验标准》，与长春市卫生局卫生监督所、长春市卫生工作者协会对长春市 14 家中医（中西医结合）医院进行了年度校验。

（六）切实做好社区中医药工作

全面开展长春市中医药服务对口支援工作。2011 年，长春市中医药管理局制订了《长春市中医药服务对口支援工作实施方案》，并组织召开了中医药服务对口支援对接会议。省部属、市属、区属 25 家医院与 46 家社区卫生服务中心签订了对口支援协议，开展了对口支援工作，使长春市社区卫生服务机构中医药服务水平有了较大幅度提高。

不断完善中医预防保健服务网络建设。2011 年，长春市中医药管理局制订了《长春市中医养生保健“三进工程”实施方案（2011～2012 年）》，并召开专项会议部署此项工作，组织相关人员编写了《长春市中医养生指导手册（第一分册）》，并邀请专家进行审议，举办了全市中医医院、社区卫生服务机构中医养生保健“治未病”培训班，培训了相关中医养生保健知识。组织专家对长春市中医“治未病”（养生保健）进行了全面督导检查。长春市所有中医医院、社区卫生服务机构均开设了中医养生保健“治未病”门诊。南关区被国家中医药管理局定为基本公共卫生服务中医药服务项目试点地区，开展了老年人中医健康指导和中医健康教育服务项目试点工作。

（七）中医药文化建设工作稳步推进

2011 年，长春市普遍开展了中医药文化科普宣传活动，各级中医院、社区卫生服务中心通过开展咨询、健康讲座、宣传栏、发放中医健康处方等多种活动，使更多的群众有机会感受中医药、了解中医药、认识中医药。在吉林省中医药管理局举办的全省中医药系统院歌大赛暨文化建设图文展评活动中，长春市中医院荣获院歌大赛三等奖，宽城区中医院等 11 家中医院获院徽类优秀作品奖，长春民族医院获院报类优秀作品奖，长春市中医院等 12 家中医院获办院理念类优秀作品奖。在吉林省中医药管理局举办的全省中医药系统纪念建党 90 周年征文活动中，长春市中医药管理局荣获优秀组织奖，全市共有 6 人获得个人二、三等奖。

四、结合实际，勇创全国先进

2011 年，长春市中医药管理局组织长春市人民医院、长春市传染病

医院、一汽总医院开展了创建全国综合医院中医药工作先进单位工作，经过申报、国家专家组的评估验收，3家综合（专科）医院均被评为全国综合医院中医药工作先进单位。

长春市中医药管理局开展了全国社区中医药工作先进单位创建工作。长春市南关区、绿园区分别于2007年和2009年被国家中医药管理局评为全国社区中医药工作先进单位。在此基础上，2011年，朝阳区、宽城区开展了全国社区中医药工作先进单位创建工作，2个区在国家专家组的评估验收中获得900多的高分，均被国家中医药管理局命名为全国社区中医药工作先进单位。长春市已有4个城区被评为全国社区中医药工作先进单位，长春市也成功创建成为首批全国社区中医药工作先进市。

2011年，长春市中医药管理局又荣获全国中医基本现状调查工作优秀组织奖，2人荣获全国先进个人称号。

五、统筹兼顾，顺利完成其他中医药工作

（一）监测中医虚假违法广告工作

2011年，长春市局利用有限资源，在《新文化报》、《长春晚报》等平面媒体持续监测中医虚假违法广告。2011年6月1日～11月30日，共监测到长春新安医院等19家民营医疗机构刊登的391条中医虚假违法广告。长春市中医药管理局已对涉及的医疗机构进行通报。

（二）中医、中西医结合类别执业医师考试工作

2011年，长春市共有1 569名中医类别考生参加网上报名。共计1 334名考生参加了考试，843人通过实践技能考试。

（三）农村订单定向中医类别医学生免费培养项目工作

按照《吉林省中医药管理局关于落实2011年农村订单定向医学生免费培养项目计划的通知》要求，长春市中医药管理局克服重重困难，按时完成了20名农村订单定向中医类别医学生免费培养项目计划申报及《入学培养就业协议书》签订工作。

（四）中医类别全科医师考试工作

按照吉林省中医药管理局《关于组织2010年全省城市社区中医类别全科医师岗位培训结业考试的通知》要求，长春市中医药管理局完成了82名考生的考试考务工作及2011年全省城市社区中医类别全科医师岗位培训长春地区结业考试。

（何勇健）

【哈尔滨市2011年中医药工作概况】

一、社区中医工作取得新进展

为大力推进中医进社区工作，哈尔滨市道外区、香坊区、阿城区、松北区创建成为全国社区中医药工作先进单位。加上2005年获得首批全国中医药工作示范区的南岗区和2010年通过评审的道里区，至此哈尔滨市已有6个区实现了先进区的建设目标。经申请并通过国家验收，正式授予哈尔滨市全国中医药工作先进单位（城市）称号。

以建代促，通过创建活动的开展，哈尔滨市实实在在地提升了中医药工作在社区卫生服务中的地位。各区委、区政府高度重视，对中医药给予一定的投入。很多社区卫生服务中心，建设了独立的中医诊区，基层中医服务基础得到了加强，能力得到了提高，服务的可及性进一步拓展，营造了浓厚的中医药文化氛围。

二、项目建设取得新成果

3个国家“十一五”重点专科建设项目通过终期验收，正式命名为国家中医重点专科（哈尔滨市中医医院肛肠科和中风脑病科，骨伤医院骨伤科），这3个重点专科还是国家中医药管理局中医临床路径试点项目协作组成员单位，其中肛肠科是副组长单位。

哈尔滨市7个中医医院共有14个专科（专病）经省中医药管理局专家组评审，被确定为省级中医重点专科（专病），这是在市级重点专科（专病）建设基础上完成的。

木兰县、方正县中医医院被确定为国家农村中医药适宜技术推广项目单位。

道里区在公共卫生服务中进行中医药项目试点，选择的项目是老年人健康指导和2型糖尿病中医药干预，这是黑龙江省唯一一家试点单位。

三、继续推进医院管理年活动

2011年，哈尔滨市迎接了3次规模较大的检查：国家抽查五常市中医医院，经过专家组检查评分，五常市中医医院获得了912分的成绩；哈尔滨市中医医院、双城市中医医院被国家检查组暗访抽查；由省中医药管理局检查组对哈尔滨市中医医院、阿城区中医医院进行了检查，哈尔滨市中医院获得992分，排名13个地市级中医医院之首，阿城区中医医院得到828分，在全省县级中医医院名列前茅。

四、人才培养工作

2011年，哈尔滨市评选了首批社区优秀中医，17人入选。全市1 100名乡村医生和社区医生接受了为期20天的中医药适宜技术培训。开办两期社区中医全科医师岗位培训，一期主讲针灸、一期主讲中医体质辨识。对54名中医师承人员进行了中期考核。举行了第三期传统医学确有专长人员考核，全市160多人参加考核。

五、创优争先活动

2011年，哈尔滨市卫生局获得了3个国家奖项：全国基层中医基本情况调查先进集体和先进个人，全国中医文化建设先进集体和先进个人，全国中医科普宣传先进个人。

（刘世斌）

【南京市2011年中医药工作概况】

一、中医药参与深化医改取得新进展

2009年11月，南京市政府出台的第一个医改配套文件《南京市人民政府关于进一步加快中医药事业发展的意见》正式颁布，明确部署了全市中医药在医改工作中的目标和任务。2011年进一步推进中医药参与深化医改的广度和深度。一是在基本医疗保障制度建设中，积极争取鼓励和引导中医药使用的政策。雨花台区将基本药物以外的社区中

医预防、治疗、康复所需的中药品种实行零差率销售，按照药品原价的25%给予补贴，并在社区基本公共卫生服务经费中逐年调高社区中医药经费比例，将130种中成药自付比例调低至10%，将针刺、推拿疗法等7条中医诊疗项目自付比例调至零自付；在新农合政策中，将门诊中医药费和中医治疗费自付比例降低至5%；对参保的2型糖尿病病人使用中药费全额报销，对参保者在区级定点医疗机构使用中医药治疗的住院费用提高10%的报销比例，降低住院起付线；实行区级二次补偿，变“以药养医”为“以中医药服务养医”。白下区对区内公费医疗人群中草药配方费用取消单次单方值金额限制，对接受针灸、推拿、拔罐等传统中医疗法治疗发生的费用，给予全额报销；同时，对惠民病人使用中药饮片，在原有药费减免8%的基础上，再减免15%，惠民病人进行针灸、推拿、拔罐等传统中医疗法治疗的费用全免。二是在基层卫生服务体系建设中，城乡基层中医药服务网络建设得到加强。城区社区卫生服务机构中医科、中药房设置率近百分之百。基层医疗卫生机构中医科室、中药房设备和服务能力有了明显提高。三是在促进基本公共卫生服务逐步均等化方面，积极发挥中医药“治未病”的优势，秦淮区被国家中医药管理局确定为基本公共卫生服务中医药服务项目试点区，承担了慢性病中医药干预和0~6岁儿童中医健康指导2个试点课题，积极探索公共卫生服务项目中医药干预的有效途径。四是积极参与公立医院改革，发挥中医药的特色优势。南京市中医院等中医院“以病人为中心、以发挥中医药特色优势”为主题的中医医院管理年活动更加深入，进一步落实便民、惠民措施，优化诊疗流程，规范诊疗行为，继续实施中医临床路径和单病种管理，使病人的就医感受和就医环境明显改善。

二、基层中医药工作开创了新局面

南京市基层中医药工作一直以保基本、强基层、建机制为着力点，在继承中创新，加强社区中医药服务能力建设，大力推进中医药进社区、进农村、进家庭，拓展服务的内涵，使得全市中医药服务体系不断完善，中医药人才素质不断提高，中医药防病治病能力不断增强。

社区卫生服务中心中医文化特色鲜明。白下、玄武等区注重以功能区域化、风格一体化、文化特色化、服务人性化、项目品牌化为标准，在各社区建设中为凸显中医特色，各社区卫生服务中心陆续建立起各具特色，中医文化氛围浓厚、中医专科和诊室及中药房等集中设置、环境幽雅布局合理的中医特色诊疗区，彰显了中医药传统文化。

中医药适宜技术得到进一步推广。鼓楼、建邺、玄武、白下区积极发挥中医药的特色、优势，在社区重点推广了针灸、推拿、拔罐、刮痧、熏洗、敷贴等中医药适宜技术，加强对医药人员中医理论和中医技能的培养和考核。发挥中医药在养生保健方面的特长，在居民健康档案中加入中医体质辨识内容，指导社区居民开展健康养生保健，丰富了社区卫生服务内涵。

通过创建，白下区被国家局命名为国家社区中医药工作先进单位，玄武区、鼓楼区、建邺区被江苏省中医药局命名为省社区中医药工作先进单位。玄武区同仁街等6社区卫生服务中心被命名为江苏省中医药特色社区卫生服务中心。

以县中医院为龙头，乡镇卫生院、社区卫生服务中心为网点，村卫生室、社区卫生服务站为网底的农村中医医疗服务网络基本建立。六合区东沟等4个镇卫生院被省中医药局遴选为省乡镇卫生院示范中医科建设单位。

三、服务能力又上新水平

深入推进中医医院管理年、“三好一满意”、医疗服务提升年等活动，加强督查指导，在规范管理、构建长效机制方面取得了初步成效。南京市中医院改变服务理念，以患者需求为导向，积极打造医生围着病人转的多学科诊疗平台。

中医重点专科（专病）建设继续推进。南京市中医院肛肠科入选为卫生部的国家临床重点专科建设项目，南京市中医院脑病科等4个“十一五”国家中医药管理局重点专科（病）建设单位顺利通过国家中医药管理局的验收。南京市中医院肿瘤科经过考核被确定为江苏省中医临床重点专科。积极申报“十二五”国家中医药管理局重点专科，南京市中医院肿瘤科等5个专科、南京市中西医结合医院儿科已经顺利通过江苏省中医药局的筛选，进入国家中医药管理局“十二五”重点专科的遴选范围。

中医院应急能力明显提高。南京市中西医结合医院顺利通过省中医药局专家组评估，被列为江苏省第三批中医药应对突发公共卫生事件能力建设项目单位。

中西医结合工作扎实推进。南京市中西医结合医院被国家局确定第三批重点中西医结合医院建设单位。

四、中医药人才培养取得新经验

传承中医学术经验，南京市启动“名中医工作室”工作。经国家中医药管理局评定，丁泽民、谢昌仁等4位名老中医药专家传承工作室被列入国家名老中医药专家传承工作室建设项目。另有省名老中医药专家传承工作室建设项目1项。

南京市参加第四批全国老中医药专家学术经验继承工作的8名学生、4名老师通过人社部、国务院学位委员会、国家中医药管理局等5部委组成的专家组的考核验收。

江苏省中医药领军人才、省师承继承人、省农村优秀中医临床人才培养对象完成阶段考核，第二批全国优秀人才、江苏省优秀人才顺利通过结业考核。

加强基层中医药人员培训，提升服务能力。南京市完成404名中医类别全科医师岗位培训和考核，其中320名中医师取得中医全科医师证书。

中医住院医师规范化培训。115名中医师参加了2011年度中医类别住院医师规范化培训理论考试，其中102人通过考试，考试合格率88.7%。44名中医住院医师参加了规范化培训的临床技能考核工作，合格率100%。

五、中医药法制建设和中医文化建设有了新发展

加强对中医医疗广告初审和监管，打击非法行医，维护中医医疗服务市场秩序。继续做好中医类执业医师资格考试组织工作。依据《医疗机构管理条例》、《南京市医疗机构设置规划》等法律、法规，南京市完成了3所医疗机构的设置许可及执业登记，完成有关中医医疗机构执业许可证的年度校验工作及相关项目的变更登记工作。

认真学习贯彻落实党的十七届六中全会精神，研究落实加快中医药文化建设的工作措施。各级中医医疗机构持续加强中医药文化建设，大力弘扬中医药核心价值观，树立良好医德医风，促进医患关系和谐。开展"中医药就在你身边"中医药文化科普巡讲活动，成立市、区（县）中医药文化科普巡讲团，开展了第一届中医药文化科普巡讲活动。同时加强中医药新闻宣传工作，积极营造了发展中医药的良好氛围。

（毕　磊）

【杭州市2011年中医药工作概况】

一、领导重视，政策保障

杭州市各级领导高度重视中医药工作，成立了由分管副市长任组长，发改、财政、卫生、人社等相关部门和辖区政府分管领导为成员的中医药工作协调小组，定期听取工作汇报，协调解决有关问题。制定《杭州市"十二五"中医药事业发展规划》，明确了每个阶段中医药事业发展目标和保障措施。出台《杭州市人民政府关于扶持和促进中医药事业发展的若干意见》，为进一步优化中医药发展环境提供了政策保障。

二、杭州市成为全国首批地市级以上地区全国基层中医药工作先进单位

杭州市以创建地市级以上地区全国基层中医药工作先进单位为抓手，结合深化医药卫生体制改革，着力构筑与经济社会发展相协调、与人民健康需求相适应的中医药服务体系。根据创建工作的总体安排，重点指导桐庐县开展创建全国农村中医药工作先进单位的工作，先后多次组织专家前往桐庐县与当地政府沟通协调，明确工作目标，指导落实扶持和促进中医药事业的各项措施，做好相关迎检准备，确保其通过了国家中医药管理局的考评验收。至此，杭州市已有6个城区、4个县（市）成为全国社区（农村）中医药工作先进单位，80%的区、县（市）进入国家级先进行列，已具备了创建地市级以上地区全国基层中医工作先进单位的申报条件。同时指导富阳、临安做好全国农村中医药工作先进单位复评工作。在各级领导支持和全市中医药工作人员的共同努力下，杭州市向国家中医药管理局申报创建地市级以上地区全国基层中医工作先进单位，并通过国家级评估验收，杭州市成为全国首批地市级以上地区全国基层中医药工作先进单位。

三、健全中医药服务体系

按照"强龙头、壮枢纽、固网底"总体思路，构建"四级联系，稳步推进"的中医药服务体系。杭州市已经完成新、改、扩建的中医院有下城区、江干区、拱墅区、萧山区和建德市中医院和富阳市中医骨伤医院、下城中西医结合医院等，并已投入使用。正在新建的中医院有杭州市中医院丁桥分院，市政府投入7个亿、用地130亩、按1 000张床位三级甲等中医院标准设计建设；余杭区投入5个亿按照三级甲等中医院标准新建余杭区中医院；桐庐县政府投入4个亿原地重建中医院。将整体搬迁的中医院有杭州市推拿医院、富阳市中医院和淳安县中医院，临安市中医院正在规划中。

杭州市所有社区卫生服务中心和乡镇卫生院均设置了中医科、中药房；90%以上的医疗机构都能提供中医药服务；中医科室中医治疗率达到70%以上。社区卫生服务中心和卫生院的中医诊区重新进行规划，设立了中医诊疗区、康复区，有条件的还成立了中医馆。同时加强了卫生服务站和村卫生室的中医能力建设，每个村卫生室至少有1名以中医为主或能中会西的乡村医生；所有的村卫生室配备电针仪等中医诊疗设备；90%的卫生服务站和70%的村卫生室都能提供中医药服务。

四、深入实施"三名三进"

以名院建设为抓手，建设好一批具有中医特色和优势明显的中医院。杭州市呈现出良好的发展势头，杭州市中医院、杭州市红会医院、富阳市中医骨伤医院均为国家中医药管理局重点建设单位；省级中医"名院"项目建设单位5家，杭州市级名院建设单位5家。

注重重点专科（专病）建设，形成特色中医"名科"。杭州市21个"十一五"省级中医药重点专科（专病）建设项目均通过了终末评估验收。经过近几年的建设成长，杭州市的中医药重点专科（专病）在医疗综合服务能力、中医药特色优势、中医药科研和教育水平、专科管理能力等方面取得了长足的进步和可喜的成绩。进一步发展中医"名科"，积极开展国家中医药管理局"十二五"重点专科申报工作。

加大中医药适宜技术的推广与应用力度，提高中医药适宜技术的覆盖率和使用率。2011年10月26日，杭州市举办了首届中医药适宜技术比武，经过紧张有序的角逐，杭州市中医院代表队获得团体一等奖，临安市和桐庐县代表队分获二等奖，杭州市红十字会医院、拱墅区和淳安县代表队获三等奖。同时督导富阳市中医医院等4家医院迎接省级基层中医药适宜技术示范基地验收评估工作。

五、加强中医医院规范化建设

扎实开展中医医院等级评审工作。对照《浙江省中医医院等级评审标准》的要求，杭州市卫生局组织杭州市中医院、杭州市红会医院、萧山区中医院、余杭区中医院、富阳市中医骨伤医院参加浙江省卫生厅组织的三级中医院、中西医结合医院和中医骨伤医院的评审。杭州市中医院通过了三级甲等中医院复评、杭州市红十字会医院通过了三级甲等中西医结合医院复评，萧山区中医院通过了三级乙等中医院复评，余杭区中医院成功创建三级乙等中医院，富阳市中医骨伤医院也成功通过中医骨伤医院评审。

扎实开展2010年中医医院管理年活动。根据国家中医药管理局2010年中医医院管理年活动的总体安排，杭州市把2010年中医医院管理年活动当作全年中医医政工作的重点，研究实施方案，先后3次召开专题会议，部署工作任务，明确工作重点和工作目标。2011年6月7~11日，浙江省中医药管理局组织专家对杭州市9家二级以上中医院、中西医结合医院进行了考评，9家医院均取得900分以上的成绩，得到了省中医药管理局的好评。

重视中医护理工作。杭州市结合中医医院等级评审和中医医院管理年活动，督导中医护理工作的开展。积极组织全市中医医院护理部主任、科室护士长及护理骨干等参加在杭州举办的省级继续教育项目培训班。

切实加强综合性医院中医科建设。全市综合性医院中医科积极创建全国综合医院中医药工作示范单位，余杭区第一人民医院已通过国家级评估考核。

六、加强中医药行业监管

开展中药饮片处方管理专项整治行动。针对人民群众反应的中药饮片使用“大处方、大膏方”的问题，杭州市卫生局历时3个月对杭州主城区23家公立和民营中医医疗机构的中药饮片使用现状进行了调查摸底，组织省、市级名中医对2 350张处方进行集中点评，完成了杭州市主城区中医医疗机构中药饮片处方管理的调查报告，总结了杭州市主城区中药饮片处方管理中存在的问题，下发《杭州市卫生局关于加强中药饮片处方管理的通知》，对全市中医医疗机构的中药饮片处方管理进行为期半年的专项整治。从督查来看，专项整治已取得明显成效，部分民营中医医疗机构“大处方”泛滥的现象已有明显控制，上半年中药饮片销售量与往年同期相比减少近3成。

七、加强中医药学术继承和人才培养

受国家中医药管理局、浙江省中医药管理局委托，杭州市卫生局继续对13名被列入第四批全国老中医专家学术经验继承工作的继承人实施教育培养工作，并配合国家和省中医药管理局组织专家对第四批师承继承人进行结业考核。

开展第二期杭州市名中医学术继承带教工作，杭州市卫生局组织开展了第二期杭州市名中医学术继承人半年度考核和年度考核。

办好第11期西学中培训班，杭州市卫生局定期召开西学中教务工作会议，及时解决教学期间出现的问题。

积极配合省中医药管理局，杭州市卫生局稳妥地做好2011年传统医学师承和确有专长人员考核报名及考务工作。

协助国家中医药管理局做好全国中医类别医师资格考试实践技能考试考官培训。杭州市完成了该市中医类别医师资格考试报名资格复核和终审，参加报名714人，审核合格619人，并顺利完成杭州市中医类别医师资格考试工作。

八、发挥中医药在基本公共卫生服务中的作用

2011年7月11~12日，全国基本公共卫生服务中医药服务项目试点工作启动会在浙江杭州举行。会议由拱墅区承办。卫生部副部长、国家中医药管理局局长王国强到会并讲话，国家中医药管理局医政司司长许志仁主持会议。全国31个省、直辖市、自治区中医药管理局的负责人，全国基本公共卫生服务中医药服务项目72个试点单位的代表等共计180人参加会议。会议要求各级卫生行政部门，特别是中医药管理部门要探索建立有利于充分发挥中医药作用的体制、机制，促进中医药的发展。同时要求各基本公共卫生服务中医药服务试点地区、试点单位按照试点工作要求，加强领导，加大投入，如数如期完成试点工作目标。会后王国强副部长还出席了拱墅区“治未病”健康工程启动仪式。

大力开展中医药健康教育和宣传工作。各级中医医疗机构和基层医疗卫生机构充分利用院内有限的空间与场地，设置健康教育宣传栏、疾病防治常识宣传墙等，大力开展中医药健康教育宣教。

不断完善中医药疾病预防和慢病管理工作。各级中医医疗机构和基层医疗卫生机构积极开展中医药“治未病”服务，在社区居民健康档案中增加“中医体质辨识”内容，并指导开展食疗药膳、情志调摄、运动功法、体质调养等养生保健活动。高血压和糖尿病等慢性病管理中有对相关危险因素进行中医药干预的方法和措施。

结合医改工作，杭州市积极开展中医药防治哮喘病、高血压项目。根据项目实施方案，针对低保家庭3~7岁儿童和60岁以上老年哮喘病人，免费开展穴位敷贴冬病夏治治疗各100例；针对低保家庭60岁以上老年高血压病人，免费开展中医药适宜技术防治100例。

（罗燕斐）

【济南市2011年中医药工作概况】

一、出台《济南市人民政府关于扶持和促进中医药事业发展的意见》

在征求相关部门意见的基础上，济南市政府出台了《济南市人民政府关于扶持和促进中医药事业发展的意见》（济政发〔2011〕29号），确定了今后5年全市中医药发展的战略目标、主要任务及政策措施，是当前乃至今后一个时期济南市中医药事业发展的总纲领。济南市中医管理局下发了关于认真学习贯彻该意见的通知，并召开两次专题座谈会学习动员贯彻和部署。

二、完成2个县区全国基层中医工作先进单位创建

天桥区创建为全国社区中医药

工作先进单位。天桥区社区卫生机构中的中医科室建设、人员配备、中医适宜技术推广应用等中医药融入社区“六位一体”有了明显提高。平阴县创建全国农村中医工作先进县。平阴县强化村、镇、县级医疗机构中医药服务能力建设，多措并举，上下齐努力，顺利通过全国农村中医药工作先进单位创建工作检查评估。此前，济南市中医管理局2次组织专家组赴平阴进行检查与督导，帮助做好创建工作。通过创建，平阴县中医药能力在原有基础上有了较大提升。

三、整顿规范药店设置中医坐堂医诊所

济南市作为全国中医坐堂医试点城市，自2009年先后批准了2批72家中医坐堂医诊所。为了解这些试点诊所的经营状况，总结经验，按照有关规定，济南市制订了检查评估方案和评价标准，2011年9月逐一进行了实地检查，现场提出整改意见，检查分数现场公布。72家诊所中，6家因房屋租赁、转行等原因未接受检查。被评为合格者48家、不合格者18家，未接受检查和不合格者占批准总数的1/3，将注销其《医疗机构执业许可证》。

四、实施济南市名中医“薪火传承231工程”

为进一步做好济南市名老中医学术思想抢救、整理和挖掘工作，选拔培养一批热爱中医药事业、中医理论深厚、中医药技术精湛的优秀传承人才，济南市卫生局、人社局和财政局联合印发了《济南市名中医“薪火传承231工程”实施方案》。“薪火传承231工程”每3年遴选指导老师20名、传承人30名，指导老师和传承人每人每年资助1万元，传承期为5年。2011年11月，首批薪火传承工程遴选了20名指导老师和33名传承人，举行了带教协议签字及拜师仪式，正式进岗传承培训。

五、挖掘、传承济南市名老中医针灸技术

1985年由济南卫生局录制的《泉城针刺手法荟萃》6盒录像带，全面展现了中医针灸专家杜德伍、焦勉斋、宋炳南、张子菡、张善忱等10大名中医的针刺手法、诊治经验和学术成就，闻名全省乃至全国，具有很高的学术和临床应用价值。如焦勉斋在1960年上海举办的全国经络学术会议上，现场表演的针灸补法“烧山火”，誉满全国。26年过去了，他们都已不在世。为了挖掘整理、传承和借鉴名中医学家独特的针刺技术和经验，保存济南市珍贵的中医传统资料，济南市卫生局把这些录像资料制作成了光盘。2011年9月召开了老中医专家座谈会，2011年11月免费举办培训班，邀请本片的录制者陈永康解读了老一代名中医的针灸手法，120多人参加了学习，并赠送了《泉城针刺手法荟萃》光盘。

六、做好中医医院管理与中医科普工作

2011年开展的中医医院管理年活动，主要以突出发挥中医特色为主，为此国家召开了4次视频会议，对各中医院进行了3次检查，目的是逐步纠正中医院“西化”和走到中医的“轨道”上来的问题。济南市7家中医医院对照检查评估标准和细则深入进行了自查和整改，先后接受了山东省中医管理局组织的检查及国家局的抽查暗访。举办中医科普专题巡讲活动。2011年10月，山东省中医药文化科普专题巡讲在济南市拉开帷幕。国家派出3位专家分别在济南市中心医院和历下卫生局举办了中医保健讲座，发放各类中医科普书籍1 000余册。全省中医药护理岗位技能竞赛济南市获团体二等奖。提高中医传承与教育能力，济南市全年组织中医类别执业医师资格考试1 815人；组织30人参加全省中医全科医师骨干培训，资助经费12万元；济南市中医院浦家祚被确定为全国名老中医传承工作室建设项目专家，获资助经费50万元。

（郭通道）

【武汉市2011年中医药工作概况】

一、概述

武汉市是湖北省省会，市辖7个中心城区、6个远城区和3个开发区，常住人口978万。2011年，全市共建成社区卫生服务中心124个、社区卫生服务站416个；拥有11家公立中医医院、32家民营中医医院、118家中医门诊部、620家中医诊所；各类中医执业（助理）医师4 433人。

二、积极推进中医医院基本建设和信息化建设

武汉市现有政府举办的三级中医医院2家，二级中医医院5家，未明确级别中医医疗机构3家。国家确定的拉动内需项目有3家，其中武汉市中西医结合医院门诊大楼加层工作和过渡病房楼已经完工，主体大楼建设已开展前期工作；武汉市中医医院异地扩建项目已经进入施工阶段；黄陂区中医医院改扩建项目已经竣工。武汉市第二中西医结合医院自筹资金建设的新医院综合楼已经投入使用。

武汉市中西医结合医院、武汉市中医医院和黄陂区中医医院分别投巨资建设了新的医院信息化平台，初步实现电子病历；武汉市中医医院成功对接东西湖区新农合“一卡通”工程；武汉市中西医结合医院初步实现门诊“一卡通”；武汉市第二中西医结合医院实现门诊“一本通”与收费“一卡通”双向结合。

三、以创建国家中医药工作先进单位为切入点，推动社区卫生服务中心、乡镇卫生院和综合医院中医科建设

2011年，武汉市中医药工作的重点是创建全国基层中医药工作先进单位。围绕创建工作，武汉市在领导上做到了“4个到位”，即认识到位、重视到位、目标到位、投入到位；在高效推进上做到“4个纳入”，即将发展中医药事业纳入武汉市经济社会发展规划、纳入社会建设规划、纳入卫生局年度工作目标、纳入医保保障范畴；在规划上做到了“4个结合”，即社区中医药工作与医改工作相结合，社区中医药工作与社区卫生工作相结合，社区中医药工作与社区卫生服务机构的现状相结合，社区中医药工作与社区中医药服务需求相结合；在中医药进社区的效果上，做到了4个100%，全市标准化中医科的建设100%达标，全市社区中医药文化的氛围100%形成，全市中医类别全科医生的培训100%参加，全市中医药适宜技术的推广100%覆盖。武汉市社区中医药服务网络体系基本建成，社区中医药服务能力明显加强，社区中医药服务队伍逐渐壮大，中医药文化知识得以宣传普及，受到了武汉市人民群众的普遍欢迎。江岸、江汉、汉阳、武昌4个区顺利通过省和国家专家组评审，成功创建为全国社区中医药工作先进单位。武汉市被国家中医药管理局命名为全国社区中医药工作先进单位（地级市）。

在创建社区中医药先进单位的同时，武汉市开展了创建国家综合医院中医药工作先进单位活动，全市9家医院申报，经初步评估，武汉市卫生局向省厅推荐了4家综合医院，经省和国家专家组评估，武汉市第三医院和黄陂区人民医院通过全国综合医院中医药工作先进单位验收，武钢总医院和武汉市第八医院通过全省综合医院中医药工作先进单位验收

在农村中医药工作方面，武汉市财政投入200万工作经费，支持乡镇卫生院中医科的标准化建设，武汉市卫生局出台了武汉市乡镇卫生院标准化中医科的建设方案，经初步评估，确定了第一批建设单位。2011年8月，武汉市卫生局在洪山区中医医院召开了乡镇卫生院示范中医科建设单位推进会，指导基层正确开展创建工作。

四、以中部医疗服务中心为突破口，推动中医药特色专科、学科建设

近几年，武汉市中医医疗机构重点专科、学科建设有了大幅度的提高。截至2011年8月，全市6家二级以上中医医院共有科研立项185项，鉴定科研课题104项，在市级以上期刊上发表论文2 086篇。武汉市中西医结合医院和武汉市中医医院共有3个实验室被国家中医药管理局确定为国家三级实验室。武汉市中医医院被国家中医药管理局确定为全国中医药标准研究推广基地建设单位，是全国唯一一所被确定为第一批中医药标准基地建设单位的地市级中医医院。武汉市中西医结合医院、武汉市中医医院、武汉黄陂区中医医院和江夏区中医医院开始了临床路径的试点，全市各中医医院的综合服务量较2010年同期上升10%～15%。

武汉市中西医结合医院皮肤科是中部皮肤医疗中心的建设主体，该科2011年在医院的支持下，投入800万元改善了科室就医环境、医疗设备，聘请专家，在原有专科协作单位的基础上，又扩展湖南郴州市人民医院为技术协作单位，该科被卫生部确定为全国重点专科；中西医结合消化内科积极开展中医外治法治疗消化道疾病，神经内科开展干细胞技术，均取得一定的成效；妇科积极开展人工辅助生殖技术，已成为市直单位第一家获得技术准入的单位；该院的康复科、护理专科、妇科被评定为市临床重点专科，护理专科被确定为全省临床重点专科。武汉市中医医院风湿病科、心病科、瘰疬病等省级重点专科（专病）均高质量通过了湖北省“十一五”重点专科（专病）中期评估，妇科、推拿科申报了新一轮的市级重点专科；新洲区、蔡甸区、汉南区中医医院的针灸特色专科建设初见成效，病床使用率超过90%。江夏区中医院、黄陂区中医院的中风专科（神经内科）已确定为武汉市重点中医专科。

五、中医药服务建设得到进一步提升

一是中医药适宜技术推广应用更广泛。武汉市将湖北省组织筛选的87项安全有效、成本低廉、简便易学、适合农村和社区使用的中医药适宜技术，编写成实用教材和手册，在全市农村和城市社区推广。洪山区、武昌区、汉阳区、江岸区等医院通过举办培训班、办黑板报、开展演讲竞赛等多种形式，积极推广中医药适宜技术，充分发挥中医预防保健特色优势，不断探索中医药在慢病管理、防病保健等方面的重要作用；开展中医药服务进社区、进企业、进部队、进机关和“中医药体验日”的活动，为社区居民、农民工开展针灸、推拿、敷贴、刮痧、熏洗、穴位注射、热熨等中医药适宜技术服务。举办“中医药体验日”活动420余次，中医健康讲座30余次，发放中医健康教育资料5 000余份，受益群众13 000余人；在活动中建立中医健康档案2 000余份，体质辨识3 000余人，免费体验中医药服务11 000人次。全市提供中医药适宜技术的服务较2010年提高20%。全市50.49%的基层医疗机构中医门诊量达总门诊量的30%以上。53.02%的基层医疗机构中医处方量达总处方量的30%以上。59.35%的基层医疗机构的中医药服务收入占总医疗服务总收入的15%以上。

二是进一步加大了中医人才队伍建设。认真做好国家第四批师承工作，根据中央、省工作要求，结合各区推荐基础，武汉市组织相关专家，参照标准进行排序，共向湖北省卫生厅推荐申报省级师承指导老师13名；2011年培训200余名中医类全科医生；培训适宜技术师资人员20名。

六、以“三好一满意”、“治庸问责”活动为契机，继续深入开展中医医院管理年活动

以“三好一满意”、“治庸问责”活动为契机，继续开展“以病人为中心，以发挥中医药特色优势为主题”的中医医院管理年活动。武汉市传达并组织学习了卫生部下达的“三好一满意”活动电视电话会议精神和武汉市关于落实责任风暴，实施治庸计划的要求，采取深入调查了解、设置意见箱、公布投诉电话以及满意度调查等多种形式，认真查找市民对武汉市提供的服务中不方便、不放心、不满意的问题。各级医院从改善服务态度、优化服务流程着手，不断提升服务水平，努力做到为社区居民“服务好”；强化质量管理，规范执业行为，持续改进医疗质量，确保医疗安全，努

力做到服务社区居民“质量好”；加强医德医风教育，大力弘扬“大医精诚”高尚医德，严肃行业纪律，努力做到“医德好”，让广大社区居民满意。

2011年，继续深入中医医院质量管理年活动，武汉市积极开展医院医疗质量和重点专科、学科的检查督导。全年共进行了4轮检查，全市中医医疗机构在医疗质量和医疗安全方面做了大量工作，取得了明显进步。

（黄建昌）

【广州市2011年中医药工作概况】

2011年3月14日，广州市第八人民医院被卫生部、国家中医药管理局确定为全国综合医院中医药工作示范单位。

2011年4月2日，广州市卫生局完成了2011年中医药、中西医结合科研课题的评审工作，确定61项市级中医药、中西医结合科研课题立项资助课题，获得广东省中医药局立项资助科研课题28项，立项不资助科研课题15项。

2011年5月12日，从化市吕田镇医院痛症专科等36个项目被广州市卫生局确定为广州市镇卫生院中医特色专科（专病）。

2011年5月12日，越秀区大新街社区卫生服务中心等30个单位被广州市卫生局确定为广州市中医药特色社区卫生服务示范中心。

2010年5月30日至6月10日，广东省2010年中医医院管理年活动检查评估专家组18人，分两组对广州市开展“以病人为中心，以发挥中医药特色优势为主题”的中医医院管理年活动进行了检查评估。根据检查评估结果，广州市获得900分以上中医医院有5所，800分以上中医医院有7所，700以上中医医院4所，对比全省同级别中医医院成绩优秀。

2011年8月，广州市花都区被广东省中医药局批准为广东省社区中医药工作先进单位。

2011年8月23日，广州市卫生局启动了第二批广州市优秀中医临床人才研修项目，该项目市财政投入80万元，委托广州中医药大学负责实施，计划在广州市卫生系统内选拔20名培养对象进行为期3年的中医古籍和中医临床实践的培训。

2011年9月14日，广州医学院第一附属医院、广州医学院荔湾医院被广东省中医药局确定为广东省综合医院中医药工作示范单位。

2011年10月13日，广州市红十字会医院、广州市精神病医院、广州医学院第三附属医院、广州市白云区人民医院被广州市卫生局确定为广州市综合医院中医药工作示范建设单位。

2011年11月4日，国家中医药管理局医政司成立基本公共卫生服务中医药服务项目试点地区协作组，广州市越秀区卫生局被确定为儿童和孕产妇中医健康管理试点地区协作组成员单位，广州市荔湾区卫生局被确定为老年人中医健康管理试点地区协作组成员单位，广州市越秀区卫生局被确定为中医健康教育试点地区协作组副组长单位，广州市荔湾区卫生局、广州市南沙区卫生局被确定为成员单位。

2011年12月6日，广州市正骨医院等5个单位被广州市卫生局确定为广州市中医名院，广州市中医医院糖尿病专科等21个单位被确定为广州市中医名科。广州市名院、名科建设项目自2009年启动以来，市财政共投入经费1 260万元，用于支持名院、名科建设工作。

2011年12月28日，广州市花都区被国家中医药管理局命名为全国社区中医药工作先进单位。

（杨克彬、肖　枫）

【成都市2011年中医药工作概况】

一、概况

2011年，成都市有中医药机构40所（中医医院26所，中西医结合医院2所，中医门诊室、部8所，中西医结合门诊室、部4所），综合性医院、民营医疗机构和乡镇卫生院、社区卫生服务中心（站）的中医科室大幅度增加（尚无确切统计）。设置床位5 475张（未包括综合医院、民营医院和乡镇卫生院的中医病床），较2010年增加520张。由于卫生统计口径问题，中医药人员总数和结构都无法从卫生人员统计中分离出来，无从进行分析。

全年中医医院、中西医结合医院总诊疗4 754 331人（次），门诊治疗4 448 041人（次），住院治疗160 478人（次），比较2010年门诊量下降3.49%，住院治疗人数上升10.33%。中医医院病床使用率达106.75%（全市平均为93.88%，综合医院为99.08%）；中医医院医师人均每日担负诊疗人次8.40、住院床日2.53（全市平均为7.82和1.85，综合医院为6.38和2.42）；中医医院急危重症抢救成功率93.62%（全市平均为93.73%，综合医院为93.49%）。

2011年，成都市中医工作认真贯彻《中共中央、国务院关于深化医药卫生体制改革的意见》、《国务院关于扶持和促进中医药事业发展的若干意见》，落实市委、市政府建设世界现代田园城市和统筹城乡卫生改革发展的工作部署，继续加强城乡中医药服务体系建设，积极探索建立中医保健服务体系，进一步加强基层中医药工作，加强中医药人才培养，努力开创中医药事业发展的新局面。成华区、高新区、金牛区、锦江区以及金堂县分别建成全国社区中医工作先进单位和全国农村中医药先进单位，温江区建成省级农村中医工作先进单位。成都市被国家命名为全国社区中医药工作先进单位。

二、制定《成都市中医药“十二五”发展规划》

2010年底，成都市中医管理局对“十一五”期间的中医药工作进行认真总结，深入分析取得成绩的原因和存在问题及制约加快全市中医药发展的因素，寻找高位求进，加快发展的突破口，为制定成都市中医药事业“十二五”发展规划作准备。

按照国家、四川省中医药管理局及市委、市政府的有关要求，拟定《成都市中医药事业“十二五”

工作思路》，牵头代拟了《成都市人民政府关于加强和推进中医药事业发展的意见》（征求意见稿）。印发了《成都市中医药“十二五”发展规划》，提出了成都市“十二五”时期中医药发展的目标和重点工作任务。

到2015年末，建立起覆盖城乡、服务功能完善、特色优势突出、与成都市经济社会发展和人民群众需求相适应的中医药服务体系、中医保健服务体系和健康管理体系。90%以上的村卫生室和社区卫生服务站能够提供中医药适宜技术服务，农村和社区中医药服务量达到45%以上。全市80%以上的区（市）县建成全国基层中医药先进单位，建成全国综合医院中医工作示范单位1～2个，成都市建成全国基层中医药工作先进市。

三、国家中医药管理局领导视察提出殷切希望

2011年6月14日，国家中医药管理局副局长李大宁一行到成都市开展中医药工作综合调研督导，视察了高新区肖家河社区卫生服务中心及“中医一条街”、“成都市传统医学中心”建设工程、成都中医名医馆和成都市传染病院承建的国家级“中医药防治传染病重点研究室”，对成都市的社区中医药服务工作、传统医学中心建设以及中医药防治传染病等提出指导性意见。

2011年11月1日，卫生部副部长、国家中医药管理局局长王国强在蓉召开全国中医药文化工作会议期间，视察灾后重建的都江堰市中医医院，就中医药发展提出要求。王国强副部长看到灾后重建的都江堰市中医医院，回忆当年抗震救灾的情景，非常激动和感慨。他说，我是回医院来看看，对在地震中牺牲的医务人员表示怀念。很高兴地看到在党中央、国务院的大力支持下，在兄弟省的大力援助下，都江堰灾后重建取得了决定性胜利。特别是上海援建的都江堰市中医医院的异地建设，全新的面貌给我留下了非常深刻地印象，令人鼓舞。他希望成都市借助深化医改的大好机遇，提升中医医疗机构的医疗服务水平，在公共卫生中发挥中医药特色优势，把中医专科做大做强，在都江堰市把中医“治未病”做成产业。

四、中医医院能力建设取得明显成效

2011年，彭州市中医院、郫县中医院改扩建工程竣工并投入使用，新都区中医院中医大厦改建项目完成整体搬迁，金堂县中医医院迁建工程启动；成都市传统医学中心建设项目基本完成，将于2012年投入使用，市县级中医医院的服务条件得到较大改善。

全力推进国家中医药管理局2011年县级中医医院能力建设项目，全市22家中医医疗机构添置中医诊疗设备价值共计4 600万元。各中医医院积极引进高、中级中医药人员，增添中医药服务项目，设置较为规范的中药房，中医药服务量大幅度增加，中药饮片使用量平均增长5%以上。

五、基层机构的中医药规范化建设持继续推进

2011年，市级财政拨出专项经费260万元，各有关区（市）县配套约500万元，在邛崃市、都江堰市、新都区、青白江区、郫县、双流县、蒲江县、彭州市的120个乡镇卫生院开展中医药集中诊疗区建设。截至2011年底，成都市14个郊区（市）县的209个乡镇卫生院，全部建成中医集中诊疗区。乡镇卫生院完成中医科、中药房规范化建设199个，占公立乡镇卫生院总数209个的95.2%。

高新区、新都区和锦江区水井坊、成龙等7家社区卫生服务中心通过市级中医药特色社区卫生服务中心验收达标，全市累计达标83个，占总数的86.5%。

2011年底，全市乡镇卫生院中医药服务量平均达到42.1%，社区卫生服务中心中医药服务量平均达到40%以上。

六、中医医疗机构内涵建设进一步加强

成都市中医管理局组织专家对全市22家中医医疗机构进行管理年检查，全部合格。各级中医医疗机构深入开展“三好一满意”活动，优化服务流程，进一步完善内部分配机制，引进各级各类人才200余人。

彭州市、都江堰市、双流县及郫县中医医院通过二级甲等中医医院复查。青羊区骨科医院、锦江区骨科医院、锦江区肛肠医院、金堂县及大邑县中医医院建成二甲医院，蒲江县和青白江区中医医院建成二级乙等中医医院。都江堰市中医医院创建四川省精品中医医院建设项目圆满完成，做好验收准备工作。

成都市中西医结合医院耳鼻喉科、彭州市中医医院康复科等6个单位8个专科被确定为省级重点中医专科建设单位；对龙泉驿区中医院肛肠科、针灸科，锦江区骨科医院“胫腓骨骨折”等共9个成都市重点中医专科（专病）进行了验收。

七、中医药人才培养力度加大

加强名医工作室（诊疗室）建设。王晓东四川省名中医工作室及刁本恕、周太安、吴一箪、叶滕辉省级名中医诊疗室，通过四川省中医药管理局组织的检查，并已授牌；王晓东被确定为“全国名老中医传承工作室”建设项目；由刁本恕任导师的全国第四批师承工作（学术经验继承人2人）通过专家组考核。蒲江县卫生局与蒲江县人力和社会保障局共同评选出县级10大名医。

狠抓管理人才的培养提高。成都市中医管理局同成都中医药学会举办3期成都市中医医疗机构院长论坛，开展传统文化与中医药文化、中医专科医院发展建设、便秘专病联合治疗、中医医疗机构中医药院内制剂管理研讨、医院管理实践与创新等主题论坛活动，为中医医院院长学习与交流搭建了平台。

持续开展中医药继续教育。依托成都市中西医结合医院举办成都市中医管理局成都市中医药新进展系列讲座、针灸新进展系列讲座20次，举办中医、中西医结合新进展系列讲座及中医护理管理培训班等省中医继教项目学习班10个。成都中医药学会全年共完成继续医学教育项目10项、专题讲座12场（次）。举办中药膏丹丸散加工技术培训班，就中药制剂管理、中药膏丹丸散炮制技术等内容，对全市各级医疗机构的50余人进行培训。邀请中医药专家到基层医疗机构开展专题讲座和辅导。举办中医“四部经典”培训班，组织全市近3 000人（次）参加四川省中医药管理局组织的《伤寒论》考试。

八、中医护理技术培训注重实效

为促进中医护理更快地适应现代医学模式与人类健康发展的需求，成都市中医管理局委托成都市中西医结合医院主办的中医护理管理及技术操作培训班，于2010年3月25～28日举办。来自成都、雅安、德阳等地30余家医院，共计73名护理骨干参加培训。

九、成都市第二批中医药师承工作顺利完成

2008年8月7日，成都市卫生局、成都市中医管理局公布《成都市第二批名中医药专家学术经验继承指导老师及继承人名单》，确定19个医疗单位的28位中医专家为指导老师，31位中医人员为学术经验继承人，进岗教学时间3年。

2011年12月，成都市中医管理局委托成都中医药学会聘请16位省、市中医教授、主任医师和管理人员对学术经验继承人进行结业考核。由于指导老师生病、去世和继承人工作变动等原因，这次接受考核的继承人只有26人（内妇儿科18人、骨科5人、肛肠科3人），占计划考核人数的83.87%。经过综合考评，26名继承人都合格，其中优秀5人（占19.23%），良好17人（占65.39%），合格4人（占15.39%）。

十、药事管理工作进一步加强

成都市卫生局、中医管理局转发了《卫生部、国家中医药管理局、国家食品药品监督管理局关于印发加强医疗机构中药制剂管理意见的通知》，并就贯彻执行提出了具体要求。成都市发展和改革委员会和成都市卫生局发出《关于暂定中药特殊调配加工医疗服务价格项目通知》，为规范、扩大中医药服务提供了有利条件。成都市邀请四川省中医药管理局中药药事管理专家，向全市中医医院院长作《强化药事管理建设》的专题报告。成都市中医管理局、成都中医药学会结合中医药继续教育，多次举办中药技术的讲座和培训班，提高中药人员的管理和服务能力。

十一、中医药防治重大传染病工作取得突破性进展

成都市传染病、结核病防治院继续进行国家级中医药防治传染病重点研究室和四川省艾滋病中医药防治中心建设工作。在新突发传染病中，中医药治疗手足口病、风疹、麻疹取得良好效果。在重大传染病中，用中医药治疗COPD，“陈砂疏络汤”治疗病毒性肝炎，“芪苓益气片”、“扶阳解毒颗粒”治疗艾滋病，中西医结合治疗肺结核，“双香草喷剂”治疗轻度上呼吸道感染等都取得较好效果。参与的科研项目获2010年度四川省科技进步奖和成都市科技进步奖各1项。研究形成了中药方剂13个，其中双香草喷剂正在申请院内制剂和国家专利。2011年6月，该研究室接受国家中医药管理局中医药工作综合调研督导检查，受到国家中医药管理局领导的高度赞扬和好评。

十二、中医药适宜技术推广进一步扩大

成都市中医管理局在崇州市组织召开成都市乡镇卫生院集中诊疗区建设暨中医药适宜技术推广现场会。全市乡镇卫生院及社区卫生服务中心平均推广中医适宜技术达10项以上，村卫生站及社区卫生服务站平均推广中医适宜技术达4项以上。其中，彭州市中医医院中医适宜技术开展80余种。初步建立起中医适宜技术推广应用的有效、长效机制，扩大了基层中医药适宜技术推广网络覆盖面，全面提高了农村、社区中医药服务水平。

十三、“高新区中医药特色一条街”建设稳步推进

成都市高新区以中医“治未病”和中医药适宜技术在社区的推广应用为抓手，本着抓特色、重实际、树形象、重民生的原则，提出建设“高新区中医药特色服务一条街”的思路。从2009年11月开始，共计投入180余万元，在肖家河辖区进行“中医药特色街道”工程打造，并列入2010年民生工程目标。

“高新区中医药特色服务一条街”以明清风格的中式建筑，墙上装饰的华佗、扁鹊、张仲景等古代名医图文简介和春夏秋冬中医保健养生知识，营造出浓厚的中医药文化氛围。在管理模式上采取了3种运行模式：一是以政府为主导，以肖家河社区卫生服务中心为核心，打造中医馆、“治未病”中心、针灸理疗室、中药煎药室、中药足疗室等，为辖区老百姓提供优质、廉价、便捷、有效的贴心服务。2010年上半年，中医门诊量达18 714人（次），与2009年同期相比增加52%。二是引进名老中医，打造高新区肖家河中医“名医馆”。高新区肖家河中医“名医馆”由成都民之生医疗投资管理有限公司举办，配备知名的中医专家服务团队，有7位四川省的名老中医开诊，前期两个月门诊量共计1 100余人（次）；进行社区义诊12次，共计846人（次）。三是筑巢引凤，营造浓厚的中医药氛围，吸引优秀个体中医诊所入驻。已引进“曹中诊所”、“景江骨科诊所”等知名中医入驻，注入了新的活力。

2010年9月，国家中医药管理局副局长吴刚带队的全国人大、政协、国家中医药管理局调研组到“高新区中医药特色一条街”考察，对这种推广中医药工作的模式和效果给予高度评价。2011年6月14日，国家中医药管理局副局长李大宁在考察时指出，依托政府的卫生资源扩大中医药服务的数量和质量，以社区卫生服务带动中医机构的发展是一种很好的尝试。中央电视台、新华社、成都日报、新浪、搜狐等媒体对“高新区中医药特色服务一条街”进行了报道。

（肖泽国）

【西安市 2011 年中医药工作概况】经西安市机构编制委员会审核、市人民政府批准，2009 年 12 月，西安市人民政府办公厅印发《关于西安市卫生局主要职责内设机构和人员编制规定的通知》（市政办发〔2009〕235 号），2011 年将西安市卫生局中医处更名为西安市中医药管理局，处级建制，编制 8 人，其中局长 1 名（副局级），副局长 1 名。

一、基层中医药工作稳步推进

以创建全国基层中医药先进单位为抓手，继续建立、健全三级中医药服务网络，使西安市的中医药服务进社区、进农村、进家庭工作迈进一步，高陵县被确定为全国农村中医药工作先进单位；新城区也完成创建任务，顺利通过国家验收，被确定为全国社区中医药工作先进单位，为西安市创建市级全国基层中医药先进单位奠定良好基础。

二、加强中医机构基础设施建设，全面提升中医药综合服务能力

2011 年，西安市各中医机构共承担基建项目 10 个、中医药服务能力建设项目 10 个。

基础建设项目 10 个：其中民生八大工程县级中医院建设项目 5 个、灾后重建项目 5 个，基建投资11 273万，建设面积61 742平方米（其中灾后重建项目基建投资8 423万元，建设面积44 346平方米），设备投资 897 万元。各项目单位均能专人管理、专款专用，责任落实，保证了各项目建设按进度和实施方案进行。

中医药服务能力建设项目 10 个：其中中药房建设项目 6 个、特色专科建设项目 4 个，项目资金 420 万。各项目单位均按照实施方案制订了人员培训及设备采购计划，已完成人员培训 15 人，新增设备 20 余台（件）。

三、加强综合医院中医药工作

西安市红十字会医院被确定为全国综合医院中医药工作示范单位。

四、采取多种形式加强中医药人才队伍建设

为充分发挥区县中医院在基层三级卫生服务网络中的龙头作用，西安市在全市范围内开展了县级中医医院中医临床骨干培训工作。各中医院选派 1 位中医临床骨干在省内外市级以上国家级、省级中医药重点学科（专科）进修学习。

继续开展全科培训工作，西安市完成中医类别全科医师培训 65 名。

为确保西安市所有中医医疗机构的西医临床医师全部接受中医药知识培训，掌握中医药基本理论和技能，能运用中西医两法进行临床、教学及科研工作，在西安市第五医院开设“西学中”培训班，第一期培训 60 人，第二期培训 98 人。

受理传统医学出师考核和确有专长人员考核报名 246 人，经资格审查，对符合条件的 44 人进行了综合理论考试和临床实践考核。为 15 名考试考核合格人员颁发了确有专长证书。

五、强化医院内涵建设，加强医院管理

继续开展“以病人为中心，以发挥中医药特色为主题”的中医医院管理年活动及“三好一满意”活动检查工作。2011 年西安市先后两次组织专家对 13 所区县中医院及 3 所二级民营中医专科医院进行了全面的督导检查。对每所医院下达评估报告，针对各自存在的问题和不足，逐一提出整改意见并进行总结通报。

六、继续开展中医医院等级评审工作

西安市完成北里王中医正骨医院为二级甲等中医专科医院及西安市五院为三级甲等省中西医结合医院的等级评审。

七、不断提升中医药科研及服务水平

西安市确定省级农村中医药特色专科 1 个，省级重点专科 3 个，省级中医药重点学科 2 个；3 个国家级中医重点专科通过验收，成功申报“十二五”国家中医重点专科 6 个；获得省级科研课题 16 项。

八、继续做好基层中医药适宜技术推广

西安市全面实施基层中医药适宜技术推广工作，实现了 13 个区、县项目全覆盖。为进一步做好适宜技术推广工作，2011 年西安市未央、高陵、户县申报基层常见病、多发病中医药适宜技术县级推广基地项目建设单位，被确定为国家区县级中医药适宜技术推广基地项目建设单位。

九、积极开展中医“治未病”试点工作

为进一步突出中医药特色，发挥中医药在防病、养生方面的独特作用。西安市中医院确定为国家第三批“治未病”试点单位；户县中医院、高陵中医院确定为省级“治未病”试点单位。3 家试点单位均成立了“治未病”科，配备了专业人员，开展具有中医特色的疾病预防、养生保健、生活调摄、体质辨识等诊疗服务，探索中医“治未病”的适宜技术和服务手段，利用多种形式开展健康教育和指导，并广泛采取中医方法进行健康干预，取得了一定成效。

十、中医药文化科普宣传工作

为推动中医药文化科普宣传工作逐步走向规范化、常态化，配合“中医中药中国行—进乡村　进社区　进家庭”活动陕西省启动仪式，在雁塔区中医院开展一次大型义诊活动，以国医大师张学文为代表的 15 名省级名（老）中医和来自陕西省中医医院、西安市中医医院、西安市第五医院的 50 名专家为近1 000名群众进行了现场义诊，受到群众好评。

（刘智敏）

解放军篇

解放军篇

【军队 2011 年中医药工作概况】

一、深入研究谋划“十二五”中医药工作

在系统回顾总结“十一五”中医药工作基础上，根据军队卫生事业建设发展的形势和任务，总后卫生部医疗管理局制定颁发《“十二五”期间军队中医药工作发展计划》（简称《计划》）。《计划》以科学发展观为指导，以全面建设现代卫勤为统揽，以完善中医药预防医疗保健服务体系为重点，以学科人才技术建设为根本，提出了坚持中西医并重、中西医结合的方针，坚持为部队服务的方向和坚持继承与发扬、普及与提高、探索与创新、质量与效益相结合的原则，明确到 2015 年，建设优势突出的军队中医药学科人才技术体系，建成全面系统的中医药诊疗技术普及应用体系，建设功能完善的中医药医疗服务体系，建立结构合理的中医药预防保健体系的总体目标。《计划》为“十二五”军队中医药建设指明了发展方向，提供了遵循和依据。

二、扎实推进中医药军民融合式发展

为深入推进卫生事业军民融合发展，加快首都中医药工作军民融合步伐，总后卫生部医疗管理局与北京市中医管理局联合签订首都中医药工作军民融合发展战略合作协议，21 家军地有关医疗卫生单位集中签署了中医药科技创新、人才培养、专科协作 3 类 11 个具体项目的合作协议。军地双方将通过全方位、多层次合作，推动中医药军地共建工作向纵深发展，共同建成功能完备、形式多元、优势明显、效益较高的首都中医药学科、技术、人才、科技、文化、服务六位一体军民融合式发展平台，携手打造中医药事业军民融合发展的样板和范例。总后卫生部部长张雁灵，卫生部副部长、国家中医药管理局局长王国强，北京市政府副秘书长马林出席签约仪式并讲话。中国中医科学院、中国医学科学院、北京中医药大学、军事医学科学院、解放军总医院、海军总医院等军地有关单位的领导及相关专业负责人共计 200 余人参加了签约仪式。

三、统筹抓好中医药人才队伍建设

中医药技能培训体系建设有新举措。为加大军队中医药技能培训体系建设力度，建立长效工作机制，推进中医药技能培训工作的深入开展，不断提高中医药为部队服务保障效益，遴选确定 2 个全军中医药技能培训基地、16 个全军中医药技能培训中心。

中医药高层次人才队伍建设有新突破。第二军医大学在全国率先承担中医 8 年制专业培养任务，并将于 2012 年开始招收首批学员。

军队中医药师承研究生培养有新进展。军队中医药师承研究生导师队伍进一步调整充实，培养模式更加成熟，培养质量逐年提高，第四批中医药师承博士、硕士研究生顺利毕业。

四、切实加快中医药学科技术建设步伐

军队系统综合医院中医药工作进一步规范。解放军总后卫生部医疗管理局会同国家中医药管理局、卫生部联合下发了《关于印发综合医院中医药工作指南（试行）的通知》，并共同开展 2011 年示范单位申报评估工作，沈阳军区第 202 医院等 10 所军队医院（疗养院）入选全国示范单位。

首都军地共建综合医院中医工作示范单位建设成效进一步凸显。海军总医院、第 306 医院等 8 家第二批示范建设单位普遍重视示范单位建设工作，在中医药学科人才建设、知识技能普及、支撑条件改善等方面给予了相应支持和倾斜，基本按要求完成了阶段性目标任务，为示范建设单位顺利完成“十二五”计划任务奠定了较好基础。

军队系统国家中医药管理局重点专科（专病）项目管理进一步加强。成功举办军队系统国家中医药管理局重点专科（专病）项目管理培训班。参训人员系统回顾了重点专科（专病）项目开展 9 年来取得的主要进展和成效，研讨交流了建设管理的做法、经验和下步对策建议，学习了解了地方各省（市）重点专科（专病）项目检查验收情况，熟悉掌握了评审验收要求。通过培训，为提高军队系统重点专科（专病）项目的建设和管理水平，做好评审验收准备奠定了较好基础。国家中医药管理局有关领导莅临指导，各大单位卫生部门和总后直属卫生单位具体负责同志、35 个重点专科（专病）建设项目学科带头人约 50 余人参加了培训。

军队中医药科研水平和实力进一步提高。通过拓展渠道、完善机制、建立平台、扶持引导等积极措施，军队中医药系统承担了科技部“973”计划、重大支撑项目，国家自然基金重点项目、杰出青年基金项目等一批国家重点课题，催生和孵化了一批高等级中医药科研成果，获得国家科技进步二等奖一项，中华中医药学会一等奖 1 项、二等奖 3 项；中国中西医结合学会一等奖 1 项，二等奖 2 项，三等奖 2 项；军队医疗成果二等奖 6 项。

（周登峰）

院校篇

院　校　篇

【北京中医药大学】

党委书记：吴建伟
校　　长：高思华
党委副书记：常　江、谷晓红
副 校 长：王庆国、徐　孝、靳琦、乔延江
纪委书记：常　江（兼）
校长助理：翟双庆、王　伟、邬国强
党委常委：马继福
工会主席：魏天卯
基础医学院院长：李宇航
中药学院常务副院长：石任兵
针灸推拿学院院长：赵百孝
管理学院院长：张其成
护理学院院长：郝玉芳
人文学院院长：王梅红
国际学院院长：傅延龄
台港澳中医学部主任：牛　欣
第一临床医学院（东直门医院）院长：王耀献
第二临床医学院（东方医院）院长：张允岭
第三附属医院院长：唐启盛
继续教育学院院长：李献平
远程教育学院院长：于永杰
高等职业技术教育部主任：刘　钊
体育教学部主任：李永明
信息中心主任：刘仁权
地　　址：北京市北三环东路11号（西校区）北京市北四环东路望京中环南路6号（东校区）
邮　　编：100029（西校区）/100102（东校区）
电　　话：010－64286426(西校区)/84738611（东校区）
传　　真：010－64213841(西校区)/84738611（东校区）
电子信箱：yaoxueyuan2003@126.com
网　　址：www.bucm.edu.cn

专业统计

2011年，学校职工人数1 276人。专任教师580人，其中教授146人，副教授200人，讲师193人，助教41人。

专业设置	学制（年）	2011年毕业生数	2011年招生数	在校生数
中医学	5	172	435	2 046
中药学	4	110	130	420
制药工程学	4	114	121	418
针灸推拿学	5	88	103	481
公共事业管理学	5	69	63	401
工商管理学	4	85	39	263
护理学	4	108	139	466
英语（医学）	5	43	63	237
法学（医药卫生）	4	49	56	191
中医学（留学生本科）	4	213	117	885
中药学（专科）	3	415	0	0
护理学（专科）	3	105	146	449
合计	/	1 571	1 412	6 257

注：以上为本专科学生统计数据。

研究生教育

在校硕士研究生2 458人，2011年招收硕士研究生661人，毕业872人。(其中：留学生在校硕士研究生90人，2011年招收留学生硕士研究生27人，毕业41人)

在校博士研究生624人，2011年招收博士研究生211人，毕业188人。(其中：留学生在校博士研究生28人，2011年招收留学生博士研究生13人，毕业11人)

硕士学位专业设置：中医基础理论、中医临床基础、中医医史文献、方剂学、中医诊断学、临床中药学、中医养生康复学、中西医结合基础、中医内科学、中医外科学、针灸推拿学、中西医结合临床、中医妇科学、中医骨伤科学、中医五官科学、中药化学、中药药理学、药物分析学、微生物与生化药学、中药制药学、中药生药学、社会医学与卫生事业管理、中医护理学

博士学位专业设置：中医基础

理论、中医临床基础、中医医史文献、方剂学、中医诊断学、民族医学（含藏医学、蒙医学等）、临床中药学、中西医结合基础、中医内科学、中医外科学、中医儿科学、中西医结合临床、针灸推拿学、中医骨伤科学、中药药理学、中药化学、中药制药学、中药生药学

重点学科及学科带头人

一级学科国家重点学科

中医学

中药学

二级学科国家重点学科

中医基础理论：王　琦

中医诊断学：陈家旭

中药学：乔延江

方剂学：谢　鸣

中医内科学：姜良铎

中西医结合基础：牛建昭

中医临床基础：王庆国

针灸推拿学（暂缺）

中医医史文献（暂缺）

中医外科学（暂缺）

中医骨伤科学（暂缺）

中医妇科学（暂缺）

中医儿科学（暂缺）

中医五官科学（暂缺）

民族医药（暂缺）

北京市重点学科

中医医史文献：严季澜

中医临床基础：王庆国

中医外科学：李曰庆

中西医结合临床：李乃卿

中医管理学：房耘耘

中医人文学：张其成

国家中医药管理局重点学科

伤寒学：李宇航

中医基础理论：高思华

中西医结合基础：刘建平

中医诊断学：陈家旭

中药化学：石任兵

中药分析学：乔延江

临床中药学：张　冰

中药药理学：孙建宁

中药鉴定学：刘春生

中医脑病学：高　颖

针灸学：赵百孝

中医肝胆病学：叶永安

中西医结合临床：林　谦

中医妇科学：金　哲

中医全科医学：唐启盛

中医内分泌病学：赵进喜

中医老年医学：田金洲

中医急诊学：刘清泉

中医骨伤科学：王庆甫

中医肺病学：苏惠萍

中医血液病学：李冬云

重点实验室及负责人

教育部重点实验室

中医内科学实验室：李澎涛

中医养生学实验室：刘铜华

证候与方剂基础研究实验室：王庆国

教育部工程研究中心

中药制药与新药开发关键技术工程研究中心：乔延江

北京市重点实验室

中药基础与新药研究实验室：乔延江

中医内科学实验室：王硕仁

证候与方剂基础研究实验室：王庆国

国家中医药管理局中医药科研三级实验室

细胞生物化学实验室：郭顺根

神经免疫实验室：王天芳

病理学实验室：李澎涛

细胞分子生物学实验室：华　茜

微生物与免疫实验室：顾立刚

中药鉴定实验室：张贵君

中药药理实验室：孙建宁

中药制剂实验室：倪　健

中药分析实验室：马长华

中药化学实验室：石任兵

针灸生物学实验室：张露芬

中药药理学实验室（东直门医院）：王蓬文

神经细胞分子生物学实验室（东直门医院）：高　颖

细胞分子技术实验室（东方医院）：张允岭

科研、教学服务机构及负责人

科研实验中心（原中医药科技发展中心）：卢建秋

教育技术中心：靳振洋

期刊中心：李　岩

图书馆：梁永萱

中医药博物馆：卢　颖

（杨　苏）

【天津中医药大学】

党委书记：张金钟

校　　长：张伯礼

党委副书记：李庆和、杨清海

纪委书记：张福兰

副 校 长：于　越、刘红军、高秀梅、孙晓雷、程翼宇

中医学院院长：孟静岩

中药学院院长：张艳军

针灸学院院长：郭　义

护理学院院长：孟繁洁

人文管理学院院长：何　强

中医药工程学院院长：陆小左

研究生院院长：徐宗佩

国际教育学院院长：应森林

继续教育学院院长：王慧生

地　　址：天津市南开区鞍山西道312号

邮　　编：300193

电　　话：022－59596111

传　　真：022－59596110

电子信箱：tcmoffice@163.com

网　　址：www.tjutcm.edu.cn

专业统计

2011年，学校教职工1 078人。专业教师738人，其中教授153人，副教授220人，讲师281人，助教84人。

专业设置	学制（年）	2011年毕业生数	2011年招生数	在校生数
汉语言	4	57	27	131
对外汉语言	4	0	28	59
应用心理学	4	55	57	213
制药工程	4	0	50	50
康复治疗学	4	0	35	35

（续表）

专业设置	学制（年）	2011 年毕业生数	2011 年招生数	在校生数
中医学	5	253	118	916
中医学	7	112	355	1 281
针灸推拿学	5	106	45	364
中西医临床医学	5	98	38	379
护理学	4	137	422	1 250
护理学	5	44	0	360
药学	4	0	52	52
药学	5	43	0	252
中药学	4	104	98	553
药物制剂	4	48	97	299
中药资源与开发	4	0	49	137
中药制药	4	0	47	47
市场营销	4	85	104	406
公共事业管理	4	73	55	198
劳动与社会保障	4	76	55	222
合计	/	1 291	1 732	7 204

注：以上是为本专科学生统计数据。

研究生教育

在校硕士研究生 1 935 人，2011 年招收硕士研究生 593 人，毕业 427 人。

在校博士研究生 173 人，2011 年招收博士研究生 62 人，毕业 50 人。

硕士学位专业设置：中医基础理论、中医临床基础、中医医史文献、方剂学、中医诊断学、中医内科学、中医外科学、中医骨伤科学、中医妇科学、中医儿科学、中医五官科学、针灸推拿学、中西医结合基础、中西医结合临床、中药学、病理学与病理生理学、老年病学、神经病学、护理学、影像医学与核医学、药理学、药物分析学、生药学、中国古典文献学、肿瘤学

博士学位专业设置：中医基础理论、中医临床基础、中医医史文献、方剂学、中医诊断学、中医内科学、中医外科学、中医骨伤科学、中医妇科学、中医儿科学、中医五官科学、针灸推拿学、中西医结合基础、中药学、中医工程学、实验中医学、临床中药学、中医康复学

重点学科及学科带头人

教育部重点学科

针灸推拿学：石学敏

中医内科学：张伯礼

国家中医药管理局重点学科

中医妇科学：宋殿荣

针灸学：石学敏

方剂学：高秀梅

中医心病学：毛静远

中医肺病学：孙增涛

中医肾病学：杨洪涛

中医疮疡病学：张朝晖

中医儿科学：马　融

中药药理学：张艳军

中西医结合基础：张军平

中医药工程学：王益民

天津市重点学科

针灸推拿学：石学敏

中医内科学：张伯礼

中药学：高秀梅

中医基础理论：孟静岩

中西医结合基础：范英昌

重点实验室及负责人

省部共建国家重点实验室培育基地

天津市现代中药实验室：朱　彦

国家级国际联合研究中心

中意中医药联合实验室：张伯礼

教育部重点实验室

方剂学教育部重点实验室：高秀梅

教育部工程研究中心

现代中药发现与制剂技术教育部工程研究中心：高秀梅

教育部创新团队

组分中药基础与应用研究：何　新

针刺治疗脑：王　舒

天津市技术工程中心

天津市组分中药技术工程中心：程翼宇

天津市中药外用药技术工程中心：张伯礼

国家中医药管理局中医药科研三级实验室

中药药理实验室：王　怡

分子生物学实验室：于建春

细胞生物学实验室：王　虹

病理实验室：范英昌

医用化学传感器实验室：郭　义

呼吸功能实验室：孙增涛

中药制剂实验室：崔元璐

中药毒理实验室：胡利民

中药化学实验室：王　涛

中药制剂实验室：李　进

针刺量效关系实验室：樊小农

认知和运动分析实验室：于　涛

肾脏组织生物学实验室：杨洪涛

推拿手法生物效应实验室：王

金贵

国家中医药管理局重点研究室

针刺效应重点研究室：王　舒

方剂配伍重点研究室：高秀梅

天津市重点实验室

中药药理重点实验室：胡利民

针灸学重点实验室：王　舒

中药化学与分析重点实验室：王　涛

天津市卫生局重点研究室

针刺效应重点研究室：王　舒

方剂配伍重点研究室：高秀梅

心系疾病证治重点研究室：张军平

肺科“治未病”重点研究室：孙增涛

中医药儿科脑病重点研究室：马　融

中医药生殖健康重点研究室：宋殿荣

中药药性重点研究室：张德芹

中医药研究方法与应用重点研究室：王泓午

附属机构及负责人

天津中医药大学第一附属医院：马　融

天津中医药大学第二附属医院：孙增涛

天津武清中医院：刁殿军

天津北辰中医院：陈国华

天津南开中医院：王金生

（张志国、张　杰）

【河北医科大学中医学院】

党委书记：龚　克

院　　长：董尚朴

地　　址：河北省石家庄市新石南路326号河北医科大学中医学院

邮　　编：050091

电　　话：0311－86265097

传　　真：0311－83829047

电子信箱：zyxy207@hebmu.edu.cn

网　　址：www.hbzhyw.cn

专业统计

2011年，学院职工人数100人。专任教师83人，其中教授32人，副教授19人，讲师26人，助教6人。

专业设置	学制（年）	2011年毕业生数	2011年招生数	在校生数
中医学	5	238	185	895
针灸推拿学	5	44	96	402
针灸推拿学	3	0	122	221
中药学	4	40	42	142
合计	/	322	335	1 660

注：以上为本专科学生统计数据。

研究生教育

在校硕士研究生56人，2011年招收硕士研究生23人，毕业35人。

在校博士研究生3人，2011年招收博士研究生2人，毕业2人。

硕士学位专业设置：中医学、中药学

博士专业设置：中医诊断学

重点学科及学科带头人

国家中医药管理局重点建设学科

针灸学：贾春生

校级重点学科

中医基础理论：王四平

中药学：张一昕

中医诊断学：周俊琴

重点实验室及负责人

校级重点实验室中医学院实验中心：王鑫国

（河北医科大学中医学院）

【山西中医学院】

党委书记：陶功定

院　　长：周　然

党委副书记、常务副校长（正校级）：张俊龙

党委副书记：贾学萍

党委委员、纪委书记：冯　海

党委委员、副校长：冯前进

副 院 长：周晓明、张永德、冀来喜、王晞星

基础医学院院长：李俊莲

中医临床学院院长：魏中海

针灸推拿学院院长：燕　平

中西医结合临床学院院长：门九章

中药学院院长：裴妙荣

护理学院院长：马淑丽

医药管理学院副院长：郭冠华

继续教育学院（职业技术学院）院长：邹本贵

地　　址：山西省太原市晋祠路一段89号

邮　　编：030024

电　　话：0351－6528781

传　　真：0351－6528276

电子信箱：zyxyyb@163.com

网　　址：www.sxtcm.com

专业统计

2011年，学校职工人数584人。专任教师421人，其中教授70人，副教授112人，讲师170人，助教69人。

专业设置	学制（年）	2011年毕业生数	2011年招生数	在校生数
普通专科				
高中起点专科	/	498	396	944
医学营销	3	0	28	75
针灸推拿学	3	137	103	235
中医骨伤	3	54	37	75

（续表）

专业设置	学制（年）	2011 年毕业生数	2011 年招生数	在校生数
护理学	3	197	159	412
中药学	3	110	69	147
对口招生中职生	/	195	78	622
针灸推拿	3	86	78	305
护理学	3	109	0	317
小计	/	**693**	**474**	**1566**
普通本科				
高中起点本科	/	803	1 175	4 438
制药工程	4	0	47	47
中医学	5	171	188	970
针灸推拿学	5	92	148	638
中西医临床医学	5	266	161	1 067
护理学	4	169	351	1 044
中药学	4	105	167	559
信息管理与信息系统	4	0	36	36
市场营销	4	0	77	77
专科起点本科	/	130	133	327
中医学	/	23	30	73
针灸推拿学	/	20	23	62
中西医临床医学	/	31	20	70
护理学	/	32	37	73
中药学	/	24	23	49
小计	/	**933**	**1 308**	**4 765**
成人专科				
函授	/	308	194	853
高中起点专科	/	308	194	853
中医学	4	17	0	0
中西医结合	4	102	78	360
护理学	3	152	85	395
中药学	3	37	31	98
业余	/	14	56	175
高中起点专科	/	14	56	175
中医学	3	9	44	133
中西医结合	3	0	0	11
针灸推拿学	3	5	12	31
小计	/	**322**	**250**	**1 028**
成人本科				
函授	/	91	71	225
专科起点本科	/	91	71	225
中药学	3	91	71	225
业余	/	311	514	1 245
专科起点本科	/	311	514	1 245
中医学	3	71	112	265
针灸推拿学	3	10	34	66
中西医临床医学	3	51	81	291
护理学	3	179	287	623
小计	/	**402**	**585**	**1 470**
合计	/	**2 350**	**2 617**	**8 829**

注：以上为本专科学生统计数据。

研究生教育

在校硕士研究生170人，2011年招收硕士研究生68人，毕业0人。

硕士学位专业设置：中医学、中药学

重点学科及学科带头人

国家级重点学科

中医文献学：陶功定

方剂学：周　然

针灸学：冀来喜

中西医结合临床：冯前进

中医肾病学：高继宁

山西省重点学科

中医学：张俊龙

中西医结合基础：冯前进

重点实验室及负责人

国家中医药管理局中医药科研三级实验室

中药化学实验室：裴妙荣

针灸针法实验室：燕　平

国家中医药管理局中医药科研二级重点实验室

中医临床基础实验室：贾丽丽

中医药基因表达调节技术实验室：冯前进

附属机构及负责人

山西中医学院附属医院（山西中医学院第二中医院）：魏中海

山西中医学院第三中医院（山西省针灸研究所、山西省中西医结合脑病医院）：雷　鸣

山西中医学院中西医结合医院（山西省中西医结合医院）：赵建平

（肖亚春、郭宏鹏）

【辽宁中医药大学】

党委书记：贺　伟

校　　长：杨关林

党委副书记：初　杰

副 校 长：苏　杰、石　岩、康廷国

基础医学院院长：关洪全

药学院院长：谢　明

针灸推拿学院院长：陈以国

护理学院院长：田　静

经济管理学院院长：景　浩

信息工程学院院长：刘建平

外国语学院院长：曹玉麟

研究生学院院长：谷　松

国际教育学院院长：刘景峰

继续教育学院院长：鄂蕴娟

第一临床学院院长：吕晓东

第二临床学院院长：李国信

第三临床学院院长：张　燚

第四临床学院院长：许　斌

地　　址：辽宁省沈阳市皇姑区崇山东路79号

邮　　编：110032

电　　话：024－31207108

传　　真：024－31207133

电子信箱：office@ lnutcm. edu. cn

网　　址：www. lnutcm. edu. cn

专业统计

2011年，学校职工人数859人。专任教师552人，其中教授77人，副教授131人，讲师106人，助教238人。

专业设置	学制（年）	2011年毕业生数	2011年招生数	在校生数
英语	4	28	26	112
医学信息工程	4	0	23	23
制药工程	4	90	116	326
食品科学与工程	4	30	30	114
中医学七年制	5	28	59	175
中医学七年制（英语方向）	5	30	0	117
中医学七年制（中西医结合方向）	5	63	92	393
中医学七年制（信息工程方向）	5	29	0	16
中医学七年制（针灸推拿学方向）	5	30	30	139
中医学七年制（中药学方向）	4	60	0	0
中医学七年制（骨伤方向）	5	0	0	21
中医学英语班	6	33	29	298
中医学（骨伤方向）	5	52	29	210
中医学	5	117	95	472
针灸推拿学日语班	6	29	0	26
针灸推拿学英语班	6	30	26	233
针灸推拿学	5	0	29	153
针灸推拿学（康复医学方向）	5	26	31	152
针灸推拿学（运动医学方向）	5	0	29	119
中西医临床医学	5	114	107	505
护理学	4	55	91	412
护理学（英语班）	4	59	124	427
护理学（日语班）	4	0	29	29
护理学	5	31	0	0
药学	4	91	90	353

（续表）

专业设置	学制（年）	2011年毕业生数	2011年招生数	在校生数
中药学（英语班）	5	58	87	403
中药学	4	145	110	392
中药学（中药分析方向）	4	0	28	116
药物制剂	4	86	86	477
信息管理与信息系统	4	0	24	48
市场营销（中药方向）	4	51	44	204
市场营销(医药物流方向)	4	29	0	83
物流管理	4	0	26	26
公共事业管理	4	28	30	171
护理学（高级护理）	3	30	29	88
市场营销（中药营销）	2	29	31	53
中药学（中药制药）	2	29	30	60
合计	/	1 510	1 610	6 946

注：以上为本专科学生统计数据。

研究生教育

在校硕士研究生1 389人，2011年招收硕士研究生580人，毕业530人。

在校博士研究生147人，2011年招收博士研究生50人，毕业31人。

硕士学位专业设置：思想政治教育、中医基础理论、中医临床基础、中医医史文献、方剂学、中医诊断学、中医内科学、中医外科学、中医骨伤科学、中医妇科学、中医儿科学、针灸推拿学、中西医结合基础、中西医结合临床、生药学、药理学、中药学、中医五官科学、针灸推拿学、临床医学专业学位

博士学位专业设置：中医基础理论、方剂学、中医内科学、中医儿科学、中西医结合基础、中西医结合临床、生药学、中药学、临床医学专业学位

重点学科及学科带头人

国家级重点学科

中医基础理论：郑洪新

国家中医药管理局重点学科

中医基础理论：郑洪新

方剂学：范　颖

中医心病学：王凤荣

中医脾胃病学：王垂杰

中医肺病学：郭振武

中医内分泌病学：于世家

中医肛肠病学：田振国

中医儿科学：王雪峰

中药鉴定学：康廷国

中药炮制学：贾天柱

临床中药学：李国信

中西医结合临床：杨关林

辽宁省巩固学科项目

中医学：郑洪新

辽宁省提升学科项目

中药学：康廷国

方剂学：马　骥

中西医结合临床：杨关林

辽宁省培育学科项目

生药学：康廷国

辽宁省中医药重点学科

中医基础理论：郑洪新

中药鉴定学：康廷国

中医儿科学：王雪峰

中药炮制学：贾天柱

中西医结合临床：杨关林

临床中药学：李国信

中医肛肠病学：田振国

中医心病学：王凤荣

中医脾胃病学：王垂杰

方剂学：马　骥

中西医结合基础：关洪全

中医内分泌病学：于世家

中医肺病学(附属二院)：郭振武

中医耳鼻喉科学：孙海波

中医外科疮疡病学：吕延伟

内经学：鞠宝兆

中医骨伤科学：侯德才

中医脑病学：王　健

中医肿瘤学：殷东风

中医肺病学（附属医院）：徐艳玲

针灸推拿学：陈以国

重点实验室及负责人

国家中医药管理局中医药科研三级实验室

分子生物实验室：才丽平

生理实验室：王德山

中药质量分析实验室：康廷国

中药制剂实验室：贾天柱

针灸电生理实验室：陈以国

分子免疫实验室：杨关林

病毒实验室：王雪峰

临床药代动力学实验室：王文萍

中药药理实验室：张　宏

中药分析实验室：尤献民

中药临床药理实验室：李国信

国家中医药管理局重点研究室

血脉病痰瘀论治重点研究室：杨关林

中药炮制工艺原理重点研究室：贾天柱

小儿肺炎毒热证重点研究室：王雪峰

辽宁省科技厅重点实验

辽宁省中医分子生物学重点实验室：郑洪新

辽宁省中药活性筛选重点实验室：张　宏

辽宁省中药有效复方再评价重

点实验室：张立德

沈阳市科技局重点实验室

沈阳市中药复方研究重点实验室：孙科峰

附属机构及负责人

辽宁中医药大学附属医院（辽宁省中医院）：吕晓东

辽宁中医药大学附属二院（辽宁省中医药研究院）：李国信

辽宁中医药大学附属三院（辽宁省肛肠医院）：张 燚

辽宁中医药大学附属四院（辽宁省中西医结合医院）：许 斌

（崔廷宝）

【长春中医药大学】

党委书记：陈海英

校　　长：王之虹

党委副书记：周 立

副 校 长：曲晓波、刘宏岩

纪委书记：周 进

副 校 长：姜彤伟、宋柏林

基础医学院院长：杨茂有

第一临床学院院长：宋柏林

药学院院长：张大方

针灸推拿学院院长：王富春

护理学院院长：刘兴山

人文管理学院院长：郑力夫

研究生学院院长：王中男

国际教育学院院长：刘 淼

继续教育学院院长：曹世奎

地　　址：吉林省长春市净月经济开发区博硕路1035号

邮　　编：130117

电　　话：0431－86172513

传　　真：0431－86172345

电子信箱：ccutcm@163.com

网　　址：www.ccucm.edu.cn

专业统计

2011年，学校职工人数881人。专任教师503人，其中教授80人，副教授157人，讲师190人，助教72人。（此数据不包含附属医院）

专业设置	学制（年）	2011年毕业生数	2011年招生数	在校生数
英语	4	33	35	169
日语	4	34	34	175
生物科学	4	0	0	35
生物技术	4	0	0	53
生物技术（生物制药）	4	0	0	59
制药工程	4	123	117	543
生物制药	4	0	48	48
临床医学	5	69	134	556
中医学	5	108	180	799
中医学（中西医结合）	5	88	168	778
中医学（中医骨伤科学）	5	58	62	383
中医学（健康医学）	5	0	50	86
中医学（全科医学）	5	0	0	56
针灸推拿学	5	107	112	497
针灸推拿学（全科医学）	5	0	110	460
针灸推拿学（英语）	5	0	58	261
针灸推拿学（康复治疗）	5	0	109	373
护理学	4	190	173	719
护理系（英语）	4	0	52	236
药学	4	92	93	420
药学（临床药学）	4	0	49	109
中药学	4	119	87	472
中药学（保健食品）	4	0	41	82
药物制剂	4	57	61	333
市场营销（药品营销）	4	53	80	422
公共事业管理（卫生事业管理）	4	42	39	188
公共事业管理（药事管理）	4	45	44	214
公共事业管理（卫生监督）	4	41	45	213
合计	/	1 259	1 981	8 739

注：以上为本专科学生统计数据。

研究生教育

在校硕士研究生人，2011年招收硕士研究生358人，毕业228人。

在校博士研究生人，2011年招收博士研究生18人，毕业10人。

硕士学位专业设置：护理学、中医基础理论、中医临床理论、中医医史文献、方剂学、中医内科学、中医外科学、中医骨伤科学、中医妇科学、中医儿科学、中医五官科学、针灸推拿学、中西医结合基础、中西医结合临床、药物化学、药剂

学、生药学、药物分析学、微生物与生化药学、中药学

博士学位专业设置：中医学一级学科、中药学一级学科

重点学科及学科带头人

国家中医药管理局重点学科

中医脑病学：赵建军

中医心病学：邓　悦

中医肺病学：宫晓燕

中医骨伤科学：赵文海

针灸学：王富春

推拿学：王之虹

药用动物学：张　辉

中药药理学：曲晓波

内经学：苏　颖

吉林省中医药管理局重点学科

方剂学：王　迪

中药分析学：贡济宇

中医康复学：丛德毓

中西医结合临床：冷向阳

中医儿科学：原晓风

中医内分泌病学：朴春丽

中西医结合基础：张永和

中医肛肠病学：周建华

中医眼科学：魏丽娟

中医护理学：刘兴山

吉林省教育厅“十二五”优势特色学科

中医学：王之虹

中西医结合：王中男

中药学：曲晓波

重点实验室及负责人

省部共建重点实验室

中药有效成分教育部重点实验室：高其品

国家中医药管理局重点研究室

药用动物可持续利用重点研究室：张　辉

中风病破血化瘀重点研究室：赵建军

吉林省科技厅重点实验室

吉林省中药生物大分子重点实验室：高其品

中药有效成分研究国际科技合作基地：高其品

中韩传统医药研发国际科技合作基地：陈心智

吉林省教育厅重点实验室

长白山道地药材关键技术工程中心：曲晓波

中药有效成分重点实验室：高其品

药用动物可持续利用重点实验：张　辉

吉林省卫生厅重点实验室

吉林省干细胞研发重点实验室：赵建军

中药化学重点实验室：刘永强

吉林省中医药管理局重点研究室

中药动物药重点研究室：张　辉

中医内科脑病重点研究室：赵建军

中医骨伤疾病重点研究室：赵文海

中药资源学重点研究室：林　喆

中医基础理论重点研究室:苏　颖

中医内科心血管病重点研究室：邓　悦

中医药临床药理重点研究室：张永和

吉林省发改委重点实验室

吉林省北药产业化关键技术工程实验室：曲晓波

吉林省中药现代工程研究中心：高其品

附属机构及负责人

长春中医药大学第一附属医院：宋柏林

（张钧煜）

【黑龙江中医药大学】

党委书记：袁　纲

党委副书记、校长：匡海学

党委副书记：陈亚平、姚凤祯

党委常委、副校长：程　伟

党委常委、纪委书记：黄　友

党委常委、副校长：王喜军

副 校 长：田振坤、李　冀

党委常委、副校长：孙忠人

党委常委、工会主席：柳　鸣

基础医学院院长：姜德友

药学院院长：李永吉

临床医学院院长：郭鲁义

针灸推拿学院院长：张晓峰

佳木斯学院院长：李建民

成人教育学院院长：梁　华

国际教育学院院长：王爱萍

研究生学院院长：陈　晶

人文与管理学院院长：李和伟

中医药研究院院长：刘树民

地　　址：黑龙江省哈尔滨市香坊区和平路24号

邮　　编：150040

电　　话：0451－82193000

传　　真：0451－82110652

电子信箱：hljucm@ hljucm. net

网　　址：www. hljucm. net

专业统计

2011年，学校职工人数2 892人。专任教师926人，其中教授221人，副教授296人，讲师320人，助教286人。

专业设置	学制（年）	2011年毕业生数	2011年招生数	在校生数
古典文献	4	0	27	58
生物技术	4	154	141	543
应用心理学	4	34	37	167
制药工程	4	168	183	723
食品科学与工程	4	92	39	205
康复治疗学	4	38	44	181
医学美容技术	4	51	48	200

（续表）

专业设置	学制（年）	2011年毕业生数	2011年招生数	在校生数
中医学	5	91	168	467
中医学七年制	7	0	112	583
针灸推拿学	5	149	141	588
中西医临床医学	5	323	565	2 564
护理学	4	151	248	964
药学	4	94	79	344
中药学	4	93	62	288
药物制剂	4	241	176	895
中药资源与开发	4	46	39	171
市场营销	4	0	28	113
公共事业管理	4	41	40	164
合计	/	1 766	2 177	9 218

注：以上为本专科学生统计数据。

研究生教育

在校硕士研究生1 753人，2011年招收硕士研究生491人，毕业600人。

在校博士研究生235人，2011年招收博士研究生81人，毕业75人。

硕士学位专业设置：人体解剖与组织胚胎学、护理学、康复医学与理疗学、中医基础理论、中医临床基础、中医医史文献、方剂学、中医诊断学、中医内科学、中医外科学、中医骨伤科学、中医妇科学、中医儿科学、中医五官科学、针灸推拿学、民族医学（含藏医学、蒙医学等）、中医护理学、中医伦理学、中西医结合基础、中西医结合临床、药物化学、药剂学、生药学、药物分析学、微生物与生化药、药理学、中药学、社会医学与卫生事业管理

博士学位专业设置：中医基础理论、中医临床基础、中医医史文献、方剂学、中医诊断学、中医内科学、中医外科学、中医骨伤科学、中医妇科学、中医儿科学、中医五官科学、针灸推拿学、民族医学（含藏医学、蒙医学等）、中西医结合基础、中西医结合临床、药物化学、药剂学、生药学、药物分析学、微生物与生化药学、药理学、中药学

重点学科及学科带头人

国家级重点学科

中药学：匡海学、王喜军

中医妇科学：吴效科

方剂学：李　冀

国家中医药管理局重点学科

中药化学：匡海学

方剂学：李　冀

中医妇科学：吴效科

中医内科内分泌学：马　健

中医内科心病学：周亚滨

针灸学：孙忠人

中药鉴定学：王喜军

金匮要略：姜德友

中医康复学：唐　强

国家重点（培育）学科

中医内科学：周亚滨

黑龙江省教育厅重点学科

中药学：匡海学

中医妇科学：吴效科

中医内科学：周亚滨

针灸推拿学：孙忠人

康复医学与理疗学：唐　强

中药创新药物学科群：匡海学

中医学（一级学科）：李　冀

中西医结合（一级学科）：邹　伟

药学（一级学科）：王喜军

中医骨伤科学：董清平

中医外科学：王玉玺

黑龙江省人保厅重点学科

方剂学：段富津

中药学：匡海学

中医妇科学：侯丽辉

中医内科学：周亚滨

针灸推拿学：孙忠人

生药学：王喜军

中医临床基础：李敬孝

中医基础理论：曹洪欣、谢　宁

中医康复学：唐　强

中医医史文献：常存库

中西医结合基础：苏云明

中西医结合临床：邹　伟

中医内科心血管病学：孙　静、李　杨（后备带头人）

中医消化病学：谢晶日

中医骨伤科学：董清平

中医妇科学：丛慧芳

黑龙江中医药大学重点学科

中药化学：匡海学

中药药理学：李廷利

康复医学与理疗学：唐　强

中药鉴定学：都晓伟

药物分析学：孙　晖

药理学：苏云明

中医诊断学：刘华生

药剂学：李永吉

生物化学与分子生物学：于英君

中西医结合临床神经内科学：邹　伟

中药资源学：王振月

临床中药学：赵文静

中西医结合临床骨伤科学：张晓峰

马克思主义理论与思想政治教育：佟子林

中医外科学：杨素清

重点实验室及负责人

教育部重点实验室

北药基础与应用研究重点实验室：匡海学

科技部重点实验室

中医药国际科技合作基地：匡海学

国家中医药管理局中医药科研三级实验室

方药分析实验室：李　冀

分子生物学实验室：周亚滨

中药药理（妇科）实验室：吴效科

中药质量评价与血清药物化学实验室：王喜军

中药化学实验室：匡海学

中药材质量控制实验室：孙　晖

中药药理（行为）实验室：李廷利

中药制剂实验室：李永吉

细胞分子生物学实验室：姜德友

中药毒理实验室：刘树民

国家中医药管理局重点研究室

中药血清药物化学重点研究室：王喜军

方剂配伍重点研究室：李　冀

不孕症痰瘀证治重点研究室：吴效科

中医药国际科技合作基地：匡海学

国家中医临床研究基地：郭鲁义

黑龙江省科技厅重点实验室

天然药物药效物质基础研究实验室：匡海学

中药血清药物化学重点实验室：王喜军

针灸临床神经生物学重点实验室：孙忠人

黑龙江省教育厅高校重点实验室

北药基础与应用研究重点实验室：匡海学

中药学实验室：王　栋

针灸临床神经生物学重点实验室：孙忠人

中药材规范化生产及质量标准实验室：孙海峰

中医药基础研究实验室：姜德友

中药新药研发技术平台：匡海学

黑龙江省教育厅工程中心

GAP：王喜军

GLP：周忠光

附属机构及负责人

黑龙江中医药大学附属一院院长：郭鲁义

黑龙江中医药大学附属二院院长：张晓峰

（焦丁宁）

【上海中医药大学】

校　　长：陈凯先

党委书记、常务副校长、学校法人代表、党校校长（兼）：谢建群

党委副书记、工会主席：何星海

党委副书记、纪委书记：王　群

副 校 长：刘　平、余小明、黄文龙、施建蓉

基础医学院院长：叶　进

中药学院院长：陶建生

针推学院院长：沈雪勇

护理学院院长：何文忠

医技学院院长：王秀兰

康复（医）学院院长：褚立希

地　　址：上海蔡伦路1200号

邮　　编：201203

电　　话：021－51322222

传　　真：021－51322000

电子信箱：zyd. xb@ 163. com

网　　址：www. shutcm. edu. cn

专业统计

2011 年，学校职工人数 1 281 人。专任教师705 人，其中教授 115 人，副教授 166 人，讲师 333 人，助教83 人。

专业设置	学制（年）	2011 年毕业生数	2011 年招生数	在校生数
中医学（七年制）	7	174	90	962
中医学	5	95	70	310
中医学（骨伤）	5	26	31	151
中医学（运动医学）	5	31	0	64
针灸推拿学	5	45	30	169
中西医临床医学	5	87	71	352
营养学	4	0	30	100
康复治疗学	4	32	88	211
护理学	4	95	189	656
药学	4	41	69	260
中药学	4	90	142	484
公共事业管理	4	27	30	110
中医学（专升本）	3	18	10	37
针灸推拿学（专升本）	3	0	8	22
营养学（专升本）	2	0	8	8
康复治疗学（专升本）	2	0	10	13
中药学（专升本）	2	15	19	33
中药制药技术	3	60	58	131
护理	3	256	64	368
康复治疗技术	3	47	53	153

（续表）

专业设置	学制（年）	2011年毕业生数	2011年招生数	在校生数
医学营养	3	58	36	138
医疗美容技术	3	51	49	147
合计	/	1 248	1 155	4 879

注：以上为本专科学生统计数据。

研究生教育

在校硕士研究生1 123人，2011年招收硕士研究生365人，毕业340人。

在校博士研究生426人，2011年招收博士研究生140人，毕业127人。

硕士学位专业设置：中医基础理论、中医临床基础、中医医史文献、方剂学、中医诊断学、中医内科学、中医外科学、中医骨伤科学、中医妇科学、中医儿科学、中医五官科学、针灸推拿学、中医外语、中医保健体育、中医工程、中医伦理学、中西医结合基础、中西医结合临床、药剂学、生药学、药理学、中药学、中药制药工程

博士学位专业设置：中医基础理论、中医临床基础、中医医史文献、方剂学、中医诊断学、中医内科学、中医外科学、中医骨伤科学、中医妇科学、中医儿科学、中医五官科学、针灸推拿学、中西医结合基础、中西医结合临床、中药学

重点学科及学科带头人

国家级重点学科

中医内科学

中医外科学

中医骨伤科学

中药学

国家级重点学科（培育）

中医医史文献学

针灸推拿学

国家中医药管理局重点学科

中医各家学说：朱邦贤

中医诊断学：王忆勤

药用植物学：王峥涛

中医药工程学：杨华元

中医肝胆病学：胡义扬

中医肾病学：何立群

中医肿瘤病学：许　玲

中医肛肠病学：曹永清

中医骨伤科学：王拥军

针灸学：沈雪勇

推拿学：房　敏

中医传染病学：陈建杰

中西医结合临床：张　腾

上海市重点学科

中医医史文献学：严世芸

针灸推拿学：吴焕淦

中医诊断学：王忆勤

中医妇科学：张婷婷

上海市教委重点学科

中西医结合基础：施建蓉

中西医结合临床：徐列明、高月求

中医脾胃病学：季　光

中药药剂学：冯　怡

中药临床药理学：蒋　健

重点实验室及负责人

省部共建教育部重点实验室

中药标准化：王峥涛

肝肾疾病病证：刘　平

筋骨理论与治法：王拥军

教育部工程研究中心

中药现代制剂技术：贾　伟

国家中医药管理局重点研究室

中药新资源与品质评价：王峥涛

传统医药法律保护：宋晓亭

脊柱退变肾骨相关：王拥军

慢性肝病虚损：徐列明

中医医疗服务评估：沈远东

针灸免疫效应：吴焕淦

上海市重点实验室

复方中药重点实验室：王峥涛

附属机构及负责人

龙华医院：郑　锦

曙光医院：周　华

岳阳医院：房　敏

中医文献研究所：张如青

针灸经络研究所：吴焕淦

气功研究所：李　洁

中医老年医学研究所：陈　川

（虞　伟）

【南京中医药大学】

党委书记：黄成惠

党委副书记、校长：吴勉华

党委副书记、副校长：陈涤平

党委副书记、纪委书记：马家忠

党委常委、副校长：刘沈林、蔡宝昌、段金廒

党委常委：马明深

党委常委、副校长：黄桂成、夏有兵、翟天灵

基础医学院院长：马　健

第一临床医学院院长：汪　悦

第二临床医学院院长：顾一煌

药学院院长：吴　皓

经贸管理学院院长：申俊龙

护理学院院长：徐桂华

外国语学院院长：姚　欣

信息技术学院院长：王旭东

心理学院院长：沈永健

继续教育学院、高等职业技术学院院长：郝达富

国际教育学院院长：赵　熔

翰林学院院长：黄桂成

地　　址：江苏省南京市栖霞区仙林大道138号

邮　　编：210046

电　　话：025-85811001

传　　真：025-85811006

电子信箱：xzbox@ njutcm. edu. cn

网　　址：www. njutcm. edu. cn

专业统计

2011年，学校教职工数1 355人。专任教师766人，其中教授132人，副教授179人，讲师347人，助教108人。

专业设置	学制（年）	2011 年毕业生数	2011 年招生数	在校生数
国际经济与贸易	4	76	85	281
英语	4	59	67	258
应用心理学	4	59	58	270
应用心理学	5	60	0	0
计算机科学与技术	4	43	121	491
制药工程	4	5	40	200
康复治疗学	4	0	48	214
中医学	5	432	174	617
中医学	7	233	248	1 160
针灸推拿学	5	52	73	338
中西医临床医学	5	235	351	1 484
护理学	4	245	280	795
护理学	5	59	58	311
药学	4	69	110	360
中药学	4	157	112	398
中药学	5	60	0	46
药物制剂	4	50	52	230
中药资源与开发	4	32	67	254
信息管理与信息系统	4	63	48	277
市场营销	4	58	71	273
电子商务	4	153	130	718
公共事业管理	4	53	147	533
康复治疗技术	3	17	22	39
中医学	3	0	78	278
生物制药	4	0	123	184
眼视光学	4	0	29	68
合计	/	2 270	2 592	10 077

注：以上为本专科学生统计数据。

研究生教育

在校硕士研究生 2 046 人，2011 年招收硕士研究生 553 人，毕业 663 人。

在校博士研究生 365 人，2011 年招收博士研究生 99 人，毕业 75 人。

硕士学位专业设置：护理学、康复医学与理疗学、社会医学与卫生事业管理、中医学、中医基础理论、中医临床基础、中医医史文献、方剂学、中医诊断学、中医内科学、中医外科学、中医骨伤科学、中医妇科学、中医儿科学、中医五官科学、针灸推拿学、中医学外语、中医康复学、中西医结合基础、中西医结合临床、中西医结合护理、药剂学、生药学、药理学、中药学、中西医结合内科学、中西医结合外科学

博士学位设置：中医基础理论、中医临床基础、中医医史文献、方剂学、中医诊断学、中医内科学、中医外科学、中医骨伤科学、中医妇科学、中医儿科学、中医五官科学、针灸推拿学、中医康复学、中西医结合基础、中西医结合临床、中药学、中药炮制学、中药药理学、中药药剂学、中药资源与鉴定、中药化学与分析

重点学科及学科带头人

教育部重点学科

中药学：蔡宝昌

中医医史文献：王旭东

医儿科学：汪受传

国家重点（培育）学科

中医学：吴勉华

中医内科学：薛博瑜

江苏省优势学科

中医学：吴勉华

中药学：蔡宝昌

中西医结合：刘沈林

护理学：徐桂华

国家中医药管理局重点学科

中医医史文献学：王旭东

中药炮制学：吴　皓

中医儿科学：韩新民

针灸学：徐　斌

方剂学：樊巧玲

中医妇科学：谈　勇

中医肝胆病学：薛博瑜

中医护理学：徐桂华

温病学：马　健

药用植物学：吴启南

中药药理学：陆　茵

江苏省重点学科

中医学：吴勉华

中医临床基础：马　键

方剂学：孙世发

中医诊断学：吴承玉

中医内科学：薛博瑜

中医外科学：潘立群

中医妇科学：谈　勇

针灸推拿学：王玲玲

校级重点学科

中西医结合护理学：徐桂华

中药药理学：许惠琴

中医五官科学：丁淑华

中西医结合基础：詹　臻

社会医学与卫生事业管理：申俊龙

思想政治教育：金　鑫

应用心理学：杜文东

应用语言学：施蕴中

计算机科学与技术：李玲娟

中西医结合：詹　臻

重点实验室及负责人

科技部重点实验室

规范化中药药理实验室：陈　龙

教育部工程研究中心

中药炮制规范化及标准化教育部工程研究中心：蔡宝昌

江苏省工程研究中心

江苏省理血方剂创新药物工程中心：段金廒

中药高效给药系统工程技术研究中心：狄留庆

江苏省植物药深加工工程研究中心：郭立玮

江苏省海洋药物研究开发中心：吴　皓

省部共建重点实验室

针药结合重点实验室：王玲玲

江苏省重点实验室

中药炮制重点实验室：蔡宝昌

针灸学重点实验室：王玲玲

方剂研究重点实验室：段金廒

方剂研究高技术重点实验室：段金廒

中药药效与安全性评价实验室：方泰惠

江苏省中医药研究与新药创制中心（在建）：段金廒

国家中医药管理局重点研究室

中医瘀热病机重点研究室：吴勉华

中药炮制标准重点研究室：蔡宝昌

国家中医药管理局三级实验室

中药质量标准研究实验室：吴　皓

中药制剂实验室：彭国平

针灸生物医学实验室：王玲玲

分子生物学（温病）实验室：马　键

中药炮制实验室：蔡宝昌

中药化学实验室：丁安伟

分子生物学（儿科）实验室：赵智强

中药药理实验室：陆　茵

国家中医药管理局中医药科研二级实验室

中医肝病药效评价实验室：薛博瑜

南京市工程研究中心

中药微丸产业化工程技术研究中心：狄留庆

中医药健康养生工程技术研究中心：夏有兵

校级重点研究机构

SPF级实验动物中心：鞠晓萍

中医文化研究中心：张宗明

中医药文献研究所：王旭东

中医脑病研究重点实验室：吴颢昕

中药复方分离重点实验室：郭立玮

（樊广花）

【浙江中医药大学】

党委书记：孙秋华

校　　长：范永升

党委副书记：范永升、黄文秀、熊耀康

纪委书记：茹惠祥

副 校 长：李俊伟、张光霁、方剑乔

副校级巡视员：夏鲁杭

国际教育学院院长：陈华德

成人教育学院（继续教育学院）院长：戴其舟

滨江学院院长：李俊伟（兼）

基础医学院院长：柴可夫

第一临床医学院院长：吕宾

第二临床医学院院长：蔡宛如

第三临床医学院院长：方剑乔（兼）

药学院院长：李范珠

管理学院院长：王悦

生命科学学院院长：朱君华

听力与言语科学学院院长：王永华

护理学院院长：马小琴

信息技术学院副院长（主持工作）：王海舜

生物工程学院院长：万海同

外国语学院副院长（主持工作）：顾晔

口腔医学院院长：谷志远

地　　址：浙江省杭州市滨江区滨文路548号

邮　　编：310053

电　　话：0571－86633177/86613501

传　　真：0571－86613500

电子信箱：xiaoban@zjtcm.net

网　　址：www.zcmu.edu.cn

专业统计

2011年，学校职工人数1 120人。专任教师795人，其中教授169人，副教授210人，讲师308人，助教72人。

专业设置	学制（年）	2011年毕业生数	2011年招生数	在校学生
英语	4	114	149	551
生物科学	4	60	58	216
生物技术	4	51	55	238
计算机科学与技术	4	109	149	543
制药工程	4	58	64	270
食品科学与工程	4	58	58	221
生物工程	4	58	84	249

（续表）

专业设置	学制（年）	2011年毕业生数	2011年招生数	在校生数
临床医学	5	140	171	813
医学检验	5	32	109	384
康复治疗学	5	52	52	214
听力学	4	69	106	300
口腔医学	5	63	60	313
中医学	5	143	60	544
中医学	7	58	120	458
针灸推拿学	5	142	98	612
中西医临床医学	5	76	0	135
护理学	4	166	276	916
药学类	4	0	259	259
药学	4	128	0	473
中药学	4	78	0	286
药物制剂	4	29	0	75
市场营销	4	74	188	539
公共事业管理	4	109	92	366
计算机科学与技术(专升本)	2	2	29	59
临床医学（专升本）	3	0	23	37
药学（专升本）	2	29	63	122
市场营销（专升本）	2	67	76	145
临床医学（医学影像）	5	0	55	55
中草药栽培与鉴定	4	0	30	30
合计	/	1 965	2 484	9 423

注：以上为本专科学生统计数据。

研究生教育

在校硕士研究生1 374人，2011年招收硕士研究生513人，毕业421人。

在校博士研究生156人，2011年招收博士研究生50人，毕业40人。

硕士学位专业设置：中医基础理论、中医临床基础、中医医史文献、方剂学、中医诊断学、中医内科学、中医外科学、中医骨伤科学、中医妇科学、中医儿科学、中医五官科学、针灸推拿学、中西医结合基础、中西医结合临床、中药学、内科学、儿科学、老年病学、神经病学、精神病与精神卫生学、皮肤病与性病学、影像医学与核医学、临床检验诊断学、护理学、外科学、妇产科学、眼科学、耳鼻喉科学、肿瘤学、康复医学与理疗学、运动医学、麻醉学、急诊医学、药物化学、药剂学、生药学、药物分析学、微生物与生化药学、药理学、生物化工

博士学位专业设置：中医基础理论、中医临床基础、中医医史文献、方剂学、中医诊断学、中医内科学、中医外科学、中医骨伤科学、中医妇科学、中医儿科学、中医五官科学、针灸推拿学、中西医结合、中药学

重点学科及学科带头人

国家级重点学科

中医临床基础：范永升

浙江省重中之重学科

中医临床基础学：范永升

中药学：吕圭源

中西医结合临床：宋　康

针灸推拿学：方剑乔

部局级重点学科

中医脾胃病学：吕　宾

金匮要略：范永升

中医诊断学：徐　珊

中药药剂学：李范珠

针灸学：方剑乔

中医血液病学：高瑞兰

中医肿瘤病学：郭　勇

中医痹病学：温成平

中医骨伤科学：童培健

中医肺病学：王　真

浙江省重点学科A类

动物学：陈民利

浙江省重点学科B类

中医骨伤科学：肖鲁伟

中西医结合基础：沃兴德

中医诊断学：龚一萍

中药资源学：黄　真

浙江省社科“学科共建”

公共管理：王　悦

浙江省医学重点学科

医学实验动物学：陈民利

浙江省中医药重点学科

中西医结合基础医学（心血管）

中医药实验动物学：陈民利

中医诊断学：龚一萍

方剂学：连建伟

中药学：吕圭源

中医临床基础：郑小伟

中西医结合基础医学（脑病）

中药资源工程学：张如松

针灸学：方剑乔

推拿学：范炳华

中西医结合呼吸病学：宋　康

中西医结合血液病学：周郁鸿
中西医结合内分泌学：黄　琦
中医骨伤科学：童培建
中西医结合肿瘤学：郭　勇
中西医结合神经内科学：陈　眉
中西医结合妇科学：蒋学禄
中西医结合外科学：裘华森
中医儿科学：董　勤
中西医结合消化内科学：吕宾
中西医结合骨伤科学：吴建民
中西医结合风湿免疫病学：范永升

重点实验室及负责人

浙江省重点实验室建设单位

浙江省中医风湿免疫病省级重点实验室：范永升

国家中医药管理局中医药科研三级实验室

免疫实验室：范永升
脂代谢实验室：沃兴德
血液细胞分子生物学实验室：高瑞兰
骨重建技术实验室：童培建
临床病理实验室：宋　康
中药药理实验室：吕圭源
实验动物实验室：陈民利
中药炮制实验室：张　云
中药制剂实验室：李范珠
神经生物学（针灸）实验室：刘　喆

浙江省专项建设实验室

蛋白组学实验室：沃兴德
中药药效毒理实验室：吕圭源
中医免疫风湿病实验室：范永升
中药资源工程学实验室：张如松
血液细胞分子生物学实验室：高瑞兰
中药制剂实验室：李范珠
针灸神经生物学实验室：方剑乔
医学动物实验室：陈民利
中药体外代谢实验室：葛卫红
中药标准化研究实验室建设实验室：尹　华
分析测试中心实验室：葛尔宁
中药材种质资源与评价实验室：黄　真
中医脑病实验室：万海同
新型药物传递系统实验室：石森林
中药炮制实验室：张　云
中医骨伤实验室：肖鲁伟
中医免疫风湿病实验室：范永升
中药药效毒理实验室：吕圭源
针灸神经生物学实验室：方剑乔
中医药实验动物学实验室：陈民利
中医心血管病实验室：沃兴德
血液细胞分子生物学实验室：高瑞兰
呼吸功能实验室：宋　康

附属机构及负责人

浙江中医药大学附属第一医院院长：吕　宾

浙江中医药大学附属第二医院院长：蔡宛如

浙江中医药大学附属第三医院院长：方剑乔（兼）

（柴林海）

【安徽中医学院】

党委书记：王大鹏
党委副书记、院长：王　键
党委副书记：雷广宁
党委委员、副院长：彭代银、李泽庚、张永群
党委委员、纪委书记：刘新跃
中医临床学院院长：周美启
针灸骨伤临床学院院长：胡　玲
药学院院长：戴　敏
中西医结合临床学院院长：申国明
护理学院院长：池建淮
医药经济管理学院院长：李　珑
医药信息工程学院院长：王宗殿
人文学院院长：魏　骅
继续教育学院院长：李瑞洲
地　　址：安徽省合肥市梅山路103号
邮　　编：230038
电　　话：0551－5169009
传　　真：0551－2819950
电子信箱：qinyu0603@126.com
网　　址：www.ahtcm.edu.cn

专业统计

2011年，学校职工人数（不含附属医院）959人。专任教师660人，其中教授104人，副教授195人，讲师273人，助教88人。

专业设置	学制（年）	2011年毕业生数	2011年招生数	在校生数
中医学	5	245	297	1 356
针灸推拿学	5	121	190	840
中西医临床医学	5	345	310	1 545
护理学	4	252	392	1 406
药学	4	126	124	506
中药学	4	109	111	435
药物制剂	4	62	61	244
制药工程	4	123	64	303
中药资源与开发	4	52	0	0
信息管理与信息系统	4	53	55	201
人力资源管理	4	58	59	216
公共事业管理	4	0	48	191

（续表）

专业设置	学制（年）	2011 年毕业生数	2011 年招生数	在校生数
国际经济与贸易	4	128	116	291
应用心理学	5	8	0	0
应用心理学	4	62	55	222
计算机科学与技术	4	55	191	628
康复治疗学	4	0	58	228
对外汉语	4	0	36	71
中西医临床（专升本）	3	30	86	257
药学（专升本）	2	176	136	295
医药营销（专）	3	46	50	142
针灸推拿学（专）	3	51	49	146
护理学（专）	3	226	113	343
药学（专）	3	172	54	158
合计	/	2 500	2 655	10 024

注：以上为本专科学生统计数据。

研究生教育

在校硕士研究生 764 人，2011 年招收硕士研究生 273 人，毕业 187 人。

硕士学位专业：中医基础理论、中医临床基础、中医医史文献、方剂学、中医诊断学、中医内科学、中医外科学、中医骨伤学、中医妇科学、中医儿科学、中医五官科学、针灸推拿学、中西医结合基础、中西医结合临床、药物化学、药物制剂、生药学、药理学、药物分析、微生物与生化药学、中药学、中医文化学、中医护理学、中医药信息学、药物代谢动力学

重点学科及学科带头人

国家中医药管理局重点学科

中医基础理论：王　键

中医肺病学：李泽庚

中医痹病学：刘　健

中医内分泌病学：方朝晖

针灸学：杨　骏

药用植物学：彭代银

安徽省重点学科

中医学（A 类）：王　键

中医基础理论：王　键

中医内科学：刘　健

中药学：彭代银

针灸推拿学：胡　玲

中西医结合临床：杨文明

中西医结合基础：申国明

中医妇科学：李伟莉

重点实验室及负责人

国家中医临床研究基地

国家中药药理临床研究基地

国家中医药管理重点实验室

慢性阻塞性肺疾病肺气虚证重点研究室：李泽庚

细胞分子生物学（脑病）三级实验室：王　键

神经生物学（针灸）三级实验室：胡　玲

免疫学三级实验室：刘　健

中药药剂三级实验室：夏伦祝

数字化影像技术三级实验室：李传富

安徽省重点实验室

省部共建教育部新安医学重点实验室：王　键

安徽省中药研究与开发重点实验室：王　键

现代中药安徽省重点实验室：王德群

针灸基础与技术安徽省重点实验室培育基地：胡　玲

现代中药安徽省工程技术研究中心：彭代银

现代中医内科应用基础与开发研究安徽省实验室：刘　健

安徽省中药临床试验研发服务能力建设科技公共服务平台：李泽庚

安徽省中药制剂工程技术研究中心：桂双英

安徽省中药饮片工程研究中心（与企业共建）

安徽省中药提取工程研究中心（与企业共建）

附属机构及负责人

安徽中医学院一附院：杨　骏

安徽中医学院二附院：侯　勇

新安医学研究：王　键

神经病研究所：韩咏竹

药物研究所：戴　敏

针灸经络研究所：胡　玲

计算机中医应用研究所：马宗华

中医药研究所：周美启

科研实验中心：马宗华

中西医结合研究所：申国明

临床医学研究所：骞家张

安徽中医学院门诊部（国医堂）：肖殿明

中西医结合医院：何光远

（秦　瑜）

【福建中医药大学】

党委书记：黄有霖

校　　长：陈立典

党委副书记：谭卫星

党委常委、纪委书记：肖　铮

党委常委、副校长：李灿东、陈兴炎

副 校 长：刘献祥

党委常委、副校长：梁一池、郑　健

海外教育学院院长：李　沛

成人教育学院副院长：陈　莘（主持工作）
研究生部主任：杨　敏
中医学院院长：纪立金
中西医结合学院院长：施　红
药学院院长：褚克丹
骨伤学院院长：张　俐
针灸学院院长：吴　强
管理学院院长：蔡建鹰
护理学院院长：陈锦秀
体育部主任：周美兰
康复医学院院长：王诗忠

地　　址：福建省福州市闽侯上街华佗路1号（旗山校区）
福建省福州市五四路282号（屏山校区）
邮　　编：350108（旗山校区）
350008（屏山校区）
电　　话：0591－22861989
传　　真：0591－22861989
电子信箱：yzbgs@ fjtcm. edu. cn
网　　址：www. fjtcm. edu. cn

专业统计

2011年，学校职工人数1 187人，专任教师796人，其中教授155人，副教授184人，讲师291人，助教166人。

专业设置	学制（年）	2011年毕业生数	2011年招生数	在校生数
应用心理学（临床心理学方向）	4	59	0	59
生物医学工程	5	0	58	118
制药工程	4	57	60	235
食品科学与工程	4	57	59	229
临床医学	5	0	186	662
临床医学（放疗方向）	5	0	0	115
临床医学（骨伤科学方向）	5	0	68	132
临床医学（康复医学方向）	5	0	121	361
临床医学（生物工程方向）	5	0	0	60
医学影像学	4	57	61	235
康复治疗学	4	0	113	113
七年制中医学	7	91	126	445
七年制中医学（修园班）	7	0	33	33
七年制中医学（针灸推拿方向）	7	0	60	60
七年制中医学（中医骨伤方向）	5	0	60	149
中医学（临床心理学方向）	5	0	60	173
中医学（文科）	5	0	0	158
中医学（英语方向）	5	0	0	29
中医学	5	320	353	1 257
中医学（中医骨伤方向）	5	59	0	0
针灸推拿学	5	57	0	261
针灸推拿学（康复医学方向）	5	54	0	221
针灸推拿学（中医美容方向）	5	49	0	233
中西医临床医学	5	226	63	545
中西医临床医学（骨伤科学方向）	5	58	0	254
中西医临床医学（放疗方向）	5	60	0	0
护理学	4	0	192	919
护理学	5	107	0	222
药学	4	116	117	497
中药学	4	52	60	219
药物制剂	4	54	59	225
信息管理与信息系统	4	0	44	44
市场营销（药品营销方向）	4	101	44	202
公共事业管理（健康保险方向）	4	0	31	82
公共事业管理（卫生管理方向）	4	53	37	202
公共事业管理（信息管理方向）	4	0	0	104
公共事业管理（医事法律方向）	5	52	51	265

（续表）

专业设置	学制（年）	2011 年毕业生数	2011 年招生数	在校生数
临床医学（专升本）	3	0	131	131
口腔医学（成人业余）	3	71		60
中西医结合（成人业余）	3	48	50	166
护理（成人业余）	4	414	278	1 299
药学（成人业余）	3	75	26	88
中药（成人业余）	3	40	37	102
临床医学（成人业余专升本）	3	0	19	62
中医学（成人业余专升本）	3	26	12	68
针灸推拿学（成人业余专升本）	3	21	30	99
中西医临床医学（成人业余专升本）	3	65	37	116
护理学（成人业余专升本）	3	106	194	479
药学（成人业余专升本）	3	0	68	146
中药学（成人业余专升本）	3	75	109	273
合计	/	2 680	3 107	12 207

注：以上为本专科学生统计数据。

研究生教育

在校硕士研究生 1 000 人，2011 年招收硕士研究生 322 人，毕业 259 人。

在校博士研究生 71 人，2011 年招收博士研究生 19 人，毕业 7 人。

硕士学位专业设置：

学术型硕士学位专业设置：药剂学、生药学、方剂学、药理学、中药学、护理学、内科学、肿瘤学、儿科学、眼科学、麻醉学、外科学、妇产科学、神经病学、急诊医学、老年医学、运动医学、药物化学、药物分析学、中医内科学、中医外科学、中医妇科学、中医儿科学、中医五官科学、针灸推拿学、中医诊断学、中医基础理论、中医临床基础、中医医史文献、中医骨伤科学、耳鼻咽喉科学、中西医结合基础、中西医结合临床、皮肤病与性病学、临床检验诊断学、影像医学与核医学、微生物与生化药学、康复医学与理疗学、病理学与病理生理学、精神病与精神卫生学

专业学位型硕士学位专业设置：儿科学、外科学、内科学、中药学、眼科学、肿瘤学、麻醉学、临床医学、老年医学、神经病学、妇产科学、运动医学、急诊医学、中医内科学、中医外科学、中医妇科学、中医儿科学、针灸推拿学、中医骨伤科学、中医五官科学、耳鼻咽喉科学、中西医结合临床、皮肤病与性病学、临床检验诊断学、康复医学与理疗学、精神病与精神卫生学、影像医学与核医学

博士学位专业设置：中医基础理论、中医临床基础、中医医史文献、方剂学、中医诊断学、中医内科学、中医外科学、中医骨伤科学、中医妇科学、中医儿科学、中医五官科学、针灸推拿学、中西医结合基础、中西医结合临床

重点学科及学科带头人

国家中医药管理局重点学科

中医诊断学：李灿东

方剂学：阮时宝

伤寒学：张喜奎

中医文献学：肖林榕

中医骨伤科学：张　俐

中医康复学：王诗忠

中医脾胃病学：纪立金

中医护理学：陈锦秀

针灸学：吴　强

中药化学：吴锦忠

中西医结合临床：刘献祥

国家重点培育建设学科

中西医结合临床：刘献祥

福建省重点学科

中医诊断学：李灿东

方剂学：吴水生

中医临床基础：张喜奎

中医文献学：肖林榕

中医骨伤科学：张　俐

中医康复学：王诗忠

中医脾胃病学：纪立金

中医护理学：陈锦秀

针灸推拿学：吴　强

中药学：褚克丹

中西医结合临床：刘献祥

中医药信息学：林丹红

重点实验室及负责人

国家中医药管理局中医药科研三级实验室

病理生理学实验室：黄秀榕

针灸生理实验室：许金森

骨重建生物力学实验室：张 俐

中医康复技术实验室：洪振丰

分子生物学实验室：施 红

中药药理（细胞结构与功能）实验室：陈文列

中药生药学实验室：吴锦忠

细胞生物学实验室：蔡 晶

国家中医药管理局科研平台、基地

中医药文献检索中心：林丹红

教育部重点实验室

中医骨伤及运动康复实验室：张 俐

福建省重点实验室

福建省高校中西医结合基础重点实验室：陈文列

福建省高校中药学重点实验室：褚克丹

福建省中西医结合老年性疾病重点实验室：刘献祥

福建省运动功能康复重点实验室：陈立典

福建省高校中医证研究重点实验室：李灿东

福建省科研平台、基地

福建省兔类实验动物技术服务基地：王训立

福建省中药临床前研究与质量控制工程技术研究中心：胡 娟

福建省中药制剂与质量控制工程技术研究中心：陈 丹

闽台中医药科研合作基地：陈立典

闽产中药研发科技平台：褚克丹

福建省卫生厅中医药科研二级实验室

中药药理毒理实验室：吴符火

舌苔脱落细胞实验室：高碧珍

四诊资料标准化采集实验室：林雪娟

证素辨证与数据挖掘技术实验室：甘慧娟

中西医结合基础综合实验室：何才姑

中药制剂与质量控制实验室：陈 丹

方药分析实验室：吴水生

福建省教育厅、省经贸委、省发展改革委员会中医药科研实验室

福建省闽台中医文化文献研究基地：林端宜

福建省中药研究开发工程实验室：吴锦忠

福建省中药产业技术开发基地：吴水生

福建省卫生厅中医药科研一级实验室

电生理实验室：纪 峰

附属机构及负责人

福建中西医结合研究院院长：陈可冀

福建省中医药研究院院长：黄俊山

福建中医药大学附属人民医院院长：郑 健

福建中医药大学附属第二人民医院院长：陈 竹

福建中医药大学附属厦门中医院院长：陈进春

福建中医药大学附属泉州中医院院长：刘宪俊

福建中医药大学附属漳州中医院院长：曾宏翔

福建中医药大学附属宁德市医院院长：林应华

福建中医药大学附属三明中西医结合医院院长：林从全

（郑新兴）

【江西中医学院】

党委书记：刘红宁

党委副书记、院长：傅克刚

党委副书记：王金平

党委委员、副院长兼附属医院院长：陈明人

党委委员、副院长兼科技学院院长：左铮云

党委委员、纪委书记：侯中平

副 院 长：杨世林

党委委员、副院长：何晓晖、朱卫丰

党委委员、副院长兼药学院院长：杨 明

临床医学院院长兼附属医院副院长：刁军成

基础医学院院长兼生命科学学院院长：汪建民

计算机学院院长：杜建强

经济与管理学院党委书记：姚东明

人文学院副院长：李涛安

护理学院院长：李卫国

针灸学院院长、附属医院副院长：陈日新

高等职业技术学院院长：徐正锋

研究生部主任：乐毅敏

继续教育学院院长兼培训学院院长：游卫平

国际教育学院院长、党总支书记兼国际交流培训中心主任：刘新亚

地 址：江西省南昌市湾里区云湾路

邮 编：330004

电 话：0791－87118822/87118855

传 真：0791－87118800

电子信箱：jzyb@ jxtcmi. com

网 址：www. jxtcmi. com

专业统计

2011年，学校职工人数1 025人。专任教师771人，其中教授145人，副教授239人，讲师278人，助教105人。

专业设置	学制（年）	2011年毕业生数	2011年招生数	在校生数
中医学（含国际交流方向、骨伤方向、维吾尔医学方向）	5	412	443	2 101
中西医临床医学	5	338	227	1 444
护理学	4	89	74	350
护理学类（中外合作办学）	4	0	85	85
针灸推拿学（含康复方向）	5	73	153	780

（续表）

专业设置	学制（年）	2011 年毕业生数	2011 年招生数	在校生数
中药学（含国际交流方向、维吾尔药学方向）	4	191	145	707
制药工程	4	101	85	395
生物工程（含生物制药方向）	4	42	79	279
环境科学	4	0	0	49
中药资源与开发	4	0	41	107
药学（含医药营销方向）	4	360	337	1 456
药物制剂	4	86	77	375
保险（含健康保险方向）	4	58	86	422
公共事业管理（含法学方向、卫生管理方向）	4	39	80	313
计算机科学与技术（含医药软件开发方向、医药信息方向）	4	46	57	216
生物医学工程（含医疗电子方向）	4	44	73	287
英语	4	45	27	119
应用心理学	4	31	35	153
应用化学	4	31	41	162
音乐学（音乐治疗方向）	4	47	38	162
市场营销	4	0	42	77
中药制药	4	0	47	47
中药专科	3	120	58	174
医药营销专科	3	47	32	113
护理专科	3	168	93	276
药物制剂技术专科	3	98	57	180
药学专科	3	162	74	269
医疗美容技术专科	3	0	52	161
针灸推拿专科	3	67	61	176
合计	/	2 695	2 699	11 435

注：以上为本专科学生统计数据。

研究生教育

在校硕士研究生 895 人，2011 年招收硕士研究生 314 人，毕业 251 人。

在校博士研究生 2 人，2011 年招收博士研究生 1 人，毕业 0 人。

硕士学位专业设置：中医基础理论、中医临床基础、中医医史文献、方剂学、中医诊断学、中医内科学、中医外科学、中医骨伤科学、中医妇科学、中医五官科学、针灸推拿学、中西医结合基础、中西医结合临床、药物化学、药剂学、生药学、药物分析学、药理学、中药学、社会医学与卫生事业管理

博士学位专业设置：中药学（北京中医药大学联合培养）

重点学科及学科带头人

国家中医药管理局重点学科

中药炮制学：龚千锋

中药药剂学：罗晓健

中西医结合基础：汪建民

中医肺病学：薛汉荣

中医骨伤科学：万小明

针灸学：康明非

江西高校高水平学科

中药学：刘红宁

中医学：陈日新

江西省“十二五”重点学科

药学：杨世林

公共管理：王素珍

中西医结合：汪建民

重点实验室及负责人

国家级重点实验室

中药固体制剂制造技术国家工程研究中心：杨世林

江西省重点实验室

现代中药制剂教育部重点实验室：杨　明

江西省实验清洁级大小鼠生产基地：徐　彭

江西省中药种质资源工程技术研究中心：罗光明

江西省现代中药制剂及质量控制重点实验室：饶　毅

江中国家工程研究中心博士后工作站：杨世林

国家药品临床研究基地：陈明人

江西省樟帮中药饮片炮制技术工程中心：龚千锋

江西省制药工程技术产学研合作示范（培育）基地：王跃生

江西现代中药产业技术创新战略联盟：刘红宁

国家中医药管理局中医药科研三级实验室

中药质量控制实验室：刘荣华

中药制剂实验室：廖正根

中药制剂实验室：罗晓健

中药资源评价实验室：罗光明

腧穴热敏实验室：康明非

中药质量控制中药制剂实验室：饶　毅

市级重点实验室

江西省高等学校中医信息化工程技术研究中心：刘英锋

江西省南方灸疗中心：陈日新

南昌市现代中药制剂及质量控制重点实验室：饶　毅

南昌市现代中药制剂及质量控制重点实验室：杨　明

江西省高等学校艾灸学重点实验室：陈日新

附属机构及负责人

江西中医学院附属医院（江西省中医院）：陈明人

江西中医学院第二附属医院（南钢医院）：李钢生

江西中医学院附属中西医结合医院（南昌市中西医结合医院）：车达平

江西中医学院附属鹰潭中医院：丁　奎

江西中医学院附属丰城中医院：胡国龙

江西中医学院附属宜春中医院：吴华国

江西中医学院附属九江中医院：王水华

江西中医学院附属玉山中医院：严建平

江西中医学院附属新余中医院：邹卫兵

江西中医学院附属赣州中医院：马仲华

江西江中医药包装厂：谢伏明

江西江中安可科技有限公司：谢伏明

（寇汗为）

【山东中医药大学】

党委书记：于富华

校　　长：欧阳兵

党委副书记：姜少华

副 校 长：郭伟星、高　毅

纪委书记：毛有高

副 校 长：高树中、田立新、张成博

基础医学院院长：石作荣

药学院院长：田景振

针灸推拿学院院长：韩　涛

护理学院院长：陈莉军

信息管理学院院长：王振国

人文社科学院院长：崔瑞兰

外国语学院院长：杨继国

理工学院院长：曹　慧

体育艺术学院院长：于华荣

第一临床学院院长：杨传华

第二临床学院院长：葛　明

附属眼科医院院长：毕宏生

地　　址：山东省济南市长清大学科技园

邮　　编：250355

传　　真：0531－89628015

网　　址：www.sdutcm.edu.cn

专业统计

2011年，学校职工人数986人，专任教师614人，其中教授111人，副教授177人，讲师273人，助教53人。

专业设置	学制（年）	2011年毕业生数	2011年招生数	在校生数
法学	4	50	94	305
社会体育	4	0	117	409
运动人体科学	4	23	49	128
英语	4	38	99	255
应用心理学	4	57	108	326
计算机科学与技术	4	44	101	358
生物医学工程	4	52	57	222
制药工程	4	106	336	1 088
营养学	4	64	59	271
眼视光学	4	39	51	199
康复治疗学	4	46	58	217
中医学	7	298	449	1 759
中医学	5	138	331	1 047
针灸推拿学	5	95	296	797

（续表）

专业设置	学制（年）	2011 年毕业生数	2011 年招生数	在校生数
中西医临床医学	5	306	378	1 860
护理学	5	116	521	1 487
药学	4	96	124	494
中药学	4	281	326	1 255
中草药栽培与鉴定	4	43	50	192
信息管理与信息系统	4	42	56	204
市场营销	4	149	161	561
公共事业管理	4	0	54	54

注：以上为本专科学生统计数据。

研究生教育

在校硕士研究生 2 476 人，2011 年招收硕士研究生 868 人，毕业 725 人。

在校博士研究生 221 人，2011 年招收博士研究生 69 人，毕业 62 人。

硕士学位专业设置：马克思主义中国化研究、应用心理学、生物医学工程、影像医学与核医学、眼科学、中医基础理论、中医临床基础、中医医史文献、方剂学、中医诊断学、中医内科学、中医外科学、中医骨伤科学、中医妇科学、中医儿科学、中医五官科学、针灸推拿学、中西医结合基础、中西医结合临床、药物化学、药剂学、生药学、药物分析学、微生物与生化药学、药理学、中药学

博士学位专业设置：中医基础理论、中医临床基础、中医医史文献、方剂学、中医诊断学、中医内科学、中医外科学、中医骨伤科学、中医妇科学、中医儿科学、中医五官科学、针灸推拿学、中西医结合基础、中西医结合临床、中药学

重点学科及学科带头人

国家级重点学科

中医基础理论：乔明琦

中医医史文献：王振国

省部级重点学科

中医基础理论：乔明琦

中医文献学：王振国

中医心病学：杨传华

中医脑病学：齐向华

中医肿瘤病学：齐元富

中医妇科学：王东梅

中医儿科学：李燕宁

中医全科医学：姜建国

针灸学：吴富东

中药药剂学：田景振

中西医结合基础：王世军

中西医结合临床：葛　明

中药学：田景振

针灸推拿学：吴富东

中医儿科学：李燕宁

方剂学：王均宁

中医妇科学：王冬梅

中医外科学：宋爱莉

生药学：李　峰

眼科学：毕宏生

中医骨伤科学：徐展望

中医全科医学：姜建国

重点实验室及负责人

中医药经典理论实验室：张惠云

中药质量分析实验室：张惠云

微循环实验室：王世军

细胞生物学实验室：赵启韬

中药制剂实验室：杨培民

视觉分析实验室：毕宏生

辅助生殖技术实验室：孙　伟

中西医结合眼病防治技术：毕宏生

中药资源学：张永清

中西医结合肿瘤防治：王世军

中医心血管病：李运伦

天然药物：石俊英

中药制剂：杨培民

中医文献与文化研究中心：王振国

山东省中医经方工程技术研究中心：乔明琦

山东省中药炮制工程技术研究中心：田景振

山东省中药材良种选育工程技术研究中心：张永清

中医药基础研究重点实验室：张惠云

附属机构及负责人

山东中医药大学附属医院院长：杨传华

山东中医药大学第二附属医院院长：葛　明

山东中医药大学附属眼科医院：毕宏生

（杨春涛）

【河南中医学院】

党委书记：孙建中

院　　长：郑玫玲

调 研 员：徐玉芳、田中岭

党委副书记兼工会主席：段荣章

党委副书记、纪委书记：郭海波

党委副书记：张丽霞

副 院 长：李建生、刘文第、郭德欣、许二平、付　强

地　　址：河南省郑州市金水路 1 号（老校区）
河南省郑州市金水东路龙子湖高校园区（新校区）

邮　　编：450008（老校区）
450046（新校区）

电　　话：0371－65945879

传　　真：0371－65944307

电子信箱：dyb@ hactcm. edu. cn

网　　址：www. hactcm. edu. cn

专业统计

2011年，学校职工人数1 236。专任教师839人，其中教授126人，副教授282人，讲师452人，助教239人。

专业设置	学制（年）	2011年毕业生数	2011年招生数	在校生数
专　科				
计算机应用技术	2	70	0	88
计算机网络技术	2	0	0	4
计算机信息管理	2	95	0	157
软件技术	2	70	0	58
图形图像制作	2	74	0	121
本　科				
英语（医学英语）	4	86	95	312
计算机科学与技术	4	47	106	260
制药工程	4	65	87	306
制药工程（中药制药）	4	0	84	161
预防医学（营养与食品卫生）	5	136	59	272
中医学	5	242	252	1 583
中医学（中医骨伤科学）	5	112	245	864
中医学（中外联合办学）	5	67	0	67
针灸推拿学	5	102	239	820
针灸推拿学（英语方向）	5	81	0	403
针灸推拿学（中外联合办学）	5	22	0	15
针灸推拿学（中国功夫）	5	0	344	408
中西医临床医学	5	467	364	2 038
中西医临床医学（康复治疗学）	5	72	106	309
中西医临床医学（五官科学）	5	0	64	128
中西医临床医学（农村全科医师）	5	0	49	704
中西医临床医学（定向农村全科医师）	5	0	47	47
中西医临床医学（医学心理学）	5	0	80	135
中西医临床医学（中外联合办学）	5	0	0	3
护理学（中西医结合）	4	123	239	664
护理学（护理英语）	4	0	83	162
护理学（护理日语）	4	0	56	95
护理学（中外联合办学）	4	20	0	0
护理学（中外联合办学）	5	21	0	0
药学	4	120	115	423
中药学	4	177	124	436
中药学（中药学英语）	4	0	0	238
药物制剂	4	103	82	346
信息管理与信息系统	4	30	141	243
市场营销（医药贸易）	4	64	149	350
市场营销（医药文化产业管理）	4	0	87	87
公共事业管理（医药编辑出版）	4	0	78	78
公共事业管理（卫生事业管理）	4	68	117	393
公共事业管理（健康保险）	4	0	121	121
中医学	3	72	121	338
针灸推拿学	3	98	125	391
中药学	2	71	181	325
合计	/	2 755	4 040	13 953

注：以上为本专科学生统计数据。

研究生教育

在校硕士研究生1 168人，2011年招收硕士研究生409人，毕业323人。

硕士学位专业设置：中医基础理论、中医临床基础、中医内科学、中医外科学、中医妇科学、中医五官科学、中西医结合基础、药物化学、药剂学、生药学、病理学与病理生理学、思想政治教育、马克思主义基本原理、麻醉学、中医诊断学、中医医史文献、方剂学、中医骨伤科学、中医儿科学、针灸推拿学、中西医结合临床、药物分析学、药理学、中药学、康复医学与理疗学、马克思主义中国化研究、方剂学、民族医学、微生物与生化药学、人体解剖与组织胚胎学、免疫学、病原生物学、运动医学、法医学、放射医学、航空航天与航海医学、内科学、儿科学、国外马克思研究、急诊医学、老年医学、神经医学、精神病与精神卫生学、皮肤病与性病学、影像医学与核医学、临床检验诊断学、护理学、外科学、妇产科学、眼科学、耳鼻咽喉科学、肿瘤学、中国近现代史基本问题研究

重点学科及学科带头人

国家中医药管理局重点学科

中医基础理论：司富春

方剂学：王　付

中药化学：冯卫生

临床中药学：李学林

中医儿科学：丁　樱

中医肺病学：李建生

中医肝胆病学：赵文霞

中医传染病学：李　真

中医心病学：韩丽华

河南省重点学科

中医基础理论：司富春

方剂学：王　付

中医临床基础：宋建平

中医医史文献：徐江雁

中医诊断学：樊蔚虹

中西医结合基础医学：詹向红

中药学：冯卫生

药物分析学：白　雁

药理学：苗明三

中医内科学（一）：赵文霞

中医儿科学：丁　樱

中医外科学：刘佃温

中西医结合临床医学：张　翥

中医内科学（二）：王振涛

中医骨伤科学：杨　豪

中医妇科学：傅金英

中医五官科学：张凤梅

针灸推拿学：高希言

河南中医学院重点学科及培育学科

公共卫生与预防医学：申　杰

生物化学与分子生物学：郑晓珂

病理学与病理生理学：李瑞琴

生理学（培育）：高剑锋

人体解剖和组织胚胎学（培育）：游言文

生药学科：陈随清

中药炮制学：张振凌

制药工程：王宪龄

有机化学：武雪芬

药剂学：贾永艳

无机化学（培育）：杨怀霞

数学（培育）：赵文峰

康复医学与理疗学：冯晓东

中医急诊学：崔应麟

临床检验诊断学科：刘望乐

中医文化学：贾成祥

社会医学与卫生事业管理（培育）：许　静

英语语言文学：刘九茹

思想政治教育：李　艳

民族传统体育：翟向阳

计算机应用技术：王晓鹏

重点实验室及负责人

国家中医药管理局重点研究室

中医防治艾滋病研究室：郭会军

中医心血管病研究室（二附院）：王振涛、韩丽华

国家中医药管理局中医药科研三级实验室

中药药理实验室：白　明

中药质量分析三级实验室：刘伟

中药药理（呼吸）三级实验室：李素云

中药制剂实验室三级实验室：段晓颖

艾滋病（检测）三级实验室：郭会军（申请人，河南中医学院科一附院）

肾病病理（儿科）三级实验室：丁　樱

河南省重点实验室

河南省中医药防治感染性疾病重点实验室：李　真

河南省中药资源与中药化学重点实验室：陈随清

河南省工程技术研究中心

河南省中药材开发工程技术研究中心：冯卫生

河南省中药质量控制与评价工程技术研究中心

河南省中药质量控制与评价工程技术研究中心：白　雁

河南省厅级重点实验室

河南省高校人文社科基地中医药与经济社会发展研究中心：徐江雁

河南省高校重点实验室培育基地中医药防治老年病：李建生

河南省高校重点学科开放实验室培育基地

河南省高等学校中医内科学重点学科开放实验室：李建生（申请人）

河南省高等学校中药学重点学科开放实验室：冯卫生（申请人）

河南省高等学校药理学重点学科开放实验室：苗明三（申请人）

河南省高校工程技术研究中心

河南省高校中药材开发工程技术研究中心：冯卫生（申请人）

河南省高校中药质量与控制工程技术研究中心：白　雁（申请人）

河南省非物质文化遗产研究基地

河南省非物质文化遗产研究基地：徐江雁

附属机构及负责人

河南中医学院第一附属医院：李　真

河南省中医学院（二附院）：韩丽华

河南中医学院三附院：张濮璘

（王　籀）

【湖北中医药大学】

党委书记：汪　华

校　　长：王　华

党委副书记：尹　舲、李水清

副 校 长：张良玉、王　平、黄必胜、陈运中

纪委书记：陈建华
正校级调研员：胡永年
中医临床学院院长：李家庚
临床医学院常务副院长：向　楠
针灸骨伤学院院长：陈邦国
药学院院长：郑国华
基础医学院院长：曹继刚
检验学院院长：宁　勇
护理学院院长：胡　慧
信息工程学院院长：赵　臻
管理学院院长：黄明安
人文学院院长：胡　真
国际教育学院院长：付　萍
外语系主任：刘殿刚
体育课部主任：于　勇
职业技术学院院长：童思雄
继续教育学院院长：蒋冠斌
地　　址：湖北省武汉市洪山区黄家湖西路1号
邮　　编：430065
电　　话：027－68890088
传　　真：027－68890017
电子信箱：Webmaster@hbtcm.edu.cn
网　　址：www1.hbtcm.edu.cn

专业统计

2011年，学校职工人数1 188人。专任教师805人，其中教授103人，副教授203人，讲师274人，助教225人。

专业设置	学制（年）	2011年毕业生数	2011年招生数	在校生数
高中起点本科				
英语	4	44	98	363
生物技术	4	57	52	270
应用心理学	4	61	65	287
医学信息工程	4	34	106	360
制药工程	4	59	133	457
卫生检验	4	46	55	191
医学检验	4	66	130	615
中医学	7	134	29	193
中医学（中西医结合）	7	134	40	216
中医学（针灸推拿学）	7	54	0	121
中医学（中医骨伤方向）	7	43	0	118
中医学	5	81	250	961
中医学（中医骨伤方向）	5	68	122	546
中医学（美容康复方向）	5	59	110	431
针灸推拿学	5	57	207	638
针灸推拿学（针刀医学方向）	5	53	0	246
针灸推拿学（涉外方向）	5	0	110	406
中西医临床医学	5	149	277	1 712
中西医临床医学（全科医学方向）	5	0	63	127
护理学	4	110	290	788
护理学（涉外方向）	5	0	59	318
药学	4	69	228	817
中药学	4	105	200	580
药物制剂	4	58	119	455
中药资源与开发	4	55	102	267
信息管理与信息系统	4	35	43	235
市场营销	4	66	95	471
市场营销（物流方向）	4	53	54	275
公共事业管理	4	0	132	280
公共事业管理（医疗保险方向）	4	63	98	258
公共事业管理（医事法学方向）	4	73	60	243
小计	/	1 886	3 327	13 245
专科起点本科				
医学检验	2	60	66	133
中医学	3	45	23	77
中医学（中医骨伤科学）	3	8	0	0

（续表）

专业设置	学制（年）	2011 年毕业生数	2011 年招生数	在校生数
针灸推拿学	3	54	61	201
护理学	2	17	37	64
药学	2	60	50	113
中药学	2	12	7	19
市场营销	2	29	20	52
小计	/	285	264	659
专　科				
中药制药技术	3	47	46	146
食品营养与检测	3	25	42	70
医药营销	3	93	89	303
针灸推拿	3	108	102	281
护理	3	265	228	698
药学	3	99	184	470
医学检验技术	3	109	111	323
医疗美容技术	3	0	91	199
卫生检验与检疫技术	3	37	0	59
小计	/	783	893	2 549
合计	/	2 954	4 484	16 453

注：以上为本专科学生统计数据。

研究生教育

在校硕士研究生 981 人，2011 年招收硕士研究生 252 人，毕业 306 人。

在校博士研究生 157 人，2011 年招收博士研究生 52 人，毕业 44 人。

硕士学位专业设置：中医基础理论、中医临床基础、中医医史文献、方剂学、中医诊断学、中医内科学、中医外科学、中医骨伤科学、中医妇科学、中医儿科学、针灸推拿学、中医五官科学、中西医结合基础、中西医结合临床、药物化学、药剂学、生药学、药物分析学、药理学、微生物与生化药学、中药学、临床检验、诊断学、管理科学与工程

博士学位专业设置：中医基础理论、中医临床基础、中医医史文献、方剂学、中医诊断学、中医内科学、中医外科学、中医骨伤科学、中医妇科学、中医儿科学、针灸推拿学、中医五官科学、中药学

重点学科及学科带头人

国家局级重点学科

针灸学：王　华

内经学：王　平

伤寒学：李家庚

中医肝胆病学：盛国光

中医肾病学：王小琴

中医脑病学：董梦久

中医药信息学：赵　臻

湖北省重点学科

针灸推拿学：王　华

中医基础理论：王　平

方剂学：吴建红

中医医史文献：李成年

中医诊断学：邹小娟

中医临床基础：李家庚

中医内科学：董梦久

中医外科学：皮先明

中医骨伤科学：邹　季

中医妇科学：黎烈荣

中医儿科学：刘晓鹰

中医五官科学：王汉明

中西医结合临床：盛国光

临床检验诊断学：宁　勇

中药学（培育）：郑国华

校级重点学科

思想政治教育：汪　华

中西医结合基础：陈泽斌

生物化学与分子生物学：姚群峰

生药学：潘宏林

中药化学：卢金清

中药炮制学：刘艳菊

社会医学与卫生事业管理：黄明安

重点实验室及负责人

教育部重点实验室

中药资源与中药复方重点实验室：方念伯

国家中医药管理局中医药科研三级实验室

中药药理科研实验室：陈　刚

细胞分子生物学实验室：李瀚旻

中药化学实验室：方念伯

国家中医药管理局重点研究室

老年性痴呆醒脑益智重点研究室：王　平

慢性肝病肝肾论治重点研究室：盛国光

湖北省重点实验室及工程技术研究中心

湖北省中药资源与中药化学重点研究室：刘焱文

湖北中小企业共性技术中药工程研发推广中心：刘焱文

湖北省中药标准化工程技术研

究中心：方念伯

武汉市科技局重点研究室

武汉市中药创新与规范化工程技术研究中心：刘焱文

武汉市中药现代化共性关键技术中试平台：刘焱文

校企合作实验室

湖北省药用植物校企共建研发中心：卢金清

共建中药新药研究室：刘焱文

（陈　军）

【湖南中医药大学】

校党委书记、研究院党委书记：黄惠勇

党委副书记、校长：廖端芳

研究院党委副书记、院长、学校党委委员、副校长：谭达全

党委副书记、副校长、研究院副院长：黄政德

党委副书记：陈　弘

党委委员、副校长、研究院副院长：周小青、蒋士生

副 校 长：何清湖

党委委员、纪委书记、研究院党委副书记：秦裕辉

党委委员、副校长：葛金文、谭元生

正厅级督导员：吕祖建

校长助理：彭清华

中医学院书记：刘富林

中医学院书记院长：肖子曾

第一中医临床学院书记：郭志华

第一中医临床学院院长：谭元生

第二中医临床学院书记：伍一文

第二中医临床学院院长：肖四旺

中西医结合学院院长：邓常青

药学院院长：李顺祥

药学院书记：陈祥瑞

国际教育学院书记、院长：彭清华

针灸推拿学院书记：阳仁达

针灸推拿学院副院长：顾　星

人文信息管理学院书记：瞿延晖

人文信息管理学院副院长：晏峻峰

研究生教育学院书记、院长：刘柏炎

护理学院院长：陈　燕

临床医学院书记：龚跃平

临床医学院院长：谭李红

洛阳正骨学院书记：高书图

洛阳正骨学院院长：杜天信

湘杏学院书记：谢　辉

湘杏学院院长：李木清

成人教育学院书记：黄国文

成人教育学院院长：陈革新

社会科学部主任：叶利军

体育艺术部书记、主任：汪利人

医学院书记、院长：张秋雁

地　　址：湖南长沙市含浦科教园区学士路300号（含浦校区，主校区）
湖南省长沙市韶山中路113号（东塘校区）

邮　　编：410208（含浦校区）
410007（东塘校区）

电　　话：0731－88458000/88458111（传真）

电子信箱：hnutcm@163.com

网　　址：www.hnctcm.edu.cn

专业统计

2011年，学校职工人数948人，专任教师664人，其中教授162人，副教授180人，讲师210人，助教111人。

专业设置	学制（年）	2011年毕业生数	2011年招生数	在校生数
英语	4	50	45	228
应用心理学	4	48	57	295
计算机科学与技术	4	20	32	171
制药工程	4	52	56	236
食品科学与工程	4	0	49	136
生物工程	4	54	45	212
临床医学	5	128	188	995
医学影像学	5	51	124	495
医学检验	4	50	62	244
康复治疗学	4	52	40	187
口腔医学	5	71	62	355
中医学	7	192	195	972
中医学	5	191	317	1363
针灸推拿学	5	115	114	514
中西医临床医学	5	255	136	915
护理学	4	164	291	979
药学	4	127	161	644
中药学	4	114	140	567
药物制剂	4	64	48	269
中药资源与开发	4	33	43	152
市场营销	4	48	89	320
公共事业管理	4	29	50	189
针灸推拿学（专科）	3	0	42	74

（续表）

专业设置	学制（年）	2011 年毕业生数	2011 年招生数	在校生数
护理学（专科）	3	105	114	425
中药学（专科）	3	34	42	157
湘杏学院护理学	4	179	327	1 127
湘杏学院生物工程	4	21	7	35
湘杏学院市场营销	4	0	3	12
湘杏学院药物制剂	4	7	9	51
湘杏学院药学	4	92	97	362
湘杏学院医学影像学	5	24	0	192
湘杏学院应用心理学	4	0	33	126
湘杏学院针灸推拿学	5	34	104	349
湘杏学院制药工程	4	22	25	102
湘杏学院中西医临床医学	5	296	448	2 365
湘杏学院中药学	4	25	6	56
湘杏学院中医学	5	147	328	1 198
合计	/	2 894	3 929	17 069

注：以上为本专科学生统计数据。

研究生教育

在校硕士研究生 1 310 人，其中：本硕连读 6、7 年制学生 371 人、在职研究生 118 人。2011 年招收硕士研究生 483 人，其中：本硕连读 6 年制学生 177 人。毕业 454 人，其中：在职研究生 40 人。

在校博士研究生 167 人，2011 年招收博士研究生 66 人，毕业 53 人。

硕士学位专业设置：中医基础理论、中医临床基础、中医医史文献、方剂学、中医诊断学、中医内科学、中医外科学、中医骨伤科学、中医妇科学、中医儿科学、中医五官科学、针灸推拿学、民族医学、中西医结合基础、中西医结合临床、中药学、药物化学、药剂学、生药学、药物分析学、微生物与生化药学、药理学、马克思主义中国化研究

博士学位专业设置：中医基础理论、中医临床基础、中医医史文献、方剂学、中医诊断学、中医内科学、中医外科学、中医骨伤科学、中医妇科学、中医儿科学、中医五官科学、针灸推拿学、中西医结合临床、民族医学

重点学科及学科带头人

国家重点学科

中医诊断学：周小青

国家中医药管理局重点学科

中医诊断学：周小青

中医眼科学：彭清华

中医皮肤科学：杨志波

中医肿瘤病学：蒋益兰

中医妇科学：雷　磊

中医肝胆病学：孙克伟

针灸学：常小荣

中西医结合临床（心脑疾病）：葛金文

中药药剂学；夏新华

方剂学：贺又舜

药用植物学：李顺祥

湖南省优势特色重点学科

中医诊断学：周小青

中医内科学：蔡光先

湖南省重点学科

中医诊断学：周小青

中医内科学：蔡光先

中医外科学：杨志波

中医五官科学：田道法

中西医结合临床：何清湖

针灸推拿学：常小荣

方剂学：贺又舜

中药学：李顺详、郭建生

药学：廖端芳

中西医结合基础：葛金文

“十一五”校级重点学科

中医基础理论：谭达全

中医临床基础：赵国荣

中医妇科学：王永宏

中医儿科学：王孟清

中西医结合基础：葛金文

中药化学分析：李顺祥

微生物学：伍参荣

社会医学与卫生事业管理:陈　弘

马克思主义中国化研究：叶利军

重点实验室及负责人

国家中医临床研究基地

国家肝病临床研究基地：谭元生

国家重点实验室培育基地

湖南省中药粉体与创新药物重点实验室：蔡光先

国家发改委工程实验室

中药粉体关键技术及装备国家地方联合工程实验室：蔡光先

教育部工程研究中心

医药粉体技术教育部工程研究中心：张水寒

教育部重点实验室

中医内科学重点实验室：蔡光先

国家中医药管理局重点研究室

超微中药临床应用重点研究室：张水寒

经脉—脏腑相关重点研究室：常小荣

国家中医药管理局中医药科研三级实验室

血管生物学实验室：刘柏炎

病理生理实验室：顾　星

中药制剂实验室：王实强

中药药理实验室：郑　兵

针灸生物信息分析实验室：岳

增辉

分子病理与药理实验室：雷　磊

中药药性与药效实验室：鲁耀邦

中药质量与资源实验室：刘塔斯

肝脏病理与细胞免疫实验室：孙克伟

中药药理与药效组分筛选（心血管病）实验室：谭元生

皮肤免疫病理学实验室：杨志波

国家中医药管理局中医药科研二级实验室

显微形态学实验室：熊艾君

分子生物学实验室：刘群良

病原微生物实验室：伍参荣

骨伤治疗技术实验室：田心义

中药化学实验室：杜方麓

中药生药学实验室：周日宝

干细胞中药调控与应用实验室：廖端芳

湖南省重点实验室

中医诊断学实验室：周小青

湖南省工程技术中心

中药超微技术湖南省工程技术中心：张水寒

湖南省教育厅高校重点实验室

中医病证实验室：赵新广

中药现代化研究实验室：郭建生

中医内科学实验室：刘柏炎

针灸生物信息分析实验室：岳增辉

湖南省中医药管理局重点研究室

重型肝炎证治研究室：孙克伟

中医皮肤性病特色疗法研究室：杨志波

肿瘤研究室：蒋益兰

附属机构及负责人

湖南中医药大学第一附属医院（直属）党委书记：郭志华

湖南中医药大学第一附属医院（直属）院长：谭元生

湖南中医药大学第二附属医院（直属）党委书记：伍一文

湖南中医药大学第二附属医院（直属）院长：肖四旺

湖南中医药大学附属中西医结合医院（直属）党委书记：朱克俭

湖南中医药大学附属中西医结合医院（直属）院长：柏正平

湖南中医药大学附属（人民）医院（非直属）党委书记：龚跃平

湖南中医药大学附属（人民）医院（非直属）院长：谭李红

湖南中医药大学附属衡阳医院（非直属）党委书记：龙双才

湖南中医药大学附属衡阳医院（非直属）院长：王诚喜

湖南中医药大学附属常德医院（非直属）党委书记兼院长：邵先舫

湖南中医药大学附属洛阳正骨医院（非直属）党委书记：高书图

湖南中医药大学附属洛阳正骨医院（非直属）院长：杜天信

湖南中医药大学附属宁乡人民医院（非直属）党委书记：李梅良

湖南中医药大学附属宁乡人民医院（非直属）院长：文大志

湖南中医药大学附属岳阳中医院（非直属）党委书记：邓寅风

湖南中医药大学附属岳阳中医院（非直属）院长：向明波

湖南中医药大学附属第二中西医结合医院（非直属）党委书记：盛志新

湖南中医药大学附属第二中西医结合医院（非直属）院长：周平

湖南中医药大学附属福田中医院（非直属）党委书记：汪细安

湖南中医药大学附属福田中医院（非直属）院长：马　光

湖南中医药大学附属垫江医院（非直属）党委书记兼院长：刘明怀

（孟　瑛）

【广州中医药大学】

党委书记：黄　斌

校　　长：王省良

党委副书记：王省良、孙晓生、陈英华

副 校 长：王宁生、陈蔚文、王新华、刘　晟、刘小虹、郭　姣、许能贵

第一临床医学院院长：樊粤光

第二临床医学院（广东省中医院）院长：陈达灿

第三临床医学院院长：陈志雄

国际学院院长：王洪琦

基础医学院院长：郑　洪

中药学院院长：赖小平

针灸推拿学院院长：李素荷

经济与管理学院院长：邱鸿钟

人文社科学院院长：李悦书

护理学院院长：李伊为

信息技术学院院长：刘东辉

职业技术学院、继续教育学院院长：黄水清

体育健康学院院长：潘华山

脾胃研究所所长：陈蔚文

热带医学研究所所长：符林春

临床药理研究所所长：王　奇

高等教育研究所（中医药发展研究中心）所长、主任：陈建南

地　　址：广东省广州市番禺区广州大学城外环东路232号（主校区）
广东省广州市白云区机场路12号（三元里校区）

邮　　编：510006（主校区）/510405（三元里校区）

电　　话：020－39358190

传　　真：020－39359999

电子信箱：xuzw@gzhtcm.edu.cn

网　　址：www.gzhtcm.edu.cn

专业统计

2011年，学校本部教职工人数1 085人。专任教师650人，其中教授172人，副教授200人，讲师224人，助教54人。

专业名称	学制（年）	2011年毕业生数	2011年招生数	在校生数
中医学	7	318	203	1 271
中医学	5	564	704	3 007
针灸推拿学	5	125	121	564
中西医临床医学	5	131	176	933
国际经济与贸易	4	165	178	676

（续表）

专业设置	学制（年）	2011 年毕业生数	2011 年招生数	在校生数
体育教育	4	89	125	425
英语	4	49	118	365
应用心理学	4	79	98	385
计算机科学与技术	4	87	183	558
制药工程（中药）	4	204	173	804
康复治疗学	4	56	56	230
护理学	4	223	181	804
药学	4	115	106	433
中药学	4	282	263	1 163
药物制剂	4	91	89	355
中药资源与开发	4	84	59	245
中药制药	4	0	29	29
公共事业管理	4	100	117	440
针灸推拿	3	157	88	490
护理（高级护理）	3	146	86	483
中药	3	0	49	359
医疗美容技术	3	0	56	217
合计	/	3 065	3 258	14 236

注：以上为本专科学生统计数据。

研究生教育

在校硕士研究生 2 470 人，2011 年招收硕士研究生 920 人，毕业 799 人。

在校博士研究生 819 人，2011 年招收博士研究生 279 人，毕业 240 人。

硕士学位专业设置：中医妇科学、中医内科学、中医临床基础、针灸推拿学、中医基础理论、中医骨伤科学、中医诊断学、中医医史文献、中医五官科学、方剂学、中医儿科学、中医外科学、中西医结合临床、中西医结合基础、中药学、药剂学、生药学、药物分析学、药物化学、微生物与生化药学、药理学科学技术哲学、社会医学与卫生事业管理、思想政治教育、影像医学与核医学、麻醉学、临床检验诊断学、内科学、儿科学、老年医学、神经病学、精神病与精神卫生学、皮肤病学与性病学、外科学、妇产科学、眼科学、耳鼻喉科学、肿瘤学、康复医学与理疗学、运动医学、急诊医学、护理学

博士学位专业设置：中医基础理论、中医临床基础、中医诊断学、方剂学、中医医史文献、中医内科学、中医外科学、中医儿科学、中医妇科学、中医骨伤科学、中医五官科学、针灸推拿学、中西医结合基础、中西医结合临床、中药学、中医养生学、中医康复学、中医肿瘤学、中医心理学

重点学科及学科带头人

国家级重点学科

中医学（一级学科）：徐志伟

中医临床基础（二级学科）：林培政

中医内科学（二级学科）：冼绍祥

中医骨伤科学（二级学科）：樊粤光

中医妇科学（二级学科）：罗颂平

中医基础理论（二级学科）：徐志伟

国家中医药管理局重点学科

伤寒学（第一附属医院）：李赛美

中医心病学（广东省中医院）：阮新民

中医脾胃病学（第一附属医院）：刘凤斌

中医脑病学（广东省中医院）：黄　燕

中医皮肤病学（广东省中医院）：范瑞强

中医骨伤科学（第一附属医院）：樊粤光

中医妇科学（第一附属医院）：罗颂平

中医急诊学（广东省中医院）：邹　旭

中药药剂学（校本部）：赖小平

中药药理学（校本部）：陈蔚文

广东省重点学科

中医学（一级学科）：徐志伟

中药学（一级学科）：陈蔚文

中西医结合基础（二级学科）：王宁生

校级重点学科

中医医史文献：刘小斌

中医五官科学：詹宇坚

中医外科学：陈志强

重点实验室及负责人

国家发改委重点实验室

国家中药现代化工程技术研究中心（合作）：赖小平

科技部重点实验室

新药（中药）安全评价研究重

点实验室：王宁生

国家新药（中药）临床试验研究中心：赖世隆

教育部重点实验室

教育部现代中成药工程研究中心：陈英华

中药资源科学：陈蔚文

国家中医药管理局中医药科研三级实验室

中药药理实验室：郑广娟

中药药理（消化）实验室：陈蔚文

原虫与病毒实验室：符林春

中药制剂实验室：丘小惠

分子生物学实验室：韩 凌

细胞生物学实验室：方永奇

免疫实验室：王培训

中药化学实验室：赖小平

中药药理（药效评价）实验室：吴清和

中药药代动力学实验室：曾星

国家食品药品监督管理局重点实验室

国家药品临床研究基地（一院）：张惠臣

国家药品临床研究基地（二院）：赖世隆

国家药品临床研究基地（粤海医院）：符林春

国家食品药品监督管理局药品临床研究培训中心：赖世隆

广东省科技厅重点实验室

广东省中医治法与中药创制研究重点实验室：徐志伟

广东省代谢性疾病中医药防治重点实验室：郭 姣

广东省中医证候临床研究重点实验室：罗云坚

新药非临床安全评价中心：王宁生

新药临床实验研究中心：赖世隆

广东省中医急症研究重点实验室：罗云坚

广东省海洋药物重点实验室GLP药理毒理实验室（合作）：王宁生

广东省新药筛选重点实验室：赖小平

遗传工程小鼠资源库技术平台（合作）：邹移海

广东省教育厅重点实验室

中医疑难病证重点实验室：林培政

中药资源科学：陈蔚文

中药有效性与安全性研究重点实验室：王宁生

中医女性生殖调节与安全性研究：罗颂平

广州市科技局重点实验室

中药新药研发重点实验室：赖小平

附属机构及负责人

广州中医药学大学第一附属医院院长：樊粤光

广州中医药学大学第二附属医院（广东省中医院）院长：陈达灿

广州中医药学大学第三附属医院院长：陈志雄

广州中医药学大学附属粤海医院院长：黄德裕（聘任）

广州中医药大学祈福医院院长：彭磷基

广州中医药学大学附属深圳中医院院长：李顺民

广州中医药学大学附属中山中医院院长：林 棉

广州中医药学大学附属广州中医院院长：黄德弘

广州中医药学大学附属佛山中医院院长：陈志维

广州中医药学大学附属广东第二中医院院长：涂瑶生

广州中医药学大学附属南海妇产儿童医院院长：潘佩光

广州中医药学大学附属茂名中医院院长：游卫华

广州中医药学大学附属湛江第一中医院院长：蔡 柏

广州中医药学大学附属湛江第二中医院院长：肖 波

广州中医药学大学附属台山中医院院长：黄长联

广州中医药学大学附属广州中西医结合中医院院长：熊传银

广州中医药学大学附属东莞中医院院长：郑志文

广州中医药学大学附属新会中医院院长：陈小龙

广州中医药学大学附属广东中西医结合医院院长：老昌辉

广州中医药学大学附属汕头中医院院长：郑衍平

广州中医药学大学附属顺德中医院院长：林永刚

广州中医药学大学附属南海中医院院长：陈少仕

广州中医药学大学附属重庆北碚中医院院长：尹 平

广州中医药学大学附属清远中医院院长：冯伟勋

广州中医药学大学附属三亚中医院院长：刘德喜

广州中医药学大学附属深圳宝安区中医院院长：林晓生

（林 辉、陈麦秋）

【广西中医学院】

党委书记：朱 华

院 长：唐 农

党委副书记：项光谋

党委副书记、纪委书记：董塔健

副 院 长：李培春、庞宇舟、冷静

副厅级调研员：陈雪斌、邓家刚

基础医学院：何清平、戴 铭

药 学 院：龚名师、王 勤

壮医药学院：林 辰

瑶医药学院：林 辰

骨伤学院：周红海

针灸推拿学院：范郁山

研究生学院：姜建萍、钟振国

人文社科学院：韦兆钧

成人继续教育学院：严淑珍、秦祖杰

高等职业技术学院：邓远美

国际合作与交流学院：蒋基昌

护理学院：岑家铭、吴 彬

第一临床医学院：黄贵华、李敏智

瑞康临床医学院：梁 健、周元明

制药工程系：但旭辉、蒋 林

地 址：广西壮族自治区南宁市西乡塘区明秀东路179号（明秀校区）
广西壮族自治区南宁市青秀区五合大道13号（仙葫校区）

邮 编：530001（明秀校区）
530299（仙葫校区）

电 话：0771－3137577

传　　真：0771－3137517
电子信箱：gxyuanban@163.com
网　　址：www.gxtcmu.edu.cn

专业统计

2011年，学校职工人数为4 836人（含附属单位），专任教师842人，其中教授121人，副教授394人，讲师252人，助教75人。

专业设置	学制（年）	2011年毕业生数	2011年招生数	在校生数
本　科				
应用心理学（医学心理学）	5	24	70	0
生物医学工程	4	0	22	22
制药工程	4	51	55	151
食品科学与工程	4	0	47	126
临床医学	5	67	88	249
康复治疗学	4	0	39	39
口腔医学	5	62	36	114
中医学（对外中医方向）	6	61	40	279
中医学（含骨伤科学方向）	5	0	144	284
中医学（定向）	5	0	50	50
中医学（传统中医方向）	5	25	19	150
中医学（运动医学方向）	5	0	27	87
中医学（壮医学方向）	5	46	0	179
中医学	5	174	0	322
中医学（骨伤科学方向）	5	62	0	170
针灸推拿学	5	74	83	415
中西医临床医学	5	93	94	542
壮医学	5	0	49	49
护理学	4	122	94	395
护理学（英语方向）	5	118	78	408
药学	4	87	75	336
中药学	4	79	76	321
药物制剂	4	57	52	106
中药资源与开发	4	0	44	104
信息管理与信息系统	4	0	25	51
市场营销（医药营销方向）	4	48	60	269
公共事业管理（卫生方向）	4	48	69	206
医药营销	3	32	44	182
口腔医学	3	141	142	459
针灸推拿	3	90	130	518
护理	3	170	204	661
小计	/	**1 652**	**1 956**	**7 244**
专　科				
护理（口腔护理方向）	3	0	25	104
药学	3	65	107	340
中药	3	0	68	144
医疗美容技术	3	54	113	361
护理	2	48	55	112
针灸推拿	2	22	0	25
小计	/	**189**	**368**	**1 089**
合计	/	**1 841**	**2 324**	**8 333**

注：以上为本专科学生统计数据。

研究生教育

在校硕士研究生1 006人，2011年招收硕士研究生363人，毕业252人。

在校联合培养博士研究生31人，2011年招收博士研究生6人，毕业7人。

硕士学位专业设置：内科学、儿科学、老年医学、神经病学、精神病与精神卫生学、皮肤病与性病学、影像医学与核医学、临床检验诊断学、护理学、外科学、妇产科学、眼科学、耳鼻咽喉科学、肿瘤学、康复医学与理疗学、运动医学、麻醉学、急诊医学、中医基础理论、中医临床基础、中医医史文献、方剂学、中医诊断学、中医内科学、中医外科学、中医骨伤科学、中医妇科学、中医儿科学、中医五官科学、针灸推拿学、民族医学（含藏医学、蒙医学等）、中西医结合基础、中西医结合临床、药物化学、药剂学、生药学、药物分析学、微生物与生化药学、药理学、中药学

博士学位专业设置：中药学（联合培养）、骨伤科学（联合培养）、中医内科（联合培养）

重点学科及学科带头人

国家中医药管理局重点学科

中医各家学说：戴 铭

中药药理学：谢金鲜

临床中药学：秦华珍

推拿学：庞 军

中医骨伤科学：陈 锋

中西医结合临床：梁 健

广西高校重点学科

中药学：王 勤（代）

中医内科学：唐 农

中西医结合临床：梁 健

壮医药学：庞宇舟

广西优势特色重点学科

中药学：王 勤（代）

壮医学：庞宇舟

校级重点学科

民族医学（壮医药学）：庞宇舟

针灸学：范郁山

中医基础理论：陈贵海

中医诊断学：刘燕平

中药生药学：辛 宁

临床中药学：秦华珍

中医（中西医结合）内科脑病学：刘 泰

中医（中西医结合）内科肝病学：毛德文

中医（中西医结合）内科消化系病学：林寿宁

中医骨伤科学：周红海

中西医结合骨伤科学：陈 锋

校级重点扶持学科

经典中医临床研究学科群：刘力红

中医药（含民族医药）产业化发展研究学科群：林 江

教育管理学：黄贵华

重点实验室及负责人

国家中医药管理局中医药科研三级实验室

中（壮）药化学与质量分析实验室：覃洁萍

中药药理实验室：邓家刚

医学分子生物学实验室：韦艾凌

医学分子生物学实验室：周倍伊

自治区金源单位

广西中医学院中药药效筛选研究中心：邓家刚

自治区重点实验室

中药药效研究重点实验室：邓家刚

广西中医基础研究实验室：唐农

广西高校重点实验室

药学中心实验室：覃洁萍

中药药理学实验室：郑作文

中医临床研究实验室：韦艾凌

国家中医药管理局中医药科研二级实验室

神经行为学实验室：陈贵海

分子生物学实验室：王 坤

中药药效筛选研究实验室：邓家刚

中药药理学实验室：郑作文

中药提取纯化与质量分析实验室：覃洁萍

中药生药学实验室：辛 宁

分子生物医学实验室：韦艾凌

肝病分子生物学实验室：毛德文

脑病免疫生化实验室：刘 泰

细胞分子生物医学：梁 健

消化内镜与病理实验室：林寿宁

骨伤生物力学实验室：崔 伟

附属机构及负责人

广西中医学院第一附属医院：黄贵华、李敏智

广西中医学院附属瑞康医院：梁 健、周元明

广西中医学院第三附属医院：杨建青、郑居湘

广西中医学院附属桂林医院：杨 斌、陆安权

广西中医学院制药厂：但旭辉、蒋 林

广西中医学院第五附属医院：谭 越、李飞鹏

广西中医学院第六附属医院：甘秀天、罗世东

广西中医学院附属骨伤医院：杨 渊、梁建中

广西中医学院附属贺州医院：贝光明、张 彪

广西中医学院附属中医学校：吴 彬、岑家铭

（李欢澄、于 敏）

【成都中医药大学】

党委书记：张忠元

校　　长：范昕建

党委副书记：范昕建、傅春华、沈涛

副 校 长：梁繁荣、安 劬、余小平、余曙光、彭 成

纪委书记：延建明

正调研员：张承远、张纯洁

副调研员：焦书勤、徐 廉

临床医学院院长：钟 森

基础医学院院长：高永翔

针灸推拿学院院长：余曙光（兼）

药学院院长：彭 成（兼）

民族医药学院院长：张 艺

第二临床医学院院长：陆 华

医学技术学院院长：罗 萍

公共卫生学院院长：陈大义

管理学院院长：李 胜

护理学院院长：张先庚

马克思主义学院院长：刘东梅

体育学院院长：邬建卫

外语学院副院长：冯 俭（主持工作）

成人教育学院（高等职业技术学院）院长：祝 捷

国际教育学院院长：姚洪武

峨眉学院院长：王书林

经教育部批准，2008年3月31日成都中医药大学葡萄牙宝德分校成立，2011年新招学生35人，该分校现有在校学生191人。

地　　址：四川省成都市温江区柳台大道1166号
邮　　编：611137
电　　话：028－61800000
传　　真：028－61800013
电子信箱：xb@ cdutcm. edu. cn
网　　址：www. cdutcm. edu. cn

专业统计

2011年，学校职工人数1 781人，专任教师1 109人，其中教授138人，副教授411人，讲师448人，助教373人。

专业设置	学制（年）	2011年毕业生数	2011年招生数	在校学生数
体育教育	4	88	111	490
社会体育	4	0	53	215
运动人体科学	4	0	0	64
对外汉语	4	38	51	205
英语	4	100	49	236
生物科学	4	56	54	228
生物技术	4	0	55	55
应用心理学	4	55	68	363
制药工程	4	60	56	242
食品质量与安全	4	63	51	225
植物保护	4	31	0	64
预防医学	4	0	55	55
卫生检验	4	0	74	205
临床医学	5	0	253	1 403
医学检验	4	160	156	752
康复治疗学	5	64	63	386
中医学	5	198	416	1 754
针灸推拿学	5	94	158	734
藏医学	5	28	22	61
中西医临床医学	5	343	221	1 527
护理学	5	126	404	1 889
药学	4	98	62	389
中药学	4	266	207	947
药物制剂	4	78	0	139
藏药学	4	34	26	176
中药资源与开发	4	0	95	154
工商管理	4	0	98	311
市场营销	4	103	106	456
公共事业管理	4	187	183	647
合计	/	2 270	3 147	14 372

注：以上为本专科学生统计数据。

研究生教育

在校硕士研究生1 770人，2011年招收硕士研究生654人，毕业602人。

在校博士研究生260人，2011年招收博士研究生89人，毕业81人。

硕士学位专业设置：中医基础理论、中医临床基础、中医医史文献、方剂学、中医诊断学、中医内科学、中医外科学、中医骨伤科学、中医妇科学、中医儿科学、中医五官科学、针灸推拿学、民族医学、中西医结合基础、中西医结合临床、中药学、药物化学、药剂学、生药学、药理学、药物分析学、微生物与生化药学、人体解剖与组织胚胎学、免疫学、病原生物学、病理学与病理生理学、法医学、放射医学、航空、航天与航海医学、内科学、儿科学、老年医学、神经病学、精神病与精神卫生学、皮肤病与性病学、影像医学与核医学、临床检验诊断学、护理学、外科学、妇产科学、眼科学、耳鼻咽喉科学、肿瘤学、康复医学与理疗学、运动医学、麻醉学、急诊医学、社会医学与卫生事业管理学、马克思主义中国化

博士学位专业设置：中医基础理论、中医临床基础、中医医史文献、方剂学、中医诊断学、中西医结合基础、中医内科学、中医外科

学、中医骨伤科学、中医妇科学、中医儿科学、中医五官科学、中西医结合临床、针灸推拿学、中药学、民族医学

重点学科及学科带头人

国家级重点学科

中药学、中医五官科学、中医妇科学、针灸推拿学

四川省重点学科

中药学、中医五官科学、中医妇科学、针灸推拿学、中医内科学、中西医结合基础、中西医结合临床、中医外科学、方剂学、生药学、民族医学、药理学、药物化学、中医临床基础、中医骨伤科学

国家中医药管理局重点学科

临床中药学：彭　成

中医眼科学：段俊国

中医妇科学：陆　华

方剂学：贾　波

中医肝胆病学：范昕建

中医内分泌病学：谢春光

中医急诊学：张晓云

针灸学：梁繁荣

温病学：杨　宇

重点实验室及负责人

省部共建国家级重点实验室培育基地

四川省中药资源系统研究与开发利用重点实验室：彭　成

国家级实验教学示范中心

成都中医药大学中药学实验教学中心：彭　成

教育部工程研究中心

西部中药材综合开发利用：彭　成

省部共建教育部重点实验室

中药材标准化：彭　成

国家中医药管理局重点研究室

中医药视功能保护：段俊国

经穴效应临床基础：梁繁荣

中药药性与效用：彭　成

国家中医药管理局中医药科研三级实验室

中药药理实验室：曾　南

中药药剂学实验室：傅超美

视觉生理实验室：段俊国

中药鉴定实验室：严铸云

时间生物学实验室：刘旭光

病理生理实验室：郭蓉晓

病理实验室：黄秀深

分子生物学实验室：丁维俊

中药化学实验室：董小萍

中药炮制实验室：吴纯洁

民族药资源评价实验室：张　艺

四川省重点实验室

中药资源与综合开发利用四川省重点实验室：彭　成

针灸与时间生物学四川省重点实验室：刘旭光

中医药眼病防治与视功能保护四川省重点实验室：段俊国

财政部中央与地方共建实验室

中药品种质量鉴定实验室：卫莹芳

视听生理实验室：段俊国

中医药与病毒实验室：马　萍

针灸与细胞分子生物学实验室

中西医临床模拟实验室：罗才贵

针灸与系统生物学实验室：余曙光

中药学实验室：彭　成

中医眼科与视觉功能保护实验室：段俊国

中医诊断技能实验室：陈　钢

西部民族医药实验室：张　艺

中药炮制制剂实验室：董小萍

针灸推拿技能训练实验室：刘旭光

中药复方与细胞工程实验室：黄秀深

中医临床模拟教学中心实验室：罗才贵

中医证候分子生物学实验室：张天娥

中药安全性控制实验室：吴纯洁

中医气血机能实验室：张三印

中医脏腑病证实验室：谢春光

中药GMP实训实验室：付超美

中药安全性评价实验室：孟宪丽

四川省高校重点实验室

中药学科中心实验室：李祖伦

成都中医药大学眼科实验室：段俊国

成都中医药大学针灸学实验室：梁繁荣

中药品质资源研究与开发实验室：严铸云

中药药剂实验室：傅超美

中药药效物质基础系统研究及评价实验室：董小萍

中药药理实验室：黄国均

民族医药资源与新药开发实验室：张　艺

中医证候实验室：黄秀深

中医藏象生物学基础研究实验室：高永翔

中医实验诊断实验室：罗　萍

四川省高校实验教学示范中心

中西医结合基础实验教学示范中心：黄秀深

中药学教学实验中心：刘友平

中医临床技能实验教学中心：陆　华

针灸学实验教学中心：刘旭光

附属机构及负责人

成都中医药大学附属医院（四川省中医院）院长：钟　森

成都中医药大学第二附属医院院长：陆　华

成都中医药大学第三附属医院院长：余曙光（兼）

成都中医药大学附属绵阳医院（绵阳市中医院）院长：任清良

（李　涛）

【重庆医科大学中医药学院】

党支书记：江杨岗

院　　长：曹文富

副 院 长：李　进

地　　址：重庆市沙坪坝区大学城中路重庆医科大学中医药学院

邮　　编：401331

电　　话：023－65712064

传　　真：023－65712061

电子信箱：zhongyixy@163.com

网　　址：http://202.202.128.32/php/zyy/

专业统计

2011年学院中医药类专任教师56人，其中教授6人，副教授30人，讲师13人，助教1人。

专业设置	学制（年）	2011年毕业生数	2011年招生数	在校生数
针灸推拿学	5	33	64	279
中医学	5	0	103	347
中医学（康复方向）	5	42	55	267
中医学（中医骨伤）	5	0	75	268
中医学（中西医结合）	5	49	40	80
中药学	4	17	68	172
中药学（中药制药）	4	16	40	82
中药学（专科）	3	65	0	0
中药学（中药分析鉴定）	3	34	0	0
针灸推拿（专科）	3	66	0	56
中医骨伤（专科）	3	49	0	49
小计	/	371	445	1 600
成人教育				
中西医结合（成专分段）	（专科）3	53	55	188
中西医临床医学（成本分段）	（本科）3	71	97	210
小计	/	124	152	398
合计	/	495	597	1 998

注：以上为本专科学生统计数据。

研究生教育

在校硕士研究生51人，2011年招收硕士研究生22人，毕业15人。

硕士学位专业设置：中医学一级学科，中西医结合一级学科，生药学二级学科，药用植物学二级学科

重点学科及学科带头人

国家中医药管理局重点学科

中西医结合临床（二级学科）：曹文富

重庆市重点学科

中医学（一级学科）：曹文富

中西医结合（一级学科）：李荣亨

重庆市中医药重点学科

中医内科学（二级学科）：曹文富

重点实验室及负责人

省级重点实验室

重庆市（重庆医科大学）中医药实验教学示范中心：曹文富

校级重点实验室

中医实验室：龚　标

中药实验室：曹纬国

中医药研究室：曹文富

（毛朝明）

【贵阳中医学院】

党委书记：孔德明

党委副书记、院长：梁光义

党委副书记：董湘玉

党委副书记、纪委书记：袁黔华

党委委员、副院长：吴晓黎、吴志刚、杨　柱、苏玉水、滕　红

基础医学院院长：张作涛

药学院院长：杜　江

第一临床医学院院长：朱广旗

第二临床医学院常务副院长：凌湘柱

骨伤学院副院长：陈久毅（主持工作）

针灸推拿学院院长：崔　瑾

护理学院院长：段亚平

医学人文学院院长：陈　瑶

职业技术学院院长：韩建民

地　　址：贵州省贵阳市市东路50号（贵阳中医学院）

邮　　编：550002

电　　话：0851－5652678

传　　真：0851－5652789

专业统计

2011年，学院职工人数728人。专任教师428人，其中教授60人，副教授157人，讲师175人，助教36人。

专业设置	学制（年）	2011年毕业生数		2011招生数		在校生数	
		二本/高职	三本	二本/高职	三本	二本/高职	三本
中医学	5	77	0	67	0	384	74
中医学（英语方向）	5	32	1	32	0	68	0
中医学（英语方向）	6	0	0	0	0	123	0
中医学（全科医学）	5	0	0	69	0	69	0
中医学（中西医结合英语方向）	6	40	1	0	0	188	0
中西医临床医学	5	261	377	188	514	954	2 134
针灸推拿学	5	0	0	86	96	309	215
针灸推拿学（英语方向）	5	78	2	0	0	74	0

（续表）

专业设置	学制（年）	2011年毕业生数		2011招生数		在校生数	
		二本/高职	三本	二本/高职	三本	二本/高职	三本
中医学（骨伤方向）	5	75	54	87	180	397	439
护理学	4	87	184	147	268	600	979
护理学（英语方向）	5	0	0	33	0	66	
护理学（英语方向）	6	46	1	0	0	182	0
法学	4	0	0	64	0	177	23
劳动与社会保障	4	0	0	0	0	35	0
中西医临床医学（4.5+1.5试点班）	7	57	0	70	0	301	0
中药学	4	69	0	62	21	363	115
中药学（分析方向）	4	58	0	52	0	96	0
中药学（苗药方向）	4	50	0	0	0	51	0
中药学（涉外方向）	4	78	0	0	0		0
中药学（营销方向）	4	61	0	55	0	198	29
药物制剂	4	66	56	55	0	223	0
制药工程	4	69	0	58	0	220	0
少数民族预科	1	0	0	93	0	93	0
护理学（高职）	3	78	0	87	0	242	0
中药制药技术（高职）	3	42	0	0	0	121	0
医药营销（高职）	3	0	0	0	0	51	0
合计	/	1 324	676	1 305	1 079	5 585	4 008

注：以上为本专科学生统计数据。

研究生教育

在校硕士研究生588人，2011年招收硕士研究生205人，毕业126人。

硕士学位专业设置：中医基础理论、中医临床基础、中医医史文献、方剂学、中医诊断学、中医内科学、中医外科学、中医骨伤科学、中医妇科学、中医儿科学、中医五官科学、针灸推拿学、中医老年医学、民族医学、中西医结合基础、中西医结合临床、中西医结合心理学、中西医结合护理学、生药学

重点学科及学科带头人

贵州省重点学科

中药学：梁光义

中医骨伤科学：沈冯君

中医基础理论：朱祝生

中医内科学：孔德明

中西医结合临床：孔德明

针灸推拿学：崔　瑾

国家中医药管理局重点学科

中医内分泌学：孔德明

药用植物学（原中药生药）：何顺志

针灸学：崔　瑾

中医脑病学：朱广旗

中医血液病学：黄礼明

重点实验室及负责人

贵州省科技厅重点实验室

贵州省中药生药重点实验室：梁光义

贵州省中药制剂研究开发中心：张永萍

国家中医药管理局重点实验室

中药分析实验室：靳凤芸

中药制剂实验室：张永萍

附属机构及负责人

贵阳中医学院第一附属医院党委书记：张培琴

贵阳中医学院第一附属医院院长：朱广旗

贵阳中医学院第二附属医院党委书记：刘　枫

贵阳中医学院第二附属医院常务副院长：凌湘柱

（张　廷）

【云南中医学院】

党委书记：杨建军

院　　长：李玛琳

党委副书记：王树发、王翠岗

副 院 长：李　莹、熊　磊、陆炜諠

纪委书记：杨中梁

国际教育学院院长：周　青

继续教育学院、职业技术学院院长：卞　瑶

基础医学院院长：淤泽溥

中药学院副院长（主持工作）：张庆芝

临床医学院院长：秦国政

护理学院院长：陈祖琨

针灸推拿康复学院院长：张　运

民族医药学院院长：吴永贵

人文与管理学院党总支副书记：吴　燕

药学院党总支副书记：周家能

地　　址：云南省昆明市呈贡区雨花路1076号

邮　　编：650500
电话/传真：0871－5919000
网　　址：www.ynutcm.edu.cn

专业统计

2011年，学校职工人数610人，专任教师465人。其中教授45人，副教授92人，讲师177人，助教36人。

专业设置	学制（年）	2011年毕业生数	2011年招生数	在校生数
中医学	3	65	110	160
针灸推拿	3	0	50	174
中西医结合	2	234	0	0
应用心理学	4	0	68	116
制药工程	4	51	98	354
食品科学与工程	4	50	49	89
中医学	5	99	236	875
针灸推拿学	5	50	255	639
中西医临床医学	5	100	255	904
护理学	5	49	0	146
护理学	4	0	229	590
药学	4	0	156	307
中药学	4	166	154	709
药物制剂	4	0	58	201
中草药栽培与鉴定	4	0	120	155
中药资源与开发	4	0	49	179
市场营销	4	87	119	320
公共事业管理	4	0	57	198
中医学	2	57	86	188
合计	/	1 008	2 149	6 304

注：以上为本专科学生统计数据。

研究生教育

在校硕士研究生435人，2011年招收硕士研究生174人，毕业130人。

硕士学位专业设置（一级学科）：中医学（学术型）、中西医结合（学术型）、药学（学术型）、中药学（学术型）、临床医学（专业学位）、中药学（专业学位）

重点学科及学科带头人

云南省重点学科

临床中药学：包照日格图
中西医结合基础：袁嘉丽
实用中药学：钱子刚
民族医学：郑　进
中医基础理论：楚更五
中药学：钱子刚
中医内科学：彭江云
中西医结合：彭江云、陈文慧
针灸学：王建明
药学：饶高雄
临床中药学：包照日格图
中医肾病学：吉　勤
中医男科学：秦国政
傣医学：张　超
中医痹病学：彭江云

院级重点学科

中药药理学：林　青
民族医学：郑　进
中医诊断学：杨　梅
中医外科学：张春和
中西医结合基础：袁嘉丽
思想政治教育：张　丽

重点实验室及负责人

国家中医药管理局中医药科研三级实验室

中药药理实验室：淤泽溥

中药药理（免疫）实验室：包照日格图

云南省高校重点实验室

云南省高校民族药现代研究重点实验室：淤泽溥

云南省高校中医药分子生物学重点实验室：袁嘉丽

云南省高校天然药物活性成分与功能重点实验室：饶高雄

云南省高校中医药临床科研重点实验室：秦国政

云南省高校工程研究中心

云南省高校中药材优良种苗繁育工程研究中心：钱子刚

云南省高校本科实验教学示范中心

临床技能模拟实验教学示范中心：张　宏

基础医学实验教学示范中心：袁嘉丽

中药学实验教学示范中心：钱子刚

中央财政支持地方高校建设项目

中药民族药制药工程训练中心：钱子刚

院级重点实验室

分子生物学重点实验室：袁嘉丽

中药材优良种苗繁育重点实验室：杨耀文

附属机构及负责人

云南省中医医院：秦国政

（浦仕通）

【西藏藏医学院】

西藏自治区教工委副书记、教育厅副厅长、西藏藏医学院党委书记、副院长：赤列旺杰
党委副书记、院长：尼玛次仁
副　院　长：张金文、普　琼、米　玛
纪委书记：王衍彪
地　　址：西藏自治区拉萨市城关区当热中路10号
邮　　编：850000
电　　话：0891－6387272
传　　真：0891－6389296
电子信箱：zyxymsk123@sina.com
网　　址：www.ttmc.edu.cn

专业统计

2011年，学校职工人数184人。专任教师77人，其中教授4人，副教授30人，讲师34人，助教39人。

专业设置	学制（年）	2011年毕业生数	2011年招生数	在校生数
藏医学（本科）	5	80	86	363
藏药学（本科）	5	79	85	268
藏药营销（本科）	5	39	0	0
藏医护理（专科）	3	0	53	156
藏医天文历算（专科）	3	0	0	0
民族医学（藏医学）硕士研究生	3	13	22	47
民族医学（藏医学）博士研究生	3	2	3	12
合计	/	213	246	846

研究生教育

在校硕士研究生47人，2011年招收硕士研究生22人，毕业13人。

在校博士研究生12人，2011年招收博士研究生6人，毕业3人。

硕士学位专业设置：民族医学（藏医学）

博士学位专业设置（与北京中医药大学联合培养）：民族医学（藏医学）

重点学科及学科带头人

国家级重点学科

藏药（生药）学：尼玛次仁
藏医预防保健学：米　玛
藏药药理学：尼玛次仁
藏药学：多　吉

西藏自治区重点学科

藏医基础理论：米　玛
藏药学：尼玛次仁

重点实验室及负责人

中央与地方共建设高校基础实验室

藏医药基础实验室：嘎　务

教育部重点实验室

藏医药重点实验室：嘎　务

高校特色优势学科实验室

藏药新药实验室：尼玛次仁
藏医临床实验室：米　玛
藏药炮制工艺及剂改实验室：顿　珠
植物藏药材种植生产试验基地：格桑顿珠
藏医外治学特色实验室：大次仁
藏医药文献理论研究与信息化实验室：索朗次仁

省部共建（科技部）国家重点实验室

藏医药高原生物实验室：尼玛次仁

国家中医药管理局重点实验室

传统藏药炮制及质量实验室：嘎　务

附属机构及负责人

西藏藏医学院附属医院：德吉院长

（王积瑞）

【陕西中医学院】

党委书记：王秉琦
院　　长：周永学
党委副书记：史保国、蔡国良
副　院　长：刘　力、王瑞辉、刘智斌
纪委书记：第五太卓
社科部副主任：张雪玲
体育部部长、书记：马学文
基础医学院院长：孙理军
中医临床医学院院长：董正华
中西医结合临床医学院院长：黄广平
临床医学院院长：贺丰杰
药学院院长：王昌利
针灸推拿系主任：张卫华
护理系主任：王瑞莉
医学技术系主任：丁延平
英语系主任：李永安
人文科学系主任：李亚军
公共卫生系主任、党总支书记：赵天才
继续教育学院院长：聂亚飞、聂根利
地　　址：陕西省咸阳市秦都区陈阳寨世纪大道中段
邮　　编：712046
电　　话：029－38185000
传　　真：029－38185333
电子信箱：yb38185000@126.com
网　　址：www.sntcm.edu.cn

专业统计

2011年，学校职工人数912人。专任教师724人，其中教授123人，副教授305人，讲师148人，助教148人。

专业设置	学制（年）	2011年毕业生数	2011年招生数	在校生数
公共事业管理（卫生事业管理）	4	51	52	201
汉语言文学（对外汉语）	4	48	53	201
护理学	4	49	56	270
护理学（涉外护理）	4	55	61	214
康复治疗学	5	43	0	197
临床医学	5	177	396	1 491
生物技术	4	0	55	110
市场营销	4	26	57	173
药物制剂	4	0	54	218
医学检验	5	54	122	470
医学影像学	5	53	121	421
英语（中医药对外交流）	5	51	103	366
应用心理学（医学心理学）	5	49	95	333
预防医学	5	35	51	246
针灸推拿学	5	56	176	488
针灸推拿学（国际交流）	5	60	60	308
制药工程（中药制药）	4	57	122	349
中西医临床医学	5	182	234	917
中药学	4	56	54	224
中药学s	4	54	59	117
中医学	5	115	225	751
中医学（中医骨伤科学）	5	58	58	289
中医学s	5	0	45	220
护理	3	120	63	211
康复治疗技术	3	53	42	160
药品经营与管理	3	51	36	154
中药制药技术	3	78	44	169
中医学z	3	0	111	397
护理学（专科起点本科）	3	28	31	49
康复治疗学（专科起点本科）	3	0	19	19
临床医学（专科起点本科）	3	119	0	105
针灸推拿学（专科起点本科）	3	28	0	40
中西医临床医学（专科起点本科）	3	0	67	127
中药学（专科起点本科）	2	41	25	50

研究生教育

在校硕士研究生820人，2011年招生硕士研究生319人，毕业268人。

硕士学位专业设置：中医基础理论、中医临床基础、中医医史文献、方剂学、中医诊断学、中医内科学、中医外科学、中医骨伤学、中医妇科学、中医儿科学、中医五官科学、针灸推拿学、中西医结合基础、中西医结合临床、中药学、内科学、外科学、妇产科学、肿瘤学、麻醉学

重点学科及学科带头人

国家级重点学科

中医脑病学：闫咏梅

中医脾胃病学：沈舒文

中医妇科学：贺丰杰

中医基础理论：邢玉瑞

中医诊断学：殷　鑫

临床中药学：卫培峰

中药药理学：张恩户

陕西省重点学科

中医临床基础（伤寒论）：张玉英

中医骨伤学：杨利学

中医基础理论：张登本

中药制药：王昌利

中医药特色文化的传承与发展研究：李亚军

陕西省中医管理局重点学科

中医康复学：王瑞辉

中医肿瘤病学：王希胜

校级重点学科

诊断学：闫平慧

马克思主义：杜义朝

中西医结合妇科：贺丰杰

中药生药：胡本祥

中药化学：宋小妹

中医人文学：李亚军

针灸推拿学：张卫华

中西医结合免疫：席孝贤

中医内科学：李守朝

温病学：孙守才

方剂学：许爱英

重点实验室及负责人

陕西省重点实验室

中药基础与新药研究重点实验室：王昌利

体制与疾病基础研究重点实验室：孙理军

中药饮片工程技术研究中心：吴建华

秦岭中草药应用开发工程技术研究中心：王昌利

国家中医药管理局中医药科研三级实验室

中药药理实验室：张恩户

中药制剂实验室：王昌利

分子生物学实验室：王小平

国家中医药管理局中医药科研二级实验室

中药鉴定学实验室：胡本祥

中药制剂实验室：王昌利

中药药理学实验室：张恩户

分子病理学实验室：王小平

中医分子生物实验室：张　红

中西医结合免疫实验室：席孝贤

针灸推拿实验室：牛文民

血管神经生理学实验室：张　琪

中药化学实验室：宋小妹

藏象分子免疫学实验室：李翠娟

血证诊断实验室：何春玲

中医骨病理与生物力学实验室：杨利学

中医脾胃病分子免疫学实验室：杜晓泉

附属机构及负责人

陕西中医学院附属第一医院院长：王建华

陕西中医学院附属第一医院党委书记：李联社

陕西中医学院附属第二医院院长：郑　刚

陕西中医学院附属第二医院党委书记：董昌虎

（史新阳、原　强）

【甘肃中医学院】

党委书记：叶小平（2011年1月至2011年11月21日）

党委副书记（主持党委工作）：王海燕（2011年11月21日任职）

院　　长：李金田

党委副书记、纪委书记：李志魁

党委常委、副院长：王安平

党委常委、副院长兼附属医院院长、党委委员：李应东

党委常委、副院长：郑贵森

党委常委、院长助理、党委宣传（统战）部部长：吴俏燕

党委常委、院长助理、博士学位授予单位项目建设办公室主任：史正刚

地　　址：甘肃省兰州市定西东路35号

邮　　编：730000

电　　话：0931－8765555

传　　真：0931－8627950

电子信箱：yb@ gszy. edu. cn

网　　址：www. gszy. edu. cn

专业统计

2011年，学校职工人数520人。专任教师396人，其中教授58人，副教授97人，讲师191人，助教50人。

专业设置	学制（年）	2011年毕业生数	2011年招生数	在校生数
中医学（骨伤科学方向）	5	49	158	591
中医学	5	65	167	683
中医学（免费医学定向）	5		50	50
藏医学	5	45	98	370
针灸推拿学	5	41	112	425
中西医临床医学	5	200	244	904
临床医学	5	177	326	1 092
临床医学（免费医学定向）	5	0	50	130
医学影像学	5	40	102	411
预防医学	5	0	51	51
中药学	4	25	62	215
药物制剂	4	39	58	224
中草药栽培与鉴定	4	23	49	183
护理学	4	81	196	588
公共事业管理	4	30	56	201

（续表）

专业设置	学制（年）	2011 年毕业生数	2011 年招生数	在校生数
国际经济与贸易	4	28	50	182
少数民族预科班	1	60	79	79
合计	/	903	1 908	6 379

注：以上为本专科学生统计数据。

研究生教育

在校硕士研究生 415 人，2011 年招收硕士研究生 137 人，毕业 95 人。

硕士学位专业设置：中医基础理论、中医临床基础、中医医史文献、方剂学、中医诊断学、中医内科学、中医外科学、中医骨伤科学、中医妇科学、中医儿科学、中医五官科学、针灸推拿学、民族医学、中药学、中西医结合临床、中西医结合基础、内科学、精神病与精神卫生学、影响医学与核医学、妇产科学、外科学、护理学、临床医学硕士（一级学科）、中药学硕士（一级学科）

重点学科及学科带头人

国家中医药管理局重点学科

伤寒学：李金田

中药鉴定学：李成义

甘肃省高校省级重点学科

中医骨伤科学：宋　敏

中西医结合临床：李应东

方剂学：吴红彦

中西医结合基础：刘永琦

中医内科学：金智生

院级重点学科

中药鉴定学：李成义

中药化学：郭　玫

中医骨伤科学：宋　敏

中医儿科学：史正刚

中医临床基础：李金田

中西医结合临床：李应东

中西医结合基础：刘永琦

方剂学：吴红彦

针灸推拿学：何天有

院级重点建设学科

临床医学：刘　丽

基础医学：路权云

护理学：李丹琳

马克思主义理论：李　利

外国语言文学：张长江

中药资源学：王引权

中医内科学：金智生

重点实验室及负责人

甘肃省科技厅重点实验室

甘肃省中药药理与毒理学重点实验室：任　远

甘肃省教育厅重点实验室

甘肃省高校中（藏）药化学与质量研究省级重点实验室：赵磊

院级重点学科实验室

中医临床基础实验室：李金田

中医儿科学实验室：史正刚

中医骨伤实验室：宋　敏

方剂学实验室：吴红彦

针灸学实验室：何天有

中药化学实验室：郭　玫

中药鉴定学实验室：李成义

中西医结合临床实验室：李应东

中西医结合基础实验室：刘永琦

附属机构及负责人

甘肃中医学院附属第一医院（甘肃省中医院）：李盛华

甘肃中医学院附属第二医院（甘肃中医学院附属医院）：李应东

（林　雪）

【宁夏医科大学中医学院】

党总支书记：周建辅

党总支副书记：钱月慧

院　　长：牛　阳

副 院 长：徐武清、王全年、马玉宝、马英锋

地　　址：宁夏银川市兴庆区胜利街 1160 号（宁夏医科大学中医学院）

邮　　编：750004

电　　话：0951－6880501

传　　真：0951－6880501

电子信箱：niuyang0227@163.com

专业统计

2011 年，学校职工人数 56 人。专任教师 45 人，其中教授 12 人，副教授 21 人，讲师 13 人，助教 1 人。

专业设置	学制（年）	2011 年毕业生	2011 年招生数	在校生数
中医学	5	40	76	241
针灸推拿学	5	37	38	195
中西医临床医学	5	42	44	208
合计	/	119	158	617

注：以上为本专科学生统计数据。

研究生教育

在校硕士研究生 40 人，2011 年招收硕士研究生 24 人，毕业 12 人。

硕士学位专业设置：中医临床基础

重点学科及学科带头人

国家中医药管理局重点学科

中医脾胃病学：朱西杰

温病学：牛　阳

重点实验室及负责人

回药现代化省部共建教育部重点实验室：牛　阳

（刘　英）

【新疆医科大学中医学院】

党总支书记、副院长：毛新民
党总支副书记、院长：安冬青
党总支副书记：胡瓦提·阿提汗诺夫
副 院 长：曾斌芳、张宇忠
地　　址：新疆乌鲁木齐市新医路393号
邮　　编：830011
电　　话：0991－4363310
传　　真：0991－4363310
电子信箱：gongzhong@xjmu.edu.cn
网　　址：www.xjmu.edu.cn/zyxy/index.asp

专业设置

学院现有教师（含附属中医医院）245人。其中教授26人，副教授69人，硕士以上学历118人。学院（含附属中医医院）拥有硕士生导师124人，博士生导师15人，硕士以上学历118人，名老中医7人，名医工作室13个，享受国务院特殊津贴专家6人，自治区有突出贡献优秀专家8人，校级教学名师4人。

学院现有全日制在校本科生1 378人。2011年毕业生数为237人，其中中医专业毕业54人，中西医结合专业毕业66人，中药专业毕业49人，针推专业毕业40，中西医结合本硕连读毕业28人。2011年学院共招生296人，其中中医专业63人，中西医结合专业71人，针灸推拿专业57人，中药专业56人，中医专业（定向）49人。在校博士研究生4人，在校硕士研究生224人，2011年招收81人，毕业113人。

研究生教育

硕士学位专业设置：中药学、中医学、中西医结合

重点学科及学科带头人

国家级特色专业

中医学、针灸推拿学

自治区级精品课程

方剂学、中医内科学

自治区高校重点学科

中西医结合临床：哈木拉提

方剂学：薛　洁

大学学科建设项目

中西医结合临床：哈木拉提

中医内科学：安冬青

中药化学：田树革

附属机构及负责人

自治区中医院院长：卢　勇

（马红梅）

科研机构篇

【2011年中医药科研机构一览表】

机构名称	主管单位	地址	邮编	电话	传真	机构内设国家(重点)实验室个	机构内设国家工程技术(研究)中心个数
北京市中医研究所	北京市中医管理局	北京市东城区美术馆后街23号	100010	010－52176951	010－52176849	0	0
中国中医科学院中医临床基础医学研究所	中国中医科学院	北京市东城区东直门内南小街16号	100700	010－64014411－3307	010－84032881	0	0
中国中医科学院医学实验中心	中国中医科学院	北京市东城区东直门内南小街16号	100700	010－64014411－3325	010－64020477	0	0
中国中医科学院针灸研究所	中国中医科学院	北京市东城区东直门内南小街16号	100700	010－64014411－2911	010－64060868	0	0
中国中医科学院中医基础理论研究所	中国中医科学院	北京市东城区东直门内南小街16号	100700	010－64014411－2578	010－64013896	0	0
中国中医科学院中药研究所	中国中医科学院	北京市东城区东直门内南小街16号	100700	010－64032656	010－64013996	0	0
中国中医科学院第二临床医药研究所	中国中医科学院	北京市宣武区北线阁5号	100053	010－88001471	010－63014195	0	0
中国中医科学院第一临床医药研究所	中国中医科学院	北京市海淀区西苑操场1号	100091	010－62879814	010－62879814	0	0
中国医学科学院药用植物研究所	卫生部	北京市海淀区马连洼北路151号	100193	010－62896313	010－62899715	0	1
河北省中医药研究院	河北省教育厅	河北省石家庄市建华南大街209号	050031	0311－85363980	0311－8505254	0	0
张家口市中医研究所	张家口市卫生局	河北省张家口市桥东区滨河北路56号	075000	0313－2089299	0313－2089296	0	0
山西省中医药研究院	山西省卫生厅	山西省太原市并州西街46号	030012	0351－4668162	0351－4668162	0	0
山西省活血化瘀研究所	山西省卫生厅	山西省太原市解放南路85号	030001	0351－4639136	0351－4639141	0	0
山西省针灸研究所	山西省卫生厅	山西省太原市平阳路北园街2号	030006	0351－7236352	0351－7236352	0	0
山西省医药与生命科学研究院	山西省食品药品监督管理局	山西省太原市小店区平阳路61号	030006	0351－7327982	0351－7241446	0	0
内蒙古自治区医药工业研究所有限责任公司	无	内蒙古呼和浩特市大学东街99号	010010	13948519670	/	0	0

从业人员（包括招聘人员）	从事科技活动人员	其中：女性	其中：科技管理人员	课题活动人员	科技服务人员	从事生产、经营活动人员	其他人员（医疗、工程设计、教学培训、后勤服务等人员）	外聘的流动学者（编制在其他单位）	招收的非本单位在读研究生	离退休人员总数	从事科技活动人员总数	其中：博士毕业	硕士毕业	本科毕业	大专毕业	其中：高级职称	中级职称	负责人
47	19	17	1	18	0	0	28	0	4	24	19	5	8	6	0	5	4	李　萍
65	65	43	4	51	10	0	0	43	39	0	65	32	21	11	1	13	10	吕爱平
49	49	29	10	39	0	0	0	3	10	0	49	20	17	10	1	17	14	于友华
162	152	105	11	76	65	0	10	0	0	220	152	31	41	47	31	78	39	朱　兵
92	89	49	13	68	8	0	3	0	0	115	89	34	7	31	16	41	40	潘桂娟
198	198	110	21	152	25	0	0	0	60	196	198	66	38	49	26	82	60	黄璐琦
1347	507	302	7	440	60	0	840	0	0	456	507	134	159	118	53	217	201	王　阶
880	254	122	5	163	86	0	626	0	53	470	254	73	70	71	40	49	51	唐旭东
268	268	110	41	178	49	0	0	0	62	218	268	121	30	18	22	93	104	陈士林
68	58	33	10	42	6	0	10	0	1	23	58	1	11	12	19	18	22	王亚利
1	1	0	1	0	0	0	0	0	0	12	1	0	0	1	0	1	0	王韶军
131	86	29	14	66	6	27	18	3	11	0	86	3	13	42	20	28	27	王晞星
19	17	11	3	10	4	0	2	0	0	10	17	0	1	8	6	4	6	王智全
73	53	33	29	10	14	16	4	0	2	19	53	2	10	4	2	25	20	雷　鸣
101	88	41	24	55	9	13	0	0	0	38	88	2	17	43	19	20	46	王建功
16	6	3	2	2	2	8	2	0	0	0	6	0	2	2	2	4	2	杜瑞林

机构名称	主管单位	地址	邮编	电话	传真	机构内设国家(重点)实验室个	机构内设国家工程技术(研究)中心个数
内蒙古自治区中蒙医研究所	内蒙古自治区卫生厅	内蒙古呼和浩特市建康街15号	010020	0471－6920987	0471－6929047	0	0
内蒙古阿拉善盟蒙医药研究所	内蒙古阿拉善盟卫生局	内蒙古阿拉善盟阿拉善左旗巴彦浩特镇	750300	13804735395	0483－8222603	0	0
内蒙古锡林郭勒盟蒙医研究所	内蒙古锡林郭勒盟卫生局	内蒙古锡林郭勒盟锡林浩特市	026000	0479－8272207	0479－8279739	0	0
内蒙古通辽市蒙医研究所	内蒙古通辽市卫生局	内蒙古通辽市和平路北段	028000	0475－6388624	0475－8835373	0	0
内蒙古鄂尔多斯市蒙医研究所	内蒙古鄂尔多斯市卫生局	内蒙古鄂尔多斯市东胜区林荫路一号	017000	0477－8332557	0477－833523	0	0
内蒙古呼和浩特市中蒙医研究所	内蒙古呼和浩特市卫生局	内蒙古呼和浩特市回民区文化宫街29号	010030	0471－6672809	0471－6935635	0	0
辽宁省中医药研究院	辽宁省卫生厅	辽宁省沈阳市皇姑区黄河北大街60号	110034	024－86803001	024－86803005	0	0
沈阳市中医研究所	沈阳市卫生局	辽宁省沈阳市和平区三好街23号	110004	024－23891067	024－23893338	0	0
辽阳市中医中药研究所	辽阳市卫生局	辽宁省辽阳市文圣区东六道街40号	111000	0419－3232576	0419－3228134	0	0
铁岭市中医研究所	铁岭市卫生局	辽宁省铁岭市银州区体育馆路23号	112000	024－72818084	024－72882085	0	0
吉林人参研究院	吉林省工业和信息化厅	吉林省通化市龙泉路666号	134001	0435－3269806	0435－3220898	1	1
吉林省中医药科学院	吉林省卫生厅	吉林省长春市工农大路1745号	130021	0431－86058605	0431－8595768	0	0
黑龙江省中医研究院	黑龙江省中医药管理局	黑龙江省哈尔滨市香坊区三辅街142号	150036	0451－55653086	045155654578	5	0
黑龙江省中西医结合研究所	黑龙江省中医药管理局	黑龙江省哈尔滨市香坊区赣水路220号	150090	0451－82316677	045182316671	0	0
黑龙江中医药大学中医基本理论研究所	黑龙江省教育厅	黑龙江省哈尔滨市香坊区和平路24号	150040	0451－87266988	87266988	0	0
黑龙江省黑河市医药科学研究所	黑河市工信委	黑龙江省黑河市海兰街187号	164300	0451－8223306	/	0	0
上海市气功研究所	上海市卫生局	上海市徐汇区宛平南路650号	200030	021－64394141	021－64383936	0	0

（续表）

从业人员（包括招聘人员）	从事科技活动人员	其中：女性	其中：科技管理人员	课题活动人员	科技服务人员	从事生产、经营活动人员	其他人员（医疗、工程设计、教学培训、后勤服务等人员）	外聘的流动学者（编制在其他单位）	招收的非本单位在读研究生	离退休人员总数	从事科技活动人员总数	其中：博士毕业	硕士毕业	本科毕业	大专毕业	其中：高级职称	中级职称	负责人
60	55	33	4	49	2	0	5	0	1	44	55	3	5	27	11	30	24	苏根元
15	15	5	5	8	2	0	0	0	0	0	15	0	1	14	0	10	5	杨巴嘎纳
151	120	87	26	73	21	24	7	0	0	66	120	0	0	41	74	40	54	斯琴巴特尔
78	62	25	7	10	45	0	16	0	0	27	62	0	0	25	20	28	17	齐双山
134	106	65	19	16	71	0	28	0	0	39	106	0	4	52	25	37	32	布　仁
266	168	137	81	65	22	62	36	0	0	53	168	0	23	72	68	32	61	莎仁格日勒
152	152	97	10	82	60	0	0	0	0	296	152	5	57	75	15	58	51	李国信
125	120	78	6	60	54	0	5	0	0	0	120	3	19	71	20	54	36	王耀光
7	7	0	2	5	0	0	0	0	0	12	7	0	0	3	2	5	0	耿　巍
16	16	10	2	0	14	0	0	0	0	4	16	0	0	10	4	4	7	宋友梅
64	56	16	4	44	8	3	5	0	0	23	56	1	5	31	19	8	21	蔡树群
464	404	263	6	121	277	0	60	0	0	232	404	17	76	187	103	123	207	周建民
1155	1048	746	90	739	219	0	107	5	130	271	1048	27	202	440	279	221	138	王学军
94	74	51	7	65	2	0	20	0	0	35	74	1	14	40	11	33	27	李显筑
60	54	30	5	45	4	4	2	86	12	32	54	10	15	24	3	32	18	刘树民
19	11	7	3	4	4	0	8	0	0	31	11	0	0	2	8	1	5	孙宇芳
51	31	16	7	20	4	0	20	1	5	66	31	2	8	11	10	7	15	李　洁

机构名称	主管单位	地址	邮编	电话	传真	机构内设国家(重点)实验室个	机构内设国家工程技术(研究)中心个数
上海市针灸经络研究所	上海市卫生局	上海市徐汇区宛平南路650号	200030	021－64381106	021－64390339	0	0
江苏省中医药研究院	江苏省科技厅	江苏省南京市红山路十字街100号	210028	025－85637817	025－85502829	0	0
苏州市中医药研究所	苏州市卫生局	江苏省苏州市平江区景德路314号	215003	0512－67872506	0512－6522592	0	0
浙江省中药研究所	浙江省科技厅	浙江省杭州市西溪路553号	310023	0571－85241075	057185243652	0	0
浙江省中医药研究院	浙江省卫生厅	浙江省杭州天目山路132号	310007	0571－89972026	0571－8885319	0	0
安徽省医学科学研究院	安徽省卫生厅	安徽省合肥市永红路15号	230061	0551－2836393	0551－2822696	0	0
黄山市新安医学研究中心	黄山市卫生局	安徽省黄山市屯溪区黄山中路28号	245000	0559－2512249	0559－2512249	0	0
福建省中医药研究院	福建中医药大学	福建省福州市五四路282号	350003	0591－83570943	0591－8357094	0	0
福建省宁德市医药研究所	福建省宁德市卫生局	福建省宁德市署前路7号	352100	0593－2822452	/	0	0
泉州市医药研究所	泉州市卫生局	福建省泉州市鲤城区县后街米仓巷	362000	0595－22783045	0595－2277357	0	0
莆田市中医药研究所	莆田市科学技术局	福建省莆田市学园路科技中试大楼	351100	0594－2692460	/	0	0
江西省中医药研究院	江西省卫生厅	江西省南昌市文教路529号	330046	0791－88511741	0791－8851192	0	0
山东省中医药研究院	山东省卫生厅	山东省济南市燕子山西路7号	250014	0531－82949803	0531－8296847	0	0
青岛市中西医结合研究所	青岛市科技局	山东省青岛市市南区嘉祥路3号	266002	0532－82619172	0532－82612230	0	0
青岛市中医研究所	青岛市中医管理局	山东省青岛市人民路4号	266033	0532－83777551	0532－83777551	0	0
河南省正骨研究院	河南省中医管理局	河南省洛阳市厘河区启明南路82号	471002	0379－63546536	0379－6355210	0	0
河南省中医药研究院	河南省中医管理局	河南省郑州市城北路7号	450004	0371－66317058	0371－66317058	0	0
南阳市中医中药研究所	南阳市卫生局	河南省南阳市工农南路52号	473000	0377－63252052	0377－63252052	0	0
湖北省农业科学院中药材研究所	湖北省农业科学院	湖北省恩施市学院路253号	445000	0718－8410985	0718－8410985	0	0
湖南省中医药研究院	湖南省科技厅	湖南省长沙市河西麓山路58号	410006	0731－88854257	0731－8885425	0	0
广东省潮州市医药研究所	潮州市卫生局	广东省潮州市城新西路吉怡路中段	521011	0768－2296231	0768－2296231	0	0
广东省中医研究所	广东省中医药局	广东省广州市恒福路60号	510095	020－83576735	020－83590979	1	0

（续表）

从业人员（包括招聘人员）	从事科技活动人员	其中：女性	其中：科技管理人员	课题活动人员	科技服务人员	从事生产、经营活动人员	其他人员（医疗、工程设计、教学培训、后勤服务等人员）	外聘的流动学者（编制在其他单位）	招收的非本单位在读研究生	离退休人员总数	从事科技活动人员总数	其中：博士毕业	硕士毕业	本科毕业	大专毕业	其中：高级职称	中级职称	负责人
70	68	44	5	58	5	0	2	16	23	4	68	23	16	15	7	19	28	房　敏
977	907	660	51	378	478	0	70	0	31	111	907	25	186	383	309	167	223	王小宁
24	24	8	2	22	0	0	0	0	3	0	24	5	3	15	1	19	2	葛惠男
47	37	16	8	29	0	1	9	1	4	14	37	1	10	25	1	18	8	杨苏蓓
96	79	35	2	74	3	0	17	3	18	92	79	3	23	36	17	32	20	柴可群
62	48	25	11	35	2	0	14	0	0	53	48	3	22	13	5	10	21	李筱青
24	16	11	2	5	9	3	5	0	0	13	16	0	0	8	7	2	6	王海波
105	70	40	17	37	16	6	29	0	10	104	70	5	26	27	3	13	30	黄俊山
14	10	5	2	8	0	0	4	0	0	5	10	0	0	7	3	1	6	章楚缨
12	12	4	2	8	2	0	0	0	0	12	12	0	4	3	2	3	3	苏　齐
2	2	1	1	1	0	0	0	0	0	0	2	0	0	0	1	0	1	林玉霖
106	86	42	17	43	26	0	20	0	5	44	86	0	10	48	24	32	25	/
149	75	42	9	59	7	39	35	0	0	60	75	7	27	31	6	28	23	/
68	65	24	5	57	3	0	3	0	0	0	65	1	13	47	4	15	25	丁文龙
87	87	41	3	77	7	0	0	0	64	36	87	9	47	31	0	28	37	吉中强
20	20	5	3	15	2	0	0	0	0	14	20	5	4	10	1	11	9	杜天信
61	56	29	10	36	10	0	5	0	15	99	56	5	6	43	2	35	18	韩颖萍
14	14	7	1	11	2	0	0	3	0	6	14	0	0	7	6	4	3	包飞建
25	21	5	1	19	1	2	2	0	0	5	21	1	7	7	6	5	8	廖朝林
677	462	283	70	285	107	79	136	0	0	201	462	13	66	189	125	98	112	谭达全
22	22	7	6	4	12	0	0	0	0	18	22	0	0	4	9	0	3	伍应科
23	23	8	1	20	2	0	0	28	11	4	23	10	6	7	0	13	7	涂瑶生

机构名称	主管单位	地址	邮编	电话	传真	机构内设国家(重点)实验室个	机构内设国家工程技术(研究)中心个数
广东省中药研究所	广东省卫生厅	广东省广州市天河区龙洞北路321号	510520	020－28854859	020－37216184	0	0
广西壮族自治区中医药研究院	广西壮族自治区卫生厅	广西壮族自治区南宁市东葛路20－1号	530022	0771－5877473	0771－5867737	0	0
广西壮族自治区民族医药研究院	广西壮族自治区卫生厅	广西南宁市明秀东路234号	530001	0771－3137645	0771－3132303	0	0
广西壮族自治区中医骨伤科研究所	广西壮族自治区卫生厅	广西南宁市新民路32号	530012	0771－2809369	0771－2809369	0	0
广西壮族自治区药用植物园	广西壮族自治区卫生厅	广西南宁市长堽路189号	530023	0771－5602461	0771－5602461	1	0
南宁市针灸研究所	南宁市卫生局	广西南宁市共和路209号	530012	0771－2621469	0771－2621753	0	0
中国医学科学院药用植物研究所海南分所	中国医学科学院药用植物研究所	海南省万宁市兴隆华侨农场	571533	0898－62553667	0898－62552046	0	0
重庆市中医研究院	重庆市卫生局	重庆市江北区盘溪七支路6号	400021	023－67063760	023－67063760	0	0
重庆市中药研究院	重庆市科学技术委员会	重庆市南岸区黄桷垭南山路34号	400065	023－89029012	023－89029008	0	0
重庆市药物种植研究所	重庆市卫生局	重庆市南川区三泉镇	408435	023－71480053	023－71480128	0	0
四川省中医药科学院中医研究所	四川省中医药管理局	四川省成都市四道街20号	610031	028－86635874	028－86634673	0	0
成都市中医药研究所	成都市中医管理局	四川省成都市高新南区繁雄大道万象北路18号	610041	028－85315215	028－86667179	0	0
四川省中医药科学院	四川省中医药管理局	四川省成都市人民南路四段51号	610041	028－85237056	028－85224504	0	0
成都市中草药研究所	成都市医院管理局	四川省成都市新都区新繁镇正西街130号	610501	028－82726171	028－82722252	0	0
甘孜藏族自治州藏医药研究所	甘孜藏族自治州卫生局	四川省康定县炉城南路23号	626000	0836－2838633	/	0	0
绵阳市中医药研究所	四川省绵阳市卫生局	四川省绵阳市涪城区安昌西路12号	621000	0816－2223925	0816－2242452	0	0

（续表）

从业人员（包括招聘人员）	从事科技活动人员	其中：女性	其中：科技管理人员	课题活动人员	科技服务人员	从事生产、经营活动人员	其他人员（医疗、工程设计、教学培训、后勤服务等人员）	外聘的流动学者（编制在其他单位）	招收的非本单位在读研究生	离退休人员总数	从事科技活动人员总数	其中：博士毕业	硕士毕业	本科毕业	大专毕业	其中：高级职称	中级职称	负责人
40	36	18	5	29	2	0	4	0	0	5	36	4	6	23	3	15	12	严 振
188	142	63	15	110	17	15	31	0	0	152	142	0	21	49	26	24	40	陈小刚
203	47	23	16	27	4	139	17	0	0	61	47	1	11	20	8	19	16	韦浩明
264	139	73	6	120	13	115	10	1	20	118	139	0	11	109	19	44	59	杨 渊
442	203	95	19	106	78	82	157	39	18	222	203	21	52	41	28	14	39	缪剑华
264	22	10	12	4	6	219	23	0	0	90	22	0	4	14	4	8	14	黄 科
52	27	7	5	22	0	25	0	0	0	30	27	3	10	10	4	6	11	/
1611	257	157	27	175	55	0	1354	2	2	940	257	9	43	145	41	108	68	高 丹
237	165	113	36	87	42	63	9	2	8	220	165	8	34	73	36	38	61	杨大坚
145	90	25	12	50	28	36	19	0	0	102	90	1	9	37	23	22	29	张润林
347	301	208	5	296	0	0	46	0	0	97	301	2	41	107	97	60	71	邓英均
84	52	45	2	28	22	18	14	0	0	0	52	2	6	40	4	22	28	顾兴平
186	168	92	26	135	7	0	18	0	0	92	168	22	22	93	22	60	63	徐学民
14	7	0	2	2	3	0	7	0	0	17	7	0	0	3	4	0	5	李 丽
15	15	2	2	13	0	0	0	0	0	0	15	0	1	3	11	9	4	白玛卓嘎
14	12	4	2	8	2	0	2	0	0	4	12	0	0	7	5	6	5	任清良

机构名称	主管单位	地址	邮编	电话	传真	机构内设国家(重点)实验室个	机构内设国家工程技术(研究)中心个数
黔东南苗族侗族自治州民族医药研究所	黔东南苗族侗族自治州卫生局	贵州省凯里市金井路6号	556000	0855-8218793	0855-8218898	0	0
贵阳药用植物园	贵阳市科学技术局	贵州省贵阳市沙冲南路202号	550007	0851-3804323	0851-3832053	0	0
云南省中医中药研究院	云南省卫生厅	云南省昆明市五华区莲花池学府路139号	650223	0871-5128102	0871-5111569	0	0
楚雄州彝族医药研究所	楚雄州卫生局	云南省楚雄市鹿城西路327号	675000	0878-3164436	0878-3164436	0	0
普洱市民族传统医药研究所	普洱市卫生局	云南省普洱市思茅区洗马河路55号	665000	0879-2122145	0879-2122145	0	0
中国医学科学院药用植物研究所云南分所	中国医学科学院药用植物研究所	云南省景洪市宣慰大道138号	666100	0691-2136981	0691-2122161	0	0
西双版纳傣族自治州民族医药研究所	西双版纳州卫生局	云南省景洪市曼弄枫菩提大道园丁小区旁	666100	0691-2723109	0691-2723109	0	0
陕西省中医药研究院	陕西省卫生厅	陕西省西安市西华门2号	710003	029-87251692	029-87213096	0	0
陕西中药研究所	陕西省医药控股集团有限责任公司	陕西省咸阳市毕塬西路16号	712000	029-88316226	029-33213063	0	0
甘肃省中医药研究院	甘肃省卫生厅	甘肃省兰州市七里河区安西路518号	730050	0931-2687040	0931-2687021	0	0
天祝藏族自治县藏医药开发研究所	天祝藏族自治县卫生局	甘肃省天祝县华藏寺镇祝贡北路8号	733200	0935-3124250	0935-3124250	0	0
甘南藏族自治州藏医药研究院	甘南州卫生局	甘肃省甘南州合作市人民街44号	747000	0941-8212251	0941-8212431	0	0
宁夏回族自治区中医研究院	宁夏回族自治区卫生厅	宁夏银川市西夏区北京西路114号	750021	0951-5600631	0951-2020247	0	0
新疆维吾尔医药研究所	新疆维吾尔自治区卫生厅	新疆乌鲁木齐市延安路776号附1号	830049	0991-2565663	0991-2557730	0	0
新疆中药民族药研究所	新疆维吾尔自治区卫生厅	新疆乌鲁木齐市新民路九号	830002	0991-2633131	09918820158	0	0
新疆中医药研究院	新疆维吾尔自治区科技厅	新疆乌鲁木齐市黄河路116号	830000	0991-5564396	0991-5848747	0	0

（续表）

从业人员（包括招聘人员）	从事科技活动人员	其中：女性	其中：科技管理人员	课题活动人员	科技服务人员	从事生产、经营活动人员	其他人员（医疗、工程设计、教学培训、后勤服务等人员）	外聘的流动学者（编制在其他单位）	招收的非本单位在读研究生	离退休人员总数	从事科技活动人员总数	其中：博士毕业	硕士毕业	本科毕业	大专毕业	其中：高级职称	中级职称	负责人
47	8	3	2	4	2	39	0	1	0	7	8	0	0	5	3	3	3	郭伟伟
47	38	11	18	4	16	6	3	3	0	25	38	0	0	17	16	9	13	朱　虹
78	65	44	16	41	8	0	13	0	0	42	65	0	8	45	12	22	32	马克坚
31	29	5	1	28	0	0	2	0	0	0	29	0	2	27	0	12	15	杨本雷
29	29	12	3	26	0	0	0	0	0	10	29	0	1	12	9	5	9	付开聪
42	29	15	4	21	4	9	4	0	0	53	29	1	14	9	5	4	7	李学兰
135	122	102	20	15	87	0	13	0	0	42	122	0	2	17	64	10	44	段立纲
852	773	512	98	660	15	8	71	0	0	371	773	12	87	224	311	153	134	黄立勋
151	95	56	26	55	14	11	45	1	0	100	95	0	2	41	47	13	28	
70	70	27	12	36	22	0	0	0	0	10	70	8	26	18	7	19	23	李兴勇
26	19	6	3	9	7	5	2	0	0	1	19	0	1	12	6	0	6	朵德祥
123	104	61	8	57	39	7	12	0	0	0	104	0	0	44	47	15	46	杨宏权
528	85	32	10	71	4	0	443	0	6	26	85	1	27	54	3	36	30	黄　涌
31	29	11	9	20	0	0	2	1	2	2	29	0	8	18	3	6	15	凯赛尔.阿
34	32	16	2	25	5	0	2	0	0	27	32	0	10	20	2	10	14	贾晓光
100	95	46	0	10	85	5	0	0	8	0	95	9	21	44	21	76	17	卢　勇

医疗机构篇

【2011年中医药医疗机构一览表】

机构名称	地址	法人代表（单位负责人）	政府办卫生机构隶属关系	级别	等次	编制床位（张）	实有床位（张）	编制人数	在岗职工数
中国中医科学院广安门医院	北京市宣武区北线阁5号	王　阶	中央属	三级	甲等	609	609	1 035	1 347
中国中医科学院望京医院	北京市朝阳区望京中环南路6号	朱立国	中央属	三级	甲等	700	643	580	1 049
中国中医科学院眼科医院	北京市石景山区鲁谷路33号	刘成源	中央属	三级	未评	204	204	151	291
中国中医科学院西苑医院	北京市海淀区西苑操场一号	唐旭东	中央属	三级	甲等	525	558	1 011	1 339
北京中医药大学东方医院	北京市丰台区方庄小区芳星园一区六号	张允岭	中央属	三级	甲等	600	705	1 173	1 197
北京中医药大学东直门医院	北京市东城区海运仓5号	王耀献	中央属	三级	甲等	574	582	1 113	1 196
北京按摩医院	北京市西城区宝产胡同7号	赖　伟	中央属	二级	未评	56	44	80	238
北京中医药大学第三附属医院	北京市朝阳区安定门外小关街51号	唐启盛	省(自治区、直辖市)属	三级	甲等	315	315	536	536
首都医科大学附属北京中医医院	北京市东城区美术馆后街23号	王莒生	省(自治区、直辖市)属	三级	甲等	565	612	1 351	1 294
天津市中西医结合医院	天津市南开三纬路122号	李　平	省(自治区、直辖市)属	三级	甲等	464	464	983	1 140
天津中医药大学第一附属医院	天津市南开区鞍山西道314号	马　融	省(自治区、直辖市)属	三级	甲等	1 300	1 300	1 602	1 788
天津中医药大学第二附属医院	天津市河北区真理道816号	孙增涛	省(自治区、直辖市)属	三级	甲等	504	504	1024	894
天津市中医药研究院附属医院	天津市红桥区北马路354号	范玉强	省(自治区、直辖市)属	三级	甲等	533	533	6	915
河北省中医院	河北省中山东路389号	李佃贵	省(自治区、直辖市)属	三级	甲等	560	560	675	771
山西中医学院第三中医院(山西省针灸研究所)	山西省太原市小店区平阳路北园街2号	雷　鸣	省(自治区、直辖市)属	二级	甲等	200	260	246	328
山西省活血化瘀研究所(山西省中西医结合妇科医院)	山西省太原市解放南路85号	刘力军	省(自治区、直辖市)属	二级	甲等	30	30	59	52

卫生技术人员	执业医师	其中：中医类别	执业助理医师	其中：中医类别	药师（士）	西药师（士）	中药师（士）	房屋建筑面积（平方米）	万元以上设备总价值（万元）	总收入（千元）	总支出（千元）	总资产（千元）	总诊疗人次数（人次）	入院人数（人次）	出院人数（人次）
1 105	421	369	0	0	166	36	130	45 739	21 368	1 204 987	1 135 963	1 369 393	2 438 656	14 933	14 943
790	288	184	0	0	55	20	35	67 705	12 360	564 669	564 044	513 838	1 088 278	13 040	13 049
219	88	71	1	0	20	5	15	18 500	5 997	93 855	9 1408	234 089	175 620	3 422	3 386
1 038	367	283	0	0	175	31	144	77 730	28 900	792 895	982 904	1 061 316	1 495 456	13 076	13 076
976	333	180	0	0	81	24	57	52 443	20 714	720 720	683 647	847 968	1 389 987	14 532	14 496
897	344	267	3	1	85	20	65	77 570	16 165	768 834	771 727	629 199	1 457 116	14 550	14 515
187	122	115	2	0	3	1	2	4 300	2 065	66 788	55 053	71 198	654 746	835	821
443	199	99	3	2	22	8	14	44 517	6 631	225 886	224 785	282 423	355 074	4 567	4 566
1 134	362	358	0	0	145	28	117	53 103	19 463	915 132	854 093	1 063 541	1 684 887	12 084	12 123
892	364	91	0	0	47	31	16	31 000	12 546	563 634	523 911	956 032	556 878	19 863	19 910
1 461	577	466	7	5	141	24	117	69 726	13 093	1 372 163	1 057 408	1 377 841	2 399 431	33 860	33 810
763	275	206	0	0	81	14	67	24 860	6 278	494 120	415 072	341 828	1 235 183	11 015	10 972
677	244	158	5	2	130	42	88	75 700	4 052	443 005	427 964	293 264	1 161 792	7 410	7 438
601	293	249	4	2	51	23	18	28 937	12 218	261 723	239 349	534 128	383 048	11 158	11 037
273	91	51	4	2	19	10	9	12 630	2 345	50 571	50 572	63 592	47 878	3 681	3 641
42	16	5	0	0	4	4	0	1 361	413	4 605	4 604	6 016	7 776	302	321

机构名称	地址	法人代表（单位负责人）	政府办卫生机构隶属关系	级别	等次	编制床位（张）	实有床位（张）	编制人数	在岗职工数
山西省中医药研究院（山西省中医院）	山西省太原市迎泽区并州西街46号	王晞星	省（自治区、直辖市）属	三级	甲等	1 058	978	1 402	730
山西中医学院第二中医院	山西省太原市晋祠路一段75号	魏中海	省（自治区、直辖市）属	三级	甲等	500	300	638	769
内蒙古自治区中蒙医院	内蒙古呼和浩特市健康街15号	苏根元	省（自治区、直辖市）属	三级	甲等	500	619	880	709
辽宁中医药大学附属第三医院	辽宁省沈阳市和平区十一纬路35号	张　燚	省（自治区、直辖市）属	三级	未评	200	200	240	235
辽宁中医药大学附属第二医院	辽宁省沈阳市皇姑区黄河北大街60号	李国信	省（自治区、直辖市）属	三级	甲等	520	520	594	534
辽宁中医药大学附属医院	辽宁省沈阳市皇姑区北陵大街33号	吕晓东	省（自治区、直辖市）属	三级	甲等	1 200	1 200	1 738	1 234
吉林省中医中药研究院附属医院	吉林省长春市宽城区团山街89－1号	周建民	省（自治区、直辖市）属	二级	乙等	100	93	56	47
长春中医药大学附属医院	吉林省长春朝阳区工农大路1478号	宋柏林	省（自治区、直辖市）属	三级	甲等	1 200	1 635	872	1 406
吉林省中西医结合医院	吉林省长春市朝阳区工农大路43号	周建民	省（自治区、直辖市）属	三级	乙等	450	450	495	463
黑龙江中医药大学附属第二医院	黑龙江省哈尔滨市南岗区果戈里大街411号	张晓峰	省（自治区、直辖市）属	三级	甲等	650	654	544	576
黑龙江省中医研究院	黑龙江省哈尔滨市香坊区三辅街142号	王学军	省（自治区、直辖市）属	三级	甲等	1 006	1 027	531	1 191
黑龙江中医药大学附属第一医院	黑龙江省香坊区和平路26号	郭鲁义	省（自治区、直辖市）属	三级	甲等	600	728	1037	1 059
黑龙江省中医药学校附属医院	黑龙江省兰西县城北	刘春雷	省（自治区、直辖市）属	二级	乙等	50	50	57	57
上海中医药大学附属曙光医院	上海市普安路185号	周　华	省（自治区、直辖市）属	三级	甲等	1200	1 198	1 680	1 768
上海中医药大学附属龙华医院	上海市宛平南路725号	郑　锦	省（自治区、直辖市）属	三级	甲等	853	956	1 392	1 509
上海市中医医院	上海市芷江中路274号	虞坚尔	省（自治区、直辖市）属	三级	甲等	450	505	765	865

（续表）

卫生技术人员	执业医师	其中：中医类别	执业助理医师	其中：中医类别	药师（士）	西药师（士）	中药师（士）	房屋建筑面积（平方米）	万元以上设备总价值（万元）	总收入（千元）	总支出（千元）	总资产（千元）	总诊疗人次数（人次）	入院人数（人次）	出院人数（人次）
607	256	197	0	0	69	9	60	49 186	5511	460 893	455 295	434 498	593 663	12 808	12 646
667	237	158	3	1	54	18	36	23 000	5 617	127 224	137 156	187 312	176 022	6 077	6 084
526	218	158	0	0	71	15	56	31 606	6 067	177 334	179 998	211 462	292 435	13 961	13 594
167	61	38	0	0	8	2	6	6 614	691	38 858	36 846	66 378	27 836	3 766	3 778
414	227	180	1	1	36	9	27	23 080	4 257	135 118	129 935	196 362	167 705	10 031	9 973
1 042	536	446	1	0	117	25	92	121 076	1 7064	629 278	629 707	1 291 390	1 165 193	28 744	28 419
42	21	3	0	0	4	3	1	2 800	714	13 911	13 542	15 707	49 617	1 695	1 679
1 071	434	310	0	0	81	9	72	93 739	15 630	563 510	545 361	1 124 452	1 522 223	39 172	39 074
359	148	117	2	2	118	38	80	38 026	5 779	145 776	126 963	269 365	183 656	8 564	8 594
469	176	145	0	0	43	13	30	38 944	1 838	237 097	237 069	414 925	230 597	16 579	16 425
933	290	251	12	8	89	23	66	33 817	7 822	316 732	316 712	410 319	433 195	19 898	19 659
842	376	242	0	0	67	15	52	109 324	9 001	642 708	631 095	392 637	616 995	23 168	22 933
47	21	0	2	0	4	3	1	802	7	2 466	2 466	598	22 028	403	403
1 483	477	302	0	0	162	48	114	137 973	23 215	1 255 806	1 250 686	982 555	2503 372	41 693	41 704
1 216	433	324	0	0	196	70	126	96 401	23 456	1 582 492	1 577 835	1 076 856	2 375 587	31 752	31 715
673	276	222	2	2	70	22	48	43 795	11 093	560 848	556 789	317 217	1 720 097	12 189	12 116

机构名称	地址	法人代表（单位负责人）	政府办卫生机构隶属关系	级别	等次	编制床位（张）	实有床位（张）	编制人数	在岗职工数
上海中医药大学附属岳阳中西医结合医院	上海市甘河路110号	房　敏	省（自治区、直辖市）属	三级	甲等	900	878	1 268	1 242
江苏省中医院	江苏省南京市汉中路155号	刘沈林	省（自治区、直辖市）属	三级	甲等	2 500	2 017	1450	2 188
江苏省第二中医院	江苏省南湖沿河一村50号	于　勇	省（自治区、直辖市）属	三级	未评	600	355	190	464
江苏省中西医结合医院	江苏省南京市迈皋桥十字街	王小宁	省（自治区、直辖市）属	三级	甲等	730	507	810	977
浙江省中医院	浙江省杭州市上城区邮电路54号	吕　宾	省（自治区、直辖市）属	三级	甲等	1 500	1 472	1 347	1 780
浙江省新华医院	浙江省杭州市潮王路318号	蔡宛如	省（自治区、直辖市）属	三级	甲等	700	915	500	963
浙江省立同德医院	浙江省杭州市西湖区古翠路234号	柴可群	省（自治区、直辖市）属	三级	甲等	1 100	1 235	866	1 303
浙江中医药大学附属第三医院	浙江省杭州市莫干山路219号	方剑乔	省（自治区、直辖市）属	三级	乙等	460	450	247	608
安徽中医学院附属针灸医院	安徽省合肥市寿春路300号	侯　勇	省（自治区、直辖市）属	三级	甲等	300	300	187	335
安徽中医学院第一附属医院	安徽省合肥市梅山路117号	杨　骏	省（自治区、直辖市）属	三级	甲等	1 000	1 153	1 527	1 269
福建中医药大学附属第二人民医院	福建省福州市鼓楼区湖东支路13号	陈　竹	省（自治区、直辖市）属	三级	甲等	718	738	927	1 638
福建中医药大学附属人民医院	福建省福州市台江区八一七中路602号	郑　健	省（自治区、直辖市）属	三级	甲等	1 200	750	1 476	1 062
江西中医学院附属医院	江西省南昌市八一大道445号	陈明人	省（自治区、直辖市）属	三级	甲等	600	800	672	1 071
山东中医药大学附属医院	山东省济南市历下区文化西路42号	杨传华	省（自治区、直辖市）属	三级	甲等	1 600	1 150	1 492	1 170
山东中医药大学第二附属医院	山东省济南市经八路1号	葛　明	省（自治区、直辖市）属	三级	甲等	601	833	1 023	1 048
河南中医学院第二附属医院	山东省郑州市金水区东风路6号	韩丽华	省（自治区、直辖市）属	三级	甲等	1 500	1 365	800	717
河南中医学院第一附属医院	河南省郑州市金水区人民路19号	李　真	省（自治区、直辖市）属	三级	甲等	1 398	1 879	930	2 118

（续表）

卫生技术人员	执业医师	其中：中医类别	执业助理医师	其中：中医类别	药师（士）	西药师（士）	中药师（士）	房屋建筑面积（平方米）	万元以上设备总价值（万元）	总收入（千元）	总支出（千元）	总资产（千元）	总诊疗人次数（人次）	入院人数（人次）	出院人数（人次）
1 020	349	226	0	0	121	39	82	63 302	15 989	977 258	958 091	876 174	2 290 781	26 860	26 833
1 904	497	340	1	0	167	55	112	201 000	42 373	1 370 491	1 463 132	1 737 962	3 230 277	34 204	33 897
393	137	92	0	0	23	2	21	51 338	4 892	123 685	126 365	263 465	346 077	7 884	7 781
783	275	125	0	0	50	13	37	47 560	17 697	340 105	330 772	454 200	654 253	14 999	14 879
1 522	537	254	5	2	154	71	83	102 571	32 127	1 189 238	1 167 009	1 552 134	2 145 812	37 309	37 331
833	337	104	1	0	51	38	13	61 000	10 018	411 892	427 208	520 091	609 374	12 871	12 786
1 114	394	97	1	0	83	55	28	105 008	23 691	709 118	663 395	897 895	1 240 377	22 540	22 524
492	227	152	3	2	43	18	25	32 091	4 011	231 442	222 780	254 726	517 248	5 297	5 238
269	99	94	1	1	17	6	11	130 00	1 108	108 979	102 100	167 417	161 668	4 740	4 707
1 079	409	266	0	0	100	42	58	64 727	12 510	586 496	615 065	722 249	982 293	26 623	26 398
1 278	429	239	7	1	151	64	75	63 229	7 097	586 165	543 287	679 011	1 418 530	17 852	17 796
933	322	192	2	1	100	51	49	36 446	12 819	468 607	388 833	478 186	930 618	20 837	20 819
852	358	250	2	1	70	37	33	34 460	10 852	426 375	420 995	438 394	677 434	20 866	20 766
974	503	436	0	0	130	11	119	114 076	28 091	918 866	926 956	1 560 968	1 303 295	22 597	22 597
868	393	94	19	1	73	52	21	69 296	2 648	394 381	386 344	534 410	586 700	13 716	13 703
579	259	201	4	2	52	22	30	187 900	11 445	543 046	502 120	863 701	902 057	25 191	24 675
1 765	704	506	12	7	196	64	132	118 206	17 713	757 259	701 499	976 313	1 094 810	36 973	37 063

机构名称	地址	法人代表(单位负责人)	政府办卫生机构隶属关系	级别	等次	编制床位(张)	实有床位(张)	编制人数	在岗职工数
河南省洛阳正骨医院	河南省洛阳市启明南路1号	杜天信	省(自治区、直辖市)属	三级	甲等	1 050	1 050	500	736
湖北省中医医院	湖北省武汉市武昌区花园山4号	邓小川	省(自治区、直辖市)属	三级	甲等	750	588	1450	903
湖北省中医院(光谷院区)	湖北省珞瑜路	邓小川	省(自治区、直辖市)属	三级	甲等	500	500	600	431
湖南省中医药研究院附属医院	湖南省长沙市麓山路58号	柏正平	省(自治区、直辖市)属	三级	甲等	455	540	728	526
湖南中医学院第二附属医院	湖南省长沙市蔡锷北路233号	肖四旺	省(自治区、直辖市)属	三级	甲等	606	606	710	413
湖南中医药大学第一附属医院	湖南省长沙市韶山中路95号	谭元生	省(自治区、直辖市)属	三级	甲等	1 300	990	1 382	1 267
湖南省中医药高等专科学校附属第一医院	湖南省株洲市芦淞区人民中路50号	陈建龙	省(自治区、直辖市)属	三级	甲等	1 200	1 500	644	1 326
广东省第二中医院	广东省广州市恒福路60号	涂瑶生	省(自治区、直辖市)属	三级	未评	1 000	890	244	909
广东省中医院	广东省广州市大德路111号	吕玉波	省(自治区、直辖市)属	三级	甲等	2 081	2 390	3 815	3 661
广州中医药大学附属骨伤科医院	广东省广州市江南西路青竹大街17号	陈志雄	省(自治区、直辖市)属	二级	甲等	140	130	320	290
广州中医药大学第一附属医院	广东省广州市三元里机场路	樊粤光	省(自治区、直辖市)属	三级	甲等	1 250	1 250	1 804	1 898
广东省中医院珠海医院	广东省珠海市吉大景乐路	吕玉波	省(自治区、直辖市)属	三级	甲等	300	364	399	547
广西骨伤医院	广西南宁市新民路32号	杨　渊	省(自治区、直辖市)属	三级	甲等	182	182	189	269
广西中医学院第一附属医院	广西南宁市园湖路2号	黄贵华	省(自治区、直辖市)属	三级	甲等	1 100	1 338	895	2 155
广西壮医医院	广西南宁市明秀东路234号	韦浩明	省(自治区、直辖市)属	未评	未评	100	60	0	131
海南省中医院	海南省海口市和平北路47号	陈少仕	省(自治区、直辖市)属	三级	甲等	561	561	411	811
重庆市中西医结合医院	重庆市渝中区道门口40号	高　丹	省(自治区、直辖市)属	三级	甲等	502	341	622	446

（续表）

卫生技术人员	执业医师	其中：中医类别	执业助理医师	其中：中医类别	药师（士）	西药师（士）	中药师（士）	房屋建筑面积（平方米）	万元以上设备总价值（万元）	总收入（千元）	总支出（千元）	总资产（千元）	总诊疗人次数（人次）	入院人数（人次）	出院人数（人次）
498	252	152	0	0	40	15	25	95 318	12 273	494 552	455 257	750 134	202 371	22 089	21 787
810	331	185	0	0	78	33	45	126 941	568	5 07592	507 180	501 721	644 631	19 230	19 155
311	133	101	1	1	44	18	26	53 750	3 976	218 464	216 013	215 954	345 058	12 573	12 556
424	130	101	0	0	72	15	57	28 660	4 056	157 279	151 580	137 147	245 016	8 373	8 315
324	175	151	0	0	31	4	27	30 336	3 971	171 628	175 907	335 547	290 916	11 974	11 926
991	363	256	0	0	98	18	80	124 634	15 961	604 700	586 980	880 997	883 495	28 671	28 584
1 194	326	155	2	1	85	55	30	90 871	6 558	263 596	250 356	484 655	432 064	22 814	22 449
838	296	212	5	3	57	23	34	30 191	13 720	407 266	383 840	483 041	786 718	18 208	18 086
3 355	1 102	854	0	0	445	218	227	256 386	9 0694	2 177 669	2 197 337	3 330 518	5 558 904	65 668	65 523
197	64	53	3	1	22	1	21	5 906	2 097	116 965	111 374	194 691	310 742	3 634	3 634
1 544	585	423	2	2	198	91	107	147 788	33 790	1 230 730	1 210 500	1 477 520	2 722 810	39 357	39 348
492	199	124	1	1	38	5	33	22 000	10 606	249 055	258 681	330 698	748 228	12 575	12 571
209	65	26	2	1	18	14	4	20 695	4 485	76 187	76 126	73 425	196 178	4 601	4 571
1 806	689	450	14	7	104	48	56	161 920	19 097	719 186	645 805	858 458	1 501 381	34 090	33 957
124	41	27	3	3	28	19	9	3 625	643	27 117	30 787	34 330	82 682	381	380
697	245	169	8	2	66	33	33	59 123	10 770	266 781	233 883	406 693	306 786	11 721	11 705
353	157	32	2	1	21	18	3	19 755	7 192	183 235	193 036	171 569	491 168	8 742	8 742

机构名称	地址	法人代表（单位负责人）	政府办卫生机构隶属关系	级别	等次	编制床位（张）	实有床位（张）	编制人数	在岗职工数
重庆市中医院	重庆市江北区盘溪七支路6号	高　丹	省(自治区、直辖市)属	三级	甲等	515	700	805	579
成都中医药大学附属医院	四川省成都市十二桥路39－41号	钟　森	省(自治区、直辖市)属	三级	甲等	2 000	838	1 200	1 509
四川省骨科医院	四川省成都市武侯区一环路西一段132号	虞亚明	省(自治区、直辖市)属	三级	甲等	600	600	181	473
四川省中西医结合医院	四川省成都市人民南路四段51号	王　超	省(自治区、直辖市)属	三级	乙等	400	380	260	414
泸州医学院附属中医医院	四川省江阳区忠山	杨思进	省(自治区、直辖市)属	三级	乙等	1200	528	582	873
贵阳中医学院第二附属医院	贵州省贵阳市飞山街83号	凌湘柱	省(自治区、直辖市)属	三级	甲等	700	562	1120	874
贵阳中医学院第一附属医院	贵州省贵阳市宝山北路171号	朱广旗	省(自治区、直辖市)属	三级	甲等	700	700	999	1 169
云南省中医医院	云南省昆明市光华街120号	秦国政	省(自治区、直辖市)属	三级	甲等	500	565	800	965
云南省中西医结合医院(金江路社区卫生服务中心)	云南省昆明市万华路239号	周树云	省(自治区、直辖市)属	二级	甲等	130	120	320	241
西藏自治区藏医院	西藏拉萨市娘热路	占　堆	省(自治区、直辖市)属	三级	甲等	300	265	573	486
陕西省中医医院	陕西省西安市莲湖区西华门4号	黄立勋	省(自治区、直辖市)属	三级	甲等	800	500	800	852
甘肃省中医院	甘肃省兰州市七里河区安西路354－388号	李盛华	省(自治区、直辖市)属	三级	甲等	845	845	960	804
青海省藏医院	青海省西宁市南山路97号	艾措千	省(自治区、直辖市)属	三级	甲等	460	330	203	321
青海省中医院	青海省西宁市七一路338号	陈卫国	省(自治区、直辖市)属	三级	甲等	599	600	539	776
宁夏回族自治区中医医院	宁夏银川市西夏区北京西路114号	黄　涌	省(自治区、直辖市)属	三级	乙等	473	473	219	528
新疆维吾尔自治区维吾尔医医院	新疆乌鲁木齐市延安路776号	斯拉甫艾白	省(自治区、直辖市)属	三级	甲等	500	309	287	519
新疆维吾尔自治区中医医院	新疆乌鲁木齐市黄河路116号	卢　勇	省(自治区、直辖市)属	三级	甲等	1 800	1 816	1 257	1 133

（续表）

卫生技术人员	执业医师	其中：中医类别	执业助理医师	其中：中医类别	药师（士）	西药师（士）	中药师（士）	房屋建筑面积（平方米）	万元以上设备总价值（万元）	总收入（千元）	总支出（千元）	总资产（千元）	总诊疗人次数（人次）	入院人数（人次）	出院人数（人次）
512	161	125	3	2	89	4	85	50 000	2 800	450 479	427 063	544 750	545 181	17 064	16 908
1123	345	241	0	0	142	42	100	58 707	13 419	638 322	766 939	634 141	1 061 702	23 920	23 877
362	143	94	3	0	18	6	12	51 842	5 875	230 323	201 033	421 400	283 602	10 735	10 767
340	144	98	1	0	26	10	16	18 000	732	125 438	117 227	148 422	215 821	5 973	5 760
698	279	135	2	0	65	39	26	89 644	11 721	326 339	310 927	348 783	364 214	19 381	19 091
707	281	182	4	2	57	27	30	29 548	8 097	261 925	259 696	337 226	326 494	14 731	14 707
780	344	253	4	2	65	27	14	51 811	1 190	300 986	299 273	304 674	406 493	15 509	15 394
858	306	208	1	1	99	45	54	41 296	7 716	278 496	265 840	431 971	600 205	18 318	18 327
186	77	23	3	0	12	9	3	9 961	1 026	42 325	50 961	59 513	127 235	1 996	1 993
326	145	145	34	34	42	0	37	73 130	1 729	102 512	105 912	134 330	308 091	4 885	4 866
611	210	179	2	1	60	14	46	23 691	2 989	242 397	230 396	201 790	499 316	120 28	11 945
640	318	259	3	3	60	22	38	71 366	9 293	351 095	329 783	481 584	400 979	20 232	20 232
230	120	0	2	0	16	0	0	37 154	131	70 205	79 525	195 734	91 754	6 884	7 065
662	233	149	2	0	81	31	50	44 005	7 861	211 013	187 686	256 471	372 266	12 934	12 960
468	98	59	3	0	63	33	30	18 402	2 944	107 758	85 560	153 483	283 553	5 291	5 163
420	131	65	13	12	82	22	60	27 780	2 994	115 546	124 243	155 273	151 511	5 960	5 940
935	490	315	1	1	78	33	45	116 640	35 822	1 259 722	1 091 665	1 810 574	1 259 408	72 803	72 500

社会团体篇

一、全国性社会团体

【中华中医药学会】

见直属单位篇。

【中国中西医结合学会】

会　　长：陈凯先
常务副会长：陈香美
副 会 长：王　阶、王文健、吕爱平、许树强、吴　刚、吴以岭、吴伟康、张伯礼、李显筑、凌昌全、高思华、曹洪欣、黄光英
秘 书 长：穆大伟
副秘书长：王文健、马晓昌、张京春、魏日胞
地　　址：北京市东直门内南小街16号
邮　　编：100700
电　　话：010－64010688/64025672
传　　真：010－64010688/84035154
网　　址：www.caim.org.cn
电子信箱：caim@caim.org.cn
常设机构：中国中西医结合学会秘书处
业务范围：学术交流、科学普及、继续教育、编辑出版、成果推广、咨询服务
期　　刊：《中国中西医结合杂志》、《中国结合医学杂志》（英文）、《中国中西医结合外科杂志》、《中国中西医结合急救杂志》、《中国中西医结合肾病杂志》、《中国中西医结合皮肤性病杂志》、《中国中西医结合耳鼻咽喉科杂志》、《中国中西医结合影像学杂志》、《中国骨伤》、《中西医结合心脑血管病杂志》

2011 年学会工作概况

一、学术交流

2011 年，中国中西医结合学会共举办学术会议 44 个，编印会议论文集 43 种，交流学术论文 7 000 余篇，参加会议 3 万余人次。

由中国中西医结合学会灾害医学专业委员会主办的第七届全国中西医结合灾害医学学术会议于 2011 年 4 月在河南郑州召开，来自全国的 600 余名专家、学者参会。已连续举办 23 次的全国中西医结合消化系统疾病学术会议于 2011 年 6 月在山西召开，参会人员 336 人，会议交流论文 200 余篇。中国中西医结合肾脏疾病专业委员会主办的 2011 年北京国际中西医结合肾脏病学术会议于 2011 年 11 月召开，来自全国各地的 600 多名代表围绕中西医结合肾脏病的基础和临床研究开展了高水平的学术交流。

全国中西医结合发展战略研讨会暨中国中西医结合学会成立 30 周年纪念会于 2011 年 11 月在北京举行，大会以“实行中西医结合　发展传统医药学”为主题，总结了 30 年来中西医结合的主要成就，探讨了促进中西医结合发展的思路、方法与途径。卫生部副部长、国家中医药管理局局长王国强，中国科协党组成员、学会学术部部长沈爱民，中国中医科学院院长张伯礼，中国科学院院士陈可冀、沈自尹、陈凯先，中国工程院院士吴咸中、陈香美、吴以岭等，以及来自全国各省、市及香港特别行政区的 650 名专家、学者出席会议。全国人大常务委员会

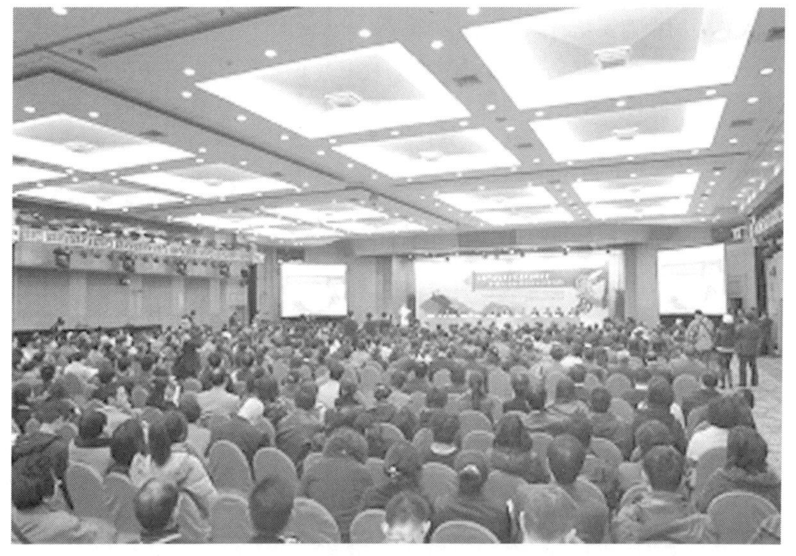

2011 年 11 月，全国中西医结合战略发展研讨会暨中国中西医结合学会成立 30 周年纪念会在北京召开

全国人大常委会副委员长韩启德院士
致全国中西医结合发展战略研讨会
暨中国中西医结合学会成立三十周年纪念会贺信

中国中西医结合学会：

欣悉全国中西医结合发展战略研讨会隆重召开，同时喜迎中国中西医结合学会三十华诞，我谨代表中国科学技术协会，向大会表示热烈祝贺！向中国中西医结合学会的广大会员和中西医结合科技工作者致以崇高的敬意和亲切的问候！

中西医结合是继承、发扬中医药学，推动中医药现代化的重要途径，是我国医学科学发展的一大优势。我国政府实行中西医并重的方针，鼓励中西医相互学习、相互补充、共同提高，推动中医、西医两种医学体系的有机结合。经过半个世纪的不断探索和不懈努力，中西医结合研究取得了令人瞩目的成就，为防治疾病、保护和增进人民健康作出了重要贡献。

中国中西医结合学会成立三十年来，贯彻执行党和国家的卫生工作方针政策，紧密团结会员和中西医结合科技工作者，广泛开展学术交流，努力推进科技创新，积极培养专业人才，编辑出版学术刊物，充分发挥了联系科技工作者的桥梁和纽带作用。

全国中西医结合发展战略研讨会搭建了总结、交流的平台，中国中西医结合学会成立三十年是良好的契机。希望认真总结中西医结合的经验和成就，深入探讨促进中西医结合发展的思路、方法和途径，全面规划今后的发展战略与蓝图，切实推进中西医结合研究，为不断提高我国人民的健康水平作出新的贡献。

全国人大常务委员会副委员长
中国科学技术协会主席
韩启德
2011 年 11 月 10 日

中华人民共和国卫生部部长陈竺院士
致全国中西医结合发展战略研讨会
暨中国中西医结合学会成立三十周年纪念会贺信

中国中西医结合学会：

欣闻你会于 2011 年岁末在京召开“全国中西医结合发展战略研讨会暨中国中西医结合学会成立三十周年纪念会”，全面总结学会工作，研讨我国中西医结合事业发展的战略问题，表彰为中西医结合事业做出突出贡献的专家学者，甚慰。我谨代表国家卫生部，向本次大会的成功召开表示热烈的祝贺！并通过大会，向工作在医疗、科研、教育、管理和产业等各条战线上的广大中西医结合卫生科技工作者表示诚挚的慰问和衷心的感谢！

中国中西医结合学会成立三十年来，始终坚持党和国家的卫生工作方针，积极推进医学科技创新，广泛开展学术交流活动，取得了突出的成绩。中西医结合集中、西医两种医学体系的特点和优势，代表了整体医学和未来医学发展的方向，作为我国人民防病治病的有效手段，在防治疾病、维护人民健康方面显示出强大的生命力。

党和政府历来重视中西医结合工作，大力提倡加强中西医团结合作，推动中医，西医两种医学体系的有机结合。当前，我国正处在深化医药卫生体制改革的重要阶段。中国中西医结合学会和广大中西医结合科技工作者要把中西医结合的发展融入医改的大潮之中，积极投身医改，为探索医改这一世界性难题的中国式解决办法，为逐步实现人人享有基本医疗卫生服务贡献力量。

中华人民共和国卫生部　部长　陈竺
中国科学院　院士　陈竺
2011 年 11 月 22 日

韩启德和陈竺给全国中西医结合发展战略研讨会暨中国中西医结合学会成立 30 周年纪念会的贺信

副委员长、中国科协主席韩启德，卫生部部长陈竺为会议发来贺信。会议还评选和颁发了第二届中西医结合贡献奖和首届中西医结合优秀青年贡献奖。

二、组织工作

经中国科协和民政部批准，2011 年中国中西医结合学会组建了骨科微创、脑心同治专业委员会和科研院所工作委员会。生殖医学和模拟医学教育专业委员会获中国科协批准成立，正在民政部注册登记。

中国中西医结合学会第六届七次常务理事会议修订了《中国中西医结合学会专业委员会管理规定》，适当修改了专业委员会的设置和任期。

学会组织 2011 年任期届满的皮肤性病、骨伤科等 9 个专业委员会进行了改选换届。

中国中西医结合学会 2011 年度工作会议于 2011 年 11 月在北京召开。会议总结了 2011 年学会工作并制定了 2012 年学术活动及继续教育计划。会议期间还召开了第六届八次常务理事会议。

三、继续教育

经国家中医药管理局继教委员会审批，中国中西医结合学会 2011 年申报的 25 个项目入选局继教项目均按期完成，参加培训科技人员约 4 200 人次。

根据《中国中西医结合学会继续教育基地建设管理办法》有关规定，经教育工作委员会函审，上海龙华医院、北京康益德中西医结合医院评为学会继续教育基地。

四、科技奖励

学会顺利完成了中国中西医结合学会 2011 年度科技奖的评审工作。2011 年申报项目 120 项，经形式审查和初审，评选出 45 个候选项目，在《中国中医药报》和中国中西医结合学会网站上公示。2011 年 12 月在广东广州召开了终审会议，评选出 37 个获奖项目。

五、编辑出版

中国中西医结合学会教育工作委员会联合全国高等中医药教材建设研究会、国家中医药管理局教材办公室和中国中医药出版社，共同组织开展对新世纪全国高等医药院校中西医结合临床医学专业临床课程规划教材进行第二版编纂工作。

2011 年，中国中西医结合学会主办的 9 种学术期刊及部分中西医结合学术刊物实现了中国中西医结合学会系列期刊的统一标识。

六、承担政府委托任务

为了配合《国家职业分类大典》修订工作，国家中医药管理局委托中国中西医结合学会组织开展“中西医结合职业的岗位设置、信息采集、拟订职业培训及考核内容”等修制订工作。学会建议增设中西医结合内科、外科、骨伤科、妇科、儿科、皮肤性病科、肛肠科医师等职业岗位，并完成了上述 7 个学科、每科 400 人次以上的专业人员信息采集任务。

中国中西医结合学会向国家中医药管理局提交了开展中西医结合

标准化中长期发展规划项目计划，计划用5年左右的时间制订中西医结合临床的3项系列标准（包括中西医结合诊疗术语、诊疗指南和疗效评价标准）。

七、其他工作

中国中西医结合学会按有关规定进行了2011年度财务审计和税务审计，顺利通过民政部组织的年检。

经学会推荐，中国科协评审，中国中西医结合学会陈可冀院士获十佳全国优秀科技工作者提名奖，黄光英、王文健、萧伟等教授获全国优秀科技工作者奖。

（孔令青、穆大伟）

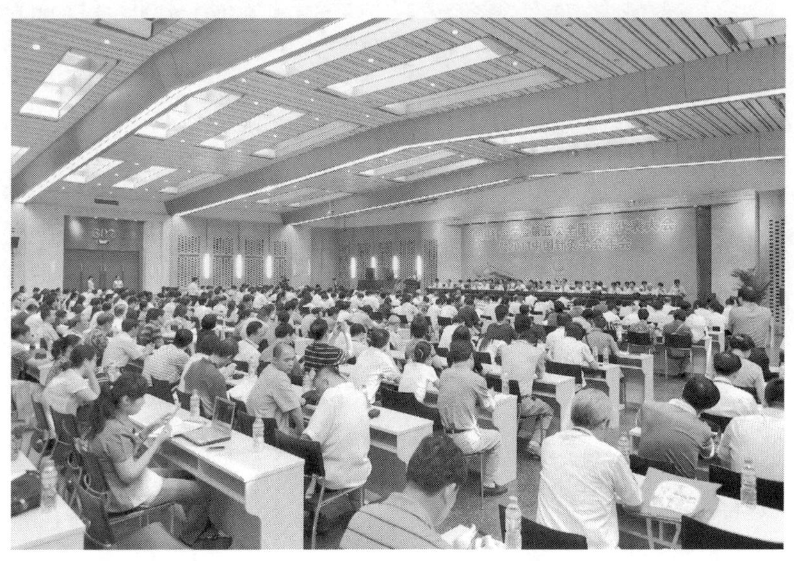

2011年8月20日，中国针灸学会第五次全国会员代表大会在北京开幕

【中国针灸学会】

会　　长：刘保延

副 会 长：方剑乔、王　华、王麟鹏、王　舒、王之虹、刘智斌、朱　兵、许能贵、吴富东、张　仁、沈志祥、陈立典、梁繁荣

秘 书 长：杨金生

副秘书长：贾晓健、刘炜宏、刘清国、文碧玲

地　　址：北京东直门内南小街16号

邮　　编：100700

电　　话：010－64030959/64030611

网　　址：www. caam. cn

电子信箱：d12@ cast. org. cn

常设机构：办公室、学术部、咨询培训部、编辑部

业务范围：中国针灸学会围绕本学科组织学术交流和研究，编辑出版针灸期刊，进行针灸科普宣传，对在职专业人员进行培训，向有关部门推荐科技人才及学术成果，组织进行有关标准制定、科技咨询、国际交流与合作等工作

期　　刊：《中国针灸》、《针刺研究》、《世界针灸杂志》

2011年学会工作概况

一、概况

2011年，中国针灸学会新发展个人会员800余人，完成了针灸文献专业委员会、砭石与刮痧专业委员会、针灸标准化工作委员会的换届选举，组建了学科与学术工作委员会。针法灸法分会等7个分支机构办理了变更手续并更换证书。

2011年度召开了3次常务理事会、2次理事会、1次全国秘书长工作会。总会及各分支机构共组织完成全国性和国际性学术会议14项，组织参加境外国际学术交流会议1项，参会总人数1 765人，共编印论文集6册。举办高水平的专题学术报告210人次，会议交流学术论文1 303篇。

学会完成2011年度国家中医药管理局中医药继续教育项目9项，举办学习、研修等各类培训班47期，培训学员2 000余人次。

《中国针灸》、《针刺研究》被中国科学技术信息研究所评为“300种中国精品科技期刊”。《中国针灸》杂志开展了“创刊30年，送刊到乡村”等系列纪念活动，向基层乡镇卫生院、村卫生室免费赠送了《中国针灸》杂志3 000余册，召开了纪念《中国针灸》杂志创刊30周年座谈会。《世界针灸杂志》协办了世界针联“针灸风采全球行”第一站活动。

2011年5月1日，改版后的中国针灸学会网站正式启用。

二、重要工作

学会召开第四届理事会第二次会议。审议通过了第四届理事会工作报告、财务工作报告、章程修改报告和五大会议议程；同意将第四届理事会工作报告、财务工作报告、章程修改报告和五大会议议程提交第五次全国代表大会审议。

中国针灸学会第五次全国会员代表大会。2011年8月19～21日，中国针灸学会第五次全国会员代表大会在北京召开，来自全国的地方学会、总会所属分支机构和各有关单位的代表、特邀代表、嘉宾共500余人出席会议。卫生部副部长、国家中医药管理局局长王国强，中国科协副主席、书记处书记程东红，中国工程院院士、中国中医科学院院长张伯礼出席开幕式并讲话。大会审议通过了第四届理事会工作报告、章程修改报告、财务工作报告及有关决议，选举产生了第五届理事会，210人当选为第五届理事会理事。五届一次理事会选举产生了第五届常务理事会，66人当选为第五届常务理事，刘保延当选为第五届理事会会长，杨金生当选为秘书长。聘请王国强、胡熙明、李维衡为中国针灸学会名誉会长。五届一次常务理事会审议通过了关于聘任贾晓健、刘炜宏、刘清国、文碧玲4名同志为副秘书长的意见。

针灸标准化工作。一是《临床病症针灸治疗指南》课题第二批资助项目启动，研制了过敏性鼻炎、三叉神经痛、肥胖、糖尿病周围神经病变、突发性耳聋5个病种的针灸治疗指南。二是实施了"2011年度中国科协学会创新发展推广工程项目——中国针灸学会针灸标准示范基地的创建评估与内涵建设"项目。在香港东华三院建立了第六个中国针灸学会针灸标准示范基地；举办了《针灸技术操作规范》国家标准和临床实践指南推广应用培训班暨中国针灸学会针灸标准示范基地建设单位座谈会；在2011年世界针联巴西国际针灸学术会议期间，以POSTER海报形式，展示和宣传了我国研制的现行针灸国家标准的制定和发布情况，通过发放"针灸标准国际需求"调查问卷，了解了世界各国针灸立法、从业人员对针灸标准的需求情况。三是向国标委申报了"十二五"期间针灸国际标准制定《针灸针》ISO标准和《耳穴名称与定位》WHO标准研制项目。参与了ISO国际标准化组织针灸针国际标准的制定工作，成立了由我国担任项目负责人的针灸针工作组；推荐"艾灸"和"电针"两个项目争取在ISO立项。参与2011年10月14日国际标准化日宣传活动，学会标准化工作委员会与全国针灸标准化技术委员会共同发出了"让中医药标准化造福全人类"的倡议。

科普工作。2011年5月9～18日，学会与中国中医科学院共同在北京市东城区图书馆举办了"相约北京——中医针灸展"专题展览、义诊和健康讲座等相关活动，受益人数达3 000余人。科普工作委员会建立了针灸科普微博，组织人员参加中国科协科学博客大赛，王宏才、蔡晓刚获优秀博客大奖，中国针灸学会获优秀组织奖。编辑出版了《针灸科普简报》电子版。策划出版了国家标准《针灸技术操作指导》系列光盘。科普工作委员会与贵州省针灸学会在贵州镇宁组织开展了主题为"针灸防治病，健康你我他大型科普义诊暨针灸新技术进基层"的公益性义诊活动，共发放针灸宣传单2 000余份，诊疗病人600余人。

组织制定"十二五"针灸发展规划。学会组织专家起草了"十二五"针灸发展规划的初稿，并召开多次会议讨论研究了"十二五"针灸发展规划的框架及主要内容，包括定位、体例、主要任务、措施、保障及针灸学科发展亟须解决的主要问题，从"形式、机遇与挑战"、"指导思想和发展目标"、"重点发展领域与任务"及"支撑条件和保障机制"4个方面明确了"十二五"针灸发展的方向与重点领域。

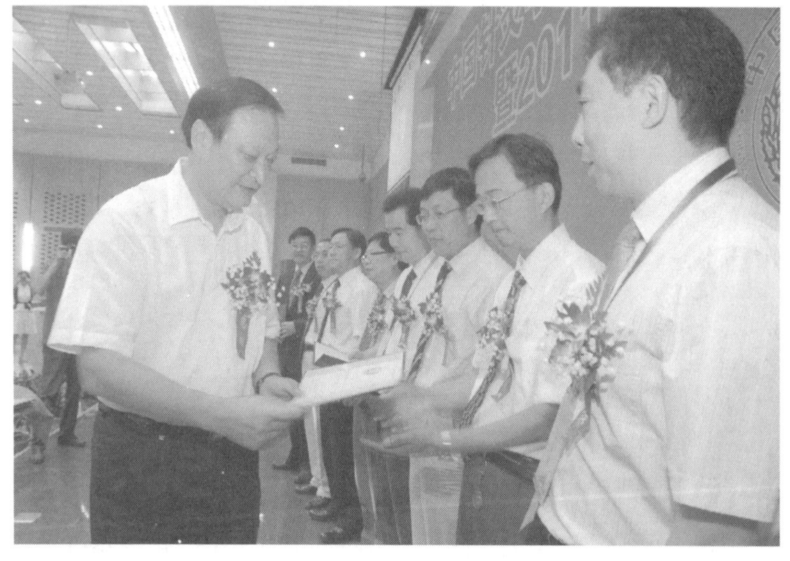

2011年8月20日，卫生部副部长、国家中医药管理局局长王国强为第五届理事会领导班子成员颁发证书

2011中国针灸学会年会。2011年8月21～22日，2011中国针灸学会年会在北京召开，卫生部副部长、国家中医药管理局局长王国强，北京大学神经科学研究所韩济生院士，天津中医药大学石学敏院士出席并作了精彩的主题演讲。王国强副部长在题为《抓住机遇　推动针灸事业快速发展》的报告中提出今后中医针灸事业发展中重点做好6个方面工作：一是创新服务模式，扩大服务范围；二是发挥综合优势，提高临床疗效；三是临床与科研相结合，创新理论与实践；四是加快学术传承，传播针灸知识和文化；五是抓好标准建设，加强标准应用；六是加强对外交流与合作，扩大国际影响。本次年会的主题为"针灸的传承创新与发展"，分别设立了3个分会场和7个专题论坛，15家企业参加了针灸医疗器材和书籍展览，来自全国各地从事针灸专业的专家学者共1 063名代表参加会议，共征集针灸学术论文1 080篇，论文集收录了1 031篇，评选出会优论文32篇。

表彰奖励先进集体和个人。2011年8月，学会组织开展了第二届中国针灸学会华佗奖先进学会、优秀学会工作者、优秀青年科技工作者的评选活动。广东省针灸学会等12个单位荣获第二届中国针灸学会华佗奖先进学会；王诗忠等8名同志荣获第二届中国针灸学会华佗奖优秀学会工作者；刘存志等7名同志荣获第二届中国针灸学会华佗奖优秀青年科技工作者。在2011中国针灸学会年会上对以上获得奖励的单位和个人进行了表彰，对在中医针灸申遗工作中作出成绩的中国中医科学院针灸研究所颁发了"中医针灸申遗工作突出贡献奖"奖牌，并号召有关单位和广大针灸科技工作者向获得奖励的先进集体和个人学习。

（董晓佳）

【中国中药协会】

名誉会长：张洪魁
顾　　问：阎洪礼
会　　长：房书亭
副 会 长：李光甫、王　瑛、李怀荣、梅　群、闫希军、郝非非、李振江、李秀林、修涞贵、刘　巍、陈保华、许锦柏、徐镜人、王守柏、李大鹏、胡季强、冯根生、熊和平、孙耀志、余克建、马兴田、杨荣明、邱华伟、邹节明、石才金、郭家学、雷菊芳
秘 书 长：王桂华
地　　址：北京市东城区夕照寺街东玖大厦B座3层
邮　　编：100061
电　　话：010－64060498
传　　真：010－87194990
网　　址：zgzyxh@ catcm. org. cn

（中国中药协会）

【中国民族医药学会】

名誉会长：强巴赤烈、诸国本
会　　长：马建中
常务副会长：梁　峻
副 会 长：王　居、王庆国、乌兰（蒙）、占　堆（藏）、刘凯列、田华咏（土家）、许志仁、曹洪欣、昂青才旦（藏）、帕尔哈提（维）、黄传贵（彝）、梁　峻、董润生、黄汉儒（壮）
秘 书 长：梁　峻（兼）
副秘书长：赵文华
地　　址：北京市东直门内南小街16号
邮　　编：100700
电　　话：010－84044361
常设机构：秘书处、学术部、外联部、编辑部、科技部

（中国民族医药学会）

【中国医学气功学会】

会　　长：龙致贤
副 会 长：杜洛伊、陈炳旗、麻颖、马栩周、李晓明、汪卫东
秘 书 长：杜洛伊
副秘书长：孙永章、刘小龙、李正先、马琦
地　　址：北京市北三环东路11号
邮　　编：100029
电　　话：010－64286906
电子信箱：cmqg99@ yahoo. com. cn
网　　址：www. cmqg. cn
常设机构：秘书处

（中国医学气功学会）

【中国药膳研究会】

会　　长：周文泉
副 会 长：沙凤桐（常务）、高思华、高　普、李宝华
秘 书 长：高　普
副秘书长：李宝华、罗增刚、赵国新、祖绍先、杨　锐、李　浩、焦明耀
地　　址：北京市海淀区西苑操场1号中国中医科学院西苑医院院内
邮　　编：100091
电　　话：010－62876295
网　　址：www. chinayaoshan. com. cn
电子信箱：jschen201@ sina. com
常设机构：中国药膳研究会办公室
业务范围：开展药膳理论研究，组织药膳产品开发，进行药膳国内外学术交流以及专业展览、咨询服务等

2011年学会工作概况

一、加强药膳标准化建设

根据国家中医药管理局《中医药标准化中长期发展规划》的项目要求，中国药膳研究会专门召开会长办公会专题研究讨论，组织相关专家，起草制定了《药膳标准化项目书》，计划在5年内完成食材标准180种、药膳保健品标准30种、四季养生药膳80种；培训药膳制作、指导人员1万名；发行宣传品6.5万份；选择6个居民小区推广药膳健康计划。项目书现已上报国家中医药管理局，项目的实施将推动药膳的标准化进程。

二、积极推动药膳职业化发展

2011年8月，国家人力资源和社会保障部启动《国家职业分类大典》（中医药行业）修订工作。此项工作意义重大，关系药膳行业能否进入国家职业范畴，是中医药膳事业发展进程中的一件大事。中国药膳研究会成立了药膳师职业调研工作领导小组，先后召开3次专项工作会议，研究部署调研工作。在国家中医药管理局职业技能鉴定指导中心领导下，圆满完成药膳师新增职业的调研工作。涉及全国14个省（市）、76个单位、921名被调查者。现已将《药膳师新增职业调查信息表》及《药膳师从业条件及要求》上报。

三、举办药膳大赛，推动药膳技术制作普及发展

为更好地促进药膳的普及传播，推动药膳制作技术的发展，由中国药膳研究会主办、中国民族医药学会协办、药膳技术制作专业委员会承办的首届中国民族药膳养生制作技术交流大赛于2011年12月11日在北京颐和园隆重举行。首届中国民族药膳交流大赛的宗旨是：发掘、交流各民族药膳制作技术，传承中医食疗文化，弘扬民族团结精神，共同做好民族药膳发展事业。

四、发挥药膳作用和优势，积极参与公共卫生事业建设

为进一步发挥中医药膳在“治未病”和养生保健领域的作用和优势，推动中医药膳进社区、进家庭，中国药膳研究会积极组织专家编写了常见病调养药膳与四季养生药膳。2011年初，为配合“北京市推广社区慢性病管理——知己健康活动”，经北京市卫生局社区卫生服务管理中心推荐，将中国药膳研究会编写的糖尿病、高血压病、高脂血症、冠心病、脑卒中、亚健康状态、视疲劳、肥胖症等调养药膳与四季养生药膳纳入社区中心网站，作为培训社区卫生人员、家庭服务人员教学内容。积极参加第四届北京市中医药文化宣传周暨第三届地坛中医药文化节活动，为百姓制作发放药膳知识宣传单以及药膳配方。

五、加强药膳学术国际交流，促进药膳事业国际化发展

研究会在立足国内发展的同时，加强与国外药膳组织的联系，积极开展与日本、韩国、美国及港澳台地区的国际学术交流。中日药膳交流始自2000年，中日药膳事业在药膳理论、药膳制作、学术交流与合作等方面都取得了长足进展，加强了中日药膳专业人才的培养，已联合评选出600余名国际药膳师（士），有力地推动了药膳事业的国际发展。

六、加强药膳人才培养，促进药膳队伍建设

研讨会积极与各省、市药膳机构联合，采取各种培训形式，促进药膳专业人才培养。认真贯彻落实《国家中医药管理局关于积极发展中医预防保健服务的实施意见》，讨论制订《药膳大师规范化培训方案》，对药膳大师加强“治未病”理念及其内涵的培训，加强药膳制作技术的训练，大力培养药膳职业技能人才，打造一支理论精通、技术过硬的药膳大师队伍。

七、发挥专家委员会职能，促进药膳产业化发展

随着药膳事业的发展，尤其是药膳定点单位、定点餐厅的不断增加，社会各界对药膳的需求不断增长。中国药膳研究会充分发挥专家委员会的职能，为社会各界提供药膳配方以及药膳产品，扩大药膳的应用范围，实现药膳产业化发展。

（罗增刚、陈建生）

【中国中医药研究促进会】

会　　长：张大宁
副 会 长：王　琦、王福根、乌日图、史宇广、许有玲、李佩文、杨世林、张相玉、罗景虹、莫用元、高　翔、黄泰康、董志昌
秘 书 长：岳　路
地　　址：北京市东城区安定门外大街55号818室
邮　　编：100009
电　　话：010－64043405
电子信箱：yicuhui@163.com
网　　址：www.cracm.org.cn
常设机构：综合管理部、学术交流与推广部、国际合作部

（中国中医药研究促进会）

【中国民间中医医药研究开发协会】

会　　长：沈志祥
副 会 长：吴英萍、孙光周、张晓彤、郑伟达、黄克勤、尹远平、陈珞珈、于更生、陈　浩
常务副会长：周立孝
秘 书 长：李秀媛
地　　址：北京市东城区东中街22号
邮　　编：100027
电　　话：010－64150422/64150523
常设机构：学术部、国际部、咨询开发部、培训部、技术推广部

（中国民间中医医药研究开发协会）

【中国中医药信息研究会】

会　　长：贺兴东
副 会 长：李大宁、饶克勤、姚乃礼、曹洪欣、姚高升、陈珞珈
秘 书 长：姚高升（兼）
常务副秘书长：陈珞珈（兼）
副秘书长：蒋　健、朱佳卿
地　　址：北京市东城区东直门内南小街16号
邮　　编：100700
电　　话：010－64006157
电子信箱：xxyjh1996@yahoo.com.cn
常设机构：秘书处（秘书处下设办公室，办公室主任由朱佳卿兼任）

（中国中医药信息研究会）

【当代中医药发展研究中心】

名誉理事长：顾秀莲
名誉主任：佘　靖
理 事 长：张镜源
副理事长：邓铁涛、路志正、姚振华、徐建中
秘 书 长：徐建中
理　　事：（按姓氏笔画为序）王阶、王孝涛、王　琦、邓铁涛、邓耀华、叶永安、孙光荣、朱良春、许润三、刘志明、刘彦龙、张镜源、张代钊、李功韬、李经纬、陆广莘、陈士奎、陈彤云、吴咸中、何伟诚、孟宪民、姚振华、费开扬、施宝华、胡佩珍、郑仁瑞、赵思亮、赵世界、赵　勇、唐由之、徐建中、高思华、郭新志、曹洪欣、谢秉臻、董栋华、路志正
监 事 长：房书亭
监　　事：程培佳、党翔知
主　　任：张镜源
副 主 任：（按姓氏笔画为序）邓耀华、孙光荣、刘彦龙、李功韬、何伟诚、姚振华、孟宪民、郑仁瑞、赵思亮、高思华、徐建中、谢秉臻、董栋华
地　　址：北京市西城区鼓楼西大街75号
邮　　编：100009
电　　话：010－68427983
传　　真：010－68427893

（当代中医药发展研究中心）

【中和亚健康服务中心】

主　　任：孙　涛
常务副主任：朱　嵘
副 主 任：吴浩恺
主任助理：黄博明、李丽慧
地　　址：北京市朝阳区三里屯幸福一村55号国家中医药管理局机关服务局312室
邮　　编：100027
电　　话：010－64168672/64132645/64130958
传　　真：010－64130087
电子信箱：zhsh009@126.com
网　　址：www.zhsh.org.cn
常设机构：办公室、财务室、学术部、培训部、项目部、咨询部、编辑部、会展部、国际部、信息技术部、技术开发部、企业战略部

2011 年中心工作概况

一、落实中心 5 年工作计划，初步形成亚健康服务体系

中心具体的指导思想是：以传播中医药文化为先导，以构建亚健康学科体系为基础，以推广中医常用养生保健方法为主要手段，以预防保健专业服务人才培养为突破点，联合有志于亚健康服务的各类机构和企业，共同发展亚健康产业、服务全民健康。构建一个集学术研究，产业推广，第三方权威质量监督；标准、规范制定，专业人才培训；新产品、新技术研发为一体的产业平台。

中心认真贯彻执行国家中医药管理局的工作精神，树立了正确的工作指导思想，科学制订了切实可行的中心第一个 5 年发展计划，并通过中心全体人员的努力工作，认真贯彻 5 年工作计划的具体要求，初步形成了以标准化亚健康专业调理机构为代表的亚健康服务体系。

二、抓学术促科普，坚持学术品牌会议建设

为科学、系统地构建亚健康学科体系和亚健康服务体系的工作，研究如何科学、系统、多方位地面向社会宣传和普及亚健康防治知识；交流和研讨亚健康学术研究成果；推广亚健康干预技术和产品等问题，中和亚健康服务中心提出了通过以定时间、定主题、定地点、定对象、定规模的“五定”模式，建立系列的多方位的品牌论坛的办法，解决这一问题。2011 年中和亚健康服务中心按照不同的参会对象和研讨内容继续强化了第二届“治未病”及亚健康防治论坛、第五届国学国医岳麓论坛、第三届亚健康经络调理学术研讨会、世界中医药学会联合会亚健康专业委员会换届选举会议暨第三届中医药与亚健康国际学术大会、第三届“治未病”及亚健康防治论坛暨中华中医药学会亚健康分会年会、中和亚健康论坛、第二届亚健康芳疗养生高峰论坛等学术品牌论坛，新推出了首届海峡两岸中医药与亚健康高峰论坛暨 2011 年国际抗衰老医学高峰论坛、首届中日传统医药与亚健康学术年会、2011 年中医药与亚健康产业创新发展年会等品牌论坛。除了举办以上大型的品牌论坛以外，中心举办的中小型学术会议或科普会议超过了 50 多场，参加人数超过 10 000 多人次。对构建亚健康学科体系和亚健康服务体系起到了重大的作用。

三、完善亚健康学科体系，培养专业服务技能人才

中和亚健康服务中心继续完善亚健康专业系列教材建设工作，在 2010 年的亚健康系列教材已经出版 13 本的基础上，2011 年由中国中医药出版社正式出版了《亚健康音乐调理》、《亚健康刮痧调理》2 本教材；新增加了亚健康系列教材配套用书《扶阳调理与扶阳罐》；启动了《亚健康中医体质辨识与调理》、《亚健康扶阳调理》、《亚健康灸法调理》及《保健品与亚健康》的第二版编辑工作，为亚健康人才培养打下坚实基础。亚健康科普书籍方面出版了《走出亚健康》丛书。启动了《健康宝宝养生秘要》、《婴幼儿中医药预防保健系列》丛书及《走出亚健康》第二版的编撰工作，为亚健康人群提供科普教育系列丛书。

中和亚健康服务中心培训部进一步完善了亚健康系列师的教学计划及教学大纲的制定工作，完善了各个亚健康系列师的职业定义及从事的主要工作等。积极申报完成人社部的职业大典的修订工作，申报亚健康中医调理师新职业，完成亚健康中医调理师新职业的职业定义、从事的主要工作、实地调研和网络调研等相关工作。为亚健康人才培训体系的构建打下了坚实的基础。

全面启动了亚健康系列师的人才培训工作，全年共计完成人才培训 2 000 多人次。新增加亚健康音乐调理师、亚健康红外检测师 2 个新的培训项目。

四、挖掘亚健康中医调理技术，提高亚健康调理服务水平

中和亚健康服务中心联合中华中医药学会继续开展“百项亚健康中医调理技术”评选工作。开展了 2010 年度的百项亚健康调理技术、调理产品的征集、评选、推广工作。于 2011 年 11 月 22 日组织召开了 2010 年度首批“百项亚健康中医调理技术”专家评审会，以“创新性、科学性、安全性、有效性、可推广性”为原则，从形式、内容和学术三方面进行了认真审核。其中有 20 家机构的 51 项调理技术得到了评审委员会的一致好评，最终入选 2010 年度首批“百项亚健康中医调理技术”

五、承接世卫组织课题，探索亚健康分型标准

在 2010 年工作的基础上，中和亚健康服务中心已经完成 WHO 项目《制定中医药干预亚健康人群的适用标准和评估方法》课题，结合课题的开展，初步探索出了亚健康分型的标准。

六、跟踪前沿科学成果，研发实用检测技术

中和亚健康服务中心承接了国家中医药管理局下达的中医药科学技术研究专项课题：《热成像技术图像采集规范研究——医用摄像环境标准化研究》课题。研究结果是《医用热成像摄像环境的标准方案》。主要内容是通过选取以采图环境作为突破口，进行医用摄像环境标准化研究，为今后对亚健康人群的被检者状态、热成像设备本身的研究及其在临床上的推广应用奠定基础。

在此基础之上，已经完成亚健康红外测评仪的样机研制工作，在完成资料的整理和宣传资料的印刷后，拟实施全国亚健康红外检测协作网暨省、市级亚健康红外检测服务基地建设规划，为实现国家提出的中医可视化作出贡献。

七、规范“亚健康”音译标准，促进国际学术交流

随着亚健康学科体系的建立，亚健康评估及干预技术的研究不断深入，国际间的交流日趋增多，需要对亚健康的音译规范问题进行探索。为体现“亚健康”一词首先由中国人系统提出，并体现中国原创性思维原则，由中和亚健康服务中

心学术部负责向中华中医药学会亚健康分会各委员发出征询意见函，就“亚健康”一词使用汉语拼音，即“ya jian kang”音译的问题征求意见，调查方式为电子邮件。中华中医药学会亚健康分会成员邮件统计情况：共发送554封，同意520人，不同意18人，其他意见12人，同意率约95%；另随机电话抽样各委员54人，同意50人，不同意4人，同意率约93%。

八、开发两会官方网站，建立学术交流窗口

中华中医药学会亚健康分会和世界中医药学会联合会亚健康专业委员会的网站平台建设工作已开发完成，会员可登录网站，可以直接快速了解中华中医药学会亚健康分会和世界中医药学会联合会亚健康专业委员会学术交流方面的新内容、新进展及行业的最新动向信息。

九、制定操作规范，规范亚健康调理技术操作

国家中医药管理局为了推进“治未病”健康工程，需要大力推广中医养生保健技术，委托中和亚健康服务中心编制规范、教材并进行推广。在2010年的工作基础上，2011年已顺利完成国家中医药管理局医政司课题《中医养生保健技术规范》的编制、审定、发布工作。

十、落实各类基地建设，积极发展理事单位

自2010年开展亚健康示范基地及理事单位的建设以来，通过不断完善相关文件、规范、申请标准、流程等内容，使得这项工作逐渐走向正轨，使越来越多的企业和机构关注和参与中和亚健康示范基地及理事单位的建设。

十一、开拓科普新途径，《亚健康与中医药》内刊创刊

中心于2011年9月创立了亚健康行业内的第一本内部刊物《中医药与亚健康》，已经出版了3期。

十二、利用现代信息技术，推出亚健康教育新途径

中心已经基本开发完成中和亚健康远程教育学院网站和教学应用系统，正在试运行中。

（朱　嵘）

【中卫中医药发展研究中心】

地　　址：北京市朝阳区樱花东街甲4号

邮　　编：100029

常设机构：综合业务部、研究开发部、技术推广部、肥胖研究部、药膳研究部、中医美容研究部

（中卫中医药发展研究中心）

二、总部设在中国的中医药国际组织

【世界中医药学会联合会】

主　　席：佘　靖

副 主 席：李振吉（中国）、房书亭（中国）、邓良月（中国）、赵英杰（新加坡）、田小明（美国）、Michael Jabbour（美国）、屠　英（美国）、王超群（加拿大）、董志林（荷兰）、沈惠军（英国）、蔡宝德（葡萄牙）、江永生（莫桑比克）、孙庆涪（南非）、Carlo Maria Giovanardi（意大利）、林子强（澳大利亚）、卢加宁（俄罗斯）

秘 书 长：李振吉

副秘书长：贺兴东、姜再增、黄建银、徐春波、常文佐

地　　址：北京市朝阳区小营路19号财富嘉园A座5－3层

邮　　编：100101

电　　话：010－58239006/58650036

电子信箱：wfcms. zhbgs@ yahoo. com. cn

网　　址：www. wfcms. org

业务范围：制定与中医药有关的国际组织标准，推动中医药在世界各国健康有序发展；开展各类学术活动，促进世界各国和地区中医药团体之间的交流与合作，提高中医药学术水平；构建中医药国际交流平台，促进中医药、保健品和医疗器械的产品交流；组织开展各类、各级中医药从业人员的资格（水平）考试，提高中医药从业人员的素质；开展各类、各级中医药医疗、技能、保健培训，提高中医药医疗、保健人员的业务能力；提供人才交流服务，保障中医药团体的人才需求，促进中医药团体的发展；建立门户网站，开展信息交流，提供咨询服务、远程培训和网上办公；出版发行学术刊物，宣传中医药特色和优势等

期　　刊：《世界中医药》

2011年学会工作概况

世界中医药学会联合会（简称世中联）在英国伦敦召开了第八届世界中医药大会。大会主题为“中医药有利于人类健康”。中国卫生部副部长、国家中医药管理局局长王国强任大会荣誉主席并发来贺信。世中联主席佘靖任大会主席并致开幕词，世中联副主席兼秘书长李振吉和英国中医药学会会长沈惠军共同主持了开幕式。来自中国、英国、德国、荷兰、美国、巴西、马来西亚、新西兰等35个国家和地区的860名代表出席了大会。世界卫生组织传统医学部主任张奇出席大会并宣布与世界中联正式建立工作联系。大会收到论文369篇，举办学术报告20个专题共113场。内容涉及中医药、针灸、气功、中医教育与管理、中医全球化标准化、中草药全球战略和中医立法、中医药与濒危物种保护等。大会附设工作坊和展览会，为各国参会代表提供技术交流和产品交流服务。

在北京召开了第二届世界中医药教育大会。卫生部副部长、国家中医药管理局局长王国强，教育部副

部长郝平，世中联主席佘靖，世界卫生组织传统医学部主任张奇，北京中医药大学校长高思华等出席了大会。大会由世中联副主席兼秘书长李振吉主持。来自51各国家和地区的680位代表参加了大会。大会的主题为“人才决定未来”。大会分别设立了“人才培养”、“社会需求与中医师准入标准”、“传统医药的共性与个性”、“国际化建设”4个论坛进行交流和研讨。大会还发表了《北京宣言》。

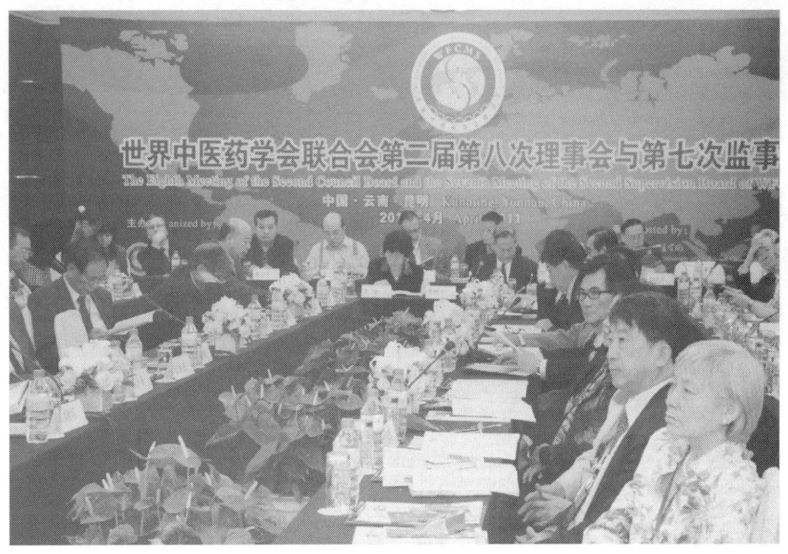

2011年4月，世界中医药学会联合会第二届第八次理事会和第七届监事会在云南昆明召开

召开国际区域性学术会议3次：一是在德国魁茨汀主办了第一届中欧中医药合作与发展论坛。国家中医药管理局副局长马建中、世中联副主席兼秘书长李振吉、北京中医药大学校长高思华出席了开幕式。来自中国、德国、法国、意大利、荷兰等11个国家和地区100多位专家、学者参加了大会。论坛以代谢综合征中医药防治为主题，交流了最新的学术研究进展，并就中医药国际发展与模式、中欧中医药合作与发展等问题进行了深入的探讨。二是组织成立了欧盟ECBP可持续利用中草药国际贸易联盟，并在北京召开了第一次研讨会。三是在新西兰奥克兰主办了大洋洲中医药针灸学会联合会成立大会暨首届大洋洲中医药论坛，卫生部副部长、国家中医药管理局局长王国强率团出席了会议，世中联副主席兼秘书长李振吉率团出席了会议。中国驻新西兰领馆领事、奥克兰市议会议员代表、新西兰和澳大利亚有关中医药学会代表以及中国部分院校代表120余人参加了大会。

会议主要研究召开第三次会员代表大会和理事会的换届工作，讨论通过了《世界中医药大会组织办法》、《第三届理事会各级成员换届改选办法（草案）》，讨论理事会《章程》修改说明（草案）等文件。

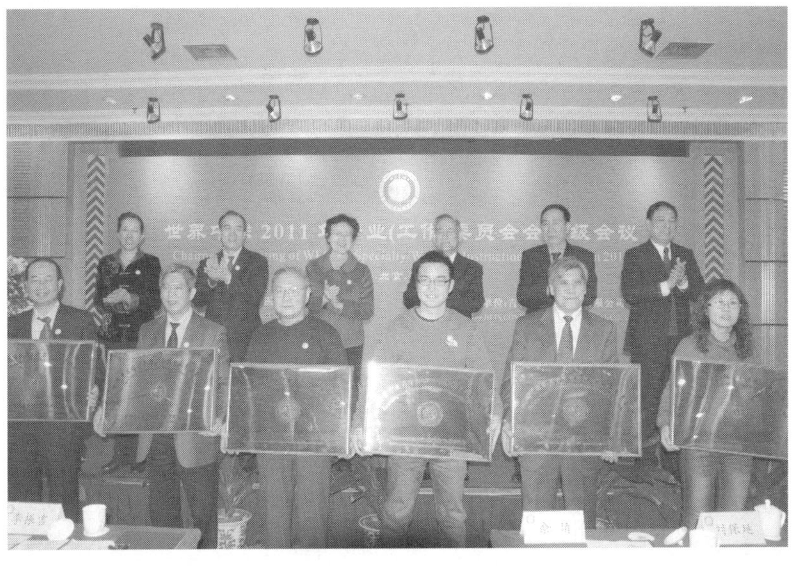
2011年2月19日，世界中医药学会联合会2011年专业（工作）委员会会长级会议在北京召开。会议为各专业委员会颁发牌匾

在英国伦敦召开了世中联第三次会员代表大会。佘靖主席向大会作了世中联第二届理事会工作报告，会议表决通过了《世中联〈章程〉修改说明》、《关于第三届理事会成员候选人名单产生的说明》、《世中联第三次会员代表大会理事会选举办法》，并选举产生了第三届理事会，新的理事会选举佘靖为第三届理事会主席，选举李振吉为常务副主席兼秘书长。

召开世中联2011年专业（工作）委员会会长级会议。世中联主席佘靖、国家中医药管理局副局长吴刚、世中联副主席兼秘书长李振吉、国家中医药管理局人教司副司长张为佳、民政部民间组织管理局臧宝瑞处长等领导出席了会议。来自各专业（工作）委员会的会长、副会长、秘书长等120余人出席了会议。2011年度各专业委员会/工作委员会召开了49次学术会议/工作会议。来自30个国家和地区的9 006名代表参加了会议，发表学术论文近4 000篇。

新成立了内科、考试与测评、自然疗法研究、伦理审查、睡眠医学、信息6个专业委员会，正式成立的专业委员会/工作委员会已达42个，共有来自87个国家和地区的会员7 871人。完成了8个专业委员会换届工作。

作为国际标准化组织/中医药技术委员会（ISO/TC249）A 级联络组织的有关工作。一是世中联秘书长李振吉等参加了在荷兰海牙召开的 ISO/TC249 第二次工作会议。二是世中联王奎出任 ISO/TC249 WG5（中医信息学）工作组联合召集人。三是向 ISO/C249 国内技术对口单位提交国际标准提案（NP）《中医基本名词术语中英对照国际标准（ISN）》。

世中联承担了国家支撑计划中医药项目办公室工作，协助国家中医药管理局科技司对中医项目进行管理。对 8 个支撑计划中医药项目进行日常管理。顺利完成重大疑难病、针灸、亚健康、标准、名老中医 5 个项目的验收工作，完成民族医药、常见病 2 个项目课题验收工作。组织召开“十一五”支撑计划中医项目结题培训会和项目验收会。作为“十一五”支撑计划“名老中医临床经验、学术思想传承研究”项目负责单位，组织实施名老中医项目 7 大类 135 个课题的研究、培训和过程质量控制，顺利完成项目验收。编撰《“十一五”国家科技支撑计划名老中医临床经验学术思想传承研究》成果画册，促进了名老中医项目研究成果的推广应用。

世中联承担国家“973”计划中医理论基础研究专项专家组办公室工作，协助国家中医药管理局科技司和“973”计划中医理论专题专家组承担“973”中医理论专题组织实施管理工作。策划、筹备召开了“973”计划中医理论专题 2010 年度交流会。完成“973”计划在研项目的启动、中期检查和年度总结工作。完成 2007 年项目验收工作。完成 2011 年项目初评、复评答辩和任务书审查工作。组织完成“973”计划中医理论专题 2012 年重大战略需求和重要支持方向的起草论证工作。

世中联承担中医药研究项目 8 项，包括国家“十一五”支撑计划“中医药标准数据库、知识库建设关键技术研究”、“中医药标准规范技术体系研究”、“中医药国际标准制定方法和技术研究”、“中医药国际标准化战略研究”、“我国特色及优势领域参与国际标准化活动和国际标准研制示范研究”、“十一五”支撑计划“名老中医临床经验、学术思想传承研究”（编撰《“十一五”国家科技支撑计划名老中医临床经验学术思想传承研究》成果画册）、林业部“野生动物药用国际形势分析及应对策略研究”、北京市社区中医药适宜技术推广情况抽样研究等。

世中联全年共接待来自世界卫生组织、法国、西班牙、意大利、荷兰、新加坡、新西兰、澳大利亚、巴西、日本、韩国 10 个国家的外宾来访 20 批次，外国记者来访 2 批次。

世中联举办国际、国内培训班 8 期，包括 2011 届西班牙中医针灸临床见习培训班、国家中医师继续教育项目中医中西医结合治疗肿瘤高级研修班、中医药科研课题设计及申报技巧暨临床科研项目实施管理技能研修班和中医药标准化研究与国际标准制定高级研修班等。

为构建国际中医药人才标准体系，实施规范测评，世中联制定了《国际中医药专业技术职称考试（评审）办法（试行）》、《国际西学中医师高级职称评审实施方案》、《国际中医医师职称考试（评审）实施方案》、《国际中医药教师职称考试（评审）实施方案》等相关文件，经第二届第八次理事会与第七次监事会讨论通过。

世中联组织评选出第四届中医药国际贡献奖。法国《中医基本名词术语中法对照国际标准》编委会，新加坡中医-生物双学士学位本科项目分别获团体奖，天津中医药大学校长、中国工程院院士张伯礼获个人奖。世中联第四届国际贡献奖颁奖大会于 2011 年 2 月 20 日在北京人民大会堂举行。全国政协副主席张梅颖出席大会，卫生部部长陈竺发来贺信，卫生部副部长、国家中医药管理局局长王国强出席大会并讲话。世中联副主席兼秘书长李振吉主持了颁奖仪式。世中联主席余靖、国家中医药管理局副局长于文明出席颁奖大会。

世中联顺利完成了民政部对世中联的社团评估工作。根据民政部《关于开展 2011 年度社会组织评估工作的通知》的要求，上报民政部有关世界中联评估材料，并接受了民政部社会组织评估专家组对世中联的实地考察评估，顺利通过专家组评估。

（秦树坤、杨抒宁）

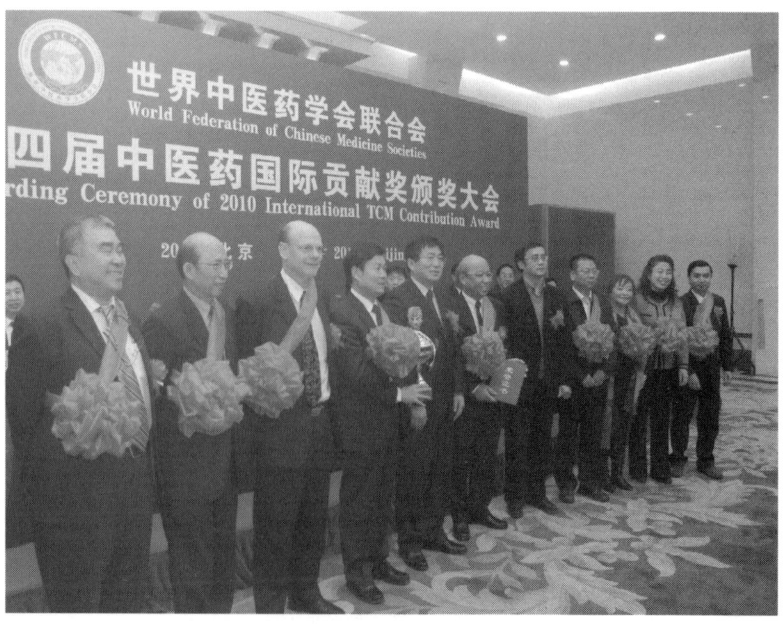

2011 年 12 月 20 日，世界中医药学会联合会第四届中医药国际贡献奖获奖团体合影

【世界针灸学会联合会】
名誉主席：王国强
前 主 席：洪伯荣
主　　席：邓良月
副 主 席：李科元（澳大利亚）、惠青（巴西）、Cedric Kim Tat Cheung（加拿大）、刘保延（中国）、El Gogary Mohamed Kamal（埃及）、Denis Colin（法国）、Michael Germann（德国）、Juliana Tjandra（印度尼西亚）、李国瑞（意大利）、Tsutani Kiichiro（日本）、申泰镐（韩国）、Paddy McBride（新西兰）、Arne Kausland（挪威）、刘嘉扬（新加坡）、Ramon M Calduch（西班牙）、刘　蕴（美国）、Nguyen Tai Thu（越南）、Igor Pisarevskiy（俄罗斯）
秘 书 长：沈志祥
司　　库：李维衡
执　　委：Tomi Hardjatno（印度尼西亚）、Chu Ke Shin（阿根廷）、孙榕榕（阿根廷）、James Flower（澳大利亚）、Paulo Cesar Barbosa（巴西）、张冬月（加拿大）、吴滨江（加拿大）、麻　颖（中国）、陈家泽（中国香港）、黄　琼（中国澳门）、黄诚仁（中国台北）、林昭庚（中国台北）、Christian Mouglalis（法国）、Pascal Beaufreton（法国）、Andreas Rinnoessel（德国）、Nils von Below（德国）、Cracolici Franco（意大利）、Filomena Bangrazi Petti（意大利）、Naomi Takasawa（日本）、Wakayama Ikuro（日本）、金容奭（韩国）、廖春华（马来西亚）、Kevin Plaisted（新西兰）、Mitsuharu Tsuchiya（葡萄牙）、Kabba Anand（美国）、Lin Rongsheng（美国）、Nguyen Ba Quang（越南）
地　　址：北京东城区夕照寺街东玖大厦B座7层
邮　　编：100061
电　　话：010－87194950/87194951
电子信箱：wfas2007m@yahoo.com.cn
网　　址：www.wfas.org.cn
常设机构：秘书处
业务范围：理论研究、学术交流、业务培训、书刊编辑、国际合作、咨询服务
期　　刊：《世界针灸杂志》（英文，季刊）

（世界针灸学会联合会）

【世界医学气功学会】
主　　席：高鹤亭（中国）
副 主 席：吴道霖（意大利）、龙致贤（中国）、黄志伟（美国）、田小明（美国）、马克思·本卡特（瑞典）、加斯伯尔·戈西亚·洛伯兹（西班牙）、带津良一（日本）、王汉鼎（加拿大）、王超群（加拿大）、林　菁（香港）、杨武财（中国台湾）、徐展略（泰国）、李　啓（德国）、郑守曾（中国）、林中鹏（中国）、傅秦增（中国）、许明堂（美国）、林　建（中国）、罗悠真（中国）、早岛妙聴（日本）
秘 书 长：龙致贤
常务副秘书长：华　源
副秘书长：青岛大明（日本）、王　雷（中国）、艾伦·凯尔森（澳大利亚）、罗曼蒂·阿尔巴特（澳大利亚）、汤姆·沙娜汉（爱尔兰）
地　　址：北京朝阳区和平街北口北京中医药大学中药系楼311室
邮　　编：100029
电子信箱：wasmq89@163.com
网　　址：www.bucm.edu.cn/qgxh
常设机构：世界医学气功秘书处
业务范围：理论研究、学术交流、书刊编辑、国际合作、咨询服务
期　　刊：世界医学气功学会通讯

2011年学会工作概况

世界医学气功学会2011年新会员入会，其中国内会员14人、国外会员4人，共计18人。

学会通过了民政部、国家中医药管理局年检工作，完成了中央部署的治理小金库工作。

经国家中医药管理局批准，学会拟在2012年举办第五届世界医学气功学会会员代表会议暨第七届医学气功学术交流会议。2011年主要是做大会的准备工作，一是发信函邀请各国会员参加大会；二是准备理事会改选的前期工作；三是学术交流论文的征集工作；四是会议所需的各类文案的准备工作。

（华　源）

三、地方性社会团体

1. 北京市

【北京中医药学会】
名誉会长：张炳厚
会　　长：赵　静
副 会 长：（以姓氏笔画排序）边宝生、许树强、齐　昉、李俊德、杨明会、陈　誩、周德安、姜在旸、高思华、曹洪欣、梅群、谢阳谷
秘 书 长：高丹枫
副秘书长：王春生、邓　娟、林谦、李秀惠
地　　址：北京市东城区东单三条甲7号120室
邮　　编：100005
电　　话：010－65223477
电子信箱：bjzyyxh@sohu.com
网　　址：www.bjacm.org

（北京中医药学会）

【北京中西医结合学会】
会　　长：王莒生
副 会 长：王　阶、王　辰、王笑民、王晓民、吴红金、张

澍田、李　林、杨明会、杨晋翔、赵　静、赵锡银、唐旭东、史载祥
秘 书 长：赵锡银
副秘书长：刘　刚、于晓刚、李　萍
地　　址：北京市东城区东单三条甲7号121室
邮　　编：100005
电　　话：010－65250460
电子信箱：15811147199@126.com
网　　址：www.bjatw.com

（刘　刚）

【北京针灸学会】
会　　长：周德安
副 会 长：朱　江、朱　兵、刘保延、程海英、齐　昉
秘 书 长：王麟鹏
副秘书长：黄　毅
地　　址：北京市东四十条27号
邮　　编：100007
电　　话：010－52176644
电子信箱：Bjzjxh9495@126.com

（黄　毅）

【北京中医协会】
会　　长：谢阳谷
副 会 长：曹洪欣、郑守曾、李俊德、杨明会、许树强、陈　誩
秘 书 长：朱桂荣
副秘书长：胡荫奇、王书臣、林　谦、屠志涛、黄　毅、殷　青、程治馨
地　　址：北京市朝阳区小关北里218号
邮　　编：100029
电　　话：010－64007339
电子信箱：czx522@163.com
网　　址：www.bjtcm.gov.cn/bjtcma

（程治馨）

2. 天津市

【天津市中医药学会】
会　　长：张大宁
副 会 长：张伯礼、马　融、孙增涛、范玉强、王生田、陈宝贵、苗福来、郝菲菲
秘 书 长：苗福来
副秘书长：李树茂
地　　址：天津市和平区南京路98号
邮　　编：300040
电　　话：022－23032602
电子信箱：tjszyyxh@126.com

（苗福来）

【天津市中西医结合学会】
会　　长：吴咸中
副 会 长：张伯礼、丁素先
秘 书 长：李继敏
副秘书长：张　河
地　　址：天津市和平区南京路98号
邮　　编：300040
电　　话：022－23032635
电子信箱：zxjhxh@163.com

（葛文华）

【天津市针灸学会】
会　　长：石学敏
副 会 长：李　平、张智龙、张玉莲、韩景献、刁殿军、熊　杰
秘 书 长：丁惠玲
副秘书长：边金玲、李　岩
地　　址：天津市和平区南京路98号
邮　　编：300040
电　　话：022－23120580
电子信箱：tjzj0580@163.com

（丁惠玲）

3. 河北省

【河北省中医药学会】
名誉会长：吴以岭
会　　长：孙万珍
副 会 长：马玉琛、王亚利、王彦田、王振邦、田振华、刘玉洁、刘亚娴、刘增祥、张　锐、张书臣、张国恩、张明柱、张树峰、李佃贵、陈振山、周海平、武　智、段云波、耿束华、高社光、董尚朴、解庆凡、裴　林
秘 书 长：武　智（兼）
副秘书长：陈振山（兼）、王彦刚
地　　址：河北省石家庄市槐安东路97号
邮　　编：050021
电　　话：0311－85804846
电子信箱：hbzyyxh@163.com

（于　清）

【河北省中西医结合学会】
会　　长：李佃贵
副 会 长：孙万珍、李春岩、温进坤、张英泽、王士杰、闫宝勇、王艳君、陈志强、杜惠兰、吴以岭、李　江、董福生、石仲仁、王　洪、郭纪生、李炳茂、王立新、杨淑莲、李春华、张　健、蒋贵煜、炜　海、丁广谦、李合群、付瑞平、王钢柱
秘 书 长：王艳君
副秘书长：武　智、李志华、杜惠兰、刘月林、韩同彪、高长玉、赵玉斌
地　　址：河北省石家庄市槐安东路97号
邮　　编：050021
电　　话：0311－85804846
电子信箱：hbzyyxh@163.com

（刘桂香）

【河北省针灸学会】
会　　长：康锁彬
常务副会长：贾春生
副 会 长：于　岩、王艳君、王盛增、白志杰、李永方、李桂林、段云波、袁　军、崔林华
秘 书 长：武　智
副秘书长：张　彬
地　　址：河北省石家庄市槐安东路97号
邮　　编：050021
电　　话：0311－85804846
电子信箱：hbszjxh9@126.com

（刘桂香）

4. 山西省

【山西省中医药学会】
理 事 长：周　然

副理事长：文　渊、王晞星、冯前进、白兆芝、乔连厚、齐炳义、张文广、李先荣、杨恩建、徐生旺、柴瑞霭、贾汉章、魏中海
秘 书 长：文　渊（兼）
副秘书长：任光荣、李明奎、邹本贵
地　　址：山西省太原市东华门23号
邮　　编：030013
电　　话：0351－3580330
电子信箱：lj-1973@163.com

（赵红娟）

【山西省中西医结合学会】
理 事 长：王裕颐
副理事长：张　才、李文学、李秀莲、杨　波、赵通理、柴瑞霁、陶功定、冯五金、宋明锁
秘 书 长：宋明锁（兼）
副秘书长：李静萍、赵建平、郭媛媛
地　　址：山西省太原市并州西街46号
邮　　编：030012
电　　话：0351－4091118

（宋明锁）

【山西省针灸学会】
理 事 长：焦顺发
副理事长：祁　越、李建仲、李济春、杨恩来、施土生、郭耀康、冀来喜
秘 书 长：冀来喜（兼）
副秘书长：燕　平、李明磊
地　　址：山西省太原市并州西街46号
邮　　编：030006
电　　话：0351－7240217

（冀来喜）

5. 辽宁省

【辽宁省中医药学会】
会　　长：从丹江
副 会 长：曹建波、杨关林、赵午
秘 书 长：曹建波
副秘书长：温家祥
地　　址：辽宁省沈阳市和平区集贤街79号407室
邮　　编：110005
电　　话：024－23397508
电子信箱：LZH23397508@163.com
网　　址：www.lnzyy.org

（王卫祖）

6. 吉林省

【吉林省中医药学会】
会　　长：邱德亮
副 会 长：于乃博、王之虹、周建民、宋柏林、刘　燕、南　征、相世和
秘 书 长：朱桂祯
地　　址：吉林省长春市净月经济开发区博硕路1035号
邮　　编：130117
电　　话：0431－86172416
电子信箱：jlszyyxh2006@163.com
网　　址：www.jlzyy.com

（朱桂祯、李　晶）

7. 黑龙江省

【黑龙江省中医药学会】
会　　长：索天仁
副 会 长：栗德林、王国才、匡海学、王喜军、谷　励、李　冀、田振坤、孙忠人、王学军、赵永厚
秘 书 长：于黎明
地　　址：黑龙江省哈尔滨市香坊区三辅街142号门诊225室
邮　　编：150036
电　　话：0451－55651561
电子信箱：zhongyiyaoxuehui0@163.com

（李淑芳、周　杨）

8. 江苏省

【江苏省中医药学会】
会　　长：陈亦江
副 会 长：吴勉华、刘沈林、黄亚博、曾庆琪、葛惠男、陈延年、王心力、萧伟
秘 书 长：黄亚博（兼）
地　　址：江苏省南京汉中路282号
邮　　编：210029
电　　话：025－86617283（兼传真）
电子信箱：zyxh@jswst.gov.cn
网　　址：www.jstcm.com

（江苏省中医药发展研究中心）

【江苏省中西医结合学会】
会　　长：陈亦江
副 会 长：张前德、蔡宝昌、黄亚博、王小宁、王　水、赵　伟、张　琪、唐仁茂
秘 书 长：黄亚博（兼）
地　　址：江苏省南京汉中路282号
邮　　编：210029
电　　话：025－86617283（兼传真）
电子信箱：zyxh@jswst.gov.cn
网　　址：www.jstcm.com

（江苏省中医药发展研究中心）

【江苏省针灸学会】
会　　长：陈亦江
副 会 长：夏有兵、黄亚博、于勇、施振东、孙建华、仲远明
秘 书 长：黄亚博（兼）
地　　址：江苏省南京汉中路282号
邮　　编：210029
电　　话：025－86617283（兼传真）
电子信箱：zyxh@jswst.gov.cn
网　　址：www.jstcm.com

（江苏省中医药发展研究中心）

9. 安徽省

【安徽省中医药学会】
理 事 长：武琼宇
副理事长：王　键（常务）、董明培、张荣生、彭代银、李泽庚、杨　骏、程宜福、齐建华、杨匀保、侯　勇、赵国胜
秘 书 长：董明培（兼）
副秘书长：杨匀保（常务）、徐经凤、李克文、王纪常、刘健、黄学勇
地　　址：安徽省合肥市亳州路亳州城6栋301室
邮　　编：230061
电　　话：0551－5543646

（安徽省中医药学会）

【安徽省针灸学会】
理 事 长：杨　骏
副理事长：胡　玲（常务）、储浩然、沈德凯、杜荣昶、彭长林
秘 书 长：储浩然（兼）
副秘书长：彭长林、李鹏飞、沈晓明
地　　址：安徽省合肥市六安路205号（寿春路300号）
邮　　编：230061
电　　话：0551－2665105

（安徽省针灸学会）

10. 福建省

【福建省中医药学会】
会　　长：阮诗玮
副 会 长：杜　建、陈立典、李灿东、陈杨荣、薛金发、杨叔禹、方　群、赵向华、林秀明
秘 书 长：林秀明（兼）
副秘书长：崔晓榕、俞鼎芬
地　　址：福建省福州市鼓屏路61号
邮　　编：350003
电　　话：0591－87818827
电子信箱：fjszyyxh@163.com

（林　颖）

【福建省中西医结合学会】
会　　长：吴和木
副 会 长：王和鸣、陈美华、谢金森、陈端生、吕凯明、郑　健、徐国兴、杨叔禹
秘 书 长：崔晓榕
副秘书长：林颖欣、郭双燕
地　　址：福建省福州市鼓楼区鼓屏路61号福建省卫生厅内9号楼
邮　　编：350003
电　　话：0591－87824528

（郭双燕）

【福建省针灸学会】
会　　长：陈立典
副 会 长：张　炜、李　沛、吴强、苏稼夫
秘 书 长：张　炜（兼）
副秘书长：肖钦朗、吴明霞、姚志芳、林巧红
地　　址：福建省福州市鼓楼区鼓屏路61号
邮　　编：350003
电　　话：0591－87824528
电子信箱：fjszjxh@163.com

（肖钦朗）

【福建省中医药研究促进会】
会　　长：赵向华
副 会 长：赖应辉、刘献祥、黄河清、朱　琪、张爱平、林贤旺、黄文渊、郑东海
秘 书 长：赖应辉（兼）
副秘书长：马天勇、林　强、郭为汀、俞鼎芬
地　　址：福建省福州市鼓楼区湖东路276号同心楼10层
邮　　编：350003
电　　话：0591－88016850/88016552
电子信箱：f88016552@126.com

（马天勇）

11. 江西省

【江西省中医药学会】
会　　长：曹　麒
副 会 长：熊墨年、刘红宁、陈明人、程兆盛、魏国华、谢建祥
秘 书 长：熊墨年（兼）
副秘书长：余　炅、刘希伟
地　　址：江西省南昌市文教路529号
邮　　编：330046
电　　话：0791－88515485
电子信箱：zyxhjx221@21cn.com
网　　址：www.jxzyyxh.cn

（张　进）

12. 山东省

【山东中医药学会】
会　　长：包文辉
副 会 长：于淑芳、蔡剑前、李长华、杨传华、尹常健、李安源、田景振、谭远超、欧阳兵、马其江、吉中强
秘 书 长：于淑芳（兼）
地　　址：山东省济南市燕东新路9号
邮　　编：250014
电　　话：0531－67873166
电子信箱：sdtcma@126.com

（韩　莉）

【山东中西医结合学会】
会　　长：王新陆
副 会 长：刘绍绪、曹晓岚、高毅、李长华、武继彪、赵家军、冯建华、高海青、吉中强
秘 书 长：曹晓岚（兼）
地　　址：山东省济南市燕东新路9号
邮　　编：250014
电　　话：0531－67873166
电子信箱：sdtcma@126.com

（韩　莉）

【山东针灸学会】
会　　长：吴富东
副 会 长：李长华、乞蔚国、高树中、刘继明、谭绮纹
秘 书 长：谭绮纹（兼）
副秘书长：王　锐、陈少宗、张永臣
地　　址：山东省济南市燕东新路9号
邮　　编：250014
电　　话：0531－67873166
电子信箱：sdtcma@126.com

（韩　莉）

13. 河南省

【河南省中医药学会】
会　　长：夏祖昌
副 会 长：张重刚、韩新峰、郑玉玲、孙耀志、张玉新、王　力、方家选
秘 书 长：王端权
副秘书长：田元生
地　　址：河南省郑州市金水区城北路7号
邮　　编：450004

电　　话：0371－66353785
电子信箱：hnszyyxh@ sina. com

（河南省中医药学会）

14. 湖北省

【湖北省中医管理学会】

会　　长：姚　云
副 会 长：刘学安、王　华、赵映前、吕文亮、朱宏斌、张荒生
秘 书 长：刘学安（兼）
地　　址：湖北省武汉市洪山区珞瑜路856号（湖北省中医院光谷院区）
邮　　编：430074
电　　话：027－86648213（传真）
电子信箱：hbzygl@ 126. com

（陈重阳）

【湖北省中医中药学会】

会　　长：王　华
副 会 长：赵映前、邓小川、刘学安、胡永年、王胜利、金建年、张荒生、朱宏斌
秘 书 长：胡永年（兼）
副秘书长：陈建华、程桃英、费兰波、薛　莎
地　　址：湖北省武汉市洪山区黄家湖西路1号行政楼A座419室
邮　　编：430065
电　　话：027－68890076（传真）
网　　址：www. hbzyy. org. cn

（刘俊峰）

15. 湖南省

【湖南省中医药学会】

会　　长：邵湘宁
副 会 长：蔡光先、郭子华、谭元生、肖四旺、袁长津、廖端芳、郭争鸣、柏正平
秘 书 长：刘祖贞
副秘书长：陈栋材
地　　址：湖南省长沙市湘雅路30号
邮　　编：410008
电　　话：0731－84822174（传真）
电子信箱：hnzyyxh@ 126. com
网　　址：www. ws120. org

（胡细庭、刘振宇）

【湖南省中西医结合学会】

会　　长：邵湘宁
副 会 长：尤昭玲、卢岳华、李国忠、梁清华、秦裕辉、陈建龙、黄政德、钟　飞
秘 书 长：刘祖贞
副秘书长：葛金文
地　　址：湖南省长沙市湘雅路30号
邮　　编：410008
电　　话：0731－84822174（传真）
电子信箱：hnzyyxh@ 126. com
网　　址：www. ws120. org

（胡细庭、陆　灵）

16. 广东省

【广东省中医药学会】

会　　长：吕玉波
副 会 长：徐志伟、郭　姣、樊粤光、李楚源、邝日建、吕志平、涂瑶生、许冬瑾、金世明
秘 书 长：金世明（兼）
常务副秘书长：何羿婷
地　　址：广东省广州市淘金北路77号（麓湖阁南塔）404室
邮　　编：510095
电　　话：020－83600105/83600103
电子信箱：gdzyyxh@ 163. com
网　　址：www. lngygy. com/xuehui. asp

（金世明）

【广东省中西医结合学会】

会　　长：吴伟康
常务副会长：郭　姣
副 会 长：（以姓氏笔画为序）吕志平、老昌辉、余细勇、张荣华、杨希山、林培政、罗荣城、郑学宝、姚　红
秘 书 长：金世明
常务副秘书长：杨建新
副秘书长：张诗军
地　　址：广东省广州市淘金北路77号（麓湖阁南塔）404室
邮　　编：510095
电　　话：020－83600105/83600103
电子信箱：gdzyyxh@ 163. com
网　　址：www. lngygy. com

（金世明）

【广东省针灸学会】

会　　长：符文彬
副 会 长：许能贵、杨卓欣、赖新生、老锦雄
秘 书 长：刘健华
地　　址：广东省广州市越秀区大德路111号广东省中医院针灸科
邮　　编：510120
电　　话：020－81887233转34230/34229
电子信箱：gdszjxh@ 163. com
网　　址：gdszjxh. blog. 163. com

（刘健华）

17. 广西壮族自治区

【广西中医药学会】

会　　长：王乃平
副 会 长：邓家刚、唐　农、黄岑汉、罗伟生、庞　军、彭跃钢、黄贵华、庞宇舟、陈小刚、缪建华、韦浩明、李　方
秘 书 长：李　方（兼）
副秘书长：唐乾利、姚　春、林寿宁
地　　址：广西南宁市桃源路35号区卫生厅内
邮　　编：530021
电　　话：0771－2802519
电子信箱：lifang8888@ 163. com

（刘　畅）

【广西中西医结合学会】

会　　长：王荣慈
副 会 长：梁　健（常务）、周元明、方显明、杨　渊、葛宪民、赵劲民、杨斌、陈良细、毛志红、

李荣祝、杨丽莎、黎忠文、李　方
秘 书 长：李　方（兼）
副秘书长：唐乾利、林寿宁
地　　址：广西南宁市桃源路 35 号区卫生厅内
邮　　编：530021
电　　话：0771－2802519
电子信箱：lifang8888@163.com

（刘　畅）

【广西针灸学会】
会　　长：范郁山
副 会 长：庞　勇、岳　进、唐华生、李　方、赵彩娇、杜艳、吴新贵、郑建宇
秘 书 长：赵彩娇（兼）
副秘书长：潘小霞、胡艳影、何列涛、黄卫强、王希琳、徐　辉、陈　勇、罗燕、吴健文、杨镇升
地　　址：广西南宁市明秀东路 179 号广西中医学院内
邮　　编：530001
电　　话：0771－3137370
电子信箱：zhcjiao@126.com

（刘　畅）

18. 海南省

【海南省中医药学会】
会　　长：陈少仕
副 会 长：张永杰、孙公凯、周文雄、刘德喜、王海安
秘 书 长：蔡　敏
副秘书长：杨少林
地　　址：海南省海口市和平北路 47 号海南省中医院
邮　　编：570203
电　　话：0898－66110218
电子信箱：69158811@163.com

（蔡　敏）

【海南省中西医结合学会】
会　　长：杨　华
副 会 长：韩　平、武　伟、邢愚、蔡　毅
秘 书 长：韩　平
地　　址：海南省海口市龙华路海南医学院附属医院中医科（韩平收）
邮　　编：570102
电　　话：13907595311（韩平）
电子信箱：hanping88@126.com

（韩　平）

【海南省针灸学会】
会　　长：辜孔进
副 会 长：孙　畅、罗和平
秘 书 长：李健强
副秘书长：黄健琳
地　　址：海南省海口市龙华路 33 号海南医学院附属医院针灸科
邮　　编：570102
电　　话：0898－66774471、13006029228（李健强）

（李健强）

19. 重庆市

【重庆市中医药学会】
会　　长：周天寒
副 会 长：曾定伦、黄吉庆、王辉武、钟国跃、张渝生、雷正荣、向明成、杨国汉、叶秀英
秘 书 长：杨国汉（兼）
副秘书长：李　进、王　俊、漆敏、张安富
地　　址：重庆市江北区盘溪七支路 6 号
邮　　编：400021
电　　话：023－67063895
电子信箱：www.cqacm.org
网　　址：cq_zyyxx@sina.com

（漆　敏）

【重庆市中西医结合学会】
会　　长：高　丹
副 会 长：罗长坤、史若飞、吴志刚、曹文富、李荣亨
秘 书 长：马　力
副秘书长：徐迪雄、陈永忠、何丽芳、罗　勇
地　　址：重庆市渝中区道门口 40 号
邮　　编：400011
电　　话：023－63815494
网　　址：MaLi8218@126.com

（吴　宽）

【重庆市针灸学会】
会　　长：陈永忠
副 会 长：郭剑华（常务副会长）、余朋千、王毅刚、卓廉士、廖惠萍、温木生
秘 书 长：余朋千（兼）
副秘书长：王竹行、杨进廉、何文先
地　　址：重庆市江北区盘溪七支路 6 号
邮　　编：400021
电　　话：023－67063895
电子信箱：cqzjxh@126.com

（何文先）

【重庆市中医药行业协会】
会　　长：高　丹
副 会 长：雷正荣
秘 书 长：曾定伦
地　　址：重庆市江北区盘溪七路 6 号（重庆市中医院综合楼 3 楼）
邮　　编：400021
电　　话：023－63715737/67064066
传　　真：023－63715737
电子信箱：406048941@qq.com
网　　址：370217657.2008red.com

（龚　亮）

20. 贵州省

【贵州省中医药学会】
名誉会长：贺志光
会　　长：赵　松
副 会 长：董湘玉（常务）、刘尚义、沈冯君、邱德文、凌湘力
秘 书 长：凌湘力（兼）
副秘书长：唐仕勇、徐学义、刘学义、周　茜、张光富、庄畋畋
地　　址：贵州省贵阳市贵医街 28 号贵阳医学院附属医院中医科
邮　　编：550004
电　　话：0851－6750715
电子信箱：gzszyxh@126.com

（凌湘力）

【贵州省中西医结合学会】
会　　长：孔德明
副 会 长：石承先、江　超、凌湘力、凌湘柱、张光奇、王家辉、田　民
秘 书 长：李志伟
副秘书长：黄礼民、李　燕、郑曙光
地　　址：贵州省贵阳市市东路 50 号贵阳中医学院内
邮　　编：550002
网　　址：www. gzaim. com

（李志伟）

【贵州省针灸学会】
会　　长：朱广旗
副 会 长：崔　瑾、冯玲媚、王光义、李丽红、陈学农、周佐涛、何顺峰、米曙光
秘 书 长：李丽红（兼）
副秘书长：张　军、付有春、吴远华
地　　址：贵州省贵州省贵阳市市北路 11 号
邮　　编：550004
电　　话：0851－6827446

（李丽红）

21. 云南省

【云南省中医药学会】
会　　长：詹文涛
副 会 长：李庆生、赵　勇、朱兆云、秦国政、许勇刚、葛元靖
秘 书 长：葛元靖（兼）
副秘书长：彭江云、方　路
地　　址：云南省昆明市光华街 120 号省中医医院内
邮　　编：650021
电　　话：0871－3613387
电子信箱：fjm921@ 126. com

（葛元靖）

【云南省中西医结合学会】
会　　长：郭永章
副 会 长：程小庥、陆家龙、李树清、熊　磊、宁亚功、赵永祥、倪　昆
秘 书 长：葛元靖（兼）
副秘书长：何莉萍、吕　琳
地　　址：云南省昆明市光华街 120 号
邮　　编：650021
电　　话：0871－3613387
电子信箱：fjm@ 126. com

（葛元靖）

【云南省针灸学会】
会　　长：黄禾生
副 会 长：管遵惠、郑　进、杨镔
秘 书 长：冯琼华、姜云武
副秘书长：林忆平、汤晓云、肖林
地　　址：云南省昆明市光华街 120 号
邮　　编：650021
电　　话：0871－3613387
电子信箱：fjm@ 126. com

（葛元靖）

22. 西藏自治区

【西藏自治区藏医药学会】
会　　长：占　堆
副 会 长：尼玛次仁、次仁巴珠、巴　桑、扎西次仁、丹增平措、米　玛、贡嘎罗布
秘 书 长：扎　桑
地　　址：西藏拉萨娘热路 26 号区藏医院
邮　　编：850000
电　　话：0891－6322621/6322351
传　　真：0891－6322621

（西藏自治区藏医药学会）

【西藏自治区藏医药产业发展协会】
会　　长：占　堆
副 会 长：顿　珠、贡嘎罗布、格桑平措、雷菊芳
秘 书 长：顿　珠
副秘书长：巴　桑、王志强、贡嘎罗布
地　　址：西藏拉萨市北京中路 103 号
邮　　编：850001
电　　话：0891－6289583
电子信箱：zyyfzxh@ sian. com

（西藏自治区藏医药产业发展协会）

23. 陕西省

【陕西省中医药学会】
会　　长：范　兵
副 会 长：唐俊琪、刘华为、周永学、米烈汉、张德兴、刘顺智、田惠民、李联社
秘 书 长：张德兴
副秘书长：袁瑞华、许建秦
地　　址：陕西省西安市西华门 2 号
邮　　编：710003
电　　话：029－87250672/87275672
电子信箱：sxs_ zyyxh2004@ 163. com/sxszyyxh@ 126. com

（张德兴、张玉茜）

【陕西省中西医结合学会】
会　　长：刘绍国
副 会 长：魏少阳、刘勤社、王静怡、王宗仁、王建华、赵步长、董协良
秘 书 长：张德兴
副秘书长：蒋宏伟
地　　址：陕西省西安市西华门 2 号
邮　　编：710003
电　　话：029－87250672/87275672
电子信箱：sxs_ zyyxh2004@ 163. com/sxszyyxh@ 126. com

（张德兴、张玉茜）

【陕西省针灸学会】
会　　长：苏荣彪
副 会 长：周志杰、吴锡强、贾成文、王长海、刘智斌、黄琳娜、毕宇峰
秘 书 长：张德兴
副秘书长：张卫华
地　　址：陕西省西安市西华门 2 号
邮　　编：710003

电　　话：029－87250672/87275672
电子信箱：sxs_ zyyxh2004@163. com/
sxszyyxh@126. com
（张德兴、张玉茜）

24. 甘肃省

【甘肃省中医药学会】
名誉会长：刘维忠、李存文
会　　长：侯志民
常务副会长：甘培尚
副 会 长：王自立、张士卿、李金田、李盛华、郑贵森、鄢卫东、崔庆荣、毛春燕、舒　劲、薛开华、潘　文、李顺保、赵斌、赵文鼎、闵云山、毛照海、张晓刚、许筠、蒲朝晖、莫小平、贡布东智
秘 书 长：崔庆荣（兼）
副秘书长：潘　文、史正刚、王颖、王凤丽、毛　臻
地　　址：甘肃省兰州市定西东路35号
邮　　编：730000
电　　话：15002557335
网　　址：www. gstcm. com
电子信箱：116545026@qq. com
（刘福文）

【甘肃省针灸学会】
会　　长：李　强
常务副会长：何天有
副 会 长：杨继良、谢君国、李军、毛春燕、邱连利、张洪涛、魏玉香、雒成林、方晓丽、孙其斌、魏清琳
秘 书 长：雒成林（兼）
副秘书长：肖　红、陈国廉、李军、秦晓光
地　　址：甘肃省兰州市定西东路35号
邮　　编：730000
电　　话：0931－3278800
（雒成林）

25. 青海省

【青海省藏医药学会】
会　　长：艾措千
副 会 长：久美多杰、昂青才旦、李先加（学院）、多　杰、李先加（医院）、孙泰俊
秘 书 长：昂青才旦
副秘书长：李先加、多　杰、华旦诺尔桑
地　　址：青海省西宁市南山东路97号青海省藏医药学会
邮　　编：810007
电　　话：0971－8204657
电子信箱：qtms010@163. com
网　　址：www. tmst. org
（青措吉）

【青海省中医学会】
会　　长：陈卫国
副 会 长：黄立成、赵德跃、韩文、邓尔禄、李福安、亢泽峰、王晓勤、文绍敦、顾　群、高春江
秘 书 长：燕小霞
副秘书长：杨国利、张玉国、江华、靳晓红
地　　址：青海省西宁市七一路338号
邮　　编：810000
电　　话：0971－8298583
电子信箱：qhszyxh@126. com
（燕小霞）

26. 宁夏回族自治区

【宁夏中医药学会】
会　　长：王忠和
副 会 长：高如宏、牛　阳、刘本臣、张　武
秘 书 长：高如宏（兼）
副秘书长：刘　瑛、钱月慧
地　　址：宁夏银川市西夏区北京西路114号
邮　　编：750021
电　　话：0951－2024646
电子信箱：nx_ qzy@163. com
（高如宏）

【宁夏中西医结合学会】
会　　长：马秀珍
副 会 长：黄　涌（常务）、俞大鸿、童安荣、王凤莲、谢振华
秘 书 长：童安荣（兼）
副秘书长：李晓龙、赵　军
地　　址：宁夏银川市西夏区北京西路114号
邮　　编：750021
电　　话：0951－2022276
电子信箱：nxzy_ 276@163. com
（李晓龙）

【宁夏针灸学会】
会　　长：李遇春
副 会 长：牛　阳、张　武、高如宏、胡雨华
秘 书 长：牛　阳（兼）
副秘书长：杨丽美、王宇国、刘瑛
地　　址：宁夏银川市兴庆区胜利街1160号（宁夏医科大学中医学院）
邮　　编：750004
电　　话：0951－6880501/6880507
电子信箱：niuyang0227@163. com/
yanglm1987@sohu. com
（杨丽美）

27. 新疆维吾尔自治区

【新疆维吾尔自治区中医药学会】
会　　长：周铭心
副 会 长：耿　直、卢　勇、王杰、张永平、王北疆
秘 书 长：王　杰（兼）
副秘书长：柯　岗、冯　东、孟庆才、李崇瑞、安冬青
地　　址：新疆乌鲁木齐市天山区龙泉街191号
邮　　编：830004
电　　话：0991－8561035
电子信箱：xjzyybjb@163. com
（夏小凡）

【新疆中西医结合学会】
会　　长：李全智
副 会 长：张咏南、安冬青、单丽娟、李崇瑞、孟庆才
秘 书 长：刘　健
副秘书长：庞　彬、王璐琳、张洪亮

地　　址：新疆维吾尔自治区中医医院116号
电　　话：0991－5817719
电子信箱：xjzyyhkm@sina.cn
（侯克梅）

【新疆维吾尔自治区民族医药学会】
会　　长：哈木拉提·吾甫尔
副 会 长：博拉提、吐尔洪·艾买尔、阿尔甫·买买提尼亚孜、斯拉甫·艾白、阿不都热依木·卡德尔、茹仙古丽·沙吾尔、贡明格布、肖开提·阿布都拉、伊河山·伊明
秘 书 长：伊河山·伊明
干　　事：艾克帕尔·亚森
地　　址：新疆维吾尔自治区乌鲁木齐市天山区延安路776号附1号
邮　　编：830049
电　　话：0991－2565663
电子信箱：xjmzyyxh@163.com
（艾克帕尔）

28. 大连市

【大连市中医药学会】
会　　长：李春梅
副 会 长：王保民、王　冰、李铁、王　凡、白长川、石志超、战丽彬、张有民
秘 书 长：张有民
副秘书长：彭永锋、解建国
地　　址：辽宁省大连市中山区解放路321号大连市中医医院
邮　　编：116013
电　　话：13009460900
电子信箱：dlzhongyichu@163.com
（大连市中医药学会）

29. 青岛市

【青岛市中医药学会】
理 事 长：张　华
副理事长：吉中强、王者令、赵国磊、丁文龙、于俊生、李富玉、赵振爱、谢旭善
秘 书 长：赵国磊（兼）
副秘书长：唐　明、汪运富、朱维平、范存亮、王　莉、毕元兑
地　　址：山东省青岛市闽江路7号
邮　　编：266071
电　　话：0532－85912536
电子信箱：qingdaozhongyichu@163.com
（范存亮）

30. 宁波市

【宁波市中医药学会】
会　　长：王　晖
副 会 长：洪善贻、叶　海、黄志强、陈学达、王明如、沈树恩、王建康、高巍、沈晓敏、崔　云、董幼祺、项志秋
秘 书 长：沈树恩（兼）
副秘书长：崔　云（兼）、柯春海、沈　力、余　静
地　　址：浙江省宁波市丽园北路819号
邮　　编：315010
电　　话：0574－87242750
电子信箱：nbszyy@yahoo.cn
（张可可）

【宁波市中西医结合学会】
会　　长：杨国栋
副 会 长：洪中立、缪正秋、周文华、周宏奎、沈晓敏
秘 书 长：陆传统
副秘书长：缪解铃、朱　波
地　　址：浙江省宁波市海曙区西北街42号
邮　　编：315010
电　　话：0574－87210069
13805892820
电子信箱：nbzxy@zj.com
（朱　波）

【宁波市针灸学会】
会　　长：施永正
副 会 长：何匡吾
秘 书 长：王序海
地　　址：浙江省宁波市柳汀街59号
邮　　编：315010
电　　话：0574－87085339
（浙江省针灸学会）

31. 深圳市

【深圳市中医药学会】
会　　长：杨卓欣
副 会 长：孟庆春、刘安国、廖利平、李顺民、周大桥、张培钦、金庆文、黄剑虹
秘 书 长：李惠林
副秘书长：皮　敏、刘若缨
地　　址：深圳市福华路1号深圳市中医院学会办公室
邮　　编：518033
电　　话：0755－88359666转3336
电子信箱：szzyyxh@126.com
网　　址：www.szzyyxh.cn
（刘若缨）

【深圳市中西医结合学会】
会　　长：肖德明
副 会 长：吴正治（常务）、李顺民、王成友、杨大国
秘 书 长：刘立昌
副秘书长：邓旭光、邱　洁、朱炎、张永锋、贾秀琴
地　　址：广东省深圳市振华东路深圳市第二人民医院中西医结合分院内
邮　　编：518031
电　　话：0755－83243036/13823166819
电子信箱：szzxyfy@163.com
（朱　炎）

【深圳市针灸学会】
会　　长：杨卓欣
副 会 长：孙外主、史鉴欧、骆仲达、金远林、陈少辉、廖澍华、骆钧梵、朱进贵
秘 书 长：于海波
副秘书长：皮　敏、罗　燕
地　　址：广东省深圳市福华路1号深圳市中医院内
邮　　编：518033

电　　话：0755－88359666 转 3336
电子信箱：szzjxh@163.com
网　　址：www.szzyyxh.cn/ctma
（皮　敏）

32. 厦门市

【厦门市中医药学会】
会　　长：陈进春
副 会 长：高树彬、陈国良、王彦晖、伍德娜、林钦钦
常务副秘书长：黄木林
副秘书长：张瑞良、陈少玫
地　　址：福建省厦门市同安路2号天鹭大厦B幢4楼401室
邮　　编：361003
电　　话：0592－2058094
电子信箱：y2058094@126.com
（黄木林）

【厦门市中西医结合学会】
会　　长：杨叔禹
副 会 长：王效民、刘祖国、姜燕、耿学斯
秘 书 长：陈国源
副秘书长：白新胜、陈　健、谢永丹
地　　址：福建省厦门市同安路2号天鹭大厦B幢4楼401室
邮　　编：361003
电　　话：0592－2058094
电子信箱：y2058094@126.com
（黄木林）

【厦门市针灸学会】
会　　长：陆　汎
副 会 长：周然密、赵银龙、谢俊杰
秘 书 长：万文蓉
副秘书长：钱小燕、程绍鲁、李月
地　　址：福建省厦门市同安路2号天鹭大厦B幢4楼401室
邮　　编：361003
电　　话：0592－2058094
电子信箱：y2058094@126.com
（黄木林）

33. 长春市

【长春市中医学会】
会　　长：于乃博
副 会 长：曲　生、陈明强、李玉泉、孙艳静、孟晓东
秘 书 长：何艳华
副秘书长：付　强
地　　址：吉林省长春市新发路1198号
邮　　编：130051
电　　话：0431－82726476
电子信箱：fuqiang04551@163.com
（崔文慧）

34. 南京市

【南京中医药学会】
会　　长：刘玉成
副 会 长：陈延年、单兆伟、李俭、王旭东、张　骠、张钟爱
秘 书 长：黄　洁
副秘书长：赵小寅
地　　址：江苏省南京市金陵路1号
邮　　编：210001
电　　话：025－52276531
电子信箱：njzyyxh@sina.com
网　　址：www.njzyyxh.cn
（赵小寅）

【南京中西医结合学会】
会　　长：丁一江
副 会 长：刘万里、彭宇竹、杨大锁、申俊龙、王佩娟、林　建、王连生、龙明智
秘 书 长：冷丽丽
副秘书长：童　华、郑艳辉
地　　址：江苏省南京市玄武区孝陵卫179号
邮　　编：210014
电　　话：025－84431932－8704
电子信箱：ypwys2011@163.com
网　　址：www.zxyyy.com
（杨　璞）

【南京针灸学会】
会　　长：王宁宁
副 会 长：李　俭、陈延年、仲远明、陆　瑾、周华龙
秘 书 长：何青谷
副秘书长：陈朝明
地　　址：江苏省南京市金陵路1号
邮　　编：210001
电　　话：025－52276531
电子信箱：hqg19550201@sina.com
（何青谷）

35. 杭州市

【杭州市中医药学会】
会　　长：董　陆
副 会 长：张玉柱、李自明、杨勇、郭怡飚、陶筱娟、鲁　盈
秘 书 长：钱慧琳
副秘书长：童蒙应、葛小平
地　　址：浙江省杭州市体育场路453号
邮　　编：310007
电　　话：0571－85827937
电子信箱：hzszyyxh@yahoo.com.cn
（钱慧琳）

【杭州市中西医结合学会】
名誉理事长：傅学铨
理事长（兼法人）：何　革
副理事长：高　炎、张延祥、杨勇、邵正洋、张永华、李自明
秘 书 长：虞玉凤
副秘书长：傅志泉、王　峻
地　　址：浙江省杭州市环城东路208号
邮　　编：310003
电　　话：0571－56109508
电子信箱：HZYYF@HZ.CN
（虞玉凤）

【杭州市针灸推拿学会】
会　　长：詹　强
副 会 长：朱月伟（常务副会长）、冯伟民、金亚蓓、周志华
秘 书 长：王　健
副秘书长：孙占玲、倪克锋
地　　址：浙江省杭州市新华路

86 号
邮　　编：310003
电　　话：0571－87072930
电子信箱：hzxcqfby@163. com

（王　健）

36. 广州市

【广州市中医药学会】
会　　长：林鹏翔
副 会 长：吴维城、祝维峰、冯崇廉、郝建军
秘 书 长：祝维峰（兼）
地　　址：广东省广州市文德南路厂后街 14 号 2—3 楼
邮　　编：510115
通讯地址：广州市珠玑路 16 号广州市中医医院科教科
邮　　编：510130
电　　话：020－81226220
电子信箱：zysgz@163. com

（韩　超）

机构名录篇

【国家中医药管理局】

截至2011年12月，国家中医药管理局行政编制调整为98名，增加编制8名，各部门编制暂未调整。

◆办公室

行政编制14名，其中：司级领导职务设1正2副，综合处2名，秘书处4名，信访办公室2名，新闻办公室（文化建设处）3名。

◆人事教育司

行政编制12名，其中：司级领导职务设1正2副，人事处4名，师承继教处3名，综合协调处2名。

◆规划财务司

行政编制8名，其中：司级领导职务设1正1副，规划投资处3名，预算财务处3名。

◆政策法规与监督司

行政编制10名，其中：司级领导职务设1正1副，政策法规处（行政复议办公室）5名，监督处3名。

◆医政司（中西医结合与民族医药司）

行政编制12名，其中：司级领导职务设1正2副，医疗管理处4名，基层服务管理处3名，中西医结合与民族医药处（综合处）2名。

◆科技司

行政编制9名，其中：司级领导职务设1正1副，中医科技处3名，中药科技处4名。

◆国际合作司（港澳台办公室）

行政编制10名，其中：司级领导职务设1正1副，亚美多边处（港澳台处）4名，欧大非洲处4名。

◆机关党委

行政编制5名，其中：机关党委专职副书记1名，机关党委办公室（纪检监察室）4名。

◆离退休干部办公室

由人事教育司代管，行政编制3名。

【国家中医药管理局直属单位】

◆国家中医药管理局机关服务中心

主　　任：孙　涛
书　　记：张秀英
地　　址：北京市东城区工体西路1号
邮　　编：100027
电　　话：010－59957742
传　　真：010－59957745
内设机构：办公室、财务处、物业管理处、外事项目处、科研开发处、监测与信息处、节能处、科技项目处。
机构概况：国家中医药管理局机关服务中心现有职工50人，其中在编人员23人，聘用人员27人。局管干部4人，中层管理干部9人。中心职工博士研究生4人，硕士研究生7人，大专以上学历29人。

◆中国中医科学院

党委书记：王志勇
院　　长：张伯礼
地　　址：北京东城区东直门内南小街16号
邮　　编：100700
电　　话：010－64014411（总机）/64014356（院长办公室）
传　　真：010－64007743
电子信箱：yzbgs@ mail. cacms. ac. cn
网　　址：www. cacms. ac. cn
机构概况：院本部职能处室及内设中心事业编制361人（创新体系135人）；西苑医院事业编制990人；广安门医院事业编制1 035人；望京医院事业编制580人（针院附院360人，骨研所220人）；眼科医院事业编制190人；中药研究所事业编制320人（创新体系140人）；针灸研究所事业编制350人（创新体系100人）；中医基础理论基础所事业编制222人（创新体系100人）；中医药信息研究所事业编制150人（创新体系80人）；中国医史文献研究所事业编制60人（创新体系50人）；中医临床基础医学研究所事业编制90人（创新体系90人）；医学实验中心事业编制100人（创新体系100人）；研究生院事业编制45人；产业单位：杂志社、实验药厂、科技合作中心等事业编制152人。

◆中华中医药学会

会　　长：王国强
秘 书 长：李俊德
地　　址：北京市朝阳区樱花园东街甲4号

电　　话：010－64218316
邮　　编：100029
网　　址：www. cacm. org. cn
机构概况：内设办公室（科技奖励办公室）、学术部、继续教育部、国际交流部、期刊编辑部、科技合作部、推广发展部和后勤保卫部。

◆中国中医药报社

社　　长：陈贵廷
地　　址：北京市朝阳区北沙滩甲4号
邮　　编：100192
电　　话：010－64854537
传　　真：010－64854537
电子信箱：cntcm@263. net. cn
网　　址：www. cntcm. com. cn
机构概况：内设党总支办公室、办公室、财务部、通联发行部、国际部、新闻编辑部、专刊编辑部、记者部、影像网络部。党总支办公室设党办主任1人；办公室设主任1人，职员5人；财务部设主任1人，职员1人；通联发行部设主任、副主任各1人，职员4人；国际部设主任、副主任各1人，职员2人；新闻编辑部设主任1人，职员5人；专刊编辑部设主任1人，职员5人；记者部设主任1人，职员6人；影像网络部设主任1人，职员8人。

◆中国中医药出版社

社　　长：王国辰
地　　址：北京市朝阳区北三环东路28号易亨大厦16层
邮　　编：100013
电　　话：010－64405719
传　　真：010－64405719
机构概况：内设办公室（党办、人事处）、计财处、总编室、第一、二、三、四编辑部、中国民间疗法杂志编辑部、中国中医药年鉴编辑部、出版部、发行部、市场部。有非常设机构：国家中医药管理局中医药文化建设与科学普及专家委员会办公室、国家中医药管理局教材办公室、全国中医药高等教育学会教材建设研究会秘书处。拥有职工108人，其中局管干部3人，中层干部13人，具有高职称24人、中级职称28人，中医药专业编辑48人（其中博士7人，硕士34人，本科生7人）。

◆中国中医药科技开发交流中心

主　　任：莫用元（2011年12月退）
　　　　　黄　晖（2011年12月任）
地　　址：北京市朝阳区幸福一村55号
邮　　编：100027
电　　话：010－64176178
传　　真：010－64176178
网　　址：www. tcm. cn
内设机构：办公室、交流推广部、新药开发部、民族医药部、战略研究部、医药发展部、网络资讯部、医学工程部、实验工程部。

◆国家中医药管理局传统医药国际交流中心（国家中医药管理局人才交流中心）

主　　任：沈毓龙
地　　址：北京市朝阳区幸福一村55号
邮　　编：100027
电　　话：010－64175335
传　　真：010－64175335
电子信箱：ciectcm@ vip. sina. com
网　　址：www. ciectcm. com
内设机构：综合人事处、项目合作处、项目联络处、项目推广处。

◆国家中医药管理局对台港澳中医药交流合作中心

主　　任：王承德
地　　址：北京市朝阳区幸福一村55号
邮　　编：100027
电　　话：010－64160440
传　　真：010－64176014
电子信箱：tgazx@126. com
内设机构：办公室、交流处、合作处、医疗处。
机构概况：中心内部设有办公室、交流处、合作处、医疗处。正式职工15人，其中博士2人，硕士1人，本科生6人；拥有正高职称2人，副高职称1人，中级职称2人，以中医药专业为主。

◆国家中医药管理局中医师资格认证中心（国家中医药管理局职业技能鉴定指导中心）

主　　任：王北婴
地　　址：北京市西城区北三环中路3号1幢2层
邮　　编：100029
电　　话：010－62062243
传　　真：010－62062877
电子信箱：tcmtest@ sina. com
网　　址：www. tcmtest. com. cn
内设机构：综合处、医师资格考试处、技术资格考试处、职业技能鉴定处、信息统计处。
机构概况：2000年12月19日，经中华人民共和国中央编制委员会办公室批准，成立国家中医药管理局中医师资格认证中心。2007年3月16日，经中华人民共和国中央编制委员会办公室批准，认证中心增加了中医药行业特有工种职业技能鉴定工作职能，并加挂国家中医药管理局职业技能鉴定指导中心牌子。

【地方中医药管理局】

◆北京市中医管理局

地　　址：北京市西城区枣林前街70号
邮　　编：100053
电　　话：010－83970023
传　　真：010－83970022
网　　址：www.bjtcm.gov.cn
内设机构：办公室、医政处（基层卫生处）、科教处、规划财务处。

◆天津市中医药管理局（天津市卫生局中医处）

地　　址：天津市和平区贵州路94号
电　　话：022－23337688
传　　真：022－23337688
电子信箱：tianjinzhongyichu@163.com
网　　址：www.tjwsj.gov.cn
内设机构：中医一处、中医二处。
机构概况：中医一处设处长1人，主任科员1人，科员1人。中医二处设副处长1人，主任科员1人。

◆河北省中医药管理局

地　　址：河北省石家庄市合作路42号
邮　　编：050051
电　　话：0311－85989760
传　　真：0311－85989760
电子信箱：zongheke517@163.com
网　　址：www.hebwst.gov.cn
内设机构：综合科、医政科、科教科
机构概况：行政编制10人。

◆山西省卫生厅中医药管理局

地　　址：山西省太原市东华门23号
邮　　编：030013
电　　话：0351－3580207/3580330
传　　真：0351－3580330
机构概况：行政编制5人。其中局长1人，副局长1人。

◆内蒙古自治区蒙中医药管理局

地　　址：内蒙古自治区呼和浩特市新华大街63号
邮　　编：010055
电　　话：0471－6944929
传　　真：0471－6939270
电子信箱：nmgshy@yahoo.com.cn
网　　址：www.nmgwst.gov.cn
机构概况：行政编制4人。

◆辽宁省中医药管理局

地　　址：辽宁省沈阳市和平区和平南大街82号
邮　　编：110005
电　　话：024－23391315
传　　真：024－23391315
电子信箱：lnzhongyiju@163.com
机构概况：辽宁省中医药管理局由省编委批准的正式编制名额6个，局长由辽宁省卫生厅主管副厅长担任。2011年，设有副厅级局长1人，正处级副局长1人，调研员1人，副处级副局长1人，主任科员2人。

◆吉林省中医药管理局

地　　址：吉林省长春市人民大街1551A号省政府6号办公楼
邮　　编：130051
电　　话：0431－88904063
传　　真：0431－88904093
电子信箱：jltcmbgs@163.com
网　　址：www.jltcm.gov.cn
内设机构：办公室（规划财务处）、法监处（行政审批办公室）、医政处（中西医结合与民族医药处）、科技处、机关党委（人事教育处）。
机构概况：行政编制22个，机关工勤编制3个。

◆黑龙江省中医管理局

地　　址：黑龙江省哈尔滨市南岗区赣水路36号
邮　　编：150009
电　　话：0451－85971106
传　　真：0451－85971106
内设机构：计财处、科教处、医政处。

◆上海市卫生局上海市中医药发展办公室

地　　址：上海市静安区北京西路1477号
邮　　编：200040
电　　话：021－22121629
传　　真：021－22121628
电子信箱：shzyyglc@163.Com
网　　址：www.smhb.gov.cn
内设机构：中医药服务监管处、中医药传承发展处（综合协调处）。
机构概况：行政编制11人。

◆江苏省中医药局

地　　址：江苏省南京市中央路42号
邮　　编：210008
电　　话：025－83620532
网　　址：www.jstcm.gov.cn
内设机构：中医综合业务处、中医医政科教处。
机构概况：行政编制11人，在职在编8人。

◆浙江省中医药管理局
地　　址：浙江省杭州市庆春路216号
邮　　编：310006
电　　话：0571－87709076
传　　真：0571－87709166
电子信箱：zjstcm@163. com
网　　址：www. zjtcm. gov. cn
机构概况：在职人员8人。

◆安徽省中医药管理局
地　　址：安徽省合肥市马鞍山路509号
邮　　编：230002
电　　话：0551－2998076
传　　真：0551－998136
电子信箱：ahtcm2242903@126. com
网　　址：www. ahwst. gov. cn
机构概况：处级建制，局长由卫生厅副厅长兼任，行政编制7人。

◆福建省卫生厅中医药管理处（福建省中医药管理局）
地　　址：福建省福州市鼓楼区鼓屏路61号
邮　　编：350003
电　　话：0591－87833674/87824293/87851001/87274537
传　　真：0591－87859750
电子信箱：fjswstzyc@126. com
网　　址：www. fjpjhb. gov. cn
机构概况：分管副厅长1人，处室编制5人。

◆江西省中医管理局
地　　址：江西省南昌市省政府大院内西二路6号
邮　　编：330046
电　　话：0791－86266281
传　　真：0791－86266281
电子信箱：jxswstzyc@yahoo. cn
网　　址：www. jxwst. gov. cn
机构概况：江西省卫生厅中医处，同时挂江西省中医管理局牌子，正处级处室，编制人员数5人，实有人员数4人。

◆山东省中医管理局
地　　址：山东省济南市燕东新路9号
邮　　编：250014
电　　话：0531－67876296
传　　真：0531－67876319
电子信箱：wstzyyzhc@163. com
网　　址：www. sdws. gov. cn
内设机构：中医药综合处、中医药业务处。
机构概况：山东省中医管理局共有编制8名，实有人员9名，其中副局长（处长）2名，副处长1名，副处级调研员2名，科级干部4名。

◆河南省中医管理局
地　　址：河南省郑州市黄河路19号省医科教大厦
邮　　编：450003
电　　话：0371－65897817
传　　真：0371－65897817
电子信箱：zyjzhc@126. com
网　　址：www. ha－tcm. com
内设机构：综合处、业务处。
机构概况：1988年河南省省委、省政府批准成立河南省中医管理局，为副厅级建制，编制10人，内设副处级办公室，计划财务单列，人事、党务、后勤归省卫生厅管理。1996年河南省政府机构改革，在河南省中医管理局的原办公室的基础上，分设处级的综合处和业务处，编制增加到12人。

◆湖北省中医药管理局
地　　址：湖北省武汉市武昌东湖路165号
邮　　编：430071
电　　话：027－87824786
传　　真：027－87810981
电子信箱：wstzyc@163. com
网　　址：www. hbws. gov. cn
机构概况：行政编制6人，在职工作人员6人。

◆湖南省中医药管理局
地　　址：湖南省长沙市湘雅路30号
邮　　编：410008
电　　话：0731－84828512
传　　真：0731－84822038
电子信箱：786884966@QQ. com
网　　址：www. hnws. cn/zygl/pass. asp
内设机构：综合处、医政处、科技教育处。
机构概况：湖南省人民政府办公厅《关于印发湖南省中医药管理局主要职责内设机构和人员编制规定的通知》（湘政办发〔2007〕18号）文件确定湖南省中医药管理局为湖南省卫生厅主管全省中医药事业的直属副厅级机构，全额拨款事业编制15名。其中局长（副厅级）1名，副局长（正处级）2名；副处级领导职数3名。湖南省中医药管理局机关党群、纪检监察、干部人事和行政后勤等工作，由湖南省卫生厅统一管理。

◆广东省中医药局
地　　址：广东省广州市先烈南路17号大院
邮　　编：510060
电　　话：020－83848486

传　　真：020－83814580
电子信箱：gdszyyj001@126.com
内设机构：办公室（与直属机关党委办公室合署）、规划财务（人事）处、医政处、科技教育处。
机构概况：广东省中医药局机关行政编制25名。其中局长1名（省卫生厅副厅长兼任），副局长2名，正副处长（主任）9名（含直属机关党委专职副书记），后勤服务人员事业编制4名，副巡视员1名。

◆广西壮族自治区中医药管理局

地　　址：广西南宁桃源路35号
邮　　编：530021
电　　话：0771－2801309
传　　真：0771－2825931
电子信箱：gxwstzyc@163.com
网　　址：www.gxnews.com.cn
机构概况：广西壮族自治区中医药管理局成立于2007年12月，前身是广西壮族自治区卫生厅中医处，为广西壮族自治区卫生厅内设处级局，现有编制5人，实际工作人数6人。

◆海南省卫生厅中医处

地　　址：海南省海口市海府路42号
邮　　编：570203
电　　话：0898－65388337
传　　真：0898－65388337

◆重庆市中医管理局

地　　址：重庆市渝北区松石北路418号
邮　　编：401147
电　　话：023－67705034
传　　真：023－67705034
电子信箱：cqzyerchu@163.com
网　　址：www.cqwsj.gov.cn
内设机构：中医一处、中医二处。
机构概况：中医一处行政编制6人（主管全市中医医政工作）、中医二处行政编制5人（主管全市中医综合、中医科研教育、国际交流合作等工作）。

◆四川省中医药管理局

地　　址：四川省成都市永兴巷15号
邮　　编：610012
电　　话：028－86625761
传　　真：028－86625761
内设机构：办公室（计财处）、机关党委办公室、医政处、科教处（外事处）、人事处。

◆贵州省中医管理局

地　　址：贵州省政府大院5号楼10楼贵州省中医药管理局
邮　　编：550004
电　　话：0851－6815561
传　　真：0851－6815561

◆云南省中医管理局（云南省卫生厅中医处）

地　　址：云南省昆明市关上国贸路85号政通大厦
邮　　编：650200
电　　话：0871－7195136
传　　真：0871－7195137
电子信箱：ynwstzyc@126.com
网　　址：www.pbh.yn.gov.cn
机构概况：云南省中医管理局是在云南省卫生厅中医处的基础上成立的内设处级机构，由分管副厅长兼任局长，编制8人（不含局长）。

◆西藏自治区藏医药管理局

地　　址：西藏拉萨市北京中路103号
邮　　编：850001
电　　话：0891－6289581
传　　真：0891－6289582
电子信箱：ZYYGLJ@163.com
机构概况：5个行政编制。

◆陕西省中医管理局

地　　址：陕西省西安市莲湖路112号
邮　　编：710003
电　　话：029－87325317
传　　真：029－87345442
内设机构：综合处、医疗科研处。
机构概况：陕西省中医药管理局前身为陕西省卫生厅中医处，2005年改设为省卫生厅下属事业机构，授权承担全省中医行政管理工作，下设综合处、医疗科研处，局长由省卫生厅副厅长兼任。2009年，陕西省政府办公厅下发《陕西省卫生厅主要职责内设机构和人员编制规定》，陕西省中医管理局更名为陕西省中医药管理局，副厅级建制，主要职责、内设机构和人员编制维持不变，仍由省卫生厅管理。

◆甘肃省中医管理局

地　　址：甘肃省兰州市城关区白银路220号
邮　　编：730030
电　　话：0931－4818126
传　　真：0931－4818135
网　　址：www.tcm.gsws.gov.cn
机构概况：根据甘肃省人民政府办公厅《关于印发甘肃省卫生厅主要职责内设机构和人员编制规定的通知》（甘政办发〔2009〕216号）要求，甘肃省中医管理局更名为甘肃省中医药管理局，核定副厅级领导职数1名。保留事业编制10名，处级领导职数2名。

◆青海省中藏医药管理局

地　　址：青海省西宁市西大街12号
邮　　编：810000
电　　话：0971－8244247
传　　真：0971－8239212
电子信箱：qhszzyyglj@126.com
网　　址：www.qhwst.gov.cn
机构概况：行政编制3人。

◆宁夏回族自治区卫生厅中医药管理局

地　　址：宁夏银川市解放西街101号
邮　　编：750001
电　　话：0951－5022124
传　　真：0951－5022124
电子信箱：nx_zyyj@sina.com
机构概况：1984年宁夏回族自治区卫生厅设置中医处，为正处级行政管理机构，核定编制4名，负责全区中医（含中西医结合、民族医药）工作行业管理。1988年，增挂自治区中医管理局牌子（正处级），编制不变。在2000年政府机构改革时，更名为卫生厅中医药管理局（正处级），内部调编4名。

◆新疆维吾尔自治区中医民族医药管理局

地　　址：新疆乌鲁木齐市龙泉街191号
邮　　编：830004
电　　话：0991－8565132
传　　真：0991－8565230
电子信箱：569242770@qq.com
网　　址：www.xjwst.gov.com.cn
内设机构：办公室、医政处、科教处（自治区中药民族药产业化促进办公室）。
机构概况：核定事业编制20名，其中局长1名（副厅级），副局长2名，内设机构领导职数6名。

◆新疆生产建设兵团卫生局

地　　址：新疆维吾尔自治区乌鲁木齐市光明路196号
邮　　编：830002
电　　话：0991－2896915
传　　真：0991－2890326

◆大连市卫生局中医处

地　　址：辽宁省大连市西岗区新开路82号越秀大厦4楼
邮　　编：116012
电　　话：0411－83632606
传　　真：0411－83632606
电子信箱：dlzhongyichu@163.com

◆宁波市卫生局中医处

地　　址：浙江省宁波市永丰路237号
邮　　编：315010
电　　话：0574－87363585
传　　真：0574－87363936
电子信箱：nbws@nbws.gov.cn
网　　址：www.nbws.gov.cn
内设机构：医政与中医处。

◆厦门市卫生局科教中医处

地　　址：福建省厦门市同安路2号天鹭大厦B幢6楼606
邮　　编：361003
电　　话：0592－2057612
传　　真：0592－2057613
电子信箱：xmkjzyc@126.com
网　　址：www.xmhealth.gov.cn

◆青岛市中医管理局

地　　址：山东省青岛市闽江路7号
邮　　编：266071
电　　话：0532－85912536
传　　真：0532－85912356
电子信箱：qingdaozhongyichu@163.com
网　　址：www.qdzyy.qingdao.gov.cn
内设机构：青岛市中医管理局学会办公室。

◆深圳市卫生和人口计划生育委员会中医处

地　　址：深圳市罗湖区田贝一路21号大院
邮　　编：518020
电　　话：0755－25531454
传　　真：0755－25500297
电子信箱：szwsj@szhealth.gov.cn
网　　址：www.szhealth.gov.cn

◆沈阳市中医管理局

地　　址：辽宁省沈阳市和平区北七马路13号
邮　　编：110001
电　　话：024－23412357
传　　真：024－23412357
电子信箱：syzyglj@126.com

◆长春市中医药管理局（长春市卫生局中医处）

地　　址：吉林省长春市东南湖大路1281号
邮　　编：130033
电　　话：0431－84692058
传　　真：0431－84692058
电子信箱：ccswsjzyc@163.com

内设机构：中医处。
机构概况：编制 3 人，实际工作人员 4 人。

◆哈尔滨市卫生局中医管理局
地　　址：黑龙江省哈尔滨市松北区世纪大道 1 号（市政府 832 室）
电　　话：0451－84664507
邮　　编：150028
电子信箱：hrbzhongyichu@126.com
机构概况：中医处人员编制 2 人。

◆南京市卫生局中医处
地　　址：江苏省南京市双龙巷 22 号
邮　　编：210008
电　　话：025－57714771
传　　真：025－57714771
网　　址：www.njh.gov.cn

◆杭州市卫生局中医处
地　　址：浙江省杭州市孝女路 2 号
邮　　编：310006
电　　话：0571－87014860
传　　真：0571－87014860
电子信箱：hzwsjzyc@163.com
机构概况：中医处现有行政编制 3 人，处长 1 名。

◆济南市中医管理局
地　　址：山东省济南市历下区龙洞路龙奥大厦 11 楼
邮　　编：250001
电　　话：0531－66601663

◆武汉市卫生局中医管理处
地　　址：湖北省武汉市江岸区江汉北路 20 号
邮　　编：430014
电　　话：027－82770105/85697910
传　　真：027－82770119
电子信箱：whswsjzyc@126.com
网　　址：www.whwsj.gov.cn
机构概况：行政编制 3 人，实际工作人数 2 人。

◆广州市卫生局中医处
地　　址：广东省广州市东风西路 182 号
邮　　编：510180
电　　话：020－81084504
传　　真：020－81085166
电子信箱：xiaofeng@gzmed.gov.cn
网　　址：www.gzmed.gov.cn

◆成都市卫生局中医处
地　　址：四川省成都市人民西路 4 号
邮　　编：610012
电　　话：028－86268511
传　　真：028－86634707

◆西安市卫生局中医处
地　　址：陕西省西安市北郊凤城八路 109 号
邮　　编：710007
电　　话：029－86787685
传　　真：029－86787684
电子信箱：xawsjzyc@126.com
机构概况：行政编制 8 人，领导 2 人。

港澳台地区篇

港澳台地区篇

【香港全面实施中药商领牌制度】 2011年1月11日，香港全面实施中药商领牌制度。根据香港《中医药条例》的规定，经营中药材零售或批发以及中成药制造或批发业务的中药商，必须领有香港中医药管理委员会中药组发出的牌照。违例者最高可被判处监禁2年及罚款10万港元。

中药组在2003年5月开始接受中药商领牌的申请，至2007年12月底，已发出约7 000个中药商的牌照及过渡证明书。根据香港《中医药条例》，中药商需符合法例及中药组在有关处所、卫生、贮存、设施及人员资历等方面的规定，方可获发牌照。另外，在《中医药条例》下有关36种中药材及中成药的进出口管制同时在2011年1月11日实施。

（新华社）

【香港浸会大学设立中医药国际贡献奖】 2011年，香港浸会大学获张安德慈善基金捐资港币1 000万元，其中600万元用以助中医药学院设立“张安德中医药国际贡献奖”。2011年1月27日，浸会大学举行了张安德慈善基金捐赠礼暨张安德中医药国际贡献奖成立仪式。

张安德中医药国际贡献奖是香港首个同类型的奖项，旨在表彰在推动中医药国际化或中医药研究领域取得国际性突破成就的科学家和学者，并促进中医药进一步走向国际化和现代化。

（中　新）

【香港增公营中医诊所】 香港食物及卫生局表示，将计划进一步增加公营中医诊所，在全港18区各设一间诊所。香港南区及九龙城区的中医诊所选址已确定，在公营医院已有逾20家医院提供中西医结合医疗的服务。在中医学教育方面，香港大学、香港中文大学及香港浸会大学均为中医学生提供5年培训，并提供到内地交流及实习的机会，每年约79名毕业生。

（钟　胜）

【中国药科大学培养香港中药人才】 中国药科大学与香港特别行政区职业训练局合作，开办2年制中药学衔接课程，现在已为香港培养117名毕业生。香港有6 000多家经营中药零售、批发和制造的中药商，中药学专业人才紧俏。香港职业训练局与中国药科大学协作，合办中药学衔接课程，培养中药生产、检验、流通、使用及研发方面的专业技术人才。

（蒋廷玉）

【4种新中药获准澳门上市】 2011年，澳门特别行政区政府卫生局批准4种中药新药在澳门上市销售。中国民间中医医药研究开发协会名中医学术专业委员会与国际中医药科技协会在澳门科技大学联合主办中医绿色康复疗法讲座，同时为新药上市揭幕。

这4种中药新药为抗癌药博尔康胶囊、肺艾克胶囊，妇科药百消康胶囊、红斑狼疮新药思乐康胶囊。天然草药具有多成分特点，使其在抑制肿瘤的同时，兼具增强免疫、改善全身症状的功能，提取这类中药的有效成分，可使抑制肿瘤功效明显提高。中华中医药学会肿瘤专业委员会副主任委员李佩文、北京安定门中医医院中医妇科专家周立孝应邀分别做了《无毒抗癌绿色康复》和《中医妇科绿色康复》报告。

（任　壮）

【《海峡两岸医药卫生合作协议》之后两岸中药产业合作进一步拓展】 海峡两岸的医药合作历程在2010年12月21日迎来了里程碑。海峡两岸关系协会和台湾海峡交流基金会的领导人共同签署了《海峡两岸医药卫生合作协议》。这份协议囊括了传染病防治合作、医药品和中药材的安全管理、临床试验及医药研发合作等实质性的内容。由此，海峡两岸的医药市场将可实现一定程度的对接。

就中药产业来看，大陆输台主要以中药材及饮片、提取物为主，保健品和中成药所占比例较小。

管理部门：中医药委员会起重要促进作用

2009年，台湾健保局支付的医疗费用总额为1 323亿新台币，其中，中药浓缩制剂支付总额为63.1亿新台币，占健保总体支付药费的4.8%。通过台湾健保局审核，可报销的中药品种达800余种。台湾中医院年接诊量为3 600万件左右。

台湾中医药的行政管理隶属于台湾“行政院卫生署”，主要涉及其下属的“中医药委员会”、“药政处”、“药物食品检验局”等单位。其中，“中医药委员会”对台湾岛内中医药的发展起到了重要的促进作用。

“中医药委员会”主要负责办理中药药品查验登记、变更、展延许可证；修订中药相关法令规章；推动中药厂全面实施GMP制度；建立中药材管理制度；修订中药临床试验办法等。该委员会还负责监督对中药材的品质管理，并对中药材实施源头管理。2009年，该委员会对57种中药材品种的炮制方法进行了评估和确定，并编制了《常用中药炮制汇编》，供岛内各GMP中药厂参考。

另外，台湾方面也在中药品质标准上进行了规范，对农药残留、重金属及黄曲霉素限量均作了要求。台湾方面在落实中药材品质管制的同时，也在积极地加强中药制剂管理。

产业现状：药材依赖大陆进口，中成药质控水平高

台湾中药材以进口为主，对大陆药材依存度很高。虽然台湾本土具有药用价值的植物多达2 000多种，但中药资源仍旧有限，药厂主要是通过从台湾以外地区进口中药材，然后将其加工成制剂上市销售。

台湾中药材的年进口额一般为24亿新台币左右（不含提取物和以食品名义进口的），主要是人参产品，占药材进口总额的28.5%。进口药材中60%～70%来自中国内地，大陆为台湾许多药材的单一进口来源地。台湾用量最大的药材分别为人参、当归、枸杞子、黄芪和川贝。台湾用量最大的药材饮片分别为当归、熟地黄、甘草和川芎。

来自中国内地药材带动的终端产品总值达到680亿新台币。来自中国内地的中药材的6.2%主要用于生产中药制剂，30.0%主要应用于食品加工（香料、调味料和保健食品原料），还有33.8%用于中药房（中医师方剂、药膳食补方剂和民俗疗法原料），最后的30.0%用于动物饲料添加剂、化妆品原料和环境卫生用品原料等方面。

中草药成为台湾保健食品的主要原料，功能以降血脂为主。在台湾已经通过保健食品认证的产品达190多种，其中70多种（接近4成）以中草药为原料，成分以茶叶、人参和真菌类为主。中草药保健食品以降血脂比重最高，保肝居次，之后为免疫调节和抗疲劳，这4种功能产品占全部中草药保健食品的80%以上。整体而言，在台湾卫生署通过的13项功效认证中，除牙齿保健、辅助调整过敏体质和调节血压外，其他10项功效中都有中草药产品。

台湾中药产业整体增长缓慢且以内销为主，但在中药制剂品质管控及生产技术上已达世界水准。

截至2009年底，台湾GMP药厂总数达到了118家，其中中药制剂的产值仅占台湾制药业产值的1/10，近7年以来，台湾中药制剂的年产值基本维持在50亿新台币左右，因岛内市场消费有限，所以台湾中药产业增长也较为缓慢，年增长率仅为2%。

台湾中药厂大多为中小企业，台湾中药制剂产业主要有3大类，分别为源自日本的“浓缩剂型”，约占中药总产值的71.5%；丸散膏丹的“传统剂型”，约占中药总产值的28.2%；“西药剂型”，约占中药总产值的0.3%。资本额超过1亿元的厂家有胜昌、顺天堂、科达、港香兰等。台湾的中药制剂厂已全面实施GMP制度，再加上部分的浓缩制剂厂在1970年以后已经开始外销日本，因此在品质管控及生产技术上已达世界水准。

台湾绝大部分中药制剂企业的产品销售以岛内市场为主，岛内市场的销售额占中药制剂生产总值的4/5，而台湾中药制剂产品外销市场以亚洲为主，2009年其外销市场主要为新加坡、美国、日本、马来西亚和中国香港。

因此，台湾中成药市场潜力有待开发。大陆对台中成药输出量不大，主要原因为中成药仍属于未开放项目，大陆中成药产品无法按照正常渠道进入台湾。中成药产品主要是经香港转口进入台湾，台湾当局接受香港的公司向台当局提出药品注册申请。但台湾中成药市场仍具有一定的容量，其程度不亚于东南亚的一些国家，台湾中药医疗机构有1 985家，其中，中医医院109家，中医诊所1 876家；另有中药房约13 000家。

优势：从研发到营销均有合作空间

尽管市场增长缓慢，但台湾中药产业仍然积累了一定的优势：中药厂品质管控严格规范，深受国际市场认同；中药浓缩制剂已经使用46年之久，积累了宝贵的经验；中药类产品的国际营销网络基本成型，很多订单来自欧美、日本和东南亚国家；中药新药研发数量多，进展速度快等等。

基础研究丰富，是台湾中草药研发的后盾。台湾早在上世纪60年代就已经开始研究、鉴定中草药与台湾民间草药的药材基源、化学成分，至今已经累积相当的基础。北医生药所几十年研究下来，已经累积超过600种药材、100种药物，并建立了一套中草药资料库。台湾的药理筛选技术也全球知名，有助于做药效评估试验。

由于台湾岛内市场较小，厂商规模不大，新药研发成本较高，许多公司在新药申请进入台湾临床试验阶段的时候，同时寻求国际合作伙伴，并为进入国际市场做准备。整体来看，台湾中药临床试验的新药以癌症及癌症辅助治疗为主，其次为抗感染、骨骼关节和心脑血管等方面的治疗。在4个阶段的常规临床实验中，台湾申请临床试验的以Ⅱ期药理试验阶段为主，少数中药新药甚至可以直接进入Ⅲ期临床。

（霍　卫）

国外篇

国 外 篇

【澳大利亚对中医师进行全国注册管理】 根据2009年5月8日部长会议公报，从2012年7月起，澳大利亚土著医疗者、中医药执业者（chinese medicine practitioner）和辐射医疗执业者将被全国注册管理。这是在原有的从2010年7月起被纳入国家认证计划的10个医疗行业之外的补充，原有的10个医疗行业包括：整脊治疗师、口腔医师（包括牙医、口腔保健医、口腔修复师、口腔治疗师）、全科医师、护士和助产士、验光师、正骨医师、药剂师、理疗师、儿科医生、心理医生。

（马宁慧）

【加拿大中医教育及行业监管概况】 加拿大是多民族的移民国家，政府倡导多元文化政策，支持各民族保持本民族的生活方式和风俗习惯。因此，在确保医疗安全的前提下，中国传统医学可以在加拿大自由传播和使用。

中医药早在19世纪末就由中国移民带入加拿大，但随后的发展比较缓慢。直至20世纪70年代，加拿大著名医师、安大略大学医学院斯鲍尔教授应周总理邀请到中国考察，回国后大力支持加拿大的中医工作，从此加拿大的针灸热潮渐起。

1983年加拿大成立了全国性的中医针灸学术组织：中医药针灸学会（CMAAC）。90年代后期，卑诗省（B. C.）、魁北克省（Quebec）及艾伯塔省（Alberta）相继立法，确立了中医行医的合法地位，并颁布了相关管理制度。近30年（特别是最近10年）来，随着大量拥有中医专业文凭和行医经验的移民涌入，中医药在加拿大的影响迅速扩大，中医诊所数量已达到3 000多个。

中医教育重临床需要

加拿大的中医教育始于1985年，华人陈慰中在维多利亚市创办了加拿大第一个全日制中医专业学校。随后各省中医教育机构相继成立，在加拿大人口最多的安大略省（Ontario）已有10多所中医学校。

加拿大的中医教育属于职业教育，均是私立学校，开办者主要是华人。中医学校的教师既讲授多门中医课程，又在学校的诊所从事临床工作。大多数教师是中国移民，在中国已取得中医硕士或博士学位，具有一定的临床经验，能熟练使用英语授课；少数教师是欧美人，热爱中医，曾在中国、日本、美国、加拿大等地接受过中医学系统教育。开设的专业主要有中医、中药、针灸及推拿等，学制3～5年，每专业10～30人。开设的课程以中医学课程为主，以现代医学课程为辅，所有专业均不开设语文、英语、政治、计算机等课程，因此各专业实际用于中医教学的学时量相当大。临床实习占总学时的1/3，实习地点是学校开办的学生诊所。学生在具备了一定基础理论和基本操作技能后，可以在教师的严格监督下为顾客提供治疗或保健服务。

中医学校的报名条件通常是高中以上文化，英语熟练，对传统医学兴趣浓厚者。报名者不需要考试，通过递交申请表、推荐信和面试即可录取。大多数学生并非华裔，而是西方人，但是他们欣赏中国的文化，信任中医的功效，有的学生甚至还想在毕业后自费到中国进一步学习中医。

除了全日制专业外，不少中医学校还设有兴趣班、继续教育及讲座等教育形式。兴趣班有针灸、推拿、中药等类别，学时短、课程少、内容浅，作为中医爱好者的入门教育。继续教育有病案研究、中医经典等课程，为毕业者及开业者提供再教育服务。讲座则面向大众，以宣传推广中医为主，内容诸如中医药对焦虑的治疗、疼痛的针刺治疗等，这类讲座有时是免费的。

立法监管中医药行业

执业资格考试规定严格

加拿大政府对中医没有专门的监督和管理机构，中医执业立法权限由各省掌握。在已对中医行业立法的省份，只有通过中医执业资格考试才可以开业。

卑诗省是加拿大也是西方国家中最早立法承认中医和针灸医疗地位的省份。1996年该省首先成立中医针灸管理局（CTCMA），这是省级中医药监理机构。1999年起正式发放针灸师执照，2003年起发放中药师和中医师执照。

卑诗省的中医执业资格考试分为针灸师、中药师及中医师3种。针灸师可以进行针灸治疗，中药师可以开中药处方，中医师则既可以针灸，也可以开中药处方，还可以开展推拿治疗，治疗手段更加灵活多样。针灸师和中药师的报考条件是学习相关专业3年以上，总学时为1 900学时，其中临床实习450学时，拥有毕业证书者。中医师的报考条件为学习中医专业4年以上，总学时为2 600学时，其中临床实习650学时，且拥有毕业证书者。非北美中医教育机构毕业的考生，报考时要提供学历认证报告；如果学时不足，则要补修学时，修满才可以参加执业资格考试。

卑诗省中药师和针灸师的执业资格考试均分为笔试及临床技能考试两部分，而中医师的执业资格考试则包括以上4个部分。考试用语可以选择英语或汉语。笔试试卷由200道单项选择题组成，考试时间为4小时。针灸师的笔试包括中医基础、针灸、解剖、生理等内容；中药师的笔试包括中医基础，方剂，中药，中医内、外、妇、儿科，解剖，生理，药理等内容。其中现代医学知识占15%。笔试通过者才可以参加临床考试。临床考试为55分钟，针灸师测试针刺操作、穴位定位，并口试针灸和中西医诊断等知识。中药师测试生药鉴别、舌诊和病案分析等。笔试及临床考试全部通过者在3年内必须申请执照，执照申请成功后，每2年还要换照1次。

继卑诗省之后，魁北克省及艾伯塔省也陆续出台了中医执业资格法规，但各省的具体要求略有不同。安大略省将于2012年正式推行中医师注册制度，2011正处于执行中医立法前的过渡期。在过渡期内，具有中医文凭者只要向省中医监管机构申请注册即可自行执业，不需要参加执业资格考试；如果是非英语国家移民，必须说明与顾客沟通的办法，并提交以前诊治过的患者病历，也可以成为注册成员。

在没有对中医行业立法的省份，具有中医学校文凭者就可以开业。尽管开业条件宽松，但由于缺少政府的认可和严格管理，公众对中医的接受程度也受到较大影响。

对针刺消毒的要求极严

加拿大政府及民众对中医针刺消毒要求十分严格。

在已对中医行医立法的省份，执业者必须严格执行规范的针刺消毒技术。针刺治疗全部使用一次性无菌管针，从进针到出针的全过程，医生手指均不可以接触针身；如果针刺部位出血或针刺腹股沟、口腔、咽喉等部位，医生还必须戴上手套操作。这一要求完全参照《美国针灸师操作规范（NCCAOM)》，比我们国内要严格很多。如果医生不遵照执行，患者有权起诉，将丧失从业资格。

即使在未立法的省份，许多中医从业者从满足加拿大民众心理需求和提高诊所声誉的角度出发，也自觉执行上述规范。

对中药监管标准高

加拿大的中药主要从中国进口，种类十分丰富，既有生药饮片，也有颗粒剂和各种配方和剂型的中成药，消费者以西方人为主。

加拿大政府按照国际药品生产质量管理规范（GMP）对中药的安全性及药效的真实性实行严格监管。中药制药厂家的环境卫生条件及工作人员的工作服、手套、鞋、帽等均要符合管理规范。制药厂家要详细列明药物的成分，并提供产品符合标准的有效证明；对进口批发商储存药物场所的卫生及通风等条件也有相当严格的规定。

由于中药难以满足上述全部要求，在加拿大没有被视为合法药品，不能作为药品出售，只被当作食品类物品。在尚未正式立法的省，中医执业者可以为顾客配制中药，但不能视之为药品，只是作为保健品。在已立法的省份只有中药师或中医师才具有中药处方权，而且所使用的中药必须在省中医针灸管理局所颁布的目录之中。

中医药进入部分省份医疗保险

加拿大是一个高福利国家，公民享受医疗保险，通常不需要自己支付医疗费用，但是各保险公司医疗保险的范围有所不同。在已立法承认中医行医地位的省份，相对较多的保险公司愿意承担患者的中医中药费用，因此中医诊所的患者人数也相对较多。而在尚未立法的省份，中医药享有的医疗保险十分有限。患者只有在加拿大中医药针灸协会、加拿大中医药针灸学会及加拿大中医学会等组织注册的诊所就医，才享有医疗保险；且很多保险公司只提供每年500加元的针灸开支，超出的费用及其他中医治疗的费用均由患者自付。

实际上，加拿大每年医药费开支十分庞大，占联邦和省政府总预算的40%，政府负担沉重。而中医药医疗费用较低，中医行医合法化将有助于政府节省财政开支，因此未立法省份也在积极推进中医立法工作。

中医诊所服务规模尚小

加拿大的中医诊所全部是私立的，遍及全国各省区。这些中医诊所通常营业面积不大，环境整洁优雅，每位患者一间治疗室，患者就诊要事前预约。每天的营业时间自上午9、10点起直至傍晚8、9点；开展针灸、推拿、中药、刮痧、整骨等服务。顾客多半是失眠、便秘、肥胖、消化不良、颈肩腰腿痛等功能性疾病或慢性病患者，也有患疑难杂症且经西医治疗久未见效者。一般各治疗项目单次治疗费用为30加元左右。由于消费水平及西方人占总人口的比例较大等实际因素，各诊所的顾客主要是西方人。

此外，在加拿大还有一类借中医保健按摩手段为顾客服务的营业场所，带有一定的色情服务性质。因此，普通民众很容易将中医治疗、保健与某些色情按摩混为一谈，这在一定程度上影响了中医行业的整体声誉。

中医药在加拿大尚未进入主流医界，这与政府对中医药行业缺少资金投入和政策支持有关。中医药在加拿大的发展之路还十分漫长。

（李　靖）

【丹麦广泛使用中医针灸】 2011年2月16日，丹麦哥本哈根大学公布的一份最新研究报告显示，中医针灸治疗作为替代治疗方案正在丹麦被广泛使用。哥本哈根大学联合部分丹麦医院正在对替代治疗方案展开相关研究。该研究报告指出，约有三分之一的丹麦医院选用替代治疗方案，治疗的范围包括疼痛、癌症、不育、精神病和肿瘤等多种疾病，而针灸治疗则占到所有替代治疗方案的97%。研究报告同时指出，公立医院比私立医院对于替代治疗方案的态度更开放。

（恬 华）

【大洋洲中医药针灸学会联合会成立】 2011年，澳大利亚全国中医药针灸学会联合会会长兼世界中医药学会联合会大洋洲主席林子强与新西兰中医药针灸学会会长徐志峰代表两国中医团体达成共识：由两国中医团体发起组成“大洋洲中医药针灸学会联合会”，致力于南太平洋中医药事业发展。两国签署合约，两学会将相互承认双方的会员资格。

大洋洲中医药针灸学会联合会于2011年6月11～12日在新西兰召开成立大会，并举办中医药国际合作与交流大洋洲论坛，探讨中医药国际区域合作模式，研究通过利用世界中联国际组织标准推动中医药国际化的方式和途径。

澳大利亚联邦政府决定2011年7月1日起，进行全国统一中医（含针灸）立法，注册程序将在2012年7月1日前完成。同时新西兰也开始着手推动针灸立法工作，并将仿效澳大利亚，将针灸法改为包含中医针灸的中医法，从而同步澳新两国的中医管理制度。

（陈斐然、黄建银）

【英国公布中医师立法注册计划】 英国中医管理委员会（CMC）发表声明，欢迎卫生部作出草药师和中医师进入英国卫生专业委员会（HPC）立法注册的决定。

声明表示，此决定将大大缓解中医界面临的专业和财务危机，使符合资格的中医师得到立法注册的地位，英国药物管理局（MHRA）也可以允许这些中医师得到一对一诊察病人后处方使用中成药的权力。

英国政府公布该计划后，英国海关将有望同意中药公司作为受委托的第三方，继续进口中成药。

英国中医管理委员会主席梅万方教授表示，政府的计划是英国中医药界近10年努力争取的阶段性胜利，这不仅将提高中医师和中医药在英国的地位，同时对世界其他国家尤其是欧盟国家有示范作用，必将促进中医药国际地位的提高。英国还没有公布中医师向英国卫生专业委员会注册的具体标准。

（中新社）

【法国召开第二届中医药研究论坛】 2011年，由巴黎国立医院集团（AP－HP）及其下属的比基耶医院共同主办的第二届中医药研究论坛在法国召开。论坛以“中医药在临床实践中发挥的作用”为主题，设立了3个分会场。参会专家就代谢综合征、疼痛与针灸、妇产科临床试验前景3个专题报告了各自的研究情况和临床经验，香港医院管理局黄谭智媛介绍了针灸治疗作用的研究情况。参加论坛的中外医学专家还共同探讨了中医、中西医结合的科学研究与临床实践。

（陈斐然）

大事记篇

大事记篇

【2011 年中医药工作大事记】

1 月 6 ~ 7 日 2011 年全国卫生工作会议在北京召开。卫生部部长陈竺在作题为《奋发努力 继往开来 开创卫生事业科学发展新局面》工作报告时强调：新的一年，要做好中医药工作，全面贯彻落实《国务院关于扶持和促进中医药事业发展的若干意见》，建立、健全有利于发挥中医药特色的体制、机制和投入政策。会议由卫生部党组书记张茅主持。卫生部副部长黄洁夫、王国强、马晓伟、陈啸宏、邵明立、刘谦、尹力，中央纪委驻卫生部纪检组组长李熙等出席会议。2011 年 1 月 7 日，2011 年全国卫生工作会议在北京闭幕。卫生部党组书记张茅在总结讲话中强调：实现卫生事业科学发展，必须始终坚持公共医疗卫生的公益性质，坚持预防为主，以农村为重点，中西医并重的基本卫生工作方针，坚持政府主导，全社会参与、全民受益原则，坚持深化医改，用基本医疗卫生制度解决突出问题，为在卫生领域实现以人为本的科学发展奠定基础。

1 月 8 日 由中国医学科学院药用植物研究所举办的中药资源可持续发展肖培根院士从事中药研究 58 周年学术研讨会暨《绿药觅踪》首发式在北京举行。卫生部副部长、国家中医药管理局局长王国强代表卫生部和国家中医药管理局向肖培根表示祝贺。他高度评价了肖培根几十年如一日致力于药用植物及中药的研究工作，特别是在中药资源领域取得的突出成绩。

1 月 8 日 纪录片《炎黄脉》项目研讨会在北京东三环金茂威斯汀酒店隆重召开。国家中医药管理局副局长吴刚出席研讨会。

1 月 8 日 肖培根院士从事中药研究 58 周年学术研讨会在北京召开。卫生部副部长、国家中医药管理局局长王国强出席。

1 月 9 日 国医大师路志正从医 70 周年学术思想研讨会在北京举行。十届全国人大常委会副委员长许嘉璐，卫生部党组书记张茅，卫生部副部长、国家中医药管理局局长王国强，国家中医药管理局副局长吴刚、于文明，国家中医药管理局局党组成员、中国中医科学院党委书记王志勇，中国中医科学院院长张伯礼、常务副院长刘保延、党委常务副书记仇芙林等出席会议。

1 月 10 日 韩国驻广州总领事馆举行了颁奖仪式，韩国驻广州总领事馆总领事金长焕代表韩国外交通商部向广东省中医院院长吕玉波颁发“长官表彰奖”奖状，以表彰该院在亚运期间为韩国参加亚运会官员、教练、运动员等提供医疗服务和通过设立方便就医的设施，为韩中友好合作关系的发展作出了卓越的贡献。

1 月 11 日 中华中医药学会举办新闻发布会，《中医养生保健技术规范膏方》、《中医养生保健技术规范药酒》、《中医养生保健技术规范穴位贴敷》、《中医养生保健技术规范砭术》、《中医养生保健技术规范艾灸》、《中医养生保健技术规范少儿推拿》、《中医养生保健技术规范脊柱推拿》、《中医养生保健技术规范全身推拿》8 种技术规范发布。

1 月 11 日 中国中医科学院中药研究所举行建所 55 周年庆祝活动。“十一五”期间，中药所中标 10 项国家自然科学基金项目、“973”项目 1 项；“十一五”科技支撑计划的重点课题 4 项获准立项；中国中医科学院重大新药创制科技重大专项课题中，约有 2/3 与该所有着密切关系，对新药创制能力提升起到巨大推动作用。共获得项目资金 1.44 亿元。

1 月 13 日 中国中药协会中药材种植养殖专业委员会与台湾中药商业同业公会全联会（以下简称全联会）签订了《海峡两岸中药材战略合作框架协议》，双方将合作建立两岸信息共享平台，在产地生产、贸易等方面互通信息，推广有机和无公害的种植养殖，以提高中药质量，促进中药产业的健康发展。

1 月 13 ~ 14 日 2011 年全国中医药工作会议在北京召开。此次会议是在中医药行业深化医改和全面贯彻落实《国务院关于扶持和促进中医药事业发展的若干意见》、中医药事业进入“十二五”新的发展关键时期召开的一次重要会议。会议的主题是：深入贯彻党的十七大，十七届三中、四中、五中全会，中央经济工作会议和全国卫生工作会议精神，以邓小平理论和“三个代表”重要思想为指导，深入学习实践科学发展观，回顾总结“十一五”中医药事业发展成就和 2010 年中医药工作进展，正确把握中医药改革发展面临的形势和任务，以推动和实现科学发展为主题，以在深化医改中全面贯彻落实《若干意见》为主线，明确“十二五”中医药发展总体思路、目标和任务，部署 2011 年中医药重点工作，抓住机遇，奋发有为，全面推进“十二五”中医药事业又好又快发展。卫生部副部长、国家中医药管理局局长王国强，国家中医药管理局副局长吴刚、于文明、李大宁、马建中，局党组成员、局规划财务司司长王志勇出席。

1月13日　著名中医专家、针灸专家，全国老中医药专家学术经验继承工作指导老师，北京中医药大学教授、博士生导师、主任医师张吉同志因病医治无效，于2011年1月13日21时52分在北京逝世，享年81岁。

1月15～16日　“973”计划中医理论专项2010年度交流会在上海举行。国家中医药管理局副局长李大宁出席会议。

1月18日　国家中医药管理局和中国教育电视台联合摄制的大型纪录片《国医大师》正式启动。

1月19～20日　由中国中医科学院医史文献研究所主办的中日韩传统医学文献交流学术研讨会在北京举行。

1月22日　首都针灸界2011年新春联谊会暨第三届中国针灸学会科学技术奖颁奖大会在北京举行，共有13项科研成果获奖。卫生部副部长、国家中医药管理局局长王国强，国家中医药管理局副局长吴刚、李大宁出席大会，并为获奖代表颁奖。

1月22～23日　第三届中医影响世界论坛在北京召开。此次论坛由国家中医药管理局支持、世界中医药学会联合会主办。

1月24日　国家中医药管理局在北京召开新春媒体座谈会。卫生部副部长、国家中医药管理局局长王国强，国家中医药管理局副局长吴刚、于文明，局党组成员王志勇等领导与50余家新闻媒体座谈中医药新闻宣传工作。

1月24日　2010年度中医药十大新闻发布会在北京召开。卫生部副部长王国强，国家中医药管理局副局长吴刚、于文明，局党组成员、局规划财务司司长王志勇出席。

2月8日　国医大师、中国共产党优秀党员李玉奇教授因病医治无效，于2月8日15时13分在沈阳逝世，享年95岁。

2月13日　脉络学说构建及其指导血管病变防治研究高峰论坛在北京召开，同时举行《脉络论》首发式及络病学科建设研讨会。卫生部副部长、国家中医药管理局局长王国强局长出席。

2月14日　中央电视台举办的2010年度“感动中国”十大人物评选揭晓，由甘肃省卫生厅会同甘肃省委宣传部推荐的甘南州玛曲县人民医院原外科主任医师王万青，成功当选为2010年度“感动中国”十大人物之一。这是本年度全国医药卫生系统唯一获此殊荣的典型人物。

2月15日　由全国政协教科文卫体委员会、中国农工民主党中央委员会、卫生部、民政部、国家中医药管理局5部门共同主办的“慢性病防治知识进社区系列宣传活动”启动仪式在北京举行。

1月15～16日　由科技部基础研究司和国家中医药管理局科技司主办的“973”计划中医理论专项2010年度交流会在上海召开，国家中医药管理局副局长李大宁，科技部基础司副司长彭以祺，国家中医药管理局科技司司长苏钢强、副司长李昱，上海中医药发展办公室主任沈远东，上海市科委副巡视员施强华和“973”计划专家顾问组佘靖教授、上海同济大学校长裴钢院士，“973”计划中医理论专项专家组李振吉教授、李德新教授、陈凯先院士等领导专家及“973”计划中医专项21个研究项目的首席科学家和研究团队共400余人参加了本次会议。许能贵首席科学家率领7个分课题负责人和骨干以及项目特邀专家湖南师范大学印大中教授参加了本次会议。

2月19日　首届京沪“国家中医药发展综合改革试验区”合作论坛在北京召开。期间，北京、上海签署了《北京市东城区、上海市浦东新区“国家中医药发展综合改革试验区”战略合作协议书》，全面开启两地“试验区”的合作与交流。国家中医药管理局副局长李大宁出席论坛。

2月19日　世界中医药学会联合会2011年专业（工作）委员会会长级会议在北京召开。国家中医药管理局副局长吴刚出席会议。

2月19日　由国家中医药管理局科技司主办、吉林省中医药管理局承办的国家中医临床研究基地业务建设工作北片座谈会在吉林长春召开。

2月20日　第四届中医药国际贡献奖颁奖典礼在北京举行，中国工程院院士、中国中医科学院院长、天津中医药大学校长张伯礼（中国）获该奖项个人奖；《中医基本名词术语中法对照国际标准》执行编委会（法国）、中国北京中医药大学和新加坡南洋理工大学合作开设“中医－生物”双学士学位本科项目（新加坡）获该奖项团体奖。卫生部副部长、国家中医药管理局局长王国强，国家中医药管理局副局长于文明，局党组成员、局规划财务司司长、中国中医科学院党组书记王志勇出席。

2月21日　国医大师强巴赤列因病医治无效，在拉萨逝世，享年83岁。

2月22日　全国中医药对外交流与合作工作会议暨专家咨询委员会成立大会在江苏南京召开。全国各省（区、市）主要中医药工作的卫生厅（局长）、国家中医药管理局各司办局单位负责人以及中央和国家机关有关部门代表和对外交流合作专家咨询委员会委员参加了会议。卫生部副部长、国家中医药管理局局长王国强出席会议并讲话，江苏省副省长何权出席会议并致辞。会议由国家中医药管理局副局长于文明主持。

2月23日　国家中医药管理局对外交流合作专家咨询委员会第一次会议在江苏南京召开。与会委员学习了2011年中医药对外交流与合作工作会议精神和委员会工作规则，研讨了《中医药对外交流与合作中长期规划（2011～2020）》（征求意见稿）并提出意见，为下一步工作建言献策。

2月24日　2011年全国中医医政工作会议在湖南长沙召开，来自全国各省（区、市）中医药管理部门负责人、医教处处长、国家中医药管理局有关单位负责人及全国基层中医药工作先进单位代表共约160余人参会。国家中医药管理局副局长马建中出席。

2月26日 第六届著名中医药学家学术传承高层论坛在广东广州举行。卫生部副部长、国家中医药管理局局长王国强出席并讲话。

2月27日 中国保健协会第二届常务理事会第三次会议在北京召开。国家中医药管理局副局长李大宁出席。

2月28日~3月1日 由国家中医药管理局国际合作司主办，上海市中医药发展办公室和中国中医科学院中医药信息研究所承办的世界卫生组织传统医学国际疾病分类项目研讨会在北京召开。国家中医药管理局副局长于文明和世界卫生组织传统医学国际疾病分类项目组成员参会。

3月2日 卫生部副部长、国家中医药管理局局长王国强会见了伊朗驻华大使迈赫迪·萨法里及伊朗德黑兰医科大学拉里扎尼一行，双方就进一步加强在中医药方面的合作进行了交流与商讨。国家中医药管理局副局长于文明参加了会谈。

3月10日 国家中医临床研究基地业务建设工作会在浙江杭州举行。各基地、建设单位及机关省市中医药管理部门负责人等100多人参会。国家中医药管理局副局长李大宁出席。

3月17~18日 全国民族医医院管理培训班在四川成都开班。来自全国18个省（区、市）的175名民族医医院院长和医务科科长参加了培训。国家中医药管理局副局长、中国民族医药学会会长马建中出席开幕式并讲话。

3月20日 由中国民间中医医药研究开发协会名中医学术研究专业委员会主办的第三届全国名中医临床经验传承论坛在北京举行。卫生部原副部长孙隆椿、国家中医药管理局副局长吴刚等领导以及专家学者100余人出席。

3月21日 由中国中药协会与中华中医药学会共同组织的珍稀药用资源保护和利用与中医药发展战略专家座谈会在北京召开。国家中医药管理局副局长吴刚出席。

3月23~24日 全国中医医院信息化示范工作座谈会在海南海口举行。国家中医药管理局副局长吴刚参加了座谈会并讲话。

3月24~25日 国家中医药管理局在广东珠海召开中医临床路径管理试点工作会。

3月25日 中华慈善总会协同国家中医药管理局在北京举行“慈善医疗阳光救助工程”项目现场办公会。全国200多家医疗单位的400余名代表，在现场办公会上咨询并办理相关手续。

3月26日 由中华中医药学会和中和亚健康服务中心主办的第二届“治未病”及亚健康防治论坛在北京召开。国家中医药管理局副局长马建中出席。

4月8~9日 国家中医药发展论坛（“珠江论坛”）第二届学术研讨会在广东广州召开。国家中医药管理局副局长李大宁出席。会议主题是“中药创新的”战略目标和任务。

4月9~11日 世界中医药学会联合会脉象研究专业委员会第二届中医脉象国际学术会议在陕西西安、咸阳举行，来自澳大利亚、新加坡、加拿大、瑞士、英国、日本等国家和中国内地、台湾地区的100余名脉象专家代表参加。

4月12日 2011年全国中医药学会秘书长工作会议暨2010年度中华中医药学会科技奖励颁奖大会在陕西西安召开。99项科研成果分获学会科学技术一、二、三等奖，4人获得李时珍医药创新奖，70部著作获学术著作奖。卫生部副部长、国家中医药管理局局长、中华中医药学会会长王国强出席并就学会工作讲话。

4月14日 中医院药房文化建设高端论坛讨论在山东泰安举办。国家中医药管理局副局长吴刚出席论坛，并参观了泰安市中医院药房文化建设情况。论坛由中国中医药科技开发交流中心主办，泰安市中医院和北京同仁堂（亳州）饮片有限责任公司承办。来自全国部分县、市级中医院院长以及北京同仁堂（亳州）饮片有限责任公司近百人参会。

4月16~17日 世界中医药学会联合会第二届第八次理事会和第七次监事会在云南昆明召开。来自世界不同国家和地区的70位代表参加了会议。开幕式由世界中联副主席兼秘书长李振吉主持，世界中联主席佘靖、云南省副省长高峰、国家中医药管理局副局长于文明、世界中联监事会主席拉蒙、云南中医学院院长李玛琳等在开幕式上讲话。

4月18~20日 全国重点县级中医医院院长培训班在安徽省太和县中医院举办。培训班由国家中医药管理局主办。卫生部副部长、国家中医药管理局局长王国强出席培训班并作了题为《如何当好一名中医医院院长》的报告。培训班内容包括医院管理知识和技术、中医药文化建设及“治未病”试点工作经验介绍等。来自全国29个省、市、自治区，369家医院的院长及相关人员共650多人参加了培训。

4月18日 全国高等中医药院校党建和思想政治工作研讨会六届三次理事会暨第二十次年会在安徽黄山召开。卫生部副部长、国家中医药管理局局长王国强出席并讲话。

4月21日 国家中医药管理局召开2010年中医医院管理年活动检查评估工作部署视频会议。国家中医药管理局副局长马建中出席，全国各省、地市共有400余个分会场，共计1万多人参加会议。

4月22日 由中国工程院医药卫生学部主办，北京中医药大学、中华中医药学会承办的2011年健康医学与个体化诊疗研讨会在北京召开。卫生部副部长、国家中医药管理局局长王国强，中国工程院院士王永炎、刘德培、陈冀胜、管华诗、石学敏、甄永苏等60余人参会。

4月23日 中医药世界联盟2011年工作研讨会在浙江杭州召开。会议由国家中医药管理局科技司、中医药世界联盟主办，康恩贝承办。国家中医药管理局副局长李大宁等相关领导以及天士力、康恩贝、东阿阿胶等联盟企业代表共 30 余人参会。

4 月 26 日　第三届两岸中草药合作及技术交流论坛在台湾台北举行。卫生部副部长、国家中医药管理局局长王国强率 60 人代表团参会。本届论坛由台湾财团法人工业技术研究院和大陆中医药学会、国家中医药管理局对台港澳中医药交流合作中心共同主办。

4 月 27 日　美国纽约医学院代表团一行 6 人访问国家中医药管理局。国家中医药管理局副局长于文明会见代表团并主持工作会谈。

4 月 27 日　全国县级中医医院综合改革试点工作座谈会在陕西西安召开。国家中医药管理局副局长马建中到会并作重要讲话。国家中医药管理局医政司司长许志仁主持会议。

4 月 29 日　2011 两岸中医药学术研讨会在台湾台中召开。研讨会由台湾中国医药大学和国家中医药管理局对台港澳中医药交流合作中心共同主办。卫生部副部长、国家中医药管理局局长王国强率领由大陆中医药界知名的院士，国医大师，科研、教育、医疗及产业界精英人士组成的高规格、高层次的 60 人代表团出席了研讨会。

5 月 3 日　国家中医药管理局直属机关团委与中国侨联直属机关团委在北京举办庆祝五四青年节“青春·友谊·奋进”联谊活动。中国侨联党组书记、主席林军，卫生部副部长、国家中医药管理局党组书记、局长王国强，国家中医药管理局副局长马建中等领导出席活动。

5 月 6 日　中国中医科学院与华润北药集团在北京人民大会堂举行战略合作框架协议签约仪式。双方就共同组建中医药产学研联盟、开展人才培养、建立长期稳定的高层次战略合作伙伴关系，签署战略合作协议。卫生部副部长、国家中医药管理局局长王国强，卫生部副部长、国家食品药品监督管理局局长邵明立，国务院国资委副主任孟建民，北京市副市长丁向阳等领导出席，仪式由国家中医药管理局党组成员、中国中医科学院党委书记王志勇主持。

5 月 8 日　“相约北京——中医针灸展”暨大型秦腔历史剧《皇甫谧》汇报演出开幕式在北京东城区图书馆举行。卫生部副部长、国家中医药管理局局长王国强，国家中医药管理局副局长于文明，中国中医科学院院长张伯礼等出席。

5 月 10 ~ 11 日　国家中医药发展论坛（“珠江论坛”）第三届学术研讨会在广东广州举行，本次论坛的主题是病证结合的中医临床研究。中国科学院院士陈可冀、中国中医科学院副院长刘保延担任本次会议执行主席，来自中医临床研究领域的相关专家共 30 余人参与研讨。

5 月 11 日　中国中医科学院西苑医院与府谷县中医医院对口支援签约仪式在北京举行。卫生部副部长、国家中医药管理局局长王国强，国家中医药管理局党组成员、中国中医科学院党委书记王志勇，陕西省卫生厅副厅长、省中医管理局局长范兵，中国中医科学院西苑医院院长唐旭东，府谷县人民政府县长王效力、副县长杨艾霞，县政协副主席、中医医院院长董金海等领导以及西苑医院全体管理人员，府谷政府办、发改局、卫生局等部门负责人参加了签约仪式。

5 月 12 日　由中国中医药报社主办的全国中医院信息化建设经验交流会在北京召开。

5 月 13 日　国家中医药管理局召开全国中医药系统创先争优活动工作交流视频会议。卫生部副部长、国家中医药管理局局长、局创先争优活动领导小组组长王国强出席并讲话。中央创先争优活动办公室、全国医药卫生系统创先争优活动办公室、国家中医药管理局机关各部门及各直属单位、北京中医药大学等单位主要负责人，局创先争优活动领导小组及办公室成员参加主会场会议。各地卫生厅（局）设分会场，相关负责人 1 000 多人参加了会议。

5 月 15 日　以传播中医“大医精诚”文化、培训基层医生为目标的“中医文化大讲堂”公益活动在中国中医科学院启动，本年度将以北京为基地培训 300 名基层医生。“中医文化大讲堂”公益活动由国医大师朱良春、周仲瑛、陆广莘，名老中医郭生白、祝总骧等数位中医人发起，由中华社会文化发展基金会本能论公益基金和中国民间中医医药研究开发协会共同主办。

5 月 17 日　2011 卷《中国中医药年鉴》（行政卷）编委会会议在北京举办。卫生部副部长、国家中医药管理局局长王国强，国家中医药管理局副局长吴刚以及在京各编委出席会议。

5 月 17 日　大湄公河民族医药发展论坛暨第四届湄公河次区域传统医药交流会在云南昆明举行。本次交流会由云南省科协、云南中医学院、泰国皇家清莱大学主办，交流会以“交流合作，传承发展”为主题，来自泰国、老挝、缅甸、柬埔寨、越南以及我国的专家、代表们参加了会议。国家中医药管理局副局长马建中出席会议。

5 月 18 日　中华珍贵医药典籍展在国家图书馆开幕。卫生部副部长、国家中医药管理局局长王国强，文化部党组成员、部长助理高树勋，国家图书馆馆长周和平，中国中医科学院常务副院长刘保延等出席了开幕仪式并剪彩。

5 月 19 ~ 21 日　由国家中医药管理局主办、湖北中医药大校信息工程学院承办的全国中医医院信息管理与信息技术培训班在湖北武汉举办。全国 31 个省（市、区）和新疆生产建设兵团的中医医院、民族医医院信息管理和信息技术人员 180 余人参加。

5 月 23 日　陈可冀院士学术思想系列之一“病证结合与临床实践”座谈会在北京召开。国家中医药管理局副局长于文明、中国中医科学院院长张伯礼院士等出席。

5 月 24 ~ 25 日　全国中医药管理部门办公室工作会议在甘肃兰州

召开。卫生部副部长、国家中医药管理局局长王国强致信会议代表。国家中医药管理局副局长吴刚出席会议并作了重要讲话。全国31个省、自治区、直辖市的中医药管理部门的负责人约80人参加会议。

5月29日 卫生部副部长、国家中医药管理局局长王国强在北京会见奥地利原卫生部副部长施罗格率领的奥地利医学代表团。国家中医药管理局副局长于文明参加会见。

6月1日 国家中医药管理局、国家档案局在北京联合发布：我国两部中医药典籍《黄帝内经》和《本草纲目》顺利入选《世界记忆名录》。此次入选是2011年5月23～26日在英国曼彻斯特召开的联合国教科文组织世界记忆工程国际咨询委员会第十次会议上通过的。卫生部副部长、国家中医药管理局局长王国强，国家中医药管理局副局长于文明，国家档案局副局长李明华出席新闻通气会。

6月2～3日 国家中医药管理局与中国中医科学院在北京联合召开全国中医药科研院所科技创新工作座谈会。卫生部副部长、国家中医药管理局局长王国强出席会议并讲话。

6月9日 第十二届中韩传统医学协调委员会会议在韩国召开。中国卫生部副部长、国家中医药管理局局长王国强为团长的中国代表团与韩国保健福祉部次官崔元永为团长的韩国代表团出席了会议。双方经过友好协商和讨论，对下一步合作计划达成共识并由双方团长签署了第十二届中韩传统医学协调委员会合作备忘录。

6月12日 第三届海峡论坛·2011海峡两岸中医药发展与合作研讨会在福建厦门开幕。来自国家中医药管理局、国务院台湾事务办公室、台湾工业技术研究院等两岸嘉宾300多人参会。研讨会由国家中医药管理局和厦门市政府共同主办。海峡两岸中医药界专家、学者、中医基层从业人员等30余人参会其中台湾代表197人。

6月24日 世界卫生组织分类、术语及标准处主管官员乌斯坦率团访问国家中医药管理局。卫生部副部长、国家中医药管理局局长王国强会见了代表团一行。

6月25～26日 第二届全国冬病夏治学术交流大会在北京怀柔召开，全国各地500余名代表共同探讨中医冬病夏治理论与经验。卫生部副部长、国家中医药管理局局长、中华中医药学会会长王国强出席会议并讲话。

6月28日 国家中医药管理局召开直属机关先进基层党组织、优秀共产党员、优秀党务工作者表彰大会，国家中医药管理局医政司党支部等13个先进基层党组织、欧阳波等59名优秀党员和陈梦生等20名优秀党务工作者获表彰。卫生部副部长、国家中医药管理局党组书记、局长王国强，国家中医药管理局副局长于文明，局党组成员、中国中医科学院党委书记王志勇等出席。会议由国家中医药管理局副局长马建中主持。

7月1日 中共中央在人民大会堂召开庆祝中国共产党成立90周年大会，中共中央政治局常委、中央书记处书记习近平宣读了《中共中央关于表彰全国先进基层党组织和优秀共产党员、优秀党务工作者的决定》。广药集团广州白云山和记黄埔中药有限公司党委获得“全国先进基层党组织”称号，中国中医科学院院长、天津中医药大学校长、中国工程院院士张伯礼荣获“全国优秀共产党员”称号。

7月3日 以“机遇·挑战·使命”为主题的2011中药欧盟注册高层应对研讨会在甘肃兰州举办，会议发表《中药国际化兰州宣言》。卫生部副部长、国家中医药管理局局长王国强，商务部外贸司、世贸司等相关部委和行业协会的负责人，兰州市人民政府领导，国内高校和科研院所的中医药专家以及国内外中药企业代表参会。

7月5日 国家中医药管理局与甘肃省人民政府在兰州签署共建中医药发展综合改革试点示范省协议，甘肃成为我国首个中医药发展综合改革试点示范省。甘肃省省委书记、省人大常委会主任陆浩，卫生部副部长、国家中医药管理局局长王国强，甘肃省省委常委、省委秘书长刘立军，副省长咸辉出席签约仪式。

7月9～10日 由国家中医药管理局与美国卫生与人类服务部主办的2011年中美中医药肿瘤学术研讨会在北京召开。卫生部副部长、国家中医药管理局局长王国强，美国驻华使馆代办王晓岷，国家中医药管理局党组成员、中国中医科学院党委书记王志勇等出席。

7月12日 国家中医药管理局在浙江杭州召开基本公共卫生服务中医药服务项目试点工作启动会议，确定73个试点地区。卫生部副部长、国家中医药管理局局长王国强出席并讲话。

7月15日 卫生部、国家中医药管理局、总后卫生部在北京举办毛泽东同志“救死扶伤，实行革命的人道主义”题词70周年纪念座谈会。卫生部部长陈竺出席会议并讲话。卫生部党组书记张茅主持会议。卫生部副部长、国家中医药管理局局长王国强，卫生部副部长马晓伟，总后卫生部副部长方国恩出席。

7月21日 国家中医药管理局在北京召开2011年暑期办公会，局机关各部门和各直属单位对半年工作进行了总结汇报。国家中医药管理局副局长吴刚、于文明、李大宁和局党组成员、中国中医科学院党委书记王志勇出席。

7月22～23日 国家中医药发展论坛（“珠江论坛”）第四届学术研讨会在广东广州召开。国家中医药管理局副局长李大宁出席论坛。本次论坛主题是：中医基础理论研究的目标与任务。

7月23日 江苏省人民政府与国家中医药管理局共建南京中医药大学签字仪式在江苏南京举行。江苏省省长李学勇，卫生部副部长、国家中医药管理局局长王国强签署了协议书。

7月26日 由中华中医药学会举办的全国中医标准化技术委员会工作会议在北京召开。会议审议通过了《全国中医标准化技术委员会章程》、《全国中医标准化技术委员会秘书处细则（草案）》、《全国中医标准化技术委员会工作计划》。

7月27～30日 2011中国·贵阳民族医药创新发展交流会在贵州贵阳召开。国家中医药管理局副局长李大宁，贵阳市市委常委、常务副市长马长青出席交流会并致辞，中国科学院院士陈可冀宣布会议开幕。

8月5日 中华中医药学会优秀无烟中医医院表彰会暨无烟中医医院建设工作座谈会在北京召开。国家中医药管理局副局长马建中出席表彰会。

8月9～10日 2011年全国中医药工作厅局长座谈会在云南昆明召开。卫生部副部长、国家中医药管理局局长王国强，副局长吴刚、于文明、李大宁、马建中，局党组成员、中国中医科学院党委书记王志勇以及云南省副省长高峰等出席会议。

8月18日 首届全国野外创伤中医外治军地专家论坛在北京举办。本次论坛由中国民间中医医药研究开发协会主办，武警后勤卫生部、久朝集团甘肃泰康制药有限公司协办，协会学术部、迪发国际文化产业（北京）有限公司承办。国家中医药管理局、武警部队卫生部以及中国中医药科学研究院的有关领导、专家参加了会议。

8月20～22日 中国针灸学会第五次全国会员代表大会暨2011中国针灸学会年会在北京召开。

8月21～22日 第八届中医药高等教育校长论坛在吉林省吉林市召开。论坛由全国中医药高等教育学会主办，长春中医药大学承办。吉林省副省长王化文以及来自包括香港、澳门在内的全国30多所中医药高等院校、综合大学及医学院校的中医药学院的院校长、教育专家等70多人参加论坛。北京、长春、广州、上海、成都、南京6所中医药大学的校长作了大会演讲。卫生部副部长、国家中医药管理局局长王国强，副省长王化文出席论坛并讲话。

8月24日 由国家中医药管理局和国家标准化管理委员会共同主办的中医药标准化战略研讨会在河北北戴河召开。卫生部副部长、国家中医药管理局局长王国强出席并讲话。国家标准化管理委员会副主任石保权、国家中医药管理局副局长于文明、中国工程院院士王永炎等出席。

8月25～28日 由中药全球化联盟主办，上海中医药大学和同济大学联合承办的第十届中药全球化联盟会议在上海召开。卫生部副部长、国家中医药管理局局长王国强出席开幕式。

8月26日 国家中医药管理局科技司主办、北京中医药大学循证医学中心和中国中医药科技开发交流中心协办的第一期国家中医临床研究基地临床科研人员能力培训在北京启动。

9月1～28日 由商务部主办、中国中医科学院西苑医院为项目实施单位承办的发展中国家中医药技术培训班在北京开班。来自16个发展中国家的41名学员参加了培训。

9月2日 第八届世界中医药大会在英国伦敦开幕。世界中医药学会联合会主席佘靖，英国议会上下两院及英国药品管理局的代表，中国驻英大使馆、中国国家中医药管理局官员等600多人参加了开幕式。

9月6日 《中华中医昆仑》出版总结汇报暨答谢会在北京召开，卫生部副部长、国家中医药管理局局长王国强出席。《中华中医昆仑》丛书是当代中医药发展研究中心为我国近现代百余年来150位最有建树和代表性的著名中医药学家撰写出版的大型传记丛书。

9月8～10日 2011年国际（亳州）中医药博览会暨第27届全国（亳州）中药材交易会在安徽亳州举办。药博会由安徽省人民政府、中国国际贸易促进委员会和中国中药协会共同主办，亳州市人民政府、中国国际贸易促进委员会安徽省分会、安徽省食品药品监督管理局、中国北京同仁堂（集团）有限责任公司和康美药业股份有限公司联合承办。卫生部副部长、国家中医药管理局局长王国强局长出席。

9月14日 国家职业大典中医药行业修订工作委员会和专家委员会在北京成立。卫生部副部长、国家中医药管理局局长王国强出席会议并作部署，国家中医药管理局副局长马建中，局党组成员、中国中医科学院党委书记王志勇出席会议。

9月15日 国家中医药管理局召开中医基本现状调查总结表彰视频会，表彰了此项工作中表现突出的先进单位和个人。卫生部副部长、国家中医药管理局局长王国强出席会议并讲话。国家中医药管理局副局长于文明主持会议。

9月17～20日 海南省人民政府与国家中医药管理局在海南海口签署促进中医药事业发展合作协议。卫生部副部长、国家中医药管理局局长王国强和海南省副省长林方略分别代表双方签署了合作协议。期间，卫生部副部长、国家中医药管理局局长王国强一行，在海南省副省长林方略，海南省卫生厅厅长白志勤，三亚市市委副书记、市长王勇等领导陪同下，先后对海南省中医院、三亚市中医院等单位进行了调研，并听取了有关方面汇报。

9月19日 由中国中药协会、浙江省农业厅、金华市政府主办的第五届中国·磐安中药材交易博览会在磐安浙八味市场开幕。浙江省人大副主任程渭山，国家中医药管理局副局长吴刚，金华市市委副书记、市长徐加爱等领导出席大会。

9月21日 由中国科学技术协会、天津市人民政府主办，中华中医药学会、天津中医药大学、天津市现代中药重点实验室承办的中医药发展国际论坛，作为第十三届中国科协年会第四分会场在天津开幕。卫生部副部长、国家中医药管理局局长王国强，中国工程院院士、天津中医药大学校长张伯礼，中华中医药学会和天津市卫生局、科委、教委等有关领导出席会议开幕式。王国强作为大会特邀专家之一，在会上作了题为《中医药在卫生改革与发展中的作用》的主题报告。

9月21日 由国家中医药管理局主办，广东省中医药学会、广州中医药大学第一附属医院承办，广东省中医院、香港注册中医学会、香港中医骨伤学会、台湾财团法人张仲景文教基金会、台湾财团法人立夫医药研究文教基金会、新加坡中医学院、马来西亚中医师公会共同协办的首届国际经方班暨第十届全国经方临床应用（疑难病）高级研修班在广东广州举行。

9月21～23日 由国家中医药管理局主办，中国中医科学院中医药防治艾滋病研究中心和新疆维吾尔自治区中医民族医药管理局承办的中医药防治艾滋病科研工作座谈会在新疆伊犁州伊宁召开。国家中医药管理局副局长李大宁出席会议。

9月24～28日 全国民族医药学术交流会在新疆召开。国家中医药管理局副局长、民族医药学会会长马建中，新疆卫生厅厅长帕尔帕提，国家中医药管理局原副局长诸国本等出席会议。

10月7日 第四届李时珍医药文化与产业发展论坛在湖北武汉举行，来自海峡两岸的200多位专家学者参加。湖北省副省长田承忠、国家中医药管理局副局长于文明、湖北省卫生厅党组书记杨有旺、厅长焦红等领导出席开幕式。论坛由国务院台湾事务办公室、国家食品药品监督管理局、国家中医药管理局、湖北省人民政府共同举办。

10月8～9日 由中国中药协会饮片专业委员会主办的全国中药饮片生产GMP研讨会在上海举行。

10月9日 国家中医临床研究基地临床科研人员第二轮能力培训班在河南郑州开班，来自全国16家国家中医临床研究基地的360多名临床科研人员接受为期5天的专业能力培训。

10月10～13日 世界卫生组织（WHO）西太平洋地区委员会第62届会议在菲律宾首都马尼拉举行。卫生部国际司、疾控局、监督局、医政司和国家食品药品监督管理局、国家中医药管理局有关人员组成中国代表团出席了会议。地区委员会是WHO西太平洋地区的决策机构，由37个国家和地区的成员组成。本届会议是WHO西太区委员会的年度行政例会。来自31个国家和地区、3个国际和地区组织、4个观察员组织和15个非政府组织，包括24位卫生部部长、副部长，约200名代表参加了本次会议。

10月11日 6部门药品安全专项整治检查评估工作协调会在北京召开。卫生部、公安部、工业和信息化部、工商总局、国家食品药品监督管理局、国家中医药管理局6部门有关负责人组成10个联合检查评估组，从2011年10月12日开始，陆续赴广东、云南等10个省、市，对这些省份完成药品安全专项整治各项工作任务情况进行检查核实。

10月12日 大型高清纪录片《中医》在北京举行开机新闻发布会暨庆典晚会，全国人大法律委员会副主任委员洪虎，卫生部副部长、国家中医药管理局局长王国强，国家中医药管理局副局长吴刚，中央电视台副台长高峰等领导出席。

10月19日 由国家中医药管理局、中国贸促会、陕西省人民政府联合主办的首届孙思邈中医药文化节在陕西铜川举行。卫生部副部长、国家中医药管理局局长王国强在其系列活动之一的孙思邈中医药文化高层论坛上作了主旨报告。

10月21日 国家中医药管理局与澳大利亚新南威尔士州政府官员在悉尼见证了两国中医药界签署11项合作备忘录。中国国家中医药管理局副局长李大宁、中国驻悉尼总领事段洁龙等部分中澳政府官员出席了签字仪式。签署的合作备忘录包括《中澳中医药科技创新合作联盟》、《康平高水平中西医结合医疗中心与西悉尼大学、悉尼科技大学合作谅解备忘录》、《西悉尼大学与广州白云山制药有限公司合作谅解备忘录》等。

10月20～21日 国际标准组织中医标准技术委员会针灸针工作组（ISO/TC249/WG3）第一次工作会议在北京召开，研讨针灸针国际标准的制定以及一次性使用无菌针灸针标准草案细则问题。

10月25日 《中华中医昆仑》丛书出版发布会及捐赠仪式在人民大会堂举行，第十届全国人大常委会副委员长顾秀莲，第十一届全国政协副主席郑万通，卫生部副部长、国家中医药管理局局长王国强，国务院原副秘书长、当代中医药发展研究中心理事长张镜源出席发布会及捐赠仪式。

10月28日 全国中医医院“三好一满意”活动经验交流会在山西太原召开。山西省省委书记、省人大常委会主任袁纯清会见了出席会议的卫生部副部长、国家中医药管理局局长王国强一行。山西省省委常委、秘书长李政文，副省长张建欣，省政协副主席周然等参加会见。

10月29日 由世界中医药学会联合会主办、北京中医药大学与世界中联教育指导委员会联合承办的第二届世界中医药教育大会在北京开幕。教育部副部长郝平，卫生部副部长、国家中医药管理局局长王国强，世界中联主席佘靖、副主席兼秘书长李振吉等领导出席并讲话。

10月30日 由北京市人民政府、国家中医药管理局、中国医药卫生事业发展基金会共同主办的2011北京中医药国际发展与合作交流会议在北京召开。来自卫生部、北京市、世界卫生组织以及英国、美国、法国、新加坡、澳大利亚、香港等19个国家和地区的40多名卫生官员及专家、学者出席会议。

10月31日 卫生部副部长、国家中医药管理局局长王国强会见了来访的新西兰卫生部结合医学首席顾问大卫·圣乔治，并就中新两国深化中医药合作进行了探讨。

11月1日 国家中医药管理局在四川成都召开全国中医药文化建设工作会议，卫生部副部长、国家中医药管理局局长王国强，四川省副省长陈文华出席会议开幕式并讲话，国家中医药管理局副局长吴刚主持会议，国家中医药管理局办公室主任王炼作了中医药文化建设工作报告。文化部、卫生部、解放军总后卫生部等部门的相关负责人以及全国各省、自治区、直辖市中医药机构及管理部门的相关负责人参加会议，北京市中医管理局、北京中医药大学等14个单位做了中医药文化建设经验交流。与会代表还分组讨论了《全国中医药文化建设“十二五”规划》（征求意见稿）。北京市东城区卫生局、中国中医药报社等107个单位和赖南沙等200名个人分别被授予全国中医药文化建设先进单位和全国中医药文化建设先进个人荣誉称号。

11月1日 国家中医药管理局副局长于文明会见了越南卫生部副部长高明光一行，双方进行了会谈，就中越两国在传统医学的医、教、研、产方面进一步加强合作及共同关心的问题进行了交流，并签订了会谈纪要。

11月1日 国家中医药管理局副局长于文明会见了卢森堡大公国驻华大使柯意赫及中国-卢森堡商会主席弗朗西斯·胡润等一行，我国驻卢森堡大使曾宪柒出席会谈。

11月4~6日 世界针灸学会联合会2011国际针灸学术研讨会在巴西圣保罗召开，会议由世界针灸学会联合会、中国中医科学院主办，巴西传统中医药针灸学会承办。国家中医药管理局副局长于文明出席大会。

11月5日 道地药材国际贸易联盟在山东济南成立。该联盟由世界中医药学会联合会、中国医药物资协会、世界自然基金会和东亚野生物贸易研究组织等单位共同发起。

11月6日 由香港注册中医学会主办的2011国际经方及临床应用交流会暨“以量效关系为主的经典名方相关基础研究”交流会在香港举办，来自各地的400多名专家、学者与会，共同探讨中医药经典名方的实用价值和临床疗效。国家中医药管理局副局长马建中出席大会并致辞。

11月7日 卫生部副部长、国家中医药局局长王国强会见来访的马来西亚卫生部部长廖中莱一行，签署《中华人民共和国政府和马来西亚政府关于传统医学领域合作的谅解备忘录》，并商讨在马来西亚建立传统医学卓越中心事宜。

11月8日 香港何梁何利基金2011年度颁奖大会在北京举行，中国中医科学院广安门医院仝小林等35位科技工作者获科学与技术进步奖，15位科技工作者获科学与技术创新奖，国防科技大学杨学军荣获本年度科学与技术成就奖。

11月11日 地市级以上地区创建全国基层中医药工作先进单位工作座谈会在江苏南京召开。国家中医药管理局副局长马建中出席并讲话。会议由国家中医药管理局主办，江西卫生厅和南昌市卫生局承办。

11月12日 第十届中国南阳张仲景医药科技文化节在河南南阳开幕。本届医药科技文化节由科技部、国家中医药管理局、河南省人民政府主办，南阳市政府承办，共设综合活动、展览活动、学术活动、经贸活动和文化旅游活动5大板块。全国人大常委会副委员长桑国卫，卫生部副部长、国家中医药管理局局长王国强，国务院参事室参事、原科技部副部长刘燕华，海峡两岸关系协会副会长王富卿，河南省人大常委会副主任曹维新，河南省副省长徐济超、赵建才以及南阳市市委、市政府有关领导出席开幕式。

11月13日 河南省政府、国家中医药管理局共建河南中医学院协议签字仪式在河南郑州举行，河南省省长郭庚茂，卫生部副部长、国家中医药管理局局长王国强代表双方签署了共建协议。

11月13日 由中华中医药学会主办的首届国际扶阳论坛暨第四届扶阳论坛中医扶阳思想理论与运用高级研修班在北京举办，国内外专家、学者约500人参加了论坛。

11月11~13日 中国中西医结合学会主办、江苏省中医院承办的第二届全国中西医结合重症医学大会在江苏南京举行。

11月15日 中国中医科学院召开2011科技工作大会，总结“十一五”科技工作，全面部署“十二五”发展任务，并表彰奖励了贡献突出的科学家。卫生部副部长、国家中医药管理局局长王国强出席并讲话。

11月18日 中央和国家机关事务工作先进集体、先进工作者表彰大会在人民大会堂召开。国家中医药管理局机关服务中心综合处荣获国务院各部门后勤工作先进集体称号。

11月18日 广州中医药大学建校55周年庆祝大会暨第五届中国广州国际中医药研讨会开幕式举行。历届校友代表及师生代表2 000余人出席大会。

11月19日 第六届健康与发展中山论坛暨2011年吴阶平医学奖颁奖大会在广东中山举行，全国政协副主席王志珍向钟南山院士、韩济生院士颁发了2011年吴阶平医学奖证书和奖章。

11月20日 中共中央政治局常委、十一届全国政协主席贾庆林来到广西梧州中恒集团股份有限公司考察。

11月23日 全国中西医结合发展战略研讨会暨中国中西医结合学会成立30周年纪念会在北京举办。卫生部副部长、国家中医药管理局局长王国强出席并讲话。

11月23日 国家中医药管理局主办的中医药文化科普巡讲使团专场活动在北京举办。170多位来自美国、韩国、哥伦比亚等国的35个驻华使领馆的大使、参赞和使领馆工作人员参加活动。

11月23日 国家中医药管理局召开会议，传达落实卫生部加强廉政风险防控规范权力运行工作会议精神，对国家中医药管理局系统加强廉政风险防控、规范权力运行工作作出部署。

11月24日 由全国中医药高等教育学会主办、北京中医药大学承办的2011年中医药人才培养模式改革与创新高端论坛在北京召开。来自教育部国家人才培养模式创新实验区全部13个中医药实验区代表参会。

11月21~25日 由中国医促会

亚健康专业委员会主办的中国抗衰老与慢性病干预工程在北京全国政协礼堂正式启动。卫生部、民政部、国家工商总局、国家质检总局、国家食品药品监督管理局、国家中医药管理局的多位领导、首都各大新闻媒体及来自全国各地的近千名与会代表出席大会。

11月21~25日 国家中医药管理局在湖北襄阳召开全国三级中医医院评审工作座谈会。国家中医药管理局副局长马建中出席会议并讲话。

11月25~27日 2011·中国医师协会中西医结合医师大会在广东广州召开，来自全国各地及日本、香港千余名中西医结合专家、学者、医师和护理工作者出席了本次盛会。会议由中国医师协会中西医结合医师分会、广东省医师协会中西医结合医师分会主办，广东省中医院、《中国中西医结合杂志》社、广东省中西医结合学会、中国中西医结合学会重症医学专业委员会承办。大会开幕式由中国医师协会中西医结合医师分会副会长、大会执行主席张敏州主持，卫生部副部长、国家中医药管理局局长王国强，中国医师协会会长殷大奎，广东省人民政府副省长雷于蓝，广东省政协副主席陈蔚文，广东省医师协会会长王智琼，中国科学院陈可冀院士及中国工程院张伯礼院士、吴以岭院士、张运院士等领导和嘉宾出席开幕式。

11月28日 广西中医学院第一附属医院（广西壮族自治区中医医院）举行建院70周年庆祝大会，自治区党委书记郭声琨、自治区政府主席马飚、自治区政府副主席李康分别发去贺信，自治区领导沈北海、黄道伟、苏道俨，国家中医药管理局副局长吴刚等出席。

11月28日 在中华中医药学会主办、世界中西医结合杂志社承办的全国中医药博士、博士后科技创新与成果转化学术会议暨优秀论文颁奖会及全国中医“脑心同治”理论与临床应用学术交流会暨优秀论文颁奖会在北京召开，共48位优秀论文作者受表彰。

12月1日 国家中医药管理局副局长于文明会见了由美国卫生与公众服务部卫生副部长高级政策顾问Rosie Henson女士率领的代表团一行。

12月5日 澳门特区行政长官崔世安在澳门特区政府礼宾府会见了到访的卫生部副部长、国家中医药管理局局长王国强一行。

12月6日 第六届世界卫生组织传统医学合作中心主任会议在北京开幕。世界卫生组织总部、西太区办公室及驻北京代表，欧美和亚太地区各传统医学合作中心主任，部分国家和地区的观察员参会。

12月7日 世界卫生组织（WHO）城市卫生发展合作中心（北京东城）、北京中医药大学东直门医在北京举行中医适宜技术项目培训基地授牌仪式。

12月8~9日 由国家中医药管理局、国家民族事务委员会、广西壮族自治区人民政府主办，国家中医药管理局传统医药国际交流中心、中国民族医药协会、广西壮族自治区卫生厅、广西壮族自治区民族事务委员会、广西壮族自治区食品药品监督管理局、广西国际博览事务局、广西中医学院承办，广西梧州中恒集团股份有限公司协办的2011中国－东盟传统医药高峰论坛在广西南宁举行。来自世界卫生组织官员、东盟各国和俄罗斯等国家卫生及传统医药官员、相关行业协会、商会的专家、学者、企业代表等共计300余人参加了本届论坛。

12月12日 国家中医药管理局副局长马建中在北京会见了俄罗斯联邦卫生与社会发展部副部长斯克沃尔佐娃一行，并召开了中俄人文合作委员会卫生合作分委会中医工作组第一次会议。中俄双方初步商定了中医工作组的工作机制和工作范围，围绕中方相关参与单位提出的合作意向深入讨论，包括中医药领域的医疗、教育、中药科研与开发及相关产业等。双方签署了中俄人文合作委员会卫生合作分委会中医工作组第一次会议的会议纪要。

12月12~13日 国际标准化组织（ISO）中医药技术委员会（TC249）中药材工作组（WG1）第一次会议在北京召开，由中国中医科学院中药研究所、中国农业科学院特产研究所等国内机构提交的《人参种子种苗国际标准（草案）》在会上讨论并通过。

12月14日 卫生部、国家中医药管理局、北京市对口帮扶青海省医疗卫生工作座谈会在北京召开。中国中医科学院与青海省藏医药研究院签订了对口支援协议，以整体帮扶青海省藏医药研究院发展，力争将青海省藏医药研究院建设成为国家级藏医药研究院。

12月15日 国家中医药管理局组织召开会议，传达学习中央经济工作会议精神。卫生部副部长、国家中医药管理局党组书记、局长王国强传达了胡锦涛总书记和温家宝总理重要讲话精神。局党组成员、副局长李大宁，副局长于文明，局党组成员、中国中医科学院党委书记王志勇出席会议，局机关各部门和直属单位主要负责人40多人参加学习。

12月16日 中国民族医药学会二届二次全体理事会议在云南昆明召开，国家中医药管理局副局长、中国民族医药学会会长马建中，云南省卫生厅副厅长、云南省中医药管理局局长郑进等领导出席并讲话，全国各地理事代表及有关方面负责人100多人参加了会议。

12月18日 2011年度中国药学发展奖颁奖大会在北京举行。共有19人分获创新药物奖、康辰骨质疏松医药研究奖、食品药品质量检测技术奖。其中7人因中药研究获奖。全国人大常委会副委员长桑国卫院士、国家食品药品监督管理局副局长边振甲、总后勤部卫生部部长张雁灵等为获奖者颁奖。

12月24~25日 国家中医药发展论坛（“珠江论坛”）第五届学术研讨会在广东广州举行，本次论坛的主题是名老中医传承战略方向与模式选择。卫生部副部长、国家中医药管理局局长王国强出席并讲话。

12月27日 由全国120名中医药专家组成的国家中医药管理局突发公共事件中医药应急专家委员会

成立。该委员会将在应对突发公共事件时发挥作用，以发挥中医药特色优势，形成中医药应急工作体系。卫生部副部长、国家中医药管理局局长王国强出席会议，并为专家委员会代表颁发聘书。

12月27日 中国中医科学院针灸研究所召开建所60周年庆祝大会，中国中医科学院院长张伯礼、中国工程院院士程莘农出席。历届针灸研究所领导、离退休老同志、在职职工以及兄弟单位代表近400人参加大会。

12月28日 国家中医药管理局召开新闻宣传工作座谈会。卫生部副部长、国家中医药管理局局长王国强，国家中医药管理局副局长吴刚出席。

数据篇

一、中医药期刊

【中医药期刊一览表】

名称	主管单位	主办单位	编委会主任	主编/副主编	编辑部主任/社长	创刊时间	出刊周期	刊号	
								ISSN	CN
中华中医药杂志	中国科学技术协会	中华中医药学会		佘　靖	闫志安	1986－7	月刊	1673－1727	11－5334/R
中医杂志	国家中医药管理局	中华中医药学会、中国中医科学院	胡熙明	曹洪欣	李春梅	1955－1	半月刊	1001－1668	11－2166/R
世界中西医结合杂志	中国科学技术协会	中华中医药学会		路志正	刘润兰	2006－7	月刊	1673－6613	11－5511/R
中国中西医结合杂志	中国科学技术协会	中国中西医结合学会、中国中医科学院	陈可冀	陈可冀	李焕荣	1981－7	月刊	1003－5370	11－2787/R
中国结合医学杂志(英文版)	国家中医药管理局	中国中西医结合学会、中国中医科学院	陈可冀	陈可冀	徐　浩	1995	月刊	1672－0415	11－4928/R
中华医史杂志	中国科学技术协会	中华医学会		李经纬	王振瑞	1947－3	双月	0255－7053	11－2155/R
中国中药杂志	中国科学技术协会	中国药学会		肖培根	李　禾	1955－7	半月	1001－5302	11－2272/R
中国实验方剂学杂志	国家中医药管理局	中国中医科学院中药研究所、中国中西医结合学会中药专业委员会	黄璐琦	姜廷良	蔡仲德	1995－10	月刊	1005－9903	11－3495/R
中国针灸	中国科学技术协会	中国针灸学会、中国中医科学院针灸研究所	李维衡	刘炜宏	齐淑兰	1981－1	月刊	0255－2930	11－2024/R
国外医学·中医中药分册	卫生部	中国中医科学院中医药信息研究所		张志军	樊红雨	1978	双月	1001－1145	11－2382/R
中医教育	教育部	北京中医药大学	郑守曾	乔旺忠	付爱珍	1982－11	双月	1003－305X	11－1349/R
中国骨伤	国家中医药管理局	中国中医科学院、中国中西医结合学会	李为农	董福慧	李为农	1987－11	月刊	1003－0034	11－2483/R
中国中医眼科杂志	国家中医药管理局	中国中医科学院	唐由之	唐由之	杨　薇	1991－11	双月	1002－4379	11－2849/R
北京中医药大学学报	教育部	北京中医药大学		王永炎	梁吉春	1959	月刊	1006－2157	11－3574/R
北京中医药	北京市中医管理局	北京中医药学会、北京中西医结合学会		谢阳谷	高丹枫	2009	月刊	1674－1307	11－5635/R

单价（元）	开本	页数	地址	邮编	E-mail	电话	传真	核心期刊
30.0	大16开	208	北京市朝阳区和平街北口樱花路甲4号	100029	64216650@ vip. 163. com	010－64216650	010－64216650	是
9.8	大16开	96	北京市东直门内南小街16号	100700	jtcmcn@ 188. com	010－64035632	010－64050205	是
10.0	大16开	96	北京市北四环东路115号院6号楼109室	100101	sjzxyjh@ 126. com	010－64822253	010－64822253	是
20.0	大16开	144	北京市海淀区西苑操场1号	100091	cjim@ cjim. cn	010－62876547	010－62874291	是
40.0	大16开	80	北京市海淀区西苑操场1号	100091	cjim@ cjim. cn	010－62877592	010－62874291	是
10.0	大16开	64	北京市东直门内南小街16号	100700	zhonghuayishi@ yahoo. com. cn	010－64014411－3217	010－84015484	/
30.0	大16开	128	北京市东直门内南小街16号中国中药杂志社	100700	cjcmm2006@ 126. com	010－64045830	010－84022522	是
10.0	大16开	110	北京市东直门内南小街16号	100700	czd@ vip. sina. com	010－84076882	010－84076882	是
13.0	大16开	104	北京市东直门内南小街16号	100700	zhenjiubj@ vip. sina. com	010－84014607	010－84046331	是
12.0	大16开	64	北京市东直门内南小街16号	100700	guowaiyixue@ yahoo. com. cn	010－64014411－3225	无	/
6.0	大16开	84	北京市北三环东路11号《中医教育》编辑部	100029	ecm1982@ sina. com. cn	010－64286602	010－64286848	/
20.0	大16开	80	北京市东直门内南小街16号	100700	zggszz@ sina. com	010－84020925	010－84036581	是
12.0	大16开	64	北京市石景山区鲁谷路33号	100040	zyophthal@ 163. com	010－68668940	010－68684148	是
6.0	大16开	72	北京市北三环东路11号	100029	jbutcm@ yahoo. com. cn	010－64287405	010－64286848	是
8.0	大16开	80	北京市东单三条甲7号	100005	bjzy1589@ 126. com	010－65231589	010－65251589	是

名称	主管单位	主办单位	编委会主任	主编/副主编	编辑部主任/社长	创刊时间	出刊周期	刊号	
								ISSN	CN
中医药管理杂志	国家中医药管理局	国家中医药管理局		佘靖	苏庆明	1991-2	双月	1007-9203	11-3070/R
中国中医基础医学杂志	国家中医药管理局	中国中医科学院基础理论研究所		孟庆云	马晓彤	1995-1	月刊	1006-3250	11-3554/R
中国民间疗法	国家中医药管理局	中国中医药出版社、中国民间中医药研究开发协会		王国辰	芮立新	1993	月刊	1007-5798	11-3555/R
光明中医	国家中医药管理局	中华中医药学会	邓铁涛	杨建宇	范竹雯	1985-5	月刊	1003-8914	11-1592/R
中国医学文摘·中医	国家中医药管理局	中国中医科学院中医药信息研究所		崔蒙	魏民	1977	双月	0254-9042	11-2371/R
国际中医中药杂志	卫生部	中华医学会、中国中医科学院中医药信息研究所	崔蒙	曹洪欣	樊红雨	2009	双月	1673-4246	11-5398/R
家庭中医药	国家中医药管理局	中国中医科学院中药研究所	黄璐琦	张瑞贤	李国坤	1993-11	月刊	1005-3743	11-3379/R
中国中医药信息杂志	国家中医药管理局	中国中医科学院中医药信息研究所		叶祖光	蔡德英	1994-6	月刊	1005-5304	11-3519/R
针刺研究	国家中医药管理局	中国中医科学院针灸研究所、中国针灸学会		朱兵	韩焱晶	1976-10	双月	1000-0607	11-2274/R
世界针灸杂志（英文版）	国家中医药管理局	世界针灸学会联合会、中国中医科学院针灸研究所、中国针灸学会		黄龙祥	韩焱晶	1991-8	季刊	1003-5257	11-2892/R
中华养生保健	国家中医药管理局	中华中医药学会		郑守曾	龙志贤	1983	月刊	1009-8011	11-4536/R
中国现代中药	国家中医药管理局	中国中药协会、中国医药集团总公司、中国药材集团公司	李光甫	张敏国		2006	月刊	1673-4890	11-5442/R
中国中西医结合急救杂志	中国科学技术协会	中国中西医结合学会		王今达	李银平	1994-11	双月	1008-9691	12-1312/R
中国中西医结合外科杂志	中国科学技术协会	中国中西医结合学会、天津市中西医结合急腹症研究所	吴咸中	吴咸中	屈振亮	1994-12	双月	1007-6948	12-1249/R

（续表）

单价（元）	开本	页数	地址	邮编	E-mail	电话	传真	核心期刊
8.0	大16开	64	北京市朝阳区樱花东街甲4号	100029	zyyg@ chinajournal. net. cn	010 – 64062098	010 – 64285191	/
8.0	大16开	80	北京市东直门内南小街16号	100700	zhongyijichu@ 126. com	010 – 64013896	无	是
9.0	大16开	80	北京市北三环东路28号易亨大厦	100013	zgmjlf@ periodicals. net. cn	010 – 64405732	010 – 64405731	/
10.0	大16开	180	北京西城区三里河南一巷11号院2号楼401室（北京105信箱）	100036	gmzyzy@ sina. com	010 – 68580939	010 – 68580939	否
20.0	大16开	88	北京市东直门内南小街16号	100700	lwz@ mail. cintcm. ac. cn	010 – 64014411 – 3212	010 – 64013995	/
12.0	大16开	96	北京市东直门内南小街16号	100700	guowaiyixue@ yahoo. com. cn	010 – 64014411 – 3225	010 – 64014411 – 3225	是
5.5	大16开	80	北京市东直门内南小街16号	100700	jtzyy@ 126. com	010 – 64052170	010 – 64014411 – 2985	否
10.0	大16开	112	北京市东直门内南小街16号	100700	lxx@ mail. cintcm. ac. cn	010 – 64058131	010 – 64058131	/
20.0	大16开	88	北京市东直门内南小街16号	100700	zcyj2468@ sina. com	010 – 84014607	010 – 84046331	是
20.0	大16开	72	北京市东直门内南小街16号	100700	sjyj2468@ sina. com	010 – 84014607	010 – 84046331	否
4.6	大16开	56	北京市朝阳区北三环东路11号科研楼116号	100029	globalfanshion@ 163. com	010 – 64286904	010 – 64220034	/
10.0	大16开	64	北京市西城区广安门外大街248号机械大厦12层	100055	zybjb@ 163. com	010 – 63314605	010 – 63314278	/
6.9	大16开	64	天津市和平区睦南道122号	300050	cccm@ em120. com	022 – 23306917	022 – 23306917	/
16.0	大16开	104	天津市南开区三纬路122号	300100	zxyjhwk@ hotmail. com	022 – 27420471	022 – 27420471	是

名称	主管单位	主办单位	编委会主任	主编/副主编	编辑部主任/社长	创刊时间	出刊周期	刊号	
								ISSN	CN
中国中医药现代远程教育	国家中医药管理局	世中联（北京）远程教育科技发展中心	佘　靖	杨建宇	郭明明	2003－5	月刊	1672－2779	11－5024/R
中草药	国家食品药品监督管理局	天津药物研究院、中国药学会	汤立达	汤立达	陈常青	1970－1	月刊	0253－2670	12－1108/R
中草药英文版(Chinese Herbla Medcine)	国家食品药品监督管理局	天津药物研究院、中国医学科学院药用植物研究所	汤立达	肖培根	陈常青	2009	季刊	1674－6384	12－1410/R
药物评价研究	国家食品药品监督管理局	天津药物研究院、中国药学会	刘昌孝	汤立达	袁永兵	2009	双月	1674－6376	12－1409/R
现代药物与临床	国家食品药品监督管理局	天津药物研究院、中国药学会	汤立达	邹美香	解学星	2009	双月	1674－5515	12－1407/R
天津中医药大学学报	天津市教委	天津中医药大学	戴锡孟	张伯礼	李　彦	1982－12	季刊	1005－7145	12－1180/R
天津中医	天津市卫生局	天津中医药大学、天津中医药学会、天津中西医结合学会	林立军	张伯礼	李　彦	1984－10	双月	1672－1519	12－1349/R
河北中医	河北省卫生厅	河北省医学情报研究所	孙万珍	李　立	李　立	1979－10	月刊	1002－2619	13－1067/R
河北中医药学报	河北省教育厅	河北医科大学	宗全和	宗全和	王文智	1986－9	季刊	1007－5615	13－1214/R
现代中西医结合杂志	河北省科学技术协会	中国中西医结合学会、中华中医药学会	吴咸中	戴砚田	高亚非	1992－10	旬刊	1008－8849	13－1283/R
现代养生	河北省卫生厅	河北省医疗气功医院		施永筠	徐大年	2001	月刊	1671－0223	13－1305/R
中西医结合心脑血管病杂志	山西省卫生厅	山西医科大学第一医院	陈可冀	王斌全 吕吉元	韩世范	2003	月刊	1672－1349	14－1312/R
中医外治杂志	山西省卫生厅	山西省中医药学会		赵尚华	朱庆文	1991－7	双月	1006－978X	14－1195/R
山西中医	山西省卫生厅	山西省中医药学会、山西省中医药研究院	赵震寰	王晞星		1985－1	月刊	1000－7156	14－1110/R

（续表）

单价（元）	开本	页数	地址	邮编	E-mail	电话	传真	核心期刊
10.0	大16开	196	北京市复兴门南大街甲2号知医堂101室	100031	tougao@ zyyycjy. com	010－57289308	010－87363190	否
35.0	大16开	208	天津市南开区鞍山西道308号	300193	zzcy@ tipress. com	022－27474913	022－23006821	是
30.0	大16开	80	天津市南开区鞍山西道308号	300193	zzcy@ tipress. com	022－27474913	022－23006821	否
15.0	大16开	80	天津市南开区鞍山西道308号	300193	der@ tiprpress. com	022－23006822	022－23006822	否
15.0	大16开	80	天津市南开区鞍山西道308号	300193	dc@ tipress. com	022－23006823	022－23006823	否
4.0	大16开	56	天津市南开区鞍山西道312号	300193	xuebaobj@ tjutcm. edu. cn	022－23051018	022－27470216	/
6.0	大16开	88	天津市南开区鞍山西道312号	300193	xuebaobj@ tjutcm. edu. cn	022－23051018	022－27470216	/
10.0	大16开	160	河北省石家庄市和平西路299号	050071	hbzhyi@ tom. com	0311－85989625	0311－85989628	是
10.0	大16开	112	河北省石家庄市北城路35号D8－1－201	050061	lwz@ 87738668. com	0311－87738668	0311－87738668	是
5.0	大16开	48	河北省石家庄市新石南路326号中医学院内	050091	zyxb407@ hebmu. edu. cn	0311－86265053	无	是
8.0	大16开	64	河北省北戴河海滨东经路198号	066100	xdyszzs@ sina. com	0335－4041257	0335－4034209	/
7.0	大16开	96	山西省太原市解放南路85号	030001	zxyjhxnxgbzz@ vip. 163. com	0351－4639124	0351－4032852	/
6.0	大16开	64	山西省晋城市南大街周元巷	048000	zywzzz@ 163. net	0356－2630030	0356－2630030	/
5.0	大16开	64	山西省太原市并州西街16号	030012	sxzyj@ 163. com	0351－4668082	0351－4150230	是

名称	主管单位	主办单位	编委会主任	主编/副主编	编辑部主任/社长	创刊时间	出刊周期	刊号	
								ISSN	CN
中国民族医药杂志	国家中医药管理局	全国中医药图书情报工作委员会	乌　兰	苏根元	陈玉华	1995－5	月刊	1006－6810	15－1175/R
内蒙古中医药	内蒙古自治区卫生厅	内蒙古自治区中医药学会、内蒙古自治区中蒙医研究所	乌　兰	苏根元 塞西娅	陈玉华	1982－2	半月	1006－0979	15－1101/R
中华中医药学刊	国家中医药管理局	中华中医药学会、辽宁中医药大学	李俊德	杨关林	覃　芳	1982－9	月刊	1673－7717	21－1546/R
辽宁中医杂志	辽宁省卫生厅	辽宁中医药大学、辽宁省中医药学会	杨关林	杨关林	覃　芳	1958－10	月刊	1000－1719	21－1128/R
辽宁中医药大学学报	辽宁省教育厅	辽宁中医药大学	杨关林	杨关林	覃　芳	1984	月刊	1673－842X	21－1543/R
吉林中医药	吉林省教育厅	长春中医药大学	王之虹	曲晓波	阎　琪	1979	月刊	1003－5699	22－1119/R
长春中医药大学学报	吉林省教育厅	长春中医药大学		曲晓波	阎　琪	1985	双月	1007－4813	22－1375/R
中国中医药科技杂志	国家中医药管理局	中华中医药学会	陈可冀	陈可冀		1994－1	双月	1005－7072	23－1353/R
中医药学报	黑龙江省教育厅	黑龙江中医药大学、中国中医药学会中医编辑学会		匡海学		1973－1	双月	1002－2392	23－1193/R
中医药信息	黑龙江省教育厅	黑龙江中医药大学、中国科学技术情报学会		匡海学		1984－4	双月	1002－2406	23－1194/R
针灸临床杂志	黑龙江省教育厅	黑龙江中医药大学、中国针灸学会临床分会		孙申田		1984	月刊	1005－0779	23－1354/R
黑龙江中医药	黑龙江省中医管理局	黑龙江省中医研究院		王学军	王学军	1958－1	双月	1000－9906	23－1221/R
中成药	国家科委、国家新闻出版总署	国家药品监督管理局信息中心中成药信息站	任德权	朱立中 陈勇隽		1978	月刊	1001－1528	31－1368/R
中医文献杂志	上海市卫生局	上海市中医文献馆、中华中医药学会		方松春	杨悦娅	1983	双月	1006－4737	31－1682/R

（续表）

单价（元）	开本	页数	地址	邮编	E-mail	电话	传真	核心期刊
8.0	大16开	80	内蒙古自治区呼和浩特市健康路11号	010020	zgmzyyzz@126.com	0471－6920167	0471－6933673	/
6.0	大16开	128	内蒙古自治区呼和浩特市健康路11号	010020	nmgzyyhhht@163.com	0471－6920167	0471－6933673	/
10.0	大16开	224	辽宁省沈阳市皇姑区崇山东路79号	110847	zhzyyxk@vip.163.com	024－31207045	024－31207045	是
8.0	大16开	192	辽宁省沈阳市皇姑区崇山东路79号	110847	lnzy@vip.163.com	024－31207233	024－31207045	是
8.0	大16开	224	辽宁省沈阳市皇姑区崇山东路79号	110847	zyxb@vip.163.com	024－31207232	024－31207231	是
8.0	大16开	96	吉林省长春市净月开发区博硕路1035号	130117	jlzyybjb@126.com	0431－86172606	0431－86172606	是
10.0	大16开	160	吉林省长春市净月开发区博硕路1035号	130117	jlzyybjb@126.com	0431－86172608	0431－86172606	/
10.0	大16开	80	黑龙江省哈尔滨市南岗区阿什河街122号	150001	jtcmst@163.com	0451－53671501	0451－85971128	是
3.0	大16开	58	黑龙江省哈尔滨市和平路24号	150040	zyyxbhl@sina.com	0451－82117809	0451－82117809	/
3.0	大16开	66	黑龙江省哈尔滨市和平路24号	150040	zyyxxbjb@sina.com	0451－82117809	0451－82117809	/
3.6	大16开	54	黑龙江省哈尔滨市和平路24号	150040	zjlczz@sina.com	0451－82117809	0451－82117809	/
5.0	大16开	64	黑龙江省哈尔滨市香坊区三辅街142号	150036	hljzyy@163.com	0451－55643615	0451－55643615	/
15.0	大16开	128	上海市汉口路239号131室	200002	med@stn.sh.cn	021－36213275	021－63213363	/
8.0	大16开	56	上海市瑞金二路156号	200020	shtcmliter@yahoo.com.cn	021－54669083－8012	021－54669086－8012	否

名称	主管单位	主办单位	编委会主任	主编/副主编	编辑部主任/社长	创刊时间	出刊周期	刊号	
								ISSN	CN
上海针灸杂志	上海市卫生局	上海市针灸经络研究所	陈汉平	黄琴峰	马晓芃	1982－1	月刊	1005－0957	31－1317/R
针灸推拿医学（英文版）	上海市卫生局	上海市针灸经络研究所	陈汉平	陈汉平	马晓芃	2003	双月	1672－3597	31－1908/R
中医药文化	上海市教育委员会	上海中医药大学	段逸山	王　群	华卫国	2005	双月	1673－6281	31－1971/R
上海中医药杂志	上海市教育委员会	上海中医药大学、上海市中医药学会		谢建群	华卫国	1955－6	月刊	1007－1334	31－1276/R
上海中医药大学学报	上海市教育委员会	上海中医药大学、上海市中医药研究院		谢建群	华卫国	1987－6	月刊	1008－861X	31－1788/R
江苏中医药	江苏省卫生厅、江苏省中医药局	江苏省中医药学会、江苏省中西医结合学会、江苏省针灸学会	张继泽	黄亚博	黄亚博	1956－10	月刊	1672－397X	32－1630/R
南京中医药大学学报	江苏省教育厅	南京中医药大学	项　平	范欣生	范欣生	1959－6	月刊	1000－5005	32－1247/R
养生月刊	浙江省中医药管理局	浙江省中医药研究院	吴章穆	柴可群	陈永灿	1980－12	月刊	1671－1734	33－1265/R
浙江中医杂志	浙江省中医药管理局	浙江省中医药研究院	吴章穆	柴可群	陈永灿	1956－12	月刊	0411－8421	33－1083/R
浙江中医药大学学报	浙江省教育厅	浙江中医药大学	肖鲁伟	肖鲁伟	朱君华	1977	双月	1005－5509	33－1077/R
浙江中西医结合杂志	浙江省卫生厅	浙江省中西医结合学会、浙江省中西医结合医院	何　革	何　革	李晓玲	1991	月刊	1005－4561	33－1177/R
现代中药研究与实践	安徽省卫生厅	安徽中医药高等专科学校、中华中医药学会中药鉴定委员会	赵国胜	赵国胜	王道玉	1987－1	双月	1673－6427	34－1267/R
安徽中医学院学报	安徽省教育厅	安徽中医学院	王　键	马宗华	姚实林	1981	双月	1000－2219	34－1066/R
中医药临床杂志	安徽省卫生厅	中华中医药学会、中医药临床杂志社	武琼宇	王　键	黄　辉	1988－12	月刊	1672－7134	34－1268/R
中国中西医结合耳鼻咽喉科杂志	中国科学技术协会	中国中西医结合学会	杨和钧 唐有法	杨和钧 唐有法	唐有法	1993－11	双月	1007－4856	34－1159/R

（续表）

单价（元）	开本	页数	地址	邮编	E-mail	电话	传真	核心期刊
6.0	大16开	62	上海市宛平南路650号	200030	SHZJ@chinajournal.net.cn	021－64382181	021－64382181	是
80.0	大16开	64	上海市宛平南路650号	200030	zjtnyx@163.com	021－64382181	021－64382181	/
6.8	大16开	56	上海市浦东新区蔡伦路1200号	201203	zyywh@126.com	021－51322541	021－51322541	/
8.0	大16开	88	上海市浦东新区蔡伦路1200号	201203	shzyyzz@126.com	021－51322541	021－51322541	是
8.0	大16开	88	上海市浦东新区蔡伦路1200号	201203	shzyyxb@126.com	021－51322541	021－51322541	是
8.0	大16开	96	江苏省南京市汉中路282号	210029	jstcm@vip.163.com	025－86617285	025－86556817	是
5.0	大16开	66	江苏省南京市汉中路282号	210029	xb@njutcm.edu.cn	025－86798051	025－86798051	/
4.5	大32开	96	浙江省杭州市天目山路132号	310007	ysyk1980@163.com	0571－88849074	0571－88845196	否
8.0	大16开	80	浙江省杭州市天目山路132号	310007	zjzyzz1956@163.com	0571－88849074	0571－88845196	是
5.0	大16开	140	浙江省杭州市滨江区滨文路548号	310053	zjzyxb@163.com	0571－86613692	0571－86613717	/
8.0	大16开	66	浙江省杭州市环城东路208号	310003	zj85186890@126.com	0571－85186890	0571－85186890	否
10.0	大16开	88	安徽省芜湖市乌霞山西路18号	241002	jzzy@chinajournal.net.cn	0553－4836136	0553－4836136	是
6.0	大16开	80	安徽省合肥市梅山路103号安徽中医学院内	230038	ahxbbjb@163.com	0551－5169048	0551－5169046	是
6.0	大16开	96	安徽省合肥市永红路15号	230061	cjtcm@163.com	0551－2821750	0551－2821570	是
12.0	大16开	80	安徽省安庆市孝肃路42号	246004	ent93@163.com	0556－5519852	0556－5545966	是

名称	主管单位	主办单位	编委会主任	主编/副主编	编辑部主任/社长	创刊时间	出刊周期	刊号	
								ISSN	CN
福建中医药	福建中医药大学	福建中医药大学	陈立典	李灿东	陈成东	1956－7	双月	1000－338X	35－1073/R
福建中医药大学学报	福建中医药大学	福建中医药大学	陈立典	李灿东	陈成东	1991－11	双月	1004－5627	35－1308/R
江西中医药	江西省新闻出版局	江西中医学院、江西省中医药学会	刘红宁	刘红宁	蒋力生	1951－4	月刊	0411－9584	36－1095/R
江西中医学院学报	江西省新闻出版局	江西中医学院	刘红宁	刘红宁	蒋力生	1988－10	双月	1005－9431	36－1192/R
山东中医药大学学报	山东省教育厅	山东中医药大学	邹积隆	皋永利	皋永利	1977－2	双月	1007－659X	37－1279/R
山东中医杂志	山东省卫生厅	山东中医药学会、山东中医药大学	王新陆	皋永利	皋永利	1981－10	月刊	0257－358X	37－1164/R
中医研究	河南省卫生厅	中华中医药学会、河南省中医药研究院		石鹤峰	宋红湘	1988－1	月刊	1001－6910	41－1124/R
国医论坛	河南省中医管理局	中华中医药学会、河南省南阳中医药学校	夏祖昌	方家选	赵体浩	1986－2	双月	1002－1078	41－1110/R
中医正骨	国家中医药管理局	河南省正骨研究院、中华中医药学会	郭维淮	郭维淮	王智勇	1989－12	月刊	1001－6015	41－1162/R
河南中医	河南中医学院	中国中医药学会河南分会、河南中医学院	李振华	郑玉玲	蒋士卿	1976－6	月刊	1003－5028	41－1114/R
中医学报	中国科学技术协会	中华中医药学会、河南中医学院	李俊德	郑玉玲	蒋士卿	1986－1	月刊	1674－8999	41－1411/R
中西医结合肝病杂志	湖北省教育厅	中国中西医结合学会、湖北中医药大学	王伯祥	王伯祥	彭　萌	1991－6	双月	1005－0264	42－1322/R
中国中西医结合消化杂志	教育部	华中科技大学同济医学院	陈泽民	陈泽民	李道本	1993－10	双月	1671－038X	42－1612/R
时珍国医国药	湖北省黄石市卫生局	时珍国医国药杂志社	肖培根 梅全喜	朱保华	尚　璜	1990	月刊	1008－0805	42－1436/R
中国中医骨伤科杂志	中国科学技术协会	中华中医药学会	施　杞	李同生	李同生	1993－2	月刊	1005－0205	42－1340/R
湖北民族学院学报·医学版	湖北省教委	湖北民族学院		谭志松	雷　翔	1982	季刊	1008－8164	42－1590/R
湖北中医杂志	湖北省教育厅	湖北中医学院		王　华	李汉鑫	1979－7	月刊	1000－0704	42－1189/R

（续表）

单价（元）	开本	页数	地址	邮编	E-mail	电话	传真	核心期刊
4.5	大16开	64	福建省福州市五四路282号	350003	fjzy@fjtcm.edu.cn	0591－83570396	0591－83570396	/
5.0	大16开	72	福建省福州市五四路282号	350003	xb@fjtcm.edu.cn	0591－83570396	0591－83570396	/
4.8	大16开	80	江西省南昌市阳明路56号	330006	jxzybjb@vip.sina.com	0791－7119831	0791－7119829	/
5.0	大16开	104	江西省南昌市阳明路56号	330006	jxzybjb@vip.sina.com	0791－7119831	0791－7119829	/
5.0	大16开	80	山东省济南市长清大学科技园山东中医药大学	250355	xuebao@sdutcm.edu.cn	0531－89628059	0531－89628060	是
4.5	大16开	72	山东省济南市长清大学科技园山东中医药大学	250355	zazhi@sdutcm.edu.cn	0531－89628059	0531－89628060	是
6.0	大16开	80	河南省郑州市城北路7号	450004	zgzyyj@yahoo.com.cn	0371－66322705	0371－66331608	/
5.0	大16开	56	河南省南阳市卧龙路1439号（南阳医专院内）	473061	gylt1986@126.com	0377－63529058	0377－63529598	否
8.0	大16开	80	河南省洛阳市启明南路82号	471002	zyzg1989@126.com	0379－63551943	0379－63552102	是
6.0	大16开	128	河南省郑州市金水路1号	450008	hnzy@hactcm.edu.cn	0371－65676805 0371－65676877	0371－65962977	是
10.0	大16开	128	河南省郑州市金水路1号	450008	ctcm@hactcm.edu.cn	0371－65676818	0371－65962977	是
8.0	大16开	64	湖北省武汉市花园山4号	430061	zxygbzz@163.com	027－88854726	027－88854726	是
6.8	大16开	72	湖北省武汉市解放大道1277号协和医院内	430022	zxyxh@whuh.com	027－85726835	无	/
15.0	大16开	256	湖北省黄石市黄石大道874号	435000	shizhenchina@163.com	0714－6247076	0714－6224836	是
8.0	大16开	72	湖北省武汉市洪山区珞喻路856号	430074	admin@totcm.org	027－87409653	027－87409641	/
6.0	大16开	64	湖北省恩施市	445000	fbmz@chinajournal.net.cn	0718－8430535	0718－8431581	/
4.0	大16开	64	湖北省武汉市洪山区黄家湖西路1号	430065	hbzy@vip.163.com	027－68890234	无	/

名称	主管单位	主办单位	编委会主任	主编/副主编	编辑部主任/社长	创刊时间	出刊周期	刊号	
								ISSN	CN
湖北中医学院学报	湖北省教育厅	湖北中医学院	李汉鑫	王　华	李汉鑫	1979－7	双月	1008－987X	42－1452/R
湖南中医杂志	湖南省卫生厅	湖南省中医药研究院	蔡光先	蔡光先	姚　勤	1985－5	双月	1003－7705	43－1105/R
中医药导报	湖南省卫生厅	湖南省中医药学会、湖南中医管理局	周绍明	袁长津	郭子华	1994－4	月刊	1672－951X	43－1446/R
湖南中医药大学学报	湖南省教育厅	湖南中医药大学	尤昭玲	尤昭玲	徐爱良	1994－4	双月	1674－070X	43－1472/R
新中医	国家中医药管理局	广州中医药大学、中华中医药学会	徐志伟	郭桃美	郭桃美	1969－12	月刊	0256－7415	44－1231/R
中药新药与临床药理	国家食品药品监督管理局	广州中医药大学	王宁生	王宁生	邓响潮	1990－6	双月	1003－9783	44－1308/R
广州中医药大学学报	广东省教育厅	广州中医药大学	徐志伟	陈蔚文	陈彩英	1984	双月	1007－3213	44－1425/R
中药材	国家食品药品监督管理局	国家食品药品监督管理局中药材信息中心站	任德全	元四辉		1978－1	月刊	1001－4454	44－1286/R
按摩与导引	广东省中医药局	广东省中医研究院	罗　凛	邝日建		1985－4	月刊	1008－1879	44－1214/R
深圳中西医结合杂志	深圳市卫生局	深圳市中西医结合临床研究所	王成友	吴正治	李晓萍	1991	双月	1007－0893	44－1419/R
广西中医药	广西中医学院	中华中医药学会广西分会、广西中医学院	朱　华	朱　华	林　江	1977－8	双月	1003－0719	45－1123/R
广西中医学院学报	广西中医学院	广西中医学院	朱　华	朱　华	林　江	1905－7	季刊	1008－7486	45－1245/R
中国中医急症	国家中医药管理局	中华中医药学会		晁恩祥	江　洪	1977－8	月刊	1004－745X	50－1102/R
实用中医药杂志	重庆市教育委员会	重庆医科大学中医药学院	刘路明	吴昌培	罗荣汉	1978－3	月刊	1004－2814	50－1056/R
中药药理与临床	四川省中医药管理局	中国药理学会	王建华	邓文龙	邓文龙	1985－10	双月	1001－859X	51－1188/R

（续表）

单价（元）	开本	页数	地址	邮编	E-mail	电话	传真	核心期刊
7.0	大16开	80	湖北省武汉市洪山区黄家湖西路1号	430065	hbzy@vip.163.com	027－68890234	无	/
4.0	大16开	80	湖南省长沙市麓山路58号	410006	hnzy188@sohu.com	0731－8888572	0731－8888572	/
6.0	大16开	114	湖南省长沙市湘雅路30号	410008	hnzyydb@163.net	0731－4365506	0731－4828502	/
6.0	大16开	80	湖南省长沙市韶山中路113号	410007	xuebaotcm@126.com	0731－5381063	0731－5381063	/
15.0	大16开	160	广东省广州市机场路12号大院广州中医药大学内	510405	xzybjb@gzhtcm.edu.cn	020－36585485	020－36590326	是
10.0	大16开	80	广东省广州市机场路12号大院	510405	zz@adr.com.cn	020－36585613	020－36590367	/
8.0	大16开	99	广东省广州市机场路12号大院	510405	gzzyxb@gzhtcm.edu.cn	020－36585268	020－36585697	是
25.0	大16开	180	广东省广州市中山二路24号中粤大厦10楼	510080	gdzycn@pub.guangzhou.gd.cn	020－87665465	020－87665465	是
5.0	大16开	48	广东省广州市恒福路60号	510095	wrht2319@sina.com	020－88546498	020－83592829	/
8.0	大16开	64	深圳市笋岗西路深圳市第二人民医院内	518035	szzxyjhzz@yahoo.com.cn	0755－83228956	0755－83228956	是
4.5	大16开	62	广西壮族自治区南宁市明秀东路179号广西中医学院内	530001	Gxzy@chinajournal.net.cn	0771－3137545	无	否
6.0	大16开	120	广西壮族自治区南宁市明秀东路179号广西中医学院内	530001	gszb@chinajournal.net.cn	0771－3137545	无	否
10.0	大16开	184	重庆市江北区盘溪七支路6号	400021	zgzyjz@yahoo.com.cn	023－67064128	023－63521390	是
4.0	大16开	64	重庆市渝中区山城巷82号	400010	ZYAO@chinajournal.net.cn	023－63846413	023－63846413	/
8.0	大16开	64	四川省成都市人民南路四段51号	610041	zyyl707@163.cn	028－85234707	028－85234707	/

名称	主管单位	主办单位	编委会主任	主编/副主编	编辑部主任/社长	创刊时间	出刊周期	刊号	
								ISSN	CN
成都中医药大学学报	四川省教育厅	成都中医药大学	梁繁荣	梁繁荣	陈　钢	1958－10	季刊	1004－0668	51－1162/R
四川中医	四川省卫生厅	四川省中医学会		方连举	方连举	1982－10	月刊	1000－3649	51－1186/R
贵阳中医学院学报	贵阳中医学院	贵阳中医学院	梁光义	梁光义	李良栋	1979－7	双月	1002－1108	52－5011/G2
中国民族民间医药	云南省科协技术协会	云南省民族民间医药研究会	郑　进 黄传贵	郑　进 黄传贵	黄传贵	1992－8	半月	1007－8517	53－1102/R
云南中医学院学报	云南省教育厅	云南中医学院	郑　进	毕　云	岳胜难	1978－3	双月	1000－2723	53－1048/R
云南中医中药杂志	云南省卫生厅	云南省中医药研究所、云南省中医药学会、云南省针灸学会、云南省中西医结合学会		詹文涛	曹惠芬	1980－2	双月	1007－2349	53－1120/R
陕西中医学院学报	陕西省教育厅	陕西中医学院	周永学	张喜德	张喜德	1978－1	双月	1002－168X	61－1083/R
现代中医药	陕西省教育厅	陕西中医学院	周永学	张喜德	张喜德	2002－3	双月	1672－0571	61－1397/R
陕西中医	陕西省中医管理局	陕西省中医药学会	杨世兴	杨世兴	张德兴	1980	月刊	1000－7369	61－1105/R
中医儿科杂志	甘肃省教育厅	甘肃中医学院、中华中医药学会	李金田	张士卿	高慧琴	2005－8	双月	1673－4297	61－1176/R
甘肃中医学院学报	甘肃省教育厅	甘肃中医学院	李金田	李金田	高慧琴	1984－7	双月	1003－8450	62－1062/R
甘肃中医	甘肃省卫生厅	甘肃省中医药研究院	王自立	潘　文	潘　文	1988	月刊	1004－6852	62－1089/R
新疆中医药	新疆维吾尔自治区卫生厅	新疆维吾尔自治区中医药学会	牟全胜	牟全胜	柯　岗	1981－1	双月	1009－3931	65－1067/R

（续表）

单价（元）	开本	页数	地址	邮编	E-mail	电话	传真	核心期刊
5.0	大16开	96	四川省成都市十二桥路37号	610075	CDZY－xb@163.net	028－87779907	028－87763471	是
5.0	大16开	112	四川省成都市文庙西街80号	610041	schzhy@sina.com	028－86159421	028－86159421	/
5.0	大16开	120	贵州省贵阳市市东路50号	550002	gyzyxyxb@126.com	0851－5652096	0851－5652096	是
16.0	大16开	168/198	云南省昆明市关通路57号黄家医大楼5号	650200	zgyy1992@163.com	0871－5349183	0871－5339255	/
6.0	大16开	72	云南省昆明市关上双桥路201号	650200	ynzyxyxb@yahoo.com.cn	0871－7150987	0871－7150987	/
5.0	大16开	64	云南省昆明市学府路139号	650223	yzyy@chinajournal.net.cn	0871－5183005	0871－5183005	/
5.0	大16开	78	陕西省咸阳市世纪大道中段	712046	shxzhzs@163.com	029－38185250	029－38185238	/
5.0	大16开	78	陕西省咸阳市世纪大道中段	712046	shxzhzs@163.com	029－38185250	029－38185238	/
7.0	大16开	128	陕西省西安市西华门2号	710003	shanxizi@sohu.com	029－87257807	029－87250672	/
5.0	大16开	64	甘肃省兰州市定西东路35号	730000	zyekzz@163.com	0931－8765573	0931－8765520	否
5.0	大16开	80	甘肃省兰州市定西东路35号	730000	gszyxyxb@163.com	0931－8765458	0931－8765458	否
4.5	大16开	80	甘肃省兰州市七里河区安西路518号	730050	gszyyk@126.com	0931－2337364	0931－2337364	/
6.0	大16开	86	新疆维吾尔自治区乌鲁木齐市天山区龙泉街191号	830004	XJZYYBJB@163.com	0991－8561035	0991－8551838	/

二、中医资源

2011 年全国卫生机构、中医机构的机构、人员情况

	机构数（个）	职工总数（个）	其中：				
			卫生技术人员	内：中医执业医师	中医执业助理医师	中药师（士）	见习中医师
全国卫生机构	**954 389**	**8 606 040**	**6 192 858**	**267 225**	**42 047**	**100 116**	**10 941**
其中：中医机构	38 224	745 985	627 269	113 077	8 173	32 817	4 878
中医机构/全国卫生机构（%）	4.01	8.67	10.13	42.32	19.44	32.78	44.58
卫生部门卫生机构	**136 818**	**5 680 637**	**4 579 793**	**187 856**	**30 022**	**78 598**	**8 314**
其中：中医机构	2 638	611 982	509 881	83 910	4 674	25 672	4 180
中医机构/卫生部门卫生机构（%）	1.93	10.77	11.13	44.67	15.57	32.66	50.28

注：自 2010 年开始，此表含村卫生室的统计数据。

2011 年按类别分全国诊所、卫生所、医务室基本情况

	机构数（个）	人员总数（人）	其中：中医执业医师	中医执业助理医师
总　计	**175 011**	**397 325**	**35 039**	**5 051**
其中：普通	84 379	187 274	10 116	1 778
中医	26 115	48 539	17 158	2 084
中西医结合	7 248	18 379	2 681	368
民族医	393	672	150	25
口腔	18 151	42 029	289	62
其他	38 725	100 432	4 645	734

2011 年全国村卫生室机构、人员情况

	机构数（个）	执业（助理）医师（人）	乡村医生数（人）	其中：大专及以上学历	中专学历及中专水平	在职培训合格者	卫生员（人）
总　计	**662 894**	**118 458**	**1 060 548**	**56 207**	**801 659**	**189 151**	**65 895**
按行医方式分							
西医为主	454 810	78 843	724 874	36 922	555 107	123 994	45 820
中医为主	23 261	5 149	29 367	1 559	18 838	8 555	1 864
中西医结合	184 823	34 466	306 307	17 726	227 714	56 602	18 211

2011 年全国村卫生室收支、服务情况

	总收入（千元）	总支出（千元）	诊疗人次数（人次）	其中：出诊人次数
总　计	**32 407 529.67**	**29 232 682.25**	**1 792 064 901**	**199 759 056**
按行医方式分				
西医为主	22 418 474.73	20 162 042.51	1 238 366 265	136 269 418
中医为主	780 935.32	712 320.08	49 315 924	5 450 704
中西医结合	9 208 119.62	8 358 319.67	504 382 712	58 038 934

2011 年全国卫生机构中医药人员增减情况

单位：人

	2010 年	2011 年	增减数	增减（%）
全国卫生机构卫技人员数	**5 866 158**	**6 192 858**	**326 700**	**5.57**
其中：中医药人员数	404 372	420 329	15 957	3.95
内：中医执业医师	256 361	267 225	10 864	4.24
中医执业助理医师	37 743	42 047	4 304	11.40
见习中医师	13 168	10 941	-2 227	-16.91
中药师（士）	97 100	100 116	3 016	3.11

注：此表含诊所、卫生所、医务室、社区卫生服务站的统计数据，下表同。

2011 年全国中医机构中医药人员增减情况

单位：人

	2010 年	2011 年	增减数	增减（%）
全国中医机构卫技人员数	**588 701**	**627 269**	**38 568**	**6.55**
其中：中医药人员数	153 261	158 945	5 684	3.71
内：中医执业医师	108 216	113 077	4 861	4.49
中医执业助理医师	7 720	8 173	453	5.87
见习中医师	5 772	4 878	-894	-15.49
中药师（士）	31 553	32 817	1 264	4.01

全国中医、中药人员历年基本情况

单位：人

	2002 年	2003 年	2004 年	2005 年	2006 年
全国卫生技术人员数	**4 269 779**	**4 306 471**	**4 389 998**	**4 460 187**	**4 624 140**
其中：中医执业（助理）医师数	251 851	245 041	242 107	234 685	236 545
执业中药师数	18 304	19 088	19 643	19 533	21 324

	2007 年	2008 年	2009 年	2010 年	2011 年
全国卫生技术人员数	**4 787 610**	**5 030 038**	**5 396 941**	**5 866 158**	**6 192 858**
其中：中医执业（助理）医师数	241 933	253 233	272 579	294 104	309 272
见习中医师	9 351	10 790	11 958	13 168	10 941
中药师（士）	82 494	88 673	93 178	97 100	100 116

2011 年全国中医医疗机构的机构、床位数

	机构数（个）	床位数（张）			
		编制床位	实有床位	特需服务床位	负压病房床位
总计	**38 177**	**531 806**	**529 971**	**3 098**	**720**
中医类医院	3 308	531 211	529 349	3 080	710
中医类门诊部	1 113	595	622	18	10
中医类诊所	33 756	0	0	0	0

注：自 2009 年开始，床位数统计去除“扶贫床位”，增加“特需服务床位”和“负压病房床位”两项。

2011年全国中医医疗机构人员数

单位：人

	人员总数	其中：			
		卫生技术人员	其他技术人员	管理人员	工勤技能人员
总计	**742 773**	**625 396**	**28 022**	**33 113**	**56 242**
中医类医院	662 074	549 875	27 325	31 972	52 902
中医类门诊部	13 109	10 235	697	1 141	1 036
中医类诊所	67 590	65 286	0	0	2 304

2011年全国中医医疗机构卫生技术人员数（一）

单位：人

	卫生技术人员	执业医师	其中：中医类别	执业助理医师	其中：中医类别
总计	**625 396**	**231 197**	**112 522**	**26 702**	**8 166**
中医类医院	549 875	190 365	89 118	20 598	5 402
中医类门诊部	10 235	5 083	3 415	538	287
中医类诊所	65 286	35 749	19 989	5 566	2 477

注：执业医师中医类别即为中医执业医师，执业助理医师中医类别就是执业助理中医师，但执业医师中医类别和执业助理医师中医类别是比较规范的说法。

2011年全国中医医疗机构卫生技术人员数（二）

单位：人

	注册护士	其中：助产士	药师（士）	其中：	
				西药师（士）	中药师（士）
总计	**218 089**	**4 609**	**57 245**	**22 001**	**32 676**
中医类医院	205 041	4 520	49 067	20 890	26 946
中医类门诊部	2 037	19	1 366	327	924
中医类诊所	11 011	70	6 812	784	4 806

2011年全国中医医疗机构卫生技术人员数（三）

单位：人

	检验技师（士）	影像技师（士）	其他卫生技术人员	其中：	
				见习医师	内：中医
总计	**20 615**	**11 922**	**59 626**	**20 336**	**4 878**
中医类医院	20 049	11 703	53 052	19 253	4 582
中医类门诊部	375	138	698	175	45
中医类诊所	191	81	5 876	908	251

2011年全国中医医疗机构收入、支出情况

单位：千元

	总收入	总支出	上缴财政专户的服务收入
总计	**164 652 527**	**158 623 023**	**1 053 844**
中医类医院	159 015 685	153 763 372	1 053 828
中医类门诊部	2 802 648	2 460 588	16
中医类诊所	2 834 194	2 399 063	—

2011 年全国中医医疗机构收入情况

单位：千元

	总收入	其中：				
		财政补助收入	上级补助收入	医疗收入	药品收入	其他收入
总计	**164 652 527**	**16 808 980**	**461 041**	**68 678 806**	**75 999 770**	**2 666 853**
中医类医院	159 015 685	16 784 957	436 885	67 064 087	72 114 999	2 614 757
中医类门诊部	2 802 648	24 023	9 315	539 174	2 178 040	52 096
中医类诊所	2 834 194	—	14 841	1 075 545	1 706 731	—

2011 年全国中医医疗机构支出情况

单位：千元

	总支出	其中：				总支出中：人员支出
		医疗支出	药品支出	财政专项支出	其他支出	
总计	**158 623 023**	**77 719 018**	**69 840 524**	**7 227 423**	**2 863 450**	**39 328 190**
中医类医院	153 763 372	76 945 667	67 326 165	7 216 456	2 275 084	37 812 851
中医类门诊部	2 460 588	347 246	1 514 009	10 967	588 366	594 717
中医类诊所	2 399 063	426 105	1 000 350	—	—	920 622

2011 年全国中医类医院、门诊部机构、床位数

	机构数（个）	床位数（张）			
		编制床位	实有床位	特需服务床位	负压病房床位
总计	**4 421**	**531 806**	**529 971**	**3 098**	**720**
中医类医院	**3 308**	**531 211**	**529 349**	**3 080**	**710**
中医医院	2 831	479 400	477 078	2 532	514
中西医结合医院	277	37 448	38 787	391	112
民族医院	200	14 363	13 484	157	84
中医类门诊部	**1 113**	**595**	**622**	**18**	**10**
中医门诊部	848	372	427	16	9
中西医结合门诊部	253	219	191	2	1
民族医门诊部	12	4	4	0	0

2011 年全国中医类医院、门诊部人员数

单位：人

	人员总数	其中：			
		卫生技术人员	其他技术人员	管理人员	工勤人员
总计	**675 183**	**560 110**	**28 022**	**33 113**	**53 938**
中医类医院	**662 074**	**549 875**	**27 325**	**31 972**	**52 902**
中医医院	599 200	498 616	24 609	28 453	47 522
中西医结合医院	49 340	40 217	2 041	2 860	4 222
民族医医院	13 534	11 042	675	659	1 158
中医类门诊部	**13 109**	**10 235**	**697**	**1 141**	**1 036**
中医门诊部	10 573	8 087	607	987	892
中西医结合门诊部	2 438	2 070	88	145	135
民族医门诊部	98	78	2	9	9

2011 年全国中医类医院、门诊部卫生技术人员数（一）

单位：人

	卫生技术人员	执业医师	其中：中医类别	执业助理医师	其中：中医类别
总计	**560 110**	**195 448**	**92 533**	**21 136**	**5 689**
中医类医院	**549 875**	**190 365**	**89 118**	**20 598**	**5 402**
中医医院	498 616	172 252	82 508	18 480	4 742
中西医结合医院	40 217	14 117	4 342	1 254	263
民族医医院	11 042	3 996	2 268	864	397
中医类门诊部	**10 235**	**5 083**	**3 415**	**538**	**287**
中医门诊部	8 087	4 111	3 086	382	249
中西医结合门诊部	2 070	938	313	147	36
民族医门诊部	78	34	16	9	2

2011 年全国中医类医院、门诊部卫生技术人员数（二）

单位：人

	注册护士	其中：助产士	药师（士）	其中：	
				西药师（士）	中药师（士）
总计	**207 078**	**4 539**	**50 433**	**21 217**	**27 870**
中医类医院	**205 041**	**4 520**	**49 067**	**20 890**	**26 946**
中医医院	186 129	3 968	44 920	18 951	24 927
中西医结合医院	15 989	453	2 827	1 632	1 102
民族医医院	2 923	99	1 320	307	917
中医类门诊部	**2 037**	**19**	**1 366**	**327**	**924**
中医门诊部	1 456	13	1 160	228	847
中西医结合门诊部	564	6	197	98	72
民族医门诊部	17	0	9	1	5

2011 年全国中医类医院、门诊部卫生技术人员数（三）

单位：人

	检验技师（士）	影像技师（士）	其他卫生技术人员	其中：	
				见习医师	内：中医
总计	**20 424**	**11 841**	**53 750**	**19 428**	**4 627**
中医类医院	**20 049**	**11 703**	**53 052**	**19 253**	**4 582**
中医医院	18 202	10 679	47 954	17 644	4 203
中西医结合医院	1 492	780	3 758	1 177	169
民族医医院	355	244	1 340	432	210
中医类门诊部	**375**	**138**	**698**	**175**	**45**
中医门诊部	284	93	601	160	40
中西医结合门诊部	86	43	95	15	5
民族医门诊部	5	2	2	0	0

2011 年全国中医类医院、门诊部房屋建筑面积情况

单位：平方米

	房屋建筑面积	其中：业务用房面积	业务用房中危房面积	租房面积	其中：业务用房面积
总计	**42 630 039**	**31 341 933**	**718 650**	**1 958 140**	**1 592 616**
中医类医院	**42 313 192**	**31 091 961**	**717 943**	**1 632 141**	**1 323 723**
中医医院	38 072 097	28 155 488	670 266	1 195 339	989 334
中西医结合医院	3 149 722	2 201 065	20 596	374 463	289 944
民族医医院	1 091 373	735 408	27 081	62 339	44 445
中医类门诊部	**316 847**	**249 972**	**707**	**325 999**	**268 893**
中医门诊部	261 446	204 967	313	257 268	210 165
中西医结合门诊部	53 337	43 241	394	63 923	55 853
民族医门诊部	2 064	1 764	0	4 808	2 875

2011 年全国中医类医院、门诊部万元以上设备拥有情况

单位：台（套）

	万元以上设备总价值（万元）	万元以上设备台数			
		合计	10～49 万元	50～100 万元	100 万元以上
总计	**4 290 767**	**301 591**	**51 628**	**8 559**	**6 357**
中医类医院	**4 283 342**	**300 301**	**51 527**	**8 540**	**6 355**
中医医院	3 829 741	269 073	45 899	7 689	5 748
中西医结合医院	399 578	26 612	5 020	723	537
民族医医院	54 023	4 616	608	128	70
中医类门诊部	**7 425**	**1 290**	**101**	**19**	**2**
中医门诊部	5 621	856	65	19	2
中西医结合门诊部	1 717	419	36	0	0
民族医门诊部	87	15	0	0	0

注：自 2009 年起，万元以上设备台数中的“50 万元以下”统计项目变更为“10～49 万元”。

2011 年全国中医类医院、门诊部的机构、床位增减情况

	机构数（个）				床位数（张）			
	2008 年	2011 年	增减数	增减（%）	2008 年	2011 年	增减数	增减（%）
总计	**4 169**	**4 421**	**252**	**6.04**	**471 885**	**529 971**	**58 086**	**12.31**
中医类医院	**3 232**	**3 308**	**76**	**2.35**	**471 289**	**529 349**	**58 060**	**12.32**
中医医院	2 778	2 831	53	1.91	424 244	477 078	52 834	12.45
中西医结合医院	256	277	21	8.20	35 234	38 787	3 553	10.08
民族医医院	198	200	2	1.01	11 811	13 484	1 673	14.16
中医类门诊部	**937**	**1 113**	**176**	**18.78**	**596**	**622**	**26**	**4.36**
中医门诊部	734	848	114	15.53	407	427	20	4.91
中西医结合门诊部	192	253	61	31.77	185	191	6	3.24
民族医门诊部	11	12	1	9.09	4	4	0	0.00

2011年全国中医类医院、门诊部人员增减情况

单位：人

	2008年	2011年	增减数	增减（%）
总计	**630 262**	**675 183**	**44 921**	**7.13**
中医类医院	**618 106**	**662 074**	**43 968**	**7.11**
中医医院	558 110	599 200	41 090	7.36
中西医结合医院	47 480	49 340	1 860	3.92
民族医医院	12 516	13 534	1 018	8.13
中医类门诊部	**12 156**	**13 109**	**953**	**7.84**
中医门诊部	9 822	10 573	751	7.65
中西医结合门诊部	2 260	2 438	178	7.88
民族医门诊部	74	98	24	32.43

2011年全国中医类医院、门诊部收入、支出情况

单位：千元

	总收入	总支出	上缴财政专户的服务收入
总计	**161 818 333**	**156 223 960**	**1 053 844**
中医类医院	**159 015 685**	**153 763 372**	**1 053 828**
中医医院	143 177 647	138 640 475	979 928
中西医结合医院	13 517 328	12 861 601	55 487
民族医医院	2 320 710	2 261 296	18 413
中医类门诊部	**2 802 648**	**2 460 588**	**16**
中医门诊部	2 568 728	2 221 185	6
中西医结合门诊部	231 262	237 135	10
民族医门诊部	2 658	2 268	0

2011年全国中医类医院、门诊部收入情况

单位：千元

	总收入	其中：				
		财政补助收入	上级补助收入	医疗收入	药品收入	其他收入
总计	**161 818 333**	**16 808 980**	**446 200**	**67 603 261**	**74 293 039**	**2 666 853**
中医类医院	**159 015 685**	**16 784 957**	**436 885**	**67 064 087**	**72 114 999**	**2 614 757**
中医医院	143 177 647	14 781 078	333 794	60 403 234	65 327 650	2 331 891
中西医结合医院	13 517 328	1 159 310	50 085	6 082 013	6 000 680	225 240
民族医医院	2 320 710	844 569	53 006	578 840	786 669	57 626
中医类门诊部	**2 802 648**	**24 023**	**9 315**	**539 174**	**2 178 040**	**52 096**
中医门诊部	2 568 728	23 428	9 315	451 089	2 036 395	48 501
中西医结合门诊部	231 262	595	0	87 467	139 652	3 548
民族医门诊部	2 658	0	0	618	1 993	47

2011 年全国中医类医院、门诊部支出情况

单位：千元

	总支出	其中：				总支出中：人员支出
		医疗支出	药品支出	财政专项支出	其他支出	
总计	**156 223 960**	**77 292 913**	**68 840 174**	**7 227 423**	**2 863 450**	**38 407 568**
中医类医院	**153 763 372**	**76 945 667**	**67 326 165**	**7 216 456**	**2 275 084**	**37 812 851**
中医医院	138 640 475	69 113 950	61 051 095	6 593 460	1 881 970	34 082 488
中西医结合医院	12 861 601	6 633 793	5 496 187	397 934	333 687	3 120 205
民族医医院	2 261 296	1 197 924	778 883	225 062	59 427	610 158
中医类门诊部	**2 460 588**	**347 246**	**1 514 009**	**10 967**	**588 366**	**594 717**
中医门诊部	2 221 185	284 947	1 377 185	10 260	548 793	523 983
中西医结合门诊部	237 135	61 918	135 296	707	39 214	70 006
民族医门诊部	2 268	381	1 528	0	359	728

2011 年全国中医类医院、门诊部资产情况

单位：千元

	总资产	流动资产	对外投资	固定资产	无形资产与开办费
总计	**202 885 988**	**74 001 530**	**668 096**	**125 552 378**	**2 663 984**
中医类医院	199 992 121	72 719 185	646 928	124 386 097	2 239 911
中医医院	178 583 296	64 964 319	555 681	111 005 996	2 057 300
中西医结合医院	18 105 732	6 650 295	58 001	11 323 219	74 217
民族医医院	3 303 093	1 104 571	33 246	2 056 882	108 394
中医类门诊部	**2 893 867**	**1 282 345**	**21 168**	**1 166 281**	**424 073**
中医门诊部	1 738 559	1 031 845	20 767	583 236	102 711
中西医结合门诊部	1 152 795	249 554	401	581 478	321 362
民族医门诊部	2 513	946	0	1 567	0

2011 年全国中医类医院、门诊部负债与净资产情况

单位：千元

	负债	其中：长期负债	净资产	其中：		
				事业基金	固定基金	专用基金
总计	**77 330 918**	**20 172 419**	**125 555 070**	**14 741 471**	**92 739 024**	**6 932 750**
中医类医院	**76 625 069**	**20 123 227**	**123 367 052**	**14 442 782**	**92 488 032**	**6 884 974**
中医医院	69 014 406	18 439 414	109 568 890	12 439 416	83 174 502	4 873 711
中西医结合医院	6 671 213	1 538 322	11 434 519	1 776 262	7 575 583	1 846 239
民族医医院	939 450	145 491	2 363 643	227 104	1 737 947	165 024
中医类门诊部	**705 849**	**49 192**	**2 188 018**	**298 689**	**250 992**	**47 776**
中医门诊部	657 951	40 356	1 080 608	195 061	136 036	45 571
中西医结合门诊部	47 456	8 836	1 105 339	103 367	114 723	2 205
民族医门诊部	442	0	2 071	261	233	0

2011 年全国中医类医院、门诊部年内基本建设投资情况（一）

	批准基建项目（个）	批准基建项目建筑面积（m^2）	实际完成投资额（万元）	其中：		
				财政性投资	单位自有资金	银行贷款
总计	**386**	**7 019 974**	**2 665 842**	**575 352**	**1 053 262**	**294 387**
中医类医院	**379**	**7 005 735**	**1 260 530**	**574 060**	**250 654**	**293 977**
中医医院	315	6 721 348	1 169 021	540 126	238 562	259 509
中西医结合医院	41	215 779	69 369	20 085	11 149	34 133
民族医医院	23	68 608	22 140	13 849	943	335
中医类门诊部	**7**	**14 239**	**1 405 312**	**1 292**	**802 608**	**410**
中医门诊部	5	13 939	803 769	1 292	801 715	370
中西医结合门诊部	2	300	601 543	0	893	40
民族医门诊部	0	0	0	0	0	0

2011 年全国中医类医院、门诊部年内基本建设投资情况（二）

	本年房屋竣工面积（m^2）	本年新增固定资产（万元）	因新扩建增加床位（张）
总计	**2 362 488**	**679 379**	**19 015**
中医类医院	**2 358 088**	**675 370**	**18 988**
中医医院	2 207 837	604 766	17 462
中西医结合医院	138 849	50 529	1 060
民族医医院	11 402	20 075	466
中医类门诊部	**4 400**	**4 009**	**27**
中医门诊部	3 600	3 975	4
中西医结合门诊部	800	34	23
民族医门诊部	0	0	0

2011 年全国中医类诊所的机构、人员数

	机构数（个）	人员总数（人）	其中：			
			卫生技术人员	其他技术人员	管理人员	工勤人员
中医类诊所	**33 756**	**67 590**	**65 286**	**0**	**0**	**2 304**
中医诊所	26 115	48 539	46 848	0	0	1 691
中西医结合诊所	7 248	18 379	17 796	0	0	583
民族医诊所	393	672	642	0	0	30

2011 年全国中医类诊所卫生技术人员数（一）

单位：人

	卫生技术人员	执业医师	其中：中医类别	执业助理医师	其中：中医类别
中医类诊所	**65 286**	**35 749**	**19 989**	**5 566**	**2 477**
中医诊所	46 848	26 800	17 158	4 000	2 084
中西医结合诊所	17 796	8 606	2 681	1 518	368
民族医诊所	642	343	150	48	25

2011年全国中医类诊所卫生技术人员数（二）

单位：人

	注册护士	其中：助产士	药师（士）	其中：西药师（士）	中药师（士）
中医类诊所	**11 011**	**70**	**6 812**	**784**	**4 806**
中医诊所	6 338	43	5 740	453	4 374
中西医结合诊所	4 583	25	1 013	327	398
民族医诊所	90	2	59	4	34

2011年全国中医类诊所卫生技术人员数（三）

单位：人

	检验技师（士）	影像技师（士）	其他卫生技术人员	其中：见习医师	内：中医
中医类诊所	**191**	**81**	**5 876**	**908**	**251**
中医诊所	88	46	3 836	691	215
中西医结合诊所	103	35	1 938	196	27
民族医诊所	0	0	102	21	9

2011年全国中医类诊所收入、支出情况

单位：千元

	总收入	其中：上级补助收入	医疗收入	药品收入	总支出	其中：医疗支出	药品支出	总支出中：人员支出
中医类诊所	**2 834 194**	**14 841**	**1 075 545**	**1 706 731**	**2 399 063**	**426 105**	**1 000 350**	**920 622**
中医诊所	2 114 293	10 121	811 257	1 264 583	1 781 453	317 224	736 985	683 511
中西医结合诊所	690 466	4 582	254 698	422 794	594 397	104 830	251 933	229 692
民族医诊所	29 435	138	9 590	19 354	23 213	4 051	11 432	7 419

2011年分市、县中医类医院机构、床位数

	机构数（个）	床位数（张）：编制床位	实有床位	特需服务床位	负压病房床位
总计	**3 308**	**531 211**	**529 349**	**3 080**	**710**
市	1 745	339 799	331 550	2 111	281
县	1 563	191 412	197 799	969	429

2011年分市、县中医类医院人员数

	人员总数（人）	其中：工勤人员	卫生技术人员	其他技术人员	管理人员
总计	**662 074**	**549 875**	**27 325**	**31 972**	**52 902**
市	431 717	356 898	18 496	22 014	34 309
县	230 357	192 977	8 829	9 958	18 593

2011年分市、县中医类医院卫生技术人员数（一）

单位：人

	卫生技术人员	执业医师	其中：中医类别	执业助理医师	其中：中医类别
总计	**549 875**	**190 365**	**89 118**	**20 598**	**5 402**
市	356 898	127 272	64 212	8 856	2 429
县	192 977	63 093	24 906	11 742	2 973

2011年分市、县中医类医院卫生技术人员数（二）

单位：人

	注册护士	其中：助产士	药师（士）	其中：	
				西药师（士）	中药师（士）
总计	**205 041**	**4 520**	**49 067**	**20 890**	**26 946**
市	138 553	2 495	32 134	13 470	18 180
县	66 488	2 025	16 933	7 420	8 766

2011年分市、县中医类医院卫生技术人员数（三）

单位：人

	检验技师（士）	影像技师（士）	其他卫生技术人员	其中：	
				见习医师	内：中医
总计	**20 049**	**11 703**	**53 052**	**19 253**	**4 582**
市	12 721	6 637	30 725	11 878	2 986
县	7 328	5 066	22 327	7 375	1 596

2011年分市、县中医类医院房屋建筑面积情况

单位：平方米

	房屋建筑面积	其中：业务用房面积	业务用房中危房面积	租房面积	其中：业务用房面积
总计	**42 313 192**	**31 091 961**	**717 943**	**1 632 141**	**1 323 723**
市	27 952 579	20 752 236	297 625	1 300 459	1 030 263
县	14 360 613	10 339 725	420 318	331 682	293 460

2011年分市、县中医类医院万元以上设备拥有情况

单位：台（套）

	万元以上设备总价值（万元）	万元以上设备台数			
		合计	10～40万元	50～100万元	100万元以上
总计	**4 283 342**	**300 301**	**51 527**	**8 540**	**6 355**
市	3 196 543	216 246	39 275	5 978	4 713
县	1 086 799	84 055	12 252	2 562	1 642

2011年分市、县中医类医院机构、床位增减情况

	机构数（个）				床位数（张）			
	2008年	2011年	增减数	增减（%）	2008年	2011年	增减数	增减（%）
总计	**3 232**	**3 308**	**76**	**2. 35**	**471 289**	**529 349**	**58 060**	**12. 32**
市	1 694	1 745	51	3. 01	297 368	331 550	34 182	11. 49
县	1 538	1 563	25	1. 63	173 921	197 799	23 878	13. 73

2011 年分市、县中医类医院人员增减情况

单位：人

	2008 年	2011 年	增减数	增减（%）
总计	**618 106**	**662 074**	**43 968**	**7.11**
市	404 422	431 717	27 295	6.75
县	213 684	230 357	16 673	7.80

2011 年分市、县中医类医院收入、支出情况

单位：千元

	总收入	总支出	上缴财政专户的服务收入
总计	**159 015 685**	**153 763 372**	**1 053 828**
市	121 474 018	117 785 764	573 764
县	37 541 667	35 977 608	480 064

2011 年分市、县中医类医院收入情况

单位：千元

	总收入	其中：				
		财政补助收入	上级补助收入	医疗收入	药品收入	其他收入
总计	**159 015 685**	**16 784 957**	**436 885**	**67 064 087**	**72 114 999**	**2 614 757**
市	121 474 018	12 030 451	227 913	50 792 881	56 460 012	1 962 761
县	37 541 667	4 754 506	208 972	16 271 206	15 654 987	651 996

2011 年分市、县中医类医院支出情况

单位：千元

	总支出	其中：				总支出中：人员支出
		医疗支出	药品支出	财政专项支出	其他支出	
总计	**153 763 372**	**76 945 667**	**67 326 165**	**7 216 456**	**2 275 084**	**37 812 851**
市	117 785 764	57 912 037	52 564 427	5 530 005	1 779 295	28 236 506
县	35 977 608	19 033 630	14 761 738	1 686 451	495 789	9 576 345

2011 年分市、县中医类医院资产情况

单位：千元

	总资产	流动资产	对外投资	固定资产	无形资产与开办费
总计	**199 992 121**	**72 719 185**	**646 928**	**124 386 097**	**2 239 911 3**
市	152 309 147	56 464 110	562 549	93 678 228	1 604 260
县	47 682 974	16 255 075	84 379	30 707 869	635 651

2011 年分市、县中医类医院负债与净资产情况

单位：千元

	负债	其中：长期负债	净资产	其中：		
				事业基金	固定基金	专用基金
总计	**76 625 069**	**20 123 227**	**123 367 052**	**14 442 782**	**92 488 032**	**6 884 974**
市	56 062 837	13 472 539	96 246 310	12 267 389	67 978 093	10 534 924
县	20 562 232	6 650 688	27 120 742	2 175 393	24 509 939	-3 649 950

2011年分市、县中医类医院年内基本建设投资情况（一）

	批准基建项目（个）	批准基建项目建筑面积（m^2）	实际完成投资额（万元）	其中：财政性投资	单位自有资金	银行贷款
总计	**379**	**7 005 735**	**1 260 530**	**574 060**	**250 654**	**293 977**
市	226	3 786 059	975 005	428 882	195 493	251 132
县	153	3 219 676	285 525	145 178	55 161	42 845

2011年分市、县中医类医院年内基本建设投资情况（二）

	本年房屋竣工面积（m^2）	2011年新增固定资产（万元）	因新扩建增加床位（张）
总计	**2 358 088**	**675 370**	**18 988**
市	1 702 117	427 889	11 205
县	655 971	247 481	7 783

2011年全国中医医院机构、床位数

	机构数（个）	床位数（张）			
		编制床位	实有床位	特需服务床位	负压病房床位
总计	**2 831**	**479 400**	**477 078**	**2 532**	**514**
中医（综合）医院	**2 391**	**450 134**	**447 249**	**2 103**	**442**
中医专科医院	**440**	**29 266**	**29 829**	**429**	**72**
肛肠医院	47	2 612	2 525	94	0
骨伤医院	167	15 458	16 078	102	7
针灸医院	11	687	772	26	0
按摩医院	28	1 603	1 317	20	0
其他中医专科医院	187	8 906	9 137	187	65

2011年全国中医医院人员数

单位：人

	人员总数	其中：			
		工勤人员	卫生技术人员	其他技术人员	管理人员
总计	**599 200**	**498 616**	**24 609**	**28 453**	**47 522**
中医（综合）医院	**569 023**	**474 851**	**22 975**	**26 414**	**44 783**
中医专科医院	**30 177**	**23 765**	**1 634**	**2 039**	**2 739**
肛肠医院	2 162	1 681	129	178	174
骨伤医院	15 753	12 817	715	921	1 300
针灸医院	870	719	14	86	51
按摩医院	1 800	1 092	321	179	208
其他中医专科医院	9 592	7 456	455	675	1 006

2011年全国中医医院卫生技术人员数（一）

单位：人

	卫生技术人员	执业医师	其中：中医类别	执业助理医师	其中：中医类别
总计	**498 616**	**172 252**	**82 508**	**18 480**	**4 742**
中医（综合）医院	**474 851**	**164 663**	**78 849**	**16 885**	**4 270**
中医专科医院	**23 765**	**7 589**	**3 659**	**1 595**	**472**
肛肠医院	1 681	548	186	73	22
骨伤医院	12 817	3 873	1 861	818	203
针灸医院	719	264	171	20	13
按摩医院	1 092	381	252	87	31
其他中医专科医院	7 456	2 523	1 189	597	203

2011 年全国中医医院卫生技术人员数（二）

单位：人

	注册护士	其中：助产士	药师（士）	其中：西药师（士）	中药师（士）
总计	**186 129**	**3 968**	**44 920**	**18 951**	**24 927**
中医（综合）医院	**177 791**	**3 906**	**43 194**	**18 214**	**24 029**
中医专科医院	**8 338**	**62**	**1 726**	**737**	**898**
肛肠医院	709	2	105	50	48
骨伤医院	4 755	19	894	431	422
针灸医院	277	0	51	18	32
按摩医院	225	8	40	20	17
其他中医专科医院	2 372	33	636	218	379

2011 年全国中医医院卫生技术人员数（三）

单位：人

	检验技师（士）	影像技师（士）	其他卫生技术人员	其中：见习医师	内：中医
总计	**18 202**	**10 679**	**47 954**	**17 644**	**4 203**
中医（综合）医院	**17 419**	**10 137**	**44 762**	**16 590**	**3 983**
中医专科医院	**783**	**542**	**3 192**	**1 054**	**220**
肛肠医院	73	25	148	49	2
骨伤医院	375	318	1 784	602	98
针灸医院	21	14	72	47	34
按摩医院	20	18	321	37	28
其他中医专科医院	294	167	867	319	58

2011 年全国中医医院房屋建筑面积情况

单位：平方米

	房屋建筑面积	其中：业务用房面积	业务用房中危房面积	租房面积	其中：业务用房面积
总计	**38 072 097**	**28 155 488**	**670 266**	**1 195 339**	**989 334**
中医（综合）医院	**36 018 697**	**26 581 467**	**644 266**	**944 460**	**781 698**
中医专科医院	**2 053 400**	**1 574 021**	**26 000**	**250 879**	**207 636**
肛肠医院	109 356	99 396	0	33 402	26 170
骨伤医院	1 173 560	903 952	20 060	95 235	77 808
针灸医院	33 905	27 730	0	8 544	7 203
按摩医院	80 811	55 660	910	10 635	9 935
其他中医专科医院	655 768	487 283	5 030	103 063	86 520

2011 年全国中医医院万元以上设备拥有情况

单位：台（套）

	万元以上设备总价值（万元）	万元以上设备台数			
		合计	10～49 万元	50～100 万元	100 万元以上
总计	**3 829 741**	**269 073**	**45 899**	**7 689**	**5 748**
中医（综合）医院	**3 667 304**	**255 100**	**43 876**	**7 344**	**5 539**
中医专科医院	**162 437**	**13 973**	**2 023**	**345**	**209**
肛肠医院	6 720	611	89	5	6
骨伤医院	115 628	10 372	1 476	231	162
针灸医院	3 986	349	59	10	5
按摩医院	3 771	427	68	9	2
其他中医专科医院	32 332	2 214	331	90	34

2011 年全国中医医院的机构、床位增减情况

	机构数（个）				床位数（张）			
	2010 年	2011 年	增减数	增减（%）	2010 年	2011 年	增减数	增减（%）
总计	**2 778**	**2 831**	**53**	**1.91**	**424 244**	**477 078**	**52 834**	**12.45**
中医（综合）医院	**2 365**	**2 391**	**26**	**1.10**	**397 213**	**447 249**	**50 036**	**12.60**
中医专科医院	**413**	**440**	**27**	**6.54**	**27 031**	**29 829**	**2 798**	**10.35**
肛肠医院	43	47	4	9.30	2 179	2 525	346	15.88
骨伤医院	167	167	0	0.00	15 270	16 078	808	5.29
针灸医院	8	11	3	37.50	382	772	390	102.09
按摩医院	30	28	-2	-6.67	1 285	1 317	32	2.49
其他中医专科医院	165	187	22	13.33	7 915	9 137	1 222	15.44

2011 年全国中医医院人员增减情况

单位：人

	2010 年	2011 年	增减数	增减（%）
总计	**558 110**	**599 200**	**41 090**	**7.36**
中医（综合）医院	**530 505**	**569 023**	**38 518**	**7.26**
中医专科医院	**27 605**	**30 177**	**2 572**	**9.32**
肛肠医院	1 883	2 162	279	14.82
骨伤医院	14 842	15 753	911	6.14
针灸医院	443	870	427	96.39
按摩医院	1 647	1 800	153	9.29
其他中医专科医院	8 790	9 592	802	9.12

2011 年全国中医医院收入、支出情况

单位：千元

	总收入	总支出	上缴财政专户的服务收入
总计	**143 177 647**	**138 640 475**	**979 928**
中医（综合）医院	**137 136 182**	**132 983 101**	**973 366**
中医专科医院	**6 041 465**	**5 657 374**	**6 562**
肛肠医院	301 756	284 199	4 000
骨伤医院	4 080 279	3 796 486	2 210
针灸医院	204 024	187 066	0
按摩医院	223 960	200 021	61
其他中医专科医院	1 231 446	1 189 602	291

2011 年全国中医医院收入情况

单位：千元

	总收入	其中：				
		财政补助收入	上级补助收入	医疗收入	药品收入	其他收入
总计	**143 177 647**	**14 781 078**	**333 794**	**60 403 234**	**65 327 650**	**2 331 891**
中医（综合）医院	**137 136 182**	**14 394 654**	**323 461**	**57 155 286**	**63 069 149**	**2 193 632**
中医专科医院	**6 041 465**	**386 424**	**10 333**	**3 247 948**	**2 258 501**	**138 259**
肛肠医院	301 756	27 329	987	172 053	97 139	4 248
骨伤医院	4 080 279	149 584	3 329	2 418 700	1 399 808	108 858
针灸医院	204 024	50 201	978	84 265	67 350	1 230
按摩医院	223 960	56 557	3 069	118 469	38 342	7 523
其他中医专科医院	1 231 446	102 753	1 970	454 461	655 862	16 400

2011 年全国中医医院支出情况

单位：千元

	总支出	其中：医疗支出	药品支出	财政专项支出	其他支出	总支出中：人员支出
总计	**138 640 475**	**69 113 950**	**61 051 095**	**6 593 460**	**1 881 970**	**34 082 488**
中医（综合）医院	**132 983 101**	**65 840 010**	**59 053 649**	**6 464 383**	**1 625 059**	**32 817 745**
中医专科医院	**5 657 374**	**3 273 940**	**1 997 446**	**129 077**	**256 911**	**1 264 743**
肛肠医院	284 199	168 020	82 622	5 043	28 514	83 806
骨伤医院	3 796 486	2 359 589	1 267 106	46 643	123 148	791 673
针灸医院	187 066	81 624	61 809	41 668	1 965	40 306
按摩医院	200 021	122 803	34 574	14 262	28 382	76 766
其他中医专科医院	1 189 602	541 904	551 335	21 461	74 902	272 192

2011 年全国中医医院资产情况

单位：千元

	总资产	流动资产	对外投资	固定资产	无形资产与开办费
总计	**178 583 296**	**64 964 319**	**555 681**	**111 005 996**	**2 057 300**
中医（综合）医院	**169 962 590**	**61 723 688**	**461 436**	**106 096 132**	**1 681 334**
中医专科医院	**8 620 706**	**3 240 631**	**94 245**	**4 909 864**	**375 966**
肛肠医院	393 895	176 573	1 804	210 531	4 987
骨伤医院	5 674 817	2 136 307	87 447	3 309 926	141 137
针灸医院	332 703	184 130	1 070	146 736	767
按摩医院	216 398	106 043	330	110 008	17
其他中医专科医院	2 002 893	637 578	3 594	1 132 663	229 058

2011 年全国中医医院负债与净资产情况

单位：千元

	负债	其中：长期负债	净资产	其中：事业基金	固定基金	专用基金
总计	**69 014 406**	**18 439 414**	**109 568 890**	**12 439 416**	**83 174 502**	**4 873 711**
中医（综合）医院	**66 326 340**	**18 130 788**	**103 636 250**	**11 466 161**	**80 168 145**	**4 312 662**
中医专科医院	**2 688 066**	**308 626**	**5 932 640**	**973 255**	**3 006 357**	**561 049**
肛肠医院	135 781	22 577	258 114	58 095	163 549	10 979
骨伤医院	1 804 453	229 682	3 870 364	658 594	1 989 106	371 676
针灸医院	79 614	2 150	253 089	50 093	98 113	102 637
按摩医院	45 363	170	171 035	36 548	106 868	15 029
其他中医专科医院	622 855	54 047	1 380 038	169 925	648 721	60 728

2011 年全国中医医院年内基本建设投资情况（一）

	批准基建项目（个）	批准基建项目建筑面积（m^2）	实际完成投资额（万元）	其中：财政性投资	单位自有资金	银行贷款
总计	**315**	**6 721 348**	**1 169 021**	**540 126**	**238 562**	**259 509**
中医（综合）医院	**293**	**5 233 009**	**1 146 483**	**530 585**	**232 038**	**255 482**
中医专科医院	**22**	**1 488 339**	**22 538**	**9 541**	**6 524**	**4 027**
肛肠医院	3	533 902	3 317	0	1 200	630
骨伤医院	17	927 884	15 306	8 611	4 373	2 231
针灸医院	0	0	0	0	0	0
按摩医院	0	7 053	740	600	0	0
其他中医专科医院	2	19 500	3 175	330	951	1 166

2011 年全国中医医院年内基本建设投资情况（二）

	本年房屋竣工面积（m^2）	2011 年新增固定资产（万元）	因新扩建增加床位（张）
总计	**2 207 837**	**604 766**	**17 462**
中医（综合）医院	**2 169 502**	**591 901**	**17 209**
中医专科医院	**38 335**	**12 865**	**253**
肛肠医院	11 730	2 102	35
骨伤医院	25 805	8 805	198
针灸医院	0	0	0
按摩医院	0	854	0
其他中医专科医院	800	1 104	20

2011 年民族医医院机构、床位数

	机构数（个）	床位数（张）			
		编制床位	实有床位	特需服务床位	负压病房床位
总计	**200**	**14 363**	**13 484**	**157**	**84**
蒙医医院	54	3 842	3 204	47	10
藏医医院	73	3 598	2 897	48	6
维医医院	42	5 023	5 718	52	48
傣医医院	1	150	49	0	0
其他民族医医院	30	1 750	1 616	10	20

2011 年民族医医院人员数

单位：人

	人员总数	其中：			
		工勤人员	卫生技术人员	其他技术人员	管理人员
总计	**13 534**	**11 042**	**675**	**659**	**1 158**
蒙医医院	4 027	3 395	187	197	248
藏医医院	3 370	2 635	168	213	354
维医医院	4 159	3 371	244	141	403
傣医医院	137	113	7	4	13
其他民族医医院	1 841	1 528	69	104	140

2011 年民族医医院卫生技术人员数（一）

单位：人

	卫生技术人员	执业医师	其中：中医类别	执业助理医师	其中：中医类别
总计	**11 042**	**3 996**	**2 268**	**864**	**397**
蒙医医院	3 395	1 341	900	137	76
藏医医院	2 635	1 228	755	286	153
维医医院	3 371	936	438	331	139
傣医医院	113	46	26	2	1
其他民族医医院	1 528	445	149	108	28

2011 年民族医医院卫生技术人员数（二）

单位：人

	注册护士	其中：助产士	药师（士）	其中：西药师（士）	中药师（士）
总计	**2 923**	**99**	**1 320**	**307**	**917**
蒙医医院	926	13	428	62	336
藏医医院	535	13	213	22	147
维医医院	941	36	501	126	361
傣医医院	40	0	15	7	8
其他民族医医院	481	37	163	90	65

2011 年民族医医院卫生技术人员数（三）

单位：人

	检验技师（士）	影像技师（士）	其他卫生技术人员	其中：见习医师	内：中医
总计	**355**	**244**	**1 340**	**432**	**210**
蒙医医院	104	64	395	140	72
藏医医院	69	57	247	37	24
维医医院	123	80	459	166	98
傣医医院	4	5	1	1	1
其他民族医医院	55	38	238	88	15

2011 年民族医医院房屋建筑面积情况

单位：平方米

	房屋建筑面积	其中：业务用房面积	业务用房中危房面积	租房面积	其中：业务用房面积
总计	**1 091 373**	**735 408**	**27 081**	**62 339**	**44 445**
蒙医医院	237 858	202 836	5 604	2 794	1 860
藏医医院	491 963	269 291	9 462	43 975	28 810
维医医院	262 676	181 039	11 665	5 909	5 449
傣医医院	4 938	4 938	0	0	0
其他民族医医院	93 938	77 304	350	9 661	8 326

2011 年民族医医院万元以上设备拥有情况

单位：台（套）

	万元以上设备总价值（万元）	万元以上设备台数			
		合计	10～49 万元	50～100 万元	100 万元以上
总计	**54 023**	**4 616**	**608**	**128**	**70**
蒙医医院	17 359	1 592	160	38	21
藏医医院	12 287	1 212	151	31	13
维医医院	14 641	1 094	200	42	20
傣医医院	903	54	12	1	2
其他民族医医院	8 833	664	85	16	14

2011年民族医医院机构、床位增减情况

	机构数（个）				床位数（张）			
	2010年	2011年	增减数	增减（%）	2010年	2011年	增减数	增减（%）
总计	**198**	**200**	**2**	**1.01**	**11 811**	**13 484**	**1 673**	**14.16**
蒙医医院	53	54	1	1.89	2 622	3 204	582	22.2
藏医医院	73	73	0	0.00	2 644	2 897	253	9.57
维医医院	41	42	1	2.44	4 839	5 718	879	18.16
傣医医院	1	1	0	0.00	49	49	0	0.00
其他民族医医院	30	30	0	0.00	1 657	1 616	-41	-2.47

2011年民族医医院人员增减情况

单位：人

	2008年	2011年	增减数	增减（%）
总计	**12 516**	**13 534**	**1 018**	**8.13**
蒙医医院	3 627	4 027	400	11.03
藏医医院	3 267	3 370	103	3.15
维医医院	3 652	4 159	507	13.88
傣医医院	133	137	4	3.01
其他民族医医院	1 837	1 841	4	0.22

2011年民族医医院收入、支出情况

单位：千元

	总收入	总支出	上缴财政专户的服务收入
总计	**2 320 710**	**2 261 296**	**18 413**
蒙医医院	615 804	578 951	3 195
藏医医院	637 233	655 381	12 148
维医医院	766 615	746 068	2 800
傣医医院	23 171	22 408	0
其他民族医医院	277 887	258 488	270

2011年民族医医院收入情况

单位：千元

	总收入	其中：				
		财政补助收入	上级补助收入	医疗收入	药品收入	其他收入
总计	**2 320 710**	**844 569**	**53 006**	**578 840**	**786 669**	**57 626**
蒙医医院	615 804	227 267	3 648	154 264	220 337	10 288
藏医医院	637 233	250 204	22 226	123 195	228 722	12 886
维医医院	766 615	279 424	21 227	197 023	246 914	22 027
傣医医院	23 171	12 849	0	4 842	5 430	50
其他民族医医院	277 887	74 825	5 905	99 516	85 266	12 375

2011年民族医医院支出情况

单位：千元

	总支出	其中：				总支出中：人员支出
		医疗支出	药品支出	财政专项支出	其他支出	
总计	**2 261 296**	**1 197 924**	**778 883**	**225 062**	**59 427**	**610 158**
蒙医医院	578 951	320 587	219 637	32 291	6 436	177 326
藏医医院	655 381	359 929	204 216	63 207	28 029	165 036
维医医院	746 068	366 213	272 452	103 394	4 009	194 275
傣医医院	22 408	9 608	5 240	7 548	12	10 316
其他民族医医院	258 488	141 587	77 338	18 622	20 941	63 205

2011 年民族医医院资产情况

单位：千元

	总资产	流动资产	对外投资	固定资产	无形资产与开办费
总计	**3 303 093**	**1 104 571**	**33 246**	**2 056 882**	**108 394**
蒙医医院	852 810	255 726	4	531 531	65 549
藏医医院	1 130 876	417 842	8 202	688 765	16 067
维医医院	926 693	309 791	25 031	578 631	13 240
傣医医院	32 289	11 887	0	20 390	12
其他民族医医院	360 425	109 325	9	237 565	13 526

2011 年民族医医院负债与净资产情况

单位：千元

	负债	其中：长期负债	净资产	其中：		
				事业基金	固定基金	专用基金
总计	**939 450**	**145 491**	**2 363 643**	**227 104**	**1 737 947**	**165 024**
蒙医医院	314 918	94 656	537 892	39 655	428 589	56 794
藏医医院	265 186	17 010	865 690	67 250	602 005	58 689
维医医院	214 417	8 789	712 276	90 624	510 351	30 426
傣医医院	4 134	0	28 155	293	20 390	7 472
其他民族医医院	140 795	25 036	219 630	29 282	176 612	11 643

2011 年民族医医院年内基本建设投资情况（一）

	批准基建项目（个）	批准基建项目建筑面积（m^2）	实际完成投资额（万元）	其中：		
				财政性投资	单位自有资金	银行贷款
总计	**23**	**68 608**	**22 140**	**13 849**	**943**	**335**
蒙医医院	2	7 475	600	100	100	0
藏医医院	18	60 512	8 988	8 410	230	0
维医医院	2	621	549	339	10	0
傣医医院	0	0	0	0	0	0
其他民族医医院	1	0	12 003	5 000	603	335

2011 年民族医医院年内基本建设投资情况（二）

	本年房屋竣工面积（m^2）	2011 新增固定资产（万元）	因新扩建增加床位（张）
总计	**11 402**	**20 075**	**466**
蒙医医院	2 553	7 725	120
藏医医院	3 362	527	100
维医医院	5 487	9 439	215
傣医医院	0	0	0
其他民族医医院	0	2 384	31

2011 年各地区中医类医院机构数

单位：个

地区	合计	中医医院	中西医结合医院	民族医医院
全国总计	**3 308**	**2 831**	**277**	**200**
北京市	115	104	8	3
天津市	36	30	6	0
河北省	214	179	35	0
山西省	212	199	13	0
内蒙古自治区	112	61	7	44
辽宁省	105	98	5	2
吉林省	85	75	8	2
黑龙江省	133	122	7	4
上海市	22	17	5	0
江苏省	100	86	14	0
浙江省	129	113	16	0
安徽省	101	88	13	0
福建省	81	71	8	2
江西省	105	97	8	0
山东省	166	157	9	0
河南省	205	197	8	0
湖北省	104	91	11	2
湖南省	145	129	13	3
广东省	150	141	9	0
广西壮族自治区	97	85	8	4
海南省	22	19	3	0
重庆市	51	43	8	0
四川省	213	173	18	22
贵州省	75	67	4	4
云南省	122	101	17	4
西藏自治区	19	0	0	19
陕西省	147	142	5	0
甘肃省	82	68	3	11
青海省	40	13	1	26
宁夏回族自治区	24	19	3	2
新疆维吾尔自治区	96	46	4	46

2011年各地区中医类医院机构、床位数

	机构数（个）	床位数（张）			
		编制床位	实有床位	特需服务床位	负压病房床位
全国总计	**3 308**	**531 211**	**529 349**	**3 080**	**710**
北京市	115	11 129	11 824	75	0
天津市	36	5 816	5 550	134	0
河北省	214	27 163	27 686	92	10
山西省	212	14 617	13 361	192	88
内蒙古自治区	112	10 685	10 615	117	33
辽宁省	105	17 315	17 232	162	1
吉林省	85	11 934	12 875	41	65
黑龙江省	133	15 951	15 054	88	47
上海市	22	6 474	7 115	105	20
江苏省	100	29 456	29 633	81	0
浙江省	129	29 753	26 321	274	6
安徽省	101	17 375	16 970	38	2
福建省	81	14 709	13 885	55	66
江西省	105	15 626	15 019	83	77
山东省	166	37 465	40 646	210	89
河南省	205	37 402	37 025	283	3
湖北省	104	21 800	23 160	37	0
湖南省	145	34 829	33 428	115	74
广东省	150	33 087	31 260	35	5
广西壮族自治区	97	15 476	18 018	26	1
海南省	22	2 780	2 639	0	0
重庆市	51	10 053	10 395	263	0
四川省	213	35 931	33 698	160	2
贵州省	75	9 628	10 142	15	0
云南省	122	14 263	16 156	15	0
西藏自治区	19	901	929	0	0
陕西省	147	17 580	17 861	86	40
甘肃省	82	14 213	12 153	118	5
青海省	40	3 348	3 040	35	6
宁夏回族自治区	24	2 693	2 880	62	22
新疆维吾尔自治区	96	11 759	12 779	83	48

2011 年各地区中医类医院人员数

单位：个

	人员总数	其中			
		卫生技术人员	其他技术人员	管理人员	工勤技能人员
全国总计	**662 074**	**549 875**	**27 325**	**31 972**	**52 902**
北京市	20 579	16 442	928	1 417	1 792
天津市	10 430	8 408	326	979	717
河北省	33 784	27 442	1 924	1 362	3 056
山西省	15 505	12 981	794	727	1 003
内蒙古自治区	12 456	10 530	655	499	772
辽宁省	20 847	16 741	1 034	1 105	1 967
吉林省	16 648	13 531	716	1 102	1 299
黑龙江省	21 632	17 400	933	1 460	1 839
上海市	10 792	8 819	710	610	653
江苏省	40 369	34 069	1 444	1 921	2 935
浙江省	37 717	32 153	1 588	1 463	2 513
安徽省	21 697	18 407	908	784	1 598
福建省	17 730	14 947	746	498	1 539
江西省	20 268	17 357	550	770	1 591
山东省	48 347	42 135	2 336	1 324	2 552
河南省	46 169	37 329	2 113	2 332	4 395
湖北省	26 404	22 346	997	1 414	1 647
湖南省	38 506	31 651	1 648	2 120	3 087
广东省	49 265	40 732	1 408	2 378	4 747
广西壮族自治区	26 403	21 524	687	1 297	2 895
海南省	3 520	2 846	100	202	372
重庆市	12 137	10 068	369	615	1 085
四川省	37 834	31 241	1 407	1 946	3 240
贵州省	9 665	8 074	636	449	506
云南省	13 944	11 833	561	410	1 140
西藏自治区	1 244	894	65	96	189
陕西省	21 684	17 980	465	1 652	1 587
甘肃省	9 565	8 037	325	334	869
青海省	2 938	2 467	135	113	223
宁夏回族自治区	2 937	2 489	105	104	239
新疆维吾尔自治区	11 058	9 002	712	489	855

2011 年各地区中医医院卫生技术人员数（一）

单位：人

	卫生技术人员	执业医师	其中：中医类别	执业助理医师	其中：中医类别
全国总计	**549 875**	**190 365**	**89 118**	**20 598**	**5 402**
北京市	16 442	6 510	4 308	214	107
天津市	8 408	3 372	1 896	166	28
河北省	27 442	10 311	4 341	1 999	517
山西省	12 981	5 006	2 322	832	161
内蒙古自治区	10 530	4 058	1 872	544	184
辽宁省	16 741	6 343	3 076	711	142
吉林省	13 531	5 203	2 677	425	92
黑龙江省	17 400	6 363	2 692	728	134
上海市	8 819	3 211	1 816	27	8
江苏省	34 069	11 822	4 819	336	74
浙江省	32 153	11 564	4 622	704	150
安徽省	18 407	6 177	2 786	767	150
福建省	14 947	5 093	2 632	320	84
江西省	17 357	5 890	2 560	477	106
山东省	42 135	14 940	5 735	1 721	297
河南省	37 329	11 830	5 929	2 644	826
湖北省	22 346	7 589	3 477	666	272
湖南省	31 651	9 526	4 704	1 374	377
广东省	40 732	12 965	6 784	1 283	347
广西壮族自治区	21 524	6 572	3 154	512	152
海南省	2 846	834	419	79	21
重庆市	10 068	3 261	1 386	331	98
四川省	31 241	11 071	4 973	960	286
贵州省	8 074	2 943	1 519	327	105
云南省	11 833	4 434	2 144	430	80
西藏自治区	894	413	348	78	52
陕西省	17 980	5 102	2 049	746	140
甘肃省	8 037	3 237	1 784	427	176
青海省	2 467	946	396	197	26
宁夏回族自治区	2 489	857	392	92	10
新疆维吾尔自治区	9 002	2 922	1 506	481	200

2011年各地区中医医院卫生技术人员数（二）

单位：人

	注册护士	其中：助产士	药师（士）	其中：西药师（士）	中药师（士）
全国总计	**205 041**	**4 520**	**49 067**	**20 890**	**26 946**
北京市	5 933	25	1 656	471	1 178
天津市	2 760	23	797	293	456
河北省	8 591	316	1 903	889	911
山西省	4 098	126	1 094	404	632
内蒙古自治区	3 135	56	1 094	307	732
辽宁省	5 895	97	1 646	563	1 048
吉林省	4 247	49	1 294	541	722
黑龙江省	5 093	45	1 630	543	935
上海市	3 678	0	968	380	588
江苏省	14 198	248	2 727	1 351	1 370
浙江省	12 849	262	2 879	1 452	1 414
安徽省	7 203	141	1 495	675	795
福建省	6 232	526	1 330	589	721
江西省	6 905	189	1 717	751	936
山东省	15 685	333	3 181	1 402	1 605
河南省	12 960	311	3 220	1 272	1 887
湖北省	8 550	144	2 380	911	1 446
湖南省	13 350	280	3 249	1 136	2 008
广东省	16 091	228	4 210	2 108	2 086
广西壮族自治区	9 069	312	1 725	997	682
海南省	1 225	31	263	136	123
重庆市	4 038	32	830	367	423
四川省	12 327	148	2 413	1 174	1 210
贵州省	3 029	195	646	248	366
云南省	4 201	106	1 001	460	526
西藏自治区	166	6	108	5	91
陕西省	6 439	131	1 510	626	876
甘肃省	2 462	65	626	243	353
青海省	765	10	239	89	117
宁夏回族自治区	795	15	302	160	142
新疆维吾尔自治区	3 072	70	934	347	567

2011年各地区中医医院卫生技术人员数（三）

单位：人

	检验技师（士）	影像技师（士）	其他卫生技术人员	其中：	
				见习医师	内：中医
全国总计	**20 049**	**11 703**	**53 052**	**19 253**	**4 582**
北京市	569	290	1 270	370	233
天津市	315	112	886	354	127
河北省	1 065	747	2 826	657	162
山西省	532	276	1 143	298	89
内蒙古自治区	373	267	1 059	306	102
辽宁省	650	362	1 134	355	112
吉林省	447	362	1 553	373	53
黑龙江省	662	422	2 502	656	157
上海市	356	128	451	93	8
江苏省	1 144	460	3 382	2 030	403
浙江省	1 134	361	2 662	1 086	233
安徽省	700	414	1 651	712	121
福建省	523	270	1 179	477	102
江西省	703	405	1 260	398	91
山东省	1 467	953	4 188	1 225	175
河南省	1 400	1 245	4 030	1 368	364
湖北省	960	549	1 652	637	101
湖南省	1 195	831	2 126	611	191
广东省	1 358	575	4 250	1 341	229
广西壮族自治区	725	329	2 592	1 264	442
海南省	106	42	297	163	29
重庆市	351	125	1 132	412	76
四川省	1 063	597	2 810	1 220	331
贵州省	307	208	614	306	88
云南省	388	251	1 128	418	99
西藏自治区	23	16	90	19	17
陕西省	738	533	2 912	1 313	96
甘肃省	285	236	764	324	151
青海省	88	83	149	31	6
宁夏回族自治区	78	60	305	100	29
新疆维吾尔自治区	344	194	1 055	336	165

2011年各地区中西医结合医院机构、床位数

	机构数（个）	床位数（张）			
		编制床位	实有床位	特需服务床位	负压病房床位
全国总计	**2 831**	**479 400**	**477 078**	**2 532**	**514**
北京市	104	9 969	10 608	75	0
天津市	30	4 599	4 353	134	0
河北省	179	23 175	23 203	72	10
山西省	199	13 995	12 879	182	88
内蒙古自治区	61	6 742	7 246	85	21
辽宁省	98	16 907	16 784	146	1
吉林省	75	10 537	11 497	21	5
黑龙江省	122	15 141	14 277	78	27
上海市	17	4 624	5 199	34	20
江苏省	86	27 021	27 187	73	0
浙江省	113	27 219	23 699	175	0
安徽省	88	16 404	15 733	5	1
福建省	71	12 499	11 596	55	66
江西省	97	14 707	14 276	83	77
山东省	157	36 330	39 047	210	89
河南省	197	36 594	36 167	283	3
湖北省	91	18 863	20 289	27	0
湖南省	129	33 778	32 275	114	74
广东省	141	31 922	30 345	31	2
广西壮族自治区	85	12 691	15 180	3	1
海南省	19	2 725	2 554	0	0
重庆市	43	8 939	9 460	263	0
四川省	173	32 257	30 173	85	2
贵州省	67	8 943	9 406	15	0
云南省	101	12 818	14 716	8	0
西藏自治区	0	0	0	0	0
陕西省	142	16 752	16 985	76	0
甘肃省	68	12 973	11 220	106	5
青海省	13	1 801	1 808	0	0
宁夏回族自治区	19	2 517	2 774	62	22
新疆维吾尔自治区	46	5 958	6 142	31	0

2011 年各地区中医类医院人员数

单位：人

	人员总数	其中：			
		卫生技术人员	其他技术人员	管理人员	工勤技能人员
全国总计	**599 200**	**498 616**	**24 609**	**28 453**	**47 522**
北京市	18 751	14 947	851	1 299	1 654
天津市	7 933	6 635	127	702	469
河北省	28 363	22 928	1 676	1 174	2 585
山西省	14 715	12 345	742	682	946
内蒙古自治区	8 422	7 076	464	333	549
辽宁省	20 357	16 406	1 018	1 035	1 898
吉林省	14 949	12 210	636	936	1 167
黑龙江省	20 785	16 722	909	1 393	1 761
上海市	8 159	6 677	524	453	505
江苏省	36 489	30 905	1 304	1 748	2 532
浙江省	34 298	29 263	1 403	1 277	2 355
安徽省	20 566	17 470	885	730	1 481
福建省	15 195	12 776	642	431	1 346
江西省	18 972	16 261	497	729	1 485
山东省	46 606	40 690	2 278	1 213	2 425
河南省	45 239	36 582	2 084	2 273	4 300
湖北省	23 797	20 065	960	1 229	1 543
湖南省	37 377	30 707	1 609	2 050	3 011
广东省	47 195	39 126	1 307	2 264	4 498
广西壮族自治区	21 776	17 927	578	1 020	2 251
海南省	3 376	2 737	83	190	366
重庆市	10 947	9 082	334	550	981
四川省	33 885	27 996	1 280	1 729	2 880
贵州省	9 149	7 636	606	418	489
云南省	12 223	10 465	458	342	958
西藏自治区	0	0	0	0	0
陕西省	20 567	17 029	458	1 547	1 533
甘肃省	8 472	7 108	284	286	794
青海省	1 869	1 618	90	40	121
宁夏回族自治区	2 755	2 348	96	90	221
新疆维吾尔自治区	6 013	4 879	426	290	418

2011年各地区中西医结合医院卫生技术人员数（一）

单位：人

	卫生技术人员	执业医师	其中：中医类别	执业助理医师	其中：中医类别
全国总计	**498 616**	**172 252**	**82 508**	**18 480**	**4 742**
北京市	14 947	5 904	4 008	185	93
天津市	6 635	2 706	1 645	134	26
河北省	22 928	8 707	3 814	1 790	451
山西省	12 345	4 813	2 277	790	154
内蒙古自治区	7 076	2 707	1 025	392	119
辽宁省	16 406	6 223	3 028	664	132
吉林省	12 210	4 702	2 321	411	90
黑龙江省	16 722	6 078	2 647	684	126
上海市	6 677	2 487	1 477	22	8
江苏省	30 905	10 755	4 569	309	72
浙江省	29 263	10 535	4 389	628	135
安徽省	17 470	5 847	2 697	732	137
福建省	12 776	4 314	2 466	290	79
江西省	16 261	5 513	2 474	446	105
山东省	40 690	14 361	5 575	1 678	292
河南省	36 582	11 619	5 865	2 527	808
湖北省	20 065	6 582	3 234	621	255
湖南省	30 707	9 273	4 628	1 285	365
广东省	39 126	12 418	6 521	1 256	339
广西壮族自治区	17 927	5 425	2 734	440	133
海南省	2 737	804	414	75	21
重庆市	9 082	2 890	1 285	296	86
四川省	27 996	9 906	4 662	833	253
贵州省	7 636	2 791	1 494	296	97
云南省	10 465	3 986	2 026	370	65
西藏自治区	0	0	0	0	0
陕西省	17 029	4 811	2 014	712	140
甘肃省	7 108	2 894	1 618	328	111
青海省	1 618	564	234	116	3
宁夏回族自治区	2 348	826	387	73	8
新疆维吾尔自治区	4 879	1 811	980	97	39

2011 年各地区中西医结合医院卫生技术人员数（二）

单位：人

	注册护士	其中：助产士	药师（士）	其中：西药师（士）	中药师（士）
全国总计	**186 129**	**3 968**	**44 920**	**18 951**	**24 927**
北京市	5 333	17	1 559	433	1 122
天津市	2 166	17	570	218	352
河北省	7 022	258	1 695	760	839
山西省	3 852	116	1 058	378	622
内蒙古自治区	2 207	29	678	233	422
辽宁省	5 820	97	1 596	547	1 014
吉林省	3 808	47	1 073	453	589
黑龙江省	4 942	44	1 586	513	922
上海市	2 732	0	750	282	468
江苏省	12 743	219	2 531	1 223	1 302
浙江省	11 638	229	2 681	1 325	1 343
安徽省	6 852	138	1 436	638	775
福建省	5 173	463	1 198	506	674
江西省	6 445	167	1 634	695	911
山东省	15 091	313	3 074	1 333	1 577
河南省	12 742	300	3 180	1 249	1 871
湖北省	7 701	125	2 233	817	1 393
湖南省	12 997	270	3 180	1 096	1 981
广东省	15 458	214	4 094	2 036	2 042
广西壮族自治区	7 512	246	1 475	830	603
海南省	1 188	31	249	129	120
重庆市	3 663	24	753	315	401
四川省	11 059	129	2 260	1 082	1 160
贵州省	2 881	172	618	237	350
云南省	3 761	89	896	396	490
西藏自治区	0	0	0	0	0
陕西省	5 995	111	1 464	595	861
甘肃省	2 199	52	559	207	325
青海省	547	8	164	75	77
宁夏回族自治区	763	12	291	153	138
新疆维吾尔自治区	1 839	31	385	197	183

2011年各地区中西医结合医院卫生技术人员数（三）

单位：人

	检验技师（士）	影像技师（士）	其他卫生技术人员	其中：	
				见习医师	内：中医
全国总计	**18 202**	**10 679**	**47 954**	**17 644**	**4 203**
北京市	517	263	1 186	347	223
天津市	231	61	767	344	122
河北省	914	629	2 171	501	127
山西省	501	260	1 071	276	84
内蒙古自治区	258	197	637	197	45
辽宁省	638	358	1 107	352	112
吉林省	406	350	1 460	328	48
黑龙江省	636	405	2 391	637	155
上海市	261	94	331	72	8
江苏省	1 016	401	3 150	1 874	381
浙江省	1 031	327	2 423	1 029	223
安徽省	666	390	1 547	654	121
福建省	455	245	1 101	440	100
江西省	662	385	1 176	397	91
山东省	1 413	904	4 169	1 220	174
河南省	1 373	1 225	3 916	1 362	363
湖北省	857	487	1 584	612	98
湖南省	1 163	812	1 997	554	173
广东省	1 310	559	4 031	1 287	225
广西壮族自治区	594	286	2 195	1 072	416
海南省	102	39	280	163	29
重庆市	305	112	1 063	373	73
四川省	969	538	2 431	1 135	319
贵州省	291	194	565	283	84
云南省	341	208	903	366	93
西藏自治区	0	0	0	0	0
陕西省	705	521	2 821	1 258	93
甘肃省	255	217	656	284	135
青海省	61	55	111	31	6
宁夏回族自治区	71	54	270	97	29
新疆维吾尔自治区	200	103	444	99	53

2011年各地区中西医结合医院机构、床位数

	机构数（个）	床位数（张）			
		编制床位	实有床位	特需服务床位	负压病房床位
全国总计	**277**	**37 448**	**38 787**	**391**	**112**
北京市	8	983	1 099	0	0
天津市	6	1 217	1 197	0	0
河北省	35	3 988	4 483	20	0
山西省	13	622	482	10	0
内蒙古自治区	7	741	791	5	2
辽宁省	5	308	268	0	0
吉林省	8	1 317	1 298	20	60
黑龙江省	7	600	612	0	0
上海市	5	1 850	1 916	71	0
江苏省	14	2 435	2 446	8	0
浙江省	16	2 534	2 622	99	6
安徽省	13	971	1 237	33	1
福建省	8	2 110	2 219	0	0
江西省	8	919	743	0	0
山东省	9	1 135	1 599	0	0
河南省	8	808	858	0	0
湖北省	11	2 753	2 602	10	0
湖南省	13	997	1 123	1	0
广东省	9	1 165	915	4	3
广西壮族自治区	8	2 553	2 605	23	0
海南省	3	55	85	0	0
重庆市	8	1 114	935	0	0
四川省	18	2 781	3 087	70	0
贵州省	4	280	430	0	0
云南省	17	1 050	1 144	7	0
西藏自治区	0	0	0	0	0
陕西省	5	828	876	10	40
甘肃省	3	630	430	0	0
青海省	1	60	30	0	0
宁夏回族自治区	3	176	86	0	0
新疆维吾尔自治区	4	468	569	0	0

2011年各地区中西医结合医院人员数

单位：人

	人员总数	其中：			
		卫生技术人员	其他技术人员	管理人员	工勤技能人员
全国总计	**49 340**	**40 217**	**2 041**	**2 860**	**4 222**
北京市	1 562	1 279	59	102	122
天津市	2 497	1 773	199	277	248
河北省	5 421	4 514	248	188	471
山西省	790	636	52	45	57
内蒙古自治区	691	577	43	39	32
辽宁省	319	228	16	26	49
吉林省	1 557	1 194	80	153	130
黑龙江省	626	517	12	53	44
上海市	2 633	2 142	186	157	148
江苏省	3 880	3 164	140	173	403
浙江省	3 419	2 890	185	186	158
安徽省	1 131	937	23	54	117
福建省	2 432	2 081	103	59	189
江西省	1 296	1 096	53	41	106
山东省	1 741	1 445	58	111	127
河南省	930	747	29	59	95
湖北省	2 352	2 047	29	180	96
湖南省	1 079	910	33	65	71
广东省	2 070	1 606	101	114	249
广西壮族自治区	4 197	3 234	102	258	603
海南省	144	109	17	12	6
重庆市	1 190	986	35	65	104
四川省	3 391	2 795	97	182	317
贵州省	255	222	9	18	6
云南省	1 361	1 079	84	60	138
西藏自治区	0	0	0	0	0
陕西省	1 117	951	7	105	54
甘肃省	501	409	22	20	50
青海省	48	39	0	5	4
宁夏回族自治区	156	121	8	13	14
新疆维吾尔自治区	554	489	11	40	14

2011年各地区中西医结合医院卫生技术人员数（一）

单位：人

	卫生技术人员	执业医师	其中：中医类别	执业助理医师	其中：中医类别
全国总计	**40 217**	**14 117**	**4 342**	**1 254**	**263**
北京市	1 279	513	249	26	12
天津市	1 773	666	251	32	2
河北省	4 514	1 604	527	209	66
山西省	636	193	45	42	7
内蒙古自治区	577	184	66	59	14
辽宁省	228	80	14	39	6
吉林省	1 194	444	316	13	2
黑龙江省	517	228	31	28	5
上海市	2 142	724	339	5	0
江苏省	3 164	1 067	250	27	2
浙江省	2 890	1 029	233	76	15
安徽省	937	330	89	35	13
福建省	2 081	754	161	20	3
江西省	1 096	377	86	31	1
山东省	1 445	579	160	43	5
河南省	747	211	64	117	18
湖北省	2 047	942	229	29	13
湖南省	910	241	75	88	11
广东省	1 606	547	263	27	8
广西壮族自治区	3 234	1 074	380	33	9
海南省	109	30	5	4	0
重庆市	986	371	101	35	12
四川省	2 795	917	185	69	14
贵州省	222	86	20	22	5
云南省	1 079	341	64	44	10
西藏自治区	0	0	0	0	0
陕西省	951	291	35	34	0
甘肃省	409	153	59	18	2
青海省	39	15	5	3	1
宁夏回族自治区	121	24	2	17	0
新疆维吾尔自治区	489	102	38	29	7

2011年各地区中西医结合医院卫生技术人员数（二）

单位：人

	注册护士	其中：助产士	药师（士）	其中：西药师（士）	中药师（士）
全国总计	**15 989**	**453**	**2 827**	**1 632**	**1 102**
北京市	521	8	79	33	46
天津市	594	6	227	75	104
河北省	1 569	58	208	129	72
山西省	246	10	36	26	10
内蒙古自治区	162	17	54	29	22
辽宁省	58	0	19	10	9
吉林省	406	2	193	75	118
黑龙江省	103	1	33	24	9
上海市	946	0	218	98	120
江苏省	1 455	29	196	128	68
浙江省	1 211	33	198	127	71
安徽省	351	3	59	37	20
福建省	1 029	58	124	78	44
江西省	460	22	83	56	25
山东省	594	20	107	69	28
河南省	218	11	40	23	16
湖北省	761	14	123	86	37
湖南省	349	10	66	40	24
广东省	633	14	116	72	44
广西壮族自治区	1 467	62	202	136	66
海南省	37	0	14	7	3
重庆市	375	8	77	52	22
四川省	1 203	19	136	90	44
贵州省	61	9	17	4	12
云南省	336	16	75	47	23
西藏自治区	0	0	0	0	0
陕西省	444	20	46	31	15
甘肃省	167	0	41	26	15
青海省	10	0	6	3	3
宁夏回族自治区	29	3	7	5	2
新疆维吾尔自治区	194	0	27	16	10

2011 年各地区中西医结合医院卫生技术人员数（三）

单位：人

	检验技师（士）	影像技师（士）	其他卫生技术人员	其中：	
				见习医师	内：中医
全国总计	**1 492**	**780**	**3 758**	**1 177**	**169**
北京市	43	21	76	18	9
天津市	84	51	119	10	5
河北省	151	118	655	156	35
山西省	31	16	72	22	5
内蒙古自治区	27	16	75	3	1
辽宁省	7	3	22	0	0
吉林省	39	11	88	43	3
黑龙江省	20	12	93	6	0
上海市	95	34	120	21	0
江苏省	128	59	232	156	22
浙江省	103	34	239	57	10
安徽省	34	24	104	58	0
福建省	63	23	68	33	2
江西省	41	20	84	1	0
山东省	54	49	19	5	1
河南省	27	20	114	6	1
湖北省	96	52	44	20	3
湖南省	30	19	117	57	18
广东省	48	16	219	54	4
广西壮族自治区	116	37	305	160	21
海南省	4	3	17	0	0
重庆市	46	13	69	39	3
四川省	88	53	329	83	11
贵州省	8	9	19	14	3
云南省	38	34	211	50	4
西藏自治区	0	0	0	0	0
陕西省	33	12	91	55	3
甘肃省	16	9	5	3	3
青海省	2	2	1	0	0
宁夏回族自治区	6	4	34	3	0
新疆维吾尔自治区	14	6	117	44	2

2011年各地区中西医结合医院机构、床位数

	机构数（个）	床位数（张）			
		编制床位	实有床位	特需服务床位	负压病房床位
全国总计	**200**	**14 363**	**13 484**	**157**	**84**
北京市	3	177	117	0	0
内蒙古自治区	44	3 202	2 578	27	10
辽宁省	2	100	180	16	0
吉林省	2	80	80	0	0
黑龙江省	4	210	165	10	20
福建省	2	100	70	0	0
山东省	0	0	0	0	0
湖北省	2	184	269	0	0
湖南省	3	54	30	0	0
广西壮族自治区	4	232	233	0	0
四川省	22	893	438	5	0
贵州省	4	405	306	0	0
云南省	4	395	296	0	0
西藏自治区	19	901	929	0	0
陕西省	0	0	0	0	0
甘肃省	11	610	503	12	0
青海省	26	1 487	1 202	35	6
宁夏回族自治区	2	0	20	0	0
新疆维吾尔自治区	46	5 333	6 068	52	48

2011年各地区中医类医院人员数

单位：人

	人员总数	其中：			
		卫生技术人员	其他技术人员	管理人员	工勤技能人员
全国总计	**13 534**	**11 042**	**675**	**659**	**1 158**
北京市	266	216	18	16	16
内蒙古自治区	3 343	2 877	148	127	191
辽宁省	171	107	0	44	20
吉林省	142	127	0	13	2
黑龙江省	221	161	12	14	34
福建省	103	90	1	8	4
山东省	0	0	0	0	0
湖北省	255	234	8	5	8
湖南省	50	34	6	5	5

（续表）

	人员总数	其中：			
		卫生技术人员	其他技术人员	管理人员	工勤技能人员
广西壮族自治区	430	363	7	19	41
四川省	558	450	30	35	43
贵州省	261	216	21	13	11
云南省	360	289	19	8	44
西藏自治区	1244	894	65	96	189
陕西省	0	0	0	0	0
甘肃省	592	520	19	28	25
青海省	1021	810	45	68	98
宁夏回族自治区	26	20	1	1	4
新疆维吾尔自治区	4 491	3 634	275	159	423

2011 年各地区中西医结合医院卫生技术人员数（一）

单位：人

	卫生技术人员	执业医师	其中：中医类别	执业助理医师	其中：中医类别
全国总计	**11 042**	**3 996**	**2 268**	**864**	**397**
北京市	216	93	51	3	2
内蒙古自治区	2 877	1 167	781	93	51
辽宁省	107	40	34	8	4
吉林省	127	57	40	1	0
黑龙江省	161	57	14	16	3
福建省	90	25	5	10	2
山东省	0	0	0	0	0
湖北省	234	65	14	16	4
湖南省	34	12	1	1	1
广西壮族自治区	363	73	40	39	10
四川省	450	248	126	58	19
贵州省	216	66	5	9	3
云南省	289	107	54	16	5
西藏自治区	894	413	348	78	52
陕西省	0	0	0	0	0
甘肃省	520	190	107	81	63
青海省	810	367	157	78	22
宁夏回族自治区	20	7	3	2	2
新疆维吾尔自治区	3 634	1 009	488	355	154

2011 年各地区民族医医院卫生技术人员数（二）

单位：人

	注册护士	其中：助产士	药师（士）	其中：西药师（士）	中药师（士）
全国总计	**2 923**	**99**	**1 320**	**307**	**917**
北京市	79	0	18	5	10
内蒙古自治区	766	10	362	45	288
辽宁省	17	0	31	6	25
吉林省	33	0	28	13	15
黑龙江省	48	0	11	6	4
福建省	30	5	8	5	3
山东省	0	0	0	0	0
湖北省	88	5	24	8	16
湖南省	4	0	3	0	3
广西壮族自治区	90	4	48	31	13
四川省	65	0	17	2	6
贵州省	87	14	11	7	4
云南省	104	1	30	17	13
西藏自治区	166	6	108	5	91
陕西省	0	0	0	0	0
甘肃省	96	13	26	10	13
青海省	208	2	69	11	37
宁夏回族自治区	3	0	4	2	2
新疆维吾尔自治区	1 039	39	522	134	374

2011 年各地区民族医医院卫生技术人员数（三）

单位：人

	检验技师（士）	影像技师（士）	其他卫生技术人员	其中：见习医师	内：中医
全国总计	**355**	**244**	**1 340**	**432**	**210**
北京市	9	6	8	5	1
内蒙古自治区	88	54	347	106	56
辽宁省	5	1	5	3	0
吉林省	2	1	5	2	2
黑龙江省	6	5	18	13	2
福建省	5	2	10	4	0
山东省	0	0	0	0	0
湖北省	7	10	24	5	0
湖南省	2	0	12	0	0

（续表）

	检验技师（士）	影像技师（士）	其他卫生技术人员	其中：	
				见习医师	内：中医
广西壮族自治区	15	6	92	32	5
四川省	6	6	50	2	1
贵州省	8	5	30	9	1
云南省	9	9	14	2	2
西藏自治区	23	16	90	19	17
陕西省	0	0	0	0	0
甘肃省	14	10	103	37	13
青海省	25	26	37	0	0
宁夏回族自治区	1	2	1	0	0
新疆维吾尔自治区	130	85	494	193	110

2011 年按床位数分组的中医类医院数情况

单位：个

	总计	0~49 张	50~99 张	100~199 张	200~299 张
总计	**3 308**	**880**	**676**	**865**	**400**
中医医院	2 831	652	568	790	372
中西医结合医院	277	127	53	42	21
民族医医院	200	101	55	33	7

续表

	300－399 张	400－499 张	500－799 张	800 张及以上
总计	**179**	**116**	**137**	**55**
中医医院	170	107	127	45
中西医结合医院	7	7	10	10
民族医医院	2	2	0	0

2011 年按等级分组的中医类医院数情况

单位：个

	合计	中医医院	中西医结合医院	民族医医院
总计	**3 308**	**2，831**	**277**	**200**
三级	**249**	**220**	**26**	**3**
三级甲等	185	160	22	3
三级乙等	54	51	3	0
三级丙等	0	0	0	0
未评等次	10	9	1	0
二级	**1 735**	**1 601**	**50**	**84**
二级甲等	1 011	953	30	28
二级乙等	514	468	13	33
二级丙等	15	10	1	4
未评等次	195	170	6	19
一级	**384**	**287**	**65**	**32**
一级甲等	85	66	11	8
一级乙等	28	20	5	3
一级丙等	37	31	4	2
未评等次	234	170	45	19
其他	**940**	**723**	**136**	**81**

2011 年中医医院等级情况

单位：人

	合计	中医（综合）医院	中医专科医院	其中：肛肠医院	骨伤医院	针灸医院	按摩医院	其他中医专科医院
总计	**2 831**	**2 391**	**133**	**46**	**150**	**8**	**25**	**78**
三级	**220**	**213**	**1**	**1**	**3**	**1**	**0**	**1**
三级甲等	160	156	1	0	2	1	0	0
三级乙等	51	51	0	0	0	0	0	0
三级丙等	0	0	0	0	0	0	0	0
未评等次	9	6	0	1	1	0	0	1
二级	**1 601**	**1 538**	**22**	**9**	**27**	**0**	**4**	**1**
二级甲等	953	922	13	4	14	0	0	0
二级乙等	468	452	4	2	7	0	2	1
二级丙等	10	9	0	0	1	0	0	0
未评等次	170	155	5	3	5	0	2	0
一级	**287**	**180**	**31**	**16**	**41**	**2**	**7**	**10**
一级甲等	66	44	5	3	11	0	1	2
一级乙等	20	14	0	2	3	0	1	0
一级丙等	31	23	1	0	6	1	0	0
未评等次	170	99	25	11	21	1	5	8
其他	**723**	**460**	**79**	**20**	**79**	**5**	**14**	**66**

2011 年民族医医院等级情况

单位：个

	合计	蒙医医院	藏医医院	维医医院	傣医医院	其他民族医医院
总计	**200**	**54**	**73**	**42**	**1**	**30**
三级	**3**	**0**	**2**	**1**	**0**	**0**
三级甲等	3	0	2	1	0	0
三级乙等	0	0	0	0	0	0
三级丙等	0	0	0	0	0	0
未评等次	0	0	0	0	0	0
二级	**84**	**36**	**22**	**19**	**0**	**7**
二级甲等	28	8	13	3	0	4
二级乙等	33	21	5	5	0	2
二级丙等	4	3	1	0	0	0
未评等次	19	4	3	11	0	1
一级	**32**	**6**	**2**	**18**	**0**	**6**
一级甲等	8	3	2	3	0	0
一级乙等	3	0	0	1	0	2
一级丙等	2	0	0	0	0	2
未评等次	19	3	0	14	0	2
其他	**81**	**12**	**47**	**4**	**1**	**17**

2011年各地区万人口中医类医院床位数及万人口全国中医执业（助理）医师数

地区	人口（万人）	床位数（张）	床位数/万人口（张）	全国位次	中医执业（助理）医师数（人）	中医执业（助理）医师数/万人口（人）	全国位次
全国总计	**134 735**	**529 349**	**3.93**	**-**	**309 272**	**2.30**	**—**
北京市	2 019	11 824	5.86	1	11 398	5.65	1
天津市	1 355	5 550	4.10	13	4 614	3.41	4
河北省	7 241	27 686	3.82	19	16 673	2.30	16
山西省	3 593	13 361	3.72	22	10 999	3.06	7
内蒙古自治区	2 482	10 615	4.28	10	8 979	3.62	2
辽宁省	4 383	17 232	3.93	16	9 329	2.13	19
吉林省	2 749	12 875	4.68	8	7 094	2.58	9
黑龙江省	3 834	15 054	3.93	17	7 692	2.01	22
上海市	2 347	7 115	3.03	27	5 664	2.41	12
江苏省	7 899	29 633	3.75	20	13 926	1.76	27
浙江省	5 463	26 321	4.82	5	14 681	2.69	8
安徽省	5 968	16 970	2.84	31	8 165	1.37	31
福建省	3 720	13 885	3.73	21	9 260	2.49	11
江西省	4 488	15 019	3.35	25	8 264	1.84	25
山东省	9 637	40 646	4.22	11	18 781	1.95	24
河南省	9 388	37 025	3. 94	15	19 293	2. 06	20
湖北省	5 758	23 160	4. 02	14	11 522	2. 00	23
湖南省	6 596	33 428	5. 07	4	14 489	2. 20	17
广东省	10 505	31 260	2. 98	29	24 190	2. 30	15
广西壮族自治区	4 645	18 018	3.88	18	8 299	1.79	26
海南省	877	2 639	3.01	28	1 303	1.49	30
重庆市	2 919	10 395	3.56	23	9 651	3.31	5
四川省	8 050	33 698	4.19	12	27 572	3.43	3
贵州省	3 469	10 142	2.92	30	5 208	1.50	29
云南省	4 631	16 156	3.49	24	7 138	1.54	28
西藏自治区	303	929	3.07	26	777	2.56	10
陕西省	3 743	17 861	4.77	6	8 862	2.37	13
甘肃省	2 564	12 153	4.74	7	8 294	3.23	6
青海省	568	3 040	5.35	3	1 313	2.31	14
宁夏回族自治区	639	2 880	4.51	9	1 403	2.20	18
新疆维吾尔自治区	2 209	12 779	5.78	2	4 439	2.01	21

三、中医医疗机构运营与服务

2011年全国医院、中医类医院门诊服务情况（一）

	机构数（个）	总诊疗人次数（人次）						
		总计	其中：门急诊人次数					家庭卫生服务人次数
			合计	门诊人次数	急诊人次数			
					小计	死亡数		
医院	**21 979＊**	**2 258 837 284**	**2 210 850 425**	**2 022 010 697**	**188 839 728**	**175 357**		**5 067 064**
中医类医院	**3 268**	**396 685 146**	**387 562 620**	**362 731 995**	**24 830 625**	**16 932**		**718 957**
中医医院	2 795	361 206 068	352 910 255	330 822 392	22 087 863	15 208		401 962
中西医结合医院	273	29 587 754	28 947 666	26 377 439	2 570 227	1 546		306 168
民族医院	200	5 891 324	5 704 699	5 532 164	172 535	178		10 827

注：本表中的医院机构数来源于卫生部B1－1表，总诊疗人次的相关数据来源于卫生部B2－1表，但两表统计范围不一样，本表数据应当除去总诊疗人次数、健康检查人次数及入、出院人数均为零的机构。

2011年全国医院、中医类医院门诊服务情况（二）

	门急诊人次占总诊疗人次（%）	观察室		观察室病死率（%）	健康检查人数（人）	其中：职业健康检查人次数
		观病例数	死亡人数			
医院	**97.88**	**39 186 825**	**31 289**	**0.08**	**125 611 367**	**10 668 021**
中医类医院	**97.70**	**4 601 887**	**2 832**	**0.06**	**16 585 785**	**1 800 629**
中医医院	97.70	4 343 182	2 659	0.06	14 991 355	1 607 632
中西医结合医院	97.84	223 755	171	0.08	1 479 644	182 982
民族医医院	96.83	34 950	2	0.01	114 786	10 015

2011年全国医院、中医类医院门诊服务情况（三）

	急诊		急诊抢救成功率（%）	急诊病死率（%）	预约诊疗人次数	上级医院向下转诊人次数	向上转诊人次数
	抢救总人次数	抢救成功人次数					
医院	**8 307 557**	**7 959 644**	**95.81**	**0.09**	**60 272 177**	**0**	**0**
中医类医院	**1 108 975**	**1 078 170**	**97.22**	**0.07**	**9 382 412**	**0**	**0**
中医医院	1 020 699	992 400	97.23	0.07	8 938 154	0	0
中西医结合医院	74 516	72 540	97.35	0.06	426 840	0	0
民族医医院	13 760	13 230	96.15	0.10	17 418	0	0

2011年全国医院、中医类医院住院服务情况（一）

	入院人数（人）	出院人数（人）					
		总计	治愈	好转	未愈	死亡	其他
医院	**107 547 387**	**107 242 276**	**52 158 282**	**44 265 515**	**2 717 866**	**722 053**	**7 378 560**
中医类医院	**14 769 177**	**14 686 540**	**6 987 116**	**6 661 538**	**316 329**	**79 644**	**641 913**
中医医院	13 492 646	13 412 885	6 356 703	6 109 917	288 683	71 040	586 542
中西医结合医院	984 419	982 815	489 781	412 955	20 687	7 896	51 496
民族医医院	292 112	290 840	140 632	138 666	6 959	708	3 875

2011 年全国医院、中医类医院住院服务情况（二）

	治愈率（%）	好转率（%）	死亡率（%）	尸检率（%）	麻醉死亡率（%）
医院	**55.52**	**41.28**	**0.67**	**0.31**	**0.08**
中医类医院	**51.95**	**45.36**	**0.54**	**0.10**	**0.03**
中医医院	51.77	45.55	0.53	0.09	0.04
中西医结合医院	55.07	42.02	0.80	0.24	0.01
民族医医院	49.69	47.68	0.24	0.14	0.00

2011 年全国医院、中医类医院住院服务情况（三）

	住院病人手术人次数	住院危重病人抢救人次数		住院危重病人抢救成功率（%）	每百门急诊的入院人数（人）
		总计	其中：抢救成功人次数		
医院	**30 498 947**	**6 814 453**	**6 217 896**	**91.25**	**4.90**
中医类医院	**3 691 199**	**856 917**	**796 990**	**93.01**	**3.81**
中医医院	3 368 391	698 533	644 406	92.25	3.82
中西医结合医院	297 955	146 547	141 256	96.39	3.40
民族医医院	24 853	11 837	11 328	95.70	5.12

2011 年全国医院、中医类医院病床使用情况（一）

	编制床位（张）	实有床位数（张）	其中：		实际开放总床日数（床日）	平均开放病床数（张）
			特需服务床位	负压病房床位		
医院	**3 544 539**	**3 704 209**	**31 435**	**11 473**	**1 297 094 201**	**3 553 683**
中医类医院	**531 171**	**529 349**	**3 080**	**710**	**184 797 010**	**506 293**
中医医院	479 360	477 078	2 532	514	166 798 815	456 983
中西医结合医院	37 448	38 787	391	112	13 358 742	36 599
民族医医院	14 363	13 484	157	84	4 639 453	12 711

2011 年全国医院、中医类医院病床使用情况（二）

	实际占用总床日数（床日）	出院者占用总床日数（床日）	观察床数（张）	全年开设家庭病床总数（张）
医院	**1 147 607 486**	**1 105 099 476**	**415 892**	**689 621**
中医类医院	**158 599 596**	**154 836 438**	**64 596**	**245 530**
中医医院	144 010 075	140 700 735	61 802	173 045
中西医结合医院	11 142 668	10 675 049	2 075	66 082
民族医医院	3 446 853	3 460 654	719	6 403

2011 年全国医院、中医类医院病床使用情况（三）

	病床周转次数（次）	病床工作日（日）	病床使用率（%）	出院者平均住院日（日）
医院	**30.18**	**322.93**	**88.48**	**10.30**
中医类医院	**29.01**	**313.26**	**85.82**	**10.54**
中医医院	29.35	315.13	86.34	10.49
中西医结合医院	26.85	304.45	83.41	10.86
民族医医院	22.88	271.17	74.29	11.90

2011年全国医院、中医类医院服务质量与效率（一）

	诊断符合率（%）			日确诊率（%）	医院感染率（%）
	入院与出院	住院手术前后	病理检查与临床诊断		
医院	**98.77**	**99.36**	**90.00**	**79.43**	**1.00**
中医类医院	**98.78**	**99.49**	**90.50**	**76.66**	**0.72**
中医医院	98.81	99.48	90.21	76.90	0.71
中西医结合医院	98.29	99.62	92.96	78.35	1.08
民族医医院	99.05	99.86	96.10	59.63	0.12

2011年全国医院、中医类医院服务质量与效率（二）

	无菌手术（Ⅰ级切口）		急危重症抢救成功率（%）	甲级病案例数
	感染率（%）	甲级愈合率（%）		
医院	**0.67**	**96.24**	**93.75**	**76 886 423**
中医类医院	**0.65**	**94.17**	**95.38**	**8 708 188**
中医医院	0.62	93.98	95.21	7 816 129
中西医结合医院	0.47	97.86	96.71	794 833
民族医医院	7.47	87.63	95.94	97 226

2011年全国医院、中医类医院服务质量与效率（三）

	医师人均全年担负		医师人均每日担负		检查阳性率（%）		
	诊疗人次	住院床日	诊疗人次	住院床日	CT	MRI	800mA及以上X线机
医院	**1 729.37**	**878.61**	**6.89**	**2.41**	**73.22**	**81.27**	**65.37**
中医类医院	**1 880.48**	**751.84**	**7.49**	**2.06**	**74.25**	**84.43**	**67.07**
中医医院	1 893.93	755.09	7.55	2.07	74.02	84.15	66.67
中西医结合医院	1 924.91	724.91	7.67	1.99	77.84	87.11	71.78
民族医医院	1 212.21	709.23	4.83	1.94	72.37	—	58.61

2011年分市、县中医类医院门诊服务情况（一）

	机构数（个）	总诊疗人次数（人次）					
		总计	其中：门急诊人次数				家庭卫生服务人次数
			合计	门诊人次数	急诊人次数		
					小计	死亡数	
总计	**3 268**	**396 685 146**	**387 562 620**	**362 731 995**	**24 830 625**	**16 932**	**718 957**
市	1 711	282 646 831	275 856 674	258 353 690	17 502 984	12 068	552 217
县	1 557	114 038 315	111 705 946	104 378 305	7 327 641	4 864	166 740

2011年分市、县中医类医院门诊服务情况（二）

	门急诊人次占总诊疗人次（%）	观察室		观察室病死率（%）	健康检查人数（人）	其中：职业健康检查人次数
		留观病例数	死亡人数			
总计	**97.70**	**4 601 887**	**2 832**	**0.06**	**16 585 785**	**1 800 629**
市	97.60	2 693 087	2 179	0.08	11 164 761	1 097 889
县	97.95	1 908 800	653	0.03	5 421 024	702 740

2011 年分市、县中医类医院门诊服务情况（三）

	急诊		急诊抢救成功率（%）	急诊病死率（%）	预约诊疗人次数	上级医院向下转诊人次数	向上转诊人次数
	抢救总人次数	抢救成功人次数					
总计	**1 108 975**	**1 078 170**	**97.22**	**0.07**	**9 382 412**	**0**	**0**
市	683 791	667 817	97.66	0.07	8 874 399	0	0
县	425 184	410 353	96.51	0.07	508 013	0	0

2011 年分市、县中医类医院住院服务情况（一）

	入院人数（人）	出院人数（人）					
		总计	治愈	好转	未愈	死亡	其他
总计	**14 769 177**	**14 686 540**	**6 987 116**	**6 661 538**	**316 329**	**79 644**	**641 913**
市	8 383 623	8 334 408	3 525 667	4 183 008	180 128	60 437	385 168
县	6 385 554	6 352 132	3 461 449	2 478 530	136 201	19 207	256 745

2011 年分市、县中医类医院住院服务情况（二）

	治愈率（%）	好转率（%）	病死率（%）	尸检率（%）	麻醉死亡率（%）
总计	**51.95**	**45.36**	**0.54**	**0.10**	**0.03**
市	46.92	50.19	0.73	0.10	0.02
县	58.53	39.02	0.30	0.11	0.05

2011 年分市、县中医类医院住院服务情况（三）

	住院病人手术人次数	住院危重病人抢救人次数		住院危重病人抢救成功率（%）	每百门急诊的入院人数（人）
		总计	其中：抢救成功人次数		
总计	**3 691 199**	**856 917**	**796 990**	**93.01**	**3.81**
市	2 273 126	532 837	487 937	91.57	3.04
县	1 418 073	324 080	309 053	95.36	5.72

2011 年分市、县中医类医院病床使用情况（一）

	编制床位（张）	实有床位数（张）	其中：		实际开放总床日数（床日）	平均开放病床数（张）
			特需服务床位	负压病房床位		
总计	**531 171**	**529 349**	**3 080**	**710**	**184 797 010**	**506 293**
市	339 759	331 550	2 111	281	115 647 043	316 841
县	191 412	197 799	969	429	69 149 967	189 452

2011 年分市、县中医类医院病床使用情况（二）

	实际占用总床日数（床日）	出院者占用总床日数（床日）	观察床数（张）	全年开设家庭病床总数（张）
总计	**158 599 596**	**154 836 438**	**64 596**	**245 530**
市	102 380 776	100 005 680	19 021	166 598
县	56 218 820	54 830 758	45 575	78 932

2011 年分市、县中医类医院病床使用情况（三）

	病床周转次数（次）	病床工作日（床日）	病床使用率（%）	出院者平均住院日（日）
总计	**29.01**	**313.26**	**85.82**	**10.54**
市	26.30	323.13	88.53	12.00
县	33.53	296.74	81.30	8.63

2011 年分市、县中医类医院服务质量与效率（一）

	诊断符合率（%）			日确诊率（%）	医院感染率（%）
	入院与出院	住院手术前后	病理检查与临床诊断		
总计	**98.78**	**99.49**	**90.50**	**76.66**	**0.72**
市	99.00	99.58	91.59	83.06	0.99
县	98.46	99.36	87.85	68.25	0.36

2011 年分市、县中医类医院服务质量与效率（二）

	无菌手术（I 级切口）		急危重症抢救成功率（%）	甲级病案例数
	感染率（%）	甲级愈合率（%）		
总计	**0.65**	**94.17**	**95.38**	**8 708 188**
市	0.38	95.83	95.00	5 954 049
县	1.02	91.96	96.02	2 754 139

2011 年分市、县中医类医院服务质量与效率（三）

	医师人均全年担负		医师人均每日担负		检查阳性率（%）		
	诊疗人次	住院床日	诊疗人次	住院床日	CT	MRI	800mA 及以上 X 线机
总计	**1 880.48**	**751.84**	**7.49**	**2.06**	**74.25**	**84.43**	**67.07**
市	2 076.54	752.17	8.27	2.06	76.61	85.32	69.94
县	1 523.86	751.24	6.07	2.06	69.55	81.08	58.75

2011 年全国卫生部门综合医院、政府办中医（综合）医院院均总收支情况*

	机构数（个）	总收入（千元）	总支出（千元）	上缴财政专户的服务收入（千元）
综合医院合计	**4 712**	**169 164.89**	**163 165.14**	**1 003.88**
部属	25	2 146 696.64	2 132 463.48	0.00
省属	231	801 028.20	767 764.73	44.34
地级市属	952	283 011.42	273 631.48	694.15
县级市属	1 546	101 444.43	97 978.73	1 376.55
县属	1 958	67 487.26	64 451.79	986.25
中医（综合）医院合计	**2 112**	**63 134.07**	**61 248.82**	**460.87**
部属	5	810 421.00	827 657.00	0.00
省属	54	540 504.80	521 502.24	87.26
地级市属	290	124 647.72	121 273.73	1 085.95
县级市属	548	55 390.90	54 194.59	343.57
县属	1 215	27 652.47	26 493.90	383.07

注：表标题中政府办指设置主办单位为卫生行政部门和其他行政部门的机构；而卫生部门仅指设置主办单位为卫生行政部门的单位。虽然统计范围不一样，但上表仍可作为对比参考。

2011年全国卫生部门综合医院、政府办中医（综合）医院院均总收入情况

单位：千元

	总收入	其中：		
		财政补助收入	上级补助收入	业务收入
综合医院合计	**169 164.89**	**13 131.86**	**353.29**	**155 679.74**
部属	2 146 696.64	162 908.20	235.12	1 983 553.32
省属	801 028.20	56 152.90	1 512.67	743 362.64
地级市属	283 011.42	20 798.54	354.66	261 858.22
县级市属	101 444.43	7 758.16	300.66	93 385.62
县属	67 487.26	6 659.33	258.91	60 569.01
中医（综合）医院合计	**63 134.07**	**6 771.50**	**150.04**	**56 212.54**
部属	810 421.00	66 320.60	0.00	744 100.40
省属	540 504.80	66 581.63	309.17	473 614.00
地级市属	124 647.72	12 287.82	180.77	112 179.13
县级市属	55 390.90	4 896.11	155.55	50 339.24
县属	27 652.47	3 397.41	133.76	24 121.29

2011年全国卫生部门综合医院、政府办中医（综合）医院院均业务收入情况

单位：千元

	业务收入	其中：		
		医疗收入	药品收入	其他收入
综合医院合计	**155 679.74**	**85 190.34**	**68 173.43**	**2 315.96**
部属	1 983 553.32	1 082 433.40	858 479.52	42 640.40
省属	743 362.64	403 554.58	328 162.20	11 645.85
地级市属	261 858.22	144 874.52	113 873.80	3 109.90
县级市属	93 385.62	50 692.80	41 044.48	1 648.33
县属	60 569.01	33 117.13	26 610.38	841.50
中医（综合）医院合计	**56 212.54**	**26 267.80**	**28 934.24**	**1 010.50**
部属	744 100.40	249 547.00	483 464.80	11 088.60
省属	473 614.00	196 361.61	267 132.48	10 119.91
地级市属	112 179.13	53 956.53	56 524.45	1 698.15
县级市属	50 339.24	24 320.13	25 161.75	857.36
县属	24 121.29	12 058.86	11 593.34	469.10

2011年全国卫生部门综合医院、政府办中医（综合）医院院均医疗收入、药品收入情况

单位：千元

	医疗收入			药品收入		
	小计	门诊收入	住院收入	小计	门诊收入	住院收入
综合医院合计	**85 190.34**	**25 935.77**	**59 254.58**	**68 173.43**	**25 563.03**	**42 610.41**
部属	1 082 433.40	323 549.68	758 883.72	858 479.52	386 673.96	471 805.56
省属	403 554.58	111 897.77	291 656.82	328 162.20	124 072.09	204 090.11
地级市属	144 874.52	42 318.79	102 555.73	113 873.80	43 001.12	70 872.68
县级市属	50 692.80	17 616.58	33 076.22	41 044.48	15 943.98	25 100.51
县属	33 117.13	10 597.29	22 519.84	26 610.38	8 446.90	18 163.48
中医(综合)医院合计	**26 267.80**	**9 472.98**	**16 794.82**	**28 934.24**	**14 874.51**	**14 059.73**
部属	249 547.00	111 966.40	137 580.60	483 464.80	376 356.60	107 108.20
省属	196 361.61	72 658.69	123 702.93	267 132.48	158 407.19	108 725.30
地级市属	53 956.53	18 807.91	35 148.61	56 524.45	30 451.58	26 072.87
县级市属	24 320.13	9 305.32	15 014.81	25 161.75	12 046.12	13 115.63
县属	12 058.86	4 090.48	7 968.38	11 593.34	4 565.41	7 027.93

2011 年全国卫生部门综合医院、政府办中医（综合）医院院均门诊收入情况

单位：千元

	门诊收入	内：			
		挂号收入	检查收入	治疗收入	手术收入
综合医院合计	**25 935.77**	**469.36**	**10 675.65**	**5 369.28**	**989.41**
部属	323 549.68	9 160.04	111 351.68	70 198.36	12 847.00
省属	111 897.77	2 310.21	41 668.39	24 558.52	5 946.70
地级市属	42 318.79	668.73	17 282.01	9 187.28	1 483.30
县级市属	17 616.58	308.96	7 388.25	3 621.59	608.97
县属	10 597.29	170.94	5 117.35	1 801.23	313.42
中医（综合）医院合计	**9 472.98**	**307.38**	**3 497.46**	**2 525.10**	**286.87**
部属	111 966.40	8 744.80	33 976.80	33 336.60	2 034.00
省属	72 658.69	4 301.26	20 528.31	21 180.48	1 468.56
地级市属	18 807.91	584.58	6 463.88	5 697.20	517.62
县级市属	9 305.32	196.96	3 599.13	2 470.11	326.16
县属	4 090.48	78.79	1 861.22	836.85	154.36

2011 年全国卫生部门综合医院、政府办中医（综合）医院院均住院收入情况

单位：千元

	住院收入	内：			
		床位收入	检查收入	治疗收入	手术收入
综合医院合计	**59 254.58**	**4 101.91**	**7 777.07**	**19 460.88**	**8 348.74**
部属	758 883.72	40 879.28	86 527.96	286 727.20	114 885.96
省属	291 656.82	16 755.63	36 496.03	95 754.44	45 204.68
地级市属	102 555.73	6 975.02	14 333.09	35 089.61	12 609.00
县级市属	33 076.22	2 743.37	4 411.85	9 945.03	4 860.90
县属	22 519.84	1 815.22	2 852.88	6 962.15	3 322.83
中医（综合）医院合计	**16 794.82**	**1 497.75**	**2 066.58**	**5 768.57**	**2 350.19**
部属	137 580.60	8 569.40	21 480.80	51 313.00	18 412.40
省属	123 702.93	11 039.70	16 698.91	44 961.83	12 598.83
地级市属	35 148.61	3 160.90	4 146.29	13 559.37	4 112.84
县级市属	15 014.81	1 383.33	1 776.71	4 821.83	2 464.89
县属	7 968.38	699.21	970.70	2 406.69	1 356.16

2011 年全国卫生部门综合医院、政府办中医（综合）医院院均药品收入情况（一）

单位：千元

	药品收入合计	门诊收入	其中：	
			西药收入	中药收入
综合医院合计	**68 173.43**	**25 563.03**	**20 561.79**	**5 001.24**
部属	858 479.52	386 673.96	312 848.64	73 825.32
省属	328 162.20	124 072.09	98 582.48	25 489.61
地级市属	113 873.80	43 001.12	33 992.04	9 009.07
县级市属	41 044.48	15 943.98	13 194.59	2 749.39
县属	26 610.38	8 446.90	6 912.22	1 534.68
中医（综合）医院合计	**28 934.24**	**14 874.51**	**6 450.21**	**8 424.30**
部属	483 464.80	376 356.60	114 396.00	261 960.60
省属	267 132.48	158 407.19	50 462.07	107 945.11
地级市属	56 524.45	30 451.58	12 684.44	17 767.14
县级市属	25 161.75	12 046.12	6 558.76	5 487.36
县属	11 593.34	4 565.41	2 512.94	2 052.47

2011 年全国卫生部门综合医院、政府办中医（综合）医院院均药品收入情况（二）

单位：千元

	住院收入	其中：		药品收入中：基本药物收入
		西药收入	中药收入	
综合医院合计	**42 610.41**	**40 919.28**	**1 691.13**	**6 723.86**
部属	471 805.56	456 123.08	15 682.48	55 285.92
省属	204 090.11	196 347.50	7 742.61	17 021.75
地级市属	70 872.68	67 543.34	3 329.34	11 848.20
县级市属	25 100.51	24 204.95	895.56	4 262.88
县属	18 163.48	17 533.28	630.20	4 340.54
中医(综合)医院合计	**14 059.73**	**11 331.01**	**2 728.71**	**3 288.22**
部属	107 108.20	85 839.00	21 269.20	86 199.80
省属	108 725.30	82 347.02	26 378.28	13 689.20
地级市属	26 072.87	20 192.81	5 880.06	6 129.68
县级市属	13 115.63	11 050.43	2 065.20	2 604.74
县属	7 027.93	5 879.52	1 148.41	2 114.82

2011 年全国卫生部门综合医院、政府办中医（综合）医院院均总支出情况

单位：千元

	总支出	其中：		总支出中：			
		财政专项	业务支出	人员支出	其中：		离退休费
					基本工资	绩效工资	
综合医院合计	**163 165.14**	**4 987.72**	**158 177.42**	**38 792.69**	**7 971.54**	**7 599.41**	**3 542.13**
部属	2 132 463.48	94 632.80	2 037 830.68	490 479.84	39 945.20	136 987.80	39 646.96
省属	767 764.73	25 334.84	742 429.89	173 185.01	21 927.04	26 519.01	16 190.68
地级市属	273 631.48	7 541.85	266 089.63	63 757.53	12 583.92	12 599.06	6 317.09
县级市属	97 978.73	2 396.60	95 582.13	24 960.24	6 143.77	4 934.70	1 875.39
县属	64 451.79	2 246.66	62 205.13	15 953.88	5 117.43	3 388.39	1 555.70
中医(综合)医院合计	**61 248.82**	**3 040.78**	**58 208.04**	**15 098.45**	**3 795.75**	**2 890.08**	**1 438.85**
部属	827 657.00	75 250.80	752 406.20	142 792.40	17 147.00	87 292.20	16 036.60
省属	521 502.24	43 070.89	478 431.35	106 426.22	13 667.65	13 748.61	12 856.94
地级市属	121 273.73	4 014.14	117 259.59	31 246.70	6 694.80	6 397.76	3 258.97
县级市属	54 194.59	1 826.71	52 367.88	14 234.71	3 873.36	2 333.28	1 189.39
县属	26 493.90	1 279.77	25 214.13	7 049.21	2 575.09	1 474.06	549.39

2011 年全国卫生部门综合医院、政府办中医（综合）医院院均业务支出情况

单位：千元

	业务支出合计	医疗支出	药品支出	内：				其他支出
				药品费	其中：		其中基本药物支出	
					西药费	中药费		
综合医院合计	**158 177.42**	**92 899.70**	**63 839.26**	**57 707.94**	**52 733.93**	**4 974.00**	**5 306.51**	**1 438.47**
部属	2 037 830.68	1 221 445.92	800 688.40	748 816.84	676 685.64	72 131.20	30 970.44	15 696.36
省属	742 429.89	432 528.07	303 850.79	283 887.33	257 798.87	26 088.46	12 229.05	6 051.03
地级市属	266 089.63	157 278.96	106 699.14	97 162.37	88 299.23	8 863.14	9 398.21	2 111.52
县级市属	95 582.13	56 026.06	38 624.71	34 047.88	31 421.43	2 626.45	3 527.00	931.36
县属	62 205.13	36 234.62	25 185.11	21 698.06	20 109.91	1 588.15	3 577.76	785.40
中医（综合）医院合计	**58 208.04**	**30 447.26**	**27 157.41**	**23 553.85**	**15 195.39**	**8 358.45**	**2 548.51**	**603.37**
部属	752 406.20	308 841.40	441 330.40	409 058.00	174 669.00	234 389.00	71 634.00	2 234.40
省属	478 431.35	228 243.56	246 070.07	224 790.96	118 372.74	106 418.22	9 856.80	4 117.72
地级市属	117 259.59	62 696.09	53 585.02	47 194.23	29 616.80	17 577.43	4 304.83	978.48
县级市属	52 367.88	27 966.15	23 722.42	19 825.57	14 489.90	5 335.67	2 020.91	679.32
县属	25 214.13	13 932.46	10 965.00	9 062.54	6 829.52	2 233.02	1 758.15	316.68

2011年全国卫生部门综合医院、政府办中医（综合）医院门诊患者负担情况

单位：元

	平均每诊疗人次医疗费	内：挂号费	药费	检查费	治疗费
综合医院合计	**186.06**	**1.70**	**92.36**	**38.57**	**19.40**
部属	341.56	4.41	185.96	53.55	33.76
省属	272.60	2.67	143.33	48.14	28.37
地级市属	192.88	1.51	97.21	39.07	20.77
县级市属	148.96	1.37	70.77	32.79	16.07
县属	131.84	1.18	58.48	35.43	12.47
中医(综合)医院合计	**152.94**	**1.93**	**93.44**	**21.97**	**15.86**
部属	310.26	5.56	239.12	21.59	21.18
省属	234.71	4.37	160.90	20.85	21.51
地级市属	163.96	1.95	101.36	21.51	18.96
县级市属	137.21	1.27	77.41	23.13	15.87
县属	102.33	0.93	53.97	22.00	9.89

2011年全国卫生部门综合医院、政府办中医（综合）医院住院患者负担情况

单位：元

	出院者人均医疗费	内：床位费	药费	检查费	治疗费	手术费	出院者平均每日住院医疗费
综合医院合计	**7 027.74**	**282.99**	**2 939.72**	**536.55**	**1 342.62**	**575.99**	**733.43**
部属	17 473.73	580.42	6 698.85	1 228.55	4 071.05	1 631.19	1 656.44
省属	13 783.04	465.85	5 674.23	1 014.68	2 662.22	1 256.81	1 200.17
地级市属	8 732.54	351.21	3 568.61	721.71	1 766.85	634.89	765.20
县级市属	5 328.46	251.27	2 298.98	404.09	910.87	445.21	594.86
县属	3 549.26	158.36	1 584.61	248.89	607.39	289.89	459.16
中医(综合)医院合计	**5 206.28**	**252.73**	**2 372.38**	**348.71**	**973.37**	**396.56**	**500.92**
部属	17 458.07	611.41	7 641.96	1 532.61	3 661.08	1 313.69	1 098.63
省属	11 183.49	531.19	5 231.42	803.48	2 163.38	606.20	752.35
地级市属	7 078.75	365.48	3 014.68	479.42	1 567.81	475.55	535.02
县级市属	4 912.21	241.56	2 290.29	310.25	842.00	430.42	506.90
县属	3 209.01	149.62	1 503.89	207.72	515.00	290.20	374.16

2011年全国卫生部门综合医院、政府办中医（综合）医院平均每一职工、医师产出情况

	医师人均担负年诊疗人次	医师人均担负年住院床日	医师人均每日担负诊疗人次	医师人均每日担负住院床日	职工人均年业务收入（元）	医师人均年业务收入（元）
综合医院合计	**1 810.75**	**924.21**	**7.21**	**2.53**	**292 781.99**	**1 018 482.35**
部属	2 516.15	910.88	10.02	2.50	658 812.71	2 400 233.93
省属	1 972.92	952.01	7.86	2.61	473 856.99	1 694 244.56
地级市属	1 841.21	956.16	7.34	2.62	310 869.09	1 089 964.41
县级市属	1 875.47	830.14	7.47	2.27	230 905.57	777 375.46
县属	1 538.73	965.65	6.13	2.65	185 106.94	645 217.09
中医(综合)医院合计	**1 921.73**	**760.10**	**7.66**	**2.08**	**216 185.93**	**678 583.42**
部属	4 481.49	634.33	17.85	1.74	607 131.53	2 118 736.90
省属	2 925.48	925.71	11.66	2.54	441 621.01	1 407 393.57
地级市属	2 084.65	814.28	8.31	2.23	239 110.56	778 369.37
县级市属	1 842.05	677.23	7.34	1.86	192 626.89	595 885.10
县属	1 535.46	741.93	6.12	2.03	142 366.94	437 835.17

2011年中医类医院分科床位、门急诊人次、出院人数

科室名称	实有床位（张）	门急诊人次（人次）	出院人数（人）	构成（%）		
				实有床位	门急诊人次	出院人数
总计	**529 349**	**387 562 620**	**14 686 540**	**100. 00**	**100.00**	**100.00**
预防保健科	500	3 095 441	20 576	0.09	0.80	0.14
全科医疗科	7 819	8 616 983	210 546	1.48	2.22	1.43
内科	167 316	120 362 154	4 658 041	31.61	31.06	31.72
外科	90 573	27 661 731	2 482 941	17.11	7.14	16.91
儿科	22 574	27 136 733	1 027 769	4.26	7.00	7.00
妇产科	47 587	33 305 275	1 886 792	8.99	8.59	12.85
眼科	6 700	8 130 666	227 626	1.27	2.10	1.55
耳鼻咽喉科	4 960	8 887 172	168 150	0.94	2.29	1.14
口腔科	804	7 935 905	12 828	0.15	2.05	0.09
皮肤科	2 953	14 345 016	63 950	0.56	3.70	0.44
医疗美容科	150	261 165	1 862	0.03	0.07	0.01
精神科	2 596	644 231	29 402	0.49	0.17	0.20
传染科	3 538	1 545 073	67 547	0.67	0.40	0.46
结核病科	203	103 358	3 012	0.04	0.03	0.02
地方病科	19	5 433	212	0.00	0.00	0.00
肿瘤科	11 743	2 960 404	258 913	2. 22	0.76	1.76
急诊医学科	4 916	16 642 121	148 862	0.93	4.29	1.01
康复医学科	10 425	3 873 292	182 924	1.97	1.00	1.25
运动医学科	52	242 274	514	0.01	0.06	0.00
职业病科	153	123 916	4 711	0.03	0.03	0.03
中医科	1 000	2 024 376	16 761	0.19	0.52	0.11
骨伤科	77 325	27 686 967	1 746 914	14.61	7.14	11.89
肛肠科	16 628	4 301 212	397 105	3.14	1.11	2.70
针灸科	16 555	16 553 468	358 448	3.13	4.27	2.44
推拿科	4 839	7 140 029	94 145	0.91	1.84	0.64
民族医学科	1 569	794 892	27 690	0.30	0.21	0.19
中西医结合科	8 847	8 437 114	229 347	1.67	2.18	1.56
疼痛科	1 370	664 844	31 555	0.26	0.17	0.21
重症医学科	1 834	84 355	30 301	0.35	0.02	0.21
其他	13 801	33 997 020	297 096	2.61	8.77	2.02

2011 年中医医院分科床位、门急诊人次、出院人数

科室名称	实有床位（张）	门急诊人次（人次）	出院人数（人）	构成（%）		
				实有床位	门急诊人次	出院人数
总计	**477 078**	**352 910 255**	**13 412 885**	**100.00**	**100.00**	**100.00**
预防保健科	317	2 717 900	15 162	0.07	0.77	0.11
全科医疗科	5 418	7 039 661	150 582	1.14	1.99	1.12
内科	151 481	111 387 584	4 274 655	31.75	31.56	31.87
外科	81 104	24 964 211	2 252 667	17.00	7.07	16.79
儿科	21 103	25 128 766	966 439	4.42	7.12	7.21
妇产科	42 655	30 665 748	1 727 784	8.94	8.69	12.88
眼科	6 019	7 368 019	205 832	1.26	2.09	1.53
耳鼻咽喉科	4 415	8 233 863	152 847	0.93	2.33	1.14
口腔科	686	7 182 347	11 292	0.14	2.04	0.08
皮肤科	1 949	12 039 236	42 487	0.41	3.41	0.32
医疗美容科	93	220 251	1 595	0.02	0.06	0.01
精神科	2 226	556 278	23 466	0.47	0.16	0.17
传染科	3 269	1 437 123	63 483	0.69	0.41	0.47
结核病科	111	72 192	1 170	0.02	0.02	0.01
地方病科	11	4 832	196	0.00	0.00	0.00
肿瘤科	10 447	2 753 230	233 526	2.19	0.78	1.74
急诊医学科	4 545	15 362 212	138 689	0.95	4.35	1.03
康复医学科	9 368	3 596 427	169 698	1.96	1.02	1.27
运动医学科	52	70 973	186	0.01	0.02	0.00
职业病科	56	60 787	782	0.01	0.02	0.01
中医科	0	0	0	0.00	0.00	0.00
骨伤科	73 928	26 635 534	1 678 029	15.50	7.55	12.51
肛肠科	15 534	3 958 621	369 673	3.26	1.12	2.76
针灸科	15 840	15 869 624	346 573	3.32	4.50	2.58
推拿科	4 574	6 832 535	88 559	0.96	1.94	0.66
民族医学科	1 070	439 340	21 113	0.22	0.12	0.16
中西医结合科	5 981	6 986 577	154 513	1.25	1.98	1.15
疼痛科	1 309	624 789	30 297	0.27	0.18	0.23
重症医学科	1 712	84 355	28 046	0.36	0.02	0.21
其他	11 805	30 617 240	263 544	2.47	8.68	1.96

2011年西医医院分科床位、门急诊人次、出院人数

科室名称	实有床位（张）	门急诊人次（人次）	出院人数（人）	构成（%）		
				实有床位	门急诊人次	出院人数
总计	**38 787**	**28 947 666**	**982 815**	**100.00**	**100.00**	**100.00**
预防保健科	132	318 976	4 612	0.34	1.10	0.47
全科医疗科	724	625 903	19 663	1.87	2.16	2.00
内科	11 936	7 287 424	291 245	30.77	25.17	29.63
外科	7 553	2 296 032	186 235	19.47	7.93	18.95
儿科	1 240	1 878 841	56 192	3.20	6.49	5.72
妇产科	3 414	2 281 058	118 561	8.80	7.88	12.06
眼科	639	713 808	20 971	1.65	2.47	2.13
耳鼻咽喉科	537	625 704	15 223	1.38	2.16	1.55
口腔科	115	665 707	1 513	0.30	2.30	0.15
皮肤科	418	2 162 672	10 589	1.08	7.47	1.08
医疗美容科	57	38 793	267	0.15	0.13	0.03
精神科	370	87 953	5 936	0.95	0.30	0.60
传染科	189	93 552	3 071	0.49	0.32	0.31
结核病科	92	31 166	1 842	0.24	0.11	0.19
地方病科	8	601	16	0.02	0.00	0.00
肿瘤科	1 246	199 050	25 175	3.21	0.69	2.56
急诊医学科	295	1 183 659	8 117	0.76	4.09	0.83
康复医学科	790	213 577	9 235	2.04	0.74	0.94
运动医学科	0	171 294	328	0.00	0.59	0.03
职业病科	97	63 129	3 929	0.25	0.22	0.40
中医科	650	1 696 204	11 888	1.68	5.86	1.21
骨伤科	2 983	933 280	61 964	7.69	3.22	6.30
肛肠科	922	306 552	24 768	2.38	1.06	2.52
针灸科	509	531 164	9 213	1.31	1.83	0.94
推拿科	219	266 852	4 662	0.56	0.92	0.47
民族医学科	5	21 719	66	0.01	0.08	0.01
中西医结合科	2 636	1 350 179	70 184	6.80	4.66	7.14
疼痛科	48	35 417	1 038	0.12	0.12	0.11
重症医学科	118	0	2 255	0.30	0.00	0.23
其他	845	2 867 400	14 057	2.18	9.91	1.43

2011年民族医医院分科床位、门急诊人次、出院人数

科室名称	实有床位（张）	门急诊人次（人次）	出院人数（人）	构成（%）		
				实有床位	门急诊人次	出院人数
总计	**13 484**	**5 704 699**	**290 840**	**100.00**	**100.00**	**100.00**
预防保健科	51	58 565	802	0.38	1.03	0.28
全科医疗科	1 677	951 419	40 301	12.44	16.68	13.86
内科	3 899	1 687 146	92 141	28.92	29.57	31.68
外科	1 916	401 488	44 039	14.21	7.04	15.14
儿科	231	129 126	5 138	1.71	2.26	1.77
妇产科	1 518	358 469	40 447	11.26	6.28	13.91
眼科	42	48 839	823	0.31	0.86	0.28
耳鼻咽喉科	8	27 605	80	0.06	0.48	0.03
口腔科	3	87 851	23	0.02	1.54	0.01
皮肤科	586	143 108	10 874	4.35	2.51	3.74
医疗美容科	0	2 121	0	0.00	0.04	0.00
精神科	0	0	0	0.00	0.00	0.00
传染科	80	14 398	993	0.59	0.25	0.34
结核病科	0	0	0	0.00	0.00	0.00
地方病科	0	0	0	0.00	0.00	0.00
肿瘤科	50	8 124	212	0.37	0.14	0.07
急诊医学科	76	96 250	2 056	0.56	1.69	0.71
康复医学科	267	63 288	3 991	1.98	1.11	1.37
运动医学科	0	7	0	0.00	0.00	0.00
职业病科	0	0	0	0.00	0.00	0.00
中医科	350	328 172	4 873	2.60	5.75	1.68
骨伤科	414	118 153	6 921	3.07	2.07	2.38
肛肠科	172	36 039	2 664	1.28	0.63	0.92
针灸科	206	152 680	2 662	1.53	2.68	0.92
推拿科	46	40 642	924	0.34	0.71	0.32
民族医学科	494	333 833	6 511	3.66	5.85	2.24
中西医结合科	230	100 358	4 650	1.71	1.76	1.60
疼痛科	13	4 638	220	0.10	0.08	0.08
重症医学科	4	0	0	0.03	0.00	0.00
其他	1 151	512 380	19 495	8.54	8.98	6.70

2011年政府办中医类医院按地区分院均总收支情况

地　　区	机构数（个）	总收入（千元）	总支出（千元）	上缴财政专户的服务收入（千元）
全国总计	**2 487**	**60 756. 55**	**58 860. 91**	**423. 56**
北京市	28	304 871. 89	303 571. 04	0. 00
天津市	19	225 687. 42	199 934. 79	0. 00
河北省	150	33 450. 41	31 977. 28	4. 33
山西省	123	14 639. 83	15 110. 30	1. 71
内蒙古自治区	97	22 061. 26	21 747. 75	32. 88
辽宁省	74	47 555. 96	47 575. 07	0. 00
吉林省	66	38 613. 21	37 539. 12	412. 23
黑龙江省	97	37 683. 88	37 361. 99	0. 00
上海市	20	332 798. 20	333 739. 05	0. 00
江苏省	77	165 143. 79	164 614. 70	6. 38
浙江省	87	148 560. 34	144 513. 09	4 442. 32
安徽省	84	48 476. 21	46 511. 92	465. 64
福建省	66	69 206. 44	65 039. 02	0. 00
江西省	95	38 996. 63	37 698. 87	521. 72
山东省	119	79 051. 91	77 239. 91	435. 48
河南省	156	43 141. 65	41 588. 29	123. 97
湖北省	84	66 773. 89	63 620. 25	196. 71
湖南省	117	58 305. 02	56 042. 91	226. 78
广东省	120	125 376. 87	122 301. 31	1 055. 83
广西壮族自治区	87	54 823. 79	52 367. 95	457. 86
海南省	18	43 230. 56	40 141. 89	0. 00
重庆市	43	68 818. 60	66 865. 37	880. 91
四川省	174	44 561. 10	43 470. 17	577. 91
贵州省	64	33 885. 59	30 356. 06	83. 02
云南省	95	32 876. 02	30 009. 35	30. 73
西藏自治区	18	13 691. 78	16 550. 67	238. 78
陕西省	113	29 586. 92	28 158. 02	93. 13
甘肃省	76	26 312. 24	25 226. 32	1 298. 33
青海省	39	14 893. 03	14 281. 15	44. 69
宁夏回族自治区	18	34 973. 78	32 184. 28	57. 28
新疆维吾尔自治区	63	47 447. 75	42 802. 51	44. 44

2011年政府办中医类医院按地区分院均总收入情况

单位：千元

地　　区	总收入	其中：		
		财政补助收入	上级补助收入	业务收入
全国总计	**60 756.55**	**6 666.07**	**173.58**	**53 916.90**
北京市	304 871.89	33 016.54	65.82	271 789.54
天津市	225 687.42	25 356.05	188.68	200 142.68
河北省	33 450.41	1 898.10	66.15	31 486.16
山西省	14 639.83	3 039.24	95.63	11 504.96
内蒙古自治区	22 061.26	5 319.74	61.45	16 680.06
辽宁省	47 555.96	3 837.07	196.24	43 522.65
吉林省	38 613.21	7 863.71	92.74	30 656.76
黑龙江省	37 683.88	7 461.59	165.13	30 057.15
上海市	332 798.20	53 795.20	73.95	278 929.05
江苏省	165 143.80	7 830.36	108.56	157 204.87
浙江省	148 560.34	10 361.72	219.63	137 978.99
安徽省	48 476.21	4 716.60	174.57	43 585.05
福建省	69 206.44	6 944.24	81.76	62 180.44
江西省	38 996.63	4 323.01	129.38	34 544.24
山东省	79 051.91	6 657.27	330.14	72 064.50
河南省	43 141.65	3 728.99	213.37	39 199.29
湖北省	66 773.89	6 390.26	173.05	60 210.58
湖南省	58 305.02	4 469.68	245.12	53 590.22
广东省	125 376.87	8 683.33	166.43	116 527.12
广西壮族自治区	54 823.79	5 938.87	82.16	48 802.76
海南省	43 230.56	9 948.11	381.17	32 901.28
重庆市	68 818.60	9 134.37	68.70	59 615.53
四川省	44 561.10	5 688.91	139.91	38 732.28
贵州省	33 885.59	5 454.42	350.00	28 081.17
云南省	32 876.02	6 515.78	225.18	26 135.06
西藏自治区	13 691.78	5 018.06	949.17	7 724.56
陕西省	29 586.92	5 348.23	114.71	24 123.98
甘肃省	26 312.24	6 475.87	170.38	19 665.99
青海省	14 893.03	3 440.38	116.15	11 336.49
宁夏回族自治区	34 973.78	10 053.00	96.67	24 824.11
新疆维吾尔自治区	47 447.75	9 545.67	484.65	37 417.43

2011 年政府办中医类医院按地区分院均业务收入情况

单位：千元

地区	业务收入合计	其中：						
		医疗收入			药品收入			其他收入
		小计	门诊收入	住院收入	小计	门诊收入	住院收入	
全国总计	**53 916.90**	**25 449.71**	**9 049.51**	**16 400.20**	**27 457.22**	**14 080.97**	**13 376.25**	**1 009.96**
北京市	271 789.54	93 402.46	45 514.64	47 887.82	175 281.04	139 725.29	35 555.75	3 106.04
天津市	200 142.68	72 112.89	30 741.74	41 371.16	123 580.84	87 896.53	35 684.32	4 448.95
河北省	31 486.16	14 945.01	5 195.84	9 749.17	16 064.59	5 932.05	10 132.54	476.56
山西省	11 504.96	5 169.89	2 089.23	3 080.67	5 972.51	3 075.60	2 896.91	362.55
内蒙古自治区	16 680.06	6 954.18	3 111.57	3 842.61	9 483.32	4 469.38	5 013.94	242.57
辽宁省	43 522.65	18 881.76	6 652.91	12 228.85	23 901.27	11 563.97	12 337.30	739.62
吉林省	30 656.76	14 426.95	6 081.70	8 345.26	15 292.55	6 847.83	8 444.71	937.26
黑龙江省	30 057.15	12 567.57	5 957.47	6 610.09	16 971.30	8 564.25	8 407.05	518.29
上海市	278 929.05	102 200.35	51 237.10	50 963.25	161 294.50	118 730.70	42 563.80	15 434.20
江苏省	157 204.87	70 565.84	28 540.12	42 025.73	83 523.52	43 039.99	40 483.53	3 115.51
浙江省	137 978.99	54 588.75	23 589.87	30 998.87	80 685.13	49 223.52	31 461.61	2 705.11
安徽省	43 585.05	21 560.05	6 492.21	15 067.83	21 351.94	7 530.37	13 821.57	673.06
福建省	62 180.44	31 408.95	12 610.15	18 798.80	30 120.35	14 645.12	15 475.23	651.14
江西省	34 544.24	16 565.57	5 282.36	11 283.21	17 620.45	6 732.17	10 888.28	358.22
山东省	72 064.50	34 525.42	11 029.32	23 496.10	36 142.10	13 438.06	22 704.04	1 396.97
河南省	39 199.29	19 981.90	5 836.44	14 145.46	18 577.36	6 864.03	11 713.33	640.04
湖北省	60 210.58	30 782.38	9 687.08	21 095.30	27 826.44	13 796.65	14 029.79	1 601.76
湖南省	53 590.22	27 730.18	6 662.97	21 067.21	24 925.19	7 578.13	17 347.06	934.85
广东省	116 527.12	64 159.45	24 396.23	39 763.22	51 150.00	30 914.61	20 235.39	1 217.67
广西壮族自治区	48 802.76	26 582.47	8 000.26	18 582.21	21 542.83	9 515.10	12 027.72	677.46
海南省	32 901.28	15 728.72	4 630.89	11 097.83	15 347.11	7 103.72	8 243.39	1 825.44
重庆市	59 615.53	28 638.84	9 649.51	18 989.33	29 978.00	12 870.74	17 107.26	998.70
四川省	38 732.28	21 674.38	6 193.43	15 480.95	16 478.14	6 728.22	9 749.92	579.75
贵州省	28 081.17	16 810.06	4 730.25	12 079.81	10 791.05	4 161.11	6 629.94	480.06
云南省	26 135.06	13 477.98	3 834.79	9 643.19	12 251.14	5 289.24	6 961.89	405.95
西藏自治区	7 724.56	2 989.78	901.94	2 087.83	4 477.17	2 675.28	1 801.89	257.61
陕西省	24 123.98	12 024.28	3 663.35	8 360.94	11 475.73	4 645.29	6 830.43	623.97
甘肃省	19 665.99	10 302.53	2 848.45	7 454.08	9 173.78	3 272.91	5 900.87	189.68
青海省	11 336.49	4 655.33	1 454.08	3 201.26	6 468.54	2 810.31	3 658.23	212.62
宁夏回族自治区	24 824.11	10 298.83	4 170.06	6 128.78	14 203.33	7 406.72	6 796.61	321.94
新疆维吾尔自治区	37 417.43	19 530.78	3 532.33	15 998.44	17 066.75	7 120.10	9 946.65	819.90

2011年政府办中医类医院按地区分院均门诊收入情况

单位：千元

地　　区	门诊收入	内：			
		挂号收入	检查收入	治疗收入	手术收入
全国总计	**9 049.51**	**304.71**	**3 293.16**	**2 479.71**	**288.76**
北京市	45 514.64	2 127.93	12 976.61	16 061.11	882.93
天津市	30 741.74	1 762.89	4 342.32	11 505.79	994.74
河北省	5 195.84	52.95	2 496.89	910.94	202.29
山西省	2 089.23	44.38	775.67	523.29	78.82
内蒙古自治区	3 111.57	67.16	1 442.20	667.73	52.80
辽宁省	6 652.91	128.97	2 654.92	1 832.86	96.23
吉林省	6 081.70	367.12	2 574.91	1 642.80	109.00
黑龙江省	5 957.47	118.09	2 607.25	1 768.15	149.37
上海市	51 237.10	10 856.60	9 472.75	10 864.05	1 337.55
江苏省	28 540.12	498.79	9 482.86	7 913.26	814.30
浙江省	23 589.87	976.93	7 227.90	4 724.41	1 082.08
安徽省	6 492.21	85.25	3 190.70	1 245.96	184.13
福建省	12 610.15	267.55	5 349.80	2 525.82	391.95
江西省	5 282.36	121.84	2 598.37	1 052.74	218.34
山东省	11 029.32	147.72	4 927.99	2 475.61	375.50
河南省	5 836.44	71.56	2 642.40	1 532.81	168.36
湖北省	9 687.08	158.79	3 071.80	3 273.98	312.11
湖南省	6 662.97	141.44	2 816.97	1 401.06	323.70
广东省	24 396.23	533.09	8 161.32	9 228.69	615.84
广西壮族自治区	8 000.26	81.03	2 860.52	2 694.43	267.17
海南省	4 630.89	303.44	1 753.50	1 177.17	143.39
重庆市	9 649.51	167.26	4 137.21	2 558.07	421.44
四川省	6 193.43	210.20	2 357.94	1 782.33	264.20
贵州省	4 730.25	120.64	1 628.33	1 391.30	133.53
云南省	3 834.79	39.81	1 494.60	1 193.48	110.04
西藏自治区	901.94	104.89	329.00	250.39	0.22
陕西省	3 663.35	113.09	1 609.12	957.25	156.41
甘肃省	2 848.45	130.36	1 193.54	553.30	102.68
青海省	1 454.08	40.08	534.90	464.44	31.82
宁夏回族自治区	4 170.06	95.78	1 497.50	1 355.22	196.11
新疆维吾尔自治区	3 532.33	70.33	1 459.95	839.67	107.43

2011年政府办中医类医院按地区分院均住院收入情况

单位：千元

地区	住院收入	内：床位收入	检查收入	治疗收入	手术收入
全国总计	**16 400.20**	**1 451.53**	**1 991.53**	**5 572.46**	**2 287.37**
北京市	47 887.82	3 063.79	7 010.89	19 661.32	4 123.11
天津市	41 371.16	3 546.58	4 028.37	16 757.32	2 200.79
河北省	9 749.17	927.47	1 362.18	2 845.91	1 381.58
山西省	3 080.67	261.38	417.54	1 108.51	360.08
内蒙古自治区	3 842.61	400.31	632.53	1 103.40	427.20
辽宁省	12 228.85	1 218.38	2 005.50	3 959.42	1 484.72
吉林省	8 345.26	920.67	1 197.15	3 069.80	1 019.47
黑龙江省	6 610.09	807.68	753.23	2 587.27	698.46
上海市	50 963.25	6 610.30	5 709.50	6 717.90	10 191.10
江苏省	42 025.73	3 861.53	5 550.55	13 025.42	4 592.34
浙江省	30 998.87	3 499.41	2 794.24	5 145.82	4 672.30
安徽省	15 067.83	1 216.86	1 898.51	4 889.23	2 287.88
福建省	18 798.80	1 363.36	2 602.76	6 166.44	2 855.38
江西省	11 283.21	920.98	1 276.56	3 666.44	2 649.95
山东省	23 496.10	2 220.90	2 341.34	7 809.10	4 430.50
河南省	14 145.46	1 160.47	1 673.79	4 299.13	2 105.33
湖北省	21 095.30	1 838.64	2 426.00	7 447.50	3 354.04
湖南省	21 067.21	1 664.05	2 558.57	6 125.58	2 997.82
广东省	39 763.22	3 663.65	5 039.08	17 410.15	5 837.95
广西壮族自治区	18 582.21	1 071.31	2 076.89	7 974.34	1 689.57
海南省	11 097.83	999.00	1 183.33	3 935.50	833.50
重庆市	18 989.33	1 662.49	2 168.21	7 085.07	2 787.47
四川省	15 480.95	1 241.09	1 778.09	6 270.95	1 944.31
贵州省	12 079.81	749.72	1 395.39	5 079.84	1 425.41
云南省	9 643.19	954.80	1 220.74	3 716.91	1 022.09
西藏自治区	2 087.83	648.22	427.44	351.39	25.61
陕西省	8 360.94	824.93	1 083.52	2 025.50	1 617.35
甘肃省	7 454.08	546.58	1 105.17	1 875.46	1 673.26
青海省	3 201.26	376.18	369.10	894.08	365.82
宁夏回族自治区	6 128.78	602.28	682.72	2 337.33	660.67
新疆维吾尔自治区	15 998.44	958.59	2 017.71	7 892.25	1 008.30

2011年政府办中医类医院按地区分院均药品收入情况

单位：千元

	药品收入合计	其中：	门诊收入	其中：		住院收入	其中：	
		基本药物		西药收入	中药收入		西药收入	中药收入
全国总计	**27 457.22**	**2 994.53**	**14 080.97**	**6 256.76**	**7 824.22**	**13 376.25**	**10 799.91**	**2 576.34**
北京市	175 281.04	30 149.96	139 725.29	46 413.75	93 311.54	35 555.75	27 957.36	7 598.39
天津市	123 580.84	1 221.58	87 896.53	40 289.32	47 607.21	35 684.32	29 727.63	5 956.68
河北省	16 064.59	2 478.95	5 932.05	2 833.72	3 098.33	10 132.54	8 455.54	1 677.00
山西省	5 972.51	911.53	3 075.60	1 031.76	2 043.84	2 896.91	2 119.63	777.28
内蒙古自治区	9 483.32	1 478.44	4 469.38	2 190.89	2 278.49	5 013.94	3 759.71	1 254.23
辽宁省	23 901.27	2 741.05	11 563.97	3 511.53	8 052.45	12 337.30	8 868.27	3 469.03
吉林省	15 292.55	1 101.61	6 847.83	2 408.55	4 439.29	8 444.71	6 235.64	2 209.08
黑龙江省	16 971.30	3 481.61	8 564.25	2 648.19	5 916.06	8 407.05	6 480.58	1 926.47
上海市	161 294.50	11 386.00	118 730.70	39 020.00	79 710.70	42 563.80	32 799.10	9 764.70
江苏省	83 523.52	10 746.30	43 039.99	21 122.57	21 917.42	40 483.53	34 475.39	6 008.14
浙江省	80 685.13	5 025.26	49 223.52	24 589.53	24 633.99	31 461.61	28 376.22	3 085.39
安徽省	21 351.94	2 840.25	7 530.37	3 749.31	3 781.06	13 821.57	11 526.96	2 294.61
福建省	30 120.35	2 028.03	14 645.12	9 222.27	5 422.85	15 475.23	13 681.52	1 793.71
江西省	17 620.45	2 201.34	6 732.17	3 110.23	3 621.94	10 888.28	8 534.00	2 354.28
山东省	36 142.10	4 093.03	13 438.06	6 816.03	6 622.03	22 704.04	19 915.09	2 788.95
河南省	18 577.36	2 392.97	6 864.03	2 387.10	4 476.93	11 713.33	8 598.72	3 114.61
湖北省	27 826.44	5 144.35	13 796.65	6 811.57	6 985.08	14 029.79	11 726.67	2 303.12
湖南省	24 925.19	2 768.63	7 578.13	3 228.33	4 349.79	17 347.06	13 907.42	3 439.64
广东省	51 150.00	1 852.96	30 914.61	14 690.37	16 224.24	20 235.39	14 839.07	5 396.33
广西壮族自治区	21 542.83	2 300.84	9 515.10	4 887.16	4 627.94	12 027.72	9 433.01	2 594.71
海南省	15 347.11	656.72	7 103.72	3 639.00	3 464.72	8 243.39	6 020.17	2 223.22
重庆市	29 978.00	3 848.44	12 870.74	7 837.12	5 033.63	17 107.26	15 413.12	1 694.14
四川省	16 478.14	2 678.59	6 728.22	3 033.43	3 694.80	9 749.92	6 972.84	2 777.08
贵州省	10 791.05	546.61	4 161.11	2 317.55	1 843.56	6 629.94	5 851.22	778.72
云南省	12 251.14	1 545.51	5 289.24	2 746.64	2 542.60	6 961.89	5 894.03	1 067.86
西藏自治区	4 477.17	25.00	2 675.28	288.83	2 386.44	1 801.89	826.89	975.00
陕西省	11 475.73	1 237.99	4 645.29	2 153.06	2 492.23	6 830.43	6 144.85	685.58
甘肃省	9 173.78	2 278.97	3 272.91	1 597.12	1 675.79	5 900.87	4 270.50	1 630.37
青海省	6 468.54	636.00	2 810.31	1 043.62	1 766.69	3 658.23	2 675.00	983.23
宁夏回族自治区	14 203.33	1 895.33	7 406.72	3 162.17	4 244.56	6 796.61	4 750.17	2 046.44
新疆维吾尔自治区	17 066.75	457.33	7 120.10	2 565.25	4 554.84	9 946.65	6 237.68	3 708.97

2011年政府办中医类医院按地区分院均总支出情况

单位：千元

地区	总支出	其中：		总支出中：			
		财政专项支出	业务支出	人员支出	其中：		离退休费
					基本工资	绩效工资	
全国总计	**58 860.91**	**2 869.73**	**55 991.18**	**14 464.91**	**3 601.73**	**2 745.72**	**1 420.13**
北京市	303 571.04	19 203.96	284 367.07	55 238.29	6 827.64	21 245.54	9 372.00
天津市	199 934.79	2 780.68	197 154.11	49 250.21	8 094.74	1 003.68	6 013.95
河北省	31 977.28	770.47	31 206.81	8 818.03	3 177.90	1 011.98	253.92
山西省	15 110.30	899.48	14 210.82	3 835.58	1 618.32	529.98	381.08
内蒙古自治区	21 747.75	609.89	21 137.87	6 300.25	2 898.18	817.56	790.73
辽宁省	47 575.07	1 304.73	46 270.34	12 421.45	4 099.49	1 828.09	1 695.96
吉林省	37 539.12	977.83	36 561.29	10 201.92	4 114.44	3 143.67	2 700.97
黑龙江省	37 361.99	3 089.07	34 272.92	8 123.44	2 599.52	2 028.46	1 154.80
上海市	333 739.05	35 660.50	298 078.55	88 686.30	11 158.65	5 305.50	1 934.30
江苏省	164 614.70	5 054.95	159 559.75	37 896.23	6 378.56	7 339.71	3 031.52
浙江省	144 513.09	5 394.16	139 118.93	36 195.84	4 468.89	5 824.21	2 191.92
安徽省	46 511.92	2 966.26	43 545.65	10 224.80	4 492.67	1 433.31	1 275.99
福建省	65 039.02	2 622.53	62 416.48	17 564.59	3 000.45	3 109.79	1 075.94
江西省	37 698.87	1 876.87	35 822.00	8 142.24	2 629.31	2 464.84	1 127.95
山东省	77 239.91	3 669.84	73 570.07	17 672.99	5 644.30	2 057.23	1 083.47
河南省	41 588. 29	1 368.58	40 219.72	9 201.00	4 299.97	1 349.73	846.51
湖北省	63 620.25	3 083.83	60 536.42	14 857.31	5 887.32	4 811.10	1 640.00
湖南省	56 042.91	1 680.79	54 362.11	14 843.88	4 540.37	3 290.41	1 344.77
广东省	122 301.31	4 621.38	117 679.93	32 709.42	4 559.53	6 705.33	3 141.07
广西壮族自治区	52 367.95	1 680.86	50 687.09	13 770.56	3 499.01	1 008.68	1 210.16
海南省	40 141.89	4 284.11	35 857.78	9 900.33	3 103.61	2 347.33	208.56
重庆市	66 865.37	4 111.07	62 754.30	18 064.19	3 391.63	2 366.72	2 921.30
四川省	43 470.17	3 497.48	39 972.68	11 565.63	2 655.33	3 781.77	1 246.20
贵州省	30 356.06	1 371.88	28 984.19	7 456.53	1 680.61	1 075.39	1 083.22
云南省	30 009.35	2 083.96	27 925.39	7 775.33	2 133.26	2 219.82	1 021.49
西藏自治区	16 550.67	479.06	16 071.61	2 604.50	1 481.83	18.00	744.22
陕西省	28 158.02	1 837.69	26 320.33	6 959.08	2 367.76	1 887.07	775.28
甘肃省	25 226.32	2 888.89	22 337.42	5 853.47	2 321.39	1 259.82	809.28
青海省	14 281.15	558.03	13 723.13	3 445.31	1 441.69	637.31	525.10
宁夏回族自治区	32 184.28	3 259.50	28 924.78	7 092.94	2 257.89	654.11	1 041.22
新疆维吾尔自治区	42 802.51	2 490.14	40 312.37	11 166.56	2 206.87	1 214.37	1 221.83

2011 年政府办中医类医院按地区分院均业务支出情况

单位：千元

地　区	业务支出合计	医疗支出	药品支出	内：药品费	其中：西药费	其中：中药费	基本药物支出	其他支出
全国总计	**55 991.18**	**29 579.42**	**25 806.93**	**22 386.22**	**14 580.95**	**7 805.27**	**2 376.37**	**604.84**
北京市	284 367.07	122 719.14	160 904.89	148 416.64	64 401.50	84 015.14	24 066.36	743.04
天津市	197 154.11	81 826.47	114 814.00	105 724.68	61 243.37	44 481.32	1 079.53	513.63
河北省	31 206.81	16 325.64	14 675.57	12 342.70	9 021.41	3 321.29	1 982.51	205.60
山西省	14 210.82	7 833.28	6 247.39	4 991.72	2 825.96	2 165.76	484.76	130.15
内蒙古自治区	21 137.87	11 721.72	9 258.14	7 341.35	4 719.45	2 621.90	1 110.34	158.00
辽宁省	46 270.34	24 192.04	21 930.65	19 323.01	10 237.14	9 085.88	1 913.41	147.65
吉林省	36 561.29	21 073.33	14 780.18	12 451.27	7 374.09	5 077.18	674.23	707.77
黑龙江省	34 272.92	17 595.51	16 510.65	13 670.46	7 510.81	6 159.65	2 875.84	166.76
上海市	298 078.55	143 770.00	146 514.00	137 991.25	66 300.10	71 691.15	6 837.50	7 794.55
江苏省	159 559.75	82 100.36	76 165.22	67 197.55	46 565.30	20 632.25	7 560.43	1 294.17
浙江省	139 118.93	69 135.80	68 875.49	61 636.54	44 941.01	16 695.53	4 377.90	1 107.63
安徽省	43 545.65	21 895.70	20 287.36	17 752.65	12 896.30	4 856.36	2 628.13	1 362.60
福建省	62 416.48	33 657.64	28 470.82	26 125.38	20 096.47	6 028.91	1 922.71	288.03
江西省	35 822.00	18 581.00	16 998.40	14 037.96	9 608.36	4 429.60	1 537.14	242.60
山东省	73 570.07	40 155.31	32 767.71	28 409.40	21 281.39	7 128.02	3 076.30	647.04
河南省	40 219.72	21 807.04	18 133.75	15 718.74	10 124.97	5 593.78	2 053.70	278.93
湖北省	60 536.42	32 895.43	26 684.15	22 259.77	15 104.33	7 155.44	3 902.96	956.83
湖南省	54 362.11	30 702.15	22 767.34	18 162.10	13 850.46	4 311.64	2 103.02	892.62
广东省	117 679.93	64 384.26	51 777.28	44 269.56	27 221.18	17 048.38	1 627.32	1 518.40
广西壮族自治区	50 687.09	29 032.24	21 060.11	18 132.95	13 013.33	5 119.62	2 226.75	594.74
海南省	35 857.78	19 995.11	14 940.11	13 180.28	8 381.67	4 798.61	519.67	922.56
重庆市	62 754.30	33 280.35	29 114.40	24 692.70	19 948.65	4 744.05	2 977.60	359.56
四川省	39 972.68	23 080.89	16 344.74	13 911.86	9 112.59	4 799.28	2 040.40	547.05
贵州省	28 984.19	17 750.34	10 708.41	8 369.53	6 428.86	1 940.67	463.83	525.44
云南省	27 925.39	15 388.37	12 305.87	10 312.11	7 729.86	2 582.24	1 771.68	231.15
西藏自治区	16 071.61	10 953.28	4 064.61	2 354.78	1 745.56	609.22	5.94	1 053.72
陕西省	26 320.33	15 009.30	11 008.27	9 082.81	6 591.06	2 491.74	1 070.24	302.76
甘肃省	22 337.42	13 328.97	8 773.55	7 388.79	4 892.61	2 496.18	2 134.25	234.89
青海省	13 723.13	7 402.56	6 229.49	5 468.97	3 215.77	2 253.21	336.33	91.08
宁夏回族自治区	28 924.78	13 767.28	14 638.50	11 981.94	6 995.78	4 986.17	1 832.72	519.00
新疆维吾尔自治区	40 312.37	23 220.29	16 723.52	14 246.97	7 640.46	6 606.51	369.89	368.56

2011 年政府办中医类医院按地区分门诊患者负担情况

单位：元

地　　区	平均每诊疗人次医疗费	内：挂号费	药费	检查费	治疗费
全国总计	**153.15**	**2.02**	**93.23**	**21.80**	**16.42**
北京市	277.63	3.19	209.41	19.45	24.07
天津市	230.54	3.43	170.80	8.44	22.36
河北省	129.02	0.61	68.78	28.95	10.56
山西省	136.49	1.17	81.28	20.50	13.83
内蒙古自治区	128.67	1.14	75.86	24.48	11.33
辽宁省	172.39	1.22	109.43	25.12	17.35
吉林省	126.20	3.58	66.84	25.13	16.03
黑龙江省	184.56	1.50	108.84	33.14	22.47
上海市	215.56	13.77	150.58	12.01	13.78
江苏省	184.68	1.29	111.04	24.47	20.42
浙江省	175.85	2.36	118.88	17.46	11.41
安徽省	125.35	0.76	67.32	28.52	11.14
福建省	135.74	1.33	72.94	26.64	12.58
江西省	115.13	1.17	64.51	24.90	10.09
山东省	150.77	0.91	82.81	30.37	15.26
河南省	99.50	0.56	53.77	20.70	12.01
湖北省	151.30	1.02	88.89	19.79	21.09
湖南省	134.91	1.34	71.79	26.69	13.27
广东省	150.94	1.45	84.37	22.27	25.19
广西壮族自治区	113.26	0.52	61.53	18.50	17.42
海南省	123.56	3.20	74.80	18.46	12.40
重庆市	149.74	1.11	85.58	27.51	17.01
四川省	111.14	1.81	57.87	20.28	15.33
贵州省	125.93	1.71	58.93	23.06	19.70
云南省	83.36	0.36	48.33	13.66	10.90
西藏自治区	77.75	2.28	58.15	7.15	5.44
陕西省	129.02	1.76	72.13	24.99	14.86
甘肃省	78.33	1.67	41.88	15.27	7.08
青海省	125.20	1.18	82.51	15.70	13.64
宁夏回族自治区	90.54	0.75	57.92	11.71	10.60
新疆维吾尔自治区	152.42	1.01	101.87	20.89	12.01

2011 年政府办中医类医院按地区分住院患者负担情况

单位：元

地 区	出院者人均医疗费	内：床位费	药费	检查费	治疗费	手术费	出院者平均每日住院医疗费
全国总计	**5 368.79**	**261.72**	**2 411.78**	**359.08**	**1 004.73**	**412.42**	**507.87**
北京市	13 072.78	479.99	5 570.38	1 098.37	3 080.26	645.95	854.07
天津市	10 264.91	472.46	4 753.67	536.64	2 232.32	293.18	839.49
河北省	4 094.28	191.00	2 086.61	280.52	586.06	284.51	474.44
山西省	4 187.50	183.11	2 029.39	292.50	776.55	252.25	271.50
内蒙古自治区	3 989.05	180.30	2 258.31	284.89	496.98	192.41	367.42
辽宁省	5 960.41	295.61	2 993.36	486.59	960.66	360.23	474.46
吉林省	4 529.65	248.38	2 278.24	322.97	828.18	275.04	398.47
黑龙江省	4 741.91	255.04	2 654.67	237.84	816.97	220.55	407.14
上海市	9 656.60	682.51	4 394.68	589.50	693.62	1 052.22	782.49
江苏省	7 651.15	358.08	3 754.07	514.71	1 207.86	425.85	716.38
浙江省	8 385.19	469.79	4 223.65	375.12	690.81	627.25	712.68
安徽省	4 408.89	185.71	2 109.35	289.74	746.16	349.16	469.35
福建省	5 286.66	210.29	2 387.00	401.47	951.15	440.43	538.52
江西省	4 140.38	171.99	2 033.31	238.39	684.68	494.86	447.51
山东省	5 112.64	245.77	2 512.49	259.10	864.18	490.29	538.67
河南省	4 328.14	194.24	1 960.53	280.15	719.57	352.38	409.53
湖北省	4 421.26	231.43	1 765.95	305.36	937.43	422.18	414.46
湖南省	4 663.08	202.00	2 105.75	310.58	743.58	363.90	456.94
广东省	8 135.94	496.80	2 743.96	683.31	2 360.85	791.64	776.47
广西壮族自治区	4 996.71	174.88	1 963.38	339.03	1 301.72	275.80	503.33
海南省	5 747.86	296.88	2 449.78	351.67	1 169.56	247.70	564.86
重庆市	4 979.11	229.32	2 359.75	299.08	977.30	384.50	453.05
四川省	4 666.92	229.56	1 803.43	328.89	1 159.93	359.64	432.69
贵州省	3 842.40	153.97	1 361.58	286.57	1 043.24	292.73	419.78
云南省	3 806.12	218.85	1 595.76	279.81	851.97	234.28	352.36
西藏自治区	4 877.39	812.82	2 259.42	535.98	440.61	32.11	282.54
陕西省	3 971.03	215.64	1 785.48	283.23	529.47	422.78	364.41
甘肃省	3 280.52	134.26	1 449.49	271.47	460.69	411.02	326.12
青海省	3 503.96	192.16	1 868.69	188.54	456.71	186.87	356.61
宁夏回族自治区	2 996.92	139.65	1 575.88	158.30	541.94	153.18	277.82
新疆维吾尔自治区	4 935.25	182.34	1 892.04	383.81	1 501.26	191.80	398.83

2011年政府办中医类医院按地区分平均每一职工、医师产出情况

地区	医师人均担负年诊疗人次	医师人均担负年住院床日	医师人均每日担负诊疗人次	医师人均每日担负住院床日	职工人均年业务收入（元）	医师人均年业务收入（元）
全国总计	**1 920.28**	**762.48**	**7.65**	**2.09**	**218 966.44**	**685 513.95**
北京市	3 782.57	555.60	15.07	1.52	485 927.27	1 540 819.40
天津市	3 100.08	567.38	12.35	1.55	409 377.87	1 205 678.82
河北省	1 163.66	610.85	4.64	1.67	157 357.37	424 799.78
山西省	920.36	432.86	3.67	1.19	107 900.11	279 831.92
内蒙古自治区	1 305.13	563.09	5.20	1.54	136 215.36	369 482.99
辽宁省	1 241.21	642.01	4.95	1.76	174 581.31	511 218.41
吉林省	1 253.62	538.52	4.99	1.48	125 908.28	375 110.49
黑龙江省	1 185.15	567.80	4.72	1.56	148 034.73	452 724.22
上海市	4 921.94	750.96	19.61	2.06	520 827.28	1 741 130.15
江苏省	2 643.26	789.37	10.53	2.16	324 829.60	1 072 072.89
浙江省	3 191.54	681.82	12.72	1.87	348 907.78	1 063 539.65
安徽省	1 402.06	786.90	5.59	2.16	174 706.24	546 276.34
福建省	2 568.15	818.03	10.23	2.24	243 989.83	795 331.20
江西省	1 617.47	792.78	6.44	2.17	169 290.84	535 438.57
山东省	1 247.83	677.58	4.97	1.86	191 926.84	554 127.36
河南省	1 511.65	783.13	6.02	2.15	145 795.25	464 213.92
湖北省	1 656.19	911.28	6.60	2.50	200 869.34	642 490.98
湖南省	1 172.20	960.03	4.67	2.63	169 118.17	595 107.82
广东省	3 279.54	693.26	13.07	1.90	302 648.18	1 042 903.79
广西壮族自治区	1 924.80	769.41	7.67	2.11	163 132.13	607 416.31
海南省	1 967.18	749.65	7.84	2.05	176 309.32	681 499.42
重庆市	1 825.23	995.18	7.27	2.73	214 193.52	723 530.34
四川省	1 787.23	920.87	7.12	2.52	190 314.47	595 407.37
贵州省	1 434.12	963.11	5.71	2.64	192 708.02	570 357.03
云南省	2 325.06	1 027.04	9.26	2.81	201 267.10	555 194.77
西藏自治区	1 697.07	502.86	6.76	1.38	114 910.74	284 922.13
陕西省	1 387.97	930.58	5.53	2.55	138 997.04	519 933.24
甘肃省	1 667.91	945.61	6.65	2.59	161 947.66	419 717.78
青海省	1 180.75	682.84	4.70	1.87	152 983.74	392 998.22
宁夏回族自治区	2 603.70	958.22	10.37	2.63	164 701.07	505 468.33
新疆维吾尔自治区	1 496.13	1 390.31	5.96	3.81	247 953.93	800 984.71

2011年全国中医类门诊部门诊服务情况（一）

	机构数（个）	总诊疗人次数（人次）					
		总计	其中：门急诊人次数				家庭卫生服务人次数
			合计	门诊人次数	急诊人次数		
					小计	死亡数	
门诊部	**9 218***	**70 842 182**	**70 170 260**	**69 202 107**	**968 153**	**18**	**77 278**
其中：中医类门诊部	**1 022**	**11 279 467**	**11 189 490**	**11 130 096**	**59 394**	**0**	**9 780**
中医门诊部	778	9 348 065	9 327 169	9 281 532	45 637	0	7 750
中西医结合门诊部	234	1 891 743	1 822 864	1 810 517	12 347	0	1 830
民族医门诊部	10	39 659	39 457	38 047	1 410	0	200

注：本表中的门诊部机构数来源于卫生部B1－1表，总诊疗人次的相关数据来源于卫生部B2－1表。

2011年全国中医类门诊部门诊服务情况（二）

	门急诊人次占总诊疗人次（%）	观察室		观察室病死率（%）	健康检查人数（人）	其中：职业健康检查人次数
		观病例数	死亡人数			
门诊部	**99.05**	**418 798**	**6**	**0.00**	**6 390 265**	**633 235**
其中：中医类门诊部	**99.20**	**19 158**	**0**	**0.00**	**95 339**	**0**
中医门诊部	99.78	11 554	0	0.00	48 676	0
中西医结合门诊部	96.36	7 595	0	0.00	46 663	0
民族医门诊部	99.49	9	0	0.00	0	0

2011年全国中医类门诊部门诊服务情况（三）

	急诊		急诊抢救成功率（%）	急诊病死率（%）	预约诊疗人次数	上级医院向下转诊人次数	向上转诊人次数
	抢救总人次	抢救成功人次					
门诊部	**6 005**	**5 814**	**96.82**	**0.00**	**853 813**	**0**	**0**
其中：中医类门诊部	**284**	**284**	**100.00**	**0.00**	**66 511**	**0**	**0**
中医门诊部	277	277	100.00	0.00	53 234	0	0
中西医结合门诊部	7	7	100.00	0.00	13 277	0	0
民族医门诊部	0	0	–	0.00	0	0	0

2011年全国中医类门诊部住院服务情况（一）

单位：人

	入院人数	出院人数					
		总计	治愈	好转	未愈	死亡	其他
门诊部	**129 381**	**131 300**	**108 826**	**21 145**	**990**	**28**	**311**
其中：中医类门诊部	**2 919**	**3 145**	**2 597**	**526**	**22**	**0**	**0**
中医门诊部	1 476	1 476	1 356	118	2	0	0
中西医结合门诊部	1 439	1 665	1 237	408	20	0	0
民族医门诊部	4	4	4	0	0	0	0

2011年全国中医类门诊部住院服务情况（二）

单位:%

	治愈率	好转率	死亡率	尸检率	麻醉死亡率
门诊部	**83.12**	**16.10**	**0.02**	**0.00**	**0.00**
其中：中医类门诊部	**82.58**	**16.72**	**0.00**	**—**	**0.00**
中医门诊部	91.87	7.99	0.00	—	0.00
中西医结合门诊部	74.29	24.50	0.00	—	—
民族医门诊部	100.00	0.00	0.00	—	—

2011年全国中医类门诊部住院服务情况（三）

	住院病人手术人次数	住院危重病人抢救人次数		住院危重病人抢救成功率（%）	每百门急诊的入院人数（人）
		总计	其中：抢救成功人次数		
门诊部	**19 299**	**703**	**663**	**94.31**	**0.18**
其中：中医类门诊部	**100**	**0**	**0**	**—**	**0.03**
中医门诊部	100	0	0	—	0.02
中西医结合门诊部	0	0	0	—	0.08
民族医门诊部	0	0	0	—	0.01

2011年全国中医类门诊部病床使用情况（一）

	编制床位（张）	实有床位数（张）	其中：		实际开放总床日数（床日）	平均开放病床数（张）
			特需服务床位	负压病房床位		
门诊部	**8 917**	**9 253**	**111**	**126**	**2 683 136**	**7 351**
其中：中医类门诊部	**594**	**622**	**18**	**10**	**141 927**	**389**
中医门诊部	371	427	16	9	85 627	235
中西医结合门诊部	219	191	2	1	54 840	150
民族医门诊部	4	4	0	0	1 460	4

2011年全国中医类门诊部病床使用情况（二）

	实际占用总床日数（床日）	出院者占用总床日数（床日）	观察床数（张）	全年开设家庭病床总数（张）
门诊部	**910 390**	**785 943**	**19 032**	**32 651**
其中：中医类门诊部	**18 856**	**18 476**	**648**	**22**
中医门诊部	12 349	12 045	416	2
中西医结合门诊部	6 480	6 404	210	20
民族医门诊部	27	27	22	0

2011年全国中医类门诊部病床使用情况（三）

	病床周转次数（次）	病床工作日（日）	病床使用率（%）	出院者平均住院日（日）
门诊部	**17.86**	**123.84**	**33.93**	**5.99**
其中：中医类门诊部	**8.09**	**48.49**	**13.29**	**5.87**
中医门诊部	6.29	52.64	14.42	8.16
中西医结合门诊部	11.08	43.13	11.82	3.85
民族医门诊部	1.00	6.75	1.85	6.75

2011年全国中医类门诊部服务质量与效率（一）

	诊断符合率（%）			三日确诊率（%）	医院感染率（%）
	入院与出院	住院手术前后	病理检查与临床诊断		
门诊部	**98.89**	**99.92**	**92.18**	**27.41**	**0.01**
其中：中医类门诊部	**98.82**	**100.00**	**100.00**	**23.31**	**0.00**
中医门诊部	100.00	100.00	—	9.82	0.00
中西医结合门诊部	96.82	—	100.00	35.32	0.00
民族医门诊部	—	—	—	0.00	0.00

2011年全国中医类门诊部服务质量与效率（二）

	无菌手术（I级切口）		急危重症抢救成功率（%）	甲级病案例数
	感染率（%）	甲级愈合率（%）		
门诊部	**0.29**	**98.45**	**96.56**	**5 272**
其中：中医类门诊部	**0.00**	**100.00**	**100.00**	**0**
中医门诊部	0.00	100.00	100.00	0
中西医结合门诊部	—	—	100.00	0
民族医门诊部	—	—	—	0

2011年全国中医类门诊部服务质量与效率（三）

	医师人均全年担负		医师人均每日担负		检查阳性率（%）		
	诊疗人次	住院床日	诊疗人次	住院床日	CT	MRI	800mA及以上X线机
门诊部	**1 680.60**	**21.60**	**6.70**	**0.06**	**69.95**	**1.93**	**6.12**
其中：中医类门诊部	**2 020.32**	**3.38**	**8.05**	**0.01**	**—**	**—**	**75.41**
中医门诊部	2 095.51	2.77	8.35	0.01	—	—	83.33
中西医结合门诊部	1 753.24	6.01	6.99	0.02	—	—	—
民族医门诊部	922.30	0.63	3.67	0.00	—	—	—

2011年全国中医类诊所总诊疗人次数及医师产出情况

	机构数（个）	总诊疗人次数（人次）	医师人均全年担负诊疗人次数（人次）	医师人均每日担负诊疗人次数（人次）
诊所	**141 883**	**415 301 302**	**2 313.02**	**9.22**
其中：中医类诊所	**33 613**	**99 809 516**	**2 417.22**	**9.63**
中医诊所	26 005	74 140 210	2 408.48	9.60
中西医结合诊所	7 217	24 579 787	2 429.55	9.68
民族医诊所	391	1 089 519	2 786.49	11.10

四、中医教育

2011年全国高等中医药院校数及开设中医药专业的高等西医药院校、高等非医药院校机构数

单位：所

	高等中医药院校	设置中医药专业的高等西医药院校	设置中医药专业的高等非医药院校、研究院所
总　计	**46**	**88**	**118**
普通高等学校	**46**	**88**	**118**
其中：大学	14	17	69
学院	11	24	18
独立学院	9	5	5
高等专科学校	9	25	2
高等职业学校	1	17	24
分校、大专班	2	0	0

2011年全国高等中医药院校统招研究生、本科、专科毕业、招生、在校学生数

	院校数（所）	毕业生数（人）	招生数（人）	在校学生数（人）	预计毕业生数（人）
高等中医药院校总计	—	**118 618**	**148 213**	**490 208**	**119 122**
博士生	15	1 042	1 266	3 839	1 389
硕士生	24	9 176	10 141	30 283	11 011
普通本科、专科生	46	74 714	91 618	340 817	77 666
成人本科、专科生	33	30 456	40 334	100 457	29 056
网络本科、专科生	1	3 230	4 854	14 812	—
其中：民族医院校	—	**5 475**	**8 820**	**27 683**	**6 457**
博士生	1	2	6	12	3
硕士生	1	14	22	47	10
普通本科、专科生	5	4 391	6 677	22 423	5 262
成人本科、专科生	4	1 068	2 115	5 201	1 182

2011年全国高等中医药院校在职人员攻读硕士学位分专业（领域）学生数

单位：人

专业名称	授予学位数	招生数	在校学生数			
			合计	一年级	二年级	三年级及以上
攻读硕士学位人员总计	**538**	**439**	**2 145**	**439**	**623**	**1 083**
学术型学位	**506**	**371**	**1 947**	**371**	**576**	**1 000**
思想政治教育	0	0	2	0	0	2
生物医学工程	1	1	2	1	0	1
影像医学与核医学	1	2	4	2	0	2
护理学	0	3	15	3	5	7
外科学	0	0	1	0	1	0
康复医学与理疗学	0	0	3	0	3	0

（续表）

专业名称	授予学位数	招生数	在校学生数			
			合计	一年级	二年级	三年级及以上
公共卫生与预防医学新专业	9	15	78	15	12	51
中医学	8	11	15	11	4	0
中医基础理论	10	8	43	8	8	27
中医临床基础	15	13	56	13	12	31
中医医史文献	9	2	32	2	7	23
方剂学	6	2	25	2	4	19
中医诊断学	9	2	18	2	4	12
中医内科学	44	43	178	43	49	86
中医外科学	15	5	47	5	20	22
中医骨伤科学	24	6	92	6	38	48
中医妇科学	14	7	56	7	20	29
中医儿科学	6	2	34	2	10	22
中医五官科学	4	2	16	2	7	7
针灸推拿学	51	41	183	41	50	92
民族医学（含：藏医学、蒙医学等）	0	3	10	3	3	4
中医学新专业	5	15	68	15	12	41
中西医结合基础	35	4	64	4	16	44
中西医结合临床	147	80	393	80	134	179
中西医结合新专业	2	10	18	10	8	0
药物化学	1	1	14	1	2	11
药剂学	7	5	51	5	20	26
生药学	4	3	6	3	0	3
药物分析学	0	3	8	3	3	2
药理学	0	1	7	1	5	1
中药学	74	49	211	49	69	93
中药学新专业	5	32	193	32	46	115
社会医学与卫生事业管理	0	0	4	0	4	0
专业学位	**32**	**68**	**198**	**68**	**47**	**83**
临床医学	32	68	198	68	47	83

2011 年全国高等中医药院校其他学生情况

	院校数（所）	结业生数（人）	注册学生数（人）
高等中医药院校总计	—	**22 836**	**7 167**
研究生课程进修班	12	863	1 409
普通预科生	4	0	325
进修及培训	13	12 500	2 952
其中：资格证书培训	9	3 599	1 023
岗位证书培训	5	5 874	1 458
其中：民族医院校	—	**0**	**0**
普通预科生	0	0	0

2011 年全国高等西医药院校中医药专业研究生、本科、专科毕业、招生、在校学生数

	院校数（所）	毕业生数（人）	招生数（人）	在校学生数（人）	预计毕业生数（人）
设置中医药专业的高等西医药院校总计	—	**14 898**	**17 057**	**57 311**	**15 459**
博士生	7	89	78	248	100
硕士生	31	553	599	1 841	641
普通本科、专科生	74	11 754	13 844	47 322	11 457
成人本专科生	38	2 502	2 536	7 900	3 261

2011 年全国高等非医药院校、研究院所中医药专业研究生、本科、专科毕业、招生、在校学生数

	机构数（所）	毕业生数（人）	招生数（人）	在校学生数（人）	预计毕业生数（人）
设置中医药专业的高等非医药院校、研究院所总计	—	**9 128**	**10 516**	**34 297**	**10 078**
博士生	15	46	69	225	98
硕士生	42	420	478	1 421	530
普通本科、专科生	91	5 975	6 993	25 695	6 634
成人本专科生	32	2 687	2 976	6 956	2 816

2011 年全国高等中医药院校攻读博士学位分专业毕业、招生、在校学生数

单位：人

专业名称	毕业生数		招生数	在校学生数	预计毕业生数
	小计	其中：授学位			
攻读博士学位人员总计	**1 042**	**1 019**	**1 266**	**3 839**	**1 389**
学术型学位	**993**	**973**	**1 083**	**3 499**	**1 345**
中医学	17	17	0	59	39
中医基础理论	58	58	57	200	76
中医临床基础	73	72	62	214	82
中医医史文献	40	40	37	125	48
方剂学	24	24	34	98	36
中医诊断学	28	26	20	66	27
中医内科学	183	178	192	631	248

（续表）

专业名称	毕业生数		招生数	在校学生数	预计毕业生数
	小计	其中：授学位			
中医外科学	26	26	21	79	32
中医骨伤科学	32	31	41	121	47
中医妇科学	40	36	40	122	38
中医儿科学	9	9	9	29	13
中医五官科学	10	10	10	28	10
针灸推拿学	123	116	122	404	152
民族医学（含：藏医学、蒙医学等）	7	7	15	32	8
中医学新专业	1	1	10	23	7
中西医结合临床	111	112	146	473	183
生药学	7	7	6	21	7
中药学	142	144	146	465	186
中药学新专业	5	5	40	102	29
中医心理学	0	0	2	2	0
专业学位	**49**	**46**	**183**	**340**	**44**
临床医学	49	46	182	339	44
中药学	0	0	1	1	0

2011年全国高等中医药院校攻读硕士学位分专业毕业、招生、在校学生数

单位：人

专业名称	毕业生数		招生数	在校学生数	预计毕业生数
	小计	其中：授学位			
攻读硕士学位人员总计	**9 176**	**9 089**	**10 141**	**30 283**	**11 011**
学术型学位	**6 910**	**6 874**	**5 901**	**20 431**	**8 102**
中医学	998	947	98	1 667	968
中医基础理论	104	100	138	383	127
中医临床基础	198	197	234	694	266
中医医史文献	55	59	95	245	81
方剂学	75	74	87	279	100
中医诊断学	59	55	57	169	66
中医内科学	857	863	856	2 627	1 099
中医外科学	262	264	212	683	301
中医骨伤科学	381	380	235	872	419

（续表）

专业名称	毕业生数		招生数	在校学生数	预计毕业生数
	小计	其中：授学位			
中医妇科学	269	266	192	683	289
中医儿科学	112	112	111	344	145
中医五官科学	85	88	49	178	81
针灸推拿学	630	629	713	2 035	733
民族医学（含：藏医学、蒙医学等）	18	18	29	69	17
中医学新专业	42	46	66	207	65
中西医结合基础	141	141	148	469	171
中西医结合临床	746	747	487	1 932	916
中西医结合新专业	5	5	13	43	1
药物化学	108	108	112	307	95
药剂学	224	224	256	782	237
生药学	165	170	126	441	177
药物分析学	122	126	148	550	193
微生物与生化药学	32	34	39	115	38
药理学	126	126	114	401	135
中药学	742	747	909	3 007	954
中药学新专业	67	69	76	226	69
社会医学与卫生事业管理	66	60	58	220	86
科学技术哲学	2	2	6	13	1
马克思主义中国化研究	4	4	6	30	11
思想政治教育	8	8	18	48	13
应用心理学	4	4	4	14	4
中国古典文献学	0	0	1	2	1
生物化工	6	6	7	20	5
生物医学工程	6	6	0	14	6
人体解剖与组织胚胎学	2	2	2	8	3
免疫学	1	1	2	5	1
病理学与病理生理学	8	8	4	9	2
内科学	22	22	36	87	26
老年医学	3	3	1	4	2
神经病学	7	7	5	9	3
影像医学与核医学	26	26	5	66	38
临床检验诊断学	11	11	3	28	15
护理学	30	30	74	234	77

（续表）

专业名称	毕业生数		招生数	在校学生数	预计毕业生数
	小计	其中：授学位			
外科学	3	3	5	10	0
眼科学	2	2	3	15	2
肿瘤学	2	2	2	12	6
康复医学与理疗学	23	23	27	67	15
麻醉学	6	6	1	13	6
公共卫生与预防医学新专业	45	43	31	95	36
专业学位	**2 266**	**2 215**	**4 240**	**9 852**	**2 909**
中药学	180	180	520	777	170
临床医学	2 086	2 035	3 698	9 045	2 739
护理	0	0	0	8	0
药学	0	0	12	12	0
工程管理	0	0	10	10	0

2011年全国高等中医药院校本科分专业毕业、招生、在校学生数

单位：人

专业名称	年制	毕业生数		招生数	在校学生数	预计毕业生数
		小计	其中：授学位			
本科总计	—	**47 229**	**46 234**	**63 104**	**257 704**	**50 507**
国际经济与贸易	2	30	30	0	101	40
	4	452	438	517	1 734	417
保险	4	104	100	117	580	106
法学	4	119	119	349	930	165
体育教育	4	177	161	236	915	220
社会体育	2	0	0	0	5	0
	4	0	0	170	624	61
运动人体科学	4	23	23	49	192	37
汉语言文学	4	48	48	53	206	41
汉语言	4	57	57	27	131	39
对外汉语	4	38	34	115	335	61
古典文献	4	0	0	27	58	0
英语	2	0	0	0	6	1
	4	639	627	960	3 360	776
	5	94	91	166	607	93
日语	4	34	34	34	175	46

（续表）

专业名称	年制	毕业生数		招生数	在校学生数	预计毕业生数
		小计	其中：授学位			
音乐学	4	47	42	38	162	45
应用化学	4	31	31	41	162	33
生物科学	2	0	0	0	5	3
	4	116	111	112	479	145
生物技术	4	302	300	358	1 321	307
环境科学	4	0	0	0	49	20
应用心理学	2	44	44	19	26	2
	4	599	582	822	3 272	809
	5	118	118	155	444	57
计算机科学与技术	2	2	2	0	59	30
	4	452	442	950	3 367	793
生物医学工程	4	105	101	249	781	154
医学信息工程	4	34	32	129	383	40
制药工程	2	1	1	0	4	2
	4	1 729	1 701	2 267	8 370	1 957
生物制药	4	0	0	171	232	2
食品科学与工程	4	287	283	331	1 120	282
食品质量与安全	2	0	0	0	10	4
	4	63	58	51	225	64
生物工程	4	203	199	247	911	217
植物保护	2	7	7	0	0	0
	4	31	31	0	64	30
预防医学	4	0	0	55	55	0
	5	119	119	220	704	42
卫生检验	2	0	0	0	6	0
	4	46	46	129	396	38
营养学	2	0	0	0	8	0
	4	64	47	89	371	75
临床医学	2	96	96	0	141	75
	3	120	120	0	310	112
	5	1 712	1 670	2 916	13 249	2 122
麻醉学	5	0	0	94	177	0
医学影像学	4	57	57	61	235	58
	5	236	234	536	2 065	266

（续表）

专业名称	年制	毕业生数		招生数	在校学生数	预计毕业生数
		小计	其中：授学位			
医学检验	2	63	63	0	162	84
	4	312	311	348	1 875	495
	5	115	112	468	1 348	173
眼视光学	4	39	39	80	267	55
听力学	4	69	66	106	300	67
医学美容技术	4	51	51	48	200	53
康复治疗学	2	0	0	0	37	7
	3	0	0	0	28	0
	4	276	271	573	1 641	365
	5	107	104	121	813	175
口腔医学	5	204	204	299	1 255	242
中医学类	4	60	59	0	0	0
	5	275	269	327	1 366	256
	6	33	33	29	298	54
针灸推拿学	2	41	41	0	125	58
	3	250	244	0	945	304
	5	2 639	2 573	4 221	18 268	2 728
	6	59	56	26	259	54
中医学	2	222	221	0	463	243
	3	239	239	0	599	211
	5	7 571	7 483	11 273	46 758	7 267
	6	83	83	65	374	76
	7	1 417	1 416	1 715	7 389	1 236
藏医学	5	153	148	206	794	100
中西医临床医学	2	64	63	0	27	0
	3	165	164	0	641	145
	5	6 039	5 907	6 164	31 872	5 804
	6	25	25	58	289	40
壮医学	5	0	0	49	49	0
护理学类	3	30	29	0	88	29
	4	0	0	85	85	0
护理学	2	255	255	0	605	218
	3	31	31	0	47	19
	4	4 391	4 286	7 991	26 325	5 287
	5	872	853	1 239	5 844	1 154

（续表）

专业名称	年制	毕业生数		招生数	在校学生数	预计毕业生数
		小计	其中：授学位			
药学类	4	0	0	259	505	0
药学	2	313	309	0	610	327
	4	2 268	2 185	2 861	10 647	2 518
	5	43	43	0	252	95
药物制剂	2	10	10	0	32	18
	4	1 444	1 404	1 411	6 130	1 577
中药学	2	345	339	0	882	441
	4	3 623	3 510	3 481	14 363	3 526
	5	118	118	87	449	108
中草药栽培与鉴定	4	66	62	249	560	118
藏药学	4	34	29	26	176	68
	5	79	79	85	268	35
中药资源与开发	4	302	294	623	1 805	341
中药制药	4	0	0	257	257	0
药学类新专业	4	61	60	0	37	37
信息管理与信息系统	4	324	320	557	1 738	317
人力资源管理	4	58	56	59	216	54
工商管理	2	0	0	0	4	0
	4	348	339	448	1 870	433
市场营销	2	131	129	0	370	206
	4	1 173	1 152	1 667	6 136	1 299
电子商务	4	153	154	130	718	171
物流管理	4	0	0	26	26	0
公共事业管理	2	3	3	0	10	8
	4	1 550	1 509	2 230	8 034	1 686
	5	121	120	114	666	151
劳动与社会保障	4	76	75	55	257	87
文化产业管理	4	0	0	128	128	0

2011 年全国高等中医药院校专科分专业毕业、招生、在校学生数

单位：人

专业名称	年制	毕业生数	招生数	在校学生数	预计毕业生数
专科总计	—	**27 485**	**28 514**	**83 113**	**27 159**
中草药栽培技术	3	40	0	40	22

（续表）

专业名称	年制	毕业生数	招生数	在校学生数	预计毕业生数
生物制药技术	3	0	86	155	0
中药制药技术	2	157	137	282	145
	3	525	673	2 060	695
药物制剂技术	2	316	229	574	345
	3	415	318	835	292
药品质量检测技术	3	141	161	455	136
药品经营与管理	2	11	0	0	0
	3	219	440	1 257	448
药剂设备制造与维护	3	0	21	35	0
医用电子仪器与维护	2	10	0	0	0
	3	32	18	62	17
计算机应用技术	2	70	25	88	63
计算机网络技术	2	0	4	4	0
计算机信息管理	2	95	45	157	112
	3	57	58	142	36
软件技术	2	70	5	58	53
图形图像制作	2	74	55	121	66
食品营养与检测	3	72	42	106	54
营养与食品卫生	3	24	75	168	24
医疗保险实务	3	0	8	21	0
市场营销	3	125	110	257	67
医药营销	2	0	9	15	6
	3	421	409	1 426	479
连锁经营管理	3	0	0	13	13
临床医学	2	318	16	67	51
	3	1 622	1 639	5 117	1 637
口腔医学	2	95	0	0	0
	3	261	299	892	287
中医学	2	274	73	143	70
	3	2 257	2 872	8 598	2 855
藏医学	3	0	144	357	106
维医学	3	159	251	1 038	265
中西医结合	2	300	0	0	0
	3	239	0	0	0

（续表）

专业名称	年制	毕业生数	招生数	在校学生数	预计毕业生数
针灸推拿	2	168	163	229	66
	3	2 421	2 763	8 376	2 757
中医骨伤	2	17	0	0	0
	3	761	1 075	3 045	1 002
临床医学类新专业	3	271	541	1 434	220
护理类	3	114	251	616	195
护理	2	1 753	1 193	2 040	847
	3	7 108	7 147	22 430	7 104
助产	2	121	0	0	0
	3	579	763	1 918	571
药学	2	29	0	0	0
	3	1 280	1 203	3 608	1 216
中药	2	280	139	265	126
	3	1 483	1 253	3 580	1 158
维药学	3	57	62	273	58
医学检验技术	3	694	853	2 450	833
医学生物技术	3	41	43	125	37
医学影像技术	3	219	407	1 027	303
康复治疗技术	2	31	0	24	24
	3	414	736	2 126	713
口腔医学技术	3	0	70	70	0
医学营养	3	112	138	489	164
医疗美容技术	2	5	0	0	0
	3	394	1 120	2 998	818
卫生检验与检疫技术	3	93	61	247	73
医学技术类新专业	3	138	0	169	169
卫生监督	3	51	43	144	51
卫生信息管理	3	44	32	114	44
公共卫生管理	3	0	33	51	0
旅游管理	3	66	47	216	74
涉外旅游	3	24	0	17	17
家政服务	3	18	2	21	11
社区康复	3	0	20	20	0
心理咨询	3	71	0	0	0
应用英语	3	66	0	30	30

（续表）

专业名称	年制	毕业生数	招生数	在校学生数	预计毕业生数
应用日语	3	42	46	117	25
社会体育	3	121	67	215	75
体育保健	3	0	21	86	34

2011 年全国高等西医药院校攻读中医类博士学位分专业毕业、招生、在校学生数

单位：人

专业名称	毕业生数		招生数	在校学生数	预计毕业生数
	小计	其中：授学位			
攻读博士学位人员总计	**89**	**92**	**78**	**248**	**100**
学术型学位	**89**	**92**	**78**	**248**	**100**
中医诊断学	1	1	3	7	1
中医骨伤科学	0	0	1	1	0
针灸推拿学	0	0	3	3	0
中西医结合基础	11	11	14	37	15
中西医结合临床	54	57	27	104	45
中西医结合新专业	2	2	5	15	5
中药学	1	1	5	7	2
中药学	13	13	20	61	21
中药学新专业	7	7	0	13	11

2011 年全国高等西医药院校攻读中医类硕士学位分专业毕业、招生、在校学生数

单位：人

专业名称	毕业生数		招生数	在校学生数	预计毕业生数
	小计	其中：授学位			
攻读硕士学位人员总计	**553**	**553**	**599**	**1 841**	**641**
学术型学位	**543**	**543**	**478**	**1 672**	**631**
中医基础理论	2	2	1	7	4
中医临床基础	12	12	31	82	22
中医医史文献	2	1	3	4	0
方剂学	6	7	9	20	3
中医诊断学	3	3	3	9	3
中医内科学	50	48	27	135	67
中医外科学	15	13	1	16	14
中医骨伤科学	1	1	1	3	1
中医妇科学	1	1	0	2	1
中医儿科学	3	3	0	4	2
针灸推拿学	24	21	27	83	30
民族医学（含：藏医学、蒙医学等）	28	25	24	82	27
中西医结合基础	44	44	29	89	30
中西医结合临床	180	193	125	491	211
中药学	97	94	135	433	132
中药学新专业	75	75	62	212	84
专业学位	**10**	**10**	**121**	**169**	**10**
临床医学	0	0	32	61	1
中药学	10	10	89	108	9

2011 年全国高等西医药院校本科中医药专业毕业、招生、在校学生数

单位：人

专业名称	年制	毕业生数		招生数	在校学生数	预计毕业生数
		小计	其中：授学位			
本科总计	—	**4 995**	**4 864**	**6 354**	**28 019**	**5 783**
国际经济与贸易	4	132	132	0	319	131
临床医学	5	119	117	97	531	64
	7	30	30	0	62	34
中医学	2	0	0	0	13	13
	3	3	3	0	9	2
	5	1 125	1 065	1 806	7 937	1 290
针灸推拿学	3	0	0	0	4	0
	5	291	274	649	2 804	443
蒙医学	3	0	0	0	2	0
	5	69	65	159	594	78
维医学	5	0	0	60	342	48
中西医临床医学	3	75	71	0	168	118
	5	900	886	1 369	6 334	1 215
哈医学	5	0	0	30	30	0
护理学	4	58	56	60	263	58
中药学	2	82	82	0	111	57
	4	1 650	1 630	1 655	7 080	1 888
	5	30	30	62	245	34
中草药栽培与鉴定	4	63	63	0	129	63
中药资源与开发	4	183	178	181	686	194
蒙药学	4	57	54	36	166	53
中药制药	4	0	0	66	66	0
药学类新专业	4	128	128	124	124	0

2011 年全国高等西医药院校专科中医药分专业毕业、招生、在校学生数

单位：人

专业名称	年制	毕业生数	招生数	在校学生数	预计毕业生数
专科总计	—	**6 759**	**7 520**	**19 333**	**5 674**
中药制药技术	2	208	145	351	206
	3	676	536	2 030	750
中医学	2	567	240	640	400
	3	929	1 901	4 459	805
蒙医学	2	24	0	0	0
	3	43	108	250	33
中西医结合	2	540	0	3	3
	3	440	0	132	0
临床医学类新专业	3	402	0	0	0
针灸推拿	2	48	43	77	34
	3	579	1 376	3 622	1 004
中医骨伤	2	63	38	80	42
	3	224	332	898	277
护理	3	20	0	123	123

（续表）

专业名称	年制	毕业生数	招生数	在校学生数	预计毕业生数
中药	2	101	123	155	32
	3	1 617	2 356	5 575	1 689
中药鉴定与质量检测技术	3	55	32	187	57
现代中药技术	3	88	142	334	97
医疗美容技术	3	135	148	417	122

2011年全国高等非医药类院校、科研院所攻读博士学位分专业毕业、招生、在校学生数

单位：人

专业名称	毕业生数		招生数	在校学生数	预计毕业生数
	小计	其中：授学位			
攻读博士学位人员总计	**46**	**45**	**69**	**225**	**98**
学术型学位	**46**	**45**	**66**	**221**	**98**
民族医学（含：藏医学、蒙医学等）	0	2	9	25	6
中西医结合	1	4	4	20	14
中西医结合基础	6	4	4	22	9
中西医结合临床	35	31	36	114	50
中药学	3	3	6	28	16
中药学新专业	1	1	7	12	3
专业学位	0	0	3	4	0
临床医学	0	0	3	4	0

2011年全国高等非医药类院校、科研院所攻读硕士学位分专业毕业、招生、在校学生数

单位：人

专业名称	毕业生数		招生数	在校学生数	预计毕业生数
	小计	其中：授学位			
攻读硕士学位人员总计	**420**	**424**	**478**	**1 421**	**530**
学术型学位	**420**	**424**	**403**	**1 340**	**530**
中医基础理论	1	1	17	34	8
中医内科学	26	25	29	103	42
中医骨伤科学	0	0	1	1	0
民族医学（含：藏医学、蒙医学等）	28	28	30	101	42
中西医结合	0	0	0	2	1
中西医结合基础	16	16	10	45	19
中西医结合临床	153	154	85	381	180
中药学	193	197	229	668	238
中药学新专业	3	3	2	5	0
专业学位	**0**	**0**	**75**	**81**	**0**
临床医学	0	0	15	21	0
中药学	0	0	60	60	0

2011年全国高等非医药院校本科中医药专业毕业、招生、在校学生数

单位：人

专业名称	年制	毕业生数		招生数	在校学生数	预计毕业生数
		小计	其中：授学位			
本科总计	—	**2 774**	**2 699**	**3 933**	**16 346**	**3 382**
中医学	3	194	190	0	594	264
	5	540	528	978	3 981	710
针灸推拿学	3	0	0	0	51	20
	5	141	140	189	1 077	207
蒙医学	5	67	63	128	725	116
藏医学	5	47	47	104	300	41
中西医临床医学	3	11	11	0	24	9
	4	0	0	71	71	0
	5	183	177	523	1 606	163
护理学	4	0	0	0	26	0
中药学	2	5	5	0	16	10
	4	1 012	987	1 230	5 309	1 256
中草药栽培与鉴定	4	212	199	278	1 077	240
藏药学	4	0	0	0	149	47
中药资源与开发	4	326	317	382	1 195	271
蒙药学	4	36	35	50	145	28

2011年全国高等非医药院校专科中医药分专业毕业、招生、在校学生数

单位：人

专业名称	年制	毕业生数	招生数	在校学生数	预计毕业生数
专科总计	—	**3 201**	**3 060**	**9 349**	**3 252**
中医学	2	51	5	22	17
	3	539	871	2 649	887
蒙医学	2	2	0	2	2
	3	0	0	13	0
中西医结合	2	207	0	0	0
	3	218	0	0	0
针灸推拿	2	15	5	16	11
	3	337	566	1 617	507
中医骨伤	3	122	73	276	119
傣医学	3	39	31	131	48
护理	3	28	70	114	0
中药	2	273	24	323	148
	3	1 370	1 415	4 186	1 513

2011年全国高等中医药院校留学生基本情况

单位：人

项目	毕（结）业生数	授予学位数	招生数	在校学生数
总计	**2 136**	**928**	**1 857**	**5 631**
其中：女	861	460	791	2 207
分层次统计				
博士	70	69	135	367
硕士	196	181	267	707
本科	768	678	602	4 024
专科	6	—	1	11
培训	1 096	—	852	522
分大洲统计				
亚洲	1 648	790	1 279	4 861
非洲	8	5	52	108
欧洲	153	38	195	239
北美洲	186	63	211	257
南美洲	106	6	87	71
澳洲	35	26	33	95
分资助类型统计				
国际组织资助	0	0	2	2
中国政府资助	51	52	139	376
本国政府资助	13	13	0	10
学校间交换	0	0	0	4
自费	2 072	863	1 716	5 239

2011年全国高等中医药院校教职工数

单位：人

	教职工数									另有其他人员		
	合计	校本部教职工					科研机构人员	校办企业职工	其他附设机构人员	合计	其中：	
		小计	专任教师	行政人员	教辅人员	工勤人员					聘请校外教师	离退休人员
总　计	**37 984**	**33 205**	**23 492**	**4 362**	**3 055**	**2 296**	**277**	**464**	**4 038**	**19 857**	**7 763**	**11 966**
其中：女	19 493	16 332	12 039	1 984	1 698	611	125	194	2 842	10 129	3 578	6 491
聘任制	6 455	5 007	3 750	534	418	305	0	71	1 377	0	0	0
其中：女	3 859	2 550	1 951	260	235	104	0	38	1 271	0	0	0

2011年全国高等中医药院校教职工数（分职称）

单位：人

	教职工数								
	合计	校本部教职工					科研机构人员	校办企业职工	其他附设机构人员
		小计	专任教师	行政人员	教辅人员	工勤人员			
总　计	**37 984**	**33 205**	**23 492**	**4 362**	**3 055**	**2 296**	**277**	**464**	**4 038**
正高级	4 159	3 957	3 740	143	62	12	44	5	153
副高级	8 304	7 809	6 809	481	432	87	74	29	392
中级	12 332	11 102	8 152	1 547	1 276	127	85	78	1 067
初级	7 827	6 203	4 047	1 193	855	108	39	78	1 507
无职称	5 362	4 134	744	998	430	1 962	35	274	919

2011 年全国高等中医药院校聘任制教职工数（分职称）

单位：人

	教职工数								
	合计	校本部教职工					科研机构人员	校办企业职工	其他附设机构人员
		小计	专任教师	行政人员	教辅人员	工勤人员			
总　计	**6 455**	**5 007**	**3 750**	**534**	**418**	**305**	**0**	**71**	**1 377**
正高级	658	658	620	21	17	0	0	0	0
副高级	1 058	1 058	963	43	42	10	0	0	0
中级	1 491	1 456	1 249	97	99	11	0	8	27
初级	1 905	1 113	748	184	173	8	0	12	780
无职称	1 343	722	170	189	87	276	0	51	570

2011 年全国高等中医药院校专任、聘请校外教师岗位分类情况

单位：人

	专任教师中按授课内容分				聘请校外教师按授课内容分合计			
	合计	公共课基础课	专业课		合计	公共课基础课	专业课	
			小计	其中：双师型			小计	其中：双师型
总　计	**23 259**	**6 150**	**17 109**	**2 497**	**7 763**	**1 382**	**6 381**	**660**
其中：女	11 939	3 461	8 478	1 352	3 578	643	2 935	217
正高级	3 728	518	3 210	656	2 265	308	1 957	283
副高级	6 772	1 524	5 248	888	3 148	490	2 658	259
中级	8 040	2 541	5 499	942	1 846	405	1 441	118
初级	4 007	1 345	2 662	5	437	153	284	0
无职称	712	222	490	6	67	26	41	0

2011 年全国高等中医药院校未授课专任教师情况

单位：人

	合计	进修	科研	病休	其他
总　计	**233**	**130**	**4**	**6**	**93**
其中：女	100	64	3	3	30
正高级	12	8	0	0	4
副高级	37	29	0	2	6
中级	112	70	4	2	36
初级	40	23	0	2	15
无职称	32	0	0	0	32

2011年全国高等中医药院校专任教师学历情况

单位：人

	总计	博士研究生	硕士研究生	本科	专科及以下
专任教师	**23 492**	**3 674**	**8 985**	**10 259**	**574**
其中：女	12 039	1 640	4 923	5 164	312
正高级	3 740	963	900	1 818	59
副高级	6 809	1 313	1 743	3 596	157
中级	8 152	1 300	3 539	3 105	208
初级	4 047	56	2 492	1 428	71
未定职级	744	42	311	312	79

2011年全国高等中医药院校聘请校外教师学历情况

单位：人

	总计	博士研究生	硕士研究生	本科	专科及以下
聘请校外教师总计	**7 763**	**765**	**2 460**	**3 802**	**736**
其中：女	3 578	309	1 047	1 728	494
正高级	2 265	353	787	1 100	25
副高级	3 148	255	905	1 790	198
中级	1 846	152	535	661	498
初级	437	4	188	233	12
未定职级	67	1	45	18	3
聘请校外教师中：外教	46	8	20	18	0
其他高校	1 126	116	468	449	93

2011年全国高等中医药院校专任教师按职称分年龄情况

单位：人

	合　计	30岁及以下	31～40岁	41～50岁	51～60岁	61岁及以上
总　计	**23 492**	**4 995**	**8 864**	**6 357**	**2 838**	**438**
其中：女	12 039	3 132	4 769	2 890	1 084	164
正高级	3 740	0	87	1 830	1 561	262
副高级	6 809	28	2 156	3 486	1 043	96
中级	8 152	1 582	5 320	961	210	79
初级	4 047	2 795	1 189	51	11	1
未定职级	744	590	112	29	13	0

2011年全国高等中医药院校专任教师按学历分年龄情况

单位：人

	合　计	30岁及以下	31～40岁	41～50岁	51～60岁	61岁及以上
总　计	**23 492**	**4 995**	**8 864**	**6 357**	**2 838**	**438**
博士研究生	3 674	330	1 857	1 233	251	3
硕士研究生	8 985	2 893	4 045	1 512	446	89
本科	10 259	1 720	2 875	3 393	1 945	326
专科及以下	574	52	87	219	196	20

2011 年全国高等中医药院校专任教师所教专业情况

单位：人

	总计	哲学	经济学	法学	教育学	文学	历史学	理学	工学	农学	医学	管理学
总　　计	**23 492**	**680**	**207**	**304**	**1 033**	**1 493**	**103**	**1 358**	**840**	**81**	**16 799**	**594**
正高级	3 740	49	14	16	47	58	12	187	49	10	3 260	38
副高级	6 809	172	58	65	252	322	33	348	172	14	5 253	120
中级	8 152	273	84	122	369	636	32	530	392	22	5 444	248
初级	4 047	160	30	93	316	394	14	255	189	28	2 424	144
无职称	744	26	21	8	49	83	12	38	38	7	418	44

2011 年全国高等中医药院校专任教师变动情况（一）

单位：人

	上学年初报表专任教师数	本学年初报表专任教师数	减少教师数			
			合计	自然减员	调离教师岗位	其他
专任教师总计	**21 807**	**23 492**	**823**	**313**	**142**	**368**
其中：女	10 927	12 039	337	165	48	124

2011 年全国高等中医药院校专任教师变动情况（二）

单位：人

	增加教师数							
	合计	录用毕业生			外单位教师调入		校内外非教师调入	
		小计	其中：研究生		小计	其中：高校调入	小计	其中：本校调整
			小计	本校毕业				
专任教师总计	**2 508**	**1 238**	**998**	**231**	**434**	**50**	**836**	**601**
其中：女	1 449	727	568	131	258	22	464	314

2011 年全国高等中医药院校研究生指导教师情况（一）

单位：人

		合计	30 岁及以下	31～35 岁	36～40 岁	41～45 岁
总　　计		**9 448**	**12**	**175**	**984**	**2 100**
其中：女		3 421	3	71	438	741
分职称	正高级	5 409	0	16	102	820
	副高级	3 965	3	148	875	1 258
	中级	74	9	11	7	22
分指导关系	博士生导师	763	0	0	20	82
	硕士生导师	7 825	12	174	958	1 922
	博士生、硕士生导师	860	0	1	6	96

2011年全国高等中医药院校研究生指导教师情况（二）

单位：人

		46~50岁	51~55岁	56~60岁	61~65岁	66岁及以上
总计		**3 087**	**1 630**	**945**	**313**	**202**
其中：女		1 121	616	311	82	38
分职称	正高级	2 052	1 217	751	258	193
	副高级	1 023	405	192	52	9
	中级	12	8	2	3	0
分指导关系	博士生导师	219	180	110	63	89
	硕士生导师	2 607	1 290	650	155	57
	博士生、硕士生导师	261	160	185	95	56

2011年全国高等中医药院校资产情况（一）

	占地面积（平方米）			图书（万册）		计算机数（台）	
	合计	其中：绿化用地面积	其中：运动场地面积	合计	当年新增	合计	教学用计算机数
学校产权	24 860 331	7 702 829	1 803 633	2 889. 61	234. 64	76 532	59 578
非学校产权	3 792 005	732 238	93 192	135. 36	0. 41	2 360	2 210
1. 独立使用	2 488 133	393 979	78 192	63. 41	0. 41	120	120
2. 共同使用	1 303 872	338 259	15 000	71. 95	0. 00	2 240	2 090

2011年全国高等中医药院校资产情况（二）

	多媒体教室座位数（个）	语音实验室座位数（个）	固定资产总值（万元）				
			合计	其中：教学、科研仪器设备资产		其中：信息化设备资产	
				小计	当年新增	小计	其中软件
学校产权	349 099	17 844	1 519 526. 05	352 961. 94	40 458. 57	76 596. 14	6 005. 63
非学校产权	4 454	1 203	31 665. 24	8 039. 00	0. 00	0. 00	0. 00
1. 独立使用	72	64	13 476. 64	6 441. 00	0. 00	0. 00	0. 00
2. 共同使用	4 382	1 139	18 188. 60	1 598. 00	0. 00	0. 00	0. 00

2011年全国高等中医药院校信息化建设情况（一）

	上学年度信息化经费投入（万元）			网络信息点数（个）		校园网出口总带宽（Mbps）
	合计	其中：建设经费	其中：运行经费	合计	其中：无线接入	
合计	9 151. 87	6 897. 77	2 027. 55	189 958	3 030	16 447. 00

2011 年全国高等中医药院校信息化建设情况（二）

	上网课程数（门）	电子邮件系统用户数（个）	管理信息系统数据总量（GB）	数字资源量（GB）		信息化培训人次（人次）	信息化工作人员数（人）
				小计	其中：电子图书		
合计	2 279	40 316	16 836.67	992 898.62	627 064.72	18 082	2 037

2011 年全国高等中医药院校房屋面积情况

单位：平方米

	学校产权建筑面积				正在施工面积	非学校产权建筑面积		
	合计	其中：				小计	独立使用	共同使用
		危房	当年新增	被外单位借用				
总　　计	**10 683 952**	**29 977**	**703 308**	**27 499**	**1 004 596**	**1 606 116**	**1 053 189**	**552 927**
一、教学及辅助用房	4 867 436	22 007	430 148	0	540 802	993 461	541 084	452 377
其中：教室	1 585 018	7 377	74 739	0	189 915	202 408	186 274	16 134
图书馆	642 469	0	24 627	0	72 418	45 716	42 496	3 220
实验室、实习场所	1 985 043	13 228	170 005	0	228 481	703 246	279 077	424 169
专用科研用房	195 727	0	18 704	0	26 692	10 956	7 956	3 000
体育馆	305 510	0	82 474	0	9 436	20 261	15 507	4 754
会堂	153 669	1 402	59 599	0	13 860	10 874	9 774	1 100
二、行政办公用房	637 943	7 564	24 070	0	29 844	67 642	60 880	6 762
三、生活用房	3 601 490	406	224 674	27 499	279 118	540 268	446 480	93 788
其中：学生宿舍（公寓）	2 697 045	0	211 638	9 983	230 536	467 780	381 860	85 920
学生食堂	367 359	0	9 752	0	19 999	47 540	42 225	5 315
教工单身宿舍	76 413	0	0	0	3 000	7 010	6 474	536
教工食堂	13 814	0	400	0	5 153	616	616	0
生活福利及其他用房	446 859	406	2 884	17 516	20 430	17 322	15 305	2 017
四、教工住宅	1 307 620	0	0	0	109 276	0	0	0
五、其他用房	269 463	0	24 416	0	45 556	4 745	4 745	0

2011 年全国中等中医药院校数及开设中医药专业的中等西医药院校、中等非医药院校机构数

单位：所

	中等中医药院校	设置中医药专业的中等西医药院校	设置中医药专业的中等非医药院校
总　　计	**55**	**142**	**170**
其中：调整后中等职业学校	5	28	17
中等技术学校	25	76	34
成人中等专业学校	2	5	15
职业高中学校	7	14	62
附设中职班	12	16	31
其他机构	4	3	11

2011 年全国中等中医药学校中医药专业按学生类别分毕业、招生、在校学生数

	学校数（所）	毕业生数(人)	招生数（人）	在校学生数（人）	预计毕业生数(人)
中等中医药学校总计	—	**31 327**	**42 733**	**130 852**	**39 976**
其中：民族医学校	5	1 171	2 030	5 858	921
调整后中职全日制学生	37	2 051	2 989	10 063	2 058
调整后中职非全日制学生	0	0	0	0	0
普通中专学生	244	24 296	35 589	107 830	32 900
成人中专全日制学生	42	3 584	2 265	9 031	3 886
成人中专非全日制学生	2	0	626	865	154
职业高中学生	26	1 396	1 264	3 063	978

2011 年全国中等中医药学校中医药专业分专业毕业、招生、在校学生数

单位：人

专业名称	毕业生数	招生数	在校学生数					预计毕业生数
			小计	一年级	二年级	三年级	四年级及以上	
总计	**31 327**	**42 733**	**130 852**	**42 749**	**44 159**	**41 332**	**2 612**	**39 976**
果蔬花卉生产技术	0	0	47	0	47	0	0	0
中草药种植	0	0	43	0	43	0	0	0
建筑装饰	59	56	208	56	73	79	0	79
数控技术应用	66	260	598	260	286	52	0	52
计算机应用	134	893	1 274	893	292	89	0	89
计算机网络技术	0	27	41	27	14	0	0	0
软件与信息服务	0	0	96	0	27	69	0	69
电子技术应用	76	64	143	64	33	46	0	46
护理	12 593	19 197	57 524	19 197	19 528	16 738	2 061	15 627
助产	843	1 356	3 728	1 356	1 287	1 085	0	1 075
农村医学	1 389	1 340	8 363	1 340	2 432	4 531	60	4 550
营养与保健	57	0	18	0	12	6	0	6
康复技术	119	164	528	164	213	151	0	158
眼视光与配镜	0	9	46	9	17	20	0	20
医学检验技术	357	410	1 328	410	503	415	0	398
医学影像技术	190	232	560	232	210	118	0	137
口腔修复工艺	223	82	342	82	124	136	0	136
药剂	1 925	3 306	8 388	3 306	2 902	2 134	46	2 305
中医护理	2 424	3 884	11 534	3 884	3 892	3 721	37	3 713
中医	5 081	4 440	15 732	4 440	5 569	5 467	256	5 422
中医	0	0	164	0	164	0	0	0
藏医医疗与藏药	218	148	585	148	238	199	0	199
维医医疗与维药	0	200	400	200	200	0	0	0
蒙医医疗与蒙药	0	38	70	38	0	32	0	32
中医康复保健	897	1 273	3 764	1 289	1 407	1 068	0	1 137
中医康复保健	16	8	24	8	0	16	0	16
中药	1 997	1 433	4 929	1 433	1 871	1 496	129	1 280
中药	3	18	21	18	0	3	0	3
中药制药	138	659	1 277	659	281	337	0	286
制药技术	0	91	184	91	43	50	0	0

（续表）

专业名称	毕业生数	招生数	在校学生数					预计毕业生数
			小计	一年级	二年级	三年级	四年级及以上	
药品食品检验	12	54	70	54	16	0	0	0
制药设备维修	0	18	46	18	28	0	0	0
医药卫生类新专业	373	764	1655	764	422	446	23	292
美容美体	58	228	453	228	180	45	0	106
会计	450	566	1 588	566	352	670	0	670
市场营销	60	67	192	67	47	78	0	78
电子商务	55	15	61	15	19	27	0	27
财经商贸类新专业	97	17	61	17	8	36	0	36
中餐烹饪	2	0	2	0	0	2	0	2
工艺美术	21	21	54	21	12	21	0	21
学前教育	21	37	91	37	23	31	0	31
其他新专业	1 373	1 358	4 620	1 358	1344	1 918	0	1 878

2011 年全国中等西医药学校中医药专业按学生类别分毕业、招生、在校学生数

	学校数（所）	毕业生数(人)	招生数（人）	在校学生数（人）	预计毕业生数(人)
设置中医药专业的中等西医药学校总计	—	**16 841**	**12 337**	**45 808**	**17 777**
调整后中职全日制学生	47	3 079	2 761	9 341	2 891
调整后中职非全日制学生	3	58	150	1 497	1 164
普通中专学生	151	11 823	7 651	28 517	11 491
成人中专全日制学生	4	53	22	182	114
成人中专非全日制学生	6	734	530	1 392	780
职业高中学生	15	1 094	1 223	4 879	1 337

2011 年全国中等西医药学校中医药专业分专业毕业、招生、在校学生数

单位：人

专业名称	毕业生数	招生数	在校学生数					预计毕业生数
			小计	一年级	二年级	三年级	四年级及以上	
总计	**16 841**	**12 337**	**45 808**	**12 450**	**16 880**	**16 246**	**232**	**17 777**
护理	0	9	9	9	0	0	0	0
康复技术	12	78	177	78	66	33	0	33
药剂	85	0	144	0	0	144	0	144
中医护理	1 114	613	2 890	613	574	1 703	0	1 761
中医	5 651	2 558	14 425	2 558	6 474	5 393	0	6 942
藏医医疗与藏药	0	95	281	95	142	44	0	44
蒙医医疗与蒙药	136	20	217	20	173	24	0	24
中医康复保健	938	1 447	4 576	1 560	1 660	1 259	97	1 259
中药	6 281	6 091	17 377	6 091	5 535	5 655	96	5 802
中药制药	1 143	1 131	4 394	1 131	1 760	1 503	0	1 533
医药卫生类新专业	1 481	295	1 318	295	496	488	39	235

2011年全国中等非医药学校中医药专业按学生类别分毕业、招生、在校学生数

	学校数（所）	毕业生数(人)	招生数（人）	在校学生数（人）	预计毕业生数(人)
设置中医药专业的中等非医药学校总计	—	**8 900**	**9 835**	**30 862**	**10 030**
调整后中职全日制学生	20	1 204	1 434	4 968	1 222
调整后中职非全日制学生	2	0	302	929	61
普通中专学生	79	3 104	2 947	9 728	3 598
成人中专全日制学生	16	306	311	1 336	608
成人中专非全日制学生	2	0	33	33	0
职业高中学生	81	4 286	4 808	13 868	4 541

2011年全国中等非医药学校中医药专业分专业毕业、招生、在校学生数

单位：人

专业名称	毕业生数	招生数	在校学生数					毕业班学生数
			小计	一年级	二年级	三年级	四年级及以上	
总计	**8 900**	**9 835**	**30 862**	**9 836**	**11 475**	**9 440**	**111**	**10 030**
护理	4	0	0	0	0	0	0	0
康复技术	0	66	88	66	22	0	0	0
药剂	22	0	0	0	0	0	0	0
中医护理	369	1 094	2 545	1 094	940	511	0	511
中医	1 649	1 718	7 008	1 719	3 263	2 026	0	2 131
藏医医疗与藏药	1 503	1 598	5 450	1 598	1 817	1 997	38	1 659
蒙医医疗与蒙药	80	108	205	108	31	66	0	66
中医康复保健	908	909	2 427	909	964	554	0	736
中药	1 229	1 296	5 590	1 296	2 175	2 046	73	2 165
中药制药	2 994	2 860	6 996	2 860	2 106	2 030	0	2 552
医药卫生类新专业	142	186	553	186	157	210	0	210

2011年全国中等中医药学校培训学生情况

单位：人

	总计	其中：少数民族	一周至一个月以下	一个月至半年以下	半年以上	总计中：		总计中：			
						资格证书培训	岗位证书培训	外语	会计	计算机	农业技术
结业生数	19 310	170	10 756	7 294	1 260	13 860	5 384	3 340	3 410	12 560	19 310
注册学生数	14 565	1 111	6 042	7 107	1 416	9 008	5 492	3 388	3 410	7 767	14 565

2011年全国中等中医药学校教职工数

单位：人

	教职工数								聘请校外教师
	合计	校本部教职工					校办企业职工	其他附设机构人员	
		小计	专任教师	行政人员	教辅人员	工勤人员			
总　计	**4 394**	**4 276**	**2 918**	**563**	**379**	**416**	**29**	**89**	**656**
其中：女	2 125	2 052	1 507	230	172	143	13	60	369
聘任制	799	799	599	55	61	84	0	0	0
其中：女	395	395	312	14	34	35	0	0	0

2011 年全国中等中医药学校教职工数（分职称）

单位：人

	教职工数								聘请校外教师
	合计	校本部教职工					校办企业职工	其他附设机构人员	
		小计	专任教师	行政人员	教辅人员	工勤人员			
总　计	**4 394**	**4 276**	**2 918**	**563**	**379**	**416**	**29**	**89**	**656**
正高级	77	77	59	17	1	0	0	0	160
副高级	813	811	718	78	15	0	0	2	182
中级	1 406	1 405	1 086	199	114	6	1	0	208
初级	1 242	1 239	930	158	130	21	3	0	80
无职称	856	744	125	111	119	389	25	87	26

2011 年全国中等中医药学校聘任制教职工数（分职称）

单位：人

	教职工数								聘请校外教师
	合计	校本部教职工					校办企业职工	其他附设机构人员	
		小计	专任教师	行政人员	教辅人员	工勤人员			
总　计	**799**	**799**	**599**	**55**	**61**	**84**	**0**	**0**	**0**
正高级	3	3	2	1	0	0	0	0	0
副高级	149	149	147	1	1	0	0	0	0
中级	285	285	248	18	19	0	0	0	0
初级	216	216	174	19	23	0	0	0	0
无职称	146	146	28	16	18	84	0	0	0

2011 年全国中等中医药学校不同职称专任教师的学历构成

单位:%

	合计	博士	硕士	本科	专科及以下
总　计	**100.00**	**0.21**	**7.03**	**70.08**	**22.69**
正高级	100.00	5.08	11.86	81.36	1.69
副高级	100.00	0.28	8.22	85.52	5.99
中级	100.00	0.00	7.18	78.18	14.64
初级	100.00	0.00	3.76	52.15	44.09
无职称	100.00	0.80	20.80	39.20	39.20
其中：实习指导课教师	100.00	0.00	6.19	80.41	13.40

2011 年全国中等中医药学校不同职称专任教师的年龄构成

单位:%

	合　计	30 岁及以下	31～40 岁	41～50 岁	51～60 岁	61 岁及以上
总　计	**100.00**	**22.38**	**43.28**	**26.66**	**7.27**	**0.41**
正高级	100.00	0.00	6.78	47.46	35.59	10.17
副高级	100.00	0.00	24.93	56.55	17.83	0.70
中级	100.00	8.20	58.66	27.53	5.52	0.09
初级	100.00	50.22	45.59	3.87	0.32	0.00
无职称	100.00	77.60	15.20	7.20	0.00	0.00

2011 年全国中等中医药学校资产情况（一）

	占地面积（平方米）			图书藏量			
	合计	其中：绿化用地面积	其中：运动场地面积	图书（册）		数字资源量（GB）	
				合计	当年新增	合计	电子图书（GB）
学校产权	2 125 428	581 966	422 031	2 837 020	72 584	8 659	4 817
非学校产权	327 299	90 715	30 469	225 350	1 000	0	0
1. 独立使用	123 664	55 950	6 810	32650	1 000	0	0
2. 共同使用	203 635	34 765	23 659	192 700	0	0	0

2011 年全国中等中医药学校资产情况（二）

	计算机数（台）		语音实验室座位数（个）	多媒体教室座位数（个）	上网课程数（门）
	合计	教学用（台）			
学校产权	9 877	8 049	2 788	33 891	66
非学校产权	322	308	63	264	0
1. 独立使用	112	98	0	200	0
2. 共同使用	210	210	63	64	0

2011 年全国中等中医药学校资产情况（三）

	固定资产总值（万元）			上学年度信息化经费投入（万元）			
	合计	其中：教学、实习仪器设备资产值		合计	硬件设施	数字资源建设	信息技术培训
		小计	当年新增				
学校产权	153 659. 68	27 033. 72	2 446. 08	1 432. 04	1 082. 69	77. 80	53. 55
非学校产权	6 566. 20	869. 93	3. 40	0. 00	0. 00	0. 00	0. 00
1. 独立使用	476. 20	75. 60	3. 40	0. 00	0. 00	0. 00	0. 00
2. 共同使用	6 090. 00	794. 33	0. 00	0. 00	0. 00	0. 00	0. 00

2011 年全国中等中医药学校资产情况（四）

	网络信息点数（个）	校园网出口总带宽（Mbps）	接受过信息技术相关培训的专任教师（人次）	信息化工作人员数（人）
学校产权	6 240	2 427	1 684	191
非学校产权	0	0	0	0
1. 独立使用	0	0	0	0
2. 共同使用	0	0	0	0

2011 年全国中等中医药学校房屋面积情况

单位：平方米

	学校产权建筑面积				正在施工面积	非学校产权建筑面积		
	合计	其中：				小计	独立使用	共同使用
		危房	当年新增	被外单位借用				
总计	**1 258 863**	**7 779**	**74 567**	**0**	**56 867**	**164 117**	**51 443**	**112 674**
一、教学及辅助用房	600 684	1 566	16 112	0	23 266	80 965	15 564	65 401
其中：教室	339 208	1 356	3 230	0	6000	45 281	9 002	36 279

（续表）

	学校产权建筑面积				正在施工面积	非学校产权建筑面积		
	合计	其中：				小计	独立使用	共同使用
		危房	当年新增	被外单位借用				
图书馆	51 469	0	400	0	12266	10 513	60	10 453
实验室、实习场所	181 605	210	12 482	0	5 000	13 609	4 250	9 359
体育馆	14 114	0	0	0	0	10 431	2 252	8 179
会堂	14 288	0	0	0	0	1 131	0	1 131
二、行政办公用房	73 780	0	1 001	0	6132	3 672	3 417	255
三、生活用房	495 774	6 213	57 454	0	27 469	79 480	32 462	47 018
其中：学生宿舍（公寓）	354 982	5 432	37 453	0	22 748	53 116	24 416	28 700
学生食堂	66 028	241	9 272	0	0	22 397	4 970	17 427
教工单身宿舍	28 299	0	7 882	0	0	1 483	1 283	200
教工食堂	2 694	0	600	0	0	110	0	110
生活福利及其他用房	43 771	540	2 247	0	4 721	2 374	1 793	581
四、教工住宅	87 391	0	0	0	0	0	0	0
五、其他用房	1 234	0	0	0	0	0	0	0

五、中医药科研

（一）科学研究与技术开发机构

2011 年科学研究与技术开发机构人员情况

单位：人

	机构数（个）	从业人员[1]	从业人员按工作性质分类			外聘的流动学者[3]	招收的非本单位在读研究生	离退休人员总数
			从事科技活动人员	从事生产、经营活动人员	其他人员[2]			
全　国	**88**	**15 824**	**10 170**	**1 089**	**4 565**	**242**	**638**	**6 940**
其中：								
中医部委属科研机构	10	3 155	1 638	34	1 483	46	224	1 758
中医省属科研机构	46	10 480	6 945	672	2 863	189	347	4 505
中医地、市属科研机构	32	2 189	1 587	383	219	7	67	677

注：1. 从业人员包括招聘人员；2. 其他人员指从事医疗、工程设计、教学培训、后勤服务等人员；3. 外聘的流动学者指编制在其他单位，不在本单位的人员。

2011 年科学研究与技术开发机构从事科技活动人员情况

单位：人

	从事科技活动人员	其中：女性	其中：		
			科技管理人员	课题活动人员	科技服务人员
全　国	**10 170**	**6 144**	**1 159**	**6 356**	**2 655**
其中：					
中医部委属科研机构	1 638	892	121	1 210	307
中医省属科研机构	6 945	4 264	761	4 509	1 675
中医地、市属科研机构	1 587	988	277	637	673

注：一个人同时从事两种活动，如果既从事科技管理，又进行课题活动，按其编制填写。例如编制属管理人员，则填科技管理人员。

2011 年科学研究与技术开发机构从事科技活动人员按学历统计

单位：人

	合计	其中：			
		博士毕业	硕士毕业	本科毕业	大专毕业
全　国	**10 170**	**813**	**1 841**	**4 024**	**2 436**
其中：					
中医部委属科研机构	1 638	515	407	374	199
中医省属科研机构	6 945	278	1 292	2 947	1 734
中医地、市属科研机构	1 587	20	142	703	503

2011 年科学研究与技术开发机构从事科技活动人员按职称统计

单位：人

	合计	其中：			
		高级职称	中级职称	初级职称	其他
全　国	**10 170**	**2 862**	**3 038**	**3 280**	**990**
其中：					
中医部委属科研机构	1 638	600	537	227	274
专业技术人员分类比重（%）	100	36.63	32.78	13.86	16.73
中医省属科研机构	6 945	1 836	1 911	2 552	646
专业技术人员分类比重（%）	100	26.44	27.52	36.75	9.3
中医地、市属科研机构	1 587	426	590	501	70
专业技术人员分类比重（%）	100	26.84	37.18	31.57	4.41

2011 年科学研究与技术开发机构人员流动情况（一）

单位：人

	本年新增人员	应届高校毕业生	招聘的其他人员	招聘的其他人员主要来源						其他新增人员
				其中：						
				来自研究院所	来自企业		来自高等学校	来自国外	来自政府部门	
					人数	其中：外资或合资企业				
全　国	**1 185**	**496**	**332**	**68**	**30**	**10**	**92**	**2**	**2**	**357**
其中：										
中医部委属科研机构	222	74	82	33	13	10	29	1	0	66
中医省属科研机构	865	358	238	35	17	0	51	1	2	269
中医地、市属科研机构	98	64	12	0	0	0	12	0	0	22

2011 年科学研究与技术开发机构人员流动情况（二）

单位：人

	本年减少人员	离退休人员	离开本单位的人员	离开本单位的人员中：						其他减少人员	本年不在岗人员
				流向研究院所	流向企业		流向高等学校	出国	流向政府部门		
					人数	其中：外资或合资企业					
全　国	**555**	**327**	**169**	**50**	**22**	**2**	**4**	**5**	**16**	**59**	**152**
其中：											
中医部委属科研机构	98	75	17	10	6	2	0	0	0	6	68
中医省属科研机构	356	192	138	39	15	0	4	5	12	26	84
中医地、市属科研机构	101	60	14	1	1	0	0	0	4	27	0

2011 年科学研究与技术开发机构经常费收入情况（一）

单位：千元

	本年收入总额*	科技活动收入			生产、经营活动收入	其他收入[2]		用于科技活动的借贷款
		合计	其中：			合计	其中：用于离退休人员的政府拨款	
			政府资金	非政府资金				
全　国	**5 760 842**	**1 408 626**	**1 319 602**	**89 024**	**559 841**	**3 792 375**	**207 171**	**2 850**
其中：								
中医部委属科研机构	2 486 037	475 538	433 798	41 740	5 932	2 004 567	65 028	0
中医省属科研机构	2 886 874	789 066	742 799	46 267	461 652	1 636 156	128 519	2 850
中医地、市属科研机构	387 931	144 022	143 005	1 017	92 257	151 652	13 624	0

注：1. 不含代管经费和转拨外单位经费。2. 含医疗、工程设计、教学培训等活动收入。

2011 年科学研究与技术开发机构经常费收入情况（二）

单位：千元

	政府资金					非政府资金合计			
	合计	其中：			全部政府资金中：来自地方政府的资金	合计	其中：		
		财政拨款	承担政府科研项目收入	其他			技术性收入		国外资金
							合计	其中：来自企业	
全　国	**1 408 626**	**911 260**	**395 155**	**13 187**	**201 813**	**89 024**	**86 329**	**44 596**	**500**
其中：									
中医部委属科研机构	475 538	203 511	229 881	406	14 021	41 740	41 587	19 569	153
中医省属科研机构	789 066	587 907	153 639	1 253	113 459	46 267	44 575	25 027	347
中医地、市属科研机构	144 022	119 842	11 635	11 528	74 333	1 017	167	0	0

2011 年科学研究与技术开发机构经常费支出情况（一）

单位：千元

	本年内部支出总额[1]	内部支出按支出的活动性质分						
		科技活动支出				生产经营活动支出		其他支出[3]
		合计	其中：			合计	其中经营税金	
			人员劳务费[2]	设备购置费	其他日常支出			
全　国	**5 332 651**	**1 753 895**	**634 134**	**219 265**	**900 496**	**226 969**	**194**	**3 351 787**
其中：								
中医部委属科研机构	2 357 279	523 299	182 628	76 451	264 220	1 242	0	1 832 738
中医省属科研机构	2 617 319	1 040 233	361 067	124 344	554 822	157 674	194	1 419 412
中医地、市属科研机构	358 053	190 363	90 439	18 470	81 454	68 053	0	99 637

注：1. 不包括基建投资的支出。2. 包含工资。3. 包含医疗、工程设计、教学培训等活动支出。

2011 年科学研究与技术开发机构经常费支出情况（二）

单位：千元

	本年内部支出总额*	内部支出按支出的经济性质和具体用途分				本年外部支出总额	
		工资福利支出	对个人和家庭补助	商品和服务支出	其他	合计	其中：科技活动经费外部支出
全　国	**5 332 651**	**1 184 750**	**458 638**	**3 225 595**	**463 668**	**92 640**	**38 707**
其中：							
中医部委属科研机构	2 357 279	381 326	163 315	1 606 876	205 762	80 358	26 425
中医省属科研机构	2 617 319	676 147	266 944	1 478 662	195 566	12 282	12 282
中医地、市属科研机构	358 053	127 277	28 379	140 057	62 340	0	0

注：＊本年内部支出总额不包括基建投资的支出。

2011 年科学研究与技术开发机构基本建设情况（一）

单位：千元

	基本建设投资实际完成额				
	合计	按用途分			
		科研仪器设备	科研土建工程	生产经营土建与设备	生活土建与设备
全　国	**384 332**	**102 713**	**33 156**	**233 130**	**15 333**
其中：					
中医部委属科研机构	288 200	43 738	7 312	221 817	15 333
中医省属科研机构	91 042	58 553	21 176	11 313	0
中医地、市属科研机构	5 090	422	4 668	0	0

2011 年科学研究与技术开发机构基本建设情况（二）

单位：千元

	科研基建				
	合计	按来源分			
		政府资金	企业资金	事业单位资金	其他资金
全　国	**135 869**	**61 542**	**0**	**73 632**	**695**
其中：					
中医部委属科研机构	51 050	12 306	0	38 744	0
中医省属科研机构	79 729	44 920	0	34 114	695
中医地、市属科研机构	5 090	4 316	0	774	0

2011 年科学研究与技术开发机构固定资产情况

单位：千元

	年末固定资产原价	其中：		
		科研房屋建筑物	科研仪器设备	
			合计	其中：进口
全　国	**3 358 440**	**602 101**	**1 291 798**	**570 124**
其中：				
中医部委属科研机构	1 027 047	115 893	522 301	340 026
中医省属科研机构	2 008 315	363 192	655 921	219 730
中医地、市属科研机构	323 078	123 016	113 576	10 368

2011年科学研究与技术开发机构在研课题情况（一）

单位：个

	课题数合计	其中：		基础研究	其中：		应用研究	其中：	
		当年开题	当年完成		当年开题	当年完成		当年开题	当年完成
全　国	**2 202**	**687**	**762**	**300**	**74**	**101**	**936**	**276**	**315**
其中：									
中医部委属科研机构	518	149	232	81	21	33	253	63	100
中医省属科研机构	1 543	475	514	214	51	67	636	192	212
中医地、市属科研机构	141	63	16	5	2	1	47	21	3

2011年科学研究与技术开发机构在研课题情况（二）

单位：个

	试验发展	其中：		研究与发展成果应用	其中：		科技服务	其中：	
		当年开题	当年完成		当年开题	当年完成		当年开题	当年完成
全　国	**691**	**212**	**259**	**147**	**61**	**46**	**128**	**64**	**41**
其中：									
中医部委属科研机构	**130**	**34**	**74**	**16**	**11**	**9**	**38**	**20**	**16**
中医省属科研机构	**515**	**162**	**176**	**114**	**40**	**34**	**64**	**30**	**25**
中医地、市属科研机构	**46**	**16**	**9**	**17**	**10**	**3**	**26**	**14**	**0**

2011年科学研究与技术开发机构课题经费内部支出情况

单位：千元

	合计	基础研究	应用研究	试验发展	研究与试验发展成果应用	科技服务
全　国	**445 003**	**41 804**	**140 456**	**192 330**	**27 434**	**42 979**
其中：						
中医部委属科研机构	222 241	21 559	61 494	105 753	12 270	21 165
中医省属科研机构	186 313	18 861	69 797	70 475	11 822	15 358
中医地、市属科研机构	36 450	1 385	9 166	16 102	3 341	6 456

2011年科学研究与技术开发机构课题折合工作量统计

单位：人年

	合计	基础研究	应用研究	试验发展	研究与试验发展成果应用	科技服务
全　国	**4 423**	**580**	**1 639**	**1 574**	**336**	**294**
其中：						
中医部委属科研机构	1 130	163	413	402	42	111
中医省属科研机构	2 849	392	1 084	1 041	230	103
中医地、市属科研机构	444	26	142	132	64	80

2011年科学研究与技术开发机构R&D课题来源

单位：个

	合计	国家科技项目	地方科技项目	企业委托科技项目	自选科技项目	国际合作科技项目	其他科技项目
全　国	**1 927**	**565**	**1 097**	**72**	**86**	**19**	**88**
其中：							
中医部委属科研机构	464	333	73	0	38	13	7
中医省属科研机构	1 365	214	959	72	33	6	81
中医地、市属科研机构	98	18	65	0	15	0	0

2011年科学研究与技术开发机构R&D人员情况

单位：个

	R&D人员合计	其中：女性	按学历分				按工作量分	
			博士毕业	硕士毕业	本科毕业	其他	R&D全时人员	R&D非全时人员
全　国	**6 330**	**3 327**	**756**	**1 487**	**2 773**	**1 314**	**3 680**	**2 650**
其中：								
中医部委属科研机构	1 291	691	478	351	347	115	1 045	246
中医省属科研机构	4 545	2 467	264	1 063	2 164	1 054	2 426	2 119
中医地、市属科研机构	494	169	14	73	262	145	209	285

2011年科学研究与技术开发机构R&D工作量情况

单位：人年

	R&D人员折合全时工作量	R&D人员折合全时工作量按人员工作岗位性质分		
		研究人员	技术人员	其他辅助人员
全　国	**4 851**	**2 766**	**1 533**	**552**
其中：				
中医部委属科研机构	1 164	619	442	103
中医省属科研机构	3 308	1 936	986	386
中医地、市属科研机构	379	211	105	63

2011年科学研究与技术开发机构R&D经费

单位：千元

	R&D经费内部支出			R&D经费外部支出				
					其中：			
	合计	R&D经常费支出	R&D基本建设费	合计	对国内科研机构支出	对国内高等学校支出	对国内企业支出	对境外机构支出
全　国	**796 901**	**738 868**	**58 033**	**28 962**	**27 231**	**793**	**874**	**0**
其中：								
中医部委属科研机构	352 288	329 679	22 609	23 864	23 098	702	0	0
中医省属科研机构	389 943	355 614	34 329	5 098	4 133	91	874	0
中医地、市属科研机构	54 670	53 575	1 095	0	0	0	0	0

2011 年科学研究与技术开发机构 R&D 经常费支出明细（一）

单位：千元

	合计	按费用类别分			按活动类型分		
		人员费用（含工资）	设备购置费	其他	基础研究	应用研究	试验发展
全　　国	**738 868**	**298 665**	**127 459**	**312 744**	**83 611**	**273 362**	**381 895**
其中：							
中医部委属科研机构	329 679	102 971	57 192	169 516	35 291	99 825	194 563
中医省属科研机构	355 614	171 305	64 701	119 608	46 179	154 380	155 055
中医地、市属科研机构	53 575	24 389	5 566	23 620	2 141	19 157	32 277

2011 年科学研究与技术开发机构 R&D 经常费支出明细（二）

单位：千元

	按经费来源分				
	政府资金	企业资金	事业单位资金	国外资金	其他资金
全　　国	**586 321**	**15 696**	**126 573**	**867**	**9 411**
其中：					
中医部委属科研机构	295 080	0	33 968	0	631
中医省属科研机构	254 378	15 696	76 190	867	8 483
中医地、市属科研机构	36 863	0	16 415	0	297

2011 年科学研究与技术开发机构 R&D 基本建设费明细

单位：千元

	合计	按费用类别分		按经费来源分				
		仪器设备费	土建费	政府资金	企业资金	事业单位资金	国外资金	其他资金
全　　国	**58 033**	**46 413**	**11 620**	**18 555**	**0**	**38 785**	**0**	**693**
其中：								
中医部委属科研机构	22 609	18 310	4 299	5 491	0	17 118	0	0
中医省属科研机构	34 329	27 759	6 570	12 572	0	21 064	0	693
中医地、市属科研机构	1 095	344	751	492	0	603	0	0

2011 年科学研究与技术开发机构科技成果情况（一）

	科技论文与科技著作		
	发表科技论文（篇）		出版科技著作（种）
	合计	其中：国外发表	
全　　国	**5 472**	**341**	**205**
其中：			
中医部委属科研机构	2 223	251	80
中医省属科研机构	2 774	70	91
中医地、市属科研机构	475	20	34

2011年科学研究与技术开发机构科技成果情况（二）

	专利							
	专利申请受理数(件)		专利授权数（件）			有效发明专利数（件）	专利所有权转让及许可数（件）	专利所有权转让与许可收入（千元）
	件数	其中：发明专利	件数	其中：发明专利	其中：国外授权			
全　　国	**266**	**226**	**113**	**91**	**2**	**235**	**3**	**350**
其中：								
中医部委属科研机构	101	94	25	21	2	75	2	300
中医省属科研机构	153	124	88	70	0	160	1	50
中医地、市属科研机构	12	8	0	0	0	0	0	0

2011年科学研究与技术开发机构科技成果情况（三）

	其他产出				
	形成国家或行业标准数（项）	集成电路布图设计登记数（件）	植物新品种权授予数（项）	软件著作权数（件）	新药证书数（件）
全　　国	**0**	**0**	**0**	**7**	**1**
其中：					
中医部委属科研机构	0	0	0	6	1
中医省属科研机构	0	0	0	1	0
中医地、市属科研机构	0	0	0	0	0

2011年科学研究与技术开发机构对外科技服务活动情况

单位：人年

	参加对外科技服务活动工作量合计	科技成果的示范性推广工作	为用户提供可行性报告、技术方案、建议及进行技术论证等技术咨询工作	为社会和公众提供的测试、标准化、计量、计算、质量和专利服务	科技信息文献服务	其他科技服务活动	科技培训工作
全　　国	**5 364**	**122**	**439**	**136**	**125**	**4 178**	**364**
其中：							
中医部委属科研机构	359	10	16	50	47	128	108
中医省属科研机构	552	90	77	86	73	165	61
中医地、市属科研机构	4 453	22	346	0	5	3 885	195

2011年科学研究与技术开发机构重点发展学科情况

单位：个

	重点学科数合计	其中：						
		基础医学其他学科	内科学	药物化学	中医学	中西医结合学	中药学	中医学与中药学其他学科
全　　国	**117**	**3**	**2**	**2**	**33**	**3**	**3**	**65**
其中：								
中医部委属科研机构	40	3	0	0	15	0	2	20
中医省属科研机构	73	0	2	2	17	0	1	45
中医地、市属科研机构	4	0	0	0	1	3	0	0

(二) 科学技术信息和文献机构

2011 年科学技术信息和文献机构人员情况

单位：人

机构数	从业人员[1]	从业人员按工作性质分类			外聘的流动学者[3]	招收的非本单位在读研究生	离退休人员总数
		从事科技活动人员	从事生产、经营活动人员	其他人员[2]			
2	124	123	0	1	13	32	115

注：1. 包括招聘人员。2. 包括医疗、工程设计、教学培训、后勤服务等人员。3. 指编制在其它单位的学者。

2011 年科学技术信息和文献机构从事科技活动人员情况

单位：人

从事科技活动人员	其中：女性	其中：		
		科技管理人员	课题活动人员	科技服务人员
123	85	17	103	3

2011 年科学技术信息和文献机构从事科技活动人员按学历统计

单位：人

合计	博士毕业	硕士毕业	本科毕业	大专毕业
123	36	46	33	7

2011 年科学技术信息和文献机构从事科技活动人员专业技术职称情况

单位：人

合计	高级职称	中级职称	初级职称	其他
123	52	53	18	0

2011 年科学技术信息和文献机构人员流动情况（一）

单位：人

本年新增人员	应届高校毕业生	招聘的其他人员	招聘的其他人员主要来源						其他新增人员
			其中：						
			来自研究院所	来自企业		来自高等学校	来自国外	来自政府部门	
				人数	其中：外资或合资企业				
7	6	1	1	0	0	0	0	0	0

2011 年科学技术信息和文献机构人员流动情况（二）

单位：人

本年减少人员	离退休人员	离开本单位的人员	离开本单位的人员						其他减少人员	本年不在岗人员
			其中：							
			流向研究院所	流向企业		流向高等学校	出国	流向政府部门		
				人数	其中：外资或合资企业					
4	4	0	0	0	0	0	0	0	0	0

2011年科学技术信息和文献机构经常费收入情况（一）

单位：千元

本年收入总额	科技活动收入			生产、经营活动收入	其他收入		用于科技活动的借贷款
	合计	其中：			合计	其中：	
		政府资金	非政府资金			用于离退休人员的政府拨款	
71 748	64 326	60 850	3 476	0	7 422	7 261	0

2011年科学技术信息和文献机构经常费收入情况（二）

单位：千元

政府资金					非政府资金			
合计	其中：			政府资金中：来自地方政府的资金	合计	其中：		
	财政拨款	承担政府科研项目收入	其他			技术性收入		国外资金
						合计	其中：来自企业	
60 850	54 181	6 619	50	0	3 476	1 708	0	0

2011年科学技术信息和文献机构经常费支出情况（一）

单位：千元

本年内部支出总额[1]	内部支出按支出的活动性质分						
	科技活动支出				经营活动支出		其他活动支出[2]
	合计	其中：			合计	其中：经营税金	
		人员费用	设备购置费	其他日常支出			
56 309	49 048	6 267	4 243	38 538	0	0	7 261

注：1. 不包括基建投资的支出。2. 包含医疗、工程设计、教学培训等活动支出。

2011年科学技术信息和文献机构经常费支出情况（二）

单位：千元

本年内部支出总额*	内部支出按支出的经济性质和具体用途分				本年外部支出总额	
	工资福利支出	对个人和家庭补助	商品和服务支出	其他	合计	其中：科技活动经费外部支出
56 309	6 336	8 621	41 352	0	0	0

注：本年内部支出总额不包括基建投资的支出。

2011年科学技术信息和文献机构基本建设情况

单位：千元

基本建设投资实际完成额					科研基建				
合计	按用途分				合计	按来源分			
	科研仪器设备	科研土建工程	生产经营土建与设备	生活土建与设备		政府资金	企业资金	事业单位资金	其他资金
0	0	0	0	0	0	0	0	0	0

2011 年科学技术信息和文献机构固定资产情况

单位：千元

年末固定资产原价			
合计	其中：		
	科研房屋建筑物	科研仪器设备	
		合计	其中：进口
43 868	3 687	19 970	2 500

2011 年科学技术信息和文献机构在研课题情况（一）

单位：个

课题数合计	其中：		基础研究	其中：		应用研究	其中：	
	当年开题	当年完成		当年开题	当年完成		当年开题	当年完成
78	20	28	5	1	2	9	2	5

2011 年科学技术信息和文献机构在研课题情况（二）

单位：个

试验发展	其中：		研究与试验发展成果应用	其中：		科技服务	其中：	
	当年开题	当年完成		当年开题	当年完成		当年开题	当年完成
35	12	7	4	1	0	25	4	14

2011 年科学技术信息和文献机构课题经费内部支出情况

单位：千元

合计	基础研究	应用研究	试验发展	研究与试验发展成果应用	科技服务
18 157. 20	754. 9	1 125. 40	6 148. 50	766	9 362. 40

2011 年科学技术信息和文献机构课题折合工作量统计

单位：人年

合计	基础研究	应用研究	试验发展	研究与试验发展成果应用	科技服务
103. 3	5	11. 8	37. 1	4	45. 4

2011 年科学技术信息和文献机构 R&D 课题来源

单位：个

合计	国家科技项目	地方科技项目	企业委托科技项目	自选科技项目	国际合作科技项目	其他科技项目
49	22	2	0	0	0	25

2011 年科学技术信息和文献机构 R&D 人员情况

单位：人

R&D 人员合计	其中：女性	按工作量分		按学历分			
		R&D 非全时人员	博士毕业	硕士毕业	本科毕业	其他	R&D 全时人员
112	55	20	32	44	16	40	72

2011年科学技术信息和文献机构R&D工作量情况

单位：人年

R&D人员折合全时工作量	按工作性质分		
	研究人员	技术人员	其他辅助人员
70	46	22	2

2011年科学技术信息和文献机构R&D经费

单位：千元

R&D经费内部支出			R&D经费外部支出				
				其中：			
合计	R&D经常费支出	R&D基本建设费	合计	对国内科研机构支出	对国内高等学校支出	对国内企业支出	对境外机构支出
21 328	21 328	0	0	0	0	0	0

2011年科学技术信息和文献机构R&D经常费支出明细

单位：千元

R&D经常费支出											
合计	按费用类别分			按经费来源分					按活动类型分		
	人员费用（含工资）	设备购置费	其他	政府资金	企业资金	事业单位资金	国外资金	其他资金	基础研究	应用研究	试验发展
21 328	3 208	2 108	16 012	21 281	0	47	0	0	2492	2653	16 183

2011年科学技术信息和文献机构R&D基本建设费明细

单位：千元

R&D基本建设费							
合计	按费用类别分		按经费来源分				
	仪器设备费	土建费	政府资金	企业资金	事业单位资金	国外资金	其他资金
0	0	0	0	0	0	0	0

2011年科学技术信息和文献机构科技成果情况（一）

科技论文与科技著作		
发表科技论文（篇）		出版科技著作（种）
篇数	其中：国外发表（篇）	
137	0	14

2011年科学技术信息和文献机构科技成果情况（二）

专利							
专利申请受理数（件）		专利授权数（件）			有效发明专利数（件）	专利所有权转让及许可数（件）	专利所有权转让与许可收入（千元）
件数	其中：发明专利（件）	件数	其中：发明专利（件）	其中：国外授权（件）			
0	0	0	0	0	0	0	0

2011 年科学技术信息和文献机构科技成果情况（三）

其他产出				
形成国家或行业标准数（项）	集成电路布图设计登记数	植物新品种权授予数（项）	软件著作权数（件）	新药证书数（件）
0	0	0	0	0

2011 年科学技术信息和文献机构对外科技服务活动情况

单位：人年

科技成果的示范性推广工作	为用户提供可行性报告、技术方案、建议及进行技术论证等技术咨询工作	地形、地质和水文考察、天文、气象和地震的日常观察	为社会和公众提供的测试、标准化、计量、计算、质量和专利服务	科技信息文献服务	其他科技服务活动	科技培训工作
0	0	0	0	1	0	0

2011 年科学技术信息和文献机构馆藏累计情况

图书、资料（册）	其中：		期刊（种）	其中：	缩微制品（张）	音像制品（张）	电子期刊（种）
	外文会议记录	外文科技报告		外文原版期刊			
326 775	0	0	2 224	560	0	0	0

2011 年科学技术信息和文献机构引进国外数据库情况

书目文摘型			全文文献型			数值型			多媒体型		
数量（个）	数据记录量总量（万条）	数据记录量当年更新量（万条）	数量（个）	数据记录量总量（万条）	数据记录量当年更新量（万条）	数量（个）	数据记录量总量（万条）	数据记录量当年更新量（万条）	数量（个）	数据记录量总量（万条）	数据记录量当年更新量（万条）
5	2 775	284	6	519	17	0	0	0	0	0	0

2011 年科学技术信息和文献机构引进国内数据库情况

书目文摘型			全文文献型			数值型			多媒体型		
数量（个）	数据记录量总量（万条）	数据记录量当年更新量（万条）	数量（个）	数据记录量总量（万条）	数据记录量当年更新量（万条）	数量（个）	数据记录量总量（万条）	数据记录量当年更新量（万条）	数量（个）	数据记录量总量（万条）	数据记录量当年更新量（万条）
2	104	21	13	8 201	179	0	0	0	0	0	0

2011 年科学技术信息和文献机构自建数据库情况

书目文摘型			全文文献型			数值型			多媒体型		
数量（个）	数据记录量总量（万条）	数据记录量当年更新量（万条）	数量（个）	数据记录量总量（万条）	数据记录量当年更新量（万条）	数量（个）	数据记录量总量（万条）	数据记录量当年更新量（万条）	数量（个）	数据记录量总量（万条）	数据记录量当年更新量（万条）
49	107	2	3	409	135	0	0	0	1	15	4

2011年科学技术信息和文献机构计算机有关设备情况

单位：台

计算机有关设备	其中：					复印机	摄、录像机	印刷设备
	大、中型机	小型机	微机	终端	扫描设备			
508	0	17	258	157	65	12	10	0

2011年科学技术信息和文献机构网络情况

自建网络（个）		对外联网网上用户数（个）			
网络数	网上用户数	DIALOG	STN	OCLC	INTERNET
1	2 000	0	0	200	200

2011年科学技术信息和文献机构信息服务情况

阅览（人次）	外借		资料复制（千页）	读者咨询（人次）	缩微制作（张）	课题检索（个）	查新（项）	专题咨询服务（次）	信息分析研究报告（篇）
	人次	册次							
10 560	3 063	10 870	2	3 500	0	52	291	12	17

2011年科学技术信息和文献机构文献服务情况

文献信息加工		声像制作（部）	翻译（万字）		出版印刷			
文摘（篇）	数据库数据加工(条)		中译外	外译中	图书、资料（万字）	连续出版物（万字）	其中：电子版（种）	科技报告（种）
250	1 250 000	33	0	0	0	680	0	0

2011年科学技术信息和文献机构电子信息利用情况

数据库检索			网络信息检索			电子期刊利用			从网上获得信息			向网上发布信息		
次数（次）	机时（小时）	信息量(兆字节)	次数（次）	机时（小时）	信息量(兆字节)	次数（次）	机时（小时）	信息量(兆字节)	次数（次）	机时（小时）	信息量(兆字节)	次数（次）	机时（小时）	信息量(兆字节)
210 000	20 688	4 143	0	0	0	0	0	0	0	0	0	0	0	0

（三）R&D活动单位

2011年R&D活动单位人员概况（一）

单位：人

机构数（个）	年末从业人员数	从事科技活动人员					
		合计	其中：女性	其中：			
				博士毕业	硕士毕业	本科毕业	其他学历
31	2 310	1 131	531	169	320	471	171

2011年R&D活动单位人员概况（二）

单位：人

从事科技活动人员	其中：		从事生产、经营活动人员	其他人员
	高级职称	中级职称		
1 131	367	330	76	1 103

2011 年 R&D 活动单位经费情况（一）

单位：千元

本年总收入	其中：			科技活动经费筹集额合计
	科技活动收入	生产、经营活动收入	其他收入	
930 975	207 602	30 902	692 471	690

2011 年 R&D 活动单位经费情况（二）

单位：千元

总收入	其中：					其他收入	其中：
	政府资金	内：承担政府科研项目收入	企业资金	国外资金	其他资金		用于离退休人员的政府拨款
207 602	167 627	100 979	18 373	5	21 597	692 471	10 690

2011 年 R&D 活动单位经费支出与固定资产（一）

单位：千元

本年内部支出总额	其中人员劳动费	其中：			本年外部支出	其中：科技经费外部支出	年末固定资产原价	其中：科研仪器设备
		科技经费内部支出	生产、经营活动	其他支出				
549 713	79 095	301 429	16 452	231 832	7 983	7 163	899 246	125 155

2011 年 R&D 活动单位经费支出与固定资产（二）

单位：千元

科技经费内部支出	其中：科技活动经常费支出	内：		
		人员劳务费	设备购置费	其他日常支出
301 429	198 374	65 433	16 673	116 268

2011 年 R&D 活动单位经费支出与固定资产（三）

单位：千元

科技活动基本建设费	其中 1：	其中 2：			
	科研土建费	政府资金	企业资金	国外资金	其他资金
103 055	0	93 587	93 127	256	9 672

2011 年 R&D 活动单位 R&D 活动情况（一）

单位：人

R&D 人员合计	其中 1：	其中 2：	按学历分				按工作量分	
	女性	高中级职称	博士毕业	硕士毕业	本科毕业	其他	R&D 全时人员	R&D 非全时人员
599	266	302	144	176	219	60	343	256

2011 年 R&D 活动单位 R&D 活动情况（二）

R&D 人员折合全时工作量（人年）	按人员工作岗位性质分（人年）			R&D 经费内部支出（千元）	其中：R&D 基本建设费（千元）	其中：土建费（千元）
	研究人员	技术人员	其他辅助人员			
471	244	168	59	102 391	25 696	18 259

2011年R&D活动单位R&D活动情况（三）

单位：千元

R&D经费内部支出按来源分					R&D经费外部支出	其中：			
政府资金	企业资金	事业单位资金	国外资金	其他资金		对国外科研机构支出	对国内高等学校支出	对国内企业支出	对境外机构支出
55 352	39 636	4 643	371	2 389	6 801	240	1 619	3 082	1 730

2011年R&D活动单位论文与专利情况（一）

科技论文与科技著作		
发表科技论文（篇）		出版科技著作（种）
篇数	其中：国外发表（篇）	
509	26	39

2011年R&D活动单位论文与专利情况（二）

专利							
专利申请受理数（件）		专利授权数（件）			有效发明专利数（件）	专利所有权转让及许可数（件）	专利所有权转让与许可收入（千元）
件数	其中：发明专利（件）	件数	其中：发明专利（件）	其中：国外授权（件）			
74	63	48	39	0	89	1	0

2011年R&D活动单位论文与专利情况（三）

其他产出				
形成国家或行业标准数（项）	集成电路布图设计登记数（件）	植物新品种权授予数（项）	软件著作权数（件）	新药证书数（件）
35	0	0	2	1

（四）县属研究与开发机构

2011年县属研究与开发机构组织工作及人员情况（一）

机构数（个）	当年举办各类技术培训班		已创办各类农村科技协作组织个数	从业人员（人）	其中：专业技术人员（人）	按工作性质分			
	班次	人次				从事科技活动人员	其中：科技管理人员	课题活动人员	科技服务人员
17	100	18 369	7	779	654	342	65	167	110

2011年县属研究与开发机构组织工作及人员情况（二）

单位：人

按工作性质分								离退休人员总数
其中1：				其中2：		从事生产、经营活动	其他人员（生活、后勤服务等）	
博士毕业	硕士毕业	本科毕业	大专毕业	高级职称	中级职称			
2	8	110	100	42	103	352	85	190

2011 年县属研究与开发机构经费收入情况（一）

单位：千元

<table>
<tr><th rowspan="2">本年总收入</th><th rowspan="2">科技活动收入</th><th rowspan="2">生产经营收入</th><th colspan="2">其他收入</th></tr>
<tr><th>合计</th><th>其中：
用于离退休人员的政府拨款</th></tr>
<tr><td>117 393</td><td>18 474</td><td>91 317</td><td>7 602</td><td>1 248</td></tr>
</table>

2011 年县属研究与开发机构经费收入情况（二）

单位：千元

<table>
<tr><th rowspan="3">科技活动收入</th><th colspan="7">科技活动收入来源</th><th rowspan="3">用于科技活动的借贷款</th></tr>
<tr><th colspan="3">政府资金</th><th colspan="2">技术性收入</th><th rowspan="2">国外资金</th><th rowspan="2">其他资金</th></tr>
<tr><th>合计</th><th>其中：财政补助收入</th><th>其中：承担政府科研项目收入</th><th>合计</th><th>其中：来自企业</th></tr>
<tr><td>18 474</td><td>15 102</td><td>13 475</td><td>660</td><td>2 762</td><td>2 330</td><td>0</td><td>610</td><td>0</td></tr>
</table>

2011 年县属研究与开发机构经费支出与固定资产情况（一）

单位：千元

<table>
<tr><th rowspan="4">本年内部支出总额</th><th colspan="7">内部支出按支出的活动性质分</th></tr>
<tr><th colspan="4">科技活动支出</th><th colspan="2">经营活动支出</th><th rowspan="3">其他活动支出</th></tr>
<tr><th rowspan="2">合计</th><th colspan="3">其中：</th><th rowspan="2">合计</th><th rowspan="2">其中：经营税金</th></tr>
<tr><th>人员费用</th><th>设备购置费</th><th>其他日常支出</th></tr>
<tr><td>106 523</td><td>33 596</td><td>14 244</td><td>2 663</td><td>16 689</td><td>64 856</td><td>20</td><td>8 071</td></tr>
</table>

2011 年县属研究与开发机构经费支出与固定资产情况（二）

单位：千元

<table>
<tr><th rowspan="4">本年内部支出总额*</th><th colspan="4">按支出的经济性质和具体用途分</th><th colspan="2">本年外部支出总额</th><th colspan="2">固定资产情况</th></tr>
<tr><th rowspan="3">工资福利支出</th><th rowspan="3">对个人和家庭补助</th><th rowspan="3">商品和服务支出</th><th rowspan="3">其他</th><th rowspan="3">合计</th><th rowspan="3">其中：科技活动经费外部支出</th><th colspan="2">年末固定资产原价</th></tr>
<tr><th rowspan="2">合计</th><th>其中：</th></tr>
<tr><th>科研仪器设备</th></tr>
<tr><td>106 523</td><td>34 170</td><td>4 778</td><td>63 687</td><td>3 888</td><td>67</td><td>30</td><td>152 339</td><td>21 651</td></tr>
</table>

注：* 不包括基建投资的支出。

2011 年县属研究与开发机构基本建设情况

<table>
<tr><th rowspan="2">基本建设投资实际完成额</th><th colspan="4">按用途分</th><th rowspan="2">科研基建</th><th colspan="4">按来源分</th></tr>
<tr><th>科研仪器设备</th><th>科研土建工程</th><th>生产经营土建与设备</th><th>生活土建与设备</th><th>政府拨款</th><th>企业资金</th><th>事业单位资金</th><th>其他资金</th></tr>
<tr><td>27 564</td><td>34</td><td>7 530</td><td>20 000</td><td>0</td><td>7 564</td><td>4 000</td><td>0</td><td>0</td><td>3 564</td></tr>
</table>

2011 年县属研究与开发机构课题综合情况

课题类型	课题数合计（个）	经费内部支出（千元）		课题人员折合全时工作量合计（人年）	
		合计	其中：政府资金	合计	其中：研究人员
合　计	**25**	**14 030.70**	**932.8**	**133.6**	**45.8**
试验发展	15	4 181.20	300.8	64.9	28.7
研究与试验发展成果应用	6	4 359.70	232	31.1	10.2
科技服务	4	5 489.80	400	37.6	6.9

六、中医财政拨款

2010 年国家财政支出及卫生部门医疗卫生财政拨款情况

单位：亿元

项　目	绝对数	占国家财政支出比重（%）
国家财政支出	**89 874.16**	**100**
其中：医疗卫生	4 804.18	5.35
卫生部门财政拨款	**2 344.52**	**2.61**
其中：医疗卫生	2 091.24	2.33
其中：中医	144.74	0.16

2010 年卫生部门财政拨款按功能分类情况

单位：万元

项　目	医疗卫生机构财政拨款	中医机构财政拨款	中医机构所占比例（%）
合　计	**23 445 202.21**	**1 605 830.95**	**6.85**
一般公共服务	24 628.30	44.91	0.18
外交	56 981.22	0	0
公共安全	22.5	0	0
教育	279 225.29	18 260.12	6.54
科学技术	764 742.21	26 363.79	3.45
文化体育与传媒	146.95	67.26	45.77
社会保障与就业	893 487.00	74 247.90	8.31
医疗卫生	20 912 407.63	1 447 365.72	6.92
城乡社区管理事务	28 766.39	600	2.09
工业商业金融等事务	18 657.04	2 071.00	11.1
其他支出	466 132.67	36 810.24	7.9

2010 年卫生部门医疗卫生财政拨款按功能分类情况

单位：万元

项　　目	医疗卫生机构财政拨款	中医机构财政拨款	中医机构所占比例（%）
医疗卫生	**20 912 407.63**	**1 447 365.72**	**6.92**
医疗卫生管理事务	1 811 108.73	5 003.70	0.28
医疗服务	7 406 105.58	1 214 676.50	16.4
基层医疗卫生机构	4 075 377.06	16 695.45	0.41
公共卫生	5 313 641.89	22 269.41	0.42
医疗保障	1 149 602.58	25 912.05	2.25
中医药	224 539.81	139 570.06	62.16
食品和药品监督管理事务	18 918.59	67.43	0.36
其他医疗卫生支出	913 113.41	23 171.12	2.54

2010 年卫生部门医疗卫生财政拨款分省一览表

单位：万元

地　　区	医疗卫生机构财政拨款	中医机构财政拨款	中医机构所占比例（%）
卫生部汇总	**20 912 407.63**	**1 447 365.72**	**6.92**
北京市	951 607.21	48 900.71	5.14
天津市	356 454.09	53 859.21	15.11
河北省	991 869.33	59 437.96	5.99
山西省	481 091.70	38 146.37	7.93
内蒙古自治区	648 993.57	43 264.93	6.67
辽宁省	613 924.43	32 649.85	5.32
吉林省	537 450.01	48 542.43	9.03
黑龙江省	589 023.12	55 494.20	9.42
上海市	1 005 174.57	39 805.93	3.96
江苏省	997 948.90	70 703.45	7.08
浙江省	1 167 933.66	89 179.05	7.64
安徽省	518 593.19	29 165.17	5.62
福建省	498 612.96	23 262.29	4.67
江西省	514 683.37	37 163.39	7.22
山东省	930 205.37	88 983.28	9.57
河南省	888 553.45	66 066.82	7.44
湖北省	594 594.28	43 868.99	7.38
湖南省	692 019.95	47 727.23	6.9
广东省	1 275 151.06	86 954.51	6.82
广西壮族自治区	610 848.52	36 575.37	5.99
海南省	215 890.62	10 657.75	4.94
重庆市	359 265.88	28 462.88	7.92
四川省	1 161 232.53	108 643.86	9.36
贵州省	546 131.23	23 570.68	4.32
云南省	745 024.54	34 242.02	4.6

（续表）

地　　区	医疗卫生机构财政拨款	中医机构财政拨款	中医机构所占比例（%）
西藏自治区	132 617.91	12 450.73	9.39
陕西省	889 276.56	44 835.99	5.04
甘肃省	484 708.47	36 123.87	7.45
青海省	164 832.35	10 283.25	6.24
宁夏回族自治区	196 042.55	11 088.44	5.66
新疆维吾尔自治区	595 704.52	43 692.46	7.33
新疆生产建设兵团	87 303.88	157.92	0.18
卫生部直属单位	418 861.49	0	0
国家中医药管理局	50 782.38	43 404.74	85.47

2010年中医机构医疗卫生财政拨款按功能分类分省一览表（一）

单位：万元

地　　区	医疗卫生合计	医疗卫生管理事务	医疗服务	基层医疗卫生机构	公共卫生
卫生部汇总	**1 447 365.72**	**5 003.70**	**1 214 676.50**	**16 695.45**	**22 269.41**
北京市	48 900.71	72.89	43 028.53	204.52	538.98
天津市	53 859.21	11.4	39 148.39	291.08	844.85
河北省	59 437.96	4.51	52 535.91	77.54	772.34
山西省	38 146.37	8.75	29 109.50	191.81	332.47
内蒙古自治区	43 264.93	3	39 546.01	907	234.45
辽宁省	32 649.85	289.48	28 152.91	1 088.70	890.26
吉林省	48 542.43	232.92	40 953.93	539.26	824.04
黑龙江省	55 494.20	43	41 503.38	212.38	0
上海市	39 805.93	0	33 379.24	0	50
江苏省	70 703.45	232.78	55 801.21	1 862.97	1 995.75
浙江省	89 179.05	1 548.97	70 825.32	1 999.61	3 871.95
安徽省	29 165.17	0	27 111.05	10	76.65
福建省	23 262.29	7.8	18 903.46	540.77	286.35
江西省	37 163.39	3.8	31 521.97	477.93	479.83
山东省	88 983.28	61.07	80 428.62	131.42	1 259.99
河南省	66 066.82	15	60 377.26	136.98	1 019.87

2010年中医机构医疗卫生财政拨款按功能分类分省一览表（二）

单位：万元

地　　区	医疗保障	中医药	其中：中医（民族医）药专项	其中：其他中医药支出	食品和药品监督管理事务	其他医疗卫生支出
卫生部汇总	**25 912.05**	**139 570.06**	**116 925.81**	**22 644.25**	**67.43**	**23 171.12**
北京市	796.12	2 198.71	964.76	1 233.95	0	2 060.96
天津市	1 401.42	8 752.90	3 752.90	5 000.00	0	3 409.16
河北省	1 542.87	4 105.79	4 098.59	7.19	0	398.99
山西省	4 380.85	3 969.29	3 722.70	246.59	31.21	122.49

（续表）

地　　区	医疗保障	中医药	其中：		食品和药品监督管理事务	其他医疗卫生支出
			中医（民族医）药专项	其他中医药支出		
内蒙古自治区	300.33	2 036.14	1 531.32	504.82	0	238
辽宁省	266.22	1 883.63	642	1 241.63	0	78.66
吉林省	1 265.07	4 503.00	4 486.00	17	0	224.22
黑龙江省	519.95	13 215.49	12 530.24	685.25	0	0
上海市	972.23	3 176.00	3 176.00	0	0	2 228.46
江苏省	1 566.20	8 456.06	8 346.10	109.96	0	788.48
浙江省	2 488.25	4 515.92	4 511.92	4	0	3 929.03
安徽省	43.99	1 908.48	1 746.00	162.48	0	15
福建省	676.18	2 562.50	2 435.63	126.87	0	285.22
江西省	399.75	3 975.50	3 406.08	569.42	0	304.61
山东省	912.98	5 449.19	3 430.92	2 018.27	0	740.01
河南省	159.22	3 707.52	3 668.02	39.5	0	650.96

2010年中医机构医疗卫生财政拨款按功能分类分省一览表（三）

单位：万元

地　　区	医疗卫生合计	医疗卫生管理事务	医疗服务	基层医疗卫生机构	公共卫生
湖北省	43 868.99	0	35 698.72	251.04	897.7
湖南省	47 727.23	82.2	44 080.28	194.35	520.74
广东省	86 954.51	1 188.56	72 738.99	2 070.77	588.58
广西壮族自治区	36 575.37	113.42	29 668.45	364.04	1 255.70
海南省	10 657.75	79.79	5 239.51	61.98	212.88
重庆市	28 462.88	700.9	19 536.79	1 807.36	2 467.78
四川省	108 643.86	108.63	91 295.27	1 345.57	613.89
贵州省	23 570.68	0	22 326.42	85.82	58.96
云南省	34 242.02	26.95	27 244.08	243.93	893.16
西藏自治区	12 450.73	0	9 058.97	0	6.2
陕西省	44 835.99	0	38 771.92	374.85	44.5
甘肃省	36 123.87	0	30 085.86	380.92	428.79
青海省	10 283.25	11.72	9 049.81	11.2	16.8
宁夏回族自治区	11 088.44	3.5	9 869.63	79.37	237.27
新疆维吾尔自治区	43 692.46	107.67	35 347.38	752.27	548.68
新疆生产建设兵团	157.92	0	157.92	0	0
国家中医药管理局	43 404.74	45	42 179.79	0	0

2010年中医机构医疗卫生财政拨款按功能分类分省一览表（四）

单位：万元

地　　区	医疗保障	中医药	其中：中医（民族医）药专项	其中：其他中医药支出	食品和药品监督管理事务	其他医疗卫生支出
湖北省	318.76	4 868.24	3 664.18	1 204.06	0	1 834.53
湖南省	36.68	2 661.98	2 649.98	12	0	151
广东省	1 301.94	6 160.81	4 431.48	1 729.33	0	2 904.86
广西壮族自治区	538.55	4 571.32	3 660.58	910.75	0	63.88
海南省	3 196.31	1 865.28	1 746.50	118.78	0	2
重庆市	390.88	2 962.23	2 962.23	0	0	596.93
四川省	996.62	13 278.99	12 854.94	424.05	0	1 004.90
贵州省	52.28	1 036.00	1 036.00	0	0	11.2
云南省	868.94	4 852.74	4 319.45	533.29	5	107.21
西藏自治区	0	3 385.55	3 385.55	0	0	0
陕西省	22.13	5 215.96	4 281.87	934.09	0	406.62
甘肃省	24.7	4 725.17	4 714.17	11	0	478.42
青海省	152.55	1 006.37	1 006.37	0	0	34.8
宁夏回族自治区	106.13	703.48	583.48	120	0	89.07
新疆维吾尔自治区	213.93	6 679.86	3 179.86	3 500.00	31.22	11.45
新疆生产建设兵团	0	0	0	0	0	0
国家中医药管理局	0	1 179.95	0	1 179.95	0	0

2011年国家财政支出及卫生部门医疗卫生财政拨款情况

单位：亿元

项　　目	绝对数	占国家财政支出比重（%）
国家财政支出	**108 929.70**	**100**
其中：医疗卫生	6 367.50	5.85
卫生部门财政拨款	**3 062.05**	**2.81**
其中：医疗卫生	2 781.34	2.55
其中：中医	194.73	0.18

2011年卫生部门财政拨款按功能分类情况

单位：万元

项　　目	医疗卫生机构财政拨款	中医机构财政拨款	中医机构所占比例（%）
合　　计	**30 620 470.99**	**1 947 313.48**	**6.36**
一般公共服务	59 434.69	11 499.58	19.35
外交	50 731.78	286	0.56
公共安全	1 121.03	0	0
教育	384 404.75	41 993.40	10.92
科学技术	334 186.84	53 970.70	16.15
文化体育与传媒	128.85	19.09	14.82
社会保障和就业	1 226 718.63	107 457.14	8.76
社会保险基金支出	71 196.97	175.27	0.25
医疗卫生	27 813 388.27	1 689 805.55	6.08
城乡社区事务	185 994.17	16 416.79	8.83
其他支出	493 165.01	25 689.96	5.21

2011 年卫生部门医疗卫生财政拨款按功能分类情况

单位：万元

项　目	医疗卫生机构财政拨款	中医机构财政拨款	中医机构所占比例（%）
医疗卫生	**27 813 388.27**	**1 689 805.55**	**6.08**
医疗卫生管理事务	1 951 134.31	7 319.26	0.38
公立医院	9 276 633.64	1 466 958.51	15.81
基层医疗卫生机构	6 364 591.29	23 866.54	0.37
公共卫生	7 545 679.81	43 031.29	0.57
医疗保障	1 491 168.79	21 138.24	1.42
中医药	152 318.76	108 113.11	70.98
食品和药品监督管理事务	41 839.70	0	0
其他医疗卫生支出	990 021.97	19 378.61	1.96

2011 年卫生部门医疗卫生财政拨款分省一览表

单位：万元

地　区	医疗卫生机构财政拨款	中医机构财政拨款	中医机构所占比例（%）
卫生部汇总	**27 813 388.27**	**1 689 805.55**	**6.08**
北京市	1 345 925.24	46 209.92	3.43
天津市	474 344.26	52 743.57	11.12
河北省	1 231 043.71	40 930.48	3.32
山西省	800 720.35	68 774.67	8.59
内蒙古自治区	932 382.29	63 380.72	6.8
辽宁省	665 976.11	30 890.08	4.64
吉林省	649 511.51	62 737.05	9.66
黑龙江省	697 960.03	74 607.26	10.69
上海市	1 324 188.18	47 195.83	3.56
江苏省	1 502 621.70	82 646.83	5.5
浙江省	1 518 154.94	98 707.58	6.5
安徽省	768 920.83	31 478.13	4.09
福建省	671 163.18	40 545.36	6.04
江西省	688 473.25	38 175.51	5.54
山东省	1 297 121.41	79 708.42	6.15
河南省	1 116 285.28	68 837.84	6.17
湖北省	821 146.82	55 234.88	6.73
湖南省	924 579.36	51 128.12	5.53
广东省	1 653 421.34	91 712.64	5.55
广西壮族自治区	877 073.98	54 145.26	6.17
海南省	306 400.62	16 868.36	5.51
重庆市	522 817.52	28 474.74	5.45
四川省	1 569 676.68	117 171.61	7.46
贵州省	764 911.52	38 419.18	5.02
云南省	984 111.68	55 238.82	5.61

（续表）

地　　区	医疗卫生机构财政拨款	中医机构财政拨款	中医机构所占比例（%）
西藏自治区	202 048.90	17 293.83	8.56
陕西省	1 046 525.26	63 924.19	6.11
甘肃省	638 377.06	57 891.09	9.07
青海省	225 451.95	13 319.91	5.91
宁夏回族自治区	211 632.62	16 213.13	7.66
新疆维吾尔自治区	809 103.08	56 299.03	6.96
新疆生产建设兵团	158 953.73	292.74	0.18
卫生部直属单位	383 755.11	0	0
国家中医药管理局	28 608.78	28 608.78	100

2011年中医机构医疗卫生财政拨款按功能分类分省一览表（一）

单位：万元

地　　区	医疗卫生合计	医疗卫生管理事务	公立医院	基层医疗卫生机构	公共卫生
卫生部汇总	**1 689 805.55**	**7 319.26**	**1 466 958.51**	**23 866.54**	**43 031.29**
北京市	46 209.92	588.9	37 771.93	782.62	1 059.64
天津市	52 743.57	6.9	44 463.06	1 908.57	2 108.54
河北省	40 930.48	26.78	37 972.57	77.56	1 290.35
山西省	68 774.67	17.91	64 022.71	167.36	813.75
内蒙古自治区	63 380.72	8.82	56 037.14	756.88	2 876.89
辽宁省	30 890.08	103.66	26 352.90	829.49	455.73
吉林省	62 737.05	246.96	57 380.38	893.05	1 332.94
黑龙江省	74 607.26	0	50 074.38	100.38	368.87
上海市	47 195.83	271.9	40 804.39	0	670
江苏省	82 646.83	296.53	65 911.98	4 509.89	2 664.32
浙江省	98 707.58	352.43	82 247.17	2 339.98	4 695.45
安徽省	31 478.13	10	30 199.78	43.71	453.4
福建省	40 545.36	16	36 103.89	944.06	668.86
江西省	38 175.51	0	33 365.86	461.9	886.12
山东省	79 708.42	103.71	73 525.98	413.06	2 385.78
河南省	68 837.84	61.96	66 159.42	39.42	668.77

2011年中医机构医疗卫生财政拨款按功能分类分省一览表（二）

单位：万元

地　　区	医疗保障	中医药	其中：		食品和药品监督管理事务	其他医疗卫生支出
			中医（民族医）药专项	其他中医药支出		
卫生部汇总	**21 138.24**	**108 113.11**	**83 067.35**	**25 045.76**	**0**	**19 378.61**
北京市	1 392.17	3 198.28	2 646.00	552.28	0	1 416.38
天津市	1 831.62	2 150.00	0	2 150.00	0	274.88
河北省	253.12	1 092.50	1 082.50	10	0	217.6
山西省	2 837.60	818.83	764.51	54.32	0	96.5
内蒙古自治区	435.38	2 843.61	2 118.46	725.15	0	422

（续表）

地　　区	医疗保障	中医药	其中：		食品和药品监督管理事务	其他医疗卫生支出
			中医（民族医）药专项	其他中医药支出		
辽宁省	211.99	2 053.23	634.49	1 418.75	0	883.09
吉林省	1 029.63	1 027.80	1 027.80	0	0	826.3
黑龙江省	451.75	22 843.75	22 701.65	142.1	0	768.13
上海市	904.36	1 763.14	0	1 763.14	0	2 782.05
江苏省	1 964.45	6 554.72	6 475.12	79.6	0	744.94
浙江省	2 574.05	4 349.88	4 137.39	212.5	0	2 148.62
安徽省	28.84	737.01	642.9	94.11	0	5.4
福建省	706.14	729.53	644.6	84.93	0	1 376.87
江西省	227.22	2 450.46	1 778.37	672.09	0	783.95
山东省	483.04	1 690.80	1 262.80	428	0	1 106.04
河南省	22.84	1 847.70	1 847.70	0	0	37.73

2011 年中医机构医疗卫生财政拨款按功能分类分省一览表（三）

单位：万元

地　　区	医疗卫生合计	医疗卫生管理事务	公立医院	基层医疗卫生机构	公共卫生
湖北省	55 234.88	1.45	48 860.80	11	1 496.05
湖南省	51 128.12	545.8	43 855.19	207.45	1 110.48
广东省	91 712.64	621.58	77 310.78	2 708.85	731.16
广西壮族自治区	54 145.26	103.5	46 741.72	986.18	2 808.31
海南省	16 868.36	207	15 704.98	63.56	684.31
重庆市	28 474.74	157.77	21 580.97	1 617.91	1 821.06
四川省	117 171.61	723.32	99 977.72	993.31	2 496.24
贵州省	38 419.18	41.47	37 151.91	13.04	353.21
云南省	55 238.82	1.7	47 943.94	747.46	2 854.33
西藏自治区	17 293.83	846.32	12 073.57	0	17.95
陕西省	63 924.19	190.5	60 440.86	712.98	679.73
甘肃省	57 891.09	11.5	54 460.08	607.94	1 586.59
青海省	13 319.91	6.26	12 219.81	35	258
宁夏回族自治区	16 213.13	13.16	13 757.64	73.19	1 171.95
新疆维吾尔自治区	56 299.03	100	48 735.37	820.73	1 562.52
新疆生产建设兵团	292.74	0	292.74	0	0
国家中医药管理局	28 608.78	1 635.49	23 456.89	0	0

2011 年中医机构医疗卫生财政拨款按功能分类分省一览表（四）

单位：万元

地　　区	医疗保障	中医药	其中：		食品和药品监督管理事务	其他医疗卫生支出
			中医（民族医）药专项	其他中医药支出		
湖北省	330.42	4 172.66	2 973.66	1 199.00	0	362.49
湖南省	64.45	5 226.24	4 598.44	627.8	0	118.52
广东省	1 379.26	6 154.60	5 350.45	804.15	0	2 806.41
广西壮族自治区	622.73	2 809.84	1 860.32	949.51	0	72.98

（续表）

地　　区	医疗保障	中医药	其中：		食品和药品监督管理事务	其他医疗卫生支出
			中医（民族医）药专项	其他中医药支出		
海南省	184.94	13	0	13	0	10.56
重庆市	740.45	2 170.85	2 170.85	0	0	385.73
四川省	711.17	11 260.66	9 147.46	2 113.20	0	1 009.18
贵州省	34.42	825.14	825.14	0	0	0
云南省	1 148.14	2 431.16	1 318.48	1 112.68	0	112.09
西藏自治区	0	4 356.00	266	4 090.00	0	0
陕西省	57.79	1 466.59	311.41	1 155.19	0	375.74
甘肃省	62.45	1 006.07	246.2	759.87	0	156.46
青海省	210.24	590.6	572.6	18	0	0
宁夏回族自治区	54.2	1 085.00	985	100	0	57.99
新疆维吾尔自治区	183.36	4 877.06	1 377.06	3 500.00	0	20
新疆生产建设兵团	0	0	0	0	0	0
国家中医药管理局	0	3 516.40	3 300.00	216.4	0	0

荣誉篇

荣 誉 篇

【2011年全国基层中医药工作先进单位（地市级以上地区）名单】 见文献篇。

【2011年全国基层中医药工作先进单位名单】 见文献篇。

【全国中医药文化建设先进单位和先进个人名单】 见文献篇。

【中医基本现状调查表彰名单】 见文献篇。

【5个中医药项目获国家科技进步奖】 2011年1月14日，国家科学技术奖励大会在北京召开，5个中医药研究项目获得2010年度国家科技进步二等奖。此次获得国家科技进步奖项目全国共214项。5个项目分别是：北京中医药大学、北京大学精神卫生研究所和中国中医科学院广安门医院合作完成的“抑郁症中医证候学规律的研究”；复旦大学附属华山医院等联合完成的“肾阳虚证的神经内分泌学基础与临床应用”；中国人民解放军第二军医大学完成的“基于中医药特点的中药样品库的建立与新药研究”；北京中医药大学、广州中医药大学合作完成的“经方现代应用的临床与基础研究”；上海中医药大学、上海中药标准化研究中心合作完成的“中药质量控制综合评价技术创新及其应用”。

（向　佳）

【中医药系统6集体7个人获科技部表彰】 2011年，科技部作出《关于表彰“十一五”国家科技计划工作先进集体和个人的决定》，中医药系统6个集体和7个个人获得表彰。

国家中医药管理局科技司获得“十一五”国家科技计划组织管理优秀组织奖；长春中医药大学、广东省中医院、成都中医药大学、西藏奇正藏药股份有限公司、中国中医科学院广安门医院获得“十一五”国家科技计划执行优秀团队奖；国家中医药管理局科技司苏钢强、天津中医药大学张伯礼获得“十一五”国家科技计划组织管理突出贡献奖；中国中医科学院刘保延、辽宁中医药大学贾天柱、贵州同济堂制药有限公司王晓春、国家成都中药安全性评价中心王莉、黑龙江中医药大学王喜军获得“十一五”国家科技计划执行突出贡献奖。

（黄　心）

【2011年党群及五办工作受表彰情况】 2011年2月24日，全国妇女“巾帼建功”活动领导小组决定（妇巾领字〔2011〕2号文件），授予中国中医科学院西苑医院血液科护理组全国巾帼文明岗称号。

2011年2月25日，中央国家机关妇工委决定（国妇工发〔2011〕2号文件），授予中国中医科学院眼科一病区中央国家机关巾帼建功先进集体称号；授予中国中医科学院中药研究所中药资源研究中心主任郭兰萍中央国家机关巾帼建功先进个人称号；授予国家中医药管理局直属机关妇女工作委员会中央国家机关优秀妇女组织称号；授予中国中医科学院望京医院党委书记程爱华中央国家机关优秀妇女工作干部称号。

2011年2月28日，中华全国妇女联合会决定（妇字〔2011〕9号文件），授予中国中医科学院广安门医院林洪生全国三八红旗手称号。

2011年4月20日，中央国家机关团工委决定（国团工发〔2011〕4号文件），命名中国中医科学院西苑医院血液科护理组、干部病房护理组、中国中医科学院望京医院药剂科门诊中西成药房3个青年集体为2009~2010年度中央国家机关青年文明号。

2011年6月1日，卫生部、共青团中央决定（中青发〔2011〕13号文件），命名中国中医科学院西苑医院血液科护理组、中国中医科学院广安门医院心内科护理组2个青年集体为2009~2010年度卫生系统全国青年文明号；命名国家中医药管理局规划财务司预算财务处副处长王振宇、中国中医科学院望京医院主治医师韩雪2名同志为2009~2010年度卫生系统青年岗位能手。

2011年6月16日，国家中医药管理局直属机关党委决定（国中医药机党组〔2011〕15号文件），授予国家中医药管理局医政司党支部等13个基层党组织国家中医药管理局直属机关先进基层党组织称号；授予欧阳波等59名同志国家中医药管理局直属机关优秀共产党员称号；授予陈梦生等20名同志国家中医药管理局直属机关优秀党务工作者称号。

2011年6月23日，卫生部直属机关党委决定（卫机党发〔2011〕50号文件），授予国家中医药管理局机关服务中心党支部等7个基层党组织卫生部直属机关先进基层党组织称号；授予欧阳波等49名同志卫生部直属机关优秀共产党员称号；授予杨锐等14名同志卫生部直属机关优秀党务工作者称号。

2011年6月14日，中央国家机关工委决定（国工发〔2011〕12号文件），授予中国中医科学院广安门医院党委书记、院长王阶中央国家机关优秀党务工作者称号。

2011年9月5日，中央国家机关工委办公室通报（国工办发〔2011〕37号文件），中国中医科学院针灸所石宏的论文《引领科技创新 致力创先争优》、中国中医科学院广安门医院赵杰的论文《让高知群体集结党旗下》获中央国家机关工委研究室、中央国家机关党建研究会、紫光阁杂志社共同开展的“创先争优：理论与实践”征文活动优秀论文。

2011年9月8日，中央国家机关团工委决定（国团工发〔2011〕7号文件），授予中国中医科学院广安门医院药剂科刘迟、中国中医科学院西苑医院党工团办公室白雪莲2009~2011年度中央国家机关优秀共青团员称号；授予中国中医科学院西苑医院团委委员伊博文、中国中医科学院广安门医院机关团支部书记寇姗2009~2011年度中央国家机关优秀共青团干部称号；授予中国中医科学院广安门医院药剂科团支部、中国中医科学院望京医院药剂科团支部2009~2011年度中央国家机关五四红旗团委（团支部）称号。

2011年9月13日，中央国家机关工会联合会决定（国机工办发〔2011〕151号文件），给予国家中医药管理局直属机关工会2010年度财务工作优秀奖。

2011年10月28日，中央国家机关工委统战（群工）部决定（无发文号），国家中医药管理局直属机关党委杨锐的论文《努力加强新形势下机关工会工作》被评为中央国家机关机关工会工作暨群众工作论坛优秀奖。

2011年12月31日，中央国家机关党建研究会通报（国党建研字〔2011〕13号文件），国家中医药管理局直属机关党委杨锐的论文《关于加强和改进机关党建工作的若干思考》被评为中央国家机关党建研究会2011年度调研课题二等奖。

（刘　灿）

【中央国家机关、卫生部直属机关、国家中医药管理局直属机关“两优一先”表彰名单】 见文献篇。

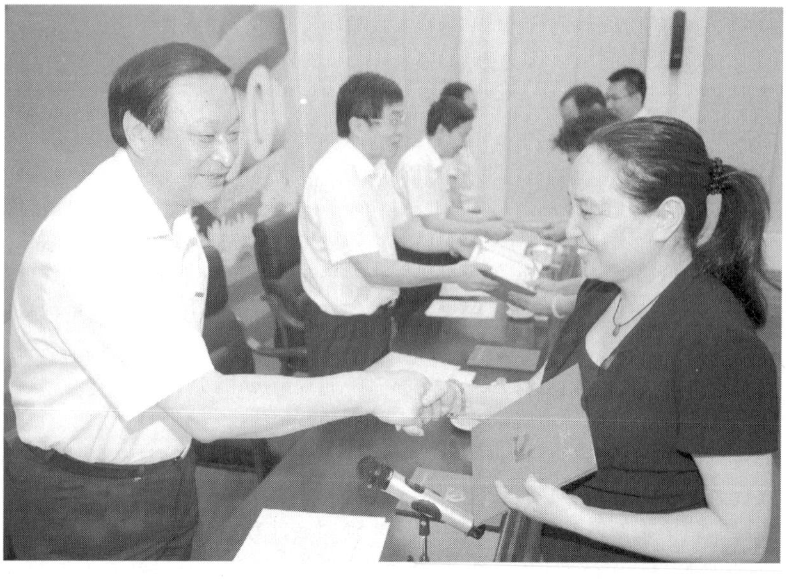

2011年6月28日，国家中医药管理局召开局直属机关“两优一先”表彰大会，向优秀共产党员颁发荣誉证书

【国家中医药管理局机关服务中心综合处获国务院各部门后勤工作先进集体称号】 2011年11月18日，中央和国家机关事务工作先进集体、先进工作者表彰大会在人民大会堂召开。会上，国家中医药管理局机关服务中心综合处荣获国务院各部门后勤工作先进集体称号。

（黄　铮）

【《中医杂志》荣获第二届中国出版政府奖期刊提名奖】 2011年我国新闻出版行业最高奖项——新闻出版政府奖评选揭晓，由中华中医药学会、中国中医科学院共同主办的《中医杂志》荣获第二届中国出版政府奖期刊提名奖。

本次评选设立的奖项包括图书奖，期刊奖，音像制品、电子出版物和网络出版物奖，印刷复制奖，装帧设计奖，先进出版单位奖，优秀出版人物奖，其中期刊奖是在2007年首届中国出版政府奖评奖基础上新增的评选奖项。本次期刊奖评奖是在基层推荐的基础上，由评奖机构组织有关专家和专业机构，从报送规范、出版规范、广告规范、编校质量等方面对报送期刊进行了参评资格审核，并经过逐级专家评审，在充分讨论的基础上投票评选。评选结果进行了公示。新闻出版总署于2011年3月18日在北京北展剧场举行了书香中国——第二届中国出版政府奖颁奖典礼。

此次评奖共评出期刊奖20个，期刊提名奖39个。《中医杂志》是唯一获得期刊奖项的中医类期刊。

（李爱军）

【中医杂志社获“新闻出版‘走出去’先进单位”称号】 2011年12月24日，《大中华文库》出版工程暨新闻出版“走出去”先进单位表彰大会在人民大会堂隆重举行。中共中央政治局常委李长春会见了出席表彰大会的代表，中共中央政治局委员、中央书记处书记、中宣部部长刘云山，中共中央政治局委员、国务委员刘延东以及新闻出版总署署长柳斌杰等领导为获奖代表颁发了奖牌。会议表彰了4家《大中华文库》出版工程先进单位和44家在版权输出、期刊走出去、印刷服务出口等领域作出突出成绩的新闻出版单位。

《中医杂志》多年来坚持正确的办刊方针和导向，坚持做精品期刊，服务中医临床和学术发展，在促进中医药学术和文化的国际交流和海外传播方面取得了突出成绩，此次被新闻出版总署评选为“十一五”期间新闻出版“走出去”先进单位。本次表彰活动中，全国仅有5家期刊获此殊荣，而《中医杂志》是其中唯一的中医药刊物。

（李爱军）

【广州中医药大学获亚运会先进集体称号】 2011年，广州亚运会、亚残运会总结表彰大会在广东广州召开，广州中医药大学独立场馆训练团队荣获广东省广州亚运会亚残运会先进集体称号。

广州中医药大学体育场馆作为亚运会、亚残运会运动员训练场馆，总共为23个国家（地区）31支亚运会运动队提供了85场次的训练服务。该校独立场馆训练团队5个业务组（综合服务、训练组织、场馆保障、安全保卫、医疗卫生）共有26名亚组委注册P类工作人员及76名志愿者，他们坚守岗位，忠于职守，受到参赛运动队的一致好评。

（陆金国）

【中药冰片研究项目获教育部科技进步一等奖】 2011年，广州中医药大学副校长王宁生主持的“引经报使”药物的应用基础研究——中药冰片的研究获教育部科技进步一等奖。这是该项目继获得广东省科学技术一等奖后再次获得的大奖。

本项目首次着重研究“使药”作用特点和实质。以冰片为代表，对“引经报使”中医药理论内涵进行了现代实验研究和科学阐释。

20世纪80年代末，王宁生率先提出冰片作为“使药”的实质与促进血脑屏障可逆性开放有关的假说，带领研究团队经近20年研究，围绕“引经报使”经典中医药理论，阐明并证实了冰片“走窜、上行、开窍”的中药药性实质，丰富了冰片的现代药理、毒理学内容；以冰片为先导化合物，设计合成13个新化合物，进行了中药创新药物的研究。

项目成果应用于临床，拓宽了临床透屏障给药的手段，提高了临床疗效，产生了良好的经济和社会效益，同时为药物制剂的处方设计提供了理论和实验依据。

（陆金国）

【13项成果获中国针灸学会科学技术奖】 2011年1月22日，首都针灸界2011年新春联谊会暨第三届中国针灸学会科学技术奖颁奖大会在北京举行，共有13项科研成果获奖。卫生部副部长、国家中医药管理局局长王国强，国家中医药管理局副局长吴刚、李大宁出席大会，并为获奖代表颁奖。

2010年中国针灸学会科学技术奖申报项目经单位推荐、形式审查、初评、公示和终评，最终授予“艾灸足阳明经穴诱导热休克蛋白修复急性胃黏膜损伤机制的研究”等5项科研成果为二等奖，授予“电针改善糖尿病性外周神经病变和学习记忆障碍的实验研究”等8项科研成果三等奖。一等奖空缺。

中国针灸学会科学技术奖是经国家科学技术奖励工作办公室批准设立，授予在中医针灸科学领域基础研究和临床应用研究中取得优秀成果的集体和个人。

会上，还表彰了获得全国优秀科技工作者称号的中国中医科学院针灸研究所所长朱兵和成都中医药大学副校长梁繁荣。

（高新军、张凌燕）

【屠呦呦获生物医学大奖“拉斯克奖”】 见重要活动篇。

【高秀梅获第十二届中国青年科技奖】 2011年12月15日，中国科协会员日暨第十二届中国青年科技奖颁奖大会在人民大会堂举行，100名优秀青年科技工作者获奖，天津中医药大学教授高秀梅是其中唯一来自中医药单位的获奖者。

高秀梅主要从事中医药防治心脑血管病基础和药物开发研究，建立了心脑血管病药物研究的技术平台，主持和承担了国家“973”、“863”、“十五”攻关及省部级课题共20余项，获国家科技进步奖2项，天津市科技进步一等奖1项。

中国青年科技奖由中共中央组织部、人力资源和社会保障部、中国科协共同主办，每两年评选一次，旨在表彰奖励在国家经济发展、社会进步和科技创新中作出突出成就的青年科技人才。

（曹永兴）

【许淑清获建设小康社会先进个人称号】 各民主党派、工商联和无党派人士为全面建设小康社会作贡献表彰大会在北京召开。中恒集团董事长许淑清获各民主党派、工商联和无党派人士为全面建设小康社会作贡献先进个人称号。

此次活动由中央统战部、国家人力资源和社会保障部、各民主党派中央、全国工商联联合开展。表彰大会上，共50个单位获先进集体称号，150人获先进个人称号，50项建言献策优秀成果、50项社会服务优秀成果受到表彰。

（袁世全）

【邱德亮受到中宣部司法部表彰】 2011年，中央宣传部、司法部表彰2006～2010年全国法制宣传教育先进个人，吉林省卫生厅副厅长、中医药管理局局长邱德亮作为先进个人受到表彰。

2006年“五五”普法工作启动以来，邱德亮作为吉林省中医药管理局“五五”普法工作领导小组组长，高度重视普法工作，积极投身于普法工作，结合中医药工作实际，着力提高全省中医药干部职工的法律素质和依法决策、依法行政、依法管理的意识和能力，大力加强全系统法制建设，加大普法、学法、用法力度，注重抓好“五五”普法和依法治理工作，特别是把业务工作与普法、用法结合起来，在全省中医药系统内逐步形成了依法决策、依法管理和依法办事的良好风气。

（冷荣久、王贵亮）

【黄福开被评为中央统战部优秀党员】 凭借近20年来为发展传承藏医、民族医药作出的突出贡献，北京藏医院暨北京民族医院院长黄福开获得2009～2011年度中央统战部机关党委优秀党员荣誉称号。

近年来，黄福开先后出访美、德、法、意、日等国开展学术交流，2005年他率领中国藏医药代表团参加联合国和平大会；2007年，荣获国家民委、国家中医药管理局颁发的全国民族医先进个人荣誉称号；2008年，北京藏医院在黄福开领导下被评为首都民族团结进步先进集体。

黄福开在全国民族医院中率先提出民族医院要走专科、专病的发展道路，并广泛吸纳专科人才。在短短的十多年时间内，北京藏医院已经成为我国各少数民族医药在北京的重要窗口，开设了蒙、壮、彝、朝医、土家医、回医7个民族医药专科门诊。近年来，医院逐步建立起了藏医心脑血管病重点专科、藏医肝病重点专科、藏医糖尿病重点专科等国家级重点专科，还承担起“藏医医技医法整理与研究”、“民族医药科技现状与对策”研究、“藏医古籍整理与信息化平台建设”等国家级重点攻关项目。

（向　佳）

【中医专家丁勤章获杰出精神科医师奖】 中国医师协会第四届中国杰出精神科医师颁奖大会2011年4月24日在北京举行。河北省中医院精神心理科教授丁勤章名列榜单，成为入围该奖项的首位中医专家。

本次获奖的其他精神科医师有北京大学第六医院许又新，南京脑科医院陶国泰，北京安定医院蔡焯基，上海市精神卫生中心王祖承、顾牛范，北京回龙观医院吉中孚等。

“中国医师协会杰出精神科医师奖”评选活动自2005年启动，由中国医师协会精神科分会组织评选，每届评选10名中国杰出精神科医师。获奖专家均为从事精神科临床、科研工作的学术带头人，在学科建设方面取得丰硕成果，学术研究具有创新性并达到国内领先或国际先进水平。

丁勤章是全国精神科中医学界第一位获奖专家。他独创了中西医结合治疗精神疾病的“丁氏疗法”，研制了缓解精神药物副反应的系列中药“丁氏伴侣”及富有中医特色的“丁氏食药疗法”。

（中国中医药报）

【仝小林获何梁何利奖】 2011年11月8日，香港何梁何利基金2011年度颁奖大会在北京举行，中国中医科学院广安门医院仝小林等35位科技工作者获科学与技术进步奖，15位科技工作者获科学与技术创新奖，国防科技大学杨学军荣获本年度科学与技术成就奖。

仝小林为中国中医科学院首席研究员，现任中国中医科学院广安门医院副院长，国家中医药管理局内分泌重点学科带头人。在糖尿病研究方面，主持编写了行业专病指南《糖尿病中医防治指南》及《糖尿病中医防治国家标准》。在单纯中药降糖方面取得进展，同时致力于糖尿病肾病、糖尿病周围神经病变等并发症治疗。作为首席科学家承担了“973”计划项目，共主持国家级科研项目7项，省部级项目6项。获国家科技进步二等奖1项，中华中医药学会科学技术一等奖1项、二等奖2项、三等奖2项。享受国务院政府特殊津贴。

另外，北京大学第三医院乔杰、香港中文大学沈祖尧、第二军医大学第一附属医院孙颖浩、中国人民解放军第三〇九医院石炳毅、新疆医科大学第一附属医院温浩同获科学与技术进步奖医学、药学奖。

何梁何利基金是1994年3月在香港注册创立的科技奖励基金，旨在表彰和奖励取得杰出成绩和重大创新的科学技术工作者，促进中国科学技术进步与创新。17年来共有952位优秀科技工作者获奖，其中，29位杰出科学家荣获科学与技术成就奖。

（陈斐然）

【韩济生获吴阶平医学奖】 2011年11月19日，第六届健康与发展中山论坛暨2011年吴阶平医学奖颁奖大会在广东中山2011年举行，全国政协副主席王志珍向钟南山院士、韩济生院士颁发了2011年吴阶平医学奖证书和奖章。从事针刺镇痛原理研究46年的韩济生院士作了题为《针刺疗法的转化医学》演讲。

韩济生是迄今6位吴阶平医学奖获奖者唯一从事基础研究的著名神经生理学家。自1965年起，他从事针刺镇痛原理研究。首先阐明针刺人体一个穴位引起镇痛的时间空间分布规律，进而证明针刺可促进神经系统分泌出5-羟色胺、内啡肽等具有镇痛作用的化学物质。设计制造出神经刺激仪，可收到镇痛、解痉等效果，还可用于海洛因成瘾的治疗，并能够提高试管婴儿的成功率。

（马定科）

【7人因中药研究获中国药学发展奖】 2011年12月18日，2011年度中国药学发展奖颁奖大会在北京举行。共有19人分获创新药物奖、康辰骨质疏松医药研究奖、食品药品质量检测技术奖。其中7人因中药研究获奖。全国人大常委会副委员长桑国卫院士、国家食品药品监督管理局副局长边振甲、总后勤部卫生部部长张雁灵等为获奖者颁奖。

南方医科大学中医药学院陈宝田教授因正天丸和连番止泻胶囊研究，军事医学科学院微生物流行病研究所王京燕研究员因抗疟药复方蒿甲醚后期研究，中国科学院上海药物研究所宣利江研究员因发明了丹参多酚盐及其粉针剂的制备工艺而获得创新药物奖。

广州中医药大学黄宏兴教授因

在国内首先开展骨质疏松症患者生存质量调查及其与中医证型的相关研究，陶天遵教授因率先开展维生素K及中药三花散对骨质疏松防治作用的研究而获得康辰骨质疏松医药研究奖。

西藏藏族自治区食品药品检验所达娃卓玛博士进行的藏产雪莲花提取物挥发油等成分分析研究工作，提高了藏药材质量检测标准；上海市食品药品检验所季申博士全面研究中药农药残留检测研究，提高了中药重金属农残标准，2人获得食品药品质量检测技术奖。

中国药学发展奖是经科技部首批批准的26个全国性奖项之一，旨在奖励在医药学领域作出突出贡献或取得重大科技成果的医药学科技工作者，每两年颁奖一次。该奖项设立17年来，已成功举办了10届。

（高新军）

【第四届中医药国际贡献奖颁奖】

2011年2月20日，第四届中医药国际贡献奖颁奖典礼在北京举行，中国工程院院士、中国中医科学院院长、天津中医药大学校长张伯礼（中国）获该奖项个人奖，《中医基本名词术语中法对照国际标准》执行编委会（法国）、中国北京中医药大学和新加坡南洋理工大学合作开设“中医-生物”双学士学位本科项目（新加坡）获该奖项团体奖。

全国政协副主席张梅颖出席会议，卫生部部长陈竺发来贺信，卫生部副部长、国家中医药管理局局长王国强出席会议并讲话。世界中医药学会联合会主席佘靖，国家中医药管理局副局长于文明，国家中医药管理局党组成员、中国中医科学院党委书记王志勇，世界中医药学会联合会副主席兼秘书长李振吉，世界中医药学会联合会副主席、中国中药协会会长房书亭，中国保健协会理事长张凤楼等出席颁奖典礼。

第四届中医药国际贡献奖评奖自2010年9月正式启动后，收到了世界各国和地区的申报材料28份，其中个人申请18份，团体申请10份。根据《世界中医药学会联合会中医药国际贡献奖章程》规定，本着公开、公平、公正的原则，经社会组（媒体）、专家组、管理组评审，世界中联投票，网上公示等程序，评选出第四届中医药国际贡献奖个人1名、团体2名，以表彰他们在各自领域或岗位，对中医药的传播、教育、交流与合作和制定国际标准等方面作出的突出贡献。

世界中医药学会联合会设立的中医药国际贡献奖经中国科技部国家科学技术奖励工作办公室批准，是目前世界范围内中医药领域唯一的国际奖项，已评选3届。

◆第四届中医药国际贡献奖获得者介绍

张伯礼（中国）

中国工程院院士、中国中医科学院院长、天津中医药大学校长张伯礼，30多年来一直从事中医临床、科研、教学及管理工作。他善于继承，勇于开拓，形成了学习借鉴现代科学技术、创新发展中医药学的特色，在医、教、研各方面都取得了突出成绩，特别是在中医药国际交流、国际中医药标准化建设方面作出了卓越贡献。

张伯礼多年来积极开展国际中医药教学合作，主持制定并签署了天津中医药大学与美国、俄罗斯、日本、澳大利亚等40多个国家的中医机构的合作协议，联合培养本科和硕士中医药学生。这些留学生在不同国家和地区的中医药领域发挥作用，其中一些优秀毕业生已在本国中医药界产生较大影响。在中国科技部和意大利卫生部国际合作项目中，作为中方召集人成立了中意中医药联合实验室。此实验室被科技部和外专局评定为“国家级国际联合研究中心”。在学术交流方面他举办了十余届中国天津国际中医药学术研讨会和天津国际针灸学术交流会。他成功组织的首届世界中医药教育大会为各国中医药教育机构和学者搭建了交流沟通平台，受到各国同道的欢迎。他牵头组织世界各国专家起草的《世界中医药学（CMD前）教育标准（草案）》于2009年5月世界中医药学会理事会审议通过，2009年8月正式颁布实施，成为世界中医学教育史上第一个国际标准。

《中医基本名词术语中法对照国际标准》执行编委会（法国）

法国《中医基本名词术语中法对照国际标准》执行编委会成立于2009年1月，由28名专家组成。编委会在制定《中医基本名词术语中法对照国际标准》的过程中，在中医药学术体系的指导下，确定了适合法国和法语国家传播、运用中医药的翻译原则与方法；在中药附录中补充了拉丁学名，保持了同欧洲和法语国家使用的一致性；补充了腧穴名称的法文对照词；对易混淆和疑难词条加以注释和注明出处；为全书编排了26 000千条索引。编委会的工作成果得到了法国国家药品食品监察署、巴黎国立医院总部、中国驻法国大使馆科技处和法国驻中国大使馆的大力支持。该标准将成为世界上第一部《中医基本名词术语中法对照国际标准》，向世界中联58个国家（地区）195个会员单位推荐使用。

《中医基本名词术语中法对照国际标准》是在2008年出版的《中医基本名词术语中英对照国际标准》的基础上，本着在体例结构保持与《中医基本名词术语中英对照国际标准》的一致连贯，又要集中反映法语国家和地区的使用特点这两个基本原则完成的。其目的是在尊重中医学术体系的前提下，达成对中医基本名词术语的共识，使得中医基本名词术语的法语对照词标准化和规范化，以保证中医学术传承运用的准确性，同时为国际交流与合作提供方便。

中国北京中医药大学和新加坡南洋理工大学合作开设“中医-生物”双学士学位本科项目（新加坡）

新加坡“中医-生物”双学士学位本科项目由北京中医药大学（北中医）与新加坡南洋理工大学

（南大）合作开办。此项目学制5年，中、英文双语授课，3年在新加坡南洋理工大学学习生物学和西医课程，两年在北京中医药大学学习中医课程及临床实习，毕业后由新加坡南洋理工大学授予生物学学士、北京中医药大学授予医学学士学位。

该合作项目既有助于新加坡正规中医药教育体系的建立，又有助于提高新加坡中医行业水平，推进中新双方中医药院校的交流与合作，为新加坡培养既具有现代生物科学知识又受到正规中医系统教育的、具有较强中医药理论知识及临床实际工作能力的专业技术人才。同时为中医走向欧美和亚洲其他地区的教育市场开辟了一条道路。

自2005年春季第一批双学位学生入学以来，此项目已经招收了6个年级340多名学生。2010年首届共59名，已圆满完成学业，全部达到毕业水平，并在新加坡中医师注册资格考试中，取得了通过率97%的好成绩。该项目首开新加坡正规中医药高等教育之先河，培养出了新加坡中医史上第一批经过正规中医高等教育的本科毕业生，有助于新加坡正规中医药教育体系的建立。

（陈斐然）

人物篇

人 物 篇

【国家中医药管理局局领导】

卫生部副部长、党组成员，国家中医药管理局党组书记、局长：王国强

副局长、党组成员：吴　刚

副局长：于文明

副局长、党组成员：李大宁

副局长、党组成员：马建中

党组成员、中国中医科学院党委书记：王志勇

【国家中医药管理局司长、副司长、主任、副主任】

◆办公室

主　任：王　炼

巡视员兼副主任：徐皖生（2011 年 6 月任巡视员）

副主任：赵　明

副主任：吴厚新（2011 年 12 月任职）

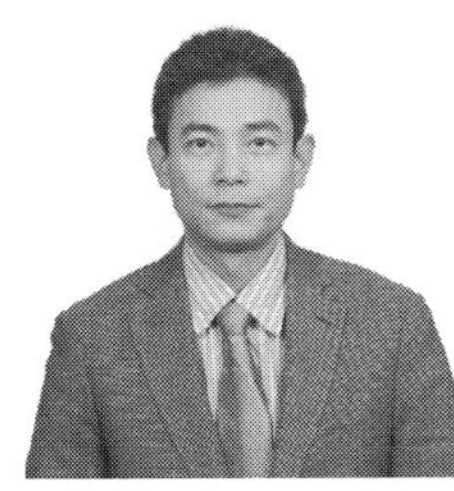

吴厚新，男，汉族，1965 年 12 月生，籍贯安徽巢湖，中国共产党党员。1983 年 9 月 ~ 1988 年 7 月，在安徽中医学院中医系学习；1988 年 9 月 ~ 1991 年 7 月，在中国中医研究院医史所中国医学史专业学习；1991 年 7 月 ~ 2001 年 1 月，任国家中医药管理局医政司主任科员；2001 年 1 月 ~ 2004 年 3 月，任国家中医药管理局办公室秘书处副处长；2004 年 3 月 ~ 2007 年 10 月，任国家中医药管理局办公室秘书处处长；2007 年 10 月 ~ 2008 年 7 月，在世界卫生组织工作；2008 年 7 月 ~ 2010 年 7 月，任国家中医药管理局办公室正处级干部（其间，2004 年 3 月 ~ 2009 年 1 月，在职就读于北京大学政府管理学院公共管理专业，取得公共管理硕士学位）；2010 年 7 月 ~ 2011 年 12 月，任国家中医药管理局人教司师承继教处处长（其间，2010 年 10 月 ~ 2011 年 1 月，在中央党校中央国家机关分校卫生部党校培训）；2011 年 12 月起，任国家中医药管理局办公室副主任。

◆人事教育司

司　长：姜在旸

巡视员兼副司长：洪　净

副司长（副局级）：卢国慧（2011 年 6 月任）

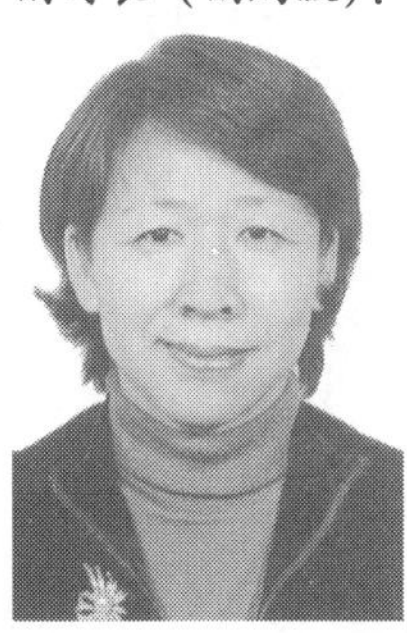

卢国慧，女，汉族，1968 年 7 月生，籍贯江苏镇江，中国共产党党员。1987 年 9 月 ~ 1991 年 7 月，在中国人民大学哲学系学习；1991 年 7 月 ~ 1993 年 12 月，在北京红都时装公司党委宣传部工作；1993 年 12 月 ~ 1995 年 8 月，任团中央组织部干部一处、组织处干事；1995 年 8 月 ~ 1996 年 10 月，任团中央组织部组织处副科级干事；1996 年 10 月 ~ 1999 年 12 月，任团中央组织部干部一处正科级干事；1999 年 12 月 ~ 2001 年 1 月，任团中央组织部干部一处副处级干事；2001 年 1 月 ~ 2001 年 12 月，任团中央组织部干部一处副处长；2001 年 12 月 ~ 2007 年 10 月，任团中央组织部干部一处处长（其间，1999 年 9 月 ~ 2002 年 7 月，就读于中国人民大学法学院、获研究生学历、硕士学位）；2007 年 10 月 ~ 2011 年 6 月，任团中央维护青少年权益部副部长；2011 年 6 月起，任国家中医药管理局人事教育司副司长（副局级）。

副司长：张为佳（2011 年 3 月免）

副巡视员：张为佳（2011 年 3 月任）

副巡视员兼离退休干部办公室主任：马继红

副巡视员：徐金香（2011 年 1 月退休）

注：人物篇“中医药管理干部”只对每年卷新任、职务有变化者刊载简历。

◆规划财务司

司　长：王志勇

副司长：武　东

◆政策法规与监督司

司　长：查德忠

巡视员兼副司长：桑滨生

副巡视员：张恒有（2011年5月退休）

副司长：麻　颖（2011年3月任）

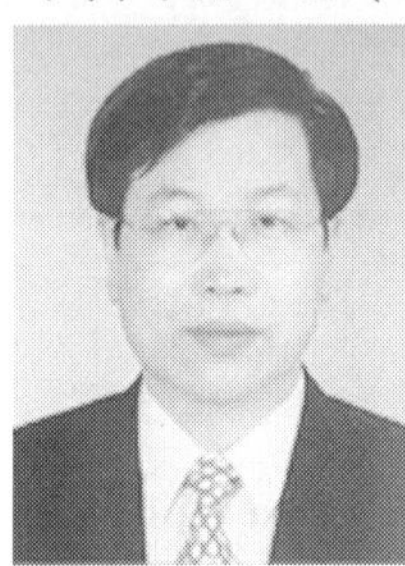

麻颖，男，汉族，1956年9月生，籍贯黑龙江双城县，中国共产党党员。1973年参加工作，1976年加入中国共产党。1983年毕业于黑龙江中医学院中医系，任黑龙江省双城镇医院住院医师、副院长。1988年毕业于中共中央党校3年全日制研究生班，调黑龙江省中医研究院工作。1992年调入中国中医科学院工作，曾任中国中医科学院针灸研究所办公室主任、所长助理、党委副书记、书记。2011年3月任国家中医药管理局政策法规与监督司副司长。

◆医政司（中西医结合与民族医药司）

司　长：许志仁

巡视员兼副司长：蒋　健（2011年6月任巡视员）

副司长：杨龙会

副司长：金二澄（2011年8月任）

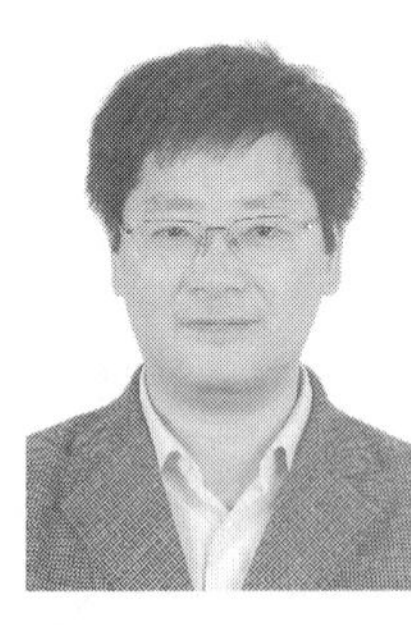

金二澄，男，汉族，1962年3月生，籍贯江苏武进，中国共产党党员。1981年9月～1986年7月，在南京中医学院中医系中医专业学习；1986年8月～1987年12月，任中国中医研究院图书情报所助理馆员；1987年12月～1998年8月，在国家中医药管理局医政司工作；1998年8月～2001年7月，任国家中医药管理局医政司二处副处长（其间，1998年10月～1999年1月，在中央党校国家机关分校卫生部班培训）；2001年7月～2008年6月，任国家中医药管理局直属机关党委办公室主任（其间，1999年9月～2002年7月，在中央党校研究生院国际政治专业学习；2003年10月～2004年1月，在中央党校中央国家机关分校第44期局级班培训）；2008年6月～2011年8月，任国家中医药管理局直属机关党委副巡视员（其间，2008年4月～2008年7月，在中央党校中央国家机关分校卫生部培训；2008年9月～2011年7月，挂职任新疆生产建设兵团卫生局党组成员、副局长）；2011年8月起，任国家中医药管理局医政司（中西医结合与民族医药司）副司长。

◆科技司

司　长：苏钢强

副司长：李　昱

◆国际合作司（港澳台办公室）

司　长：王笑频

副司长：吴振斗（2011年12月任职）

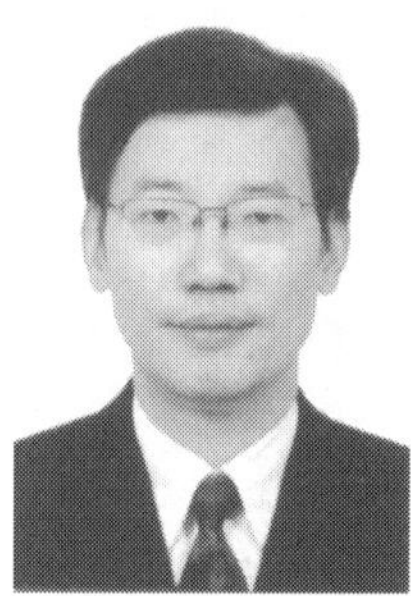

吴振斗，男，汉族，1965年12月生，籍贯河南方城，中国共产党党员。1984年9月～1989年7月，在北京语言学院外语系英语专业学习；1989年7月～1992年7月，在国家中医药管理局外事司工作；1992年7月～1995年7月，任国家中医药管理局外事司副主任科员；1995年7月～2002年10月，任国家中医药管理局外事司、国际合作司主任科员（其间，1996年9月～2000年7月，在北京针灸骨伤学院中医专业学习，获大专学历）；2002年10月～2004年3月，任国家中医药管理局国际合作司助理调研员（其间，2003年12月，获南开大学经济学硕士学位）；2004年3月～2008年9月，任国家中医药管理局国际合作司欧大非洲处副处长；2008年9月～2011年2月，任国家中医药管理局国际合作司欧大非洲处处长；2011年2月～2011年12月，任国家中医药管理局国际合作司（港澳台办公室）欧大非洲处处长；2011年12月起，任国家中医药管理局国际合作司（港澳台办公室）副司长。

◆直属机关党委

常务副书记：杨　锐

副巡视员：金二澄（2011年8月免）

直属机关纪委书记：李怀荣（2011年9月退）

【国家中医药管理局直属单位正、副职领导】

◆国家中医药管理局机关服务中心

主　任：孙　涛

书　记：张秀英

副主任：杨友群（2011年6月免）

副主任（副局级）：刘伯尧（2011年6月任）

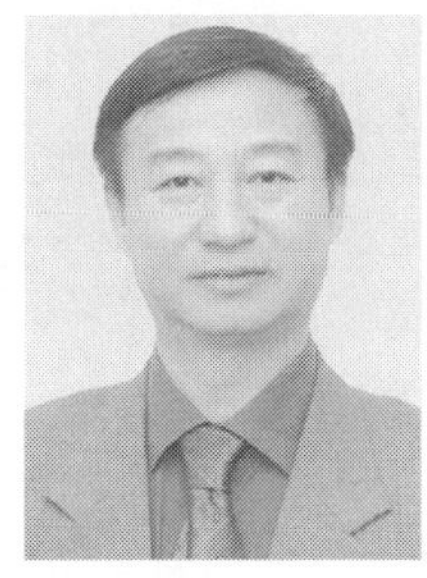

刘伯尧，男，汉族，1959年10月生，籍贯吉林通榆，中国共产党党员。1977年10月参加工作。1978年12月入伍。1985年和1995年先后毕业于空军后勤学院、中国人民大学劳动人事与经济管理学院。2007年5月从空军转业到中国中医科学院工作。在空军服役期间，先后任班长、排长、参谋、秘书、助理、副处长、处长、空军飞行安全检查员。2007年5月~2011年5月任中国中医科学院副院长。2011年6月任国家中医药管理局机关服务中心副主任。

副主任：关树华（2011年10月任）

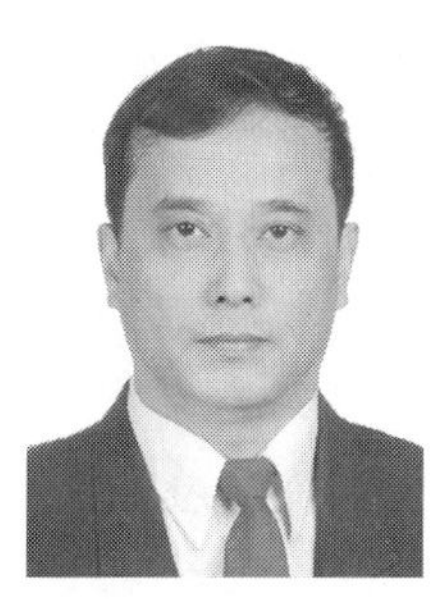

关树华，男，满族，1962年10月生，籍贯北京，中国共产党党员。1982年6月~1989年7月，北京市公汽一场一队司机；1989年7月~2000年5月，国家中医药管理局司机；2000年5月~2001年3月，聘任国家中医药管理局机关服务中心车队队长；2001年3月~2005年4月，聘任国家中医药管理局机关服务中心服务处副处长；2005年4月~2009年12月，聘任国家中医药管理局机关服务中心综合处处长；2009年12月~2011年10月，聘任国家中医药管理局机关服务中心主任助理兼物业管理处处长；2011年10月起，聘任国家中医药管理局机关服务中心副主任（副局级）。

◆中国中医科学院

党委书记：王志勇

院　长：张伯礼（2010年12月任）

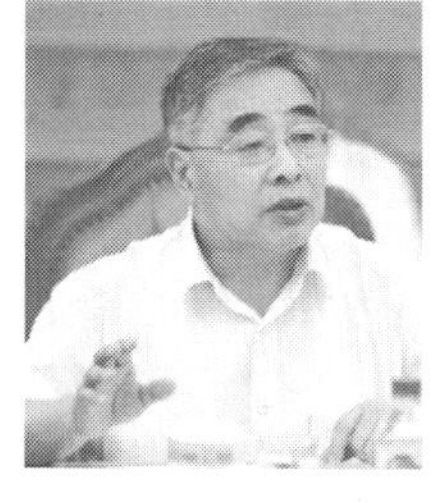

张伯礼，汉族，1948年2月生，中国共产党党员，研究生学历，中医内科学教授，博士生导师，中国工程院院士。现任中国中医科学院院长。兼任中国中西医结合学会副会长，中华中医药学会副会长，教育部高等学校中医学教学指导委员会主任委员，世界中医药学会教育指导委员会会长，第十届药典委员会执委兼中医专业委员会主任委员。1979年9月~1982年7月，在天津中医学院中医系学习；1982年9月~1992年7月，任天津中医学院中医研究所室主任；1992年7月~1999年12月，任天津中医学院中医工程研究所所长；1999年12月~2002年8月，任天津中医学院副院长；2002年8月~2005年12月，任天津中医学院院长；2006年1月起，任天津中医药大学校长；2010年12月起，任中国中医科学院院长。

常务副院长：刘保延

常务副书记、纪委书记：仇芙林

副书记：麻　颖（2011年3月免）

副书记：张为佳（2011年3月任）

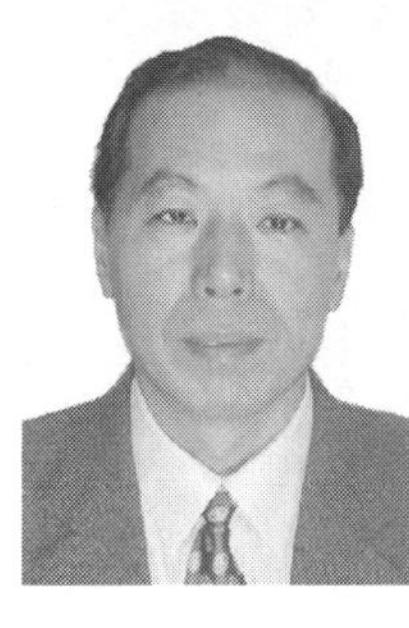

张为佳，男，汉族，1958年11月生，籍贯河北深泽，中国共产党党员，研究员。现任中国中医科学院党委委员、常委、党委副书记，国家中医药管理局人事教育司副巡视员。1978年9月~1982年7月，在首都师范大学生物系学习；1982年8月~1984年11月，任北京市朝阳区青少年科技馆教师；1984年11月~1987年2月，任北京中医药大学实习研究员；1987年2月~1995年7月，任国家中医药管理局科技教育司干部；1995年7月~2001年8月，任国家中医药管理局科技教育司助理调研员（期间，1993年9月~1996年8月，在北京中医药大学中医专业学习）；2001年8月~2004年3月，任国家中医药管理局科技教育司教处副处长；2004年3月~2006年12月，任国家中医药管理局人事与政策法规司人事处处长；2006年12月~2009年12月，任国家中医药管理局人事教育司人事处处长；2009年12月~2011年3月，任国家中医药管理局人事教育司副司长（期间，2010年9月~2010年11月，参加中央党校第55期地厅级干部进修班学习）；2011年3月起，任中国中医科学院党委委员、常委、党委副书记，国家中医药管理局人事教育司副巡视员。

副院长：黄璐琦

副院长：范吉平（2011年8月兼任眼科医院院长）

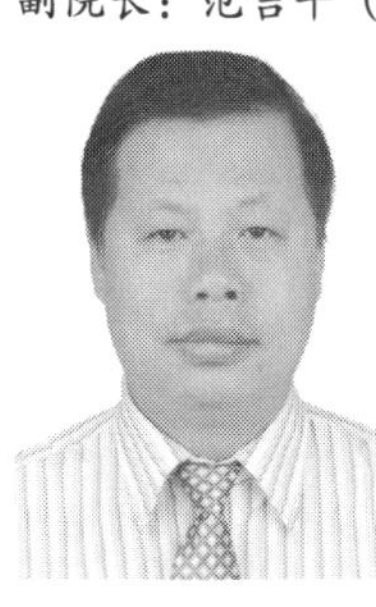

范吉平，男，汉族，1965年2月出生，中国共产党党员，研究生学历，博士学位，教授，博士生导师。现任中国中医科学院党委委员、常委、副院长，中国中医科学院眼科医院院长。兼任中国中医药学会常务理事、北京中医药学会常务理事。1984~1987年，在山东高唐中医院内科担任内科医师；1987年考入北京中医药大学，1991年毕业，获博士学位；1991~2001年，在北京中医药大学东直门医院工作，历任科室主任、副教授、副院长、教授、博士生导师；1995年在西安医科大学英语培训中心进行英语培训；1996年在卫生部日语培训中心进行日语培训；1996年4月~1997年4月，到日本国立神经精神研究中心公派日本留学1年；2001年7月，调国家中医药管理局科教司任副司长；2003年在中央党校地厅级干部进修班学习半年；2003年调中国中医药出版社任副社长，同时兼任北京中医药大学教授、博士生导师；

2008年10月起，任中国中医科学院副院长；2011年8月起，兼任中国中医科学院眼科医院院长。

副院长：刘伯尧（2011年6月免）

副院长：杨友群（2011年6月任）

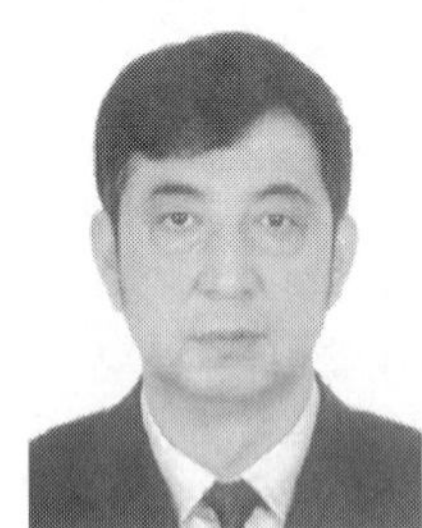

杨友群，男，回族，1952年10月生，中国共产党党员，高级工程师。现任中国中医科学院党委委员、常委、副院长，分管基本建设、行政保卫及后勤服务工作。1968年11月～1976年12月，黑龙江省生产建设兵团知青；1976年12月～1988年2月，任黑龙江省中药联营总公司基建科施工技术员（期间：1983年9月～1986年7月，在黑龙江省建筑职工大学学习）；1988年2月～1993年3月，任黑龙江省中药联营总公司技改办主任、基建科科长、工程师。（期间：1991年8月～1993年11月，在北方建设学院学习）；1993年2月～1996年2月，任黑龙江省中药联营总公司松花江药厂厂长；1996年2月～2000年8月，任黑龙江省中药联营总公司副总经理、高级工程师；2000年8月～2004年11月，任北京岐黄制药有限公司常委副总经理（期间：2001年1月～2005年12月，任北京市平谷区政协委员）；2004年11月～2011年7月，任国家中医药管理局机关服务中心副主任（期间：2010年3月～2011年7月，在中国中医科学院中医药信息管理研究生进修班学习）；2011年6月起，任中国中医科学院党委委员、常委、副院长。

◆中华中医药学会

秘书长：李俊德

副秘书长：曹正逵

副秘书长：谢　钟（2011年1月任）

谢钟，男，汉族，1957年5月生，籍贯四川成都，中国共产党党员。1975年7月～1978年3月，湖北省汉川县分水公社双丰大队知青；1978年3月～1982年1月，在武汉大学哲学系学习；1982年1月～1984年9月，任解放军二炮指挥学院政治部教员；1984年9月～1987年7月，在武汉大学哲学系学习；1987年7月～1992年9月，任武汉钢铁学院社科部教师；1992年9月～1995年7月，在中央党校理论部科学社会主义专业学习；1995年7月～1996年3月，在中组部组织局四处工作；1996年3月～2000年8月，任中组部组织局四处副处级调研员；2000年8月～2001年2月，任中组部组织局四处副处长；2001年2月～2003年12月，任中组部组织局四处正处级调研员兼副处长；2003年12月～2009年8月，任中组部组织局五处处长；2009年8月～2010年3月，任中组部组织局调研处处长；2010年3月～2011年1月，任中组部组织二局办公室主任；2011年1月起，任中华中医药学会副秘书长。

◆中国中医药报社

社长（兼总编辑）：陈贵廷

副社长（兼副总编辑）：濮传文

副总编辑：胡京京（女）

副社长：陆　静［女，2011年1～12月，任国家中医药管理局办公室新闻办公室（文化建设处）主任（挂职）］

副总编辑：王淑军

◆中国中医药出版社

社长（兼副总编辑）：王国辰

副社长：林超岱

副社长：李秀明

◆中国中医药科技开发交流中心

主　任：莫用元（2011年12月退）

主　任：黄　晖（2011年12月任）

黄晖，男，汉族，1962年9月生，籍贯江西南昌。1978年9月～1981年7月，在江西医学院宜春分院医疗系中医专业学习；1981年8月～1985年8月，任江西省长青医院中医师；1985年8月～1988年7月，在陕西中医学院中医基础专业学习；1988年9月～1991年7月，任江西中医学院医药情报中心主任；1991年9月～1994年7月，在北京中医药大学中药学专业学习；1994年8月～1997年8月，在中国中医研究院中药研究所工作，任国恩泰医药技术推广中心经理；1997年8月～2002年11月，任中国中医研究院中药研究所副所长；2002年11月～2011年12月，在中国中医研究院中药所工作（期间，2003年10月～2005年12月，参加中组部博士团挂职，任陕西省商洛市政府市长助理、副市长；2009年11月～2011年11月，挂职任安徽省亳州市副市长）；2011年12月起，任中国中医药科技开发交流中心主任。

副主任：杨德昌

◆国家中医药管理局传统医药国际交流中心

主　任：沈毓龙

◆国家中医药管理局对台港澳中医药交流合作中心

主　任：王承德

◆国家中医药管理局中医师资格认证中心
主　任：王北婴（女）

副主任：李亚宁（2011年12月任）

李亚宁，男，汉族，1956年11月生，籍贯吉林永吉，中国共产党党员。1976年8月~1979年2月，北京石化总厂向阳化工厂工人；1979年2月~1983年3月，在清华大学分校机械工程专业学习；1983年3月~1987年7月，任北京液压件六厂技术科技术员；1987年7月~1991年1月，任北京液压件六厂技术科科长；1991年1月~1992年8月，任石油部深圳中陆石油科技开发交流公司办公室主任；1992年8月~1993年5月，在中国长城计算机深圳公司工作；1993年5月~1996年3月，任中国建筑物资公司工业管理处副处长；1996年3月~2002年3月，任中国对外建设总公司科技委办公室主任（正处级）；2002年3月~2005年4月，任华禾药业股份有限公司办公室主任；2003年1月~2005年4月，任华禾药业股份有限公司人力资源部经理；2005年4月~2006年4月，聘任国家中医药管理局机关服务中心物业管理处处长；2006年4月~2007年8月，聘任国家中医药管理局机关服务中心节能管理处处长；2007年8月~2011年12月，聘任国家中医药管理局机关服务中心节能处处长（期间，2007年4月~2007年7月，在卫生部党校学习）；2011年12月起，聘任国家中医药管理局中医师资格认证中心副主任。

【各省、自治区、直辖市、新疆生产建设兵团、计划单列市、副省级市主管中医厅局长、中医药局（处）长】

◆北京市中医管理局
局　长：赵　静（女）

副局长（兼医政处处长）：屠志涛

◆天津市卫生局中医处
副局长：林立军

◆河北省中医药管理局
副厅长：于素伟（女）

局　长：段云波

调研员：陈振山

副局长：韩同彪

副局长：王培芝（女）

◆山西省卫生厅中医管理局
副厅长：王　峻

局　长：张　波（2011年9月任）

张波，男，1972年8月生，籍贯山西翼城，中国共产党党员，副教授，博士研究生，现任山西省卫生厅中医药管理局局长。1994年7月~2011年9月，在山西中医学院工作，先后任党办、院办副主任，党办、院办主任，党委委员。2007年1月~2011年9月，任山西省政协副处级秘书；2008年11月~2010年12月，在忻州市静乐县挂职，任县委副书记；2011年9月起，任山西省卫生厅中医药管理局局长。2010年荣获山西省劳动模范荣誉称号。参与国家科技支撑计划重大项目2项，主持省市级科研课题4项，主编、参编学术论著6部，发表论文十余篇。

副局长：张晓东

◆内蒙古自治区蒙中医药管理局
副厅长：乌　兰（女）

局　长：乌　兰（女）

副局长：于连云（女）

◆辽宁省中医药管理局
副厅长：董德刚

局　长：董德刚

副局长：曹建波

副局长：张立军（2011年11月任）

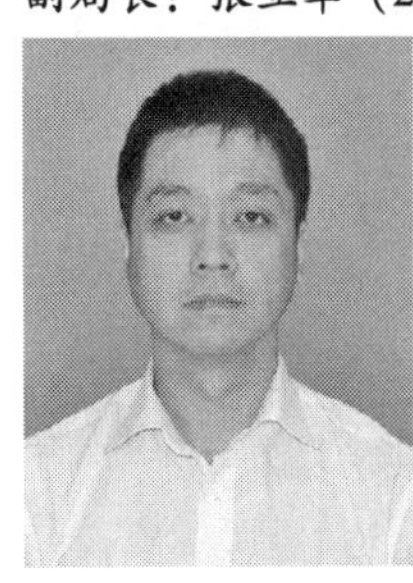

张立军，男，汉族，1965年5月22日生，籍贯黑龙江哈尔滨，大学本科学历。现任辽宁省中医药管理局副局长。1984年考入解放军第四军医大学医疗系；1990年毕业后分配到解放军第201医院骨科，任医师、主治医师，后到解放军联勤第二分部政治部干部科任干事，再到沈阳军区联勤部卫生部医疗管理处任副团职助理员；2005年转业到辽宁省卫生厅科教处任主任科员；2010年12月，竞聘到卫生应急办公室任副主任；2011年11月，调任辽宁省中医药管理局副局长。

◆吉林省中医药管理局
副厅长：邱德亮

局　长：邱德亮

副局长：李芳生

副局长：罗　庚

◆黑龙江省中医管理局

副厅长：王国才

局　长：王国才

◆上海市卫生局中医处

上海市卫生局副局长、上海市中医药发展办公室主任：沈远东

◆江苏省中医药局

副厅长：陈亦江

局　长：陈亦江

◆浙江省中医药管理局

副厅长：张　平

局　长：徐伟伟

副局长：陈学奇

◆安徽省中医药管理局

局　长：董明培

副局长：肖　锋

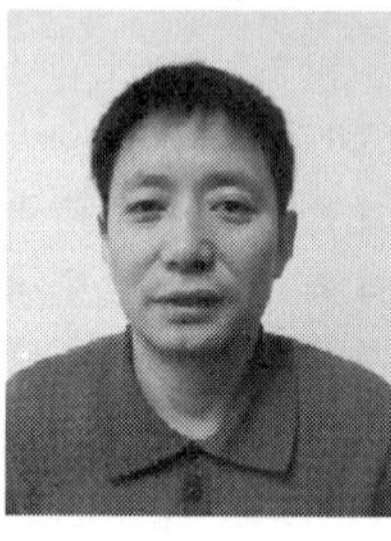

肖锋，男，汉族，籍贯安徽寿县，1966年12月生，中国共产党党员。1988年7月，毕业于安徽中医学院中医专业；1988年7月～1995年5月，在安徽省寿县中医院工作，担任科主任、医务处主任；1995年5月～2001年6月，在安徽省寿县司法局工作，担任财务股股长、办公室主任，期间：1998年在寿县九龙乡挂职扶贫副乡长；2001年6月～2004年11月，在安徽省寿县卫生局工作，担任局党组成员、副局长；2004年3月～7月，在安徽省六安市委党校青年干部班学习；2004年11月至今在安徽省卫生厅工作，担任主任科员、副局长。

◆福建省卫生厅中医处

副厅长：阮诗玮

◆江西省中医管理局

副厅长：曹　麒

局　长：程兆盛

副局长：伊　凡

◆山东省中医管理局

局　长：武继彪（2011年7月任）

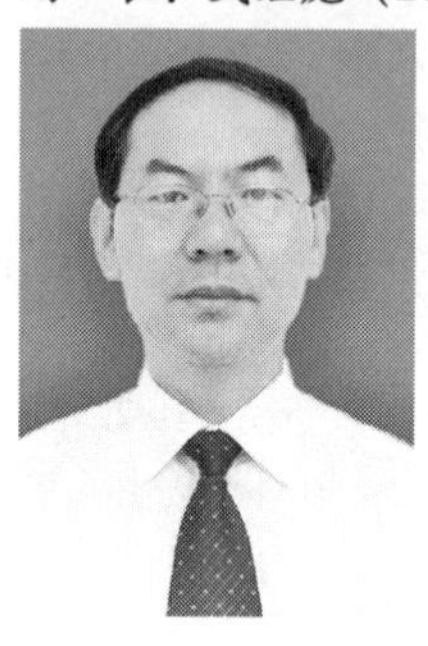

武继彪，男，汉族，1963年6月生，籍贯山东临朐，医学博士，博士研究生导师。1989年，山东医科大学医学硕士毕业；2007年，中国海洋大学医学博士毕业；1997年，任山东省中医药研究所副所长；2001年，任山东省中医药研究所所长、党委书记；2003年，任山东省中医药研究院党委书记、副院长；2004年，任山东中医药高等专科学校校长、党委副书记；2009年，任山东中医药高等专科学校党委书记；2011年7月起，任山东省中医药管理局局长。卫生部有突出贡献中青年专家、山东省有突出贡献中青年专家、山东省名中医药专家。取得厅级以上获奖成果17项，研发中药新药8项，鉴定成果25项，有国家发明专利3项。发表学术论文40余篇，主编国家规划教材1部。

副局长：刘绍绪

副局长：董树山

◆河南省中医管理局

副厅长：夏祖昌

局　长：夏祖昌

副局长：张重刚

副局长：韩新峰

◆湖北省卫中医管理局

副厅长：姚　云

局　长：刘学安

◆湖南省中医药管理局

局　长：邵湘宁

副局长：李国忠

副局长：毛泽禾（2011年1月任）

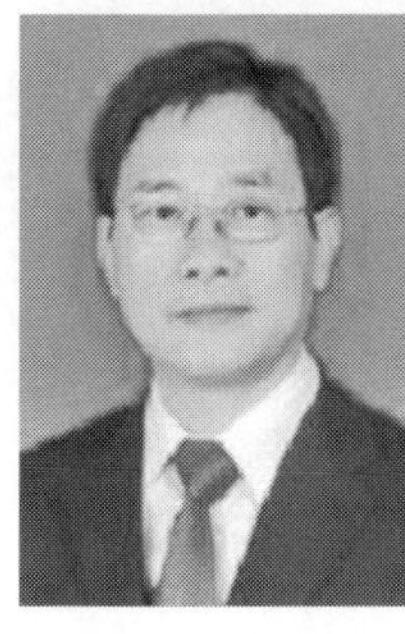

毛泽禾，男，汉族，1959年10月出生，籍贯湖南常德，中国共产党党员，医学学士，法学研究生学历，主任医师。现任湖南省中医药管理局副局长，分管中医科教工作。1975～1977年，为临澧县柏枝公社知识青年；1978年，在常德棉纺织厂工作；1978～1983年，就读于湖南医学院；1983～1985年，在长沙市三医院工作；1985～1989年，任长沙市卫生局团委书记；1990～1993年，任长沙市红十字会任秘书长兼办公室主任；1994～2001年，在湖南省红十字会工作；2001～2004年，任湖南省卫生监督所副所长（期间在西藏山南地区卫生局援藏3年，任地区卫生局党组成员、副局长）；2004～2005年，任湖南省卫生厅合管处副处长；2005～2011年，任湖南省卫生厅人才交流服务中心主任；2011年1月起，任湖南中医药管理局副局长。

◆广东省中医药局

副厅长：彭　炜（女）

局　长：彭　炜（女）

副局长：曹礼忠

副局长：李梓廉

副巡视员：张英哲

◆广西壮族自治区中医管理局

副厅长：甘　霖

局　长：庞　军

副局长：吕琳（女）

◆海南省卫生厅中医处

巡视员：王丽民（女，2011年4月任）

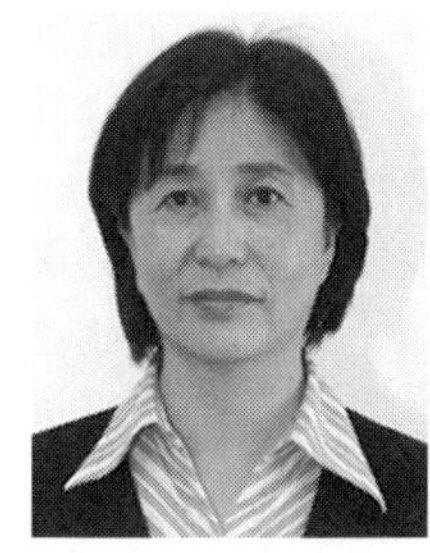

王丽民，女，汉族，1953年6月出生，籍贯吉林，中国共产党党员，药师。1974年12月，毕业于辽宁省抚顺市卫生学校药剂专业，北京大学医学部卫生事业管理与社会医学专业研究生学历，历任辽宁省抚顺市第二医院内中科、药剂科党支部书记，抚顺市第三医院办公室副主任、纪委副书记、工会主席、副院长，抚顺市侨联秘书长，海南省海口市人民医院党委副书记、副院长，海南省药品监督管理局副局长、党组成员。2011年4月起，任海南省卫生厅巡视员。

◆重庆市中医管理局

副厅长：方明金

◆四川省中医药管理局

局　长：杨殿兴

副局长：罗良娟（女）

副局长：邓宜恩

副局长：冯兴奎

◆贵州省中医药管理局

副厅长：花继明

局　长：杨　洪（2011年11月任）

杨洪，男，汉族，1960年5月出生，籍贯山东成武，中国共产党党员，大学学历，医学学士学位，副研究员。现任贵州省卫生厅党组成员、中共贵州省委保健办专职常务副主任、贵州省中医药管理局局长。1982年12月，毕业于遵义医学院医疗系医学专业；1982年12月起，在毕节地区医院从事医疗工作，历任五官科医生、免疫室医师、主治医师（期间：1986年9月～1987年7月，在贵州大学V.S.T备考班进修；1988年9月～1989年7月，在大连外国语学院出国留学预备人员培训班培训；1989年10月～1991年11月，在日本新潟大学医学院做专题研究；1988年12月评为主治医师）；1992年1月，调贵州省生物技术研究开发基地工作；1994年1月，被评为副研究员；1994年3月，调贵州省外事办工作，历任贵州省外事办（贵州省侨务办）干部、涉外处副处长、处长，出国管理处处长，党组成员、省人民友好协会专职副会长；2008年10月，任贵州省卫生厅党组成员，中共贵州省委保健办专职常委副主任；2011年11月至今，任贵州省卫生厅党组成员，中共贵州省委保健办专职常委副主任，兼任贵州省中医药管理局局长，分工负责干部保健、国际合作交流、中医药管理等方面的工作。

◆云南省中医管理局

副厅长：郑　进（2011年8月任）

局　长：郑　进（2011年8月任）

郑进，1958年5月生，籍贯云南昆明，教授，博士研究生导师。现任云南省卫生厅党组成员、副厅长，云南中医学院教授、博士和硕士生导师、云南省省级重点学科“民族医学”、“中医基础理论”学科带头人，国家中医药管理局重点学科“傣医学”学科带头人，云南省

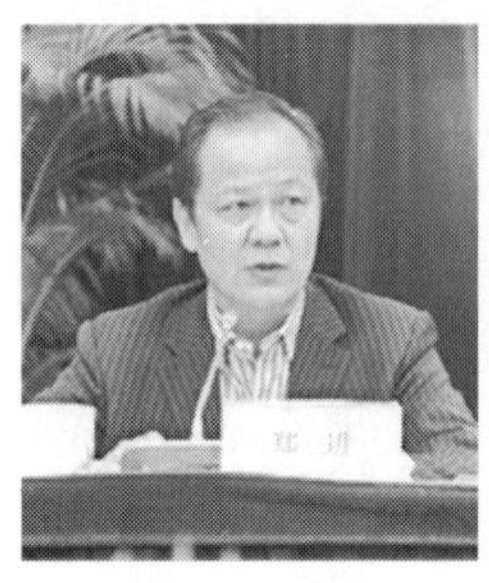

民族医药保护与产业发展研究基地首席专家和基地负责人，兼任中华中医药学会中医诊断学分会副会长、云南省民族民间医药学会会长、《中国民族民间医药杂志》主编等。20世纪70年代中期，于楚雄第一中学高中毕业后到楚雄县红卫公社下白庙大队黑泥坝生产队插队落户并担任生产队队委、基干民兵排排长；1978年，考入云南中医学院学习；1983年，中医本科毕业并留校工作；1986年，考入湖南中医学院跟随著名中医学家郭振球教授学习；1989年，硕士研究生毕业，并获中医诊断学硕士学位；1992～1993年，到上海外语学院西语系学习西班牙语，获专科证书；1994～1997年公派出国，任中国第一所以政府间合作形式在国外开设的中医学院西班牙“加泰罗尼牙－云南中医学院”中方主要负责人等；1994年后，先后担任云南中医学院中医系副主任、教务处副处长、高教研究室副主任、基础部副主任、基础部主任等；2000年9月，任云南中医学院副院长、学术委员会及学位委员会副主任委员、《云南中医学院学报》编委会主任等；2011年8月2日，任云南省卫生厅党组成员、副厅长。

常务副局长：赵　勇

副局长：倪　昆

副局长：柴本福

◆**西藏自治区藏医药管理局**

副厅长：喜　乐

局　长：张永兰（女，2011年12月任）

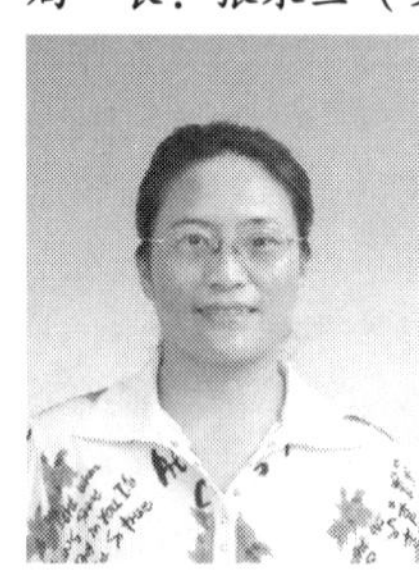

张永兰，女，1982～2001年，在西藏拉萨市卫生局工作；2001～2011年11月，在西藏自治区食品药品监督局工作；2011年12月起，在西藏自治区卫生厅藏医药管理局工作，现任西藏自治区藏医药管理局局长。

副局长、调研员：巴　桑

副局长：德　吉（女，2011年12月任）

德吉，女，1985年8月～1989年7月，在西藏大学藏医系学习藏医药专业学习；1989年8月～1990年7月，在西藏藏医学院学习藏医药专业学习；1990年8月～1992年9月，在西藏日喀则地区藏医院工作；1992年10月～1994年4月，在西藏大学工作；1994年5月起，先后在西藏自治区卫生厅医政处、藏医药管理局从事藏医药管理工作。

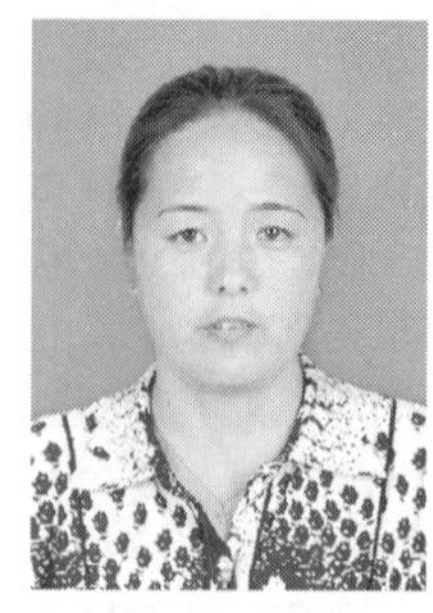

◆**陕西省中医管理局**

副厅长：范　兵

局　长：范　兵

副局长：苏荣彪

◆**甘肃省中医管理局**

局　长：甘培尚

副局长：崔庆荣

◆**青海省卫生厅中藏医药管理局**

副厅长：颉学辉

副局长：江　华

◆**宁夏回族自治区卫生厅回医药管理局**

副厅长：马秀珍

局　长：井树礼

副局长、调研员：俞大鸿

◆**新疆维吾尔自治区中医民族医药管理局**

副厅长：帕尔哈提·克力木

局　长：帕尔哈提·克力木

副局长：冯　东（2011年2月任）

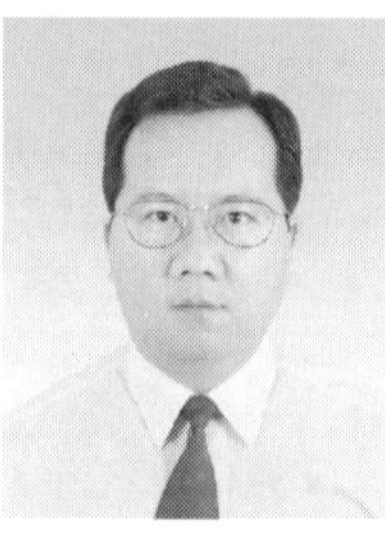

冯东，男，1997年7月毕业于新疆中医学院中医医疗专业，取得医学学士学位；1997年7月～2004年6月，历任自治区中医医院办公室秘书、主任助理、副主任、主任；2004年6月～2004年9月，任新疆医科大学团委副书记，主持工作；2004年9月～2011年2月，任自治区卫生厅中医民族医药管理处副处长；2011年2月起，任自治区中医民族医药管理局副局长兼党总支书记。

副局长：庞爱民（女，2011年2月任）

庞爱民，女，汉族，1971年9月生，籍贯山东，中国共产党党员。中医医疗专业本科学历、医学学士、预

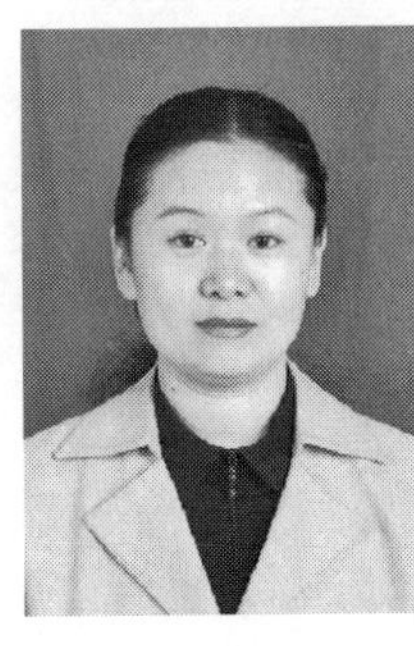

防医学硕士。1995年8月~2001年4月，任自治区卫生厅机关党委办事员、科员、副主任科员；2001年4月~2005年3月，任自治区卫生厅学会联合办公室主任科员、副主任，新疆医师协会秘书长；2005年3月~2008年4月，任自治区卫生厅妇幼保健与社区卫生管理处副处长；2008年4月~2011年2月，任自治区卫生厅人事处副处长；2011年2月起，任自治区中医民族医药管理局副局长。

◆新疆生产建设兵团卫生局

副局长：何　红（女）

◆大连市卫生局

局　长：梁英政

◆宁波市卫生局

局　长：张乐鸣

◆厦门市卫生局

局　长：黄如欣

副局长：姜　杰

◆青岛市中医管理局

副局长：张　华

◆深圳市卫生和人口计划生育委员会中医处

主　任：许四虎

◆沈阳市中医管理局

副局长：赵　午

◆长春市中医药管理局

局　长：赵福玉

◆哈尔滨市卫生局

局　长：李若奇

◆南京市卫生局

局　长：胡万进

副局长、副巡视员：潘淮宁

◆杭州市卫生局

副局长：滕建荣

◆济南市中医管理局

局　长：房泽国

◆武汉市卫生局

副厅长：金建年

◆广州市中医管理局

局　长：黄炯烈

副局长：唐小平

◆成都市卫生局

局　长：杨小广

副局长：赵　文

◆西安市卫生局

局　长：王红艳（女）

副局长：刘　英（女）

附录篇

一、2011年国家中医药管理局部分工作文件一览表

文件号	文件名	发文日期
国中医药办发〔2011〕1号	国家中医药管理局关于公布“以岭杯”第九届全国中医药好新闻评选结果的通知	1月6日
国中医药办医政发〔2011〕1号	国家中医药管理局办公室关于印发脾胃科7个病种中医临床路径的通知	1月6日
国中医药办医政发〔2011〕2号	国家中医药管理局办公室关于印发肺病科、心血管科、针灸科、急诊科、肿瘤科等9个病种中医临床路径的通知	1月10日
国中医药人教发〔2011〕3号	关于确定中央单位2010年全国名老中医药专家传承工作室建设项目专家名单的通知	1月12日
国中医药办医政发〔2011〕3号	国家中医药管理局办公室关于印发传染科、肝病科7个病种中医临床路径的通知	1月12日
国中医药科技发〔2011〕2号	关于加强中医药知识产权工作的指导意见	1月19日
国中医药办医政发〔2011〕4号	国家中医药管理局办公室关于印发脑病科、精神科8个病种中医临床路径的通知	1月25日
国中医药办医政发〔2011〕5号	国家中医药管理局办公室关于印发肾病科4个病种中医临床路径的通知	1月25日
国中医药办医政发〔2011〕6号	国家中医药管理局办公室关于印发儿科7个病种中医临床路径的通知	1月25日
国中医药办医政发〔2011〕7号	国家中医药管理局办公室关于印发血液科4个病种中医临床路径的通知	1月25日
国中医药办医政发〔2011〕8号	国家中医药管理局办公室关于印发《中医临床路径管理试点工作方案》的通知	1月25日
国中医药医政发〔2011〕4号	国家中医药管理局关于转发《电子病历系统功能规范（试行）》的通知	1月27日
国中医药办综发〔2011〕9号	关于调整国家中医药管理局保密委员会及办公室组成人员的通知	1月31日
国中医药法监发〔2011〕5号	国家中医药管理局关于印发2011年中医药工作要点的通知	2月15日
国中医药办国际发〔2011〕10号	关于成立国家中医药管理局对外交流合作专家咨询委员会的通知	2月15日
国中医药人教发〔2011〕6号	国家中医药管理局关于进一步做好第四批全国老中医药专家学术经验继承工作的通知	3月2日
国中医药人教发〔2011〕7号	国家中医药管理局关于印发第四批全国老中医药专家学术经验继承工作结业考核及专业学位授予实施办法的通知	3月2日
国中医药人教发〔2011〕8号	国家中医药管理局办公室、教育部办公厅关于进一步做好中等中医类专业招生工作的通知	4月1日
国中医药人教发〔2011〕12号	关于印发《国家中医药管理局直属事业单位公开招聘工作实施办法》的通知	4月2日
国中医药办国际发〔2011〕22号	关于印发《国家中医药管理局关于聘请国际合作高级顾问的实施办法（暂行）》的通知	4月21日
国中医药办发〔2011〕23号	国家中医药管理局关于支持西藏自治区藏医药事业发展的意见	4月22日
国中医药办新发〔2011〕23号	国家中医药管理局办公室关于开展中医药文化科普巡讲活动的通知	4月28日
国中医药医政发〔2011〕14号	关于印发综合医院中医药工作指南（试行）的通知	5月3日
国中医药法监发〔2011〕29号	国家中医药管理局关于贯彻落实《国务院关于加强法治政府建设的意见》的实施意见	5月3日
国中医药医政发〔2011〕24号	国家中医药管理局关于在全国中医药系统开展“三好一满意”活动的通知	5月5日

（续表）

文件号	文件名	发文日期
国中医药医政发〔2011〕25号	国家中医药管理局关于成立开展“三好一满意”活动办公室的通知	5月6日
国中医药办发〔2011〕26号	国家中医药管理局关于进一步加强政务公开工作的意见	5月9日
国中医药规财发〔2011〕27号	关于印发国家中医药管理局2011年“小金库”专项治理和财务检查工作实施方案的通知	5月10日
国中医药办发〔2011〕28号	国家中医药管理局关于印发2011年“中医中药中国行—进乡村 进社区 进家庭”活动方案的通知	5月12日
国中医药办发〔2011〕30号	国家中医药管理局印发《关于支持新疆生产建设兵团中医药事业跨越式发展的指导意见》的通知	5月17日
国中医药办科技发〔2011〕24号	国家中医药管理局办公室关于开展中医药科技资源现状调查工作的通知	5月18日
国中医药医政发〔2011〕31号	国家中医药管理局关于印发《中西医结合医院工作指南（2011年版）》的通知	5月27日
国中医药办发〔2011〕34号	国家中医药管理局关于确定广东中医药博物馆为全国中医药文化宣传教育基地的通知	5月31日
国中医药办函〔2011〕74号	国家中医药管理局关于确定铜川药王山孙思邈故里为全国中医药文化宣传教育基地建设单位的通知	6月3日
国中医药办函〔2011〕76号	关于印发《国家中医药管理局关于贯彻落实〈国务院关于加强法治政府建设的意见〉的实施意见》分工方案的通知	6月3日
国中医药医政发〔2011〕35号	国家中医药管理局关于加强民间医药工作的意见	6月8日
国中医药办医政发〔2011〕29号	国家中医药管理局办公室关于印发“十一五”重点专科（专病）项目建设评审验收细则的通知	6月13日
国中医药办法监发〔2011〕30号	关于印发《第一批中医药标准研究推广基地（试点）建设方案》的通知	6月13日
国中医药医政发〔2011〕38号	国家中医药管理局关于印发农村中医药工作指南（试行）的通知	6月30日
国中医药办医政发〔2011〕40号	国家中医药管理局办公室关于开展基本公共卫生服务中医药服务项目试点工作的通知	8月1日
国中医药办医政发〔2011〕41号	国家中医药管理局办公室关于做好市县级中医医院、民族医医院能力建设项目实施工作的通知	8月2日
国中医药医政发〔2011〕39号	国家中医药管理局关于印发基层常见病、多发病中医药适宜技术推广省级基地建设标准的通知	8月4日
国中医药办医政发〔2011〕42号	国家中医药管理局办公室关于确定2011年基层常见病、多发病中医药适宜技术推广能力建设项目单位的通知	8月15日
国中医药人教发〔2011〕40号	国家中医药管理局关于印发第二批全国优秀中医临床人才研修项目结业考核实施办法的通知	8月18日
国中医药办规财发〔2011〕43号	国家中医药管理局办公室关于印发2011年中医药部门公共卫生专项资金项目工作任务方案的通知	8月19日
国中医药人教发〔2011〕41号	国家中医药管理局关于确定2011年全国名老中医传承工作室建设项目专家名单的通知	8月22日
国中医药人教发〔2011〕42号	国家中医药管理局关于确定中央单位2011年全国名老中医传承工作室建设项目专家名单的通知	8月22日
国中医药法监发〔2011〕43号	国家中医药管理局关于表彰中医基本现状调查工作优秀组织先进个人的决定	8月30日
国中医药医政发〔2011〕44号	国家中医药管理局关于印发中医医院肺病科等10个科室建设与管理指南（试行）的通知	9月14日

（续表）

文件号	文件名	发文日期
国中医药医政发〔2011〕45号	国家中医药管理局关于命名河北省井陉县等44个地区为全国基层中医药工作先进单位的决定	9月15日
国中医药办发〔2011〕46号	国家中医药管理局关于印发《中医医院信息化建设基本规范》和《中医医院信息系统基本功能规范》的通知	10月12日
国中医药办发〔2011〕47号	国家中医药管理局关于表彰全国中医药文化建设先进单位和先进个人的通知	10月16日
国中医药办医政发〔2011〕45号	国家中医药管理局办公室关于印发颤病等14个病种中医临床路径（试行）的通知	10月18日
国中医药法监发〔2011〕48号	国家中医药管理局关于印发《全国中医药行业开展法制宣传教育第六个五年规划（2011～2015年）》的通知	11月7日
国中医药办科技发〔2011〕48号	国家中医药管理局办公室关于成立中药资源普查试点工作专家指导组的通知	11月7日
国中医药办综发〔2011〕49号	国家中医药管理局办公室关于印发《国家中医药发展综合改革试验区工作机制》的通知	11月29日
国中医药办医政发〔2011〕50	国家中医药管理局办公室关于印发基层常见病、多发病中医药适宜技术推广基地建设实施方案的通知	12月2日
国中医药办医政发〔2011〕51	国家中医药管理局办公室关于印发急性咳嗽病等10个病种中医临床路径（试行）的通知	12月7日
国中药办医政发〔2011〕52号	国家中医药管理局办公室关于印发基层中医药适宜技术手册第三册第二分册的通知	12月7日
国中医药办发〔2011〕51号	国家中医药管理局关于加强中医药文化建设的指导意见	12月22日
国中医药国际发〔2011〕50号	卫生部、国家中医药管理局关于印发《中医药对外交流与长期合作中长期规划纲要（2011～2020）》的通知	12月23日
国中医药医政函〔2011〕233号	国家中医药管理局关于成立突发公共事件中医药应急专家委员会的通知	12月26日
国中医药医政发〔2011〕53号	国家中医药管理局关于命名北京市等13个地区为全国基层中医药工作先进单位（地市级以上地区）的决定	12月28日
国中医药医政发〔2011〕52号	国家中医药管理局关于命名北京市通州区等95个地区为全国基层中医药工作先进单位的决定	12月30日
国中医药医政发〔2011〕54号	国家中医药管理局关于修订中医住院病案首页的通知	12月31日

二、2011年国家中医药管理局部分联合印发文件一览表

文件号	文件名	发文日期
卫医政发〔2011〕11号	关于印发《医疗机构药事管理规定》的通知	1月30日
工商广字〔2011〕46号	关于印发《2011年虚假违法广告专项整治工作实施意见》的通知	2月26日
卫办医管发〔2011〕30号	关于加强“万名医师支援农村卫生工程”项目管理工作的通知	3月1日
卫办科教函〔2011〕197号	关于落实2011年农村订单定向医学生免费培养项目计划的通知	3月9日
发改价检〔2011〕501号	关于开展全国医药卫生服务价格大检查的通知	3月14日
卫办规财函〔2011〕383号	关于印发2011年卫生专项督导检查工作方案的通知	4月25日
国食药监办〔2011〕195号	关于印发药品安全专项整治工作检查评估实施方案的通知	4月27日
卫医政函〔2011〕166号	关于开展有资质人员依法开办个体诊所试点工作的通知	6月9日
卫医管发〔2011〕113号	关于实施2011年度万名医师支援农村卫生工程项目的通知	8月15日

杏林春满　翘楚潇湘

——腾飞的湖南中医药大学第一附属医院

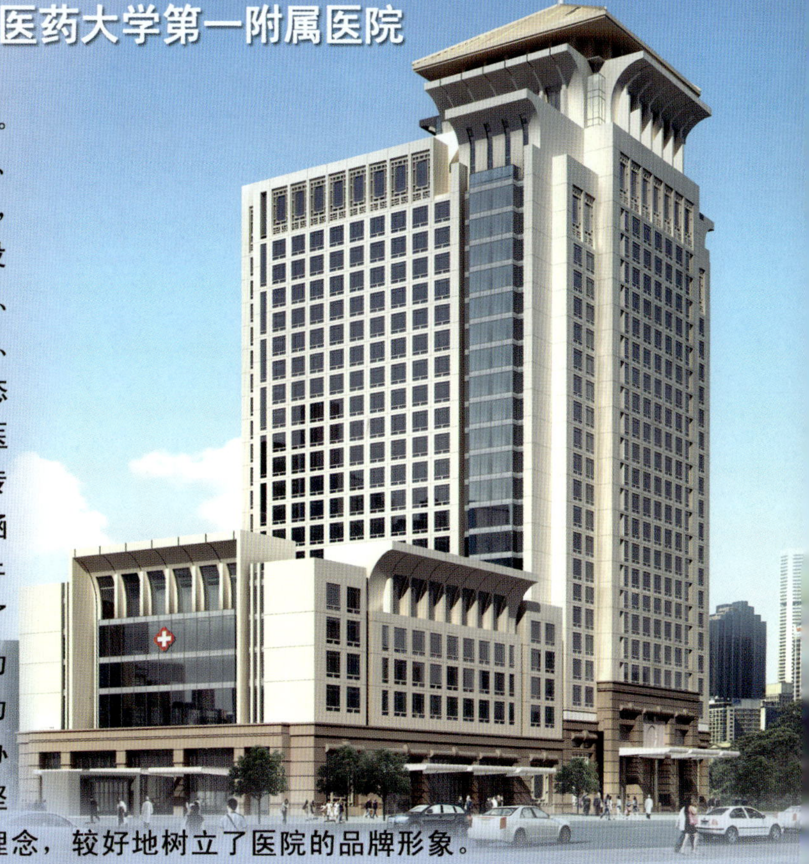

湖南中医药大学第一附属医院创建于1963年。是“七五”期间全国7所重点建设的中医院之一、湖南省中医及中西医结合医、教、研中心和龙头，2008年12月成功入选国家中医临床研究基地建设单位，目前是一所中医特色突出、综合功能完善、名老中医荟萃、临床疗效显著、研究创新能力强、管理规范的现代中医医院，其综合实力和发展态势达到国内省级中医院的先进水平。近年来，医院谨遵“继承创新，术精德仁”的院训，以“传承国医精粹、服务大众健康”为办院宗旨，内涵建设和外延发展并重，医疗、科研、教学工作并举，医疗技术和服务质量同步提高，努力实现了医院从综合功能建设逐步转移到中医特色建设为主、从规模扩张建设逐步转移到内涵品质建设为主的“两个战略转移”，同时坚持中医为主的办院方向，坚持综合实力均衡发展的工作思路，坚持科教兴院的发展战略，坚持以人为本的办院理念，较好地树立了医院的品牌形象。

医院占地面积110亩，现有建筑面积13.6万平方米，在建的国家科研大楼9.5万平方米。编制床位1300张，实际开放床位990张，年门诊人次90余万人次，年住院人次3万人次，年业务收入7亿元。医院目前有1个国家中医药管理局重点学科、3个卫生部国家临床重点专科、11个国家中医药管理局重点专科（专病）、1个卫生部中西医结合妇科腔镜培训基地、1个教育部省部共建重点实验室，2个国家中医药管理局三级中医药科研实验室、2个国家中医药管理局重点研究室以及十余个省级重点学科专科。

医院开设35个临床科室、8个医技科室，设有多个中医特色诊疗门诊和特色治疗室，各科都有自己的特色和优势，尤以中医中药及中医综合疗法治疗肝病、心脑血管疾病、脊柱四肢疾病、眼底病、肿瘤、瘫痪疾病、各科疑难杂症等疗效显著；医院努力发掘和整理中医特色浓郁、疗效确切的中医特色诊疗项目，开展的冬病夏治、三九敷贴、膏方进补、中药香薰等深受群众欢迎。西医达到三级甲等综合医院水平，拥有一流的 ICU、CCU和神经外科ICU，开展的不停跳冠脉搭桥、体外循环心脏手术、显微神经外科手术、各科介入、各科微创腔镜手术、脊柱四肢关节损伤修复、肿瘤伽玛刀放射治疗等技术居湖南乃至全国先进水平。医院配备磁共振、PET-CT、伽马刀等大中型设备，总值超过2亿元，实现了诊疗和临床研究手段的现代化。

经过多年努力，在王行宽、熊继柏、谌宁生、谭新华、杨秉秀、李传课、欧正武、刘绍贵、程丑夫、尤昭玲、旷惠桃、贺菊乔等当代知名中医专家的传帮带和言传身教中，医院逐步形成了一支技术过硬、敢于创新、务实求真的学术梯队，并涌现出张涤等一大批知名的中青年中医人才。目前，医院拥有专业技术人员626人，其中高级职称人员225人，享受国务院特殊津贴专家4人，博士生导师13人，硕士生导师152人，省级以上名中医12人、名老中医药专家学术经验继承指导老师12人，省级以上专业学术委员会副主任委员以上人员27人。医院还实行院系合一的体制，开设中医学等3个专业，中医学等9个学科拥有博士学位授予权，12个学科拥有硕士学位授予权，湖南中医药大学2个博士后科研流动站也挂靠在医院。

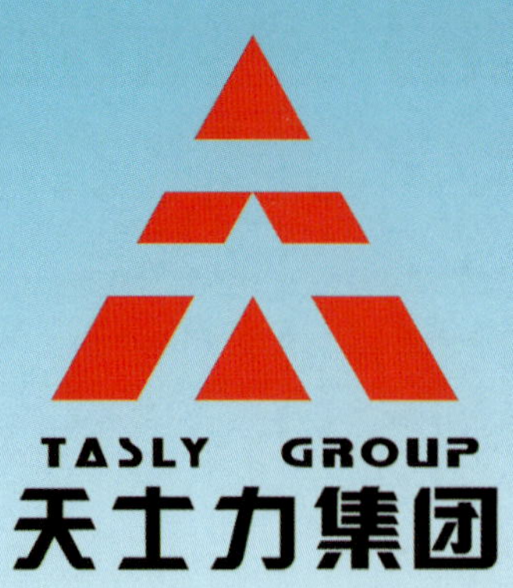

创造健康·人人共享

To share the joy of health with all

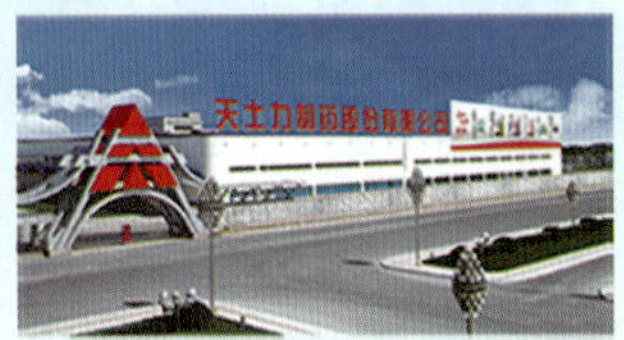
天士力现代中药产业园

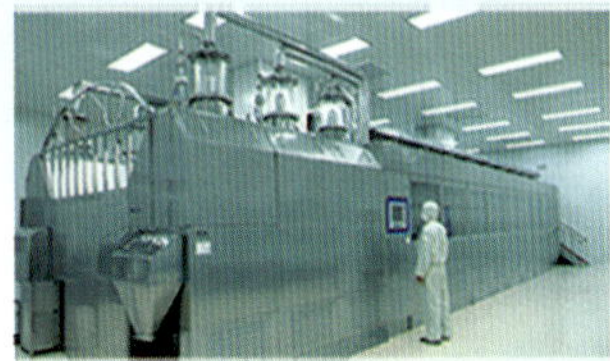
具有自主知识产权的全自动数字化滴丸生产线

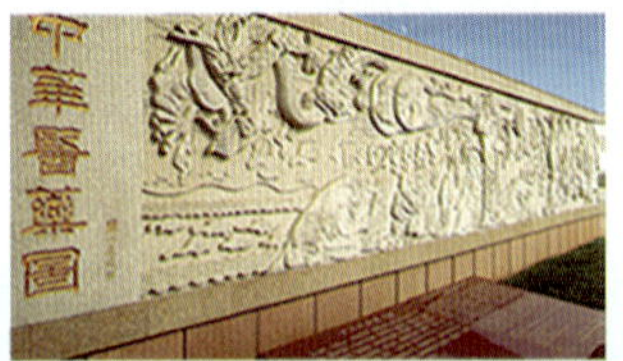
中华医药图

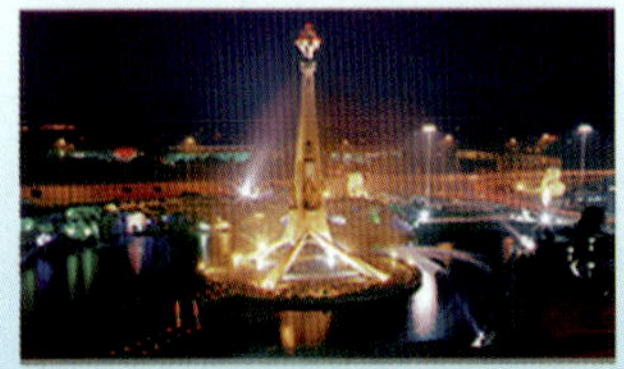
天士力景观之一医药之光

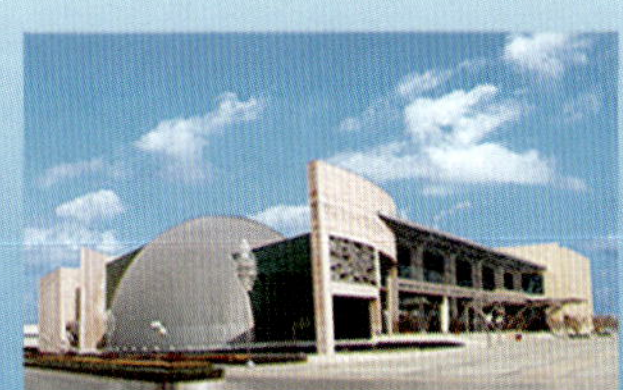
天士力国际交流展示中心

天士力集团是以大健康产业为主线，以生物医药产业为核心，以保品、功能食品等健康产业以及健康管理与服务业为两翼的高科技跨国企业团。天士力集团1994年成立，始终秉承“追求天人合一，提高生命质量的企业理念，不断推进大健康产业持续快速发展。

天士力以现代中药奠基立业，立足于现代科技创新，以组分中药为导，形成了组分中药产业化开发的技术平台和先进制造平台。大力推进标化管理的创新和系统化建设，形成了一条将药物研发、药材种植、中药取、制剂生产和市场营销各环节集于一体的现代中药产业链，开发培育了批疗效确切、市场信誉度高的现代中药产品群，其中最具代表的复方丹参丸2010年顺利通过了FDA（美国食品和药品管理局）Ⅱ期临床试验。

近年来，特色化学药和高端生物药也获得快速发展。与英国COOP集合资兴建的面向国际市场的化学药生产基地已经实现生产出口。生物药以栓制剂尿激酶原和亚单位流感疫苗为龙头，形成了治疗用药与预防用药相合的研发平台和产业平台。

天士力借助于生物医药领域的技术优势，紧密结合食品、饮品等生核心要素，向生命健康产业扩展。经过近年来的精心打造，形成了以“台”为品牌的现代白酒产供销体系；“帝泊洱”生物茶、饮用水以及保品、功能食品等产业领域，以科技创新为先导，以优势资源开发为基础，成了规模化产能和品牌化营销。

面向未来，天士力集团将继续发展壮大“一个核心带两翼”的大健产业格局，为实现“创造健康，人人共享”的目标，锐意创新，科学发展。

第二炮兵总医院

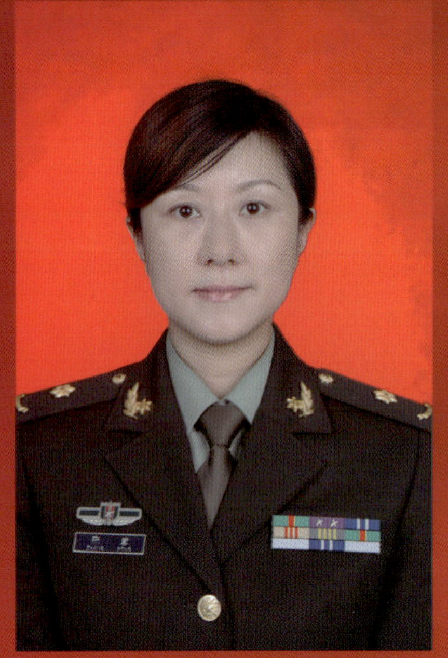

科室主任张蓉

第二炮兵总医院是集医疗、科研、教学、保健于一体的综合性医院，在
院党委的领导下，获得为部队服务先进医院、全国抗震救灾英雄集体等荣誉，
成全军专科中心5个。医院十分重视中医药事业的发展，医院中医科先后获得
全军中医药先进科室、首都军地共建中医药示范单位、全军中医药技能培训中
等荣誉称号。在科研方面，获全军医疗成果三等奖十余项，获批国家自然基
课题1项，参与国家自然基金课题多项，并发表学术论文百余篇。

“十二五”期间，科室严格落实院党委指示，聚焦二炮军事医学特色，以
面提高中医药参与多样化军事任务保障能力与服务地方百姓为宗旨，坚持中西
并重，促进现代医学与传统医学融合发展，用高科技手段打造二炮特色的中医
药，力争把科室打造为具有二炮军事医学特色的现代化数字型科室。

创建独具二炮特色的中医现代化数字型科室

科室立足战略高度，把全面提高科室信息化水平作为发展方向，借助二炮
高科技平台，全面构建“就诊流程数字化，病人数据集成化，辨证诊断精确化
处方用药科学化”，打造二炮特色的高科技现代化、信息化中医。科室改革传
中医诊疗模式，从中医问诊电子系统和电子病历的改革与创新入手，建立中医
量体系，引入、整合信息数据。通过与医疗、管理体系的融合，改进现有服
流程，创建中医病证结合规范化诊疗系统，病房查房PDA，将信息化、现代化
高科技手段应用于中医传统的诊疗过程中，做到中医传统与现代高科技信息化
完美融合，构建独具二炮军事医学特色的信息现代化中医诊疗服务体系。

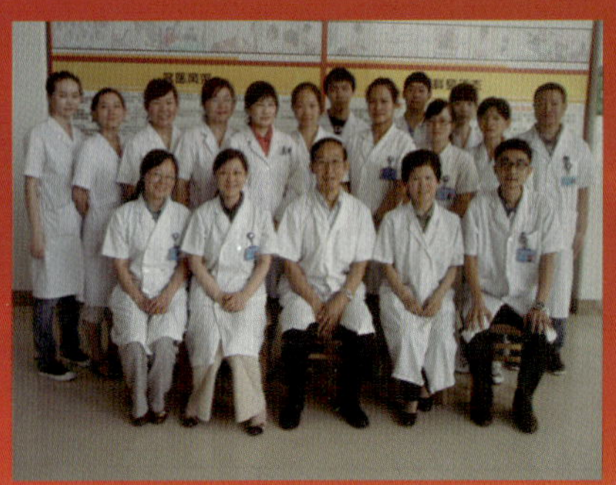

科室人员合影

完善管理体制，创新服务流程

科室将科学的管理学理念与传统中医医疗工作进行有机结合，加强构造卓
的人性化服务流程，以病人为中心，以信息技术为支撑，以团队精神为引导。
造卓越的业务流程，对服务流程进行管理设计，进行流程规范、流程优化和流
再造。建立完善了中医科规章制度，编制《中医科制度汇编》，科学管理科室
同时制定了《中医科常见病诊疗规范》、《中医科常见病技术操作常规》及《
医特色护理》3部著作，规范了中医服务流程，化繁为简，切实做到服务患者
扩大医疗服务可及化，提高了医疗服务质量。完成了从行政管理到医疗质量双
齐下，成功地构建了中医科科学、合理、完善的科室管理体制。

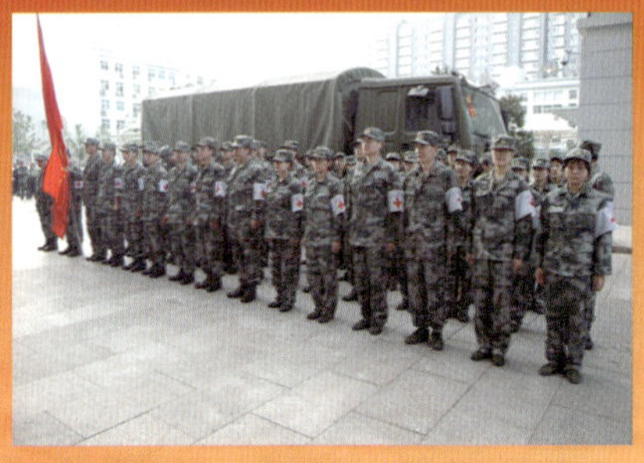

野战医疗分队卫勤训练

创建全军中医药文化建设的风景线

科室积极响应院党委提出的文化兴院的理念，树立“抓文化是为了抓战
力”理念，把全面提升部队战斗力作为文化建设与发展的最高目标。充分发挥
医药文化的独特作用，将深化中医药文化内涵研究、加强中医药机构文化建设
推进中医药文化宣传普及、加快中医药文化人才队伍建设为科室文化建设的目
通过综合立体的文化建设，使科室从价值观念、行为规范、环境形象等方面充
体现中医药文化特点。

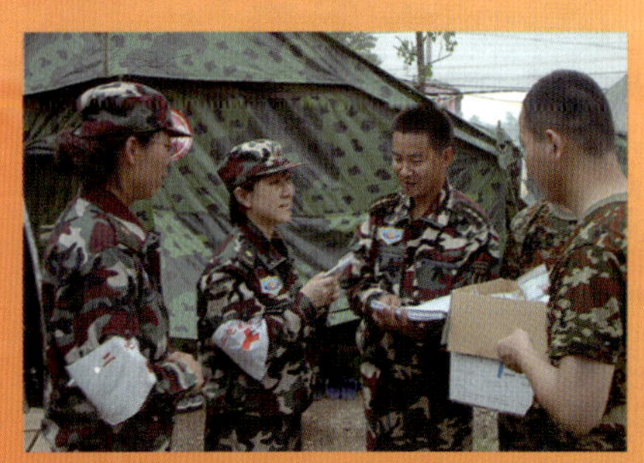

张蓉主任为抗震救灾官兵赠送科内制剂“抗疲劳颗粒”

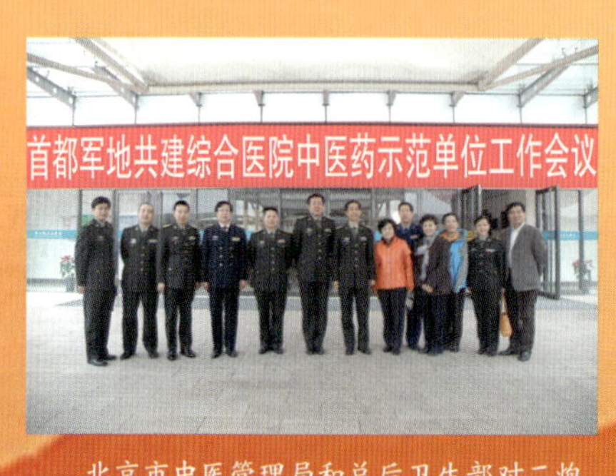

北京市中医管理局和总后卫生部对二炮总医院中医科“全军综合医院中医药工作示范单位”建设情况进行检查、验收

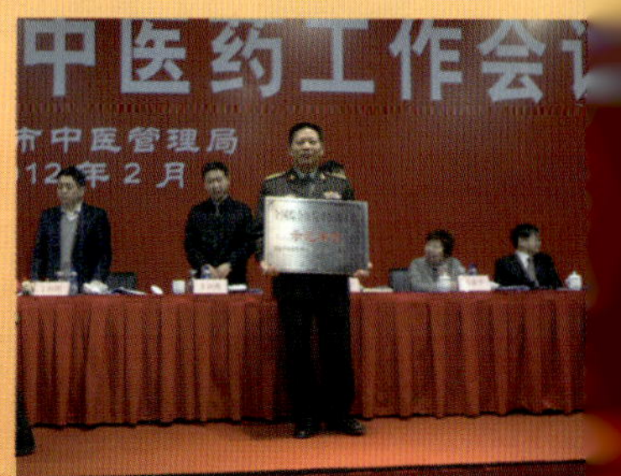

北京市中医管理局和总后卫生部为二炮总医院颁发“全军综合医院中医药工作示范单位”证书及奖牌

两个中心的成立

1.全军综合医院中医药工作示范单位

2010年，首都军地共建综合医院中医药工作示范单位创建活动在北京启动，在总后卫生部医疗管理局及国家中医药管理局各位领导的关怀下，在院党委的支持下，2011年10月，中医科顺利通过检查、验收，成为全军综合医院中医药工作示范单位。这对于改善二炮中医药服务条件、发挥中医药特色优势、提高科研创新水平提供了良好契机，也为更好地服务部队官兵和地方百姓给予了实质性的支持。

2.全军中医药技能培训中心

中医科始终在院党委的领导下，把为部队服务作为科室工作的重中之重，严格按照二炮后勤部党委提出的“抓一强八促基层”的要求，切实发挥总医院中医科的帮带作用，2011年经总后卫生部批准，被评为全军中医药技能培训中心，该中心创新教学与培训模式，优化培训内容，利用总医院先进的硬件设备，采用3G多媒体远程教学并结合现场授课进行全方位的培训与教学。建立和完善了医院与部队中医卫生机构业务帮带长效机制，切实在人才、技术、设备、管理等方面帮带到位，不断提高基层救治水平；为广大基层部队官兵普及中医实用知识及适宜技术，提高常见病、部队多发病的预防，为维护官兵健康和提高部队战斗力作出更大贡献！

独具二炮特色的学科专业建设

依靠二炮坑道作业的军事医学特殊性，按照中医药重点学科建设要求，科室将中医风湿病专科作为学科发展目标和稳定的研究方向，提高临床疗效水平，扩大中医风湿病专科门诊，成立专科病房，利用规范的中医学科专业诊疗方案、临床路径，发挥“军地中医药工作融合发展平台”的作用，通过建立名医工作室等一系列措施，通过医研互助，促进成果转化，迅速拉动学科发展，实现科室战略目标，成为国家重点专科，逐步将科室建设成为独具二炮军事医学特色现代化数字型中医科室。

科室学术带头人

张蓉：中医科主任，医学博士，硕士生导师。

中医科学术带头人，兼任中国中医康复医学委员会常务理事、中国残疾人康复协会第五届理事会理事、中华中医药学会继续教育分会委员。毕业于北京中医药大学，曾跟随李德衔等多位全国著名中医专家学习，积累了丰富的临床经验。主持国家自然基金课题1项，参与横向课题研究多项，荣获军队医疗成果奖5项，发表医学论文30余篇。

擅长治疗风湿免疫性疾病及慢性疑难杂病，如类风湿性关节炎、强直性脊柱炎、膝骨性关节炎、过敏性鼻炎、顽固性失眠以及中老年常见病如糖尿病、冠心病等。

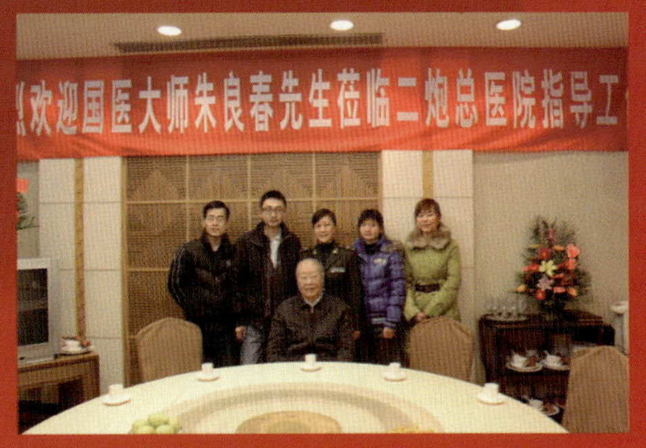

国医大师朱良春教授来二炮总医院中医科指导工作

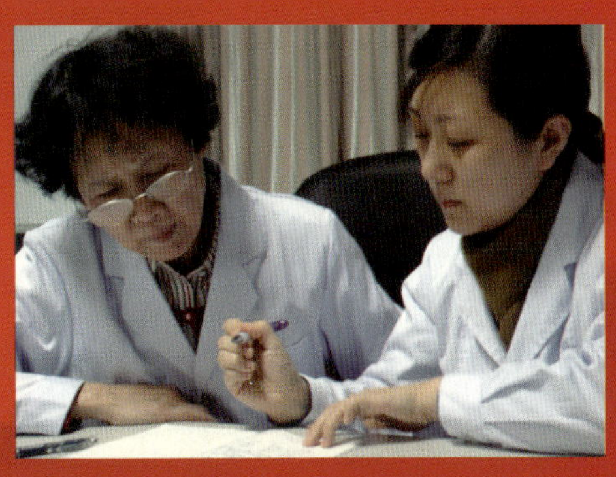
著名中医妇科专家肖承悰教授在中医科出专家门诊，并通过“师带徒”的方式带教科室医务人员，提高了科室整体的学术水平

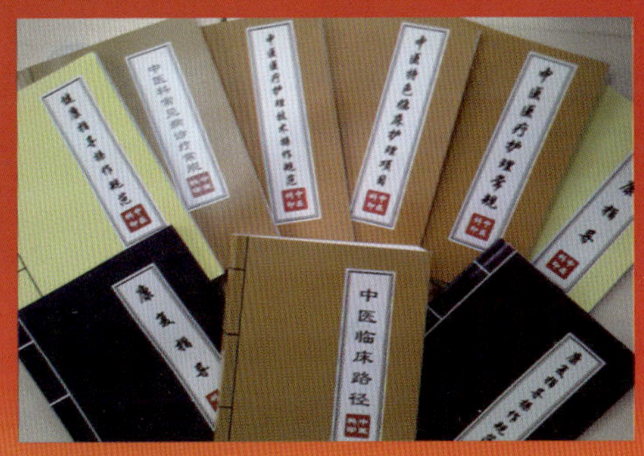

科室各种规章制度、医疗规范

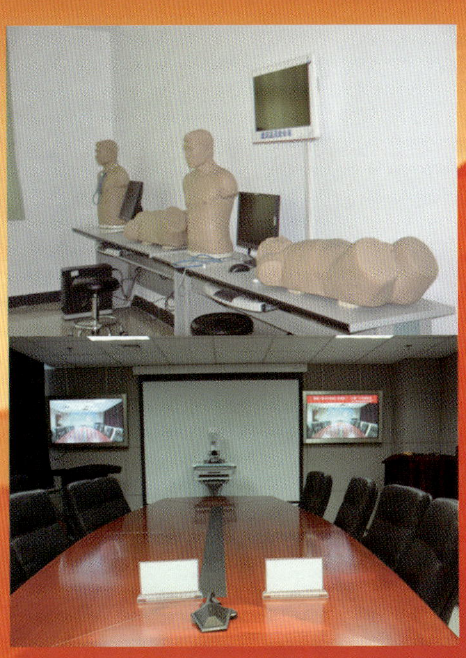
“全军中医药技能培训中心”先进的教学设备

地址：北京市西城区新街口外大街16号
邮编：100088
电话：010—66343137

古为今用，洋为中用，中西合璧，协同创新

——杭州师范大学“治未病与健康管理”学科介绍

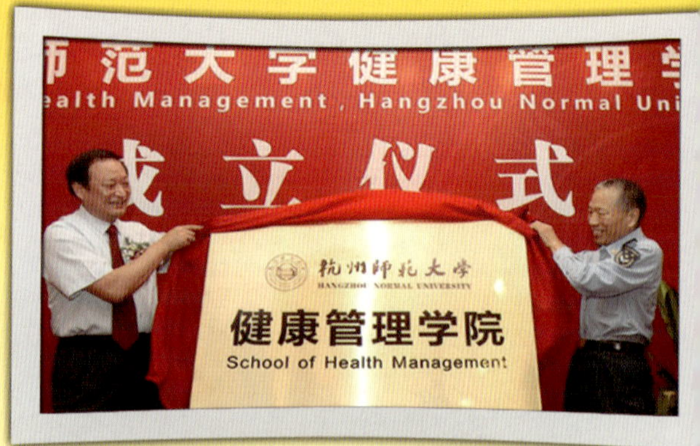

2011年9月16日，国内第一家健康管理学院在杭州师范大学成立。卫生部副部长、国家中医药管理局局长王国强（左）亲自为健康管理学院揭牌并作重要讲话。图右为中国工程院院士、我国航空生物医学工程的创始人、航空医学与生物医学工程专家俞梦孙

在美丽的西子湖畔、钱塘江边，坐落着一所环境优美的校园，这就是杭州师范大学。杭州师范大学成立于1908年，在学校的历史上涌现出了鲁迅、李叔同、马叙伦等杰出校友。近年来，在省市政府的支持下，该校的校园建设、学科建设和教学质量均取得了长足的发展。该校的医学教育也已有95年历史，曾经培养出毛泽东主席生前护士长俞亚菊、南丁格尔奖获得者张水华等优秀学子，先后获得了国家“973”项目、国家自然科学基金重点项目和国家“十五”、“十一五”“十二五”科技规划支撑项目等重大科研立项，并取得了多项科技成果。2011年9月，该校成立了国内第一家健康管理学院，并成功申报服务国家特殊需求博士人才培养项目——“治未病与健康管理”博士培养项目。最近，“治未病与健康管理”学科被国家中医药管理局批准为重点学科。

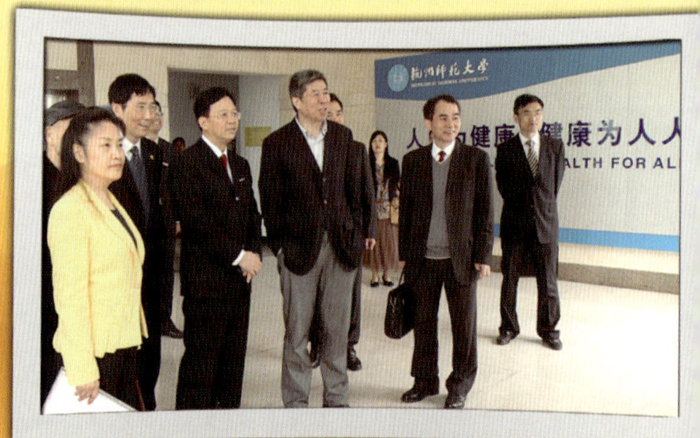

2012年4月12日，国家中医药管理局副局长李大宁（中）中国科学院院士、上海中医药大学校长陈凯先，国家中医药管局科技教育司副司长洪净等一行在杭州师范大学校长叶高翔、校长郭清等陪同下兴致勃勃地视察了杭州师范大学“治未病与康管理”实验中心

“治未病与健康管理” 是以现代健康概念和中医“治未病”思想为指导，运用医学、管理学等相关学科的理论、技术和方法，对个体或群体健康状况及影响健康的危险因素进行全面连续的检测、评估和干预，实现以促进人人健康为目标的新型医学服务过程。杭州师范大学“治未病与健康管理”学科拥有卫生部健康管理师培训基地和鉴定中心、杭州市2011协同创新中心，是国家“治未病”健康工程的重要教学研究基地、浙江省医学扶植重点学科、浙江省高校优势专业。学科带头人杭州师范大学副校长、医学院院长郭清教授，为美国哈佛大学博士后、高级研究学者美国麻省医药学院名誉博士，国务院政府特殊津贴获得者，浙江省中青年学科带头人、重点资助对象，浙江省“151”人才工程第一层次人选。担任中华预防医学会初级卫生保健分会主任委员，中华预防医学会社会医学分会副主任委员，中华医学

会健康管理学分会常委、青年委员会负责人，中国社区卫生协会常务理事。2011年郭清教授被光荣地评为中国医改十大新闻人物。学科团队中拥有中国工程院院士、国家“千人计划”入选者、国家重大科学研究计划首席科学家等核心成员，共有教授18人，副教授37人，拥有博士学位者41人。近5年，学院培养本科生255人，5届健康管理研究方向硕士生近100人。2009年获全国大学生课外学术作品挑战杯二等奖1项、省特等奖1项、浙江省一等奖1项，2010年获共青团中央青年创业周大赛银奖1项，“赛伯乐杯”铜奖1项。

今后，杭州师范大学“治未病与健康管理”学科将在“治未病”与健康管理的基础理论、服务模式和智能化3个方向进行深入研究，通过政、学、研、产、用等多方位的协同创新，为建立中国特色的健康管理模式，促进国民健康作出自己的贡献。

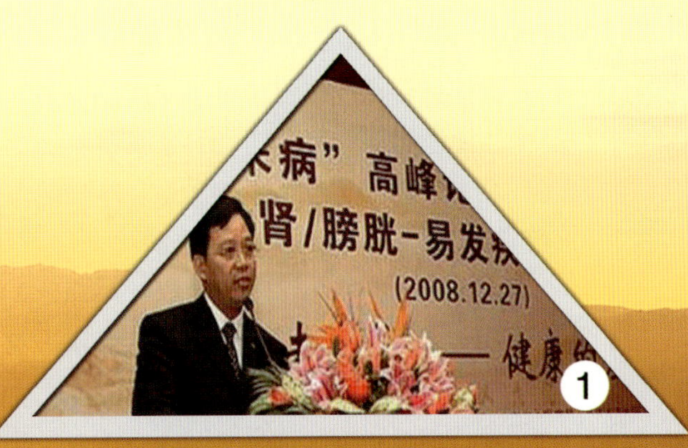

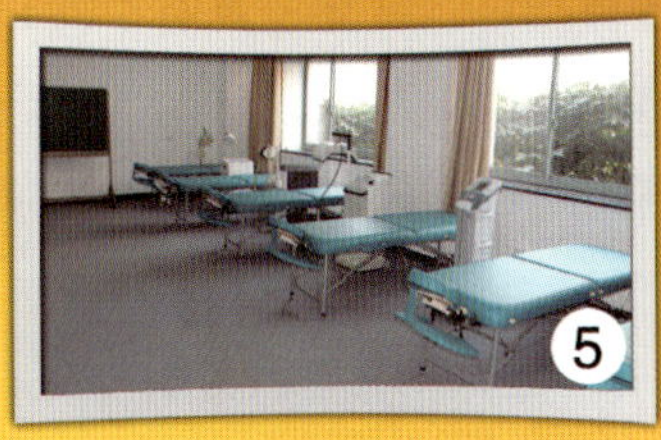

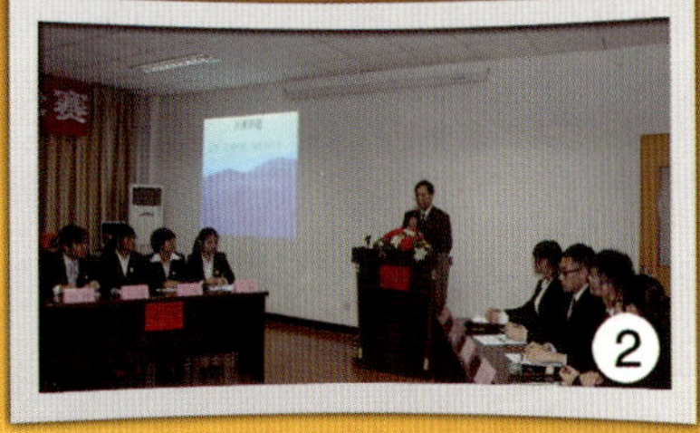

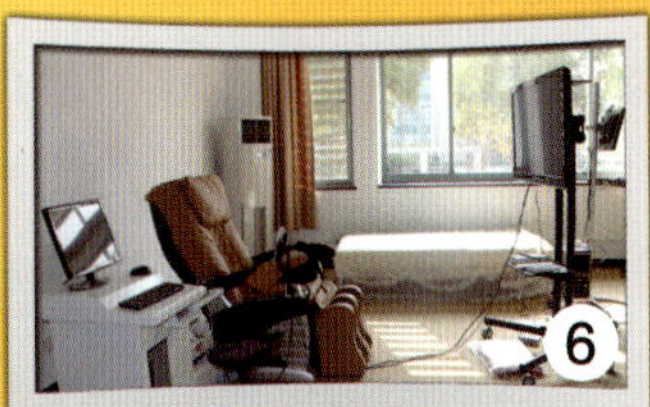

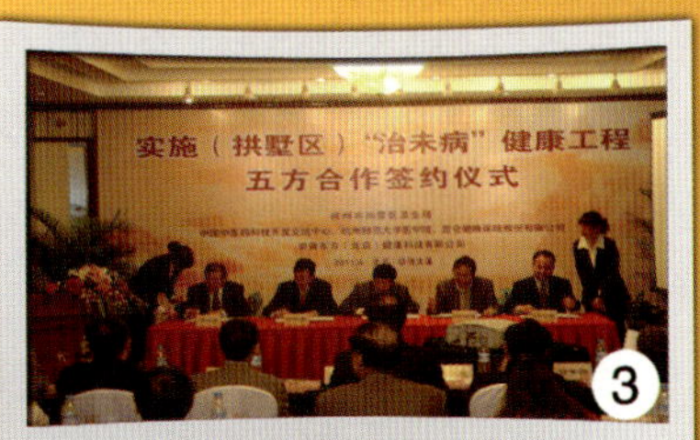

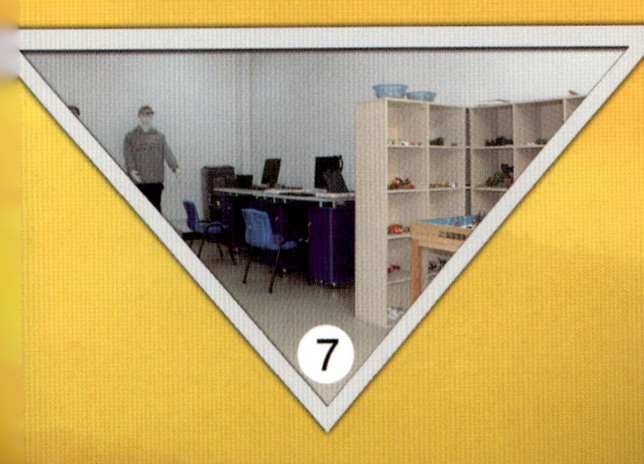

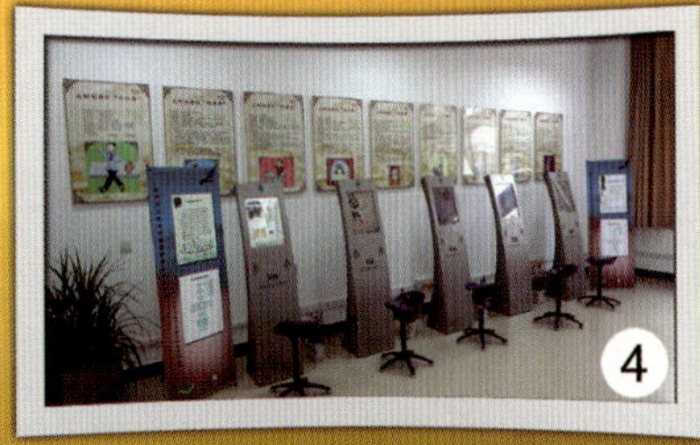

1. 学科带头人郭清教授积极参与国家中医药管理局等部门举办的“治未病”高峰论坛等活动，在全国各地举行了多场“治未病”与健康管理相关内容的讲座，受到各方面的一致欢迎

2. 培养学生对实际问题的思考和应对能力是“治未病与健康管理”学科历来追求的目标。图为健康管理专业的学生在举行对抗辩论赛

3. 杭州师范大学“治未病与健康管理”学科积极参与“治未病”健康工程，与拱墅区卫生局等单位开展了全方位的协同创新

4. “治未病与健康管理”实验中心内的中医体质辨识实验室

5. 中医康复技术实训室

6. “治未病与健康管理”实验中心的生物反馈与健康体验实验室

7. “治未病与健康管理”实验中心的心理干预实验室

中医薪火　代代相传

——北京朝阳医院

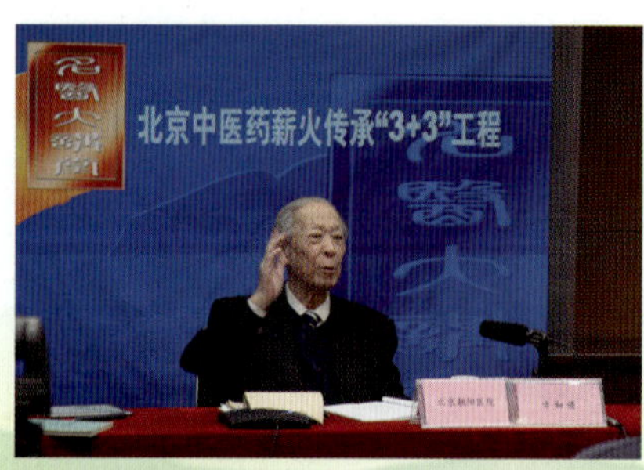

名医大讲堂方和谦讲伤寒论

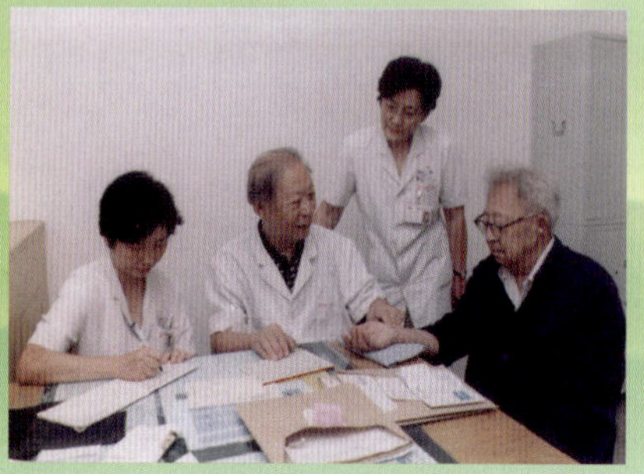

方和谦老先生带徒门诊

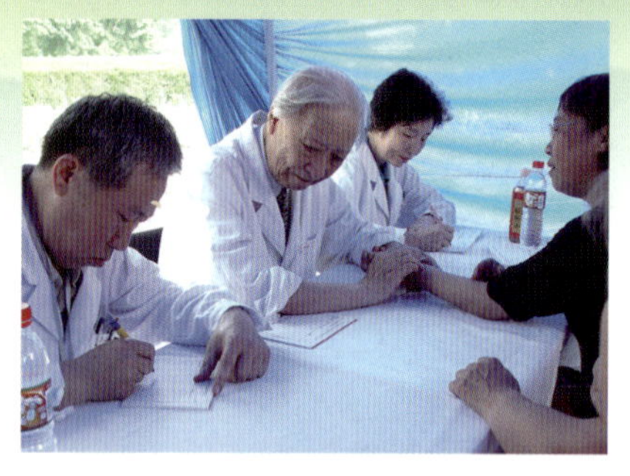

名师高徒同义诊

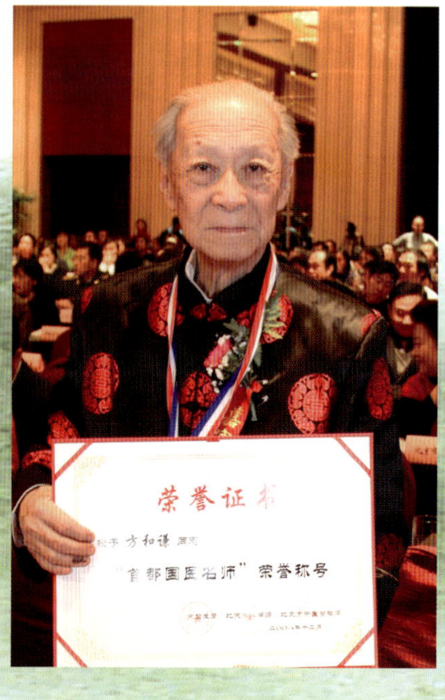

方和谦老先生在中医药发展大会上

首都医科大学附属北京朝阳医院创建于1958年，是集医疗、教学、科研、防为一体的三级甲等A类医院。中医科是与医院同时诞生的一级中医内科综合室，专业主要涵盖神经内科、内分泌、呼吸、心内、消化、肾内等，还涉及骨（针灸、按摩）、中医妇科（专家门诊）的部分疾病。经过朝阳医院几代中医半个世纪的艰苦奋斗，目前该科是北京市中医管理局批准的北京地区首批六家合医院示范中医科之一，2007年11月医院又获国家中医药管理局、卫生部、放军总后勤部卫生部授予的"全国综合医院中医药工作示范单位"的称号，在京地区和全国综合医院中有一定的影响力。

已故国医大师、首都国医名师、全国著名老中医专家方和谦教授，为振兴医事业呕心沥血，孜孜不倦。他医术精湛，治学严谨，毫无保留地将自己的经传授给学生，为国家培养了一批医疗、教学、科研的骨干，为国家、为医院的中和中西医结合事业作出了不可磨灭的贡献。我们将永远铭记他的教诲，学习他精神，把他宝贵的学术思想和临床经验永远传承下去，造福于人民健康。

在北京朝阳医院，中医科是一个团结的、奋发向上的科室，多次获得医院进科室和优秀教研室的光荣称号。

中医科包括中医、针灸、理疗按摩3个专业组；设有中医专业门诊、针灸专业门诊、理疗按摩专业门诊和中医病房；有主任医师2名，副主任医师7名，主医师8名，住院医师4名，主管护师4名，护师6名，其中博士4名，硕士8名。

作为市级三级甲等综合医院中医科，该科充分发挥医院优质的医疗设施和疗设备的优势，临床实践中突出中医中药、针灸砭石、按摩等具有中医特色的疗技术的应用，诊治内科、妇科、骨科常见病与疑难病取得很好的疗效，尤其诊治心脑血管疾病、糖尿病、呼吸病、脾胃病、妇科病、颈腰椎退行性病变等有特色，为医院赢得了很好的声誉。

中医门诊包括专家门诊14台，专业门诊4台。近年来还开展了砭石疗法、"病夏治"中药贴敷治疗、中药腿浴治疗、神经肌肉疼痛治疗，尤其是近期引进"子午流注"、"脑功能治疗仪"等有中医特色治疗方法，取得很好的疗效，得患者信任和称赞。中医科还承担了全院各科的中医、针灸、理疗按摩会诊任通过会诊提高了临床疗效，为疑难重症的中西医结合治疗发挥出了中医中药的到作用。

中医病房以收治缺血性脑血管病、呼吸病、糖尿病、肾病、痹证等内科疑杂病为主。对于缺血性脑血管病有完整的诊疗方案，无论在急性期、恢复期、遗症阶段都可以得到及时系统的治疗。

近年来，中医科在科研方面积极进取，与部级、市级三级中医医院和本院呼神内等西医重点学科友好合作，开展科学研究工作。主持国家"十五"攻关课首发基金课题、北京市科委课题、北京市中医药科技发展基金课题20余项，参北京市科委立项课题、国家中医药管理局诊疗技术课题3项；获得中华中医药会科学技术二等奖1项，北京市科学技术三等奖2项。发表学术论文80余篇，主著作8部，参编著作10部。

中医教研室承担首都医科大学第三临床医学院五年制和七年制的中医学

学工作。在教学工作中，积极进行西医院校中医教学的探索与改革，中医教研室承担的中医学课程，申报成功为首医校级“精品课程”。

经过多年的医疗、教学、科研实践和科室对青年医师多层面、全方位的培养，科室近年来在医院的大力支持下，科室引进了硕士、博士等高学历人才多人，也在多批全国名老中医师带徒和“125”人才培养项目中为中医临床工作培养了大量人才。中医科目前已拥有一支年龄、学历、知识结构基本合理，以中年骨干力量为支柱的人才队伍，正在为中医药事业的发展、为朝阳医院美好的明天努力奋斗。

方老与一、二、三批徒弟合影

李文泉简介

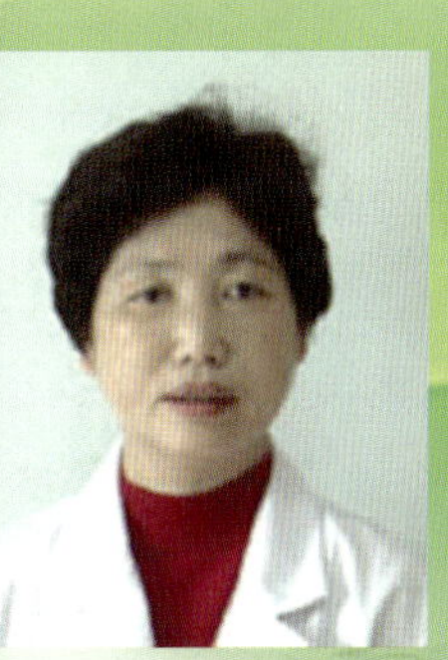

李文泉，主任医师，教授。曾任北京朝阳医院中医科主任。从师国医大师方和谦教授，为第五批国家级名老中医学术经验继承工作指导老师。曾任北京市科协第五届委员会委员，中华中医药学会内科分会心病专业委员会常委，北京中医药学会第八、九届理事会常务理事，北京中医药学会第八届内科专业委员会副主任委员等职务。任北京中医杂志及世界中医药杂志编委。从事中医临床工作40余年，对疑难杂症的中医治疗有较丰富的经验。采用活血化瘀、益气养阴、滋补肝肾法对心脑血管疾病的治疗有独到之处，组方研制的院内制剂“心脉舒口服液”治疗肺心病、冠心病，“脑康宁”治疗脑血管病疗效显著，对高血压、冠心病、心律失常、脑动脉硬化、中风等心脑血管疾病有较好疗效。

她科研教学能力强，牵头参与科技部“十五”国家科技攻关计划、“十一五”国家科技支撑计划课题、北京市科委及北京市中医管理局科研课题10余项，获科研基金百万余元。其中“中西医结合治疗慢性肺源性心脏病急性发作期气阴两虚型免疫功能改善的研究”课题获北京市中医管理局科技成果二等奖、“亚健康人群中医基本证候流行病调查”课题获中华中医学会科技成果二等奖、“方和谦学术思想及临证经验的研究”课题获北京市科委科技成果三等奖。她对国医大师方和谦教授的学术思想潜心研究，做了大量的继承整理工作，获中华中医学会名老中医高徒奖。作为科主任她努力提高科室的业务建设，使中医科被评为北京市综合医院首批示范中医科，朝阳医院被评为首批全国综合医院中医工作示范单位。

多年来，她发表论文30余篇，作为主编及编委参与编写《实用中医心病学》、《中华名医看家方——心脑血管病》、《中国现代百名中医临床家丛书——方和谦》及《中医学》教材等医学专著10余部。其中《中医学》和《中医学要点与自测》两书获首都医科大学秀教材二等奖。她曾获北京市卫生局及院级先进工作者、优秀共产党员、“北京市中医药人才培养计划”优秀管理干部、优秀临床科主任等荣誉称号。

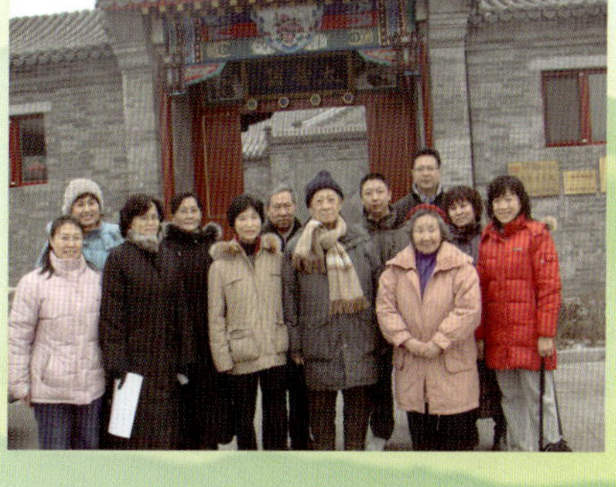

方老与第四批徒弟合影

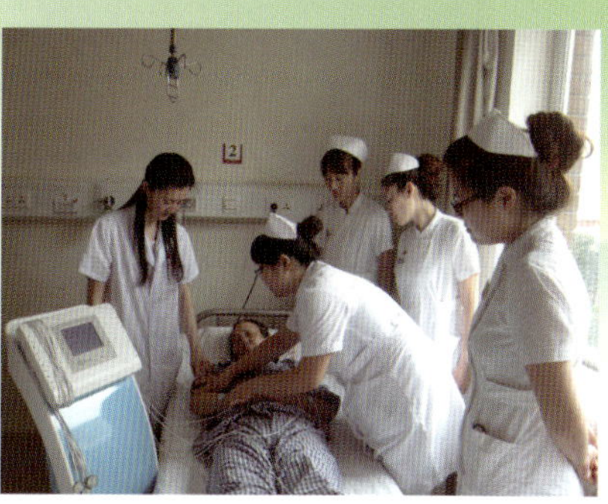

中医病房——子午流注治疗

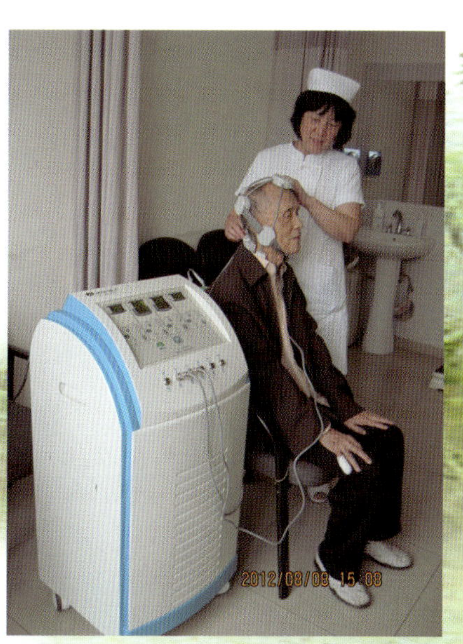

脑功能治疗仪治疗

北京朝阳医院中医科地址：北京市朝阳区体育场南路8号
邮政编码：100020
北京朝阳医院网址：www.bjcyh.com.cn
北京朝阳医院中医科网址：www.cyzyk.cnkme.com

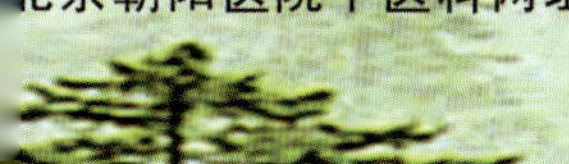

数辈耕耘绘蓝图 蒙医实现新跨越

——内蒙古国际蒙医医院扬帆起航

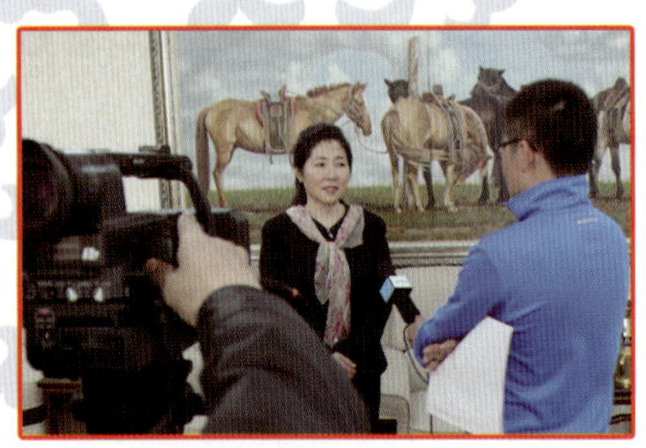

自治区卫生厅副厅长、内蒙古国际蒙医医院院长乌兰在开业当天接受记者采访

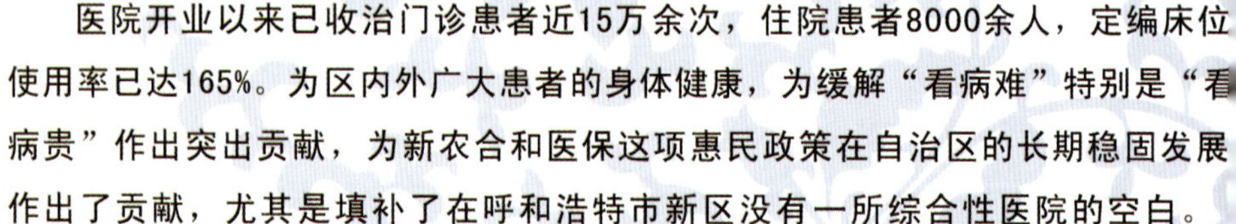

国医大师苏荣扎布脉诊

内蒙古国际蒙医医院是内蒙古自治区政府2006年确定的新建项目，2008年被定为为民办实事十项重点民生工程之一，是国家重点民族医医院建设单位，是我国首家以蒙医药医疗为主，蒙医结合现代医学的集医疗、科研、教学、预防、保健、康复、急救、制剂为一体的现代化三级甲等综合性蒙医医院，是国家蒙医药技术骨干培训基地、国家蒙药制剂中心，八省区蒙医药医疗、科研、教学指导中心及蒙医药国际交流中心，同时也是内蒙古医科大学蒙医药临床医学院、蒙医药附属医院、内蒙古民族大学教学医院。医院建筑面积5.48万平方米，定编床位500张，开放床位920张，设临床、医技、制剂、行政职能等65个科室。

医院拥有职工926人，设蒙医一级临床科室34个，占医院临床科室比例的82.9%。医院现有2个国家临床重点专科，1个国家中医药重点研究室，9个国家中医药管理局重点专科，1个自治区级领先学科，2个自治区级重点专科。医院拥有国医大师1名，国家及自治区级重点专科、领先学科等学术带头人60余名，自治区名蒙医9名，名老蒙医学术传承人9名，蒙医博士生导师2名，硕士研究生导师20名，引进海外留学医学、生物学等与医疗、科研相关的博士后、博士人员30名，医院现有196名硕士，具有博士、硕士学历以上人员占业务人员的40%以上。

医院开业以来已收治门诊患者近15万余次，住院患者8000余人，定编床位使用率已达165%。为区内外广大患者的身体健康，为缓解“看病难”特别是“看病贵”作出突出贡献，为新农合和医保这项惠民政策在自治区的长期稳固发展作出了贡献，尤其是填补了在呼和浩特市新区没有一所综合性医院的空白。

医院设立国家级蒙医药重点实验室，设有蒙药药用植物研究室、分子肿瘤学与细胞生物研究室、生物化学研究室等；拥有药物提取、纯化、分析的完备实验设备；实验室汇聚高层次研究人才，并与美国、日本、印度、蒙古国等国外以及国内几所知名大学医药研究机构建立了协作关系。此外，自治区党委组

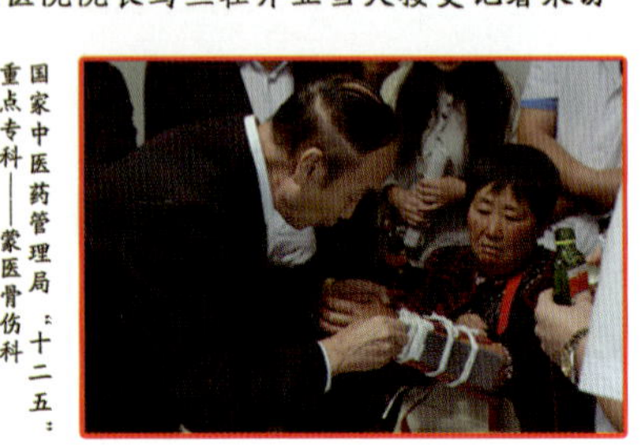

国家中医药管理局“十二五”重点专科——蒙医骨伤科

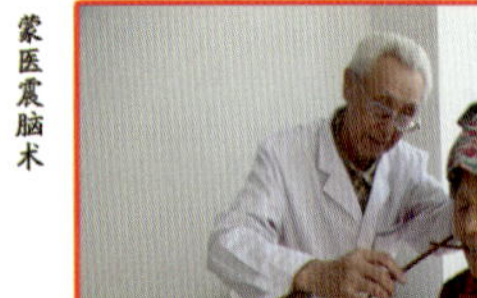

蒙医震脑术

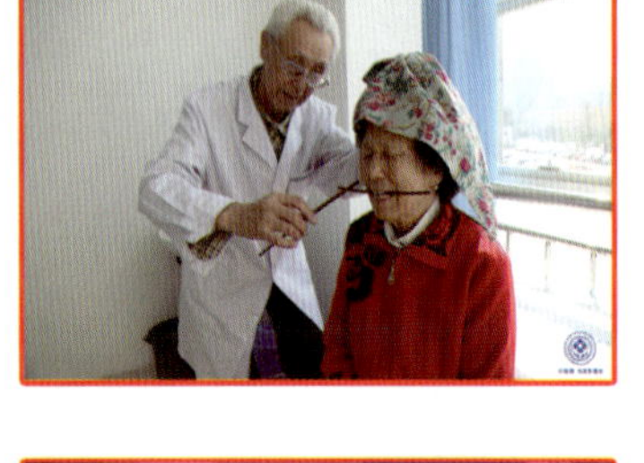

国家临床重点专科、国家重点研究室——蒙医五疗科

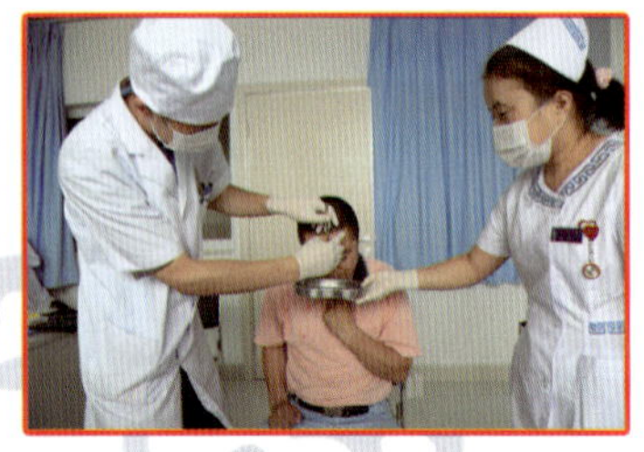

国家临床重点专科——蒙医康复科

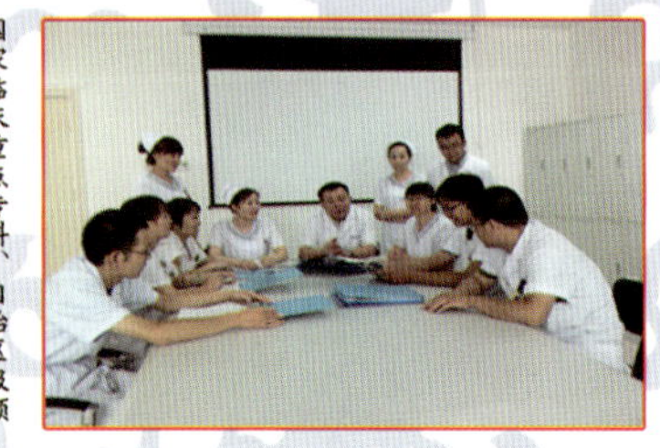

国家临床重点专科、自治区级领先学科——五疗脑病科

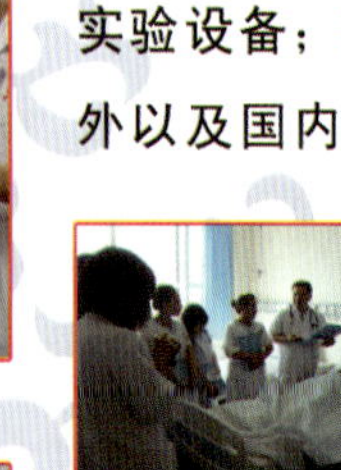

国家中医药管理局“十一五”、“十二五”重点专科、自治区级重点专科——蒙医心病科

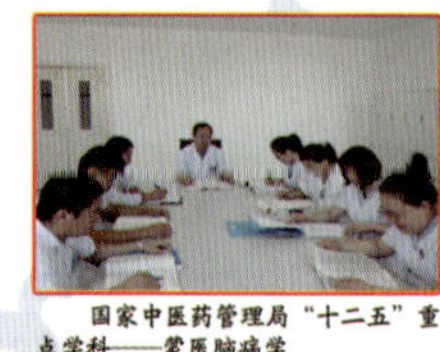

国家中医药管理局“十二五”重点学科——蒙医脑病学

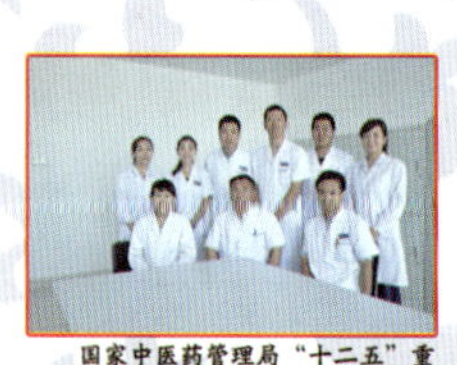

国家中医药管理局“十二五”重点专科建设项目——蒙医脾胃病科

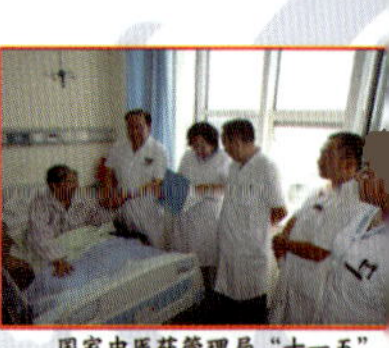

国家中医药管理局“十一五”“十二五”重点学科、自治区级重点专科——蒙医血液、肿瘤科

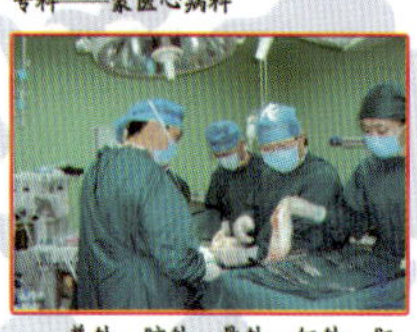

普外、脑外、骨外、妇外、肛肠外手术

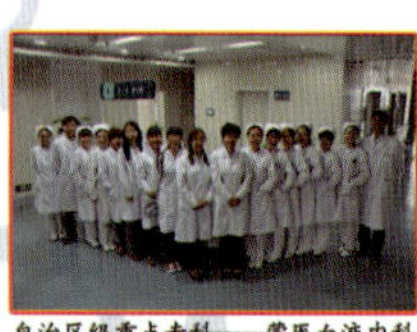

自治区级重点专科——蒙医血液内科

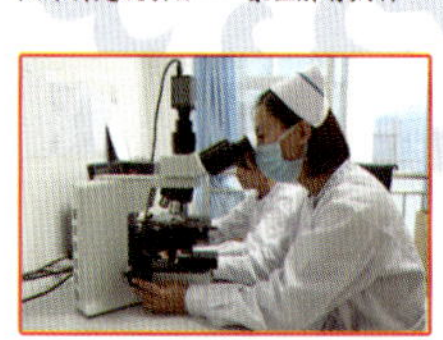

国家中医药管理局“十二五”重点专科建设项目——蒙医皮肤病科

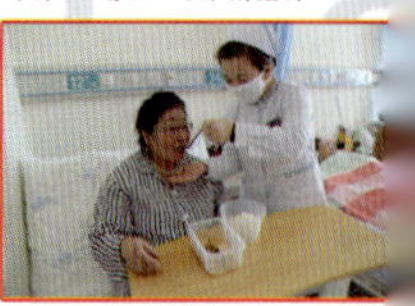

国家中医药管理局“十二五”重点专科——蒙医护理学

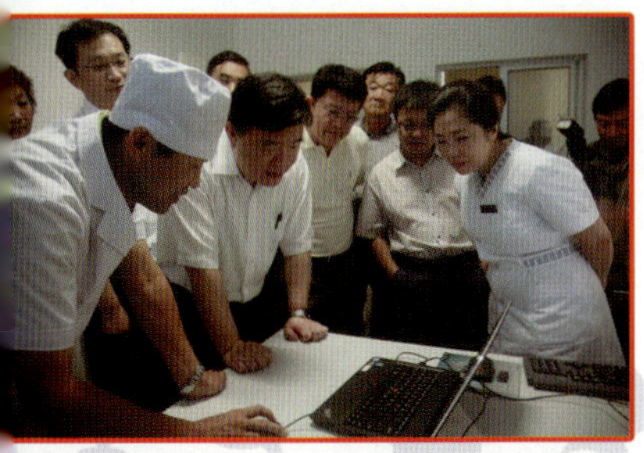

自治区卫生厅厅长毕力夫陪同卫生部部长
陈竺考察医院"十二五"重点学科、国家中医
药重点专科——蒙医心身医学

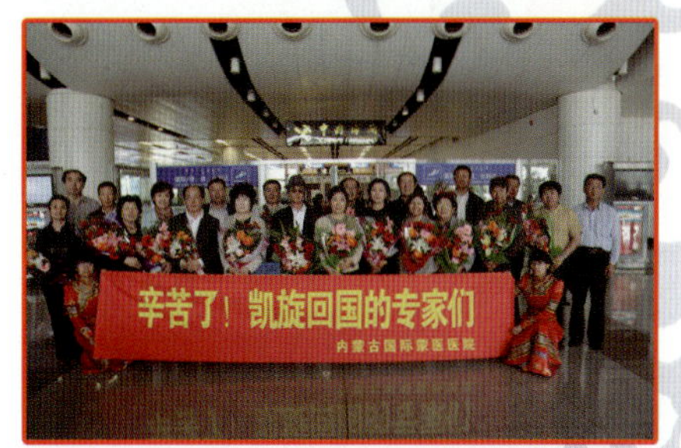

乌兰巴托•中国内蒙古文化周活动
中为蒙古国患者义诊的医院医疗专家团队

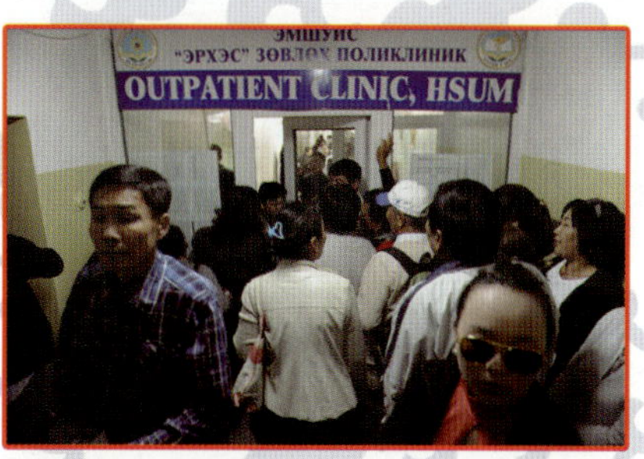

等候医院专家义诊的蒙古国患者

织部成功引进南京大学生命科学学院张晨宇"长江学者"科研团队，就蒙医药研发等相关科研与国际蒙医医院达成长期合作协议。

医院拥有1.5T超导核磁共振成像系统、64排128层螺旋CT、数字剪影心血管照影系统、超高档全身彩色多普勒超声诊断仪、高档心脏彩色多普勒超声诊断系统、数字胃肠机、全身骨密度检测仪、钼靶数字乳腺机、DR、全自动生化分析仪、血液透析系统等世界一流的医疗设备。

医院在自治区内首次创建蒙医HIS系统即医院信息管理和蒙文电子病历系统。门诊挂号收费、门诊医生工作站、住院收费、住院医生工作站、护士工作站、药房管理、药库管理及财务管理等均实现了蒙医蒙古语信息化管理，建成了覆盖各科的局域网，目前为止已经实现了蒙文电子病历系统。

医院云集了全区众多德高望重、医术精湛的知名专家、学者和一批国内外引进的博士、硕士等中青年专业技术人才。在治疗常见病、多发病、疑难病，特别是蒙医药对心脑血管疾病、消化、呼吸、泌尿、内分泌系统疾病及妇科、儿科、五官科、皮肤科、肛肠科等疾病治疗具有显著疗效，尤其是蒙医药治疗血液病及传统疗法，如五疗、正骨、点穴治疗、心身医学治疗各种疑难杂症疗效独特而名扬区内外，同时开展急性心脑疾病、创伤急救和手术、心脏介入及血液透析等项目。

医院力争以一流的人才、一流的技术、一流的设备、一流的环境、一流的服务为广大患者提供有效、安全、方便、价廉的医疗、保健、康复服务，同时为蒙古国等邻国患者提供优质、快捷、高效、完善的蒙医药医疗服务。

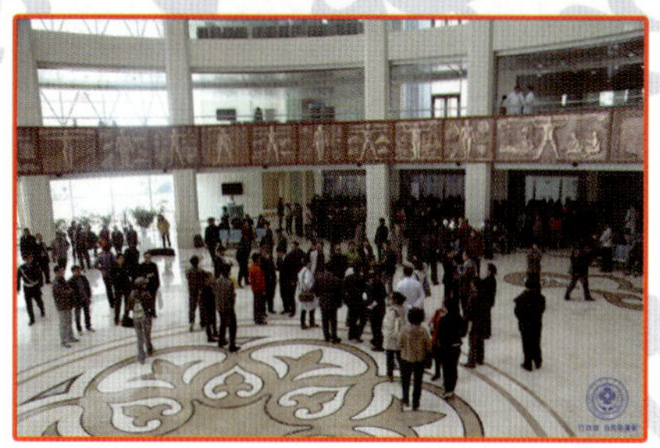

门诊大厅

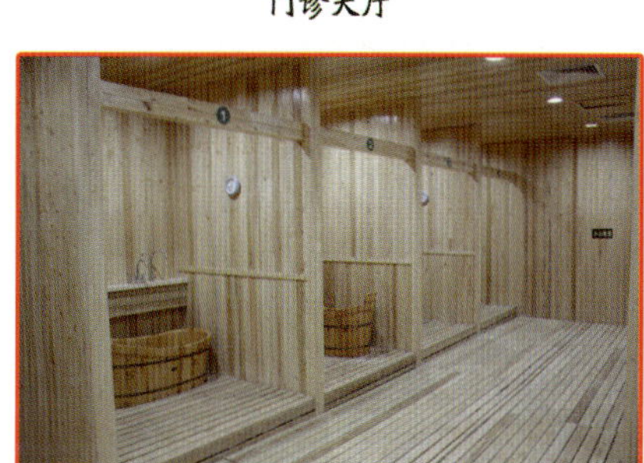

蒙医五疗药浴中心

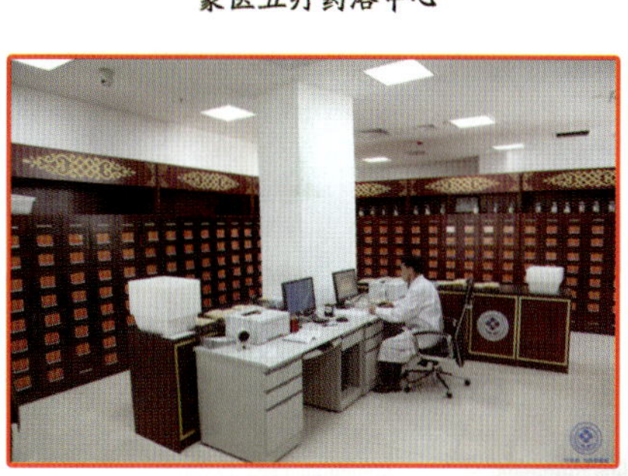

国家中医药管理局"十二五"重点专科
——临床蒙药学

院长寄语：

作为国家重点民族医医院，自治区政府重点民生工程——内蒙古国际蒙医医院开业半年之际，我代表全体医护人员祝全国各族群众身体安康！

内蒙古自治区卫生厅副厅长
蒙中医药管理局局长
内蒙古国际蒙医医院院长

乌兰

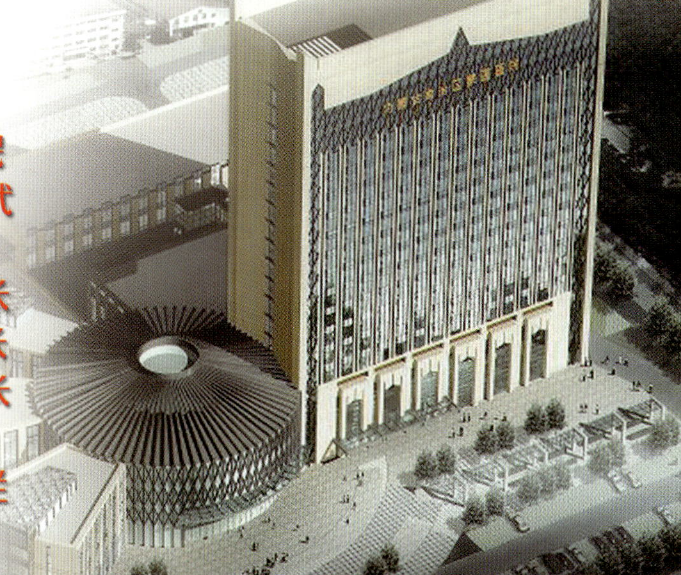

三亚市中医院

中医药服务贸易走向国际化

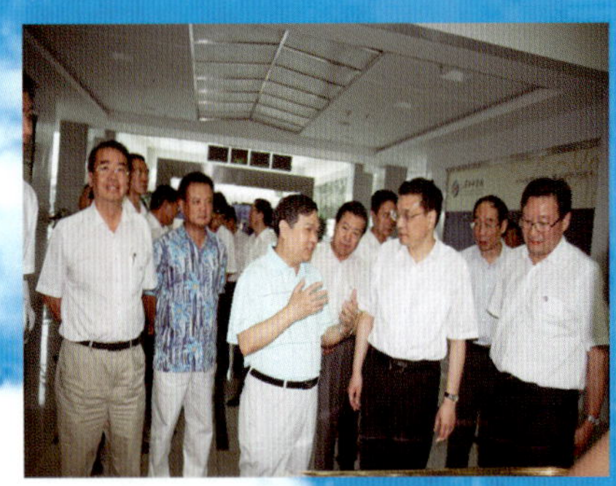

中共中央政治局常委、国务院副总理李克强视察三亚市中医院，听取医院关于中医药服务贸易情况汇报

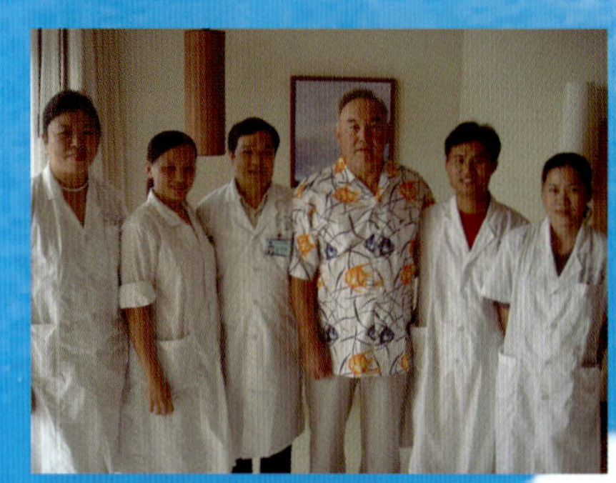

哈萨克斯坦总统纳扎尔巴耶夫乘专机来三亚市中医院进行中医康复疗养，与该院刘德喜院长及医务人员合影

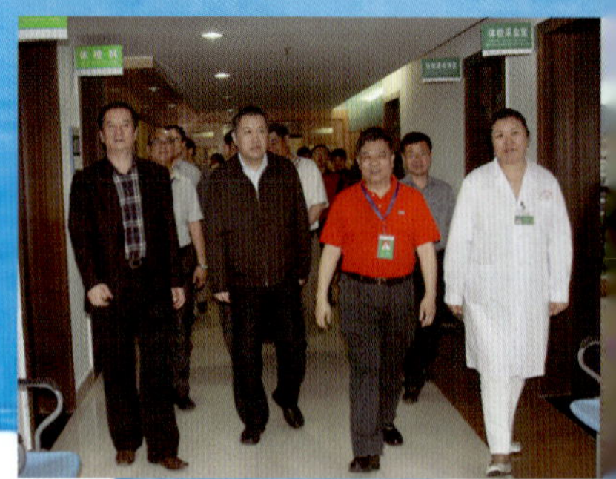

卫生部党组书记张茅了解医院中医药服务贸易开展情况

一、医院简介

三亚市中医院始建于1991年，经过20年的发展，现已成为一所集医疗、教学、科研、康复保健、国际合作与交流为一体的三级甲等中医医院。被批准为国家中医药管理局国际传统医药交流合作基地、对俄中医药合作协作组成员，被列为国家中医药服务贸易试点单位。是广州中医药大学附属三亚中医院、南方医科大学教学医院、广东省中医院协作医院，是北京301医院的远程医学站点医院。

医院占地45亩，总建筑面积55659.5平方米，包括1栋门诊楼，1栋住院大楼，1栋骨伤住院楼，1栋中药制剂楼，栋行政后勤楼，1栋国际友好中医疗养院。现有编制床位500张，开放床位410张，人员编制635人（明年底三期工程国际友好中医疗养院建成后将增加疗养床160张，总床位数将达到660张，人员编制达到750人）。设职能科室13个，临床科室18个，医技科室8个。拥有国家临床重点专科1个（脾胃病科），国家中医药管理局重点专科1个（骨伤科）省重点专科1个（脑病科），成立了医学生物力学实验室和脾胃病学研究实验室两个市级重点实验室。

医院现有职工580人，高级职称34人，中级职称68人，博士研究生5人，硕士研究生59人，其中全国名老中医专家享受国务院特殊津贴专家1人，国家优秀中医临床研修人才2人，广州中医药大学硕士研究生导师7人。

医院配备1.5 T核磁共振、美国GE公司数字化平板血管机、16层螺旋CT、DR、SC2000高端心脏彩色多普勒、数字胃肠及钼靶机、多功能全身彩超等进口系列先进设备，总价值1.2亿元。

二、“中医疗养游”

（一）国内首创“中医疗养游”，开包机疗养先例，不断加强与国外传统医药领域的交流与合作

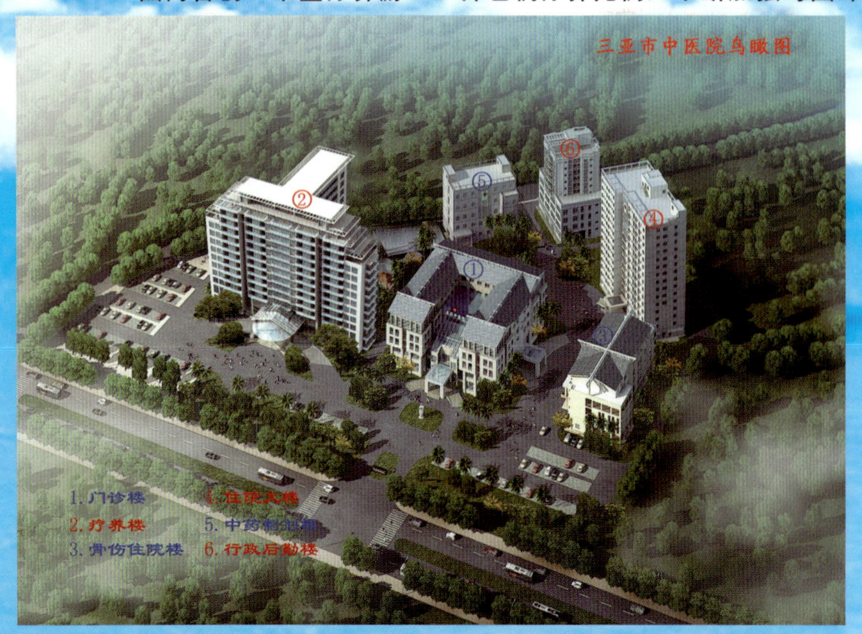

自2002年以来，医院在全国范围内率先开展“中医疗养游”，海南第五航权开放，进入三亚的第一架国外飞机就是哈萨克斯坦副总理来院接受中医治疗的包机（阿拉木图-三亚），该航线现已成为正常航班。至今已接待俄罗斯、瑞典、挪威、德国、奥地利等国客人10余批，国外疗养包机10架次，累计接待和治疗包括哈萨克斯坦总统纳扎尔巴耶夫、塔吉克斯坦总统拉赫默诺夫、俄罗斯联邦政府总理梅德韦杰夫等政要外宾共计25000余人次，受到他们的高度赞赏和肯定。

医院与多个国家签订中医疗养和科教合同，并与哈萨克斯坦、塔吉克斯坦签

疗养包机合同。2012年6月，上合传统医学院俄罗斯分院院长亲自来医院考察后，立即与医院签订医疗服务合同，决定组织上合传统医学院俄罗斯分院的病人、上合组织成员国内的人员、俄罗斯天然气石油公司、保险公司等前来三亚市中医院接受中医治疗。俄罗斯苏尔古特石油天然气保险公司与医院签订中医疗养协议，邀请医院派遣医务人员前往俄罗斯进行中医保健工作，受到公司上下的一致肯定和赞誉，苏尔古特石油天然气公司和苏尔古特石油天然气保险公司分别向医院发来感谢信。

此外，北京国际医疗中心（IMC）与医院签订对俄医疗保健合作协议，将三亚市中医院定为俄罗斯患者在三亚的医疗保健定点单位。与海南E6网合作开通俄语网站，扩大对俄中医药交流窗口。

（二）坚持中医特色，服务国家外交

2006年和2008年，受卫生部委托，三亚市中医院成功完成了震惊世界的俄罗斯别斯兰恐怖人质事件中两批受伤儿童的中医康复治疗任务，受到俄罗斯联邦政府总理和卫生部的嘉奖，大大提高了三亚市中医院的国际知名度，为中医走向世界提供了成功的范例。

2010年，再次受卫生部委托，三亚市中医院圆满完成了50名吉尔斯斯坦儿童的中医康复疗养任务，收到了外交部和吉尔吉斯斯坦驻华使馆的感谢信。此外，医院开展“中医外交”，在促成阿拉木图—乌鲁木齐的天然气管道项目开通上发挥重要作用。卫生部副部长、国家中医药管理局局长王国强在外交部给国家中医药管理局的感谢信中批示：“请高度关注中医药在服务大外交战略中的重要作用。请向三亚市中医院表示感谢，并认真总结他们的经验。”

（三）建设三亚国际友好中医疗养院，成立三亚欣欣荣中医疗养国际旅行社，推动中医药服务贸易走向国际化

2012年2月13日，三亚欣欣荣中医疗养国际旅行社在三亚市中医院名下正式成立，为了继续拓展中医药服务贸易，弘扬中医传统文化，三亚市中医院已形成集休闲度假、医疗服务、康体保健为一体的全新中医疗养产业。

2012年5月13日，三亚国际友好中医疗养院开工建设，作为三亚市重点建设项目，项目总投资16926万元，建筑面积为23125.74平方米，按五星级标准建设，是集中医、中药、针灸、推拿、药浴、药膳等功能用房和餐厅、超市等一系列配套设施为一体的中医疗养大楼，共13层，设置疗养床160张。

2012年5月28日，在由商务部主办、北京市人民政府协办的京交会上，三亚市中医院被确定为全国仅有的两家京外参展中医院之一，并被国家中医药管理局传统医药国际交流中心评为首届京交会中医药专题活动“优秀参与单位”。

中国与东盟在中医药领域的合作正面临重要的发展机遇，为了进一步加强中国-东盟中医药之间的多渠道、多层次、多方面合作。国家中医药管理局传统医药国际交流中心在南宁召开第九届中国-东盟博览会中医药服务贸易合作论坛。鉴于医院在中医药服务贸易领域开展了大量卓有成效、意义深远的工作，医院受邀参加并在大会上发言，并荣获中医药服务贸易贡献单位奖。

医院还受邀参加国家中医药管理局传统医药国际交流中心定于2012年11月19～20日在2012年香港国际服务贸易洽谈会期间举办的中医药服务贸易论坛暨项目推介会。

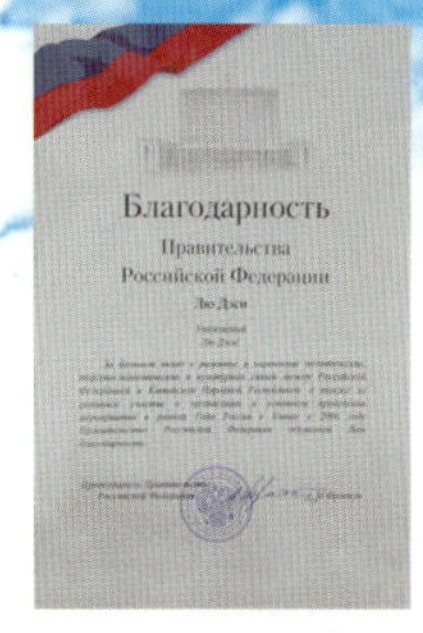
Благодарность
Правительства
Российской Федерации

俄罗斯联邦政府总理签发的“为中俄友谊作出贡献”奖状

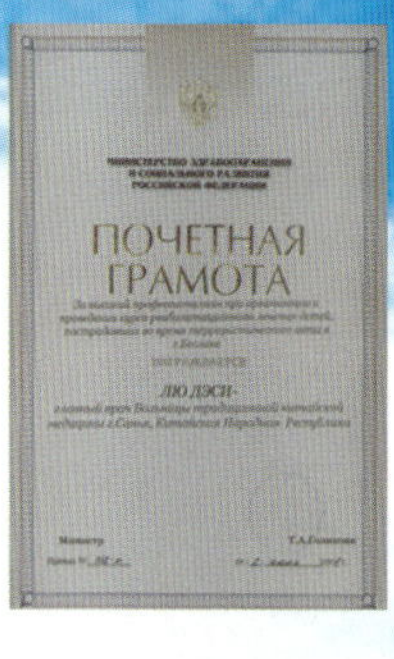
ПОЧЕТНАЯ
ГРАМОТА

俄罗斯联邦卫生和社会发展部颁发的荣誉状

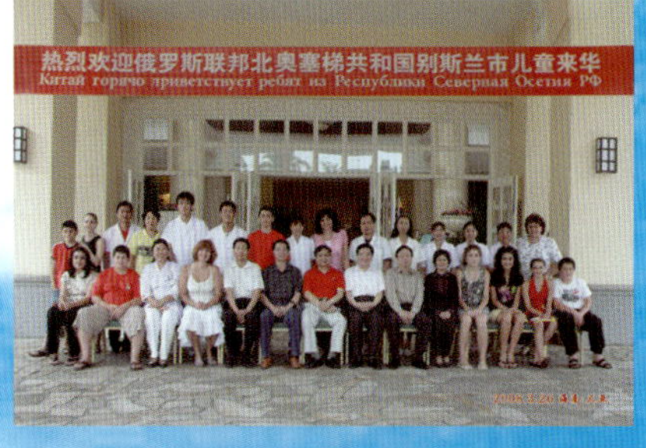

受卫生部委托，三亚市中医院成功完成了震惊世界的俄罗斯别斯兰恐怖人质事件中两批受伤儿童的中医康复治疗任务，图为第二批别斯兰儿童来华接受中医康复疗养合影

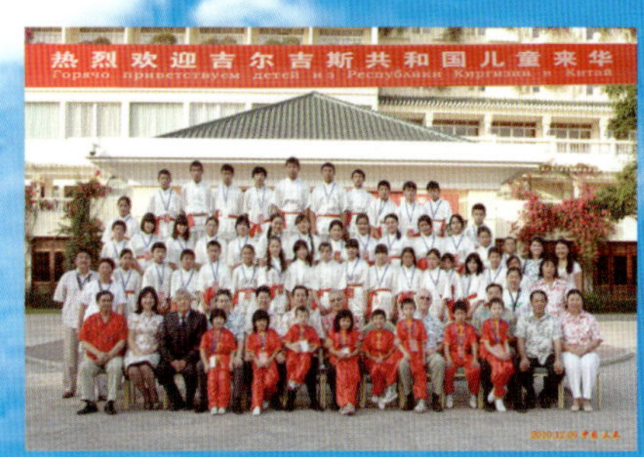

受卫生部委托，三亚市中医院为50名吉尔吉斯斯坦来华儿童进行中医康复疗养

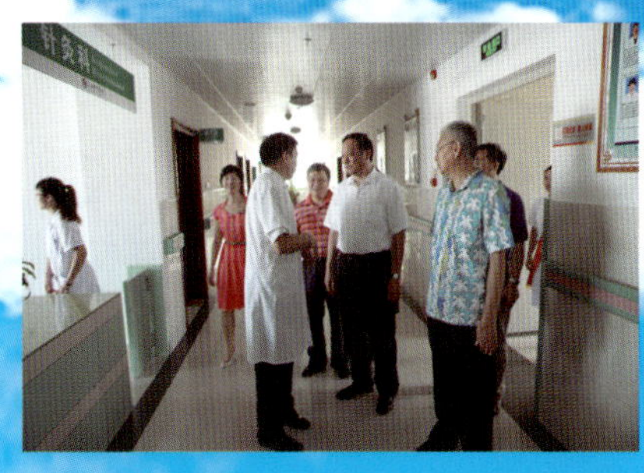
卫生部副部长、国家中医药管理局局长王国强视察三亚市中医院

广东佛山高明区中医院

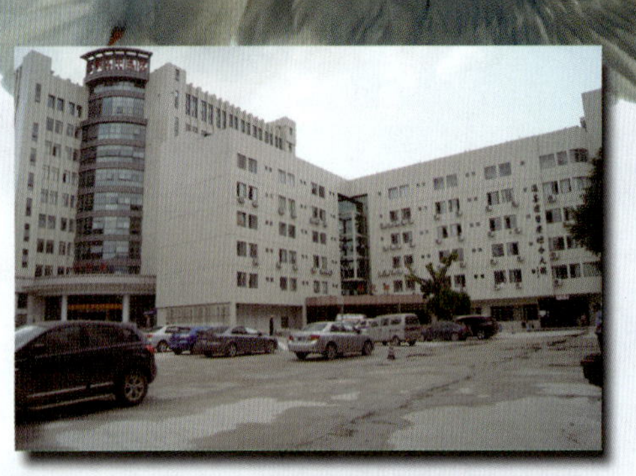

医院新貌

【医院概述】

高明区中医院位于广东省中部、珠三角西翼有着“岭南山林水都”之称的佛山市高明区，医院占地面积8500平方米，总建筑面积23000平方米，现有职工322人，其中卫生技术人员275人，占职工总人数的85.4%。卫生技术人员中，高级职称19人，中级职称78人，近几年新招入研究生13名。医院床位总数200张，拥有临床科室12个，医技科室6个。

2011年12月24日，全面投入使用新门诊大楼，医院建设环境实现整体升级。

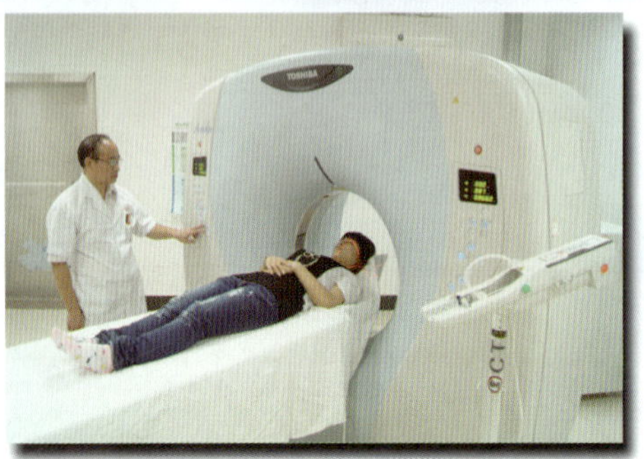

日本原装进口东芝16排螺旋CT，是高明区较先进的CT

【特色介绍】

近年来，高明区中医院不断推广中医药文化建设，并延伸至基层。该院引入国家中医药管理局的示范性推广项目，成为广东省内首家建设精品中药房的中医院，医院还通过举办“中医沙龙”等一系列中医药养生保健讲座等活动，有效推动当地的中医药文化建设。

1. 打造中医特色专科。

高明区中医院坚持“以中医特色兴院”为理念，全力打造中医特色专科品牌。近年来，医院通过不断完善科室设置、提升科室水平，将医院专科建设带上新台阶，医院重点科室在当地形成一定影响力并得到肯定。

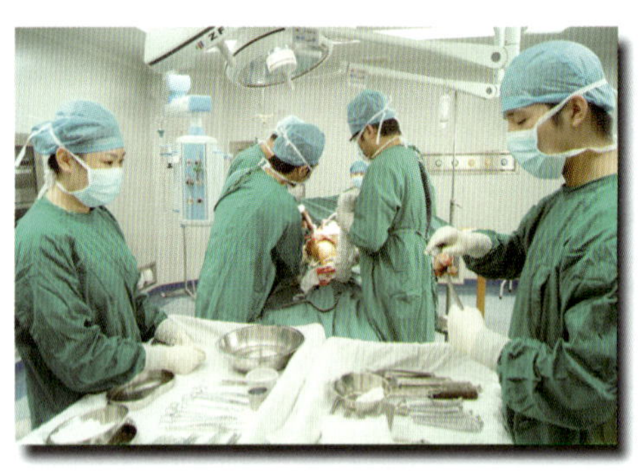

股骨颈手术

高明区中医院肝病科是佛山市“十二五”医学中西医结合特色专科，已成为广东省中医药局中医特色专科建设单位。骨伤科是全国农村医疗机构中医特色专科建设单位，是高明区“十二五”医学重点专科，其支架治疗跟骨骨折获得国家实用新型专利和佛山市高明区科技进步一等奖。

康复理疗中心是全国农村医疗机构针灸理疗康复特色专科建设单位，是高明区“十二五”医学特色专科。糖尿病科是高明区“十二五”医学重点专科。肛肠科是医院重点发展专科。

此外，医院还将中医特色全面融入科室当中。目前，医院在皮肤科、妇儿科、眼科、耳鼻喉科等专科都能体现中医特色。

2012年，医院积极落实国家中医药管理局示范推广项目，引入知名品牌药店北京同仁堂，将其具有300多年历史文化的优良中药饮片推向服务终端，成功打造具有中医药特色的精品药房，并赢得市民认可。

2. 中医药延伸至基层。

作为高明区中医药文化推广的龙头，高明区中医院不断落实和推进中医药政策，并将中医药文化与服务延伸到基层，在做好基层卫生医疗服务的同时，融入中医药的概念和精髓，有效促进了基层卫生医疗水平的提高，保证了基层居民的身体健康。

《佛山市发展社区卫生服务实施方案》，鼓励大中型医院以独立或合作的方式，举办社区卫生服务机构，引导优质医疗卫生资源向社区转移，同时要发挥社区中医药服务能力，充分利用中医药简、便、廉、验的优势，开展疾病诊疗服务，促使中医药在社区发扬光大。

目前，高明区中医院已经成功探索出“医院+高校+中医药”、“医院+乡村+中医药”等新模式，继2011年9月在广东省职业技术学院开设校园社区卫生服务站之后，2012年6月11日，高明区中医院在当地最偏远地区——更合镇大幕村建成社区卫生服务站。

新的社区卫生服务站配备4名专业医务人员，设置科室齐全，有专家诊室、针灸推拿室、注射室、中西药房等，并融合中医中药特色将设立煎药室，医疗水平大大提高，而且有利于基层推广运用中医药，推动基层群众对

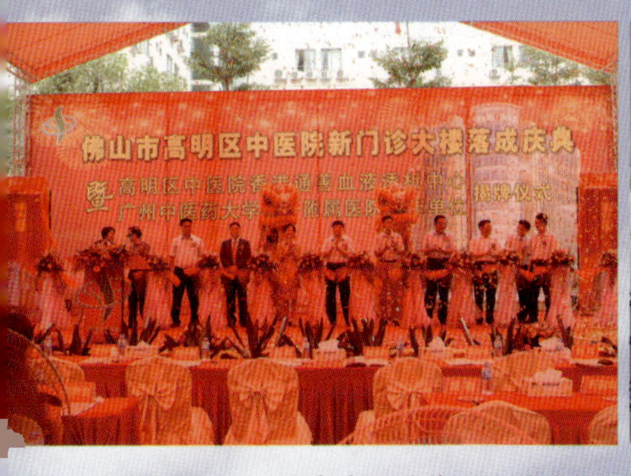

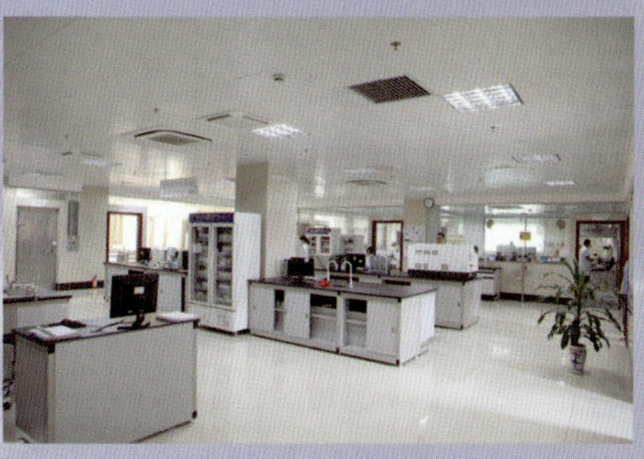
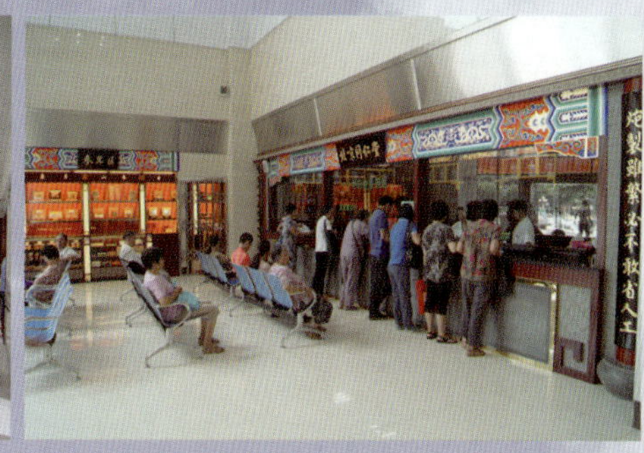

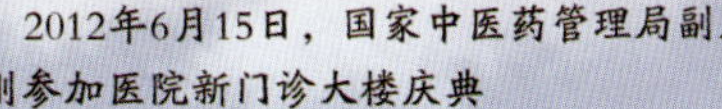
2012年6月15日，国家中医药管理局副局长吴刚参加医院新门诊大楼庆典

检验功能齐全的检验科

借助北京同仁堂的品牌效应，打造具有中医特色的精品药房

中医药的认识。此外，医院还不定期派出专家、骨干定期到社区给村民们看病，让村民们不出村就能找专家就诊。

【中医建设】

近年来，高明区中医院每年组织医疗下乡，为群众送医送药，在乡村、居委会组织大型义诊活动，为居民建立健康档案。医院积极落实国家关于中医药文化建设的各项政策，医院发展得到了各级领导的关怀和支持。

2012年6月15日，国家中医药管理局副局长吴刚到高明视察，专程前往更合镇大幕社区卫生服务站考察医院基层卫生服务。在卫生服务站，国家中医药管理局副局长吴刚详细了解了高明区中医院对社区服务站的管理和运作，并通过与当地卫生服务现状对比，对医院在探索中医药延伸至基层方面的举措进行了肯定。吴刚副局长点评认为，基层社区卫生服务建设应当与中医药文化推广相融合，让中医药在群众健康、预防疾病以及保健康复方面发挥更大的作用。

【领导寄语】

2012年6月15日，高明区中医院举行新门诊大楼落成庆典典礼，国家中医药管理局副局长吴刚应邀出席。

吴刚副局长点评说，当前中医药正面临前所未有的发展机遇，今年是医改关键的一年，要积极参与和推动医改，弘扬优秀中医药文化，提高中医药疾病防治能力和临床疗效，更好地满足群众多样化的中医药服务需求，为提高全民健康水平、保障和改善民生作出新的贡献。

吴刚副局长寄语高明区中医院的未来发展，希望高明区中医院坚持以病人为中心，传承中医药文化，弘扬“大医精诚”的价值理念，持续推进医院内涵建设；加大力度建设医院重点专科，健全中医预防保健服务体系，推进基层中医药服务能力，全面提高中医医疗服务水平，努力把高明区中医院建成综合服务功能强、中医特色突出、专科优势明显的现代化综合性中医医院。

佛山市高明区中医院负责人：

院　长：苏伟坚

副院长：苏明浩、徐国良、谢庆云（女）

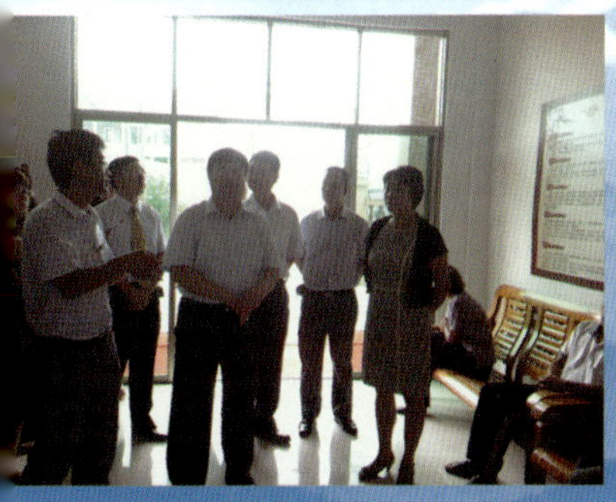
2012年6月15日，国家中医药管理局副局长吴刚在文明区副区长严冰的陪同下视察医院社区中医服务站

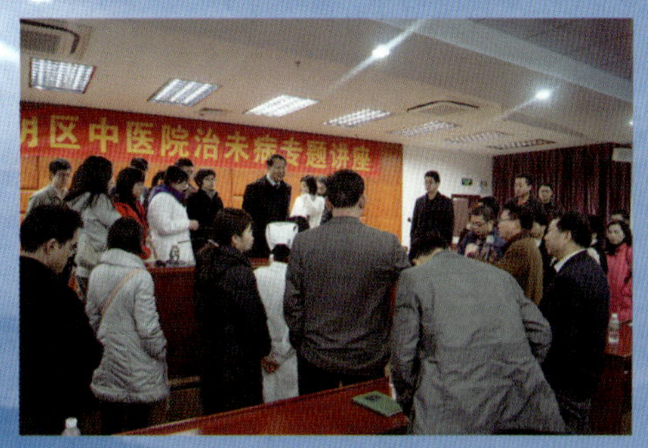

2012年王维平教授到医院授课

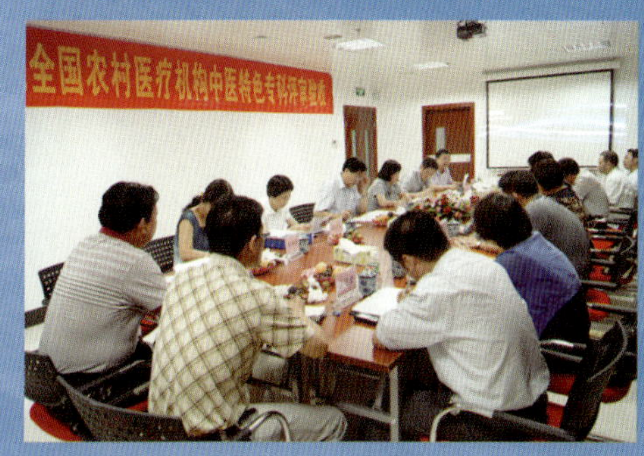

2012年医院骨伤科接受全国农村医疗机构中医特色专科评审验收

香港浸会大学中医药学院

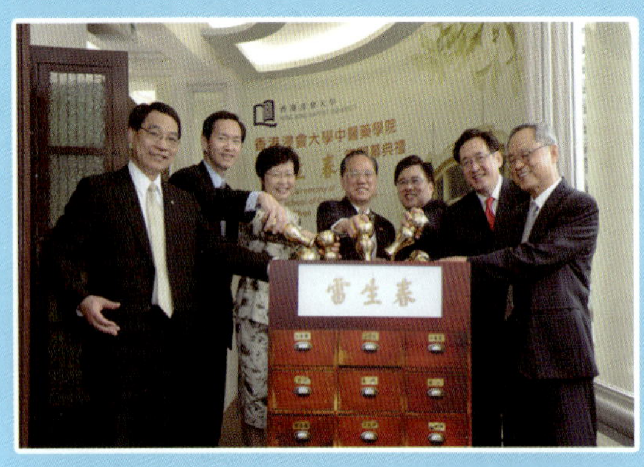

香港特别行政区主要官员与嘉宾主持香港浸会大学中医药学院雷生春堂开幕典礼

香港浸会大学中医药学院于1999年成立，是香港最早由大学教育资助委员会资助的中医药高等教育机构，积极致力于推动中医药在教学、研究、医疗服务及科技开发等范畴的现代化和国际化，为香港的中医药发展作出贡献。经过十多年的努力，学院已经发展成为本港最具综合实力的中医药教研机构，成绩有目共睹。

新领导层

中医药诊治标准化专家吕爱平教授于2012年2月起出任院长，带领学院继往开来，冀希望于在教学、科学及临床研究、医疗保健服务、产品研发等方面再创佳绩，以及促进中医药标准化及国际化发展、推动中西医结合治疗及研究进程，从而巩固学院在推动香港中医药发展的领先地位，并逐步登上国际台阶。

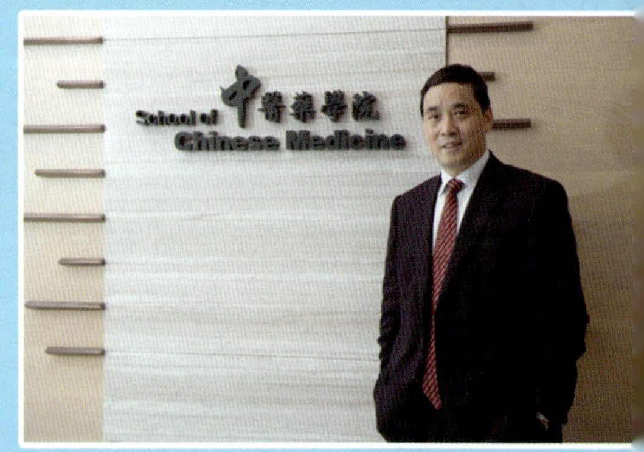

吕爱平院长积极带领学院登上国际台阶

此外，吕爱平教授肩负率领学院争取在香港成立首间中医教学医院的重任，为普罗市民提供完整而系统的中医住院服务，也为中医药学生提供宝贵的本地临床实习机会。这不仅是全院师生的愿景，更是浸会大学的发展策略之一。

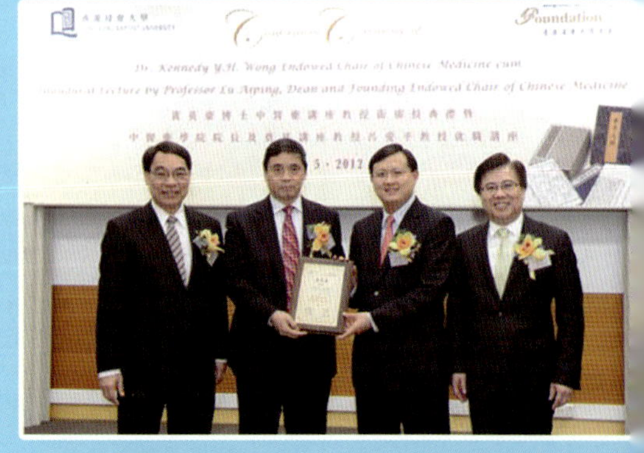

吕爱平院长被香港浸会大学委任为黄英豪博士中医药讲座教授

教育英才

中医学生构思开办中医药诊所，荣获创业计划比赛冠军及最佳表现奖殊荣

学院由4个主要部门组成，分别为教学部、研究及开发部、临床部以及持续及专业教育部，有本港庞大的中医药教学、研究及医疗保健团队，为培育具国际视野的中医药专才作贡献。

学院开办了香港首个中医学学士及生物医学学士（荣誉）课程以及全港唯一的中药学学士（荣誉）课程，也开办了硕士、博士学位课程，以及各类型持续与专业培训课程和博士后研究人员计划，提供完整的高等教育中医药人才培训体制。

研究实力

鉴于中医药领域的科学研究潜力，学院一直投入大量资源及人力进行研究，也与香港、内地及海外机构保持紧密连系，共同开发中医药瑰宝。学院教研人员积极发表高水平的研究论文及出版著作，并已分别获得由美国、中国内地及香港批准的6 项专利，另有11 项技术正在申请中。学院不断开拓科研资金源头，整合全院科研人才技术进行更多大规模研究项目，以发挥更大的成效。学院至今已先后建立具有国际先进水平的组学技术和中药化学分析技术平台，成立香港中药检定中心及癌症炎症研究中心，最近更把研究基地拓展至深圳。香港浸会大学在深圳市高新区虚拟大学园设立的深圳研究中心，主要集合中医药学院与理学院的科研力量，汇聚香港与内地的科研精英，从事涉及多学科的交叉领域研究工作。

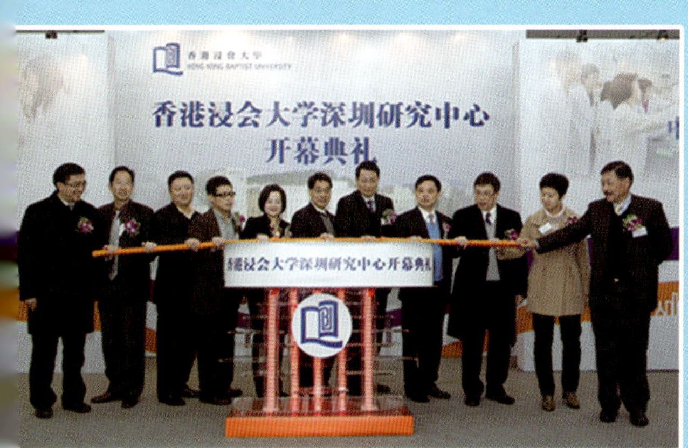

香港浸会大学深圳研究中心进行包括中药检测鉴定及抗癌抗炎中药在内的跨学科交叉领域研究

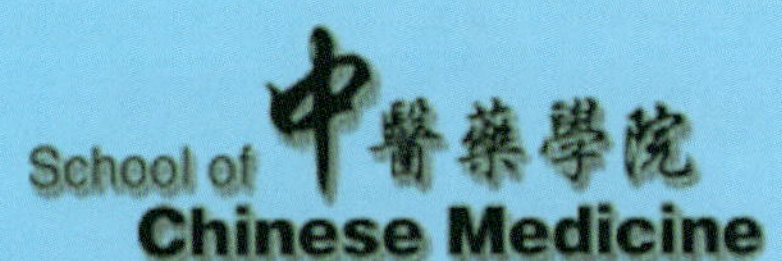

临床服务

雷生春堂提供由浸会大学中医药学院专家精心调配的保健饮品

学院着重拓展医疗及保健服务，目的是为师生提供一个本地的教研实习基地，同时为市民提供多元化中医药服务，回馈社会。时至今日，学院已相继设立了十多间香港浸会大学中医药诊所建立了良好口碑，新开设的中医药诊所更各具特色深受市民欢迎。其中，于2012 年4 月投入服务的香港浸会大学中医药学院–雷生春堂由一级历史建筑活化而成，兼具保育、教育和医疗意义；与尖沙咀街坊福利会合设的香港浸会大学中医专科诊疗中心，则是全港首间设有儿童自闭症及皮肤外治专区的中医药诊所。

国际交流

香港的中医药发展有赖中央政府及香港特区政府的高度重视和大力支持，学院作为促进中医药迈向标准化和国际化的平台，经常主办大型学术研讨会、交流活动及展览等，广邀中国内地及海外享负盛名的学者、专家主持有关中医药及生物医学的学术讲座，分享经验。过去一年，学院邀请卫生部领导参与学院举办的2011年杰出学人讲座；举办了香港医院管理考察交流团，安排内地中医院院长来港考察香港的医院管理和运作模式。学院于2012年举办第一届张安德中医药国际贡献奖颁奖典礼暨得奖学人讲座，以嘉许两位对推动中医药国际化有杰出贡献的学者——中国科学院院士陈可冀教授和美国耶鲁大学医学院药理系讲座教授郑永齐教授。

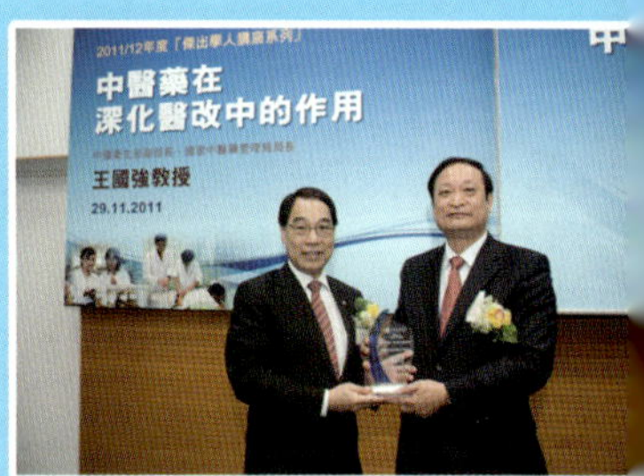

卫生部副部长王国强教授（右
主持杰出学人讲座，获得香港浸会
学校长陈新滋教授赠送的纪念品

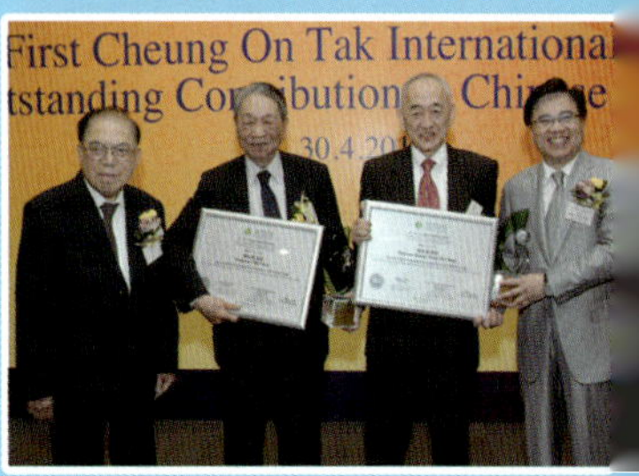

学院主办第一届张安德中医
国际贡献奖，嘉许中国科学院院
陈可冀教授（左二）与美国耶鲁
学医学院药理系讲座教授郑永齐
授（右二）

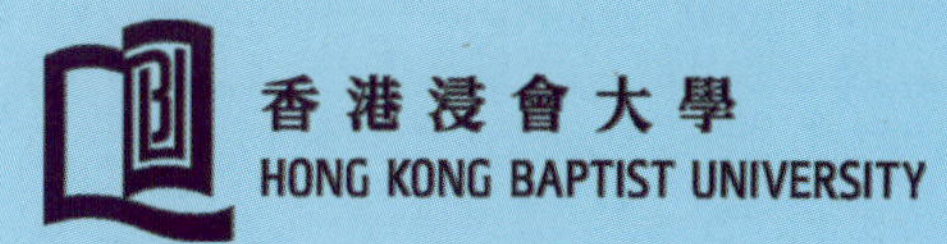

知识转移

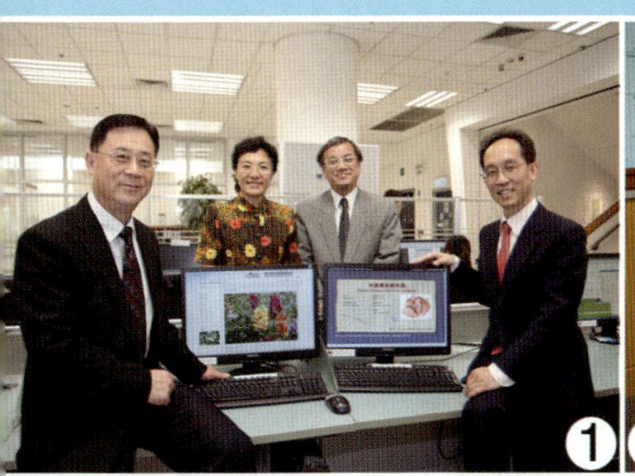

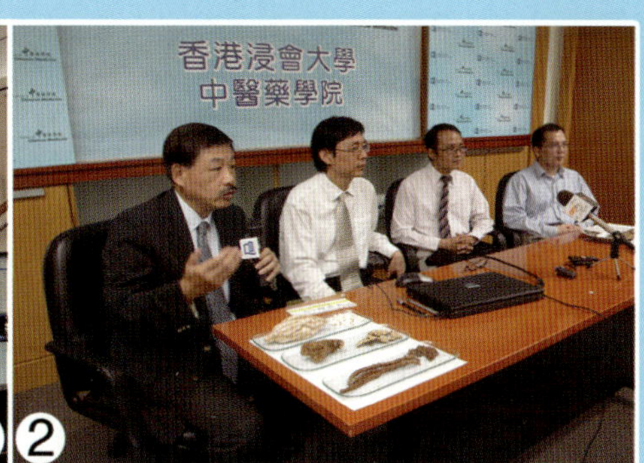

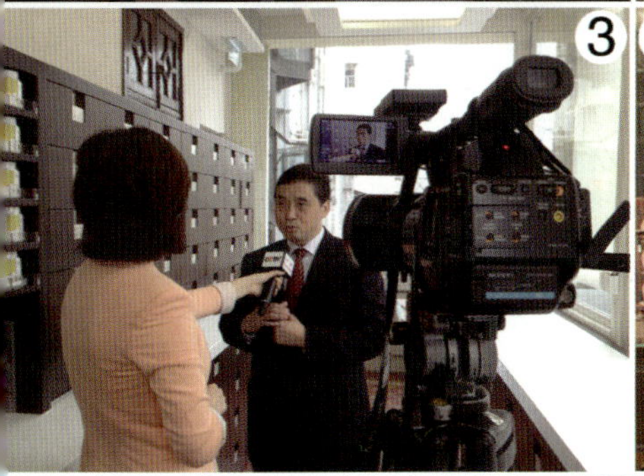

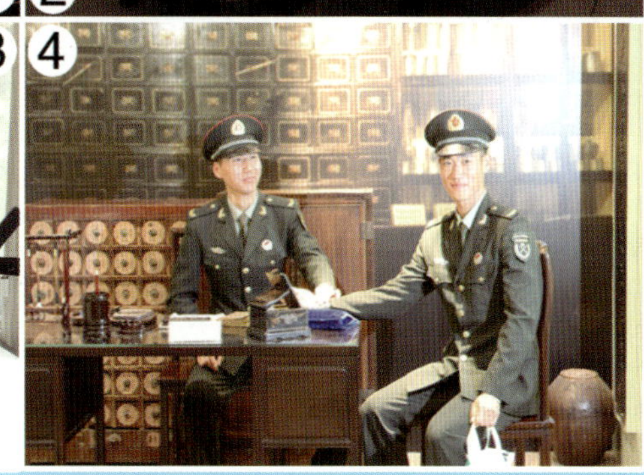

1. 药用植物图像数据库与中药标本资料库荣获美国图书馆协会创新国际大奖

2. 学院组织本港中药学者组建香港中药饮片标准检测平台

3. 学者、专家接受传媒访问，借此向公众推广中医药

4. 设于学院大楼内的中医药博物馆免费开放，解放军驻港部队也前来参观拍照留念

学院在中医药推广及普及化方面一向不遗余力，并取得骄人的成绩，其中由学院与香港浸会大学图书馆合作的“中医药数字化项目”荣获由美国图书馆协会颁发的2012 年国际图书馆创新大奖，该会赞扬学院透过互联网将药用植物图像数据库和中药标本资料库免费开放使用，令全球的医务人员及研究者受惠无穷。学院专家通过著书、举办新闻发布会公布学术和临床研究结果，通过接受媒体访问，借此向公众传递中医药信息。

此外，学院一直参与由香港特区政府卫生署统筹的香港中药标准研究及制订工作，最近统筹一项由本港中药学者进行的有关香港中药饮片标准检测平台的研究，供香港特区政府有关部门参考。浸大中医药研究所有限公司推出“A 唛优质中药认证计划”，其“浸大尚方”品牌中药健康产品的销售业务亦持续扩展。

香港浸会大学中医药学院
地址： 香港九龙塘浸会大学道7号 电话： 852-34115387
赛马会中医药学院大楼 传真： 852-34112902
网址： www.scm.hkbu.edu.hk 电邮： scm@hkbu.edu.hk

北京藏医院

一、院长介绍

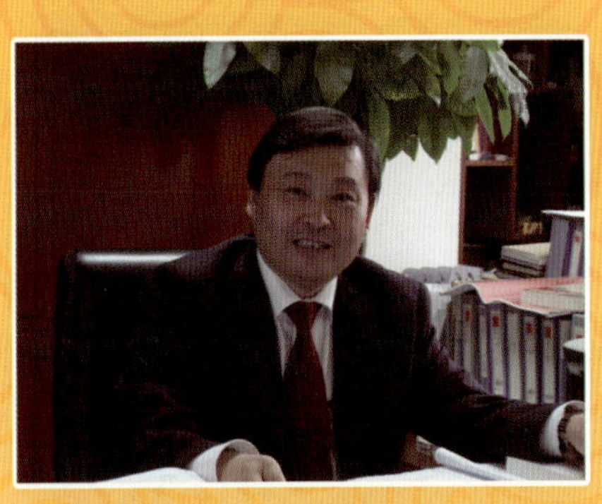

黄福开，教授，硕士研究生导师，藏医副主任医师，毕业于北京大学医学部医院院长工商管理EMBA高级研修班，美国管理大学硕士，现任中国藏学研究中心北京藏医院暨北京民族医院院长，兼任中国国情研究会研究员，中央民族大学客座教授、中南民族大学、西藏医学院教授。中国民族医药学会常务理事副秘书长，中国中医药学会理事，世界中医药学会联合会亚健康委员会常务理事，中国西藏文化保护与发展协会理事。从事医疗、科研、管理工作30年，主要研究方向为藏医、中西医结合。发表藏医、民族医药研究论著30篇。

自参加工作以来，承担多项国家级科研课题，目前正在主持“藏医心脑血管国家级专科建设”、“藏药资源保护与可持续性发展研究”和“藏药剂型改革和藏药现代化研究”3项国家级课题，新立项课题“九味防瘟散香囊甲流H1N1流感应急课题”。

主持和参与开发太子参止咳平喘冲剂等多种中药、藏药制剂。已完成的课题有“国家科技支撑计划”民族名老专家医技医术的抢救性传承研究”、“藏医心脑血管国家级专科建设”、“藏药资源保护与可持续性发展研究”；国家中医药管理局课题“《蒙药正典》、《甘露四部》等蒙医古文献的翻译注释”（2003年）、“民族医非药物疗法研究”（2004年）；北京市中医管理局课题“蒙医正骨术和蒙医震脑术研究”（2004年）、“国外藏医药发展现状及对策研究”、“藏药重金属研究”、“藏医医技医法整理与研究”等。

相继发表了《西部开发形势下中国民族医药发展的五大战略》、《西部开发形势下藏医药发展研究报告》、《21世纪藏医药发展战略研究》、《补隆养血和降隆吸血法治疗脑中风后遗症的疗效观察》、《藏药治疗萎缩性胃炎的疗效学观察》、《论藏药浴的学术内涵及其发展》、《中国藏医药发展现状与趋势》等民族医、藏医方面的学术论文20余篇；在《中国国情研究报告》、《国情内参》发表多篇综述和报告。主持编写《藏医药研究丛书》3种，出版专著《中国藏药浴》、《中国藏医药文献目录索引（1907-2001）》等书填补了学术研究的空白，被民族大学生命与环境科学学院选为辅助教材。主编的《中医疫病学》获2005年度中华中医药学会科技进步（著作）三等奖，中国中医药发展大会优秀论文金奖、国际养生大会优秀论文奖、国际首届民族医药学术交流大会优秀论文论著一等奖、全民族医药学会优秀论文二等奖、《中华儿女》青年杯优秀论文奖。其研究成果和事迹先后在新华社等上百家媒体报道，《中华英才》、《中国卫生》等数十家杂志先后发表专访文章予以介绍。

近年来先后出访日、德、法、意等国进行学术交流，2005年率领中国藏医药代表团参加联合国和平大会。任2004年第七届中国少数民族科技史暨藏族科技史国际会议分组召集人，2004年全国民族医药学会会议主持人，2003年全国藏医药学术研讨会主持人，2001年北京国际藏学会藏医组主持人。

二、北京藏医院概况

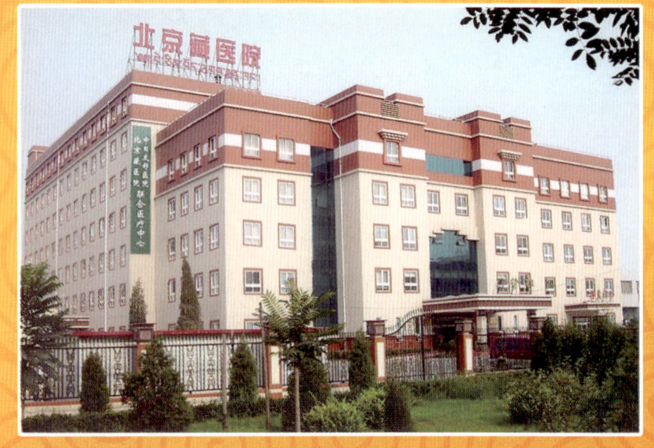

北京藏医院暨北京民族医院是一家以藏医为主、多民族医与中西医相结合的国家级民族医院，是国家中医药管理局批准的重点民族医院建设单位、北京市基本医疗保险定点医院。

北京藏医院于1992年成立，由中国藏学研究中心和西藏自治区山南地区行署联合创建。1998年经中央统战部、国家民委、国家中医药管理局联合发文，决定把北京藏医院扩建为一所“以藏医为主，多民族医为一体，民族医、中西医结合、医教研结合的国家级民族医疗机构”，并于2000年在亚运村异地扩建，2002年竣工迁入现址。

北京藏医院建院20年来，在中央统战部、国家民委、国家中医药管理局、西藏自治区、中国藏学研究中心、北京市中医管理局等各部委局的关怀与指导下，不断发展壮大。目前医院规划建筑面积6万平方米，一期工程面积2万平方米，由门诊楼、住院楼组成，下设藏医心脑血管专科、藏医糖尿病专科、藏医肝胆病专科、藏医风湿（真布）专科4个国家重点建设专科，以及藏医胃肠专科、藏医妇科、藏医传统疗术专科、藏药浴康复中心、藏医住院部等科室；民族医和中西医科室包括北京藏医院与安贞医院联合诊疗中心神经内科、壮医经筋科、土家医不孕不育科、黄家医圈肿瘤科、朝医重症肌无力科、蒙医血液病科、哮喘病专科、皮肤病专科、乳腺科、内分泌科、泌尿科、妇产科、脑病科、口腔科等20多个特色科室以及美华妇产、体检中心等综合诊疗机构。并配有现代化的诊疗设备，包括进口MIR、全数字化X线摄像系统、多层螺旋CT、C型臂血管造影机、彩色B超、全自动生化分析仪等。二期科研楼、制剂楼以及辅助配套工程正在筹建中。

北京藏医院在建设与发展中，注重临床、科研、教学的紧密结合，充分利用首都的科技与人才优势，提升民族医药的内涵，先后承担国家、省市级科研课题多项，并与国内外十几家科研机构建立了科研协作关系，在藏医文献研究、临床研究、藏药研究等领域成果显著。同时医院还承担了中央民族大学的临床教学任务，是该校的临床教学医院。

经过20年的建设，一座规模较大、科室齐全、功能完善、设备先进、服务质量好、医教研紧密结合的综合性民族医院已经初具规模，并已成为国家级继续教育基地、国家级中医药国际合作基地，我国传承民族医药技术、弘扬民族医药文化、培养民族医药人才的重要基地。

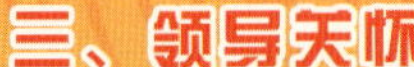

三、领导关怀

北京藏医院建院20年来，其建设与发展受到了党和国家领导人的亲切关怀。在中央统战部、国家民委、国家中医药管理局三部委的领导下，在中央编制委员会、国家发改委、科技部、财政部、中直管理局以及西藏自治区、青海省及其他藏区各级政府的大力支持下，在北京市委、市政府及相关职能部门尤其是北京市中医管理局的具体指导下，北京藏医院紧密依靠中国藏学研究中心的领导，稳步发展，逐步壮大，成为藏医药、民族医药在京的窗口单位，是党和国家民族政策的具体体现，凝聚着各级领导的亲切关怀和藏区群众的殷切期望。

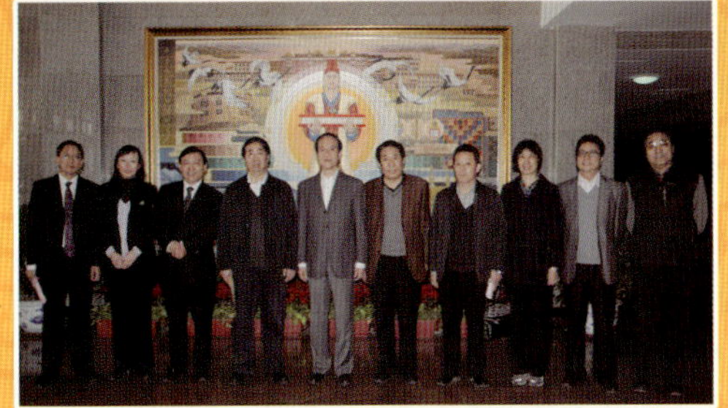

全国人大常委会副委员长韩启德莅临医院调研指导工作

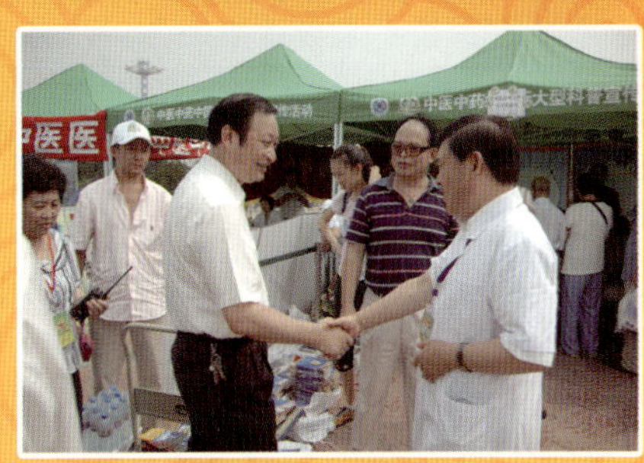

卫生部副部长、国家中医药管理局局长亲切接见黄福开院长

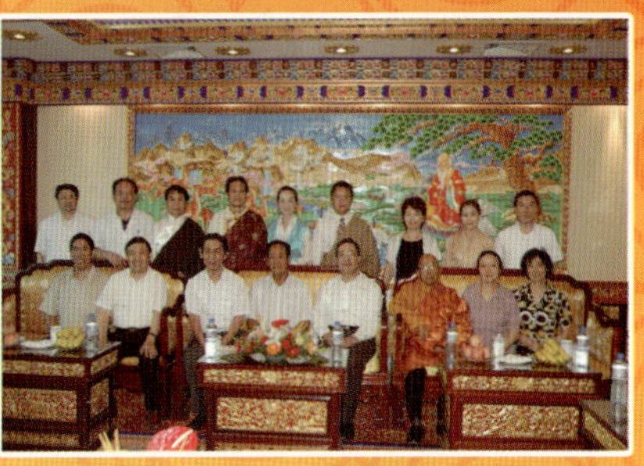

民政部原部长多杰才让来医院参观指导工作

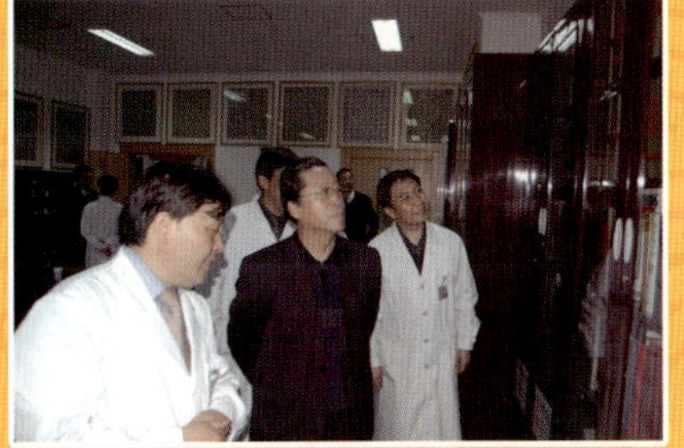

国家民委主任李德洙来医院参观指导工作

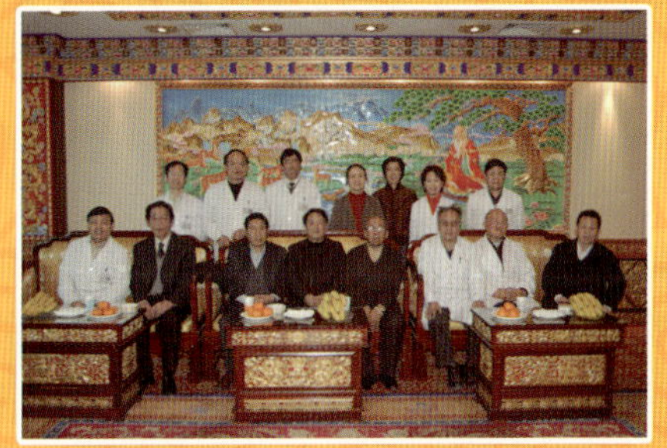

国家民委副主任丹珠昂来院看望藏医专家

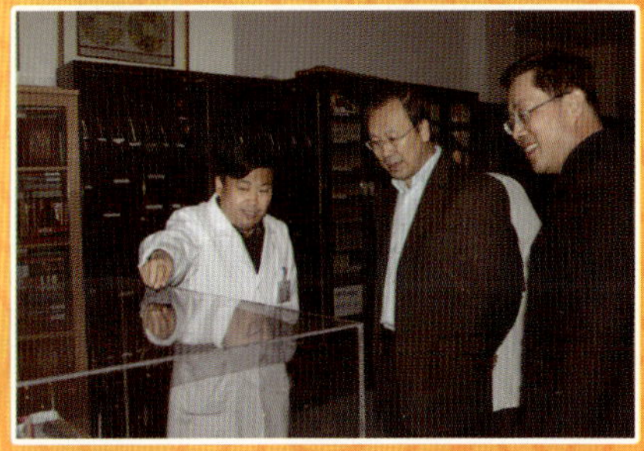

全国政协副主席、中央统战部部长杜表林参观指导医院

四、优质服务

北京藏医院环境设计以藏文化为核心理念，处处彰显藏医药文化的人文关怀思想。合理有序的庭院式规划，古朴神秘的诊疗氛围，简、便、灵、验的诊疗手段，先进高端的现代诊疗设备，温馨周到的医护服务，将为您展示传统医学的独特魅力。

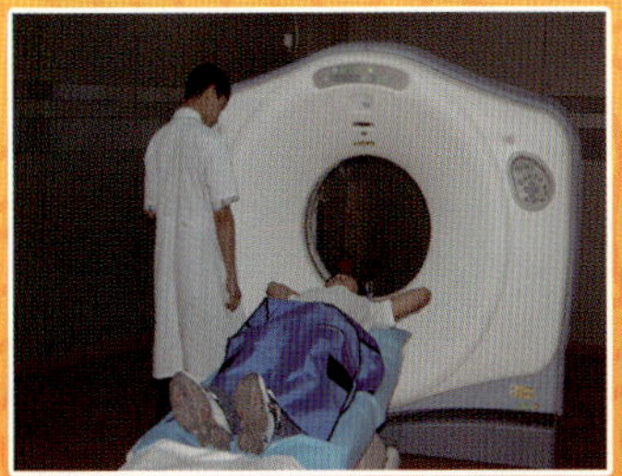

CT

X光室

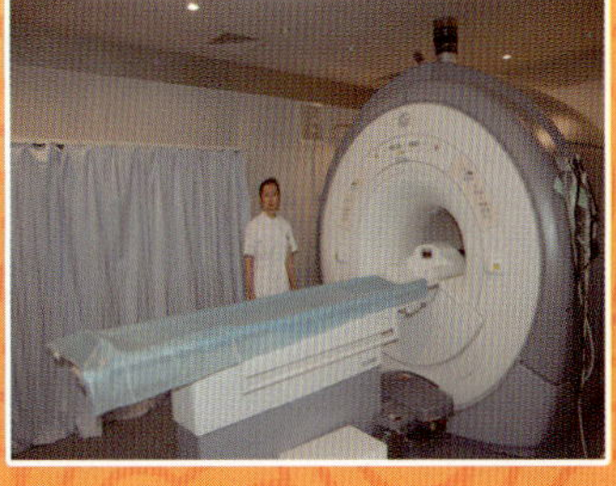

核磁室

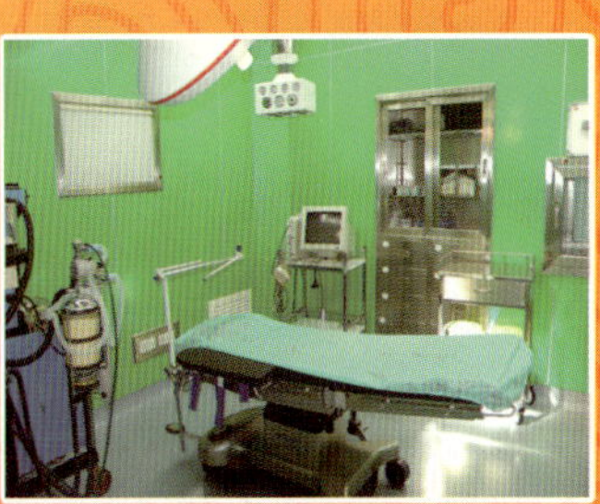

国家级手术室

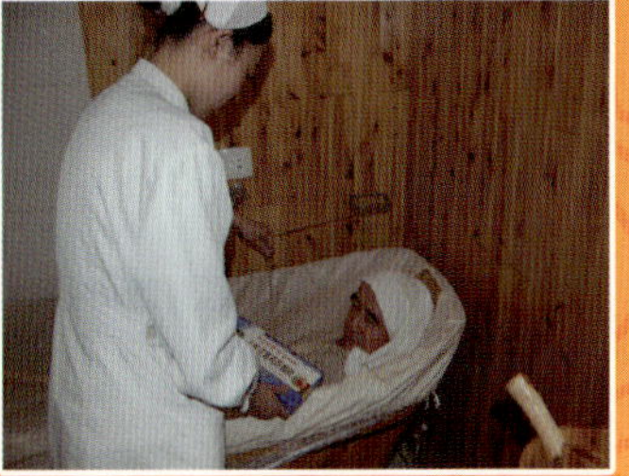

藏药浴

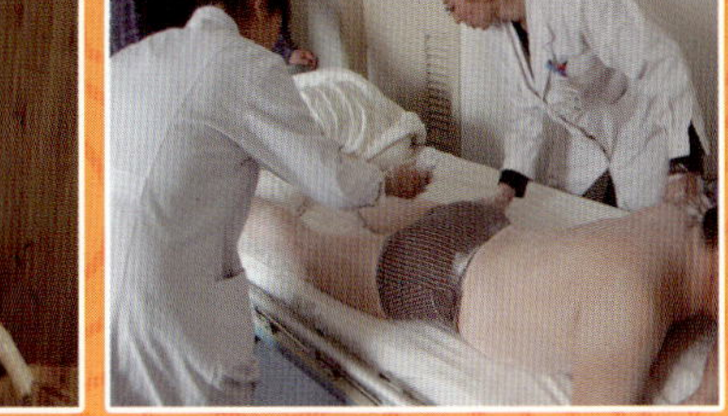

白脉疗法

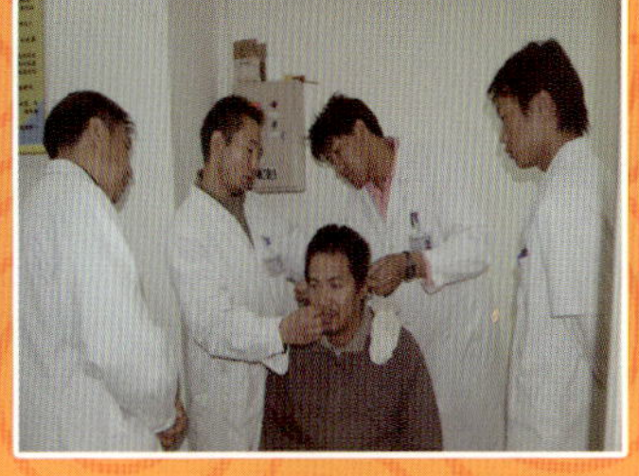

藏医针刺疗法

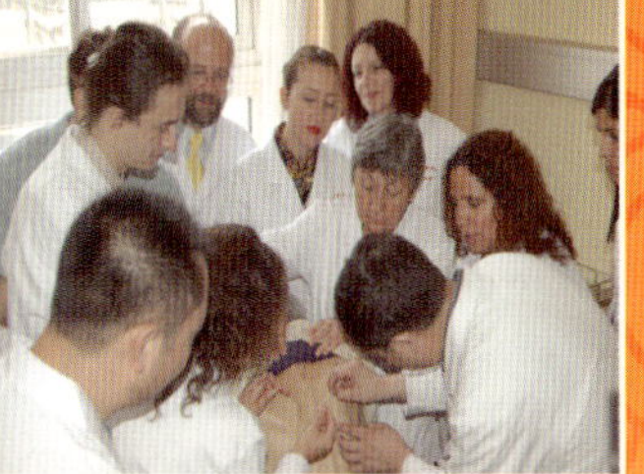

藏医火灸疗法

五、科研教学

北京藏医院建院20年来，始终把科教兴院作为重要的发展战略，并以临床为中心，开展了广泛的科研与教学工作，硕果累累。在教学方面，2010年，被国家中医药管理局评为国家级继续教育基地北京藏医院探索了多层次的民族医药人才培养模式，与智利拉丁美洲中医学院合作开办藏医技法培训、巴西中草药集团中医代表学员培训，连续举办首届、第二届全国藏医药高级研修班等。在科研方面，2011年，北京藏医院被评为国家自然科学基金依托单位，北京市自然科学基金依托单位。 医院以藏区为依托，充分发挥地理优势，先后与国内外十几家科研单位建立了协作关系，承担了“十一五”国家科技支撑计划“民族名老专家医技医术传承研究”、“藏医古籍整理与信息化平台建设”、“藏医传统医技医法抢救与整理研究”、“青藏高原藏药资源调查和可持续发展对策研究”、“藏药现代化和剂型改革研究”、“中国藏医药在国外发展现状与对策研究”、 中国藏学研究中心中心级课题“藏医医技医法整理与研究”；“十一五”科技支撑项目合作课题“民族医药科技发展现状与对策研究”、“脑中风后遗症的临床评价研究”、“藏药‘佐台’的炮制工艺及毒理研究”；国家民委课题“中国民族医药指南（编撰）”；院内课题“九味防瘟散香囊甲流H1N1流感应急课题”、“国外藏医药文献评注目录（翻译）”、“藏医药典（翻译）”、“阿育吠陀医学尿诊（翻译）”等多项科研课题，同时拟与清华大学生命科学与医学院联合筹建藏药现代化研究中心。位于北京昌平的藏药制剂与研发中心已经建成。目前医院在藏医文献研究、临床研究、藏药研究等方面取得一系列成果，先后出版《中国藏药浴》、《藏医养生图说》、《藏医药研究文集》、《中国藏医文献目录索引》、《中国民族医药指南》、《蒙医正典》一批有影响的民族医药专著。

建院以来，医院已完成的课题有：国家中医药管理局课题“《蒙药正典》、《甘露四部》等蒙医古文献的翻译注释”（2003年），“民族医非药物疗法研究”（2004年），北京市中医管理局课题“‘蒙医正骨术’和‘蒙医震脑术’研究”（2004年）。《中医疫病学》获2005年度中华中医药学会科技进步（著作）三等奖。

医院先后组织人员发表了《西部开发形势下中国民族医药发展的五大战略》、《西部开发形势下藏医药发展研究报告》、《21世纪藏医药发展战略研究》、《论藏药浴的学术内涵及其发展》、《中国藏医药发展现状与趋势》 等民族医、藏医方面的有较高学术价值的学术论文100余篇；编写《藏医药研究丛书》3种，出版专著《中国藏药浴》、《中国藏医药文献目录索引（1907-2001）》等书，填补了学术研究的空白。

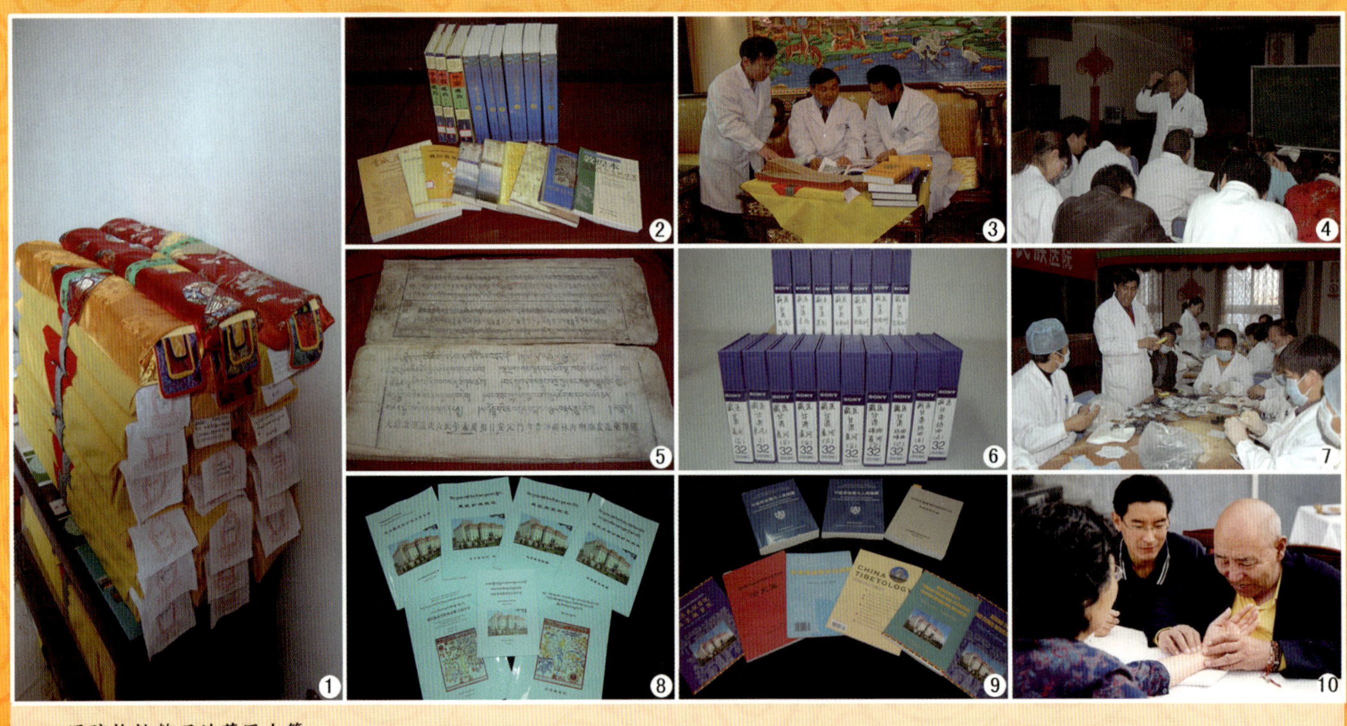

1. 医院抢救整理的藏医古籍
2. 科研人员整理出版的刊物
3. 科研人员在整理古籍
4. 享受国务院津贴的藏医老专家在医院讲课
5. 医院抢救整理的《藏药师佛心经》
6. 传统医技医法的整理与研究成果
7. “非典”期间，为了人民的健康，医院科研人员加班加点加工本院研制的“九味防瘟散”
8. 国家级藏医心脑血管重点专科建设科研成果
9. 科研人员整理出版的刊物
10. 在藏医措如次郎大师的指导下开展藏医秘方挖掘整理工作

北京藏医院

六、友好交流

北京藏医院成立以来，与国内外科研院所、学术团体开展了广泛的交流，世界卫生组织总干事中岛宏博士、俄罗斯联邦委员会副主席尼古拉耶夫、哈萨克斯坦总理巴尔金·巴耶夫、加拿大第一民族党主席菲尔方丹、日本替代医学会主席渥美和彦、美国哈佛大学医学院心外科主任斯坦普等政府官员、专家、学者先后到医院参观访问，对于传播藏医、民族医药文化产生了深远的影响。

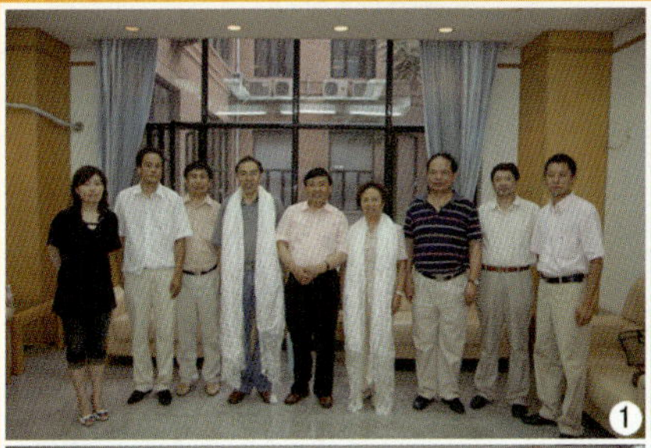

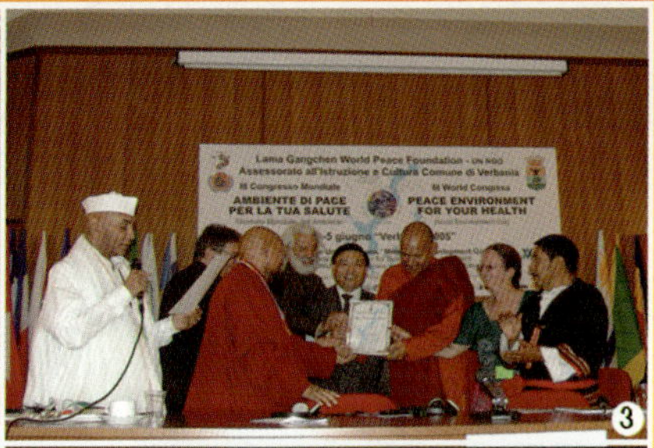

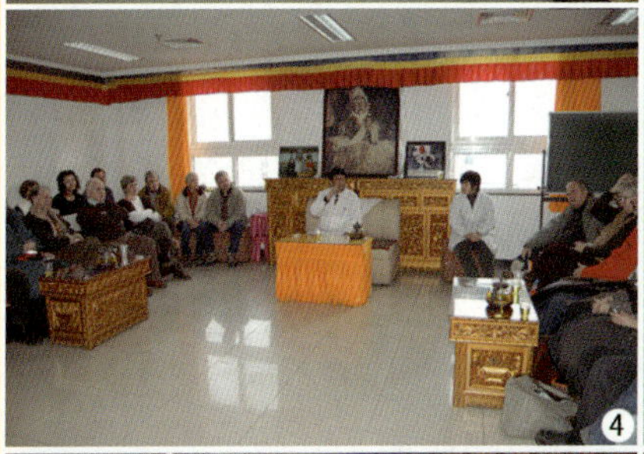

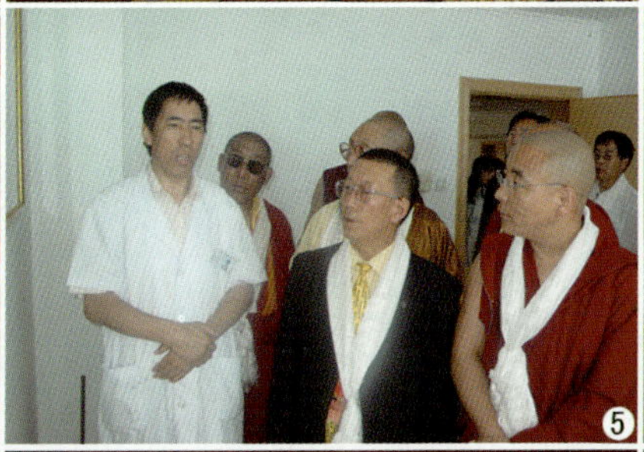

1. 医院科研人员与清华大学生命科学与生物技术学院的科研人员在一起交流关于藏医药现代化的事宜
2. 美国哈佛大学医学院专家来北京藏医院参观交流
3. 2005年黄福开院长出访意大利参加联合国教科文组织“健康、和平、发展”研讨会
4. 医院著名藏医心脑血管康复专家为国际友人讲座
5. 中国佛学院领导来医院参观
6. 2007年4月28日，中央党校西藏班来北京藏医院参观访问
7. 俄罗斯医师团来医院参观访问
8. 黄福开院长出访意大利，与联合国官员和刚坚活佛合影
9. 黄福开院长与美国药典委员会主席威廉姆斯在一起交流藏药的注册等问题
10. 黄福开院长在传统医药会上发表讲话
11. 2011年1月，中国藏学研究中心北京藏医院专家团赴印度访问交流
12. 每年一度的全国藏医药工作座谈会在医院召开

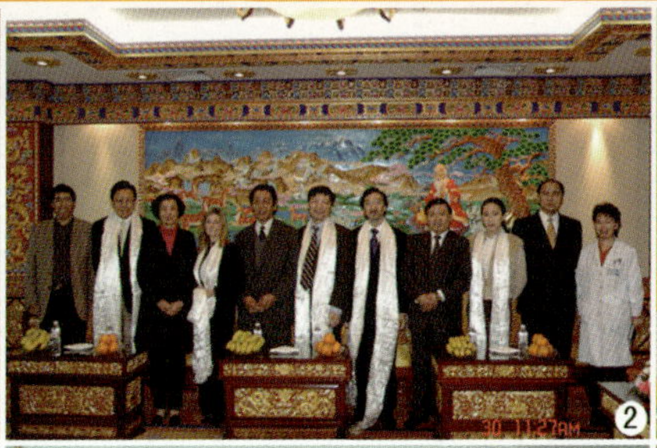

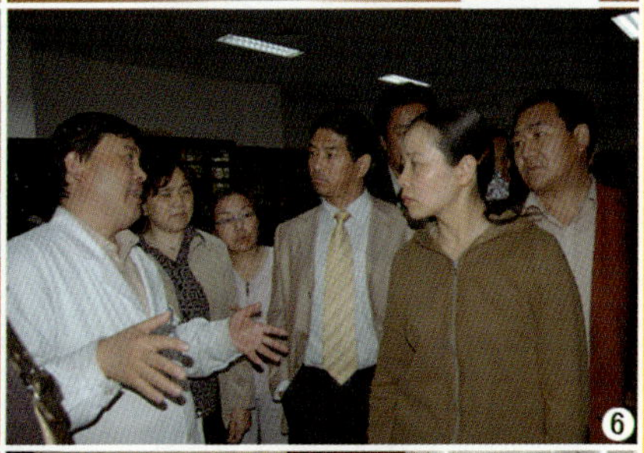

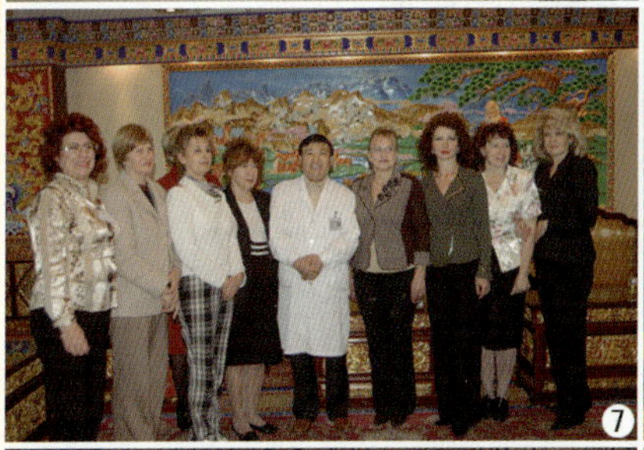

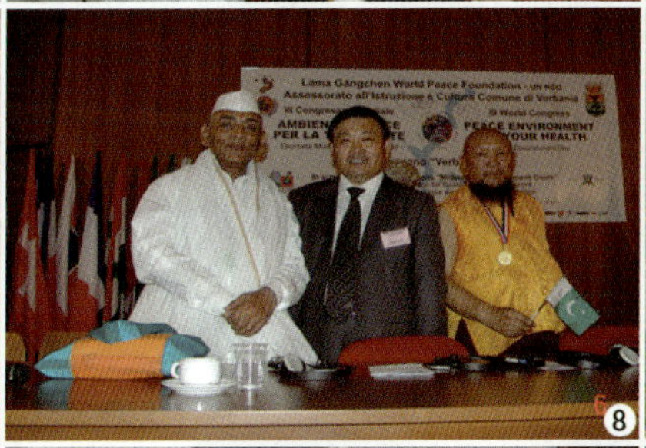

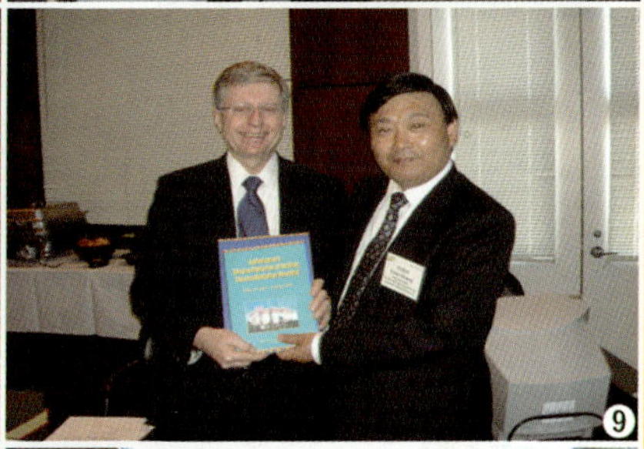

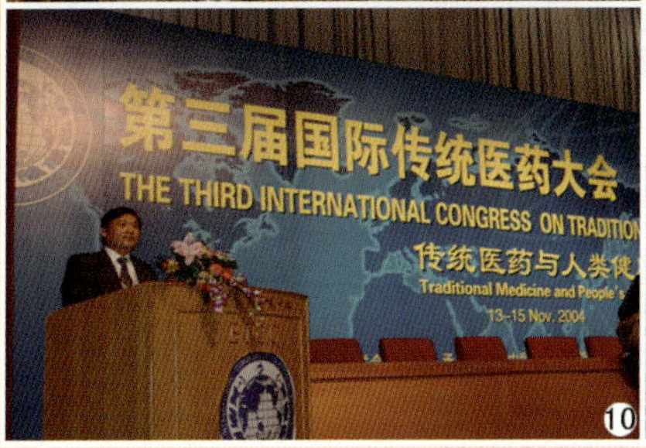

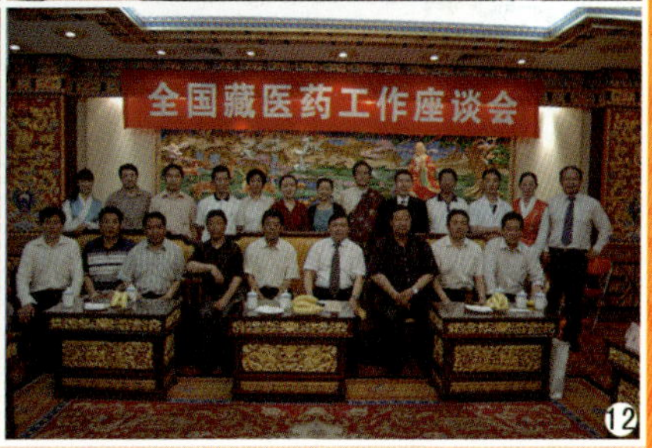

中国藏学研究中心北京藏医院　地址：北京市朝阳区安外小关北里218号

电话：86-10-64972929　传真：86-10-64933181

电邮：beijingzangyiyuan@163.com　网址：www.tibet-hospital.org

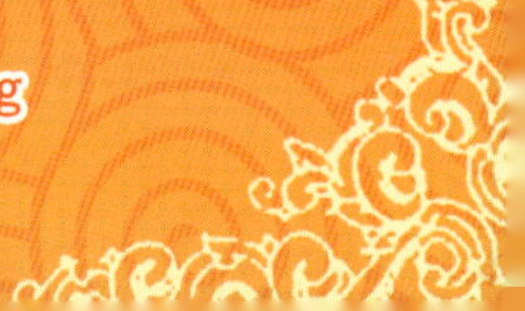

黑龙江省中医研究院

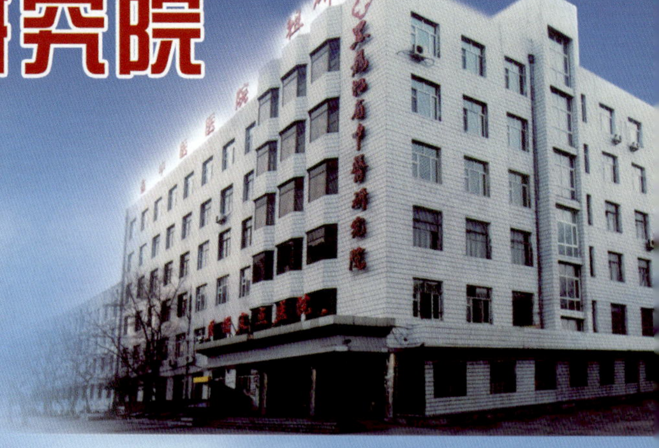

黑龙江省中医研究院主楼

黑龙江省中医研究院的前身为成立于1957年的“黑龙江省祖国医药研究所”（俗称“祖研”），是全国成立较早的省级中医药科研医疗机构之一。随着规模的发展和功能的不断健全，现已发展成为集科研、医疗和研究生教育于一体的省级中医药科研医疗机构。2004年、2009年和2012年3次荣获全国医药卫生系统先进集体的荣誉称号。

该院占地面积2万平方米，建筑面积5万平方米。现有人员1293人，具有正、副高级职称专家221人，其中享受省政府和国务院特殊津贴专家25人，国家级名中医和省级名中医20人。该院分两个院区，医疗编制床位1006张，现有国家临床重点专科2个，国家中医药管理局重点专科8个，国家中医药管理局重点学科8个，国家中医重点研究室1个，国家中医药科研三级实验室5个，省政府重点学科7个，省重点实验室1个。同时该院下设中药、中医临床和针灸经络研究所3个，国家中药剂型改革基地设在该院。

在研究生教育方面，该院拥有中医学、中西医结合、中药学3个硕士一级学科学位授予权。建院以来，该院共取得科研成果259项，其中获得部省级以上科技奖励89项，目前承担国家、部、省级以上课题46项，其中国家级5项，部省级41项。共研制出中药新产品43个投放市场，为黑龙江省医药工业和中药产业化发展提供了强有力的科技支撑。2010年该院被黑龙江省委、省政府评为推进“八大经济区”和“十大工程”建设先进单位。2012年被评为省“创业、创新、创优”活动先进基层党组织，是黑龙江省卫生系统唯一获此殊荣的单位。

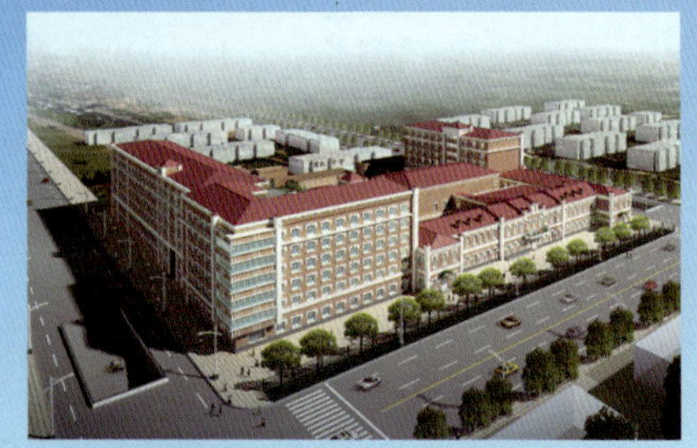

黑龙江省中医研究院南岗分院

以专科建设为龙头 打造中医优势品牌

黑龙江省中医研究院根据自身的发展特点，充分发挥中医药的特色优势，先后组建了小儿肾病科、中医保健馆、中风康复中心、CCU重症监护室、ICU重症监护室和肾病免疫实验室，改善了专科的软、硬件环境，为重点专科的建设和发展奠定了雄厚的物质基础。

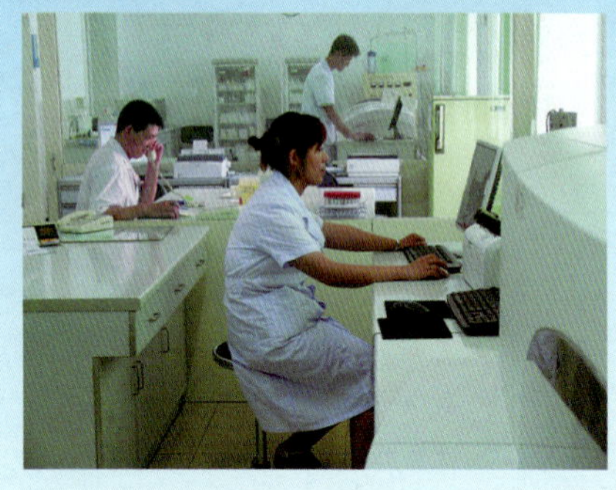

国家三级实验室肾病免疫实验室

肾病科现为国家临床重点专科、国家中医药管理局重点学科和重点专科，设7个病区、350张床位。该科拥有国家中医重点研究室1个，国家中医药三级实验室1个，并设有现代化的肾病透析中心和肾脏病理实验室。肾病科现有国医大师1人，享受国务院和省政府特殊津贴专家4人，博士、硕士研究生导师10人，医学博士11人，医学硕士2人，主任医师10人，副主任医师6人，并培养出一大批优秀的中医药专业技术人才。该科共获省部级以上科学技术奖励20项，承担各级科研课题27项，研制出20余种中药制剂应用于临床，深受广大患者的好评。

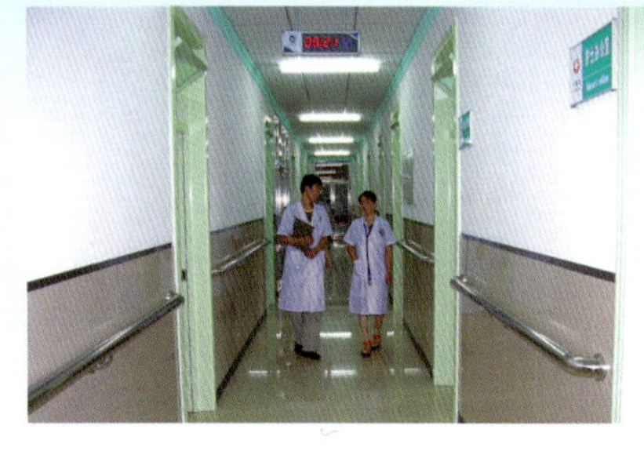

小儿肾病科

针灸科为国家临床重点专科、国家中医药管理局重点学科和重点专科，中国针灸学会针法灸法分会和省针灸学会挂靠单位，其医疗、科研和学术水平位于全国同行业先进行列。针灸科分5个病区，开放床位235张，拥有国家中医药管理局科研三级实验室1个和现代化的康复中心与中医保健馆。针灸科现有全国老中医药专家学术经验继承工作指导老师1人，全国优秀中医临床人才研修项目指导老师1人，博士后合作教授2人，博士、硕士研究生导师7人，享受国务院特殊津贴专家2人。共获省部级以上科学技术奖励20余项，承担国家自然科学基金等国家级、省部级各类研究项目15项，研制出多种中药制剂，发表学术论文100余篇。

心血管科为国家中医药管理局重点专科和黑龙江省政府重点学科，下设CCU病室和病理生理心血管实验室（国家中医药管理局科研三级实验室）。该科现有全国老中医学术经验继承工作指导老师导师1人，全国老中医药专家学术经验继承人6人，硕士研究生导师5人，享受国务院和省政府特殊津贴专家3人。该科根据全国著名中医郭文勤教授的“表现于心，根源于肾”的理论，在应用中医药治疗各种心病方面具有显著的疗效，先后研制出10余种中药制剂应用于临床，共获省部级科学技术奖励13项，承担各级科研课题10项。

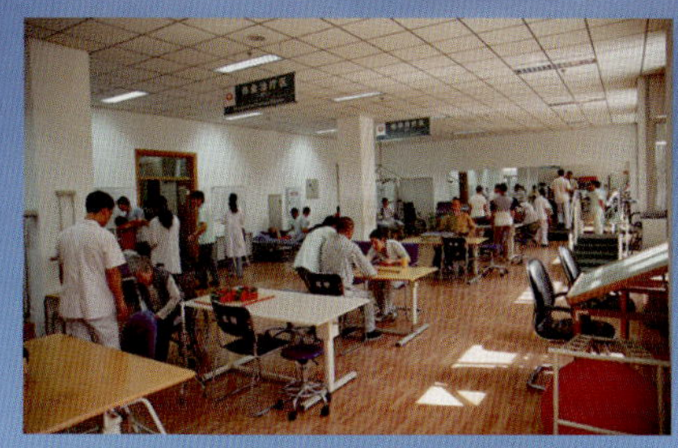
现代化的康复中心

皮肤科为国家中医药管理局重点学科和重点专科。现有博士、硕士研究生导师3人，博士后合作教授1人，享受省政府特殊津贴专家1人。该科应用中医和中西医结合方法，治疗银屑病、面部皮炎、痤疮、带状疱疹、玫瑰糠疹、湿疹等皮肤科常见病和多发病方面疗效显著。先后研制出多种中药制剂应用于临床，深受广大患者的好评。共获省部级科学技术奖励16项，承担各级科研课题14项，国家发明专利1项，出版专著9部，发表学术论文55篇。

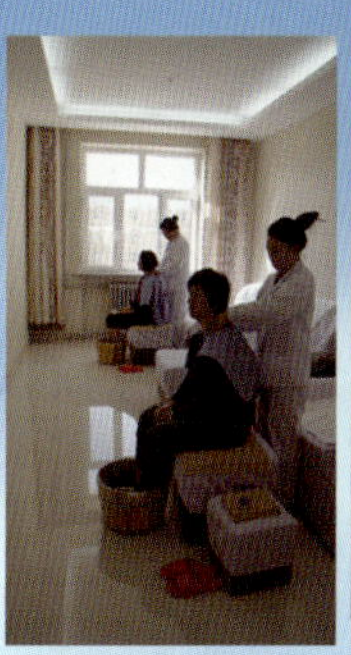
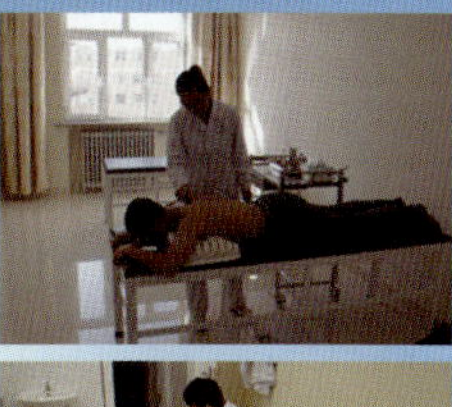
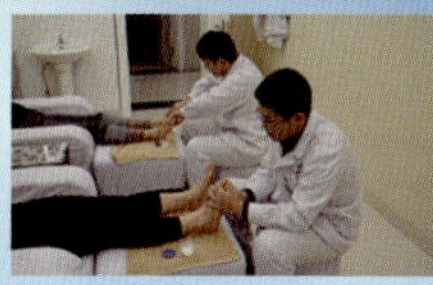
中医保健馆开展特色中医保健服务

脾胃病科为国家中医药管理局重点专科和黑龙江省政府重点学科。该科主要以中医、中西医结合方法治疗慢性胃炎、消化性溃疡、溃疡性结肠炎、慢性肝炎、肝硬化等消化道常见病、多发病及疑难杂症，研制出多种中药制剂广泛应用于临床，疗效显著，深受患者的好评。共获省部级以上科技奖励12项，承担各级科研课题12项，出版专著10部，发表学术论文40余篇。

肺病科为国家中医药管理局重点学科和重点专科。现有全国老中医药专家学术经验继承工作指导老师1人，全国老中医药专家学术经验继承人2人，全国优秀中医临床人才研修项目学员1人，硕士研究生导师2人，享受国务院和省政府特殊津贴专家2人。该科主要以中医、中西医结合方法治疗各种肺系疾病疗效显著，研制出金石清瘟解毒口服液、银连清瘟解毒口服液、复方满山红、清肺止咳糖浆和抗支原体微丸等一批中成药制剂。共获省部级科学技术奖励11项，承担各级科研课题12项。

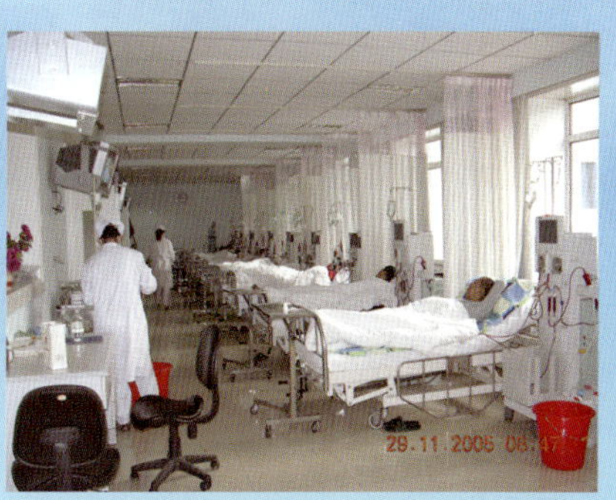
设备先进的血液透析中心

内分泌科为国家中医药管理局重点专科和黑龙江省政府重点学科。该科针对内分泌领域常见病如糖尿病、脂代谢紊乱、甲状腺代谢病、骨代谢病、更年期综合征及肥胖开展了系统的防治和研究，特别是根据糖尿病患者不同的病情，施以不同的中药治疗方案，疗效显著。共获省部级科学技术奖励8项，承担各级科研课题10项，出版专著4部，发表学术论文50余篇。

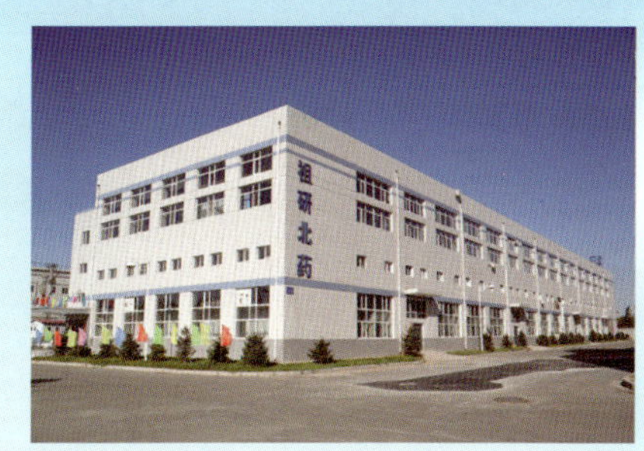
现代化的中药剂型改革中试基地

创新科研思路 中药研发成果显著

黑龙江省中医研究院作为全国成立较早的省级科研医疗机构之一，在中药研发方面取得了许多骄人成绩，共研制出中药新产品43个投放市场，其中包括“刺五加”、“满山红”、“注射用双黄连粉针剂”等具有里程碑意义的名牌产品。1980年《中华人民共和国药典》进行二版修订时，加上了3个品种，其中“刺五加”和“满山红”就是该院研制的成果。1985年“双黄连粉针剂”的研制成功，使该院成为世界上第一支中药粉针剂的诞生地。近年来，该院作为科技部中小企业创新服务平台共建单位和国家中药剂型改革基地及黑龙江省中药新药研发基地，不断加强科研管理，完善科研激励机制和奖励政策，加大科研投入力度，扩建了中药生物工程中心和中药药理、中药药剂实验室，购置了100多台套大型精密仪器和仪器设备，2005年该院投资1870万元在哈尔滨市平房开发区建成了7500平方米的现代化中药剂型改革中试基地，架起了实验室与大生产之间的桥梁，使科研环境和硬件条件得到了较大改善。2005年以来，该院共获省政府科学技术奖励22项，其中一等奖2项、二等奖13项、三等奖7项，承担国家级和省部级科研课题共150项，其中国家级项目15项（国家重大新药创制项目3项）。

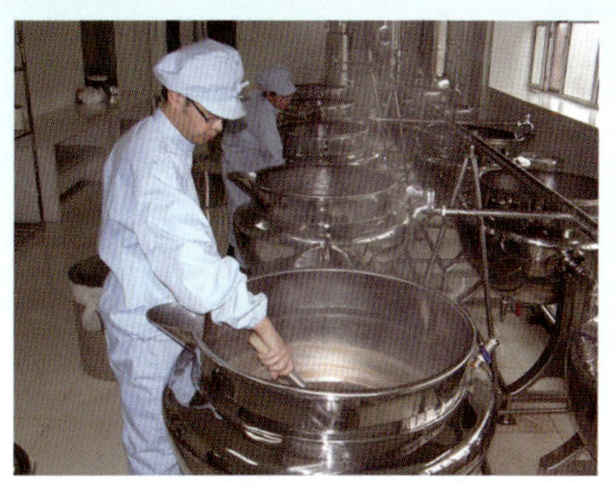
黑龙江省中医研究院工作人员在精心熬制膏方

河南中医学院

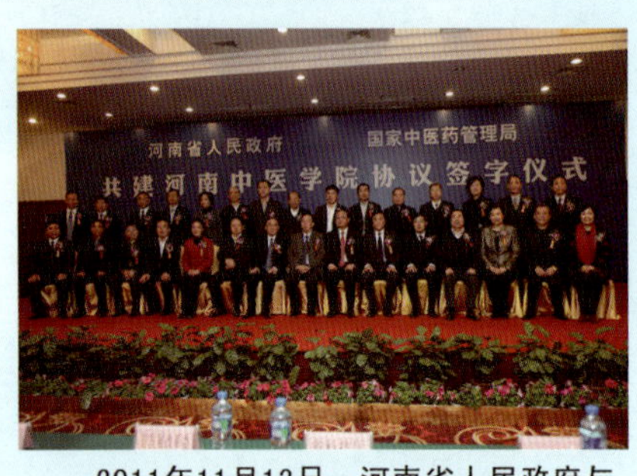

2011年11月13日，河南省人民政府与国家中医药管理局共建河南中医学院协议签字仪式

学校前身是1953年在开封创办的河南省中医进修学校，1958年迁入郑州并更为现名，是全国建校较早的高等中医药院校之一。为医、理、管、工、文等多学科协调发展，涵盖本科、研究生、留学生、继续教育、职业技能培训等多个培养类别的综合性中医药大学，是河南省中医药教育、医疗、科研的龙头和中心，有16个院（部、中心）。

学校教职工2933人，其中校本部1193人，有正高级职称269人，副高级职称483人；具有硕士学位人员547人，博士学位人员255人；硕士研究生导师399人，博士研究生导师22人；有河南省特聘教授4个，享受国务院政府特殊津贴专家有18人，首届国医大师1人，河南省优秀专家24人，全国名老中医药专家学术经验继承工作指导教师36人。先后有10多人次获得全国模范教师、全国优秀教师、全国师德建设先进个人等荣誉称号，70多人次被评为河南省优秀教师、河南省师德建设先进个人等。

学校有33个本科专业（方向）；有4个国家级高等学校特色专业，7个省高等学校名牌（特色）专业，3个省高等学校优秀教学团队、3个省高等学校实验教学示范中心、17门省级精品课程；有14个省部级重点学科，9个国家中医药管理局新一轮中医药重点学科建设点。1979年面向全国招收硕士研究生；1981年被批准为首批硕士学位授予单位；现有7个硕士学位授权一级学科，涵盖55个学科、专业。1997年起联合培养博士研究生，2006年批准为博士后科研工作站，2009年1月确定为博士学位授权建设单位。

学校具有完善的教学辅助体系配置。学校下设3所集教学、医疗、科研为一体的直属附属医院，拥有125个教学实践基地。校内各类图书113.9万册。教学仪器设备、教室、宿舍、食堂和运动场地等能较好地满足教学需要。

50多年来，学校培养各类德才兼备人才4万多人，其中有一批成长为科学家、名医专家、企业家等。近年来涌现出的河南中医学院优秀大学生先进群体，向社会展示出了良好的育人成果。学校多次在全国、全省“挑战杯”大学生课外学术科技竞赛中获优异成绩。获得了全国师德建设先进单位、河南省思想政治工作先进单位等荣誉称号，在教育部本科教学工作水平评估和河南省高校德育评估中均获优秀。2011年11月起河南省人民政府和国家中医药管理局共建河南中医学院，学校正式跨入省部共建行列，开始新的征程。

2011年，学校事业得到了进一步发展：

1. 博士学位授权单位建设。2011年学校投入近4500万元，用于购置各类科研仪器设备、新校区科研实验室基本条件建设等。2011年7月，国务院学位办委托河南省学位办组织专家组对学校博士授权单位建设立项工作进行了中期检查，建设工作得到了专家组的一致肯定。目前，学校已全面完成了博士授权单位建设的各项目标任务。

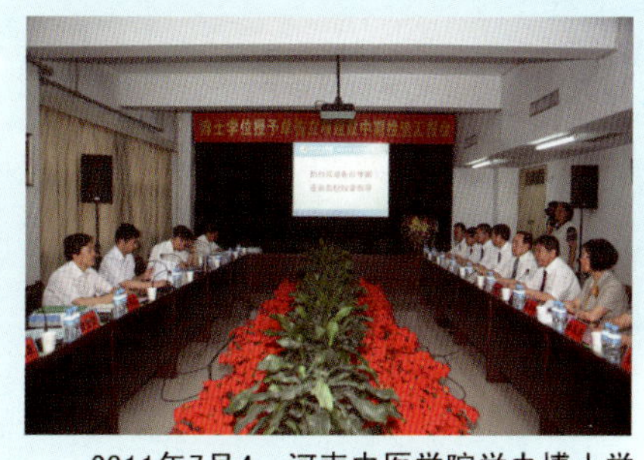

2011年7月4，河南中医学院举办博士学位授予单位立项建设中期检查汇报会

2. 学校成为省部共建单位。2011年11月13日，河南省人民政府、国家中医药管理局正式签署了共建学校协议。按照协议，河南省人民政府将学校列为河南省重点支持高校，设立省局共建专项；国家中医药管理局将学校列为重点支持省部共建高校，在政策、项目等方面给予扶持，标志着学校跨入省部共建高校行列，学校的发展迎来了新的历史时期。

3. 新校区建设。教学实验大楼工程已基本完工。教学、科研实验室已开始内部装修，为2012年上半年的整体搬迁奠定了基础。完成了2号、11号学生公寓的施工，保证了新生开学使用。标准运动场建设工程招标工作顺利完成。电梯遗留问题得到解决，道路基础设施工程正在施工，围墙工程基本完成。

4. 职工周转公寓建设工程。作为全校最大的民生工程，新校区职工周转公寓建设工程全部完工。

5. 岗位设置与师资队伍建设。完成了全员聘任、岗位报批等，岗位设置及聘后管理步入正常轨道。引进博士25名，硕士75名。有45名教师成功晋升为教授、副教授高级职称。胡镜清研究员被评为学校中医内科学河南省特聘教授。

6. 召开教学工作会议。2011年1月，学校召开了教学工作会议，总结了“十一五”期间的教学成绩，分析了面临的机遇和挑战，规划了“十二五”时期的教学工作。

7. 教育教学改革。学校完善了三类人才培养模式，即根据中医发展需要，培养传承人才；根据医改需要，培养应用人才；根据医药市场需要，培养医药相关人才。以地方资源优势为依托，强化了特色人才培养，即完善“仲景学术传承实验班”培养方案、针灸推拿学（中国功夫）教学计划和中西医临床医学（农村全科医师）培养条件；依托极具特色的平乐正骨资源，与洛阳正骨医院合作开办“平乐正骨传承班”，2011年9月开班。确定了5个实验实训中心建设方案，一期投入5000余万元；拟订了以一级管理为主、一二级管理相结合的实验实训中心管理改革方案。

8. 实习基地建设。新增了2所附属医院、3所教学实习医院、41个社区实习点、300余家乡镇医院大学生社会实践基地、14个药类实习基地等。在药学、工学类专业积极拓展校企合作，在文学、管理学类专业逐步实施了共同培养。

9. 科研工作。课题立项313项，其中国家级26项、省部级46项。获省部级奖15项，河南省自然科学优秀学术论文14项，河南省自然科学优秀著作奖5项。申请专利53件，授权专利32件。获批河南省高校工程技术研究中心1个、省级重点实验室1个、河南省重点学科开放实验室1个。新成立4个校级研究所。《中医学报》被评为河南省高校优秀学报，《河南中医》跻身“中国科技核心期刊”。

10. 医疗工作。3所直属附属医院加强了科学管理，提高了医疗服务质量和运行绩效，实现了经济社会效益双丰收。一附院扎实推进国家中医临床研究基地建设，基础工程竣工，主体工程2011年10月开工。二附院新病房楼3月正式启用，床位数增至1400张。三附院改建工程陆续竣工，投入使用。

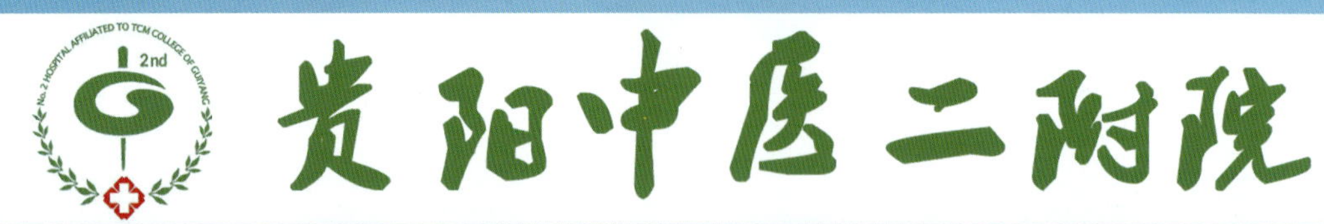

贵阳中医学院第二附属医院位于贵阳市中心区域飞山街32号，其前身为建于1953年的贵州省商业厅职工医院，1981年正式更名为贵阳中医学院第二附属医院。现为贵州省培养中医、中西医结合高级医疗人才的主要基地。医院以“科学发展观”为指导思想，深入贯彻落实十七大精神，同时以《中共中央、国务院关于深化医药卫生体制改革的意见》为基点，进一步抢抓机遇，加快发展，经过30年的不懈努力，医院迅速提高自身核心竞争力，现已发展成为一所学科门类齐全，力量雄厚，设备先进，集医疗、教学、科研、预防和康复为一体的三级甲等中医院。

至2012年，医院占地面积1.3万平方米，建筑面积5万平方米，编制床位700张，在职职工870人，专业技术人员690人，硕士生导师60余名，已形成博士、硕士、本科学历的合理人才梯队。现有大型设备奥林巴斯电子肠胃镜系统、奥林巴斯电子十二指肠镜、全自动生化分析仪、螺旋CT、16排CT、GE500mA胃肠机、计算机X线成像系统（CR）、中心供氧及中心吸引系统工程、PSA制氧系统、彩色超声诊断仪等。医院新成立的中心实验室拥有细胞培养全套设备、Real-time PCR仪、凝胶图像处理系统、低温超速离心机、荧光及倒置显微镜、流式细胞仪等，医疗质量得到了进一步提高。

一、学科、专科建设成效显著，凸显综合实力

学科建设是医院发展、提高自身综合实力的重要动力，是医院发挥医疗、教学、科研三大功能的基本平台。因此，医院结合实际对学科现状进行分析，对未来临床、医技科室发展进行科学规划，制定下发相关文件，推进重点学科建设。2010年，中医血液病学科被国家中医药管理局确定为重点学科建设项目，并获中西医结合一级学科硕士点，以此为契机不断完善了学科建设规划，为本专业在学科规划、专业特色、师资建设、课程建设等方面积累了丰富的经验，为今后深入开展专业建设、打造专业特色提供了目标和方向。

近年来，医院高度重视重点专科（专病）建设，尤其注重培养高素质中医药临床人才，全院综合服务能力持续增强。现有国家级重点专科3个（肺病专科、耳鼻咽喉科、糖尿病专科），国家级重点专科建设项目3个【风湿病科、妇（产）科、重症医学科】，国家级重点专科培育项目1个（护理学）以及省级重点专科10个（针灸科、消化内科、中医妇科、心血管内科、神经内科、肾内科、血液专科、骨伤专科、泌尿专科、风湿免疫专科）。另外，风湿免疫科、心胸外科都具有一定社会知名度，医院影响力不断提高。

二、医疗特色广泛运用，彰显中西医结合优势

中西医结合是我国卫生事业的重要组成部分，是历史发展的必然趋势，在人民医疗卫生保健中发挥着重要作用。医院结合实际，优化资源配置，致力于中西医结合的探索和实践，成效突出，成为国家中医药管理局重点中西医结合医院及贵州省中西医结合高级复合型临床人才培养基地。

中医药蕴含着深厚的科学内涵，是中华民族优秀文化的重要组成部分，医院在继承发扬中医药优势特色的基础上，继续加大中医药特色创新力度，结合大量临床实践积累的经验，研发了补肺汤、糖网汤、寒（热）咳喘胶囊、止血胶囊等制剂以及温肺背心、穴位注射、中药雾化、三伏（三九）贴灸等特色疗法，临床疗效显著，操作简便安全且收费低廉，得到了患者的广泛认可和好评。至今，医院获国家级名老中医工作室建设项目4个。

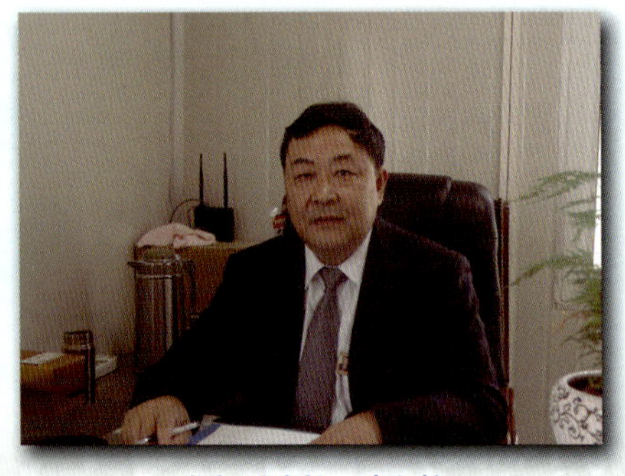
常务副院长：凌湘柱

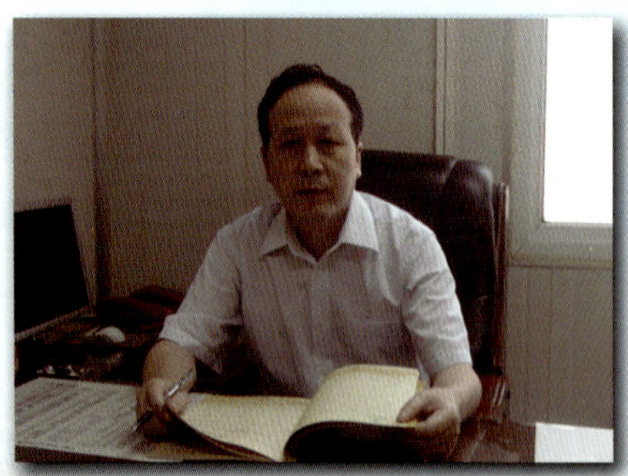
党委书记：刘枫

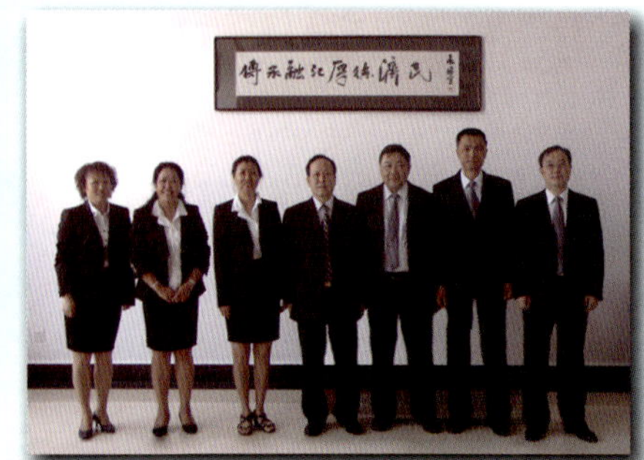
团结奋进的领导班子

心胸外科的成立，进一步拓宽了医院的业务范围，并在成立之初与贵州省慈善总会合作免费治疗13例心脏手术，取得很好的社会效应。2012年，由神华公益基金会携手中国社会工作者协会、贵州省慈善总会联合发起的“神华爱心行动”贵州省先心病救助项目在医院启动，极大地发挥了公立医院的公益性。心内科积极开展心脏介入治疗，填补了医院在该项技术上的空白。

三、教学、科研齐头并进，再跨新台阶

医院坚持以改革为动力，推动教学、科研工作的不断深入发展，同时加大投入，成果显著。医院成为贵州省高等医学院校中西医结合医院临床教学基地及教育部特色专业建设点。全年完成10000学时的理论教学任务，鼓励教师申报各级教学改革课题、精品课程。近5年来，共有科研立项285项，其中国家课题立项9项，获得贵州省科技厅科技进步三等奖3项；获贵州省医学会进步奖一等奖1项；获贵州省科技进步奖1项。

四、文化建设体现内涵，营造浓厚氛围

文化建设是医院的精神财富，为营造浓厚的文化氛围，医院首先确定了别具特色的院训“传承融汇、厚德济民”。其次“以人为本、患者至上”成为医院文化塑造的宗旨和核心。医院围绕这个核心，多途径、多形式开展文化建设，旨在丰富中医药知识，体现中医药内涵，使医院文化血肉丰满，自成体系。

医院为实现又好又快发展，按照“现代化大型中西医结合综合医院”的发展定位，按照“一体两翼”的发展模式及“坚定不移地走中西医结合的发展道路，错位竞争，突出特色，力争把医院“做强、做全、做大”的工作方针，科学规划，强化管理，推进医院争创国内知名、省内一流、地区领先的品牌医院，促进医院发展再上新台阶。

贵阳中医二附院人在实践中勇于开拓、大胆创新，把建设大型现代化中西医结合综合医院作为奋斗目标，以一流的质量、一流的人才、一流的管理为广大患者保驾护航，为中西医结合卫生事业发展作出突出贡献。

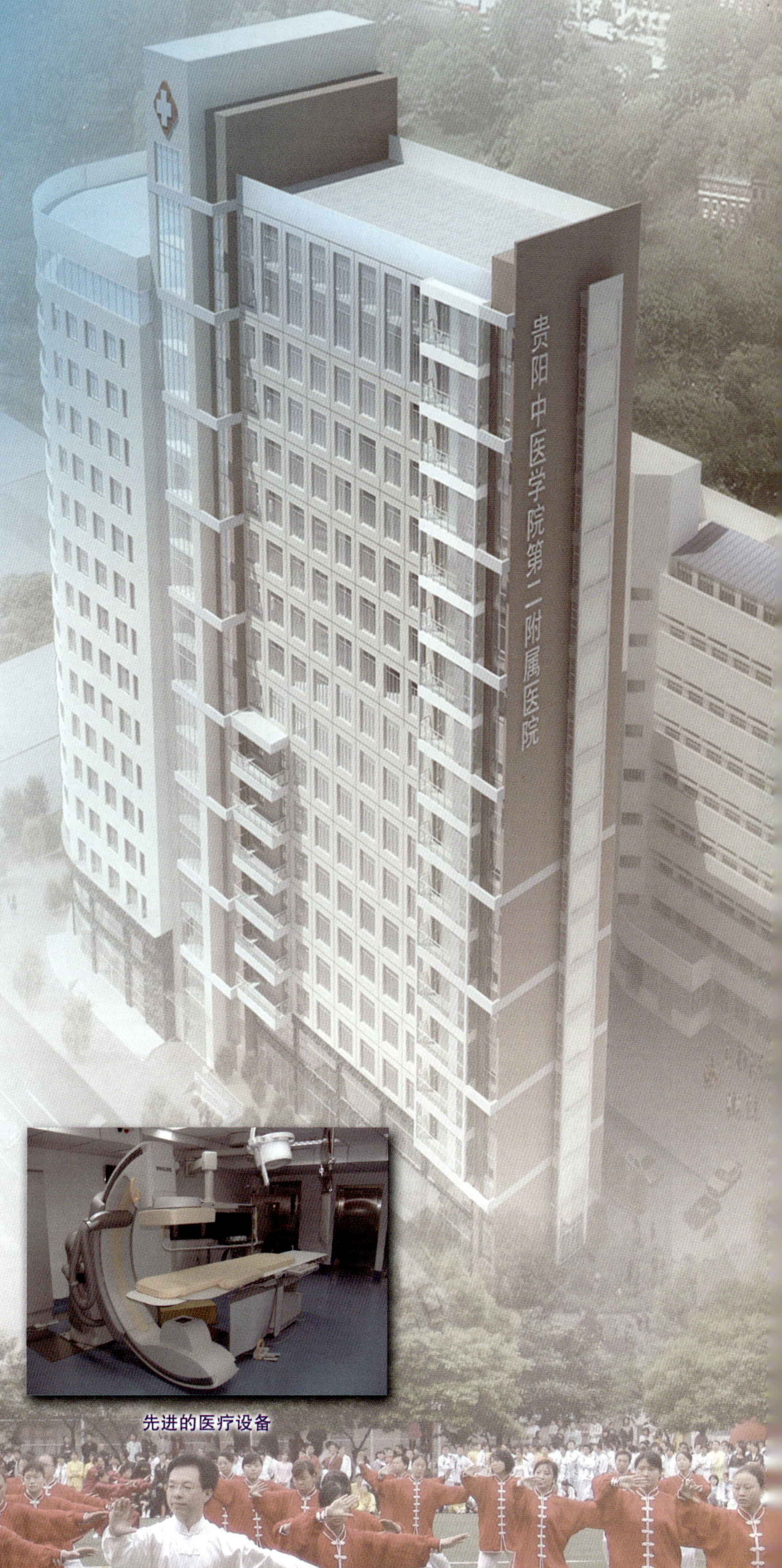

先进的医疗设备

丰富多彩的文化生活

贵州省苗侗瑶民族医院（黔东南州中医医院）

贵州省苗侗瑶民族医院（黔东南州中医医院）位于山川秀丽、民风淳朴的黔东南州州府凯里市，始建于1980年，是全州实力较为雄厚的集中医、民族医及中西医结合医疗、教学、科研、保健为一体的现代化中医、民族医医院。

30多年来，医院全体员工克难攻坚、精勤进取，使医院从小到大，从弱到强，不断发展壮大。现在医院编制床位400张，实际开放病床500张。现有在职专业技术人员200余人，其中贵阳中医学院硕士研究生导师1人，高级职称30余人，中级职称60余人。全院有省管专家1人，州管专家2人，州科技拔尖人才4人。全院共设临床和医技科室27个，其中苗医肺科是国家中医药管理局“十一五”重点专科，针灸科是国家中医药管理局“十二五”重点建设专科，同时针灸科、苗医肛肠科和眩晕病专科是贵州省中医药管理局重点建设专科，各具中医或民族医特色。2012年，脾胃病学科还被贵州省中医药管理局批准为贵州省首批民族医学重点学科建设项目。

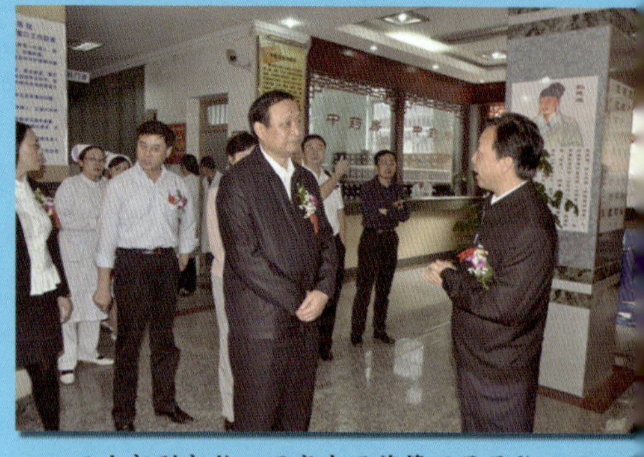

卫生部副部长、国家中医药管理局局长王国强在临黔东南州中医医院指导工作

医院以现代科技为支撑，医疗设备不断更新完善，目前拥有德国西门子高速磁悬浮—SOMATOM Definition AS64层螺旋CT机、AXIOM ARISTOS VX Plus多功能数字X光机、C臂机、ICONOS MD遥控数字化多功能X线胃肠机、进口彩色B超、电子胃肠镜、膀胱镜、高档麻醉机、三维正脊电脑牵引治疗仪、腹腔镜、输尿管肾镜及汽压弹道碎石系统、全自动生化检测系统以及一大批中医诊疗设备，保证了临床的各种需要，提高了综合诊疗实力。

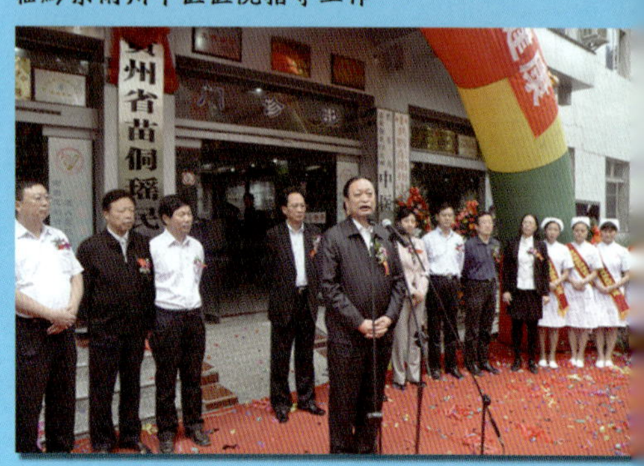

卫生部副部长、国家中医药管理局局长王国强亲自为贵州省苗侗瑶民族医院剪彩

医院坚持“中医立院，科技兴院，人才强院”的办院方向，近年来医院医疗业务工作有了飞跃的发展，以院长、主任医师罗洪为学科带头人的外科团队开展的泌尿外科及男科手术居省内领先水平；运用苗医苗药治疗呼吸系统疾病、结核病、骨髓炎、肿瘤、妇科疾病等效果好，获得了群众的高度赞誉；运用中医、中西医结合方法治疗各种老年病、消化系统疾病、糖尿病、风湿疾病、不孕不育、肛肠疾病、软组织损伤等均有独到之处；针灸推拿理疗治疗中风后遗症，特别是运用银质针、小针刀和三维正脊仪治疗颈肩腰腿痛也取得了十分满意的疗效；骨伤科开展的人工全髋关节置换术、人工股骨头置换术、人工肩关节置换手术也处于州内先进行列。医院引进臭氧技术治疗中风、腰椎间盘突出症疗效好，填补了州内技术空白。医院将中医特色、民族医特色与现代科学技术紧密结合，使医院整体医疗水平有了显著的提高。

在不断提高医疗质量的同时，医院始终把医德医风建设放在极为重要的位置，通过加强医德医风建设，强化优质服务，先进人物层出不穷，有力地促进了医院健康和谐、全面发展。护士潘满芝同志2012年荣获全国“我最喜爱的十佳健康卫士”光荣称号，医院历年来先后被评为全国民族团结进步先进集体、省卫生系统职业道德建设先进单位、州级行风建设优秀单位以及州市文明单位。医院全体职工将秉承“精诚、博学、团结、创新”的医院精神，坚持“一切为了病人，为了病人一切，为了一切病人”的服务理念，以更过硬的技术、更完善的服务、更舒适的环境为广大患者提供优质的医疗服务，为中医药、民族医药事业的发展再立新功，再铸辉煌。

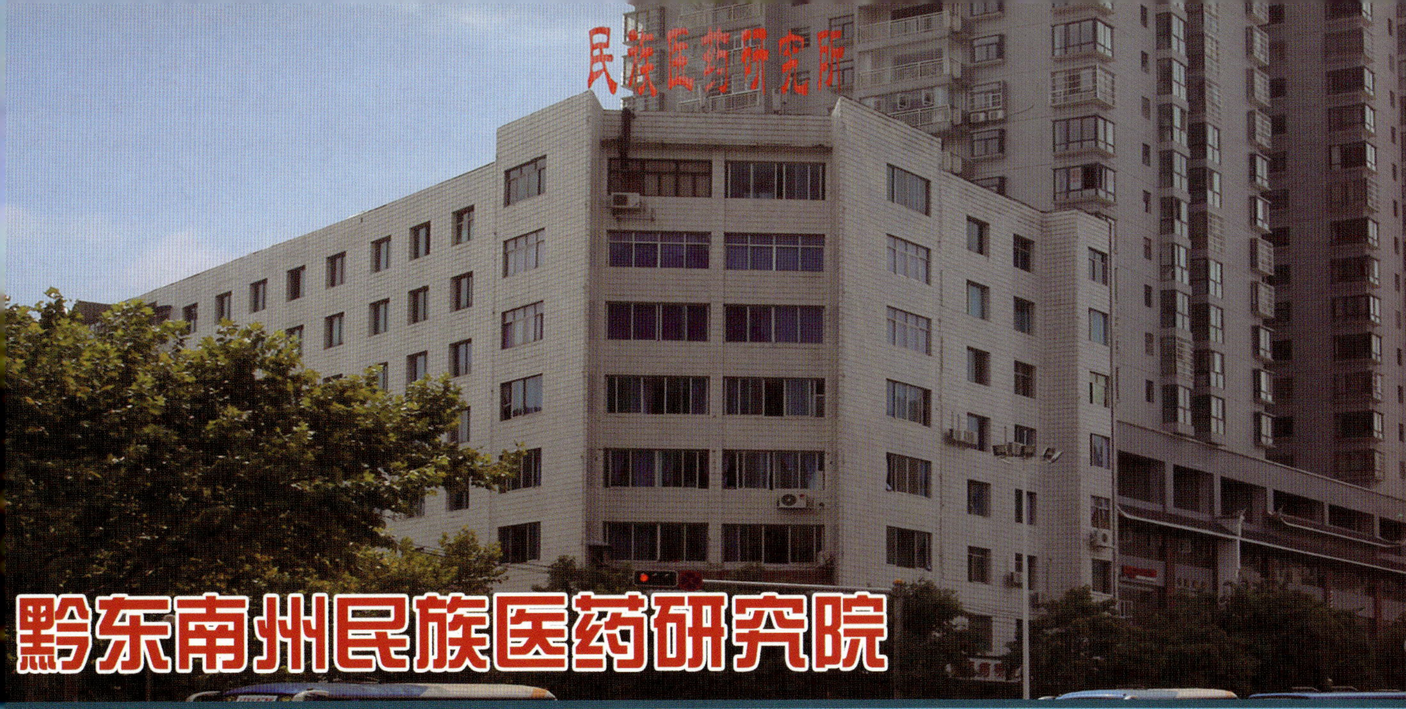

黔东南州民族医药研究院

黔东南苗族侗族自治州民族医药研究院建于1984年，是一所集科研、临、开发、教学培训为一体的民族医药研究事业单位，2010年2月州政府下由黔东南州中医医院管理。2008年州民族医药研究院受到国家中医药管理、国家民委颁发的全国民族医药工作先进单位表彰。

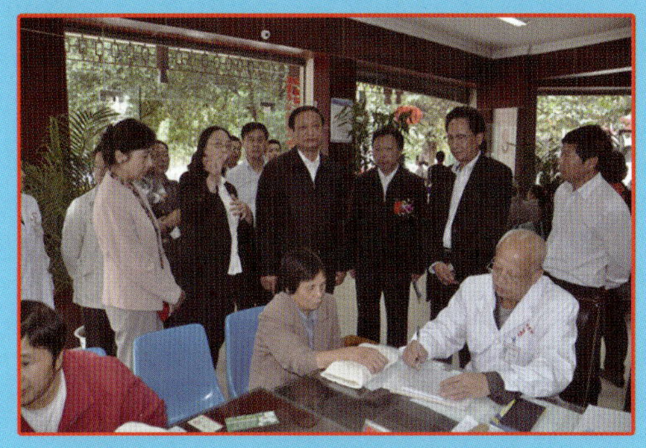
卫生部副部长、国家中医药管理局局长王国强莅临黔东南州民族医药研究院指导工作

研究院现有专业技术人员58名，其中主任医师1名，副主任医师3名，主医（护、药）师5名，药学硕士毕业生1名，医（护、药）士41名。

州民族医药研究院成立至今，对黔东南州世居的少数民族中的苗族、侗的民族医药的发掘、整理、总结工作已取得了阶段性成果。

一、基本掌握了全州苗药、侗药资源的种类、分布状况、生存环境、保现状及存在问题；苗药900余种，侗药700余种为全省之最。

二、出版了《苗族药物集》、《侗族医学》、《侗族药物方剂学》、《侗族常用药物图鉴》等专著；完成了苗族医药、侗族医药项目的非物质文遗产的申报，申报的苗医药、侗医药项目，2008年经国务院批准，列入第批国家级非物质文化遗产名录，单位为国家级非物质文化遗产项目保护位。

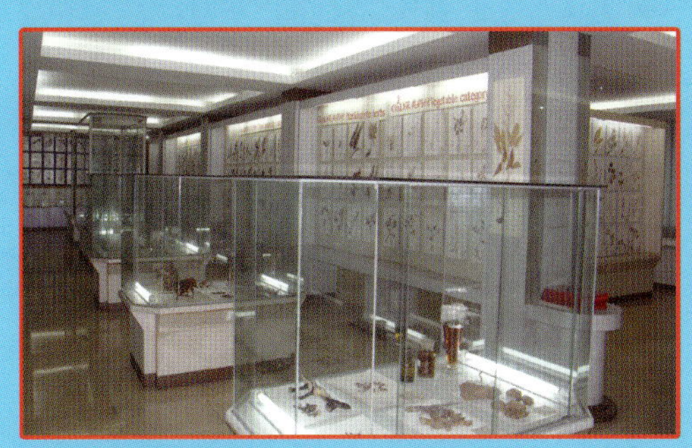
黔东南州民族医药研究院苗侗药物标本馆

三、建立了全国唯一一座苗族侗族药物标本馆，馆藏黔东南州中药、民药物标本1.2万份，2300余种，存有苗族、侗族药用植物凭证标本1000种，野生珍稀濒危药物标本70余种。

四、参加科技部科技基础平台项目专题“自然保护区生物标本与民族医药标本整理与数字化” 项目，完成黔东南州4949号民族植物药蜡叶标本信息数字化，以公益性共享方式进入中国自然保护区资源平台。

五、相继完成了国家中医药管理局、贵州省科技厅、贵州省卫生厅的苗族侗族医药科研课题，先后获得贵州省人民政府科技进步四等奖（1项）、贵州省医学会科技二等奖（1项）、黔东南州人民政府科技进步二等奖（3项）等20余项科技进步奖。发表民族医药论文60余篇。现今尚有 “贵州省优秀科技教育人才省长资金项目”等3个课题还在进行中。

六、于2010年自筹资金建立了附属苗医医院， 2012年国家中医药管理局将苗医医院列为“十二五”重点建设的民族医院。医院发挥了苗医药、侗医药在治疗疾病中的优势，体现出民族医药安全、有效、简、便、验、廉的优势，凸显传统医学的“可获得性”和“可负担性”的基本特征，得到了病员的好评和群众的认可。

七、开展了民族药的研究开发工作。从瑶族药浴中开发了“枫荷除痹液”，获国家批准文号（国药准字Z20027148），进入市场。2009年，从苗药中开发“苗药防感香囊”，在甲型流感流行期间已广泛用于各类人群，取得了较好的预防效果，现已进入药化及药理学研究。

山东中医药大学第二附属医院
山东省中西医结合医院

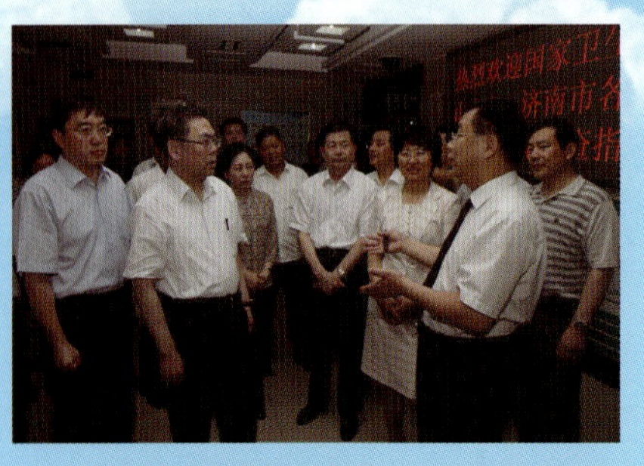
卫生部副部长刘谦一行来院进行社区卫生服务工作调研

山东中医药大学第二附属医院（山东省中西医结合医院）创建于1904年，是山东省首批、济南市第一家综合性三级甲等医院。历经多年发展与变迁，2004年整体建制移交，成为山东中医药大学第二附属医院，开始了中西医结合发展的二次创业。在山东省卫生厅和中医药管理局及大学的正确领导和支持下，医院始终坚持“中西医结合，特色发展”的发展战略，坚定不移地走中医药特色发展之路，发挥中西医结合优势，提高综合服务能力和水平。

医院是迄今全省唯一省级中西医结合医院，是国际爱婴医院、省直保健定点医疗机构、山东省康复治疗技术定点培训医院、山东省农村儿童先天性心脏病医疗保障定点医院、国家中医药管理局“治未病”预防保健服务试点单位、国家中医药管理局中医医院中医药文化建设试点单位、全国重点中西医结合医院建设单位。医院先后获全国医院医保管理先进单位、全省干部保健工作先进集体、全省中医工作先进集体、山东省卫生系统文明单位、山东省卫生系统诚信医院建设先进单位、全省医院管理和医政管理先进集体、全省卫生系统抗震救灾先进集体、第十一届全国运动会医疗卫生保障工作先进集体和全省工伤保险工作先进单位等荣誉称号。

医院位于济南市经八路东首，占地总面积5.18万平方米，建筑面积8.13万平方米。编制床位601张，实际开放床位833张，每床建筑面积达97.6平方米。医院目前下设33个临床科室、10个医技科室、1个门诊部、1所眼科医院和8个社区卫生服务中心（站）。拥有1.5TMR、64排128层CT、数字平板探测器血管造影系统、双探头ECT、高端彩色多普勒超声诊断仪等大型医疗设备，固定资产总值2.8亿元，医疗设备总值2.1亿元。

截至2011年底，医院在编职工1023人，其中副高以上专业技术人员183人，享受国务院颁发政府特殊津贴者6人，博士生、硕士生导师45人。医院现有山东省泰山学者特聘教授、国务院政府特贴专家、国家优秀中医临床人才、山东省卫生系统杰出学科带头人、省名中医药专家等25人。拥有国家级重点学科4个、重点专科7个，国家级重点实验室2个，省级重点实验室2个，国家级中医药优势学科继续教育基地1个卫生部技术准入专科1个，国家工伤康复试点机构1个，山东省泰山学者特聘教授设岗单位1个、山东省中医药管理局重点专科9个。医院是集医疗、教学、科研、预防保健、康复为一体的三级甲等医院。

重点学科、专科、实验室一览表

国家级重点专科

1. 国家临床重点专科（眼科）
2. 国家临床重点专科（康复科）
3. 国家中医药管理局“十一五”重点专科（眼科）
4. 国家中医药管理局“十一五”重点专病（中风病）
5. 国家中医药管理局“十二五”重点专科建设项目（肺病科）
6. 国家中医药管理局“十二五”重点专科建设项目（康复科）
7. 国家中医药管理局“十二五”重点专科建设项目（心血管病科）
8. 国家中医药管理局“十二五”重点专科培育项目（预防保健科）
9. 国家中医药管理局“十二五”重点专科培育项目（重症医学科）

国家级重点学科

国家中医药管理局重点学科建设单位(中西医结合临床)

国家级重点实验室

1. 国家中医药管理局中医药科研三级实验室（视觉分析实验室）
2. 国家中医药管理局中医药科研三级实验室（辅助生殖技术实验室）

省级重点专科

1. 山东省中医药特色专科建设单位（肾脏病专科）
2. 山东省中医药特色专科建设单位（康复医学专科）
3. 山东省中医药特色专科建设单位（中西医结合眼科）
4. 山东省中医药优势专病建设单位（中风病）
5. 山东省中医药服务能力提升工程项目中医药重点专科（内分泌科）
6. 山东省中医药服务能力提升工程项目中医药重点专科（肿瘤科）
7. 山东省中医药服务能力提升工程项目中医药重点专科（针灸科）
8. 山东省中医药服务能力提升工程项目中医药重点专科（骨科）
9. 山东省中医药服务能力提升工程项目中医药重点专科（妇科）

省级重点学科

1. 山东省泰山学者岗位(眼科)
2. 山东省医药卫生重点学科(眼科)
3. 山东省重点学科（高校）(眼科学)
4. 山东中医药大学重点学科3个（眼科学、儿科学、妇产科学）

省级重点实验室

1. 山东省“十一五”高教强省行动计划重点建设项目（辅助生殖技术实验室）
2. 山东省“十一五”高教强省行动计划重点建设项目（中西医结合眼病防治技术重点实验室）
3. 山东省“十二五”高校强化建设重点实验室（中西医结合眼病防治技术重点实验室）

卫生部技术准入专科：生殖医学科

国家工伤康复试点机构：康复医学科

山东省工伤康复试点机构：康复医学科

医院地址：山东省济南市经八路1号

联系电话：0531-82436327、82436337

网址：www.zydey.com.cn

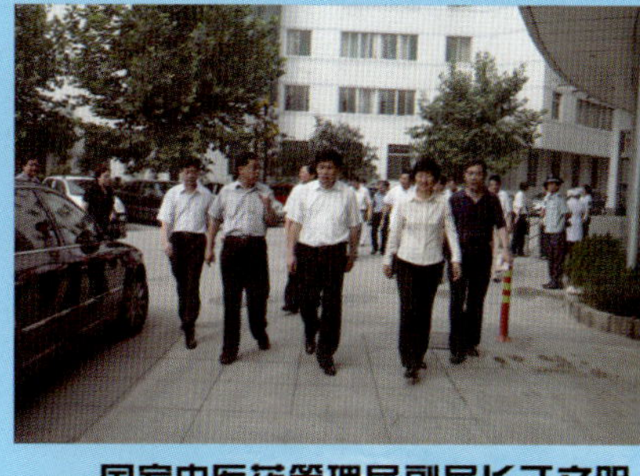

国家中医药管理局副局长于文明一行来院调研

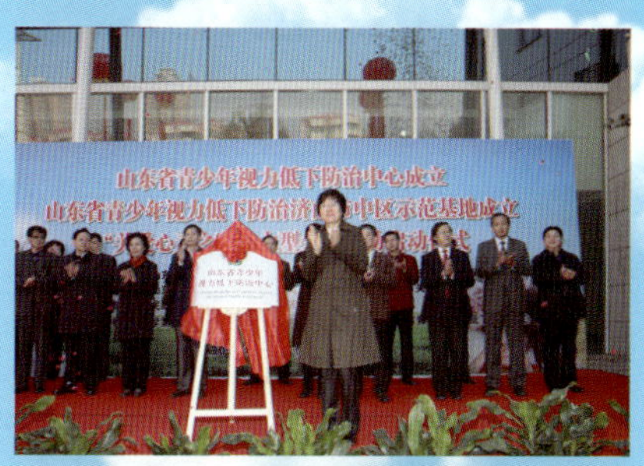

山东副省长王随莲为省青少年视力低下防治中心揭牌

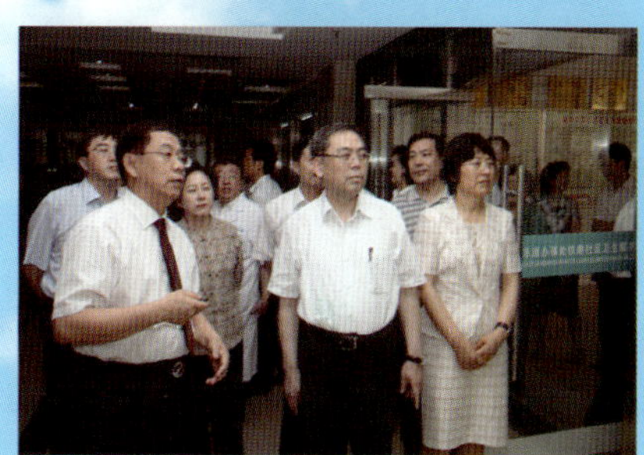

卫生部副部长刘谦视察医院，葛明院长汇报工作

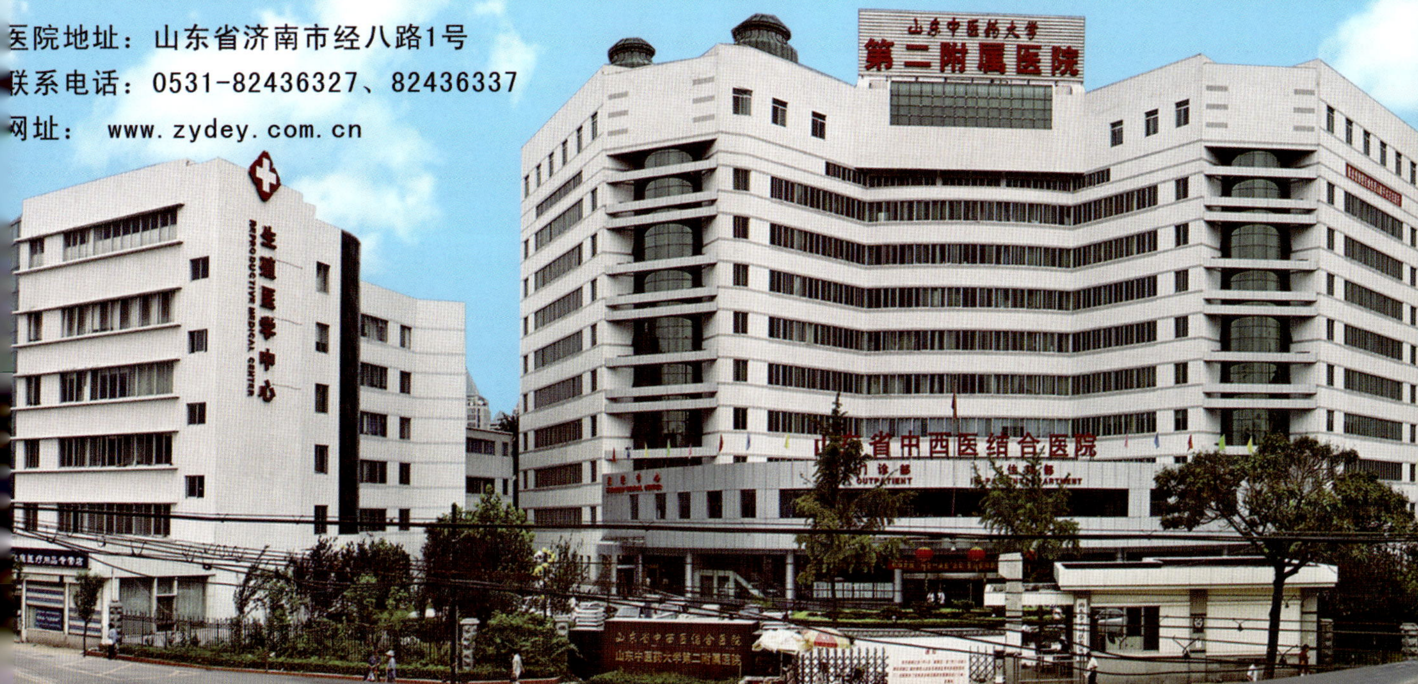

颜德馨名老中医工作室

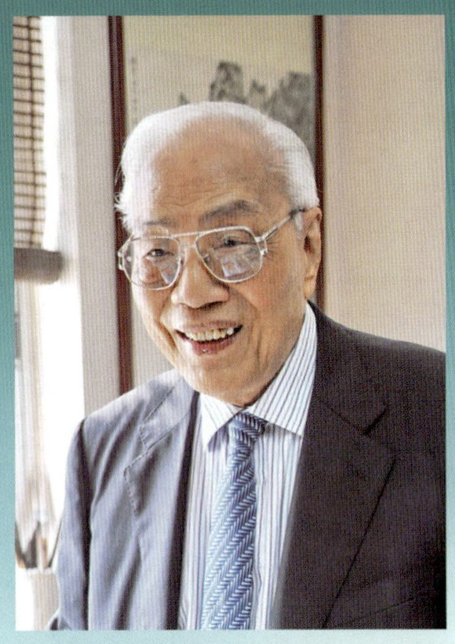

国医大师颜德馨

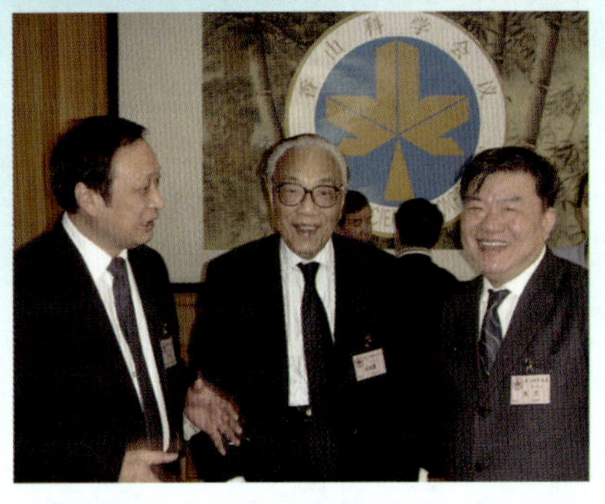

2008年2月，颜德馨教授参加第318次香山科学会议，并担任会议主席

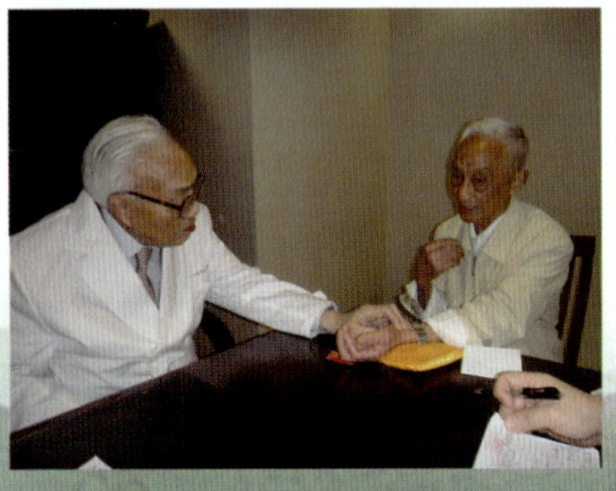

颜德馨教授义诊

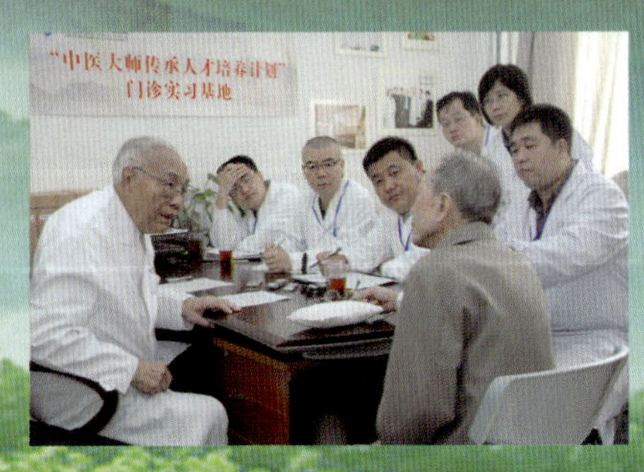

颜德馨教授在大师班教学

颜德馨名老中医工作室于2005年8月在上海市第十人民医院成立。工作室多年来认真整理与研究颜德馨教授学术经验，传承祖国传统医学文化，发扬中医，服务社会，在医学界及社会上产生了一定影响。2009年11月，颜德馨名老中医工作室荣膺全国先进名医工作室称号。

一、学术流派

颜德馨教授为江苏孟河医派颜氏内科第二代传人，国医大师国家级非物质文化遗产传统医药项目代表性传承人。1920年出身于丹阳中医世家，父亲颜亦鲁是孟河医派马家的弟子。颜氏内科由颜亦鲁先生（1897～1989年）创派，百年来承袭融汇、创新之精神，对中医理论与临床实践进行了长期的研究和探索，医术精湛，代代相传，在沪上渐成影响，成为海派中医内科主要学派之一

二、学术思想

颜德馨教授对中医气血理论深入研讨，经过多年实践，提出"气为百病之长，血为百病之胎"，丰富了中医气血理论；提出"久病必有瘀，怪病必有瘀"的病机理论，丰富了中医中药治疗疑难病思路；提出"气虚血瘀"是人体衰老的主要机制，丰富了人体衰老理论；提出"气血失衡"是心脑血管病的基本病机，创立中医中药治疗心脑血管病的新思路；提出膏方组成原则为"动静结合，通补相兼，重视脾胃，以喜为补"，丰富发展了中医膏方理论。

三、学术传承

颜德馨教授是工作室的学术带头人，虽已耄耋之年，却依然怀揣弘扬中医药文化瑰宝、发展中医药事业的高度责任感与使命感，德艺双馨，率先垂范，坚持在工作室通过门诊、查房、讲课、讨论、读书会等多种方法，对工作室成员传艺讲道，授业解惑。工作室历年来整理总结颜老"衡法"学术思想和临证经验，发表论文30余篇，编撰著作多部，如由人民卫生出版社出版《颜德馨中医心脑病诊治精粹》，中国中医药出版社出版《颜德馨临床医学丛书》全套共8册及《餐芝轩传薪——颜氏三代医人耕耘录》、中国医药科技出版社出版《国医大师——颜德馨》，科学出版社出版《颜德馨心脑血管病医论医案选》等。

四、科学研究

工作室围绕颜德馨国医大师学术思想及中医气血学说开展各项国家、省市级科研项目20多项，如国家"十五"、"十一五

科技攻关计划“名老中医学术思想、经验传承研究”项目，国家“973”计划“中医病因病机理论继承与创新研究之气血学说”，教育部“中医应用型人才教育模式改革与创新的研究”等。

五、培养人才

入选工作室传承团队的成员，均有较深厚的中医理论基础功底，并具备多年临床实践经历。通过学习研究，工作室成员颜乾麟与颜新主任2007年双双获得全国首届中医药传承高徒奖。颜乾麟主任2011年被评为上海市名中医，还入选第四、五批全国老中医药专家学术经验继承工作指导老师。韩天雄副主任入选第四批学术继承人。工作室协助同济大学中医研究所主办“中医大师传承人才培养项目”，将师承教育与学校教育相结合，创新中医人才培养模式。工作室承办国家级继续教育项目多次，由以工作室成员为骨干而成立的同济大学中医硕士点经多年建设，2010年由二级硕士点转为一级学科硕士点。2012年由颜新教授带领的研究室被批准为国家中医药管理局名中医传承模式重点研究室。

六、临床工作

工作室积极参加上海市中医心脑血管病临床医学中心建设，创用衡法治则治疗冠心病、心绞痛、心律失常、慢性心力衰竭、脑梗塞、老年血管性痴呆等心脑血管病，在国内外享有盛誉。工作室坚持发扬中医，服务社会，多次就社会上关于中医药、保健等方面的热点问题在一些有影响力的报纸上以工作室的名义发表长篇幅的讨论宣传文章，扩大中医的社会影响力。还积极参与中医进社区工作，参加中医义诊赠药活动，两年来坚持每周六在上海蔡同德药堂轮值为老年贫困患者义诊，同时定期举办中医科普讲座，深受群众欢迎。

七、工作展望

以颜德馨名老中医工作室、上海中医心脑血管病临床医学中心上海市第十人民医院中医科为依托，2012年6月“颜氏内科流派”成为上海市海派中医流派传承研究基地之一，2012年9月“中医心病学科”获评国家级重点学科。工作室将以此为新的起点，以发扬推广“颜氏内科”特色诊疗技术为建设核心目标，通过建立特色技术门诊示范基地、优势病种临床优化研究推广基地等工作，形成一支优秀的传承队伍，完成海派中医学术传承与创新研究基地建设，推动中医心病学科学术发展。

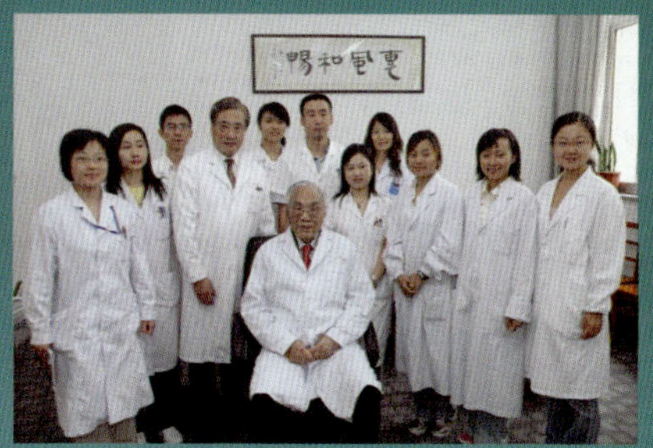

颜德馨教授与工作室成员合影

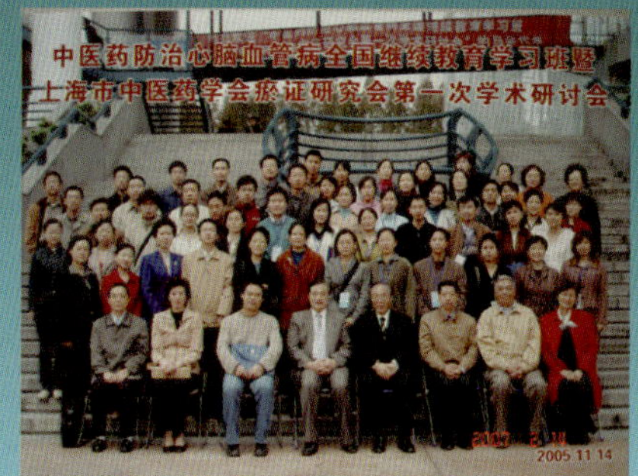

工作室举办学习班

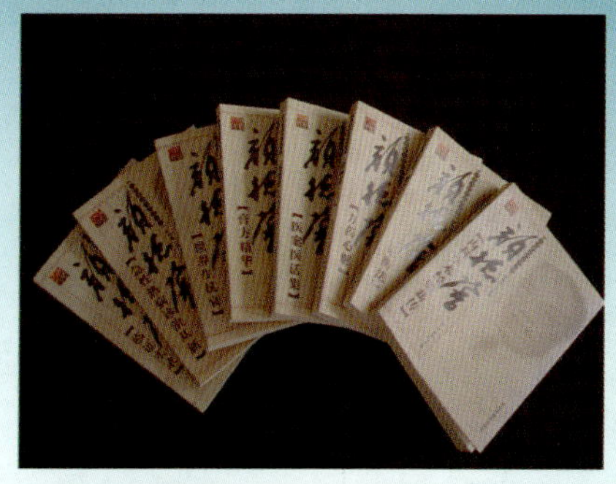

《颜德馨临床医学丛书》合集

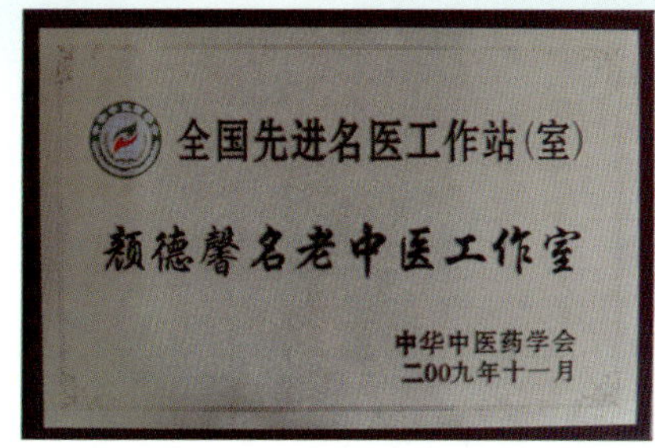

2009年11月，颜德馨名老中医工作室荣膺全国先进名医工作室称号

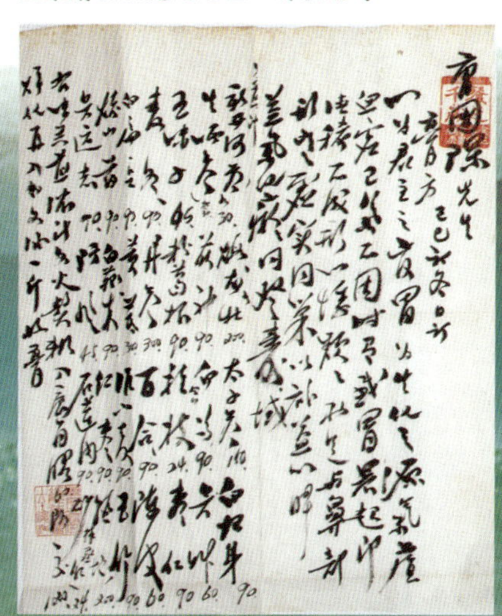

颜德馨膏方手迹

神威药业集团：现代中药领航者

- ★ 全国中药工业 5 强
- ★ 中国医药上市公司竞争力10强
- ★ 国家级企业技术中心
- ★ 中国500个最具价值品牌
- ★ 国家“863”成果产业化基地
- ★ 院士工作站
- ★ 博士后科研流动站
- ★ 中药提取技术及生产能力全国第一
- ★ 注射液车间技术及生产能力全国第一
- ★ 全球最大的现代中药注射液专业制造商

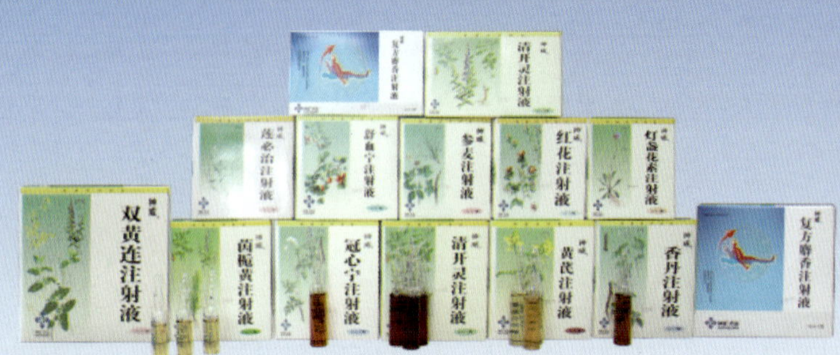

神威药业集团是以现代中药为主业的综合性医药企业集团，综合竞争力在医药行业居前 20 强、中药行业列前 5 强，现有总资产 50 亿元，员工 5000 余人，下属神威药业有限公司、河北神威药业有限公司、神威药业（张家口）有限公司、神威药业（四川）有限公司、神威大药房连锁有限公司等多家子公司，销售网络覆盖全国 30 多个省、自治区、直辖市，产品批量出口。先后荣获中国成长企业百强、福布斯亚洲 200 最佳企业等殊荣，拥有“神威”、“五福”两个中国驰名商标。2011 年，神威药业集团完成销售收入 30 亿元。

神威药业集团主要产品针对中老年、儿童、抗病毒等高速增长的目标市场，专注发展现代中药，形成了现代中药注射液、现代中药软胶囊、现代中药颗粒剂三大特色剂型，拥有多个超亿元现代中药大品种。神威清开灵注射液、神威参麦注射液、神威舒血宁注射液占据了国内同品种 70% 以上市场份额，五福心脑清软胶囊占领 90% 以上市场份额，神威藿香正气软胶囊、清开灵软胶囊、小儿清肺化痰颗粒、舒筋通络颗粒、滑膜炎颗粒、降脂通络软胶囊等产品畅销全国，每天有超过 550 万名患者使用神威系列优质产品。

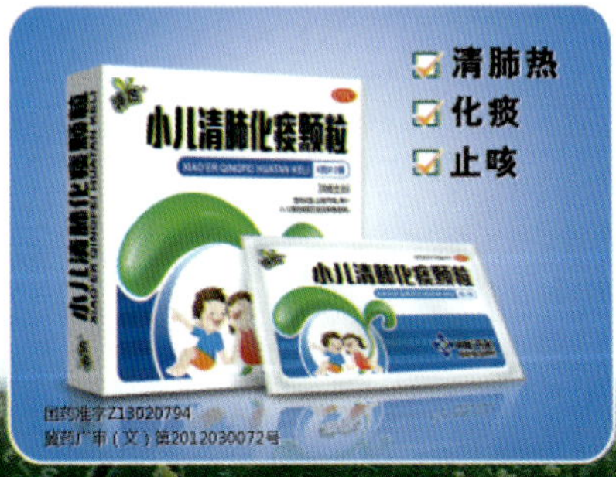

神苗小儿清肺化痰颗粒

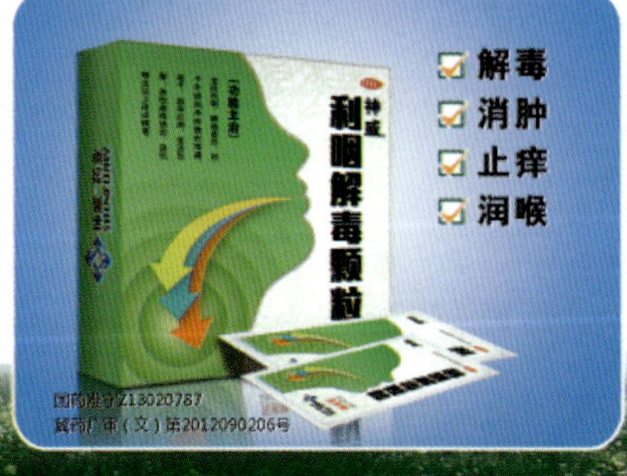

神威利咽解毒颗粒

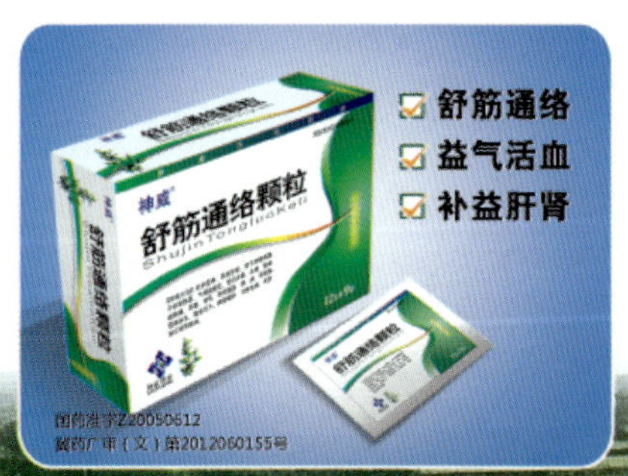

神威舒筋通络颗粒

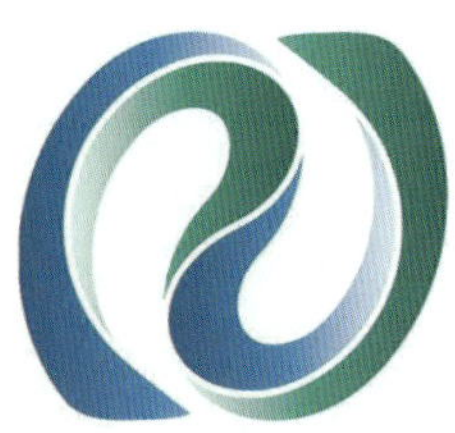

津门中医药事业的新航标

——天津市中医药研究院及附属医院

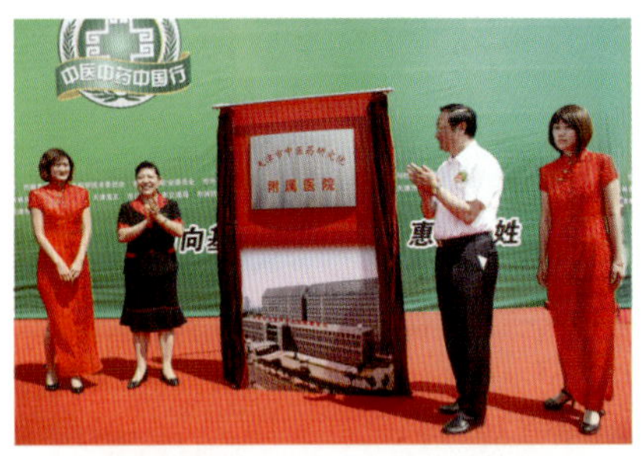

卫生部副部长、国家中医药管理局局长王国强（右二），天津市副市长张俊芳（左二）在“中医中药中国行”天津站启动仪式上为医院揭牌

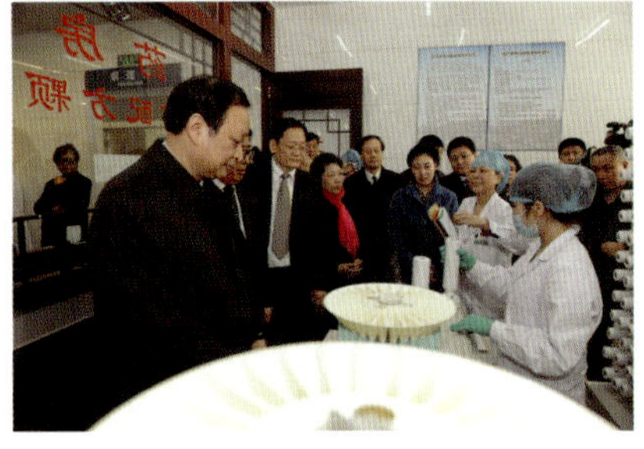

卫生部副部长、国家中医药管理局局长王国强视察医院，对医院药事管理工作给予很高的评价

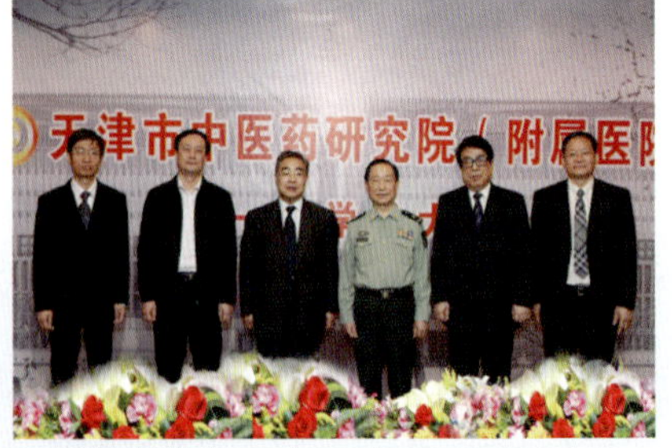

中国工程院院士张伯礼（左三），工程院院士廖万清（右三），国际欧亚科学院院士张大宁（右二），天津市卫生局副书记、副局长、天津市中医药管理局局长林立军（左二）在医院学术大会上与院领导合影

天津市中医药研究院是全国六大中医药科研基地之一。根据天津市卫生资源调整总体规划，原中医药研究院及附属医院、中医医院、长征医院4家单位组成了新的中医药研究院及附属医院。2009年4月，新的中医药研究院及附属医院在新址开诊，一所汇集名医、名科，以中医为特色的综合性科研、医疗机构展现在世人面前，开启了津门中医药事业的新航标。

新的中医药研究院及附属医院坐落于老城区北门外的三岔河口地带，毗邻鼓楼文化街，自古就是商业繁荣、华洋杂处、中西汇通、人文荟萃之处，也是津沽文化的发祥之地。医院现开放病床550张，日均门诊量约4000余人次。肾病科、皮肤科、脾胃病科、针灸科、疮疡科、推拿科、药剂科为国家中医药管理局重点专科；皮肤科为国家临床重点专科；心身疾病科为天津市重点学科；心病科为天津市重点中医专科；脑内科、糖尿病科、妇科、骨科等为院级中医特色专科。医院还设有呼吸内科、皮肤性病科、皮肤变态反应科、皮肤色素科、皮肤真菌科、儿科、肿瘤科、外科、眼科、耳鼻喉科、口腔科、麻醉科、手术室、ICU等，他们精湛的诊疗技术和高尚的医德吸引着国内外众多患者。此外，中医药研究院及附属医院现有8个国家中医药管理局中医药科研二级实验室、化妆品厂及符合GDP标准制剂室，拥有天津市中医肾病研究所、中西医结合疮疡研究所、中西医结合皮肤病研究所及天津市性传播疾病诊疗中心，是卫生部化妆品皮肤病诊断机构、卫生部化妆品人体安全性及功效性检验机构，是中国中医药研究促进会肾病分会等9个学术团体挂靠单位。《中国中西医结合皮肤性病学杂志》编辑部、全民胃部重大疾病普查行动诊疗咨询中心设在该院。

全院在职职工1157人，其中医护技人员796人，高级职称231人。新的中医药研究院及附属医院拥有一批全国乃至国际著名的中医专家，其中津门首届名中医5名，享受政府特殊津贴及授衔专家25人，拥有博士研究生24人，硕士研究生134人。医院在创新发展中坚持走精品医院之路，医院现拥有5个天津市名中医工作室（张大宁、李竞、高金亮、栗锦迁、张曾譻），国家“九五”、“十五”、“十一五”科技支撑计划3项，国家自然基金课题3项，取得科研成果63项、专利7项，出版著作22部，发表论文2000余篇，其中SCI论文6篇，近5年共承担各级科研课题70余项，获科技进步奖26项。

医院以“做一流中医药研究院、创一流中医综合性医院”为奋斗目标，以立足天津、面向华北、辐射全国为发展定位，力争五到十年，将医院建成具有国际化水平、设施完善、管理现代、服务一流的中医医疗、科研、教学中心。

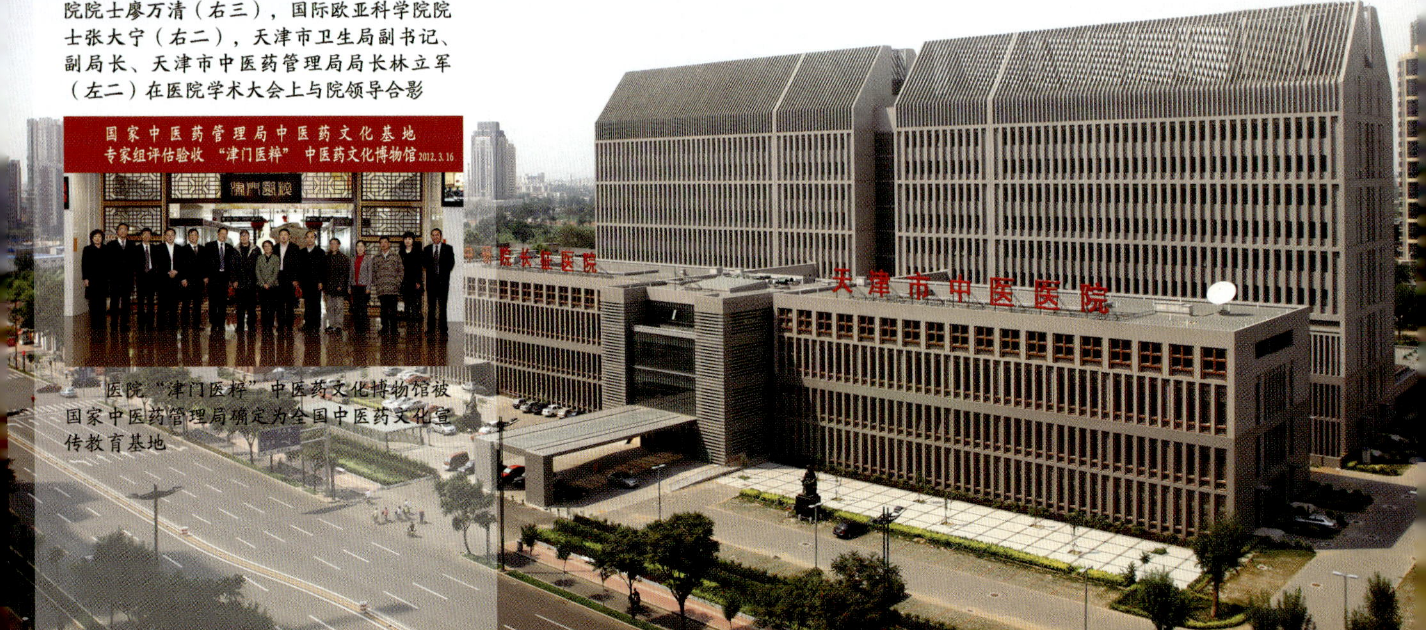

医院“津门医粹”中医药文化博物馆被国家中医药管理局确定为全国中医药文化宣传教育基地

“务实求真 开拓进取”
——记荔湾区中医药事业发展概况

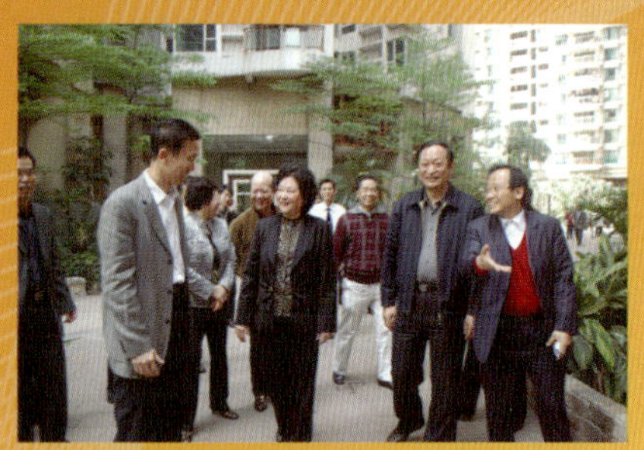
王国强副部长在雷于蓝副省长以及省市区领导陪同下视察荔湾区中医工作

荔湾区地处广州市西部，俗称“西关”，是广州市独具岭南特色的中心城区和广佛都市圈的核心区。辖区总面积62.4平方公里，户籍人口71.04万，常住人口89.15万，辖22条行政街，195个社区居委会。辖区现有医院25个，其中中医医院5个（省市中医医院3个，区属中医医院2个），设有中医科的区属综合医院5个；社区卫生服务中心21个，社区卫生服务站3个，国医馆5间。全区共有卫技人员6612人，其中中医药服务人员1541人（中医类别医师622人，中医学或获得中医培训证书护理人员760人，中药人员159人）。

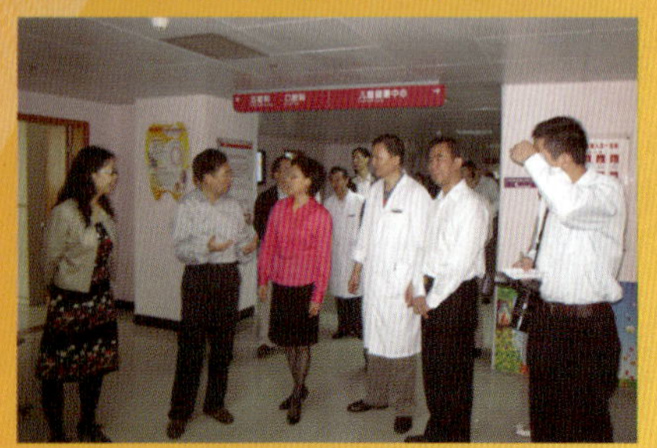
荔湾区区委书记唐航浩陪同贡儿珍副市长考察荔湾区中医工作

荔湾区历史文化悠久，商业贸易发达，中医药事业源远流长，早在1932年在西关注册的中医医生就达454人，形成和平路、长寿路等著名的中医街。新中国成立之后，特别是改革开放之后，荔湾区历届区委、区政府十分重视中医药工作，自2000年制订《荔湾区振兴中医工作方案》、2004年成功创建为全国有中医药特色社区卫生服务示范区、2007年实施中医药强区战略后，2011年又结合基层医疗卫生机构综合改革，全面开展创建全国社区中医药工作先进单位，并于2012年10月，高分通过了国家级专家组验收。

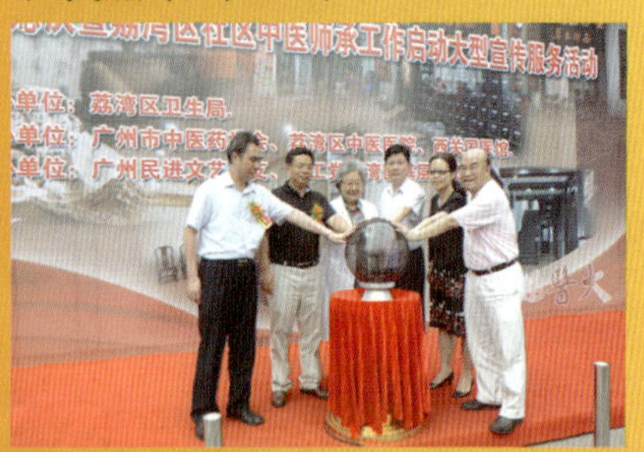
荔湾区区长晏拥军等市、区领导出席荔湾社区中医师承工作启动现场活动

荔湾区中医药建设以打造名院、名科和名医的“三名”建设为契机，全面提升荔湾区中医药服务质量。区中医医院和区骨伤科医院先后列入广州市名中医医院。而综合性医院中医科也不断发展，积极开展全国、省市综合医院中医科工作示范单位创建工作，其中广州医学院荔湾医院被评为全国综合医院中医科工作示范单位。而社区中医药服务更是荔湾区的一大亮点，荔湾区通过推进中医药特色社区卫生服务标准化建设，实现100%社区卫生服务中心设立中医科、中药房、中医体质辨识室，建设独立的中医药综合服务区，目前全区社区卫生服务中心配备的中医类别医师总数为110人，占医师总数的37%，100%的社区卫生服务中心中医类别医师均超2人和超医师总数的25%，其中华林街等11个社区卫生服务中心获得了广州市有中医药特色社区卫生服务中心示范中心称号。

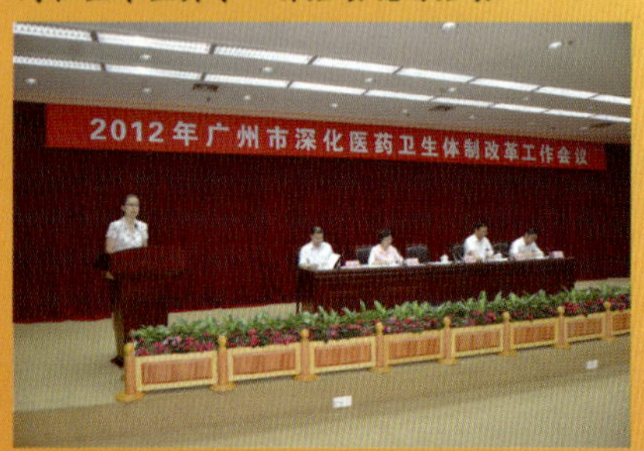

荔湾区副区长邹璇在广州市医改工作会议上介绍荔湾区医改及中医工作经验

区中医医院专科（专病）特色明显，是荔湾区中医医疗、教学、科研中心，其中荔湾区中医医院不孕不育（专科）列为全国重点专科。区骨伤科医院已建成正骨专科、颈椎病专科、腰椎间盘突出症专科、骨质松疏症专科、三维正脊专科、小针刀专科、微创专科、骨伤康复治疗中心（古法药棒药浴）等一系列骨科特色专科，颈肩腰腿痛专科（专病）业已成为医院特色的“品牌”。荔湾区非常重视人才队伍的建设和培养，广州市首批8位省名老中医，荔湾区占4位；首批15位市名中医，荔湾区占5位；第二批5位省名中医，荔湾区占4位；其中仅区中医医院就有获得国务院专家津贴的沈坚华主任中医师等6名中医专家荣获“荔湾区名中医”称号。

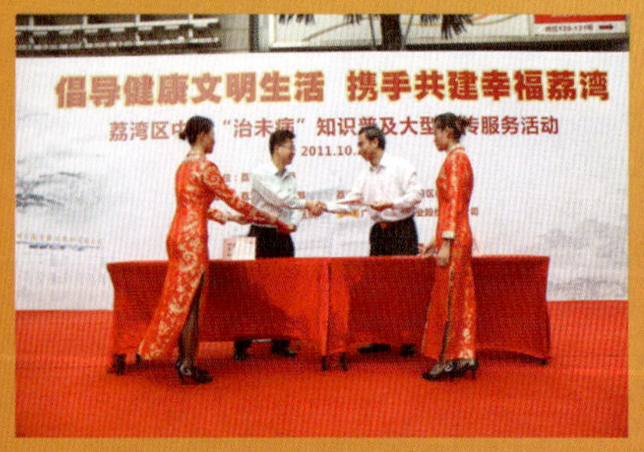

荔湾区卫生局局长顾湘与王老吉签约引进优质资源，发展荔湾区中医药事业

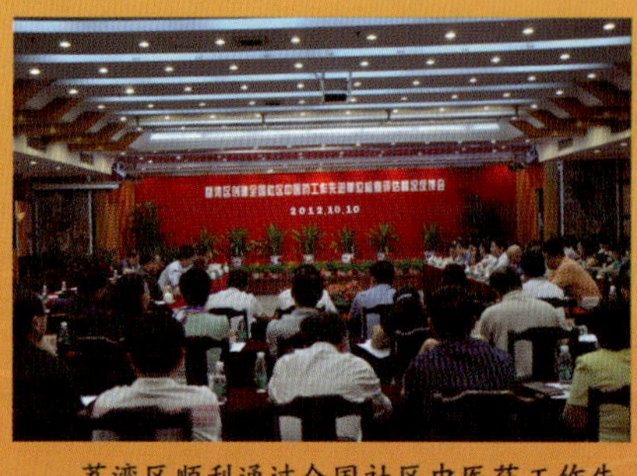
荔湾区顺利通过全国社区中医药工作先进单位检查评估

经过多年的不懈努力，荔湾区的中医药人才逐步汇集，中医药思想不断丰富，中医药学术水平不断提升，全区中医药服务能力得到了总体提升，中医药服务特色日益彰显，中医文化专业街区建设已被纳入2012年区政府工作规划，随着中医药事业的蓬勃发展，荔湾区必将打造出一个“养生保健到西关，延年益寿在荔湾”的中医药品牌。

越秀区卫生局

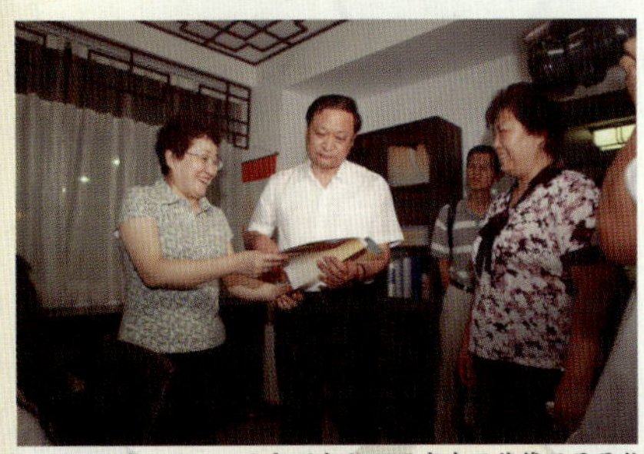

2010年5月，卫生部副部长、国家中医药管理局局长王国强(中)到越秀区中医医院视察工作

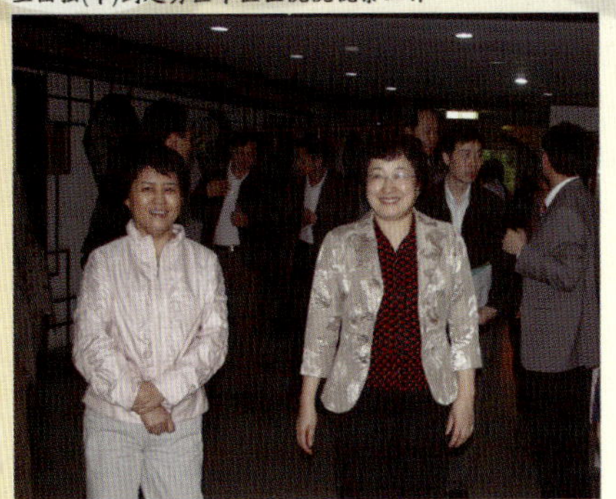

2010年4月，广东省卫生厅副厅长、广东省中医药局局长彭炜(右)在越秀区副区长于欣伟(左)的陪同下到越秀区中医医院视察工作

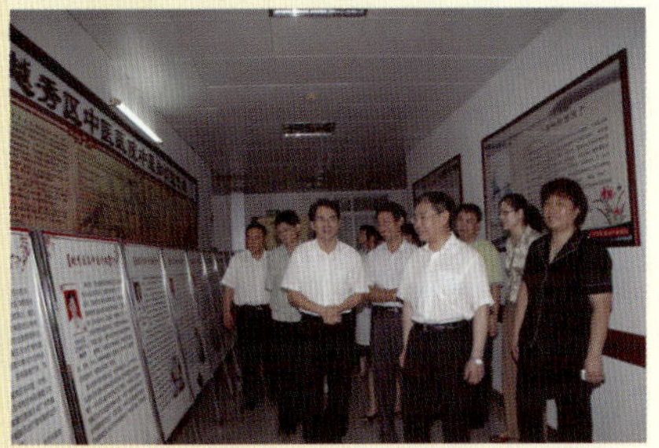

2010年6月，国家中医药管理局副局长马建中(中)率中医药工作调研督导组的领导、专家莅临越秀区中医医院督导中医药工作，越秀区卫生局局长赖志鸿(左)陪同

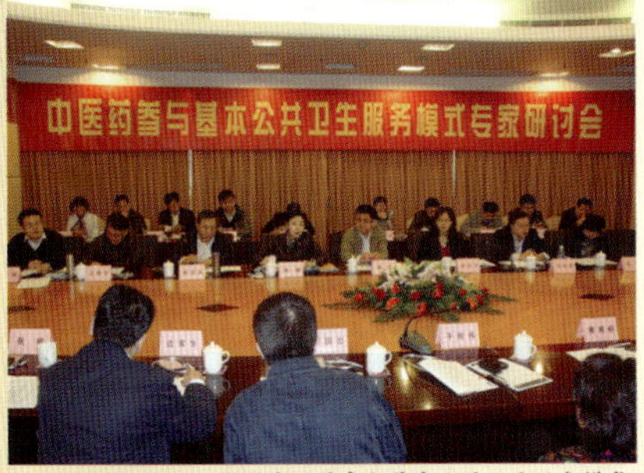

2012年3月9日，全国中医药参与基本公共卫生服务模式专家研讨会在越秀区召开，财政部、卫生部、国家中医药管理局的领导出席了会议

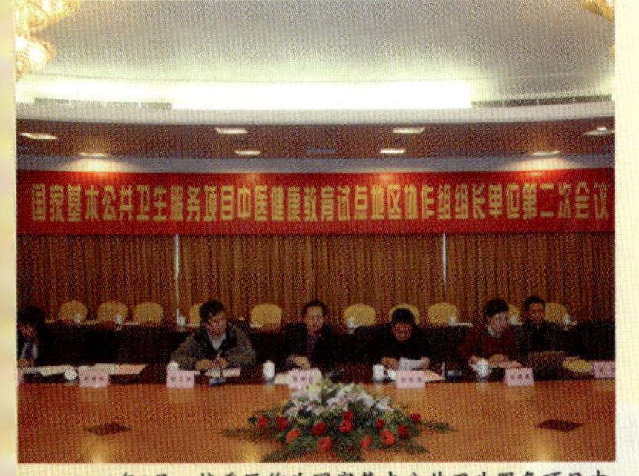

2012年3月，越秀区作为国家基本公共卫生服务项目中医健康教育试点地区协作组副组长单位召开第二次会议。

近年来，在省委、省政府和市委、市政府的正确领导下，在省、市中医药管理局的指导帮助下，越秀区委、区政府以科学发展观为指导，充分发挥中医药文化渊源流长、中医名家辈出的特点，贯彻落实省“中医药强省”战略部署，同步开展省中医特色预防保健体系建设示范试点区和全国中医药特色社区卫生服务示范区创建工作，探索中医“治未病”服务模式，完善中医特色预防保健服务体系，积极参与国家基本公共卫生服务中医药服务项目，重点开展中医儿童保健及中医健康教育两项公共卫生服务试点工作，中医药服务水平逐步提升，群众“看病难”、“看病贵”难题得到一定缓解，居民群众健康水平逐步提高。越秀区获得了全国中医药特色社区卫生服务示范区称号，被确定为国家基本公共卫生服务中医药服务项目全国试点区、全国第二批中医“治未病”预防保健服务试点区，群众对“治未病”服务工作满意率达95%。其主要做法是：

一、优化发展载体，完善中医预防保健服务网络

越秀区将区中医医院与区第一人民医院合并，组建新越秀区中医医院，按二级中医院的标准建设和发展。充分发挥辖区内广东省中医院的示范带动和辐射作用，借助其理念、技术、人才等方面的优势，通过举办中医知识技能培训和中医适宜技术培训班的形式，加强对区属各医疗机构开展中医“治未病”服务工作的指导。同时，在区属二级医院和各社区卫生服务中心设立中医“治未病”服务部，搭建体质辨识室、健康干预室、康复理疗室、名医工作室等“治未病”服务平台，使社区卫生服务在预防、保健、康复等“六大功能”都能体现中医药特点。以省中医院为带动、越秀区中医医院为龙头、以社区卫生服务中心为基础、以广东专业防保机构为辅助的预防保健服务网络逐步健全，并覆盖全区。

二、推进“三名”工程，丰富中医“治未病”服务内涵

在积极参与广州市中医名院、名科建设的基础上，越秀区结合实际情况，提出了包括“名医”建设在内的中医“三名”建设工程，已评出两批共16位“越秀区名中医”。越秀区发挥名医的带动作用，开展中医“师带徒”工作，传承和发展中医技术，提升中医药服务队伍整体素质。目前，已有14名中医学院科班出身的年轻医生拜师学艺；其中诗书街社区卫生服务中心的广州市名中医黄仕沛与其徒弟整理的《黄仕沛经方亦步亦趋录》已由中国中医药出版社印制出版，是越秀区推行名中医师带徒工作取得的突出成果。中医药服务队伍整体素质的提升，为名院、名科的建设奠定了基础。经过3年多的全面建设，越秀区的广州市中医名院、名科顺利通过验收，2011年又有11个专科列入广东省中医重点（特色）专科建设项目，中医药服务内涵日益丰富，服务工作整体水平逐步提升。

三、广泛宣传普及，营造中医“治未病”事业发展良好氛围

发放健康宣传资料，共编印发放《越秀区中医四季保健系列指导手册》等各类健康传播材料28种342800份。成立青少年健康教育基地，增强学生对中医“治未病”知识的了解。开展面向社区居民的中医药文化科普讲座和“健康小管家”短信服务，向居民普及中医药“治未病”知识。2011年，共开展健康讲座26场，惠及群众共2053名，共发送中医预防流感、中医养生膳食疗法等各类健康短信息137329条，获得了良好的社会反响，成为越秀区中医药文化建设的亮点。居民群众对中医诊疗的知晓率和参与度日益提升，针灸、天灸、拔火罐等中医“治未病”理疗项目受到热捧，2011年全区中医门诊量占总门诊量的30%以上，全区开展“三伏天灸”、“三九天灸”12万人次。

越秀区在中医“治未病”的工作中取得了一定的成效，但我们深知中医药的工作任重道远，目前只是起步阶段。接下来，我们将结合深化医药卫生体制改革工作，积极试点将中医药项目纳入国家基本公共卫生服务范畴，进一步完善“治未病”服务网路，进一步提高中医药服务能力，为中医药强省建设作出新的更大的贡献！

重庆市中医院

重庆市中医院是重庆市集医疗、教学、科研和预防保健为一体的三级甲等中医院。医院占地163亩，建筑面积6.9万平方米，在建面积5.2万平方米；编制床位966张，设临床科室32个，医技科室10个；有国家临床重点专科1个，国家中医药管理局重点学科1个，重点专科及建设、培育项目10个；2011年门诊量103万人次，出院病人2.6万人次。医院在2012年继续快速发展，经济业务指标保持增长30%以上。

今年，医院荣获全国文明单位称号和全国创先争优先进基层党组织称号。2012年3月医院接受了国家食品药品监督管理局药物临床试验机构资格认定复查。2012年5月接受了三级医院等级评审。2012年6月医院与北京中医药大学签订合作协议，正式成为北京中医药大学非直管附属医院，医院发展步入新的历史阶段。

皮肤科——国家临床重点专科，国家中医药管理局重点学科、重点专科

该科是重庆市首批医学重点学科，是卫生部化妆品皮肤病诊断机构、卫生部化妆品人体安全性与功效检验机构、重庆市皮肤病质量控制中心。该科技术力量、设备设施属西部一流，诊疗技术享誉市内外及西南地区，部分项目达到国内领先水平，年均门诊量约35万人次，住院病人2000余人次。近年来取得多项科研成果，发表论文200余篇。

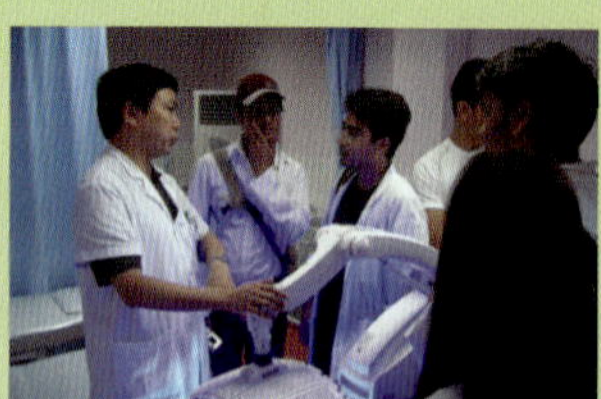

皮肤科主任带教外国留学生

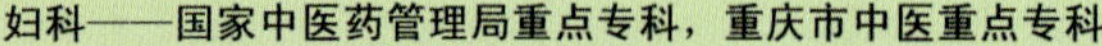

妇科——国家中医药管理局重点专科，重庆市中医重点专科

该科中医特色突出，积极开展中西医结合治疗常见病、多发病及疑难杂症，制定了系列诊疗规范，研制出13种自制制剂，取得显著临床效果，近年来获省市级科研成果奖6项，发表学术论文40余篇，成为集医疗、科研、教学为一体的特色专科。

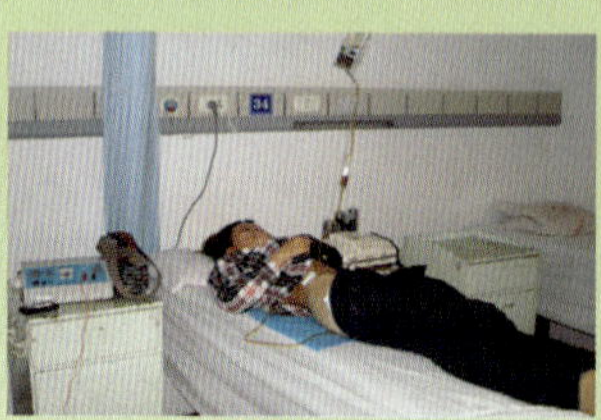

中医妇科离子透入和中药灌肠治疗

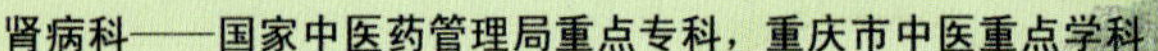

肾病科——国家中医药管理局重点专科，重庆市中医重点学科

该科以中医辨证施治为主，结合现代技术，采用中药熏蒸、中药离子导入、艾灸疗法、序贯式中药结肠透析疗法、穴位敷贴等治疗急慢性肾炎、肾病综合征等各种肾脏疾病，根据血透患者“脾肾虚衰为本，浊瘀为标”的病机，用补肾健脾、活血化浊法治疗，疗效显著，毒副作用少，在全国久享盛名。该科服务一流，是全国青年文明号、重庆市星级护理站。

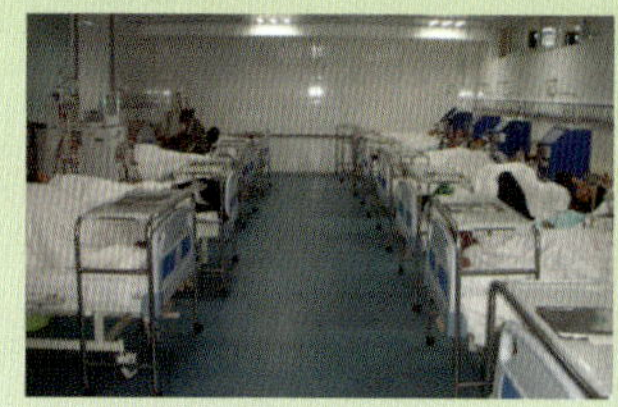

肾病科血透室

肿瘤科——国家中医药管理局重点专科，重庆市中医重点专科

该科注重中西医结合，突出中医特色，在药物化疗、伽马刀放疗、电化疗、介入、体外微波深部热疗、生物免疫及分子靶向治疗基础上，通过中药内服与外敷、针灸等联合治疗，对肺癌、肝癌、胃癌、食管癌、肾癌、鼻咽癌、结肠癌、恶性黑色素瘤、淋巴瘤、多发性骨髓瘤及白血病等治疗，疗效显著。

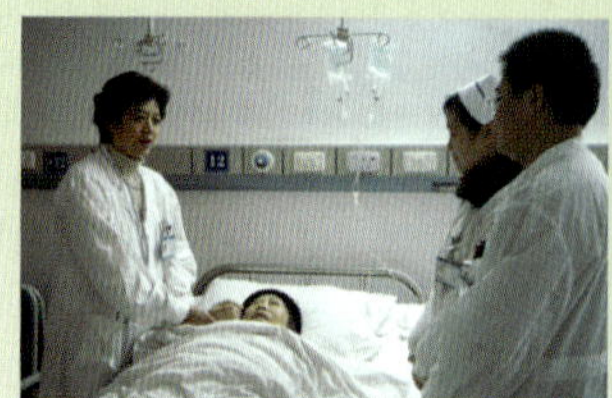

知名中医肿瘤专家郑卫琴查房

脑病科——国家中医药管理局重点专科，重庆市中医重点学科

该科是重庆市中西医结合脑血管疾病急救康复治疗中心，设有重症监护室、干部病房、卒中单元、神经电生理室及脑血管功能检查室等。在神经系统疾病的微创手术治疗和中西医结合康复治疗上有较高水平，创立了头皮定位推拿术、头皮定位针灸法、运动头针法等特色技术，治疗中风后遗症、癫痫等疾病形成独特优势。

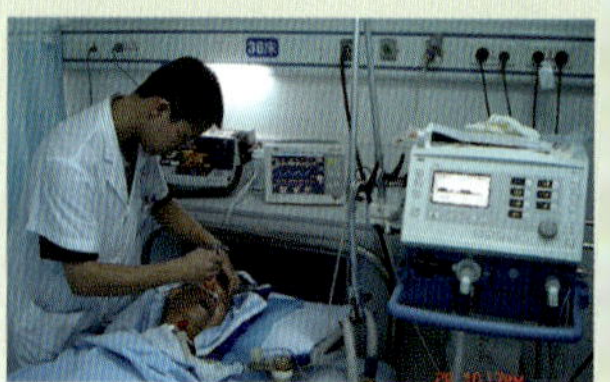

脑病科NICU

针灸科——国家中医药管理局重点专科，重庆市中医重点学科

该科是全国针灸临床研究中心重庆分中心，采取传统毫针、三棱针、火针、耳针、艾灸、火罐、穴位注射、穴位埋线、针刀等技术，调理脏腑、经络、气血，做到治疗与预防并举。近年开展了“序贯式五联‘冬病夏治’法”等新方法，在治疗慢性呼吸系统疾病、慢性消化系统疾病、慢性关节疼痛、免疫功能低下等疾病中，简便安全，疗效突出，深受群众喜爱。

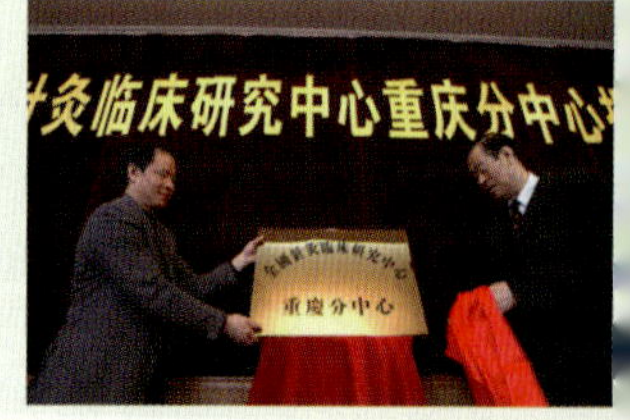

石学敏院士为医院全国针灸临床研究中心重庆分中心授牌

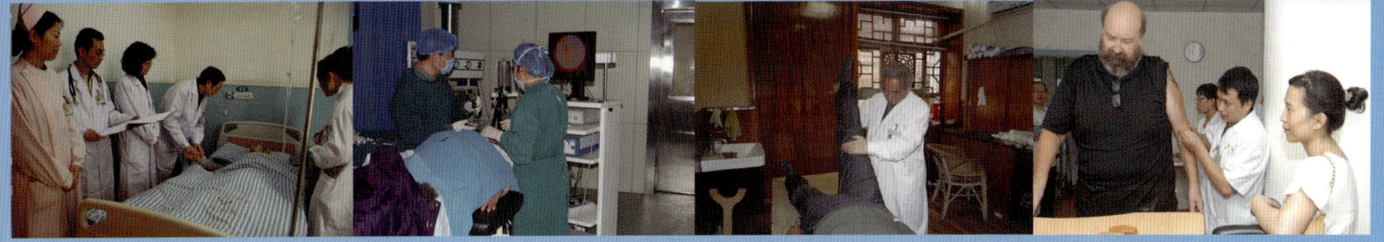

脑病科——卫生部“十二五”重点专科建设项目

耳鼻咽喉科——国家中医药管理局“十二五”重点专科建设项目

骨伤科——国家中医药管理局特色专科、重庆市重点专科

针灸推拿科——国家级中医康复特色专科、重庆市中医特色专科

大医精诚铸品牌 厚德载物济民生

——北碚区中医院发展纪实

北碚中医院坐落在美丽的缙云之麓、嘉陵之滨，始建于1953年7月，是一所集中医医疗、教学、科研为一体的三级甲等中医医院；是广州中医药大学附属医院，成都中医药大学、重庆医科大学、西南大学药学院等多家高校的教学医院；是中国中医科学院望京医院的合作指导医院、广东省中医院协作医院。医院先后荣获全国医药卫生系统先进集体、全国中医药文化建设先进单位、第二届全国中医护理先进集体、第三批全国老中医药专家学术经验继承工作先进管理单位、重庆市十佳医院、重庆市文明单位、重庆市厂务公开先进集体等多项殊荣。

医院占地60亩，业务用房面积4.8万平方米，固定资产总值2.88亿元，编制床位410张。开设内科、外科、妇(产)科、儿科、针灸科、推拿科、骨伤科、肛肠科、皮肤科、眼科、耳鼻喉科、感染性疾病科、急诊科、麻醉科、重症医学科（ICU）、治未病科、口腔科等临床科室19个和药学部、医学检验科、医学影像科、手术室、病理科、输血科、营养科、功能检查科、供应室等医技科室9个。年门诊22万人次，出院1.32万人次。

医院医疗设备先进，拥有美国通用公司（GE）Signa HDe 1.5T超导型磁共振（MR）、日本东芝64排128层螺旋CT、柯达ACR-2002系统、飞利浦和日立彩色B超、日本奥林巴斯电子胃肠镜系统、全自动生化分析仪、体外震波碎石机、电视腹腔镜、500mA X光机和一大批先进中医诊疗设备。

医院技术力量雄厚。在全院664名在岗职工中，有高、中级专业技术人员195人，其中广州中医药大学教授、副教授33人，硕士研究生导师7名，全国优秀基层中医1名，西部之光访问学者1名，重庆市高级中医药人才2名，重庆市名老中医1名，重庆市优秀青年中医1名，北碚区名中医15名。

医院专科特色突出。拥有国家临床重点专科建设项目1个（脑病科），国家中医药管理局“十二五”重点专科建设项目1个（耳鼻喉科），国家中医药管理局“十一五”重点专病1个（中风病），国家级中医药特色专科3个（耳鼻喉科、骨伤科、针灸科）；重庆市重点专科3个（脑病科、耳鼻喉科、骨伤科），市级中医药特色专科1个（针灸科）；治未病科纳入全国第四批“治未病”预防保健服务试点建设。中药制剂室是重庆市首家通过换证验收的规模大、设备齐的标准化中医医院制剂室，拥有制剂批文品种60个、自主知识产权品种18个。

医院科研成效显著，作为国家“十一五”科技支撑计划重大项目课题分中心，近3年立项科研课题27项、结题6项，获科研成果9项、国家专利3项，研制的“咽喉康喷雾剂”获得三类新药，发表论文340篇，参编专著2部。医院综合实力在重庆市区县级中医院中处于领先地位。

面对未来，医院将继续秉承“病人至上、优质服务”的办院理念和“弘扬国粹、自强不息”的医院精神，不断推进继承创新，充分发挥特色优势，努力建成综合功能齐全、中医药特色突出、专科专病优势明显、教学科研能力较强的现代化综合性三级甲等中医院，为人民的健康事业播撒杏林春晖！

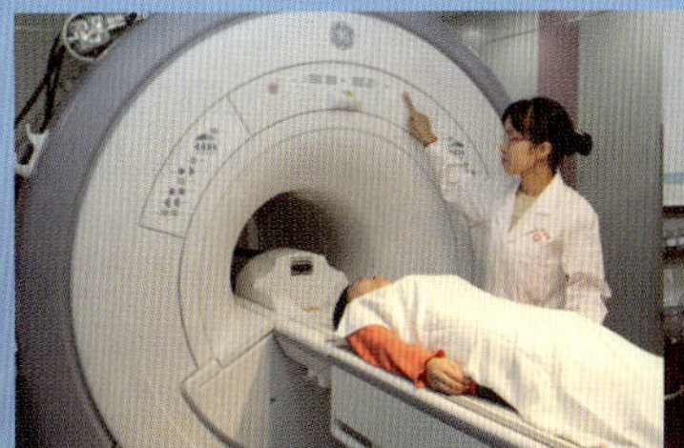

已投入使用的美国通用公司（GE）Signa HDe 1.5T超导型磁共振（MR），是目前重庆西部地区较先进的磁共振设备

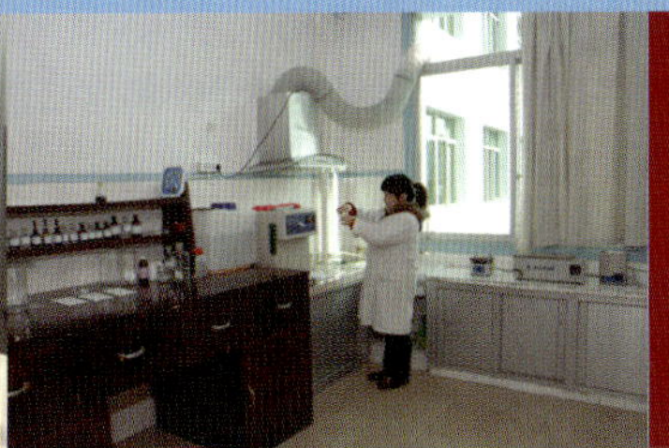

制剂室——国家中医药管理局科研二级实验室创建单位，国家中医药管理局“十一五”中药制剂能力建设项目，重庆市首家通过换证验收的中药制剂室

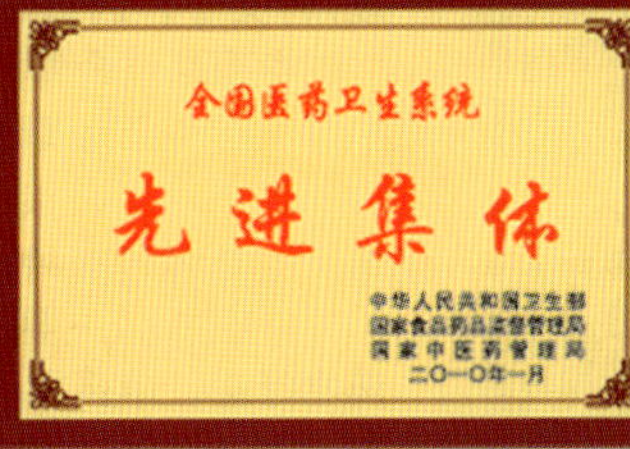

2010年1月，医院被评为全国医药卫生系统先进集体

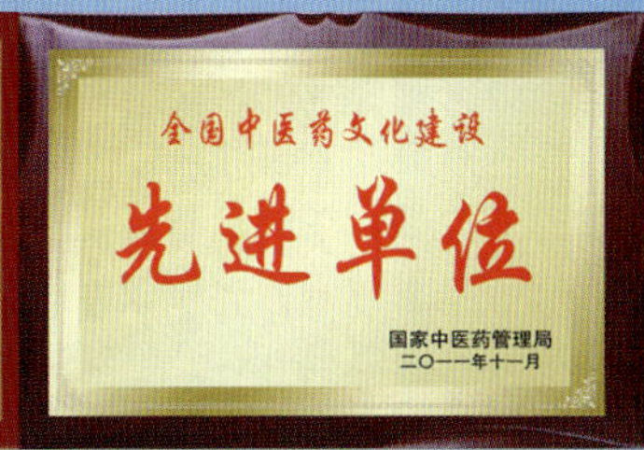

2011年11月，医院喜获全国中医药文化建设先进单位称号

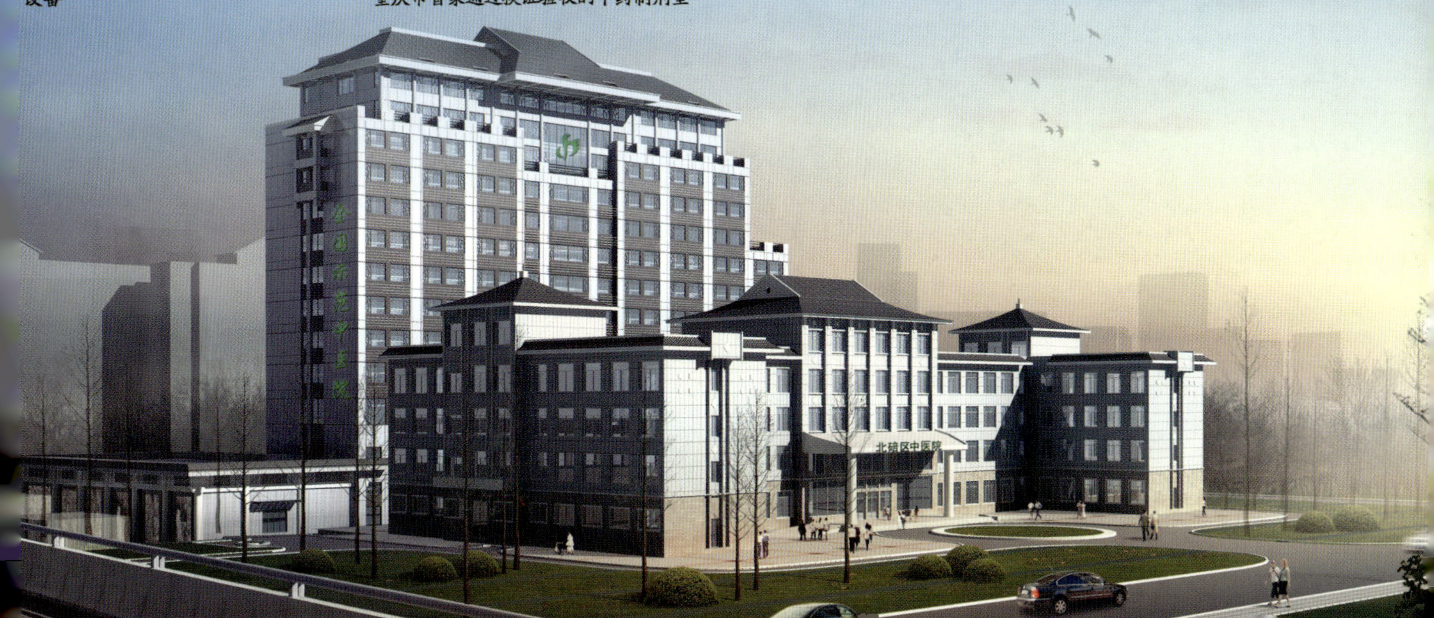

贵阳中医学院第一附属医院

贵阳中医学院第一附属医院成立于1956年，经过50多年的发展，现已成为贵州省规模较大的集医疗、教学、科研为一体的三级甲等中医医院。医院曾荣获全国卫生系统先进集体、全国医院文化建设先进单位、全国中医药文化建设工作先进单位、贵州省医德医风示范医院、贵州省五好基层党组织、贵州省高等教育优秀实习基地等荣誉称号。2008年，医院经国家发改委、国家中医药管理局批准，成为全国重点中医院项目建设单位。2010年，被贵州省卫生厅、贵州省人力资源和社会保障厅记集体二等功。2011年，医院作为省级龙头医院纳入贵州省“十二五”发展规划纲要。

医院占地面积26000平方米，总建筑面积44360平方米。全院在岗职工900余人，拥有专业技术人员500余人，其中高级职称120人，中级职称140人，全国老中医药专家学术经验继承工作指导老师4批共18人，贵州省名中医11名；拥有硕士生导师50余人，硕士96人，博士11人。全院编制床位1000张，有临床、医技科室32个，年门诊近40万人次，出院病人1.5万人次，年手术5000余人次。

医院拥有检测、诊断仪器价值逾亿元。比较先进的设备有西门子多层双螺旋CT、核磁共振、柯达CR数字成像系统、GE胃肠机、奥林巴斯全自动生化分析仪、飞利浦iu－Ⅱ彩超、德国drager麻醉机、德国西门子9000型呼吸机等。

近年来，在国家中医药政策的引领和扶持下，在各级部门的关心和支持下，医院充分发挥中医药特色优势，进一步强化专科（专病）建设，促进了学科的增殖和分化，综合实力逐渐增强，现拥有贵州省肛肠病医院、贵州省针推医院、贵州省脑病医院、贵州省骨伤医院、贵州省中医眼底病诊疗中心、贵州省中西医结合内分泌诊疗中心。

医院拥有国家中医药管理局项目：“十一五”重点专病建设项目3个（糖尿病、脑卒中、眼底病），“十一五”重点专科（专病）强化建设项目1个（甲状腺专病），“十二五”重点专科3个（脾胃病科、肛肠科、急诊科），“十二五”重点专科培育项目1个（护理学），重点学科3个（中医内分泌病学、中医脑病学、针灸学）；卫生部临床重点专科2个（内分泌、脑病）；贵州省中医药管理局重点专科建设项目8个（骨伤科、肺病科、脾胃病内科、肛肠科、妇科、皮肤科、肾病内科、急诊科）；贵州省第一批中医药民族医药临床重点学科3个（中医肛肠病学、中医皮肤病学、中医肺病学）。目前，医院是国家中医药管理局确定的第三批“治未病”预防保健服务试点单位和第一批中医药标准研究推广基地（试点）建设单位，是国家食品药品监督管理局临床药物试验机构，有国家中医药管理局苗医苗药治疗慢性疼痛重点研究室，并且一直是贵州省中医师执业医师考试技能操作培训点和考点、贵州省全科中医师培训基地。贵州省名老中医工作室、贵州省中医医疗监测分中心、贵阳中医学院血液病研究所、骨伤研究所也设在医院。

面对中医药事业发展新的机遇和挑战，医院始终以“穷医道精髓，献仁术爱心”为院训，坚持以病人为中心，不断提高医疗服务质量，促进了内涵建设的可持续发展。目前，医院中医药特色优势进一步发挥，特色中医院和重点专科、专病建设得到加强，医院学科不断增殖、分化，新成立了体检中心、“治未病”中心、脑病外科、心病外科等新学科，病区从2005年的14个增加到22个，新技术、新项目不断开展，收治病种范围逐渐扩大，门诊人次、住院人次以及经济收入持续增长。现正在积极着手成立重症医学科、产科（新生儿科）、介入科、理疗科、苗医学科、风湿病科。

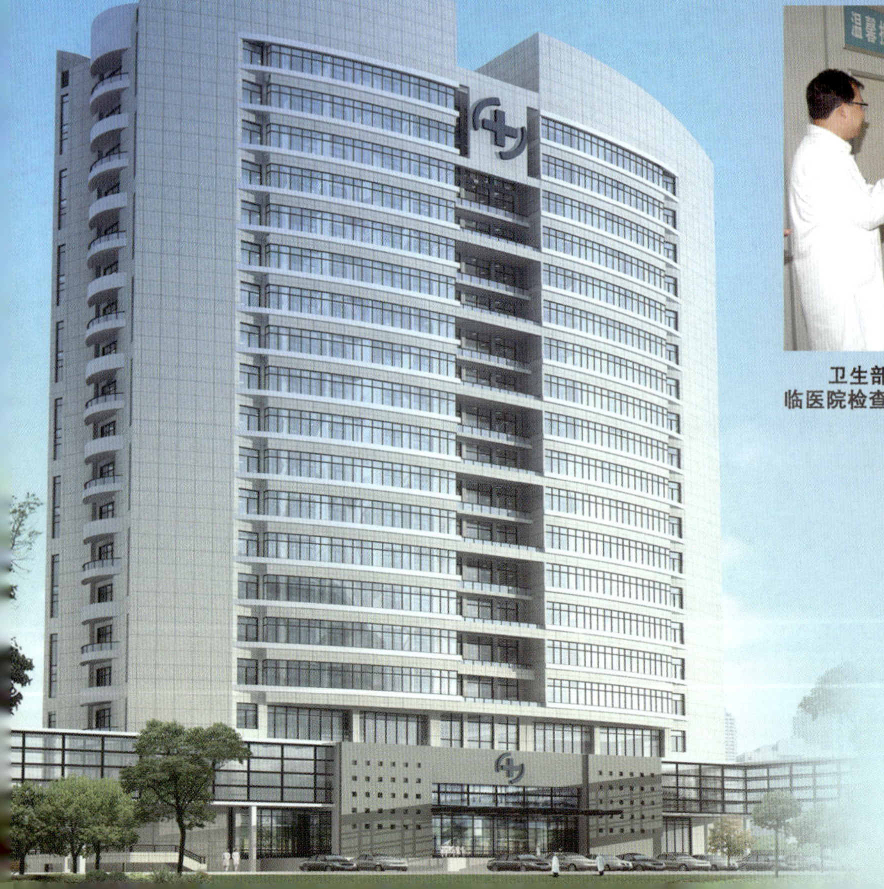

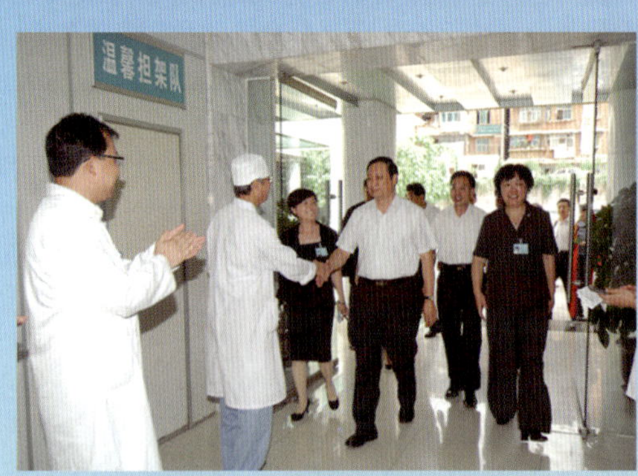

卫生部副部长、国家中医药管理局局长王国强莅临医院检查工作

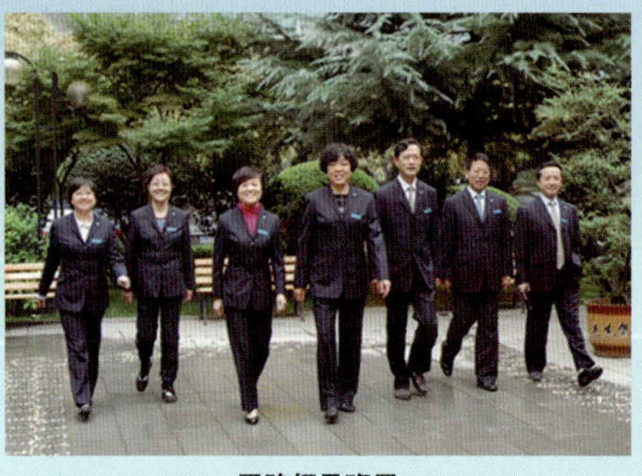

医院领导班子

成都中医药大学附属医院/四川省中医院

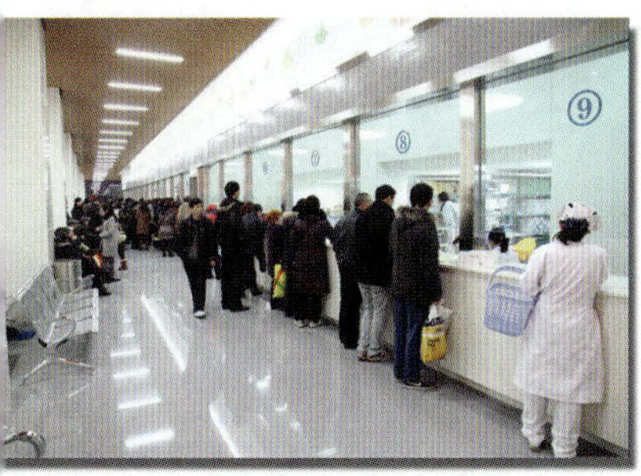

新门诊取药大厅

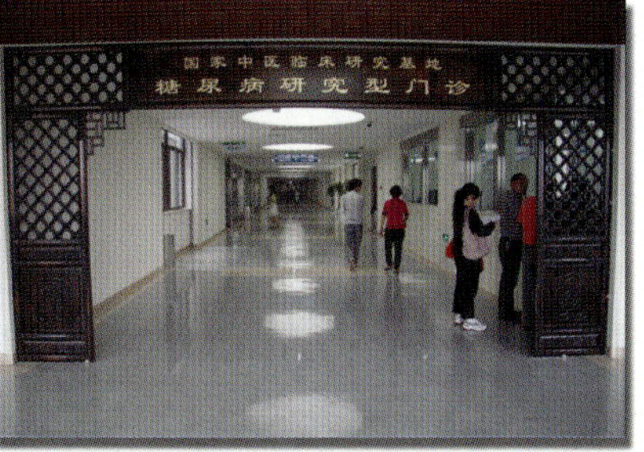

糖尿病研究型门诊

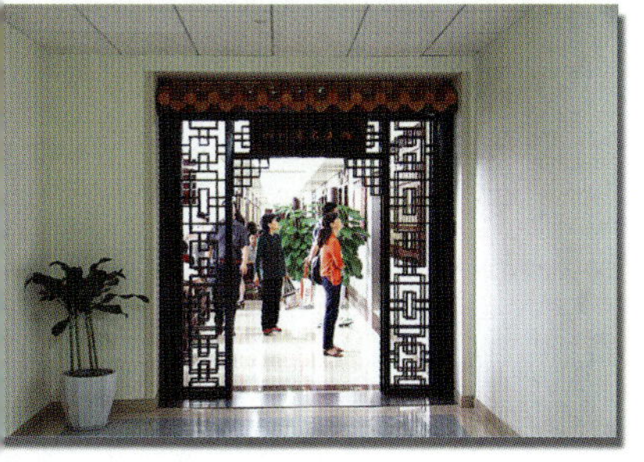

四川省名医馆

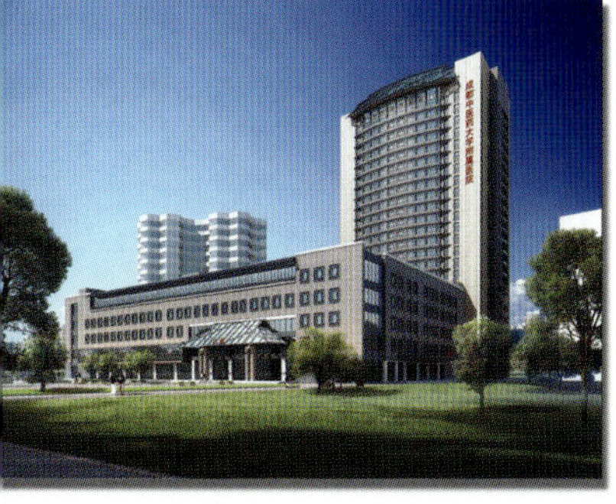

投入使用的国家中医临床研究基地大楼

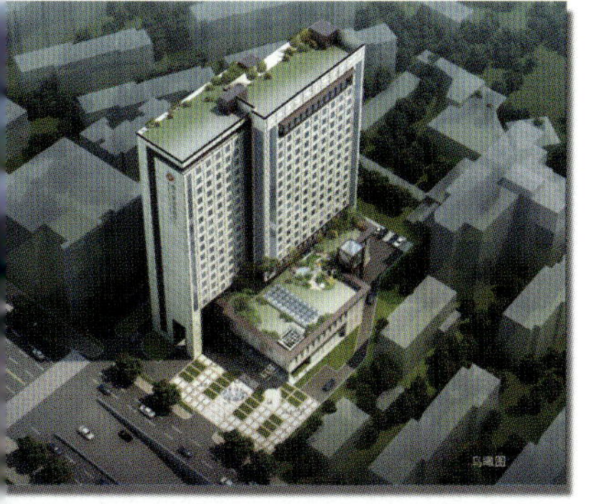

在建的四川省"治未病"中心大楼

成都中医药大学附属医院/四川省中医院创建于1957年，是中国最早成立的4所中医药高等院校附属医院之一。50多年来，医院已建设成为集医疗、教学、科研、预防、保健、养生康复为一体的三级甲等中医院，全国示范中医院，国家中医临床研究基地，中医药国际合作交流基地，国家中药临床试验研究（GCP）中心，国家药物临床试验机构，全国中医眼病医疗中心，全国中医急症医疗中心，国家中医药管理局中医、中西医结合急诊临床基地和感染病临床基地；是西南地区临床学科门类最齐、综合服务水平最高的区域中医医疗中心、科教中心和"治未病"中心。

医院占地面积8万余平方米，建筑面积20万余平方米，编制病床2000张，现有临床科室30个，医技科室9个，中医特色病区8个，医院固定资产总值4亿多元。2008年，医院被国家发改委与国家中医药管理局确定为国家中医临床研究基地建设单位，主要承担糖尿病的研究。其建设目标是：在中医理论指导下，开展糖尿病及其并发症中医药防治研究，建成国际领先、国内一流的高度智能化、信息化，集科研、医疗、教学三位一体的国家中医临床研究（糖尿病）基地。

医院拥有3个国家级重点学科（中医五官科学、中医妇科学、针灸推拿学），2个卫生部重点学科（中医眼科学、中医急诊学），6个国家中医药管理局重点学科（中医眼科学、中医妇科学、中医肝胆病学、针灸学、中医内分泌学、中医急诊学），8个国家中医药管理局重点专科/专病（中医眼科、中医肾病科、中医妇科、中医耳鼻咽喉科、推拿科、中风病、中医感染科、中医急诊科），2个国家中医药管理局中医、中西医结合临床基地（急诊科、传染病），6个四川省重点学科，5个省级重大疾病防治中心，1个省级治"未治病"中心， 9个省级重点专科。医院现有专科门诊22个，专病门诊58个，常年有280多名专家、教授在门诊为病员服务。为了充分发挥名医名师的作用，更好地为患者服务，医院设有名医堂，常年有名中医50多人在名医堂为病人服务。

医院作为成都中医药大学临床医学院，现有15个教研室，1个模拟医院，2个国家级特色专业（中医学、中西医临床），8个博士、硕士授位点，2个博士后流动站（中医内科学、中医急诊学），培养了全国第一个中医妇科学博士和中医五官科学博士。同时医院还附设一所省级中医中专学校——针灸学校，在校学生2000多人。

医院作为西部唯一的国家中药GCP中心，现有国家药物临床试验机构专业15个。医院现有国家中医药管理局重点研究室1个（中医视功能保护重点研究室），财政部中央与地方共建实验室3个（视听生理实验室、中医眼科与视功能保护实验室、中医内科实验室），国家中医药管理局科研三级实验室2个（中医眼科实验室、病理生理实验室）国家中医药管理局科研二级实验室（脊柱力学实验室），省级科普基地1个（视力保护科普基地）。近5年来，承担国家重大专项、攻关计划、支撑计划、"863"、国家自然科学基金等国家级、省部级、厅局级科研项目300多项，30余项成果获省、市以上科技进步奖，获专利5项；发表学术论文1093篇，其中SCI收录期刊及核心期刊论文312篇；有239人在国家级、省级学会担任理事、专委会委员。现有中药饮片460种，中成药380余种。医院制剂有14种剂型，有近70个特色制剂，被患者誉为"信得过"产品。

川南杏林之花

——泸州医学院附属中医医院

泸州医学院附属中医医院是一所集医疗、教学、科研、预防保健于一体的具有中西医结合特色的三级甲等综合性教学医院。医院通过了ISO9001质量认证，先后获得了全国重点建设中医医院、中国百强品牌医院、全国冬病夏治先进单位、全国省级综合性医院文化建设先进单位、全国名老中医师承工作管理先进单位、全国中医药文化建设先进单位、全国中医药科普知识宣传教育先进单位、 全国医院文化建设创新单位、全国中医电子病历示范单位、全国卫生系统先进集体、四川省委教育工委先进基层党组织、四川省医药卫生系统先进集体、泸州市先进基层党组织及荣获泸州市110社会服务应急联动一等奖7次等殊荣。

医院建筑面积8万余平方米，现拥有城北新医院和居于市中心的水井沟门诊部及居于忠山校区的住院部。医院现有编制床位2000张，设有40余个临床和辅检科室，其中有卫生部国家临床重点专科1个：脑病科有国家级重点专科1个：耳鼻咽喉科有国家级重点建设专科及培育专科4个：脑病科、肝病科、肾病科、重症医学科，有省级重点专科6个：耳鼻咽喉科、心脑病科、脾胃病科、肝胆病科、肾病科、骨伤科；有省级重点建设专科3个：肺病科、皮肤科、肛肠科；还有一批院级重点专科。拥有四川省中医药管理局二级实验室、四川省中医药重大疾病防治协作中心、四川省中医药“治未病”中心、全国师承名老中医传承教育工作室及四川省名中医工作室等科室。医院制剂室为四川省中药制剂能力建设单位。

医院拥有高分辨1.5T核磁共振机（MRI）、DR、16排螺旋CT、DSA机、肿瘤适形放疗等先进设备以及层流手术室。

医院现有在职职工1000余人，其中高级职称专家100余人，博士研究生导师和硕士研究生导师50余人，国家级、省级学术专委会委员以上专家数十人。

医院与泸州医学院中西医结合学院实行院系合一。有中西医结合临床、皮肤性病学、眼耳鼻喉学、骨伤学和中医学5个专业及专业方向。有中西医结合、中医学2个一级学科硕士学位授权点，中西医结合临床为国家中医药管理局重点学科、四川省重点学科、四川省高等教育质量工程优势学科，中西医临床医学为国家级特色专业，中医学为四川省精品课程。

医院先后与德国、美国、日本、加拿大、俄罗斯、葡萄牙等国家建立了学术交流、科研合作及长期教学合作关系。医院科研氛围浓厚，先后承担国家“八五”科技攻关课题、国家“十一五”科技支撑计划课题、“863”、“973”子课题及国家自然科学基金等科研项目，先后在国内外各级医学刊物上发表学术论文千余篇。

医院始终坚持“管理治院、质量立院、特色办院、科教兴院、人才强院”的办院方针，弘扬“团结建院，艰苦建院”的医院精神，恪守“德业并修，精诚致远”的医院院训，肩负“仁和精诚，佑护生命”的医院使命，坚持“以德聚人，以文化人”的管理理念，践行“千方百计，臻于至善”的服务理念，以实际行动实现“省内一流、国内知名的中医、中西医结合特色现代化医院”的医院愿景。

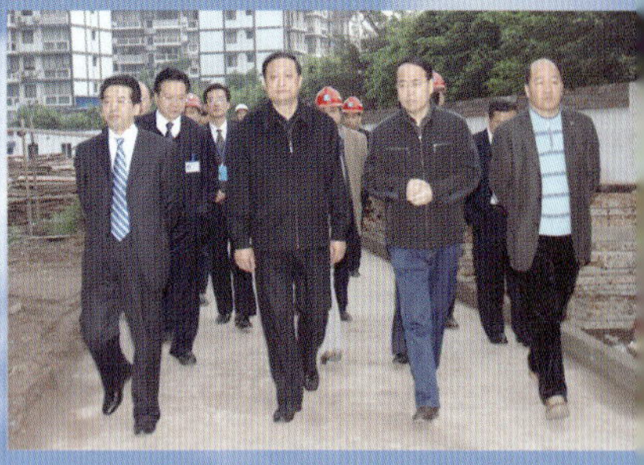
卫生部副部长、国家中医药管理局局长王国强在四川省中医药管理局局长杨殿兴等陪同下视察医院城北新院建设情况

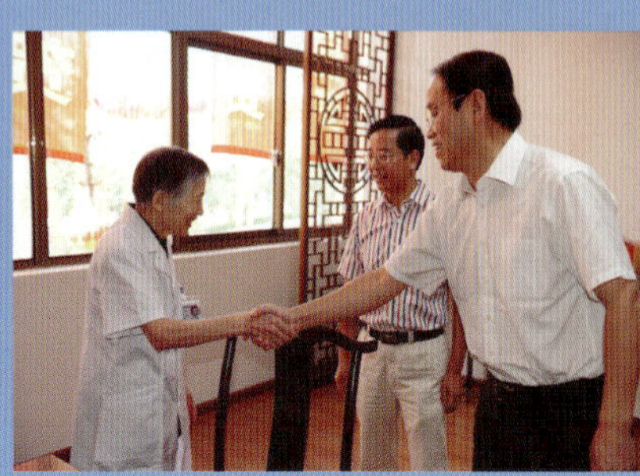
四川省中医药管理局局长杨殿兴亲切看望孙同郊教授

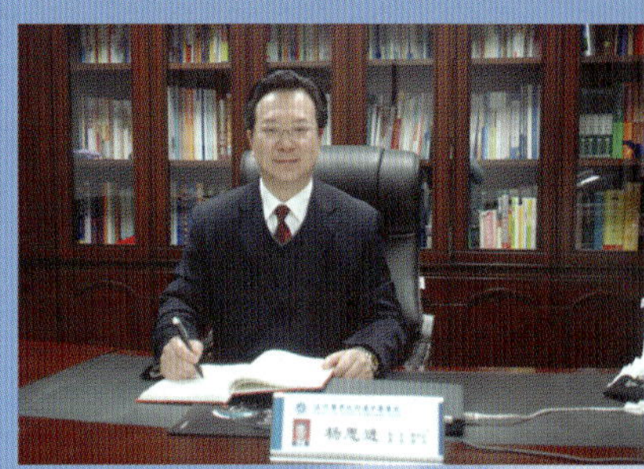
医院院长、博士生导师杨思进教授

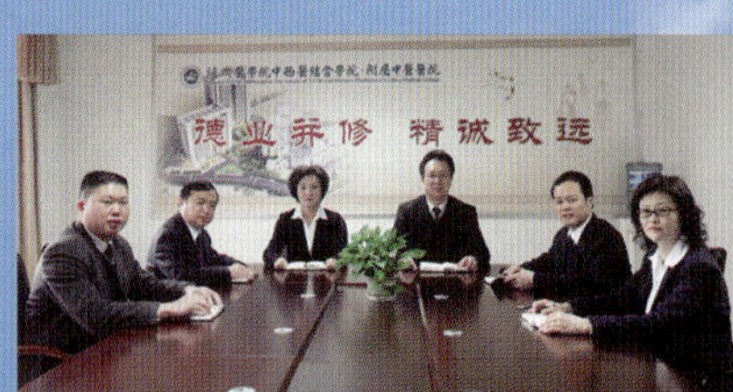

医院现任领导集体

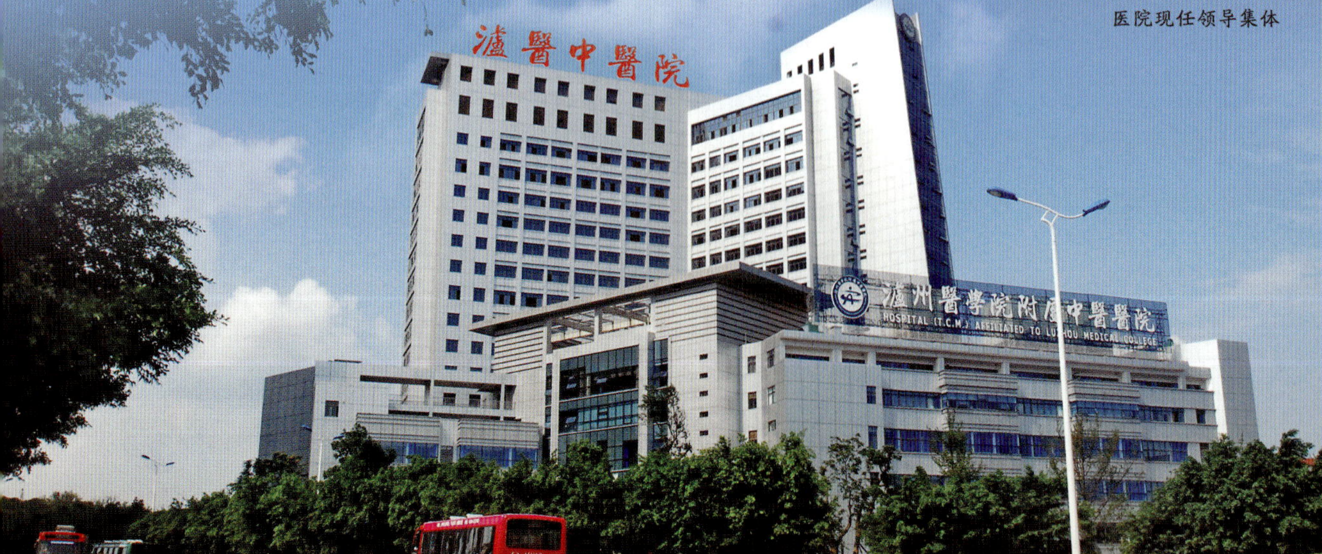

湖北中医药大学

湖北中医药大学前身是创建于1958年的湖北中医学院， 2010年3月18日经教育部批准，湖北中医学院更名为湖北中医药大学。在半个世纪的高等中医药教育实践中，湖北中医药大学立足湖北，面向全国，放眼世界，奠定了坚实的办学基础，形成了鲜明的办学特色，积累了丰富的办学经验，已形成“中医中药并举，文理工管相融”的办学格局。

学校在黄家湖和昙华林两个校区办学，总占地面积1610亩。黄家湖新校区是学校主校区，占地面积1410亩，总建筑面积45万平方米，建筑面积32万平方米。学校本部现有教职工1100人，其中专任教师805人，正副教授306人；普通高校全日制在校生18130人。学校办学层次齐全，办学类型较为丰富，包括国内普通高校全日制本科生研究生教育、海外留学生教育、成人继续教育、职业技术教育等。学校以本科、研究生教育为主体，以海外留学生教育、成人继续教育、职业技术教育为辅助，形成了“一主三辅”的办学格局。学校现有18个本科专业，涵盖医学、理学、工学、管理学、人文学科5个学科门类。拥有2个一级学科博士学位授予权，13个二级学科博士点；5个一级学科硕士学位授权点，23个二级学科硕士点。设有3个教育部特色专业、4个省级品牌专业、10门省级精品课程、3个省级教学团队、1门国家级精品课程。

学校现有15个国家局级重点学科，2个省级重点一级学科，2个省级重点二级学科，2个省级优势学科，2个省级特色学科；建有4个国家中医药管理局特色重点专科，5个省级特色重点专科。学校设有中医学一级学科博士后科研流动站、1个省部共建教育部重点实验室、2个国家中医药管理局重点研究室及5个国家部局级临床医疗研究中心、3个国家中医药管理局科研三级实验室、4个省级重点实验室及中药创新工程技术研究中心（平台）。现有教学科研仪器设备1.24亿元，馆藏图书106.8万册。学校为“湖北省优势中药材规范化种植（GAP）及新产品开发产业技术创新战略联盟”第一届理事长单位。学校自1986年开始接受来华留学生和港澳台地区学生的培养，涵盖了本科生、硕士生、博士生等多个层次，现有在校港澳台生及外国留学生473人。学校是湖北省省属高校对外交流的窗口，多次代表湖北高校随省政府代表团出访世界各地，与30多个国家和地区的67所大学、医疗机构和专业团体建立了多种形式的交流与合作关系。

新的历史时期，学校将坚持“传承与创新并重、科学与人文相融”的办学理念；坚持提高教学质量为核心的教育发展观；努力实施“特色立校、科技兴校、人才强校”的发展战略。以人才培养为中心，以学科建设为龙头，以科技服务为重点，以改革创新为动力，以党建和思想政治工作为保障，转变教育观念，加强内涵建设，深化内部管理体制改革，努力培养具有创新精神和实践能力的高素质专业人才，为建成有特色高水平湖北中医药大学而努力奋斗！

学校党委书记汪华教授，校长、博士生导师王华教授。

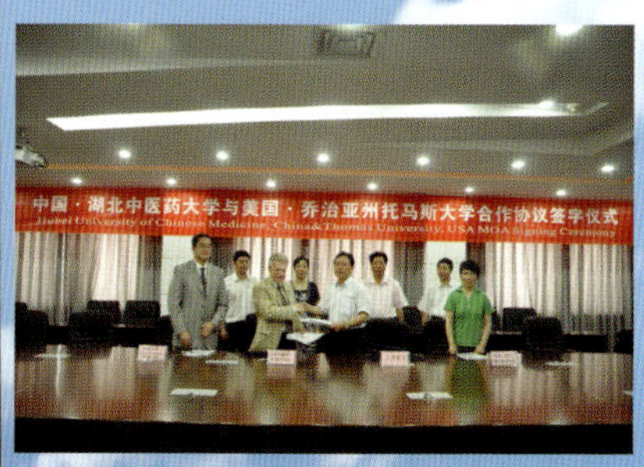

湖北中医药大学与美国乔治亚州托马斯大学签署合作协议

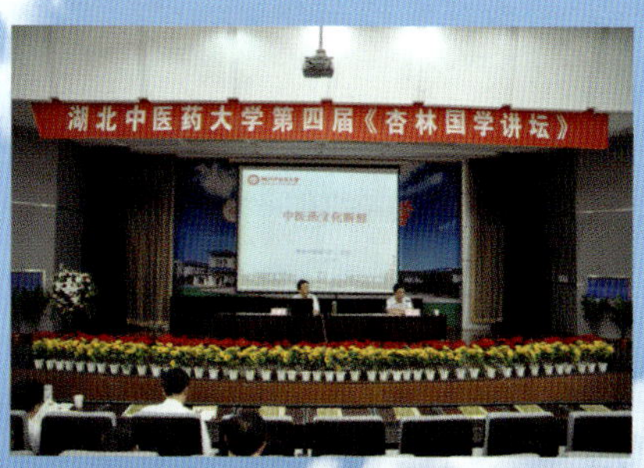

王华校长在第四届杏林国学讲坛上作学术报告

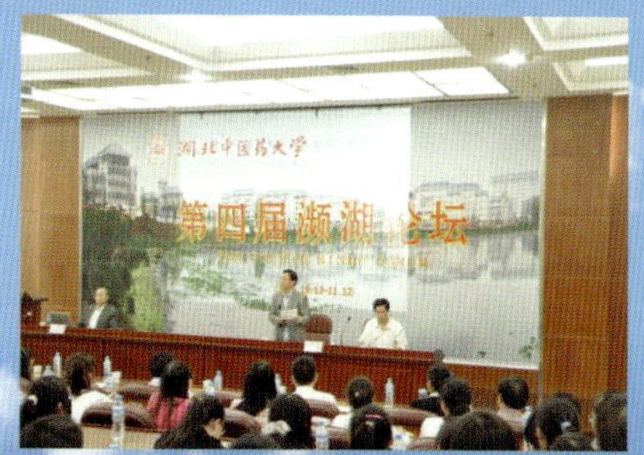

第四届瀕湖论坛开幕式暨李国桥教授学术报告会

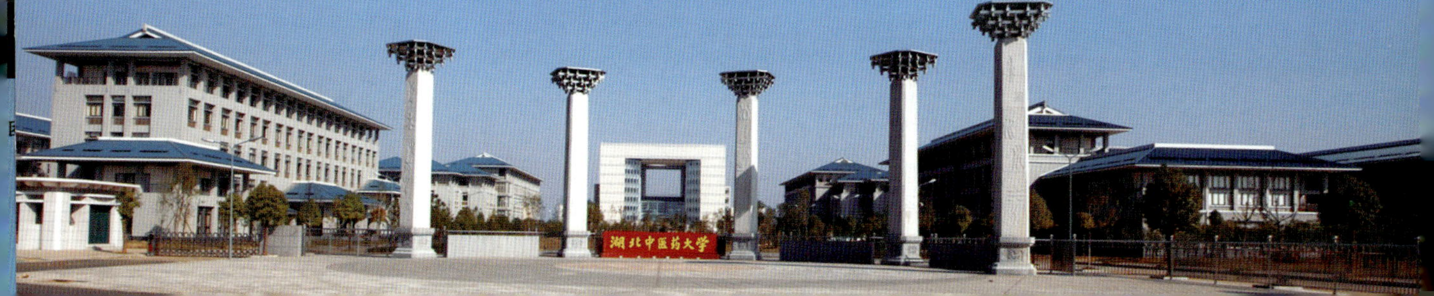

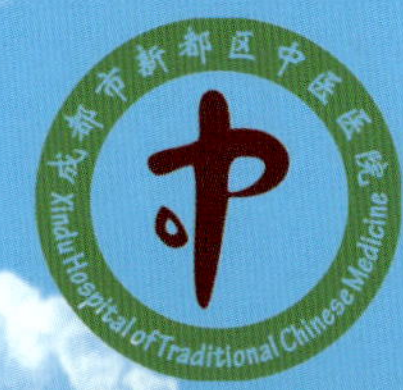

成都市新都区中医医院

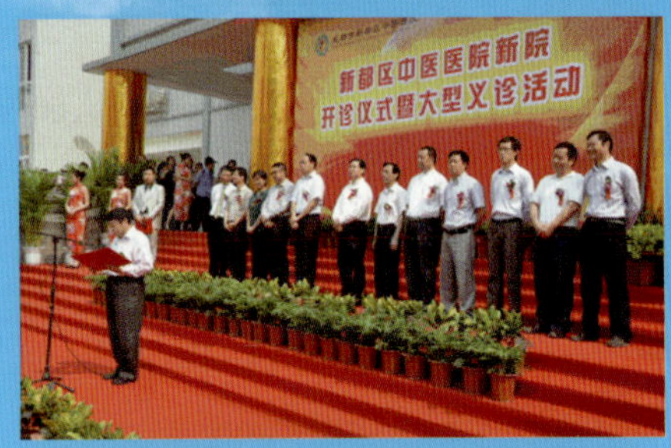

2011年4月29日，国家中医药管理局副局长吴刚在医院新院开诊仪式暨大型义诊活动上讲话

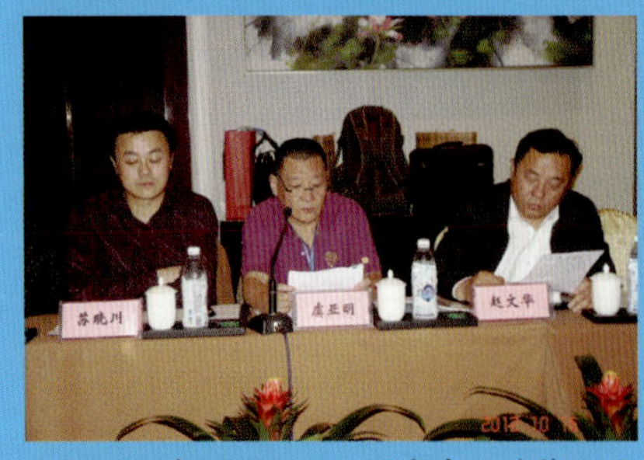

2012年10月16日，国家中医药管理局医政处副处长赵文华（右）、四川省中医药管理局医政处处长苏晓川（左）、专家组组长虞亚明（中）出席医院二甲试评通报会

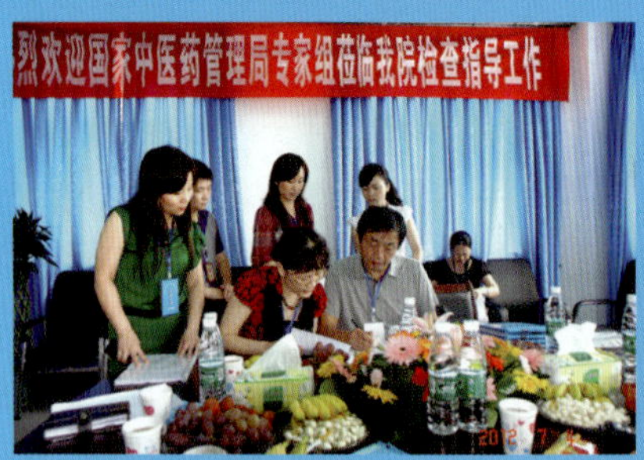

2012年7月4日，国家中医药管理局专家组对新都区全国农村中医药工作先进单位复评

绽放在“香城”的中医奇葩——成都市新都区中医医院是目前四川省境内规模较大，技术实力雄厚，设备先进，医疗质量上乘，集医疗、科研、教学、康复为一体的国家二级甲等中医医院（正在创建国家三级中医医院），全国农村基层中医药工作双示范县（区）龙头单位。

医院占地面积31亩，建筑面积近30000平方米，业务用房24000平方米，编制床位400张。现有职工491人，其中正高级职称5人，副高级职称30人，中级职称110人，硕士研究生26人。拥有省级名中医1人，市级名中医4人，区级名中医27人。

医院设置有9个病区，10个医技科室，16个职能科室，以及骨伤科、外科、内科、针灸科、儿科、老年病科、妇科、肛肠科、急诊科、重症医学科、感染性疾病科、麻醉科等30余个临床科室。其中骨伤科、儿科为四川省重点中医专科；针灸科、老年病科、肛肠科为成都市重点中医专科；针灸科、肛肠科、护理团队为新都区“十二五”期间创建区级医学重点学科（专科）。医院年门诊32万人次，年住院患者1.6万人次，年手术6000台次以上。

2012年，医院被四川省中医药管理局确定为中医院中药制剂能力建设单位，目前医院制剂室配制有九藿和胃颗粒、活血去痛胶囊、湿热清颗粒、盆炎宁胶囊等5种剂型18个品种。

医院设备精良，具有核磁共振成像系统（MRI）、西门子16排CT、加拿大IDC直接数字化X射线摄影系统（DR）、日本富士计算机X线成像系统（CR）、飞利浦彩色多普勒超声检查系统、日本富士能电子内窥镜胃肠系统、美国LC关节镜系统、电视腹腔镜系统、日本日立全自动生化分析仪、德国理查德前列腺汽化电切镜、进口呼吸机、进口麻醉机等现代化大型设备。

近5年，医院共开展中医药科研项目13项，其中四川省中医药管理局科研课题2项（儿科、骨伤科），成都市科技局2012年市人口与健康项目科研课题1项（老年病科），新都区科技局科研课题10项；其中1项荣获新都区科技进步二等奖、3项荣获区科技进步三等奖。目前医院在科研课题共8项。医务人员在各级杂志和学术交流会上发表论文和交流论文近两百篇。

医院目前是中国人民解放军总医院、中国人民解放军医学院远程会诊和远程教育中心，成都军区总医院、成都市中西医结合医院、成都市妇女儿童中心网络指导协作医院；是四川中医药高等专科学校临床实习基地，成都中医药大学附属医院针灸学校、雅安职业技术学院、成都卫校等10余所大专院校实习生的教学医院；为成都市急诊急救指挥中心（120）网络医院，新都区工伤定点医院，城镇职工和城乡居民医疗保险、保险公司定点医院，也是新都区定点康复医疗机构。

医院为中华医院管理协会副理事长单位，《中国医院管理》、《中国卫生事业管理》、《中医杂志》、《中医药管理杂志》等国家核心期刊常务理事单位，四川省医院协会、四川省农村卫生协会县级医院管理委员会常务理事单位。

中药房

远程医学中心
成都市新都区中医医院

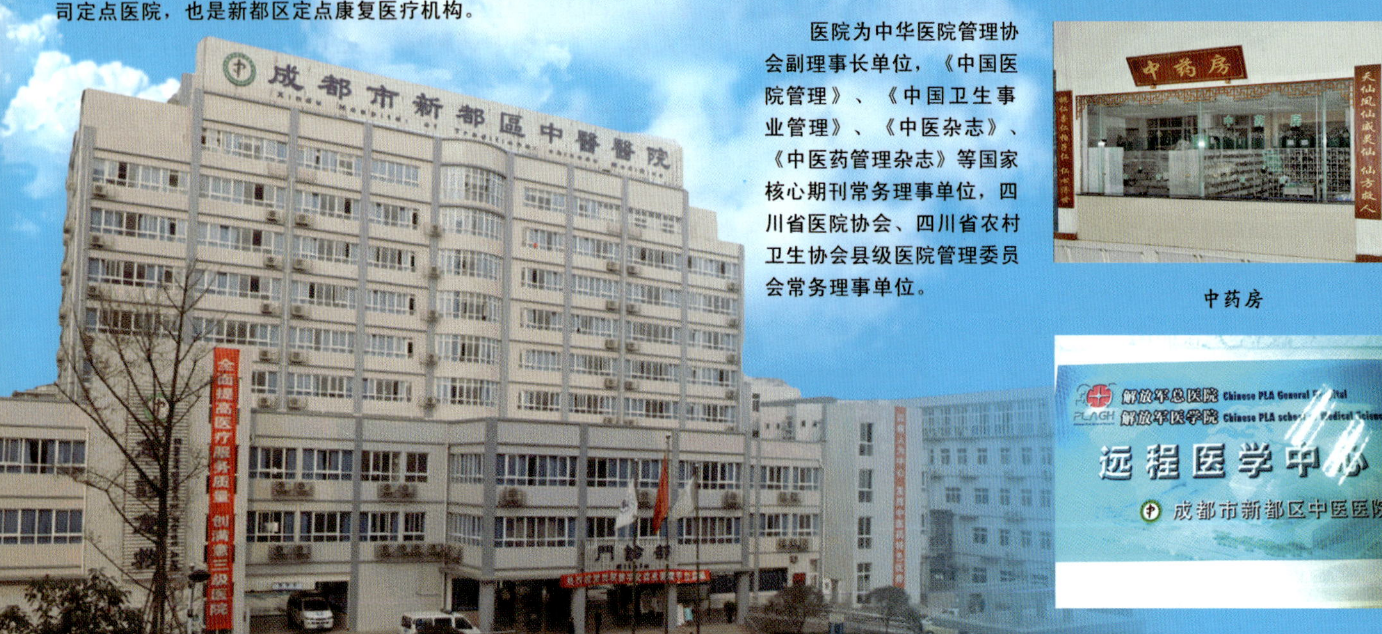

全国科技推广先进单位

北京聚医杰医药科学研究院

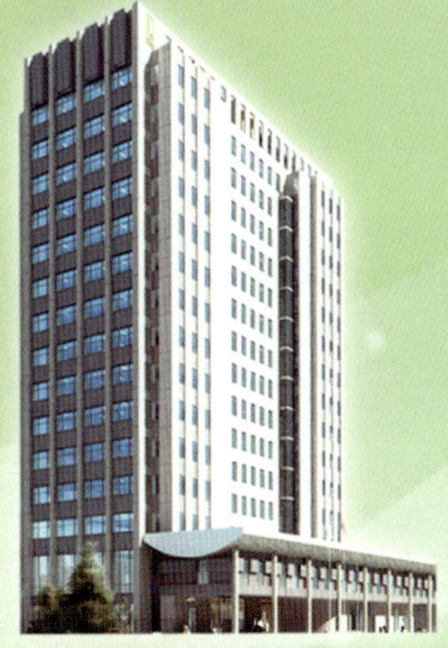
聚医杰办公楼

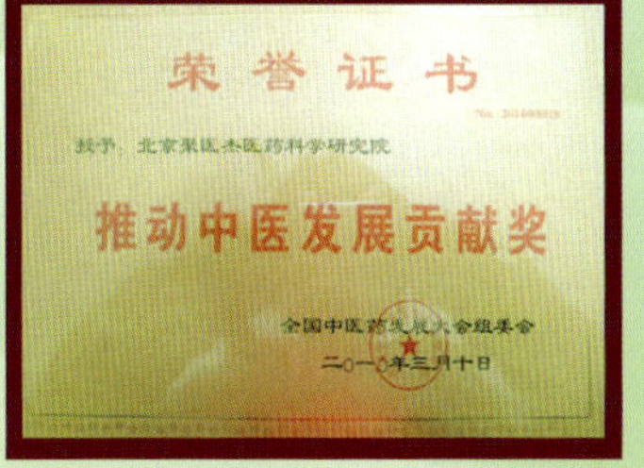
荣誉证书

授予：北京聚医杰医药科学研究院

推动中医发展贡献奖

获奖证书

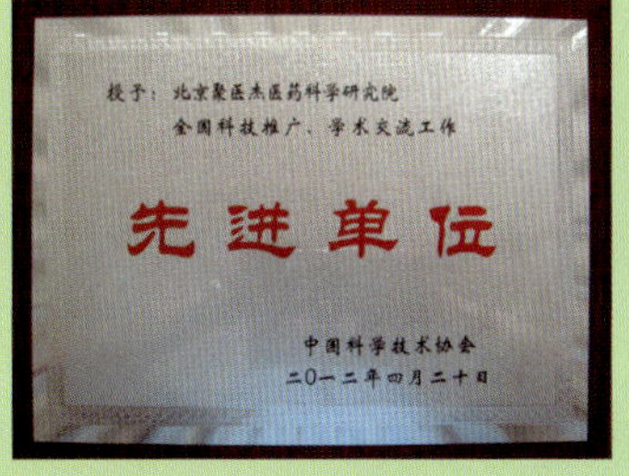
授予：北京聚医杰医药科学研究院

全国科技推广、学术交流工作

先进单位

中国科学技术协会

二〇一二年四月二十日

获奖匾牌

北京聚医杰医药科学研究院近几年加大服务基层力度，搭建学术平台，在中医药适宜技术推广、学术交流等方面作出了突出贡献，先后荣获全国科技推广先进单位、推动中医发展贡献奖等荣誉称号。

北京聚医杰医药科学研究院是在卫生部原部长崔月犁、国家中医药管理局原局长吕炳奎等领导、专家支持下在北京成立的一所综合性中医药研究院。成立近20年来，研究院以发展研究中医药为己任，不仅在中医药管理、特色医疗、人才培训等方面研究出一大批学术成果，很多中医药管理方面的意见、建议还被国家中医药管理局采纳。经常参加国家中医药管理局有关文件的起草、研讨和有关课题的调研。近5年，来还曾承担国家中医药管理局委托的全国中医医院院长培训班培训任务，每年承办中华中医药学会主办的重点学术会议。

为了帮助基层中医药人员提高业务水平，该院每年要主办几次以基层中医药人员为主体的全国特色医疗学术交流会，请具有特色疗法的中医专家传授中医特色疗法和实用技术，还不定期向基层中医药人员邮寄《聚医杰学术资讯》等资料以供学习和参考，每期免费邮寄赠发1万多册；帮助基层中医药人员反映一些学历、职称、执业资格等方面的具体问题和政策咨询。每年年底在北京主办一次学术年会，邀请国家中医药管理局医政司的领导到会宣讲国家中医药政策和中医药发展战略，听取基层中医药人员的意见和建议，为基层中医药人员与国家中医药管理局之间架起了一座沟通联系的桥梁。许多民间中医和基层中医药人员把聚医杰称作是自己的“家”；说要常“回家”看看！非常积极地、热心地参加北京聚医杰医药科学研究院组织的各种学术交流活动。

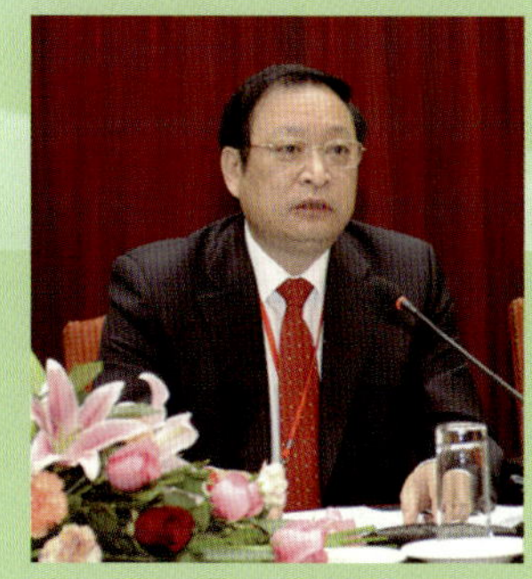
王国强副部长出席聚医杰主办的全国中医医院院长培训班并讲课

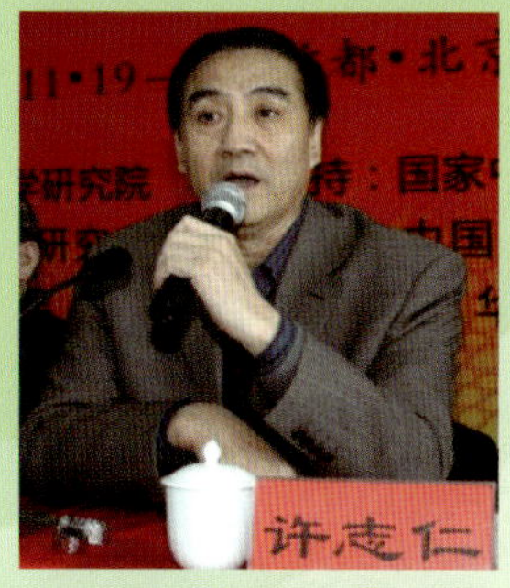

国家中医药管理局医政司司长许志仁出席2011年聚医杰学术年会

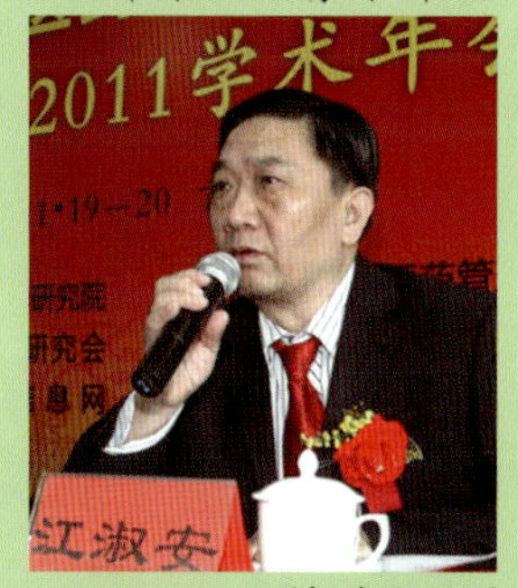

江淑安院长主持学术大会

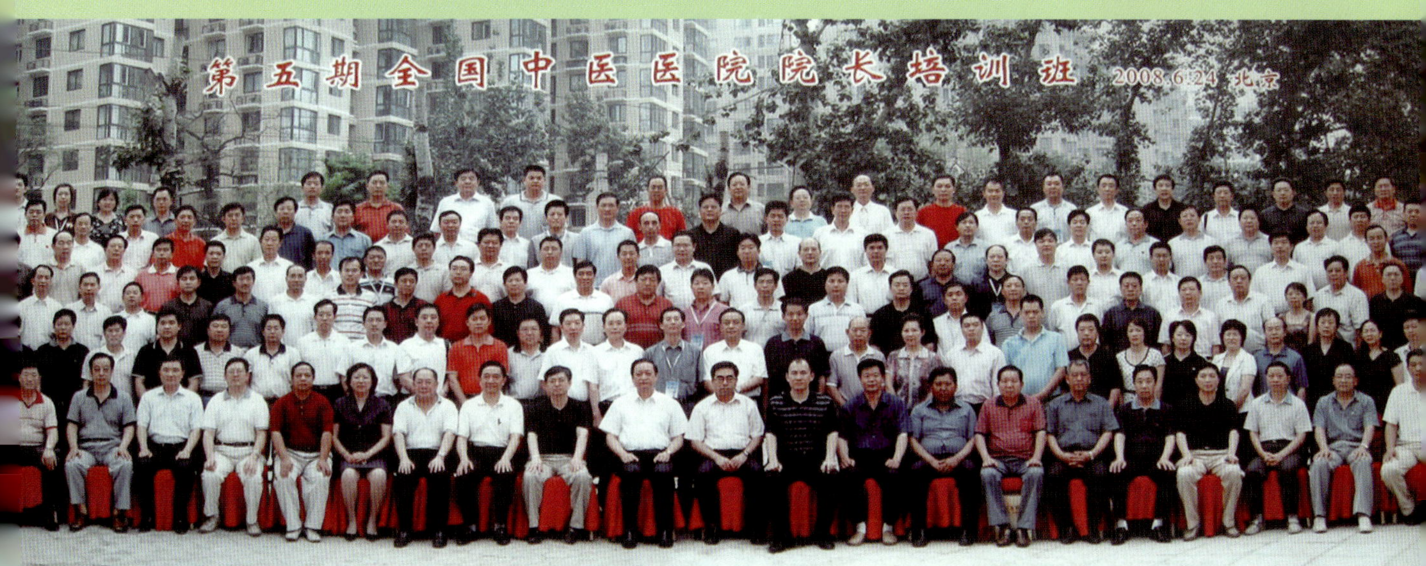

2008年6月，由北京聚医杰医药科学研究院承办的第五期全国中医医院院长培训班全体学员合影，卫生部副部长、国家中医药管理局局长王国强亲自讲课并与学员合影

广东省清远市中医院

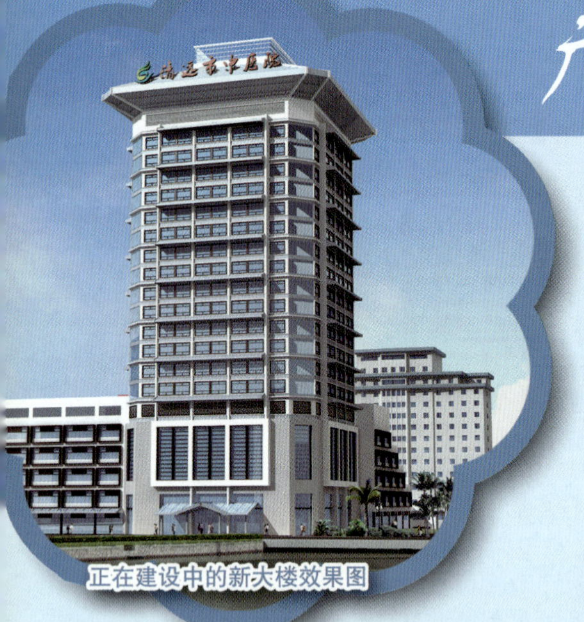

正在建设中的新大楼效果图

在诗人的眼里，她雄踞笔架河与北江交汇之处，是一艘刚刚起航的巨轮；在画家的眼里，她一身红妆素裹，是镶嵌在粤北青山绿水间的一朵彩云；在患者的眼里，她是呵护生命与健康的福地；在清远中医人的眼里，她是献身中国中医药事业的崇高岗位，是温馨的家，是一片传说中绿叶葱葱，果实累累的杏林，这就是今天的清远市中医院。

清远市中医院集医疗、康复、教学、科研、预防、保健等功能为一体，是粤北地区三级甲等中医医院，是广州中医药大学附属医院和研究生培养基地，是广东省文明单位。

医院年平均门诊量46万人次，年平均住院病人1.6万人次。固定资产总值1.8亿元，开放床位500张。医院人才荟萃，有正高职称21人，副高职称39人，其中广东省名中医1人，清远市名中医6人；有硕士生导师3人，博士7人，硕士 38人，市管拔尖人才2人。

医院医疗设施完善，现拥有64排螺旋CT、0.2T磁共振(MRI)、带DSA数字化胃肠机、双能X线骨密度检测仪、各种内镜等。科室设置齐全，实行了专科分层。目前已组建了26个专科，技术上不断向高、精、尖发展，成功开创了清远市多个“第一”的技术项目：包括多项经胃镜、肠镜的介入诊疗项目，直肠癌根治手术，腔镜手术和前列腺电切手术，关节镜手术及各种难度较高的骨科手术等。其中，利用低温等离子镜开展前列腺电切手术、ERCP内镜治疗技术、双能X线骨密度检测技术是清远地区首家。脾胃科为清远首个国家级“十二五”重点专科建设单位，中西医结合骨伤科、肩颈腰腿痛专科及脑血管专科为广东省重点专科，骨伤科是广东省中医名科。肾病科、妇产科、肛肠科、眼科、耳鼻喉科为广东省“十二五”重点建设专科。

医院近年来走上了快速发展的轨道，新一届领导班子以中医优势发展中医医院，力争中医特色彰显。从2009年，医院制定发展主题：2009年为“安全发展年”，2010年为“技术发展年”，2011年为“创新发展年”，2012年为“传承发展年”。3年来，主题鲜明，目标明确，取得了较好的成绩：

首创了独具特色的以名老中医主导的“多对一”名医会诊。

率先推出名家优化共性的中西结合临床路径。

成为省内首家实现临床路径与信息化、全成本核算衔接的三级医院。

成功成为广东省中医“治未病”创建单位。

设立国医楼、名中医工作室，传承“师带徒”教育，开展中医特色体质辨识体检，推出清远首家针灸、医疗性推拿夜诊门诊服务。

医院狠抓医疗安全，提高医疗质量，连续3年医疗事故发生率为零，并在2012年全市卫生工作会议上作医疗安全工作经验介绍。

2009年在市委深入学习实践科学发展观活动第二批总结暨第三批动员大会上，医院被推荐为介绍学习实践活动经验的单位。

2010年9月，在市直单位创先争优活动中，医院的经验和做法得到了上级党委的充分肯定，被树为开展创先争优活动典型，现场会在医院举行。

在2010、2011年连续两年的中医医院管理年检查评估中，分别获得评分全省第六名和第三名的好成绩，为清远争得了荣誉。

近年来，卫生部副部长、国家中医药管理局局长王国强，广东省副省长雷于蓝，广东省卫生厅厅长姚志彬，广东省中医药局局长彭炜，清远市委书记葛长伟，市长江陵等各级领导非常关心医院的发展，亲临医院指导工作，对医院大力弘扬中医药特色、以中医优势发展中医医院的发展理念给予了充分的肯定和高度评价，极大地鼓舞了全院干部职工。

目前，由市委、市政府投入为主的医院新综合大楼正在建设当中。届时，院市中医院将以崭新的面貌屹立在北江桥头，为“幸福清远”建设作出新的更大的贡献。

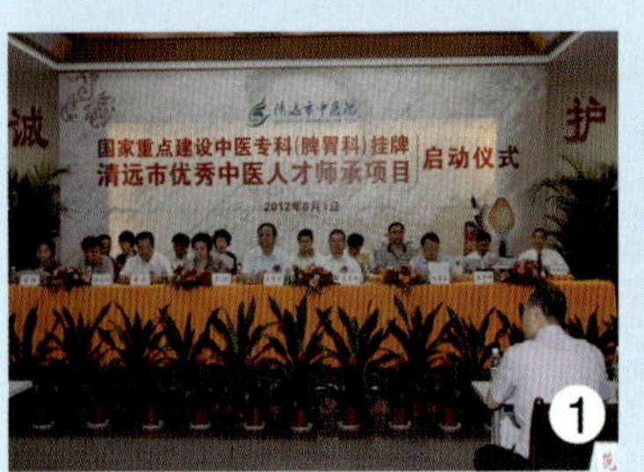

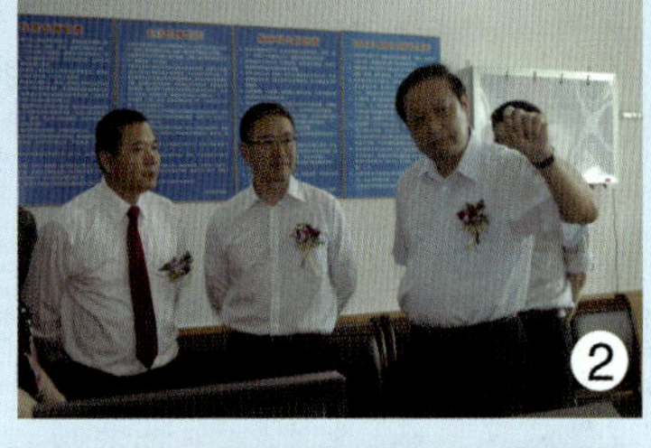
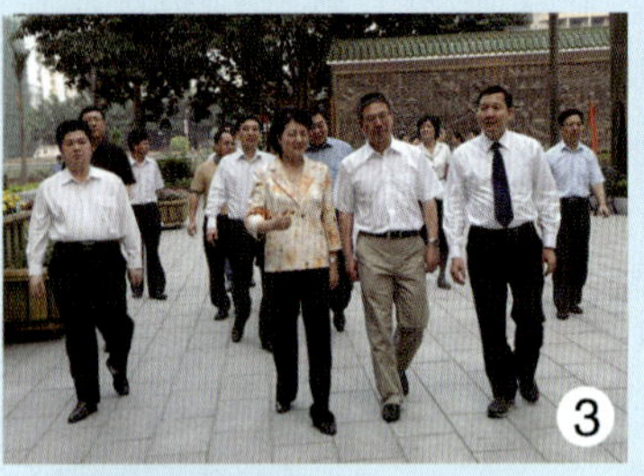
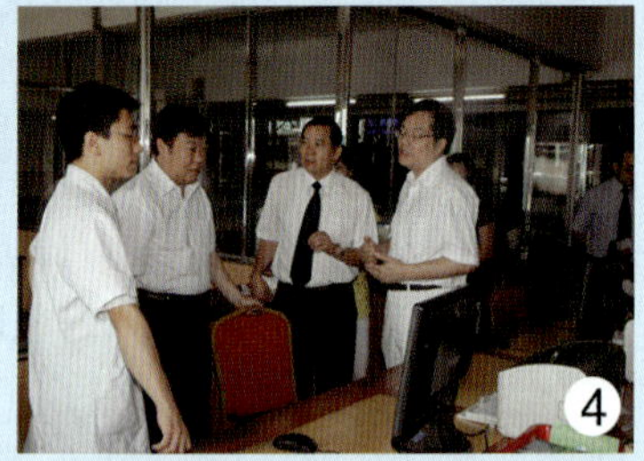
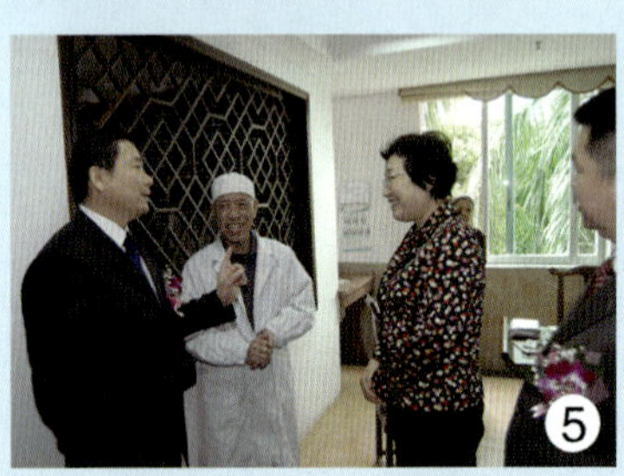
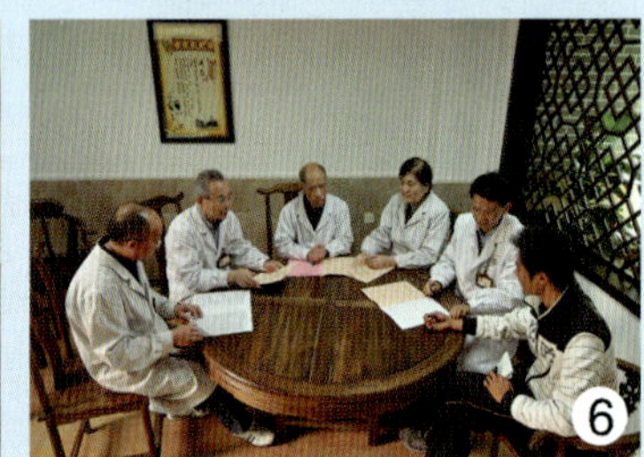

1. 广东省清远市中医院脾胃科被列为“十二五”国家中医药重点专科建设单位，这是清远首个国家重点建设中医专科。2012年6月，卫生部副部长、国家中医药管理局局长王国强率局调研组一行出席了在清远市中医院举行的国家重点建设中医专科揭牌仪式

2. 在市委书记、市人大常委会主任葛长伟（右二）、市中医院院长冯伟勋（右三）的等陪同下，卫生部副部长、国家中医药管理局局长王国强（右一）一行视察市中医院的发展情况

3. 广东省副省长雷于蓝（左二）、省卫生厅厅长姚志彬（左一）在清远市市委书记葛长伟（中）等一行陪同下到医院调研。图为省、市领导经过医院文化广场和中医文化墙，院长冯伟勋（右一)、书记谢全生（左一）陪同汇报医院工作

4. 2011年8月28日，国家中医药管理局和清远市创先争优领导小组共同主办的“创先争优”与“三好一满意”活动暨中医药发展论坛在医院举行，国家中医药管理局副局长吴刚亲临指导。图为吴刚副局长在院长冯伟勋陪同下参观院区

5. 广东省卫生厅副厅长、省中医药局局长彭炜（右一）到中医院指导，亲切看望省名中医欧阳汝忠。图为市中医院院长冯伟勋介绍名医会诊型门诊特色优势

6. 独具特色的以名老中医为主导的“多对一”名医会诊

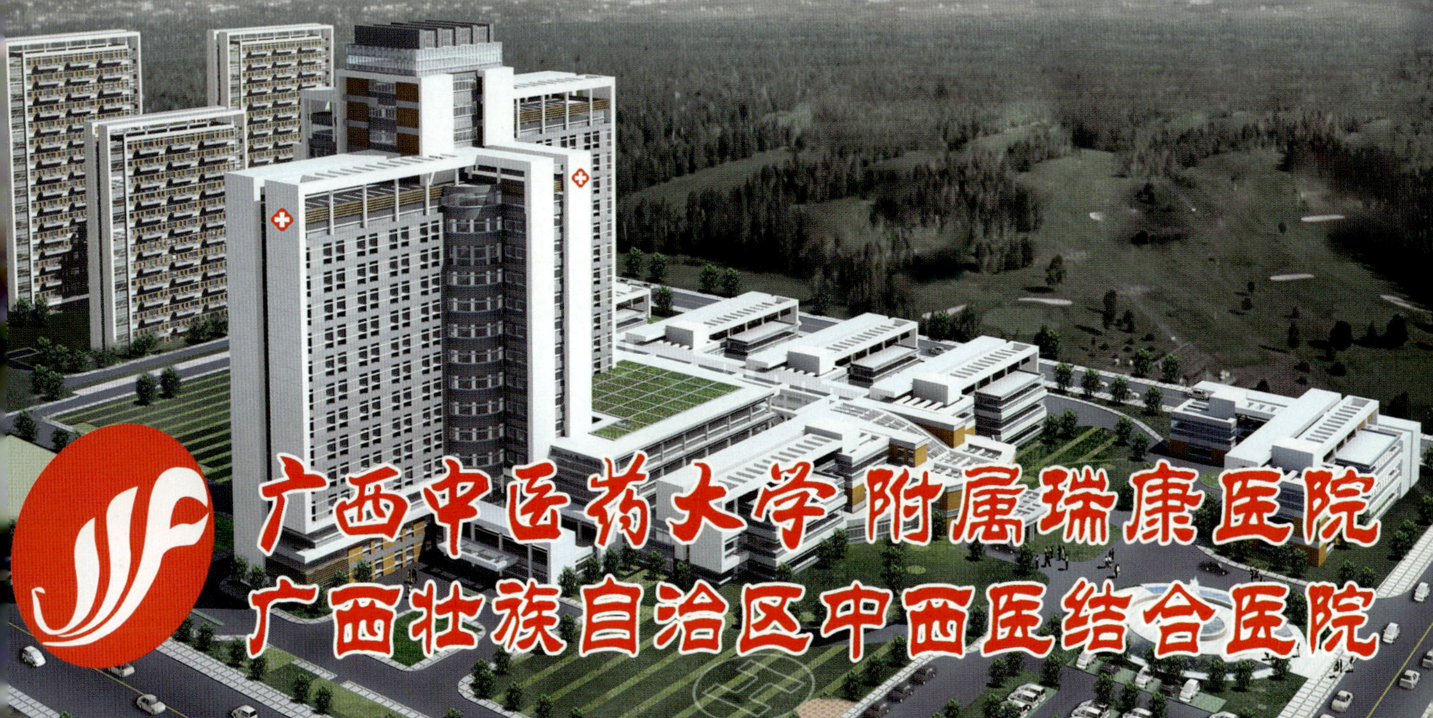

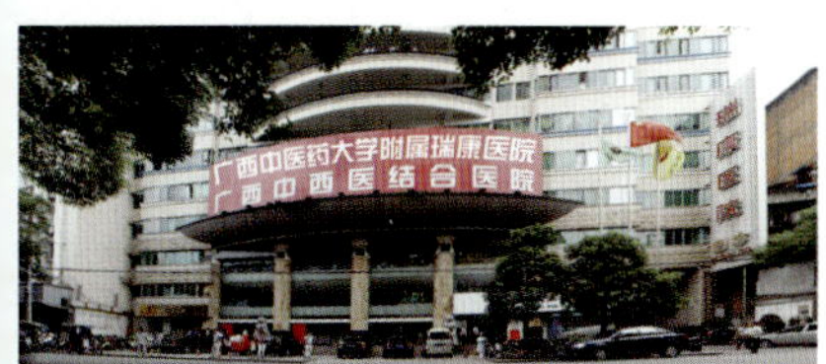

广西中医药大学附属瑞康医院门诊住院大楼

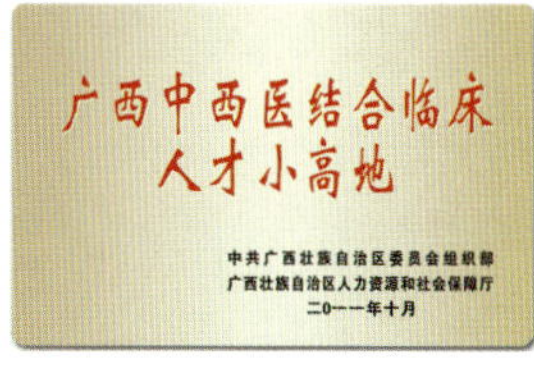

瑞康医院荣获"广西高校人才小高地"称号

广西中医药大学附属瑞康医院是国家三级甲等医院、广西壮族自治区中西医结合医院、全国百姓放心示范医院、国家重点中西医结合医院、全国爱婴医院、国家中医药管理局国际交流合作基地，已发展成为广西中西医结合医疗中心、全国三大中西医结合医院之一。医院始建于1951年，占地面积1.2万平方米，建筑面积约8万平方米。医院历史悠久，专科配备齐全，医疗设备先进，技术力量雄厚、建筑布局合理，是集医疗、科研、教学、预防保健为一体的一所三级甲等综合性中西医结合医院。医院开设有床位1200张，服务范围辐射广西内外乃至东南亚、欧洲、澳大利亚等地。

医院是东盟博览会的定点医疗机构、广西壮族自治区射波刀治疗中心、广西壮族自治区中西医结合肿瘤治疗中心、卫生部肝胆肠外科研究中心广西基地、广西壮族自治区政府中西医结合临床人才小高地。2008年以来，医院取得了跨越式的发展，先后建立了30亩地中药民族药研发基地、瑞康弘中健康会所、瑞康国际整形美容中心。目前在建的25层门诊住院综合楼项目，扩建后瑞康医院开放床位将达到2200张，将成为全国最大的中西医结合医院之一。2011年医院兼并了扶绥县中医院，挂牌成立空港院区。

医院拥有强大的中西医结合专家阵容，拥有教授、主任医师81人，副教授、副主任医师168人，博士后2人，医学博士76名，硕士350多名；有20多人留学美国、欧盟、日本等10多个国家；有国医大师1人，国家特殊津贴专家4名，全国名老中医11名，广西名中医31名，广西八桂学者1人，八桂名师1人。

医院是国家药物临床试验机构、国家中医药管理局国际交流合作基地、国家中西医执业医师资格实践技能考试基地、卫生部指定器官移植单位、全国第一批卫生部四级妇科内镜手术培训基地。医院拥有骨科、妇科、泌尿外科、普通外科、整形外科、消化科、技术内镜装备与内镜消毒科培训基地7个卫生部内镜培训基地。

医院拥有国家重点学科7个（中西医结合临床、中医骨伤科、中医皮肤病学、中医老年病学、中医传染病学、中医预防医学、中医全科医学），国家重点专科4个（骨伤科、脑病科、脾胃病科、肿瘤科），国家临床重点专科3个（消化内科、骨科、肝病科），国家重点建设专科3个（心血管科、肝病科、妇科），国家重点培育专科2个（重症医学科、护理学），国家重点研究室1个（中医整脊疗法），国家中医药管理局重点实验室3个（医学分子生物学实验室、骨伤生物力学实验室、消化内镜与病理实验室），广西教育厅重点学科1个（中西医结合临床），广西卫生厅重点学科2个（中西医结合消化内科、中医骨伤科）。

医院拥有目前世界上较先进的放疗设备——射波刀、美国产高能电子直线加速器、3.0T核磁共振、16排螺旋CT、带数字减影旋转大C臂及小C臂X光机、体外循环机、立体定向导航手术系统、准分子激光近视治疗仪等先进设备，价值达4.5亿元。全院已实现网络信息化管理，建立了现代化的计算机中心，全面实行电子病例管理、电子处方业务，覆盖全院的局域网信息点达2000余个，可以实现医院的信息管理技术现代化。

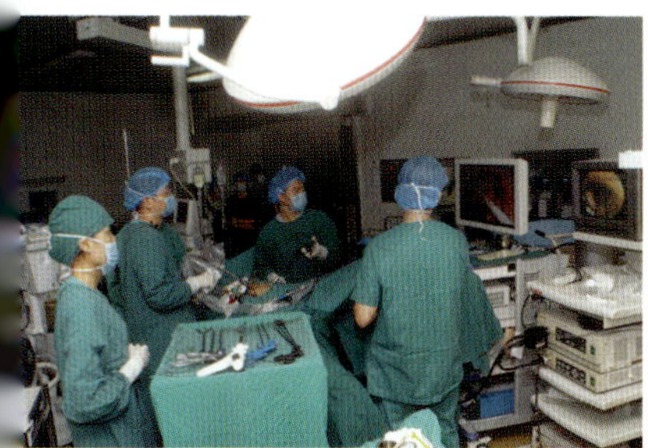
精益求精进行手术

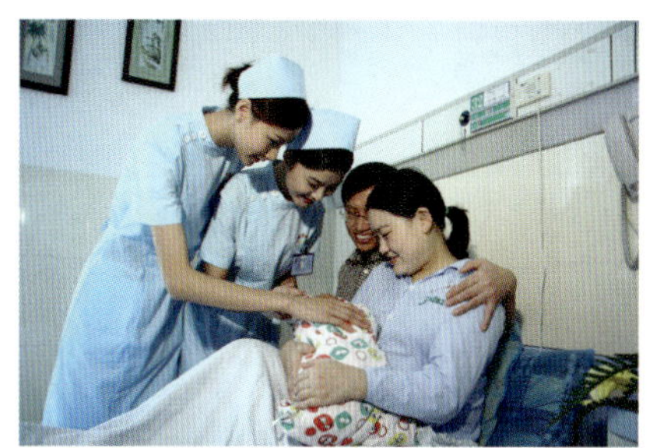
瑞康医院开展优质护理服务，得到患者一致好评

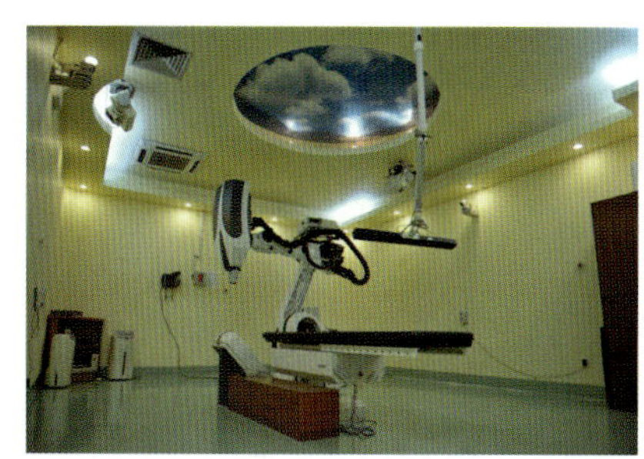
瑞康医院拥有治疗肿瘤的世界顶尖设备——射波刀

广西药用植物园

广西药用植物园又名中国医学科学院药用植物研究所广西分所。广西药用植物研究所创建于1959年，占地202公顷，是进行药用植物保护利用与开发研究的专业性药用植物园，也是我国对外开放的21个大型植物园之一，是国家AAAA级旅游景区、国家科普教育基地和国家中医药文化宣传教育基地。

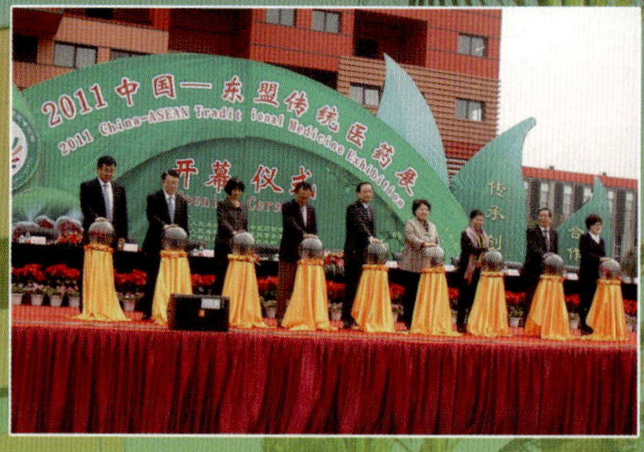

2011年12月9日，第二届中国-东盟传统医药展开幕

近年来，药园紧紧围绕国家医疗卫生体制改革的重要战略部署，积极结合自身优势全面开展药用植物资源保存、研究及开发等方面的工作。仅2011年引种药用植物3614种，其中新增物种1232种，再创年度引种历史新高，已保存活体药用植物总数达到6400种，并于2011年12月通过英国吉尼斯总部认证，已保存的面积和物种数量两项指标获得了“最大的药用植物园”吉尼斯世界纪录。

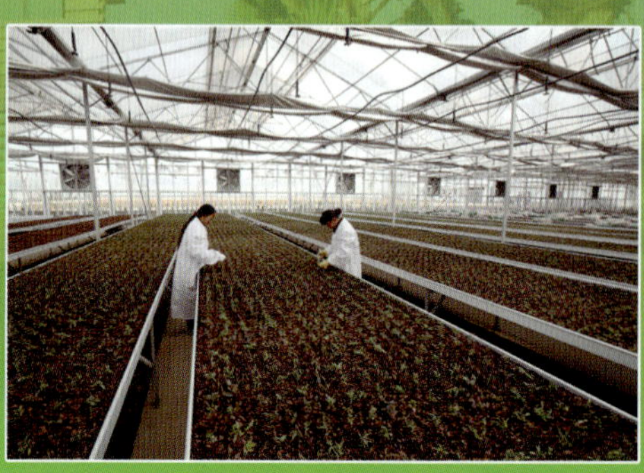

铁皮石斛生产基地

药园已完成西南濒危药材资源开发国家工程实验室、南方药物研究检测中心、广西药用资源保护与遗传改良重点实验室、广西中药材标准化技术委员会、广西药用植物种子质量检验站、广西中药材产品质量监督检验站等多种保障和配套平台的建设，并作为广西中药材良种繁育人才小高地、博士后科研工作站，先后引进了5位院士、30名博士和82名硕士到药园工作，聘请30多位中外知名中医药专家为客座教授，形成了一支以药用植物生态学、天然产物开发等11个重点学科为核心的博士、硕士科研团队。2011年在自治区首批八桂学者岗位评选中，药园获得了“珍稀濒危药用植物开发”和“资源生物工程”两个八桂学者岗位，并被自治区人力资源和社会保障厅列为广西人才小高地建设工作的标杆单位。

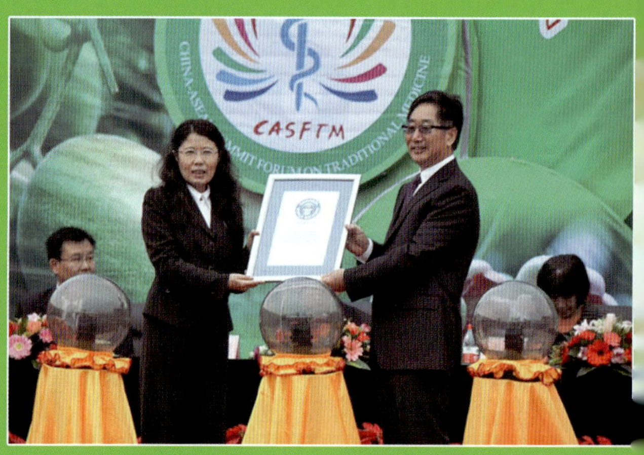

2011年12月9日，吉尼斯认证官吴晓红（左）向广西药用植物园主任缪剑华颁发“最大的药用植物园”吉尼斯纪录证书

为创新植物园发展的模式，实现药园的可持续发展，通过控股建立的广西华夏本草医药有限责任公司，采取“市场-企业-科研”结合模式，已成功开展了红芽大戟、广豆根、铁皮石斛及穿心莲等药材的成果转化，通过“公司+农户+基地”的经营模式，仅2011年推广种植了穿心莲一万多亩，涉及农户4000多户，并于2011年荣获自治区级扶贫龙头企业称号，真正实现了医药产业产、供、销一体化，为中药材产业健康发展探索出新的发展思路，为农民脱贫致富提供技术服务，取得了良好的社会和经济效益。

同时，药园还将中医药文化与科普旅游进行有机相结合，以全国科普教育基地和全国中医药文化宣传教育基地为阵地，积极开展中医药文化的普及和和宣传，并于2011年12月成功承办了第二届中国-东盟传统医药展，积极面向东盟开展中医药文化的宣传，推动中医中药走出国门，走向世界。

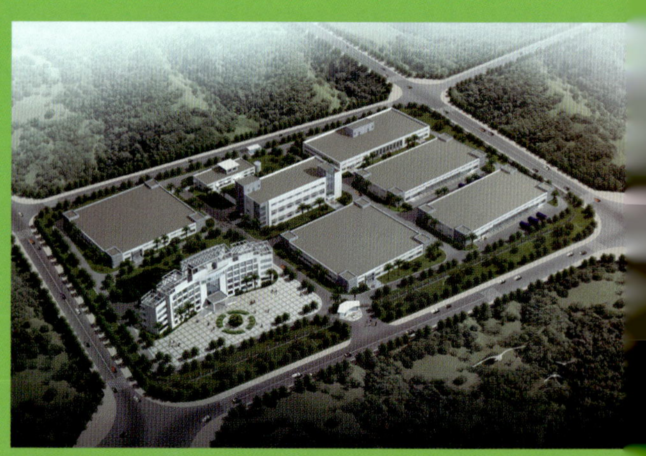

科研成果转化基地——广西华夏本草医药有限公司

地址：广西南宁长堽路189号 邮编：530023
电话：0771-5611352 传真：0771-5637328
网址：www.gxyyzwy.com

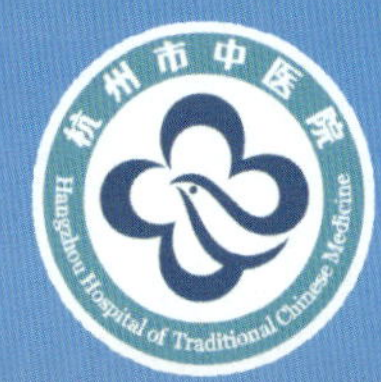

杭 州 市 中 医 院
浙江中醫藥大學附属广兴医院

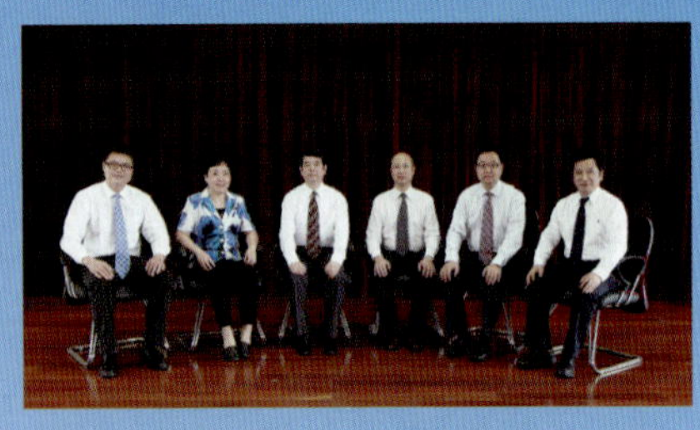

现任班子成员（左三杨勇院长、右三盛鲁文书记、左二朱彩凤副院长、右二叶俊副院长兼纪委书记、左一詹强副院长、右一徐新海总会计师）

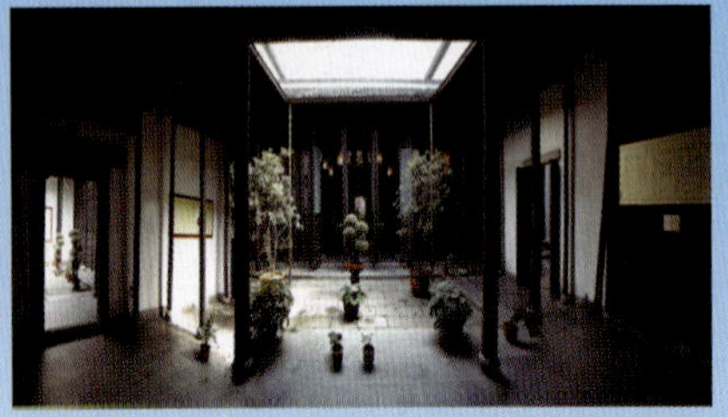

广兴堂国医馆

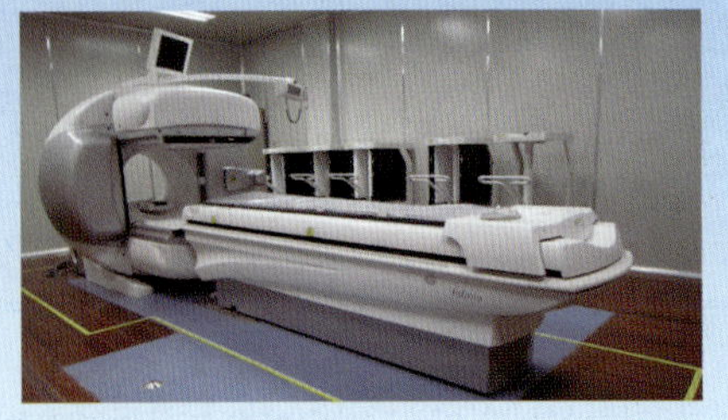

ECT

杭州市中医院创建于1952年5月，是华东地区较早建立的中医医院之一，经过60年的发展，已经成为一家集医疗、教学、科研、预防、保健、康复于一体的综合性中医院，2011年、2012年先后通过浙江省中医药管理局、国家中医药管理局组织的三级甲等中医院的复评验收，也是浙江中医药大学附属广兴医院。

在国家有关中医药方针和政策的指引下，杭州市中医院坚持走“以人带科，以科带院，发展专科，科技兴院”的路子，实施“育名医、创名科、建名院”的战略，有力地促进了医院各项事业的健康发展。

医院本部占地面积2万平方米，建筑面积6万余平方米，另设有广兴堂国医馆、山水人家中医特色门诊部、三台山•广兴堂国际养生保健中心和中药制剂中心。

医院门诊科室齐全，设有临床、医技科室40余个，开设病区31个，开放床位1000张。拥有科学研究型高档CT、DSA、ECT、核磁共振、全数字乳腺钼靶X线机、全数字型B超、全自动生化分析仪、人工肾机、流式细胞仪等3亿元的医疗设备。

医院现有高级职称人员200余人，国家、省、市级名中医30余人，博导、硕导40余人，博士、硕士200余人，浙江省“151”人才培养对象和杭州市“131”培养人员共计44人，各级名老中医学术继承人60余名。

医院现有国家重点临床专科2个（中医肾病科和中医妇科），国家中医药管理局重点学科2个（肾病学科、中医妇科），国家中医药管理局重点专科8个（肾病科、妇科、心血管病科、骨伤科、推拿科、针灸科、脾胃病科、护理学）、国家三级实验室1个（病理生理肾病实验室），国家重点研究室1个（肾病风湿证治研究室），省级重点学科、专科7个（肾病科、中医妇科、心血管病科、骨伤科、推拿科、针灸科和肛肠科），市级重点学科10个（肾病科、中医妇科、心血管病科、推拿科、针灸科、骨伤科、内分泌病科、肿瘤科、脾胃病科、乳腺病科）。

医院近年来先后承担和参与科技部“十一五”重大支撑计划、国家自然基金等多项重大科研项目，肾病科王永钧课题组的项目获2010年度省科学技术进步奖一等奖，这也是杭州市属医院目前获得的科研类别的最高奖项。

医院始终以发挥中医药特色优势为办院方向，突出临床疗效，坚持质量为先，既能运用中医中药诊治各类常见病、多发病、慢性病和疑难病，又能熟练开展各类手术治疗、介入治疗和微创治疗，同时承担急、危、重症病人的抢救。

2011年医院完成门急诊206万人次，出院27000人次，床位使用率115%。总资产11亿元。医院的综合实力、主要指标在全国中医院中名列前茅，在全国中医界具有较高的知名度。

为推动医院二次创业，根据市委、市政府“一手抓就地修缮，一手抓异地改造”的要求，在现院区打造功能齐全、硬件一流、品味高雅的园林式医院，在杭州城东北方向丁桥地块建造新院区，按照三级甲等医院标准和“国内领先、世界一流”的标准，打造一家既有现代医学技术水平，又有传统医学优势的大型综合性中医院。

站在建院60周年的起点上，医院将始终以“融贯中西医、造福天下人”为宗旨，以“团结、务实、奉献、创新”为院训，以“以人为本、仁心仁术”为理念，发扬“仁、和、精、诚”精神，不断发挥中医药特色优势，为保障人民群众健康作出更大的贡献。

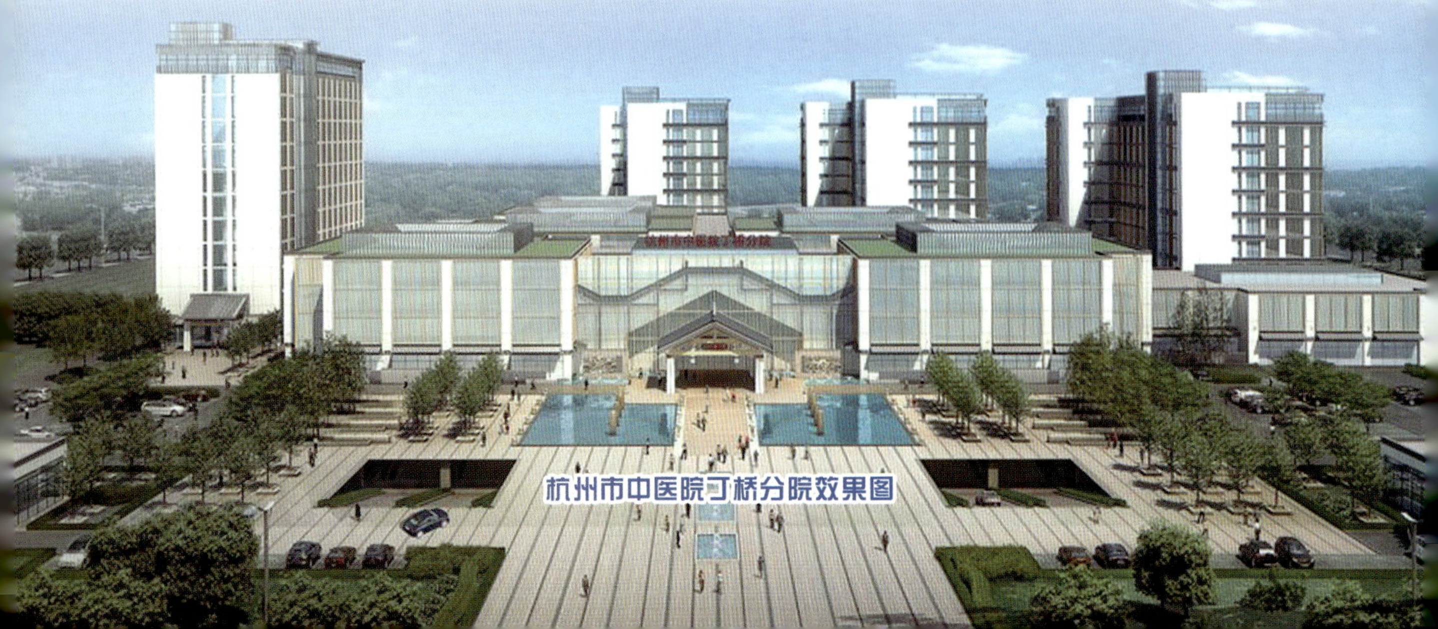

湖北省中医院
—— 1868 ——

湖北省中医院

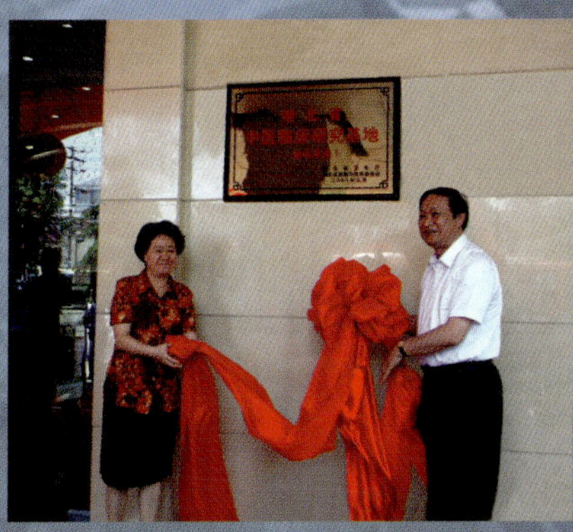

卫生部副部长、国家中医药管理局局长王国强，湖北省委常委、副省长张岱梨为湖北省中医临床研究基地揭牌

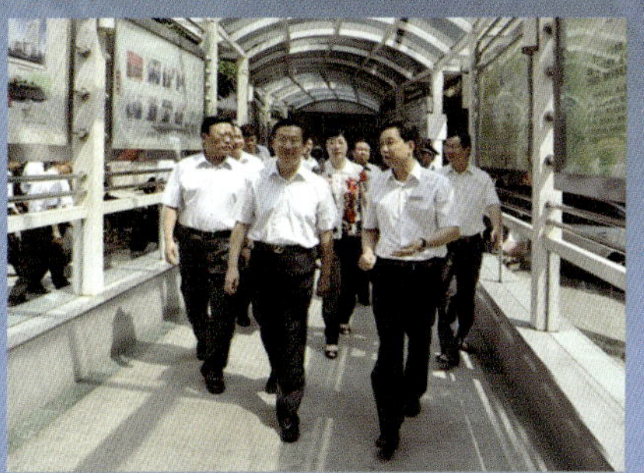

湖北省政协主席杨松来院视察

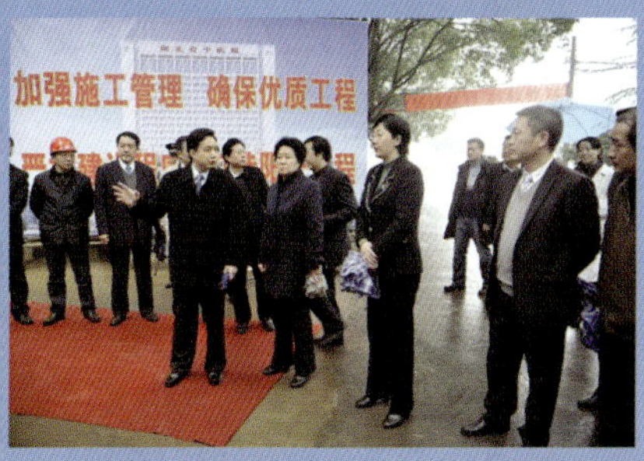

邓小川院长向张岱梨副省长等领导汇报基地施工情况

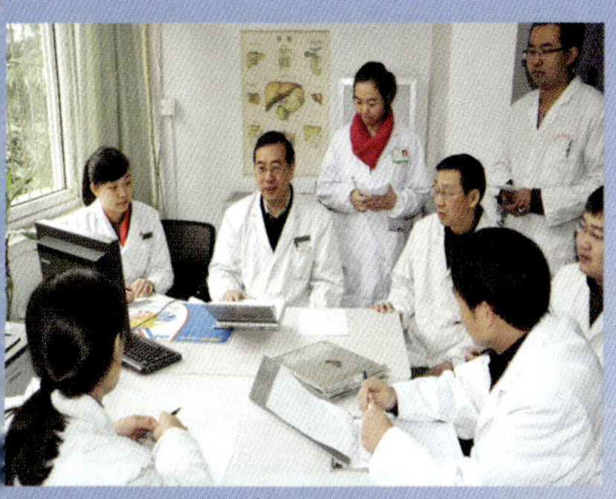

国家中医临床研究基地重点研究病种首席专家盛国光组织研究团队讨论病案

湖北省中医院位于长江之滨黄鹤楼畔的花园山下，始建于1868年(清同治七年)，前身是美国传教士开办的圣约瑟教会医院。经过140余年建设与发展，如今已成为学科齐全、技术力量雄厚、诊疗设备先进、中医特色突出的集医疗、教学、科研为一体的大型综合性教学医院。1965年医院被卫生部确定为全国九大中医研究基地之一。1994年被国家中医药管理局命名为首批全国示范中医院、三级甲等中医院。现为国家药物临床试验机构、湖北省省级文明单位。2008年，经国家发展和改革委员会、国家中医药管理局确定为国家中医临床研究基地建设单位。

目前，医院“一院三址”——即花园山院区、光谷院区、凤凰门诊。现有在职职工1867人，副高以上职称专业技术人员333人。现有博士生导师15人、硕士生导师120人，设有12个博士点、23个硕士点。拥有国家级名老中医23名，湖北中医大师3名，湖北中医名师9名，全国优秀中医临床研修人才21名。拥有2个卫生部重点专科、9个国家中医药管理局重点学科、6个国家中医药管理局重点学科、12个省级重点专科、6个省级重点学科。形成了肝病、肾病、脑病、针灸等重点学科群和一批重点病种特色诊疗规范。拥有国家中医药管理局重点研究室和国家中医药管理局科研三级实验室各1个、二级实验室14个。先后主持或参加了国家“六五”至“十五”重大科技攻关项目、“973”及国家自然科学基金项目等部省级科研课题400余项。先后与美国、加拿大、德国、新加坡等25个国家和地区进行了广泛交流与合作。医院秉承“传承中医文化，服务大众健康”服务理念，谱写着中医药事业发展的新辉煌！

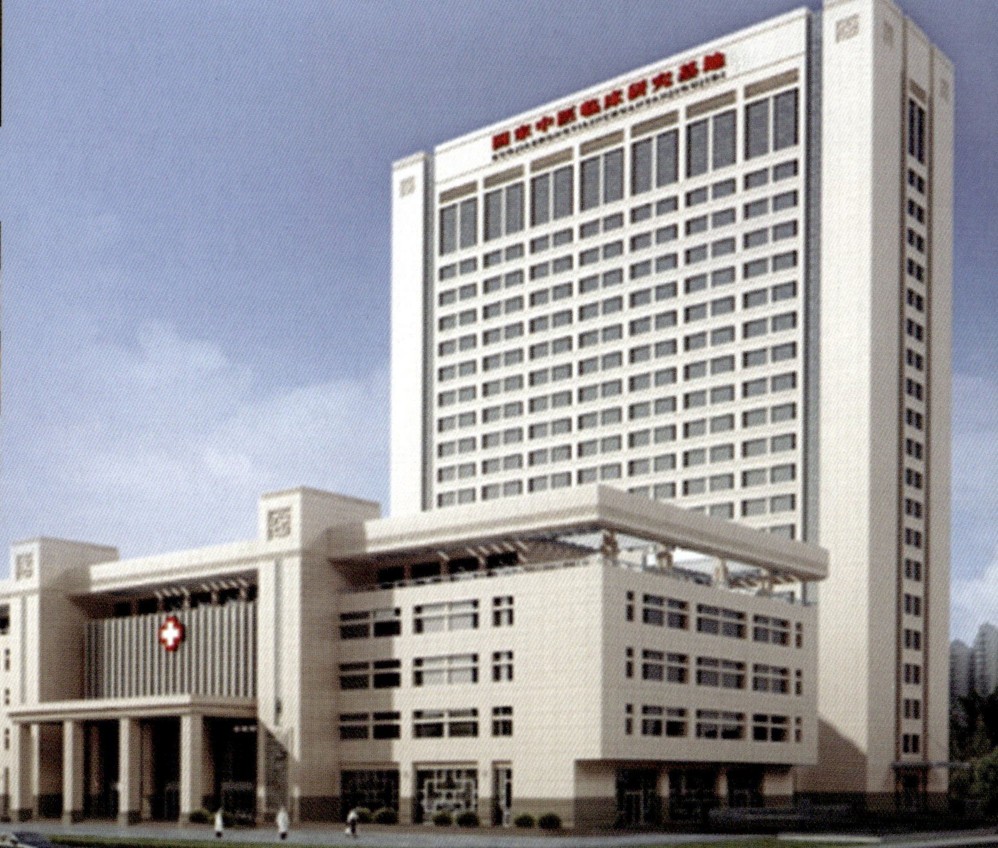

做大专科强势品牌　打造车城又一名片

——十堰市中医医院重点专科建设纪实

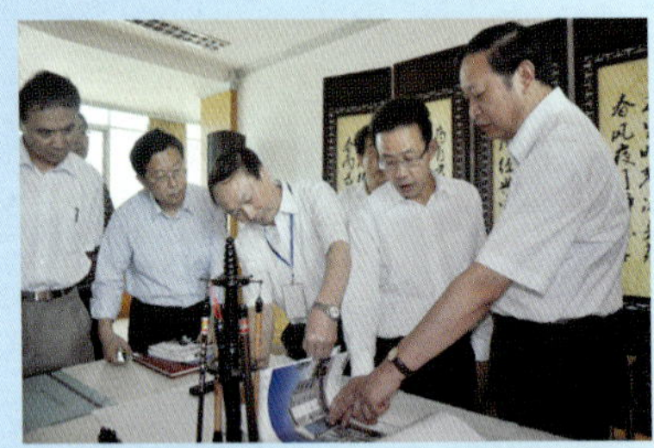

卫生部副部长、国家中医药管理局局长王国强在省市领导陪同下视察医院

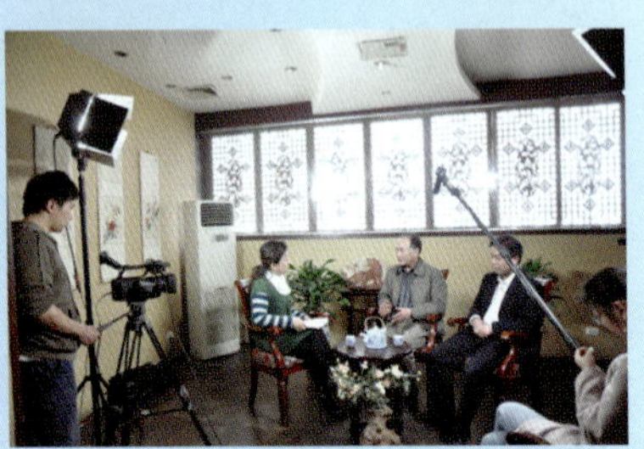

医院与电视媒体联办《中医药漫谈》系列讲座，获国家中医药管理局最佳科普奖。图为精神病专科首席专家刘继强接受媒体访谈

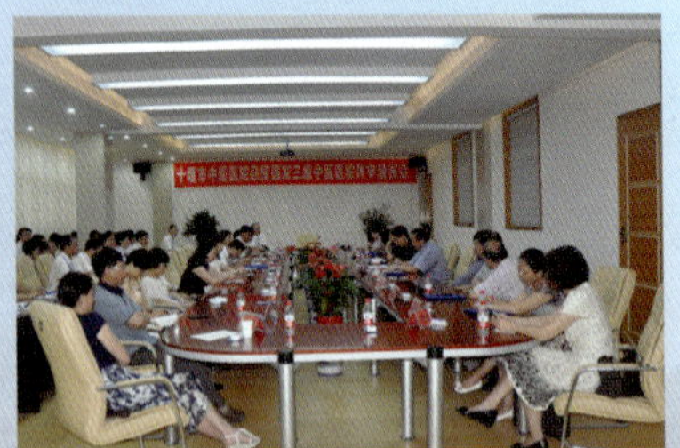

国家中医药管理局专家组对医院进行三级中医医院管理评审

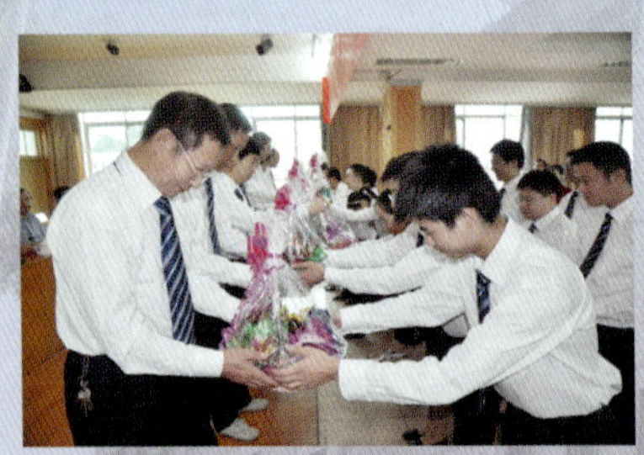

名师带徒拜师仪式

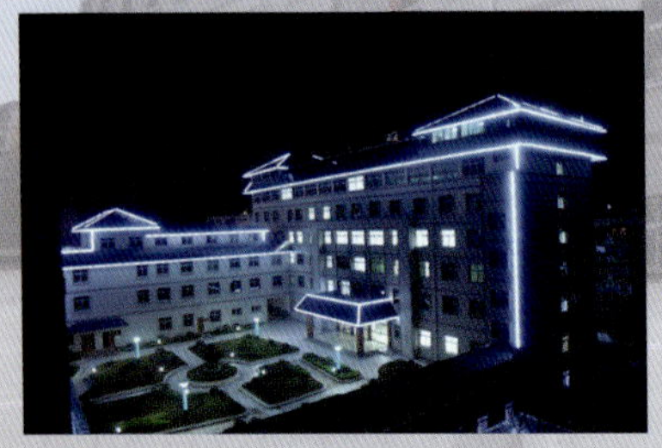

国家重点专科精神病科精神卫生大楼夜景

十堰市中医医院位于道教圣地武当山下、调水源头汉江之滨、东风故里车城十堰，是一家集医疗、科教、急救、预防、保健为一体的国家三级甲等中医医院。多年来，该院以振兴十堰中医事业为己任，始终抓住专科建设不放松，通过不断增加投入、培养人才、强化创新、提高疗效，专科建设发展势头强劲，现已建成精神病科、肝病科2个国家级重点专科，风湿病科、心脑病科2个省级重点专科，结石病科、失眠科、妇科、康复科、针灸科5个市级重点专科，9个国家、省、市挂牌的重点专科与骨伤科、肛肠科、伤残康复科、美容科、儿科、皮肤病科6大特色专科，共同形成本地区十五大独具传统优势的特色品牌。

【培养中医人才　壮大专科梯队】人才是第一资源，是创新发展的前提和基础，该院结合打造专科品牌的需要，提出雄鹰工程计划，采取名师带徒培养人才、坚持标准引聘人才、临床实践磨练人才、在岗教育提升人才、院校共建桥接人才的系列措施，使专科人才结构不断优化，队伍逐步壮大。特别近3年，引进培养博士2名，硕士17名，副高以上职称人才30名，招聘、培养各类专业技术人员百余名。58名中青年医师与27名副高级以上中医药师结成师徒关系，经过3年拜师学习，中青年医师临床实践及科研能力大大提升。医院人才队伍年龄结构、职称结构、学历结构、专业结构渐趋合理。

【加大建设投入　夯实发展基础】2009年以来，医院投入近亿元用于基础设施改造升级，改善就医条件，其中8000余万元用于重点专科的业务用房和设备升级。2010年投入3500万元，建成并投入使用10800平方米的住院大楼；2011年投资3000余万元，建成10000平方米的精神卫生中心大楼；2012年投入2000余万元，改造扩建门诊医技楼10000平方米，医院新增业务用房25000余平方米、设备1000余万元，病床规模达到720张。其中精神病科开设病床250张，设有重症精神病男、女病区，精神康复病区，失眠病区，心理咨询中心和“686”项目办公室；肝病科开设病床60张，病区、门诊改造一新；市级以上重点专科床位都在30张以上。除了优先配置重点专科建设所需人才、设备、房屋，保证专科建设所需经费外，医院还出台了创建重点专科院内奖励办法，近3年对正式命名挂牌的市级以上重点专科院内配套奖励80余万元。

【疗效彰显生命　特色铸就品牌】精神病专科作为国家“十五”和“十一五”重点中医专科，中医药治疗精神病特色始终在全国处领先水平，特别是长期探索形成的中医药提前干预精神病季节性发作治疗体系；中药改善精神病人长期服用西药带来的毒副作用治疗体系；应用中药对精神病人出院后巩固治疗体系，是行业内的金子招牌。该科组织编印的《精神病中医诊疗规范》被国家中医药精神病专科专病专家组确定为范本在全国推广使用，专科开发研制的10余种纯中药制剂，有10多项成果获省、市级科研鉴定，其中2项成果被评定为省重大科技成果。中医药参与疾病治疗治愈好转率由单纯应用西药的60％提高到90％以上，治疗周期由原来的3个月缩短至两个月，治疗费用由8000元减至4500元左右，大大缩短了疗程，降低了费用。肝病专科突出中医药救治能力和危急重症抢救能力建设，应用道地药材研制开发的神农苏肝宝、神农肝康合剂、神农肝脂宁、神农软肝丸等神农系列肝病纯中药制剂，配合中西医结合方法治疗各类急慢性肝炎、黄疸型肝炎、肝纤维化、肝硬化、早期肝癌、脂肪肝疗效确切。5项科研成果，有3项达国内先进水平，2项达国内领先水平。两个专科外埠病人分别达78%和40%，具有较强的区域辐射力。

振兴中医事业，呵护大众健康，十堰市中医医院责无旁贷，在十堰建设区域中心城市、巩固区域医疗中心新的历史背景下，十堰市中医医院建设强势中医专科，为车城十堰又添一张靓丽名片。

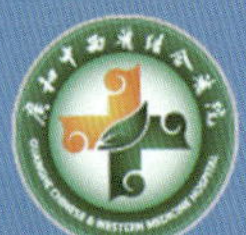

张家港广和中西医结合医院

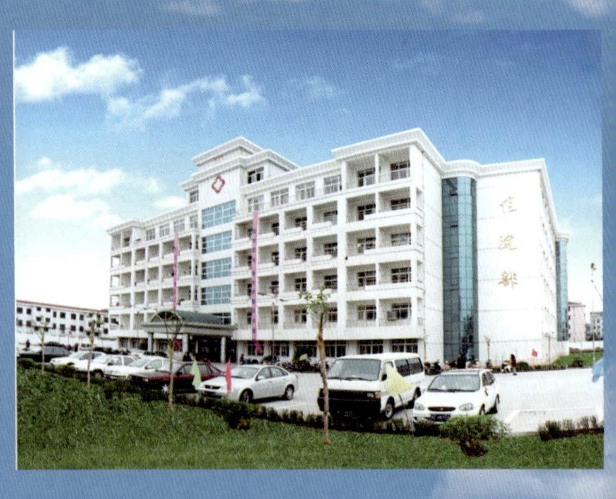

张家港广和中西医结合医院坐落于全国文明城市——张家港市的西部，北枕长江，西接江阴，东邻张家港保税区。医院创建于1987年，原为张家港市第二人民医院，2004年8月由我国第一位中医博士、旅荷华人江杨清先生与市直属公有资产经营有限公司在原市二院基础上合资建成，是一所集医疗、预防、保健、康复为一体的二级甲等中西医结合医院，2012年成为南京中医药大学教学医院。

医院环境幽雅，占地面积近60亩，总建筑面积4.3万平方米，医疗用房2.8万平方米，开放床位350张。现有职工340余人，其中高级职称29人，中级职称93人，同时外聘了一批经验丰富的学科带头人、知名专家，组成了一支优秀、敬业的医疗护理队伍。医院坚持以“质量第一，诚信服务，中西医结合，弘扬中医特色，创百姓信得过医院”为办院宗旨。

医院坚持中西医并重，在全面提高综合医疗水平上突出发展特色学科。目前开设了中西医结合心血管、呼吸、消化、肾内科（血液透析）、神经、内分泌、儿科、普外、脑外、创伤骨科、手足微创外科、中西医结合肛肠科、中西医结合肿瘤科、妇产科等十多个临床病区，急诊科及重症监护病房设备和业务技术已达三级医疗机构水平。医院完善了眼、耳鼻喉、口腔、皮肤、针灸、理疗、中医等临床科室功能，并形成以糖尿病、消化、肛肠专科为特色的临床重点学科。

2011年，医院住院人次达9865人次，门诊人次达250802人次，急诊诊疗人次34748人次，业务收入达10699万元，超过了转制前的5倍。目前，医院业务正按20%以上速度在增长，为解决张家港西部地区30余万群众的就医问题作出了贡献。

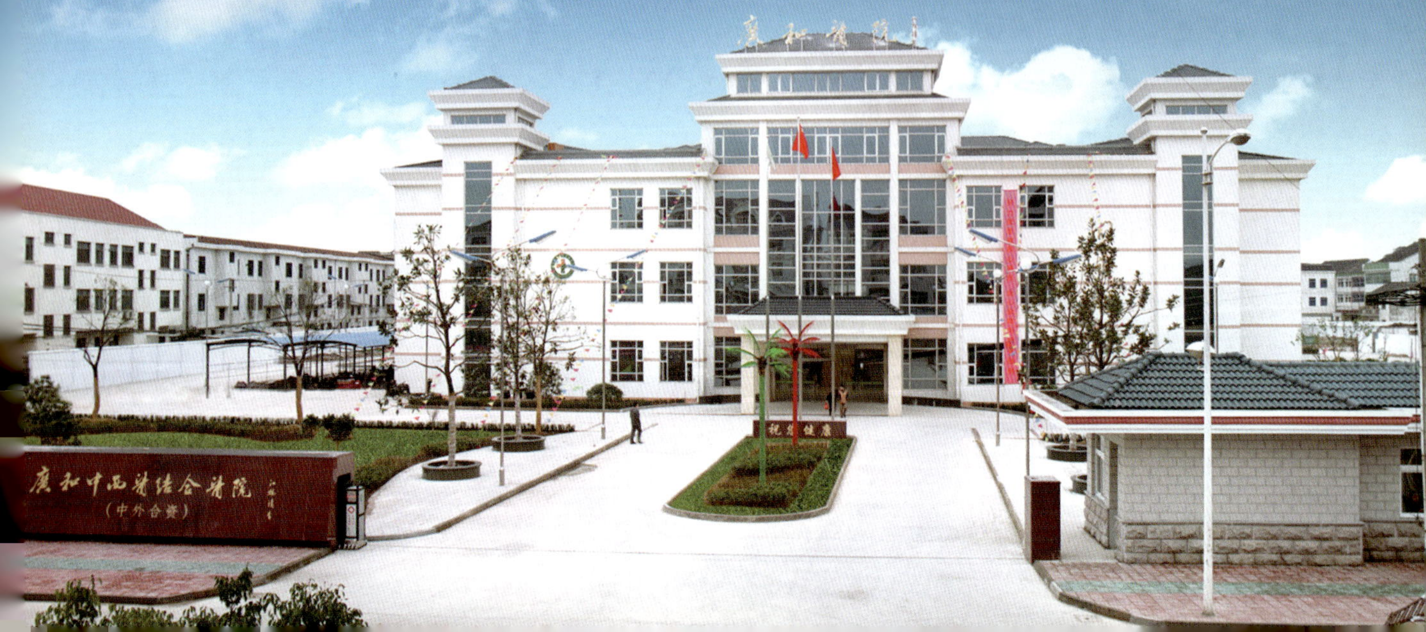

北京康益德中西医结合肺科医院
北京肺纤维化研究所

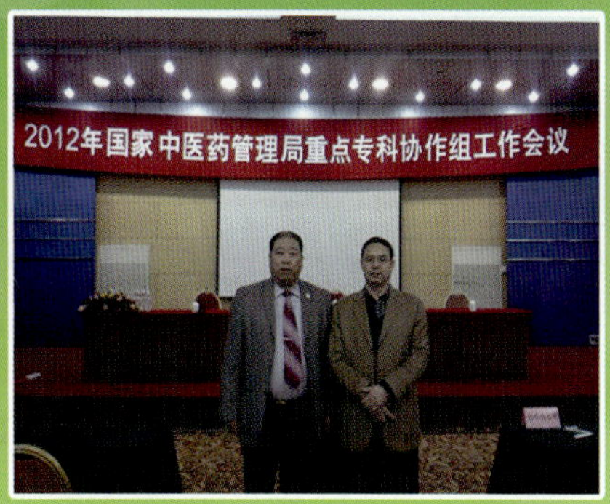

董瑞院长（右一）于2012年3月2日参加国家中医药管理局“十二五”重点专科工作会议

1. 重点专科（病）建设项目。

2008年12月，医院中标国家中医药管理局“十一五”肺病科（肺间质纤维化、哮喘、肺癌、小儿反复感冒等）重点专科（病）建设项目（国中医药办发〔2009〕38号文件），历经3年完成了中医诊疗方案和临床路径的制定、梳理、验证、优化和推广工作。2012年2月再次中标局“十二五”肺病重点专科建设项目（国中医药医政发〔2012〕2号文件），增加COPD、慢性咳嗽、支气管扩张重点专病的建设项目。

2. 科技成果推广项目。

2009年12月，将董瑞院长创立与发明的肺痿（肺纤维化）综合疗法（十位一体方案诊疗体系）被批准为国家中医药管理局科技中心科技成果推广项目（国中科〔2009〕47号文件），于次年12月举行揭牌仪式，随后医院组织多次肺痿病（肺间质纤维化）大查房、大会诊和医患交流座谈会。

3. 荣获学会科学技术奖。

《养阴益肺通络丸治疗特发性肺纤维化作用机理与临床应用研究》通过中国中西医结合学会审核，2010年12月获中国中西医结合学会科学技术三等奖（证书号：2010-1-2B）。

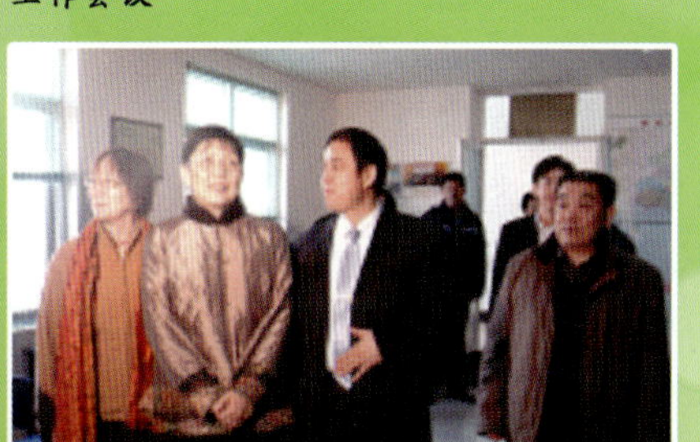

董瑞院长（右二）陪同全国政协副主席张梅颖（左二）视察医院科技研发成果

4. 荣获北京“十病十药”中医药研发项目。

养阴益肺通络丸专业治疗肺纤维化（2010年3月4日经北京市药监局批准为：京药制字Z20100002），于2012年2月15日正式批准入选北京市政府折子工程首都“十病十药”中医药研发项目（京中医科字〔2012〕15号文件，项目编号：SBSY2012-002），由市政府搭建与生产企业共同开发的平台。

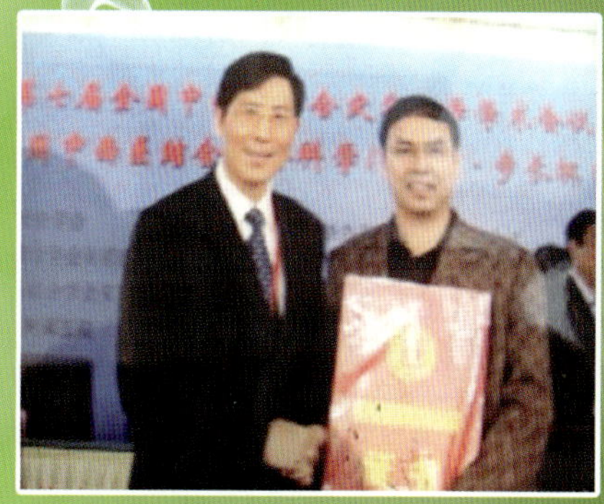

董瑞院长（右）于2011年4月24日接受中国科学院院士、中国中西医结合学会会长陈凯先教授颁奖

5. 成立北京肺纤维化研究所。

2008年7月10日，经北京市怀柔区科学技术委员会审查，批准成立北京肺纤维化研究所（京怀科〔2008〕7号文件），主要从事研究肺纤维化疾病防治理论和中西医结合防治方案及规范诊疗技术、开展科技咨询与服务、拓展互联网教育等项目。

6. 领导视察树立医院品牌。

全国人大副委员长、民盟中央主席蒋树声于2011年12月6日亲笔为医院题写院名；全国政协副主席张梅颖于2007年2月2日来院视察；卫生部副部长、国家中医药管理局局长王国强于2011年6月25日视察医院局“十一五”肺纤维化重点专科（病）建设项目，并且认真听取董瑞院长针对重点专科（病）建设项目的科研总结等十个方面问题的汇报。

王国强副部长对董瑞院长的汇报非常满意，充分肯定了重点专科建设（病）所取得成绩，并提出五点希望寄语。医院成立“肺纤维化”重点专科（病）攻关小组，特聘国医大师陆广莘教授为技术总指导、国内著名呼吸病学专家于润江教授为顾问、董瑞院长任组长的攻关小组，共同攻研“肺纤维化”这个世界性医学难题。

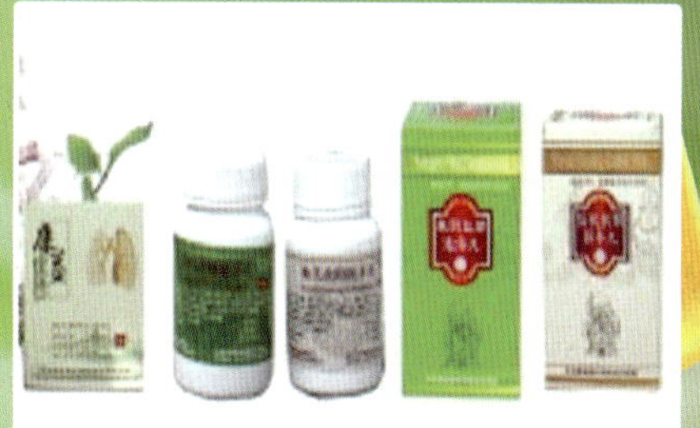

董瑞院长研发的养阴益肺通络丸荣获北京市政府折子工程首都“十病十药”中医药研发项目

地址：北京怀柔区开放路50号　电话：010-69691166、69627296

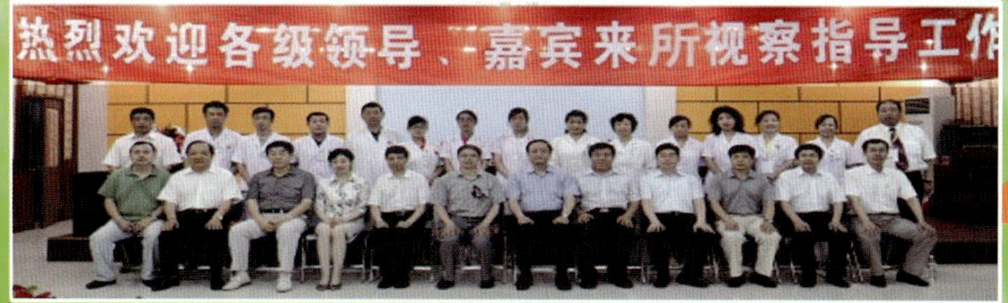

卫生部副部长、国家中医药管理局局长王国强（右六）于2011年6月25日视察医院

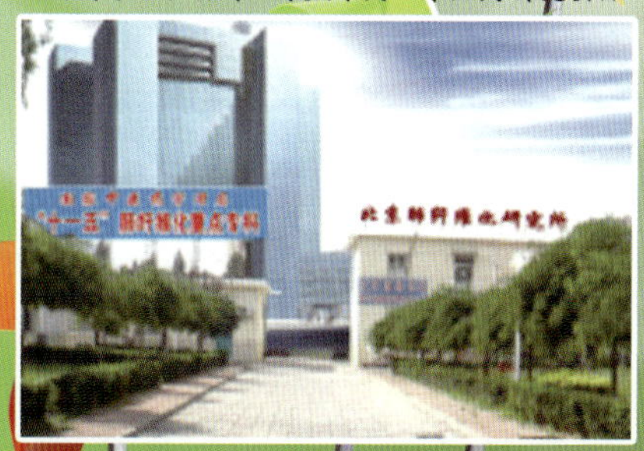

2008年7月10日，北京市怀柔区科学技术委员会批准成立北京肺纤维化研究所

金侨中风病防治医院
湘潭市雨湖区中医医院

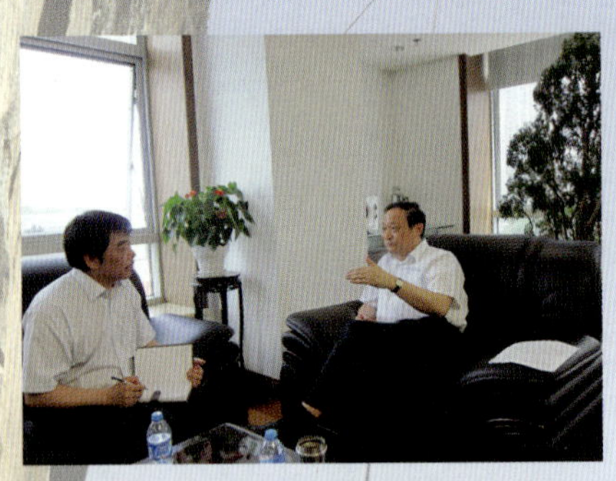

2011年6月3日，卫生部副部长、国家中医药管理局局长王国强在院办公室亲切接见了医院院长任开益

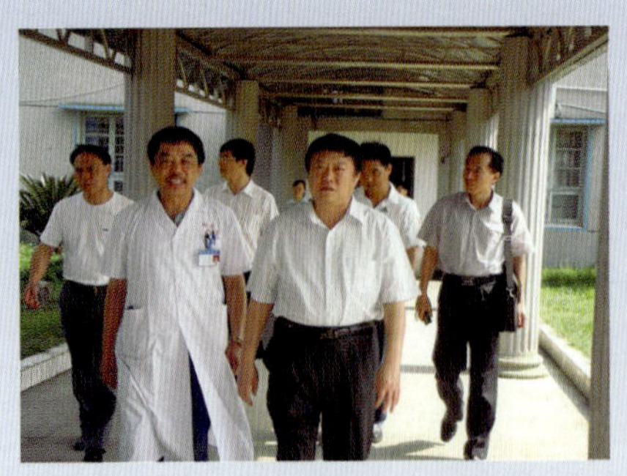

2009年6月26日，国家中医药管理局副局长吴刚在省、市、县领导的陪同下，亲临医院视察中医工作，对医院专科取得的成绩给予充分肯定和高度赞扬

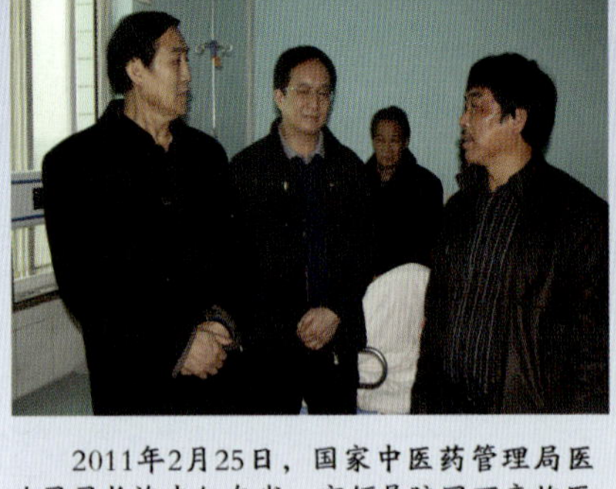

2011年2月25日，国家中医药管理局医政司司长许志仁在省、市领导陪同下亲临医院，并对医院"治未病"防治中风病所取得的成绩给予很高的评价

金侨中风病防治医院（湘潭市雨湖区中医医院）是一所以中医药系统防治中风病为主的中医医院。全国优秀中医、湖南省名中医、享受政府特殊津贴的优秀专家任开益中医主任医师，带领课题组成员，针对中医"治未病"防治中风病这一重大医学课题，坚持不懈地开展了30余年的临床探索，提出了"高危中风综合征假说"，围绕假说发明了获国家发明专利的中药专科制剂"心脉康"和"脑脉苏"系列，全程干预中风病发生、发展与转归。通过数万例大样本临床观察，其安全性、有效性和经济性得到验证。以"高危中风综合征假说"为支撑，以心脉康模式和脑脉苏模式为载体，构建了独具特色的中医药"治未病"防治中风病新体系。

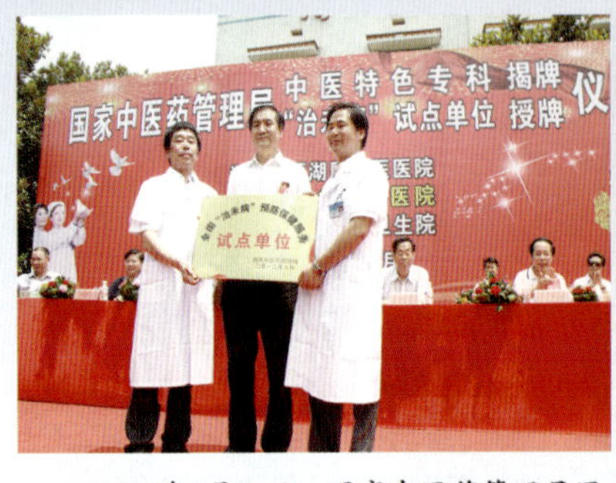

2012年6月24日，国家中医药管理局医政司司长许志仁带领国内顶尖脑血管病专家和省、市、区领导为医院主持全国中医特色专科建设项目暨国家"治未病"中风病防治工程试点单位的揭牌、授牌仪式

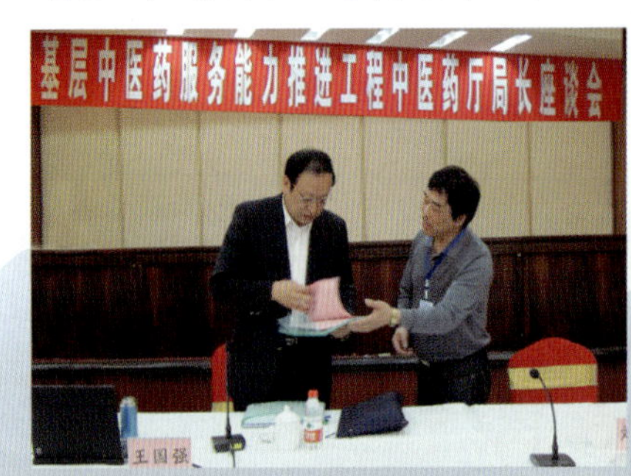

2012年5月15日，任开益院长特邀参加由卫生部副部长、国家中医药管理局局长王国强主持召开的七省区和解放军总后卫生部领导参与的厅局长会议，研究我国《中医药服务能力推进工程实施方案》。图为会议休息时任开益院长应约向王部长呈送"全国中医特色专科"、"全国'治未病'试点单位"关于中医"治未病"防治中风病理论创新与临床实践的汇报材料

由于中风病专科特色，医院先后创建了全国中医特色专科建设项目单位、"治未病"预防保健服务试点单位、省市中医重点专科等，还获得国家发明专利3项，并承担了多项省级科研课题。同时，医院的专科特色也得到了各级领导的重视与肯定。

"河水取不尽，烧汤济苍生"是医院永恒的追求。在今后中医兴院的道路上，我们将以党和国家的中医政策为导向，以《国务院关于扶持和促进中医药事业发展的若干意见》精神为契机，扬长避短，融汇新知，上下求索，在未知领域努力探索，在已知领域重新发现，弘扬博大精深的祖国医学，推动中医药继承、创新与发展，造福大众苍生。

甘肃省第二人民医院

甘肃省第二人民医院始建于1958年，其前身为兰州铁路中心医院。医院现占地面积35040平方米，建筑面积55030平方米，为国家综合性三级甲等医院。目前，医院拥有职工937人，其中卫生技术人员547人，高级职称83人，中级职称335人，其中享受国务院特殊津贴专家、省级领军人才、省名中医、省中青年学术学科带头人10名，博士6人，硕士79人。医院有床位610张。2011年，门诊量达到13万人次，出院1.1万人次。医院设备先进，拥有16排螺旋CT机、核磁共振、数字胃肠机、电子胸腔镜、可弯曲胸腔镜、大型数字化平板血管造影机、T8病人监护仪、医院信息化管理系统等一大批国内外先进的医疗设备。医院学科齐全，服务设施完善，为省、市、新农合基本医疗定点医院，也是省紧急医疗救援中心主力分站之一。

医院中医药科室齐全，建院初期就设立中医科、针灸科和中药房，2009年设立中医药管理科、中医病房和中医康复中心，设病床35张，占5.74%；中医科有中医类别医师14名（主任医师2名、副主任医师3名、主治医师2名、医师7名），专科护士10名；医院还为西医科室配备中医人员66人，占执业医师的22.5%。2011年中医门诊7505人次，占全院门诊的7.2%，比2009年增长145%；出院299人次，比2009年增长353%；中医药收入占医院年业务收入的32.75%；临床科室邀请中医会诊、查房和病历讨论；全院临床中西医结合治疗率占85%以上；ICU中医参与抢救率100%；西医科室中药使用比例占22.61%；西医科室病人到中医科行针灸、康复的比例为6.75%；患者对中医药服务的满意度为98.1%。2011年医院提出“做精做强西医优势学科，发展壮大中医药诊疗特色，建设现代化中西医结合精神卫生中心，走中西医结合的发展之路”的战略目标，并以综合医院中医药示范单位建设为平台，大力发展综合医院中医药和中西医结合工作，引进大批中医药人才，加强中医药特色建设，中医药工作开展得有声有色，受到卫生部、国家中医药管理局、甘肃省卫生厅和中医药管理局的大力表扬，先后获全省和全国综合医院中医药工作示范单位称号。

地址：甘肃省兰州市城关区和政西街1号

电话：0931-4923447

传真：0931-4923222

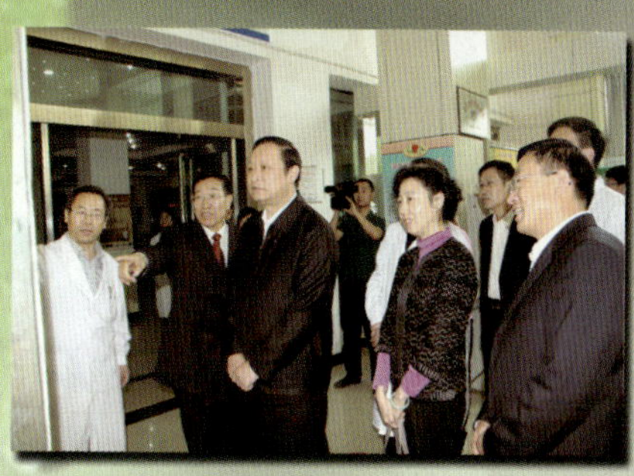

卫生部副部长、国家中医药管理局局长王国强（中）在甘肃省卫生厅刘维忠厅长（左二）、甘肃省中医药管理局甘培尚局长（右一）陪同下，听取甘肃省二院院长米登海博士关于医院发展中医的汇报

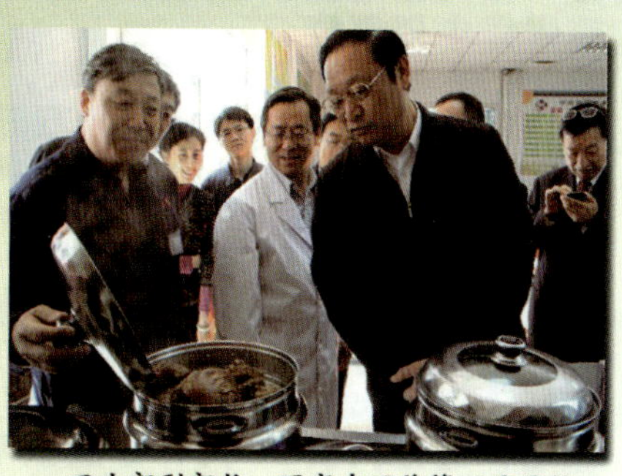

卫生部副部长、国家中医药管理局局长王国强在甘肃省第二人民医院视察中医药膳工作

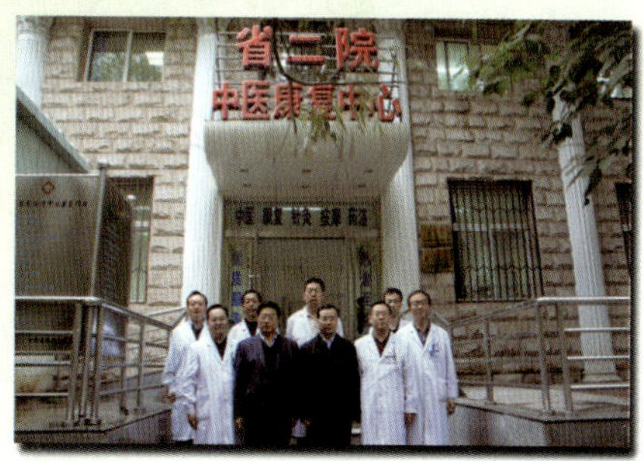

甘肃省卫生厅中医管理局局长甘培尚（左二）、国家中医药管理局医政司基层管理处处长吴凯（右三）来院视察中医管理工作

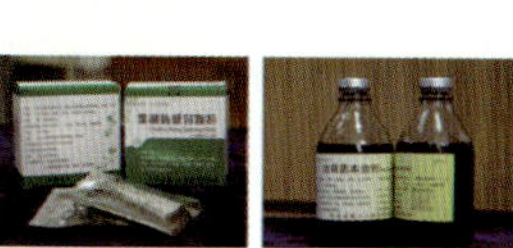

柴胡抗感冒颗粒　地芪固本合剂

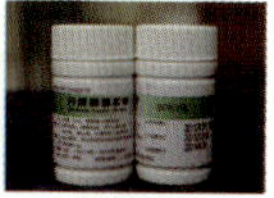

丹黄通脉胶囊

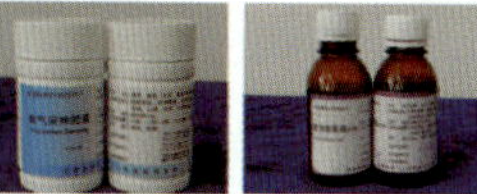

益气安神胶囊　复方紫草油

医院研发的部分中药制剂

湖北李时珍中药材专业市场

中国中药协会中药材市场专业委员会常务理事单位

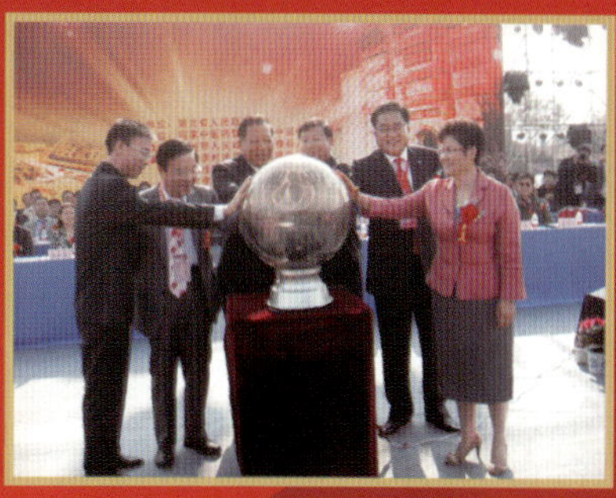
湖北李时珍中药材专业市场开市典礼

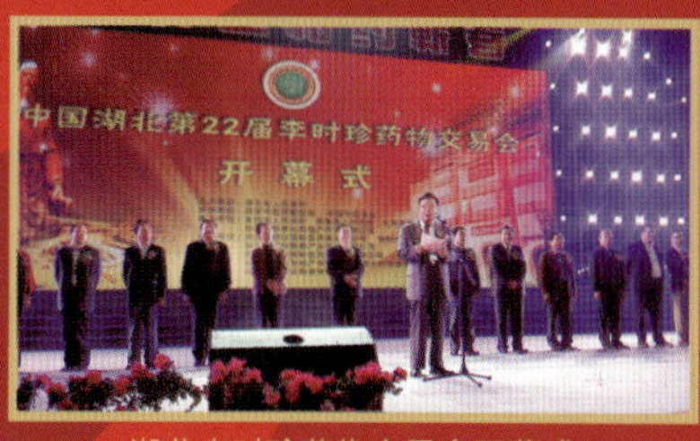

湖北李时珍药物交易会开幕式

湖北李时珍中药材专业市场，原名湖北蕲州中药材专业市场，1997年经国家三部局批准设立在湖北省蕲春县蕲州镇，2005年经国家药监局批准迁至蕲春县城漕河新建。2009年由黄凤金女士为董事长的深圳金阳成投资集团承接建设，2011年10月开市运行，2012年8月经中国中药协会中药材市场专业委员会批准更名为“湖北李时珍中药材专业市场”，是全国17家中药材专业市场之一，是全国唯一一家以人物姓名命名的中药材专业市场。

湖北李时珍中药材专业市场地处伟大医药学家李时珍故里，坐拥中国中部之中心，独享中国中部地区优质道地中药材之资源，掌控长江中下游流域中药材市场之空间，汇通南北东西中药材流通之渠道，广聚国内外中医药界之人脉，在全国中药材专业市场中享有无与伦比的优势条件。李时珍中药材专业市场第一期工程已建成独立商位600套，其紧邻京九铁路和沪渝高速，交通畅达；整体仿古建筑，文化厚重；标准的商铺和办公用房，商务便利；配套的城区规划和景观住宅，环境优美，可享受高品质生活。目前已有十余个省域200多位药商入市经营，市场交易量和上下游客户群都在稳步增加。

以李时珍中药材专业市场为核心的包含有八大功能区的李时珍国际医药港建设项目正在全面推进。作为湖北省“十二五”重点建设工程、湖北省首批现代服务业发展示范区、大别山革命老区经济社会发展试验区点重点项目，李时珍国际医药港的建成，将助推李时珍中药材专业市场功能全面提升，达到全国一流。

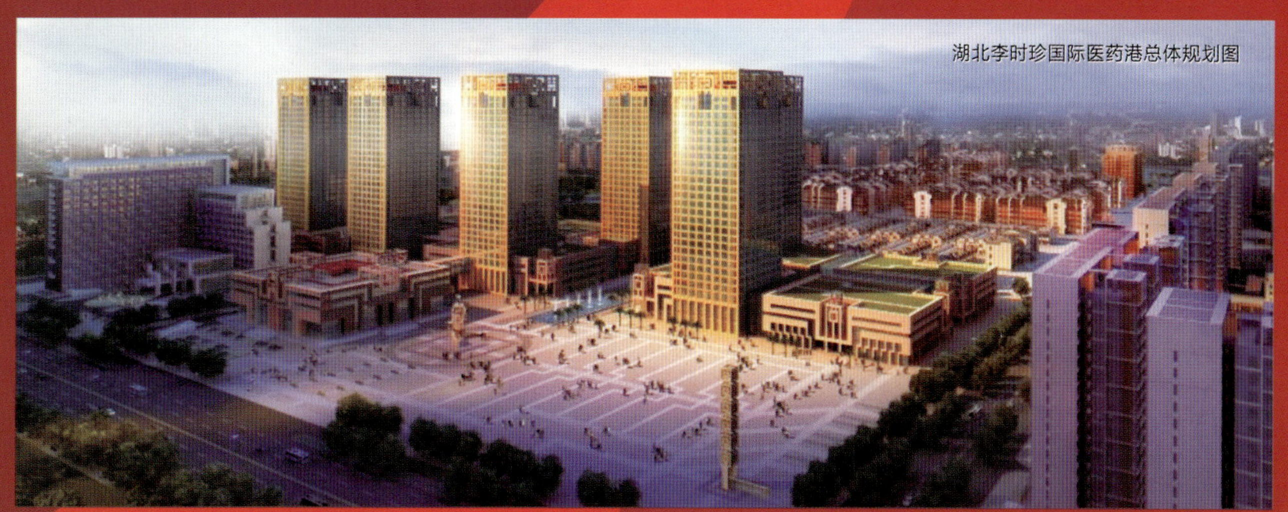
湖北李时珍国际医药港总体规划图

市场地址：湖北省蕲春县李时珍大道118号（李时珍国际医药港内）邮编：435300

招商热线：0713—7369908 7369248 传真：0713—7369666 公司网站：www.lszyg.cn 公司邮箱：webmaster@lszyg.cn

撰文：梅建国 图片：贡东山 美编：王胜锋

河北省中医院加快建设高标准省中医院步伐

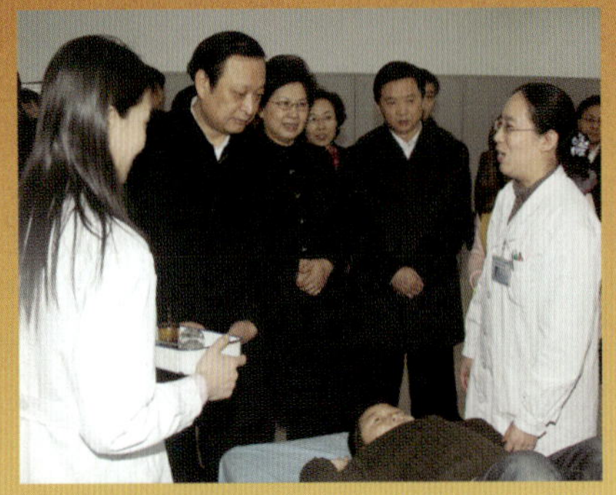

2012年2月14日，卫生部副部长、国家中医药管理局局长王国强（左二）在河北省副省长孙士彬（左三）、副省长杨汭（右二）陪同下视察河北省中医院

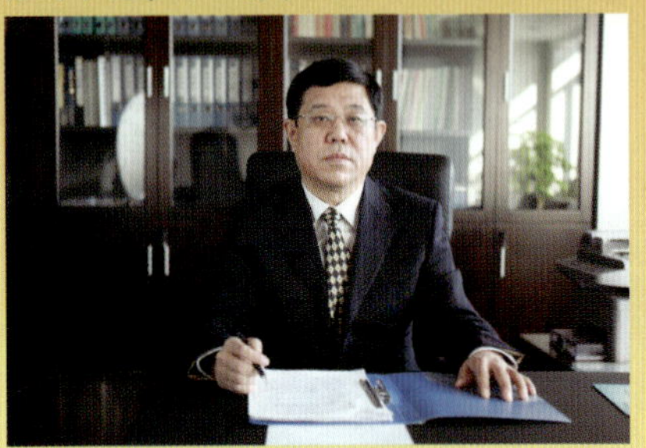

河北省中医院院长王亚利

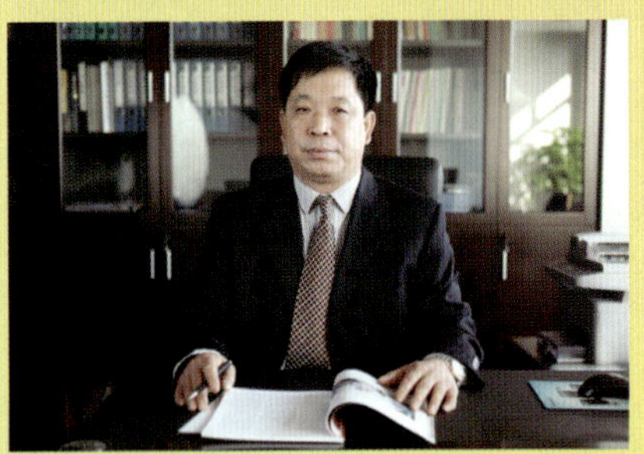

河北省中医院党委书记孙士江

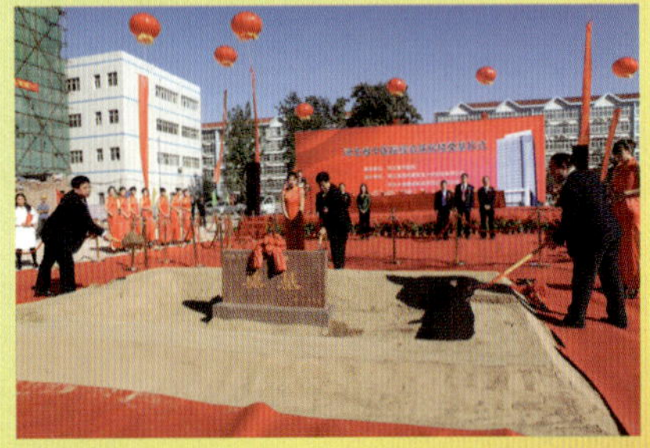

2012年9月29日，河北省中医院综合病房楼奠基

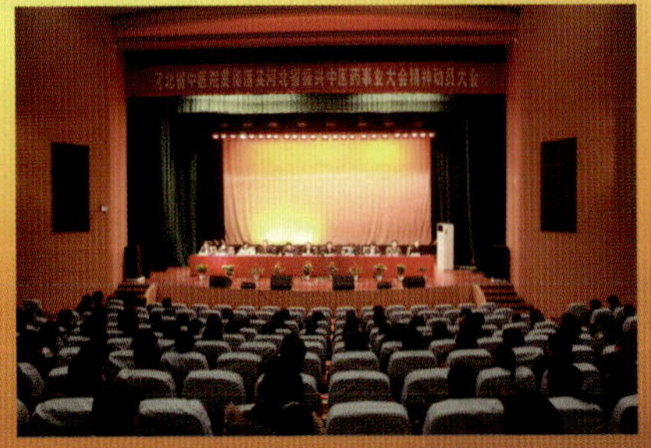

河北省中医院召开贯彻落实省振兴中医药事业大会精神动员会

河北省中医院即河北医科大学中医院，占地面积53000平方米，建筑面积63000平方米，是河北省集医疗、教学、科研、预防、急救、康复为一体的国有大型综合性三级甲等中医院，为院所合一医院，省、市医保定点单位。医院有职工800人，其中高级职称人员225人，博士、硕士生导师50多人，拥有河北中医名师13人，省管优秀专家2人，全国优秀中医临床人才5人，河北省有突出贡献中青年专家5人，享受国务院特殊津贴专家6人。全院设临床医技科室42个，专科门诊54个，编制床位1200张。

近年来，河北省中医院坚持“中医立院、人才强院、特色兴院”的办院方针；本着“建设和谐医院、特色医院、人民满意医院、具有竞争力医院”的发展目标；一切从病人利益出发，不断提高医疗技术和服务水平，优化就医环境和简化就医流程，推出一系列便民、利民措施，为构建和谐社会、创建“和谐中医院”作出了突出贡献，受到社会各界人士的广泛好评。医院先后获得全国卫生先进集体、全国先进基层党组织，省、市文明单位，河北省示范中医院、驻省会省属高校先进基层党组织，全国医药卫生系统创先争优活动先进集体等多项荣誉称号。

河北省中医院积极贯彻落实河北省振兴中医药事业大会精神，按照《河北省人民政府关于振兴中医药事业的决定》提出的各项目标，勇于改革，积极探索，努力加大国家级、省级重点专科、学科的建设力度。目前，医院拥有省级重点专科6个，卫生部临床重点专科2个，国家中医药管理局重点专科8个，国家、省级重点实验室、研究室4个。目前，医院新获批国家中医药管理局重点学科5个，使国家级学科总数达到了7个，居全省中医系统学科数量首位。逐步形成了脾胃、肾病、针灸、肛肠、急诊、骨科、耳鼻喉科、眼科、护理等一批特色突出的中医专科、学科群。脾胃病科著名专家李佃贵教授首创的“浊毒理论”，为纯中药制剂治疗慢性萎缩性胃炎癌前病变提供了一条崭新的思路；肾病科用中药配合血液透析，治疗慢性肾功能不全和尿毒症，可让患者明显减少透析次数，保护残存肾功能，提高生活质量；急诊科运用中医特色治疗急性呼吸道感染和心脑血管病疗效明显；肛肠科术后配以中药坐浴熏洗，大大缩短了疗程，减轻了患者的痛苦；骨科采用中药内服外洗、手法治疗、中药多功能离子导入等综合疗法治疗颈椎病、腰椎间盘突出症疗效确切，解除了患者的手术之苦；针灸科创立了以多种针刺为主，再辅以有氧疗法、物理康复等手段的“通络六法”，为脑血管病患者提供了最有效的治疗方法。该科“背部腧穴拔罐治疗咳嗽技术”，被国家中医药管理局作为第五批中医适宜技术向全国推广。医院承担国家自然基金资助等课题近10项。获河北省科技厅科技进步奖12项、中国中医药学会科技进步奖4项，中国中西医结合学会科技进步奖2项。

此外，医院全面开展了中医特色护理，每科室至少开展4项中医护理技术，开展了拔火罐、艾灸、中药灌肠、贴敷、熏洗、坐浴、中药离子导入、刮痧、捏脊、贴敷、小儿推拿等特色护理技术。目前，各科室基本达到专病有专科，专科有专家，专家有专方，形成了初具规模、别具特色的医疗服务模式。

不断加强中医院文化建设，医院出台了文化建设实施方案，规范了院训、院歌、九荣九耻、办院宗旨等医院文化理念，并利用新门诊医技楼落成契机，营造高标准中医药文化环境。扩建装修了煎药室，在门窗隔断及显要位置融进中国古典的装修风格，制成图文并茂的宣传牌匾600余块，结合功能分区，营造出“理念厅”、“中药厅”、“养生厅”、“名医厅”、“特色疗法厅”和“科普知识廊”，打造了一个风格古朴简约、氛围气息浓厚中医药文化的主阵地，给社会大众提供了一个感受中医、了解中医、认知中医的可视平台。

医院新病房楼建设被省政府列为重点项目，投资3.88亿元、建筑面积70055平方米，为医院实现跨越式发展奠定了坚实的基础。

在新的历史起点上，河北省中医院将认真贯彻落实十八大精神，坚持以科学发展观为指导，着力中医药文化建设、重点专科建设，全力实施“三名工程”，加强科技兴院，全面提升中医院的创新能力、服务能力、竞争能力，争取在“十二五”期间，使医、教、研等各项工作实现跨越式发展。

红土地上的医学教育摇篮

——右江民族医学院

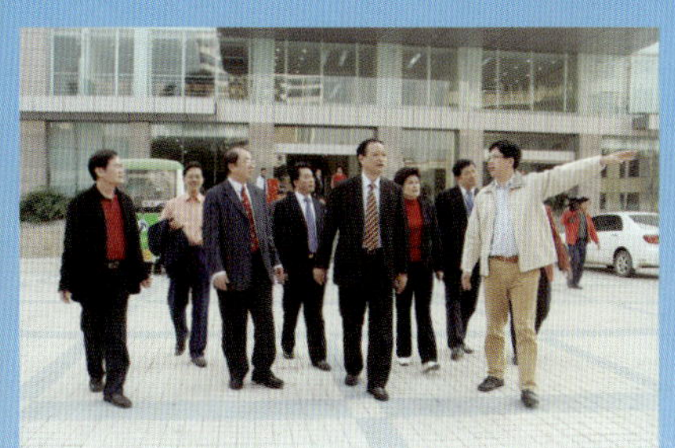

卫生部副部长、国家中医药管理局局长王国强到学校临床学院（附属医院）参观指导

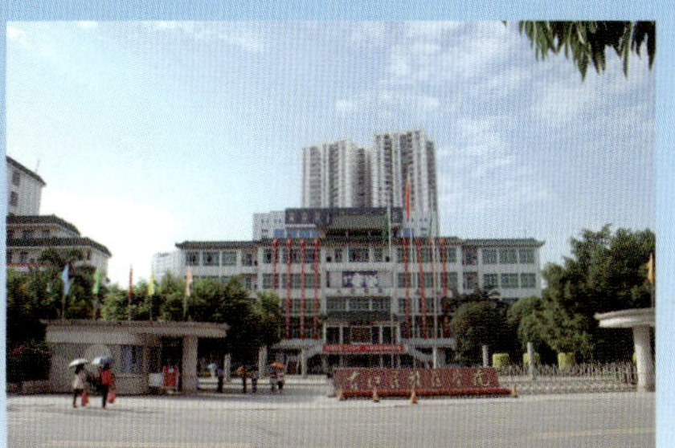

右江民族医学院校门

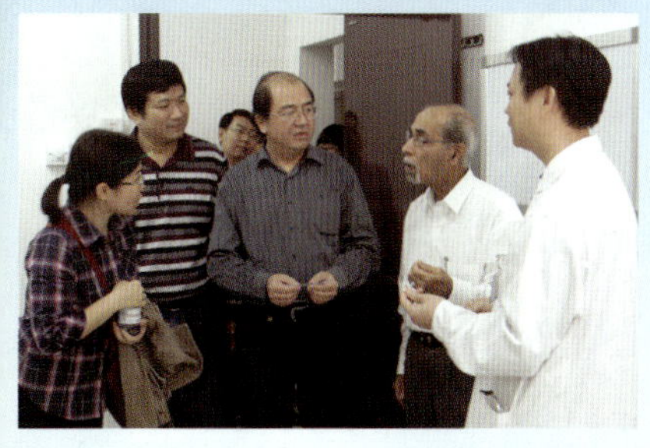

学校党委书记黄岑汉与来访外国专家交流

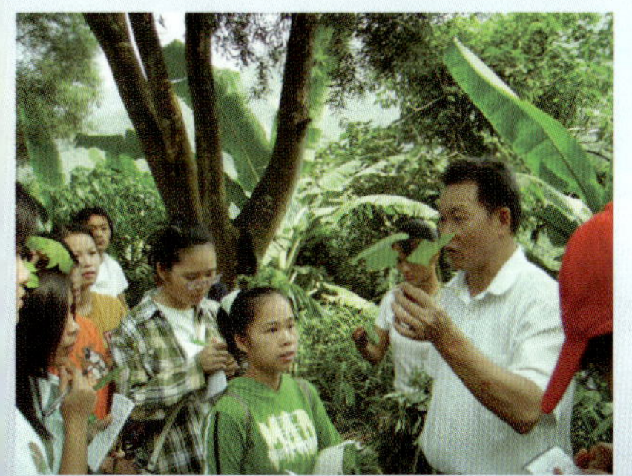

民族医药协会师生上山采药授课

右江民族医学院的前身为1958年成立的百色医学专科学校，位于广西壮族自治区西部的中心和枢纽城市、邓小平同志发动百色起义的著名红色旅游之城——百色市，西接云南，北邻贵州，东连南宁，南面与越南国接壤。1978年学校升格为本科医学院校，更名为右江民族医学院。2008年学校荣获教育部本科教学工作水平评估“优秀”结论。2010年学校被国务院学位委员会确定为硕士学位授予权立项建设单位。

学校现面向全国18个省（区）招生，有各类在校本专科学生15000余人，少数民族学生约占学生总数的60%。学校设有7个二级学院和10个系（部、中心），开设有23个本、专科专业及专业方向；有附属医院5所，教学和实习医院45所。

学校师资力量雄厚，有专任教师625人，其中副高以上职称人员306人，具有博士、硕士学位人员280余人。学校有广西高校重点实验室2个，国家中医药药理（肿瘤）三级实验室和中药化学、中医药免疫学2个二级实验室；有自治区精品课程6门，荣获自治区教学成果奖11项；有自治区级实验教学示范中心4个、教学团队2个、人才创新实验区1个。

学校有广西高校重点学科3个，临床医学、基础医学2个一级学科为硕士学位授权点建设学科。近5年来，学校共承担国家级和自治区级自然科学基金项目、社科基金项目等科研课题500多项；共发表学术论文2850多篇，其中SCI、EI收录论文58篇；获省部级科技进步奖4项、国家专利3项。

学校认真贯彻执行《国务院关于扶持和促进中医药事业发展的若干意见》，充分利用地处右江流域丰富的壮族、瑶族民间医药资源，依托民族医药研究所、民族医药研究与开发实验室，在学科带头人、学校党委书记黄岑汉教授的带领下，开展右江流域壮瑶医药抗衰老作用及其机制、中医康复学、中药化学和壮瑶医药有效成分及药效等方面研究并取得显著成果。

“十二五”期间，右江民族医学院将按照学校第六次党代会提出的“三步走”发展战略目标，坚持育人为本、质量立校、人才强校和科技兴校的办学理念，突出特色，加快发展，努力把学校建设成为以医学学科为核心和优势学科，医、文、理、管等多学科协调发展的规模适度、结构合理、质量优秀、特色鲜明的广西民族医科大学。

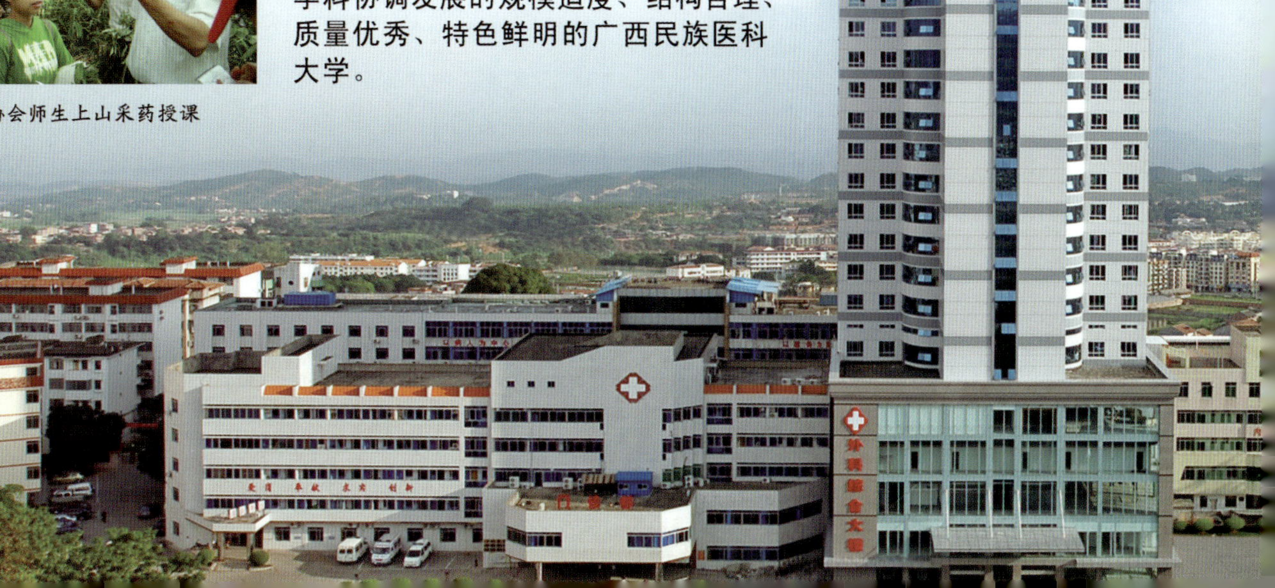

长春市中医院

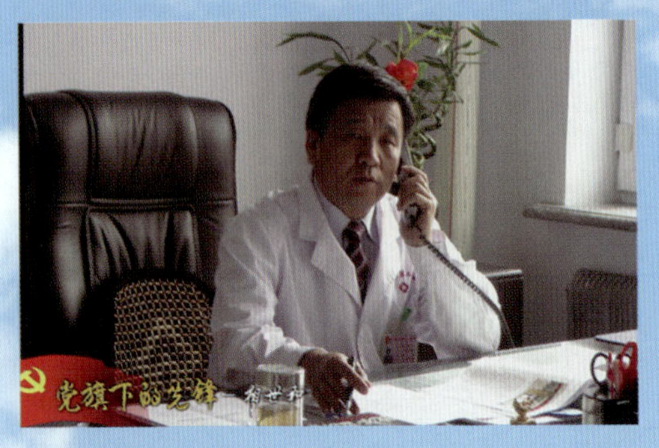

长春市中医院成立于1954年，是一所集医疗、教学、科研为一体的综合性三级甲等中医院。医院分为长春市中医院和中医院东院区两部分，占地面积1.74万平方米，总建筑面积2.16万平方米，开放床位555张，医院学科齐全，医疗特色明显，拥有29个临床科室，5个医技科室。

医院现有在职职工745人，专业技术人员510人，正高职称46人，副高职称174人，获得国务院特殊津贴专家2人、市政府特殊津贴专家5人，国家名老中医2人，吉林省名中医4人，长春市名中医11人，省级创新拔尖人才2人，长春市突出贡献专家3人，国家第五批老中医药专家学术经验继承工作指导老师2人，吉林省首批中医药专家学术经验继承工作指导老师9人，博士研究生导师2人，硕士研究生导师7人。

医院以突出中医特色为办院方针，积极推进专科（专病）建设与科研、教学工作，现有国家重点专科3个（骨伤科、心病科、康复科），省市级重点专科9个（脑病科、心病内科、康复科、骨伤科、肛肠科、老年病科、糖尿病科、肾病科、康复科），重点专病1个（针灸治疗面瘫），省级重点学科2个（心病科、骨伤科），省级二级实验室2个（骨伤科、肛肠科），省级临床研究室2个（脊髓型颈椎病研究室、活血通络法治疗冠心病临床研究室）。医院有15项科研成果获省市科技成果奖，其中获省科技进步三等奖1项，市科技进步二等奖10项、三等奖4项。目前，在省市中标科研课题20项，其中省部级课题4项，省中医局课题16项。

医院拥有现代化的中药制剂生产车间，共有94个制剂品种，可制作水溶液颗粒、胶囊、口服液、熏洗液以及丸、散、膏、霜、酊等11种剂型，均通过了吉林省医疗机构制剂配制质量管理规范(GPP)的验收。常用院内制剂49种，有37种院内制剂被列入长春市医保药品目录，其中壮骨活络胶囊、红宝膏、乙肝康泰胶囊、结肠宁胶囊、厌食灵、静脉舒胶囊、白紫膏获得了科技进步二等奖。多个制剂品种被《吉林省医院制剂规范》收载，成为吉林省中药制剂的经典方剂。院内制剂的年产值在百万元。

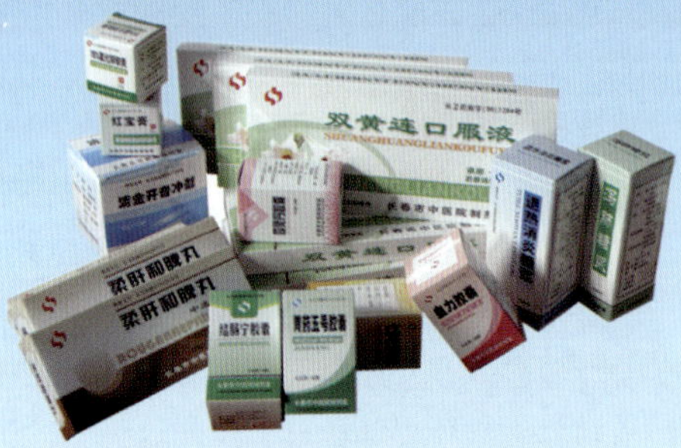

医院拥有美国GE多层螺旋300S全身CT扫描机、GE数字胃肠X光机、GE数字照相机、迈瑞数字DR机、美国GE数字DR机、奥林巴斯电子腔镜系统、GE彩超、日本全自动生化分析仪等大型设备，固定资产达到4100万元。

2012年，为加快中医药事业发展，扩大医院规模，中医院牢牢抓住国家扶持中医药事业发展的有力机遇，在铁北地区选址建设新院，建设工作现已全面启动，规划总占地面积3.49万平方米，规划总建筑面积5.63万平方米，投入使用后开放床位625张，总投资3.36亿元，预计2015年投入使用。

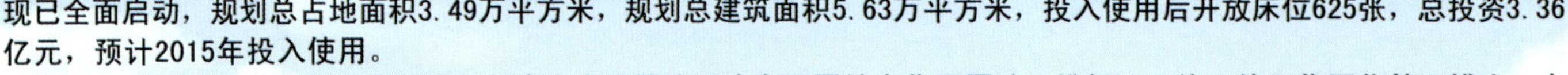

新院建成后，长春市中医院将与长春市人民医院组建中西医结合集团医院，推行“三位一体”集团化管理模式，本着“融汇中西、全球视野、资源优化、合作共赢”的集团化发展理念，把中西医结合集团医院做大做强。未来的3年，中西医结合集团医院将进入跨越式高速发展阶段，把握时代脉搏，阔步向前。

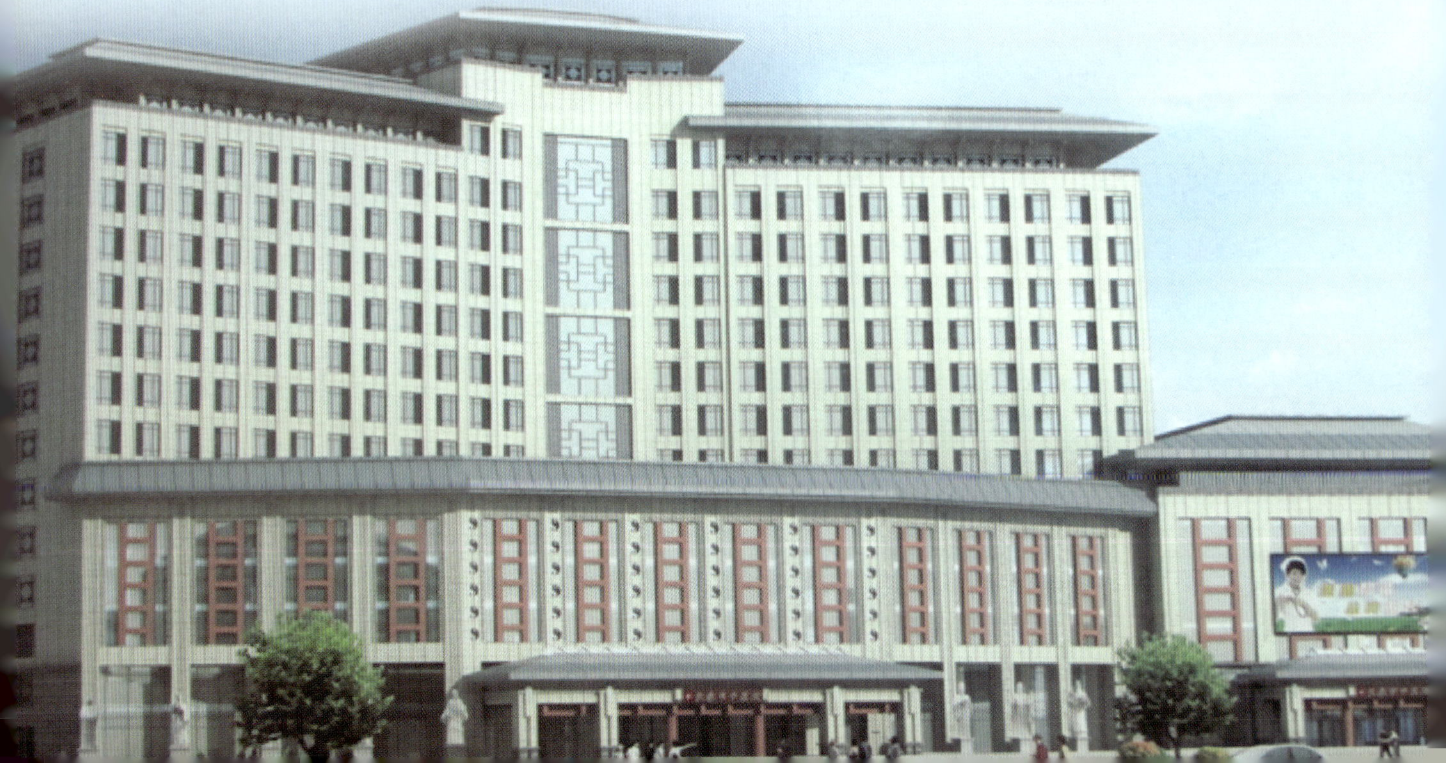

安康市中医院

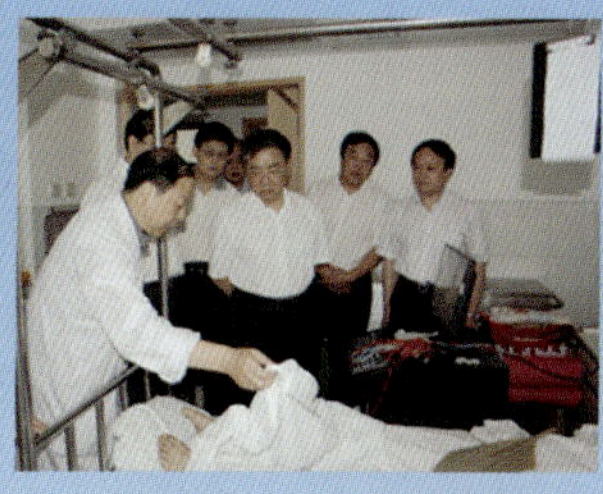

国家中医药管理局副局长马建中莅临医院视察

医院管理

医院于2012年初全面启动三甲评审达标工作，通过持续的自评、总结和改进，医院内涵建设不断增强，中医药人才梯队趋于合理，专科专病建设优势凸显，中医药服务能力得到了有效提升。2012年8月12日～14日，国家中医药管理局三级医院等级评审专家组共18名专家来院进行三甲评审工作，对医院中医药特色建设、医疗质量和安全、中医药人员队伍和专科建设、中医药文化建设等方面给予高度肯定和好评，22项核心指标全部达标，各项工作实现了新的跨越。同月，医院全面启动了国家示范中医院的创建工作，计划用3年时间完成国家示范中医院的创建。

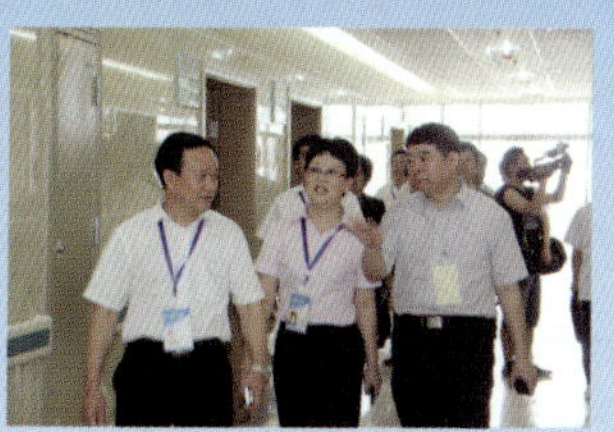

国家中医药管理局三甲医院评审验收

医疗质量与医疗安全

医院建立规范的医护人员基本技能训练机制，不断提高医务人员基础操作技能和业务水平，加强医疗质量和医疗安全的监管、分析、评价和改进工作，保障患者安全。加大抗菌药物专项治理工作，将抗菌药物合理应用情况纳入科主任综合目标考核，医院药品收入占业务收入比例为38%。

优质护理服务工作实现全覆盖，建立了护理队伍分层培训机制，加大专科护士的培养力度，进一步深化服务内涵，塑造服务品牌。2012年4月，医院在陕西省护理学会组织的“贝朗杯”护士安全输液竞赛活动中荣获三等奖。

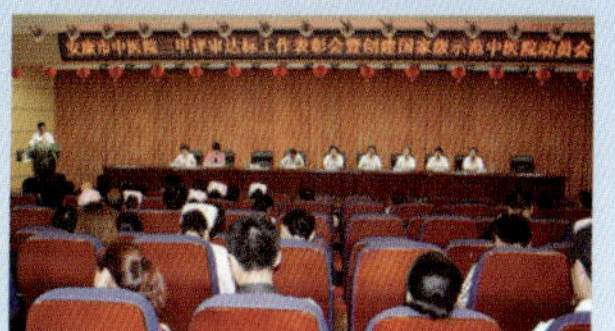

国家示范中医院创建工作启动

学科建设

医院坚持“完善构架、整合资源、彰显特色、做强优势”的学科建设发展思路，狠抓重点专科建设。2011年12月，骨伤科顺利通过国家中医药管理局组织的“十一五”国家重点专科验收，并被省中医药管理局确定为第四批省级重点学科。2012年初，脑病科、眼科被确定为国家中医药管理局“十二五”重点专科建设单位，耳鼻喉科被确定为国家中医药管理局“十二五”重点专科培育单位。

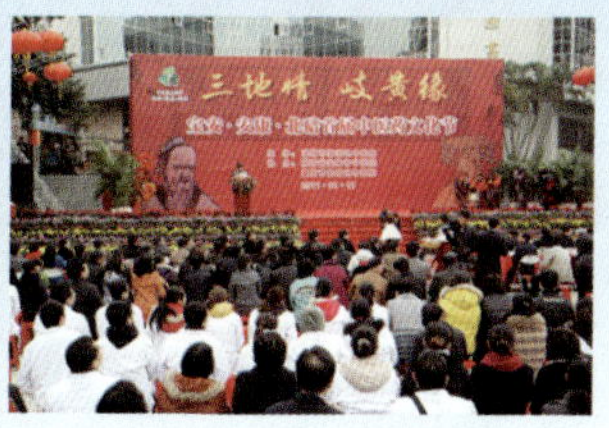

宝安－安康－北碚中医文化节启动仪式现场

人才培养与教学工作

在高层次人才引进方面，医院坚持培养与引进并举，与陕西中医学院共同举办在职研究生课程班，进一步提高了中医药队伍的综合素质和学历层次。同时与广州中医药大学建立了教学医院关系，有力地促进了医院人才引进、医疗、科研及教学工作。

科技创新工作

医院相继开展了冠状动脉造影术、冠脉支架植入术、颈动脉狭窄支架成形术、全脑血管造影术、支架辅助弹簧圈动脉瘤栓塞术、显微镜下桥小脑肿瘤切除术等34项新业务、新技术。科研工作成果显著，获省政府科学技术三等奖一项，获安康市科学技术一、二、三等奖各一项。

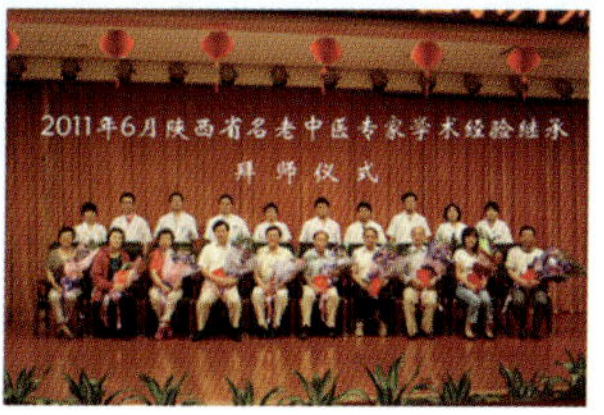

名老中医拜师仪式

特色建设

医院制定《中医优势专病建设暂行规定》和《中医优势专病项目申报管理暂行办法》，鼓励中级以上职称中医师申报中医优势病种，给予三年建设期专项经费扶持，积极培育和发展中医优势专病项目，加强优势专病建设。建立了首席中医师参与手术科室查房机制，切实提高中医参与率、治疗率。建立中医药预防保健服务体系，在社区服务站开展了针灸、拔罐、穴位注射、冬病夏治等10余项中医适宜技术服务，受到社区居民的欢迎及好评。加强制剂室能力建设，2011年12月，医院制剂室被确定为国家二级中药实验室。

加强中医药人才培养工作，组织70余名西医医师及212名护理人员每周进行6个学时的“西学中”培训，增强西医医师中医药临证意识和临床技能。在强化院内师承工作的基础上，建立与省内知名老中医的交流协作及师承教育机制，选拔10名中医骨干与全省名老中医拜师结对子，定期跟师学习，传承中医药学术思想、临床经验和技术专长。

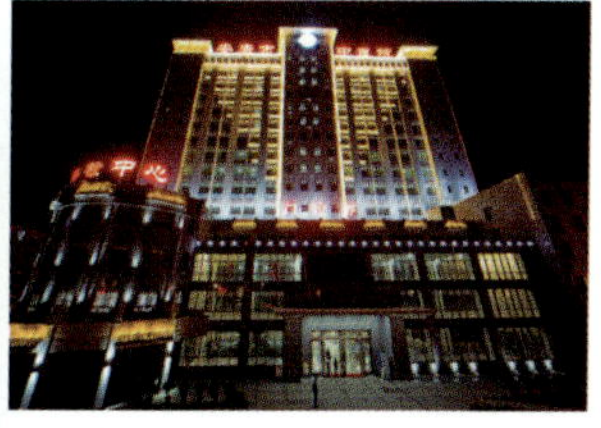

安康市中医医院门诊综合大楼

基本建设

医院加快门诊综合楼项目建设进度，于2012年9月完成竣工验收，现已投入使用，医院开放床位达1000张。即将进行地下停车场的修建。

加快医院信息化建设，LIS系统及PACS系统于2012年8月全面上线，并即将启用门诊“一卡通”及办公OA系统，提升医院运行效率。

完善设备配置，截至2012年8月，完成了1.5T核磁共振、64排CT、双排螺旋CT、心血管造影机、全自动生化免疫流水线检测系统等设备安装调试，有效地提升了医院的诊疗水平及综合实力。

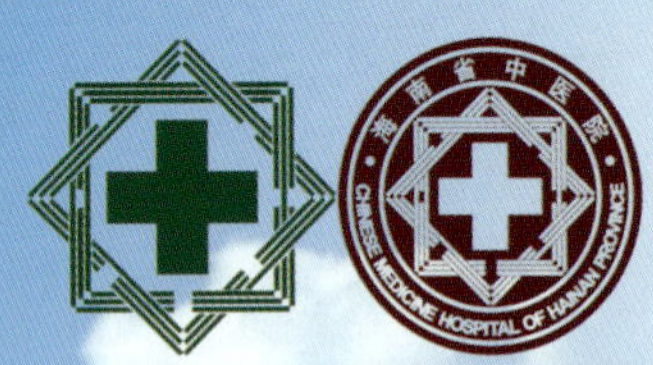

让海南中医事业插上腾飞翅膀

——海南省中医院

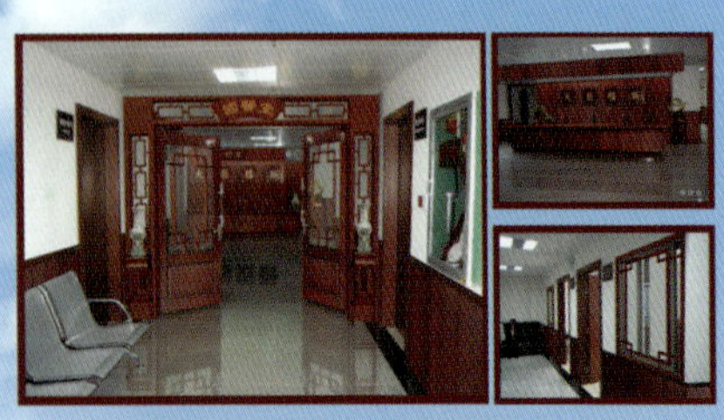

体现中医药文化内涵的装饰

海南省中医院创办于上世纪50年代，过去几十年来承载着海南中医事业发展的使命，是海南省集医疗、科研、教学、预防、保健、康复于一体的综合性三级甲等中医医院。多年来，医院大胆探索医改新途径，被业内誉为“公立医院的表率”。一方面敢想敢干，敢为人先，发扬了中华民族“自信、自强”的传统精神；另一方面立足中医，突出特色，走出了一条“人无我有、人有我优”的特色发展之路。几年来，医院高举公益大旗，始终把社会效益放在第一位，特别是在将基本医疗向城乡的广覆盖中，替百姓排了忧，解了难，也为政府分了忧，解了愁。

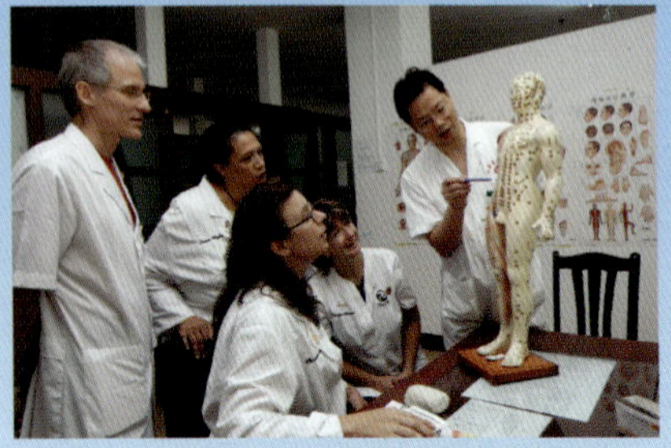

洋学徒跟师学习中医药诊疗知识

医院重视人才引进和培养。在建立健全有利于人才“安居乐业”的体制和机制的同时，全力推行“引才引智”工程。先后“硬引进”高级人才和学科带头人18名，业务骨干15人，招聘各类医技人员400多人，其中博士3人、硕士54人，“软引进”人才包括院士级在内的国内外享有盛誉的权威中医名家15名；先后举办中医研究生课程班、清华大学高级管理班各一期，院内师带徒达46人，全院中级职称与中层干部以上人员均参加过省外进修培训，其他人员也参加过多轮的院内、院外培训，比医改前增加两倍多，有力地促进了医院技术水平、服务能力和管理能力的提高。在培养、引进人才的同时，医院推出一系列让人才安居乐业的体制和机制；实施“领军人才工程”、“学科带头人工程”、“专病专家培训工程”和“后备人才工程”等。“既留得住人，又留得住心”正是医院的核心竞争力和综合能力所在。

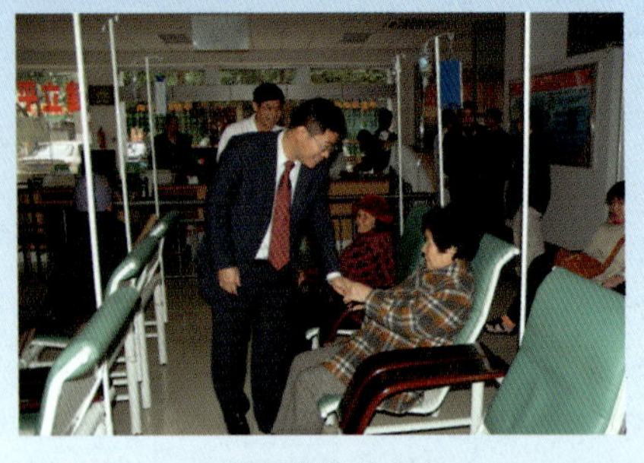

院领导看望患者

医院积极整合中医资源。在加强纵横联合过程中，医院多层次、多元化整合优势资源，不断放大医院优势，壮大医院实力，提升医院功能，大动作实现医疗服务广覆盖，让更多优质医疗资源惠及城乡群众。通过整合，使更多的优质资源得以充分释放；通过联合协作，资源共享，使医院专科（专病）设置、服务标准、能力、质量和水平明显提高；通过合作，不仅使该院的技术、管理与能力得到全面升华，床位、仪器的使用率大大增加，诊疗的成本更是大大节约，卫生服务的差距在整合中缩小，医疗资源的普及在整合中扩大。合作出效益，协作壮实力，整合出水平。目前，医院临床一级学科从13个发展到17个、二级学科从20个发展到36个；医技科室从6个发展到10个，职能部门从10个发展到16个；住院病区从9个发展到19个，编制床位900张，实际开放床位达655张。医院资产规模快速增长，年门诊量、住院人数增长幅度跃居全国同类中医院前列；医院有骨伤科、脾胃肝病科、老年病科、脑病科、妇产科、糖尿病专科和中医护理科等7个专科被确定为国家级重点专科。

医院重视培育社会美誉度。医院借助各个医疗协作体，将以往临时、非固定性的诊疗变为一种常态，终年利用定期合作、协作关系，对海南广大群众提供高质量的医疗诊疗服务，使群众得到更多实惠。据统计，从2006年至今，各合作协作单位来医院开展各种不同类型的诊疗、交流活动90多人次，医院组织各种义诊活动100多次，600余人次专家参加，先后为36万多人次患者进行了诊治。医院义不容辞地担当起公立医院的社会责任举动，极大地提升了医院在群众中的美誉度。

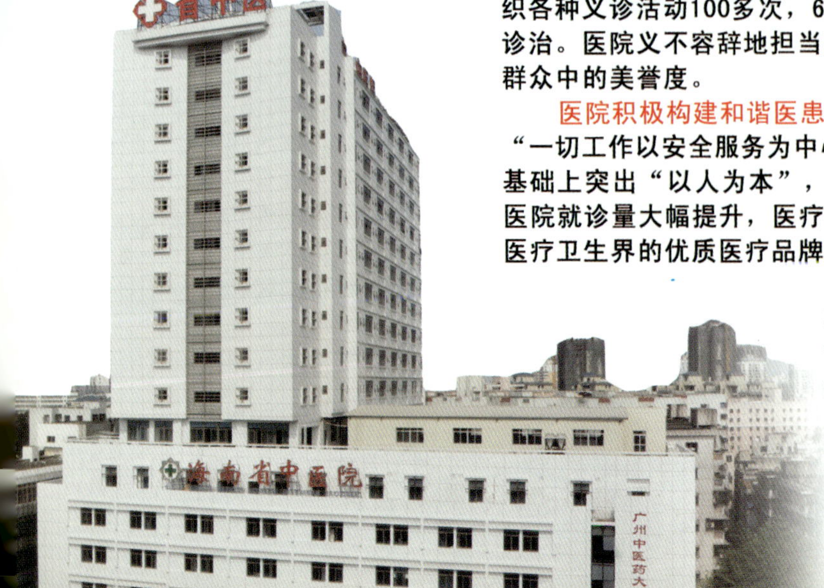

医院积极构建和谐医患关系。医院在全国率先建立医疗安全服务部，推行“一切工作以安全服务为中心”的中医特色安全服务体系，在“以病人为中心”基础上突出“以人为本”，让医学回归临床，让医生回到病人的床边。目前，医院就诊量大幅提升，医疗投诉大幅下降，医患关系日益和谐，正在成为海南医疗卫生界的优质医疗品牌。

医院决心在党的十八大精神指引下，坚持科学发展观，坚持“立足中医”和“中西医并重”，以创建“人民满意医院”为目标，在新的历史起点上，全面推进医院内科医技楼项目和海南省中医医疗集团建设，以不断发展和提高的中医医疗技术与水平，让海南中医事业的发展插上腾飞的翅膀，努力为全面建成小康社会和海南国际旅游岛服务。

卫生部北京医院

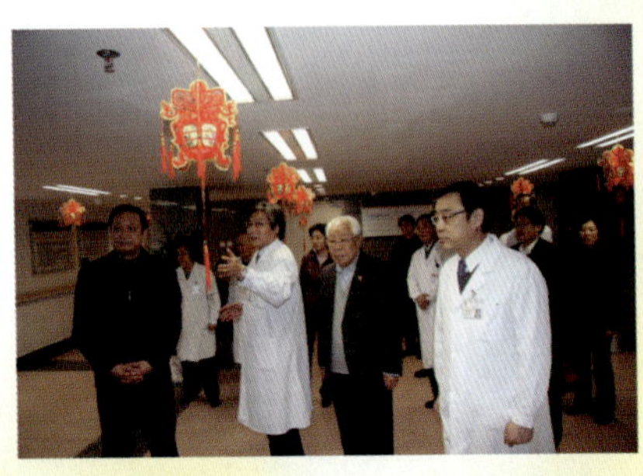

卫生部副部长、国家中医药管理局局长王国强在卫生部北京医院林嘉滨院长、国医大师李辅仁教授、中医科李怡主任的陪同下参观中医科病房

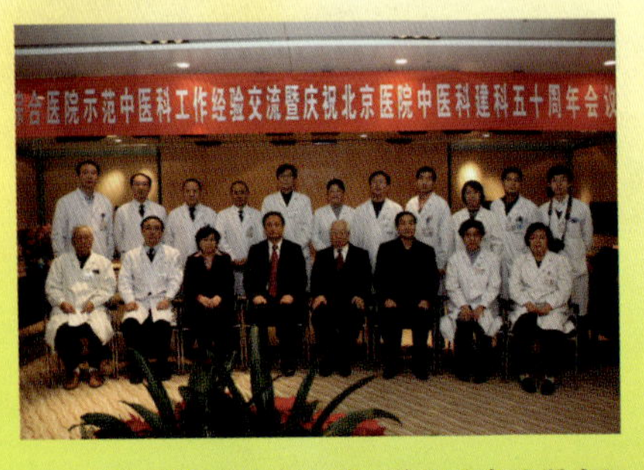

综合医院示范中医科工作经验交流暨庆祝北京医院中医科建科五十周年会议

卫生部北京医院前身是德国医院，始建于1905年，1949年更名为北京医院，是一所以高干医疗保健为中心，老年医学研究为重点，融医疗、教学、科研、预防为一体的现代化综合性三级甲等医院，占地18万平方米，实际开放床位达1100余张。

医院长期以来始终非常重视中医药工作，将中医药的发展纳入医院整体发展规划中，根据高干医疗保健为中心和老年病为重点的医院定位，确定中医科重点发展老年病的方向，并结合中医科在高干医疗保健对象的中医综合调治、糖尿病、肿瘤、名老中医经验传承等方面的优势，统筹规划中医药工作。

医院近来对中医药科室进行重点建设，优先场地使用，并投入大量资金鼓励支持传统文化特色的门诊病房装修风格，极大改善了门诊和病房的工作条件，保证中医药科室与其他科室共同进步与发展；协调解决中医药工作遇到的困难和问题；在中医科的建设和管理工作中，充分考虑中医药工作的实际特点，为中医药科室的发展创造了良好的条件。

北京医院中医科在国医大师李辅仁主任和全国名老中医李文瑞主任、米逸颖主任的带领下，坚持以中医药思维为主导，在不同层面努力实现中西医多维度结合，主要治疗老年病、糖尿病、肿瘤、肾病、心脑血管病等常见病、多发病，并对神经系统、免疫系统等疑难病有一定的诊治经验，日门诊量近400人次；病房床位数36张，年收治病人达700人次，以糖尿病及其并发症为主，兼顾其他适合中医或中西医结合治疗的疾病，如肿瘤、脑血管病等老年常见病；全院年中医会诊2000人次左右。北京医院中医科先后承担和参与了国家级、省部级课题十余项，承担在研课题6项，每年在核心期刊发表论文10篇左右，是北京中医药大学教学医院和北京大学医学部中西医结合硕士研究生培养点，承担北京中医药大学七年制研究生培养和北京大学医学部八年制学生的中医授课及带教任务。学科带头人李怡教授曾被评为北京首届群众喜爱的中青年名中医，现任北京中医药大学博士研究生导师。

北京医院中医科依托医院以高干医疗保健为中心，以老年医学为重点的整体优势，进一步规范高干医疗保健对象的中医综合调治理论和诊疗方案；完善糖尿病、肿瘤等重点专病的中西医结合诊疗临床路径，加强医疗质量管理；推广名老中医经验传承成果，并进一步拓展传承范围；全面系统收集整理相关老年病（高干医疗保健对象、糖尿病、肿瘤等常见病）的中西医数据资料，建立文献库，从而提高中医老年病专科医疗服务水平，使更多的医生掌握名老中医诊治老年病的学术思想、临证经验及用药特点，让更多的患者受益。

在医院的扶持和中医药人员的共同努力下，中医科相继被遴选为国家中医药管理局重点专病（糖尿病）建设单位、国家食品药品监督管理局中医糖尿病临床药理基地、北京市综合医院示范中医科后，北京医院中医科又成为国家中医药管理局中西医结合临床重点学科，并被授予全国综合医院示范中医药工作单位。2011年，科室以中医老年病为主要研究方向，成功申请到国家临床重点专科建设项目。

蓬莱市中医院

蓬莱市中医院始建于1988年，现拥有东西两个院区，开放床位260张，是一所集医疗、教学、科研、康复、急诊于一体的综合性二级甲等中医院。年门诊量34.1万人次，住院患者11700余人次，其中手术1500余人次，2011年业务收入1.35亿元。医院先后荣获 全国百姓放心示范医院、省级文明单位、山东省中医工作先进集体、山东省首批医患和谐示范医院等荣誉称号。

医院现有职工222人，其中硕士研究生25名，副高级以上专业技术人员29名。医院拥有万元以上的大型设备80余台（件），包括核磁共振，德国西门子双排螺旋CT，日本产富士能4400电子胃、肠镜，CR，高频遥控X光机，多功能数字化胃肠造影X光机，全自动生化分析仪，高压氧舱等。

医院设有脑科、骨科、外科、妇产科、儿科、急诊科、中医科、消化内科、血液肿瘤内科、心血管内科、糖尿病科、呼吸内科、康复理疗科、肛肠科、口腔科、皮肤科、眼耳鼻喉科等科室。多年来，医院以中医为支撑，以特色促发展，现已拥有脑科、骨科、糖尿病科、心血管内科等一批强势学科品牌。尤其是脑病科作为山东省重点中医专科、国家重点专科建设单位和山东省血栓病防治工程技术研究中心在烟台地区设立分支机构，在脑梗死、脑出血等脑血管病的预防、治疗、康复方面有独到之处。

2011年4月，位于蓬莱市登州街道十里埠村南的中医院新院区开始建设。主要建设门诊病房综合楼、附属楼、医技行政办公楼、住院楼，总建筑面积56200平方米。项目分两期建设，一期工程总建筑面积38000平方米，二期工程总建筑面积18200平方米。一期工程建设16层的门诊病房综合楼和4层的后勤保障楼，2011年底主体工程和附属楼均已封顶，目前正在进行内部装修，预计2012年底投入使用。

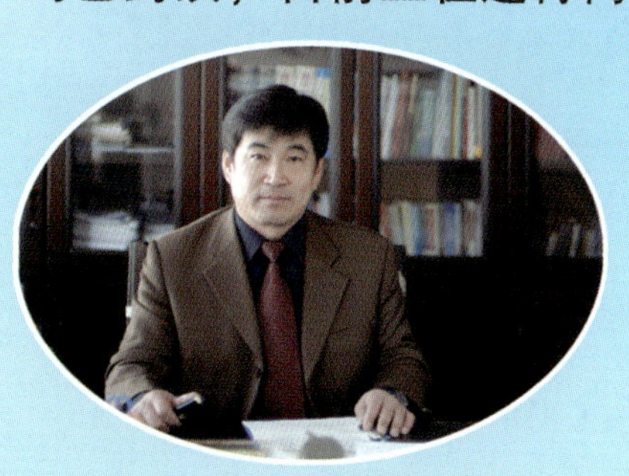
院长：浦声波

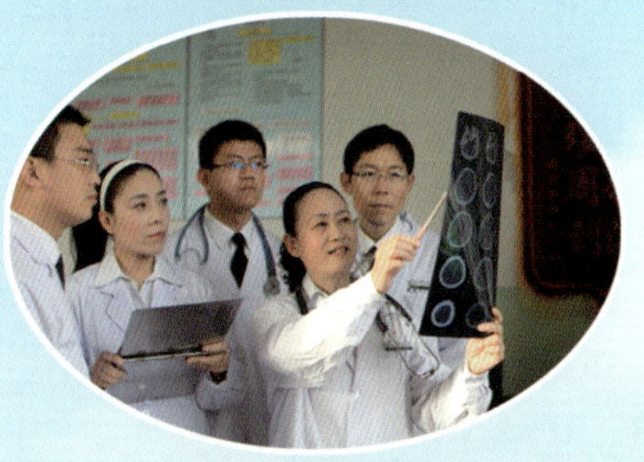
勤学不倦的医生团队

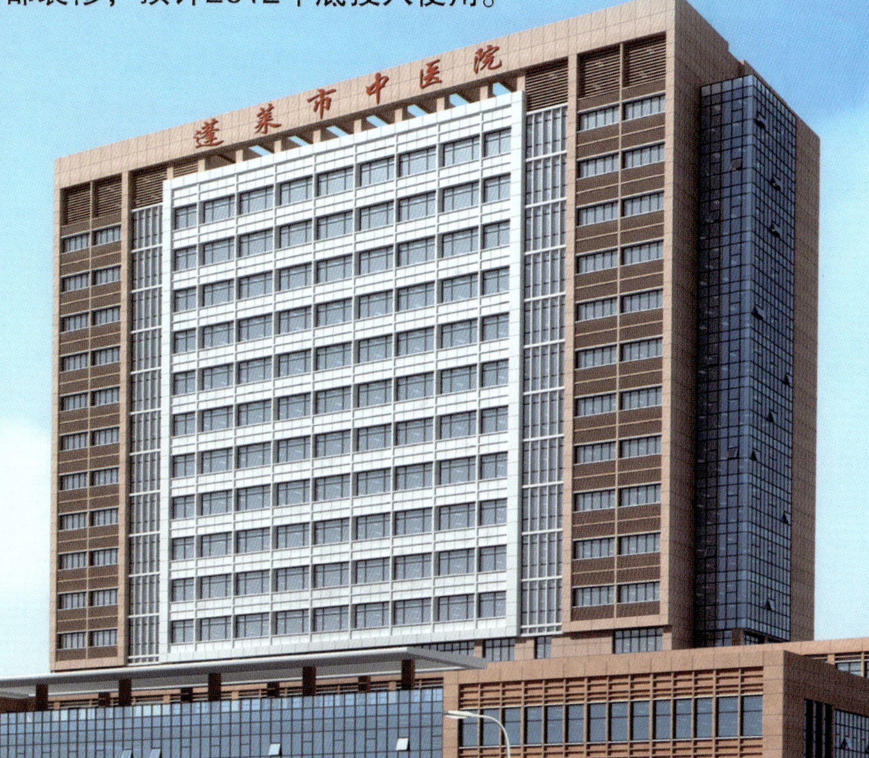

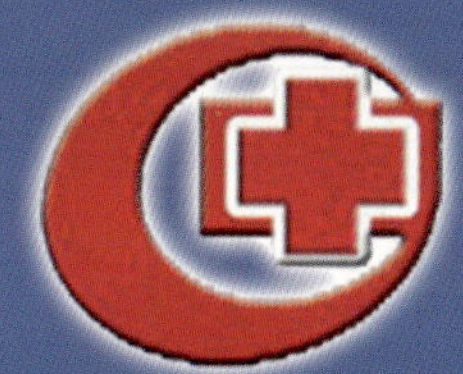

哈尔滨市中医医院

哈尔滨市中医医院始建于1957年，现已发展成为集医疗、教学、科研、预防、保健、康复为一体的三级甲等中医医院和全国示范中医医院。医院位于哈尔滨市道里区建国街副270号，占地面积20500平方米，建筑面积30000平方米，固定资产超过1亿元。哈尔滨市中医药研究所、黑龙江省中医肛肠学会、哈尔滨市肛肠学会和哈尔滨市中医传统按摩手法学会等机构隶属于医院。

医院现有职工683人，其中具备高级职称者227人，国家级名医1人，黑龙江省名中医4人，哈尔滨市名中医6人，硕士导师4人，博士4人，硕士75人。目前，医院门诊量近17万人次，年收治病人10000余人次，实际开放床位760张，设临床科室16个、医技科室11个、临床分科和专家专病门诊28个。

医院现有国家级重点专科2个（肛肠科、脑病科），省政府重点学科1个（肛肠外科），省中医管理局重点学科3个（肛肠病学科、中风脑病学科、小儿推拿科）；有国家二级实验室2个（肛肠病物理检测实验室、针灸生理实验室）；有省级继续教育基地3个（肛肠病继续教育基地、小儿推拿继续教育基地、中医药高血压病防治继续教育基地）。此外，肾病、心血管、儿科被确定为国家中医药管理局"十二五"中医重点专科建设单位；中医心内科、肾病科、糖尿病及其神经病变等被确认为省中医管理局中医重点专科（专病）建设单位。

国家级重点专科肛肠科现有床位363张，设有病区6个，年完成收治住院患者4000余人，开展手术3000余例。现开展肛肠科各种常见病、多发病、疑难病及危重症的治疗。采用中西药、腔内治疗相结合的方法，治疗溃疡性结肠炎、克隆氏病等炎症性肠病；运用生肌玉红膏、四黄膏、九华膏等中药，治疗肛周脓肿、炎性外痔、血栓痔、伤口愈合缓慢等病症；配制有痔瘘外洗1号液，用于各种肛门直肠病及肛肠术后熏洗；采用中西药合剂治疗便秘；采用中药加放化疗，治疗结直肠癌术后和癌症晚期患者。

国家重点专科脑病科现有4个病区，设立康复室、理疗室、按摩室、针灸室、专科门诊，设有168张床位，床位使用率达83%，专科病种占床率≥90%。现有本科制剂品种5种，非药物疗法5种，中医治疗率≥70%。治疗以中医药为主，综合现代诊治手段，通过中药、针灸、按摩、康复训练、心理指导等特色疗法，治疗中风、脑供血不足、血管性脑痴呆、血管神经性头痛、神经官能症、抑郁症、面瘫、眩晕症等。

省级重点专科小儿脑瘫治疗中心经过多年的临床观察，在总结经验的基础上，采用"头部分区域配合功能训练治疗小儿脑瘫"，取得显著的效果。2005年该方法在哈尔滨市科技局获得科研立项，2009年取得科研成果证书并获得黑龙江省科技进步三等奖。由于该方法治疗显著，俄罗斯患儿也慕名来院治疗。

省级重点专科小儿斜颈科采用推拿手法治疗小儿斜颈。该手法具有疗效高，无任何副作用等特点，免去了小儿手术之苦，深受广大患者的欢迎。该疗法充实了按摩推拿的有关理论，填补了治疗小儿斜颈分型、分度的理论空白，达到了国内同行业的领先水平。此外，儿科还开展了推拿治疗小儿厌食症、小儿遗尿、新生儿呕吐、夜啼、脑瘫、佝偻病、先天性马蹄内翻等疾病，其治疗手法独特，效果显著。

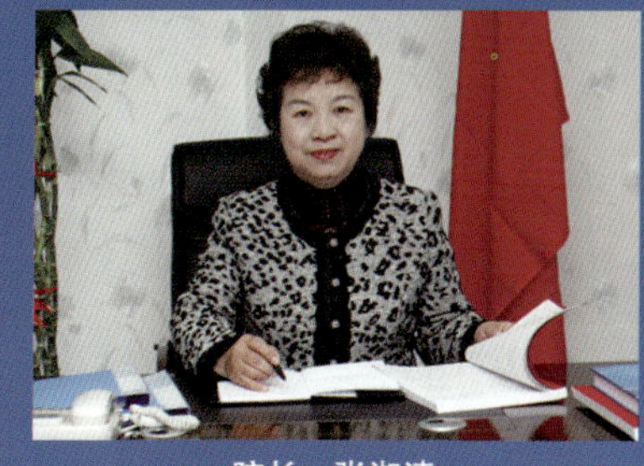

院长：张淑清

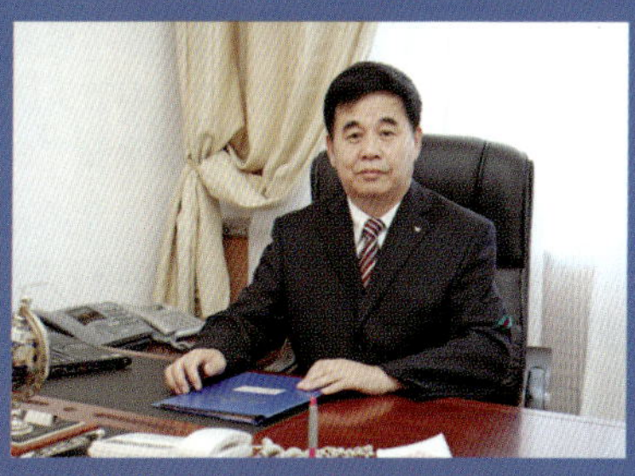

肛肠科学科带头人、副院长、主任医师：杨东生

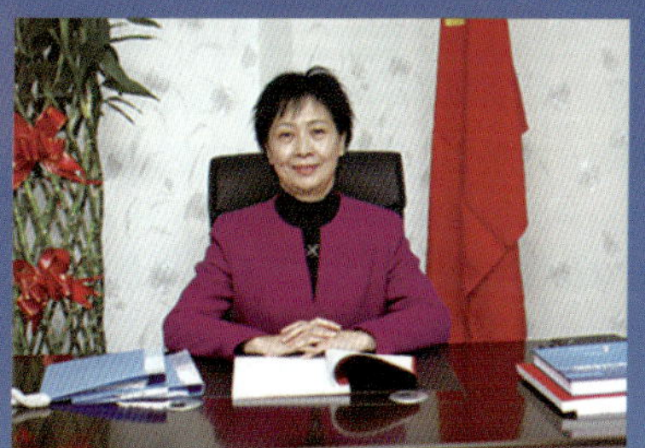

脑病科学科带头人、副院长、主任医师：王立军

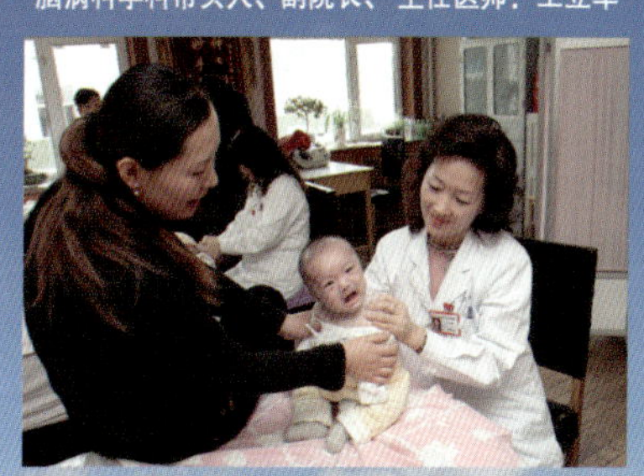

王玉兰主任为小儿斜颈患儿治疗

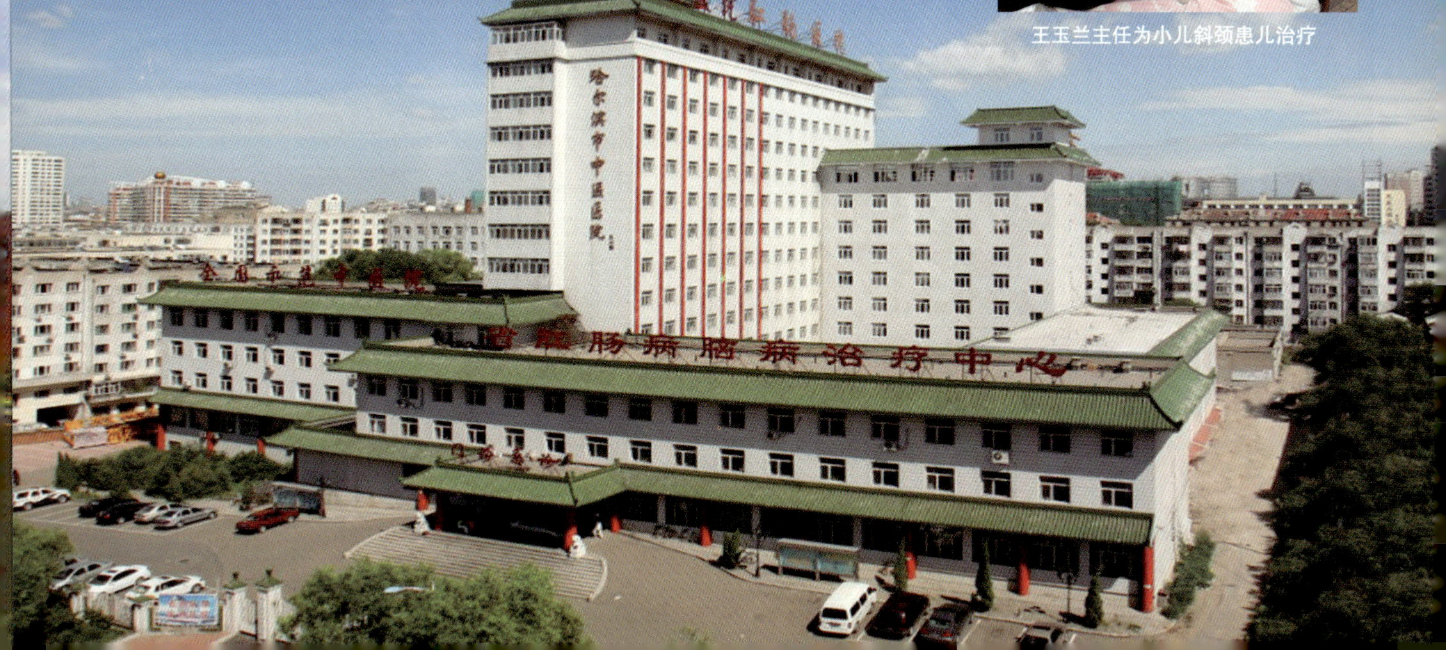

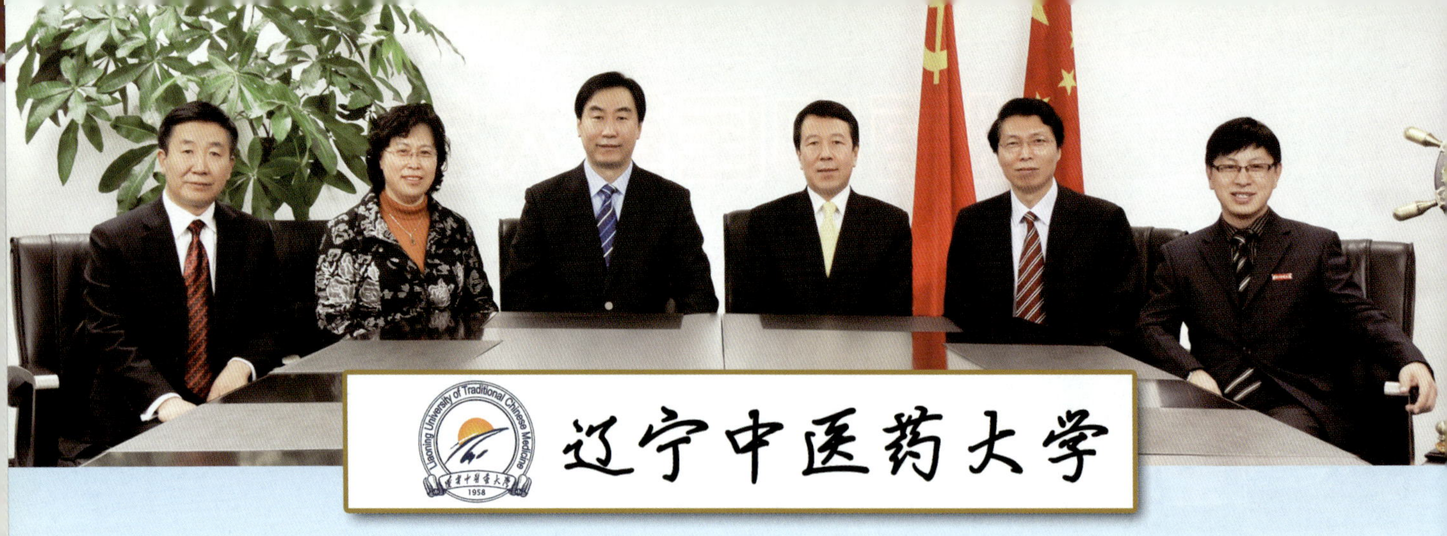

辽宁中医药大学成立于1958年，主校区位于省会城市沈阳，分校区位于滨城大连，是辽宁省培养中医、中药、针灸推拿、中西医临床医学、高级护理人才和医学相关类人才的高等院校。学校先后获得全国纪检监察先进集体、辽宁省先进基层党组织、先进集体、精神文明创建工作先进单位、辽宁“五一”奖状、依法治校示范校、安全文明校园等多项荣誉称号。

经过50多年的发展，辽宁中医药大学在国际交流型中医药人才、实验创新型人才、传统中医药人才培养方面形成了自己的办学特色，是国家中医药管理局确定的全国中医师资格认证中心考试工作基地、全国中医药外语培训基地、全国中医药文献检索查新分中心、全国中医药国际合作基地，是科技部确定的中药新药临床试验关键技术及平台研究的建设单位，是国家食品药品监督管理局指定的国家药物临床试验机构，是世界针灸协会联合会辽宁教育基地暨考试分部，是世界中医药联合会考试与测评委员会筹委会副主任委员单位，是国家首批有条件接收外国留学生、港澳台学生的高等院校，是国家中医临床研究基地。

辽宁中医药大学设置医、理、工、管、文5个学科门类，32个本科专业（含专业方向），现有在校生万余人，下设15个学院、4所直属附属医院、2个教学部、2个教学实验中心、3个研究院、6个研究所、2所图书馆、1所博物馆。

学校有1个国家重点学科、12个国家中医药重点学科、1个省一流重点学科（含12个二级学科）、3个省提升计划立项学科、1个省高水平重点学科、1个省优势特色重点学科、21个省中医药重点学科；有3个博士后科研流动站、3个一级学科博士学位授权学科（中医学、中药学、中西医结合）、16个二级学科博士学位授权点、3个一级学科硕士学位授权学科、18个二级学科硕士学位授权点。

学校有4个国家级特色专业建设点、1个国家级人才培养模式创新实验区、1个国家级教学团队、3门国家级精品课程，4项国家级教学成果奖、6个省级示范（特色）专业、3个省级实验教学示范中心、5个省级教学团队、22门省级精品课程；主编30余部国家级规划教材、8部省级精品教材；获得19项中央与地方共建基础实验室、特色优势实验室项目；与欧美及东亚、东南亚等20多个国家和地区的80多个大学或机构建立合作关系，加快了对外开放及国际合作步伐。

学校有1个国家中医临床研究基地、11个国家中医药管理局科研三级实验室、20个国家中医药管理局科研二级实验室、15个省重点实验室及工程中心，承担和完成国家重大科研项目数十项、省级科研项目数百项，发表学术论文数千篇、著作数百部，科研经费年均突破亿元。

学校有10个国家中医药管理局重点专科、专病医疗中心，20个省重点专科、专病医疗中心；4所直属附属医院分别为辽宁省中医医院、辽宁省中医药研究院、辽宁省肛肠医院、辽宁省中西医结合医院；另有5所非直属附属医院、40余所临床教学及临床实习医院。

学校有中医学、基础医学、药学、化学和中西医结合5个学科的教授评审权；有1名国家名师、1名国医大师、16名全国老中医药专家学术经验继承指导教师、6名省名师、5名省专业带头人、25名省名医；2人入选国家百千万人才工程，22人入选省百千万人才工程百人层次、52人入选千人层次；49名专家享受国务院特殊津贴专家，有10名省“315”工程人才。

栉风沐雨谱华章，桃李芬芳誉满园。在改革中不断前进的辽宁中医药大学，本着“不求最大，但求最强”的办学理念，实施“学科立校、人才强校、科技兴校”战略，全面加强内涵建设，形成了自己的特色和优势，在振兴辽宁老工业基地方面发挥了应有的作用，为祖国中医药事业的传承和发扬作出了重要的贡献，正向着高水平的教学研究型中医药大学的奋斗目标阔步前进！

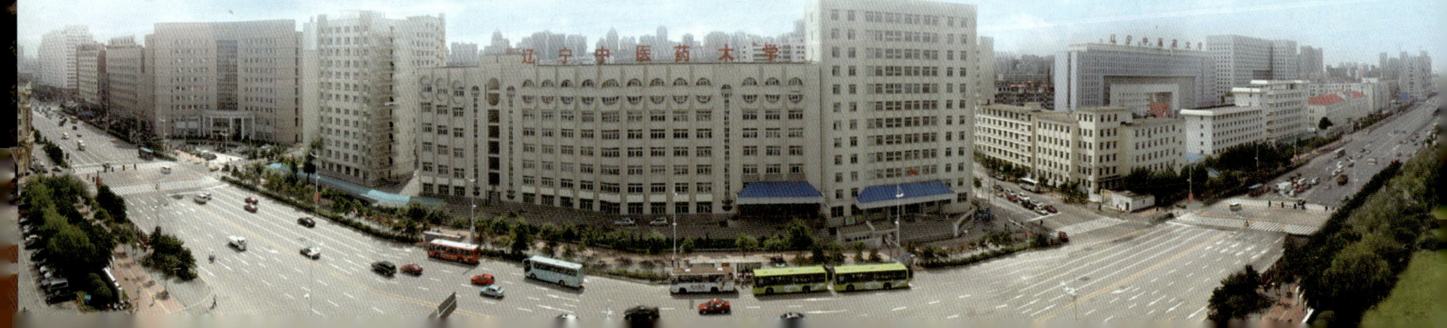

安徽中医学院

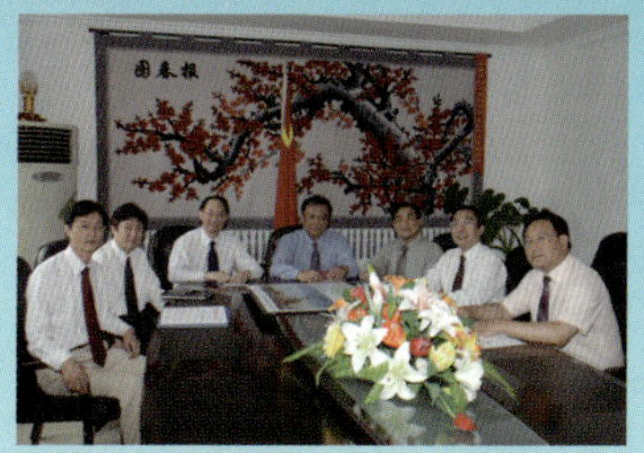

团结奋进的领导班子

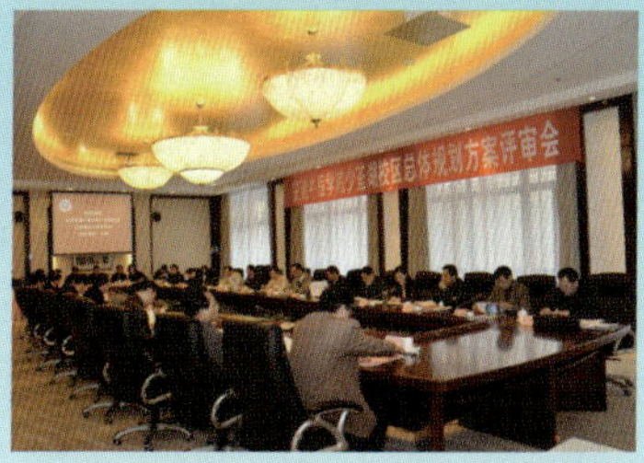

2011年3月13日，学校新校区校园总体规划设计方案评审会在安徽合肥举行。安徽省委教育工委书记、省教育厅厅长程艺担任评审委员会主任，清华大学建筑设计院院长庄惟敏及合肥市、省发改委、财政厅、卫生厅有关负责人为副主任

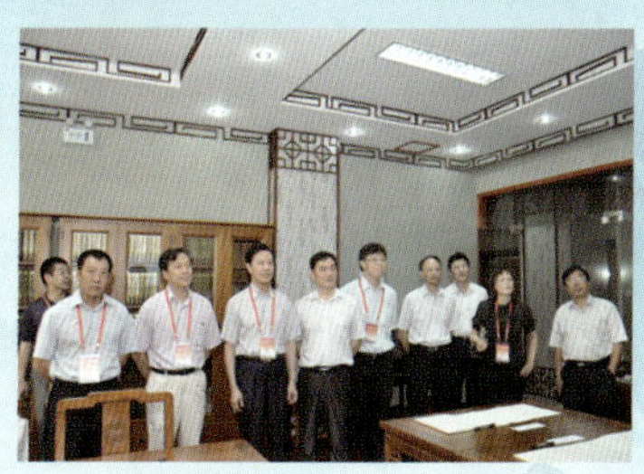

2011年8月10日，由北京中医药大学副校长乔延江教授任组长，李冀、黄璐琦、周安方、李俊、刘荣玉等为成员的专家组一行6人，对学校新增博士学位授予单位国家立项建设工作进行中期检查。图为专家组考察学校古籍部，安徽省教育厅副厅长李和平陪同

安徽中医学院创建于1959年，坐落于安徽省城合肥市。学校是国家博士学位授权立项建设单位、国家中医临床研究基地建设单位、国家药品临床研究基地、国家中药现代化科技产业（安徽）基地、国家中医药国际合作基地、硕士研究生推荐免试单位；是安徽省第七、第八、第九届文明单位；2005年以优良成绩顺利通过教育部本科教学工作水平评估，2009年以优秀成绩顺利通过教育部中医学专业试点认证；2011年安徽中医药科学院获省政府批准组建，新校区建设被列入安徽省“861”计划。

学校分东、西两个校区。现有在校本专科生10024人，硕士生764人，留学生（台湾学生）69人。现有硕士点18个，博士生联合培养基地5个，本科专业（方向）29个。现有12个二级学院（部），2所直属附院，4所非直属附院，10个中医药研究所。现有教职工2400多人（含两所附院），具有教授等高级职称者160多人，副教授等副高职称者300多人，讲席教授2人，博士生导师11人，硕士生导师276人，享受政府津贴27人，有来自国内外的42名知名专家学者担任学校客座教授。

学校有5个教育部高等学校特色专业、2个省级特色专业、2个省级教改示范专业、3个省级基础课实验教学示范中心；有1门国家级精品课程、16门省级精品课程；有2个国家级教学团队；先后获国家级、省级质量工程项目100余项，国家级优秀教学成果奖2项。学校现有 6个国家中医药管理局重点建设学科、1个省级重中之重学科，7个省级重点建设学科、9个国家中医药管理局重点建设专科、5个省级重点专科。

“十一五”以来，学校共承担各级各类项目1000多项，科研经费近2亿元，获研究成果300余项。学校现有4个省级科技创新团队，22个省级以上重点实验室及工程（技术）研究中心。学校与省内外企业建立了20多个中医药产学研合作基地，建立了安徽省中药材科技产业战略联盟。学校被科技部授予“全国科技特派员工作先进集体”称号。

学校与美国、澳大利亚等16个国家和地区的30多个医疗和教育机构建立了友好合作关系。1995年，学校获准招收国外留学生，2001年开始招收硕士学位国外留学生。2005~2011年共选拔了近150名学生赴日本、韩国、瑞典留学就业。

面向“十二五”，学校将深入贯彻落实科学发展观，秉承“至精至诚、惟是惟新”的校训理念和“北华佗·南新安”的医学传统，进一步坚定中医信念，弘扬中医精神，继续走“质量立校、人才兴校、科技强校、特色弘校、文化塑校、和谐融校”之路，解放思想，抢抓机遇，深化改革，加快建设，为创建富有特色、卓有贡献、高水平的安徽中医药大学努力奋斗，为兴皖富民、振兴中医药事业、服务人民大众健康作出新的更大的贡献。

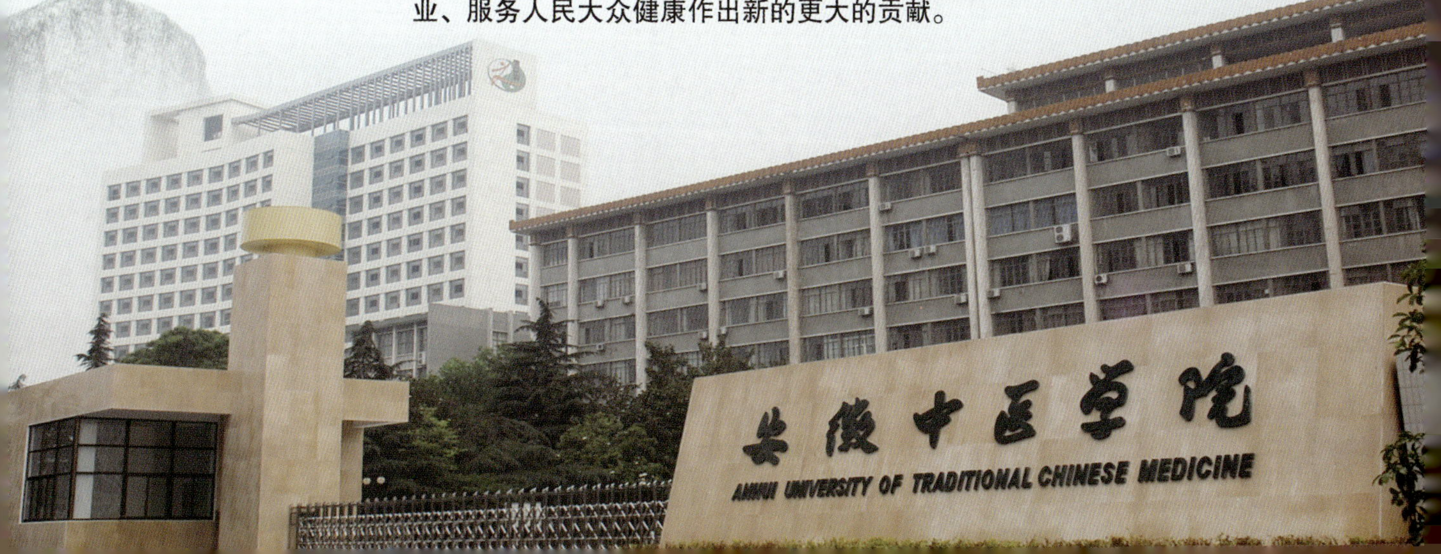

黑龙江中医药大学

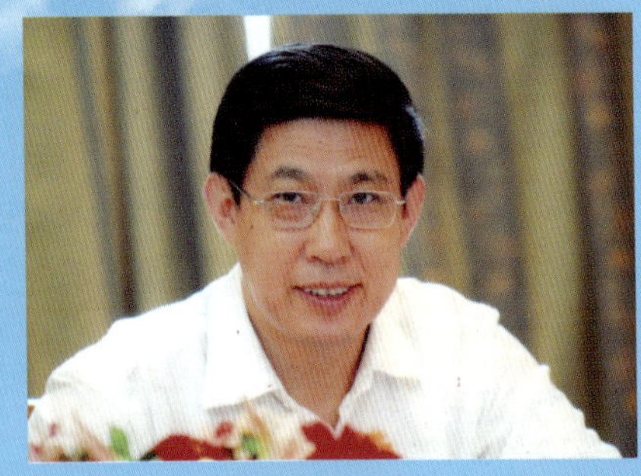

校长匡海学

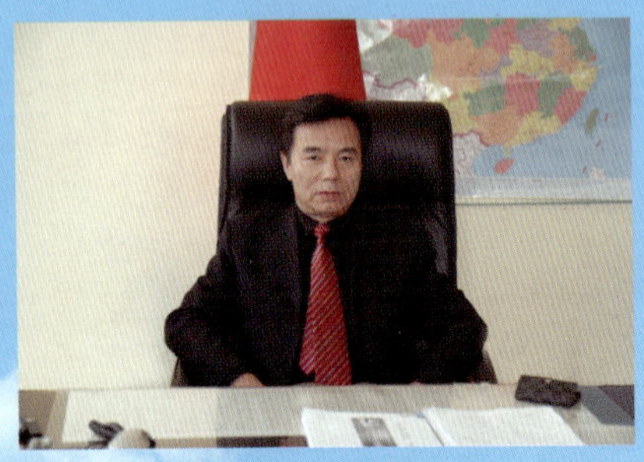

校党委书记袁纲

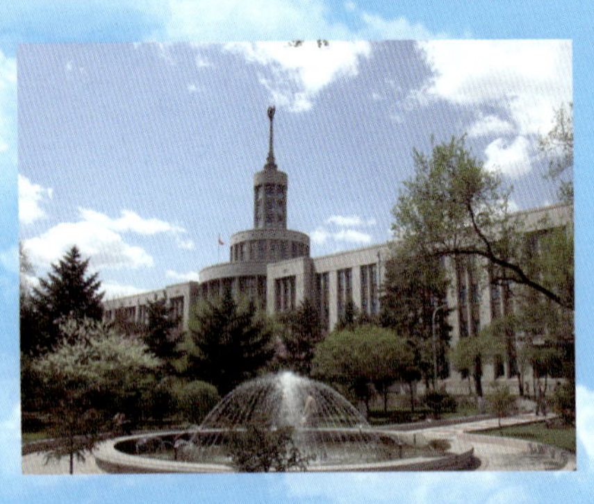

肃穆典雅的欧式主楼

黑龙江中医药大学始建于1954年，现为黑龙江省重点建设的高水平大学。学校于2004年获得全国首批教育部本科教学工作水平评估优秀结论，2007年全国首家通过教育部本科中医学专业单位认证，2008年被确定为国家中医临床研究基地建设单位，2009年晋升全国精神文明建设工作先进单位。

学校下设12个学院、9个附属医院（7个非直属）、1个研究院、26个教学医院和85个实习基地。中医学、中药学、中西医结合、药学4个一级学科具有博士学位授予权，居全国同类院校之首。有29个学科具有硕士学位授予权。学校设有中医学、中药学、中西医结合、药学4个博士后科研流动站，有国家级重点学科4个、国家中医药管理局重点学科21个、省级重点学科11个（其中学科群1个，一级学科4个，二级学科6个）、省领军人才梯队16个，国家级教学团队3个。设有18个本科专业及13个专业方向，涵盖医、理、文、工、管、法等多个学科门类。

学校现有教职工2965人（校本部1176人）。其中教授、副教授及相应职称人员801名，博士研究生导师113人，硕士研究生导师375人，有41位专家享受政府特殊津贴，卫生部有突出贡献中青年专家3名，百千万人才工程国家级人选4人，国家级教学名师3名，全国先进工作者1名，全国优秀科技工作者1名，全国优秀教师6名，巾帼建功标兵1名。现有长江学者讲座教授1人，龙江学者特聘教授12人。“中药及方剂血清药物化学研究团队”、“中药及复方药效物质基础研究团队”、“中医妇科学团队”、“方剂学团队”被评为省级科技创新团队。

黑龙江中医药大学现有教育部重点实验室1个，国家中医药管理局重点研究室3个，国家中医药管理局科研三级实验室10个，省重点实验室3个，省普通高等学校重点实验室5个，黑龙江省校企合作工程技术中心2个，科技部国际科技合作基地1个，黑龙江省中医药国际科技合作基地1个，黑龙江省科技创新平台1个。学校教学科研设备总值达1.71亿元，有超导核磁共振波谱仪、超高效液相质谱联用仪、电子显微镜（透射）、激光共聚焦扫描仪等一批大型精密仪器设备。

“十五”以来，学校获得各级各类科研课题立项2070项，其中国家“973”项目4项、“863”项目1项；获得各级各类奖励566项，其中国家技术发明二等奖1项、国家科技进步二等奖6项、高等学校科学研究优秀成果奖（自然科学类）一等奖1项、高等学校科学研究优秀成果奖（科技进步类）一等奖1项、中国中西医结合学会科学技术奖一等奖2项、中华中医药科技进步一等奖2项、黑龙江省科学技术奖（自然科学类）一等奖4项、黑龙江省科学技术奖（科技进步类）一等奖3项，黑龙江省科学技术奖（技术发明类）一等奖1项。学校培养的博士撰写的论文分别于2008年和2012年获得教育部、国务院学位委员会“全国优秀博士学位论文”。在中药血清药物化学研究、中药天然药物药效物质基础研究方面处于国际先进水平，在方剂配伍规律、针灸作用机理研究和中医药治疗内科、妇科、肾病等重大疾病的临床研究方面处于国内领先水平。

学校拥有省内唯一一家药物安全性评价中心，建立了黑龙江省中药材GAP研究中心；为“省医药工业校企合作专业委员会”牵头单位，与多家企业合作，成立了黑龙江中医药大学久久药业和黑龙江宝泉制药有限公司等校企联合的科技实业；建成了占地100万平方米的黑龙江中医药大学清河中药材种子种苗繁育基地，并在黑龙江省14个市、县建成中药材GAP示范基地。

学校已同世界上30多个国家和地区的近40所医学院校或研究机构开展了教育、医疗、科技合作与交流，目前学校有长期国际合作项目139项，接受国外来访学者500多人。多次承办大型国际学术会议，举办了九届中俄生物医药论坛、全国中青年科学家论坛、两届中匈双边医药学术研讨会、首届中德睡眠研究学术讨论会、第二届多囊卵巢综合征国际论坛、现代分析技术与中医药研究学术研讨会等。学校与英国伦敦南岸大学、哈尔滨师范大学联合在英国伦敦创办的中医孔子学院连续3年被评为“优秀孔子学院”称号。2012年4月，李长春到伦敦南岸大学中医孔子学院参观考察并出席该院成立5周年庆典。

近年来，黑龙江中医药大学进入了一个新的历史发展阶段，在学科建设、人才培养、师资队伍建设、教学科研等各方面都取得了显著成绩，为将学校建设成为国内一流大学奠定了坚实的基础。

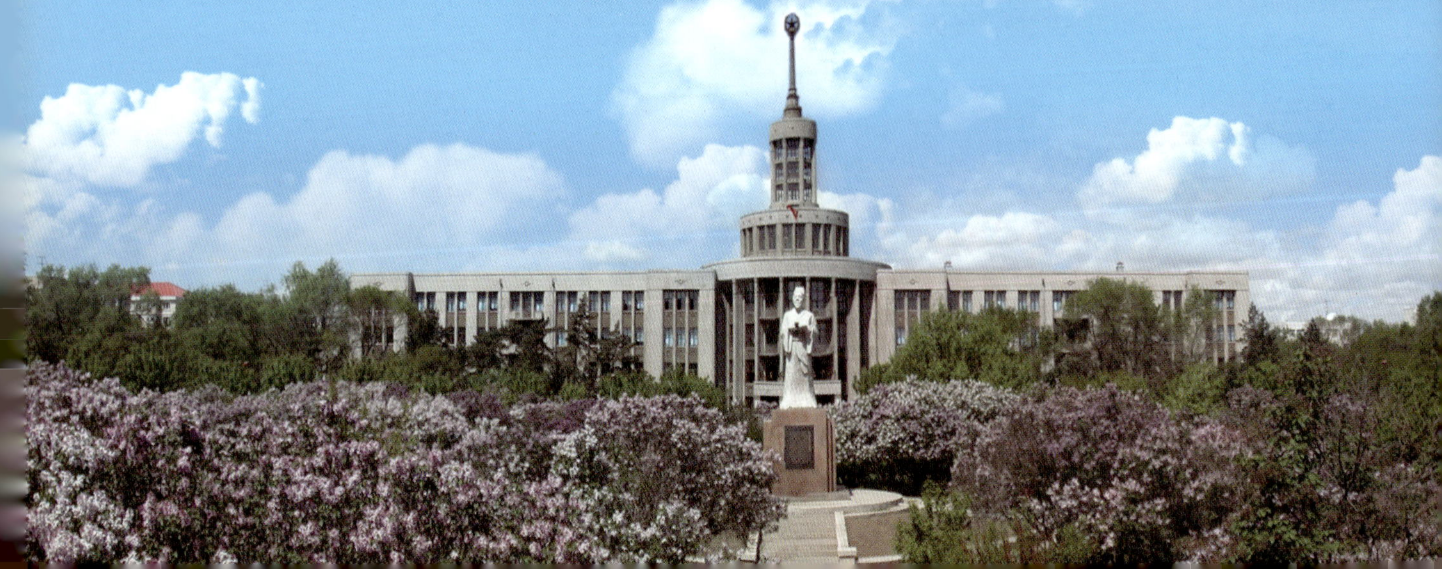

湖北中医药高等专科学校

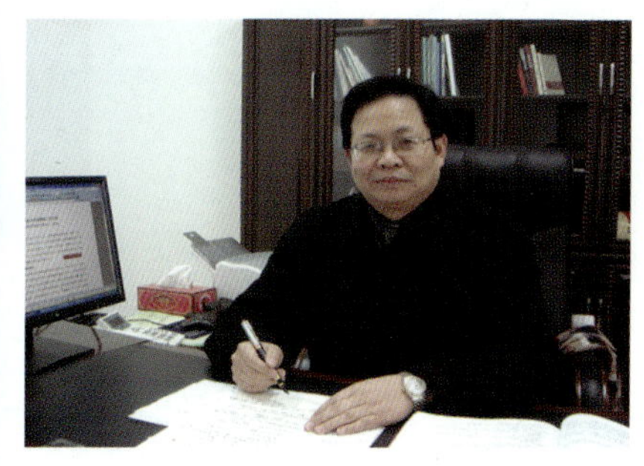
湖北中医药高等专科学校校长吕文亮教授

湖北中医药高等专科学校是经教育部批准成立的由国家中医药管理局、湖北省卫生厅、荆州市人民政府三方共建的公立全日制普通高等学校。学校坐落在历史文化名城荆州，占地面积735亩，建筑面积30余万平方米，教学功能齐全，设备先进，环境优美，交通便捷。

学校集医学教育、科研和临床于一体，突出中医药特色，中西医、药、护、技多学科协调发展。学校设有公共基础部、医学基础部、中医药系、医疗系、护理系、继续教育部和中专部等7个系部，拥有一支学历层次高、职称结构合理、具有较强教学能力和丰富实践经验的“双师型”师资队伍。学校重视实践教学，拥有3所附属医院和一所省级标准化医学实验动物中心，同时在全国140余家二甲以上的医院建立了临床实习基地。

学校以三年制普通专科教育为主体，目前开设有临床医学（含全科医学方向）、口腔医学、中医学、中医骨伤、针灸推拿、药学、康复治疗技术（中医康复方向）、医疗美容技术（中医美容方向）、中药、中药制药技术、药品经营与管理、护理（含涉外护理方向）、助产、医用电子仪器与维护等14个普通专科专业，面向全国31个省、市、区招生，同时联办有社区护理和中药学自考本科班，现有在校学生近万人。湖北省乡村医生培训中心设在学校，承担着全省乡村医生培训任务。

学校先进的办学条件、一流的师资队伍、良好的教学质量为学生的成长、成才奠定了坚实的基础。学校以就业为导向，加强专业课程建设，以高质量的教学为社会培养了大批德智体美全面发展、基础扎实、素质良好、实践能力强和具有创新精神的应用型医药卫生人才。自建校以来，已为各级医疗单位输送了8万余名实用型人才，涌现出了“全国优秀志愿者”黄贵军，“湖北五四青年奖章”获得者、“感动荆州”十大人物孟茂林等一大批优秀毕业生，受到社会各界的广泛欢迎和好评。近年来，学校毕业生就业率一直位于全省高职高专前列。经湖北省劳动和社会保障厅批准，学校设立了国家职业技能鉴定所，学生在校期间经考核鉴定合格后可获取与医学相关的职业技能证书，同时学校在全国范围内建设了一批就业基地，为学生就业创造了有利条件。

学校曾先后被授予全国卫生系统先进集体、全国乡村医生教育先进单位、省级文明单位、省卫生财务管理先进集体、省级红旗团委、湖北省高校理论学习先进集体等荣誉称号。

学校坚持社会主义办学方向，全面贯彻党的教育方针和卫生工作方针，坚持“服务学生，服务社会，提高质量，办出特色”的办学理念，坚持“重基础，强实践，高素质，有特色”的教学原则，不断提高人才培养质量。“十二五”期间，学校将在校党委的带领下，按照湖北省委、省政府在《关于加快中医药事业发展的决定》（鄂发〔2008〕6号）中对学校的明确指示精神，进一步加强师资队伍建设，改善办学条件，提高办学水平，为振兴祖国的医药卫生事业而努力奋斗。

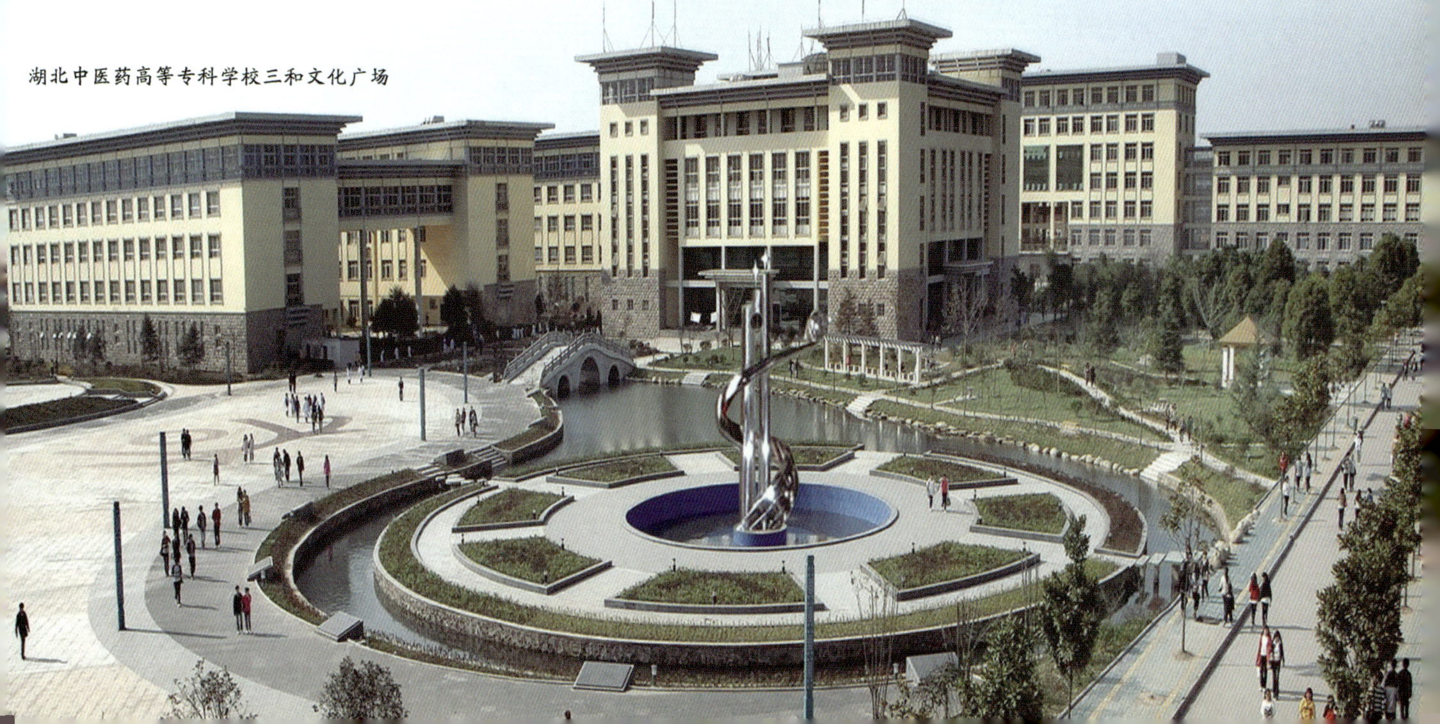
湖北中医药高等专科学校三和文化广场

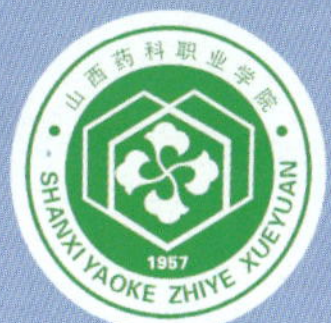

山西药科职业学院

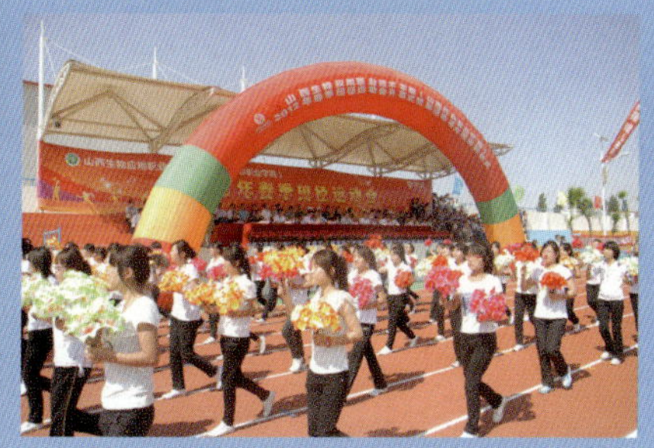

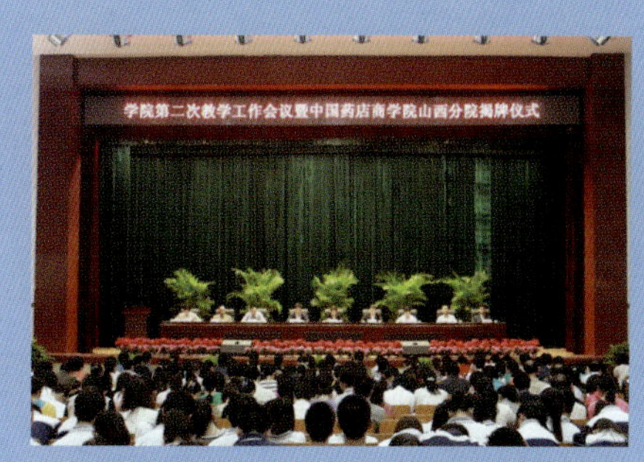

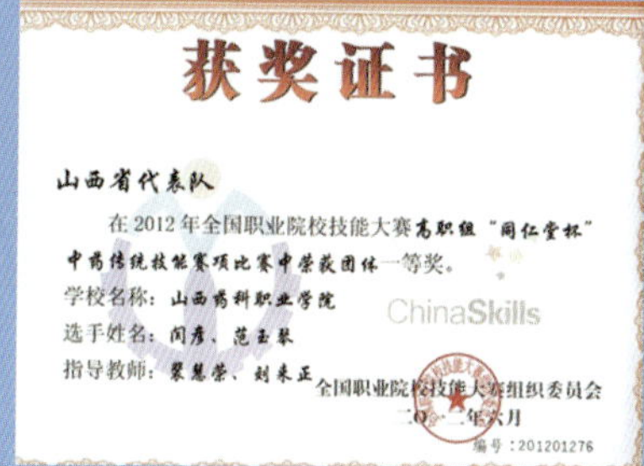

获奖证书

山西省代表队

在2012年全国职业院校技能大赛高职组“同仁堂杯”中药传统技能赛项比赛中荣获团体一等奖。

学校名称：山西药科职业学院

选手姓名：闫彦、范玉琴

指导教师：黎慧荣、刘来正

全国职业院校技能大赛组织委员会

二〇一二年六月

编号：201201276

山西药科职业学院于1957年建校，前身是中专建制的山西省中药材学校，2001年4月升格为高职高专层次的山西生物应用职业技术学院，2012年4月经山西省人民政府批准、教育部同意更名为山西药科职业学院。

山西药科职业学院隶属于山西省食品药品监督管理局，主要为山西乃至全国医药和食品行业培养高端技能型人才。

学院地处太原国际机场北侧，毗邻太原火车南站和山西高校教育园区，占地370.5亩，建筑面积10.77万平方米，馆藏图书文献39.34万余册。拥有多媒体教室43个，语音室6个。校内建有实训基地12个，其中生产性实训基地3个，中央财政支持实训基地1个，省级示范实训基地2个。

学院实行党委领导下的院长负责制。现有全日制在校学生5000余人；有教职工318人，专任教师183人，其中副高级以上职称教师57人，“双师”素质教师119名，兼职教师63人；有国家级优秀教学团队1个，省级优秀教学团队2个；有省委联系的高级专家2名，山西省食品药品监督管理局联系的高级专家12名；有省级“双师型”教学名师3名，“双师型”优秀教师7名，山西省职业院校“教学名师”2人，面向全国26个省、市、自治区招生。

学院现开设高职专业18个，其中中央财政支持建设的专业2个、国家级教改试点专业1个、省级教改试点专业1个、劳动与社会保障部技能鉴定直通车试点专业1个、省级特色专业2个、山西省紧缺人才培养专业2个；中职专业3个，其中省级示范专业2个。现已建成国家级精品课程5门、省级精品课程8门、校级精品课程10门。主编、副主编各类高职教材70余门。获得省级教学成果一等奖3项、二等奖3项、三等奖2项，行业教学成果奖4项。与企业合作开展横向课题研究9项，取得国家新证书5项，获得专利5项。

学院设立中国药科大学、沈阳药科大学本专科函授站和国家职业技能鉴定所、山西省执业药师考试培训中心、山西省执业药师继续教育培训中心、全国计算机等级考试站点及全国公共英语等级考试站点。

近3年来，学生“双证书”获取率100%，毕业生就业率平均95%，居全省高职院校前列。建校以来，共为社会培养中高级技能人才25000余名。

学院相继获得山西省模范单位、山西省文明和谐单位、山西省先进基层党组织、山西省德育示范学院、山西省高职高专教学改革先进单位、山西省科技创新先进单位、山西省就业工作先进单位、山西省职业技能鉴定工作先进单位、创建平安校园暨学校安全专项整治工作先进单位、高校思想政治教育和大学生心理健康教育达标单位、山西省高职高专人才培养工作优秀单位和成人高等教育教学基础建设先进函授站等荣誉称号。

面对快速发展的高等职业教育，全院上下正在深入贯彻《国家中长期教育改革和发展规划纲要(2010～2020年)》精神，全面实施学院“十二五”发展规划，大力开展“质量、特色、就业、声誉”四大工程，朝着“建设高水平、有特色的医药类高职院校”的奋斗目标昂首迈进。

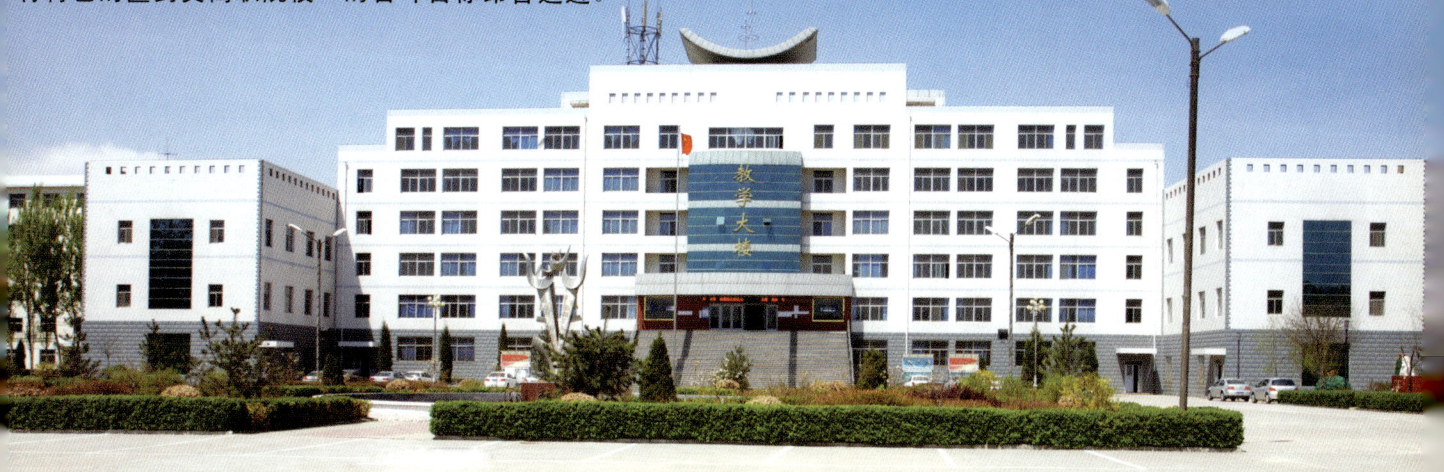

凝练文化聚共识 务实重做惠民生

——郑州市中医院暨郑州市红十字医院

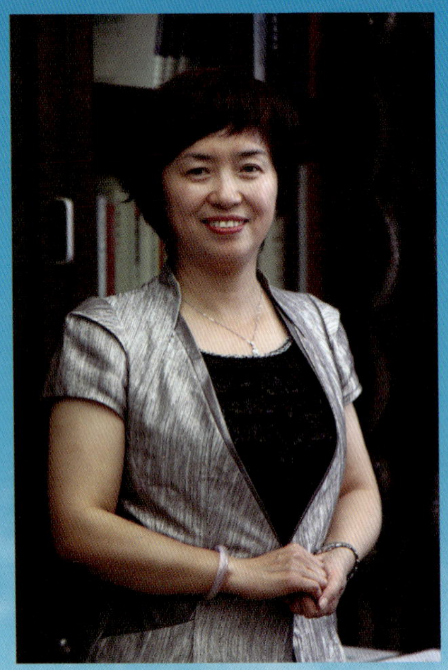

院长刘宝琴

郑州市中医院暨郑州市红十字医院，1958年9月16日始建，为河南中医学院附属郑州市中医院，河南省、郑州市工伤职工康复医院，是一家集医疗、教学、科研、康复、预防保健和社区卫生服务为一体的综合性三级甲等中医院。

医院坚持“一切为了病人”宗旨，秉承“崇古纳新、厚德精医”院训，发扬“厚德仁爱、博学精医、和谐敬业、传承创新”精神，在深化医疗改革大潮中，坚持科学发展观，开拓创新，顺势勇进，着力打造中医特色优势品牌，成就了脑病科为国家“十一五”重点专科；心病科、儿科为国家“十二五”重点专科建设单位；脑病科、心病科为河南省重点专科；骨伤科为郑州市中医重点专科；肺病科、糖尿病科、肾病风湿科、妇产科为郑州市培育重点专科等名科。

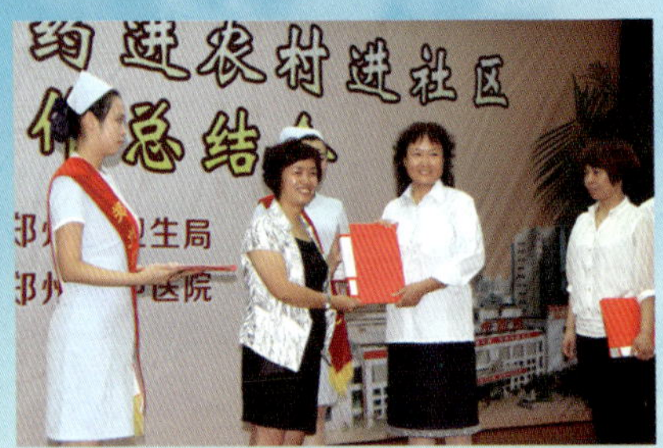

合作协议

医院勇挑中医传承重担，探索创新惠民举措，在国内率先开创了三甲医院与乡卫生院、社区卫生服务中心长期培训，建立联合专病协作组，中医专家与社区医生结成“师带徒”关系等长效平台，不断提高基层中医服务能力，使广大人民群众在基层医疗机构就能享受到“简、便、廉、验”的中医药服务，中医药国粹得以在基层遍开惠民之花。面对我国快速进入老龄化社会的现实，医院率先开展将医疗服务和养老服务相结合的“医养结合”助老新模式，在预防、保健、康复、生活、饮食、起居等方面对老人进行医养、心养、食养的身心健康全面维护，为老人谋福祉。

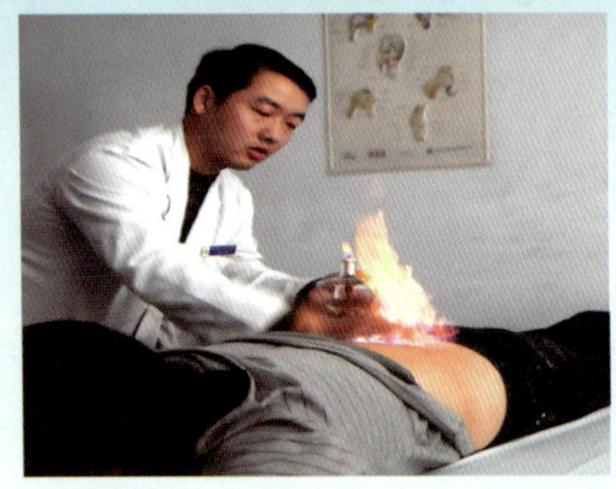

火功疗法

突出传统中医特色，强化现代技术融合，独创的快速针法以其无痛、快速、得气明显而被业内人士称为“飞针”；“治未病”、“冬病夏治”、“国术点穴”、“火功疗法”更是独树一帜；价格低廉的丸、散、膏、丹等中药专科自制制剂，中药直肠滴入、中药熏洗、推拿按摩、膏药贴敷等特色疗法得以推广；开展的心脑血管介入诊疗技术，其手术质量和数量均达到国内中医医院先进水平。

打造优质高效强势，占据中原旗舰地位，医院先后荣获全国百姓放心百家示范医院、全国示范中医院、全国百姓放心示范医院、全国巾帼文明示范岗、中国医药卫生行业社会责任孺子牛奖、最受河南人民喜爱的十佳医院、郑州市基层平安示范单位、郑州市花园式单位等100多项荣誉。

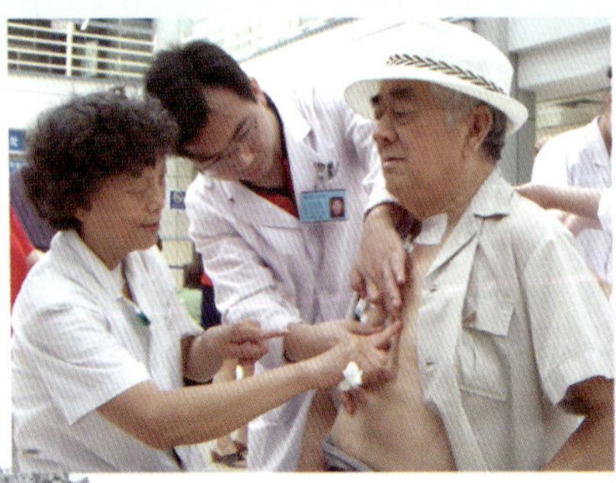

冬病夏治

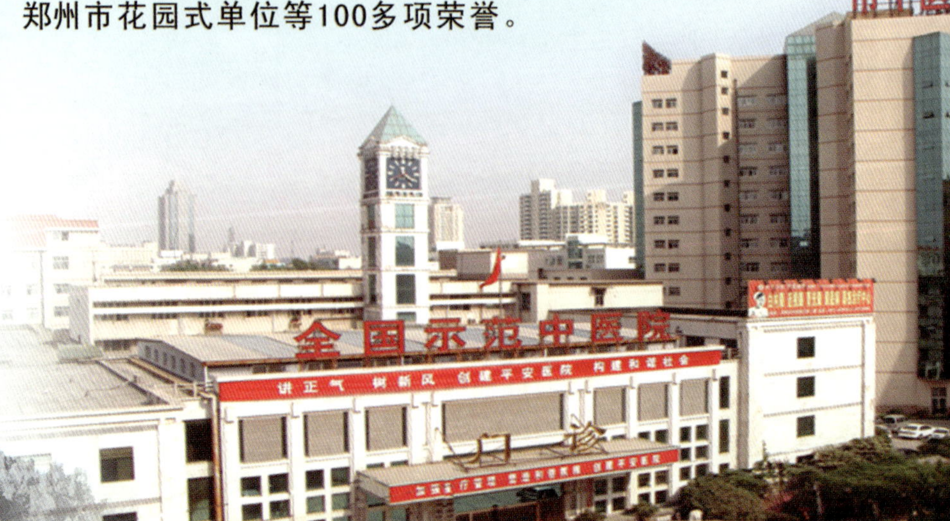

北京中医药大学东直门医院东区

（原北京市通州区中医医院）

北京中医药大学东直门医院东区（原北京市通州区中医医院）坐落于北京的东大门，始建于1982 年，2010年6月正式迁入通州区翠屏西路116号新址。医院从建院初期十几人的门诊部经过30年发展，现发展成为职工520余人、病床近400张、床位使用率达到95%以上、年门诊量超50万人次、年收入2亿元以上的集医疗、科研、教学、预防保健四位一体的全民所有制二级甲等综合中医医院。2011年8月6日，北京市通州区人民政府与北京中医药大学东直门医院成功合作，通州区中医医院正式更名为北京中医药大学东直门医院东区，成为第一家落户通州的三级甲等中医医院。

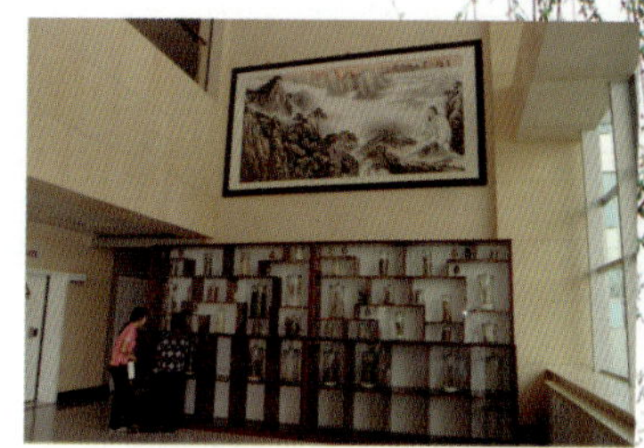

名贵中草药鉴赏阁

医院占地面积102亩，有专业设备800余台(件)，万元以上设备近300台(件)，固定资产1.08亿元，其中包括核磁共振、全身螺旋CT、大型成套数字化X线机组、数字胃肠造影、全自动生化分析仪、全自动血气分析仪和先进的重症监护仪等高、精、尖、设备。医院技术力量雄厚，目前拥有专业技术人员 420人，高级职称 45人，中级职称 137人，硕士生 55人，博士生 8人。医院科室齐全，设心血管科、脑病科、康复科、肾病内分泌科、脾胃病科、肺病科、普外科、妇科、肛肠科、骨伤科等20余个科室。

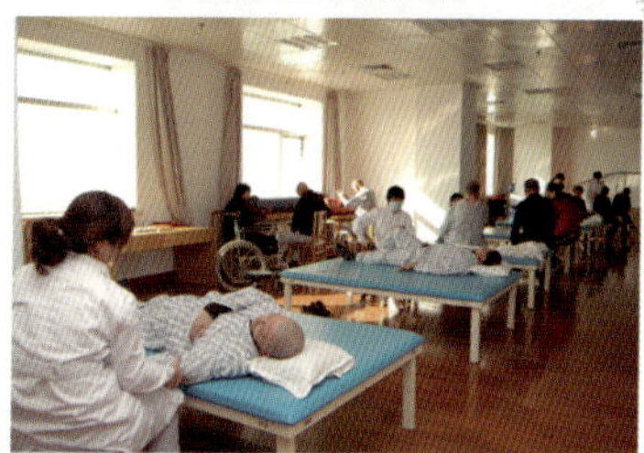

宽敞明亮的康复训练室

医院高度重视专科建设，拥有国家级重点专科3个，为脑病科、肺病科、心血管科。针灸推拿科为北京特色专科。拥有医院区级重点专科3个。脑病科拥有住院床位110张，2011年被国家中医药管理局选定为“中风病（脑梗死）急性期”中医临床路径管理试点科室，具备完善的脑病诊疗方案。针对脑病患者的肢障残疾，康复科应用中医康复手法，结合现代康复理论，开展了语言功能训练，创建了针对卒中后肢体瘫痪康复的“脑功能再建法”，临床疗效明确，降低了脑病患者的致残率，该项目并获得通州区科技进步奖。

为了继承和发扬中医药，医院成立了“名医工作室”，遴选9名中青年中医师作为医院学科带头人，确定学术继承人。

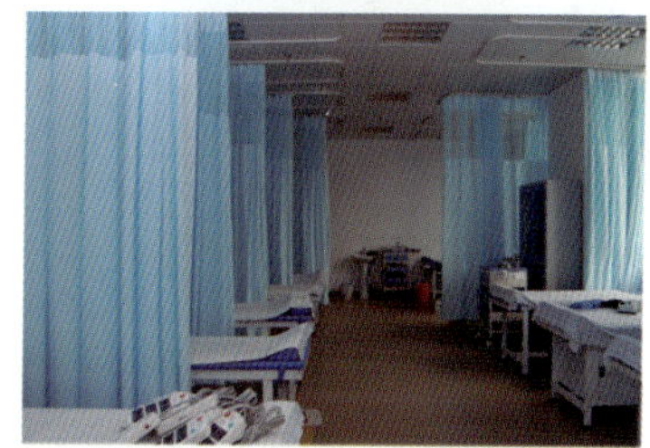

针灸科诊室

针灸推拿科拥有治疗床70张，中医治疗项目达数十种，对面瘫、腰痛、失眠、小儿疳积、肥胖症等有独到疗效，成为国家中医药管理局“农村医疗机构中医特色专科”建设单位，年门诊量达1.6万余人次。肾病内分泌科承担着多项北京市市级科研课题。预防保健科积极开展中医体质辨识，为人民的健康保驾护航。

为了更好地满足各种急危重症患者的抢救工作，急诊科配备了技术力量强大的医护团队。抢救室设有中央给氧系统、呼吸机、除颤仪、多功能监护仪、洗胃机等，为抢救患者提供了完备的硬件设施。设有留观床位10张，每张床位均配有多功能监护与救治设备。建立了重症患者抢救和手术的绿色通道，能救治各种昏迷、休克、中毒、COPD、开放性骨折、重创后肝脾破裂、误吞物品、消化道大出血等各类疾病。

骨伤科开展各种复杂性脊柱和颈腰椎病的大型手术、关节镜下关节清理术、四肢各部位骨折、股骨头坏死、脊柱滑脱和膝关节置换术、关节腔镜等多种微创手术。肛肠科拥有国内外先进的治疗技术如铜离子治疗、PPH（吻合器痔上黏膜环切术）、全电脑肛肠综合治疗仪等，普遍开展痔、瘘、脓肿、肛裂、息肉、直肠癌、结肠癌等常见病及疑难病的诊治。外科可规范完成普通外科各类大中型手术，诸如开腹及腔镜胃癌根治术、开腹及腔镜结直肠癌根治术、乳腺癌根治术、腔镜甲状腺癌根治术等。脾胃病科开展无痛胃肠镜、胃镜下急取异物、切除息肉、早期肿瘤、镜下止血等，技术成熟。病理科可为临床提供可靠的疾病诊断指标。

血透科目前是通州区最大的透析中心，可同时容纳50余名透析患者进行治疗。手术室具有6个层流洁净手术室，可满足不同的手术需求，为手术科室的发展搭建了良好的平台。目前，医院的导管室正在筹建中，ICU也于近期启用。

医院将在一期建设的基础上，实施二期建设，包括病房楼、中医国际医疗部，科研、教学及行政办公楼和附属楼等。预计2012年底开工，规划病床数达1000张，停车泊位1500辆，总面积达15万平米左右，职工人数达2500人左右，日接待门诊量达8000人次。总体设计以患者为中心，既现代化又人性化，能够承载高水平的医疗、科研、教学体系，打造中医药的核心品牌，把医院建设成为传统中医适宜技术与先进西医诊疗相结合的综合性三级甲等中医医院，促进中医药事业的传承发展，用“博精、诚信、创新、发展” 的理念和精神，打造特色，创新发展，以跨越式的发展创造出全新的东直门医院东区。

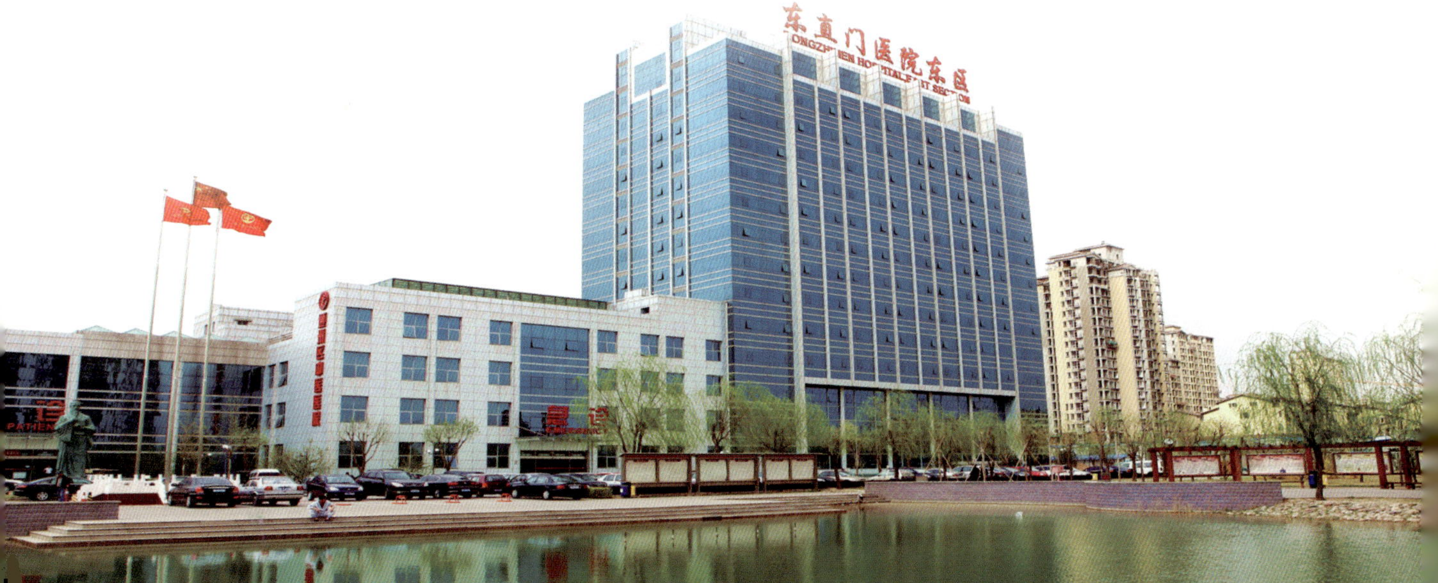

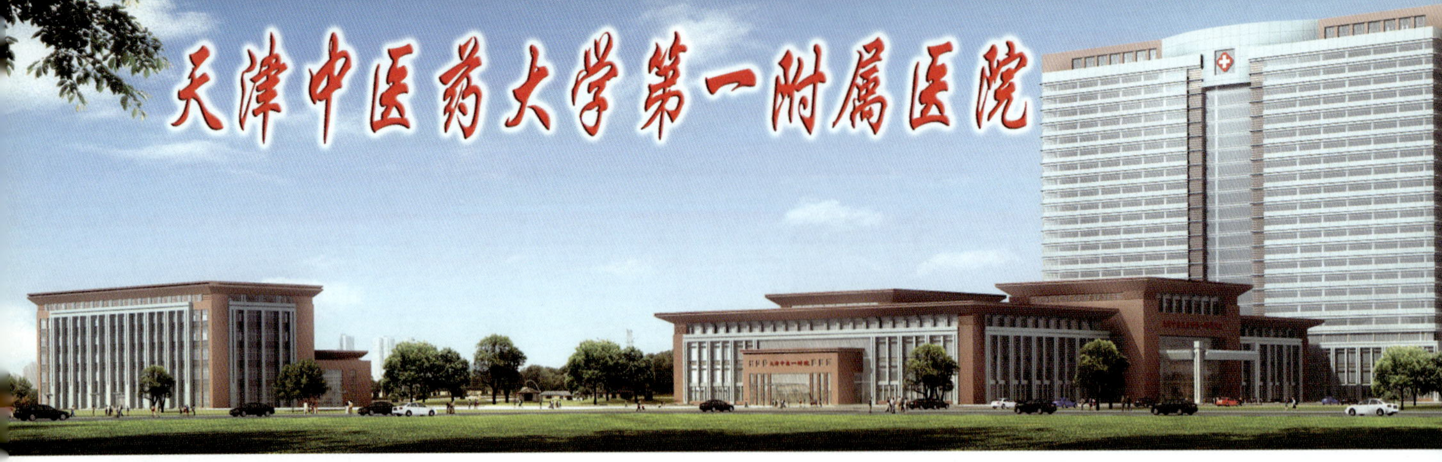

【概况】

天津中医药大学第一附属医院始建于1954年，是天津市开设最早、建设规模最大的中医医疗机构。2001年被天津市政府确定为天津市中医医学中心。作为在全国名列前茅的大型综合性中医医院和天津市中医系统的龙头单位，该院拥有教育部重点学科、卫生部重点专科、国家中医药管理局重点学科、重点专科共计28个。

2011年，天津中医药大学第一附属医院把为百姓提供更加优质的医疗服务作为唯一的工作目标。医院各项工作平稳、快速发展，上升势头迅猛，各项指标均超过历年。门诊量完成240万人次，同比增长了16.9%；出院病人3.38万人次，增长14.5%；病床使用率为103.8%，同比增加2.3%，治愈好转率为98.4%，同比提高0.4%；平均住院日15.1天，同比缩短2.4天。

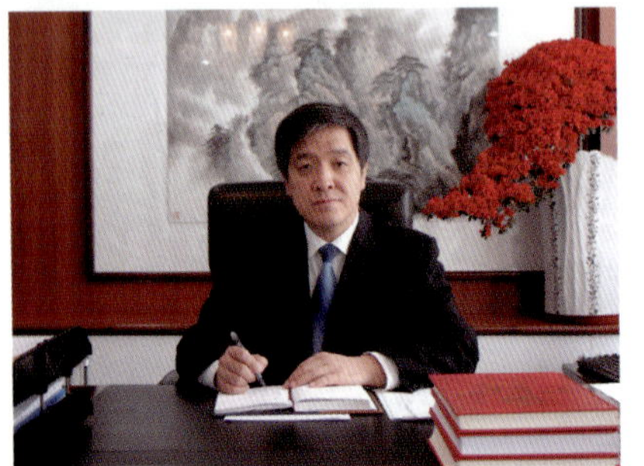

天津中医药大学第一附属医院院长马融教授

新址建设工程开工奠基仪式

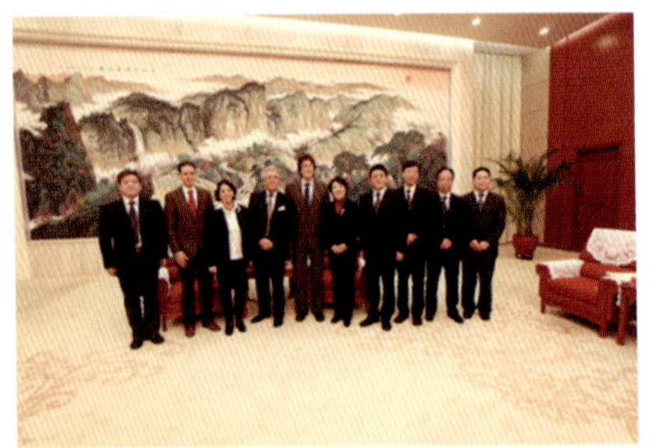

天津市副市长张俊芳（右五），天津市卫生局局长王贺胜（右四），医院院长马融（左一）

【医院管理】

马融院长在2011年工作规划报告中重点强调，今年要在强化质量管理的同时抓好两个转变工作：一是医院从追求病人数量向提高医疗质量转变，二是医院的发展目标从单纯以医疗为主向研究型医院转变。

【新院建设】

2012年3月20日，医院举行新址建设工程开工奠基仪式，卫生部副部长、国家中医药管理局局长王国强，天津市委常委、教育工委书记荀利军，天津市人大副主任王宝弟，副市长张俊芳，天津市政协副主席张大宁，以及国家发展改革委、国家中医药管理局和天津市有关委办局的领导出席了开工仪式。

【学科建设】

院长马融教授荣获2009～2010年度卫生部有突出贡献中青年专家称号。该院张伯礼、阮士怡、韩景献3名专家被增补为全国名老中医药专家传承工作室。

【科研工作】

2011年该院共有8项课题获奖，另有16项成果获得国内和国际领先认定，有4项课题获天津市科学技术进步奖，是该院历年来第一次同时荣获天津市科技进步一、二、三等奖。2011年，该院申报国家自然科学基金立项资助12项，获资助经费640万，是历年来国家自然科学基金申报、立项及资助经费最多的一年。

【学术活动】

在国家中医药管理局的指导下，2011年9月由该院主办的2011年中风病临床基地协作联盟和冠心病中医临床研究联盟成立大会、2011年华北地区肾脏病高峰论坛暨学术会议、2011年全国中医外科学学科建设学术交流会暨天津市中医药学会外科专业委员会成立大会在津隆重召开。此外，该院与天津市针灸学会共同主办的中国·天津第十一届国际针灸学术研讨会在天津隆重召开，来自30余个国家和地区的400多名专家、学者参加了会议。

【对外交流】

天津中医药大学校长张伯礼院士和天津中医药大学第一附属医院院长马融教授一行先后访问了瑞士、德国、法国等国家的几所医院。德国赛德克市长乌里希·法纳先生和帕纳罗马心身医院总裁欧伯诺斯先生一行来津访问医院，天津市副市长张俊芳亲切会见乌里希法纳先生一行。

【天津城市民生贡献奖】

2011年9月，由新华社《瞭望东方周刊》、《今晚报》联合主办的“中国民生典范城市评选”天津城市民生贡献奖推展活动揭晓，该院获得天津城市民生贡献奖。

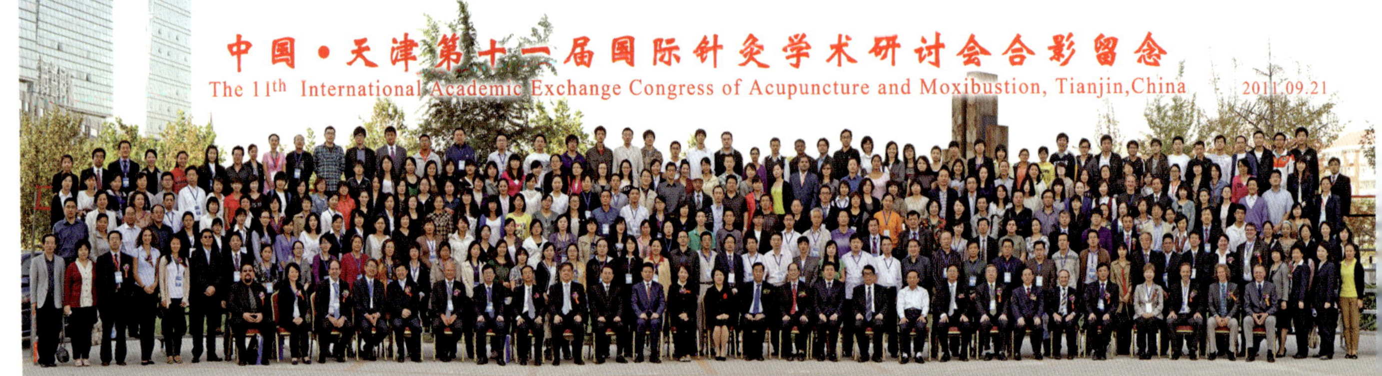

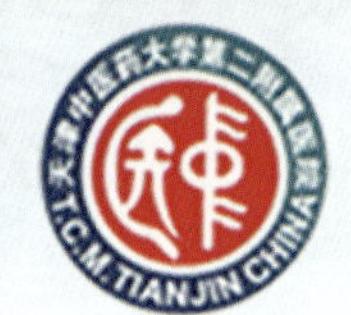

天津中医药大学第二附属医院

Second Affiliated Hospital of Tianjin University of TCM

天津中医药大学第二附属医院坐落于天津市海河东北部地区，始建于20世纪60年代初期，经过50年的积淀，已成为以中医、中西医结合治疗为特色的综合性三级甲等中医院。

医院现有编制床位504张，拥有磁共振成像系统、快速成像全身螺旋CT机、彩色多普勒、DR-X光机、全自动生化仪、呼吸机、血液净化设备等。

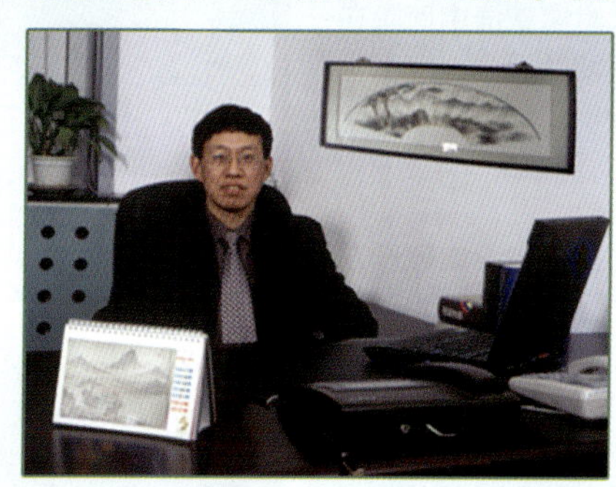

孙增涛 院长

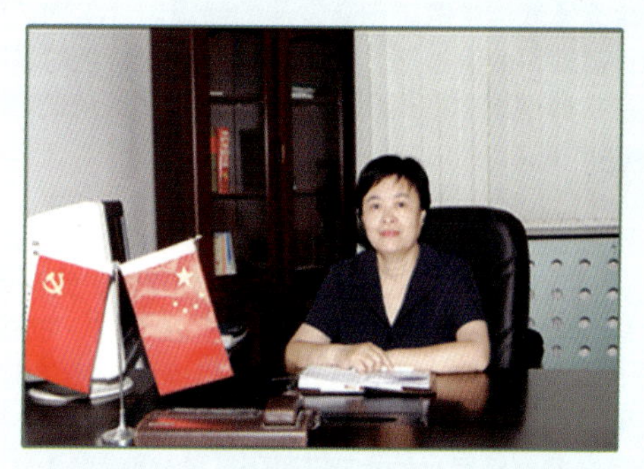

宋津 书记

医院拥有教育部重点学科1个——中医内科学；国家临床重点专科2个——肺病科、脑病科；国家中医药管理局重点学科6个——中医妇科学、中医肺病学、中医疮疡病学、中医心病学、临床中药学、中医“治未病”学；国家中医药管理局重点专科8个——肺病科、脑病科、妇科、心血管病科、脾胃病、外科、重症医学科、临床药学；天津市重点专科（专病）6个——肺病科、脑病科、妇科、心血管科、糖尿病足专病、外科；国家中医药管理局科研三级实验室1个——中医呼吸功能实验室；天津市级重点研究室2个——天津市中医肺科“治未病”重点研究室、天津市中医药生殖健康重点研究室。医院是国家食品药品监督管理局药品临床试验基地。医院伦理审查委员会通过亚太地区伦理审查委员会（SIDCER-FERCAP）认证，成为天津市第一家、全国第三家中医院伦理审查委员会通过此认证的医院。

作为天津中医药大学疑难病研究中心，天津中医药大学第二临床医学院拥有博士学位授权点3个，硕士学位授权点6个，是国家中医药继续教育基地（中医肺病、针灸脑病），天津市住院医师规范化培训和全科医师培训基地。年培养博、硕士研究生近二百名，接受本科及留学生400余人。

近年来，医院主持承担科技部创新药物研究开发技术平台建设项目，与美国匹斯堡大学合作开展国家国际科技合作项目，主持参与国家“973”计划课题、“863”计划共8项、科技部“十一五”支撑计划5项，主持承担国家自然基金课题31项、国家中医药管理局行业专项2项、天津市各级科研项目60余项，5年间获各级科研奖项及成果15项，获科研经费支持五千余万元。

医院改扩建工程已纳入天津市《卫生健康事业发展“十二五”规划》，选址于河北区增产道，总占地面积76000平方米，编制床位1500张，建筑面积14万平方米，计划于2014年完工。

国粹 医粹 仁和 仁术

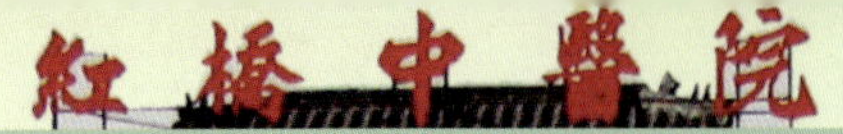

天津市红桥区中医医院

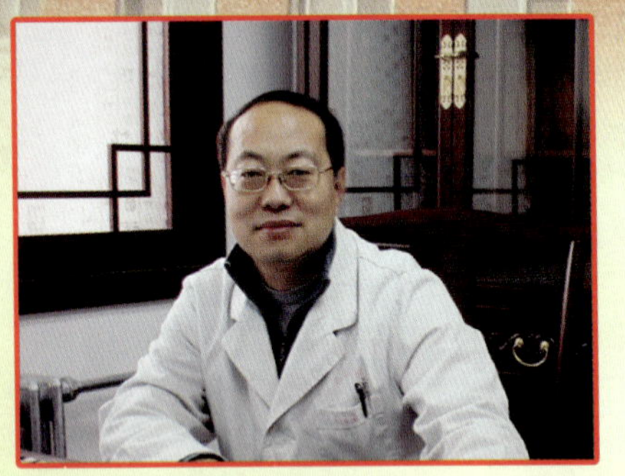
院长：刘宝忠

天津市红桥区中医医院是一所以中医为主，中西医结合为基本特色，集医疗、教学、科研、社区卫生服务于一体的二级甲等中医院，坐落在天津市红桥区西于庄城防里大街35号。

院内有各级各类专业技术人员98人，其中高级职称5人，副高级职称16人，中级职称38人。医院设有门诊部、住院部、社区部，年门诊量突破30万人次。住院病床130张，床位使用率达130%以上。门诊科室有内科、外科、儿科、妇科、中医科、针灸科、骨伤科以及专科专病等科室。放射、影像、超声、检验等功能科室齐全，设备完善。医院国医堂、名中医门诊汇集了全区中医界的精英，中医、中药及非药物治疗占门诊业务的60%以上。医院还设有中药制剂室，可生产多种中成药制剂，并纳入医疗保险用药范围。

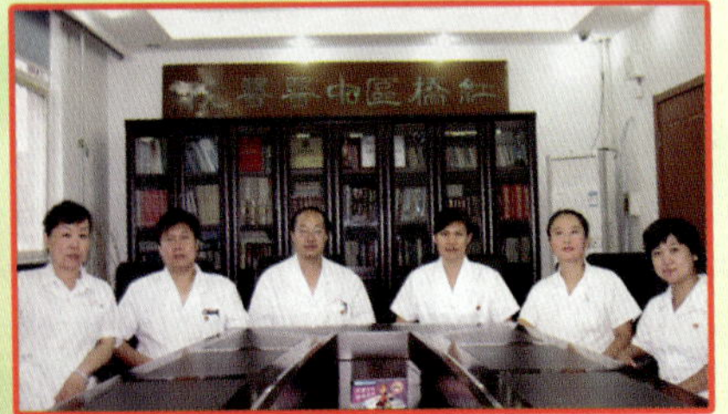
医院党政领导班子

中医精神疾病专科是本院最具特色的重点专科，被国家中医药管理局确定为“十一五”期间重点专科建设单位，同时也是本地区精神卫生防治康复中心。在治疗精神分裂及其他精神疾病方面，按照中医对精神分裂症的辨证分型，确立了“痰火气郁”立论原则，明确了以癫、狂、郁病为主要病种的治疗方案，研制开发出5种治疗精神疾病药品，形成10余种协定处方用药，同时还积极探索以针灸为主治疗精神疾病的临床实践。经过10余年中医药综合防治精神疾病的实践探索，初步取得使住院病人治疗疗程缩短10%～20%、复发率降低5%～10%、西药副作用明显减轻和医疗费用减少30%（与西医精神病院比较）等较为理想的效果。中医治疗精神疾病叫响全国，并成为天津市二级医院中具有国家级重点专科项目的中医医院。

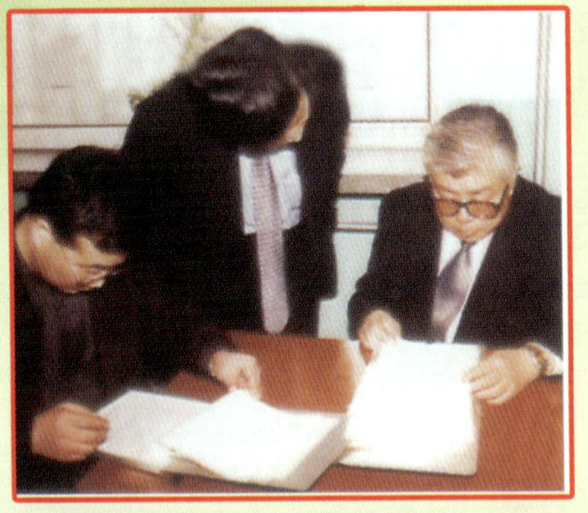
国家中医药管理局领导来院指导工作

针灸科治疗中风病是医院又一特色专科，被天津市中医药管理局确定为重点专病项目。该科采用“醒脑调神针刺法”治疗中风后遗症，以醒脑调神、豁痰通络、滋养肝肾为治疗原则，以头体针相结合为主，以温针灸、电针为辅，同时配合中药汤剂综合治疗，有效改善了中风患者的临床症状，提高了机体免疫机能，降低了患者的致残率，大大提高了临床疗效。针灸特色还体现在“运用生物全息疗法治疗多种痛证”，不仅即刻止痛效果显著，而且有明显的预防疼痛发作作用，对顽固性头痛、三叉神经痛、坐骨神经痛等头痛性疾病止痛效果显著。另外，采用针灸治疗抑郁症的优势越来越多地得到人们的关注，通过不断地实践取得了良好的临床疗效。该科还创立了“转枢阴阳法”，采用针灸配合药物治疗抑郁症取得良好的疗效，充分发挥了中医药的简、便、灵、验、廉的作用。

骨伤科也是医院中医传统特色科室，在治疗颈椎病、胸椎小关节紊乱、腰椎间盘突出、腰椎管狭窄等脊椎病方面，应用独到的整复手法，持续牵引，药物熏蒸，病人见效快，疗效好，痛苦小，不手术，不易复发。在锁骨骨折、肋骨骨折、腕骨骨折、腰椎骨折、胫骨平台骨折、踝关节骨折等常见骨折病变治疗中，整复手法简捷，固定灵活多样，止痛效果快，骨折恢复疗效好，临床患者满意高。对股骨头坏死、髋关节病变、膝关节退变有独特的认识和治疗方法。

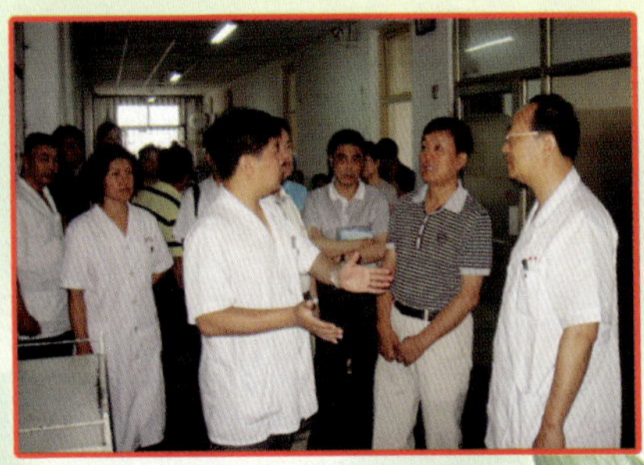
市领导检查指导医院精神科工作

医院的国医堂有多名老中医坐诊。名中医工作室有国家基层名老中医吴炳忠主任带教3名弟子学习。

多年来，红桥中医院在市区卫生局的正确领导下，坚持走中医为主的发展道路，传承国医，弘扬国粹，通过全院干部职工的拼搏与努力，取得了良好的社会效益和经济效益。

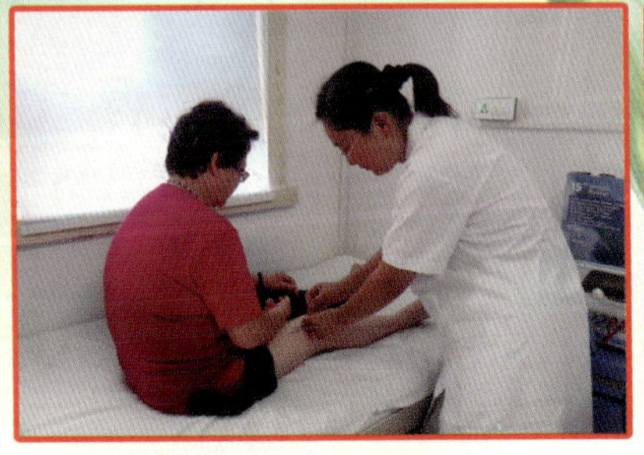
中医针灸治疗

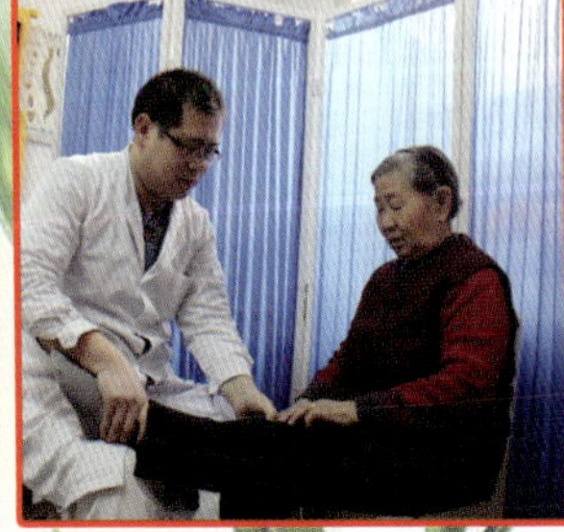
中医骨伤治疗

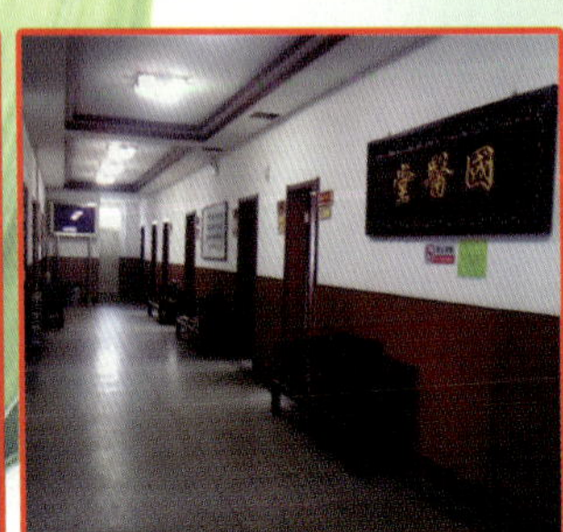

国医堂

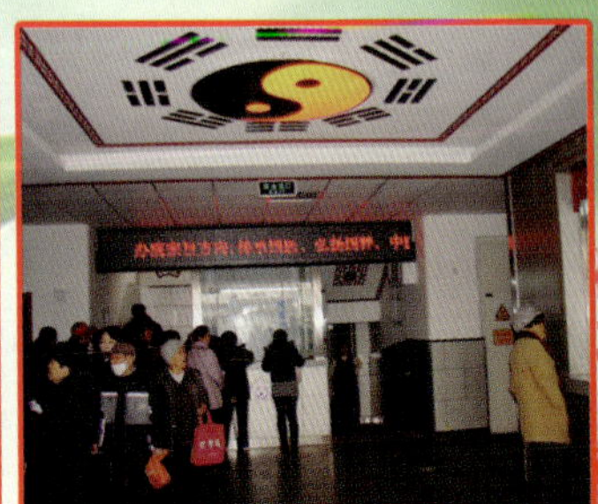
医院门诊大厅

天津市第一中心医院

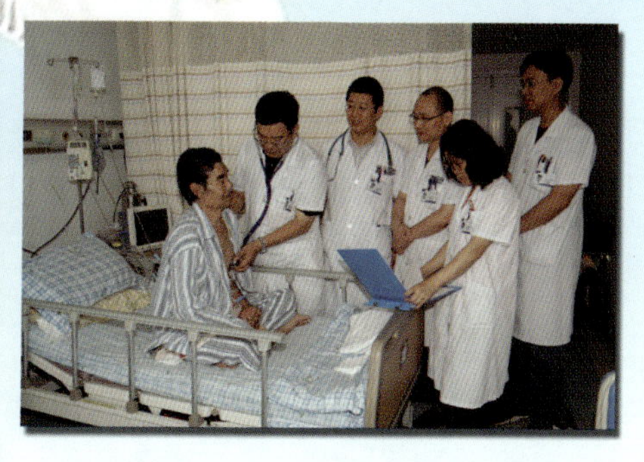
天津市第一中心医院中西医结合科

天津市第一中心医院中西医结合科是天津市急救医学研究所下设临床科室之一，自20世纪70年代初创建以来，以多脏器功能不全、脓毒症等为研究方向，在我国中西医结合急救危重病奠基人王今达教授带领下，提出了治疗急性危重病中医治则“三证三法”，即热证清热解毒法；瘀证活血化瘀法，急性虚证扶正固本法。 提出了“菌毒并治”治疗感染性多脏器衰竭新对策，成功研制出具有拮抗内毒素作用的中药注射液“神农33号”，后更名为“血必净”，使国际上公认的感染性四脏衰竭及四脏以上衰竭患者的病死率从100％下降到50％。为此，“菌毒并治”防治感染性多脏器衰竭，获得部级科技进步成果一等奖。

历经几代人的辛勤耕耘，科室现已形成科研、教学、医疗相结合，在天津乃至全国都享有一定声誉的重要学科，是国家中医药管理局重点专科，为天津市卫生局重点学科之一；拥有卫生部重点学科实验室，先后承担国家级、省部级及局级课题近20项；发表论文200余篇；编写专著2部；获天津市科技进步奖二等奖1项、三等奖3项，中华医学科技奖二等奖1项，中国中西医结合学会科技奖三等奖1项。

学科拥有专业配套、老中青相结合的医疗、科研、教学队伍，其中教授、主任医师2人，副教授、副主任医师4人，其中博士学历2人，硕士学历5人，天津医科大学、天津中医药大学、南开大学医学院硕士研究生导师2人，培养了一大批本科生、硕士研究生。

现任学科带头人李志军教授，为享受国务院特殊津贴专家、硕士生导师、教授，兼任天津市中西医结合学会急救专业委员会候任主任委员，中国中西医结合学会急救专业委员会常务委员、天津市中西医结合学会理事、天津市中医药学会常务理事。天津市急救医学研究所副所长王今达为学术思想研究室负责人。

特色促发展，科研促提高

——新疆维吾尔自治区维吾尔医医院

新疆维吾尔自治区维吾尔医医院是一所集医疗、科研、教学为一体的综合性三级甲等维吾尔医医院。医院紧紧围绕深化医药卫生体制改革和促进维吾尔医药事业健康可持续发展两大主题，坚持“科技兴院、质量立院、以特色促发展”的办院方向，艰苦努力，开拓创新，各方面工作都取得了长足进步，医疗技术和服务水平显著提高，是国家中医药管理局中医药文化建设示范单位、维医皮肤病学重点学科及维医白癜风诊治重点研究室建设单位，自治区3个重点学科建设单位，新疆医科大学、新疆维医学专科学校临床教学医院，2011年10月通过国家中医药管理局重点民族医医院建设及3个重点专科（专病）建设项目检查验收，即将授牌。

医院始建于1954年。现有床位500张，占地总面积3.52万平方米，业务用房建筑面积2.76万平方米，开放床位270张；设有心血管科、皮肤科、骨伤科、外科、内科、妇产科、理疗科、急诊科等11个临床科室以及相应的13个专科门诊。

近年来，医院不断建立完善的医疗诊治和科研工作体系，不断提升医疗工作服务能力和水平。

一是完成了国家中医药管理局“皮肤病专科和宫颈糜烂专病、膝骨关节炎专病”建设项目；“冠心病、湿疹专病、维吾尔医理疗专科”列入自治区重点专科（专病）建设项目。

二是承担和完成各级各类科研项目40余项，通过科研形成了维医特色优势突出的规范化治疗技术和指南，培养了维吾尔医学科带头人，提高了维医药学术水平和科研队伍的建设。

三是在国家中医药管理局和自治区中医民族医药管理局指导下，制定了15个病种的维吾尔医诊疗指南、10项维吾尔医疗技术操作规范、7项维吾尔医整体护理等护理技术操作规范。

四是在维吾尔医理论的指导下，借助现代技术，已拥有院内制剂114种，除基本满足本院临床、科研需求外，还调剂供应自制区部分基层维吾尔医医院临床使用；研制开发了37种国药准字产品；与武汉人福高科技产业股份有限公司共同投资创建新疆维吾尔药业有限责任公司，生产了21种国药准字维吾尔药。

五是维吾尔医皮肤病重点学科、维吾尔医白癜风诊治重点研究室列入国家中医药管理局建设项目，为提高临床诊治优势病种开创了新思路，提供了新方案、新技术、新标准及新制剂。

六是拥有皮肤科、妇科、骨科、心内科、消化科5个专业的国家食品药品监督管理局GCP基地，为维吾尔医学科发展及维吾尔药新药的研究提供了重要的临床技术平台。

七是建立了远程会诊平台以及白癜风等7个优势病种维吾尔医诊疗技术规范研究科研管理系统，为区内维吾尔医医院各方面的发展提供了信息技术上的全面支持和保障。

八是与中国中医科学院达成对口支援合作单位协议，共同建立了中国中医科学院新疆维吾尔医药研究基地、中医/维医信息应用联合研究室，开办了中国中医科学院（维吾尔医药方向）研究生课程班，为培养维吾尔医药高层次人才发挥了重要作用。

在加强医院全面建设的同时，医院还充分发挥先进典型的示范作用，以点带面，推动行业作风建设深入扎实开展。

一是采取多项便民措施，让群众“看得上病”。医院在全疆多家维吾尔医医院建立了有线和无线一体化远程医疗会诊体系，实现了远程会诊、远程教学、远程预约就诊服务、远程查房等项目，网络覆盖全疆，并实行了为外地患者优先安排床位、优先安排专家就诊、优先安排预约检查的“三优先”服务。

二是实行医疗费用垫付制度，探索新农合支付方式。与10多个地州市县签订了新农合结算垫付协议，实施了以新农合为基础、与民政部门大病救助相结合的“先治疗、后结算”救治模式。

三是积极响应自治区党委对口支援基层工作的部署。从实现好、维护好、发展好广大农牧民的健康权益出发，常年向对口单位派驻医疗队，开展义诊、业务培训、学术讲座、教学查房，指导专病（专科）建设、人才培养、新技术推广等活动，帮助基层提高医疗技术及管理水平，较好地满足了农牧民对维吾尔医药医疗保健服务的需求。

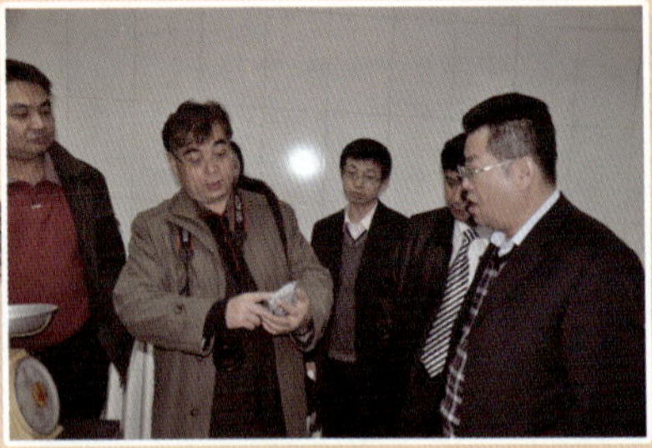
中医药知识宣传普及项目工作西北片区检查组来院考察

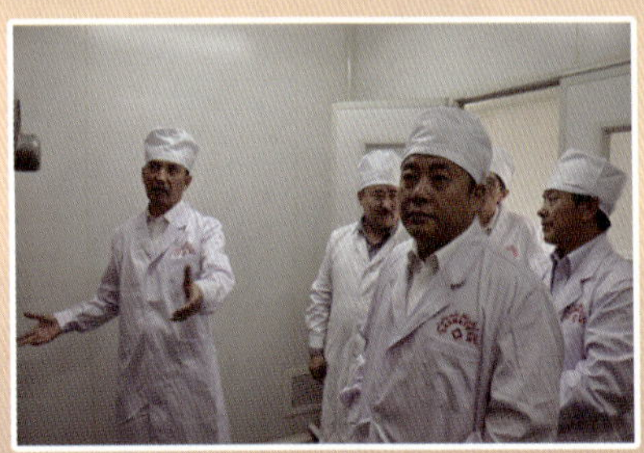
国家中医药管理局重点民族医医院建设项目、专科专病建设项目验收

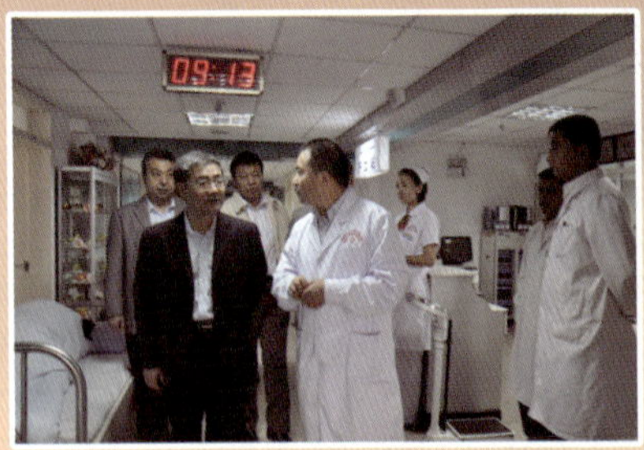

国家中医药管理局副局长马建中莅临检查指导工作

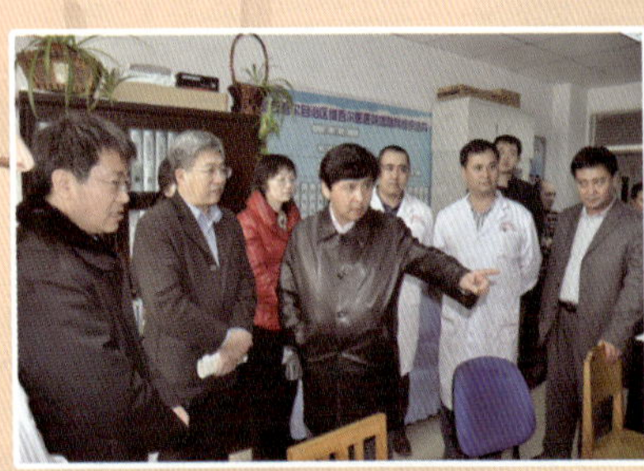
卫生部卫生信息化建设调研组调研

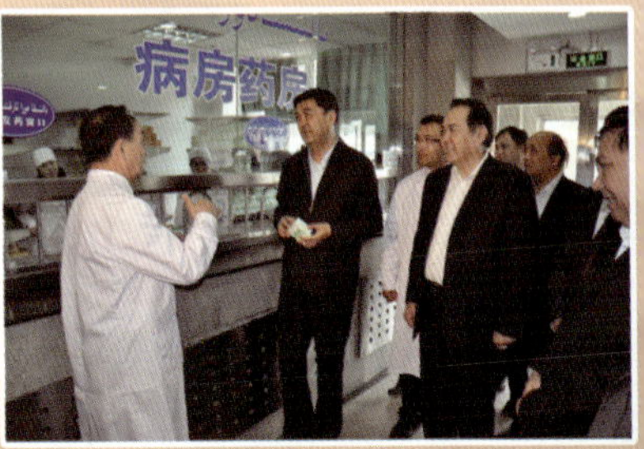

自治区主席努尔·白克力一行莅临指导工作

云南省彝族医药研究所

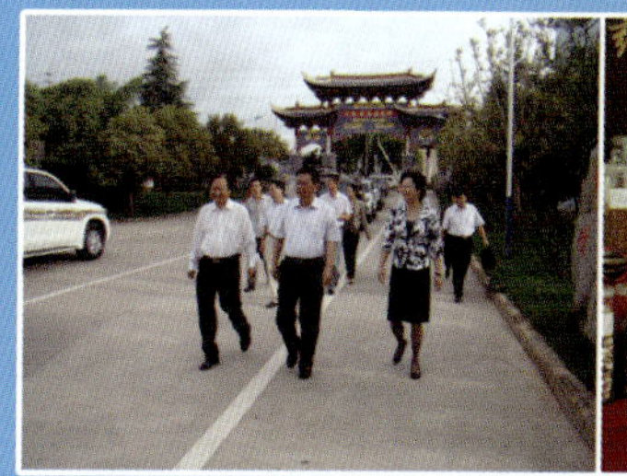

楚雄州委书记张太原、卫生局局长钟继红视察研究所

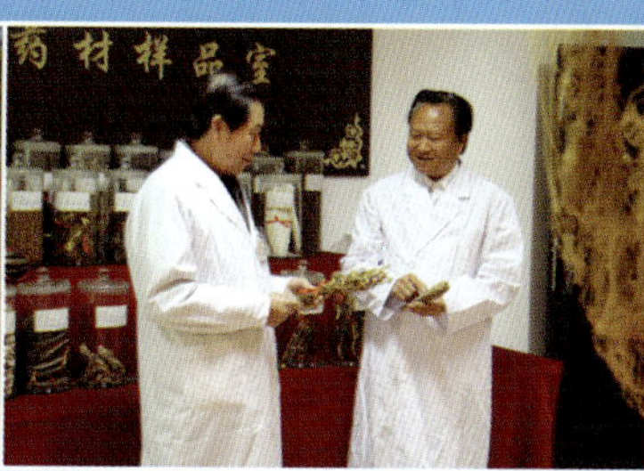

所长杨本雷和副所长余惠祥亲切交谈

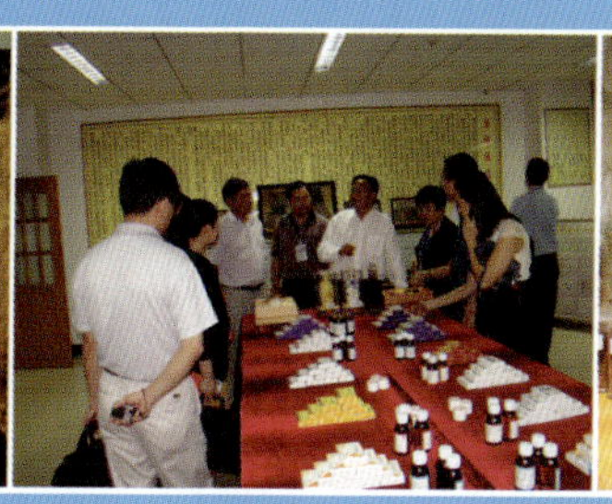

大公报、新华社、文汇报记者来研究所参观、采访

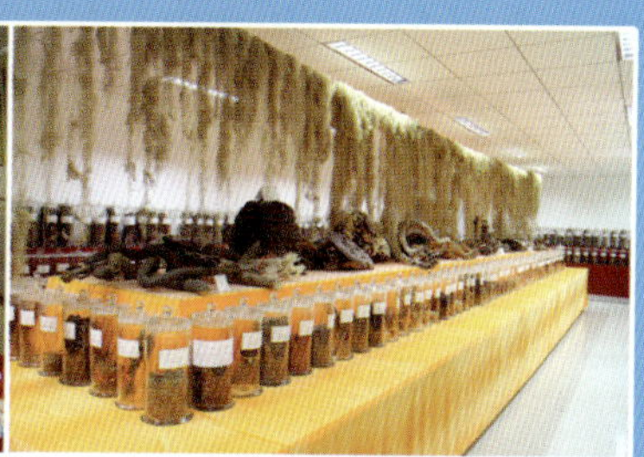

彝族药材展厅

云南省彝族医药研究所历经云南省楚雄州中医医院民医科、楚雄州彝族医药研究所等历史时期，于2004年正式成立，是全国较早致力于彝族医药研究的单位之一。经过几代彝医人的辛勤耕耘，彝族医药日臻完善，渐成体系，为彝族医药事业科研、临床、教育和推广作出卓越贡献，将为我国彝族医药体系建设和产业发展发挥愈来愈重要的作用。

2012年是云南省彝族医药研究所重要的一年，在这一年里，研究所继续秉承“仁和精诚，继承创新”的宗旨，矢志发展，甘于奉献，在理论建设、科研项目、新药开发、基础设施、人才结构等方面进展顺利，取得骄人成绩。

彝医理论建设日臻完善

经过近4年时间，研究人员在整理彝族医药古籍、文献资料、口碑资料和近30年的临床实践资料的基础上，编著出版了代表当今彝族医药发展水平的理论专著《中国彝医方剂学》，标志着彝族医学基础理论研究又向前迈进了一步，是继《中国彝族药学》、《中国彝族医学基础理论》后的又一重要成果。

科研工作取得丰硕成果

国家“十一五”科技支撑计划项目课题“彝医上法治疗慢性咽炎规范化研究”和“张之道彝医药医技医术抢救性传承研究”通过国家中医药管理局验收并推广试用。云南省党政一把手项目“重要彝药资源收集、研究及产业化开发”按任务书计划进展顺利。另外还有3个临床科研项目已进入州级科技进步奖评奖。

中国彝族医药馆顺利落成

随着研究所的不断壮大发展，中国彝族药物标本库在原来的基础上得以扩建，所藏物品更加丰富多样，新增彝族植物药蜡叶标本1000多份，引种彝族植物药活体200多种，并正式更名为中国彝族医药馆，新馆即将投入使用。

人才队伍不断长大

研究所现有专职人员10人，兼职人员33人。研究人员中，正高级专业技术人员4人，副高级专业技术人员4人，中级专业技术人员10人，具有硕士学位的研究人员2名。

新药开发效益良好

研究所目前开发了国家准字号新药4种（嗨诺惰秋齐胶囊、利胆解毒胶囊、紫灯胶囊、饿求齐胶囊）、彝族药院内制剂39个种和彝龙神韵系列保健酒，均在临床上得到广泛应用，效果良好，取得较好的经济效益。

地址：云南省楚雄市鹿城西路327号

邮编：675000

电话/传真：0878-3164436

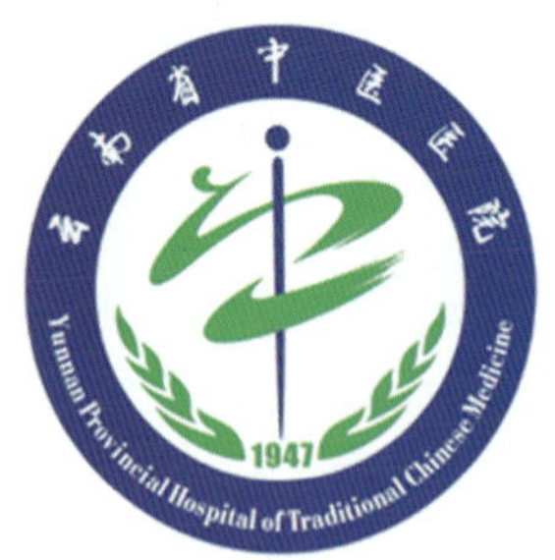

云南省中医医院

云南中医学院第一附属医院

YUNNAN PROVINICAL HOSPITAL OF TRADITIONAL CHINESE MEDICINE

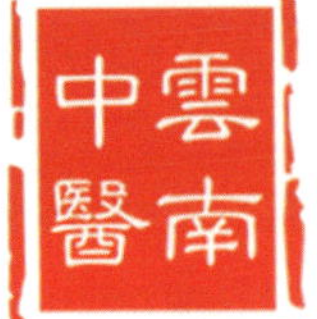

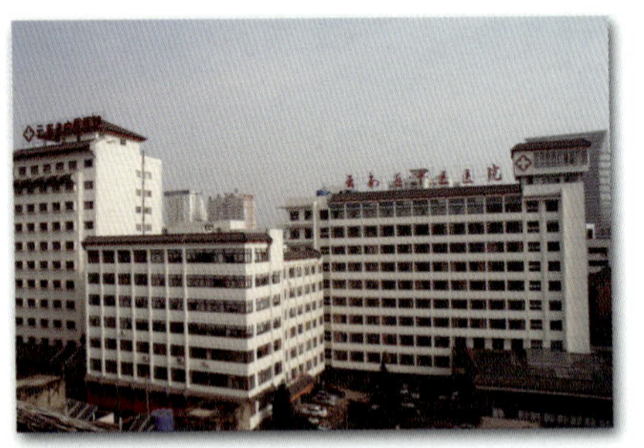

医院全貌

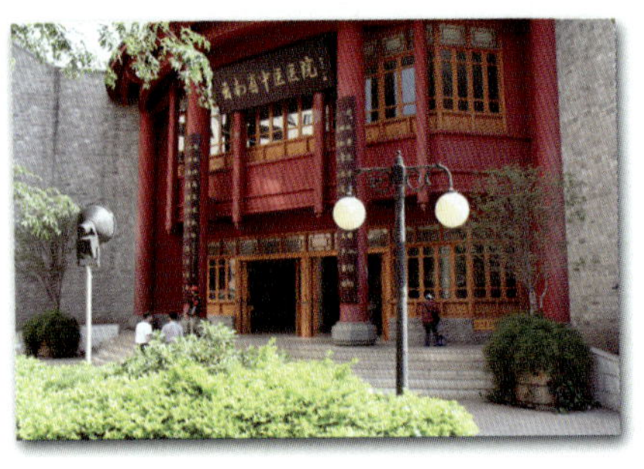

医院外景

云南省中医医院的前身是始建于1947年的云南大学医学院附属医院分院，经云南省人民政府批准于1955年正式改建为云南省中医医院，迄今已有63年的建院历史，是全国建设历史较长的省级中医医院之一，为大型综合性三级甲等中医医院，2007年被云南省卫生厅授予云南省中医名院称号。

经过63年的发展，医院现在已成为人才荟萃，技术力量雄厚，科室齐全，设备先进，并形成院有专科、科有专病、病有专药、中医特色突出的大型综合性三级甲等中医医院，2007年被评为云南省中医名院。年门诊量65万人次，年出院患者1.5万人次。医院现有病床560张，有29个临床、医技科室，14个临床教研室及一个占地4000多平方米、能生产20多种剂型80多个品种的现代化的中药制剂中心；有国家级重点专科3个、国家级重点学科3个、云南省中医名科8个、云南省重点专科（专病）25个；同时也是国家药物临床试验机构及国家中药现代化科技产业（云南）基地中药新药GCP中心、国家中医药国际合作基地、国家中医药管理局慢性前列腺炎补肾通利重点研究室、国家中西医结合传染病临床（云南）基地建设单位、国家中西医结合急诊临床（云南）基地建设单位，有中医内科学、针灸学2个省级重点学科，有中医内科研究中心、中西医结合男科研究中心2个省级研究中心、中医风湿病、中医脑病2个省级研究室，有8个硕士研究生学位授予点。具有独立申报国家自然科学基金项目资格，主持有国家“863”计划重大科技专项、国家自然科学基金项目、国家科技支撑计划、国家科技攻关计划、云南省科技计划、云南省自然科学基金项目等科研项目，具有开展中医临床研究工作的技术条件。现有各类专业技术人员986人，其中高级专业技术职称人员147人；有国家级和省级名中医22人；有MR、全身螺旋CT、大型数字X线机、彩超、全自动生化分析仪等医疗设备，医疗设备总值6500万元，医院固定资产总值2亿。医院是云南中医学院的临床医学院，承担硕士研究生、本科生、专科生、成人教育等不同层次的教学工作。医院是国家批准的接收外籍学员、开展中医非学历教育的进修学习单位，2008年医院被国家中医药管理局评定为中医药国际合作基地。医院在市区内还设有8个专科和专家门诊部，开展相应的社区医疗服务。

医院还是集云南省90家州（市）、县（区）中医院为一体的云南省中医医疗集团的总医院；在风光秀丽的滇池度假区开设有云南省中医医院滇池度假区医院；新选址扩建的滇池院区一期1200张病床一期项目现已启动。

近年来，医院先后被全国妇联、全国总工会、云南省妇联、共青团云南省委授予全国妇联先进集体、抗震救灾工人先锋号、云南省巾帼文明岗、云南省青年文明号等称号。2009年11月，医院院长秦国政被授予中国医师最高奖“第六届中国医师奖”。

医院是云南省和昆明市城镇职工和城镇居民医疗保险的定点医疗机构和医疗保险定点转诊的医疗机构，是云南省新农合定点医疗机构，医院已经开通云南省内异地医疗保险持卡就医系统。

用改革创新开启时代新局面

——记武汉市中医医院2011年发展之旅

改革是动力，创新出活力，在“十二五”的开局之年，武汉市中医医院全速启动改革与创新这两个发展引擎，紧紧围绕科学发展的时代主题，肩负为民服务的光荣使命和社会责任，奋勇拼搏，砥砺进取，为实现新时期新跨越绘就了浓墨重彩的一笔。

一、强化管理，夯实发展基础。医院始终坚持以质量为核心、以规范流程为中心、以制度的健全和落实为重心，在管理的全程积极推行标准化管理。在工作实践中，以中医医院管理年活动、重点专学科评审、三级实验室建设等各项国家标准为基本要求，严抓环节管理和精细管理，不断增强全院职工的责任意识、竞争意识和发展意识。同时，全面实施从上到下的监督机制，以及由下至上的反馈评价机制，做到有计划、有总结、有反馈、有落实、有提高，建立完备的质量控制体系，螺旋式上升。通过强化管理不断夯实发展基础，取得极好的效果，在国家中医药管理局，省、市卫生行政部门对医院的历次检查评审中，均博得各级领导的高度好评。

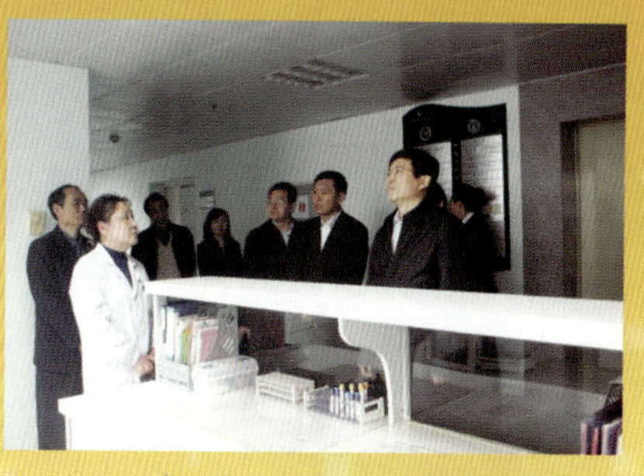

2011年3月，国家中医药管理局副局长于文明莅临医院视察重点专科建设工作

二、博采众长，凝聚创新智慧。医院在不断加强基础管理，优化服务流程的同时，尤其注重探索中医药发展之路、改革之路，按照深化医药卫生体制改革的重大决策和战略部署，不断创新理念，着力研究解决新情况、新问题。主办首届荆楚中医医院院长论坛，邀请湖北地区三级中医医院院长对中医医院建设、中医药发展等问题深入探讨，有力地促进了以武汉为中心的“1+8”城市圈中医药服务群专家团结互助、重点专科学术相互渗透、技术优势资源充分共享，为医院的长足发展、为建设国家中医药研究治疗中心提供了强大的智力支持。承办全国中心城市中医医院思想政治工作研究会，上海、南京、广州等9大中心城市中医医院高层管理者汇聚一堂，总结探讨中医药发展的创新思路、改进方法和拓展平台，合谋共议，集思广益，为我所用。

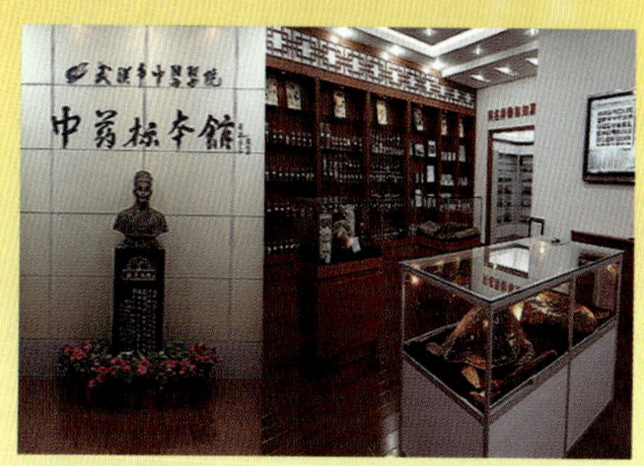

武汉市中医医院中药标本馆

三、优化标准，引领行业先锋。医院被纳入国家中医药管理局第一批中医药标准化研究试点单位，承担了骨伤、脑病、皮肤病等九大类优势病种临床路径优化和行业标准研究等工作，2011年承办了全国中医诊疗指南评价方案论证会，并参与国家中医药管理局中医药行业科研专项《30种中药饮片规格及其质量评价标准研究》。作为行业先锋，在标准化研究上又迈出极为重要的一步，为中医药学术创新性发展构建了新的平台。

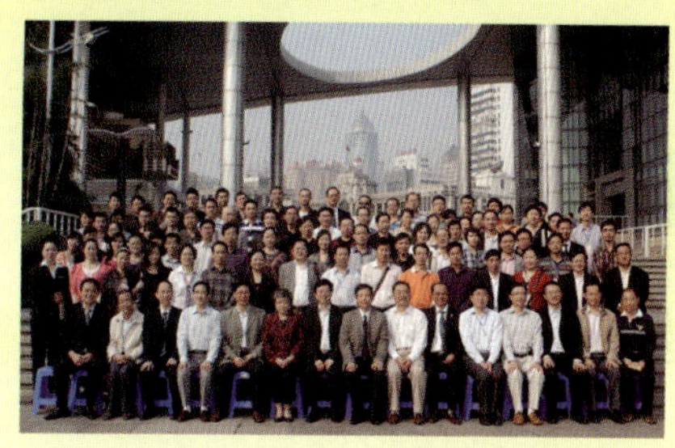

2011年9月，医院承办第七届中南六省中西医结合风湿病学术年会

四、优化梯队，铸就腾飞之师。在继续强化名医大师学术继承人培养和人才引进的基础上，医院在新的历史时期深入推行人力资源管理制度改革。一是以群众的意见为基础，以医院的发展为宗旨，广泛调研、深入研究，2011年圆满完成首次岗位设置工作，充分激发各级各类专业技术人员的积极性和创造性；二是组织10余批次科主任、护士长赴国内外参观和考察，学习先进的经营模式和管理理念，以学带促、以点带面、拓展视野，从医院重点项目、品牌创建、文化特色、服务环境等全方位提升素质；三是遴选优秀青年技术骨干和服务明星纳入后备干部，储备管理生力军。梯队的创新管理，营造了良好成才环境，使医院群贤毕集，形成一支拥有130余名高级职称的中医药专家队伍，铸就了800余职工的医院腾飞之师。

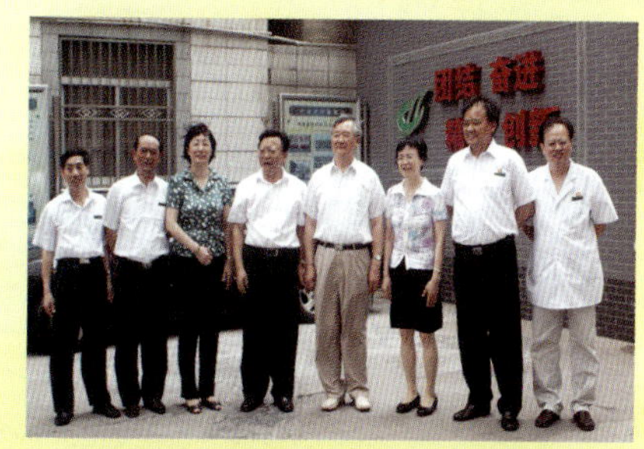

全国政协常委、卫生部原部长张文康，卫生部原副部长、国家中医药管理局原局长佘靖一行莅临医院视察工作

五、创先争优，践行优质服务。在创先争优活动纵深推进之年，医院结合“三好一满意”、行风政风民主评议、医德医风建设等活动，把创先争优活动作为鼓励先进、培养先进、学习先进、宣传先进的实践平台，在动员、学习、宣传、考核和评比的活动全程，全院职工牢固树立积极向上的核心价值观和“以病人为中心”的服务宗旨，在岗位的每个环节和细节践诺优质服务，使医院的专业素质、文明品质、服务实质得以升华，并作为全省、全国卫生行业的先进典型予以推广。

六、特色办院，喜获丰硕成果。坚持特色，发挥优势，深入改革，锐意创新，2011年医院再迈改革步伐，又获创新硕果。全年门诊量上升到97万人次，编制床位数增至1200张，实际开放的670张病床，使用率超过110%，出院病人超过2万人次；科研再次实现新突破，一举获得1项国家发明专利、2项市级科技进步奖、4项市级优秀学术论文奖；办院业绩殊荣赫赫，再添全国中医药文化建设先进单位、湖北省中医药工作先进集体、湖北省卫生工作先进单位、武汉市“五一”劳动奖状先进单位、武汉市文明单位等多项殊荣。

改革未有穷期，创新恰当其时，武汉市中医医院正用改革开启智慧之门，欲将创新铺就发展大道，风鹏正举，排云直上。

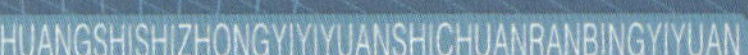

黄石市中医医院（黄石市传染病医院）

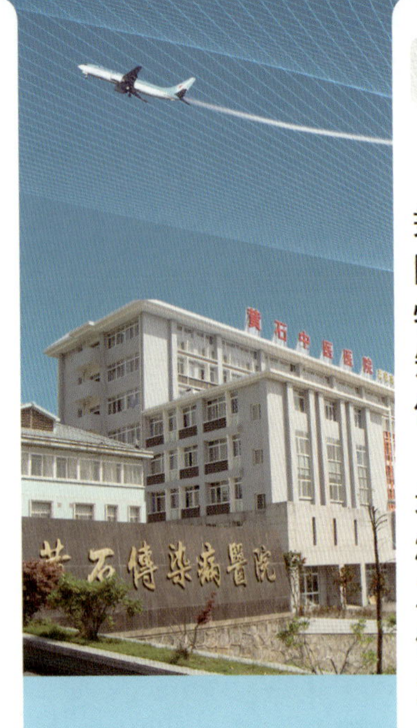

黄石市中医医院（黄石市传染病医院）历经半个世纪的风霜，秉承传统中医精神，经过几代人的不懈努力，现已发展成为一所融医疗、教学、科研、急救、保健及社区服务于一体，具有浓郁中医特色的综合性三级甲等中医医院、国家三级优秀中医医院、湖北省知名中医院、湖北中医学院附属黄石医院、国家中医肝病治疗中心协作医院、亚洲心脏病医院医疗协作医院、新西兰纳尔逊医院友好医院。

黄石市中医医院在新一轮医药卫生体制改革大潮中，利用国家地市级重点中医院建设项目开展的契机，在黄石市政府的主导下，2011年成功实施了黄石中医医院与黄石传染病医院的医疗资源重组工作。两院重组后实行一院三区管理，即钟楼院区、团城山院区、传染病院区；一套班子、两块牌子，医院的名称报市编委批准后改为“黄石市中医医院（黄石市传染病医院）”。

资源重组后的中医院由原来占地不足十亩，发展为占地近60亩；病床设置由350张发展为610张；医院总资产达到2.15亿元。医院重点突出中医特色，担负全市公共卫生工作中的传染病医疗救治工作。医院坚持“名医、名科、名院”发展战略，现在拥有儿科、推拿科等两个国家级重点专科；针灸科、骨伤科、肝病科3个省级重点专科；妇科、肛肠科等一批市级重点专科。“湖北中医大师”、“国家级中医人才”、“湖北百佳名医”、“黄石市级名医”、“人民好医生”等一批德才兼备的拔尖人才脱颖而出。

医院还设有黄石市中医药研究所、黄石市肝病研究所、国家中医药管理局中医药防治传染病临床基地、院士工作站等临床科研机构。医院先后获得三级甲等优秀中医医院、湖北省知名中医医院、湖北中医药大学附属医院等称号。医院连续4年获得黄石市消费者满意单位，2011年获得湖北省消费者满意单位和全国中医药继续医学教育先进单位光荣称号。

改革是黄石市中医医院（黄石市传染病医院）可持续发展的原始动力。黄石中医人勇于开拓进取，甘于奉献，正迈着强劲的步伐，以矫健的身姿，在市场经济的大潮中搏浪奋进，以执着的精神，在发展的阵痛中凤凰涅槃，明天的黄石中医院将浴火重生，再铸辉煌。

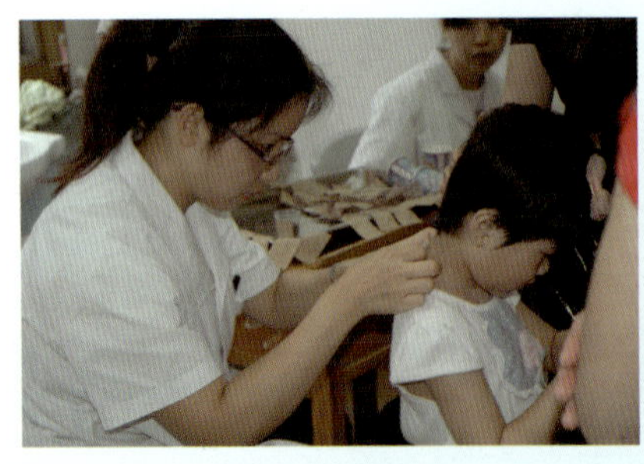

冬病夏治——黄石中医医院（传染病医院）迎来大批中药敷贴患者

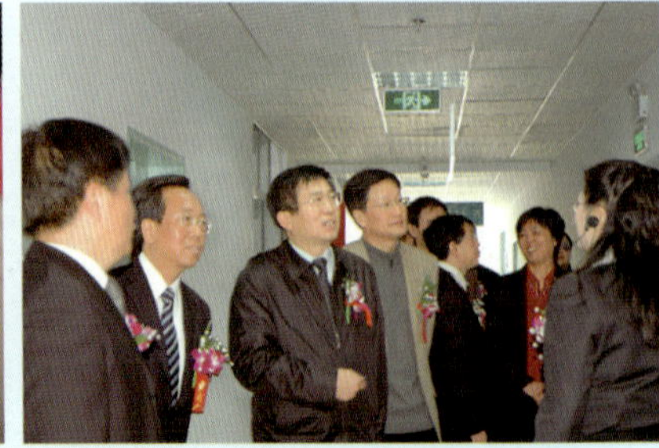

2011年3月24日，国家中医药管理局副局长于文明（左三）在黄石市委书记王建鸣（左四）和市长杨晓波（左二）的陪同下参观黄石市中医医院（黄石市传染病医院）资源重组后的新院区

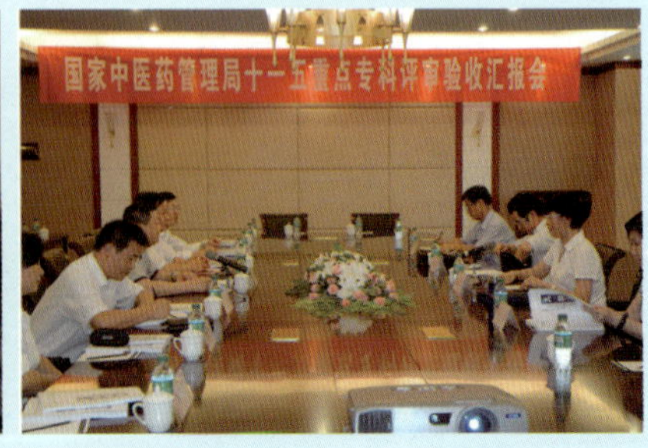

2011年9月10日，黄石市中医医院（黄石市传染病医院）推拿科、儿科顺利通过国家中医药管理局“十一五”重点专科评审验收

陕西中医学院第二附属医院

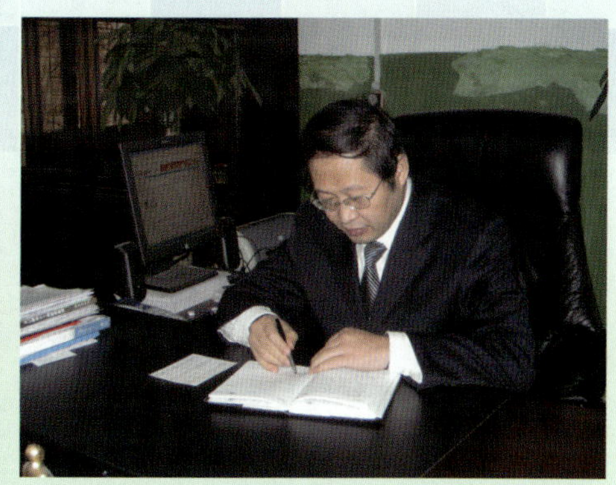

院长：郑刚

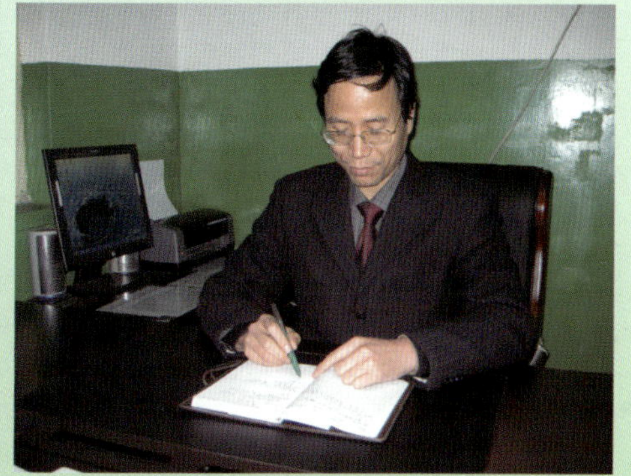

党委书记：董昌虎

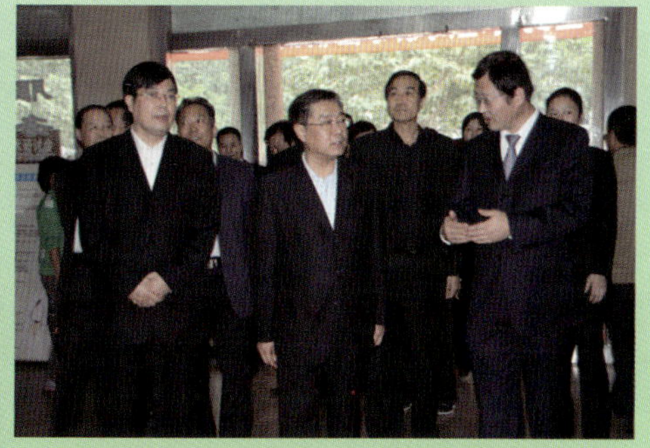

国家中医药管理局副局长马建中在医院视察

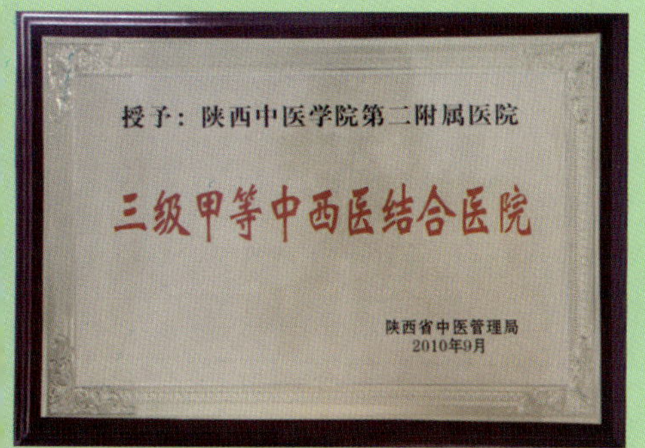

陕西中医院学第二附属医院三级甲等中西医结合医院牌子

陕西中医学院第二附属医院位于西咸一体化国际化大都市之咸阳市古都新区繁华地带。医院始建于1973年，原名陕西省第二纺织医院，2008年划转陕西中医学院，更名为陕西中医学院第二附属医院。医院是一所集医疗、教学、科研、预防、保健、康复为一体的以中西医结合为特色的三级甲等医院和规范化中医教学医院。2010年被陕西省中医药管理局确定为“十二五”期间陕西省中西医结合示范医院和陕西省中西医结合临床研究基地。2011年，入选国家中医药管理局第三批重点中西医结合医院建设单位；2012年5月通过了国家中医药管理局中西医结合三级医院评审验收；曾先后荣获咸阳市妇产医院、卫生部爱婴医院、陕西省首批百姓放心医院、陕西省文明单位、陕西省先进集体、陕西省卫生厅万名医师支援农村卫生工程特别奉献奖等荣誉。

医院由总院、西安分院和西咸新区新院3部分组成，其中总院占地44.07亩，总建筑面积74.237万平方米。西安分院为一级甲等社区医院。西咸新区新院占地217亩。医院设行政职能科室18个，临床、医技科室32个共22个病区，设门诊诊室48个。医院有国家自然科学基金项目2项，陕西省“13115”重点科研专项1项，陕西省教育厅专项计划4项，陕西省中医管理局科研立项3项，咸阳市科技计划7项，陕西中医学院科研课题5项；先后获得省市级科技进步奖60余项，其中省级二、三等奖3项。2011年接收门诊患者32万人次，收治住院患者2.8万人次，医疗业务覆盖咸阳周边地区及部分外省区。

心血管病科是国家中医药管理局“十二五”重点专科建设项目。预防保健、重症医学被评为国家中医药管理局“十二五”重点专科培育项目。康复医学科被评为省级重点学科。血液病实验室被评为省级重点实验室。中西医结合妇产科、中西医结合血液内科、口腔科、眼科、新生儿科是市级重点专科。名老中医工作室是医院的亮点，包括国医大师张学文，国家级名老中医、有突出贡献专家郭成杰、殷克敬、陶根鱼、沈舒文，陕西省名老中医马居里、杨鉴冰、李治牢，博士生导师王瑞辉等中医药专家、教授60多人轮流坐诊、查房。在心脑血管病治疗方面开展的颈动脉内膜剥脱术结合丹黄通脉方的中西医结合治疗脑中风技术，心胸外科疑难复杂手术及心脏介入手术围手术期中西医结合防治并发症技术方面具有一定优势。在妇产科常见病、疑难病诊治和新生儿疾病中西医结合诊治方面处于领先地位。

多年来，医院坚持中西医结合、中西医并重、中西医互补的办院方向，坚持创新式发展道路，坚持依靠和利用陕西中医学院丰富的中医药人才、技术和知识资源，采用院系合一的模式，走出了一条以人才培养为龙头、以科研创新为契机、以中西医结合为方向和特色的发展道路，促进了医院的发展。

长春中医药大学附属医院（吉林省中医院）

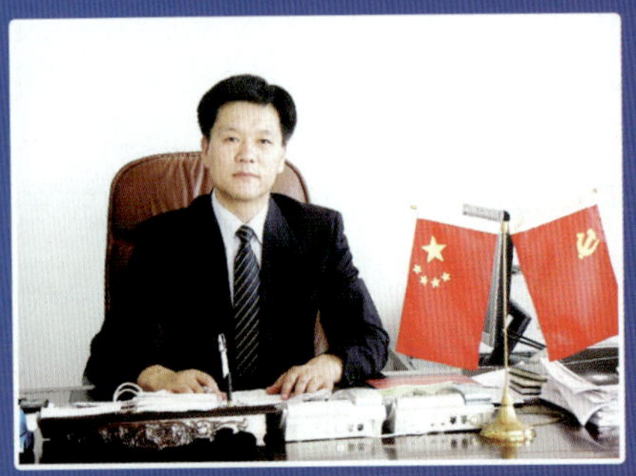

现任长春中医药大学副校长、附属医院院长

长春中医药大学附属医院（吉林省中医院）创建于1958年，是吉林省集中医医疗、教学、科研、保健、康复于一体的综合性三级甲等中医院。2008年被确定为国家中医临床研究基地建设单位，是国家药品临床研究基地、国家中医师资格认证基地、国家中医药国际合作基地、全国中医中风急症医疗中心、全国中医医院信息化示范单位、全国中医医院中医药文化建设试点单位、全国中医"治未病"试点单位。近年来荣获了全国卫生系统先进集体、全国医药卫生系统先进集体、全国中医护理先进集体、全国中医医院总务后勤管理先进单位等荣誉称号。

医院现设"两部两中心"，即总部、二部，脑病康复中心、传统诊疗中心；总建筑面积13.1万平方米，开放床位1500张；现有职工1415人，其中高级职称256人；有国家名老中医、终身教授5人，已故2人，省市名医46人，博士生导师29人，硕士生导师102人。

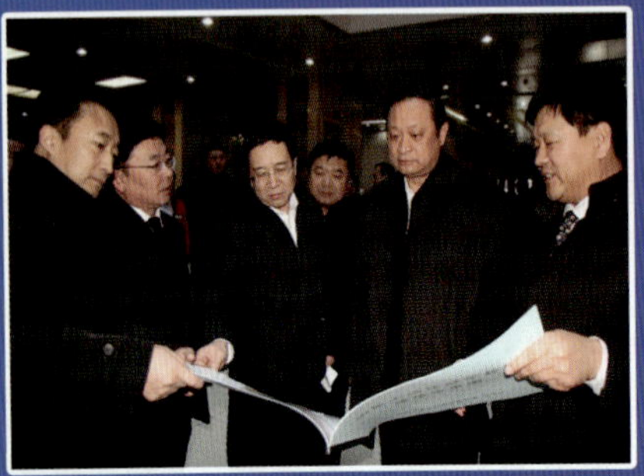

卫生部副部长、国家中医药管理局局长王国强视察国医堂

医院设临床科室28个，医技科室8个，有12个国家中医药管理局重点专科，2个省卫生厅重点专科，16个省中医药管理局重点专科。急诊科是国家急诊基地。

医院有国家三级实验室1个、省二级实验室7个、省卫生厅重点实验室1个，国家中医药管理局重点研究室1个、国家中医药管理局重点研究室（临床基地建设单位）1个、省级研究室12个（其中4个为省级重点研究室）。有国家中医药管理局重点学科8个，省中医药管理局重点建设学科7个。同时，还配备现代化大型诊疗设备。

按照"中医医疗为主、西医保驾护航"的医疗工作思路，医院中医特色明显，优势突出。脑病科、心病科是国家中医临床研究基地优势病种的承建科室。秉承国医大师任继学学术思想，医院在中医药治疗中风病、痴呆、不寐、胸痹、心律失常等领域在全国处于领先水平。儿科在王烈教授学术思想指引下，中医药治疗小儿哮喘、紫癜、肺炎等闻名全国。中医妥治疗肺病、糖尿病、肾病、肝脾胃病、老年病、风湿病、肿瘤血液病等特色突出，疗效显著。妇科秉承杨宗孟教授学术思想，中医药治疗不孕症、宫血等疗效显著。骨科在刘柏龄教授带领下，中医治疗骨病骨伤方法独到，疗效突出，开展的脊柱矫形、股骨头置换、各种骨折手术与中医特色疗法相融合，明显缩短患者愈合周期。以中医康复为主的二部，是全国大型的康复机构，和国医堂、传统诊疗中心、针灸科一起，最能体现中医特色优势，由于疗效确切，受到患者欢迎。外科设脑外、泌尿外、胸外和普外4个区，手术配合中医药疗法，加快康复，预后良好，现为长春市公安伤害和交通肇事指定医疗机构。肛肠科在全省建科最早，中医药配合手术疗法，疗效明显。制剂室建于20世纪70年代，现生产品种100多个，处方来自院内名老中医，现有35种已经纳入长春市医保目录。其中扶正除疫颗粒在防治SARS、甲流中发挥重要作用。院内制剂配合专科专病，形成了"专科、专病、专药"的"三专"共同发展。

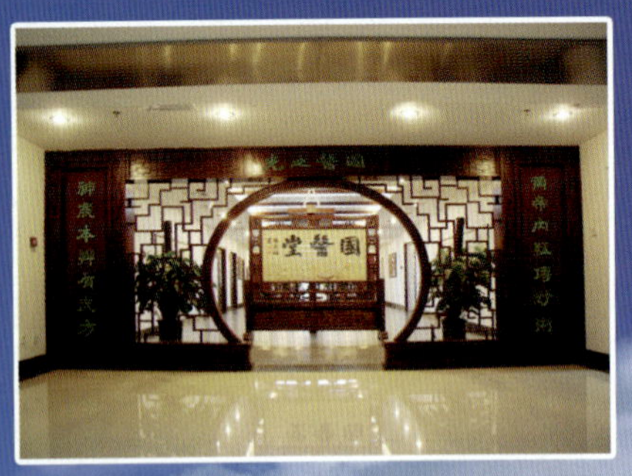

医院国医堂

2006年以来，医院坚持"突出中医特色，发挥专科特长，体现时代特点，提高综合实力"的办院方针，牢牢抓住国家扶持中医药事业发展的有力机遇，凭借政策优势，以国家中医临床研究基地建设和医院管理年活动为良好契机，以文化建设引领医院发展，不断深化改革，加强内涵建设，综合实力快速提升，医教研工作协调发展，以学习型、和谐型、研究型现代化中医医院为目标，加快了创建国内一流、国际知名的现代化中医名院的步伐。

"医院管理年活动"助推了医院发展。2011年，医院总收入5.63亿元，比2010年增长32.78%，其中业务收入4.97亿元，比2010年增长39.61%；门诊152万人次，住院3.92万人次，分别比2010年增长39%和35%；床位使用率116.96%；平均住院日16.23天，同比缩短0.8天。医院获得吉林省职工职业道德建设"十佳"单位、吉林省"五一"劳动奖状、吉林省高工委先进基层党组织标兵、全省卫生系统先进基层党组织、全省中医住院医师规范化培训基地、长春市示范中医医院等荣誉称号。

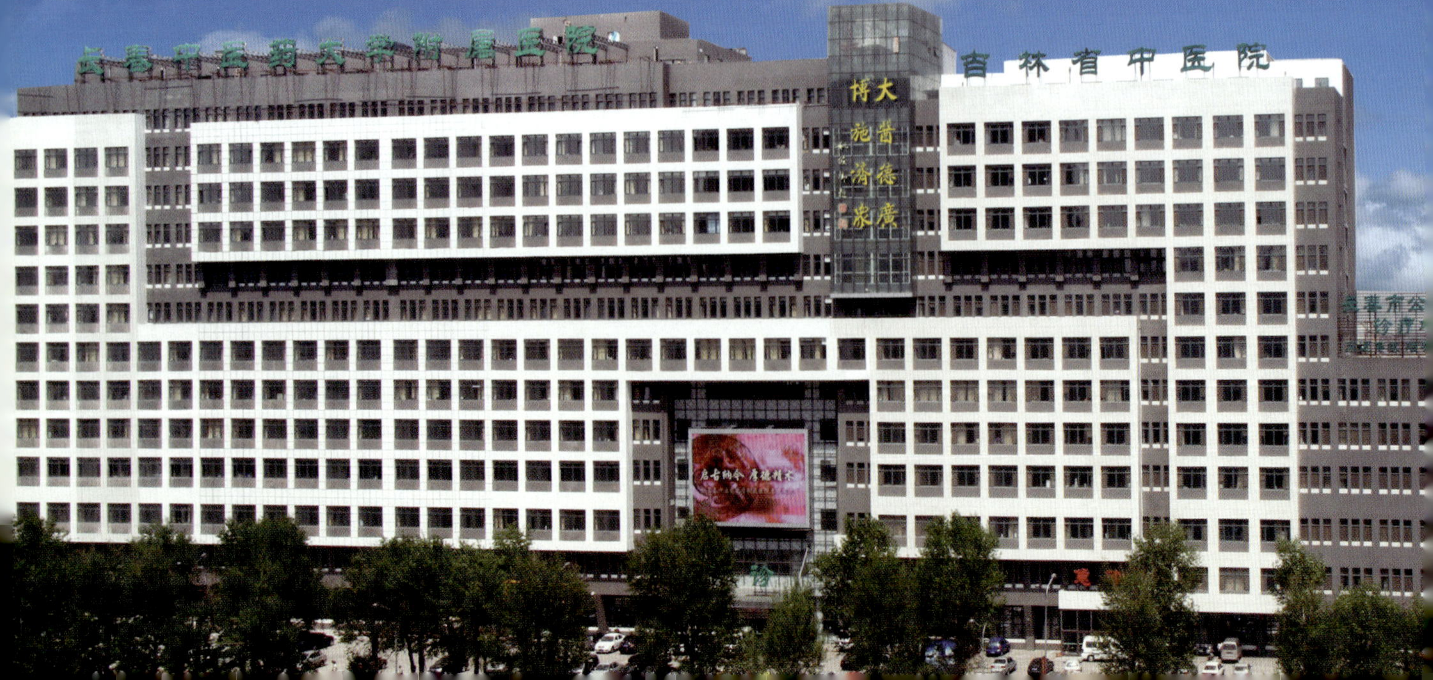

德兴市中医院

德兴市中医院始建于1985年，是德兴市一所集医疗、教学、科研、以中医为特色的中西医结合为一体的二级甲等综合中医医院。

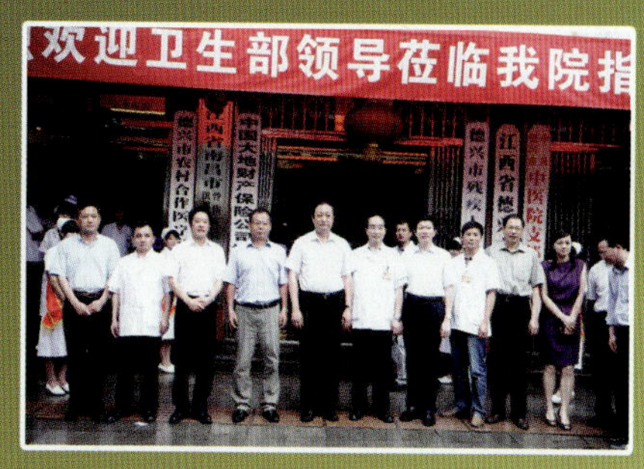

卫生部副部长、国家中医药管理局局长王国强与江西省卫生厅厅长李利，副厅长曹麟，上饶市委常委，副市长韩平，德兴市委副书记、市长谢冠森，市委常委、宣传部长王华欣，德兴市副市长毛敏珍，市中医院院长李建平，市中医院支部书记程传红等合影

医院内设内科、儿科、外一科、骨伤科、妇产科、急诊科、五官科、耳鼻喉科、肛肠科、针灸康复科、推拿按摩科、治未病科、妇科病专科、肝病专科、肾病专科、糖尿病专科、放射科、检验科、B超室、内窥镜室、碎石科等20多个临床与功能科室。

医院占地面积1422平方米，业务用房面积5596.64平方米，其中门诊大楼建筑面积2590平方米，住院大楼3006.64平方米。医院住院环境幽雅方便、设施齐全，为广大患者治疗和康复营造了良好的环境。医院配有进口16层GE螺旋CT、飞利浦HD15四维彩超、阿洛卡彩色B超诊疗系统、百胜彩超、彩色经颅多普勒检查仪、进口柯尼卡CR数字影响成像系统、C臂X光机、500毫安高频电视x光机、24小时动态心电监护仪、进口腹腔镜、椎间盘镜、输尿管镜及泛压弹道碎石系统、前列腺汽化电切镜、富士能高清晰电子胃镜、富士能高清晰电子纤维结肠镜、奥林巴斯AU480生化分析仪、迈瑞BC-5300五分类血球仪、全自动血球计数仪、全自动生化分析仪、西门子CP化学发光仪、尿液分析仪、尿沉渣分析仪、液基细胞分析仪、多功能麻醉机、电子阴道镜、臭氧治疗仪、多功能监护仪、骨科牵引床等大中型医疗设备40多台（套），有三台“120”急救救护车为抢救病人作保障。

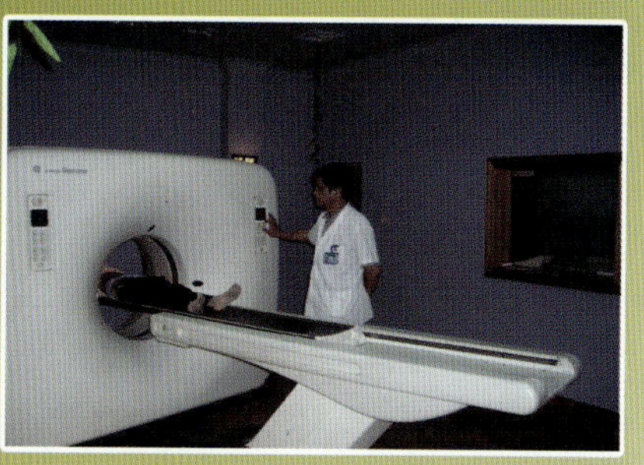

进口CT机正在工作中

全院现有医务人员230余人。其中正高级职称2人，副高级职称8人，中级职称40人。能开展普通外科、妇产科、五官科、微创外科、肝胆外科、泌尿外科、脑外科等高难度手术。还有一批专家擅长以中西医结合治疗肝、胆、脾、胃、小儿疳积、妇科病、糖尿病、肾病等疑难杂症，对心脑血管疾病、糖尿病、哮喘病等慢性疾病都有独到的治疗效果，拥有针灸康复科和骨伤科两个省级重点特色专科。

医院始终坚持“一切为了病人、一切以病人为中心”的服务宗旨、“承中纳西、厚德仁爱、大医精诚”的院训，以精湛的医疗技术，优质的人性化服务，公平、公正、公开的价格为广大人民群众提供高效、优质、廉价、安全的中西医结合医疗卫生服务。医院曾多次获得地市科技进步奖和科技成果奖，上饶市科技创新先进集体、上饶市文明单位、地市消费者信得过单位、德兴市物价收费信得过单位等荣誉称号。医院是该市城镇职工医保、居民医保、新农合、工伤、残疾评定及各保险公司定点医疗机构。

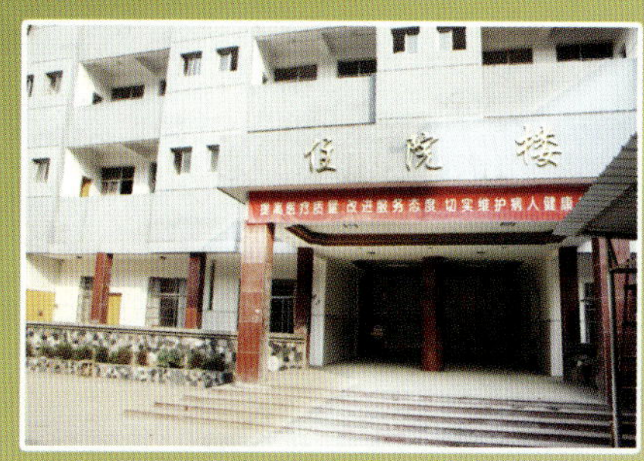

德兴市中医院住院大楼

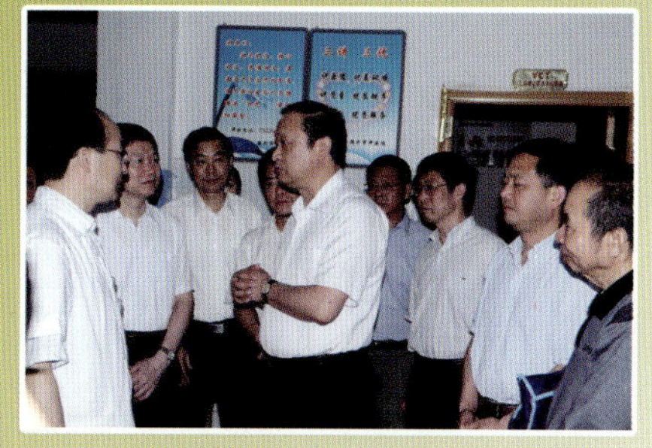

卫生部副部长、国家中医药管理局局长王国强深入德兴市中医院科室考察

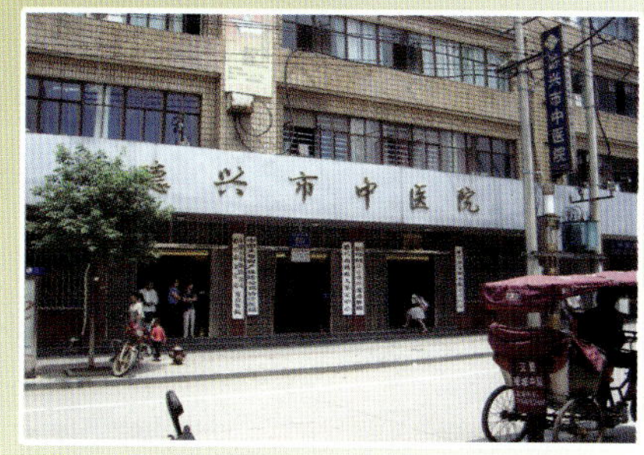

德兴市中医院门诊大楼

山西省脑康医院

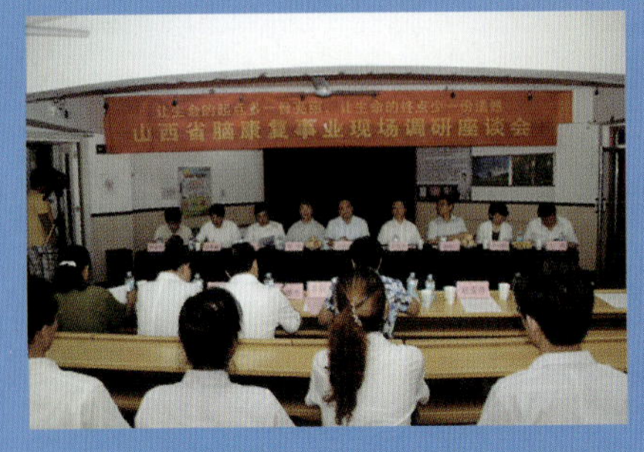

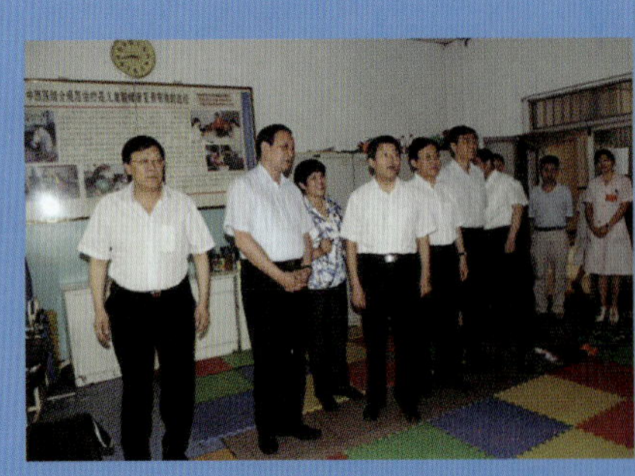

山西省脑康医院创建于1992年，直属于山西省残疾人联合会，是我国专门研究防治小儿脑性瘫痪和老年性痴呆症的医疗服务机构，是集科研、临床、教学、康复、防治为一体的全民所有制事业单位，是“院有重点、科有特色、人有专长”的专家、专长型的非营利性公益性康复医疗服务机构。现有临床治疗与康复性科室共22个，开放床位130张，规模建设床位550张，已形成一批专业过硬、技术精良、医德高尚、团结进取的有独特康复专业技术的人才队伍。

20多年来，医院将中国传统疗法与现代康复技术、特殊教育、社区康复等相结合，应用于治疗小儿脑瘫和老年性痴呆症，创建了中西医综合治疗新技术体系，已代表中国康复技术走向世界，成为科学、规范、系统、标准的国际化治疗小儿脑瘫新模式。

医院专家课题组先后承担了科技部、卫生部、山西省科技厅、山西省卫生厅的“七五”、“八五”、“九五”、“十五”和“十一五”等攻关项目16项，先后荣获国家科技金花奖，全国三优博览优秀奖，山西省科学技术进步一等奖、二等奖、三等奖，联合国自然医学优秀成果奖，诺贝尔和平奖提名等殊荣。2012年3月，医院正式成为国家中医药管理局“十二五”重点专科项目建设单位。

20多年来，医院先后诊治小儿脑瘫和老年性痴呆症患者近12万例，已有近10万例达正常化，入托上学、参加工作、有部分结婚生子，有2万多例达到生活基本自理，总有效率达97.8%，使10万多个家庭重新获得幸福，近12万例患者重获新生。近百万名亲人得到解放，社会效益明显。目前，该科研成果和研发的技术已在国内30个省、市、区推广应用，俄罗斯、美国、日本、加拿大、澳大利亚等80个国家的患儿多次集体组团前来康复治疗。在中俄两国政府有关方面的支持下，赴外医疗专家小组在国外治疗俄罗斯患者4168人次，均取得好疗效。俄罗斯近300名脑瘫患儿先后分批组团到山西省脑康医院接受科学、规范、系统、标准化的康复治疗，回国后经专家组用国际评估标准进行评估全部有效，给予了“医疗技术水平具国际领先水平，诊治方案属国际首创”的高度评价。

山西省脑康医院连续多年先后荣获全国三八红旗集体，全国巾帼文明岗，山西省职业道德建设十佳单位，省级、市级巾帼文明示范岗、精神文明和谐单位标兵、集体一等功、五一劳动奖状，山西省青年文明号，科技创新示范医院，百优医疗机构等一系列奖项和光荣称号。

山西省脑康医院，昔日的奋斗已经写进了历史，曾经的辉煌已经树就丰碑。今天，铺开更加壮丽的蓝图规划未来，朝着更加宏伟的目标阔步前进，一定会拥有一个更加美好的、豪迈的，一个更加春意盎然、生机无限的明天。

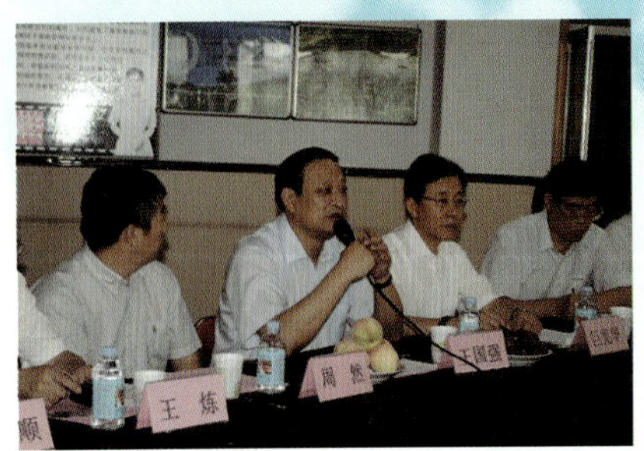

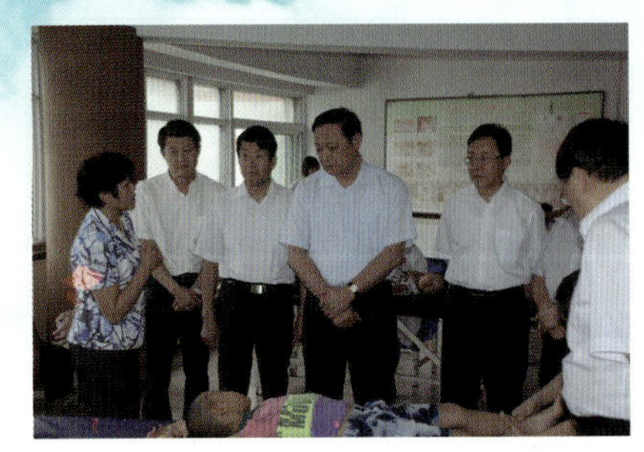

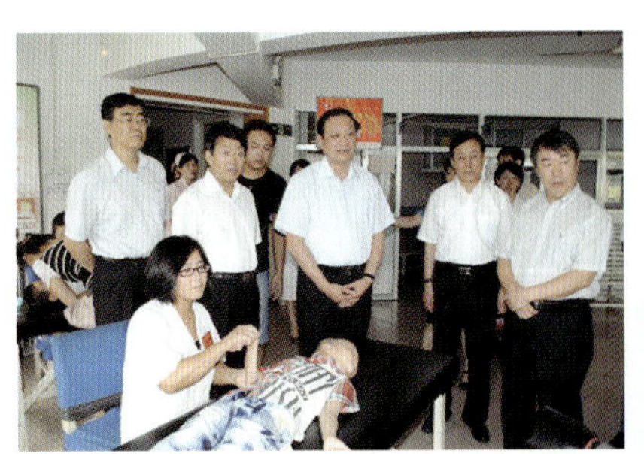

山西大学中医药现代研究中心

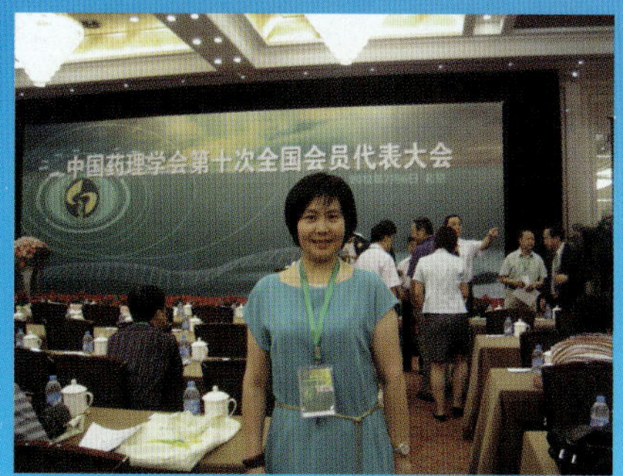

中心主任秦雪梅

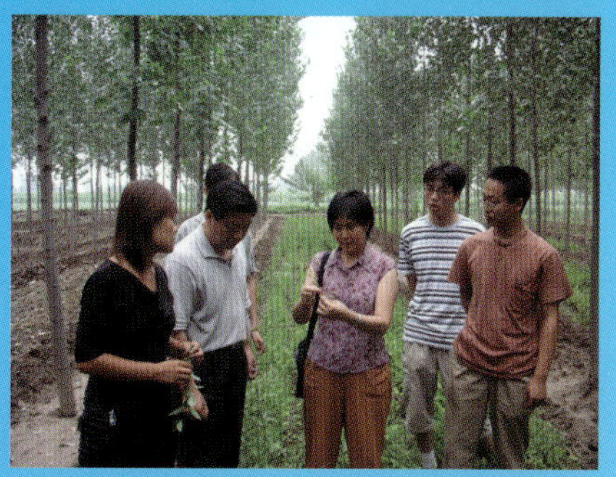
秦雪梅在山西远志基地调研

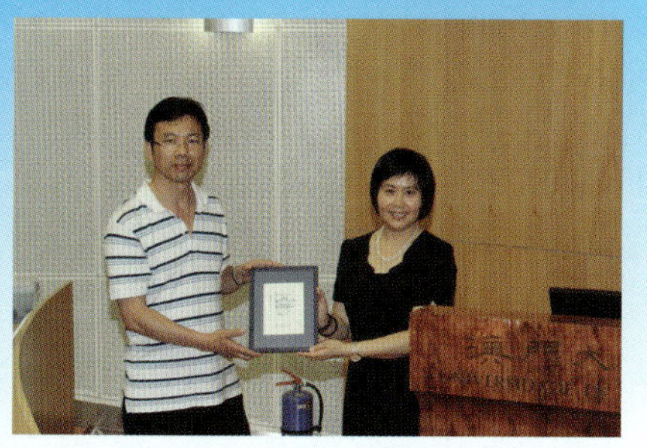
秦雪梅在澳门大学交流

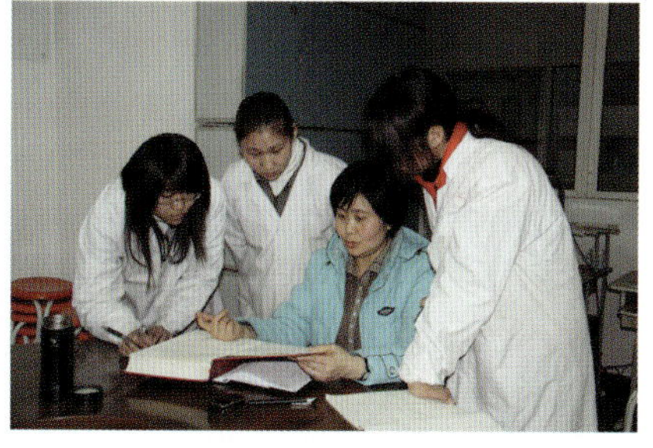
秦雪梅指导研究生

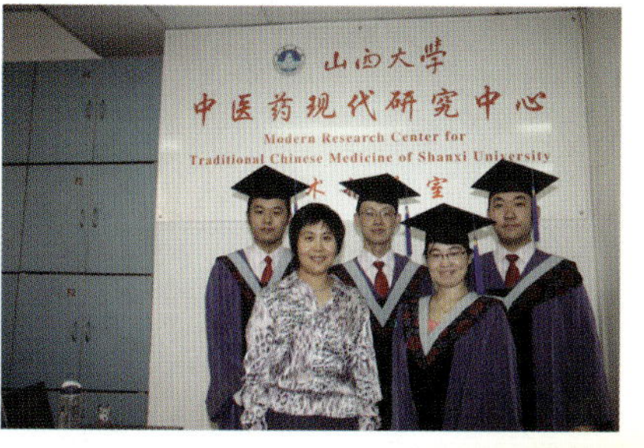

中心学生毕业合影

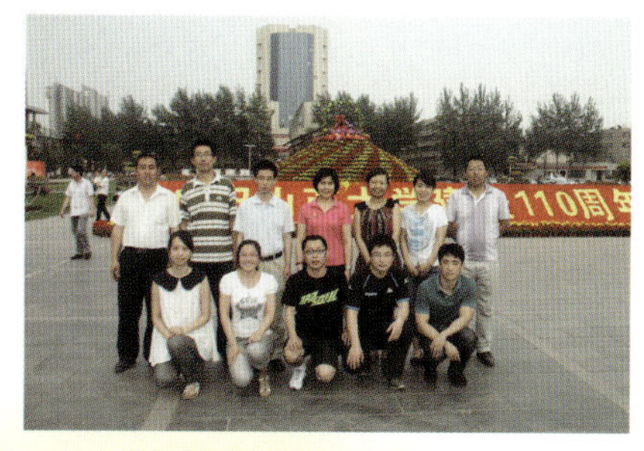
中心工作人员在庆祝山西大学建校110周年时的合影

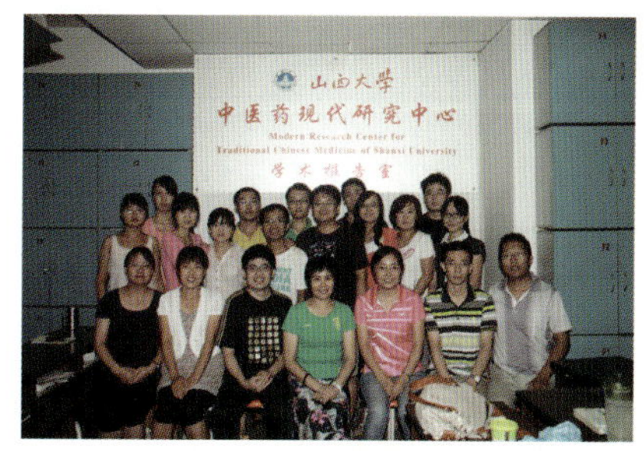

中心全体师生合影

当代中医药发展研究中心

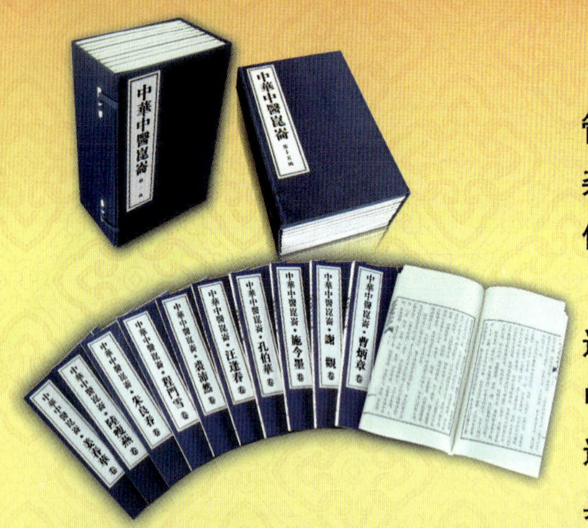

当代中医药发展研究中心是民政部批准、国家中医药管理局主管的民办非企业社会组织。批准的业务范围是：组织研究攻克疑难杂症，探讨研发中药保健新产品，学术交流，专业培训，国际合作，书刊编辑，展示展览，咨询服务。

从2008年开始，中心集中全力，历时3年，用评传体裁，为我国近百年来150位著名中医药学家编纂出版了一部大型传记丛书《中华中医昆仑》。全书共计150卷，500余万字，记载了大师们的生平事迹、学术思想、医术专长、医风医德、养生之道和突出贡献，是一部具有历史、学术、文学、实用、典藏价值的传世著作。丛书的编纂出版是一项艰巨的系统工程，先后参与组织、策划、撰写、编审工作的专家、学者及各界人士多达500余人，其中作者170余名，编审专家100余人。丛书编纂完成后，于2011年10月25日在北京人民大会堂举行了隆重的出版发布会暨捐赠仪式。第十届全国人大常委会副委员长顾秀莲，第十一届全国政协副主席郑万通，卫生部副部长、国家中医药管理局局长王国强，文化部原副部长、现国家图书馆馆长周和平出席发布会及捐赠仪式。顾秀莲副委员长作了重要讲话，充分肯定了丛书出版的意义。王国强副部长在讲话中指出：《中华中医昆仑》的出版，弥补了我国为著名中医药学家大规模撰写传记的空白，是一项开创性、抢救性、承前启后的工作，对中医药能够绵延不断地造福人类、在继承创新基础上发扬光大、为中华民族优秀的医学财富传承下去具有重要的现实意义和深远的历史意义。会上，当代中医药发展研究中心主任、《中华中医昆仑》丛书主编张镜源介绍了丛书编纂出版的历程；顾秀莲、郑万通、王国强、张镜源、周和平等领导同志分别向孔子学院，全国省、市、自治区图书馆、中医药大学和中医医院赠送了《中华中医昆仑》（典藏版）图书。

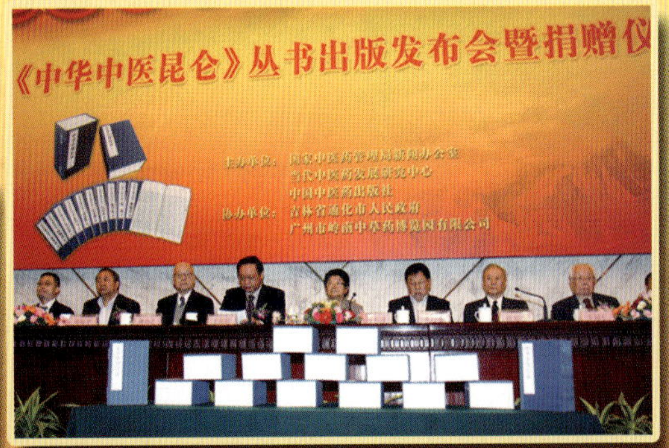

丛书出版发布会主席台就座的领导和专家

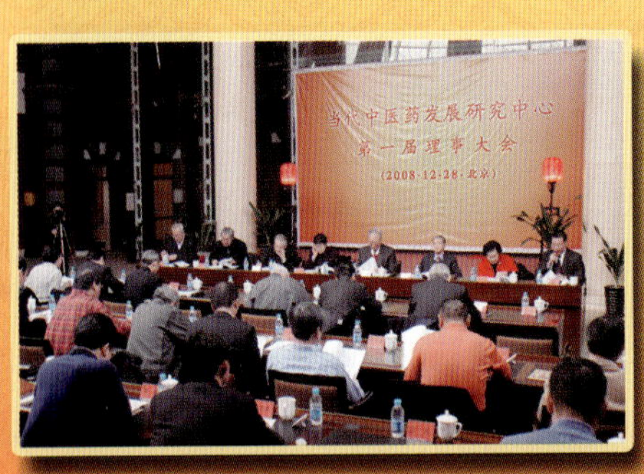

中心第一届理事大会

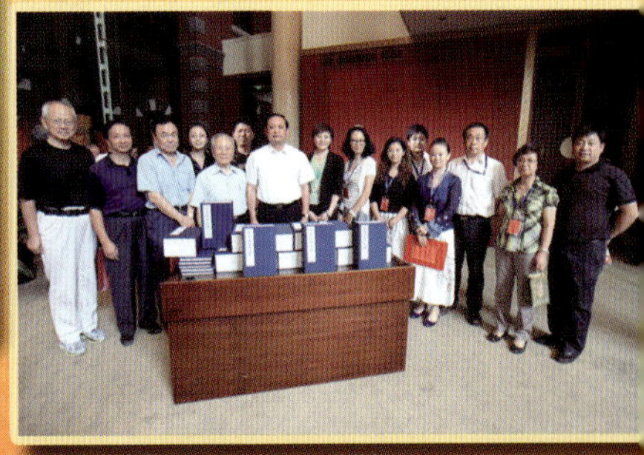

王国强副部长与中心工作人员合影

地址：北京市西城区广安门外大街305号
荣丰2008-8区A2楼16层1604室
电话：010-63470588
传真：010-63470588
邮编：100055
E-mail：ddzyywk@163.com

太原市中医医院

中医特色是中医院立院之本

改革创新是中医院发展之源

太原市中医医院（太原市中医研究所）创建于1959年，是太原市一所集中医医疗、科研、教学、康复、保健为一体的综合中医院；是省市医保、城镇居民、新农合定点医院。该院有着浓厚的中医文化底蕴和鲜明的中医特色，始终坚持秉承“传承中医，弘扬国粹”的理念，以大力培育和倡导中医药文化的价值观念为核心，以营造特色鲜明、内涵丰富的中医药文化氛围为重点，以中医传统疗法、非药物疗法、中医特色护理为抓手，把“为人民群众提供优质的中医药服务”作为出发点和落脚点，狠抓三名三进工程建设，打造中医药特色优势，全方位体现中医药文化特色。2011年该院获得了全国中医药文化建设先进单位。2012年获第三批全国百姓放心示范医院，2012年9月，该院通过了国家三级中医医院评审检查。

太原市中医医院积极引导全体职工树立“对标意识”、“率先发展意识”和“转型跨越意识”，采取对标管理、目标管理、绩效管理、精细化管理模式，制定医院长短期发展规划，确立了创建三级医院、百院兴医工程门诊综合大楼建设、安全工作3项重点工作和大力开展传统疗法部、健康管理部、康复部3项特色亮点工作，加快医院的全面协调发展。该院以加强重点学科建设为主要抓手，2010年7月，太原市中医医院成立了太原市首家中医“治未病”中心，2011年3月获国家中医药管理局“治未病”预防保健服务试点单位；承担山西省医院协会康复管理专业委员会工作，利用医院开展的非药物疗法、特色疗法和中医诊疗技术等优势，实现疾病的预防、养生、康复、保健。肺病科为国家中医药管理局“十二五”重点专科建设项目，中医护理为国家中医药管理局“十二五”重点专科培育项目。该院的儿科、心脑中风科、中医肿瘤科、消化内科、糖尿病的治疗居于全市领先水平。

突出中医药优势，把原有的专科专病做大做强。开展名老中医师承带徒工作，该院有第五批全国老中医药专家名医指导老师1名、学术经验传承人2人，在院内遴选12名名老中医带徒35人。广泛开展中医传统疗法60种、非药物疗法47种、中医专病85种、专方113种、中医优势病种41种、康复疗法60余种，这些中医特色治疗项目在各病区均广泛应用。医院积极开展中药超微粉技术，推广节能环保型、无药渣药材中药免煎颗粒及小包装饮片，这些新技术的开发，具有携带服用方便、节能环保的特点，让群众充分享受中医药“简、便、验、廉”的特色服务。

近年来，该院从提高广大市民健康素质着手，抓准机遇，发挥优势，全面推进中医药事业科学健康和谐发展，随着该院医疗技术服务水平的提升、社会知名度的提高，吸引了越来越多的就诊人群。今年该院将全面落实健康太原“十二五”发展规划，大力实施百院兴医工程，推进门诊综合大楼的立项和开工建设，努力改善医院的硬件基础设施建设，优化中医院的诊疗环境，为广大患者提供更优质便捷的中医药“绿色医疗”服务。

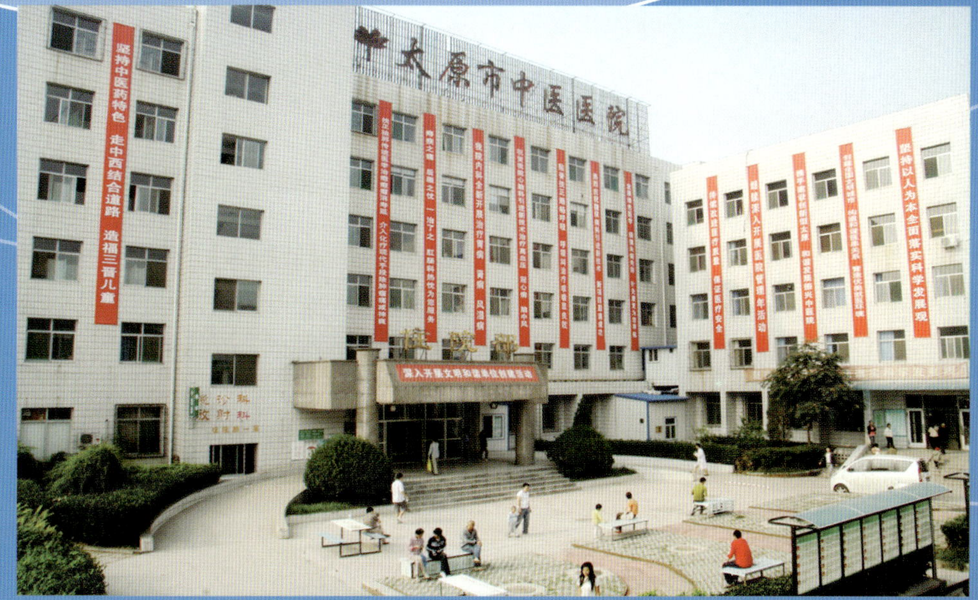

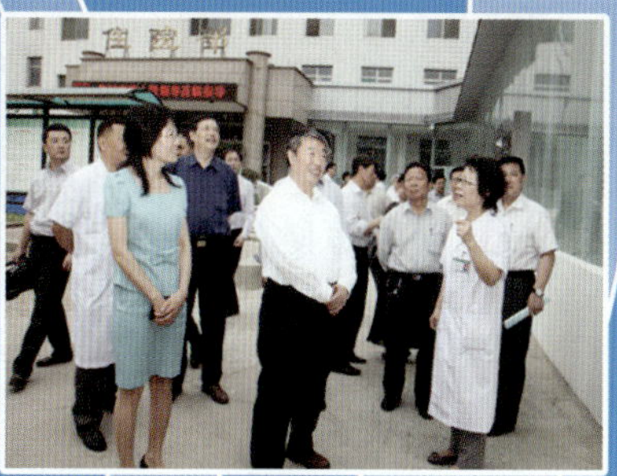

山西省政协副主席周然、太原市副市长王爱琴到太原市中医医院调研

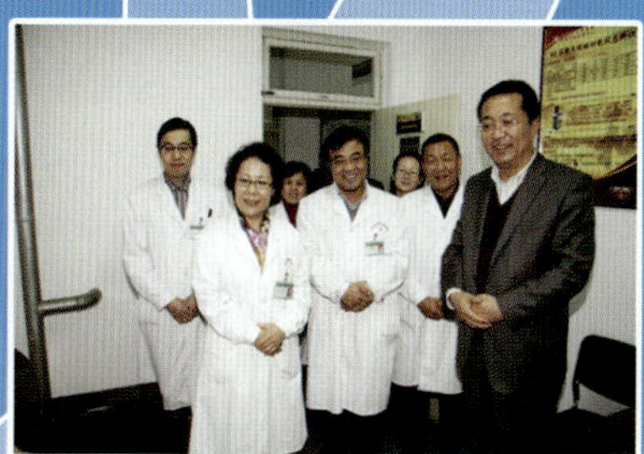

太原市卫生局局长郝宝清调研医院中医工作

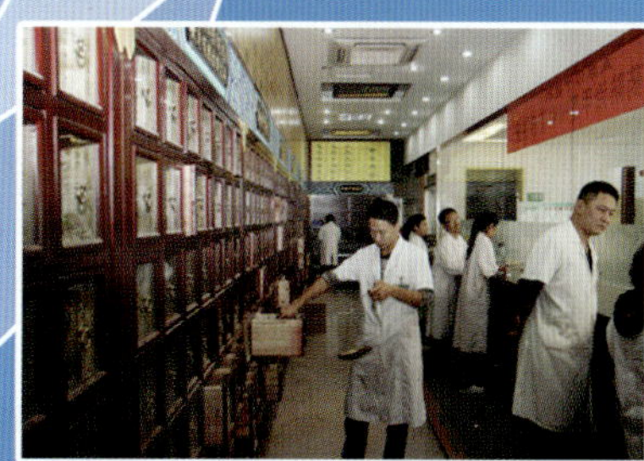

太原市中医医院古色古香的中药房

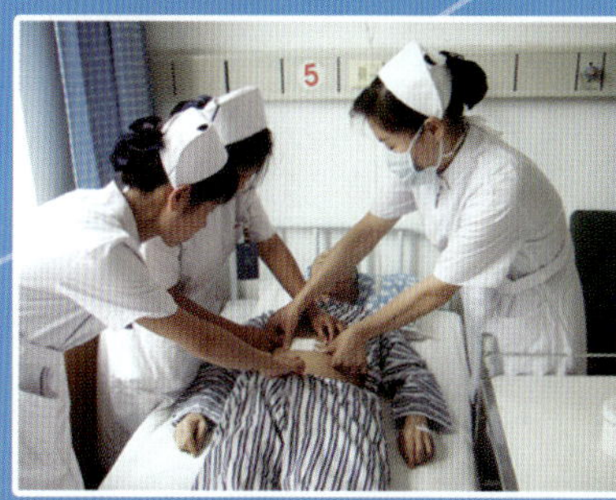

太原市中医医院中医特色护理——穴位贴敷

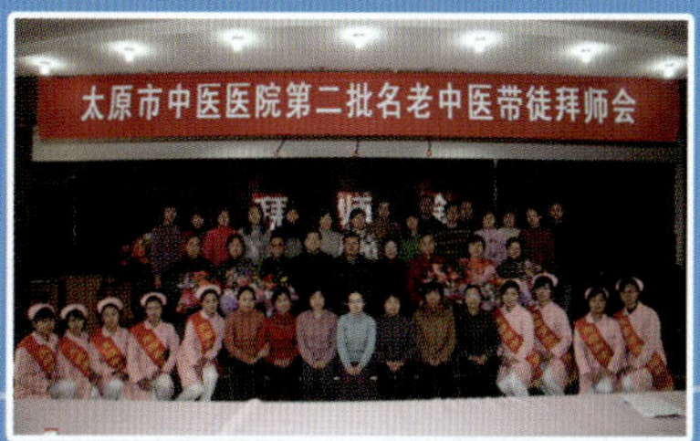

太原市中医医院组织第二批名老中医师带徒活动

快速发展中的延安市中医医院

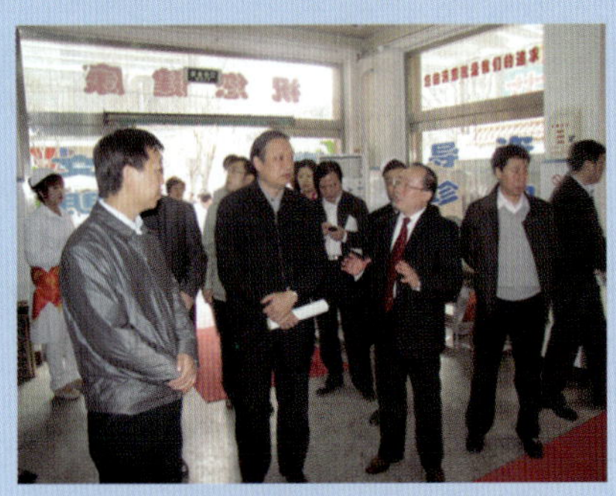

2011年4月13日，卫生部副部长、国家中医药管理局局长王国强来院调研

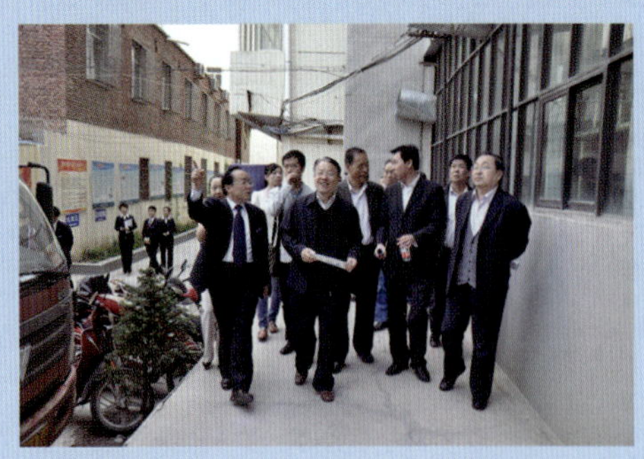

2012年4月25日，陕西省政协副主席张生朝来院调研

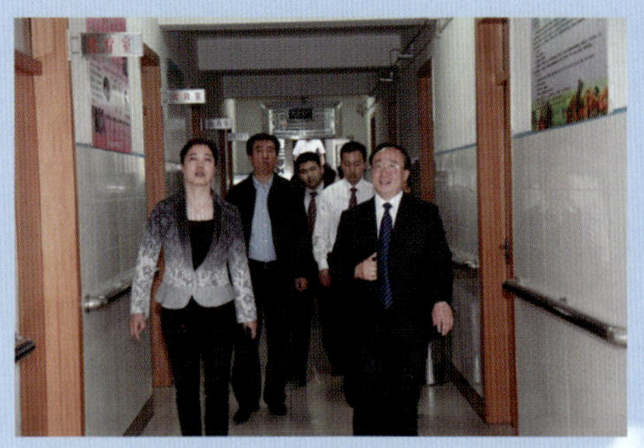

2012年5月21日，延安市副市长赵璟来院视察工作

滚滚延河水，巍巍宝塔山，红色的圣地，革命的摇篮。在这片神圣的土地上，活跃着一支医术精湛、作风过硬、服务优良、朝气蓬勃的医疗队伍——延安市中医医院。

医院地处市中心，是延安市一所中医学门类齐全、中医药综合服务能力较强的集医、教、研、保健为一体的综合性中医医院，是南京中医药大学附属医院江苏省中医院、上海中医药大学附属龙华医院对口帮建医院，是陕西中医学院延安医院、陕西省中医药管理局“治未病”健康工程试点单位、延安市中医临床适宜技术培训基地，延安市文明单位。医院现有医务人员308人，其中高级职称45人，中级职称78人，拥有市级名老中医9名，特聘国家级名老中医1名。现开设床位150张，内设临床医技科室22个，年门诊量约13万人次。

医院秉承“厚德仁爱、精诚创新”的院训，以“立足中医、传承创新、惠泽百姓”为办院宗旨，以“弘扬国医精粹、科学发展为民”为办院方针，充分发挥中医药特色优势，引领全市中医药事业健康快速发展。在临床中使用中医、中西医结合治疗月经失调、不孕不育、中风偏瘫、皮肤病、肛肠病、骨伤、脾胃病、肺病、肝病等特色显著，妇科为国家级中医重点专科，脑病科、针灸科为省级重点专科。医院制剂室是2007年国家中医药管理局中药制剂能力重点建设单位，现生产3种剂型21个制剂品种，年产值200多万元。同时，医院拥有西门子螺旋CT、CR、全自动生化仪、奥林巴斯胃肠镜、德国数字化牙科X射线机等价值2000多万元的先进医疗设备，可开展脊髓肿瘤、大脑半球肿瘤切除术、高血压脑出血（脑中风）及颅脑外伤血肿清除术、腹腔镜胆囊切除术、各类骨折手术、髋膝关节置换术、中医特色洛阳正骨术、阴式子宫切除术、宫颈癌根治术及内外痔、混合痔等各类肛肠疾病手术、鼻内窥镜下低温等离子消融术、烤瓷牙修复等服务项目。

2009年以来，医院在各级领导的关心支持下，抢抓机遇，开拓创新，在人才培养、科研教学、中医特色、专科建设等方面不断革故鼎新，综合服务能力不断提升，2011年各项业务指标与2008年同比翻了两翻。3年来获得市级科学技术二等奖3个、三等奖1个，市级科研成果1项，市级科研立项6项，省级科研立项1项，开展院内新项目、新技术、新疗法60余项；成功举办了陕西省中西医结合治疗心脑血管疾病诊治新进展学术会、陕西省中西医结合妇产科临床学术会等多个省级学术会议；率先开展中医特色体检、中医膏方等服务，开创了陕西省中医药养生保健之先河。

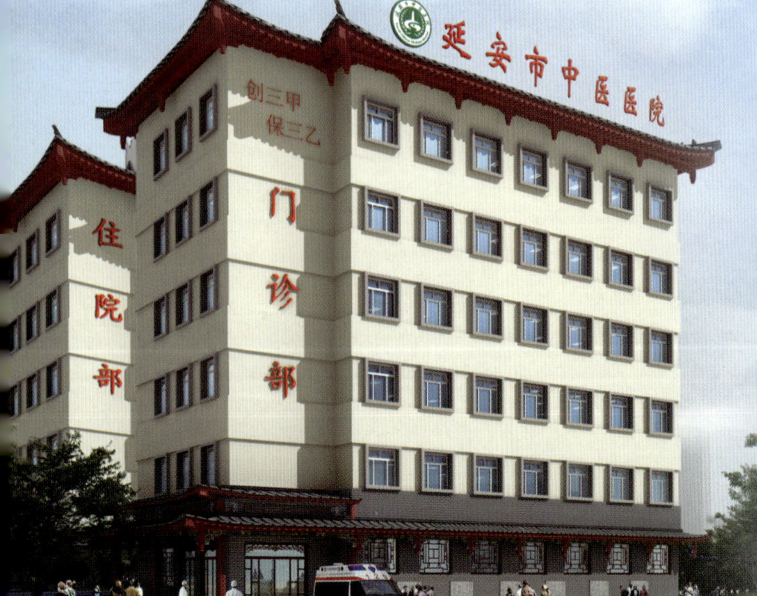

医院积极响应延安市委、市政府“中疏外扩、上山建城”的战略决策，即将迁址新建。新址在延安北新区，占地150亩，设置床位1000张，建筑面积8万平方米，总投资2.4亿元。几年后，一所集中医医疗、教学、科研、养生、保健、康复为一体的高标准、现代化、中医药特色突显的三级甲等综合性中医医院将为延安及周边市区人民群众提供更为优质的中医药保健服务。

桐乡市中医医院

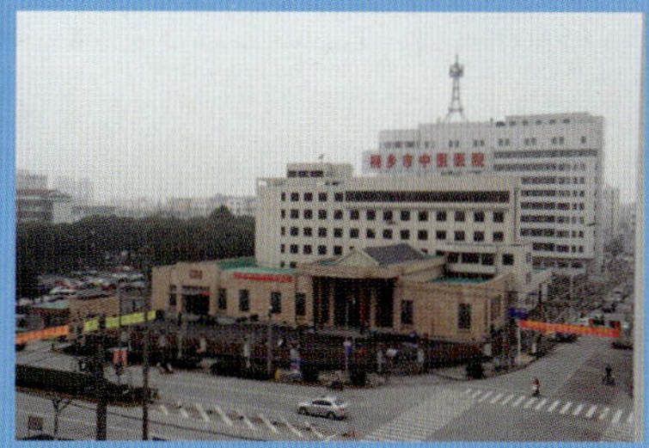

医院全貌

桐乡市中医医院创建于1984年，是一所集医疗、教学、科研、预防、保健、康复为一体，具有中医特色、中西医结合的现代化中医院；1998年率先被评为国家二级甲等中医医院；1999年、2010年先后被评为全国卫生系统先进集体；2006年被评为浙江省绿色医院；2007年被列为浙江省中医名院建设单位，浙江省中医医院、浙江省立同德医院协作医院，浙江中医药大学教学医院，江西省中医学院教学医院，浙江省住院医师规范化培训基地。

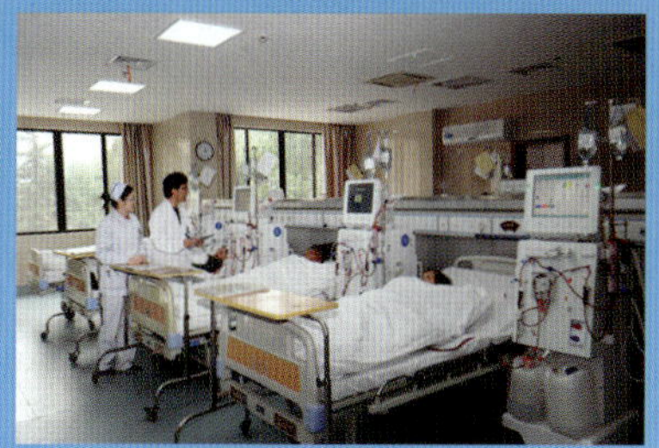

血液透析室

2012年1月，医院整体搬迁，新医院占地56亩，建筑面积3万多平方米，医院建筑风格典雅，环境优美，按三级乙等中医医院标准进行改造。核定床位450张，医疗服务功能完善，学科设置齐全，现设8个病区，一个ICU、血透室及现代化百级层流空气净化手术室。

近年来，医院坚持人才强院、科教兴院战略，重视技术人才的引进和培养。医院有专业技术人员500多人，中、高级技术职称165人。

医院医疗设施先进，诊疗手段完善，拥有十六排螺旋CT、数字化X光机（DR）、口腔全景X光机、数字化胃肠机、乳腺钼靶机、全自动生化分析仪、血气分析仪、自动化学发光分析仪、飞利浦等多台先进彩超、奥林巴斯电子内窥镜系统、肠镜、气管镜、腹腔镜、超声刀、各类进口彩超等先进诊疗设备以及层流手术室等。

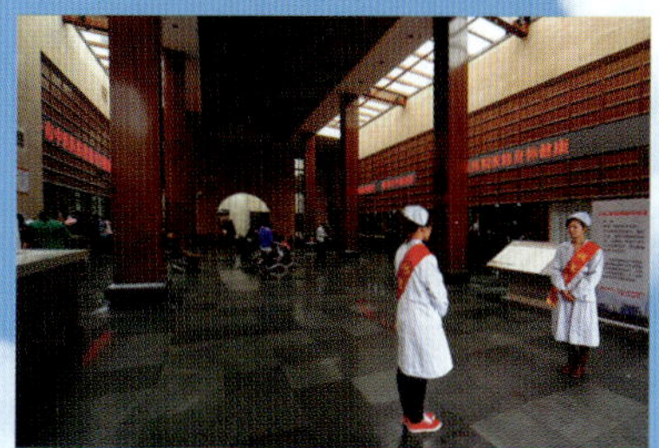

门诊大厅

医院始终坚持“继承不离古、发扬不离宗、能中不西、中西并重”的办院宗旨，狠抓专科建设。现有全国农村中医特色专科建设项目2个：脑病科、针灸推拿科；省级重点学科1个：心血管内科；嘉兴市级重点学科2个：骨伤科、糖尿病专科、社区医学。专科均有自己的特色和优势，其中冬病夏治、冬令膏方进补等疗效确切的中医特色诊疗项目和中药代煎等多种便民措施深受群众欢迎。

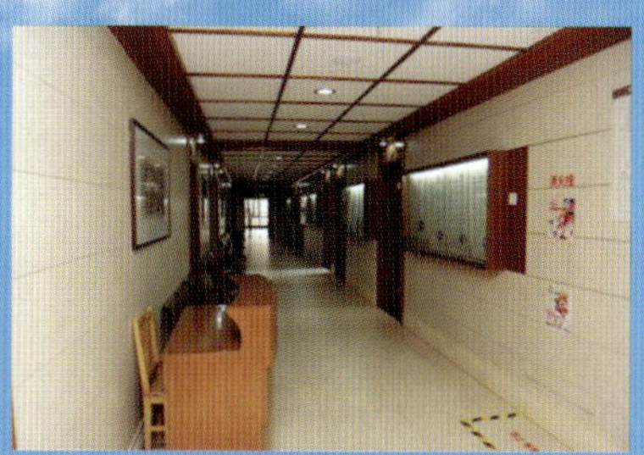

中医诊疗区

医院十分重视教学与科研工作。每年接收国内高等医学院校的医、护、药、技各专业实习生100多人。先后获得浙江省中医药科技创新奖1项，浙江省医药卫生科技奖1项，嘉兴市科技进步奖2项，桐乡市科技进步二等奖2项、三等奖5项；获得厅局级以上科研课题立项12项，通过市级以上科研评审35项，科研工作在桐乡市卫生系统名列前茅。

时代赋予了医院新的机遇和挑战。医院将本着“仁和、精业、求实、创新”的八字院训，加强内涵建设，优化诊疗环境，挖掘和弘扬中医药特色，以一流的技术、一流的服务，为造福大众健康贡献力量！

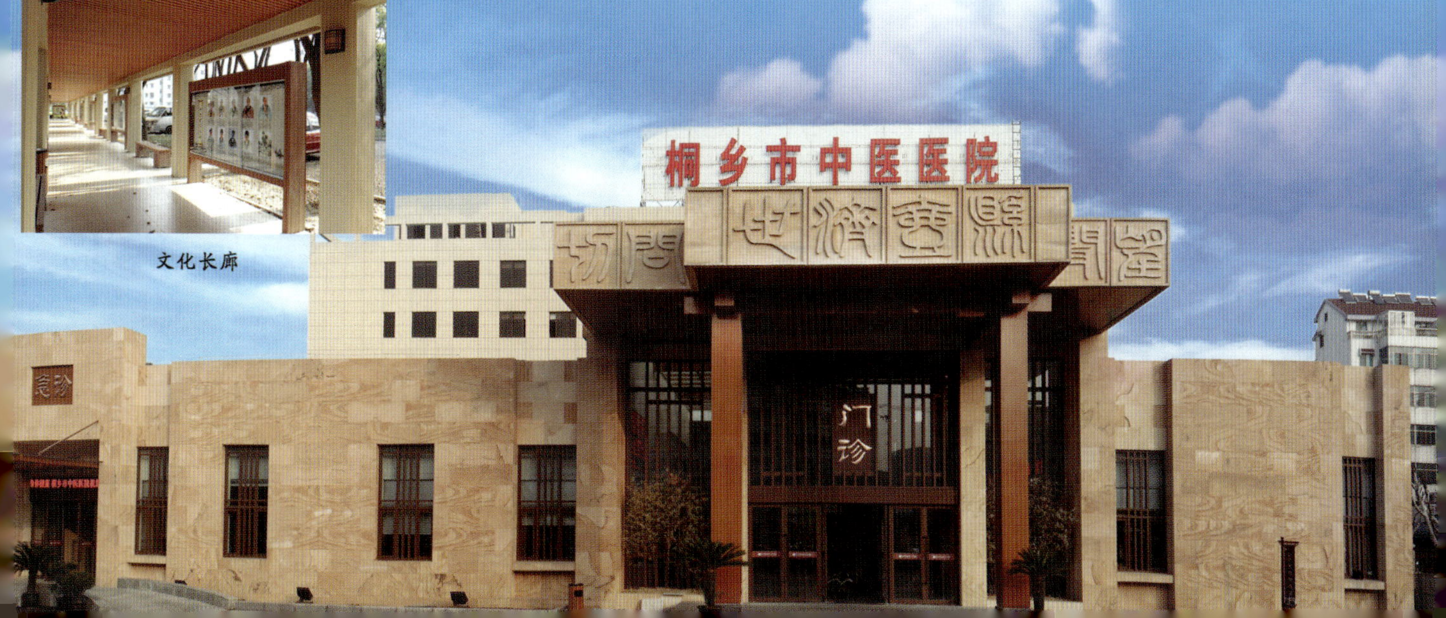

文化长廊

苏州市中医医院

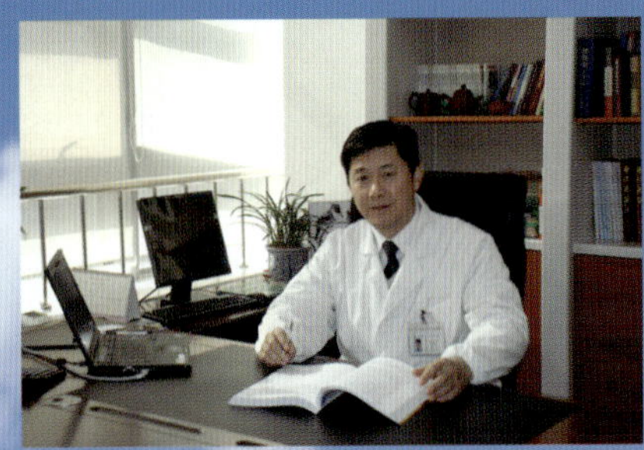

苏州市中医医院院长、党委书记葛惠男

苏州是吴门医派的发祥地，人文荟萃，名医辈出，吴门医派对祖国医学的发展作出了不可磨灭的贡献。肩负着传承吴门医派历史重任的苏州市中医医院创建于1956年，经过50多年的发展，现已成为一所医疗、教学、科研相结合的综合性中医医院。目前是全国示范中医医院和三级甲等中医医院、南京中医药大学苏州附属医院、上海中医药大学联合培养研究生基地、国家药品临床研究基地单位。苏州市中医药研究所、苏州市中医学会、苏州中医药博物馆设于本院。

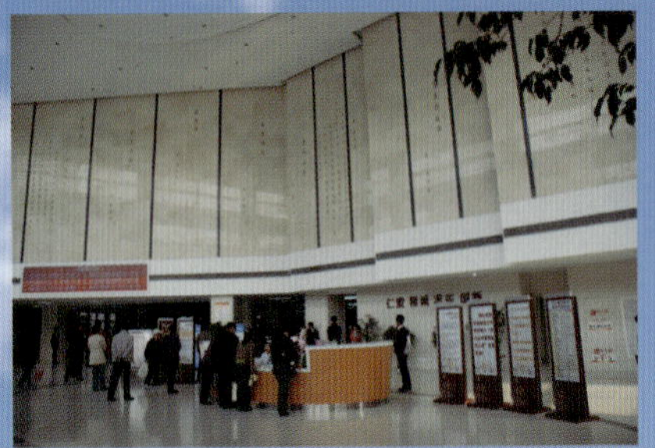

中医院门诊大厅

医院科室齐全，设有内科、外科、骨伤科、肛肠科、妇科、生殖医学科、儿科、针灸科、推拿科、皮肤科、耳鼻喉科、眼科、口腔科、口腔修复科、男性科、急诊科、重症监护室、110/120急救站以及“治未病”服务科、体检中心、药学部、放射科、检验科、功能检查科、病理科等。骨伤科是卫生部国家临床重点专科建设项目以及国家中医药管理局临床重点专科，脾胃病科是国家中医药管理局临床重点专科。中医妇科和临床药学分别为国家中医药管理局临床重点专科建设项目和培育项目。呼吸科为江苏省中医重点临床专科。肿瘤内科和肛肠科为江苏省中医药局重点临床专科建设单位。针灸科为苏州市重点临床专科。中药临床药学实验室为国家中医药科研二级实验室。中医特色显著的重点专科专病不仅受到苏州地区广大群众的欢迎，而且还在省内以及周边省、市具有广泛的影响。

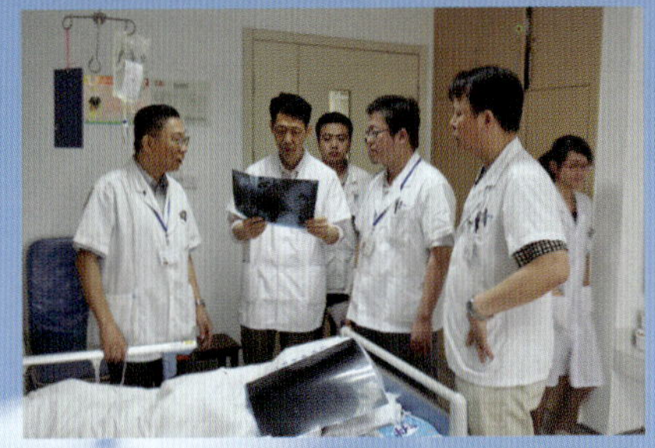

卫生部国家临床重点专科建设项目以及国家中医药管理局临床重点专科——骨伤科

医院现有职工1000多名，拥有享受国务院特殊津贴专家、全国老中医药专家学术经验继承工作指导老师和江苏省老中医药专家学术经验继承工作指导老师、江苏省名中医、江苏省名中西医结合专家、江苏省“333工程”培养对象、全国优秀中医临床人才研修项目培养对象、江苏省中医药领军人才培养对象、苏州市“平江杰出人才”、苏州市医学重点人才培养对象以及南京中医药大学、上海中医药大学博士研究生、硕士研究生导师。一大批杰出人才以其精湛的医术、高尚的医德，继承发扬了吴门医派的文化特色和医学人文精神，树立起了医院的品牌形象。

在苏州市委、市政府以及市卫生局等部门的领导和支持下，2010年底苏州市中医医院整体搬迁至沧浪新城，新医院已于2011年初正式启用。新中医院总投资为5.16亿元，占地面积约60亩，总建筑面积89000平方米，核定床位778张，年门急诊量已达90万人次以上，医疗设备先进，医疗设施达到国内领先水平。医院的建筑充分体现了中医特色、地方风貌和现代气息，融合了苏州古典园林造园艺术的中药植物园，更增添了医院浓厚的中医文化氛围。新中医院将一如既往地坚持为广大市民提供中医及中西医结合的基本医疗服务和急诊、急救服务，并开展以中医中药为主的调养、康复和以中医传统特色疗法为手段的特需医疗服务，以满足广大市民的不同需求。在新的征程中，苏州市中医医院全体医务人员将继承和发扬吴门医派学术精华和文化特色，坚持“以病人为中心”，以一流的技术、一流的服务，为人民的健康事业作出更大的贡献。

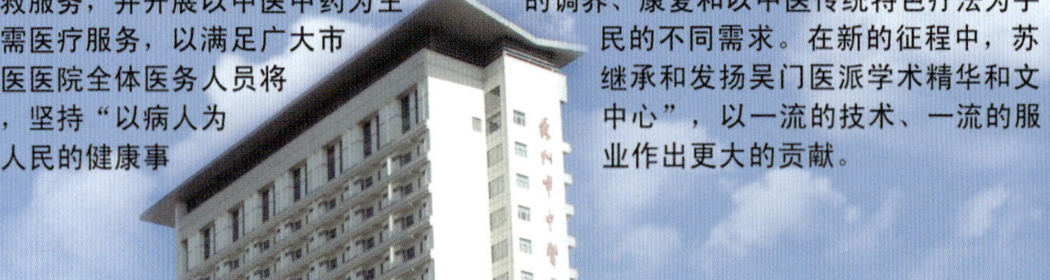

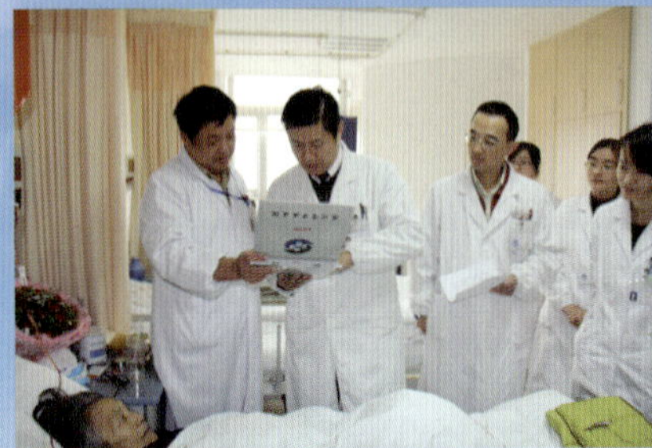

国家中医药管理局临床重点专科——脾胃病科

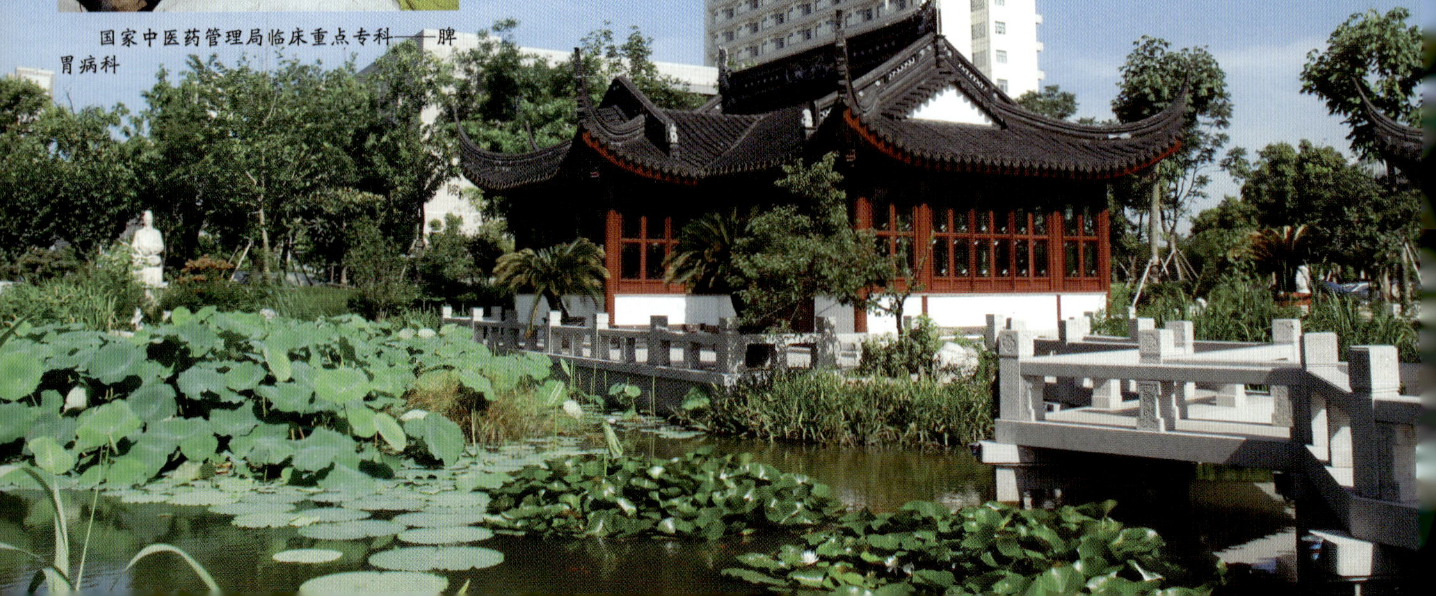

丹东市中医院

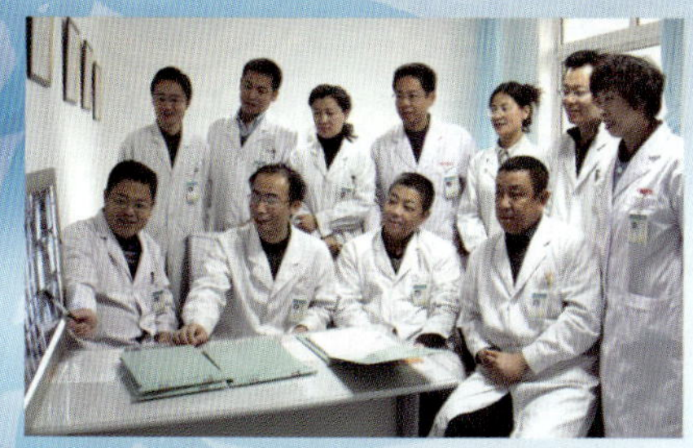
国家“十一五”重点专科骨伤科

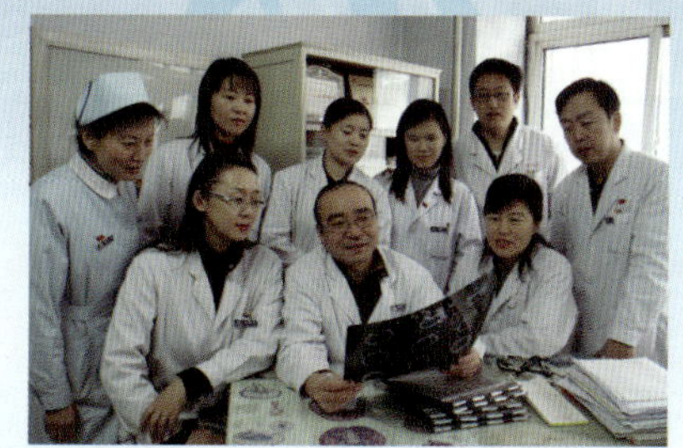
国家“十二五”重点专科培育项目 脑病科

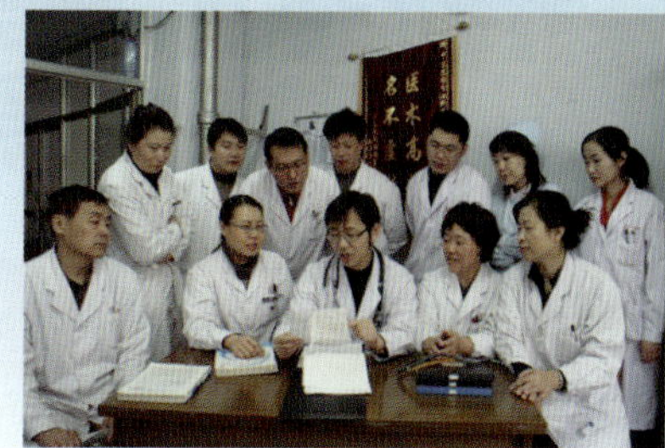
辽宁省重点专科肾病科

丹东市中医院系国家三级甲等中医院、辽宁省中西医结合“十佳”医院、丹东市骨科医院。医院坚持“传承、创新、精诚、仁爱”的院训，发展迅速，现已跻身于全省同级医院前列。

医院始建于1959年，地处市中心，现有职工680人，卫生技术人员545人，其中硕士41人，辽宁省名老中医2名，丹东市名中医2名，中西医高级专业技术人员达100余人。医院拥有骨科专用核磁共振、德国西门子螺旋CT机、西门子DR、电子胃镜、蔡司显微手术镜、电视透视系统、彩色超声多普勒诊断系统、奥林巴斯全自动生化分析仪、五分类血球机、免疫发光仪、德国贝朗血液透析机及惠普中心监护系统等高科技诊疗设备，新建层流手术室、重症医学科（ICU）符合国家标准，为诊断和治疗提供了技术保障。

住院部床位编制500张，设有骨伤科、脑病科、肾病科、肿瘤科、心病科、糖尿病科、血液病科、脾胃病科、重症医学科等9个病区，拥有1个国家级重点专科，1个国家“十二五”重点专科培育项目，两个省级重点专科。门诊设有内科、外科、骨科、美容外科、妇科、儿科、针灸推拿、皮肤、男科、口腔、眼科、耳鼻喉、肛肠等36个专科（专病）诊室。其中以中医内科、中医骨伤科、中医妇科、中医儿科、针灸推拿科和皮肤科等更具中西医结合的独特优势。

医院骨伤科为国家“十一五”重点专科、辽宁省重点专科、丹东市首届名科，在治疗各类骨折、关节脱位、先天畸形以及多种复合创伤等方面居省内同行业领先水平，成为丹东地区骨科疾病治疗中心，现已进入“十二五”建设期。

医院脑病科为国家“十二五”重点专科培育项目、辽宁省重点专科、丹东市首届名科，科室采用中医及中西医结合方法治疗急、危、重脑血栓、脑出血等脑血管疾病，引入卒中单元诊疗模式，融入现代康复技术，形成了一套系统规范、科学有效的治疗脑病体系，在丹东地区独树一帜。

医院肾病科作为辽宁省重点专科，充分发挥中医药治疗肾病的特色和优势，中西医结合治疗急慢性肾炎、肾病综合征、高血压肾病、痛风肾、狼疮肾及尿路感染等。开设的中药内服、中药药浴、中药静脉给药、中药离子导入等多种特色疗法，极大提高了整体治疗效果。

服务让患者满意，构建和谐的医患关系；管理让职工满意，构建和谐的内部关系；沟通让社会满意，构建和谐的外部关系。医院秉承“突出中医特色，坚持中西医结合，用一流的技术、一流的服务打造学习型医院”的发展战略，进一步发扬祖国传统医学与现代医学技术的结合优势，用精湛的医疗技术和诚挚的关爱之心为人民群众健康服务。

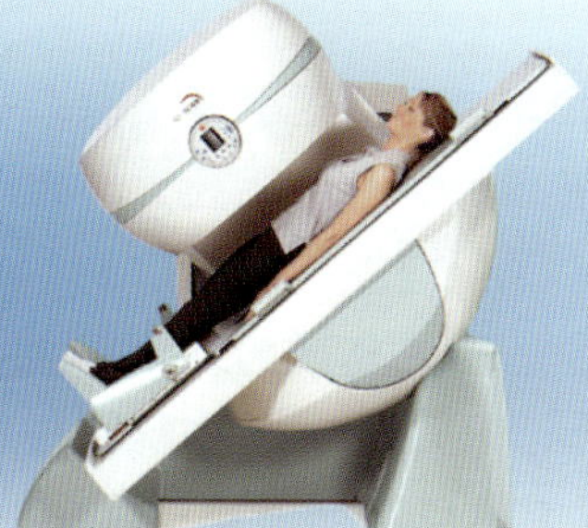
新引进骨科专用核磁共振

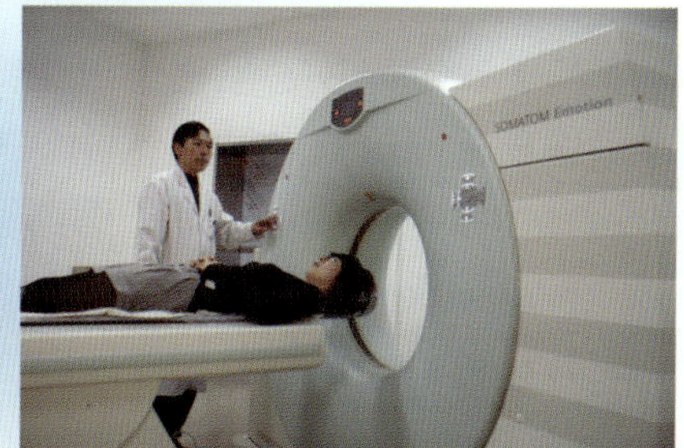
德国西门子螺旋CT

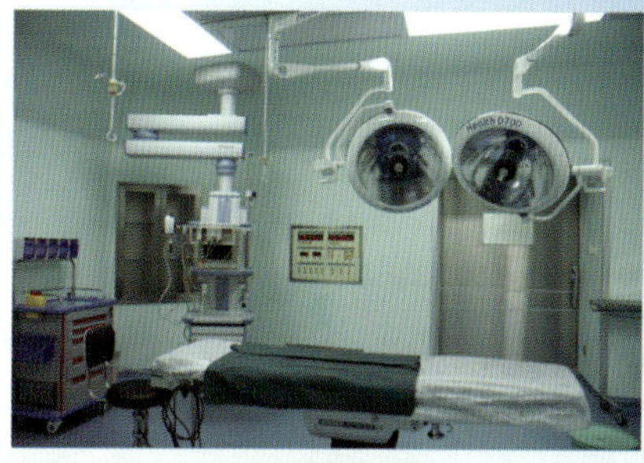
新建层流手术室

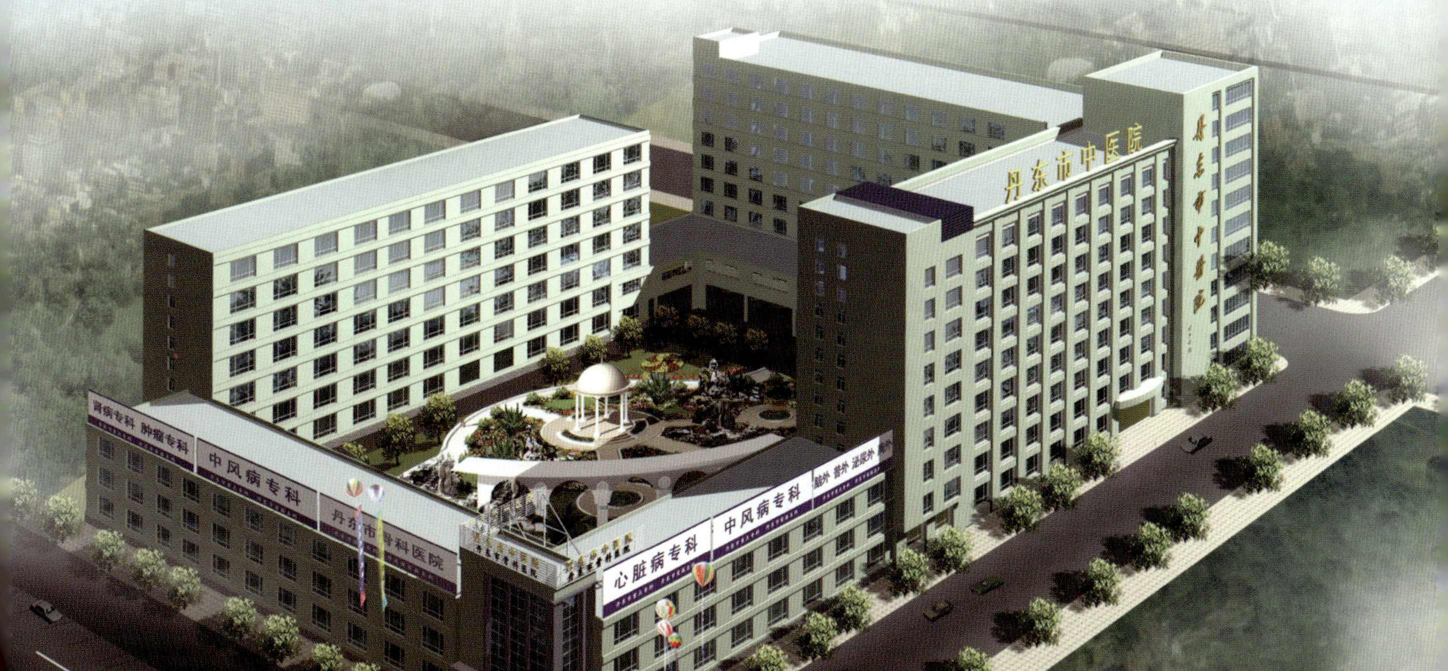

南通良春风湿病医院

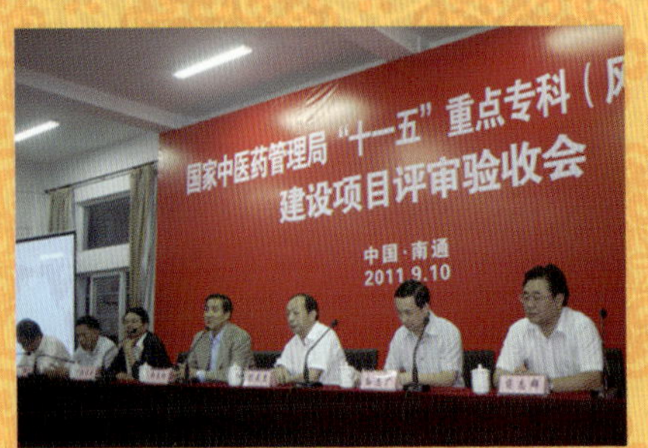

2011年9月21日，南通良春风湿病医院以995.5分的高分通过国家中医药管理局"十一五"风湿病重点专科验收

南通良春风湿病医院暨南通市良春中医药研究所（前身为南通市良春中医药临床研究所）是由首届"国医大师"朱良春教授和他的学术继承人朱婉华教授于2006年9月21日领衔创办的江苏省第一所地市级风湿病专科医院。医院为国家中医重点专科（风湿病科）暨全国痛风协作组组长单位、南通市医保定点单位。良春医院以医、教、研为一体，是中国中医科学院中医临床基础医学研究所博士后流动工作室（站）和南京中医药大学临床实习基地。2012年1月5日，南通市卫生局正式确定医院为二级中医医院。

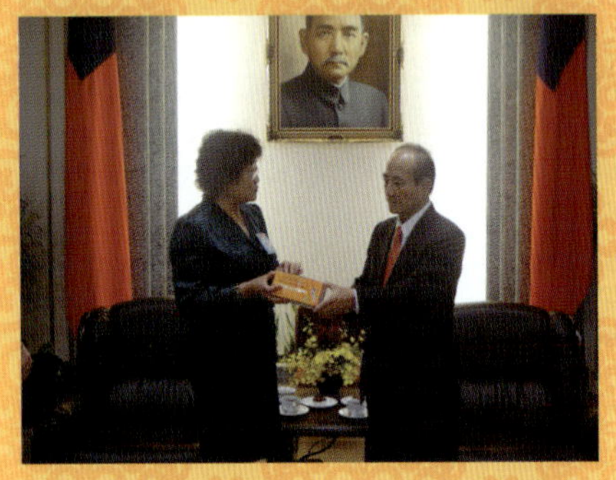
2012年6月18日，第四届海峡两岸中医药合作发展论坛中，朱婉华院长在台湾省立法院向王金平院长介绍医院自主研制并生产的治疗风湿病的浓缩益肾蠲痹丸

良春医院设有门（急）诊部、住院部、中医保健与康复中心、中医药研究所和虫类药博物馆。风湿病科、肿瘤科、中医保健与康复科是医院的特色科室。医院建有2800平方米达到GGP标准要求的制剂用房，生产21种有自主知识产权的医院制剂。医院在中医药治疗风湿病、肿瘤领域所形成的临床治疗体系，极大地显示出中医药的特色优势。在风湿病治疗领域，朱良春教授和朱婉华教授为首的学术团队，以辨证与辨病相结合、标本兼治、善用虫药为治疗法则，对类风湿关节炎，强直性脊柱炎，痛风，颈、胸、腰椎退变，椎间盘突出，骨关节炎，红斑狼疮，干燥综合征，皮肌炎，硬皮病，白塞氏病等风湿病的治疗有确切的疗效；所研制的"益肾蠲痹丸"经证明，是众多治疗类风湿关节炎中成药中对骨质破坏有修复作用的中成药；所创立的"益肾蠲痹法治疗风湿病"技术，2005年被国家中医药管理局定为全国科技成果推广项目，2010年8月列入南通市非物质文化遗产保护名录。2011年9月10日，良春医院以总分945.5分加分50分的好成绩通过了国家中医药管理局"十一五"重点专科（风湿病科）的评审验收。在肿瘤治疗领域，良春医院的学术团队选用鲜动物药内服、外用相结合的中医药综合治疗方法，临床证明有缓解症状、稳定病情、增强体质、提高生活质量、延长生存期的作用。2012年4月，良春医院肿瘤专科入选江苏省"十二五"中医重点专科建设项目。

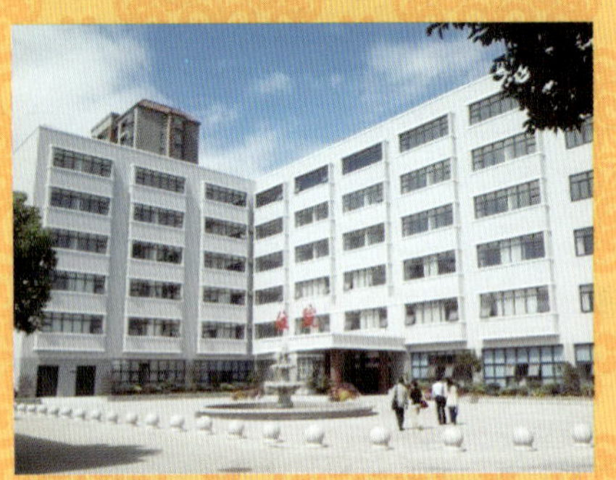
2012年6月28日，南通良春风湿病医院建筑面积1万平方米的新住院大楼正式启用

创办迄今，良春医院一直坚持中医特色，发扬专病专科优势，中药使用率达90%以上，病员遍及全国各地和我国港、澳、台地区及英国、美国、法国、德国、澳大利亚、新加坡、马来西亚、新西兰、日本、韩国、泰国、越南等国，受到海内外患者的赞誉。20多年来，"名医、名科、名院"之路已在"良春"这块土地上生根、开花并结出丰硕的果实。

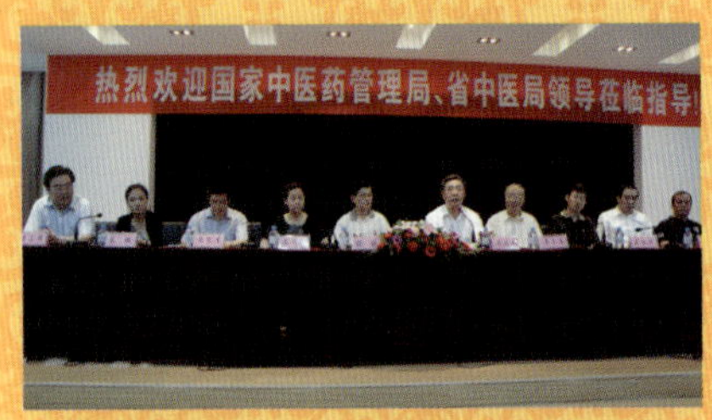

2012年7月12日，国家中医药管理局副局长马建中（右五）、党委常务副书记杨锐（左五）、科技司司长苏钢强（左四）、国际合作司副司长吴振斗（左三）、机关党委办公室副主任陈梦生（左三）等一行在南通市政府副市长朱晋等有关领导的陪同下莅临医院调研民营中医医疗机构的情况

地　址：江苏南通经济技术开发区上海东路68号
邮　编：226009
电　话：0513-85966258　　18962991880　（办公室）
传　真：0513-85966269
E-mail：jszlcweb@yahoo.com.cn
网　址：www.jszlc.com

加快传统医学事业发展步伐　建设民族地区区域医疗中心

——湖北省恩施土家族苗族自治州民族医院简介

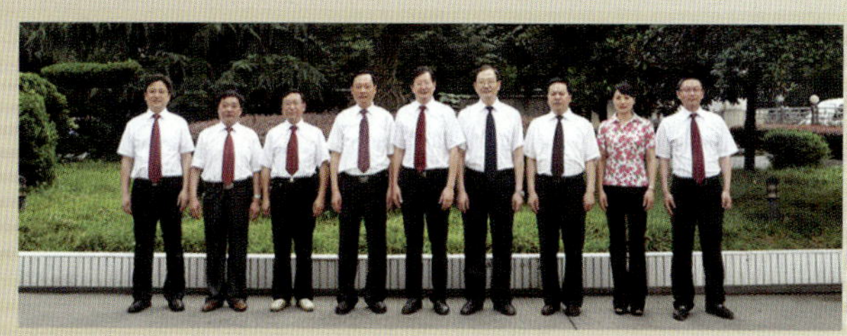

精进务实的领导集体

（左五院长李拓，右四院党委书记李元红，左四副院长杨兵，右四副院长王在平，左三院纪委书记向忠银，右二副院长李晓英，左二总会计师陈国栋，右一副院长吴波，左一副院长陈洪波）

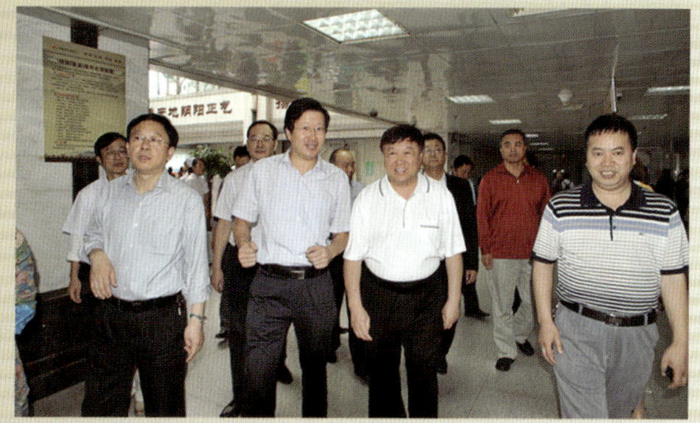

2012年9月12日，国家中医药管理局副局长吴刚来院视察

湖北省恩施土家族苗族自治州民族医院始建于1978年，是恩施州一所国家三级甲等中医医院。业务用房面积5.2万余平方米；开放病床675张；有专业技术人员453人，其中高级职称64人，中级职称122人，博士4人，硕士20人，湖北省中医名师1人，省级知名中医1人，州级知名中医11人；有临床科室21个，医技科室9个；门诊病人35万人次/年，住院病人1.3万人次/年。目前，医院已基本形成了“院有专科、科有专病、病有专治、治有专药、人有专长”的专科专病诊疗体系。

进入21世纪后，医院党委、院部加大了医院人才队伍、特色专科、基础设备和医院文化建设。2004以来，新建16层综合业务大楼1栋、6层中药制剂大楼1栋、4层传染病大楼1栋，顺利地完成了重建医院的规划。随着软硬件条件的不断改善，医院的医疗质量与水平得到了有效提高，服务功能逐步趋于完善，已能够多层次、全方位地满足不同人群对医疗服务的需求，并吸引了本埠以外的大批武陵山区毗邻省市（重庆的黔江、奉节、巫山、开县、万州和湖南的湘西、贵州的铜仁等地区）病人来院就诊，年收治外埠病人率在35%以上。

为夯实医院建设与发展基础，院党委、院部提出“打民族牌，走科技路，念中药经，唱特色戏”、“全面推进民族医药大发展”的工作思路，建立了民族医药研究所，修建了现代化标准中药制剂大楼，研制和开发了中药自制制剂品种50余种（经省注册21个品种），年产值逾千万元。自制的中药制剂临床运用效果良好，信誉较高，形成了自己独特的品牌，如“沙白兰感康糖浆”、“清感口服液”、“活血降脂片”、“复方独正片”、“金芪胶囊”等深受病人欢迎。医院还在恩施市高山地区板桥镇建立了中草药种植和收购基地2个，引进临床使用中药颗粒制剂500余种。2008年，医院组织竞赛团队参加恩施州“李时珍杯”中药炮制大赛，取得了团体总分第一名的好成绩。

1998年以来，医院先后有“沙白兰感康糖浆治疗外感风热咳嗽的临床实验研究”、“清感口服液治疗外感发热的临床实验研究”、“活血降脂片治疗高脂血症的临床实验研究”、“金芪胶囊治疗慢性胆囊炎急性发作临床实验研究”、“参芪益肺糖浆防治小儿反复呼吸道感染临床实验研究”、“净胃肠平胶囊治疗急性肠炎急性菌痢临床实验研究”等11个科研项目获得恩施自治州科学技术进步二、三等奖，出版医学专著18部，发表交流学术论文167篇，从学术水平上显示了中医药民族医药建设发展的成就。

在未来的建设与发展中，医院将以科学发展观为指导，认真贯彻落实《中华人民共和国中医药条例》、《湖北省发展中医条例》精神，继承、发展和创新中医药学，把握医院医疗服务的技术水平和发展方向，加强中医专科建设，提高整体医疗服务水平，保障和促进中医药事业的发展，为全面建成武陵山区区域性医疗中心而努力奋斗。

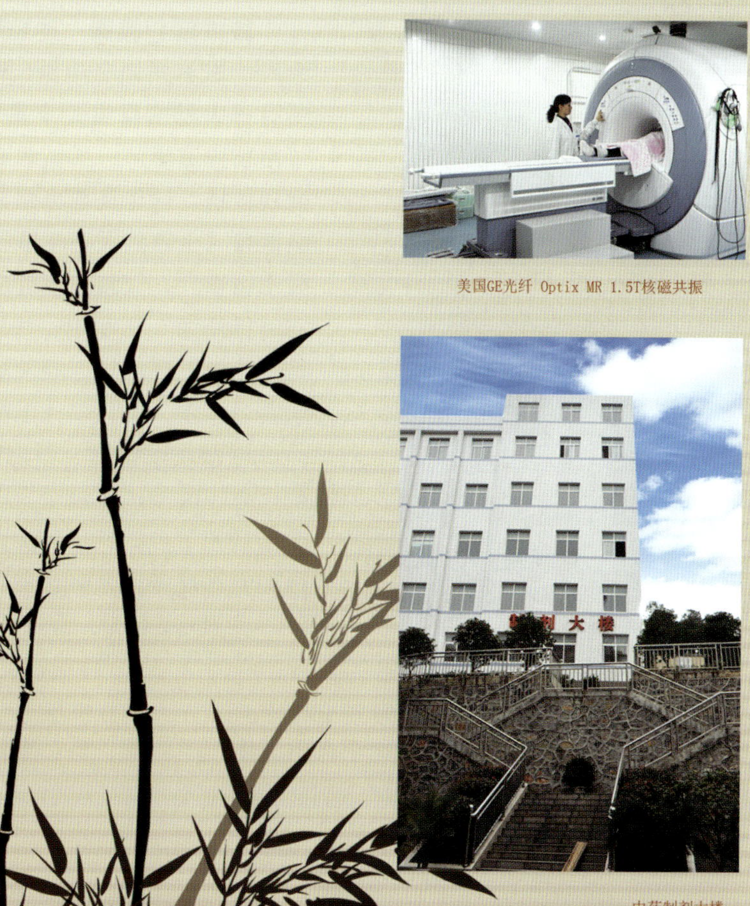

美国GE光纤 Optix MR 1.5T核磁共振

中药制剂大楼

门诊大厅

西藏自治区藏医院

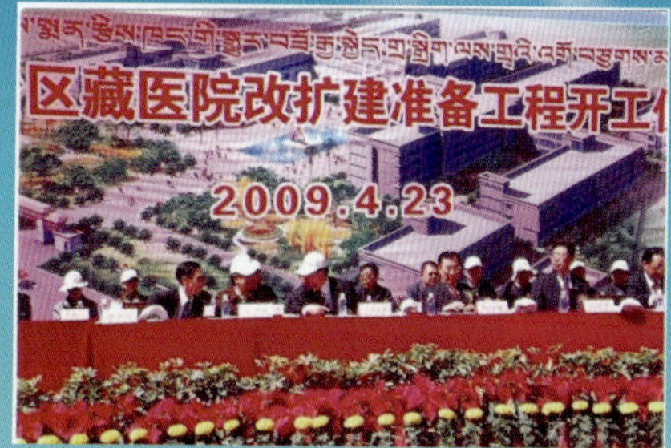

西藏自治区原党委书记张庆黎以及区党委有关领导莅临自治区藏医院改扩建准备工程开工仪式

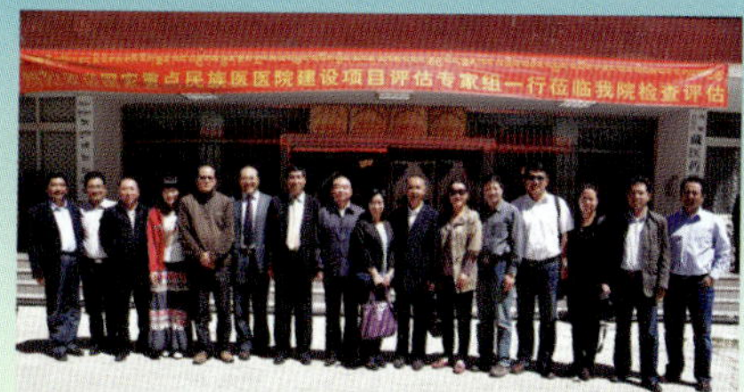

全国重点民族医医院建设项目评估会议

西藏自治区藏医院在自治区党委、政府的亲切关怀，在自治区卫生厅的直接领导下，以科学发展观为指导，全面贯彻落实党的十七届六中全会精神，以开展“创先争优”、“三好一满意”、“医院管理年”和创建“平安医院”活动为契机，坚持“以病人为中心，以发挥藏医药特色优势”为主题，加强专科专病建设，推动医院管理创新，不断提高医疗质量、保障医疗安全，圆满完成了本年度各项工作任务。本年度重点工作有以下：

一是根据卫生部、国家中医药管理局以及自治区卫生厅在医疗卫生领域认真开展“三好一满意”活动的工作部署的要求，成立了领导小组和办公室。制订了《西藏自治区藏医院 “三好一满意”活动实施方案》，认真开展了以服务好、质量好、医德好、群众满意的“三好一满意”各项活动，进一步改进服务态度，简化服务流程，方便患者就医。二是继续深入开展“以病人为中心，以发挥藏医药特色优势为主题”的医院管理年活动，使广大医疗工作者恪守服务宗旨，增强服务意识，提高服务质量，树立竭诚为患者服务的良好风尚。医院根据国家中医药管理局医政司在成都召开的民族医医院管理年活动工作会议精神，印发《全国民族医医院管理年活动汇编》、《西藏自治区藏医医院“管理年”活动手册》和《全国重点民族医医院建设项目评估验收资料》，制订和完善了《西藏自治区藏医医院管理年实施方案》，并将管理年评估细则内容逐条分解到相关科室。通过了国家中医药管理局组织的2010年医院管理年活动评估验收和全国重点民族医医院建设项目的评估验收。三是出台了临床、医技、门诊、药剂、职能科室的综合目标考核细则，采取关键目标定期考核与一般目标缺陷处罚相结合的办法考核，进一步细化了对藏医特色治疗使用率，藏药卡擦处方的使用率、藏医特色诊疗操作、病历书写等藏医指标的考核和奖惩措施，坚持每月对科室藏医特色指标，在架病历和归档病历进行检查，做到月月有奖罚，形成了持续有效的医疗考核体系。四是根据《西藏自治区藏医院处方点评制度》规定，七月至九月，西药处方按照遴选处方要求，每月筛选门诊处方5份，住院处方10份，总共抽取处方45份，进行点评，并向全院通报处方点评情况，进一步提高了处方质量，保障了医疗安全。五是由26名专业骨干和区内知名藏医专家组成的《藏医病证诊断疗效标准》编写组，完成了450个病种的病证诊断疗效标准初稿的编写。六是为进一步加强医院药事管理，促进药物合理应用，保障公众身体健康，调整和完善了医院药事管理委员会与药物治疗学委员会人员，制定和完善了医院药事管理制度，加强了处方的规范性，健全了卡擦室工作。同时结合医院实际和特色，继续推行附带药品说明书的藏成药小剂量包装，坚持80%以上临床常用制剂做了小剂量包装，既方便了患者，也大大提高了药品的卫生要求。七是认真贯彻落实万名医师支援农村工作任务，与昂仁县、措美县藏医院签订协议，派出4名医务人员与上述两县医务人员共同开展医疗工作，并提供医用吸引器等小型医疗设备。为支持不具备开展白内障复明手术条件的县医院，组织13名眼科医师先后深入措美县、那曲双湖区，为100名白内障患者做了免费复明手术。八是为适应基本医疗保险发展新形势，编印了《基本医疗保险制度文件汇编》，收录了2001～2010年期间国家和自治区人民政府及自治区各地市劳动和社会保障部门、医保部门出台的各项管理制度、医院内部管理规定以及与各地区医保部门签订的基本医疗保险定点医疗机构医疗服务协议书，并成为医疗保险定点医院必备实用手册。本年度由于医院改扩建工程全面进入关键阶段，对医疗工作带来一定的影响，但经过全院干部职工的共同团结奋斗，各项医疗指标稳中有升。

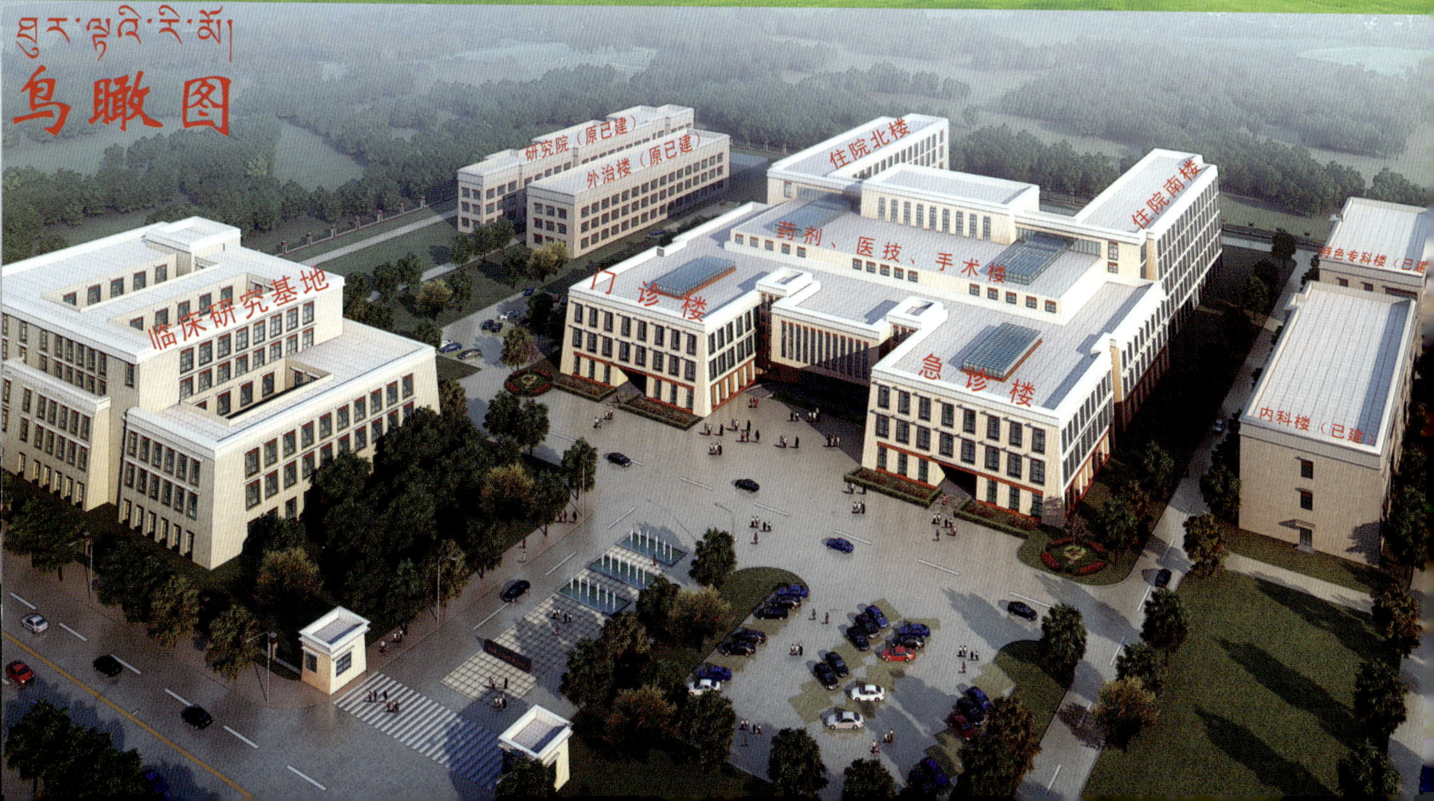

鸟瞰图

研究院（原已建）
外治楼（原已建）
住院北楼
住院南楼
药剂、医技、手术楼
门诊楼
临床研究基地
急诊楼
内科楼（已建）

传承创新铸辉煌

——记黑龙江省嫩江县中医医院

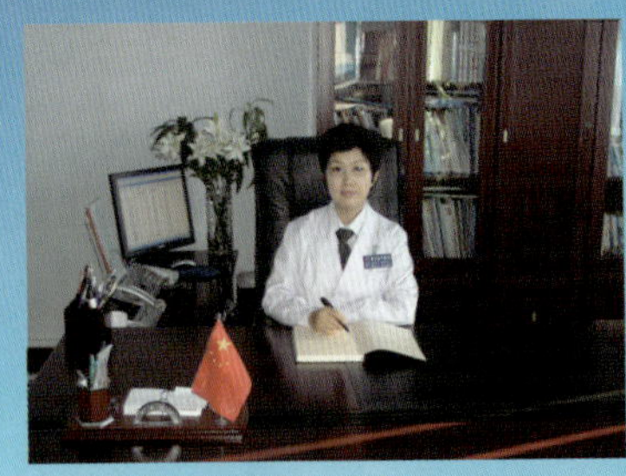
院长：吴芳

嫩江县中医院始建于1979年，现有职工340人，其中医疗技术人员190人，中高级职称100人，为哈医大一院、哈医大四院、哈医大肿瘤医院、省医院、省中医医院协作医院，哈医大二院网络医院，黑龙江省中医药大学教学基地，是一所中医有特色、西医不逊色，具有较强综合实力的二级医院，担负着全县50多万人口的预防、医疗、教学、康复、保健任务。

今天的嫩江县中医院无论从就医环境、医疗设施，还是服务功能、技术力量方面都有了质的飞跃。医院面积由原来的8618平方米，扩建到现在的18600多平方米；固定资产由原来的2000多万元，增长到现在的6000多万元；医护人员也由原来的193人，增加到现在的340人。年门诊量19万余人次，收治入院9021人次，实现业务总收入5000多万元。

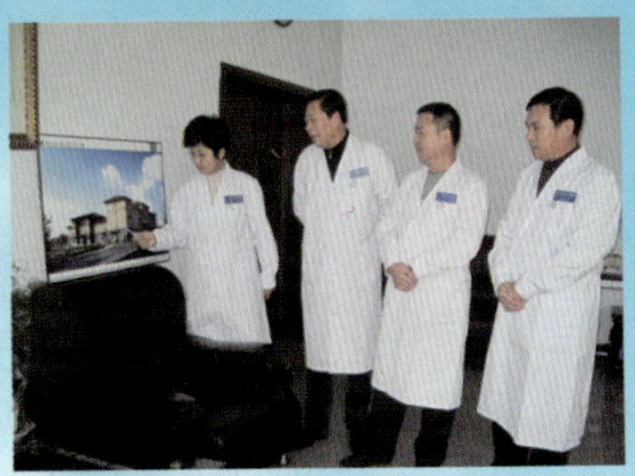
医院领导班子

医院先后成立了中风、肝胆、脾胃、肾病、骨伤、肛肠等14个中医特色专科，其中糖尿病、感染性疾病、乳腺、冠心病被确立为省级重点专科，针灸康复理疗专科被确立为国家级重点专科，中西医结合治疗出血热被评为国家优势学科。医院率先在县内开展了腹腔镜、宫腔镜、胸腔镜、超导可视人流、利普刀、新式剖腹产等新技术，填补了嫩江县多项医学空白。医院以专科为龙头，带动了全院的技术进步，逐步实施科有重点，人有专精的格局。

医院不断加大投入，加快医疗设备更新步伐。现已购置了日本岛津数字胃肠机、美

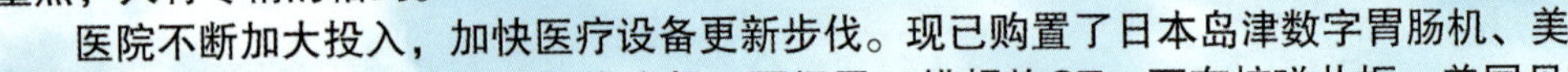
国柯达CR、西门子DR、东芝四维彩超、西门子16排螺旋CT、万东核磁共振、美国贝克曼全自动生化分析仪、韩国乳腺

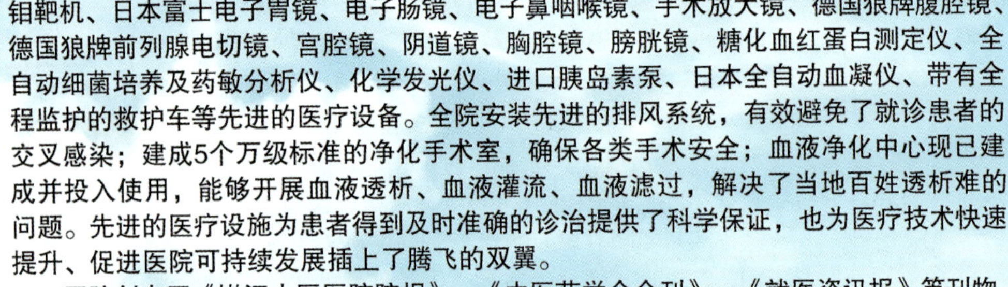
钼靶机、日本富士电子胃镜、电子肠镜、电子鼻咽喉镜、手术放大镜、德国狼牌腹腔镜、德国狼牌前列腺电切镜、宫腔镜、阴道镜、胸腔镜、膀胱镜、糖化血红蛋白测定仪、全自动细菌培养及药敏分析仪、化学发光仪、进口胰岛素泵、日本全自动血凝仪、带有全程监护的救护车等先进的医疗设备。全院安装先进的排风系统，有效避免了就诊患者的交叉感染；建成5个万级标准的净化手术室，确保各类手术安全；血液净化中心现已建成并投入使用，能够开展血液透析、血液灌流、血液滤过，解决了当地百姓透析难的问题。先进的医疗设施为患者得到及时准确的诊治提供了科学保证，也为医疗技术快速提升、促进医院可持续发展插上了腾飞的双翼。

贝克曼全自动大生化

医院创办了《嫩江中医医院院报》、《中医药学会会刊》、《就医资讯报》等刊物，并在县电视台开辟了《就医资讯》栏目，制做了院徽，制定了院训、愿景、发展战略，编写了具有浓郁中医文化的励志型院歌《嫩水杏林曲》。

医院先后获得全国农村中医工作先进单位、全省卫生系统政风行风先进集体、全省卫生系统先进单位、全省中医工作先进集体、全省百姓口碑最佳医院等殊荣，多次受到省、市、县的表彰奖励。

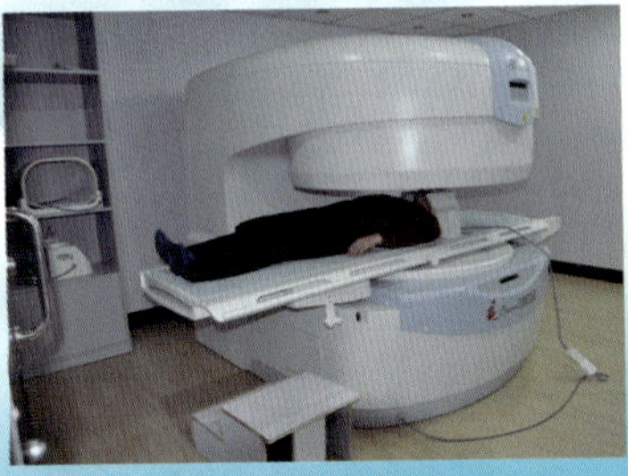
新购置的核磁共振

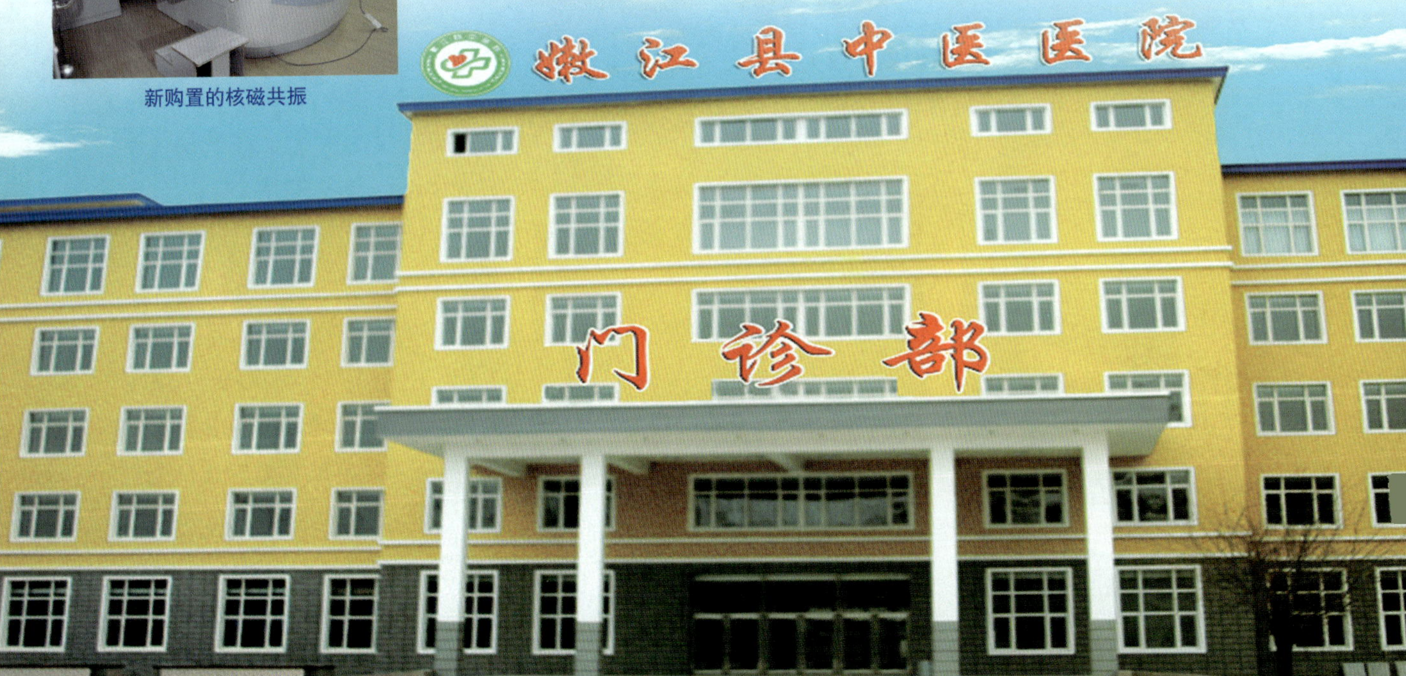

突出中医特色　谋求跨越发展

——前郭县中医院

前郭县中医院位于松原市江南城区，分别在源江西路313号和郭尔罗斯大路2216号，设有住院部和门诊部两处医疗服务基地，是国家二级甲等医院、全国示范中医院，是前郭县和松原市城镇职工、城镇居民定点医疗机构及前郭县和宁江区新型农村合作医疗定点医疗机构。

医院现有职工600人，在岗职工470人，其中卫生专业技术人员380人，其中主任医师6人，副主任医师39人，中级专业技术人员185人；有研究生学历6人，本科生学历105人；享受国务院政府津贴1人，有吉林省突出贡献中青年专家2人，吉林省名中医1人。医院设有骨科、内、外、妇、儿、蒙医、脑外和中医康复理疗医院8个疗区，开放病床200张。医院总面积近20000平方米，总资产5000万元，是吉林省西部较大的一家以中医为主体，西医、蒙医兼备，集医疗、教学、科研和保健、康复为一体的中医医疗机构。

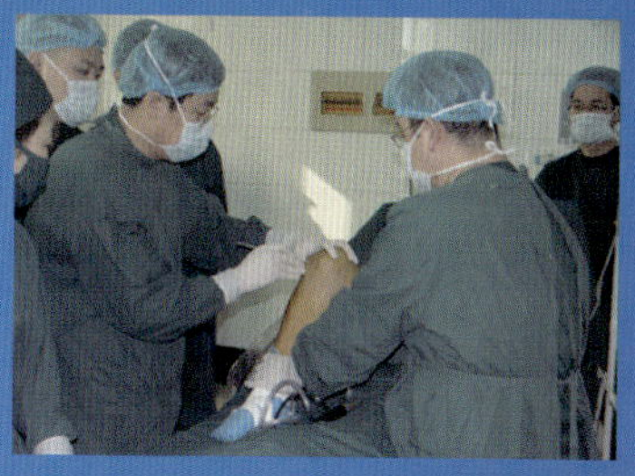
关节镜手术

医院不断提高综合诊疗水平和质量，医院骨伤科是吉林省重点专科、全国农村中医特色专科，能够高质量地应用中医手法整复和小夹板固定开展四肢骨折复位固定术，还能开展人工髋膝关节置换术，腰椎管狭窄手术，先后天畸形矫正术，腰椎滑脱切开复位椎弓根钉内固定术，胸、腰椎爆裂骨折内固定术等手术。自制中药骨灵Ⅰ、Ⅱ、Ⅲ号，整骨膏治疗各种骨折疗效较好，深受广大患者的欢迎。针灸康复科采取针法、灸法、理疗、康复设备综合治疗各种疾病，同时采取综合微创疗法治疗颈、腰间盘突出症、下肢静脉曲张均取得了满意的疗效。

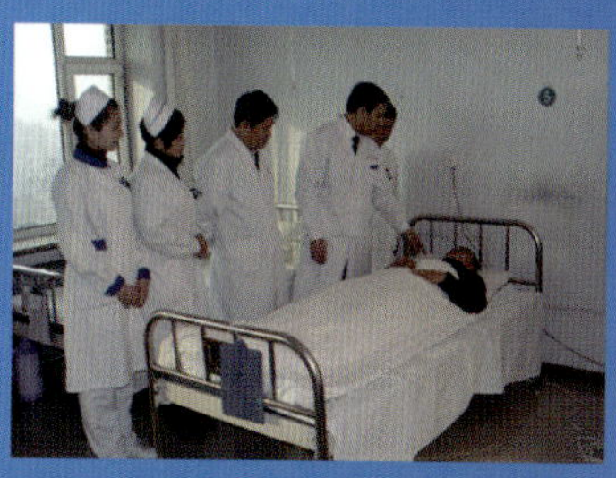
专家查房

蒙医科是国家中医药管理局“十一五”、“十二五”重点专科。该科开展的放血疗法治疗高血压病、高脂血症、神经血管性头痛，温针疗法治疗膝关节风湿症、类风湿关节炎，骨伤喷酒疗法治疗急性腰扭伤、颈椎病、末稍神经炎疗效独特。所研制开发的多种各类蒙药制剂疗效显著，蒙医放血疗法治疗高血压病、蒙医喷酒疗法治疗骨伤被评为市级“非物质文化遗产保护项目”，现正申请省级非物质文化遗产保护项目。该科2006年被评为省级“民族医重点专科”。

外科可行甲状腺、乳腺、结肠、胃部肿瘤根治术及大隐静脉曲张高位结扎术。腹腔镜、前列腺电切微创技术的应用提高了外科治疗的新水平。

脑外科开展微创颅内血肿引流术、颅内肿瘤清除术。

妇产科能开展子宫全切和次全切、子宫肌瘤、剖宫产等手术。

内科心病专科和脑病专科是省中医药管理局重点专科，运用省级科研成果自制中药脑脉通Ⅰ号、冠心病Ⅰ号治疗脑梗塞、冠心病，准介入疗法治疗脑血栓，血稀疗法治疗血脂高、高血压等项目，均达到本地区先进水平。

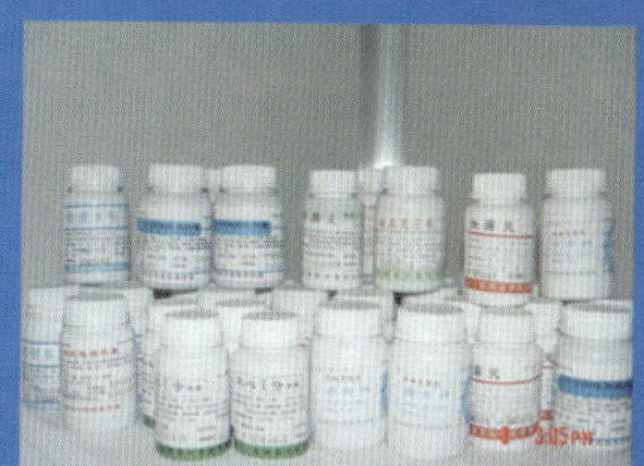
自制中药

医院自制中药更体现了浓浓的中医药特色，使专病建设得到了很好的发展，深受广大患者的好评。医院科研氛围浓厚，近几年获国家专利4项，国家级科研成果1项，省级科研成果4项，市级科研成果1项，2010年有两项科研课题被省中医药管理局立项。

医院现拥有德国西门子16排CT机，美国产螺旋CT机，鑫高益核磁共振，美国、法国、意大利、国产彩超7台，美国产全自动生化分析仪，骨密度检测仪及血液透析治疗系统，遥测心电监护仪和动态血压监护仪，美国产DR乳腺机，法国产平板DR，国产DR，日本产CR，计算机X线影像诊断系统，日本产动脉硬化检测仪，韩国产人体成分分析仪，国产高频热疗机，微波治疗机治疗肿瘤设备，关节镜，腹腔镜，前列腺电切等大型先进设备，使医院诊疗水平和质量明显提高。

多年来，医院本着“强基固本，追求卓越”的办院宗旨，牢记“团结、诚信、博爱、务实、创新”这一院训，坚持“以病人为中心，以质量求生存，以信誉求发展”的办院方针，全面贯彻落实“创新管理治院，机制改革活院，突出特色兴院，诚信服务立院，精湛技术强院，高效低耗富院，医保农合稳院”的战略举措。医院先后被评为 松原市抗击非典型肺炎工作先进集体，医院管理工作先进单位、省物价信得过单位，松原市精神文明建设先进单位，松原市模范职工之家，前郭县模范集体，前郭县女职工建功立业活动先进单位。2009年，医院被县委、县政府授予医院精神文明建设先进单位，2010年被中国国际经济技术合作促进会、中国管理科学院企业发展研究中心、全国产业经济国情调查办公室文化产业委员会授予中国最具创新力先锋单位，被中国医药企业管理联合会、中国医疗质量监督委员会授予全国医疗质量信得过优秀医院、全国百姓放心示范医院，被吉林日报社评为吉林省诚信医疗单位，被松原市委、市政府授予精神文明建设先进单位、前郭县卫生系统先进单位等荣誉称号。

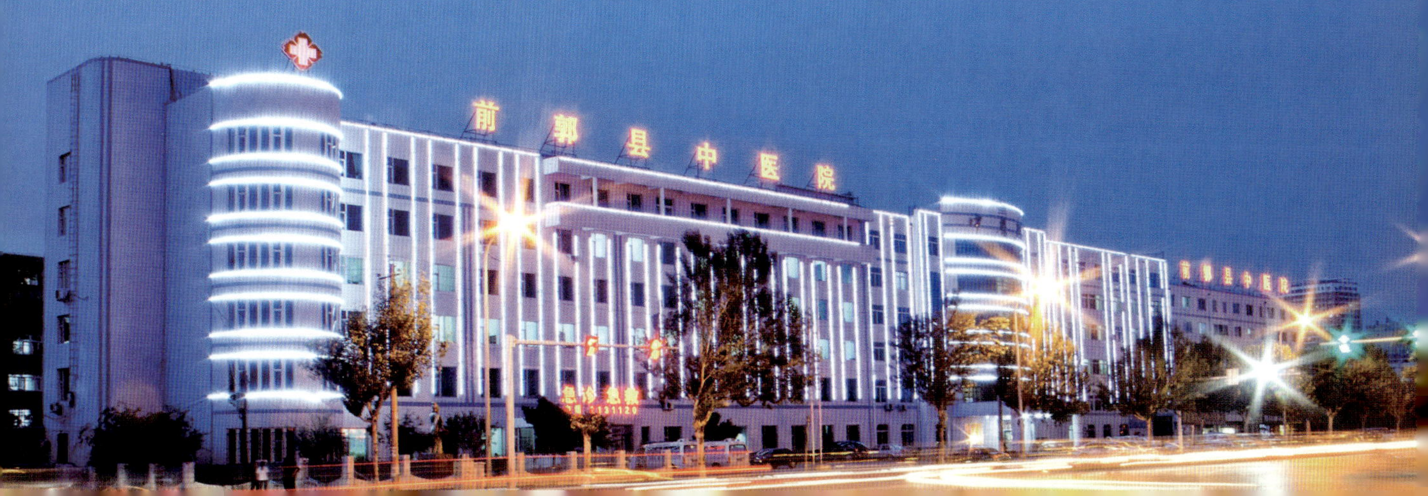

青鹏软膏
奇正
青鹏
0001
马拉松
40
跑湿疹马拉松
青鹏给力！
不含激素
长期治疗湿疹
外
良好的抗炎作用和抑制金葡菌作用
缓解瘙痒，改善皮损，循证实效
经典藏药，不含激素，使用放心
长期治疗，改善患者生活质量
青鹏软膏
20g
国药准字Z5402
藏药广审（文）2012010002号
奇正藏药
弘传藏药 关爱健康

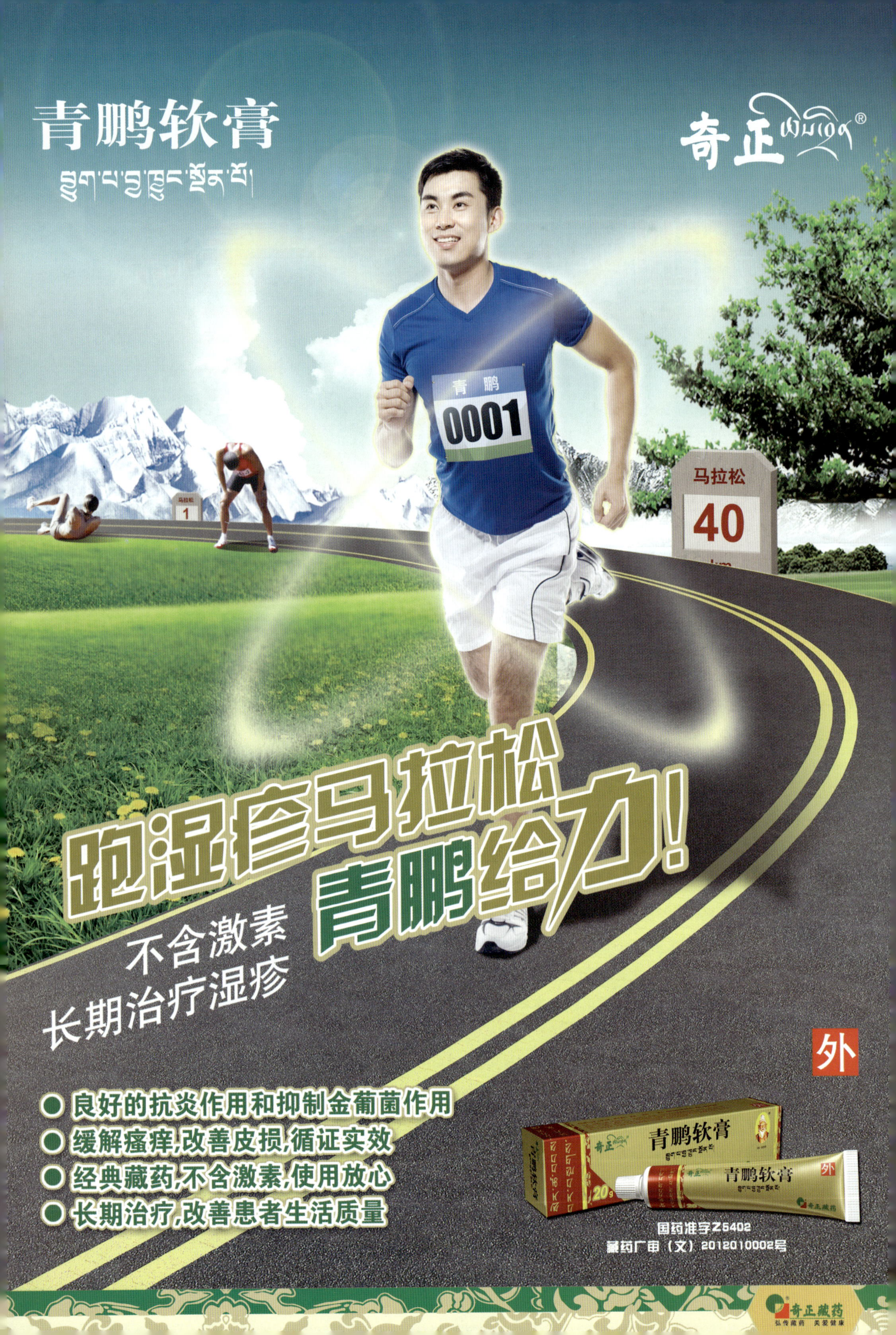

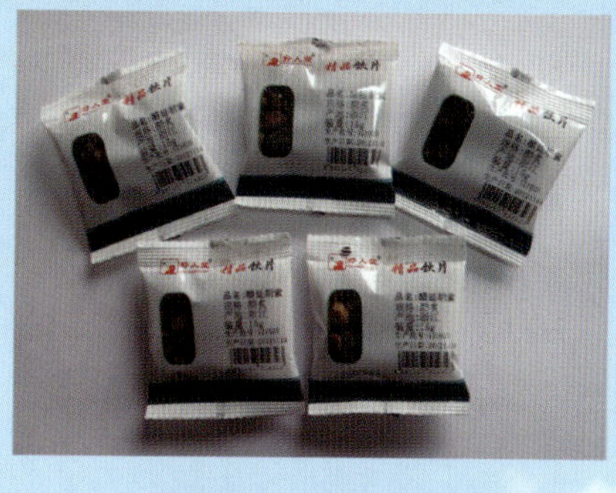

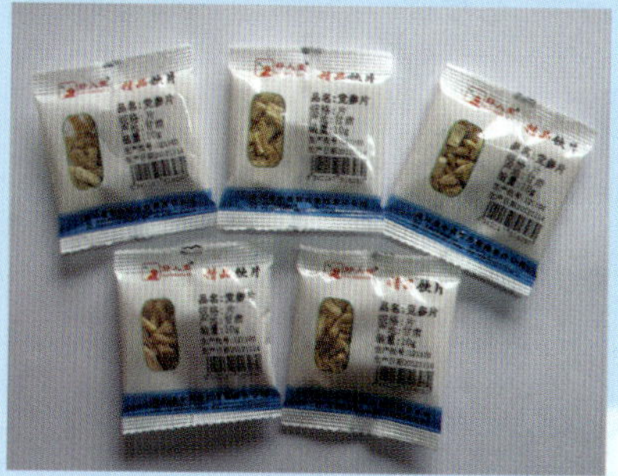

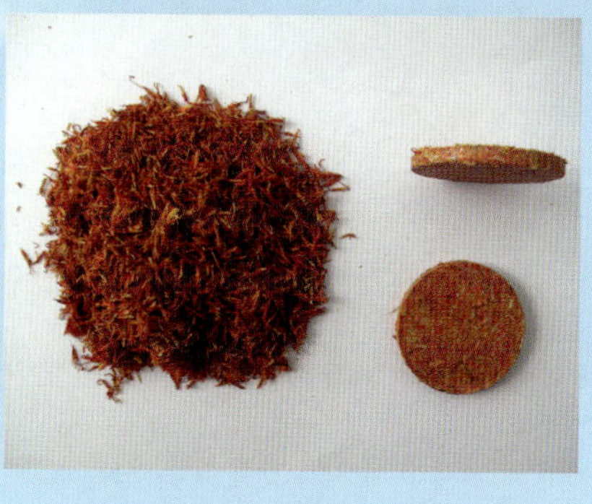

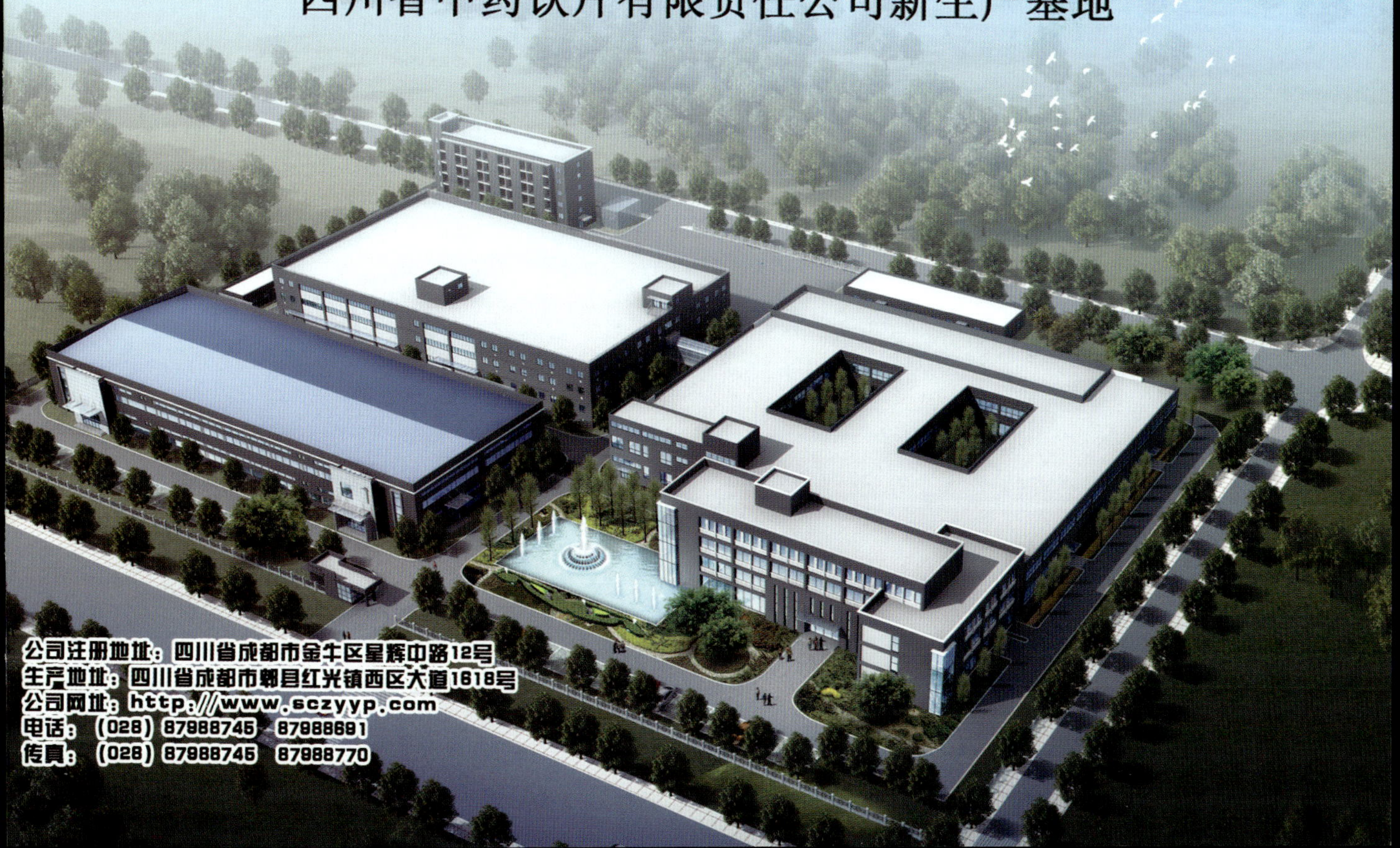

辽宁省西丰县农垦集团公司

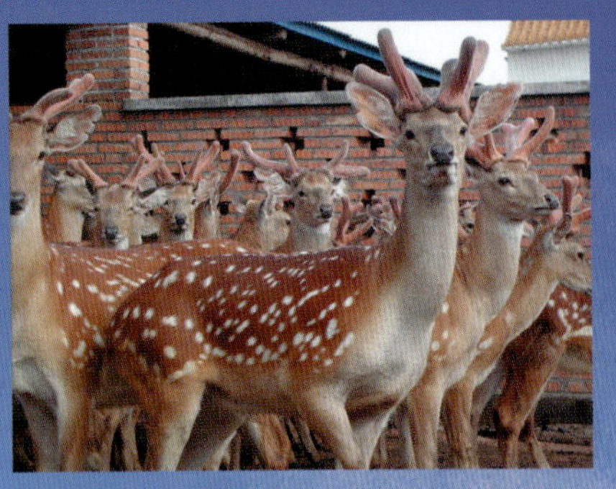

辽宁省西丰县农垦集团公司坐落在辽宁省东北部的西丰县城内。公司是以鹿业生产为主的农垦企业。统辖8个鹿场、一家品种改良站、一家参茸加工厂和一家集团经销公司。鹿饲养量达1.2万只，固定资产1.1亿元，注册资金3000万元，是中型国有企业集团公司，并享有外贸进出口经营权。目前，公司已形成产、加、销为一体的鹿业产业新格局。鹿茸、鹿副产品及其制品已远销韩国、日本、东南亚各国及港、澳、台等地区。2008年5月，西丰已被中国野生动物保护协会命名为“中国鹿乡”。2011年11月，省政府正式确定西丰县为省级“一县一业”鹿业示范县。2011年12月，西丰梅花鹿及西丰农垦集团公司被中国中药协会授予国家道地药材保护与规范化养殖示范基地。

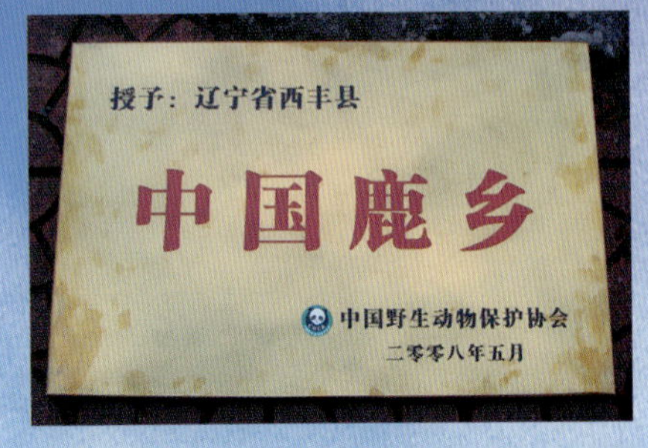

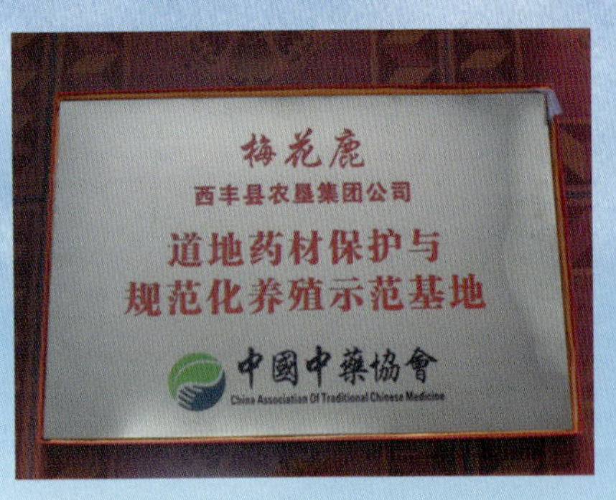

“西丰梅花鹿”是经西丰县农垦集团公司科技人员20多年不懈努力培育出来的，1995年通过了省级科研成果鉴定。该成果获1996年铁岭市科技进步一等奖，该品种获1996年中国农学会特产学会授予的中国梅花鹿最佳品种奖，西丰梅花鹿品种已列入中国畜禽遗传资源志——特种畜禽志》。西丰梅花鹿鹿茸获1996年长春国际鹿产品博览会金奖，2009年西丰梅花鹿鹿茸、鹿鞭被国家质检总局批准为地理标志保护产品。

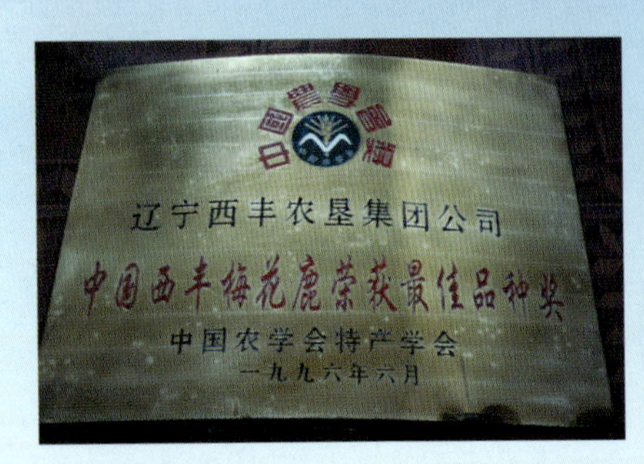

西丰县农垦集团公司研创的“梅花鹿人工授精配套新技术”项目于2002年7月31日通过省级科研成果鉴定，这项成果技术先进，处于同类研究的国际先进水平，其中在梅花鹿精液的稀释配方、细管冻精、圆筒开膣器和直肠把握输精方法为国际首创。

西丰农垦集团公司具有规模、品种、资源、人才、知名度等优势，为养鹿和鹿产品精深加工提供了可靠保证。公司将以一流的产品、宽松的环境、优惠的政策、最佳的服务，竭诚欢迎国内外客商来这里投资兴业，共谋发展。

河北省沧州中西医结合医院

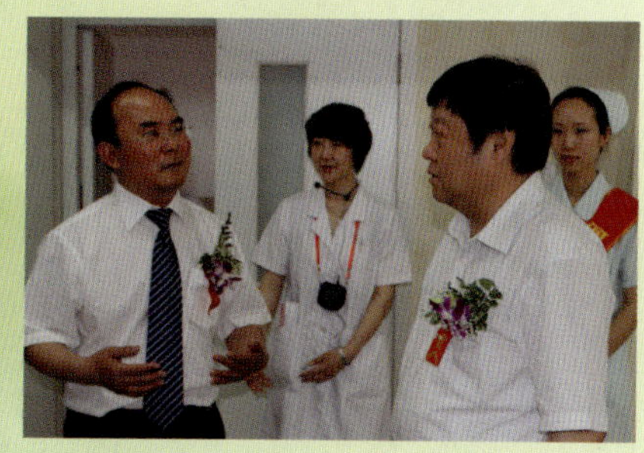

国家中医药管理局副局长吴刚（右前一）来院视察

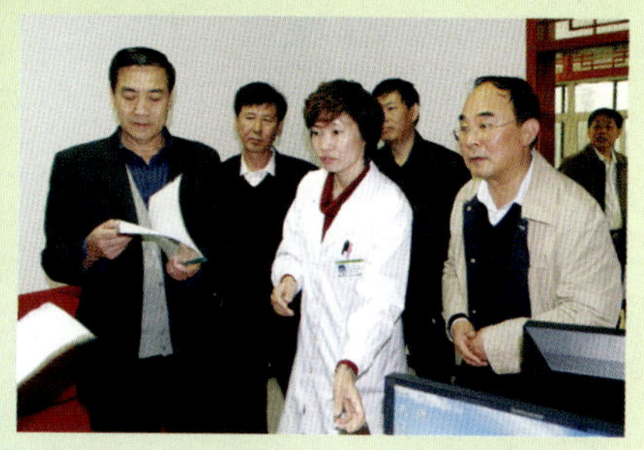

国家中医药管理局医政司司长许志仁司长（左一）来院视察

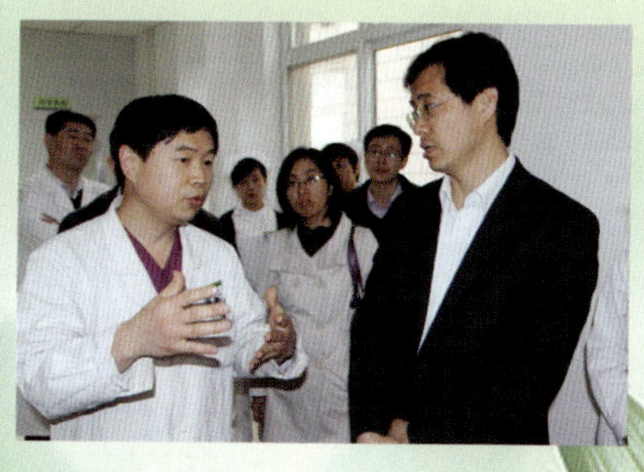

国家中医药管理局副司长杨龙会（右一）院视察

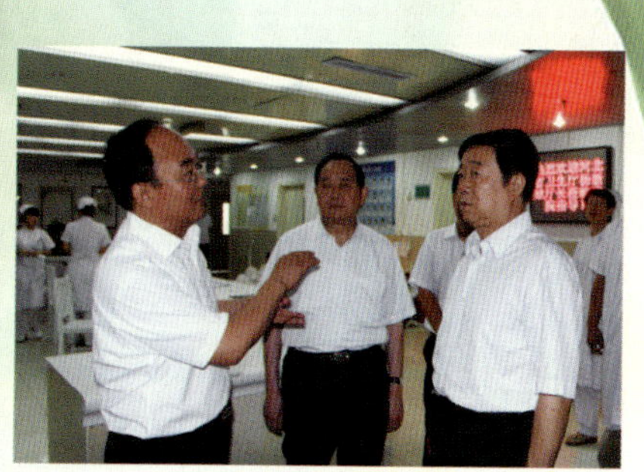

河北省卫生厅长杨新建（右一）来院视察

河北省沧州中西医结合医院是河北集医疗、教学、科研、预防、保健等多功能为一体的三级甲等中西医结合医院，两次（2004年、2007年）被人事部、卫生部、国家中医药管理局授予全国卫生系统先进集体称号，先后荣获全国中西医结合先进单位、全国百姓放心示范医院、河北省示范中西医结合医院、河北省医德医风示范医院等荣誉称号30余个，2008年5月通过国家中医药管理局评审验收，成为首批全国重点中西医结合医院。

医院实际开放床位1500张，占地面积123亩，建筑面积11.3万平方米，临床医技科室62个，2011年门诊量达到69.5万，出院人次达到4.6万，手术人次达到2.07万，总资产6.2亿，拥有2个独立的体检中心，1个中医“治未病”中心，1个东院区，4个社区门诊，是北京中医药大学教学医院、河北医科大学中西医结合临床医学院，承担中西医结合本科生的临床教学任务。

医院人才梯队合理，目前医院现有职工2000余名，其中享受国务院特殊津贴专家4名，市级、省级名中医、名老中医17名，硕士生导师4名，硕士、博士280人，高级职称人员226名。

医院设备先进，配备了GE64排螺旋CT、西门子1.5T核磁共振、西门子直线加速器、DSA血管造影机、系列关节镜、电子腹腔镜等大型医疗设备，其中百万元以上医疗设备31台件。

医院现有卫生部重点专科1个（糖尿病科）；国家中医药管理局重点建设学科3个（骨伤科、重症医学科、预防保健科）；省级重点专科4个（骨关节病科、糖尿病科、手外科、脑血管病科）；市级重点专科17个（推拿康复科等）；骨伤科是医院的龙头科室，现拥有10个病区500张病床，其规模、特色、疗效稳居国内前列。

医院现有国家中医药管理局科研二级实验室1个（骨伤病实验室），河北省中医药重点研究室2个（周围神经损伤研究室、男性不育症研究室），沧州市研究所7个（中西医结合临床研究所、糖尿病研究所、骨伤病研究所、骨关节病研究所、针灸研究所、中药制剂研究所、肿瘤研究所）。

2007～2011年，医院共承担国家级科研项目3项，省级科研项目47项，市级科研项目125项；2004～2011年获得省级科技进步奖10项，省级学会奖29项，市级科技进步奖80项；发表核心期刊论文1200余篇，SCI论文6篇，国家专利10项，促进了医院学术水平的提高。

西藏山南地区藏医院

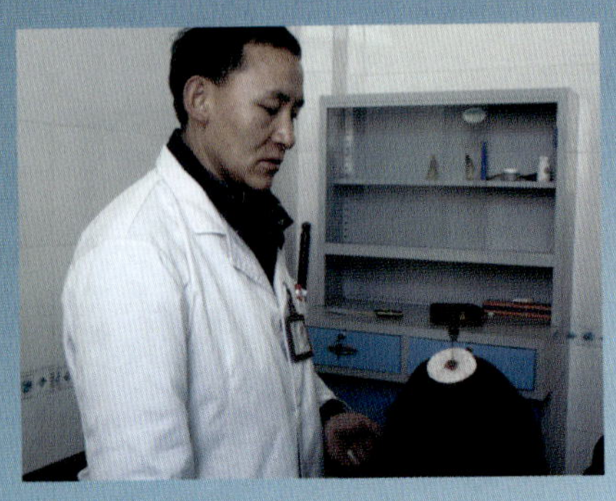

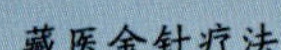

藏医金针疗法

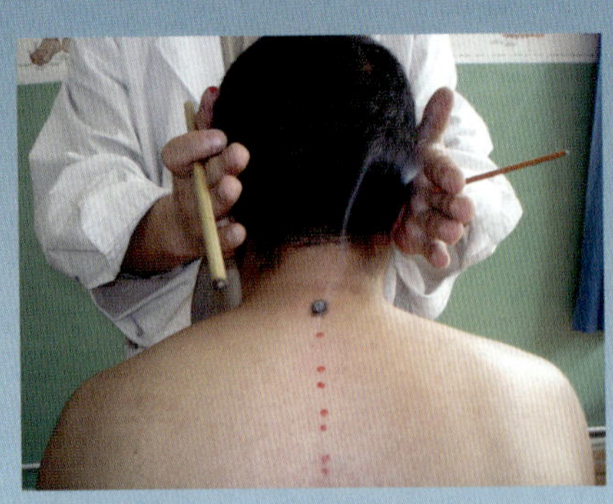

藏医火灸疗法

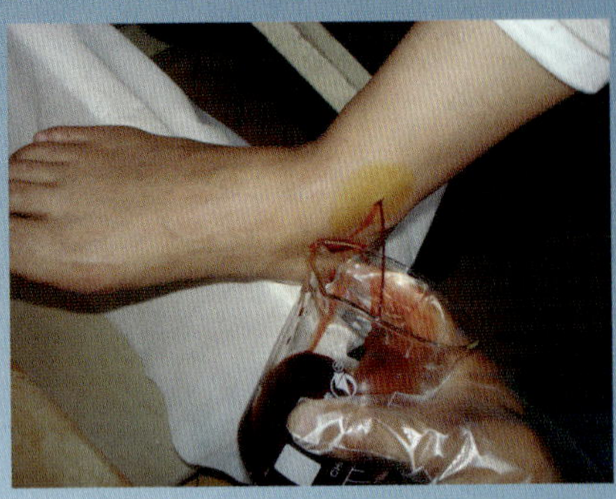

藏医放血疗法

西藏山南地区藏医院于2004年在全区率先通过了等级医院管理等级评审，成为西藏自治区首家二级甲等藏医医院。2012年该院又一次率先在全区地市级藏医医院中接受了国家中医药管理局组织的三级藏医医院评审，并取得了优异的成绩，今年年底挂牌升格为藏南首家三级藏医医院。

建院30余年来该院始终坚持“以病人为中心、发挥藏医药特色优势”为抓手，依托藏医外治科、脾胃科、预防保健科、心脑血管科、耳鼻喉科、骨病科、口腔科、药浴保健科、制剂室等国家级、自治区级和院级特色专科（专病）优势，形成有国家级“十一五”重点专病建设单位之藏医外治核心，辐射门诊、住院各病区的独具特色藏医临床网络格局，探索出一条以外治促临床、以临床促外治的相辅相成的良性发展模式，使外治这一藏医独具特色的优势在该院得到有效继承、发扬和发展。截至目前，该院外治科能够开展藏医放血、藏医火灸、藏医烙铁治疗、藏医药浴、藏医拔罐、藏医金针、藏医外敷、藏医涂擦、藏医泻疗法等各种藏医外治项目共计70余种。2010年国家级藏医十项适宜技术推广应用项目全部都有该院承担。

加之该院充分发挥藏药卡擦技术在藏医药物疗法中的独特作用，为发挥藏药随症加减的特色优势，医院专门设立了独具藏医特色的藏药卡擦室，专配藏药配剂人员，专配相关设施设备和原材料，为临床医生提供实施汤剂、粉剂、丸剂、膏剂、酥油丸、贴门、堪查、面强等各种藏药卡擦平台，截至目前各种卡擦药物共计140余种。此外，为了挖掘和推广应用藏医汤剂药物，该院在全区范围内首次开设了煎药室，并编辑整理出了《藏药汤剂指南》，为临床患者提供70余种的汤剂药品。医院雍布拉康藏药厂作为通过国家级GMP认证标准的药品生产厂家，年藏药生产30余吨，年生产藏药品种达300余种，不仅满足医院及全地区十多个县、80多个县乡藏医医疗机构的临床藏药用药需求，同时还销往北京藏医医院等区内外藏医医疗机构中。

总之，藏医药内外施治，兼顾隆、赤巴、培根三大因素平衡之治本理念，在该院得到充分践行，成为全区范围内藏医特色优势突出、文化底蕴深厚、管理科学规范的综合性民族医院，先后被国家中医药管理局列为第二批全国重点民族医医院建设单位、全国中医药文化建设示范医院，国家中医药管理局“十二五”重点专科建设单位、国家中医药管理局临床重点专科建设单位、国家中医药管理局藏医内科学重点学科建设单位以及中药炮制继续教育基地等。

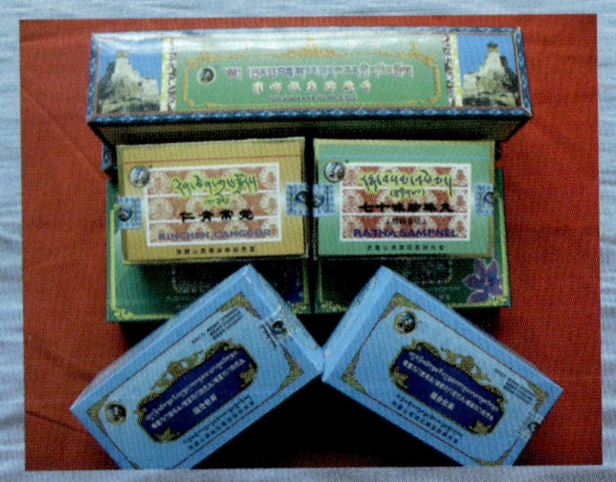

雍布拉康牌系列藏药

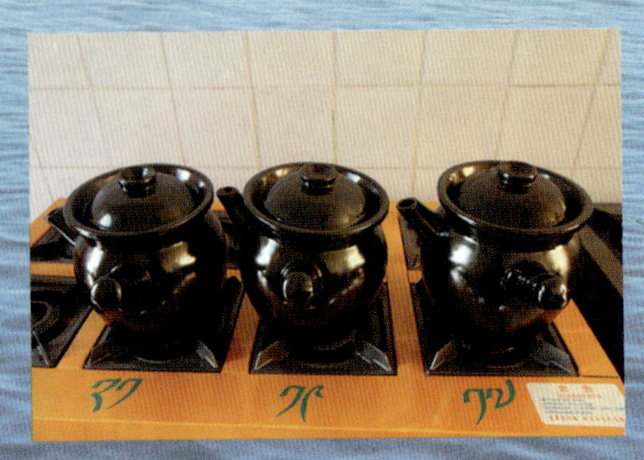

藏药汤剂

XS-89E 微波治疗仪（立式）
国食药监械（准）字2010第3250919号

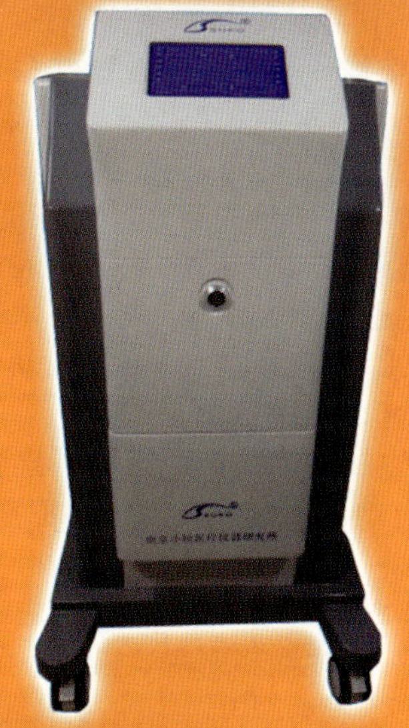

XS-998C
光电治疗仪（立式）
苏食药监械（准）字2010第2220545号

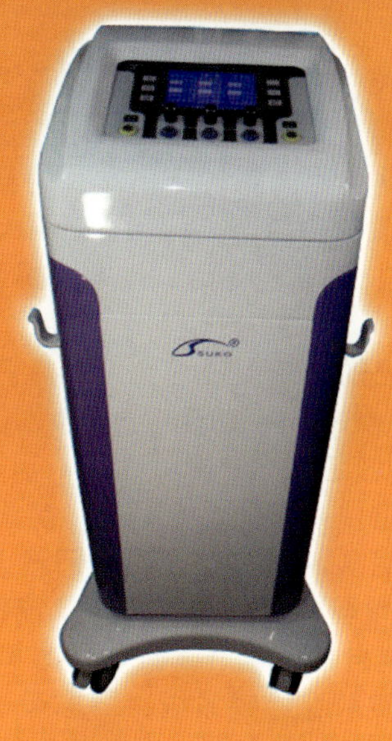

XS-998G 刮痧治疗仪
苏食药监械（准）字2009第2250112号

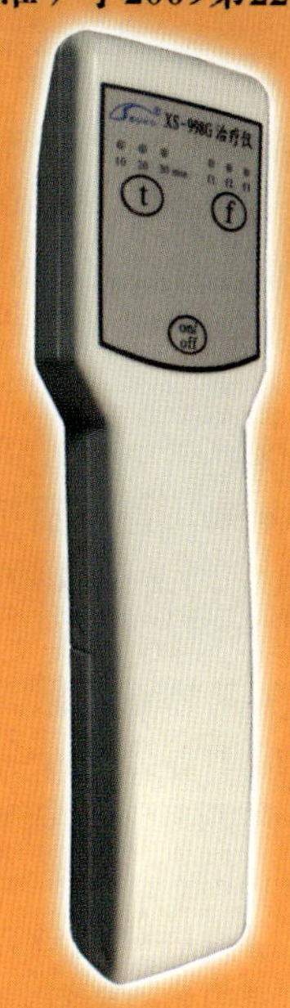

XS-998D 激光穴位治疗以（立式）
苏食药监械（准）字2009第2250112号

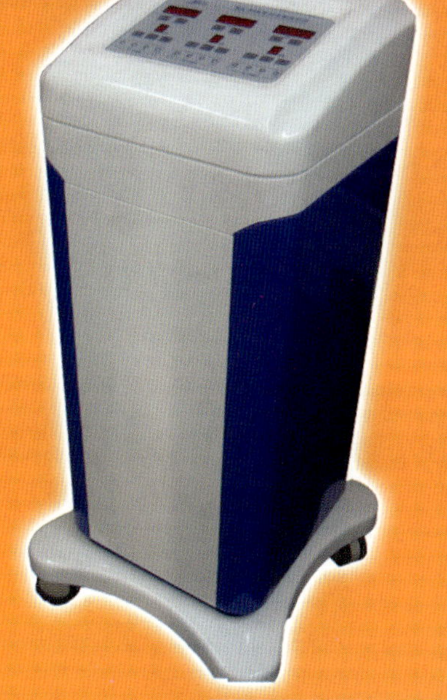

南京小松医疗仪器研究所

Nanjing Xiaosong Medical Instrument Research Institute

地址：南京市鼓楼区中山北路281号虹桥中心2号楼927B
电话：025-83171116、83171480
传真：025-83727360
网址：www.sukochina.com
邮箱：yang@sukochina.com

XS-100A 耳穴探测器

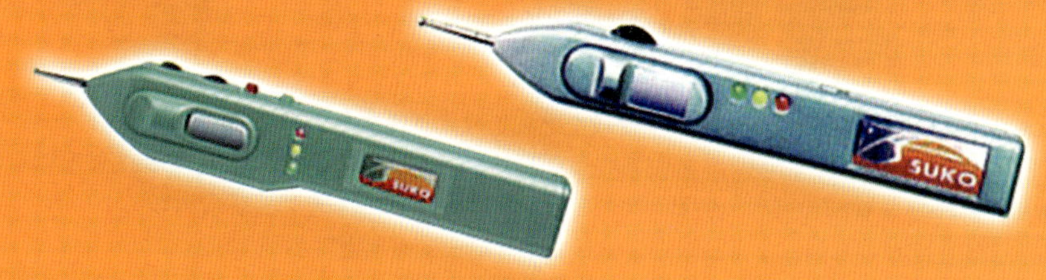

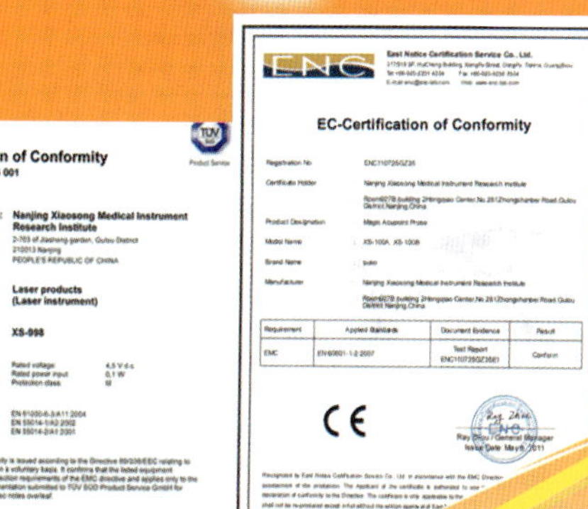

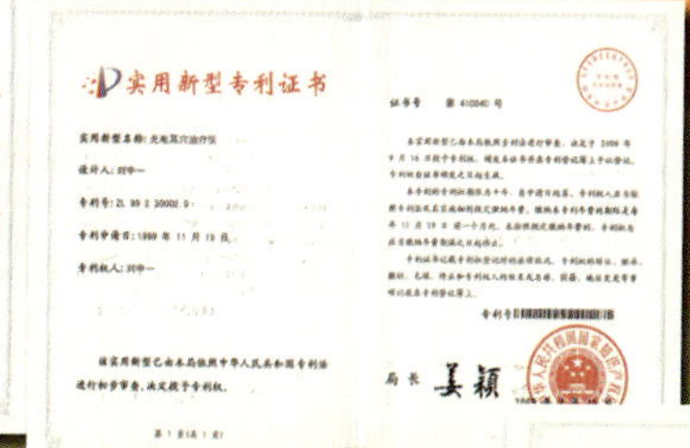

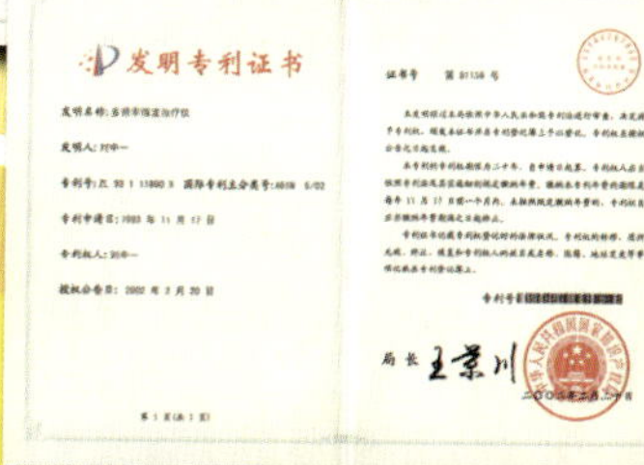

揉合现代科学与传统中国医学智慧

陆良县中医院

陆良县中医院于1982年成立，经过30年的发展，现已成为一所具有医疗、预防、保健、康复、教学和科研能力为一体的综合性二级甲等中医医院。2011年5月2日，医院整体搬迁至新院区。新院位于县城开发区曲陆高速公路收费站左侧，总占地面积96.18亩，总建筑面积38730平方米，室外绿化面积34775平方米，2012年被评为云南省级园林单位。医院总投资1.4亿元，开放病床500张，是云南省规模最大的县级中医院。新院能够开展急诊急救、内、妇、外、儿、针灸、推拿、皮肤、口腔、眼、耳鼻喉、放射、检验、超声诊断及介入性治疗、腹腔镜微创外科等全面的诊疗服务，有中医骨伤、外科、肛肠、妇产、儿科、针灸、推拿、脾胃病、肺病、糖尿病、老年病、心脑血管病科8个住院病区。

多年来，医院坚持公开、公平、公正的原则招贤纳士，人力资源力量雄厚。医院现有正式职工230人，其中主任医师3人，副主任医师20人，中级职称人员88人，助理医师105人，管理工勤14人；有合同制员工54人，临时聘用人员100人。医院本着“兴名医、树名科、创名院”的发展思路，历来重视人才培养，涌现出一大批医术精湛、医德高尚的医务工作者。医院承担着全县65万常住人口的医疗服务，负责中枢镇5万多人民群众的防疫和妇幼保健工作，此外，还提供邻近几个县10多万人的医疗服务。2011年，医院门诊人次536611人，住院人次11643人。

新院拥有GE16排螺旋CT、岛津数字胃肠X线机、DR数字化X线机、日本日立EUB-7500彩色超声诊断仪、意大利百胜MYLab90彩色超声诊断仪、德国罗氏全自动生化一体机、日本奥林巴斯全自动生化仪、日本奥林巴斯电子胃肠镜、日本西森美康全自动血球分析仪、德国蛇牌腹腔镜系统、日本奥林巴斯胆道镜、宫腔镜、德国Drager麻醉机、呼吸机、法国STAGO全自动血凝仪等先进医疗设备60余台；拥有绿树成荫、百花齐放、蜂蝶飞舞、金鱼戏水的优美环境；拥有温馨、舒适的病房；拥有厚重古朴、博大精深的中医药文化走廊；拥有一支在南门医院、北门医院、新院区滚动接待病人的服务车队。

医院积极开展科研创新，先后在国际、国内期刊发表学术论文140多篇，获市科学技术一等奖1项、二等奖2项、三等奖3项，出版了《经腹壁胃肠疾病超声诊断》专著、《陆良县中医院论文集萃》和《陆良县中医院院志》。

潮平两岸阔，风正一帆悬。全院医务工作者秉承“仁爱精勤，以人为本，科学发展，求实创新”的院训，坚持“中西结合，突出特色，强化优势，服务群众”的办院宗旨，为建设云南省一流的现代化的综合性县级中医院而努力奋斗！

发展中的都昌县中医院

都昌县中医院成立于1981年3月，医院成立之初工作人员仅二十几人，没有住院床位，年收入仅8万元，诊疗条件极其简陋。在党和政府的正确领导和几代中医院人的共同努力下，1996年医院率先引进都昌县第一台高档检查设备CT；1997年医院晋级为二级甲等中医医院；1998年引进都昌县第一个医院信息管理系统；2004年医院业务收入突破1000万元大关。31年后的今天，医院现有职工370余人，年收入达到7000万元，开设病床400张。目前医院在业务收入、软硬件建设等方面在全市县级中医院排名第一，在全省中医院名列16位。

医院2005年8月8日由县城沿湖路整体搬迁至人民广场南侧，占地面积50余亩，建筑面积约18000平方米，形成了园林式、宾馆式的建筑群体，有现代化的门诊大楼、住院大楼、医技大楼和传染病楼。医院已发展成为一所集中医医疗、防保、教研、康复为一体的中医医院，全县医疗保险、农村合作医疗定点单位，江西省中医学院、九江学院教学基地，九江市群众满意医院，江西省十一届、十二届文明单位，江西省行风建设先进集体，江西省中医系统先进集体，江西省示范中医院。集中西医两法之长是该院的突出优势和强项，医院形成了“继承中医，发展中医，打造环鄱阳湖生态经济圈的中医区域中心”的发展战略。为促进中医的发展，医院今年再建15000平方米的11层住院大楼，并创建三级乙等中医医院，有望在“十二五”末，业务收入达到1个亿。

医院的诊疗设施不断发展完善，学科建设水平不断提高，有一级专科科室13个，二级科室21个。医院以其独特的中医药治疗技术和效果，向来自省内外各地的疑难患者展示中医药妙手回春的绝招，以直挂云帆济沧海之势，谱写中医药在医疗领域的春天。全院职工将共同努力，把医院建设成鄱阳湖生态经济区中璀璨的明珠，为病人提供优质价廉的服务，办人民群众满意的医院，推动中医事业走向辉煌灿烂！

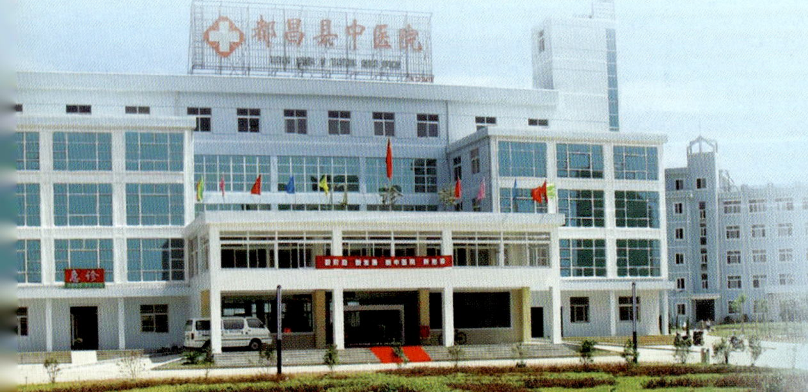

现任院长：邵尤青　　书记：冯骏

联 系 人：万晓芳　　电话：0792-5223356

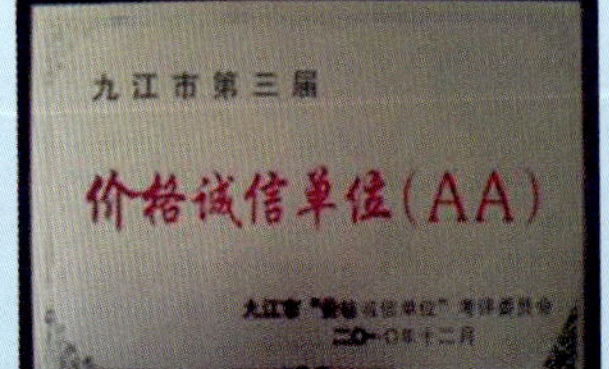

江西省第十二届

文明单位

中共江西省委

江西省人民政府

二〇一〇年四月

山东中医药高等专科学校

山东中医药高等专科学校是一所省属全日制普通高等专科学校。学校坐落于胶东半岛烟台，占地660亩，校舍建筑面积15万平方米，固定资产4.8亿元。

学校设有中医学、中药、针灸推拿、护理、药学、中药制药技术、医疗美容技术、药物制剂技术、药品经营与管理、康复治疗技术、家政服务（康复保健方向）、医学营养等13个专业，拥有中央财政支持重点建设专业2个，省级特色专业2个，省级教学团队3个，国家中医药管理局重点学科1个，国家级精品课程2门，省级精品课程12门，是山东省拥有国家级精品课程的39所高校之一。在校生9000余名，来自全国16个省、市、自治区。

学校拥有一支学历层次较高、职称结构合理、具有较强教学和科研能力的高素质师资队伍，有教授、副教授等高级专业技术人员151人，教师中有博士、硕士研究生学历者98人，有山东省名中医药专家3人，有省、市级教学名师、优秀教师32人。中国工程院院士石学敏等11位著名专家、学者为学校客座教授。

学校拥有一流的数字化中药标本馆和人体生命科学馆；建有现代化的护理技能实训中心、临床技能实训中心、针推康复实训中心、机能学实验教学中心、公共基础实验教学中心、形态学实训中心、中药学实验实训教学中心等7个实验实训中心；建设了开放的医学实验中心、药学实验中心2个中心实验室；图书馆藏书56万余册，建有电子阅览室和数字图书馆。学校拥有功能齐全的闭路双控电化教学系统、非线性编辑系统。学校拥有附属医院1所、非隶属关系的附属医院3所，其他教学医院、医药企业等教学实习基地120处。丰富的教学资源和先进的教学设施，为教学管理及学生学习、成长、成才奠定了坚实的基础。

学校建立了校企合作的长效机制，形成了"订单培养"、"顶岗实习"等工学结合人才培养模式，"理实一体，学训同步"的教学模式，"融教学、科研与培训为一体"的师资培养模式，"教学内容职业化、教学方法情境化、实训教师社会化、能力考核证书化"的课程建设模式，"综合素质+敬业精神+发展潜力"的专业培养特色，学生的实践能力、职业素养和就业竞争力不断提高。在近期开展的全国中医药职业技能大赛、首届全国康复治疗技术专业学生技能竞赛、全国首届护理技能大赛、全省卫生系统中医药传统技能大赛等活动中，学校学生均获优异成绩。学校毕业生以"思想好、能力强、就业率高、专业对口率高、升本率高"而享誉省内外。近5年，毕业生"双证书"获得率95.2%，一次性就业率98.2%，专业对口率91.6%，用人单位满意率97.9%。

学校教师先后承担省部级、厅局级科研课题90余项，承担横向课题20余项；出版专著20余部，主编、副主编教材180余部，其中教育部"十一五"国家级规划教材12部、山东省高等学校优秀教材3部，发表论文640余篇；荣获各级教学奖励30余项，获省厅级科技成果奖26项，获国家发明专利6项。学校在全国率先制作并实施中医药农村50项适宜技术推广项目；开展技术培训、全省乡村医生学历教育、职业技能培训38000余人次；为企业研发新药12种，提供技术服务60余项；指导山东省道地药材规范化种植3000余亩，提高效益1000余万元。学校逐年加大西部省份招生计划的投放，连续3年保持在10%以上，同时与西部20余所院校开展对口交流办学，实现了优质资源的共享。开展国际中医药培训9届500余人次，扩大了中医药在国际的传播。

学校始终坚持"以服务为宗旨、以就业为导向、以人为本、质量立校"的指导思想，立足于基层医药卫生与健康相关产业，大力实施质量立校、人才兴校、特色强校战略，深化教学改革，创新人才培养模式，强化实践教学，形成了"励志笃学、厚德济生"的校训、"团结、严谨、勤奋、奉献"的校风，实现了健康、快速、可持续发展。

烟台校区地址：山东省烟台市滨海东路508号　邮政编码：264199　莱阳校区地址：山东省莱阳市文化路6号　邮政编码：265200　联系电话：0535-2765058/7215148

香港国际中医药研究院公告

香港国际中医药研究院是经香港特区政府批准并注册的一所国际性中医药研究院，注册号为38311146－011－08－11－8，面向国际开展中医药科研教育、技术推广、学术交流等。网址www.hkmed.hk。现将2011～2012年授予的传统医学荣誉博士、博士名单公告如下（排分不分先后）：

李瑞明（河南）李相亭（四川）潘富轩（云南）李书明（山东）曹盛敦（四川）莫官江（湖北）焦俊龙（山西）杨国民（云南）
郑佑元（湖南）邱桥成（广东）蒋李明（广西）赵庆云（云南）林贵文（广东）彭耀诗（广西）彭路嘉（湖南）刘勋忠（吉林）
黄昭霖（广西）张明生（陕西）邹　超（安徽）巩文彪（山西）王继川（山东）胡殿磊（江苏）谭家兴（四川）何庆林（河北）
朱　军（安徽）梁　森（广东）耿江平（山西）郑晓辉（山东）王　英（河北）羊汝琴（四川）刘正菊（安徽）杨祥宏（江苏）
彭康言（广东）邓扶正（四川）袁国宪（湖南）姚国全（四川）张承忠（山东）阮玉江（云南）唐坤云（四川）张传岭（山东）
杨仁坤（贵州）任正科（福建）张玉琦（甘肃）梁　任（广东）周国典（河北）陈明希（广东）袁伟东（安徽）饶振阳（陕西）
马平贵（山西）杨铁林（辽宁）刘智中（湖南）李玉明（湖南）王文彬（上海）爨新德（陕西）范哲玲（河南）邢苏斌（河南）
陈春寿（河南）杨发炳（四川）陈学孝（四川）黄军政（四川）陈启介（四川）朱义启（山东）葛俊峰（浙江）王荣春（浙江）
方根兴（浙江）曲树荣（山西）吴洪道（河北）张广政（吉林）陈德彬（贵州）李文全（四川）丁祖旺（山东）廖伍生（广东）
张　鹏（陕西）曾昭旭（广东）鹿根启（河南）尹俐雅（河南）梁　滨（浙江）谭桂峰（湖南）卢德全（广东）杨剑横（湖南）
彭大渠（广东）罗贵明（重庆）黄日祥（湖北）王顺祥（湖北）刘庆年（黑龙江）范来补（内蒙古）徐中魁（黑龙江）赵仪子路（河北）
徐胜文（内蒙古）王旭新（黑龙江）杨春风（黑龙江）李　孝（内蒙古）卢金贵仙（浙江）

张家港广和中西医结合医院董事长——江杨清博士

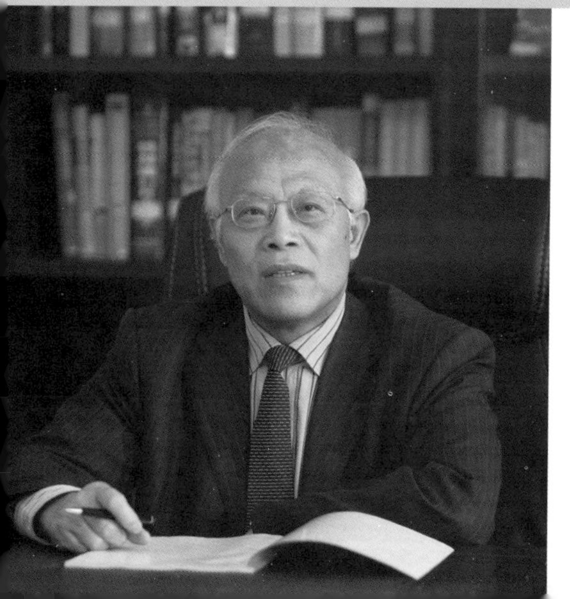

江杨清，1944年生于江苏省张家港市。1963～1969年于南京中医学院本科学习，毕业后一直从事内科临床。1979年录取为母校首届中医内科硕士生，师随著名中医、全国首批30名国医大师之一的徐景藩教授。1983年录取为北京中医药大学首届中医内科博士生，师从董建华教授（中国工程院院士）。1986年获中医学博士学位，为我国第一位中医博士，毕业后留在附属医院从事临床教学工作。在国内期刊上发表过50余篇学术论文，其中半数以上发表在全国中医核心期刊《中医杂志》上，并多次获奖，还经常为该刊审稿与撰写专栏。主编出版医学巨著《中西医结合内科研究》（北京出版社，1996年，150万字），并将在人民卫生出版社再版发行。担任董建华教授、王永炎教授主编的《现代名医医案精华》4、5册（240万字）副主编，还参编过其他多部医著。在国内工作期间，求医者众多，在中医学术界产生了较大的影响。

1992年，江杨清博士应邀赴荷兰讲学，1994年定居荷兰，先后在首都阿姆斯特丹开设了两所"中华医药堂"并应诊。该诊所是欧洲数千家中医诊所中较成功者之一，慕名求医者来自荷兰各地和周边许多国家。20年来，江杨清博士先后诊治患者20万左右人次。其中85%～90%为西方人，全部采用中医中药对患者进行辨证施治，在胃肠病、皮肤病、妇科病及其他多种疑难杂症等方面取得了优于西医药的显著疗效，引起了主流医界的侧目。在荷兰全民医疗保险、吃中药价格较贵、气味很苦，又不允许打医疗广告的情况下，靠的完全是疗效，拓展了中医药治疗疾病的新局面，并产生了较广泛的社会影响，在中医走向海外、发扬中华传统文化和东方医学方面起到了积极的推动作用。因此，江杨清博士也成为了中医走向海外的最具影响的中医之一。中央电视台第四频道的大型专题纪录片《中医走向世界》摄制组专程赴荷兰专访拍摄了江杨清博士和他的诊所。

2004年，江杨清博士出资与张家港市政府在原市二院基础上合资组建成张家港广和中西医结合医院，并任董事长。江杨清博士担任全欧洲中医药专家联合会轮值主席、世界中医药学会联合会主席团执行委员、南京中医药大学名誉教授兼职博士生导师、张家港广和中西医结合医院董事长等职。每周一、二、三上午在张家港广和中西医结合医院坐诊。

天津市中医药研究院及附属医院党委书记、院长范玉强

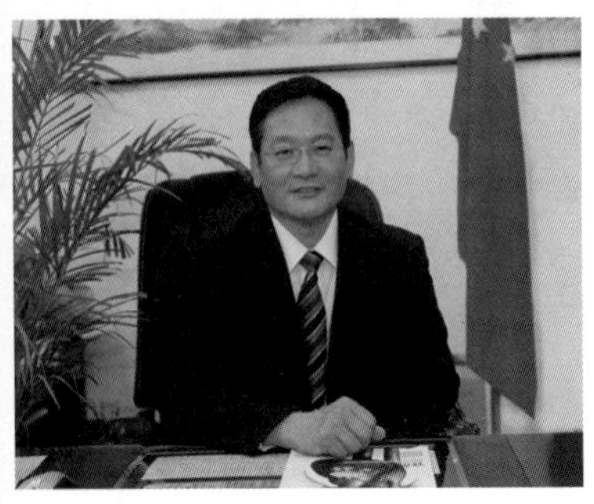

党委书记、院长范玉强，医学博士，主任医师

范玉强，现任天津市中医药研究院及附属医院党委书记、院长，天津医科大学外科学教授，天津中医药大学中西医结合临床专业硕士研究生指导教师。担任中国中医药研究促进会副会长，天津市中医药学会副会长，中国中西医结合学会天津分会常务委员，天津市中西医结合青年工作委员会主任委员，《天津医药》杂志常务编委，《中国医院管理》杂志常务理事。

作为一名医院管理者，他以睿智的战略眼光、清晰的思维能力，树立了医院管理的新坐标。他以优秀的专业素质、出色的管理才能，诠释了一名优秀医院管理者的全新内涵。他曾工作在卫生战线的临床一线，积累了丰富的临床管理经验，以出色的工作成绩，赢得了人们的认可与尊重。在天津市卫生资源重组工作中，他再次挑起了重担，走在了天津市中医药研究院及附属医院重组合并工作的最前端。在短短几个月的时间内，他以执着的敬业精神、丰富的领导艺术和独特的个人魅力，有力推动了重组合并的整体步伐，与领导班子全体成员带领全院干部、职工顺利完成了中研院所属4家单位的搬迁合并，实现了2009年5月23日新院正式开诊的既定目标，结束了长达8年的研究院重组合并工作。开诊3年多来，医院各项工作平稳有序，医疗服务质量和水平持续提高，各方面工作都取得了可喜的成绩。在他的带领下，医院于2012年顺利通过三级甲等中医医院评审，开辟了中医药研究院及附属医院发展的新纪元！今后，他还将带领医院在科学化、数字化管理的道路上迈进，使医院成为全国一流的中医、中西医结合医疗、科研机构！

范玉强曾被评为全国卫生系统先进工作者、全国百姓放心示范医院优秀管理者，荣获第四届中国医师奖、天津市五一劳动奖章、天津市抗击“非典”先进个人，先后两次荣获中国医院协会“先声杯”优秀院长称号。

北京康益德中西医结合肺科医院董事长兼院长

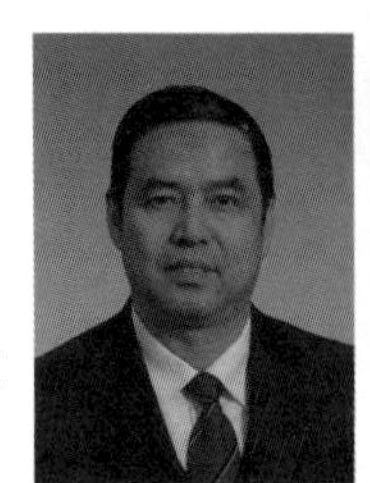

董瑞，男，1964年1月生，北京市怀柔区人。中国民主同盟盟员，本科学历，MBA硕士，中西医结合主任医师。现任北京康益德中西医结合肺科医院董事长兼院长、北京肺纤维化研究所所长。学术任职：中国中西医结合学会呼吸系统疾病专业委员会副主任委员和继续教育基地主任委员、中国中医冬病夏治专业委员会主任委员与法人等。社会兼职：北京市政协委员、民盟中央科技委员会委员、民盟北京市委卫委员会副主任、民盟北京怀柔区支部主任委员、中国民营医院发展联盟副主席、北京民营医院委员会副主任委员等。

1983年本科中医专业毕业后，他师从中医教育家董建华教授和国内著名呼吸病学专家于润江教授，精通《内经》、《难经》、《脾胃论》、《神农本草》、《伤寒杂病论》、《本草纲目》、《千金翼方》等古籍。2001年10月10日先后创建了北京康益德中西医结合肺科医院、北京肺纤维化研究所，主要从事中西医结合（以中医特色为主）研究呼吸系统常见及疑难疾病。在近30年的中医生涯中，尤其对肺痿病（肺间质纤维化）有较深入的研究，率先创立“阴阳平衡学说”，“维持人体阴阳平衡”，“调整人体阴阳平衡”等学说；确立了正气不足为本，风毒、寒毒、暑毒、湿毒、燥毒、火毒、气毒、痰毒、瘀毒损伤肺络为

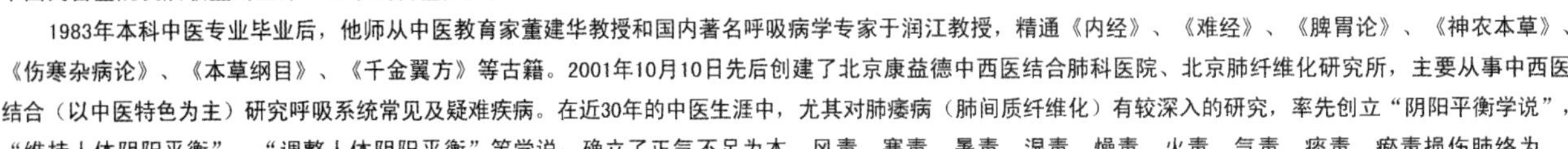

的病因病机学说；佐证了“肺经”、“肺与大肠”在发病方面的因果关系；研发了拥有自主产权的养阴益肺通络丸；提出了中医研究的重点应是提高生存质量和生存率的观点；中标国家中医药管理局“十一五”、“十二五”肺病科重点专科建设项目，获得局科技成果推广项目及中国中西医结合学会科技奖；著书立说，出版《中西医结合诊治肺纤维化》专著。他是冬病夏治专业领域的领航者，继承与发扬中医药特色优势，运用“春夏养阳、秋冬养阴”的阴阳平衡理论、“不治已病治未病”的思想、“正气内存，邪不可干”的正气学说、“人以天地之气生，四时之法成”的天人相应观点等，指导冬病夏治的中医药干预。尤其创立FBP方案（即穴位敷膏、拔罐、口服中药）防治呼吸病，中标卫生部适宜技术十年百项计划推广项目，当选为中国中医冬病夏治专业委员会法人与主任委员，主持召开首届、第二届全国中医冬病夏治学术研讨和交流大会，并出版《中国冬病夏治学》。

他先后出版科技专著4部，发表有价值的学术论文40余篇，获得部、省级科技奖10余项，参加民盟中央、民盟北京市委组织的全国义诊、健康教育下乡活动20余次，人民政协报、健康报、中国中医药报等新闻媒体给予专题报道，多次受到国家和地方领导的接见与表扬。2012年5月19日荣获中国中医名医品牌光荣称号。

北京康益德中西医结合肺科医院　地址：北京怀柔区开放路50号　邮编：101400

中医战线不老兵——记重庆市北碚区中医院党委书记、院长尹平

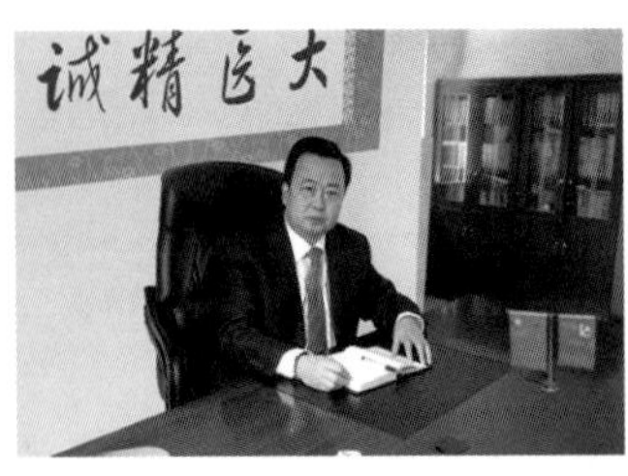

尹平，重庆市北碚区中医院党委书记、院长，北碚区第八次、九次、十次、十一次党代会代表，先后荣获重庆市抗震救灾先进个人、重庆市优秀共产党员、重庆市卫生系统优秀共产党员、北碚区优秀党务工作者等荣誉称号。

他已在中医药战线工作了30年，2007年起书记、院长一肩挑。在他的带领下，北碚中医院由小变大，由弱变强，发展成为一所集中医医疗、教学、科研为一体的三级甲等中医医院。

当医院发展遇到空间瓶颈时，尹平带领员工果断投入500多万元整合北温泉镇卫生院，打造社区医疗中心，在西部地区率先探索出区县级中医院拓展社区卫生服务之路；聚全院之力修建住院大楼，实现了中医院几代人的夙愿。

尹平十分重视医院文化建设和项目建设，提出了“文化铸魂、品牌立院”的响亮口号并付之实践，完善了“院徽、院歌、院训”等标识文化；凝练了“弘扬国粹、自强不息”的医院人文精神，还以“弘扬岐黄，医患和衷，普同一等，皆如至亲之想”为核心价值观。他还带领业务骨干，发挥中医药特色优势，成功打造了“脑血管病专科中风病”、“中医骨伤专科”、“中医急诊”、“中药制剂”大中医品牌和6项国家级、8项市级重点中医业务建设项目。

汶川地震发生后，医院承担了伤员救治任务。刚做完手术尚未拆线的尹平顾不上休息，立即回到医院坐阵指挥。在他和全院医护人员的精心救治下，从灾区转来的两批25名伤员全部痊愈返乡，没有一例死亡和截肢病人发生，实现了“零死亡、零感染、零截肢”目标。医院党委被北碚区委授予抗震救灾先进基层党组织，尹平也被授予重庆市抗震救灾先进个人。

他倡导“大医精诚，精诚在于情系民生”。在他的带领下，全院积极开展“进社区、进农村、进企业、进学校”义诊服务，向群众免费赠送器械、药品。他积极推行面对贫困患者的“平价病房”，面对70岁以上老人、困难群众的“就诊优惠卡”，建立长期医疗帮扶关系。他还长期结对帮助2个留守儿童，给孩子物质和精神上的帮助。

情洒杏林三十载，中医战线不老兵。尹平用实际行动诠释了对党和人民的无限忠诚，对中医药事业的不懈追求。

南京市中西医结合医院院长刘万里

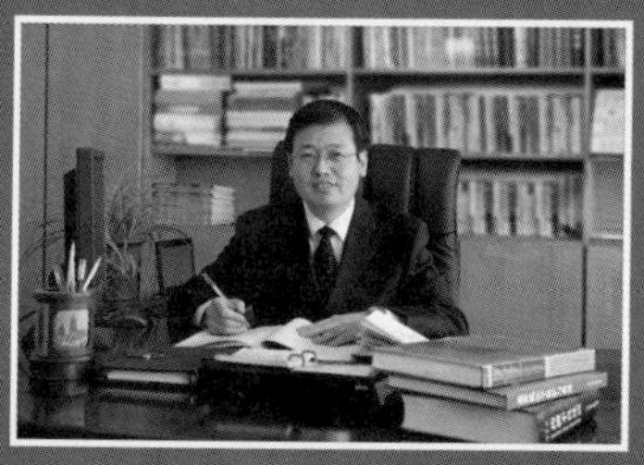

刘万里，男，1972年2月出生，中国共产党党员。副主任中医师，消化内科博士，南京中医药大学副教授，澳大利亚弗林德斯大学医院管理学硕士。江苏省著名中医脾胃病专家，南京市中西医结合医院院长，脾胃病学科带头人。

主要社会兼职：南京中西医结合学会常务副理事长兼法人代表、江苏省中西医结合学会常务理事、外治法专业委员会主任委员、南京中医药学会青年中医专业委员会主任委员、江苏省中医药学会脾胃病专业委员会常委、江苏省中西医结合学会肝病专业委员会常委、南京自然医学会养生康复专业委员会顾问。

科研及获奖情况：在省级以上学术期刊发表论文10余篇，参编学术著作5部，主持并参加市级以上科研课题5项，获中华中医药学会科学技术奖1项。

擅长采用中西医结合方法诊治消化系统疾病，如胃食管反流病、慢性萎缩性胃炎癌前病变、功能性消化不良、肠易激综合征、炎症性肠病、胆囊炎、肝硬化及其并发症等。

中医药名人——刘吉善

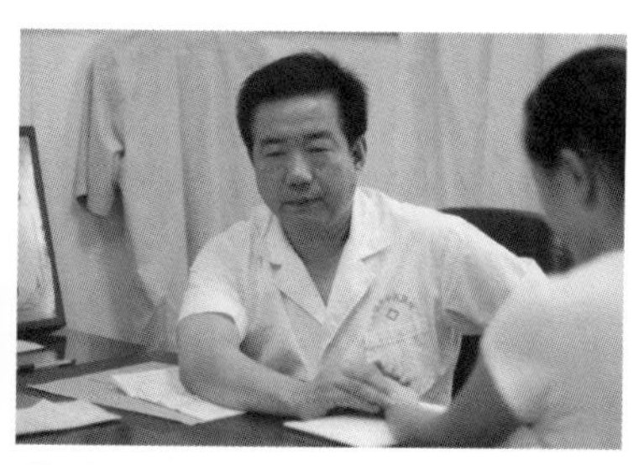

刘吉善，男，1953年10月出生，主任中医师，中医杂病专家，湖北中医药大学兼职教授、硕士研究生导师，现任湖北省十堰市中医医院名誉院长。

刘吉善出身于中医世家，自幼随祖父、父亲学医，1976年毕业于中医院校，1985年毕业于湖北中医学院，先后在县市医疗卫生单位从事医疗、教学、科研、管理工作30余年，是位医德高尚、医技精湛、博学有为、德技双馨的中医名师。2002年获得十堰市“十大名中医”称号；2004年获得湖北省“知名中医”称号；2011年1月获得湖北省“中医名师”称号。他传统医学文化造诣很深，相继在省级以上刊物发表各类中医药专业论文百余篇，主持研究的《汉字文化证实中国最早医书有针法——论马王堆医书中的“针”》轰动医学界，解除了海内外人士一直认为中国现存医书中有灸无针的疑虑。他主持的多项中医药课题研究在国内处于领先水平，他先后主持开展了20多个中医临床型、临床科研型、中西医结合型、学术交流型和推广应用型科研课题，其中有4项被列入省部级科研计划，十余项列入市级科研计划，有6项通过市级科研鉴定，1项列为全国重点建设专科，多项成果先后获得湖北省重大科学技术成果、市科技进步奖等。

医院院长、博士生导师杨思进教授

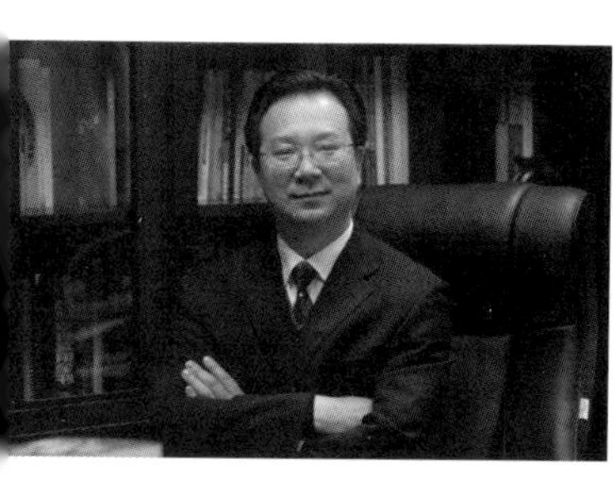

杨思进，医学硕士，博士生导师，教授，主任医师，国务院政府特殊津贴专家，泸州医学院附属中医医院/中西医结合学院院长、党委副书记，是中国医院优秀院长、全国优秀医师、中国百佳医院院长、全国郭春园式好医生、四川省名中医、四川省有突出贡献的优秀专家、四川省中医药管理局首批学术技术带头人、四川省医药卫生系统先进个人、四川省优秀青年技术创新带头人、泸州市首届十大名中医、泸州市政府科技顾问团成员、泸州市拔尖人才、泸州市医学会医疗事故技术鉴定专家库成员。

杨思进院长1998年获得硕士研究生导师资格，2010年获得博士研究生导师资格，先后担任泸州医学院附属中医医院心脑病科主任，大内科主任，教研室主任，泸州医学院药学院副院长，泸州医学院附属中医医院业务副院长，2008年至今任泸州医学院附属中医医院/泸州医学院中西医结合学院院长。

在学术上，他主要从事心脑内科学、健康管理学、中西医结合临床教育、中西医临床科研、现代医院建设与管理及公共医疗卫生事业促进与发展研究。自行研发的5个院内纯中药专科制剂，在临床上广泛运用，疗效显著，患者反应良好。他率先在泸州市创建了独具中西医结合特色的“卒中单元”，形成了对卒中病人从入院前、住院中、出院后全程科学化的管理模式。他先后主研国家级、省市级科研项目20余项，获省政府三等奖3项，市政府科技进步奖一等奖1项、二等奖1项、三等奖6项。完成各级论文100余篇，主编专著3部，教材3部。他同时兼任中国中西医结合学会委员、中国中医药学会心血管专委会常务委员、中华中医药学会第五届理事会理事、四川省中医药学会理事会理事、四川省中医心脑血管专委会主任委员、四川省医院协会药事管理委员会副主任委员、四川省中西医结合学会老年虚证专委会副主任委员、四川省中医药学会亚健康专委会副主任委员等。

在管理上，他提出“中医医院要姓‘中’，中医医院也要姓‘综’，中医人才要姓‘博’，现代科技要跟‘踪’”的管理理念；“要把医院办成一所学校，一所培养员工成长的学校，一所向百姓传授健康知识的学校”的办院理念；“让每人成才，让团队优秀，让科室出色，让医院驰名”的人才思路；“医院不分大小，发展不分先后，同行相互切磋，互助才是出路”的区域医疗合作观，受到医院各层的普遍欢迎。2011年，医院率先在四川中医系统内成立了“泸州市中医医疗集团”，开创了四川省中医医疗集团规模化、集约化发展道路。在他任职期间，编制床位从272张增加到2000张；职工人数从322人上升到1000余人；占地面积由12亩增加到80余亩；年门诊人次增长313%；年出院人次增长425%。2012年，医院被国家人力资源社会保障部、卫生部、国家中医药管理局联合评选为全国卫生系统先进集体。杨思进院长被中国医院协会评为中国医院优秀院长。

长风破浪会有时，直挂云帆济沧海。杨思进院长以他渊博的医学知识服务于广大患者，用生命诠释“医者仁心”；辛勤耕耘在杏林之路，以师者风范诲人不倦。他带领着泸州医学院附属中医医院这个高速发展的团队，高位求进，奋力拼搏，书写一幅幅事业发展的新画卷，奏响一曲曲高歌凯旋的新乐章。

贵州省苗侗瑶民族医院、黔东南州中医医院—罗洪

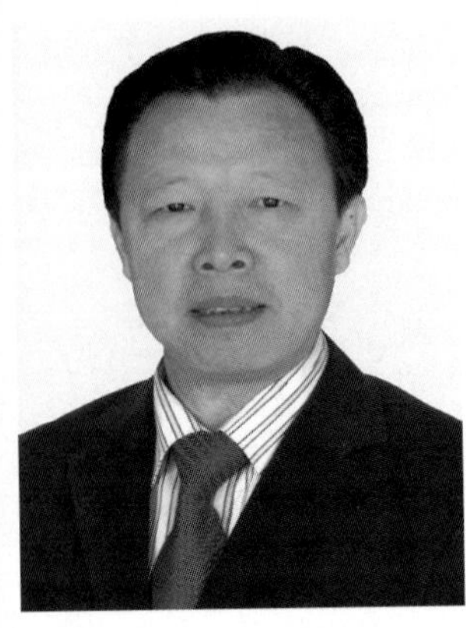

罗洪，男，汉族，湖南武冈人，1961年生。1982年毕业于遵义医学院医疗系。现任贵州省苗侗瑶民族医院、黔东南州中医医院党委书记、院长、泌尿外科主任医师。

罗洪同志在30余年的医疗工作中，始终刻苦学习、求真务实、锐意进取，以精湛的技术、扎实的工作全心全意为患者服务，做出实绩，为黔东南的医疗卫生事业作出了突出的贡献。1998年获贵州省人民政府特殊津贴，2000年晋升为外科主任医师，2003年起兼任贵阳中医学院硕士研究生导师，同年被黔东南州人民政府评为黔东南州管专家，2007年又被贵州省人民政府评为省管专家。系中国中西医结合学会男科专业委员会委员、贵州省中西医结合学会男科专业委员会主任委员、贵州省泌尿外科学会常务委员、贵州省中西医结合学会常务理事、贵州省性学会常务理事、贵州省康复医学会理事。历年来在《中华外科杂志》、《中华泌尿外科杂志》、《中华男科学杂志》、《临床泌尿外科杂志》、《贵州医药杂志》发表学术论文、综述、译文近50篇，获地厅级科技进步奖17项，其中二等奖1项，三等奖7项，四等奖9项。2006年被评为黔东南州优秀科技工作者。在泌尿外科治疗的理论和实践上具有较深的学术造诣和权威性，有较高的专业知识和管理能力。

罗洪同志坚持用科学的态度对待医疗实践，坚持不懈学习专业理论，刻苦钻研业务技术，不断提高诊疗和手术水平，开展的许多高难度手术填补了州内空白并达到了省内领先水平。

针对医院的办院方向和发展前景，罗洪同志提出了“中医立院、科技兴院、人才强院”的发展理念，敦促医院各职能部门紧紧抓住人才培养、重点特色专科建设、医疗质量管理等关键环节，大力加强业务建设，以中医、民族医为主导、现代医疗技术和现代化设备为支撑，努力打造“品牌”科室，力争做到“院有名科、科有名医、医有名方”。近年来，带领全院医务人员建成国家中医药管理局重点民族医专科1个（苗医肺科），另一个国家中医药管理局重点专科（针灸科）正在建设当中，同时还有3个中医专科获得了贵州省中医药管理局重点专科建设项目，1个学科（脾胃病学科）获得了贵州省中医药管理局首批重点中医民族医学科建设项目。以“医院管理年”活动为契机，医院着重强化医疗质量和服务质量管理，以质量求生存，以信誉求发展。通过几年来的努力，取得了可喜的成果，医院的面貌焕然一新，呈现出勃勃生机，全院职工的思想进一步提高，人心凝聚，创造力、战斗力进一步增强，医院的社会效益和经济效益进一步提高，呈现了前所未有的繁荣景象。

北京康益德中西医结合肺科医院常务兼科技院长

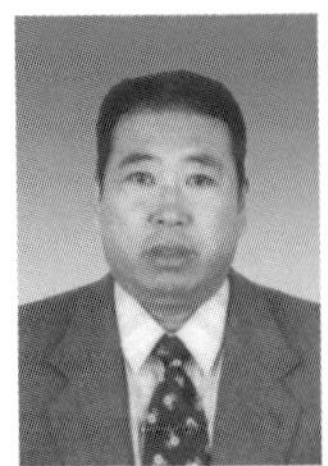

秦洪义，男，1950年2月生，辽宁省沈阳市人。本科学历，教授，主任医师，硕士研究生导师。现任北京康益德中西医结合肺科医院常务兼科技院长、北京肺纤维化研究所常务所长。学术任职：中国民间中医药协会常务理事、中国中医冬病夏治专业委员会常务副主任委员兼秘书长、中国中医院院长工作委员会副主任委员、世界变态反应学会（WAO）会员、中华医学会和中国中西医结合学会变态反应分会及专业委员会委员等。

他1973年毕业于中国医科大学医学专业，经过2年中医基础理论的系统学习与实践，师从国内著名呼吸病学专家于润江教授，使他精通呼吸病学、变态反应学、临床免疫学、临床药理学，熟练掌握中医药基础理论和中医冬病夏治学、中医内病外治学、中医贴敷治疗学等。目前主要从事中西医结合（以中医特色为主）研究肺病科疾病。在40年的中西医结合医学生涯中，他积极协助院长策划并完成国家中医药管理局“十一五”“十二五”肺病科重点专科和7个重点专病优势病种如肺痿病（肺间质肺纤维化）、哮病（支气管哮喘）、肺癌、儿科反复感冒、肺胀（COPD稳定期）、慢性咳嗽、支气管扩张的申报工作，“冬病夏治FBP方案【即穴位敷膏（F）、穴位拔罐（B）、口服中草药（P）】防治呼吸病的推广应用”等建设项目及中标卫生部与国家中医药管理局适宜技术十年百项计划与实施方案的推广项目。尤其在冬病夏治领域继承与发扬中医药理论和临床特色优势，继承与弘扬“春夏养阳，秋冬养阴”的阴阳平衡理论，“不治已病治未病”的思想，“正气内存，邪不可干”的正气学说，“人以天地之气生，四时之法成”的天人相应观点等理论思想，使国内冬病夏治领域达成共识，并在临床运用冬病夏治进行中医药干预。冬病夏治FBP方案在全国应用，明显提高了中医临床疗效，充分展示了中医特色优势。目前他正在以副主编的名誉编辑出版《中国冬病夏治学》。

他先后担任主编、副主编并出版专著10部，在核心期刊发表有价值的学术论文60余篇，取得国际、国家、省、市级和学会科技奖20余项，多次主持召开国际、全国、省级专业学术会议，并在大会作专题学术讲座或大会演讲等。曾被收录人《世界科技咨询专家（中国卷）》、《国际优秀医学专家人才名典》、《中国当代著作家大辞典》。2008—2011年连续四年被授予全国优秀中医院院长、中国民间名中医、中国民间中医药特技人才、全国冬病夏治先进个人等荣誉称号。2012年5月19日荣获中国中医名医品牌光荣称号。北京康益德中西医结合肺科医院。

地址：北京怀柔区开放路60号　邮编：101400

扬创新之帆　铸品牌之舟　闯出一条独具特色的发展之路

——记哈尔滨市中医医院院长　张淑清

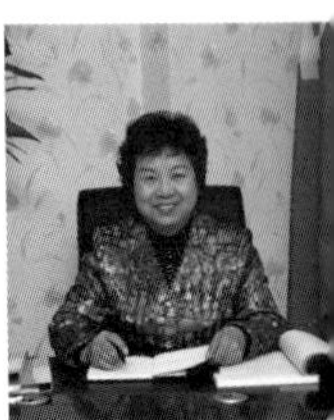

院长：张淑清

张淑清，哈尔滨市中医医院院长，中华中医药学会医院管理分会副主任委员、中华中医学会第五届理事会理事、中华中医药学会中医内科分会委员。

正是她引领着哈尔滨市中医医院这艘航船，在强手如林的医疗市场中独辟新径，闯出一条特色之路，使医院旧貌换新颜。2008 年 9 月，张淑清担任了哈尔滨市中医医院院长，在广大干部职工的积极支持下，仅用几个月的时间，就将医院引上了全面健康发展的快速路，各项业务指标达到历史最好水平，经济收入创历史新高。这一成就的取得，得益于她先进的管理理念。她坚持以发展为目的，以人为本，刚性管理和柔性管理相统一。

适应卫生改革发展需要，科学转变医院经营方式。她凭借多年的医院管理经验，提出要想适应医疗卫生体制改革的需要，就必须走科学发展的道路，实现医院管理队伍科学化、专业化，后勤服务社会化，不断弘扬中华民族的医学文化，发挥中医特色。因此，她坚持以人为本，以行政管理为基础，以医疗护理质量为中心，以两个效益为检验标准的管理方式，将医院的优势与特色列入竞争机制。开展大专科、小综合，建立以大肠肛门病和中风脑病为龙头，以推拿、针灸、肾病、脾胃、疮疡、骨伤等为支柱的多学科、多方位的“拳头”专科。同时不断拓宽医疗项目，带动相关科室发展，使医院的年门诊量、病床使用率都在逐年递增，年业务收入逐年递增 20% 以上。医院建立了以中医大肠肛门病和中医脑病为龙头的两个国家级重点专科，并于 2011 年 9 月通过国家中医药管理局组织的专家评审验收。自此两个专科代表哈尔滨市进入国家级重点专科行列。

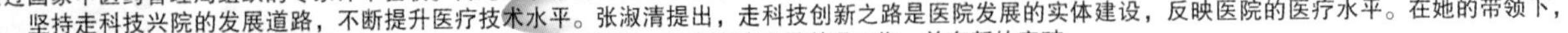

坚持走科技兴院的发展道路，不断提升医疗技术水平。张淑清提出，走科技创新之路是医院发展的实体建设，反映医院的医疗水平。在她的带领下，医院成立科研攻关小组，以科研带动临床医疗，有组织、有计划、有步骤地开展科研工作，并有新的突破。

坚持以人为本，积极开展技术创新活动。张淑清坚持以科学发展观为统领，实施人才兴院战略，从建立新型人才机制入手，以人才作为医院发展的动力和保障，制定了一系列规章制度，采取多种途径、多种方式培养各类专业人才，多渠道地建立各类专业的合理梯队。鼓励具有真才实学的优秀专业人员学习深造。采取优惠政策，选拔职工报考在职定向及非定向硕士、博士研究生。制订中医四大经典专著大温课活动方案，聘请著名中医专家讲课，有计划地进行岗位培训，为医院发展做好充分的专业人才储备。

实施民主管理，尊重职工权利。张淑清在抓医院管理工作中，首先严格要求班子成员以身作则，明确分工，各负其责，建立一套科学有序的工作报告制度，制定各级管理条例，做到用数据发言，用“法”说话，有的放矢。根据医院实际制定了远期发展规划，实行绩效管理责任制。同时加大监督检查的行政管理力度，以确保医院各项工作目标的实现。同时积极推进医院民主管理和院务公开制度，发挥职工民主参与、民主决策和民主监督作用，使医院民主管理气氛浓厚，职工主人翁地位得到尊重，激发了广大职工努力工作的热情，在医院建设中发挥了主力军作用。在医院管理上，她主动接受社会监督，逐步将社会关注的“热点”公开。

在张淑清的带领下，市中医医院的发展屡创历史新高，医院的业务收入由 2008 年的 6600 万元逐年递增 20% 以上，2011 年实现 11130 万元。她个人先后荣获全国医院文化建设先进个人、黑龙江省行业作风建设先进个人、哈尔滨市第二届“十行百佳”妇女、哈尔滨市“三八”红旗手、哈尔滨市第三十三届劳动模范、哈尔滨市党风廉政建设先进个人、哈尔滨市第七批有突出贡献中青年专家、哈尔滨市卫生系统优秀领导干部等数十项荣誉。

在张淑清的带领之下，医院的经济效益和社会效益稳步增长，社会美誉度、知名度逐年提高，医院的综合实力不断壮大，医院发展建设进入了新的里程碑。

天津市第一中心医院—李志军

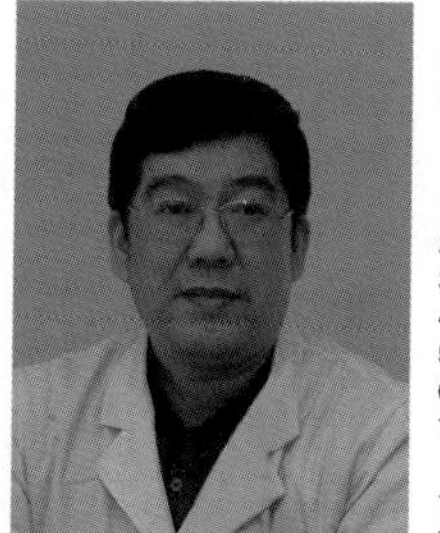

李志军，男，50岁，1983年毕业于天津医学院，获学士学位，1983年至今工作于天津市第一中心医院。现为卫生部科研项目评审专家，天津市科委及卫生局课题申报及成果评审专家组成员，天津市中西医结合学会急救分会副主任委员，中国中西医结合学会急救专业委员会常委，天津市中西医结合学会理事，南开大学医学院教授，天津医科大学、天津中医药大学硕士生导师、教授，国务院特殊津贴专家（已培养硕士研究生10名），天津市第一中心医院急救医学研究所副所长兼中西医结合急救科主任。

他师从王今达教授，长期从事ICU和中西医结合临床科研工作，因工作成绩突出，破格晋升副高级及正高级职称，在中西医结合方面有着丰富的临床经验、扎实的理论基础和较强的科研能力。

科研方面获奖情况如下：

1. 菌毒并治防治感染性多系统脏器衰竭的研究（91C-1-002）——1992年获天津市科学技术进步奖一等奖；1993年被天津市卫生局授予中西医结合中青年先进一等奖。
2. 家兔应激性溃疡模型的建立及发病机制和防治的研究（95C-2-16）——1995年获天津市卫生局科技进步二等奖（第一作者）。
3. 菌毒并治防治感染性多系统脏器衰竭(940196)——1995年获国家科技成果完成者证书。
4. 大肠杆菌J5免疫血清防治感染性休克及MSOF的实验研究(97C-3-123-1)——1997年获天津市科学技术进步奖科技成果三等奖；1999年获天津市卫生系统中青年医学科技学术论文报告会论文一等奖（第一作者）。
5. 感染性多脏器功能失常综合征发病机制及中西医结合防治研究(200102229P0705)——2001年获（首届）中华医学科技奖二等奖。
6. 局灶节段性肾小球硬化模型的建立及中西医结合治疗的实验研究（2002JB-3-196-R2）——2003年获天津市科学技术进步奖三等奖（第二作者）。
7. 序贯治疗不稳定型冠状动脉疾病的实验及临床研究（2005JB-2-069-R1）——2006年获天津市科学技术进步奖二等奖（第一作者）。

已完成课题：

1. 炎症过程在UCAD发病机制的作用及“序贯疗法”的研究（局00KYZD6）；
2. 不稳定型心绞痛抗血小板抗凝降纤及益气活血序贯治疗的研究（局20023）；
3. 神经-体液轴应激下脏器损伤机制及中西医防治（局02003）；
4. 急性肺纤维化的中西医结合防治（市科委课题043608811）；
5. 脓毒症大鼠基因改变及血必净调控机制实验研究（自选课题）。

在研课题：

1. 慢肾衰残存肾单位保护的实验研究（局02KY13）；
2. 脓毒症大鼠基因改变及“三证三法”调控机制实验研究（天津市卫生局中医处课题）；
3. 脓毒症时基因异常表达及“菌毒炎瘀”并治的实验研究。

共发表论文30余篇，近7年主要论文：

1. 《神农益气活血注射液对多脏器损伤兔的保护作用》：中国危重病急救医学，2000年12卷06期371页。
2. 《不稳定型冠状动脉疾病中西医结合“序贯治疗”的研究》：中西医结合急救杂志，2000年7卷05期305－307页。
3. 《肠道屏障功能损害与SIRS/MODS的发生及其防治》：中国危重病急救医学，2000年12卷12期766－768页。
4. 《炎症与不稳定型冠状动脉疾病的关系及治疗的研究》：天津医药，2002年30卷12期738－740页。
5. 《中西医结合治疗SARS临床研究》：中国中西医结合急救杂志，2003年10卷04期214－216页。
6. 《“三证三法”与严重急性呼吸综合征的中医辨证论治》：中国中西医结合急救杂志，2003年10卷06期323－325页。
7. 《中西合璧 斶短举长——浅析中西医结合治疗慢性肾衰竭的优势与误区》：中国中西医结合急救杂志，2004年11卷01期10－12页。
8. 《肺与大肠相表里学说与多器官功能障碍综合征》：中国中西医结合急救杂志，2004年11卷03期131－132页。
9. 《菌毒炎并治与多器官功能障碍综合征》：中国中西医结合急救杂志，2004年11卷06期381－383页。
10. 《血必净注射液治疗肾移植术后肺感染35例临床观察》：中国中西医结合急救杂志，2005年9月第12卷第5期317页。
11. 《冬眠合剂与加味丹参饮对家兔应激性溃疡防治的研究》：天津医药，2005年第33卷第12期786-788页。
12. 《血必净注射液防治家兔应激性脏器损伤的研究》：中国危重病急救医学，2006年第02期第18卷105-109页。
13. 《血必净治疗慢性肾功能不全的临床观察》：时珍国医国药，2006年第04期第17卷616-617页。
14. 《从“三证三法”辨证论治脓毒症》：中国危重病急救医学，2006年第18卷第11期643-644页。
15. 《脓毒症大鼠肝组织基因表达的研究》：中国危重病急救医学，2007年第19卷第03期156-160页。
16. 《血必净联合前列腺素E-1防治急性肺纤维化的实验研究》：中华急诊医学杂志，2007年第16卷03期255-259页。
17. 《血必净注射液对脓毒症大鼠基因调控的影响》：中国中西医结合急救杂志，2007年第04期第14卷233-236页。

医者仁心济苍生 厚德载物誉杏林

——记天津中医药大学第一附属医院儿科专家马融教授

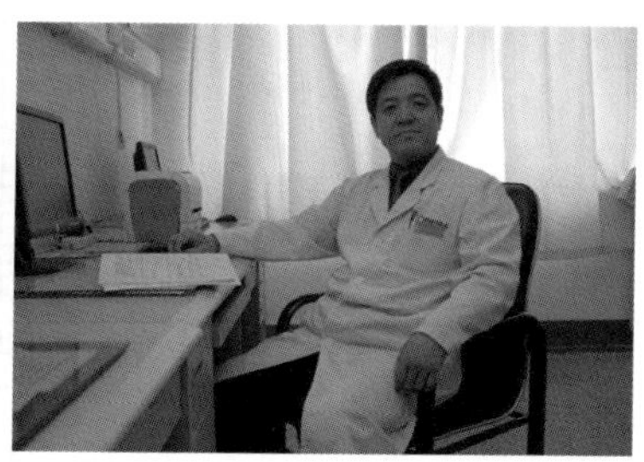

马融，医学博士、博士生导师、教授、主任医师。先后获得全国卫生系统先进工作者、国务院政府特殊津贴专家、天津市政府授衔中医小儿神经内科专家、卫生部有突出贡献中青年专家、天津市优秀共产党员、全国卫生系统职工职业道德建设标兵、天津市名中医等称号。现任天津中医药大学第一附属医院院长。兼任国务院学位委员会第六届学科评议组成员、国家药典委员会委员、国家药监局新药及中药保护品种审评委员会委员、中华中医药学会儿科分会主任委员、全国中医药高等教育学会儿科教学研究会副理事长、中国中医药研究促进会医院管理委员会副主任委员、天津市中医药学会副会长、天津市中医药学会儿科专业委员会主任委员等职务。

马融教授出身中医世家，其父马新云教授为全国中医儿科学会副会长。他大学本科毕业后又师从我国著名中医儿科专家李少川、江育仁教授，为国内首个中医儿科学博士、全国第一批老中医药专家学术经验继承人，在继承和发扬中医理论，运用中医、中西医结合方法治疗儿科疾病方面取得了突出成绩。以中医药防治小儿脑病为主要研究方向，擅长治疗儿科常见病及癫痫、多动症、抽动症等脑系疑难病。首次提出小儿癫痫脑电图的虚证波、实证波和虚实夹杂波的新概念，建立了多元化的小儿癫痫辨证体系，制定了《小儿癫痫中医诊疗指南》，进行了系列中药治疗小儿癫痫及改善认知功能的临床观察与分子机制研究。率先开展了中药排铅研究，提出“肠道驱铅”及“肝肾双排”的驱铅新途径假说，开展了儿童铅中毒及补肾利水法的驱铅作用机制研究。首次提出“髓海发育迟缓致儿童多动症”病机理论，研制益智宁神颗粒，并从临床、神经生化、排铅及拮抗海马损害等不同角度对儿童多动症的发病机制与中医药治疗进行深入研究。此外，在小儿肺系疾病研究方面，通过开展小儿反复呼吸道感染中医治疗优化方案、中医“治未病”技术提高幼儿体质水平的研究等对中医儿科学临床上多年来发病率高、影响大的肺系疾病的中医药治疗优势的挖掘，彰显中医药在肺系常见病上的治疗特点。并通过麻杏石甘汤治疗小儿肺系疾病的临床量效关系示范研究，探索儿科中药量效关系研究的思路和方法。马融教授先后承担各级科研课题26项，目前主持在研课题7项，包括科技部重大新药创制重大专项2项，“973”子课题1项，“十一五”国家科技支撑计划1项，国家自然科学基金课题1项。获得省部级科技进步一、二、三等奖22项、天津市市级教学成果二等奖1项，研发了息风胶囊、茸菖胶囊等中药院内制剂4种；主编或参编《中医儿科学》、《中医儿科临床研究》、《实用小儿癫痫病学》等学术专著19部。发表学术论文112篇。培养博士生12人，硕士生40人。

作为博士生导师和中医儿科学学科带头人，马融教授所在学科为中医儿科学博士点、博士后流动站、国家级中医儿科学精品课程、卫生部重点专科、国家中医药管理局重点学科及重点专科，为发展中医儿科学科作出了突出贡献。

全国基层优秀名中医—吴炳忠

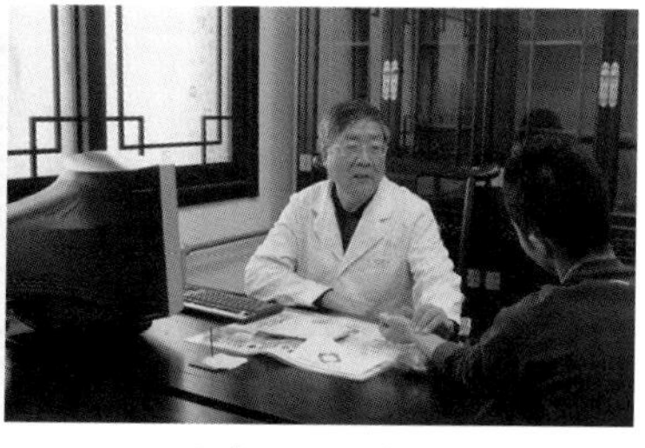

名中医吴炳忠

吴炳忠，中医主任医师，曾任天津红桥中医院院长多年，现任天津市中医学会理事、天津市中医院管理委员会委员、天津市中西结合学会心身疾病专业委员会副主任委员、国家中医药管理局“十一五”重点专科学科带头人、国家中医药管理局精神疾病专业组专家组成员。

吴炳忠于20世纪60年代毕业于天津中医学院，从事中医临床工作40余年，他医德高尚、治学严谨、求真务实和甘于奉献，是天津市和全国重点专科的学科带头人、知名专家，在群众中享有较高声誉。他被授予全国基层优秀名中医称号，2010年被批准为天津市首批名中医工作室导师，2011年被天津市卫生局授予天津市名中医称号，2012年被国家中医药管理局审核确立为第五批全国中医药专家学术经验继承工作指导老师。

吴炳忠熟练掌握中医基本理论，熟读中医古典医籍和各家学说以及《脾胃病论》、《医林改错》、《血证论》，并汇通于临床实践中。他擅长运用中医、中药治疗内科、妇科杂症，尤其对心脑血管疾病、肝胆疾病、脾胃消化疾病、心身疾病有着丰富的临床治疗经验，并形成独到的技术专长和独特的学术思想。随着医学模式由生物医学模式向生物-心理-社会医学模式转变，他把中医心身医学的经验贯穿在内科、妇科各种疾病的临床治疗、护理中，并提出内科疾病重视从肝论证、身心并治的治疗原则。近年来，他注重中医药对精神疾病的临床研究，成立中医药精神疾病治疗中心，通过多年的临床实践，形成了以“痰”、“火”、“气”为立论的学术思想。

在临床治疗中，他对常见的3种多发精神疾病制定了诊疗规范、护理规范，确立了临床治疗原则，并把中医、中药、心理、针灸、五音疗法有效结合在一起，研制了音乐针灸治疗仪，应用于临床治疗中，形成以中医、中药为主要治疗手段的精神疾病特色疗法。他多次与全国各省市、香港、泰国同道们进行学术交流、互相学习。根据多年临床经验总结，他将经验方剂制成院内制剂药品10余种和多个协定处方，广泛应用到门诊、病房、临床治疗中，收到很好的疗效。并撰写论文20余篇，在省市杂志和全国专业会议上发表，主持和完成省市级科研课题3项。

孩子生病找张涤——记湖南中医药大学第一附属医院年轻的名中医张涤

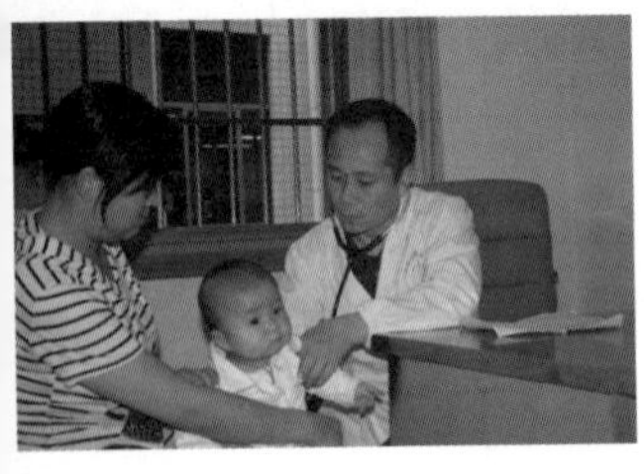

常言道，中医越老越值钱，但在湖南中医药大学第一附属医院，有一位不到40岁就已声誉远播、深得患者敬仰和称道的年轻名中医——张涤，他不仅是湖南省极具名气与良好口碑的好大夫，更是长沙年轻父母眼中的“神医”。

张涤，男，现年41岁，湖南中医药大学第一附属医院儿科主任医师，教授，硕士生导师，1995年毕业于湖南中医药大学，同年7月参加工作从事儿科医疗、教学及科研工作，2008年晋升副教授，2009年破格晋升教授，2009年荣获“全国医药卫生系统先进个人”称号。自2007年12月出门诊以来，张涤每年诊治患病儿童数万名，尤其近3年来，其工作量更是常人无法想象：2009年诊治患儿59985人次，2010年诊治患儿62293人次，2011年诊治患儿66598人次。他开的中药汤剂，不仅疗效显著，而且一服药只有五六元钱，平均费用约仅为20元/人次。鉴于张涤在中医儿科领域取得的突出成绩，2012年湖南省委、省政府特批专项资金建立“张涤中医儿科临床研究所”。

张涤出生于中医世家，祖父、父亲都是长沙城里有名的中医。他自幼耳濡目染，接受中医文化的熏陶，中医悟性很高，精通中医古典医籍，对中医经典的反复钻研使其在思辨体系和诊疗方法上有了进一步的提高。在实践中，他特别注重发挥中医药的简、便、验、廉、副作用小的特色优势，坚持用纯中医辨证施治、遣方用药，逐渐在治疗小儿呼吸、消化系统等方面形成了自己的特色，如中医药治疗小儿肺炎治愈率可达90%以上，中医药控制哮喘发作有效率可达95%以上，以及中医药治疗肺炎支原体感染、小儿毛细支气管炎后期、小儿腹泻、小儿营养不良等疗效显著。

三代中医世家，让张涤对患者多了一份理解。只要出门诊，张涤从来不曾按时下过班，也没准点吃过饭。经常从早上七点半一直工作到晚上九、十点钟。2008年5月，他爱人作为省卫生厅第一批抗震救灾医疗队队员赶赴四川彭州进行医疗救助，其母亲中风偏瘫抱病卧床期间，他同样是早出晚归，坚持在医疗一线。问他觉不觉得累，他说其实更多的是给孩子治好病后的欣慰和成就感。

“万事德为先，百业术为重”。张涤常常用“盛名之下，其实难负，少年成名，应当自强”告诫自己，无论行医治病，还是为人处事，淡泊明志，廉洁自律，在行医中不收礼、不吃请、拒收红包、拒绝开单提成，深得广大患者和同道们的称道。各级媒体对张涤的先进事迹作了大量报道，称其为“医中圣手”、“儿科翘楚”，并称之为“一名真正让老百姓看得起病、看得好病的好医生”。

长春中医药大学附属医院（吉林省中医院）

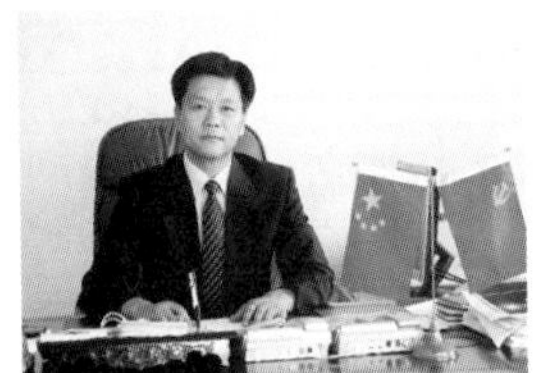

宋柏林　教授

现任长春中医药大学副校长、附属医院院长，兼任卫生部“健康中国2020”战略规划研究专家、教育部高等学校公共卫生与全科医学教学指导委员会全科医学教学指导分委员会委员、中华中医药学会医院管理分会副会长、《中国医院管理》杂志常务理事、《中国现代医生杂志》编委、中国中西医结合学会第六届理事会理事、吉林省中西医结合学会会长、吉林省中医药学会副会长、国家自然科学基金委员会评审专家、国家奖励评审专家、吉林省科技厅奖励评审专家、吉林省政府第三届决策咨询委员、长春市十三届人大代表等。曾获全国卫生系统先进工作者、全国中医医院优秀院长、第七届“中国医师奖”等。

湖北省中医名师　谭宗艾

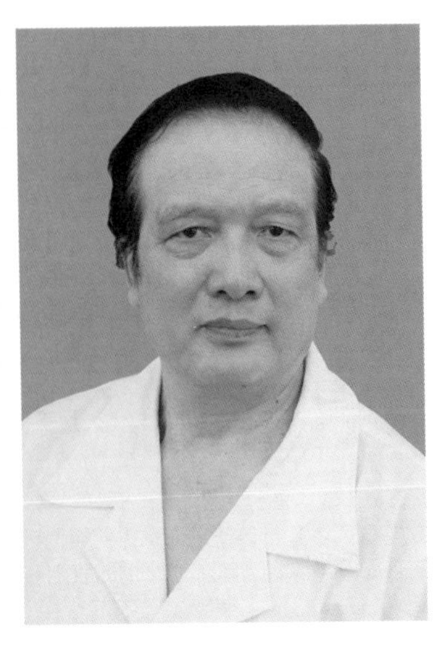

谭宗艾，湖北恩施市人，1944年生人。中西医结合专业医学学士，Ph•D博士，主任医师，教授，湖北省中医名师，省级知名中医，恩施州中医大师，享受湖北省政府特殊津贴。1963年参加工作，先后担任恩施州中心医院、恩施州民族医院副院长，湖北省医师协会常务理事，湖北省中医学会理事，湖北省中西医结合学会理事，湖北省中医疑难病专业委员会委员，恩施州中西医结合研究会理事长，恩施州中医学会常务副理事长等行政及学术职务。受聘担任台湾中山医学科学研究院院士、湖北民族学院客座教授。

谭宗艾从医40余年，有丰富的理论知识和实践经验。在中西医结合学术研究道路上，励志竭精，辛勤耕耘。从1992年起，先后有《一贯煎加味治疗甲状腺功能亢进临床观察》、《慢性肾炎治疗浅析》等30余篇学术论文在《中华内科理论与实践》、《中华中医基础与临床》、《中医杂志》等国家级、省级权威医学杂志上发表，《中西药合用指南》、《中医十大名方》、《恩施州民族医药丛书》3部医学专著也先后出版。主持科研项目7项，其中5项达到国内先进水平，5项获恩施州科技成果进步奖，其主持的“一贯煎加味治疗甲状腺功能亢进症”科研课题获国家颁发的科学成果转化生产力专利奖。成功研制“沙白兰感康”、“胃肠宁”、“清感口服液”、“降脂活血片”、“金芪胶囊”等10余种临床疗效显著的民族制剂药品。连续多年获湖北省、恩施州党委、政府和主管部门表彰，1998年被省卫生厅表彰为“湖北省先进卫生工作者”。

南通良春风湿病医院院长朱婉华

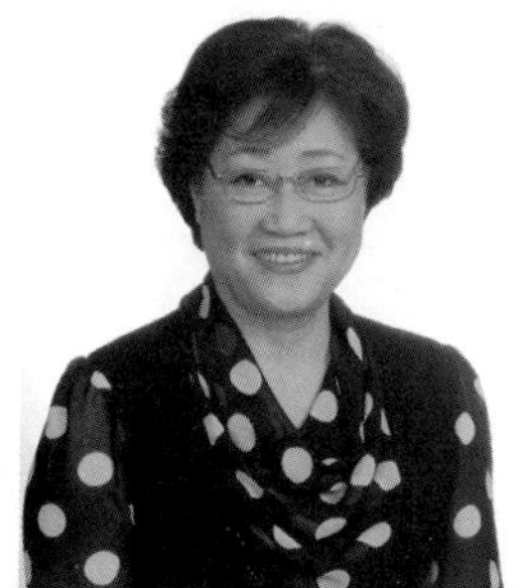

朱婉华，女，1949年出生，毕业于南京中医学院，硕士，主任中医师，安徽省中医学院、河南省中医院兼职教授，我国首批国医大师朱良春教授的学术继承人，江苏省第十届人大代表，曾任南通市农工民主党市委委员。

现任南通良春风湿病医院院长、南通良春中医药研究所所长、中华中医药学会风湿病分会副主任委员、中华中医药学会名医学术思想研究会副主任委员、中国癌症基金会北京鲜药研制中心副主任委员、中国中西医结合学会风湿病专业委员会委员暨防治风湿病联盟副主席、江苏省南通市事业管理协会副会长。

朱婉华教授善于继承和创新，在整理国医大师朱良春教授学术经验的基础上，在中医药治疗风湿病、肿瘤领域已形成自己独特的临床治疗体系。在风湿病领域已获得5项省（部）级及市级科技成果进步奖：《顽痹（类风关）从肾论治》（1987年）获江苏省科技进步奖；《朱良春主任医师痹证诊疗软件》（1988年）获江苏省科技进步奖；《益肾蠲痹丸治疗顽痹（类风关）的临床和实验研究》（1990年）获国家中医药管理局科技进步奖；《痛风冲剂治疗痛风性关节炎临床和实验研究》（2003年）获南通市科技进步奖；《益肾蠲痹丸作为类风湿关节炎基础用药的研究》（2008年）获南通市科技进步奖。她是国家级新药“益肾蠲痹丸”第二研制人。参加编撰学术著作和大型工具书共13部，在国内外学术期刊上发表论文69篇，其中18篇获国际、国内优秀论文奖。主持完成科技部“十五”重点攻关项目两项；为科技部“十一五”科技支撑计划“中医治疗常见病研究项目”痛风性关节炎中医综合治疗方案研究课题、“疑难病中医干预及疗效评价研究项目”：基于二次临床研究的中医药治疗类风湿性关节炎的临床评价课题和江苏省科技支撑计划“朱良春诊疗经验传承创新及运用示范”课题分中心负责人，国家中医药管理局“十一五”重点专科（风湿病科）全国痛风协作组组长。2008年10月被中国中西医结合学会风湿病专业委员会授予“推动风湿病学术发展贡献奖”。2009年荣获江苏省“五一”劳动奖章。2009年荣获“中国经济女性年度十佳创新人物奖章”。

朱婉华教授擅长以辨证与辨病相结合、标本兼治、善用虫药为治疗法则，对强直性脊柱炎、类风湿关节炎、痛风性关节炎、系统性红斑狼疮、干燥综合征、硬皮病、皮肌炎、白塞氏病、骨关节炎、腰椎间盘突出等风湿免疫疾病的治疗有确切疗效。近年来，朱婉华教授在原发性肝癌、肠癌、肺癌、胰腺癌、乳腺癌等肿瘤的治疗领域中又有创新和突破，选用鲜动物药内服、外用相结合的中医药综合治疗方法，临床证明有缓解症状、稳定病情、增强体质、提高生活质量、延长生存期的作用。找她诊治的病人遍及全国各地及我国港、澳地区和美、英、日、韩等10多个国家。

湖北中医药高等专科学校校长吕文亮教授

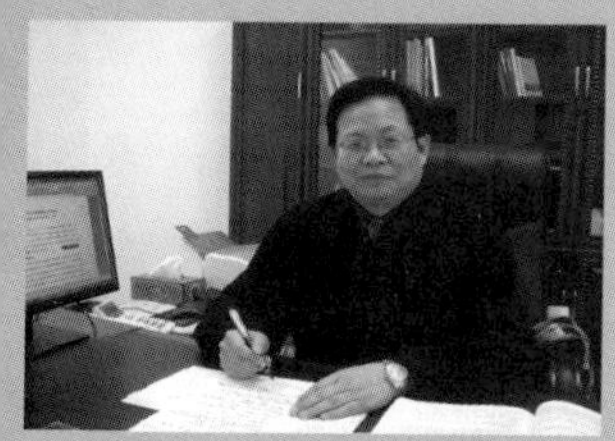

基本情况：吕文亮，男，汉族，医学博士。1963年8月出生，湖北省武穴市人。现任湖北中医药高等专科学校校长、教授，湖北中医药大学博士生导师，中医温病（感染病）领域知名专家；兼任卫生部、教育部评估咨询专家库专家、卫生部重大项目评审专家、世中联艾滋病分会副会长、全国中医药职业教育学会常务理事、中华中医药学会感染病分会常委、湖北省中医管理学会副会长。从事高等医学教育26年。

从教理念：传道，授业，诲人不倦；教书，育人，因材施教。

教科研成果：现在主持各类课题8项，其中，国家支撑计划项目1项、国家“973”子课题（中医药干预艾滋病免疫重建的研究等）2项、湖北省教育厅重大项目1项〔“基于数据挖掘方法的湿热证量化诊断标准研究（Z20081602）”〕、湖北省科技攻关计划项目1项。完成各类课题共12项，其中主持的课题“清热祛湿三法对温病湿热证模型作用及其机理的对比研究”为湖北省重大科研成果，“院校教育与师承教育相结合的中医继承型人才培养模式的教学改革实践”获得2009年湖北省教学成果一等奖。主编、编写《脾胃病证治精要》、《温病学》教学及辅导丛书、《温病条辨精译》等著作8部，共计约100万字；在省级以上刊物发表论文60多篇。

任湖北中医药高等专科学校校长以来，吕文亮积极推进管理机制创新，统筹管理学校，有效管理学校整体事务，协调组织各部门正常运行，推动学校建构富有效力的、良好的校风、教风、学风。目前，干部规范化管理意识逐步增强，管理制度逐步发挥作用，管理效益逐步呈现。

立足校情，谋划学校的未来发展。以加强师资队伍建设、推进教育教学改革、规范管理制度、促进管理重心下移、推进产学研合作和加强招生就业6项重点工作为抓手，通过各项具体工作的推进（例如启动“512”人才培养工程，建设“大师资”队伍等），教师开展教科研活动的积极性得到提高，学校产学研合作取得初步成效，各类科研项目数量、质量和等级均达到办学以来最好水平。

积极开拓进取，重视对外联系与合作。2012年10月，湖北中医药高等专科学校成功举办建校60周年暨荆楚医药教育联合会成立庆祝大会，学校的知名度和美誉度进一步提升，对外学术交流活跃，与多家兄弟院校、医院建立了稳定的合作关系，各级政府对学校的关注度进一步增强，学校办学外部环境显著改善。

王敬民同志简介

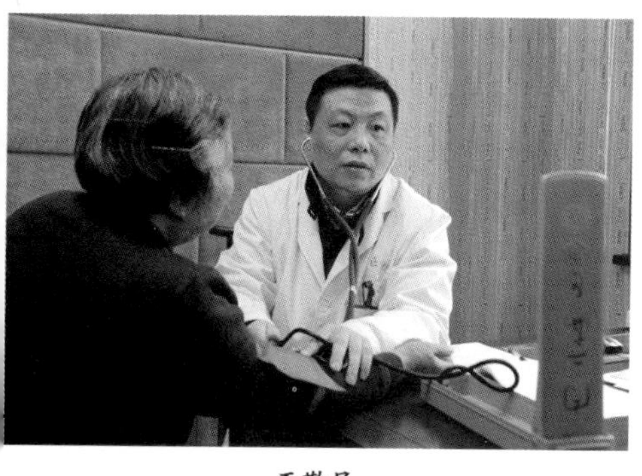

王敬民

王敬民，男，中国共产党党员，1965年出生，1987年7月毕业于浙江大学医疗系。现任桐乡市中医院党委书记、院长，内科主任医师，江西中医学院硕士生导师，嘉兴市中医药学会副会长，桐乡市中医学会副会长，浙江中西医结合学会急救医学专业委员会委员，嘉兴市第五批新世纪专业技术学科带头人，桐乡市学科带头人，桐乡市英才奖、优秀专业人才奖获得者。

该同志25年来一直从事临床内科工作，积累了丰富的临床经验，并致力于医学科学研究。5年来，先后主持完成市级科研课题7项，获浙江省中医药科技创新三等奖1项，嘉兴市科技进步三等奖1项，桐乡市科技进步二等奖1项、三等奖1项，在国家级期刊发表专业论文3篇，在省级期刊发表论文20余篇。作为浙江省中医药重点学科中西医结合心血管内科、嘉兴市级重点专科中西医结合糖尿病专科学科带头人，目前主持浙江省中医药科技计划1项、嘉兴市科技计划1项，承担省级继续教育项目1项，开展新技术如心脏起搏器安装、AMI外周静脉溶栓治疗、经食道心脏调博、超声心动图及BNP、cTnI、CK-MB、HCY、凝血因子基因多态性测定等，坚持西医为基础的同时，充分发挥中医药特色优势，将中医传统的理论与现代医学相结合，对各种心血管疾病、糖尿病进行中西医结合诊治，取得了较好的临床疗效，受到广大患者的欢迎。

杏林妙手著华章

——记望奎县中医医院党总支书记、院长马庆华

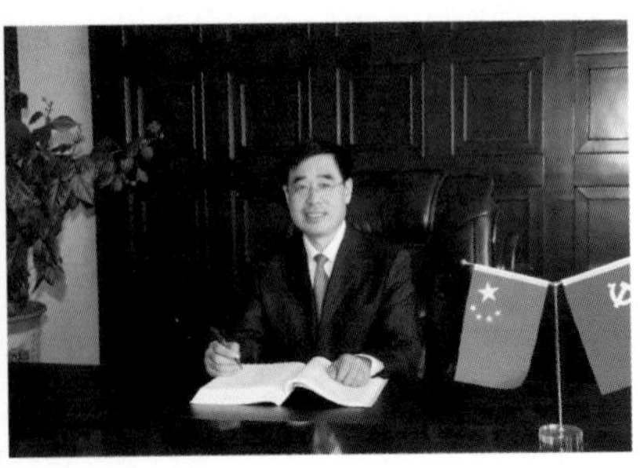

马庆华，中国共产党员，黑龙江省望奎县中医医院党总支书记、院长，中华中医药学会医院管理分会常委，中国微生物学会临床微生物学专业委员会微生物检验质量控制学组委员、黑龙江省医院协会中医医院管理分会第一届委员会常务委员。

马庆华院长在工作中坚持“以人文为本，以发展为魂，以优势为骨，以特色为脉，以文化为韵”的经营理念，在中医战线用自己的辛勤汗水和聪明才智不断开创中医事业新局面。他首先从加强基础设施建设、改善医疗环境入手，使医院建筑面积达到1.62万平方米。马庆华注重强化内部管理，通过信息资源开发，构建信息网络，强化信息服务等多种形式，购置140余台微机，建立医院局域网络。管理者通过网络平台管理系统对各项工作进行管理。辅助检查科室使用中讯漏费控制系统，有效杜绝了人情检查、乱收费等现象。

随着疾病谱的变化，马庆华院长对医疗市场进行理性分析，形成了医院发展共识，中医要在医疗市场立于不败之地，就必须发挥优势，突出特色，做到“人无我有，人有我新，人新我精，人精我特”。所以他十分重视技术队伍建设，实施多方位、多层次人才培养战略。开展师承教育：由8位中医正、副主任医师带教业务骨干78名。加大培训力度：举办中医提高班，组织医务人员系统学习《中医内科学》专业基础知识。选派多名中医药人员外出进修学习，聘请专家教授到医院进行技术讲座和临床指导。积极引进人才：先后从黑龙江中医药大学等院校招收大学生20余名，硕士研究生4名。在专科建设上，马庆华院长深入实施“三名”战略，构建“四专”发展格局，形成全方位发展框架。医院中风科、胸痹专病、针灸理疗康复科、肛肠科、骨伤科、肾病科被确定为市级以上重点专科（专病）建设单位。其他专科在临床诊治上形成了各自的特色优势。将推广普、简、验、廉的中医药适宜技术作为重点工作，以“三进”为载体，不断拓宽中医药事业发展空间。成立了国家级中医药适宜技术网络平台培训基地，购置康复设备40余台件。

积极开展寓教于民、图文并茂的中医药文化建设。马庆华院长秉承 “做中医人，铸中医魂，固中医本，显中医神”的文化理念。全院悬挂宣传图版260余块，建设了中医药文化长廊，制定切实可行、体现中医特点的《员工手册》；形成富含中医药文化特色的服务文化和管理文化；在员工中树立核心价值观，体现仁、和、精、诚等理念。马庆华院长结合实际制定了医院发展战略、院训、医院精神、医院宗旨、院歌、文化理念、医务人员誓词等，从而增强了员工凝聚力、创造力和核心竞争力，提高了医院美誉度和知名度。医院被国家中医药管理局确定为全国第二批中医药文化建设单位。

马庆华院长凭着对中医事业强烈的责任感和奉献精神，受到了上级主管部门的好评，先后被授予全国中医药系统创先争优活动先进个人、全省中医药先进个人、全市第二届优秀人才、全县优秀共产党员、工作实绩突出领导干部等多项殊荣。

勇立潮头的杏林“领头雁”

记黄石市中医医院（传染病医院）党委书记、院长周虹

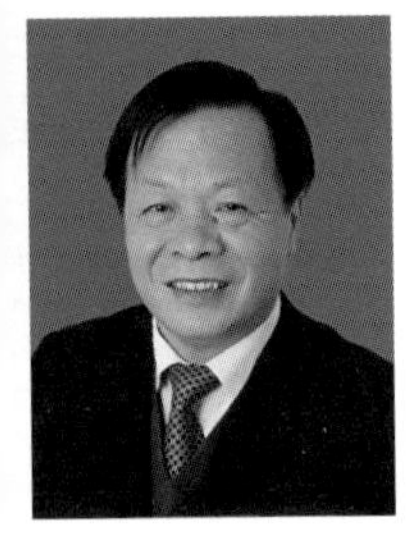

2002年任黄石市中医医院院长以来，周虹同志坚持以科学发展观为指导，牢牢把握社会主义性质办院方向，以救死扶伤为己任，深入践行“厚德仁和，大医精诚”的行医宗旨，带领广大干部职工克难攻坚、真抓实干，使一个陷入困境的中医院驶上了可持续发展的快车道。

——勤学笃行，注重素质建设。临危受命，面对新任务、新挑战，周虹同志首先在强学习、提素质上下工夫，仅用4年时间就实现了一个资深西医主任医师到中医专家的转变。他拥有多项国家、省市科研成果，被聘为湖北中医药大学硕士研究生导师。

——运筹帷幄，突出科学管理。成为医院“领头雁”那刻起，周虹同志就将“管理科学化”写进了规划蓝图并身体力行：加强制度建设，建立健全人财物制度，形成了全覆盖的制度体系。实施管理促转变、促服务、促品牌等工程，职工满意度明显攀升，人才集聚优势凸显，学科建设一年一个台阶，医院“两个效益”居省内中医院前列。组织让病人参与管理、送医送药下乡等惠民行动，实现了与社会、与患者和谐共赢。

——与时俱进，铸就医院辉煌。近年来，围绕名院、名科、名医战略，周虹同志还主抓了医疗质量，在医院规模扩大的同时，医疗事故逐年下降，省、地、市（州）三级医院管理年考核位居第一；主推了黄石市中医医院与原黄石市传染病医院成功战略重组，从根本上化解了医院发展空间不足的难题，开启了黄石市医院重组先河；圆满完成了2012年医院三甲复评，进一步夯实了医院科学发展、跨越发展根基。

佛山市高明区中医院

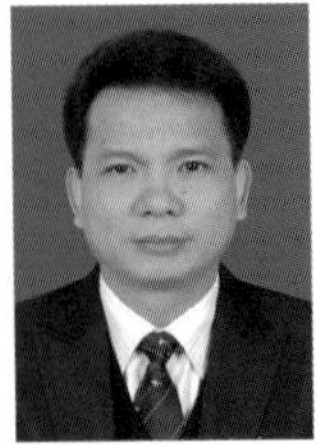

苏伟坚，男，汉族，高级政工师，出生于1968年8月，毕业于华南师范大学人力资源管理专业，1989年7月参加工作，1988年6月加入中国共产党，现任广东省佛山市高明区中医院党支部书记、院长。

主要事迹：

苏伟坚带领医院领导班子成员和全院职工，面对严峻的医疗卫生体制改革给中医院带来的生存危机勇于创新，医院经济总收入比2006年上升34%。医院先后被授予高明区文明单位称号，荣获维稳先进单位、财务管理先进单位等多项荣誉。苏伟坚合理定位中医院功能，走适合中医特色专科之路，凭着这个思路，一步步走出了困境，开创了医院良性发展的新局面。

1. 医院要发展，硬件是基础，软件是关键。根据医院实际发展需要， 苏伟坚打破了已往病人被动就医的传统模式，将竞争机制引入医院内部各个环节，推动医院人事制度、分配制度的改革，将病人对医护人员的信任纳入医院对医护人员的综合考核之中，将考核结果作为工作人员聘升、岗位竞争的重要依据，真正体现了多劳多得、优劳优酬、绩效优先、公正公平的原则。

2. 强化服务意识，努力营造健康、优美的医院氛围。先后实施了“院貌工程”、“明亮工程”和“暖心工程”三大工程，根据来院就诊病患者的需要，开展送药、义诊活动，并每年组织各科室医护人员开展义诊、健康咨询活动，向年老体弱病残者免费发放药物。

3. 在医院所在地高明区率先创建了集医保、社区服务、健康体检三位一体的社区服务中心。为社区提供一体化服务，让医院走出了一条既能满足社会需求，又能节约医疗资源，向社会要效益的发展道路。同时率先提出“拒不收红包制度”的倡议，向社会公开承诺医疗收费标准，大大提高了住院病人合理用药、合理检查、合理治疗的透明度，受到了群众的认可和好评。

4. 全力打造具有中医特色的专科品牌。其中，骨伤科是全国农村医疗机构中医重点专科建设单位，康复理疗科是全国农村医疗机构特色专科建设单位，中西医结合肝病专科是佛山市“十二五”医学特色专科、广东省中西医结合特色专科建设单位，肛肠科是医院重点发展专科制定了激励中医发挥特色的奖惩制度和相应管理办法，落实促进中医特色优势发挥的具体措施和支持中医特色优势发挥和重点专科建设的专项经费，做好中医特色优势发挥和重点专科建设的扶持，在院内可控分配政策上给予倾斜。

5. 倡导“和谐科室”和“和谐医院”的医院文化内涵，有效地提高了医院的经济效益，也提高了职工的收入，同样也换来了医院强大的向心力和战斗力。

荣获奖励情况：

2007年被中共佛山市高明区直属机关工作委员会评为优秀党员。

2008年荣获佛山市高明区精神文明建设先进工作者称号。

2008年被中共佛山市高明区直属机关工作委员会评为优秀党员。

2009年荣获佛山市高明区劳动模范和佛山市劳动模范称号。

2011年被评为广东省五一劳动奖章获得者。

2011年被评为佛山市卫生系统优秀党员。

2012年被评为广东省卫生系统创先争优活动指导先进个人。

2012年担任广东省人大代表。

感谢以下单位对《中国中医药年鉴》的支持

湖南中医药大学第一附属医院
天津天士力制药股份有限公司
第二炮兵总医院
杭州师范大学
首都医科大家附属北京朝阳医院
内蒙古国际蒙医医院
三亚市中医院
广东省佛山市高明区中医院
香港浸会大学中医药学院
中国藏学研究中心北京藏医院
黑龙江省中医研究院
河南中医学院
贵阳中医学院第二附属医院
贵州省黔东南州中医医院
山东中医药大学第二附属医院
上海市第十人民医院（颜德馨名老中医工作室）
神威药业有限公司
天津市中医药研究院
北京东华原医疗设备有限责任公司
广州市荔湾区卫生局
广州市越秀区卫生局
重庆市中医院
重庆市北碚区中医院
西安市红十字会医院
陕西省中医院
贵阳中医学院第一附属医院
四川省中医医院（成都中医药大学附属医院）
泸州医学院附属中医医院
湖北中医药大学
江苏省中医药研究院
重庆三峡医药高等专科学校
成都市新都区中医医院
北京聚医杰医药科学研究院
广东省清远市中医院
广西中医学院附属瑞康医院
广西药用植物园
东华三院
杭州市中医院
湖北省中医院
十堰市中医医院
南京市中西医结合医院
张家港广和中西医结合医院
北京康益德中西医结合肺科医院
金侨医院（湘潭市雨湖区中医医院）
甘肃省第二人民医院
黄梅县中医医院
南通市和平桥街道第一社区卫生服务中心
广东同德药业有限公司
四川好医生攀西药业有限责任公司
广州市今健医疗器械有限公司
河南三浪医疗新技术有限公司
芜湖圣美孚科技有限公司
广州龙之杰科技有限公司
黄冈永安医疗器械有限公司
湖北李时珍国际医药港有限公司
河北省中医院
右江民族医学院
长春市中医院
安康市中医医院
海南省中医院
北京中医药大学东方医院
卫生部北京医院